10.7. 2,-

Herrn Dr. Voß,
Herrn Dr. Stoof,

MIT FREUNDLICHER EMPFEHLUNG
Fresenius AG-Med. Tech.
Josef Trauner
Tel. + Fax 0 95 44/78 35

Blutreinigungsverfahren

Technik und Klinik

Herausgegeben von Hans Eduard Franz und Walter H. Hörl

Mit Beiträgen von

P. Altmeyer	R. Hirschberg	H.-H. Neumayer	W. Schoeppe
C. A. Baldamus	D. Höffler	C. Nüchel	B. Schünemann
J. Baltzer	W. H. Hörl	C. J. Olbricht	H. G. Sieberth
F. F. Becker	W. Huber	P. Piazolo	G. Stein
J. Bommer	A. Kaplan DeNour	F. K. Port	S. Stiller
W. J. Brech	G. Keusch	E. Quellhorst	G. Sunder-Plaßmann
A. Brickman	H. Kierdorf	B. Reinhardt	U. Thomae
W. Brosinsky	G. L. Kissinger	W. Riegel	A. Vychytil
K. Budde	J. Kopple	T. Risler	M. Wagner
D. Bundschu	R. Krämer	A. Röckel	J. Waiser
H. Dobbelstein	G. Krick	G. Roth	C. Wanner
M.-C. Faugere	G. Krönung	B. Sanner	L. S. Weilemann
H. E. Franz	H. H. Malluche	P. Sawaya	V. Wizemann
W. M. Glöckner	H. Mann	R. M. Schaefer	S. Wolf
M. Göbel	J. Mann	K. Schärer	E. W. Young
M. Haag-Weber	D. E. Müller-Wiefel	E. Schindler	M. Zieschang

5., neubearbeitete und erweiterte Auflage

192 Abbildungen, 4 Farbtafeln, 189 Tabellen

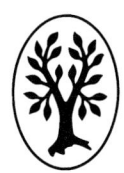

Georg Thieme Verlag Stuttgart · New York 1997

Die Deutsche Bibliothek – CIP-Einheitsaufnahme

Blutreinigungsverfahren : Technik und Klinik ; 189 Tabellen / hrsg. von Hans Eduard Franz und Walter H. Hörl. Mit Beitr. von P. Altmeyer ... – 5., neubearb. und erw. Aufl. – Stuttgart ; New York : Thieme, 1997

Die 1. Auflage erschien 1973 unter dem Titel „Praxis der Dialysebehandlung"
2. Auflage 1981
3. Auflage 1985
4. Auflage 1990

Zeichnungen:
Oxford Illustrators, Oxford

Umschlaggrafik: Martina Berge, Erbach/Ernsbach

Wichtiger Hinweis: Wie jede Wissenschaft ist die Medizin ständigen Entwicklungen unterworfen. Forschung und klinische Erfahrung erweitern unsere Erkenntnisse, insbesondere was Behandlung und medikamentöse Therapie anbelangt. Soweit in diesem Werk eine Dosierung oder eine Applikation erwähnt wird, darf der Leser zwar darauf vertrauen, daß Autoren, Herausgeber und Verlag große Sorgfalt darauf verwandt haben, daß diese Angabe **dem Wissensstand bei Fertigstellung des Werkes** entspricht.

Für Angaben über Dosierungsanweisungen und Applikationsformen kann vom Verlag jedoch keine Gewähr übernommen werden. **Jeder Benutzer ist angehalten,** durch sorgfältige Prüfung der Beipackzettel der verwendeten Präparate und gegebenenfalls nach Konsultation eines Spezialisten festzustellen, ob die dort gegebene Empfehlung für Dosierungen oder die Beachtung von Kontraindikationen gegenüber der Angabe in diesem Buch abweicht. Eine solche Prüfung ist besonders wichtig bei selten verwendeten Präparaten oder solchen, die neu auf den Markt gebracht worden sind. **Jede Dosierung oder Applikation erfolgt auf eigene Gefahr des Benutzers.** Autoren und Verlag appellieren an jeden Benutzer, ihm etwa auffallende Ungenauigkeiten dem Verlag mitzuteilen.

Geschützte Warennamen (Warenzeichen) werden **nicht** besonders kenntlich gemacht. Aus dem Fehlen eines solchen Hinweises kann also nicht geschlossen werden, daß es sich um einen freien Warennamen handele.

Das Werk, einschließlich aller seiner Teile, ist urheberrechtlich geschützt. Jede Verwertung außerhalb der engen Grenzen des Urheberrechtsgesetzes ist ohne Zustimmung des Verlages unzulässig und strafbar. Das gilt insbesondere für Vervielfältigungen, Übersetzungen, Mikroverfilmungen und die Einspeicherung und Verarbeitung in elektronischen Systemen.

© 1973, 1997 Georg Thieme Verlag,
Rüdigerstraße 14, D-70469 Stuttgart

Printed in Germany

Satz: Fotosatz-Service Köhler OHG,
D-97084 Würzburg
(Apple Macintosh/Linotype SQ 230)

Druck und Verarbeitung: Offizin Andersen Nexö,
D-04442 Zwenkau

ISBN 3-13-497705-2   1 2 3 4 5 6

Vorwort zur 5. Auflage

Wie auch bei den Vorauflagen kann im Abstand von etwa 5 Jahren nun auch die 5. Auflage vorgelegt werden. Damit steht das Werk nun wieder aktualisiert zur Verfügung, was für ein Buch, das sich mit mehreren Verfahren befassen muß, deren Fortschritte sehr unterschiedlich sind, von besonderer Wichtigkeit ist.

Diese 5. Auflage wird erstmals von zwei Herausgebern getragen. Dies hängt damit zusammen, daß der langjährige Alleinherausgeber in die Jahre gekommen ist und für eine 6. Auflage als Herausgeber nicht mehr zur Verfügung stehen wird.

An dieser Stelle möchte ich kurz das Wort allein ergreifen: Aus Sicht des früheren Herausgebers ist es besonders erfreulich, daß mit Herrn Prof. Dr. Dr. W. H. Hörl, Wien, ein Nachfolger zur Verfügung steht, der nicht nur ein exzellenter klinischer Nephrologe, sondern auch seit langem wissenschaftlich mit diesem Gebiet – international anerkannt – befaßt ist. Ich wünsche ihm viel Erfolg und darf mich bei der Leserschaft für die Treue bedanken, die wesentlich dazu beigetragen hat, daß die „Blutreinigungsverfahren" im deutschsprachigen Raum zum Standardwerk geworden sind.

Wie schon in den vorigen Auflagen wurden viele Autoren der jüngeren Generation mit Artikeln betraut. Durch die Mitherausgeberschaft von Herrn Hörl konnten auch vermehrt österreichische Beiträge aufgenommen werden.

Wie im letzten Kapitel aufgeführt, stehen wir am Beginn der Einführung neuer Geräte und Modifikationen von Verfahren, die sich sicher bis zur nächsten Auflage so weit etabliert haben, daß ausführlicher darüber berichtet werden kann.

Abschließend danken wir den Autoren für die prompte Abgabe der Beiträge zum verabredeten Termin und Herrn Dr. Markus Becker vom Thieme Verlag für seine allzeitige Unterstützung.

Ulm und Wien, im Frühjahr 1997   Hans Eduard Franz
Walter H. Hörl

Vorwort zur 1. Auflage

Als erste Zusammenfassung der Erfahrungen mit dialytischen Behandlungsverfahren im deutschen Sprachgebiet erschien 1966 im gleichen Verlag die Monographie „Hämodialyse" meines Kollegen K.W. Fritz. Das Buch erfreute sich bei allen Kollegen, die damals mit dem Aufbau einer Dialysestation betraut waren, großer Beliebtheit.

Aus der Sicht des Jahres 1972 betrachtet, war Fritz damals in der beneidenswerten Situation, dieses Gebiet allein abhandeln zu können. Seit 1966 haben sich neuere Erkenntnisse und Erfahrungen auf diesem Gebiet rasant vermehrt. Hier seien nur einige Punkte stichwortartig vermerkt:

1. Der Zugang zu den Blutgefäßen wurde durch die Einführung der internen Fisteloperation (Brescia-Cimino-Fistel) wesentlich verbessert.
2. Durch weitgehende Monitorisierung wurde der Dialyseablauf wesentlich erleichtert.
3. Auf dem Gebiet der Pathophysiologie der Urämie wurden wesentliche Kenntnisse hinzugewonnen (Anämie, Calciumstoffwechsel, Hochdruck).
4. Neue Organisationsformen der Dialyse (Partnerzentrum, Heimdialyse, private Dialyse) machen es möglich, die Zahl der dialysierten Patienten wesentlich zu erhöhen.
5. Die psychologische und soziale Situation der Patienten konnten eingehend studiert und helfende Maßnahmen eingesetzt werden.

Diese und unzählige andere Aspekte machten eine neue Fassung des Buches dringend notwendig. Der unerwartete Tod unseres Kollegen Fritz, der uns alle tief betroffen hat, bereitete dieser von ihm selbst übernommenen Aufgabe ein plötzliches Ende.

Der Auftrag des Thieme Verlages an mich, die Aufgabe zu übernehmen und in einem vernünftigen Zeitraum zu Ende zu bringen, konnte für mich in Anbetracht des umfangreichen Stoffes nur bedeuten, die Hilfe meiner Kollegen in Anspruch zu nehmen.

Trotz zahlreicher Verpflichtungen waren deutsche, schweizerische und amerikanische Kollegen bereit, sich an dem Projekt zu beteiligen. Die einzelnen Themen wurden in einer detaillierten Disposition vorgelegt, durchgesprochen und den Kollegen, die auf einem bestimmten Sektor über spezielle Erfahrungen verfügen, zur Bearbeitung übertragen.

Das Buch erscheint in einer Zeit der raschen Expansion der Dialyseplätze in Form von sog. Partnerzentren sowie privaten Dialysezentren im Rahmen von Fachpraxen. Für die Kollegen, die hier tätig sein wollen, ist dieses Buch in erster Linie geschrieben. Ein flüchtiges Durchblättern sollte ausreichend sein, die Ansicht zu zerstreuen, daß es mit dem Ankauf eines Dialysegerätes schon getan sei. Vielmehr sollte der sorgfältig trainierte Arzt das Buch immer wieder bei den vielschichtigen Problemen um Rat fragen können. Der ärztliche und administrative Leiter eines Krankenhauses, der sich mit dem Gedanken einer Einrichtung eines Dialysezentrums trägt, wird sich über die notwendigen personellen und räumlichen Voraussetzungen informieren können. Selbst der Arzt, der nicht unmittelbar mit der Dialyse zu tun hat, kann in diesem Buch viele Informationen über den urämischen Patienten finden.

Um dem Titel des Buches gerecht zu werden, mußten die Themen so abgehandelt werden, daß die mitgeteilten Informationen direkt in die Praxis umgesetzt werden können. Inwieweit dies im ersten Anlauf gelungen ist, muß der Leser entscheiden.

Den Kollegen, die dieses Buch möglich gemacht haben, sei an dieser Stelle noch einmal herzlich gedankt. Weiterhin Dank schulde ich Herrn Dr. Bremkamp vom Thieme Verlag, der mich seit der Konzeption des Buches im Frühjahr 1971 mit Rat und Tat unterstützte. Alle Autoren würden es begrüßen, wenn aus dem Leserkreis Kritik und Anregung übermittelt würden.

Hans Eduard Franz

Anschriften

Altmeyer, P., Prof. Dr.
Direktor der Dermatologischen Klinik
der Ruhr-Universität im St.-Josef-Hospital
Gudrunstr. 56, 44791 Bochum

Baldamus, C. A., Prof. Dr.
Universitäts-Kliniken Köln
Klinik IV für Innere Medizin
Joseph-Stelzmann-Str. 9, 50931 Köln

Baltzer, J., Prof. Dr.
Direktor der Frauenklinik
Klinikum Krefeld
Lutherplatz 40, 47805 Krefeld

Becker, F. F., Dr.
Kuratorium für Dialyse und
Nierentransplantation
Emil-von-Behring-Passage
63263 Neu-Isenburg

Bommer, J., Prof. Dr.
Medizinische Universitätsklinik
Sektion Nephrologie
Bergheimer Str. 56a, 69155 Heidelberg

Brech, W. J., Prof. Dr.
Dialyse-Institut
Werastr. 33, 88045 Friedrichshafen

Brickman, A., Ph.D.
Department of Psychiatry
University of Miami, School of Medicine
Sieron Building, Suite 200
P.O.B. 016960
Miami, Florida 33101, USA

Brosinsky, W., Diplomingenieur
Kuratorium für Dialyse und
Nierentransplantation
Emil-von-Behring-Passage
63263 Neu-Isenburg

Budde, K., Dr.
Universitätsklinikum Charité,
Medizinische Klinik V
Schwerpunkt Nephrologie und Transplantation
Schumannstr. 20–21, 10117 Berlin

Bundschu, D., Dr.
Kuratorium für Heimdialyse e.V.
Dialysezentrum
Eberhard-Finckh-Str. 39, 89075 Ulm

Dobbelstein, H., Prof. Dr.
Gröberweg 2, 82327 Tutzing

Faugere, Marie-Claude, Dr.
Division of Nephrology, Bone and Mineral
Metabolism
University of Kentucky Medical Center
800 Rose Str.
Lexington, Kentucky 40536-0084, USA

Franz, H. E., Prof. Dr.
Julius-Leber-Weg 4, 89075 Ulm

Glöckner, W. M., Prof. Dr.
St.-Elisabeth-Hospital, Medizinische Klinik
Stadtring Kattenstroth 130
33332 Gütersloh

Göbel, M.
Kurpfalz-Krankenhaus Heidelberg gGmbH
Bonhoefferstr. 5, 69123 Heidelberg

Haag-Weber, Marianne, Univ.-Doz. Dr.
Medizinische Universitätsklinik III
Klin. Abteilung für Nephrologie und Dialyse
Währinger Gürtel 18-20, A-1090 Wien

Hirschberg, R., Prof. Dr.
Division of Nephrology, C-1-Annex
Harbour UCLA Medical Center
100 W. Carson Street,
Torrance, CA 90509, USA

Höffler, D., Prof. Dr.
Direktor der Medizinischen Klinik III
Klinikum Darmstadt
Grafenstr. 9, 64283 Darmstadt

Hörl, W. H., Prof. Dr. Dr.
Leiter der Klin. Abteilung für Nephrologie
und Dialyse der Medizinischen
Universitätsklinik III
Währinger Gürtel 18–20, A-1090 Wien

Huber, W., Prof. Dr.
Kurpfalz-Krankenhaus Heidelberg gGmbH
Abteilung Nephrologie/Dialyse
Bonhoefferstr. 5, 69123 Heidelberg

Kaplan DeNour, Atara, M.D.
Department of Psychiatry
Hadassah-Hebrew University Medical Center
Ein Kerem, P.O.B. 12000
91120 Jerusalem, Israel

Keusch, G., Dr.
Medizinische Klinik
Abteilung Nephrologie
Stadtspital Waid
Tiechestr. 99, CH-8037 Zürich

Kierdorf, H., Dr.
Medizinische Klinik II der RWTH
Pauwelsstr. 30, 52074 Aachen

Kissinger, G. L., Dr.
Klinik für Innere Medizin IV
der Universität
Joseph-Stelzmann-Str. 9, 50931 Köln

Kopple, J., Prof. Dr.
Division of Nephrology, C-1-Annex
Harbour UCLA Medical Center
100 W. Carson Street
Torrance, CA 90509, USA

Krämer, Rosemarie, Dr.
Kuratorium für Dialyse e.V.
Dialysezentrum
Eberhard-Finckh-Str. 39, 89075 Ulm

Krick, G., Dr.
Vorstand der Fresenius-AG
Am Borkenberg 14, 61440 Oberursel

Krönung, G., Prof. Dr.
Chefarzt der chirurgischen Abteilung
des Kreiskrankenhauses
Hohlstr. 2–4, 66564 Ottweiler

Malluche, H. H., Prof. Dr.
Division of Nephrology, Bone and Mineral
Metabolism
University of Kentucky Medical Center
800 Rose Str.
Lexington, Kentucky 40536-0084, USA

Mann, H., Prof. Dr.
Leiter des Dialysezentrums
Kuratorium für Dialyse
Schurzelterstr 564, 52074 Aachen

Mann, J., Prof. Dr.
Chefarzt der 6. Medizinischen Abteilung
Städtisches Krankenhaus Schwabing
Kölner Platz 1, 80804 München

Müller-Wiefel, D. E., Prof. Dr.
Universitäts-Kinderklinik
Ltr. Sektion Pädiatrische Nephrologie
Martinistr. 52, 20246 Hamburg-Eppendorf

Neumayer, H.-H., Prof. Dr.
Universitätsklinikum Charité,
Medizinische Klinik V
Schwerpunkt Nephrologie und Transplantation
Schumannstr. 20–21, 10117 Berlin

Nüchel, C., Dr.
Dermatologische Klinik
der Ruhr-Universität im St.-Josef-Hospital
Gudrunstr. 56, 44791 Bochum

Olbricht, C. J., Prof. Dr.
Klinik für Nieren- und Hochdruck-
erkrankungen
Katharinenhospital
Kriegsbergstr. 60, 70174 Stuttgart

Piazolo, P., Prof. Dr.
Dialyse-Institut
Werastr. 33, 88045 Friedrichshafen

Port, F. K., Prof. Dr.
The University of Michigan
Kidney Epidemiology and Cost Center
315 West Huron St., Suite 240
Ann Arbor 48103 MI, USA

Quellhorst, E., Prof. Dr.
Nephrologisches Zentrum Niedersachsen
Am Vogelsang 105, 34346 Hann. Münden

Reinhardt, B., Dr.
Gelber Weg 20, 61476 Kronberg

Riegel, W., Priv.-Doz. Dr.
Klinik Innere Medizin IV
Universitätskliniken des Saarlandes
66421 Homburg/Saar

Risler, T., Prof. Dr.
Eberhard-Karls-Universität
Medizinische Klinik und Poliklinik
Innere Medizin III, Sektion Nieren-
und Hochdruckkrankheiten
Otfried-Müller-Str. 10, 72076 Tübingen

Röckel, A., Prof. Dr.
Stiftung Deutsche Klinik für Diagnostik
Aukammallee 33, 65191 Wiesbaden

Roth, G., Dr.
Kurpfalz-Krankenhaus Heidelberg gGmbH
Abteilung Nephrologie/Dialyse
Bonhoefferstr. 5, 69123 Heidelberg

Sanner, B., Priv.-Doz. Dr.
Medizinische Universitätsklinik der
Ruhr-Universität Bochum
Marienhospital
Hölkeskampring 40, 44625 Herne

Sawaya, P., Dr.
Division of Nephrology, Bone and Mineral
Metabolism,
University of Kentucky Medical Center
800 Rose Str., Lexington,
Kentucky 40536-0084, USA

Schaefer, R. M., Prof. Dr.
  Westfälische Wilhelms-Universität
  Medizinische Universitäts-Poliklinik
  Albert-Schweitzer-Str. 33, 48129 Münster

Schärer, K., Prof. Dr.
  Universitäts-Kinderklinik
  Sektion für pädiatrische Nephrologie
  Im Neuenheimer Feld 150,
  69120 Heidelberg

Schindler, E., Prof. Dr.
  Direktor der Urologischen Klinik
  Klinikum Krefeld
  Lutherplatz 40, 47805 Krefeld

Schoeppe, W., Prof. Dr.
  Kuratorium für Dialyse und
  Nierentransplantation
  Emil-von-Behring-Passage
  63263 Neu-Isenburg

Schünemann, B., Dr.
  Internist – Nephrologie
  Goldbachstr. 2–4, 37269 Eschwege

Sieberth, H. G., Prof. Dr.
  Direktor der Medizinischen Klinik II
  der Medizinischen Fakultät der RWTH
  Pauwelsstr. 30, 52057 Aachen

Stein, G., Prof. Dr.
  Universitäts-Kliniken Jena
  Klinik für Innere Medizin IV
  Erlanger Allee 101, 07740 Jena

Stiller, S., Diplomphysiker
  Grüner Weg 8, 52349 Düren

Sunder-Plaßmann, G., Univ.-Doz. Dr.
  Universitätsklinik für Innere Medizin III
  Klin. Abteilung für Nephrologie und Dialyse
  Währinger Gürtel 18-20, A-1090 Wien

Thomae, U., Dr.
  6. Medizinische Abteilung
  des Städtischen Krankenhauses Schwabing
  Kölner Platz 1, 80804 München

Vychytil, A., Dr.
  Medizinische Universitätsklinik III
  Klin. Abteilung für Nephrologie und Dialyse
  Währinger Gürtel 18-20, A-1090 Wien

Wagner, M., Dipl.-Ing.
  Ingenieurbüro für Technik
  im Gesundheitswesen
  Lichtensteinstr. 12, 72124 Pliezhausen

Waiser, J., Dr.
  Universitätsklinikum Charité
  Medizinische Klinik V
  Schwerpunkt Nephrologie und Transplantation
  Schumannstr. 20-21, 10117 Berlin

Wanner, C., Prof. Dr.
  Leiter der Nephrologie der Medizinischen
  Universitätsklinik
  Josef-Schneider-Str. 2, 97080 Würzburg

Weilemann, L. S., Prof. Dr.
  Leiter der Abteilung Klinische Toxikologie
  II. Med. Klinik und Poliklinik
  Langenbeckstr. 1, 55131 Mainz

Wizemann, V., Prof. Dr.
  Johann-Sebastian-Bach-Str. 40,
  35392 Gießen

Wolf, Sabine, Dr.
  Eberhard-Karls-Universität
  Medizinische Klinik und Poliklinik
  Innere Medizin III, Sektion Nieren- und
  Hochdruckkrankheiten
  Otfried-Müller-Str. 10, 72076 Tübingen

Young, E. W., Dr.
  Suite 240, 315 West Huron Str.
  Michigan 48103, USA

Zieschang, M., Dr.
  Medizinische Klinik III
  Klinikum Darmstadt
  Grafenstr. 9, 64283 Darmstadt

Inhaltsverzeichnis

1 Progression von Nierenerkrankungen ... 1
G. Stein

Natürliches Fortschreiten der verschiedenen
Nierenerkrankungen ... 1
Prognose der renalen Grunderkrankungen ... 2
Pathophysiologische Vorgänge und Befunde ... 3
Faktoren des fortschreitenden Nierenfunktions-
verlustes unabhängig von der renalen
Grunderkrankung ... 5
Beeinflussung der Nierenfunktionsver-
schlechterung ... 7
    Überblick über die verschiedenen
    Maßnahmen ... 7
    Antihypertensive Therapie ... 7
        Wirkungsweise von Antihypertensiva ... 7
        Antihypertensive Therapie bei diabetischer
        Nephropathie ... 7
        Antihypertensive Therapie bei nicht
        diabetischer Nephropathie ... 8
    Einfluß einer Proteinrestriktion auf die
    Progredienz der Niereninsuffizienz ... 9
    Stoffwechseleinstellung bei Diabetikern ... 11
    Lipidstoffwechselstörungen und Nieren-
    insuffizienz ... 12
    Flüssigkeitszufuhr und Progredienz der Nieren-
    insuffizienz ... 12
    Metabolische Azidose und Progredienz der
    Niereninsuffizienz ... 13
    Phosphat und Progredienz der Nierenfunktion ... 13
    Vitamin D und Niereninsuffizienz ... 14
    Rauchen und chronische Niereninsuffizienz ... 14
        Literatur ... 14

2 Verfahrenstechnische Aspekte ... 20
B. Reinhardt und G. Krick

    Einleitung ... 20
Nierenfunktion als Leistungsvorgabe für die
Nierenersatztherapien ... 20
Chemisch-physikalische Prozesse und Parameter
in der Nierenersatztherapie ... 21
    Diffusion ... 21
    Osmose ... 22
    Osmotischer und onkotischer Druck ... 22
    Adsorption ... 22
    Filtration ... 22
    Ultrafiltration und Konvektion ... 22
    Siebungseffekt ... 23
    Geschwindigkeit des Stofftransportes ... 23
    Konzentrationsgradient ... 23
    pH-Wert ... 23
    Temperatur ... 23
Membranen ... 23
    Filtermembranen ... 23
        Struktur und Aufbau ... 23
        Membranmaterialien ... 24
        Eigenschaften künstlicher Membranen ... 25
    Zellmembran ... 26
Dialysatoren ... 27
    Prinzip und Arten ... 27
    Leistungskriterien ... 27
        Clearance ... 27
        Berechnung und Beeinflussung von
        Ultrafiltration und Transmembrandruck ... 30
        Rückfiltration ... 31
        Innere Filtration ... 31
        Low- und High-flux-Dialysatoren ... 32
Technische Realisierung der Ultrafiltrations-
kontrolle ... 33
Nierenersatztherapieverfahren ... 34
    Extrakorporale Verfahren ... 34
        Hämodialyse ... 34
        Hämofiltration ... 35
        Hämodiafiltration ... 36
        Hämoperfusion ... 36
        Membranplasmapherese ... 38
Therapieoptimierung und -individualisierung ... 38
    Regulierung von Natriumbilanz und
    Ultrafiltrationsrate ... 38
    Monokonzentrat ... 39
    Änderung der Dialysierflüssigkeitstemperatur ... 40
    Reduzierung von hypersensibilitäts-
    induzierenden Faktoren ... 40
        Literatur ... 41

3 Wasser- und Dialysataufbereitung 43
J. Bommer

Einleitung 43
Dialysat 43
   Zusammensetzung 43
   Herstellung 44
   Zentrale Aufbereitung 45
   Dialysatprobleme 46
Wasserqualität 46
   Bakteriologie des Trinkwassers 46
   Bakteriologie des Reinwassers 47
   Pyrogene Substanzen 48
   Anorganische Substanzen 48
      Überblick über die Klinik 48
      Aluminium 48
      Eisen 49
      Fluor 50
      Kupfer 50
      Zink 50
      Nitrate und Nitrite 50
      Chloramin 50
   Organische Substanzen 50
      Chlorierte Kohlenwasserstoffe 50
      Pestizide 51
   Schwermetalle 51
Wasseraufbereitungsverfahren 51
   Sedimentfilter 51
   Aktivkohlefilter 51
   Enthärter 51
   Vollentsalzungsanlagen (Deionisierungsanlagen) 52
   Umkehrosmose 52
   Sterilisation von Reinwasser 53
   Literatur 53

4 Indikationen und Kontraindikationen zur Langzeitdialyse 56
U. Thomae und J. Mann

Indikationen 56
Dialysebeginn 56
Möglichkeiten der Dialyse 56
   Hämodialyse 56
   Hämofiltration 56
   Hämodiafiltration 57
   Kontinuierliche ambulante Peritonealdialyse 57
   Kontinuierliche zyklische Peritonealdialyse . 58
   Intermittierende Peritonealdialyse 58
Auswahl des Verfahrens 58
   Literatur 58

5 Permanente Gefäßzugänge für die Hämodialyse 61
G. Krönung

Einführung 61
Historische Entwicklung 61
Grundsätzliche Möglichkeiten des Gefäßzuganges 63
Biologische Problematik 64
Cimino-Shunt 66
   Präoperative Maßnahmen 66
   Lokalisation 66
   Operative Technik 67
   Komplikationen 68
      Thrombose 68
      Blutung 68
      Infektion 68
      Stenosen 68
      Aneurysma/Dilatation 69
      Verschluß 70
      Hämodynamische Komplikationen 70
   Shuntpflege 70
      Begrenzte Funktionsdauer und Überblick über die notwendigen Konsequenzen 70
      Schonender Gefäßverbrauch 70
      Steuerung der Venendynamik 72
      Regelmäßige Shuntkontrolle 72
      Shuntkorrektur 73
E-PTFE-Shunt 73
   Indikation 73
   Präoperative Maßnahmen 73
   Lokalisation 74
   Anlage 74
   Biologische Problematik 75
   Komplikationen 75
      Thrombose, Stenose, Verschluß 75
      Blutung 75
      Infektion 75
      Perigraftreaktion 75
   Shuntpflege 75
Zusammenfassung 76
   Literatur 76

6 Temporäre und permanente zentralvenöse Katheter für extrakorporale Therapieverfahren ... 78
G. Sunder-Plaßmann

Einführung: Entwicklung der Kathetertechnik . 78
Indikationen ... 78
Kontraindikationen ... 79
Implantationsstelle ... 79
Implantationstechnik ... 80
Akutkomplikationen ... 81
Langzeitkomplikationen ... 82
Katheterassoziierte Infektionen ... 82
Katheterokklusion ... 83
Stenosen und Thrombosen der zentralen Venen ... 84
Mechanische Beschädigung des Katheters .. 84
Explantation tunnellierter Katheter ... 84
Literatur ... 85

7 „Rezeptur" der Dialyse ... 88
V. Wizemann

Verschreibung der Dialysezeit ... 88
Frequenz ... 88
Dialysedauer ... 88
Verschreibung der Ultrafiltrationsrate (UFR) .. 89
Verschreibung des Dialysezielgewichts ... 90
Verschreibung der Dialyse bei kardiovaskulärer Komorbidität ... 91
Koronare Herzkrankheit (KHK) ... 91
Aortenstenose ... 91
Diastolische linksventrikuläre Dysfunktion . 92
Zusammenfassung ... 92
Literatur ... 92

8 Design, Leistung, Biokompatibilität und Wiederverwendung von Hämodialysatoren und Wirkung auf den Proteinkatabolismus ... 93
R. M. Schaefer und W. H. Hörl

Entwicklung und Einsatz von Dialysatoren ... 93
Entwicklung von Dialysemembranen ... 93
Regenerierte Cellulose ... 93
Derivatisierte Cellulose ... 94
Synthetische Membranen ... 94
Biokompatibilität ... 95
Aktivierung der Komplementkaskade ... 95
Leukozytenzahl und -funktion ... 96
Zytokine ... 97
Wiederverwendung von Dialysatoren ... 97
Wirkung von Dialyse und Dialysatoren auf den Proteinkatabolismus ... 99
Literatur ... 99

9 Quantifizierung der Blutreinigungsverfahren ... 102
H. Mann und S. Stiller

Grundlagen der Quantifizierung ... 102
Stofftransport durch künstliche Membranen .. 102
Stofftransport durch natürliche Membranen .. 102
Stofftransport durch künstliche Blutfilter ... 103
Dialyse ... 103
Messung des Stoffaustauschs im System Patient – künstliche Niere ... 104
Berechnung des Stoffaustausches mit kinetischen Modellen ... 105
Prinzip ... 105
Harnstoffmodell ... 106
Modelle anderer harnpflichtiger Substanzen .. 107
Elektrolytmodelle ... 107
Berechnung des Stoffaustausches pro Dialyse ... 108
Vergleich unterschiedlicher Dialyseverfahren .. 109
Anwendung quantitativer Verfahren zur Dosierung der Dialysebehandlung ... 109
Harnstoffkinetikprogramm ... 110
Vermeidung unerwünschter Nebenwirkungen der Dialysebehandlung ... 112
Überblick über die Nebenwirkungen und ihre Ursachen ... 112
Ultrafiltration ... 112
Natrium ... 112
Kalium ... 113
Bicarbonat ... 113
Anhang: Glossar ... 113
Literatur ... 114

10 Ernährung bei Hämodialyse 116
R. Hirschberg und J. Kopple

Überblick über Klinik und Diagnostik hämodialysebedingter Ernährungsstörungen 116
Pathophysiologie 116
    Störungen im Aminosäurenhaushalt 116
    Andere metabolische Störungen 116
Ernährungsstatus, Ernährungsbedarf und
Prognose bei Hämodialyse 117
    Ursachen der Unterernährung 117
    Eiweißbedarf 118
    Kalorienbedarf 118
Diätverordnungen für Langzeithämodialysepatienten 119

Ziele und Voraussetzungen 119
Nahrungseiweiß 119
Nahrungsenergie 120
Elektrolyte und Spurenelemente 120
Vitamine 121
Ernährungsdialyse 121
Besonderheiten der Ernährung bei hämodialysierten Patienten mit akutem
Nierenversagen 122
Adjuvante Behandlung mit rekombinantem
Wachstumshormon oder IGF-I 122
    Literatur 123

11 Technik der Hämodialyse und Antikoagulation 125
F. F. Becker und D. Bundschu

Aufbau der Hämodialysegeräte 125
Blutmodul 125
    Extrakorporaler Blutkreislauf 125
    Blutpumpe - Blutfluß 126
    Druckanzeige - Druckmessung 126
    Luftdetektor 127
    Heparinpumpe - Heparinisierung 127
    Blutvolumenmessung 127
    Bluttemperaturmessung 128
Einzelnadeldialyse 128
    Klemmenverfahren 128
    Doppelpumpenverfahren 128
Wasser-Konzentrat-Modul 129
    Prinzip 129
    Entgasung – Heizung 130
    Proportionierung 131
        Prinzip und Formen 131
        Proportionierung über Volumensteuerung .. 131
        Proportionierung mittels Leitfähigkeitsregelung 131
    Pumpen 131
    Leitfähigkeitsmessung und -überwachung ... 132
    Blutlecksensor 133
    Harnstoffmonitor 133
Ultrafiltrationsmodul 133
    Funktions- und Schutzsysteme 133
    Verfahren zum Flüssigkeitsentzug 133

    Verfahrensarten 133
    Gesteuerte Ultrafiltration 133
    Geregelte Ultrafiltration 134
Reinigung und Desinfektion 134
    Überblick über die Zwecke 134
    Geräteoberfläche 134
    Dialysierflüssigkeitskreislauf 135
Antikoagulation 135
    Thrombogenität der Hämodialyse 135
    Heparin 135
        Gewinnung und Wirkung von Heparin ... 135
        Applikationsmodus 135
        Kontrolle der Heparinwirkung 136
        Adäquate Heparinisierung 136
        Nebenwirkungen von Heparin 136
Vorgehen bei Dialysepatienten mit erhöhter
Blutungsgefährdung 137
    Ursachen von erhöhtem Blutungsrisiko ... 137
    Regionale Heparinisierung 137
    Minimalheparinisierung 137
    Heparinfreie Hämodialyse 137
    Regionale Antikoagulation mit Citrat 137
    Prostacyclin 137
    Niedermolekulares Heparin (NMH) 138
    Neuere Entwicklungen 138
    Literatur 138

12 Patientenbezogene Komplikationen während der Dialyse 141
W. J. Brech und A. Röckel

Akuter medizinischer Notfall 141
Plötzlicher Tod während der Dialyse 141
Kreislaufinstabilität 141
    Überblick über Ätiologie und Klinik 141
    Verminderung des Blutvolumens 142
    Inadäquate Herzfrequenzanpassung 142

    Kardiale Ursachen 143
    Vasodilatation durch Acetat und Hypoxämie ... 144
    Elimination vasoaktiver Substanzen 144
    Anaphylaktische Reaktionen 144
    Therapie 144
Blutdruckanstieg 145

Herzrhythmusstörungen 146
    Ätiologie und Klinik 146
    Therapie 146
Allergische Reaktionen 146
Pyrogenreaktionen 147
Sepsis 148
Disäquilibriumsyndrom 148
Schmerzen 149
Pulmonale Komplikationen 149
Lungenembolie 149
Akuter Anfall von Asthma bronchiale 149
Atemstillstand 150
Luftembolie 150
Akute zerebrale Komplikationen 150
Blutungen 151
Akute Hämolyse 152
Juckreiz 153
Literatur 153

13 Störungen des Elektrolythaushaltes bei Hämodialyse 155
    E.W. Young und F.K. Port

Elektrolytstörungen vor der Dialyse oder durch
ungenügende oder hocheffektive Dialyse 155
    Elektrolytstörungen während normaler
    Dialysebehandlung 155
    Störungen des Natrium- und Wasserhaushaltes 155
        Mechanismen des Natriumtransfers 155
        Störungen des Volumens 156
        Störungen der Osmolalität 157
        Hyponaträmie 157
        Disäquilibriumsyndrom 158
        Hypernaträmie 159
        Beabsichtigte Veränderungen des
        Dialysatnatriums 159
    Störungen des Kaliumstoffwechsels 159
        Hyperkaliämie 159
        Hypokaliämie 161
    Störungen des Säure-Basen-Haushaltes 162
    Prinzipien der Wiederherstellung des
    Säure-Basen-Gleichgewichts 162
    Acetatdialyse 163
    Störungen des Calciumstoffwechsels 165
    Mechanismen des Calciumtransfers und
    Prinzipien der Therapie 165
        Hyperkalzämie 166
        Hypokalzämie 166
    Störungen des Magnesiumstoffwechsels 167
        Prinzipien der Therapie 167
        Hypermagnesiämie 167
        Hypomagnesiämie 167
    Störungen des Phosphathaushaltes 167
        Hyperphosphatämie 167
        Hypophosphatämie 168
    Literatur 168

14 Fettstoffwechselstörungen 175
    C. Wanner

    Literatur 180

15 Endokrine Störungen 182
    W. Riegel

Überblick 182
Pathomechanismen 182
    Veränderte Synthese 182
    Gestörter Regelkreislauf 182
    Veränderter Metabolismus 182
    Störungen an der Zielzelle 183
Generelle Störungen der hormonellen Regulation
bei Dialysepatienten 183
Störung spezifischer Hormonsysteme 183
    Insulin 183
        Sekretion 183
        Resistenz 183
        Degradation 184
    Glucagon 184
Schildrüsenfunktionsstörungen 184
    Ätiologie und Klinik 184
    T_3- und T_4-Spiegel 184
    Regulation der TSH-Sekretion 185
Sexualhormone 185
    Endokrine Störungen der Sexualfunktion
    des Mannes 185
    Endokrine Störungen der Sexualfunktion
    der Frau 186
    Therapie endokriner Störungen der
    Sexualhormone 187
Wachstumshormone (Somatotropine) 187
    Pathophysiologie 187
    Therapie 188
Nebennierenfunktionsstörungen
(adrenikotrope Achse) 188
Übergeordnete Störungen der hypothalamo-
hypophysären Achse 189

Pulsatile Form der Sekretion 189
Hypothalamische Störungen: LHRH, GnRH . . 189
Thyreoideastimulierendes Hormon (TSH) . . 190
Luteinisierendes Hormon (LH) 190
Wachstumshormon (GH) 190
Prolactin 190
Adrenokortikotropes Hormon (ACTH) 190
Vasopressin 190
Catecholamine 190
Atriales natriuretisches Peptid (ANP) 190
Gastrointestinale Hormone 190
Pankreatische Polypeptide 190
Renin-Angiotensin-Aldosteron-System 190
Modifikation der endokrinen Störungen
bei Peritonealdialysebehandlung 191
Insulinresistenz 191
Anämie 191
Parathormon 191
Schilddrüsenhormone 191
Sexualhormone 191

Wachstumshormon 191
Catecholamine 191
Atriales natriuretisches Peptid 191
Gastrointestinale und pankreatische
Hormone 191
Cortisol 191
Renin-Aldosteron-System 191
Effekte der Erythropoetintherapie 191
Effekte der Nierentransplantation 192
Überblick über die Störungen und die
Bedingungen für ihre Rückbildung 192
Hyperparathyreoidismus 192
Insulinresistenz 192
Sexualhormone und hypothalamisch-
hypophysär regulierte Hormone 192
Schilddrüsenhormone 193
Renin-Angiotensin-System 193
Aldosteron 193
Literatur 193

16 Behandlung der diabetischen urämischen Patienten mit Dialyse und Transplantation 199
G. L. Kissinger und C. A. Baldamus

Literatur 214

17 Zentrale und periphere neurologische Störungen 219
H. Dobbelstein

Störungen des Zentralnervensystems 219
Urämiebedingte Störungen des Zentralnerven-
systems 219
Dialysebedingte Störungen des Zentralnerven-
systems 221
Disäquilibriumsyndrom bei Hämodialyse . . 221
Disäquilibriumsyndrom bei Peritonealdialyse 221
Dialyseenzephalopathie 221

Psychosen 223
Zerebrovaskuläre Veränderungen 223
Störungen des peripheren Nervensystems 223
Störungen des autonomen Nervensystems 225
Funktionelle und morphologische Veränderungen
der Skelettmuskulatur 225
Literatur 225

18 Schlafstörungen 228
B. Sanner

Einleitung 228
Überblick über Klinik und Diagnostik 228
Insomnien 228
Syndrom der periodischen Beinbewegungen und
Restless-legs-Syndrom 229

Zentrale und obstruktive Schlafapnoe 230
Zusammenfassung 232
Literatur 232

19 Kardiale Komplikationen bei terminaler Niereninsuffizienz 233
S. Wolf und T. Risler

Häufigkeit und Bedeutung 233
Diagnostik 233
Ätiologie 234

Kardiomyopathie 235
Überblick über Pathophysiologie und
pathologische Anatomie 235

Systolische Dysfunktion 236
Diastolische Dysfunktion 237
Linksventrikuläre Hypertrophie 238
Ischämische Herzerkrankung 239
Therapie bei Kardiomyopathie und
ischämischer Herzerkrankung 240
Veränderungen der Herzklappen 241
Endokarditis/urämische Perikarditis 241
Herzrhythmusstörungen 242
Literatur 243

20 Hypertonie 245
G. Keusch

Literatur 253

21 Hypotonie 256
G. Keusch

Hypotonie während Hämodialysebehandlung . 256
Häufigkeit und Pathogenese 256
Hypovolämie 256
Abnahme der Serumosmolalität 257
Ungenügende kompensatorische
Vasokonstriktion bei Acetatdialyse 257
Dysfunktion des autonomen Nervensystems 257
Biokompatibilität der Dialysemembran . . 258
Vasoaktive Substanzen 258
Weitere Ursachen 258
Prophylaxe 258
Chronische persistierende Hypotonie 258
Literatur 259

22 Hämatologische Störungen einschließlich Eisenstoffwechsel 261
G. Sunder-Plaßmann und W. H. Hörl

Überblick 261
Erythrozyten 261
Malformation und Überlebenszeit der
Erythrozyten 261
Erhöhung und Erniedrigung der
Erythrozytenzahl 261
Eisenstoffwechsel 261
Überblick über Physiologie und
Pathophysiologie 261
Serumeisen, Gesamteisenbindungskapazität
(TEBK), Transferrinsättigung 262
Serumferritin 263
Prozentsatz hypochromer Erythrozyten . . . 263
Retikulozyten 263
Erythrozytenprotoporphyrin, Erythrozyten-
zinkprotoporphyrin (ZPP) 263
Erythrozytenferritin 263
Löslicher Transferrinrezeptor 264
Zielhämoglobin unter r-HuEPO-Therapie . . . 264
Therapie des Eisenmangels 264
Leukozyten 266
Überblick 266
Störungen der neutrophilen Granulozyten
bei Urämie 266
Bedeutung zirkulierender Hemmfaktoren . . 266
Bedeutung der intrazellulären Calcium-
konzentration 267
Lymphozyten und Monozyten 267
Thrombozyten 267
Literatur 268

23 Renale Knochenerkrankung 272
H. H. Malluche und P. Sawaya

Bedeutung der renalen Knochenerkrankung und
ihre Abhängigkeit vom Dialyseverfahren 272
Strukturelle und funktionelle Organisation
des Knochens 272
Mechanische Funktion: Aufbau, Umbau und
Mineralisation 273
Stoffwechselfunktion 273
Chemische und morphologische Voraus-
setzungen für die Stoffwechselprozesse . . . 273
Calciumhomöostase 274
Säure-Basen-Homöostase 274
Den Knochenstoffwechsel regulierende
Faktoren 274
Renale Osteodystrophie 278
Literatur 293

24 Sexuelle Störungen niereninsuffizienter Patientinnen 303
J. Baltzer

Einleitung 303
Zyklusstörungen 303
   Physiologischer Ablauf des Zyklusgeschehens 303
   Gestörter Ablauf bei Vorliegen einer
   chronischen Niereninsuffizienz bzw.
   unter Dialysebedingungen 304
Sexualität 305
Erhöhte Rate von prämalignen bzw. malignen
Veränderungen des weiblichen Genitale 307
Kontrazeption 308
Schwangerschaft im Dialysestadium 309
Schwangerschaft nach Nierentransplantation . 311
Literatur 312

25 Sexuelle Störungen niereninsuffizienter männlicher Patienten 314
E. Schindler

Normale und Pathophysiologie der Sexualfunktion 314
   Libido 314
   Hormone 314
   Erektile Dysfunktion 314
   Ejakulationsstörungen 316
   Ejakulatqualitätsstörungen 316
Veränderungen bei Niereninsuffizienz 317
   Übersicht über die Veränderungen
   und Ätiologie 317
   Libido 317
Hormone 317
   Testosteron 317
   Ganodotropine 318
   Prolactin 318
   Pubertät 318
   Andere Hormone 318
   Erektile Dysfunktion 318
   Spermiogenese 319
Transplantation 320
Literatur 320

26 Hauterkrankungen 323
P. Altmeyer und C. Nüchel

Hautveränderungen bei Langzeitdialyse 323
   Einteilung 323
   Präexistente Hauterkrankungen 323
   De novo entstandene Hauterkrankungen ... 323
   Medikamentennebenwirkungen 323
   Häufige hämodialysebedingte
   Hauterkrankungen 323
   Seltene hämodialysebedingte
   Hauterkrankungen 326
   Calcinosis cutis 326
   Morbus Kyrle (Hyperkeratosis follicularis et
   parafollicularis in cutem penetrans) 326
   Folliculitis perforans 327
   Reaktive perforierende Kollagenose 327
Hautveränderungen nach Nierentransplantation . 327
   Rückbildung der urämieinduzierten
   Hautsymptome 327
Literatur 327

27 Hepatitis B und C sowie HIV-Infektion 330
P. Piazolo

Stellenwert dieser Erkrankungen und
Impfschutzmöglichkeiten 330
Hepatitis B 330
Hepatitis C 334
HIV-Infektion 339
   Überblick über die Beziehung der
   HIV-Infektion zur Nephrologie 339
   HIV-Infektion und Verlauf 339
   Diagnostik 340
   Akutes Nierenversagen und AIDS 340
   HIV-Infektion bei Dialysepatienten 340
   Indikation zur Dialyse und Prognose 340
   HIV-Tests 341
   Inzidenz der HIV-Infektion 341
   HIV-Infektionsrisiko und Dialysepersonal .. 341
   HIV-Infektion und Nierentransplantation ... 341
Schutzmaßnahmen gegen HBV-, HCV- und
HIV-Infektionen 342
Literatur 342

28 Dialyse und Medikamente 344
D. Höffler und M. Zieschang

Grundlagen und Einteilung 344	Kardiaka 349
Grundlagen 344	ACE-Hemmer 349
Einteilung der Substanzen 344	β-Rezeptorenblocker 349
Analgetika 344	Digitalisglykoside 349
Opiate und Opioide 344	Antiarrhythmika 350
Periphere Analgetika 345	Diuretika 350
Antihypertonika 345	Gichttherapeutika 350
Antiinfektiöse Pharmaka 346	Kationenaustauscher 351
Antibiotika vom Penicillintyp 346	Lipidsenker 351
Antibiotika vom Chloramphenicoltyp 347	Magen-Darm-Therapeutika 351
Antimykotika 348	Plasmaexpander 351
Tuberkulostatika 348	Röntgenkontrastmittel 351
Malariamittel 348	Sedativa, Antikonvulsiva und Psychopharmaka 352
Antikoagulanzien, Thrombozytenaggregations-	Varia 352
hemmer und Rheologika 348	Zytostatika 352
Antikonzeptiva 349	Dosierungsfaustregeln für die verschiedenen
Antirheumatika 349	Blutreinigungsverfahren 353
Blutzuckersenkende Substanzen 349	Literatur 353
Bronchialtherapeutika 349	

29 Heimhämodialyse 358
R. Krämer

Einleitung und historische Entwicklung 358	Wasserinstallation 362
Definition und Prinzip 358	Langzeitbetreuung 362
Auswahlkriterien 359	Telefonische Rufbereitschaft 362
Patient 359	Technische Betreuung 362
Partner 359	Medizinische Betreuung 363
Vorbereitung und Training 359	Vorteile und Nachteile 364
Vorbereitung 359	Vorteile 364
Training 359	Nachteile 364
Technische Voraussetzungen 361	Bleibende Kontroversen: Zentrumsdialyse vs.
Raumbedarf 361	Heimhämodialyse vs. CAPD 364
Elektrische Versorgung 361	Zukunftsentwicklung 365
Elektroinstallation mit Trenntrafo 361	Literatur 365
Elektroinstallation mit Versorgungsleitungen	
zur Unterverteilung 361	

30 Depression bei terminaler Niereninsuffizienz 366
A. Kaplan DeNour und A. Brickman

Literatur 372

31 Soziale und berufliche Wiedereingliederung und Erwerbsfähigkeit bei chronischer Niereninsuffizienz 373
W. Huber, G. Roth und M. Göbel

Entwicklung der Rehabilitation 373	Einfluß der eingeschränkten Nierenfunktion
Somatische Behinderung, Voraussetzung und	auf die Leistungsfähigkeit 373
Begrenzung von Erwerbsfähigkeit	Überblick über die Kreatininwerte 373
und Rehabilitation 373	Kreatinin unter 180 µmol/l (2mg%) 374
Überblick über die die Leistungsfähigkeit	Kreatinin 180–440 µmol/l (2–5 mg%)
beeinflussenden Faktoren 373	(kompensierte Retention) 374

Kreatinin 440–880 µmol/l (5–10 mg%)
(dekompensierte Retention) 374
Kreatinin über 880 µmol/l (10 mg%)
(Präterminalstadium) 374
Einfluß krankheitsbedingter Einschränkungen
auf die Leistungsfähigkeit 375
    Kardiovaskuläres System 375
    Renale Osteopathie 375
    Neuromuskuläre Faktoren 378
    Hämatologische und endokrine Faktoren/
    Leistungssteigerung nach Erythropoetin ... 378
Konsequenzen der eingeschränkten
Leistungsfähigkeit für die Dialysepatienten .. 378
Leistungsfähigkeit nach Nierentransplantation 379
Niereninsuffiziente Diabetiker 380
Erfahrungen bei jugendlichen Dialysepatienten 380
Einfluß der psychischen Adaption 380
Soziale Aktivierung 380
Prognostische Faktoren für den
Rehabilitationserfolg 381

Perspektiven und bisherige Erfahrungen
bei der beruflichen Wiedereingliederung 381
Sozialmedizinische Entscheidungen 382
    Problematik der Kausalitätsbeurteilung
    und gesetzliche Unfallversicherung 382
    Gesetzliche Krankenversicherung, gesetzliche
    Rentenversicherung, soziales Entschädigungs-
    recht, Wiedergutmachungsgesetz 382
    Rehabilitationsangleichungsgesetz,
    Schwerbehindertengesetz 383
    Nierenschädigung durch gewerbliche Toxine
    und Berufskrankheitenverordnung 384
        Überblick über Klinik, Diagnostik
        und Risikogruppen 384
        Halogenkohlenwasserstoffe (Nr. 1302, 7. BeKV) 385
        Blei (Nr. 1101, 7. BeKV) 385
        Quecksilber (Nr. 1102, 7. BeKV) 385
        Chrom (Nr. 1104, 7. BeKV) 385
        Cadmium (Nr. 1104, 7. BeKV) 385
    Literatur 385

32 Dialyse im Kindesalter 390

K. Schärer und D. E. Müller-Wiefel

Besonderheiten der terminalen Niereninsuffizienz
bei Kindern 390
Akute Niereninsuffizienz 393

Chronische Niereninsuffizienz 395
    Literatur 405

33 Kontinuierliche ambulante und automatische Peritonealdialyse 407

M. Haag-Weber und A. Vychytil

Kontinuierliche ambulante Peritonealdialyse ... 407
    Prinzip 407
    Physiologie des Peritoneums 407
    Peritonealer Äquilibrationstest 409
    Indikationen und Kontraindikationen 409
        Vergleich von Peritoneal- und Hämodialyse . 409
        Absolute Indikationen 409
        Relative Indikationen 410
        Fragliche Indikationen 410
        Relative Kontraindikationen 411
        Absolute Kontraindikationen 411
    Peritonealdialysekathetermodelle und
    -implantation 411
        Kathetermodelle 411
        Katheterimplantation 412
        Postoperatives Vorgehen 412
        Versorgung der Katheteraustrittstelle 412
    Dialyselösungen 413
        Osmotisch wirksame Substanzen 413
        Elektrolyte 414
        Puffer 415
    Komplikationen 416
        Einteilung 416
        Infektiöse Komplikationen 416
        Komplikationen durch erhöhten
        intraabdominellen Druck 421

        Katheterassoziierte Komplikationen 422
        Metabolische Komplikationen 423
        Ultrafiltrationsstörungen 424
        Sonstige Komplikationen 425
    Klinische Ergebnisse 426
        Renale Anämie 426
        Hypertonie und Hypotonie 426
        Kardiale Erkrankungen 426
        Renale Osteopathie 427
        Dialyseassoziierte Amyloidose 427
        Urämische Polyneuropathie 427
        CAPD bei Diabetikern mit terminalem
        Nierenversagen 427
        CAPD bei Kindern 428
        CAPD und Nierentransplantation 428
        Langzeitergebnisse 428
Automatische Peritonealdialyse (APD) 429
    Prinzip 429
    Formen 429
    Pathophysiologie 429
    Indikationen 431
    Vergleich von CCPD und NIPD 432
    Klinische Ergebnisse 432
Adäquate Peritonealdialyse 433
    Überblick über klinische und Laborparameter
    zur Beurteilung adäquater Dialyse 433

Kreatininclearance ... 433
   Renale Clearance ... 434
   Gesamtclearance ... 434
Harnstoffkinetik, Kt/V und „Protein catabolic rate" ... 434
Wie erreicht man eine adäquate Peritonealdialyse? ... 435
   Literatur ... 436

34 Ernährung bei CAPD ... 446
R. Hirschberg und J. Kopple

Zusammenhang zwischen Ernährungszustand, Mortalität und Effektivität der Dialyse ... 446
Ernährungsstatus bei CAPD-Patienten ... 446
Nahrungsaufnahme ... 447
   Eiweiß ... 447
   Kalorien ... 447
Peritoneale Verluste von Nährstoffen ... 447
   Eiweiß und Aminosäuren ... 448
   Glucose ... 448
   Calcium ... 448
   Spurenelemente ... 449
   Vitamine ... 449
Ernährungsbedarf bei CAPD-Patienten ... 450
   Kalorien ... 450
   Eiweiß ... 450
Diätverordnungen ... 452
   Literatur ... 452

35 Dialyseassoziierte (β_2-Mikroglobulin-)Amyloidose ... 455
D. Bundschu und H.E. Franz

   Literatur ... 458

36 Indikationen, Kontraindikationen und Risikofaktoren der Nierentransplantation ... 461
J. Waiser, K. Budde und H.-H. Neumayer

Einleitung ... 461
   Überleben ... 461
   Lebensqualität ... 461
   Kosten ... 462
Indikationen und Kontraindikationen ... 462
   Pflicht des Arztes zur gründlichen Voruntersuchung, Aufklärung und Risikominimierung ... 462
   Indikationen ... 463
   Kontraindikationen ... 463
Risikofaktoren ... 463
   Perioperative Mortalität ... 463
   Kardiales Risiko ... 463
      Koronare Herzkrankheit ... 463
      Herzinsuffizienz, Klappenvitien, Endokarditis und Arrhythmien ... 464
   Vaskuläre Risikofaktoren ... 464
   Pulmonale Risikofaktoren ... 465
   Gastroenterologische Risikofaktoren ... 465
   Stoffwechselbedingte Risikofaktoren ... 465
      Diabetes mellitus ... 465
      Adipositas ... 466
      Osteopathie ... 466
   Maligne Tumoren ... 466
   Nephrologische Grunderkrankung ... 467
Rechtzeitige Dialyse und Transplantation ... 468
Dialyse im Rahmen der Transplantationsvorbereitung ... 468
Dialyse bei versiegender Transplantatfunktion ... 468
Bluttransfusionen ... 468
Vorbereitungsuntersuchungen ... 470
   Literatur ... 470

37 Kontinuierliche Hämofiltration ... 473
H.G. Sieberth und H. Kierdorf

Historische Entwicklung ... 473
Vor- und Nachteile ... 473
Technisches Vorgehen ... 475
   Gefäßanschlüsse ... 475
      Arterielle Punktion ... 475
      Venöse Punktion ... 475
Kontinuierliche arteriovenöse Methoden ... 475
   Kontinuierliche arteriovenöse Hämofiltration (CAVH) ... 475
   Kontinuierliche arteriovenöse Dialyse (CAVD) ... 475
   Kontinuierliche arteriovenöse Hämodiafiltration (CAVHD) ... 475
Kontinuierliche venovenöse Methoden ... 476

Kontinuierliche venovenöse Hämofiltration (CVVH) 476
Kontinuierliche venovenöse Hämodialyse (CVVD) und Hämodiafiltration (CVVHD) . . . 476
Prä- und Postdilution 476
Filterwechsel 477
Heparinisierung 477
Bilanzierung 478
Notwendige Genauigkeit 478
Bilanzierungsgeräte 478
Hämofilter 478
Substitutionslösungen 478
Patientenüberwachung 478
Flüssigkeitsbilanzierung 479
Klinische Kontrollen 479
Parenterale Ernährung 479
Elektrolytbilanz 479
Retentionswerte 480
Arzneimitteldosierung 480
Kardiovaskuläres Monitoring 480
Klinische Ergebnisse 480
Derzeitige Indikationen und Kontraindikationen . 481
Weitere Entwicklungsmöglichkeiten 482
Literatur 482

38 Hämofiltration zur Behandlung der chronischen Niereninsuffizienz 484

E. Quellhorst und B. Schünemann

Prinzip und historische Entwicklung 484
Theoretische Grundlagen 484
Technische Voraussetzungen 485
Membranen 485
Substitution 485
Durchführung und Ergebnisse 485
Substitutionslösung 486
Dosierung 486
Geräte 486
Klinische Anwendung 486
Hypertonie – Hypotonie 486
Harnpflichtige Substanzen 488
Calcium-Phosphat-Haushalt 488
Lipidhaushalt 488
Hormonhaushalt 489
Beeinflussung des subjektiven Befindens 489
Biokompatibilität – Amyloidbildung 489
Morbidität und Letalität bei chronischer Niereninsuffizienz 491
Differentialindikation Hämodialyse – Hämofiltration 492
Hämofiltration bei akutem Nierenversagen . . . 494
Literatur 495

39 Plasmapherese 496

W. M. Glöckner und H. G. Sieberth

Definition und historische Entwicklung 496
Plasmaaustausch mittels Beuteltechnik 496
Plasmaaustausch mittels Blutzellzentrifuge . . 496
Plasmaaustausch mittels Membranplasmaseparation 497
Entwicklungsgeschichte der Membran und Vorteile der Methode 497
Extrakorporale Zirkulation 497
Membraneigenschaften 498
Substitutionslösung 499
Biokinetik der Plasmaproteine 500
Indikationen zur Plasmaaustauschbehandlung . 501
Komplikationen 503
Literatur 504

40 Lipidapherese: Kaskadenfiltration, Immunadsorption, Liposorbersysteme, Heparinpräzipitation 506

C. J. Olbricht

Grundlagen 506
Lipoproteine 506
LDL-Cholesterin und koronare Herzerkrankung 506
Therapeutische Ziele 507
Gemeinsame Behandlungsparameter der verschiedenen Lipidapheresemethoden . . 507
Überblick über die Methoden 507
Gefäßzugang 507
Antikoagulation 507
Plasmavolumen und Behandlungsintervall . . 507
Plasmaaustausch 508
Reduktion von Cholesterin 508
Reduktion von Triglyceriden bei akuter Pankreatitis 508
Kaskadenfiltration 509
Technik 509
Ergebnisse 510
Nebenwirkungen 510
Immunadsorption 510
Technik 510
Effekt auf Lipide 511

Selektivität und Nebenwirkungen 511
Dextransulfatadsorption 511
　Technik 511
　Effekt auf Lipide 512
　Selektivität und Nebenwirkungen 512
Heparininduzierte extrakorporale
LDL-Präzipitation (HELP) 512
　Technik 512
Effekt auf Lipide 514
　Selektivität und Nebenwirkungen 514
Effekte von Immunadsorption, Dextransulfat-
adsorption und HELP auf Lipide 514
Klinische Ergebnisse 515
Indikationen 515
Betreuung 516
Literatur 516

41 Akutes Nierenversagen 520
H.-H. Neumayer

Literatur 540

42 Behandlung von Vergiftungen mit Blutreinigungsverfahren 542
L. S. Weilemann

Allgemeine Toxikokinetik 542
　Überblick über die Bewertungskriterien
　für das Ausmaß einer Vergiftung 542
　Resorptionsverhalten 542
　Clearance und Verteilungsvolumen 542
Sekundäre Giftelimination 543
　Voraussetzungen und Berechnungen 543
　Hämodialyse 544
Hämoperfusion 544
　Historisches 544
　Prinzip 544
　Indikation 547
　Effektivität und Komplikationen 547
Membranplasmaseparation 548
Plasmaperfusion 550
Literatur 550

43 Sicherheitsanforderungen für Dialysegeräte 551
M. Wagner

Einleitung 551
Sicherheit als relativer Begriff 551
Medizinproduktegesetz (MPG) 551
Anforderungen an den Betrieb
von Dialysegeräten 552
　Schulungs- und Einweisungspflichten 552
　Sicherheitstechnische Kontrollen
　und Zubehör 552
　Betreibervorschriften nach der
　Medizingeräteverordnung 553
　Sicherheitstechnische Anforderungen an
　medizinisch genutzte Räume 553
Anforderungen an raumlufttechnische
Anlagen 554
Anforderungen an den Brandschutz 554
Anforderungen an Wasseraufbereitungs-
anlagen 554
Anforderungen an die zentrale Konzentrat-
aufbereitung 554
Anforderungen der Arbeitssicherheit 555
Qualitätssicherung und Betreiber-
verpflichtungen 555
Literatur 555

44 Hygiene (Geräte und Räume) und Entsorgung 556
F. F. Becker, W. Brosinsky und W. Schoeppe

Notwendigkeit hygienischer Maßnahmen . . . 556
Zum Begriff der Desinfektion 556
Hygienische Probleme in zentralen Anlagen
zur Versorgung mit Dialysierflüssigkeiten
(Permeat und Bicarbonatkonzentrat) 557
　Ursachen der Verkeimung 557
　Hygienische Qualitätsanforderungen
　an Dialysierflüssigkeiten 557
Probenentnahme und Untersuchungs-
verfahren 558
Reinigung und Desinfektion der zentralen
Versorgungsleitung 559
Reinigung und Desinfektion von Hämodialyse-
geräten 559
　Ziele 559
　Reinigung und Desinfektion der Oberfläche . 559

Aufbereitung des internen Dialysier-
flüssigkeitssystems 559
Reinigung und Desinfektion der
Räumlichkeiten 560
Maßnahmen bei der Behandlung infektiöser
Patienten 561
Rückführung infektiöser Hämodialysegeräte
in den nicht infektiösen Behandlungsbereich . 561
Hygiene im Spannungsfeld von
Arbeitssicherheit und Umweltschutz 562

Darstellung von Problematik und Prioritäten 562
Hygieneplan 563
Desinfektionsplan 563
Entsorgung 563
Entsorgung fester Abfallstoffe 563
Entsorgung flüssiger Abfallstoffe (Abwasser) 564
Anhang:
Beispiel für einen Gesamthygieneplan 565
Literatur 566

45 Inzidenz und Prävalenz des terminalen Nierenversagens 567
F. K. Port

Überblick 567
Einleitung 567
Veränderungen bei der Inzidenz 567
Veränderungen bei der Prävalenz 568

Prognose für die Inzidenz- und Prävalenzraten 569
Prognose für die Nierenersatztherapie 569
Lösungsvorschläge 570
Literatur 570

46 Derzeitiger Stand und zukünftige Entwicklungen der Dialyse 571
H. H. Malluche und M.-C. Faugere

Literatur 573

47 Technische Neuerungen in der Hämodialyse 575
H. E. Franz

Intradialytische Maßnahmen für eine
komplikationsarme Dialyse (3, 4) 575
Erhaltung des zirkulierenden Blutvolumens . 575
Feststellen einer Rezirkulation
im Shuntbereich 575
Quantifizierung der Dialyse mittels Harnstoffbestimmung im verbrauchten Dialysat (5) . . . 576

Tägliche Heimhämodialyse (daily home
hemodialysis [DHHD]), ultrashort daily
autodialysis (USDA), frequent personal
hemodialysis (FPDH) 576
Literatur 578

Sachverzeichnis 579

1 Progression von Nierenerkrankungen

G. Stein

Natürliches Fortschreiten der verschiedenen Nierenerkrankungen

Trotz großer Fortschritte unserer Kenntnisse in der Pathogenese verschiedener renaler Erkrankungen und der diagnostischen Möglichkeiten können der Verlauf und die Prognose nach wie vor nur bei wenigen renalen Erkrankungen beeinflußt werden. Die Anzahl terminal niereninsuffizienter dialysepflichtiger Patienten nimmt nicht ab; die jährliche Inzidenz betrug in den USA bei der schwarzen Bevölkerung im Alter von 20–64 Jahren 335 Patienten/1 Mio. Einwohner, bei der weißen Bevölkerung 86 Patienten/1 Mio. Einwohner (172), in Europa 1992 57,4 Patienten/1 Mio. Einwohner, in Deutschland 60,1 Patienten/1 Mio. Einwohner (173).

Abb. 1.1 zeigt die prozentuale Häufigkeit der dialysepflichtigen Nierenerkrankungen in der EDTA-Statistik (173), Tab. 1.1 die Analyse in den USA (182). Auch unter Berücksichtigung der Tatsache, daß nicht bei allen

Tabelle 1.1 Ursachen der terminalen Niereninsuffizienz bei 41317 Neuaufnahmen in die Dialysebehandlung in den USA 1989 (aus Whelton, P. K., u. a.: J. Hypertens. 10, Suppl. 7 [1992] 77)

Glomerulonephritis	13 %
urologische Erkrankungen	6 %
polyzystische Nierendegeneration	3 %
andere renale Erkrankung	6 %
fehlende renale Erkrankung	5 %
unbekannte renale Erkrankung	5 %
diabetische Nephropathie	33 %
hypertensive Nierenerkrankung	28 %

Patienten eine histologische Diagnose mittels Nierenbiopsie vorliegt (USA bei 5 % von 20 % histologisch definierter Erkrankungen, EDTA bei 8 % von 19,3 % der Glomerulonephritispatienten Sicherung der Diagnose durch Nierenbiopsie) und daß sich hinter den Diagnosen Hypertonie/vaskuläre Erkrankungen/hypertensive Nephrosklerose (> 25 % in den USA) bzw. diabetische Nephropathie (neuerdings 46 % in den USA) glomeruläre und andere renale Grunderkrankungen (23 % in Heidelberg) verbergen können (141, 151), ist der enorme Zuwachs insbesondere der diabetischen Nephropathie alarmierend.

Die Frage, ob eine milde oder moderate Hypertonie beim Menschen eine Nierenschädigung mit histologischen Veränderungen bewirkt, kann durch die verschiedenen genetischen tierexperimentellen Modelle der Hypertonie (DAHL-Ratten, spontan hypertensive Ratten) wie auch die Modelle einer erworbenen Hypertonie (Uninephrektomie und Gabe von Desoxycorticosteronacetat sowie Kochsalz; Goldblatt-Niere, 1-Clip-Modell; Sinuaortic-denervation-Modell bei Hunden; „fawn-hooded rat"), bei denen bis zu 80 % der Varianz einer fokalen Glomerulosklerose auf anderen Faktoren als der Hypertonie beruht, nicht beantwortet werden. In den USA handelt es sich vorwiegend um männliche, schwarze Patienten mit einem Alter > 60 Jahre (107). Ein Grenzwertblutdruck, der direkt die präglomerulären Gefäße beeinträchtigt oder einen erhöhten glomerulären Druck bewirkt, ist nicht bekannt. Möglicherweise spielen individuelle Beziehungen eine Rolle, so daß auch minimale Blutdruckerhöhungen bei besonders sensitiven Patienten eine Nephrosklerose hervorrufen. Dafür sprechen Untersuchungen von Rostand u. Mitarb. (156), daß trotz „adäquat" eingestellter Blutdruckwerte bei verschiedenen Patienten die renale Erkrankung nicht zu beeinflussen war.

Nach Freedman u. Mitarb. (54) kann die hypertensive Nephrosklerose durch vier unabhängige Mechanismen induziert oder begünstigt werden:

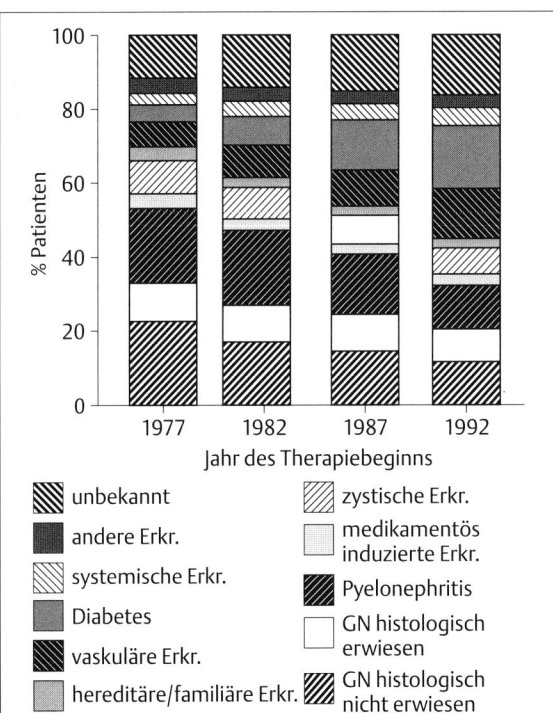

Abb. 1.1 Inzidenz primärer renaler Erkrankungen als Ursache der chronischen dialysepflichtigen Niereninsuffizienz (n = 77698, 1977–1992, alle Altersgruppen) (aus Valderrabano, F., u. a.: Nephrol. Dialys. Transplant. 10, Suppl. 5 (1995) 1.

- direkte Effekte der Hypertonie auf die präglomerulären Gefäße und/oder Erhöhung des glomerulären Kapillardruckes,
- unbekannte/unerwartete primäre renale Erkrankung der Glomeruli, des Interstitiums oder der Gefäße,
- unbekannte Episoden einer akzelerierten Hypertonie,
- primäre Erkrankung der renalen Mikrogefäße als Ursache der Niereninsuffizienz und Hypertonie.

In den USA ist die diabetische Nephropathie seit über 10 Jahren die häufigste Ursache der dialysepflichtigen Niereninsuffizienz. Ihr Anteil betrug 1988–1990 bei schwarzen Amerikanern im Alter von 20–64 Jahren 41 % (137 Patienten/1 Mio. Einwohner), bei weißen Amerikanern 44 % (38 Patienten/1 Mio. Einwohner); 1994 waren es 46 Patienten/1 Mio. Einwohner pro Jahr (172). Die Zahlen der EDTA geben an, daß 17 % aller neu in das Hämodialyseprogramm aufgenommenen Patienten eine diabetische Nephropathie aufweisen (173); in über 80 % handelt es sich um Typ-II-Diabetiker mit einem Alter > 55 Jahre; Typ-I-Diabetiker sind überwiegend jünger als 44 Jahre; Männer erreichen früher als Frauen das Endstadium der Niereninsuffizienz. Die Angaben für Deutschland sind aufgrund unvollkommener oder unzureichender Dateneingabe sicher zu niedrig. Realistischer sind die Angaben der Heidelberger Gruppe, die eine Häufigkeit des Diabetes mellitus unter allen Neuaufnahmen zur Dialysebehandlung im Verlauf von $1^1/_2$ Jahren im Raum unterer Neckar mit 52 von 125 Patienten (42 %) ermittelte; davon hatten 90 % einen Typ-II-Diabetes (105). Bei den 75 konsekutiv in das Dialyseprogramm aufgenommenen Patienten des Jenaer Dialysezentrums handelt es sich in 33 Fällen (44 %) um eine diabetische Nephropathie, davon 3 (9 %) Patienten mit einem Typ-I-, 30 (91 %) Patienten mit einem Typ-II-Diabetes mellitus. 84 % der Typ-II-Diabetiker sind älter als 60 Jahre und weisen in 76 % eine Hypertonie auf.

Insbesondere nimmt also der Anteil der Typ-II-Diabetiker immer mehr zu, nicht zuletzt durch eine verbesserte Überlebensrate dieser Patienten.

Die Frage, ob und wann ein Diabetiker eine diabetische Nephropathie in der Regel nach über 10jähriger Diabetesdauer entwickelt, kann derzeit nicht sicher beantwortet werden. Etwa 40 % aller Patienten mit einem insulinabhängigen Diabetes mellitus (IDDM) entwickeln eine persistierende Proteinurie, einen Blutdruckanstieg, einen Abfall der GFR, somit eine diabetische Nephropathie (67). Der insulinabhängige Diabetes mellitus (IDDM) ist mit einem 5fach höheren Risiko der Entwicklung einer terminalen Niereninsuffizienz verbunden als der nichtinsulinabhängige Diabetes mellitus (NIDDM) (75). Genetische Marker sind bisher nicht identifiziert; es gibt keinen Unterschied der ACE-Genotypen. Die Proreninbestimmung ist nicht aussagefähig. Ein höheres Risiko bei einer familiären Belastung, z.B. einer diabetischen Nephropathie oder einer Hypertonie bzw. kardiovaskulären Ereignissen bei Verwandten 1. Grades, wird von einigen Autoren angenommen, von anderen abgelehnt (18, 159). Es besteht keine Beziehung zwischen einer erhöhten GFR und der Entwicklung einer diabetischen Nephropathie, wohl aber eine negative Korrelation, wenn die Ausgangs-GFR < 125 ml/min beträgt (150). Als Index der diabetischen Nephropathie gilt die Mikroalbuminurie (59, 111) (20–200 µg/min, 30–300 mg/24 h) bzw. der Quotient Urinalbumin/-Kreatinin (mg/mmol) im Morgenurin: <3,5 normal, 3,6–9,9 kontrollbedürftig, >10 Mikroalbuminurie (entspricht >30 µg/min).

Der Verlauf der diabetischen Nephropathie wird bestimmt von der Stoffwechseleinstellung, dem Ausmaß der Mikroalbuminurie/Proteinurie, der Hypertonie und wahrscheinlich auch vom Nikotinabusus.

Die Analgetikanephropathie machte 1992 2 % aller neu registrierten Dialysepatienten in Europa aus. Es bestanden erhebliche territoriale Unterschiede und eine höhere Inzidenz bei den älteren Patienten (Alter >65 Jahre: Schweiz 16 %, Belgien 13 %, Österreich 7 %, Deutschland 4,5 %, gesamt 2,5 %). Da Phenacetin aus dem Arzneimittelverkehr entfernt wurde, bleibt abzuwarten, ob andere Analgetika (insbesondere Mischanalgetika plus Coffein) renale Schäden verursachen.

Prognose der renalen Grunderkrankungen

Die Prognose der histologisch gesicherten chronischen Glomerulonephritiden schwankt erheblich; der Zeitpunkt und der prozentuale Anteil terminal niereninsuffizienter Patienten werden unterschiedlich angegeben (Tab. 1.2).

Wesentliche Prädiktoren eines chronischen Nierenfunktionsverlustes sind das Ausmaß der Proteinurie (>5 g/Tag), der Hypertonie, des Serumkreatinins zum Zeitpunkt der Diagnose und histologische Befunde des Ausmaßes der Glomerulosklerose, der interstitiellen Fibrose und der Tubulusatrophie.

Tabelle 1.2 Häufigkeit der terminalen Niereninsuffizienz bei verschiedenen Formen einer Glomerulonephritis nach 10 Jahren (9, 16, 21, 44, 57, 71, 72, 115, 178)

endokapilläre Glomerulonephritis		2,1–19,4 %
Minimal-change-Glomerulonephritis		4 %
diffuse mesangioproliferative Glomerulonephritis		2–10 %
IgA-Glomerulonephritis		13–22 %
fokal-segmentale Glomerulosklerose	ohne NS	20 %
	mit NS	50 %
idiopathische membranöse Glomerulonephritis		14–30 %
membranoproliferative Glomerulonephritis	Typ I	
	ohne NS	15 %
	mit NS	40 %
extrakapilläre Glomerulonephritis (mit Halbmondbildung)		73–100 %

NS = nephrotisches Syndrom.

Wenn man die einzelnen renalen Grunderkrankungen betrachtet, kann festgestellt werden, daß die Glomerulonephritis rascher in die Niereninsuffizienz führt als eine interstitielle Nephritis oder Pyelonephritis (65, 133, 183). Patienten mit polyzystischer Nierendegeneration entwickeln nach der MDRD-Studie rascher eine Niereninsuffizienz (90). Von anderen Autoren sind jedoch auch entgegengesetzte Befunde erhoben worden (65, 133).

Das männliche Geschlecht weist eine schlechtere Prognose auf. Dabei dürften sowohl genetisch festgelegte Geschlechtsunterschiede der renalen Struktur und Funktion als auch direkte rezeptorvermittelte Effekte von Sexualhormonen eine Rolle spielen (135). Bisher gibt es keine sicheren Daten, ob sich der „Östrogenschutz" nur auf die prämenopausale Phase bezieht oder auch postmenopausal wirksam ist.

Als Mechanismen der geschlechtsbezogenen Unterschiede des progredienten renalen Funktionsverlustes könnten folgende Faktoren in Betracht gezogen werden:

- Eine Hypertonie durch androgeninduzierte Aktivierung des Renin-Angiotensin-Systems hat sich ausgebildet (28, 48).
- Die Aufnahme von Protein, Phosphor und anderen Nahrungsbestandteilen ist größer.
- Sexualhormone haben einen direkten Effekt auf die Zellproliferation, Matrixakkumulation, Synthese und Freisetzung von Zytokinen, vasoaktiven Substanzen und Wachstumsfaktoren.
- Die renale und hepatische Angiotensinogenbildung ist bei männlichen Ratten größer als bei weiblichen. Nach Kastration kommt es zu einem Konzentrationsabfall (27, 48). Die intrarenalen Angiotensinspiegel wie auch die Anzahl der Angiotensinrezeptoren sind erhöht.
- Die Serumspiegel von Endothelin sind bei Männern höher als bei Frauen und steigen nach Testosterongabe an (142).
- In tierexperimentellen Modellen (6) haben sowohl das vasodilatatorische Prostaglandin PGE_2 als auch der Thromboxan-A_2-Inhibitor einen protektiven Einfluß auf die Progredienz der Nierenerkrankung. Bei Frauen findet sich eine erhöhte PGE_2-Synthese in Nierenpapillenschnitten (86), bei weiblichen Tieren auch ein verminderter Katabolismus von PGE_2 und $PGE_{2\alpha}$ durch verminderte Aktivität der Prostaglandindehydrogenase.
- Östrogene könnten als potente antioxidative Substanz einen protektiven Einfluß auf die Progredienz der Niereninsuffizienz haben.
- Bei prämenopausalen Frauen finden sich höhere Spiegel an HDL_2 und geringere Gesamtcholesterinwie auch LDL-Cholesterinspiegel, die in der Menopause nicht mehr vorhanden sind. Östrogen bewirkt eine verminderte Akkumulation von LDL in der Gefäßwand und ist ein potenter Inhibitor der LDL-Oxidation, so daß durch die Veränderung des Serumlipoproteinprofils die Entwicklung einer Glomerulosklerose analog der Atherosklerose günstig beeinflußt werden könnte.

Pathophysiologische Vorgänge und Befunde

Große Fortschritte der Interpretation der glomerulären Erkrankungen sind durch die Nierenbiopsie mit ihren diffizilen Untersuchungstechniken erreicht worden. Allerdings erlaubt sie nur eine statische Beurteilung des Prozesses in den Frühstadien der Erkrankung und ist kaum geeignet, Fragen des Verlaufes, der Progression oder Regression und der potentiellen therapeutischen Beeinflußbarkeit zu beantworten. Ein höherer Aussagewert wird erwartet, wenn mit Hilfe molekularbiologischer Techniken Befunde auf der mRNA-Ebene möglichst vor der Entwicklung struktureller oder funktioneller Abnormitäten erhoben werden können (165). Dies beinhaltet u.a. den Nachweis des Einflusses von Wachstumsfaktoren, der Nettoakkumulation von extrazellulärer Matrix, des individuellen Risikos und der möglichen therapeutischen Einflußnahme.

Neue pathophysiologische Erkenntnisse, insbesondere unter dynamischen Gesichtspunkten, sind durch verschiedene Tiermodelle (43, 61, 73) gewonnen worden, die durch genetische Defekte, Veränderungen des Genoms, chemische und andere Einflußnahme Krankheitsbilder und -verläufe entwickeln, die menschlichen Formen der glomerulären wie auch tubulointerstitiellen Erkrankung ähneln und insbesondere mit den klinischen und morphologischen Erscheinungen der Progredienz vergesellschaftet sind (Tab. 1.**3**). Der Glomerulus ist das Ziel verschiedenster Schädigungsarten durch immunologische, hämodynamische, metabolische, atherosklerotische, infiltrative und toxische Vorgänge. Die Art der Schädigung und ihre Dauer sind für die Prognose bedeutsam. Trotz bestimmter Unterschiede ist die Reaktion der Glomeruli gegenüber dem Schädigungsmechanismus bemerkenswert ähnlich und verläuft nach Johnson (82) in drei Phasen:

1. Phase der aktiven Schädigung der glomerulären Zellen und der extrazellulären Matrix,
2. zelluläre Antwort auf die Schädigung mit Proliferation, phänotypischer Veränderung, Matrixexpansion,
3. Beginn reparativer Prozesse mit Beendigung der Proliferation, Entwicklung einer normalen Zellularität, Resorption und Umbildung der vermehrten Matrix.

Im ersten Stadium kommt es zu einem antikörper- und komplementvermittelten Einstrom von Neutrophilen und Monozyten/Makrophagen in Abhängigkeit von einer lokalen Bildung und Freisetzung von Chemokinen und Leukozytenadhärenzmolekülen. Zytokine, wie IL-1, TNF-α und IFN-γ, verstärken die Leukozytenakkumulation durch vermehrte Bildung von Chemokinen und Leukozytenadhärenzproteinen. Diese infiltrierenden Zellen setzen oxidative Radikale und Proteasen frei und schädigen so die glomerulären Strukturen.

In der zweiten Phase kommt ein Komplex von Wachstumsfaktoren und Zytokinen zur Wirkung, die eine mesangiale Zellproliferation und Veränderungen des Mesangiumzellphänotyps auslösen, nachweisbar durch Expression von Proliferationsmarkern, wie

Tabelle 1.3 Tiermodelle, die renalen Erkrankungen des Menschen ähnlich sind

Tiermodell	Klinisches Bild
Remnant kidney (5/6, subtotale Nephrektomie, unilaterale Nephrektomie)	Nierenmasseverminderung, chronische Niereninsuffizienz, Glomerulosklerose
Fawn-hooded (FH) Ratte	spontane progrediente Niereninsuffizienz
Langzeitstimulation von bFGF	Glomerulosklerose
MWF/Ztm-Ratte	spontane glomeruläre Schädigung mit Hypertonie und Proteinurie
Heymann-Nephritis	membranöse Glomerulonephritis
streptozotocin-induzierter Diabetes mellitus	diabetische Nephropathie
spontane hyperlipidämische IMAI-Ratte	Glomerulosklerose, Proteinurie
Puromycinnephrose (PA)	nichtimmunologisch bedingte progrediente Glomerulonephritis
transgene Mäuse mit vermehrter Expression von	
– TGF-β_1	Glomerulosklerose und interstitielle Fibrose
– T-Antigen (S 40)	Glomerulosklerose
– Wachstumshormon	Glomerulosklerose
– IL-6	mesangioproliferative Glomerulonephritis
– Pax 2	kongenitales nephrotisches Syndrom
komplementfixierte Antikörper-mesangioproliferative Glomerulonephritis durch Antikörper gegen Thy-1-Antigen der mesangialen Zellwand (Anti-Thy 1.1)	mesangioproliferative Glomerulonephritis
akzelerierte glomeruläre Basalmembran-Antikörpernephritis der Ratte	Glomerulonephritis mit Halbmondbildung
unilaterale Ureterobstruktion/-ligatur, spontane autoimmunbedingte interstitielle Nephritis	interstitielle Nephritis/Fibrose
genetische hypertensive Nephropathie – Dahl-Ratte – spontan hypertensive Ratten erworbene hypertensive Nephropathie – Uninephrektomie + DOCA-NaCl-Ratte – Goldblatt-2-Nieren, 1-Clip-Ratte – NO-Synthasehemmung (L-NAME) bei spontan hypertensiven Ratten – sinuaortale Denervierung bei Hunden	Glomerulosklerose

Thrombospondin und PDGF-Rezeptor wie auch von „Smooth muscle proteins", charakteristisch für den Myofibroblast. Dabei spielen PDGF, TGF-β und Angiotensin II eine wesentliche Rolle. Zunehmend bilden die Mesangiumzellen im Überschuß Matrix, angeregt durch TGF-β und PDGF.

In der dritten Phase finden Reparationsvorgänge statt. Die Hyperzellularität wird durch Apoptose, die Normalisierung der Matrix durch Freisetzung von Metalloproteinasen und Plasmin und durch Neoangiogenese bewirkt. Auch hierbei spielen TGF-β und PDGF, aber auch die lokal gebildeten Inhibitoren wie SPARC und Decorin eine wesentliche Rolle (82).

Eine erhöhte Expression von PDGF-mRNA und seines Proteins wurde in den Glomeruli und im Interstitium bei der proliferativen Glomerulonephritis, wie IgA-GN und Lupusnephritis, nachgewiesen.

Die TGF-β-Familie reguliert Wachstum, Differenzierung, Motilität und Organisation von Zellen und deren Tod (29). Das Signal wird über zwei Rezeptoren (transmembranöse Serin- und Threoninkinasen), die in Sequenz agieren, vermittelt. TGF-β wirkt für einige Zellen antimitotisch, für andere wachstumsfördernd, zum Teil über die Stimulierung der Bildung von extrazellulärer Matrix. Damit ist TGF-β ein wichtiger Faktor der Entwicklung einer Fibrose in den Nieren (Glomerulosklerose, interstitielle Fibrose), der Leber und der Lungen. TGF-β beeinflußt zusätzlich die Gewebsmetalloproteinase-1-Expression und die Myofibroblastentransformation (116). Andere Faktoren, die in der Progredienz der Niereninsuffizienz eine Rolle spielen dürften, sind chemotaktische Zytokine/Chemokine (35, 162), Endothelin (140), mechanische Scherkräfte (34, 186), neben den o.g. Infiltrationen mit Monozyten/Makrophagen und polymorphkernigen Leukozyten auch Thrombozyten und T-Lymphozyten (42, 51, 81, 89).

Letztendlich wird die Prognose der renalen Erkrankung vom Ausmaß der interstitiellen Veränderungen bestimmt. Vorstellungen, wie dieser Prozeß auf der Grundlage einer glomerulären Schädigung zustande kommt, lassen einen Zusammenhang mit Zytokinen und chemotaktischen Faktoren vermuten (36, 45, 128). Die exakte Natur dieser Vorgänge ist noch nicht identifiziert. Im glomerulär-tubulointerstitiellen „crosstalk" können verschiedene pathogenetische Mechanismen eine Rolle spielen. Parallel zu diesen pathologischen Vorgängen finden auch Reparationsvorgänge statt, um die originäre Glomerulusarchitektur zu erhalten (46). Dazu gehören Hemmung der Zellproliferation, Rückbildung der glomerulären Hyperzellularität, Rückbildung der mesangialen Matrixexpansion (vermehrte Bildung einer 72-kD-Typ-IV-Kollagenase im Thy-1-Modell sowie anderer matrixabbauender Proteasen einschließlich Metalloproteasen und Plasmin) und die Stimulation der Bildung neuer glomerulärer Kapillaren (Angiogenese). Alle diese Befunde laufen in einem Stadium ab, das es noch erlaubt, Einfluß auf die normalen Heilungsprozesse und damit auf die Progredienz einer Niereninsuffizienz zu nehmen. Tab. 1.4 zeigt, abgeleitet aus den pathogenetischen

Tabelle 1.4 Therapeutische Einflußmöglichkeiten zur Verhinderung einer chronischen progredienten Niereninsuffizienz im Tiermodell (Glomerulosklerose, interstitielle Fibrose)

- Komplementerniedrigung
- Verminderung der Thrombozytenzahl und -funktion (Hemmung der Zellproliferation)
- Verminderung der CD4- und CD5-positiven Zellen
- Antikörper, die die Funktion von P-Selectinen in glomerulären Endothelzellen hemmen (verminderte Akkumulation von CD4- und CD5-positiven Zellen; nachfolgend geringere Monozyten/Makrophagen-Infiltration, geringe Tissue-factor-Aktivität, Plasminogenaktivator-(PAT)-Expression gehemmt; geringe Fibrinablagerung, Proteinurie, Halbmondbildung)
- Verminderung der Zahl zirkulierender Monozyten
- neutralisierende Antikörper gegen TGF-β_1
- Decorin (TGF-bindendes Proteoglykan)
- durch TGF-β-Antagonist rekombiniertes lösliches β-Glykan (antifibrotische Wirkung durch Hemmung der Kollagensynthese und -akkumulation und anderer TGF-β-Effekte)
- Angiotensin-II-Antagonist (vermindert direkt TGF-β-Expression in Mesangium- und Tubuluszellen in vitro, im Modell der obstruktiven Nephropathie auch in vivo)
- neutralisierende Antikörper gegen PDGF
- PDGF-Rezeptorblocker (Trapidil) (hemmen die mesangiale Zellproliferation in vitro im Anti-Thy-1-Modell; bei der humanen IgA-Glomerulonephritis noch nicht bestätigt)
- IL-1-Rezeptorantagonist (vermindert ICAM-1-Expression, periglomeruläre Leukozyteninfiltration, interstitielle Fibrose; hemmt Transkription von PDGF in Fibroblasten aus fibrotischem Gewebe)
- Deoxyspergualin (supprimiert ICAM-1-Expression und Makrophagenproliferation; vermindert Proteinurie und Leukozyteninfiltration)
- Antikörper gegen ICAM-1 (hemmen Leukozyteninfiltration im Glomerulus, reduzieren Proteinurie in akuter Phase der Erkrankung)
- spezifischer ETA-Rezeptorantagonist (ET1-ra) (in Ratten mit „remnant kidney" Normalisierung des Blutdruckes, verminderte glomeruläre Permeabilität für Proteine; kein Nierenfunktionsverlust; geringere Expression von Protoonkogenen (c-fos), mesangiale Zellinfiltration, Glomerulosklerose)
- Antikörper gegen β_2-Integrin (hemmen Leukozyteninfiltration im Glomerulus, reduzieren Proteinurie in akuter Phase der Erkrankung)
- Modulation apoptoseregulierender Gene (z. B. bc 12)
- „Phagocytic gene therapy" (mittles Gentransfer z. B. von Makrophagen-Adhäsionsmolekül CD36 erhöhte phagozytotische Clearance von apoptotischen Granulozyten und zytotoxischen T-Zellen)
- Manipulation der NO-Synthase (verhindert T-zellvermittelte renale (interstitielle) Schädigung)
- Osteonectin (SPARC, BM40) (hemmt die Proliferation verschiedener Zelltypen in vitro)

Faktoren und Mechanismen, einige therapeutische Einflußmöglichkeiten, vorwiegend in tierexperimentellen Modellen geprüft, auf, die möglicherweise eine Bedeutung auch für die menschlichen Erkrankungen erlangen können (19, 88). Die Liste erhebt keinen Anspruch auf Vollständigkeit.

Die zelluläre Antwort auf eine Schädigung ist bisher am häufigsten mit Mesangialzellen untersucht worden. Ähnliche Reaktionen können aber auch von Endothel- und Epithelzellen erwartet werden. Endothelzellen machen etwa 40% der glomerulären Zellen aus. Insbesondere die Interaktion von Endothelzellen mit Entzündungszellen, Matrix und anderen lokalen glomerulären Zellen ist von Bedeutung. Allerdings müssen die bisherigen, nur in vitro erhobenen Befunde auch in vivo bewiesen werden.

Im Modell der Heymann-Nephritis, eine der membranösen Glomerulonephritis ähnliche Erkrankung, sind die Epithelzellen das Ziel der antikörper- und komplementvermittelten Schädigung. Viszerale Epithelzellen (Podozyten) haben die Fähigkeit der Zellteilung verloren. Im Rahmen der glomerulären Hypertrophie können sich diese Zellen lediglich vergrößern. Da somit Podozyten nicht ersetzt werden können, führt die Nekrose einzelner Zellen zu schwerwiegenden Veränderungen der mechanischen Stabilität der glomerulären Kapillarschlingen. In verschiedenen tierexperimentellen Modellen der Glomerulosklerose wurden charakteristische Veränderungen dieser Zellen mit Bildung von Pseudozysten, Ausziehung und Verdünnung, Retraktion der Fußfortsätze und schließlich Verlust des Kontaktes mit der glomerulären Basalmembran nachgewiesen. Diese „nackten" Basalmembranen sind die Grundlage für Hyalinose, Mikrothrombose und Synechienbildung (94).

Faktoren des fortschreitenden Nierenfunktionsverlustes unabhängig von der renalen Grunderkrankung

In den letzten Jahren wurde zunehmend deutlich, daß unabhängig von der zugrundeliegenden renalen Erkrankung ein Fortschreiten des Nierenfunktionsverlustes auftreten kann, der von unspezifischen Mechanismen ausgelöst und unterhalten wird. Das morphologische Korrelat dieser sog. Progression sind eine Glomerulosklerose, interstitielle Fibrose und Sklerose der intrarenalen Gefäße. Die glomeruläre Filtrationsrate wird nicht nur durch Veränderungen der Architektur der Glomeruli, sondern auch des interstitiellen Kompartiments beeinflußt, so daß Atkins (5) formulierte: „Glomerulonephritis is starting to look like a curious form of interstitial disease." Auf die Beziehung des chronischen renalen Funktionsverlustes zu Formen und Ausmaß der interstitiellen Fibrose haben besonders Bohle u. Mitarb. (17) hingewiesen. Dabei scheint die genetisch bedingte Empfänglichkeit für interstitielle Veränderungen bedeutsam zu sein.

Im Verlauf einer chronischen Nierenerkrankung kommt es in den verbleibenden Nephronen infolge Adaptation an die glomeruläre Hämodynamik zu strukturellen Veränderungen der Kapillaren mit der Entwicklung einer Proteinurie und progressiven Glomerulosklerose (Abb. 1.2). Der Anstieg des intraglomerulären Druckes korreliert mit der Glomerulosklerose, insbesondere wenn eine glomeruläre Hypertrophie und ein größerer Kapillardurchmesser mit erhöhtem Kapillarwanddruck besteht. Es kommt zu einer Veränderung der Größen- und Ladungsselektivität der Kapillarwand, die die Proteinurie bedingt.

In experimentellen Modellen wurden für die Progression, damit für die Entwicklung einer Glomerulosklerose, folgende ursächliche Faktoren identifiziert:

- Erhöhung des hydraulischen Druckes in den Glomeruluskapillaren (glomeruläre Hypertonie),
- glomeruläre Wachstumsvorgänge (glomeruläre Hypertrophie).

Addis (1) hat als erster auf den Zusammenhang zwischen funktionellen Veränderungen und struktureller Schädigung hingewiesen und vermutet, daß eine Überlastung („increased renal work load"), z.B. durch eine hohe Proteinzufuhr, eine renale Gewebsschädigung hervorruft. In den 80er Jahren haben Brenner u. Mitarb. (23) eine enge Beziehung zwischen Veränderungen der glomerulären Hämodynamik, insbesondere der glomerulären Hypertonie, und der Entwicklung einer Glomerulosklerose in verschiedenen tierexperimentellen Modellen mit Hilfe von Mikropunktionsuntersuchungen nachgewiesen. Diese Beziehung gleicht der zwischen systemischer Hypertonie und strukturellen Veränderungen in den Arterien und Arteriolen anderer Stromgebiete. Als Mechanismen der vaskulären Schädigung wurden Endothelzellschädigung, kapillare Mikrothrombosen und Zellproliferation angesehen.

In den folgenden Jahren wurde festgestellt, daß die glomeruläre Hypertonie nicht der alleinige Faktor der Entwicklung der progredienten Niereninsuffizienz ist, sondern daß auch nichthämodynamische Faktoren, insbesondere die glomeruläre Hypertrophie, von Bedeutung sind (52). Von den seit 1980 publizierten diesbezüglichen Studien weisen 46 auf eine Korrelation zwischen glomerulärer Hypertrophie und Glomerulosklerose (davon 32 positiv), 28 Studien auf eine Beziehung zwischen glomerulärer Hypertonie und Glomerulosklerose (davon 17 positiv) hin; 27 Studien haben simultan beide Faktoren untersucht, davon wiesen 12 eine bessere Korrelation zur glomerulären Hypertonie, 7 zur glomerulären Hypertrophie auf (186). Ganz fraglos muß die Natur der Glomerulosklerose als komplex und multifaktoriell bedingt angesehen und das Zusammenspiel der verschiedenen Faktoren analysiert und korreliert werden. Dabei spielen sowohl zelluläre als auch mechanische Vorgänge eine Rolle.

Die Steigerung des glomerulären Kapillardruckes stellt eine Adaptationsmaßnahme dar, mittels derer trotz Reduktion der Zahl funktionstüchtiger Nephrone die Gesamtfiltrationsleistung der Niere unter Inkaufnahme eines erhöhten Betriebsdruckes aufrechterhalten werden kann. Langfristig birgt dies jedoch die Gefahr der Endothelzellschädigung und Veränderung der glomerulären Schrankenfunktion mit Proteinurie, Adhärenz von Effektorzellen (Thrombozyten, Monozyten/Makrophagen, Neutrophile) an den Zellen und im periglomerulären Interstitium, Freisetzung und Aktivierung von Wachstumsfaktoren, Proliferation der Zellen und vermehrte Bildung von Matrix sowohl im Mesangium als auch im Niereninterstitium. Untersuchungen an Ratten mit experimentellem Typ-I-Diabetes zeigten eine rasche Phase des Nierenwachstums nach Beginn der Hyperglykämie, so daß sowohl das Nierengewicht als auch das glomeruläre Volumen nach 10–14 Tagen Hyperglykämie um 50% erhöht waren (4). Eine intensive Insulintherapie normalisierte nicht nur den Blutglucosespiegel, sondern auch die Bildung der Protoonkogene. Allerdings gelten diese Verhältnisse nicht für alle tierexperimentellen Nierenschädigungsmodelle.

Faktoren des erhöhten intraglomerulären Druckes sind

- erhöhter systemischer Blutdruck, der bei verschiedenen Nephropathien in die glomerulären Kapillaren übertragen wird;
- Imbalancen von kontrahierenden und relaxierenden Faktoren, die vom Endothel freigesetzt werden (z.B. chronische Hemmung der NO-Synthese) und zur gestörten Autoregulation und damit zur Entwicklung einer glomerulären Hypertonie, Proteinurie und Glomerulosklerose beitragen.

Andere, nichthämodynamische Faktoren der Progressionsbeeinflussung sind

- diätetische Proteinzufuhr,
- Hyper- und Dyslipidämie,
- Stoffwechseleinstellung bei Diabetikern,
- Hyperphosphatämie,
- Flüssigkeitszufuhr,
- metabolische Azidose,
- Nikotinabusus.

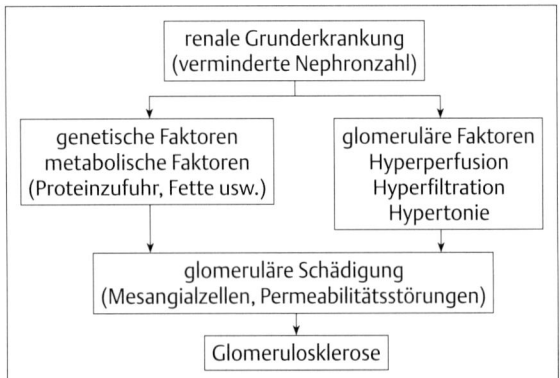

Abb. 1.2 Vereinfachte schematische Darstellung von Faktoren der Entwicklung einer Glomerulosklerose.

Beeinflussung der Nierenfunktionsverschlechterung

Überblick über die verschiedenen Maßnahmen

Die Nierenfunktionsverschlechterung kann durch zwei Interventionsmöglichkeiten verhindert oder unterbrochen werden:

1. Therapiemaßnahmen zur Beeinflussung der renalen Grunderkrankung,
2. Therapiemaßnahmen zur Beeinflussung der Progressionsfaktoren.

ad 1. Auf die begrenzten Möglichkeiten der Behandlung der Grunderkrankung, insbesondere glomerulärer Veränderungen durch Steroide, Cyclophosphamid, Azathioprin, Cyclosporin A, aber auch Plättchenaggregationshemmer, nichtsteroidale antiinflammatorische Substanzen allein oder in Kombination, sei hier nur hingewiesen (9, 16, 44, 57, 71, 115)

ad 2. In den letzten Jahren konnte durch große repräsentative Studien gezeigt werden, daß eine unspezifische Beeinflussung der Progression der Niereninsuffizienz möglich ist durch:
   – antihypertensive Therapie;
   – diätetische Eiweißbeschränkung;
   – Maßnahmen einer Normalisierung des Serumlipidprofils, einer Steigerung der Diurese und der Azidosebehandlung, die wahrscheinlich im gleichen Sinne hilfreich sind.

Antihypertensive Therapie

Die Progredienz einer Nierenerkrankung in das Endstadium der Niereninsuffizienz kann durch eine systemische Hypertonie akzeleriert werden. Dies konnte in tierexperimentellen Modellen (22, 149) und klinischen Studien (156) belegt werden.

Wirkungsweise von Antihypertensiva

Eine Langzeitblutdrucksenkung beeinflußt die Progression der renalen Erkrankung bei insulinabhängigen Diabetikern (IDDM) mit Nephropathie, nachgewiesen an der Senkung des systemischen Blutdruckes, der Verhinderung der Entwicklung von der Mikroalbuminurie zur klinischen Proteinurie, dem Rückgang der Albuminurie/Proteinurie und der Verlangsamung des Abfalls der GFR (124, 136, 138). Diese Befunde wurden bestätigt sowohl bei Patienten mit Typ-I-Diabetes und inzipienter Nephropathie als auch bei nichtinsulinabhängigen Diabetikern (NIDDM) mit und ohne systemische Hypertonie. Vergleichende Untersuchungen von ACE-Hemmern gegenüber konventioneller Triple-Therapie (β-Blocker, Hydralazin, Hydrochlorothiazid) und Calciumantagonisten haben bei gleichem antihypertensivem Effekt überwiegend eine Überlegenheit der ACE-Hemmer gezeigt (15, 94, 120, 137).

ACE-Hemmer senken neben dem systemischen Blutdruck auch den glomerulären Kapillardruck durch lokale Suppression der Angiotensin-II-Bildung und -Aktion an der efferenten Arteriole, wodurch es zu einer Vasodilatation in diesem Gefäßbereich und Druckabfall im Glomerulus kommt; möglicherweise spielt auch eine Hemmung der NO-Synthase eine Rolle (134). Daneben wird der Einstrom von Makromolekülen in das Mesangium und in den Urin vermindert, die glomeruläre Permeabilitätsselektivität verbessert. Es kommt zur Reduktion der Glomerulusgröße, Rückbildung der Ausziehung und Abflachung der epithelialen Fußfortsätze, verminderten Expression von Prokollagen mRNA in den Zellen des proximalen Tubulus, Reduzierung von TGF-β und anderen Mediatoren der Glomerulosklerose, zur Veränderung des Hämatokrits, der Plättchenaggregation und Hämorheologie (2, 3, 148). Im Modell der unilateralen Ureterobstruktion wurde durch ACE-Hemmer eine Rückbildung der tubulointerstitiellen Fibrose erreicht. Der Effekt der ACE-Hemmer hängt u.a. von der Kochsalzbilanz ab. Eine NaCl-Verarmung erhöht die Wirkung durch Stimulierung der Reninbildung. Bei Ratten mit experimentellem Diabetes mellitus konnte nachgewiesen werden, daß Kinine möglicherweise eine wichtige Rolle bei den akuten renalen hämodynamischen Effekten der ACE-Hemmer spielen (93). Inwieweit dies auch für eine Langzeittherapie und für Angiotensin-II-Rezeptorantagonisten, vor allem auch für den Menschen, gilt, bedarf weiterer Untersuchungen.

Antihypertensive Therapie bei diabetischer Nephropathie

Bei Patienten mit Typ-I-Diabetes und diabetischer Nephropathie wurde bisher in zwei Studien gezeigt, daß die Behandlung mit ACE-Hemmern im Vergleich zu Plazebo zu einer deutlichen Verzögerung der Progression der Nierenerkrankung führt. In der Studie der „Collaborative Study Group" (CSG) (102) wurden 409 Patienten untersucht. 207 Patienten erhielten 3mal 25 mg/Tag Captopril, 202 Patienten Plazebo. 75 % der Patienten hatten eine Hypertonie, die durch Antihypertensiva mit Ausnahme von ACE-Hemmern und Calciumantagonisten in den Normbereich < 140/90 mm Hg (168) gesenkt wurde, so daß die Ausgangswerte des mittleren arteriellen Blutdrucks (MAP) 102 bzw. 104 mmHg betrugen. Die Proteinurie betrug 2,5 bzw. 3 g/24h, die Kreatininclearance 84 bzw. 79 ml/min, der mittlere Serumkreatininspiegel in beiden Gruppen 1,27 mg/dl = 112 µmol/l (< 2,5 mg/dl = 309 µmol/l). Als Endpunkte wurden eine Verdoppelung des Serumkreatininwertes bzw. eine dialysepflichtige terminale Niereninsuffizienz, Nierentransplantation oder der Tod definiert. Nach 4 Beobachtungsjahren beendeten 301 Patienten die Studie. Die Patienten unter Captoprilbehandlung hatten im Mittel einen um 4 mmHg niedrigeren MAP, vorwiegend bedingt durch niedrigere Blutdruckwerte bei den normotensiven Patienten. Bei den Diabetikern bestanden keine Unterschiede bezüglich der Stoffwechselsituation (HbA$_{1c}$-Werte) wie auch bezüglich der Proteinzufuhr (24-Stunden-Harnstoffausscheidung im Urin). 25 Patienten (12%) der Captoprilgruppe und 43 Patienten (21%) der Plazebogruppe verdoppelten den Serumkreatininwert (Risikoreduktion 48,5%). Den zweiten Endpunkt erreichten 23 Patienten (11%) der Captoprilgruppe und 43 Patienten (41%) der Plazebogruppe (Risikoreduktion 50,5%). Alter, Geschlecht und andere Parameter waren ohne Einfluß auf diese Studienergebnisse. Patienten mit höheren Serumkreatininwerten hatten einen größeren Nutzen. Trotz geringer methodischer Einwände war damit zum ersten Mal in einer großen und ausreichend lang dauernden Studie bewiesen, daß Captopril unabhängig von seinem Effekt auf den systemischen Blutdruck eine renoprotektive Wirkung bei Typ-I-Diabetikern mit diabetischer Nephropathie besitzt.

Björck u. Mitarb. (15) konnten darüber hinaus zeigen, daß auch niereninsuffiziente Typ-I-Diabetiker unter der Behandlung mit Enalapril einen deutlich geringeren Abfall der GFR (^{51}Cr-EDTA-Clearance) aufwiesen als unter dem β-Blocker Metoprolol (2,0 ml/min/Jahr vs. 5,6 ml/min/Jahr).

Bezüglich der Möglichkeit einer Prävention der diabetischen Nephropathie bei Typ-I-Diabetikern durch die Gabe von ACE-Hemmern gibt es noch keine einheitliche Auffassung. Eine Mikroalbuminurie als frühester Marker der Nephropathie wurde durch ACE-Hemmer im Vergleich zu Plazebo signifikant vermindert (119, 121, 175). In einer doppelblinden, randomisierten und plazebokontrollierten Studie konnte kürzlich nachgewiesen werden (176), daß normotensive IDDM-Patienten mit Mikroalbuminurie unter einer 24monatigen Behandlung mit 2mal 50 mg Captopril/Tag bei 8 von 111 Patienten (7,2%) der Captoprilgruppe dagegen bei 24 von 114 Patienten (21,9%) der Plazebogruppe eine klinisch manifeste Albuminurie entwickelten (Risikoreduktion 69,2%). Der Abfall der Kreatininclearance betrug in der Captoprilgruppe im Mittel 1,4 ml/min/ Jahr, in der Plazebogruppe 6,4 ml/min/Jahr. Damit ist jedoch noch nicht bewiesen, daß die Entwicklung einer terminalen Niereninsuffizienz verhindert werden kann (154).

Bei Typ-II-Diabetikern ist die Wahrscheinlichkeit des Auftretens einer Proteinurie und das kumulative Risiko der Entwicklung einer Niereninsuffizienz ähnlich hoch wie beim Typ-I-Diabetiker (55, 56, 69). Bei der größeren Prävalenz des Typ-II-Diabetes stellt diese Gruppe deshalb den größeren Anteil der Patienten mit terminaler Niereninsuffizienz. Die Stabilisierung der Nierenfunktion ist hier von besonderer Bedeutung. Eine antihypertensive Therapie verminderte die Urinausscheidung von Eiweiß (8, 97, 161), die Entwicklung einer Proteinurie aus einer Mikroalbuminurie (97) und den Abfall der GFR (161) bei Typ-II-Diabetikern mit inzipienter wie auch manifester Nephropathie. ACE-Hemmer hatten einen günstigeren Effekt als Plazebo (144) oder eine konventionelle Therapie. Sie sind möglicherweise effektiver als Calciumkanalblocker (188). Weitere Ergebnisse werden von der UK Prospective Diabetes Study (UKPDS), die in einer großen multizentrischen Studie den Effekt einer verbesserten Stoffwechseleinstellung und Blutdruckkontrolle bei Typ-II-Diabetikern untersucht, erwartet (171). Zum Nachweis des Effektes verschiedener Antihypertensiva auf das Ausmaß der Proteinurie und die Nierenfunktion bei Patienten mit diabetischer Nephropathie wurden Metaanalysen angefertigt (84, 109, 180) (Tab. 1.5). Dabei zeigte sich, daß ACE-Hemmer einen günstigeren Effekt auf die Proteinurie und den Abfall der GFR aufwiesen als die konventionelle Therapie wie auch die Gabe von Calciumantagonisten ohne Nifedipin; offenbar ist der Effekt der beiden letztgenannten Substanzgruppen an die Senkung des systemischen Blutdruckes gekoppelt.

Antihypertensive Therapie bei nicht diabetischer Nephropathie

Zahlreiche Berichte bezüglich eines günstigen Effektes der ACE-Hemmer auf die Proteinurie und die Progression der Nierenerkrankung liegen vor (40, 84, 109). Dabei zeigte sich, daß unter Enalapril im Vergleich zu Plazebo oder β-Blockern der Abfall der GFR auch bei Patienten mit einer bereits bestehenden Niereninsuffizienz signifikant geringer war (24, 66).

Maschio u. Mitarb. (114) berichteten kürzlich über die AIPRI-Studie (ACE Inhibition in Progressive Renal Insufficiency). In diese multizentrische Studie wurden 583 Patienten mit verschiedenen renalen Grunderkrankungen eingeschlossen. 300 Patienten erhielten 10 mg/Tag Enalapril, 283 Patienten Plazebo über einen

Tabelle 1.5 Metaanalyse über den Einfluß verschiedener Antihypertensiva auf die Proteinurie bei Patienten mit diabetischer Nephropathie (aus Weidmann, P. u. a.: Abstr. Free Communications ISN 1995)

Therapie	Patienten (n)	Dauer (Mo)	Blutdruckabfall (%)	Proteinurieänderung (%)	% Proteinurie/ % Blutdruckänderung
konventionelle Behandlung*	248	14,6	−10,2	−23	1,9
ACE-Hemmer	1289	8,3	−9,8	−40,9	5,8
andere Ca-Antagonisten	237	4,9	−10,2	−34,3	3,4
Nifedipin	154	6,3	−14,1	+8,7	−0,7

* Diuretika und/oder β-Blocker.

Zeitraum von im Mittel 2,9 Jahren. Die Ausgangskreatininwerte betrugen 2,08 mg/dl (184 µmol/l) bzw. 2,10 mg/dl (186 µmol/l), die Proteinurie 1,82 bzw. 1,75 g/24 h, der Blutdruck 142/87 bzw. 144/88 mmHg. Als Endpunkte wurden die Verdoppelung des Serumkreatinins und der Beginn einer Nierenersatztherapie festgelegt. 363 Patienten beendeten die Studie. 91 Patienten erreichten einen Endpunkt, davon 31 in der Benazeprilgruppe und 60 in der Plazebogruppe (Risikoreduktion 55%). Besonders günstig war der Effekt bei Patienten mit chronischen glomerulären Erkrankungen, wie IgA-Glomerulonephritis und in der kleinen Gruppe von 21 Patienten mit diabetischer Nephropathie. Die Proteinurie sank unter der Benazeprilbehandlung deutlich ab. Der günstige Einfluß auf die Nierenfunktion war bei Patienten mit einer hohen Proteinurie besonders ausgeprägt.

In einer offenen, prospektiv randomisierten multizentrischen klinischen „French Collaborative Study" (62) bei 100 hypertensiven und 38 normotensiven Patienten mit chronischer Niereninsuffizienz (Serumkreatinin > 2,3 < 4,6 mg/dl = > 200 < 400 µmol/l) konnte nachgewiesen werden, daß hypertensive Patienten mit chronischer Niereninsuffizienz ein 65fach höheres Risiko haben, einer Dialysebehandlung zugeführt zu werden, als normotensive Patienten. Die Gabe von Enalapril verlangsamte deutlicher als β-Blocker und andere Antihypertensiva die Progression der Niereninsuffizienz; eine Beziehung zur Höhe des Blutdrucks konnte nicht nachgewiesen werden (62).

In einer Metaanalyse nichtdiabetischer renaler Erkrankungen hat de Zeeuw (40) unter Einbeziehung von 41 Studien mit insgesamt 1124 Patienten zeigen können, daß ACE-Hemmer einen signifikant größeren Einfluß auf die Proteinurie als andere Antihypertensiva aufwiesen. Es bestanden keine wesentlichen Unterschiede zwischen Calciumkanalblockern, β-Blockern und anderen Antihypertensiva. Der Effekt stand in deutlicher Beziehung zum Ausmaß der Blutdrucksenkung; ähnlich wie bei den Diabetikern war Nifedipin am unwirksamsten.

Langzeitstudien bezüglich des renoprotektiven Effektes von ACE-Hemmern oder anderen Antihypertensiva bei Nierenerkrankungen ohne Hypertonie wie auch der Langzeiteffekt einer Abnahme der Proteinurie auf die Nierenfunktion bei diesen Patienten liegen nicht vor.

Der Stellenwert der Calciumantagonisten in diesem Zusammenhang ist noch nicht klar (50, 174). Tierexperimentelle Studien haben unterschiedliche Ergebnisse bezüglich der Akzeleration des Nierenfunktionsverlustes ergeben. Wenn der systemische Blutdruck normalisiert ist, dürften Calciumantagonisten gleichfalls einen renoprotektiven Effekt besitzen (113, 163). Es handelt sich am ehesten um einen unspezifischen Postrezeptorantagonist-Effekt für Angiotensin II.

Neue Medikamente, wie Renininhibitoren, Angiotensin-II-Rezeptorantagonisten, Endothelin-converting-enzym-Hemmer, Endothelinrezeptorantagonisten, Hemmer der neutralen Endopeptidasen, Kaliumkanalöffner können möglicherweise einen weiteren diesbezüglichen Fortschritt bringen (113).

Das Ziel der antihypertensiven Therapie sollte in jedem Fall die Normalisierung des Blutdrucks (< 140/90 mmHg), nach der MDRD-Studie wünschenswerter Zielblutdruck 130/80 mm Hg) sein. Bei Patienten mit chronischer Niereninsuffizienz ist in der Regel eine Mehrfachkombination erforderlich, so daß sich aus dieser Sicht die Kombination von ACE-Hemmern und Calciumantagonisten anbietet. Experimentelle Studien haben ergeben, daß die Kombination von Enalapril und Nifedipin die Proteinurie und die Entwicklung einer Glomerulosklerose günstiger beeinflußt als die Substanzen allein (113, 129). Es sind prospektiv kontrollierte Studien erforderlich.

Einfluß einer Proteinrestriktion auf die Progredienz der Niereninsuffizienz

Tierexperimentelle Untersuchungen bei Ratten ergaben, daß nach Nephrektomie das renale Wachstum durch eine niedrige Proteindiät verhindert, durch eine hohe Proteinzufuhr verstärkt wurde (47). In einem Mäusemodell der polyzystischen Nierendegeneration (pcy mice) verzögerte eine frühzeitige Proteinreduktion die Progression der Erkrankung (170). Bisher ist unklar, welche Mechanismen diese Veränderungen am Nephron auslösen. Möglicherweise ist ein vermehrter Natriumtransport (160) und eine erhöhte Na^+-K^+-ATPase in den zahlenmäßig vermehrten und vergößerten Epithelien der medullären dicken aufsteigenden Schleife (20) mit erhöhten Transporterfordernissen beteiligt. In diesen Segmenten wird auch vorwiegend IGF-1 (insulin-like growth factor) in Abhängigkeit von der Nahrungszusammensetzung exprimiert. Schließlich muß auch eine vermehrte osmotische Leistung erbracht werden. Von Chin u. Bondy (28) wurde tierexperimentell nachgewiesen, daß lokal gebildetes IGF-1 bei der Induktion des proteininduzierten Nierenwachstums von Bedeutung ist.

Der Effekt einer diätetischen Proteinrestriktion auf die Progression bei nichtdiabetischen Nierenerkrankungen ist häufig untersucht worden (79, 91, 155, 184); nur wenige Befunde liegen bezüglich der diabetischen Nephropathie vor.

Bei Typ-I-Diabetikern mit diabetischer Nephropathie und Niereninsuffizienz bewirkte die Proteinrestriktion einen signifikant geringeren Abfall der GFR in Verbindung mit einer Abnahme der Proteinurie (179, 187).

Der Vergleich einer Diät mit 0,8 g/kg/Tag Eiweiß bei 22 Patienten mit IDDM und einer Diät mit > 1,6 g/kg/Tag Eiweiß bei 11 Patienten mit gleichem Ausmaß der Niereninsuffizienz (GFR 50 bzw. 66 ml/min, Proteinurie 2,15 bzw. 1,90 g/24 h) ergab in der Diätgruppe einen Rückgang der Proteinurie auf 1,13 g/Tag und eine Stabilisierung der GFR. Dieser Effekt war unabhängig von der Beeinflussung des Blutdrucks und der Stoffwechselsituation (143).

In einer Metaanalyse von 46 Publikationen, davon 6 randomisierten kontrollierten Studien (79, 106, 155,

184) mit insgesamt 890 Patienten mit geringer oder fortgeschrittener Niereninsuffizienz, wurde der Einfluß einer Proteinrestriktion auf den Verlauf der Erkrankung ermittelt (53, 103). Die Differenz der Proteinaufnahme zwischen den Gruppen betrug ≥ 0,2 g/kg/Tag. Über einen Zeitraum von mindestens 1 Jahr entwickelten 61 Patienten in der Diätgruppe und 95 Patienten in der Kontrollgruppe eine terminale Niereninsuffizienz, so daß aufgrund dieser Analyse der Effekt einer Proteinrestriktion auf die Verzögerung der terminalen Niereninsuffizienz postuliert wurde.

In der kürzlich publizierten „Modification-of-Diet-in-Renal-Disease-(MDRD-)"-Studie (120, 123) erfolgte eine multizentrische randomisierte Untersuchung zum Effekt einer Proteinrestriktion und Blutdruckkontrolle auf die Progression einer chronischen Niereninsuffizienz bei nichtdiabetischen renalen Erkrankungen. In der Studie 1 wurden 585 Patienten mit einer GFR von 25–55 ml/min eingeschlossen, die eine normale oder niedrige Proteindiät erhielten (1,3 vs. 0,58 g/kg/Tag Eiweiß); in Studie 2 waren 255 Patienten mit einer GFR von 13–24 ml/min eingeschlossen, die eine niedrige oder eine sehr niedrige Proteindiät (0,58 vs. 0,28 g/kg/Tag Eiweiß plus Substitution der Ketosäuren der essentiellen Aminosäuren) erhielten. Die durchschnittliche Beobachtungszeit betrug 2,2 Jahre. Die Blutdruckwerte wurden auf Werte unter 140/90 mmHg gesenkt. 25 % der Patienten hatten eine Glomerulonephritis, 23 % eine polyzystische Nierendegeneration, 3 % einen NIDDM.

Es konnten keine signifikanten Unterschiede im Abfall der GFR in Beziehung zur Proteinzufuhr und zum Blutdruck festgestellt werden. Während der ersten 4 Monate der Niedrigproteindiät mit niedrigem Blutdruck kam es in der Gruppe 1 zu einem signifikant stärkeren Abfall der GFR (3, 4 vs. 1,8 ml/min). In der Folgezeit flachte die Kurve wieder ab, so daß am Ende der Studie kein signifikanter Unterschied bestand (GFR-Abfall 10,9 vs. 12,1 ml/min). Der Nierenfunktionsverlust war größer bei Patienten mit großer Proteinurie, bei Patienten mit polyzystischer Nierendegeneration und bei schwarzen Amerikanern.

Kürzlich berichteten D'Amico u. Mitarb. (38) über eine prospektive randomisierte Untersuchung von 126 Patienten mit unterschiedlichen renalen Erkrankungen und chronischer Niereninsuffizienz (Kreatininclearance 15–70 ml/min), die über einen Zeitraum von 27,1±21,8 Monaten entweder 1 g Eiweiß/kg/Tag oder 0,6 g Eiweiß/kg/Tag erhielten. Der Endpunkt, definiert als Abfall der Kreatininclearance auf die Hälfte des Ausgangswertes, wurde von 40 % der Patienten mit normaler und 28,6 % der Patienten mit niedriger Proteindiät erreicht. Die höhere Proteinzufuhr war eindeutig mit einem größeren Risiko der Progredienz der Niereninsuffizienz verbunden; zusätzlich waren die Ausgangskreatininclearance und die durchschnittliche Proteinurie im Verlauf signifikante unabhängige Risikofaktoren und von größerer Bedeutung als die Proteinaufnahme.

Kritikpunkte aller dieser sog. Progressionsstudien sind die Heterogenität der Populationen, die Patienten mit genetisch bedingten Unterschieden im Trend der Progression, mit unterschiedlicher Dauer der Erkrankung und unterschiedlichem Ausmaß der renalen Ver-änderungen einschließen. Vielfach fehlen histologische Befunde. Meist werden nur einzelne Faktoren aus der Vielfalt der möglichen gleichzeitigen und gleichsinnigen Schädigung analysiert. Ein weiteres Problem stellt die Messung der Nierenfunktion (häufig als Serumkreatinin, 1/Serumkreatinin, Kreatininclearance; selten Isotopenmessungen oder Inulinclearance) dar. Diskussionswürdig sind auch die sog. Endpunkte, die meist als Verdoppelung des Ausgangskreatininwertes oder als Beginn der Dialyse festgelegt werden. Dabei muß berücksichtigt werden, daß der Anstieg des Serumkreatinins von 1 auf 2 mg/dl (90 auf 180 µmol/l) eine Reduktion der GFR um etwa 50–60 ml/min bedingt, während die weitere Kreatininerhöhung auf 2–4 mg/dl (180–350 µmol/l) eine Reduktion der GFR um etwa 15–20 ml/min bedeuet (139). Schließlich kann nicht übersehen werden, daß in den letzten Jahren die durchschnittliche Rate des Nierenfunktionsverlustes bei verschiedenen renalen Erkrankungen langsamer abnimmt, wahrscheinlich bedingt durch eine bessere und häufigere klinische Betreuung und Ausschaltung von Faktoren, die die Progredienz beeinflussen. So kann ein zusätzlicher positiver Effekt individueller therapeutischer Interventionen so niedrig ausfallen, daß er statistisch nicht signifikant wird (37).

Bei den Diätstudien spielt die Compliance, d. h. die korrekte Einnahme der verordneten Proteinmenge, eine große Rolle (31, 37). Der Unterschied zwischen der verordneten und der tatsächlichen aufgenommenen Eiweißmenge (bestimmt mittels Harnstoffausscheidung im 24-Stunden-Harn) (110) in verschiedenen Studien beträgt im Mittel nur 0,12–0,26 g/kg/Tag. Häufig ist die Differenz der Proteinaufnahme so gering, daß ein Effekt kaum erwartet werden kann.

Immerhin sind auf der Grundlage der genannten großen klinischen Studien zur Behandlung bzw. Prävention der Progression der chronischen Niereninsuffizienz folgende Empfehlungen im Rahmen einer Konsensuskonferenz 1994 festgelegt worden (166):

1. Patienten mit diabetischer Nephropathie
   a) Patienten mit IDDM
      - gute Blutzuckereinstellung (normale Blutspiegel) durch intensivierte Insulintherapie (3–4 Injektionen/Tag oder Insulinpumpe) und Blutzuckerüberwachung ≥ 4 mal/Tag
      - jährliche Untersuchung bezüglich einer Mikroalbuminurie nach 5–10 Jahren Diabetesdauer
      - Einsatz von ACE-Hemmern bei Patienten mit persistierender Mikroalbuminurie, Albuminurie oder Hypertonie (Blutdruck über 130/80 mmHg) bei hypertensiven Patienten zumindest als eine Komponente der antihypertensiven Medikamente
   b) Einsatz von ACE-Hemmern bei Patienten mit NIDDM und Albuminurie > 300 mg/Tag und Hypertonie

2. Patienten mit nichtdiabetischer Nephropathie
   - Patienten mit mäßiger Einschränkung der Nierenfunktion (GFR 25–55 ml/min): Standardproteinzufuhr ≥ 0,8 g/kg/Tag

- Patienten mit schwerer Niereninsuffizienz (GFR <13–25 ml/min): Proteinrestriktion 0,6 g/kg/Tag Kontrolle des Ernährungsstatus durch Bestimmung des Körpergewichts, Serumalbumins (>40 g/l) Transferrins (>2 g/l); ggf. Erhöhung der Energiezufuhr auf 30–35 kcal/kg/Tag (125 bis 145 kJ)
- Zielblutdruck 130/80 mmHg, bei Patienten mit Proteinurie >3 g/Tag Einsatz von ACE-Hemmern eingesetzt werden.
- Patienten mit Niereninsuffizienz und Proteinurie >1 g/Tag: Anstreben eines Zielblutdrucks von 125/75 mmHg (MAP 92 mmHg), wenn nicht Kontraindikationen gegen diesen Wert bestehen.

Gansevoort u. Mitarb. (58) haben darauf hingewiesen, daß die Kombination von 10 mg Enalapril/Tag und eine um 50 % reduzierte Proteindiät die Proteinurie signifikant stärker beeinflußt als die beiden potenten Einzelkomponenten.

Letztendlich sollten bei der Proteinrestriktion die Gefahr der Malnutrition, der Auswirkungen auf den Knochen und auf die Lebensqualität bedacht und kontrolliert werden.

Stoffwechseleinstellung bei Diabetikern

Die Langzeitkomplikationen des Diabetes mellitus sind vorwiegend ein Ergebnis einer schlechten Stoffwechseleinstellung, hämodynamischer, diätetischer und anderer, weniger charakterisierter Faktoren (99, 169). Die Hyperglykämie kann durch eine Vielfalt potentieller biochemischer Mechanismen signifikant die Pathogenese der Langzeitkomplikation des Diabetes mellitus einschließlich der Nephropathie begünstigen. Untersuchungen bei Typ-I-Diabetikern ohne Nephropathie oder mit inzipienter Nephropathie haben zeigen können, daß eine intensivierte Insulintherapie das Ausmaß der Mikroalbuminurie bzw. die Entwicklung einer Proteinurie vermindert und die Nierenfunktion stabilisiert (100, 147). Die Ergebnisse der „Diabetes Control und Complications (DCCT) Research Group" (39, 167) ergaben, daß die intensivierte Insulintherapie gegenüber konventionellen Blutzuckereinstellungen die Progredienz der Retinopathie, Nephropathie und Neuropathie bei Typ-I-Diabetikern verzögert. 1241 Patienten im Alter von 13–39 Jahren mit einer Dauer des IDDM von 1–15 Jahren wurden untersucht. Es bestanden keine fortgeschrittenen mikro- oder makrovaskulären Komplikationen; die Nierenfunktion war normal (Serumkreatinin <1,2 mg/dl =106 µmol/l, Kreatininclearance >100 ml/min); die Blutdruckwerte betrugen <145/90 mmHg. Eine primäre Präventionsgruppe (Studie 1) bestand aus 726 Patienten (Mikroalbuminurie <28 µg/min) eine sekundäre Interventionsgruppe (Studie 2) aus 715 Patienten (Albuminurie >28 µg/min).

In Studie 1 entwickelten 41 von 346 der intensiv behandelten Patienten eine Mikroalbuminurie >28 µg/min, nach 9 Jahren kumulativ 16 %; gegenüber den konventionell behandelten Patienten (67 von 378 Patienten, nach 9 Jahren 27 %) bedeutete dies eine Risikoreduktion von 34 %. In Studie 2 war in gleicher Weise eine Risikoreduktion der Entwicklung einer Mikroalbuminurie bei den intensiviert behandelten Patienten von 43 % nachweisbar. In Studie 1 entwickelten 10 Patienten mit intensivierter Therapie (nach 9 Jahren 3,3 %) und 18 konservativ behandelte Patienten (nach 9 Jahren 7,0 %) eine Albuminurie >70 µg/min; in Gruppe 2 waren dies 22 Patienten unter Intensivtherapie (nach 9 Jahren 10 %) und 43 Patienten unter konservativer Therapie (nach 9 Jahren 22 %); dies bedeutete eine Risikoreduktion von 56 %. Eine Albuminausscheidung >208 µg/min wurde in der Studie 1 bei 3 Patienten unter intensivierter und 6 Patienten unter konservativer Therapie, in der Studie 2 bei 15 bzw. 31 Patienten festgestellt. Die Risikoreduktion betrug hier 56 %.

Es bestanden keine Unterschiede in der Kreatinin- oder Iothalamat-Clearance wie auch in den Blutdruckwerten. Die intensivierte Insulintherapie verhinderte oder reduzierte also die Entwicklung einer Albuminurie bei Typ-I-Diabetikern; der Effekt war ausgeprägter bei Männern als bei Frauen. Inwieweit diese Veränderungen die Prävention oder die Verzögerung bzw. Entwicklung und Progredienz einer diabetischen Nephropathie anzeigen, bedarf weiterer, länger dauernder Studien. Ein signifikanter Unterschied bestand in den HbA_1-Werten mit 7,2 % vs. 9,1 %. Krolewski u. Mitarb. (96) haben in einer allerdings nicht prospektiven Studie bei Patienten mit IDDM eine nichtlineare Beziehung zwischen der Stoffwechseleinstellung und der Prävalenz der Mikroalbuminurie festgestellt. Nach ihren Ergebnissen ist der HbA_1-Wert von 8,1 % die Schwellengrenze für das Risiko der Entwicklung einer Mikroalbuminurie. Eine weitere Erhöhung des HbA_1-Wertes hat nur einen marginalen zusätzlichen Effekt. Für die Retinopathie wurde ein Grenzwert des HbA_1-Werts von 8,5–9 % ermittelt. Möglicherweise handelt es sich jedoch auch nur um einen gleichzeitigen Effekt der gleichen Ursache, nämlich der erhöhten Insulinresistenz. In letzter Zeit werden bei Diabetikern „advanced glycosylated end products" (AGE), die im Serum und in verschiedenen Organgeweben in erhöhter Konzentration anfallen, für die diabetischen Spätsyndrome verantwortlich gemacht (25, 177). Die niedrigmolekularen AGE im Serum korrelieren mit der Nierenfunktion; bei Diabetikern mit terminaler Niereninsuffizienz ist deren Konzentration 8fach höher als bei Normalpersonen. Daneben sind aber auch endogen gebildete reaktive Derivate dieser glucoseassoziierten AGE in Form von AGE-Peptiden nachgewiesen und in Beziehung zur zellulären und extrazellulären Matrixprotein-Dysfunktion gebracht worden. Die Gabe von Aminoguanidin senkte in tierexperimentellen Untersuchungen die AGE-Konzentration und verhinderte bzw. verminderte Organschäden. Die gleichzeitige Gabe von Aminoguanidin mit AGE verhinderte bei nichtdiabetischen Tieren die sonst typische Albuminurie, Basalmembranverdickung und mesangiale Verbreiterung. Untersuchungsergebnisse beim Menschen liegen noch nicht vor.

Lipidstoffwechselstörungen und Niereninsuffizienz

Ein weiterer potentieller Risikofaktor für die Progression einer chronischen Niereninsuffizienz bei Diabetikern und Nichtdiabetikern ist die bei niereninsuffizienten Patienten häufig vorkommende Hyper- und Dyslipidämie (87, 126, 181). In tierexperimentellen Untersuchungen konnte ein Zusammenhang mit der Entstehung einer fokalen glomerulären Sklerose gefunden werden (83, 157). Bei Tieren mit einer chronischen Aminonukleosidnephrose hat die zusätzliche diätetische Gabe von Cholesterin die Zahl und Aktivität der infiltrierenden Makrophagen erhöht und eine Kaskade interzellulärer Mechanismen ausgelöst, die zur Glomerulosklerose führt (41, 63). Cholesterin stimuliert die Proliferation der Mesangialzellen in der Zellkultur, aber auch die Bildung von Chemokinen, reaktiven Sauerstoffspezies und Matrixproteinen. Andererseits hemmt die diätetisch oder durch HMG-CoA-Reduktasehemmer erzielte Senkung der Cholesterin- und Triglyceridspiegel die Mesangialzellproliferation und Zytokinproduktion und vermindert die Proteinurie und die fokale glomeruläre Sklerose (63, 85). Allerdings können diese Befunde nicht unmittelbar auf den Menschen übertragen werden, da grundsätzlich unterschiedliche Fettstoffwechselverhältnisse vorliegen.

Die wenigen mit zu kleinen Probandenzahlen und zu kurzer Beobachtungszeit durchgeführten klinischen Studien lassen noch nicht den sicheren Schluß zu, daß eine unabhängige statistische Beziehung zwischen den zirkulierenden Lipoproteinen und der renalen Progression besteht. Insbesondere wenn zusätzliche Faktoren wie Hypertonie, Diabetes oder Nierenparenchymverlust vorliegen, könnte eine Hyperlipidämie Bedeutung für den Abfall der Nierenfunktion bekommen (70, 80, 95, 98). Bei Patienten mit Typ-I-Diabetes mellitus und Nephropathie war der Nierenfunktionsverlust dreifach größer, wenn die Serumcholesterinwerte >270 mg/dl (7 mmol/l) betrugen (126). Von anderen Autoren wurde eine Beziehung zum Apolipoprotein (a) bei Typ-II-Diabetikern mit Nephropathie (80), zum Apolipoprotein B bei Patienten mit diabetischer Nephropathie und mit nichtdiabetischen renalen Erkrankungen (158) oder zu Triglyceriden (70) bei Typ-II-Diabetikern in einer 5-Jahres-Beobachtungszeit gefunden. Ravid u. Mitarb. (145) stellten bei 94 normotensiven Typ-II-Diabetikern mit normaler Nierenfunktion und Mikroalbuminurie eine signifikante Beziehung zwischen dem initialen und dem mittleren Serumcholesterinwert und dem Abfall der Nierenfunktion bzw. dem Anstieg der Albuminurie in der Plazebogruppe wie auch in der mit Enalapril behandelten Gruppe fest und postulierten, daß die Hypercholesterinämie ein unabhängiger Risikofaktor für die Verschlechterung der Nierenfunktion bei Typ-II-Diabetikern sein dürfte. Wahrscheinlich ist dieser Zusammenhang jedoch nur gegeben, wenn andere Risikofaktoren koexistieren (87).

Als therapeutische Option wird empfohlen, bei der Proteinrestriktion insbesondere den Anteil des tierischen Eiweißes zu reduzieren, da es eine Quelle der Cholesterinzufuhr darstellt; zusätzlich sollte der Anteil polyungesättigter Fettsäuren und Eicosapentaensäuren hoch sein (118); eine medikamentöse Behandlung insbesondere mit HMG-CoA-Reduktasehemmern wird bei Serumcholesterinwerten >270 mg/dl (7 mmol/l) und Lp(a)-Werten >30 empfohlen.

Flüssigkeitszufuhr und Progredienz der Niereninsuffizienz

Die Freiwasserclearance ist in der chronischen Niereninsuffizienz lange erhalten. Im fortgeschrittenen Stadium ist die Verdünnungskapazität der Nieren durch eine Abnahme der GFR und der filtrierten Soluta herabgesetzt, so daß infolge der osmotischen Diurese durch die verbliebenen Nephronen ein maximales Urinvolumen von etwa 4 l/Tag (165 ml/h) zu erwarten ist. Die verminderte Konzentrationskapazität bewirkt eine nahezu fixierte Urinosmolalität von etwa 300 mosm/l H_2O.

Tierexperimentelle Untersuchungen haben ergeben, daß Vasopressin und/oder die Stimulation der Harnkonzentrierung die Progredienz der Niereninsuffizienz beeinflussen (10, 11). Dafür werden mehrere Mechanismen verantwortlich gemacht. Zum einen bewirkt Vasopressin eine akzelerierte Glomerulosklerose und einen weiteren Nephronverlust durch Erhöhung des glomerulären Druckes und Flusses (Hyperfiltration). Die hämodynamischen Veränderungen werden durch einen direkten Vasopressineffekt auf den Glomerulus, ähnlich wie Angiotensin II, durch eine mesangiale Zellkontraktion in vitro (132) und eine Herabsetzung des Ultrafiltrationskoeffizienten in vivo erklärt (78). Zum anderen stellt Vasopressin einen die Hypertonie begünstigenden Faktor dar. Ein weiterer pathogenetischer Faktor könnte darin bestehen, daß Vasopressin einen unverhältnismäßigen Anstieg der GFR (oder des glomerulären hydrostatischen Kapillardruckes) durch Modifizierung der Aktivität des tubuloglomerulären Feedbacks infolge Veränderungen des Harnstoffrecyclings bewirkt. Dies würde die Ähnlichkeit des Einflusses einer hohen Proteinzufuhr und einer Vasopressingabe unterstreichen. Durch beide kommt es zu einer erhöhten Konzentration von Harnstoff im Lumen der dicken aufsteigenden Schleife mit einem größeren transepithelialen Konzentrationsgradienten für Natrium und Chlorid an der Macula densa, wodurch die Feedback-Kontrolle der GFR herabgesetzt wird. Dieses „urea-TGF concept" muß durch experimentelle Untersuchungen bestätigt werden (10).

Bei $^5/_6$-nephrektomierten Ratten bewirkte die Verdoppelung der Flüssigkeitszufuhr über 10 Wochen neben einer Erniedrigung der Freiwasserreabsorption und der Urinosmolalität eine Abnahme der Proteinurie (8,6 vs. 21,1 mg/Tag), eine Senkung des Blutdrucks (142 vs. 167 mmHg), eine Gewichtsreduktion der Nieren um 21 %, eine niedrige Inzidenz glomerulosklerotischer Veränderungen und eine geringere Letalität der Tiere. Die

Plasmavasopressinspiegel sanken ab; die Reninspiegel stiegen leicht an. Die Harnkonzentrationsarbeit ist für die Nieren offensichtlich „schädlich" und fördert die Glomerulosklerose.

Vasopressin-V_2-Antagonisten verringerten in tierexperimentellen Untersuchungen das Ausmaß der Glomerulosklerose im subtotalen Nephrektomiemodell. Möglicherweise kann auch ein günstiger Effekt auf den Krankheitsverlauf in der frühen Phase der Erkrankung, wenn noch hypertoner Urin produziert wird, durch einen Vasopressin-V_2-Antagonist erzielt werden (131).

Die Adaptationsmöglichkeiten der Tubuli bewirken eine Homöostase des Flüssigkeits- und Elektrolythaushaltes bis zu einem Nephronverlust von 90%. Die Verminderung der Harnkonzentrationsleistung ist durch eine ausreichende Flüssigkeitszufuhr möglich. Angestrebt werden sollte eine Osmolalität des Urins, die der Isotonie ähnelt.

Bei einer täglich anfallenden Menge Osmolyte von etwa 800 mmol und einer verminderten Konzentrationsleistung ist ohnehin eine Flüssigkeitszufuhr von 2–3 l/Tag erforderlich, um die exkretorische Funktion der Nieren zu gewährleisten. Daraus ergibt sich die Empfehlung, die Flüssigkeitszufuhr > 1 l/Tag (Gefahr des Nierenversagens), aber nicht > 3 l/Tag (Gefahr der Hypertonie, Ödembildung, Wasserintoxikation) in Abhängigkeit vom Flüssigkeitshaushalt und von der Urinausscheidung zu gewährleisten. Diuretika sind nur erforderlich, wenn Ödeme und/oder eine Hypertonie bestehen.

Metabolische Azidose und Progredienz der Niereninsuffizienz

Aufgrund einer gestörten Protonenausscheidung der insuffizienten Nieren entsteht bei einer GFR < 30 ml/min eine metabolische Azidose, die direkt oder indirekt den Protein- und Aminosäurekatabolismus verstärkt (122, 146). In der Muskulatur wurde ein direkter Metabolismus der essentiellen Aminosäuren nachgewiesen (68), wodurch Malnutrition und Verlust der Körpermasse hervorgerufen werden. Indirekt wird der Katabolismus angeregt, indem die zur Bildung von Glutamin notwendigen Aminosäuren durch Degradierung von Körperproteinen gewonnen werden; Glutamin ist für die erhöhte renale Ammoniakexkretion erforderlich. Nath u. Mitarb. (127) erreichten eine deutliche Verzögerung der chronischen Niereninsuffizienz, wenn durch Bikarbonatgabe die Ammoniakausscheidung und die Urinkonzentration vermindert wurden.

Inwieweit die negative Stickstoffbilanz einen Einfluß auf die Niereninsuffizienz hat, ist nicht gesichert (146).

Eine Proteinrestriktion in der Diät bewirkt eine Rückbildung der metabolischen Azidose. Neben der Proteinrestriktion wird bei einer Serumbicarbonatkonzentration < 18 mmol/l eine Therapie mit 0,3–0,5 mmol/kg/Tag (3mal 1–2 g/Tag) Natriumbicarbonat unter Kontrolle des Säure-Basen-Haushaltes empfohlen. Der Zielwert der Bicarbonatkonzentration beträgt > 18 mmol/l. Der Natriumanteil bedeutet nur eine geringe Belastung und spielt kaum eine Rolle bei der Entwicklung von Hypertonie und Ödemen (76).

Phosphat und Progredienz der Nierenfunktion

Beim Abfall der GFR < 30 ml/min kommt es zu einem Anstieg des Serumphosphatwertes. Damit sind Möglichkeiten der Störung des Calciumstoffwechsels, der Entwicklung von Weichteilverkalkungen und eines sekundären Hyperparathyreoidismus gegeben (101). Tierexperimentelle Untersuchungen konnten zeigen, daß eine Phosphatrestriktion in der Nahrung wie auch die Gabe von enteralen Phosphatbindern in der Diät zu einer Verlangsamung der Progredienz der Niereninsuffizienz führt (32, 77, 185). Andererseits bewirkte eine erhöhte diätetische Phosphatzufuhr bei Ratten mit partieller Nephrektomie, aber auch bei Tieren mit gesunden Nieren eine Verschlechterung der Nierenfunktion (74, 92). Diese ging einher mit einem erhöhten Calcium- und Phosphatgehalt des Nierengewebes. Pathophysiologische Vorstellungen beinhalten einen durch niedrige Calcium- und hohe Phosphatwerte induzierten Hyperparathyreoidismus, der die tubuläre Phosphatexkretion und das zytosolische Calcium erhöht. Es entstehen Calciumphosphatpräzipitationen und -ablagerungen in Form von Mikrokristallen im Tubuluslumen, im peritubulären Gewebe, in den Kapillaren und im Interstitium. Hinzu kommt, daß durch die metabolische Azidose die Citratproduktion vermindert und die Reabsorption erhöht ist, ein Faktor, der die Präzipitation im Lumen begünstigt.

Der renoprotektive Effekt einer verminderten Phosphatzufuhr und einer Senkung des Serumphosphatspiegels bei Ratten und Patienten (12, 32, 77) wird nicht durch hämodynamische, sondern durch tubuläre metabolische Auswirkungen infolge eines verminderten Sauerstoffbedarfs und/oder -verbrauchs, einer niedrigeren zytosolischen Phosphatkonzentration und einer geringeren Synthese von ATP erwartet.

Klinische Studien zum Nachweis des Effektes einer alleinigen Phosphatrestriktion auf den Nierenfunktionsverlust sind schwierig, weil sie meist mit einer Proteinrestriktion verbunden sind; eindeutige Ergebnisse liegen bisher nicht vor (12, 112).

Der Serumphosphatwert sollte < 1,8 mmol/l betragen. Dazu bedarf es meist der Kombination einer diätetischen Restriktion auf < 800 mg (5–7 mg/kg) Phosphat/Tag und die Gabe intestinal wirksamer phosphatbindender Substanzen (Calciumcarbonat, -acetat, in Ausnahmefällen aluminiumhaltige Phosphatbinder) in einer Dosis von 3–10 g/Tag. Durch diese Maßnahmen der Phosphatsenkung kann zugleich die Calciumbilanz verbessert und die metabolische Azidose verringert werden.

Vitamin D und Niereninsuffizienz

Bereits im frühen Stadium der chronischen Niereninsuffizienz (Serumkreatinin > 2,3 mg/dl = > 200 µmol/l) entwickelt sich ein sekundärer Hyperparathyreoidismus, der einen wesentlichen Faktor der renalen Osteodystrophie und deren fatale Folgen darstellt. Bezüglich des Fortschreitens der chronischen Niereninsuffizienz muß auf die Beziehung zwischen der Parathyreoideagröße/-funktion und der Hypertonie hingewiesen werden. Möglicherweise spielt dabei ein in letzter Zeit entdeckter „parathyreoid-hypertensiver Faktor" (PHF), der durch einen neuen Zelltyp der Nebenschilddrüsen gebildet wird, eine Rolle. Im Serum der Patienten finden sich erhöhte PHF-Werte. Ein Abfall des Blutdrucks nach Parathyreoidektomie wurde beobachtet, wenn die PHF-Werte im Serum erhöht waren (104). Zur Vermeidung eines sekundären Hyperparathyreoidismus wird heute bereits in diesem frühen Stadium der Niereninsuffizienz eine niedrig dosierte Vitamin-D-Therapie (0,125 – 0,25 µg/Tag Calcitriol) oder α-Calcidiol empfohlen. Dies führt nicht nur zu einer Senkung bzw. Verhinderung des weiteren Anstiegs der PTH-Werte im Serum (153), sondern in 42% der Fälle zu einer Rückbildung der histologischen Veränderungen des Knochens (64).

Die Therapie des klinisch manifesten sekundären Hyperparathyreoidismus erfolgt mit hohen Dosen (0,1 µg/kg/Woche) Calcitriol als kontinuierliche oder diskontinuierliche (Bolus-) Behandlung 2- bis 3mal pro Woche per os bzw. intravenös und wird den individuellen Notwendigkeiten unter Kontrolle des Serumcalciums, -phosphats und -iPTH angepaßt. Entgegen früheren Befunden und Ansichten kann festgestellt werden, daß ein Einfluß von Vitamin-D-Metaboliten auf die Progredienz der chronischen Nierenerkrankung, insbesondere ausgelöst durch eine Hyperkalzämie, nicht beobachtet wird, wenn die tägliche Calcitrioldosis 0,5 µg nicht überschreitet (7, 130). Wohl kann ein Anstieg der Serumkreatininwerte und Abfall der Kreatininclearance durch eine Abnahme der tubulären Kreatininsektretion festgestellt werden (13, 117); eine exakte Messung der GFR mittels Inulinclearance zeigt jedoch keinerlei Veränderung der glomerulären Filtration. Von Coen u. Mitarb. (30) wurde sogar auf einen günstigen Effekt einer niedrigen Calcitriolgabe auf die renale Funktion verwiesen.

Rauchen und chronische Niereninsuffizienz

Neuere Befunde haben gezeigt, daß Rauchen das Risiko der Erkrankung eines Typ-II-Diabetes mellitus erhöht (152). Es besteht ein Zusammenhang mit der Mikroalbuminurie sowohl bei Typ-I- (26, 125) als auch bei Typ-II-Diabetes mellitus (14). Die Proteinurie nahm zu, wenn mehr als 10 Zigaretten/Tag geraucht wurden. Schließlich ist die Progression der diabetischen Nephropathie bei Rauchern schneller als bei Nichtrauchern (14, 164). Als mögliche Mechanismen werden ein Anstieg des Blutdruckes, der GFR und des renalen Plasmaflusses und eine verminderte Sauerstoffutilisation (Hypoxie) des Gewebes durch erhöhte Konzentration von CO-Hb genannt (125).

Prospektive Studien über den Einfluß der Unterbrechung eines Nikotinabusus auf die Progredienz der Niereninsuffizienz liegen nicht vor. Immerhin sollte der Nikotinkonsum bei Diabetikern nicht nur aus diesem Gesichtspunkt, sondern auch aufgrund der höheren kardiovaskulären Komplikations- und Letalitätsrate vermieden werden.

Literatur

1 Addis, T.: Glomerular nephritis: diagnosis and treatment. Macmillan, New York 1948
2 Anderson, S., T.W. Meyer, H.G. Rennke, B.M. Brenner: Control of glomerular hypertension limits glomerular injury in rats with reduced renal mass. J. Clin. Invest. 76 (1985) 612
3 Anderson, S.: Role of the renin-angiotensin system in progression. Abstr. Free Communications ISN 1995, p. 56
4 Artacho-Perula, E., R. Roldan-Villalobos, I. Salceda-Leal, R. Vaamonde-Lemos: Stereological estimates of volume-weighted mean glomerular volume in streptozotocin diabetic rats. Lab. Invest. 68 (1993) 56
5 Atkins, R.C., D.J. Nikolic-Paterson, P.A. Hill, H.Y. Lan: Inhibiting crescent formation. Abstr. Free Communications ISN 1995, p. 73
6 Badr, K.F.: Arachidonic acid metabolites in glomerular immune injury. Semin. Nephrol. 11 (1991) 332
7 Baker, L.R., S.M. Abrams, C.J. Roe, M.-C. Faugere, P. Fanti, Y. Subayti, H.H. Malluche: Early therapy of renal bone diseases with calcitriol: a prospective double-blind study. Kidney int. 36, Suppl. 27 (1989) 140
8 Bakris, G.L., B.W. Barnhill, R. Sadler: Treatment of arterial hypertension in diabetic humans: importance of therapeutic selection. Kidney int. 41 (1992) 912
9 Baldwin, D.S., R.G. Schacht, G. Gallo, M.C. Gluck, H.D. Feiner: Natural history of post-streptococcal glomerulonephritis. In Read, Zabriskie: Streptococcal Diseases and the Immune Response. Academic Press, New York 1980 (pp. 563–579)
10 Bankier, L., N. Bouby: Vasopressin and urinary concentration: additional risk factors in the progression of chronic renal failure. Amer. J. Kidney Dis. 5 (1991) 20
11 Bankier, L., W. Kriz: Adaptation of the kidney to protein intake and to urine concentrating activity: similar consequences in health and CRF. Kidney int. 47 (1995) 7
12 Barsotti, G., A. Giannoni, E. Morelli, M. Lazzeri, I. Vlamis, R. Baldi, S. Giovannetti: The decline of renal function slowed by very low phosphorus intake in chronic renal patients following a low-nitrogen diet. Clin. Nephrol. 21 (1984) 54
13 Bertoli, M., G. Luisetto, A. Ruffatti, M. Orso, G. Romagnoli: Renal function during calcitriol therapy in chronic renal failure. Clin. Nephrol. 33 (1990) 98
14 Biesenbach, G., O. Janko, J. Zazgornik: Similar rate of progression in the predialysis phase in type I and type II diabetes mellitus. Nephrol. Dialys. Transplant. 9 (1994) 1097
15 Björck, S., H. Mulec, S.A. Johnsen, G. Nordén, M. Aurell: Renal protective effect of enalapril in diabetic nephropathy. Brit. med. J. 304 (1992) 339
16 Bogenschütz, O., A. Bohle, C. Batz, M. Wehrmann, H. Prässler, H. Kendziorra, H.V. Gärtner: IgA nephritis: on the importance of morphological and clinical parameters in the long-term prognosis of 239 patients. Amer. J. Nephrol. 10 (1990) 137
17 Bohle, A., S. Mackensen-Haen, H.V. Gise, K.E. Grund, M. Wehrman, C.H. Batz, O. Bogenschütz, H. Schmitt, I. Nagy,

C. Müller, G. Müller: The consequences of tubulointerstitial changes for renal function in glomerulopathies – a morphometric and cytological analysis. Pathol. Res. Pract. 186 (1990) 135

18 Borch-Johnson, K., K. Norgaard, E. Hommel, E.R. Mathiesen, J.S. Jensen, T. Deckert, H.H. Parving: Is diabetic nephropathy an inherited complication? Kidney int. 41 (1992) 719

19 Border, W.A., N.A. Noble, T. Yamamoto, S. Tomooka, S. Kagami: Antagonists of transforming growth factor-β: a novel prevention of glomerulosclerosis. Kidney int. 41 (1992) 566

20 Bouby, N., S. Bachmann, D. Bichet, L. Bankier: Effect of water intake on the progression of chronic renal failure in the $^5/_6$ nephrectomized rat. Amer. J. Physiol. 258 (1990) 973

21 Brahm, M., M. Brammer, T.J. Balsløv, C. Brun, H.E. Jørgensen, J. Gerstoft, M.I. Lorenzen, A.C. Thomsen: Prognosis in glomerulonephritis. III. A longitudinal analysis of changes in serum creatinine and proteinuria during the course of disease: effect of immunosuppressive treatment. Report from Copenhagen Study Group of Renal Diseases. J. int. med. Res 231 (1992) 339

22 Brenner, B.M., T.W. Meyer, T.H. Hostetter: Dietary protein intake and the progressive nature of kidney disease: the role of hemodynamically mediated glomerular injury in the pathogenesis of progressive glomerular sclerosis in aging, renal ablation, and intrinsic renal disease. New Engl. J. Med. 307 (1982) 652

23 Brenner, B.M.: Nephron adaptation to renal injury or ablation. Amer. J. Physiol. 249 (1985) F 324

24 Campa, A.L., S. Strandgaard, P.L. Eyssac: Effect of enalapril on the progression of chronic renal failure. Amer. J. Hypertens. 5 (1992) 423

25 Cerami, A.: Advanced glycosylation end products: role in diabetic kidney disease. Abstr. Free Communications ISN 1995, p 56

26 Chase, H.P., S.K. Garg, G. Marshall, C.L. Berg, S. Harris, W.E. Jackson, R.E. Hamman: Cigarette smoking increases the risk of albuminuria among subjects with type 1 diabetes. J. Amer. med. Ass. 265 (1991) 614

27 Chen, Y.F., A.J. Naftilan, S. Oparil: Androgene-dependent angiotensinogen and renin messenger RNA expression in hypertensive rats. Hypertension 19 (1992) 456

28 Chin, E., C.A. Bondy: Dietary protein-induced renal growth: correlation between renal IgF I synthesis and hyperplasia. Amer. J. Physiol. 266 (1994) C 1037

29 Choi, M.E., G. Eung-Gook, B.J. Ballerman: Rat mesangial cell hypertrophy in response to transforming growth factor $\beta 1$. Kidney int. 44 (1993) 948

30 Coen, G., S. Mazzaferro, E. Bonucci, P. Ballanti, C. Massimetti, G. Donato, A. Landi, A. Smacchi, C. Della Rocca, G.A. Cinotti, F. Taggi: Treatment of secondary hyperparathyroidism of predialysis chronic renal failure with low dosis of 1,25 $(OH)_2D_3$: humeral and histomorphometrical results. Min. Electrol. Metab. 12 (1986) 375 – 382

31 Combe, C., C. Deforges-Lasseur, J. Caix, A. Pommereau, D. Marot, M. Aparicio: Compliance and effects of nutritional treatment on progression and metabolic disorders of chronic renal failure. Nephrol. Dialys. Transplant. 8 (1993) 412

32 Combe, C.H., M. Aparicio: Phosphorus and protein restriction and parathyroid function in chronic renal failure. Kidney int. 46 (1994) 1381

33 Combe, C., D. Morel, V. de Précigout, V. Blanchetier, J.L. Bouchet, L. Potaux, A. Fournier, M. Aparicio: Long-term control of hyperparathyroidism in advanced renal failure by low-phosphorous low-protein diet supplemented with calcium (without changes in plasma calcitriol). Nephron 70 (1995) 287

34 Cortes, P.: How might glomerular pressue injure the glomerulus? A role for mesangial cell share stress. Abstr. Free Communications ISN 1995, p. 57

35 Cosio, F.G.: Leucocyte adhesive proteins and integrins in glomerular disease. Abstr. Free Communications ISN 1995, p. 70

36 Couser, W.G.: Glomerular-tubular-interstitial cross-talks in the pathogenesis of interstitial fibrosis – an overview. Abstr. Free Communications ISN 1995, p. 62

37 D'Amico, G.: Assessment of end point in the study of progressive renal disease: summary and concluding remarks Kidney int. 45, Suppl. 45 (1994) 132

38 D'Amico, G., A.G. Gentile, G. Fellin, G. Manna, F. Cofano: Effect of dietary protein restriction on the progression of renal failure: a prospective randomized trial. Nephrol. Dialys. Transplant. 9 (1994) 1590

39 DCCT Research Group: The effect of intensive treatment on the development and progression of long-term complications in insulin-dependent diabetes mellitus. New Engl. J. Med. 329 (1993) 977

40 De Zeeuw, D.: Meta-analysis of non-diabetic disease blood pressure trials. Abstr. Free Communications ISN 1995, p. 65

41 Diamond, J.R.: Analogue pathobiologic mechanism in glomerulosclerosis and atherosclerosis. Kidney int. 39, Suppl. 31 (1991) 29

42 Diamond, J.R.: Macrophages and progressive renal disease in experimental hydronephrosis. Amer. J. Kidney Dis. 26 (1995) 133

43 Doi, T., L.J. Striker, C.C. Gibson, L.Y. Agodoa, R.L. Brinster, G.E. Striker: Glomerular lesions in mice transgenic for growth hormone and insulin-like growth factor 1. Amer. J. Pathol. 137 (1990) 541

44 Donatio, J.V., K.P. Offord: Reassessment of treatment results in membrano-proliferative glomerulonephritis, with emphasis on life table analysis. Amer. J. Kidney Dis. 14 (1989) 445

45 Eddy, A.A.: Role of tubulo-interstitial injury in progressive renal damage. Abstr. Free Communications ISN 1995, p. 62

46 Edel, H.: Prognose der primären Glomerulonephritiden. Versicherungsmedizin 43 (1991) 173

47 El-Nahas, A.M., A. Masters-Thomas, S.A. Brady, K. Ferrington, V. Wilkinson, A.J. Whilson, J.F. Moorhead: Selective effect of low-protein diets in chronic renal diseases. Brit. med. J. 289 (1984) 1337

48 Ellison, K.I., J.R. Ingelfinger, M. Pivor, V.J. Dzau: Androgene regulation of rat renal angiotensinogen messenger RNA expression. J. clin. Invest. 83 (1989) 1941

49 Favill, J., J. Hughes, A. Mooney: Apoptosis in glomerular diseases. Abstr. Free Communications ISN 1995, p. 68

50 Ferder, L., H. Daccordi, M. Martello, M. Panzalis, F. Inserra: Angiotensin-converting enzyme inhibitors versus calcium antagonists in the treatment of diabetic hypertensive patients. Hypertension 19, Suppl. II (1992) 237

51 Floege, J., E. Eng, P.A. Young, R.J. Johnson: Factors involved in the regulation of mesangial cell proliferation in vitro and in vivo. Kidney int. 43 (1993) 47

52 Fogo, H., I. Ichikawa: Evidence for a pathogenic linkage between glomerular hypertrophy and sclerosis. Amer. J. Kidney Dis. 17 (1991) 666

53 Fouque, D., M. Laville, J.P. Boissel, R. Chifflet, M. Labeeuw, P.Y. Zech: Controlled low protein diets in chronic renal insufficiency: meta-analysis. Brit. med. J. 304 (1992) 216

54 Freedman, B.I., S.S. Iskandar, R.G. Appel: The link between hypertension and nephrosclerosis. In-depth review. Amer. J. Kidney Dis. 25 (1995) 207

55 Gall, M.A., P. Rossing, P. Skøtt, P. Damspo, A. Vaag, K. Bech, A. Dejgaard, M. Lauritzen, E. Lauritzen, P. Hougaard, H. Beck-Nielsen, H.H. Parving: Prevalence of micro- and macroalbuminuria, arterial hypertension, retinopathy and large vessel disease in European Type 2 (non-insulin-dependent) diabetic patients. Diabetologia 34 (1991) 655

56 Gall, M.A., F.S. Nielson, U.M. Smidt, H.H. Parving: The course of kidney function in type 2 (non-insulin-depen-

dent) diabetic patients with diabetic nephropathy. Diabetologia 36 (1993) 1071
57. Galla, J.H.: IgA nephropathy. Kidney int. 47 (1995) 377
58. Gansevoort, R.T., D. de Zeeuw, P.E. de Jong: Additive antiproteinuric effect of ACE inhibition and a low-protein diet in human renal disease. Nephrol. Dialys. Transplant. 10 (1995) 497
59. Gatling, W., C. Knight, M.A. Mullee, R.D. Hill: Microalbuminuria in diabetes: a population study of the prevalence and an assessment of three screening tests. Diabet. Med. 5 (1988) 343
60. Gimenez, L, W.G. Walker, W. Ptew, J.A. Hermann: Prevention of phosphate-induced progression of uremia in rats by 3-phosphocitric acid. Kidney int. 22 (1982) 36
61. Grandaliano, G., G.G. Choudhury, H.E. Abboud: Transgenic animal models as a tool in the diagnosis of kidney diseases. Semin. Nephrol. 15 (1995) 43
62. Grünfeld, J.P.: Control of blood pressure in non-diabetic chronic renal failure patients: a prospective controlled study. Abstr. Free Communications ISN 1995, p. 65
63. Guijarro, C., W.S. Keane. Lipid-induced glomerular injury. Nephron 67 (1994) 1
64. Hamdy, N.A.T., J.A. Kanes, M.N.C. Beneton, C.B. Brown, J.R. Juttmann, J.G.M. Jordans, S. Josse, A. Meyrier, R.L. Lins, I.T. Fairey: Effect of alphacalcidiol on natural course of renal bone disease in mild to moderate renal failure. Brit. med. J. 310 (1995) 358
65. Hannedouche, T., P. Chauveau, F. Kalou, G. Albouze, B. Lacour: Factors effecting progression in advanced chronic renal failure. Clin. Nephrol. 39 (1993) 312
66. Hannedouche, T., P. Landais, B. Goldfarb, N. El Esper, A. Fournier, M. Godin, D. Durand, J. Chenard, F. Mignon, J.-M. Soc, J.-P. Grünfeld: Randomized controlled trial of enalapril and β-blockers in non-diabetic chronic renal failure. Brit. med. J. 309 (1994) 833
67. Hansen, H.P., P. Rossing, L. Tarnow, F.S. Nielsen, B.R. Jensen, H.H. Parving: Increased glomerular filtration rate after withdrawal of long-term antihypertensive treatment in diabetic nephropathy. Kidney int. 47 (1995) 1726
68. Hara, Y., R.C. May, R.A. Kelly, W.E. Mitch: Acidosis, not azotemia stimulates branched-chain amino acid catabolism in uremic rats. Kidney int. 32 (1987) 808
69. Hasslacher, C., E. Ritz, P. Wahl, C. Michael: Similar risks of nephropathy in patients with type I and type II diabetes mellitus. Nephrol. Dialys. Transplant. 4 (1989) 859
70. Hasslacher, C., A. Bostedt-Kiesel, H.P. Kempe, P. Wahl: Effect of metabolic factors and blood pressure on kidney function in proteinuric type 2 (non insulin-dependent) diabetic patients. Diabetologia 36 (1993) 1051
71. Hebert, L.A.: Therapy of membranous nephropathy: what to do after metaanalysis. J. Amer. Soc. Nephrol. 5 (1995) 1543
72. Honkanen, E., T. Törnroth, C. Grönhagen-Riska, R. Sankila: Long-term survival in idiopathic membranous glomerulonephritis: Can the cause be clinically predicted? Clin. Nephrol. 41 (1994) 127
73. Horii, Y., M. Iwano, S. Suematsu, L.Y. Agodoa, R.L. Brinster, G.E. Striker: IL-6 and mesangial proliferation: generation and differentiation of IL-6 transgenic mice. In Sakaih, Osakai, Nomoto: Pathogenesis of IgA Nephropathy. Harcourt Brace, New York 1990 (p. 127)
74. Hout, L., A.C. Alfrey, S. Guggenheim, B. Buddington, N. Schrier: Renal toxicity of phosphate in rats. Kidney int. 17 (1980) 722
75. Humphery, L.L., D.J. Ballard, P.P. Frohnert, C.P. Chu, W.M. O'Fallon, P.J. Palumbo: Chronic renal failure in non-insulin dependent diabetes mellitus. A population-based study in Rochester, Minnesota. Ann. intern. Med. 111 (1989) 788
76. Husted, F.C., K.D. Nolph, J.F. Maher: $NaHCO_3$ and NaCl tolerance in chronic renal failure. J. clin. Invest. 56 (1975) 414
77. Ibels, L.S., A.C. Alfrey, L. Haut, W.E. Huffer: Preservation of function in experimental renal disease by dietary restriction of phosphate. New Engl. J. Med. 298 (1978) 122
78. Ichikawa, I., B.M. Brenner: Evidence for glomerular actions of ADH and dibutyryl cyclic in the rat. Amer. J. Physiol. 233 (1977) F102
79. Ihle, P.U., G. Becker, J.A. Whitworth, R.A. Charlwood, P.S. Kincaid-Smith: The effect of protein restriction on the progression of renal insufficiency. New Engl. J. Med. 321 (1989) 1773
80. Jerums, G., T.J. Allen, C.T. Salamandris, A. Akadenis, A. Shinka, R. Gilbert, M.I. Cooper: Relationship of progressively increasing albuminuria to apoprotein (a) and blood pressure in type 2 (non insulin-dependent) and type 1 (insulin-dependent) diabetic patients. Diabetologia 36 (1993) 1037
81. Johnson, R.J. Platelet in inflammatory glomerular injury. Semin. Nephrol. 11 (1991) 276
82. Johnson, R.J.: The puzzle of cytokines and growth factors in glomerulonephritis: a chance for therapeutic intervention. Abstr. Free Communications ISN 1995, p. 72
83. Kasiske, B.L., M.P. Cleary, M.P. O'Donnell, W.F. Keane: Effects of genetic obesity on renal structure and function in the zucker rat. J. Lab. clin. Med. 106 (1985) 598
84. Kasiske, B.L., R.S. Kalil, J.Z. Ma, M. Lino, W.F. Keane: Effect of antihypertensive therapy on the kidney in patients with diabetes: a meta-regression analysis. Ann. intern. Med. 118 (1993) 129
85. Kasiske, B.L.: Are lipids implicated in progressive glomerular damage? Abstr. Free Communications ISN 1995, p. 61
86. Katayama, S., J. Blee: Oestradiol stimulates rat renal papillary prostaglandin E_2 (PGE_2), but not PGF_2 biosynthesis. Endocrinology 117 (1985) 656
87. Keane, W.F., W.S. Mulcahy, B.L. Kasiske, Y. Kim, M.P. O'Donnel: Hyperlipidemia and progressive renal disease. Kidney int. 39, Suppl. 31 (1991) 41
88. Ketteler, M., M.A. Noble, W.A. Border: TGF-β antagonist: current and future prospects. Abstr. Free Communications ISN 1995, p. 73
89. Killy, C.J.: Regulation of lymphocyte epithelial cell interactions. Abstr. Free Communications ISN 1995, p. 63
90. Klahr, S., A. Levey, G. Beck, A. Caggiula, L. Hunsicker, J. Kusek, G.E. Striker: MDRD study group: the effects of dietary protein restriction and blood perssure control in the progression of chronic renal disease. New Engl. J. Med. 330 (1994) 877
91. Klahr, S., M.L. Purkerson: Effects of dietary protein on renal function and on the progression of renal disease. Amer. J. clin. Nutr. 47 (1988) 146
92. Kleinknecht, C., I. Salusky, M. Broyer, M.C. Gubler: Effects of various protein diets on growth, renal function, and survival of uremic rats. Kidney int. 15 (1979) 534
93. Komers, R., M.E. Cooper: Acute renal hemodynamic effects of ACE inhibition in diabetic hyperfiltration: role of kinins. Amer. J. Physiol. 268 (1995) 588
94. Kriz, W.: How does glomerular epithelial cell injury contribute to progressive glomerular damage? Abstr. Free Communications ISN 1995, p. 61
95. Krolewski, A.S., J.H. Warram, A.R. Christlieb: Hypercholesterolemia - a determinant of renal function loss in deaths in IDDM patients with nephropathy. Kidney int. 45, Suppl. 45 (1994) 125
96. Krolewski, A.S., L.M.B. Laffel, M. Krolewski, M. Quinn, J.H. Warram: Glycosylated hemoglobin and the risk of microalbuminuria in patients with insulin-dependent diabetes mellitus. New Engl. J. Med. 332 (1995) 1251
97. Lacourcíere, Y., A. Nadeau, L. Poirier, G. Tancréde: Captopril or conventional therapy in hypertensive type II diabetics. Hypertension 21 (1993) 786
98. Lam, K.S.L., I.K.P. Cheng, E.D. Janus, R.W.C. Pang: Cholesterol lowering therapy may retard the progression of diabetic nephropathy. Diabetologia 38 (1995) 604

99 Larkins, R.G., M.I. Dunlop: The link between hyperglycaemia and diabetic nephropathy. Diabetologia 35 (1992) 499
100 Lasker, R.D.: The Diabetes Control and Complications Trial. New Engl. J. Med. 329 (1993) 1035
101 Lau, K.: Phosphate excess and progressive renal failure: the precipitation calcification hypothesis. Kidney int. 36 (1989) 918
102 Lewis, E.J., L.G. Hunsicker, R.P. Bain, R.D. Rohde: The effect of angiotensin-converting enzyme inhibition on diabetic nephropathy. New Engl. J. Med. 329 (1993) 1456
103 Liberati, A.: Meta-analysis: the case of low protein diet in chronic renal insufficiency. J. Nephrol. 6 (1993) 48
104 Lind, L., S.L. Junghall: Parathyroid hormone and blood pressure – is there a relationship? Nephrol. Dialys. Transplant. 10 (1995) 450
105 Lippert, J., E. Ritz, A. Schwarzbeck, P. Schneider: The raising tide of end stage renal failure from diabetic nephropathy type II – an epidemiological analysis. Nephrol. Dialys. Transplant. 10 (1995) 462
106 Locatelli, F., D. Alberti, G. Graziani, G. Buccianti, B. Redaelli, A. Giangrande and the Northern Italian Cooperative Study Group: Prospective, randomized, multicenter trial of effect of protein restriction on progression of chronic renal insufficiency. Lancet 337 (1991) 1299
107 Lopes, A.A.F., F.K. Port, S.A. James, L. Agadoa: The excess risk of treated end-stage renal disease in blacks in the United States. J. Amer. Soc. Nephrol. 3 (1993) 1961
108 Lumlertgul, D., T.J. Borke, D.M. Gillum, A.C. Alfrey, D.C. Harris, W.S. Hammond, R.W. Schrier: Phosphate depletion arrests progression of chronic renal failure independent of protein intake. Kidney int. 29 (1986) 658
109 Maki, D.D., J.Z. Ma, Th.A. Louis, B.L. Kasiske: Long-term effects of antihypertensive agents on proteinuria in renal function. Arch. intern. Med. 155 (1995) 1073
110 Maroni, B.J., T.I. Steinman, W.E. Mitch: A method for estimating nitrogen intake of patients with chronic renal failure. Kidney int. 27 (1985) 58
111 Marshall, S.M.: Screening for microalbuminuria: which measurement? Diabet. Med. 8 (1991) 706
112 Maschio, G., L. Oldrizzi, N. Tessitore, A. D'Angelo, E. Valvo, A. Lupo, C. Loschiavo, A. Fabris, L. Gammaro, C. Rugiu et al.: Early dietary protein and phosphorus restriction are effective in delaying progression of chronic renal failure. Kidney int. 24, Suppl. 16 (1983) 273
113 Maschio, G.: Protecting the residual renal function: How do ACE inhibitors and calcium antagonists compare? Nephron 67 (1994) 257
114 Maschio, G., D. Alberti, G. Janin, F. Locatelli, J. Mann, M. Motolese, C. Ponticelli, E. Ritz, P. Zucchelli: The use of benazepril in the treatment of progressive renal disease. Abstr. Free Communications ISN 1995, p. 65
115 Mason, P.D., C.D. Pusey: Glomerulonephritis: diagnosis and treatment. Brit. med. J. 309 (1994) 1557
116 Massague, J.: TGF-β: recent progress and new challenges. Abstr. Free Communications ISN 1995, p. 59
117 Massry, S.G., D.A. Goldstein: Is calcitriol (1,25 (OH)$_2$D$_3$) harmful to renal function? J. Amer. med. Ass. 242 (1979) 1875
118 Massy, Z.A., J.Z. Ma, T.A. Louis, B.L. Kassiske: Lipid-lowering therapy in patients with renal disease. Kidney int. 48 (1995) 188
119 Mathiesen, E.R., E. Hommel, J. Giese, H.H. Parving: Efficacy of captopril in postponing nephropathy in normotensive insulin-dependent diabetic patients with microalbuminuria. Brit. med. J. 303 (1991) 81
120 Melbourne Diabetic Nephropathy Study Group: Comparison between Perindopril and Nifedipin in hypertensive and normotensive diabetic patients with microalbuminuria. Brit. med. J. 302 (1991) 210
121 Messent, J.W.C., T.G. Elliott, R.D. Hill, R.J. Jarrett, H. Keen, G.C. Viberti: Prognostic significance of microalbuminuria in insulin-dependent diabetes mellitus: a twenty-three year follow-up study. Kidney int. 41 (1992) 836
122 Mitch, W.E., S.R. Price, R.C. May, C.J. Urkovitz, B.K. England: Metabolic consequences of uremia extending the concept of adaptive responses to protein metabolism. Amer. J. Kidney Dis. 23 (1994) 224
123 Modification of Diet in Renal Disease Study Group (prepared by Klahr, S., J.A. Breyer, G.J. Beck, V.W. Dennis, J.A. Hartman, D. Roth, T.I. Steinman, S. Wang, M.E. Yamamoto): J. Amer. Soc. Nephrol. 5 (1995) 2037
124 Mogensen, C.E.: Long-term antihypertensive treatment inhibiting progression of diabetic nephropathy. Brit. med. J. 285 (1982) 685
125 Mühlhauser, I., P. Sawicki, M. Berger: Cigarette-smoking as a risk factor of macroproteinuria and proliferative retinopathy in type I (insulin-dependent) diabetes. Diabetologia 29 (1986) 500
126 Mulec, H., S.A. Johnsen, O. Wiklund, S. Bjork: Cholesterol: a renal risk factor in diabetic nephropathy? Amer. J. Kidney Dis. 22 (1993) 196
127 Nath, K.A., M.K. Hostetter, T.H. Hostetter: Pathophysiology of chronic tubulo-interstitial disease in rats. J. clin. Invest. 76 (1985) 667
128 Neilson, E.G.: Tubulo-interstitial injury and its role in progressive renal damage: summary and concluding remarks. Kidney int. 45, Suppl. 45 (1994) 116
129 Nichols, C., K. Amann, J. Törnick, M. Zeier, G. Mall, E. Ritz: Differential effect of hypertensive treatment on the development of glomerulosclerosis in subtotally nephrectomized rats. J. Amer. Soc. Nephrol. 5 (1994) 790A
130 Nordal, K.P., E. Dahl: Low dose calcitriol versus placebo in patients with predialysis chronic renal failure. J. clin. Endocrinol. 67 (1988) 929
131 Ohnishi, A., Y. Orita, R. Okahara, H. Fujihara, T. Inoue, Y. Yamamura, Y. Yabuuchi, T. Tanaka: Potent aquaretic agent. A novel nonpeptide selective vasopressin 2 antagonist (OPC 31260) in men. J. clin. Invest. 92 (1993) 2653
132 Okuda, T., N. Yamashita, K. Kurokawa: Angiotensin II and vasopressin stimulate calcium-activated chloride conductance in rat mesangial cells. J. clin. Invest 78 (1986) 1443
133 Oldrizzi, L., C. Rugiu, E. Valvo, A. Lupo, C. Loschiavo, L. Gammaro, N. Tessitore, A. Fabris, G. Panzetta, G. Maschio: Progression of renal failure in patients with renal disease of diverse etiology on protein-restricted diet. Kidney int. 27 (1985) 553
134 Ono, H., Y. Ono, E.D. Frohlich: Nitric oxide synthase inhibition in spontaneously hypertensive rats. Systemic, renal and glomerular hemodynamics. Hypertension 26 (1995) 249
135 Oudar, O., M. Elger, L. Bankier, D. Ganten, U. Ganten, W. Kriz: Differences in renal kidney morphology between males, females and testosterone-treated females. Renal Physiol. Biochem. 14 (1991) 92
136 Parving, H.H., A.R. Andersen, U.M. Smidt, P.A.A. Svendsen: Early aggressive antihypertensive treatment-reduced rate of decline in kidney function in diabetic nephropathy. Lancet 1983/I. 1175
137 Parving, H.H., P. Rossing, E. Hommel, U.M. Smidt: Renal protective effects of captopril and metoprolol in diabetic nephropathy. J. Amer. Soc. Nephrol. 3 (1992) 337 (Abstr.)
138 Parving, H.H., U.M. Smidt, E. Hommel, E.R. Mathiesen, P. Rossing, F. Nielsen, M.A. Gall: Effective antihypertensive treatment postpones renal insufficiency in diabetic nephropathy. Amer. J. Kidney Dis. 22 (1993) 188
139 Parving, H.-H.: Clinical experience in the treatment of diabetic renal disease (type 1 and 2): summary and conclusion remarks. Kidney int. 45, Suppl. 45 (1994) 165
140 Perico, N.: Role of the non renin-angiotensin system mediators in progressive renal disease. Abstr. Free Communications ISN 1995, p. 57
141 Perneger, Th.V., F.L. Brancati, P.K. Whelton, M.J. Klag: End-stage renal disease attributable to diabetes mellitus. Ann. intern. Med. 121 (1994) 912

142 Polderman, K.W., C. Dasthouwer, G.J. van Kamp, G.A. Dekker. F. Waverheugt, L.J. Gooren: Influence of sex hormones on plasma endothelin levels. Ann. intern. Med. 118 (1993) 429

143 Raal, F.J., W.J. Kalk, M. Lawson, J.D. Esser, R. Buys, L. Fourier, V.R. Panz: Effect of moderate dietary protein restriction on the progression of overt diabetic nephropathy: a 6-month prospective study. Amer. J. clin. Nutr. 60 (1994) 579

144 Ravid, M., H. Savin, I. Jutrin, T. Bental, B. Katz, M. Lishner: Long-term stabilizing effect of angiotensin-converting enzyme inhibition on plasma creatinine and on proteinuria in normotensive type II diabetic patients. Ann. intern. Med. 118 (1993) 577

145 Ravid, M., L. Neumann, M. Lishner: Plasma lipids and the progression of nephropathy in diabetes mellitus type II: effect of ACE inhibitors. Kidney int. 47 (1995) 907

146 Reaich, D., S.M. Channon, C.M. Scrimgeour, S.E. Daley, R. Wilkinson, T.H.J. Goodship: Correction of acidosis in humans with CRF decreases protein degradation and aminoacid oxidation. Amer. J. Physiol. 265 (1993) 230

147 Reichard, P., B.Y. Nilsson, U. Rosenquist: The effect of long-term intensified insulin treatment on the development of microvascular complications of diabetes mellitus. New Engl. J. Med. 329 (1993) 304

148 Remuzzi, A., N. Perico, C.S. Amuchastegui, B. Malanghine: Short- and long-term effect of angiotensin II receptor blockade in rats with experimental diabetes. J. Amer. Soc. Nephrol. 4 (1993) 40

149 Remuzzi, A., O. Imberti, S. Puntorieri, B. Malanchini, D. Macconi, L. Magrini, T. Bertani, G. Remuzzi: Dissociation between antiproteinuric and antihypertensive effect of angiotensin-converting enzyme inhibitors in rats. Amer. J. Physiol. 267 (1994) 1034

150 Ribeiro, A.B.: Natural history of diabetic nephropathy. Abstr. Free Communications ISN 1995, p. 55

151 Richards, N.T., I. Graves, S.J. Lee, A.J. Howie, D. Adu, J. Michael: Increased prevalence of renal biopsy findings other than diabetic glomerulopathy in type II diabetes mellitus. Nephrol. Dialys. Transplant. 7 (1992) 397

152 Rimme, B., J. Chan. M.J. Stampfer, G.A. Colditz, W.C. Willett: Prospective study of cigarette smoking, alcohol use, and the risk of diabetes in men. Brit. med. J. 310 (1995) 555

153 Ritz, E., S. Küster, H. Schmidt-Gayk, G. Stein, C. Scholz, G. Kraatz, A. Heidland: Low dose calcitriol prevents the raise in 1,84 iPTH without effecting serum calcium and phosphate, prospective placebo-controlled multicentre trial. J. Amer. Soc. Nephrol. 5 (1994) 887

154 Ritz, E., R. Nowack: Detremental and beneficial effects of converting-enzyme inhibitors on the kidney. J. cardiovasc. Pharmacol. 16, Suppl. 4 (1990) 70

155 Rosman, J.B., K. Langer, M. Brandl, T.P.M. Piers-Becht, G. van der Hem, P.M. Ter Wee, A.J.M. Donker: Protein-restricted diet in chronic renal failure: a 4-year follow-up shows limited indications. Kidney int. 36, Suppl. 27 (1989) 96

156 Rostand, S.G., G. Brown, K.A. Kairk, E. Arutsky, H.P. Dustan: Renal insufficiency in treated essential hypertension. New Engl. J. Med. 320 (1989) 684

157 Roullef, J.B., B. Lacour, J. Pyvert, J.J. Part, T. Drouke: Factors of increase in serum triglyceride-rich lipoproteins in uremic rats. Kidney int. 27 (1985) 420

158 Samuelsson, O., M. Aurell, C. Knight-Gibson, P. Alaupovic, P.-O. Attman: Apolipoprotein-B-containing lipoproteins and the progression of renal insufficiency. Nephron 63 (1993) 279

159 Seaquist, E.R., F.C. Goetz, S. Rich, J. Barbosa: Familiar clustering of diabetic kidney disease. New Engl. J. Med. 320 (1989) 1161

160 Seney, F.D., E.G. Persson, F.S. Wright: Modification of tubulo-glomerular feedback signal by dietary protein. Amer. J. Physiol. 252 (1987) F83

161 Slataper, R., N. Vicknair, R. Sadler, G.L. Bakris: Comparative effects of different antihypertensive treatments on progression of diabetic renal disease. Arch. intern. Med. 153 (1993) 973

162 Stahl, R.A.K.: Chemokines and glomerular injury. Abstr. Free Communications ISN 1995, p. 69

163 Stefanski, A., K. Amann, E. Ritz: To prevent progression: ACE inhibitors, calcium antagonists or both? Nephrol. Dialys. Transplant. 10 (1995) 151

164 Stegmayer, B., F. Lithner: Tobacco and end-stage diabetic nephropathy. Brit. med. J. 295 (1987) 581

165 Striker, G.E.: Molecular biological approaches to glomerular disease. Abstr. Free Communications ISN 1995, p. 69

166 Striker, E.: Report on a workshop to develop management recommendations for the prevention of progression in chronic renal disease, Bethesda (MA), April 1994. Nephrol. Dialys. Transplant. 10 (1995) 290

167 The Diabetes Control and Complications (DCCT) Research Group: Effect of intensive therapy on the development and progression of diabetic nephropathy in the diabetes control and complications trial. Kidney int. 47 (1995) 1703

168 The Fifth Report of the Joint National Committee on Detection, Evaluation and Treatment of High Blood Pressure (JNC V): Arch. intern. Med. 153 (1993) 154

169 The Kroc Collaborative Study Group: Blood glucose control and the evolution of diabetic retinopathy and albuminuria. New Engl. J. Med. 311 (1984) 365

170 Tomobe, K., D. Phibrick, H.M. Aukema, W.F. Clark, M.R. Ogborn, A. Parbtani, H. Takahashi, B.J. Holub: Early dietary protein restriction slows disease progression and lengthens survival in mice with polycystic kidney disease. J. Amer. Soc. Nephrol. 5 (1994) 1355

171 UK Prospective Diabetes Study Group: UK prospective diabetes study (UKPDS) XIII: Study design progress and performance. Diabetologia 34 (1991) 877

172 U.S. States Renal Data System: 1993 Annual Data Report. Bethesda, ND. U.S. Department of Health and Human Services, Public Health Service, National Institute of Health 1993, (p. XVI)

173 Valderrabano, F., E.H.P. Jones, N.P. Mallick; Report on management of renal failure in Europe, XXIV, 1993. Nephrol. Dialys. Transplant. 10, Suppl. 5 (1995) 1

174 Valentino, V.A., M.D. Wilson, W. Weart, G.L. Bakris: A perspective on converting-enzyme inhibitors and calcium channel antagonists in diabetic renal disease. Arch. intern. Med. 151 (1991) 2367

175 Viberti, G.C., C.E. Mogensen, L.C. Groop, J.F. Pauls: Effect of captopril on progression to clinical proteinuria in patients with insulin-dependent diabetes mellitus and microalbuminuria. J. Amer. med. Ass. 271 (1994) 275

176 Viberti, G.C.: Treatment of normotensive microalbuminuric IDDM patients. Abstr. Free Communications ISN 1995, p. 66

177 Vlassara, H.: Advanced glycation in the pathogenesis of diabetic kidney disease and its prevention by aminoguanidine. Abstr. Free Communications ISN 1995, p. 66

178 Vogl, W., M. Renke, D. Mayer-Eichberger, H. Schmitt, A. Bohle: Long-term prognosis for endocapillary glomerulonephritis of post-streptococcal type in children and adults. Nephron 44 (1986) 58

179 Walker, J.D., J.J. Bending, R.A. Dodds, H.B. Mattock, T.J. Murrells, H. Keen, G.C. Viberti: Restriction of dietary protein and progression of renal failure in diabetic nephropathy. Lancet 1989/II, 1411

180 Weidmann, P., M. Schneider, L. Boehlen: Effects of different antihypertensive drugs in diabetic nephropathy: a meta-analysis. Abstr. Free Communications ISN 1995, p. 66

181 Wheeler, D.C.: Lipids – what is the evidence for their role in progressive renal disease? Nephrol. Dialys. Transplant. 10 (1995) 14

182 Whelton, P.K., T.V. Perneger, F.L. Prancati, M.J. Clag: Epidemiology and prevention of blood pressure-related renal disease. J. Hypertens. 10, Suppl. 7 (1992) 77

183 Williams, P.S., G. Fass, J.M. Bone: Renal pathology and proteinuria determine progression in untreated mild/moderate chronic renal failure. Quart. J. Med. 252 (1988) 343

184 Williams, P.S., M. Stevens, G. Fass, L. Irons, J.M. Bomb: Failure of dietary protein and phosphate restriction do retard the rate of progression of chronic renal failure: a prospective, randomized, controlled trial. Quart. J. Med. 294 (1991) 837

185 Woolf, A.S., L.G. Fine: Retarding the progression of chronic renal diseases, recommendations for clinical practise. J. Nephrol. 4 (1990) 255

186 Zatz, R.: Role of systemic and glomerular hypertension in progressive glomerular injury. Abstr. Free Communications ISN 1995, p. 56

187 Zeller, K., E. Whittaker, L. Sullivan, P. Raskin, H.R. Jacobson: Effect of restricting dietary protein on the progression of renal failure in patients with insulin-dependent diabetes mellitus. New Engl. J. Med. 324 (1991) 78

188 Zucchelli, P., A. Zuccala, M. Burghi, M. Fusaroli, M. Sasdelli, C. Stallone, G. Sanna, R. Gaggi: Long-term comparison between captopril and nifedipine the progression of renal insufficiency. Kidney int. 42 (1992) 452

2 Verfahrenstechnische Aspekte

B. Reinhardt und G. Krick

Einleitung

Für den Verlust der eigenen Niere gibt es bis heute keinen vollwertigen Ersatz. Die ausgefallenen Nierenfunktionen werden am vollständigsten von einer anderen Niere übernommen. Deshalb ist eine Transplantation für Patienten mit chronischem Nierenversagen das therapeutische Mittel der Wahl. Aber die Zahl der zur Verfügung stehenden Spenderorgane ist nicht einmal groß genug, um den jährlichen Zuwachs an Patienten mit chronischem Nierenversagen aufzufangen. Zudem ist die Überlebensrate der Transplantate zeitlich begrenzt.

Für Patienten, bei denen noch keine Transplantation erfolgt oder eine solche nicht möglich ist, sowie für Patienten mit akutem Nierenversagen müssen daher die technisch realisierten Nierenersatztherapien in großer Zahl und zu jedem Zeitpunkt zur Verfügung stehen.

Die Notwendigkeit zur Blutreinigung kann sich aufgrund exogener und endogener Vergiftungen ergeben. Exogene Vergiftungen können durch absichtliche Intoxikationen, wie z.B. Arzneimittelvergiftungen, oder unbeabsichtigte Intoxikationen der verschiedensten Art entstehen.

Endogene Intoxikationen basieren z.B. auf hereditären Autoimmunerkrankungen aufgrund pathogenetischer Faktoren und/oder Vergiftungen durch Insuffizienz eines Organs.

Die Leistung der chemisch-physikalischen Nierenersatztherapien muß sich an der Nierenfunktion, der Nierenleistung sowie am technisch und ökonomisch Möglichen orientieren.

Nierenfunktion als Leistungsvorgabe für die Nierenersatztherapien

Im gesunden Organismus sind die Nieren die wichtigsten Kontrollorgane zur Erhaltung einer konstanten Zusammensetzung der extrazellulären Flüssigkeit (Homöostase). Die Hauptaufgaben der Nierenfunktion sind:

- Elimination von Endprodukten des Stoffwechsels,
- Osmoregulation und Regulation des Wasser- und Elektrolythaushaltes,
- Regulation des Säure-Basen-Haushaltes,
- endokrine Sekretion von Gewebehormonen,
- Aufgaben im Intermediärstoffwechsel.

Die Funktionen von der Elimination bis zur Regulation des Säure-Basen-Haushaltes sind unmittelbar mit der Harnbildung verknüpft. An der Harnbildung sind drei Prozesse beteiligt: die glomeruläre Filtration, die tubuläre Sekretion und die Rückresorption.

Die glomeruläre Filtration (GFR) beruht auf rein physikalischen Kräften (Filtrationsdruck durch Herzarbeit). Sie erfolgt mit einer Rate von ca. 125 ml/min, was einer Menge von 180 l/Tag entspricht.

Das glomeruläre Filtrat wird auch als Primärharn bezeichnet und besitzt alle Kennzeichen eines Ultrafiltrats: Es ist frei von korpuskulären Blutbestandteilen und enthält nur minimale Gesamteiweißmengen.

Der bei der glomerulären Filtration stattfindende Stofftransport aus dem Plasma in den Primärharn erfolgt rein konvektiv (s. Abschnitt Konvektion) und stoffunspezifisch.

Für kleinmolekulare Stoffe besteht eine freie Filtrierbarkeit, d.h., die Moleküle können die glomeruläre Membran ungehindert passieren.

Erst bei größer werdendem Molekulargewicht erfolgt an der glomerulären Membran eine molekulare Siebung. Die Selektion der Substanzen, die über die glomeruläre Membran ausgeschieden werden, erfolgt ausschließlich nach ihrer Teilchengröße und nicht nach Toxizität.

In welchem Ausmaß eine Molekülart entsprechend ihrer Größe eine Membran passieren kann, wird durch den sog. Siebkoeffizienten angegeben. Der Siebkoeffizient (S) ist der Quotient aus der Konzentration (C_{UF}) im Ultrafiltrat und im Blut (C_B):

$$S = \frac{C_{UF}}{C_B}$$

Der Siebkoeffizient muß für jede Substanz einzeln bestimmt werden. Für Substanzen, die die glomeruläre Membran ungehindert passieren können, ist der Siebkoeffizient 1. Für Substanzen, die die Membran nicht passieren können, ist er 0. Um den Gesamtbereich und das Ausmaß der Permeabilität einer Membran für verschieden große Substanzen darzustellen, trägt man die Siebkoeffizienten der einzelnen Substanzen in Abhängigkeit von ihrem Molekulargewicht auf. So erhält man ein sog. Siebkoeffizientenspektrum, das die Permeabilität einer Membran unter konvektiven Bedingungen charakterisiert. In Abb. 2.1 ist das Siebkoeffizientenspektrum für die glomeruläre Membran der menschlichen Niere dargestellt. Für Substanzen bis zu einem Molekulargewicht von 8–10000 Dalton ist der Siebkoeffizient 1. Dem folgt ein deutlicher Abfall des Siebkoeffizienten und damit ein Abfall der Permeabilität für Substanzen mit dem entsprechenden Molekulargewicht bis hin zum Albumin, dessen Siebkoeffizient 0 ist. Je niedriger der Siebkoeffizient für eine Substanz ist, desto geringer ist die Permeabilität der Membran für diese Substanz.

Um die Eliminationsleistung der Niere zu bestimmen, wurde der Begriff der Clearance eingeführt. Mit

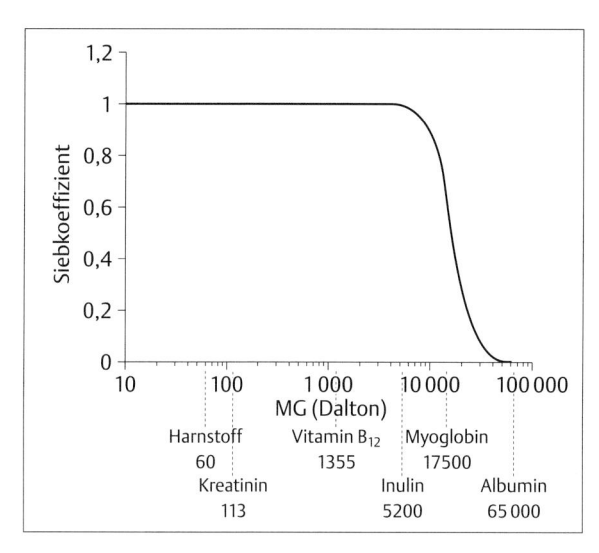

Abb. 2.1 Vereinfachtes Siebkoeffizientenspektrum der menschlichen Niere (schematisiert).

der Clearance läßt sich die GFR und die Menge Blut bestimmen, die pro Zeiteinheit von einer bestimmten Substanz wie z. B. Harnstoff oder Kreatinin vollständig befreit wird.

Zur Bestimmung der Clearance benutzt man Substanzen wie Inulin und das körpereigene Kreatinin, die frei filtrierbar, aber nicht toxisch sind, die weder tubulär resorbiert oder sezerniert und auch nicht in der Niere synthetisiert oder metabolisiert werden.

Für solche Substanzen ist die pro Zeiteinheit filtrierte Menge im Primärharn gleich der im Endharn pro Zeit ausgeschiedenen Menge, d. h., die Clearance solcher Substanzen ist gleich der GFR.

Mit einer Formel ausgedrückt ergibt sich:

$$K = \frac{U}{P} \cdot V \text{ (Clearanceformel)}$$

Dabei bedeuten:

K = Clearance des Stoffes X (ml/min),
U = Konzentration des Stoffes X im Urin (mg/l),
P = Konzentration des Stoffes X im Plasma (mg/l),
V = Harnvolumen pro Minute (ml/min).

Für niedermolekulare Substanzen ist die renale Clearance gleich der GFR (z. B. K_{Inulin} = 125 ml/min). Bei Substanzen, die zusätzlich sezerniert werden, ist die Clearance größer als die GFR.

Substanzen, die frei filtriert, aber tubulär rückresorbiert werden, haben eine geringere Clearance als die GFR (z. B. $K_{Harnstoff}$ = 65 ml/min).

Um die Eliminationsleistung von Nierenersatztherapie und Niere zu vergleichen, ist es üblich, die wöchentliche Clearance zu erfassen. Für Harnstoff liegt die renale Clearance bei ca. 650 l/Woche, während die einer durchschnittlichen Nierenersatztherapie bei ca. 150 l/Woche liegt, vorausgesetzt, der Patient wird 3mal 5 Stunden pro Woche mit einer Harnstoffclearance von ca. 160 ml/min therapiert (Kap. 9, Mann/Stiller). Dies zeigt, daß die Niere der Nierenersatztherapie in bezug auf Clearanceleistung deutlich überlegen ist.

Entsprechend der Nierenfunktion sind die elementaren Ziele der Nierenersatztherapie wie folgt zu formulieren:

- Bereitstellung einer Membran, die der Permeabilität der glomerulären Membran zumindest nahekommt;
- Erreichung einer wöchentlichen Clearance, die zu einer adäquaten Elimination führt;
- Korrektur der Gesamtosmolarität, der Elektrolytkonzentrationen und des Gesamtkörperwassers zumindest temporär auf normale Werte;
- Sicherstellung einer ausreichenden Korrektur des Säure-Basen-Haushaltes.

Diese Aufgaben können von den existierenden Behandlungstechniken, wenn auch teilweise mit einigen Einschränkungen, übernommen werden.

Der Ersatz der Niere als endokrines Sekretionsorgan und ihrer Funktion im Intermediärstoffwechsel muß durch Begleittherapien wie z. B. Behandlung mit Erythropoetin und Vitamin-D-Abkömmlingen übernommen bzw. angestrebt werden.

Zudem müssen die Nierenersatztherapien so gestaltet und weiterentwickelt werden, daß die Therapie möglichst komplikationsfrei verläuft, die Eliminationsleistung weiter gesteigert wird und dadurch letztendlich eine größtmögliche Rehabilitation des Patienten erreicht wird.

Chemisch-physikalische Prozesse und Parameter in der Nierenersatztherapie

Die verschiedenen Nierenersatztherapien sind eine Kombination von chemisch-physikalischen Prozessen und Parametern mit der notwendigen Technik, die einen kontrollierten Ablauf dieser Prozesse, die Einhaltung der vorgegebenen Größen und die Gewährleistung eines zur Therapiedurchführung notwendigen extrakorporalen Kreislaufs sichert. Solche Prozesse und Parameter sind: Diffusion und Osmose, Filtration, Ultrafiltration und Konvektion, Konzentration und Konzentrationsgradient, Adsorption, pH-Wertveränderungen sowie Temperatur, Zeit und Geschwindigkeit.

Diffusion

In einem Flüssigkeitsraum gelöste Teilchen unterliegen temperaturabhängig einer ständigen ungeordneten Bewegung (Brown-Molekularbewegung). Bestehen in einem Flüssigkeitsraum Konzentrationsdifferenzen bestimmter Stoffe, so sind die Moleküle bestrebt, sich gleichmäßig auszubreiten, bis ein Konzentrationsausgleich erreicht ist. Dabei bewegen sich die Teilchen stets von Orten höherer Konzentration zu Orten mit niedrigerer Konzentration. Diffusion führt zu einer gleichmäßigen Verteilung der Moleküle (Abb. 2.2).

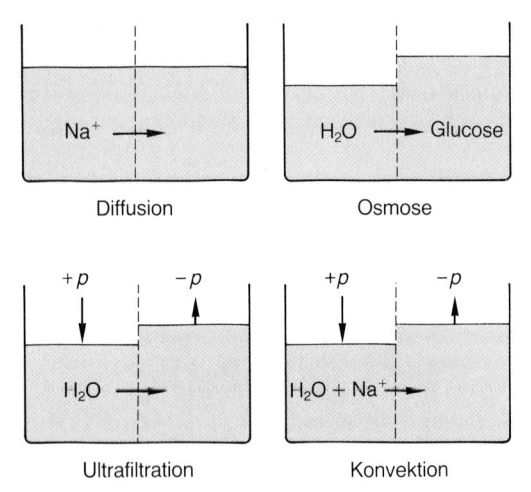

Abb. 2.2 Schematische Darstellung von Transportvorgängen durch eine semipermeable Membran. Diffusion = Konzentrationsausgleich durch Ionenwanderung, Osmose = Konzentrationsausgleich durch Wanderung der Wassermoleküle, Ultrafiltration und Konvektion = Flüssigkeits- und Substanztransport aufgrund eines hydrostatischen Druckgefälles, p = Druck.

Sind zwei Flüssigkeitsräume mit unterschiedlichen Molekülkonzentrationen durch eine semipermeable Membran getrennt, so findet nur für die Substanzen, die die Membran aufgrund ihrer Molekülgröße passieren können, ein Konzentrationsausgleich statt.

Osmose

Befinden sich im Lösungsmittel gelöste Teilchen, die die Membran nicht passieren können, so entsteht eine osmotische Druckdifferenz, und als Folge strömt das Lösungsmittel vom Ort der niedrigeren Konzentration zum Ort der höheren Konzentration, bis die osmotische Druckdifferenz $\Delta\pi$ gleich der sich dabei einstellenden Druckdifferenz ΔP ist: $\Delta P = \Delta\pi$.

Osmotischer und onkotischer Druck

Eine Konzentrationsdifferenz an einer semipermeablen Membran führt nach der Gleichgewichtseinstellung immer zu einer hydrostatischen Druckdifferenz, die der osmotischen Druckdifferenz in beiden Lösungen entspricht.

Die osmotische Wirksamkeit einer gelösten Substanz korreliert mit dem Dissoziationsgrad im Lösungsmittel. Neben solchen in Wasser dissoziierenden Substanzen, wie z. B. NaCl, gibt es Substanzen, die nicht in Ionen zerfallen, aber trotzdem ein Wasserbindungsvermögen haben, sog. kolloidal lösliche Stoffe, wie Glucose und Proteine. Die osmotische Wirkung dieser Substanzen wird als kolloidosmotischer Druck bezeichnet.

Adsorption

Unter Adsorption versteht man die Anreicherung eines Stoffes über seine Konzentration im Lösungsmittel hinaus. Man unterscheidet nach Art der Kräfte, die die Adsorption der Teilchen an eine Oberfläche bedingen, zwischen physikalischer, chemischer und elektrostatischer Adsorption. Van-der-Waals-Kräfte (Dipolkräfte zwischen Atomen) sind Ursache der physikalischen Adsorption. Diese Bindung ist locker und wird mit steigender Temperatur schwächer.

Bei der chemischen Adsorption wirken chemische Bindungskräfte in Abhängigkeit von der Anzahl aktiver Bindungszentren der Moleküle. Diese Bindung erfolgt fest und nimmt mit steigender Temperatur zu.

Die elektrostatische Adsorption ist durch die feste Bindung zwischen positiv und negativ geladenen Teilchen (Kationen und Anionen) gekennzeichnet. Bei jeder Adsorption stellt sich zeit-, temperatur- und konzentrationsabhängig ein Gleichgewicht ein, d. h., daß im Gleichgewichtszustand keine weiteren Moleküle adsorbiert werden können (Sättigung). Bei allen Arten des Stofftransports über Membranen sind Adsorptionseffekte zu berücksichtigen.

Filtration

Filtration ist die aufgrund einer hydrostatischen oder osmotischen Druckdifferenz erfolgende Trennung gelöster und ungelöster Stoffe aus Flüssigkeiten durch poröses Material bzw. Filter. Üblicherweise sind solche Filter Porenmembranen, deren Eigenschaften von Länge, Anzahl und Radius der Membranporen abhängen. Die Bestimmung der Filtrationsrate durch die Filtermembran (Volumenfluß in ml/min) erfolgt durch das Hagen-Poiseuille-Gesetz:

$$\dot{V} = \frac{r^4 \times \pi \times n}{8 \times 1 \times \mu} \times P*$$

Dabei ist:

$\dot{V}$ = Filtrationsrate (ml/min),
r = Porenradius,
n = Anzahl der Poren,
l = Länge der Poren (im einfachsten Fall Membrandicke),
μ = Viskosität der Flüssigkeit,
P* = Filtrationsdruck (hydrostatische Druckdifferenz).

Ultrafiltration und Konvektion

Wird Lösungsmittel durch eine semipermeable Membran durch eine wie auch immer erzeugte Druckdifferenz vom Ort des höheren hydrostatischen Druckes zum Ort des niedrigeren hydrostatischen Druckes transportiert, so bezeichnet man dies als Ultrafiltration. Für die Ultrafiltration in den Nierenersatztherapieverfahren wird die Porengröße der Membran so gewählt, daß Blutzellen und höhermolekulare Substanzen, z. B. Proteine, durch die Membran abgetrennt werden.

Werden im Ultrafiltrat durch die semipermeable Membran gelöste und ungelöste Substanzen transportiert, bezeichnet man dies als Konvektion bzw. konvektiven Transport.

Siebungseffekt

Bei diesem Transport über die semipermeable Filtermembran findet wie an der glomerulären Membran eine Siebung statt. Bei den in der Nierenersatztherapie verwendeten Membranen hängt das Rückhaltevermögen von der Membranart ab. Je nach verwendetem Typ kann das Rückhaltevermögen bei ca. 2000 Dalton beginnen und die Abschlußgrenze bei 5000–8000 Dalton erreicht sein, oder das Rückhaltevermögen beginnt erst ähnlich wie bei der glomerulären Membran oberhalb von 10000 Dalton, und die Abschlußgrenze wird erst bei 65000 Dalton erreicht (s. Abschnitt Dialysatoren).

Das Ausmaß der Siebung für die einzelnen Substanzen wird wie bei der Niere durch den Siebkoeffizienten quantifiziert (Abb. 2.16).

Geschwindigkeit des Stofftransportes

Bei der Konvektion erfolgt der Stofftransport durch das Ultrafiltrat und bei der Diffusion durch die Brown-Molekularbewegung.

Während bei der Konvektion die Geschwindigkeit der transportierten Moleküle an die Geschwindigkeit des Lösungsmitteltransfers gebunden ist, hängt die Geschwindigkeit bei der Diffusion von der Teilchengröße ab.

Je kleiner ein Molekül ist, desto größer ist seine Diffusionsgeschwindigkeit, um so häufiger gelangt das Molekül zur Membran, und um so größer ist die Wahrscheinlichkeit, daß es die Membran passieren kann. Außer durch die Molekülgröße kann die Diffusionsgeschwindigkeit einer Substanz durch Wechselwirkung mit anderen Molekülen beeinflußt werden.

Konzentrationsgradient

Beim diffusiven Stofftransport ist der Konzentrationsgradient die treibende Kraft für den Stoffaustausch zwischen den beiden von der semipermeablen Membran getrennten Lösungsmittelräumen und hat somit entscheidenden Einfluß auf die Menge der transportierten Moleküle/Zeiteinheit (Massentransfer).

Je größer der Gradient, desto größer der Nettomassentransfer/Zeit und umgekehrt (Kap. 9, Mann/Stiller).

Dagegen hängt die Menge der durch Konvektion transportierten Teilchen unter Berücksichtigung des Siebungseffektes nur von ihrer Konzentration im Lösungsmittel und der Menge des transportierten Lösungsmittels ab.

pH-Wert

Der pH-Wert ist der negative dekadische Logarithmus der Wasserstoff-Ionenkonzentration (H^+):

$$pH = -\log H^+$$

Bekanntermaßen bedeuten pH-Werte unter 7,0, daß die Säureanteile in der Lösung überwiegen, pH-Werte über 7,0, daß die basischen Anteile überwiegen, während der pH-Wert von 7,0 den Neutralwert darstellt. Der pH-Wert im Blut muß innerhalb eines engen Bereiches von 7,3–7,45 gehalten werden.

Der pH-Wert in der Spüllösung hat einen entscheidenden Einfluß auf den Dissoziierungsgrad bestimmter Elektrolyte und damit auch auf deren Löslichkeit, z.B. für die Dissoziation bzw. Löslichkeit von Calciumcarbonat. Je saurer die Lösung, desto größer die Löslichkeit von Calciumcarbonat.

Temperatur

Bislang wurde die Temperaturregulierung in der Nierenersatztherapie vorwiegend unter dem Aspekt gesehen, Blut und Spüllösungen im extrakorporalen Kreislauf auf Körpertemperatur zu halten. In neuerer Zeit gewinnt die Temperatursteuerung eine physiologische und therapeutische Bedeutung (s. Abschnitt Therapieoptimierung).

Membranen

Die Elimination von Substanzen in der Nierenersatztherapie wird in erster Linie durch die Membran des Filters beeinflußt; daneben spielt für größere Moleküle auch die Zellmembran, die den intrazellulären vom extrazellulären Raum trennt, eine Rolle.

Filtermembranen

Die in der Behandlung verwendeten Filtermembranen kann man nach ihrem Aufbau und nach ihrer chemischen Natur unterscheiden.

Struktur und Aufbau

Vom Aufbau her unterscheidet man zwei Arten von Membrantypen: symmetrische und asymmetrische Membranen.

Symmetrische Membranen sind innen und außen homogen strukturiert (Abb. 2.3a).

Asymmetrische Membranen dagegen sind auf beiden Seiten verschieden strukturiert (Abb. 2.3b). Ob eine Membran symmetrisch oder asymmetrisch wird, hängt vom Produktionsprozeß ab.

Die überwiegende Zahl der Membranen wird zu Hohlfasern verarbeitet und nur ein geringer Anteil zu Flachmembranen.

Asymmetrische Hohlfasern haben innen eine dünne Membranschicht, die meist nur 1–3 µm dick ist und an der sich der eigentliche Separationsprozeß abspielt. Dieser inneren, meist sehr glatten Membran folgt eine mehr oder weniger poröse, schaumartige Struktur, die oft auch als Stützschicht oder äußere Membran bezeichnet wird. Sie verleiht der Hohlfaser die notwendige hydraulische Stabilität. Im Vergleich zur inneren Membran ist die Oberfläche der äußeren Membran viel größer und bietet Raum für Adsorptionsprozesse wie z.B. für Pyrogene, β_2-Mikroglobulin und andere.

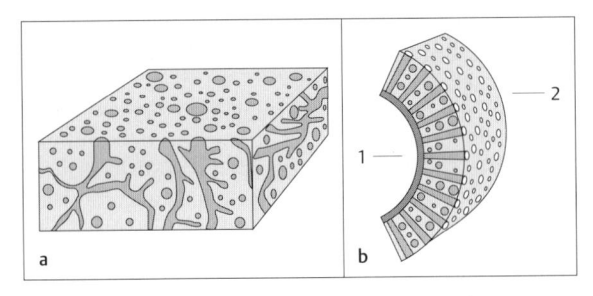

Abb. 2.3 Schematische Darstellung verschiedener Membranstrukturen. **a** Symmetrischer Aufbau, **b** asymmetrischer Aufbau, 1 = innere, 2 = äußere Membran.

Membranmaterialien

Die Vielfalt der in der Nierenersatztherapie verwendeten Membranmaterialien läßt sich in drei Gruppen unterteilen:

- Membranen aus klassischer regenerierter Cellulose,
- Membranen aus synthetisch modifizierter Cellulose,
- synthetische Membranen.

Eine Übersicht über die verschiedenen Membranen der einzelnen Gruppen ist in Abb. 2.4 gezeigt.

■ Membranen aus regenerierter Cellulose

Membranen aus diesem Material werden mit verschiedenen Namen belegt: regenerierte Cellulose, Cuprammoniumcellulose (Cuprophan), Cuprammoniumrayon und *S*aponified *C*ellulose *E*ster. SCE ist eine Neuentwicklung in dieser Gruppe, besteht aus verseiftem Celluloseacetat und ist in seinen diffusiven und konvektiven Eigenschaften dem Cuprophan, dem sicher prominentesten Vertreter dieser Gruppe, gleich.

Bei der FIN-Typ-Cellulose handelt es sich um keine chemische Modifikation, sondern um eine Strukturveränderung an der Hohlfaser. Die Hohlfasern sind an der Außenseite sägezahnartig modifiziert, was den Stoffaustausch und die Stabilität dieser Membran erhöhen soll.

Die meisten heute verwendeten Membranen dieser Gruppe werden im sog. Cuprammoniumprozeß hergestellt (16).

Cellulosemembranen nehmen Wasser auf und quellen, so daß eine nach Vorbehandlung bzw. Vorspülung verwendete Cellulosemembran 45–50% des Polymergewichts an Wasser enthält (44). Um die Permeabilität der Membran während des Transportes und der Lagerung zu erhalten, enthalten Membranen aus Cellulose und Polyacrylnitril 5–40% des Polymergewichts an Glycerin.

■ Membranen aus regenerierter synthetisch modifizierter Cellulose

In dieser Gruppe unterscheidet man drei Arten der Modifikation: Veresterung, Verätherung und Oberflächenbeschichtung.

Zur ersten Gruppe gehört die azetylierte Cellulose, eine Veresterung aus Cellulose und Acetanhydrid, die Celluloseacetat genannt wird. Dabei unterscheidet man je nach Substitutionsgrad Celluloseacetat, Cellulosediacetat und Cellulosetriacetat. Die Celluloseacetate werden in aller Regel zu Hohlfasern verarbeitet.

Zu den synthetisch modifizierten Membranen gehört auch Hemophan. Es entsteht durch Verätherung mit DEAE (Diethylaminoethanol). Die Verätherung mit DEAE bewirkt eine Modifikation der Celluloseoberfläche. Das so modifizierte Material ist gegenüber der Cellulose verträglicher (biokompatibler).

Eine Neuentwicklung in der Gruppe der Modifikation durch Verätherung ist die SMC-Membran (*s*ynthetisch *m*odifizierte *C*ellulose). Bei diesem Material handelt es sich um eine Verätherung von Cellulose mit Benzylgruppen. Dadurch entstehen domänenartige Strukturen auf der Membranoberfläche, die eine optimale Wechselwirkung mit Blutproteinen garantieren sollen.

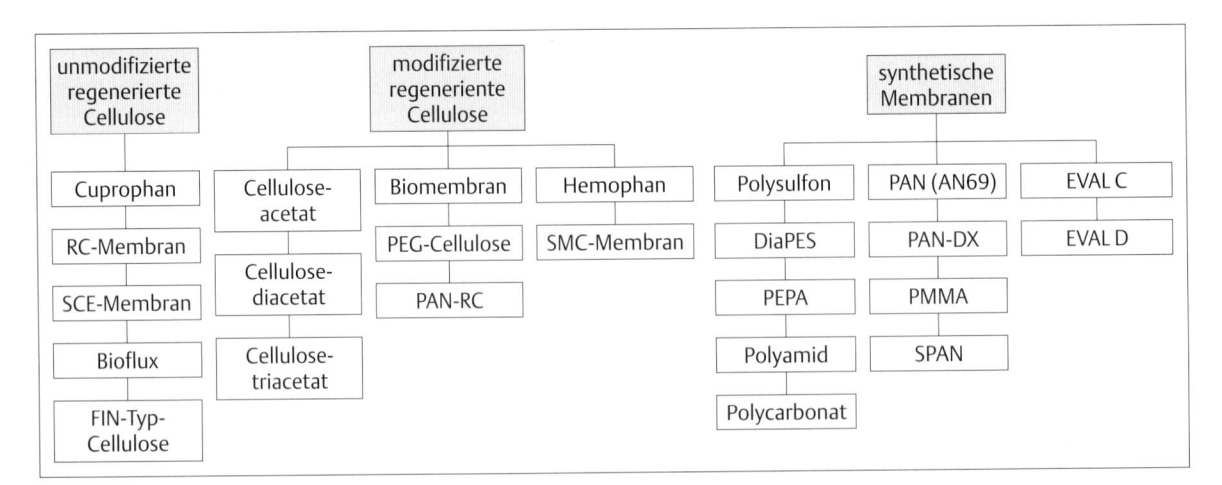

Abb. 2.4 Übersicht über die in der Nierenersatztherapie verwendeten Membranen, geordnet nach Membranmaterial und Bindungsart.

unmodifizierte regenerierte Cellulose	modifizierte regenerierte Cellulose	synthetische Membranen
Cuprophan	Celluloseacetat / Biomembran / Hemophan	Polysulfon / PAN (AN69) / EVAL C
RC-Membran	Cellulosediacetat / PEG-Cellulose / SMC-Membran	DiaPES / PAN-DX / EVAL D
SCE-Membran	Cellulosediacetat / PAN-RC	PEPA / PMMA
Bioflux	Cellulosetriacetat	Polyamid / SPAN
FIN-Typ-Cellulose		Polycarbonat

Zu den oberflächenbeschichteten Cellulosematerialien gehören die Biomembran, die PEG-Cellulose und die PAN-RC.

Bei der PEG-Cellulose werden Molekülketten aus Polyethylenglykol (PEG) auf die Cellulose übertragen. Bei der Biomembran handelt es sich um eine Polypropylenbeschichtung und bei PAN-RC um eine Polyacrylnitrilbeschichtung.

Synthetische Membranen

Die synthetischen Membranen sind cellulosefrei und bestehen aus Polymeren wie Polyacrylnitril, Polysulfon, Polycarbonat, Polyamid und Polymethylmethacrylat.

Die AN69-Membran ist eine kopolymere Membran aus Acrylnitril, Methallylsulfat und Acrylamid (15). Das Material wird sowohl zu Flachmembranen als auch zu Hohlfasern verarbeitet.

PAN-DX (Polyacrylnitril) besteht nur aus Acrylnitril und Acrylamid, ist aber der AN69 verwandt. Typische Kennzeichen für diese Membranen sind ein symmetrischer Aufbau und eine gute Biokompatibilität sowie ein ausgeprägtes Adsorptionsvermögen für β_2-Mikroglobulin.

Eine neue PAN-Membran ist die SPAN-Membran. Bei ihr handelt es sich um ein spezielles Polyacrylnitril, das keine effektive Bradykiningeneration und damit bei Verwendung von ACE-Hemmern keinen Blutdruckabfall verursacht.

PMMA besteht aus dem Monomer Polymethylmethacrylat und kann auch in der Plasmapherese verwendet werden.

Nach dem Spülvorgang im Herstellungsprozeß werden alle PMMA- und PAN-Membranen wie die Cellulosemembranen zur Stabilisierung mit Glycerin behandelt.

EVAL ist ein Polymer aus Ethylenvinylalkohol und kann ohne jede Veränderung als Hohlfaser zur Blutreinigung verwendet werden, da es im Gegensatz zu anderen Materialien von sich aus hydrophil ist.

Polycarbonat besteht aus einem Polymer, das durch Kondensation von Bisphenol A und Diol in Gegenwart von Phosgen hergestellt wird (4). Die Permeabilität von Polycarbonat ist ähnlich der der Cellulosemembranen.

Polyamid trägt als Eigenamen den vollständigen Namen des Polymers, aus dem die Membran besteht. Bei dieser synthetischen Membran ist die äußere Schicht, die Stützschicht, gekennzeichnet durch lange tunnelartige Strukturen anstelle von schaumartigen wie bei Polysulfon.

Polysulfon ist je nach Hersteller ein Mono- oder Kopolymer (9). Die erste in der Nierenersatztherapie routinemäßig verwendete Polysulfonhohlfaser wurde von Streicher und Schneider beschrieben und wird heute unter dem Namen Fresenius-Polysulfon geführt, dem einzigen Polysulfonmaterial, aus dem es bis dato sowohl eine High- als auch eine Low-flux-Membran gibt. Polysulfonmembranen enthalten nur geringe Wassermengen, sind praktisch frei von Porenfüllstoffen und zeichnen sich aus durch eine hohe diffusive und konvektive Kapazität.

Auf dem Gebiet der Polysulfonmaterialien gibt es eine Reihe von Neuentwicklungen, z.B. PEPA und DiaPES.

PEPA bedeutet Polyether-Polymer-Alloy und wird hergestellt aus Polyacrylat und Polyethersulfon. Wie die meisten synthetischen Membranen hat PEPA eine synthetische Struktur mit einer besonders dünnen Innen-(Separations-)Membran.

PES ist ein Polymer aus Polyethersulfon und ebenfalls eine Neuentwicklung.

Die Vielfalt der Membranmaterialien wird oft vereinfachend unter Sammelnamen geführt. Beispielsweise spricht man ohne Differenzierung einfach von Polyacrylnitril, oder alle Polysulfontypen werden schlicht als Polysulfon bezeichnet. Nicht selten werden aber mit dieser begrifflichen Vereinfachung auch die wissenschaftlichen Ergebnisse vor der einen auf die andere Membran ohne Prüfung übertragen. Eine solche Vorgehensweise ist jedoch nur sehr bedingt möglich, bedenkt man, daß bereits die Veränderung einer Seitengruppe des Polymers zu unterschiedlichen biokompatiblen Eigenschaften führen kann oder die Sterilisationsart die Permeabilität von Membranen entscheidend verändern kann. Für eine gezieltere Anwendung ist daher eine genauere Differenzierung notwendig. Im nun folgenden Abschnitt sollen allgemeine Eigenschaften von Membranen erläutert werden, die eine grundsätzliche Differenzierung möglich machen.

Eigenschaften künstlicher Membranen

Diffusive und konvektive Kapazität

Die Eliminationsleistung semipermeabler Membranen hängt im wesentlichen ab von der Porengröße, der Anzahl der Poren pro m^2, der verwendeten Membranoberfläche (m^2) und dem Adsorptionsvermögen. Es ist technisch nicht möglich, Membranen mit einer völlig gleichmäßigen Porengröße zu fertigen. Daher folgt die Größe der Poren einer statistischen Zufallsverteilung. Für die kleineren Moleküle steht aufgrund der Porengröße eine wesentlich größere Anzahl an passierbaren Poren zur Verfügung als für größere Moleküle. Das hat zur Folge, daß die Permeabilität mit zunehmender Molekülgröße abnimmt. Ebenfalls aufgrund der Verteilung der Porengröße gibt es bei Membranen keine scharfe Abschlußgrenze (Cut-off) (Abb. 2.16) (35).

Membranwiderstand

Der Membranwiderstand ist substanzspezifisch und hängt von der Membrandicke, der Porengröße und der Größe des entsprechenden Moleküls ab. Dünne Membranen haben einen niedrigeren Diffusionswiderstand als dicke. Kleine, enge Poren ergeben einen höheren Membranwiderstand als große Poren. Membranen, die besonders dünn sind (z.B. bei Polysulfon die innere Membran) und große Poren haben, haben einen niedrigen Widerstand und eine hohe hydraulische Permeabilität. Solche Membranen benötigen für die gleiche Ultrafiltrationsmenge weniger Druck als Membranen mit niedrigerer hydraulischer Permeabilität und können nur mit Geräten, die eine volumetrische Ultrafiltrationskontrolle haben, verwendet werden.

Eine ideale Membran stellt für die Stoffe, die die Membran passieren sollen, kein Hindernis bzw. keinen Widerstand dar, während für alle zu retinierenden Stoffe der Membranwiderstand unendlich groß ist.

Ladung

Je nach ihrer chemischen Zusammensetzung haben Membranen eine an ihrer Oberfläche wirkende Ladung. Diese Ladung kann einen Einfluß auf den Stofftransport haben: Bei einer negativ geladenen Membran ist der konvektive Stofftransport sowohl für positiv als auch für negativ geladene Dextranmoleküle niedriger als für neutrale (20). Bei neutralen Membranen, wie der Polysulfonmembran, kann kein Unterschied festgestellt werden: Negativ und positiv geladene Dextrane passieren die Membran ebenso gut wie neutrale. Ein Einfluß der Ladung auf die biokompatiblen Eigenschaften ist in letzter Zeit bekanntgeworden. Von AN69 wird eine Bradykininaktivierung berichtet, die zumindest zum Teil auf die negative Ladung der Membran zurückgeführt wird.

Adsorption

Je nach Ladung und den an der Oberfläche aktiven Bindungsgruppen haben die Membranen ein unterschiedliches Adsorptionsvermögen, sowohl qualitativ als auch quantitativ. In letzter Zeit sind eine Reihe solcher Adsorptionsbeispiele beschrieben worden, von denen hier nur zwei erwähnt werden sollen: die Adsorption von Endotoxinen und von β_2-Mikroglobulin (17).

Floege beschreibt den Siebkoeffizientenverlauf für β_2-Mikroglobulin für Behandlungen mit verschiedenen Membranen (Abb. 2.5). Bei der AN69 ist der Siebkoeffizient zu Beginn der Behandlung deshalb niedrig, weil zunächst eine hohe β_2-Mikroglobulin-Adsorption stattfindet. In dem Maße, wie die β_2-Mikroglobulin-Adsorption abnimmt, nimmt der Siebkoeffizient zu.

Zellmembran

Eine Substanz aus dem Intrazellulärraum (IZR) muß bis zum Verlassen des Körpers beide Membranen passieren, die Zellmembran und die Filtermembran.

Der Stofftransport über die Filtermembran erfolgt rein passiv. Der Transport über die Zellmembran dagegen kann sowohl passiv als auch aktiv sein.

Ist für eine bestimmte Substanz der Membranwiderstand der Zellmembran größer als der der Filtermembran, so kann es infolge der niedrigeren Massentransferrate über die Zellmembran zu einer temporären intradialytischen Konzentrationsdifferenz zwischen Extrazellulärraum (EZR) und IZR kommen. Am Ende der Therapie findet ein Konzentrationsausgleich zwischen EZR und IZR statt. Diesen Konzentrationsausgleich bezeichnet man als Rebound (Kap. 9, Mann/Stiller). Zudem muß bei quantitativen Betrachtungen der passiven Transportvorgänge über die Zellmembran berücksichtigt werden, ob es sich um ionisierte oder nichtionisierte Stoffe handelt. Die Verteilung nichtionisierter

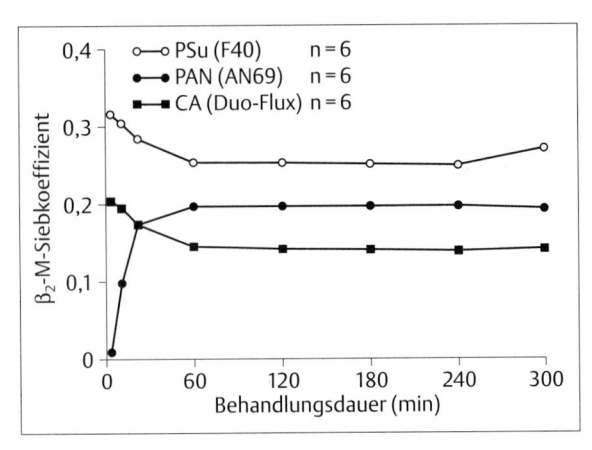

Abb. 2.5 Verlauf des apparenten Siebkoeffizienten für β_2-Mikroglobulin verschiedener Hämofilter (nach Floege).

Stoffe folgt dem Konzentrationsgradienten, die Verteilung ionisierter Stoffe dem elektrochemischen Potential.

Beim aktiven Transport über die Zellmembran unterliegt der Massentransfer substanzspezifischen Bedingungen. Aktive Transporte sind in biologischen Membranen an bestimmte Strukturen, sog. Shuttlesysteme, gebunden. Solche Systeme sind meist Eiweißmoleküle (ATPasen), deren Aktivität energie-, pH- und nur partiell konzentrationsabhängig ist. Diese Shuttlesysteme ermöglichen einen unidirektionellen Stofftransport gegen das elektrochemische Potential.

Durch solche Systeme wird die Anreicherung eines Stoffes in einem der Körperkompartimente möglich (z.B. Natrium-Kalium- und PO_4-Verteilung zwischen EZR und IZR). Wenn Substanzen wie z.B. Kalium oder Phosphat aus dem Körper entfernt werden sollen, so muß berücksichtigt werden, daß für die Elimination zunächst nur die im Plasmawasser vorhandene Konzentration für den Stofftransport zur Verfügung steht. Das Nachströmen solcher Substanzen aus dem IZR unterliegt den Gesetzmäßigkeiten der Transportsysteme.

Die vom intrazellulären Kalium- und Phosphatpool nachströmende Menge ist außer vom Konzentrationsgradienten auch vom aktiven Transport abhängig, der wiederum vom Energiezustand der Zelle und vom pH-Wert beeinflußt wird. Der Kaliumtransfer z.B. ist bei niedrigerem pH-Wert größer als bei neutralem oder gar bei alkalischem pH-Wert.

Bei den derzeitigen Nierenersatztherapien kann zumindest eine ausreichende Kaliumelimination durch die Wahl der Kaliumkonzentration in der Dialysierflüssigkeit erreicht werden. Das bedeutet, daß der Kaliumkonzentrationsgradient und die aus dem IZR nachströmende Kaliummenge groß genug ist, um für eine entsprechende Elimination zu sorgen.

Dagegen ändert sich die Phosphatkonzentration mit einer völlig anderen Kinetik. Während der ersten Stunde der Therapie sinkt die Plasmaphosphatkonzentration rapide ab (22), und der Stofftransport über die Filtermembran ist zu dieser Zeit weitgehend vom Konzentrationsgradienten zwischen Plasmawasser und Dialysierflüssigkeit abhängig. Nach diesem schnellen Absinken bleibt die Serumphosphatkonzentration bis zum Therapieende auf niedrigem Level annähernd konstant. Während dieser Zeit ist die Phosphatelimination mehr von der Nachlieferung aus dem IZR abhängig als vom Konzentrationsgradienten. Nach Therapieende tritt ein schneller Rebound-Effekt ein. Eine Stunde nach Therapieende hat sich die Serumphosphatkonzentration wieder auf hohem Level eingestellt. Um aber in der zur Verfügung stehenden Therapiezeit trotzdem zu höheren Phosphatkonzentrationen zu kommen, wird derzeit in wissenschaftlichen Arbeiten versucht, den Phosphattransfer von IZR nach EZR durch gezielte Beeinflussung während der Therapie zu steigern.

Dialysatoren

Prinzip und Arten

Dialysatoren sind Module, in denen der Stoffaustausch zwischen dem zu entgiftenden Blut und der Dialysierflüssigkeit sowie der Flüssigkeitsentzug aus dem Blut stattfindet.

Im Dialysator ist das Blut von der Dialysierflüssigkeit durch eine semipermeable Membran getrennt, so daß man von einem Blutkompartiment und von einem Dialysatkompartiment sprechen kann.

Je nach dem geometrischen Aufbau des Blutkompartiments unterscheidet man Hohlfaser- oder Plattendialysatoren.

Bei den Hohlfaserdialysatoren besteht das Blutkompartiment aus den Gesamtinnenlumina aller Hohlfasern und das Dialysatkompartiment aus dem die Fasern umgebenden Innenlumen des Dialysatorgehäuses (Abb. 2.6a).

Je nach der gewünschten effektiven Membranoberfläche können in einem solchen Hohlfaserdialysator bis zu 20000 Kapillaren eingebaut sein. Vorteile der Kapillardialysatoren sind: leichte Handhabung, geringes Eigengewicht, effektiver Diffusionsaustausch, geringes Füllvolumen und niedrige Compliance. Das Füllvolumen ändert sich nicht mit dem Transmembrandruck. Blutlecks sind meist auf sehr kleine, diffuse Blutungen begrenzt.

Nahezu 90% aller Behandlungen werden heute mit Hohlfaserdialysatoren durchgeführt.

Bei den Plattendialysatoren (Abb. 2.6b) besteht das Blutkompartiment aus einem breiten gefrierbeutelähnlichen Schlauch, dessen Lumen im Gegensatz zur Hohlfaser forminstabil ist. Stützgitterplatten und Membranschlauch sind im „Sandwich"-Verfahren aufeinandergeschichtet und werden von zwei Endplatten abgedichtet. An den Rändern sind die Stützplatten in der Regel etwas verdickt, so daß die Membranen durch Druck seitlich befestigt sind. Heute sind die Stützfilter so konstruiert und optimiert, daß sie ebenfalls einen sehr guten Stoffaustausch zulassen. Die Kompartimente weisen ebenfalls niedrige Strömungswiderstände auf und erlauben einen guten Stoffaustausch sowie einen exakten Flüssigkeitsentzug.

Plattendialysatoren haben den Vorteil, daß sie keine Vergußmasse (Polyurethan) benötigen, in der nach dem Spülen Reste des Sterilisationsmittel ETO verbleiben können. In ihrem Aufbau sind sie jedoch aufwendiger in bezug auf benötigtes Material und ihre Handhabung.

Leistungskriterien

Clearance

Die Formulierung der Clearance wurde von Wolf u. Mitarb. (44) vorgenommen, um einen Parameter zu haben, der der Reinigungsleistung der normalen Niere möglichst äquivalent ist. Im Gegensatz zur Niere, in der die Elimination von Substanzen zunächst rein konvektiv erfolgt, ist der Stoffaustausch im Dialysator sowohl diffusiv als auch konvektiv. Beim diffusiven Stoffaustausch ist der Massentransfer vom Konzentrationsgradienten zwischen Plasmawasser und Dialysierflüssigkeit, beim konvektiven Stofftransport von der Filtratmenge abhängig. Da Filtratmenge und Konzentrationsgradient ständigen Wertänderungen unterliegen, ist es sinnvoll, für die Dialysatorenleistung eine davon unabhängige Meßgröße zu verwenden, die Clearance.

Die Clearance ist die Menge an Blut pro Zeiteinheit (ml/min), die den Dialysator bei definiertem Blutfluß vollständig gereinigt verläßt. Eine Harnstoffclearance von 170 ml/min bei einem Blutfluß von 200 ml/min bedeutet, daß von den 200 ml/min 170 ml/min den Dialysator harnstofffrei verlassen. Die restlichen 30 ml/min bleiben ungereinigt. Dieses vollständig gereinigte Blutvolumen ist natürlich nur ein theoretischer, virtueller Wert.

Praktisch wird die Clearance eines Dialysators aufgrund der Blutkonzentration oder der Konzentration in der Spülflüssigkeit vor und nach dem Dialysator und dem Blutfluß bestimmt (Kap. 9, Mann/Stiller).

Die Clearance eines Dialysators ist durch seine Membran, seinen geometrischen Aufbau, den Blut- und Dialysatfluß und die Höhe der Ultrafiltration bestimmt. Bei genauerer Betrachtung hat auch noch die Blutzusammensetzung (Hämatokrit, Gesamteiweiß) und die Betriebsdauer einen Einfluß auf die Clearance.

Um die Leistungsfähigkeit eines Dialysators zu charakterisieren und mit anderen Dialysatoren vergleichen zu können, wird die Clearance deshalb für bestimmte Werte von Blut-, Dialysatfluß und Ultrafiltrationsrate, meistens für Harnstoff, Kreatinin und Vitamin B_{12} als Leitsubstanzen angegeben.

Der reale Verlauf der Dialysatorclearance, im gezeigten Beispiel für Harnstoff, ist in Abhängigkeit vom Blutfluß in Abb. 2.7 gezeigt. Zunächst steigt die Clearance linear mit dem Blutfluß an, d.h., in diesem Bereich ist die Clearance nur vom Blutfluß abhängig. Dem linearen Anstieg folgt ein Bereich, in dem die Clearance nur noch langsam ansteigt, bis schließlich keine weitere Erhöhung mehr folgt, obwohl der Blutfluß linear erhöht wurde. In diesen beiden Bereichen wirkt die Permeabilität der Membran auf die Elimination (Clearance) begrenzend, d.h., die durch den erhöhten Blutfluß ange-

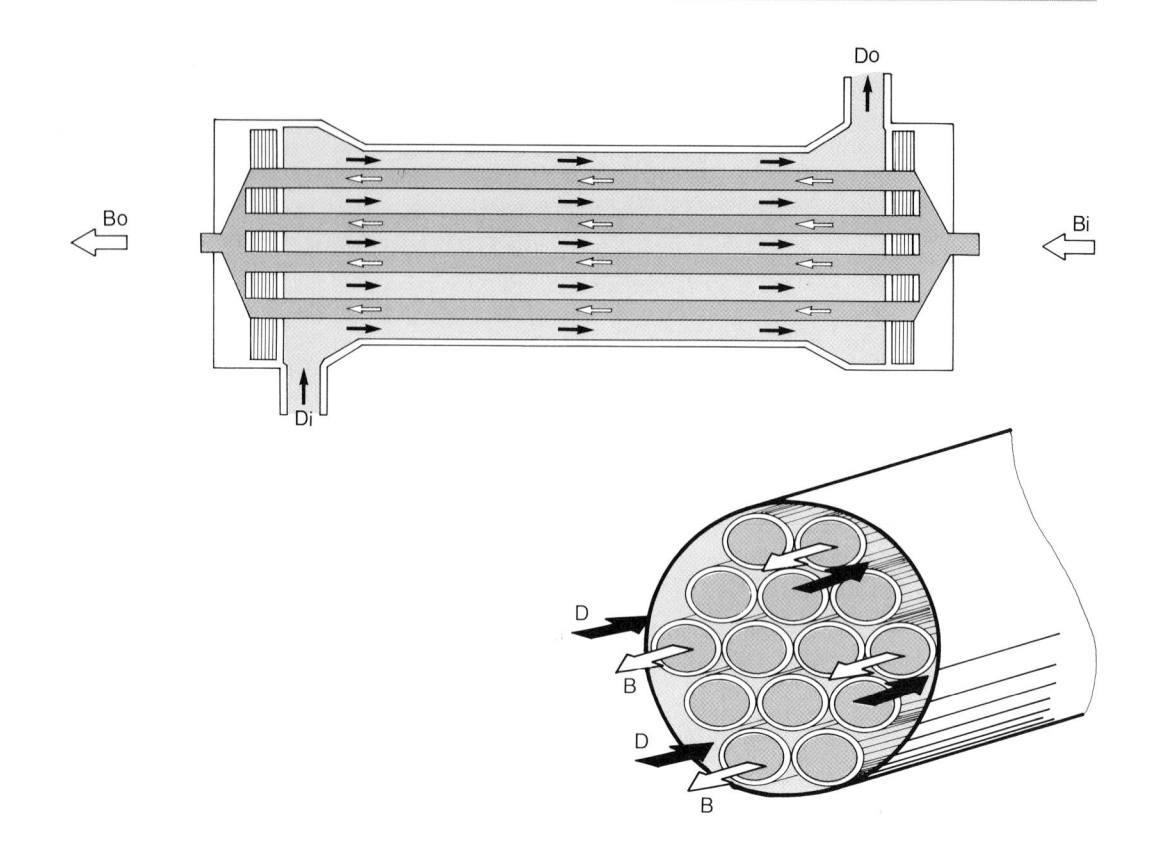

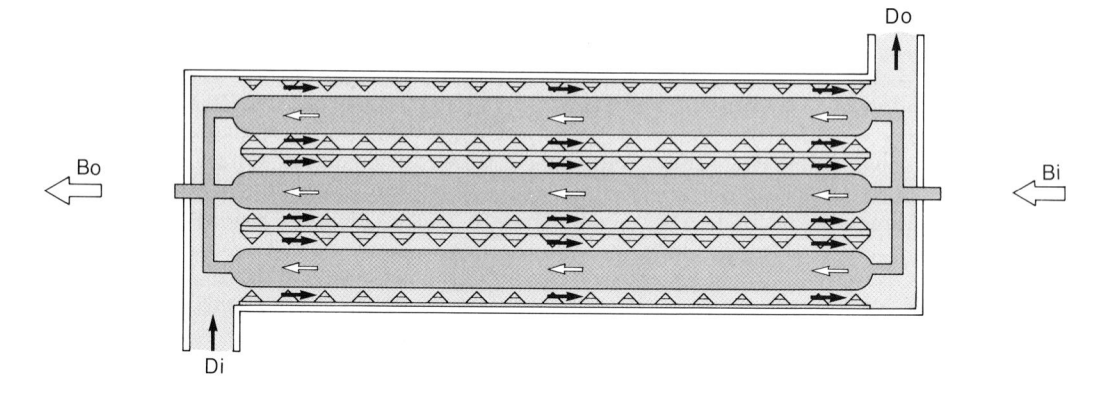

28 2 Verfahrenstechnische Aspekte

Abb. 2.6a Schematische Darstellung eines Hohlfaserdialysators. Das Blut strömt in den Kapillaren, die vom Dialysat im Gegenstromprinzip umspült werden.

B_i = Bluteintritt
B_o = Blutaustritt
D_i = Dialysierflüssigkeit
D_o = Dialysataustritt
B = Blutflußrichtung
D = Dialysatflußrichtung

Abb. 2.6b Schematische Darstellung eines Plattendialysators.
B_i = Bluteintritt
B_o = Blutaustritt
D_i = Dialysierflüssigkeit
D_o = Dialysataustritt
B = Blutflußrichtung
D = Dialysatflußrichtung

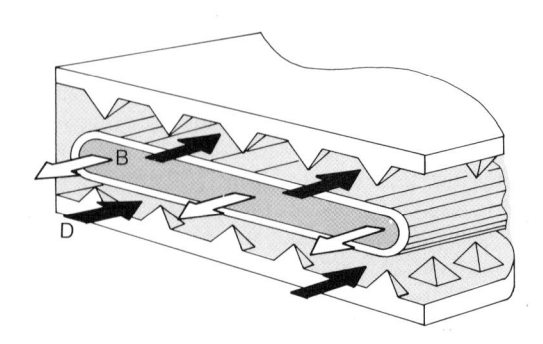

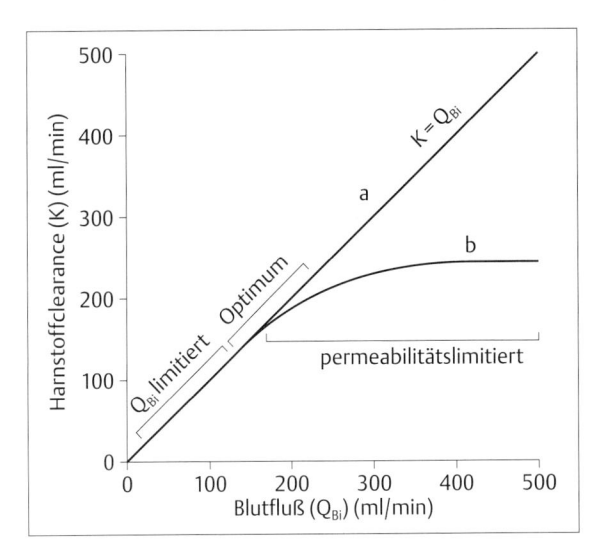

Abb. 2.7 Schematisierter Verlauf der Harnstoffclearance in Abhängigkeit vom Blutfluß, a) für eine ideale Membran mit einem Membranwiderstand von 0, b) für einen Hohlfaserdialysator mit einer Low-flux-Membran.

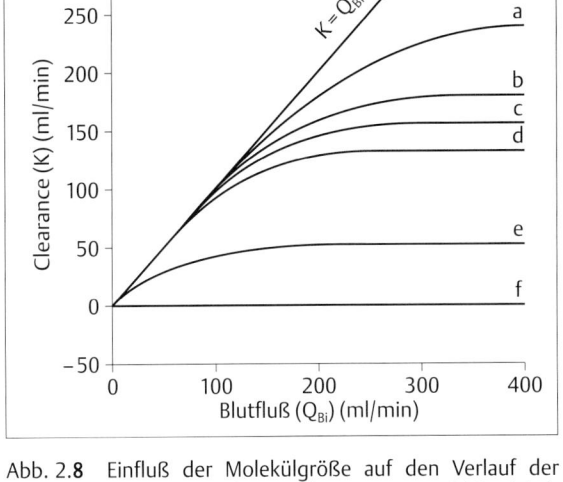

Abb. 2.8 Einfluß der Molekülgröße auf den Verlauf der Clearance für verschiedene Substanzen in Abhängigkeit vom Blutfluß (schematisiert). a = Harnstoff, b = Kreatinin, c = Harnsäure, d = Phosphat, e = Vitamin B_{12}, f = Albumin.

lieferten Teilchen können die Membran in der im Dialysator zur Verfügung stehenden Zeit in begrenztem Umfang oder gar nicht mehr passieren. Bei gleicher Membran kann nur durch eine Vergrößerung der Membranoberfläche eine Erhöhung der Clearanceleistung erzielt werden.

Um die Eliminationsleistung des Dialysators voll zu nutzen, sollte der Blutfluß so gewählt werden, daß das Optimum an Clearance erzielt wird. Wie sich die Molekülgröße auf die Clearance auswirkt, ist in Abb. 2.8 gezeigt. Allgemein gilt: Je größer die Molekülgröße, desto schneller wird die Eliminationsgrenze erreicht.

Da die Elimination über eine semipermeable Membran sowohl diffusiv als auch konvektiv erfolgen kann, wird auch entsprechend zwischen diffusiver und konvektiver Clearance unterschieden.

In Abb. 2.9 ist ein typisches Beispiel für den Verlauf der diffusiven und konvektiven Clearance zweier verschiedener Membrantypen in Abhängigkeit vom Molekulargewicht gezeigt. Bei der High-flux-Membran findet man eine diffusive Clearance bis zu einem Molekulargewichtsbereich von 10000–15000 Dalton, während bei der Low-flux-Membran die diffusive Clearance bereits bei 4000–5000 Dalton endet. Einen ähnlich deutlichen Unterschied findet man bei der konvektiven Clearance für beide Membrantypen. Im hier gezeigten Beispiel für die konvektive Clearance ist ein Filtratfluß von 100 ml/min gewählt. Der High-flux-Dialysator hat eine konvektive Clearance bis weit in den hochmolekularen Bereich hinein; die konvektive Clearance für die Low-flux-Membran dagegen endet bei 8000–9000 Dalton.

In der Regel sind die zu den Dialysatoren angegebenen Clearances In-vitro-Werte, d. h., die Werte sind mit einer wäßrigen Lösung ermittelt worden. Seltener findet man In-vitro-Werte, die mit Humanblut oder Rinderblut gemessen wurden.

Die Clearancewerte, die während der Dialyse am Patienten gemessen wurden, werden als In-vivo-Clearances bezeichnet.

Die mit wäßrigen Lösungen ermittelten Clearancewerte liegen im Normalfall 10–15% über den in vivo gemessenen Werten. Die niedrigen In-vivo-Werte können verschiedene Ursachen haben:

– Der Hämatokrit des Patienten beeinflußt die Clearance des Dialysators. Je höher der Hämatokrit, desto niedriger die In-vivo-Clearance. Im Normalfall ist die Abweichung zwischen In-vitro- und In-vivo-Clearance im wesentlichen durch den Hämatokrit bedingt.
– Die Bildung der Sekundärmembran führt ebenso zu einem Absinken der Dialysatorclearance. Nach dem Spülvorgang hat die Membran im Blutkompartiment einen bestimmten, durch die Vorspülung mit Heparin meist sauren pH-Wert und einen Ladungszustand, der je nach verwendetem Membranmaterial positiv, negativ oder neutral sein kann. Beim Kontakt mit Blut erfolgt eine Adsorption und Sedimentation von Proteinen, Lipiden und korpuskulären Bestandteilen an der Membran.
– Rezirkulation kann die Hauptursache für eine Reduktion der In-vivo-Clearance sein. Man unterscheidet je nach Ursache zwei Arten von Rezirkulation: kardiopulmonale Rezirkulation und Shuntrezirkulation. Die kardiopulmonale Rezirkulation tritt meist erst bei Blutflüssen über 300 ml/min auf, und zwar dann, wenn zwischen dem Herzminutenvolumen und dem Shuntfluß eine zu hohe Differenz auftritt. Die dadurch verursachte Verringerung führt z. B. zu einer Reduktion der Harnstoffclearance in Höhe von 4–7%. Eine Rezirkulation im Shunt dagegen kann zu einer Clearanceverringerung von bis zu 50% und mehr führen. Shuntrezirkulation tritt auf, wenn sich gereinigtes Blut (extrakorporales venöses Blut) mit ungereinigtem Blut (extra-

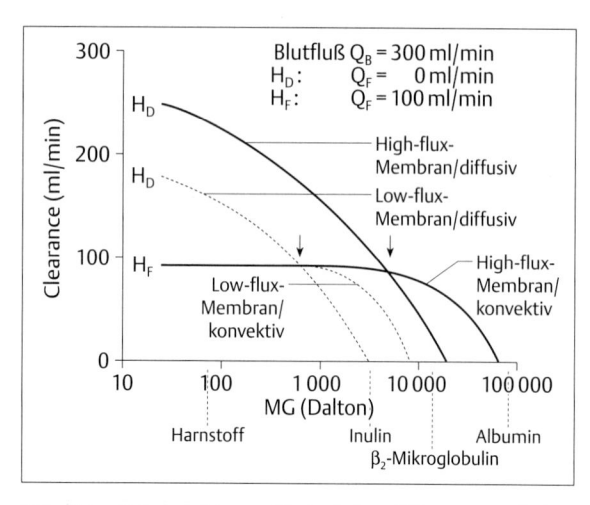

Abb. 2.9 Schematisierter Verlauf der diffusiven und der konvektiven Clearance einer Low-flux- und einer High-flux-Membran in Abhängigkeit vom Molekulargewicht. Pfeilspitzen = Schnittpunkt zwischen konvektiver und diffusiver Clearance. Q_F = Filtrationsrate.

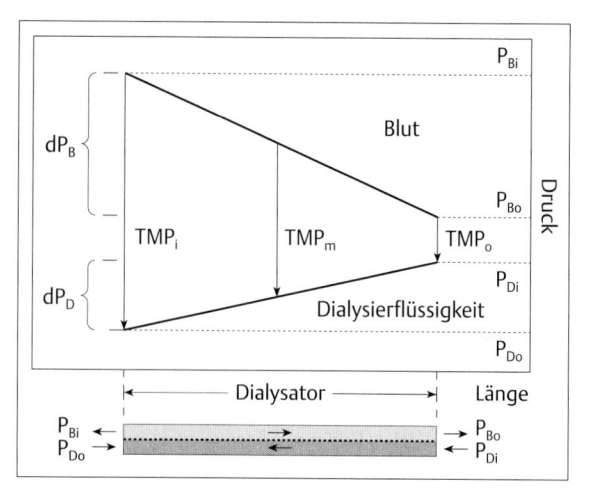

Abb. 2.10 Druckabfall und Transmembrandruckverteilung in einem Dialysator (schematisch).

P_{Bi} = Druck am Bluteingang
P_{Bo} = Druck am Blutausgang (venöser Rücklaufdruck)
dP_B = Blutdruckabfall ($P_{Bi} - P_{Bo}$)
P_{Di} = Druck am Dialysierflüssigkeitseingang
P_{Do} = Druck am Dialysierflüssigkeitsausgang
dP_D = Dialysierflüssigkeitsdruckdifferenz ($P_{Di} - P_{Do}$)
TMP_i = Transmembrandruck am Bluteingang ($P_{Bi} - P_{Do}$)
TMP_o = Transmembrandruck am Blutausgang ($P_{Bo} - P_{Di}$)
TMP_m = mittlerer Transmembrandruck.

korporales arterielles Blut) im Shunt mischt, sei es, weil beispielsweise die Kanülen zu dicht sitzen und die shuntzu- oder -abführenden Gefäße teilweise verschlossen sind. Weicht die In-vivo-Clearance um mehr als 10–15 % von der In-vitro-Clearance ab, sollte immer abgeklärt werden, ob nicht eine Rezirkulation vorliegt.

Berechnung und Beeinflussung von Ultrafiltration und Transmembrandruck

Neben der Clearance ist die Ultrafiltrationskapazität der zweite wichtige Leistungsparameter für einen Filter.

Ultrafiltration im Dialysator oder Hämofilter über eine semipermeable Membran wird durch einen hydrostatischen Druckgradienten zwischen Blut- und Dialysat- bzw. Filtratseite bzw. durch die Transmembrandruckdifferenz verursacht. Diese Druckdifferenz wird durch Subtraktion der Drücke aus Bluteinplus Blutausgang minus der Drücke am Dialysatein- und -ausgang berechnet (30):

$$TMP_m = \frac{P_{Bi} + P_{Bo}}{2} - \frac{P_{Di} + P_{Do}}{2}$$

Dabei ist:

P_{Bi} = Druck am Bluteingang,
P_{Bo} = Druck am Blutausgang,
P_{Di} = Druck am Dialysierflüssigkeitseinlauf,
P_{Do} = Druck am Dialysierflüssigkeitsauslauf,
TMP_m = mittlerer Transmembrandruck in mmHg.

In Abb. 2.**10** werden die Druckverläufe über den Dialysator gezeigt.

Für die Praxis ist die Berechnung der Ultrafiltrationsrate (UFR) von Bedeutung. Sie wird wie folgt berechnet:

$$UFR = K_{UF}(TMP_m - P_{onk})$$

Dabei ist:

UFR = Ultrafiltrationsrate,
K_{UF} = Ultrafiltrationskoeffizient (s. u.),
TMP_m = mittlerer TMP,
P_{onk} = onkotischer Druck.

Aus der UFR-Berechnung wird deutlich, daß der onkotische Druck der Ultrafiltration entgegenwirkt: Ist der TMP_m höher als der onkotische Druck, findet ein Nettoflüssigkeitsstrom aus dem Blutkompartiment statt. Ist er genauso hoch wie der onkotische Druck, findet kein Nettoflüssigkeitsstrom statt, und ist der TMP_m kleiner als der onkotische Druck oder null, so findet ein Nettoflüssigkeitsstrom aus dem Dialysatkompartiment in das Blutkompartiment statt.

Heutige Dialysemaschinen stellen den Druck entsprechend der vorgegebenen UFR automatisch ein. Die einzustellende UFR wird aus der zu entziehenden Ultrafiltratmenge (UFM) und der Dialysezeit (t) berechnet:

$$UFR = \frac{UFM}{t}$$

In vitro mit wäßrigen Lösungen ist die Ultrafiltrationsleistung eines Dialysators abhängig von der Wasserpermeabilität der Membran, der im Dialysator verwendeten Oberfläche und dem TMP, wobei die Ultrafiltration proportional dem TMP ist, bis die Membran rupturiert.

Unter In-vivo-Bedingungen wird dagegen die Ultrafiltrationsleistung durch die Sekundärmembran beeinflußt. Dies führt dazu, daß bei In-vivo-Messungen der

UFR Abweichungen von Messung zu Messung und von Patient zu Patient auftreten können und die Ultrafiltration ab einem bestimmten TMP nicht mehr zu steigern ist, nämlich dann, wenn Hämatokrit und Eiweißkonzentration so hoch sind, daß der onkotische Druck und die Viskosität des Blutes keine weitere Aufkonzentrierung mehr zulassen. Aufgrund der unterschiedlichen Ultrafiltrationscharakteristiken zwischen in vivo und in vitro wird der Ultrafiltrationskoeffizient eines Dialysators stets unter definierten Bedingungen in vivo ermittelt.

Der Ultrafiltrationskoeffizient eines Dialysators gibt an, wieviel Flüssigkeit in ml/h bei einer Transmembrandruckdifferenz von 1 mmHg mit dem betreffenden Dialysator filtriert werden kann. In Abb. 2.11 ist für zwei Dialysatoren mit unterschiedlichen Ultrafiltrationskoeffizienten gezeigt, welche UFR bei vorgegebenem TMP erreicht werden kann.

Rückfiltration

Rückfiltration ist der Einstrom von Dialysierflüssigkeit in das Blutkompartment. Sie tritt unter folgenden Bedingungen auf (Abb. 2.12):

Beim Gebrauch von Dialysatoren erfährt das Blut, bedingt durch den kapillaren Flußwiderstand, von der Eintrittsstelle bis zur Austrittsstelle einen Druckabfall. Dieser erfolgt annähernd linear und ist proportional zur Hohlfaserlänge. Analoges gilt für die Dialysierflüssigkeit. Sie erfährt ebenfalls von ihrer Eintrittsstelle bis zur Austrittsstelle aus dem Dialysator einen Druckabfall. Da Blutstrom und Dialysatstrom im Gegenstromprinzip durch den Dialysator geleitet werden, ist an der Stelle mit dem niedrigsten Druck auf der Blutseite der Druck auf der Dialysatseite am höchsten. Bei niedrigen transmembranen Drücken, wie sie bei High-flux-Dialysatoren fast immer anzutreffen sind, kann es trotz Ultrafil-

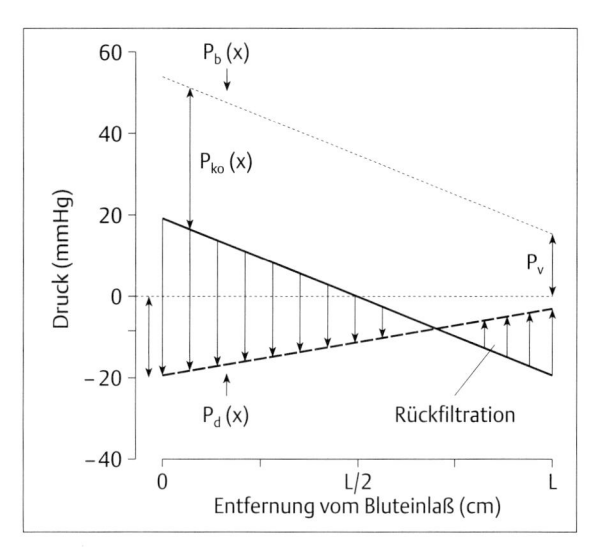

Abb. 2.12 Druckgradient als Funktion des Abstandes (x) vom Bluteinlaß der Hohlfaser (schematisiert). Der hydrostatische Druck innerhalb der Kapillare $P_b(x)$ fällt mit (x) ab aufgrund des Flußwiderstandes des Druckes P_v am Auslaß. Der Druck im Dialysatkompartment $P_d(x)$ steigt mit x, da die Dialysierflüssigkeit die Hohlfaser am Punkt x = L trifft und der Fluß in Richtung der negativen x-Achse verläuft. $P_d(0)$ ist der durch die Dialysiermaschine kontrollierte Dialysatdruck. Die Summe $P_b(x) + P_d(x)$ ist der hydrostatische Druckgradient. Um den Gesamtdruckgradienten zu erhalten, muß man den onkotischen Druck abziehen: $P_b(x) + P_d(x) - P_{ko}(x)$ (nach Stiller u. Mitarb.).

tration zu Situationen kommen, in denen der Druck auf der Dialysatseite höher ist als auf der Blutseite. Diese Druckbedingungen bezeichnet man als negativen Druck. Die Rückfiltration wird durch einen Anstieg des onkotischen Drucks und durch einen hohen Hämatokrit verstärkt. Reduziert wird der negative Druck durch einen Anstieg des venösen Druckes und durch Ultrafiltration. Je höher die Ultrafiltration, desto geringer die Wahrscheinlichkeit für Rückfiltration. Wann die Ultrafiltrationsrate hoch genug ist, um eine Rückfiltration zu unterdrücken, hängt von der hydraulischen Permeabilität des jeweils verwendeten Dialysators ab. Ein Beispiel für das Ausmaß der Rückfiltration (40) ist in Abb. 2.13 gegeben, wobei die lokale Filtrationsrate für die entsprechende Hohlfaserlänge gezeigt ist. Bemerkenswert ist auch, daß ab der Hohlfaserlänge, an der Rückfiltration auftritt, eine deutliche Steigerungsänderung der Funktion der Filtrationsrate auftritt. Dieser Knick ist dadurch bedingt, daß die Filtration von der Blutseite zur Dialysatseite neben dem normalen Membranwiderstand den Widerstand der Sekundärmembran zu überwinden hat. Die Rückfiltration dagegen muß keine Sekundärmembran passieren.

Innere Filtration

Während in der Vergangenheit die Rückfiltration überwiegend unter dem Aspekt des Kontaminationsrisikos für den Patienten betrachtet wurde (Rückfiltration

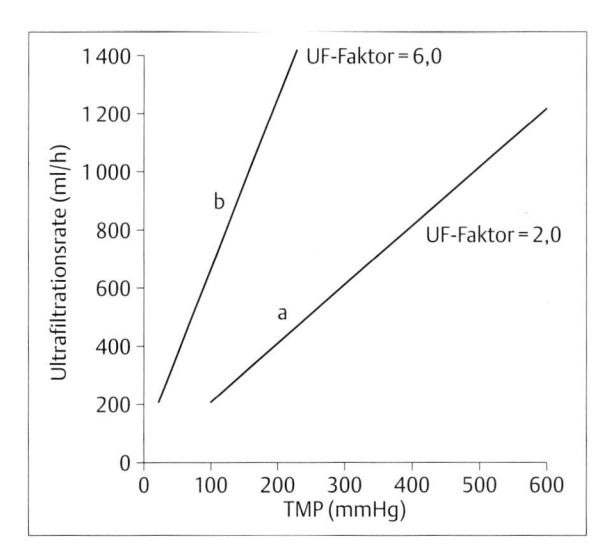

Abb. 2.11 Ultrafiltrationsrate (ml/h) in Abhängigkeit vom Transmembrandruck (TMP) für zwei verschiedene Dialysatoren, a) für einen Dialysator mit UF-Faktor 2,0, b) für einen Dialysator mit UF-Faktor 6,0.

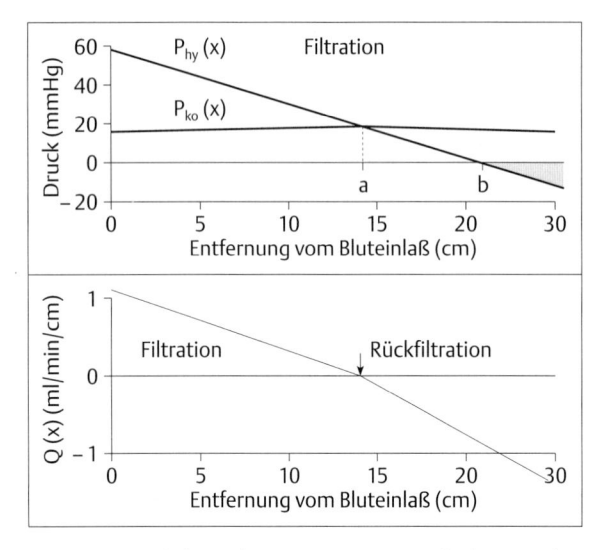

Abb. 2.13 Lokale Filtrationsrate Q(x), hydrostatischer Druckgradient $P_{hy}(x)$, und onkotischer Druck $P_{ko}(x)$ als Funktion vom Abstand (x) vom Bluteinlaß (nach Stiller u. Mitarb.).

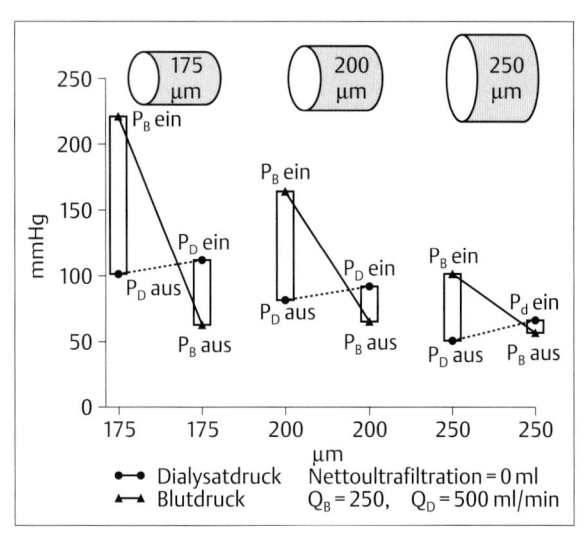

Abb. 2.14 Druckverlauf im Blut- und Dialysatkompartiment in Hohlfaserdialysatoren und Hohlfasern mit verschiedenem Querschnitt unter konstanten Bedingungen (nach Dellanna u. Mitarb.).

transportierter Pyrogene aus dem Dialysat ins Blut), gewinnt die Rückfiltration bei hochpermeablen Membranen, die wie Polysulfon Pyrogene über weite Konzentrationsbereiche zurückhalten, eine positive Bedeutung. Dellanna u. Mitarb. (7) haben gezeigt, daß bei Polysulfonfasern, die bedingt durch ihren Querschnitt eine Rückfiltration begünstigen (Abb. 2.14), ein signifikanter Anstieg der β_2-Mikroglobulin-Clearance zu verzeichnen ist (Abb. 2.15). Unter den richtigen Bedingungen würde innere Filtration, gezielt eingesetzt, zu einer wünschenswerten Clearance-Leistungssteigerung führen.

Low- und High-flux-Dialysatoren

Nach einer neueren Empfehlung werden alle Dialysatoren mit einem Ultrafiltrationskoeffizienten über 10 als High-flux-Dialysatoren bezeichnet. Es gibt jedoch eine Reihe von anderen Kriterien, die eine schärfere Differenzierung zwischen Low und High flux ermöglichen. Neben der hydraulischen Permeabilität unterscheiden sich Low- und High-flux-Dialysatoren durch ihre diffusive und konvektive Kapazität (Abb. 2.9). Bei einem High-flux-Dialysator erstreckt sich die diffusive Clearance über einen wesentlich größeren Molekulargewichtsbereich als bei Low-flux-Dialysatoren. Gleiches gilt für die konvektive Clearance. Typisch für einen High-flux-Dialysator ist, daß der Schnittpunkt, der sich bei der Darstellung von diffusiver und konvektiver Clearance ergibt, deutlich im höhermolekularen Bereich liegt. Das bedeutet, daß der Zugewinn der konvektiven Clearance an der Gesamtclearance von High-flux-Dialysatoren auch erst bei höheren Molekülgrößen deutlich ins Gewicht fällt. Bei Low-flux-Dialysatoren ist der Anteil der konvektiven Clearance an der Gesamtclearance von Anfang an größer, und der Zugewinn durch die konvektive Clearance im Gesamtspektrum der Molekülgrößen beträgt für die Elimination nur wenige tausend Dalton.

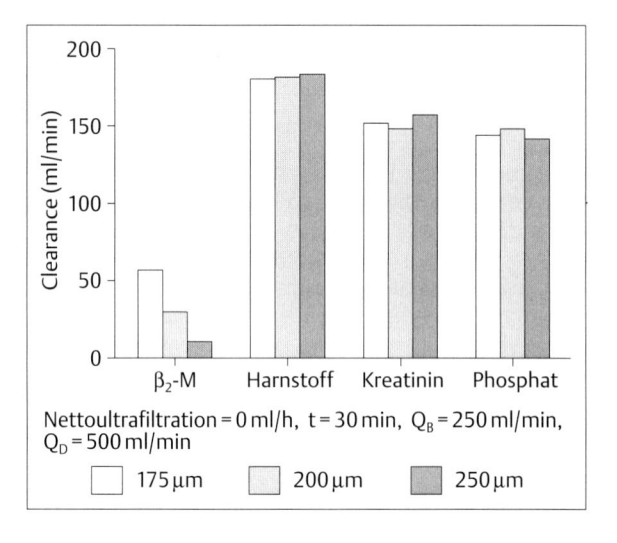

Abb. 2.15 Clearancevergleich zwischen Hohlfaserdialysatoren mit verschiedenem Hohlfaserquerschnitt unter konstanten Bedingungen (nach Dellanna u. Mitarb.).

Deutlich wird der Unterschied zwischen Low-flux- und High-flux-Dialysatoren auch, wenn man deren Siebkoeffizientenspektrum vergleicht. In Abb. 2.16 ist ein typisches In-vivo- und In-vitro-Spektrum für eine Low- und eine High-flux-Membran dargestellt. Vergleicht man das Spektrum zu Dialysebeginn mit dem nach 30minütiger Therapie, so ist sowohl beim Low- als auch beim High-flux-Dialysator ein signifikanter Effektivitätsverlust zu beobachten. Dieser Verlust wird durch die Bildung der Sekundärmembran verursacht.

Vergleicht man die In-vivo-Spektren mit der anzustrebenden Vorgabe, dem Siebkoeffizientenspektrum der Niere, so fällt auf, daß beim Low-flux-Dialysator

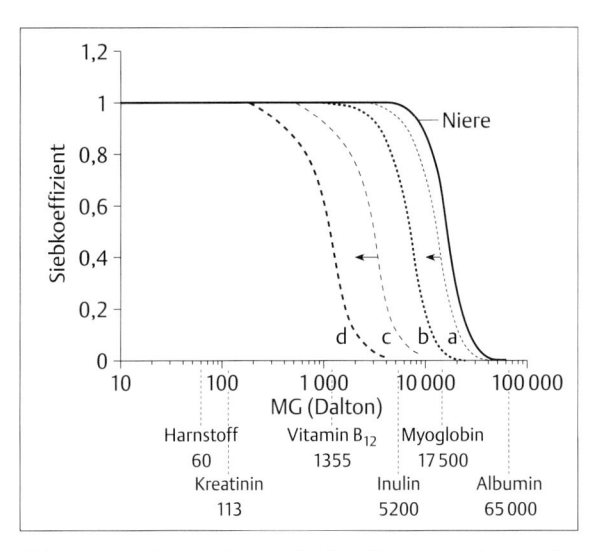

Abb. 2.16 Schematisiertes Siebkoeffizientenspektrum der menschlichen Niere eines High-flux-(Polysulfon) und eines Low-flux-Dialysators (Cuprophan). a) High-flux-Spektrum für Polysulfon (F60) zu Dialysebeginn, b) High-flux-Spektrum nach 30 Minuten, c) Low-flux-Spektrum für Cuprophandialysator bei Dialysebeginn, d) Low-flux-Spektrum nach 30 Minuten.

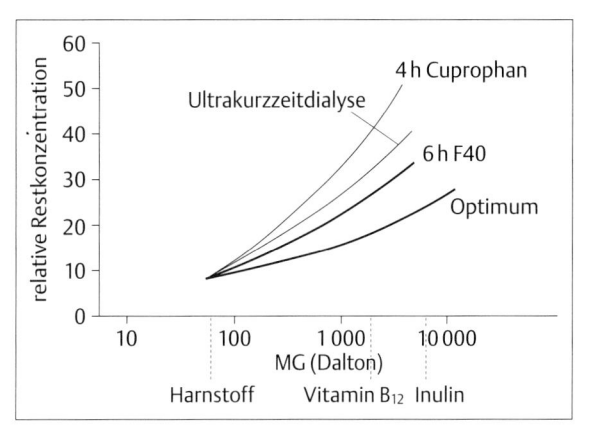

Abb. 2.17 Eliminationsleistung verschiedener Dialysebehandlungen im Vergleich zum physikalisch Möglichen (Optimum). Je höher die Restkonzentration, desto niedriger die Eliminationsleistung (nach Stiller u. Mann).

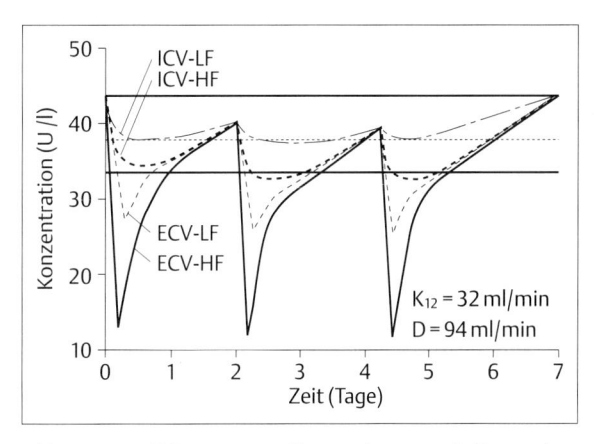

Abb. 2.18 Effekt einer Low-flux- und einer High-flux-Dialyse auf die Konzentrationsänderung eines Stoffes mit der Massentransferkonstante K_{12} = 32 ml/min im Intra- und Extrazellulärvolumen (nach Stiller u. Mann).

bereits bei 3000–5000 Dalton die Permeabilität gegen null geht, während im High-flux-Spektrum selbst Substanzen über 30000 Dalton die Membran noch passieren können. Die Nierenersatztherapie sollte so gestaltet sein, daß während dieser Therapiezeit das physikalisch Mögliche an Elimination erreicht wird. Im folgenden Beispiel soll dies erläutert werden: Für Substanzen, beginnend bei einem Molekulargewicht von Harnstoff bis hin zu einem Molekulargewicht von 12000 Dalton, wird die physikalisch maximal mögliche Elimination berechnet (in Abb. 2.17 als Optimum bezeichnet). Je geringer die Eliminationsmöglichkeit, desto größer ist die relative Restkonzentration der Substanz. Für eine Substanz mit niedrigem Molekulargewicht wie z.B. Harnstoff liegt die Restkonzentration für die optimale Elimination bei 10%, für eine Substanz mit einem Molekulargewicht von 10000 Dalton liegt sie bei ca. 27% (39). Vergleicht man dazu die Effektivität einer 4stündigen Cuprophandialyse, einer Ultrakurzzeitdialyse und einer 6stündigen Dialyse mit einem F40-Dialysator, so wird an der Höhe der relativen Restkonzentration deutlich, daß die 6stündige Dialyse mit dem High-flux-Dialysator F40 dem Optimum an physikalisch möglicher Eliminationsleistung am nächsten kommt. Auch eine Verlängerung der Cuprophandialyse von 4 auf 6 Stunden würde nicht annähernd den Effekt der High-flux-Dialyse erzielen. Diese unterschiedliche Effektivität von Low- und High-flux-Dialyse wird auch in Abb. 2.18 deutlich. Verglichen wird die Elimination einer Substanz mit einem Transferkoeffizienten K_{12} = 32 ml/min aus dem EZR und aus dem IZR durch High-flux- und durch Low-flux-Dialyse. Die Elimination dieser Substanz aus dem EZR durch High-flux-Dialyse ist ungefähr doppelt so hoch wie durch Low-flux-Dialyse. Betrachtet man den Eliminationseffekt von High-flux- und Low-flux-Dialyse auf den IZR, so wird deutlich, daß eine wirklich nennenswerte Elimination dieser Substanz aus dem IZR nur in der High-flux-Dialyse erfolgt, was der physiologischen Vorgabe der Nierenleistung näherkommt.

Technische Realisierung der Ultrafiltrationskontrolle

Die technische Realisierung der Ultrafiltrationskontrolle basiert auf der genauen Volumenkontrolle im geschlossenen Dialysierflüssigkeitskreislauf. Die zeitliche Zunahme der Dialysatmenge entspricht der Ultrafiltrationrate. In einem offenen Kreislauf (das Dialysat wird nach einem Durchgang verworfen) wird die Zuflußrate des Dialysates mit der Abflußrate verglichen. Die Differenz ist gleich der Ultrafiltrationsrate.

Für einen geschlossenen Kreislauf gibt es prinzipiell zwei Möglichkeiten: das Rezirkulations- und das Single-pass-Verfahren.

Die zuerst entwickelte Maschine mit Rezirkulationsverfahren war die sog. Tankniere (Abb. 2.19). Hier wurde die Dialysierflüssigkeit aus einem 70 l fassenden Vorratstank in das Dialysatkompartiment gepumpt und wieder in den Vorratstank zurückgeführt. Erst wenn die volumetrisch arbeitende Ultrafiltrationspumpe eingeschaltet wurde, fand in dem Dialysierflüssigkeitskreislauf ein Flüssigkeitsentzug statt, der einen Unterdruck erzeugte, aufgrund dessen Ultrafiltrat aus dem Blutkompartiment in das Dialysatkompartiment nachströmte. Beim geschlossenen Kreislauf kann nur so viel Ultrafiltrat nachfließen, wie diesem Kreislauf zuvor über die volumetrische Pumpe entzogen wurde, da das Volumen des Kreislaufes konstant ist.

Dieses System hat den Nachteil, daß es im Laufe des Behandlungsverfahrens zu einer Aufkonzentrierung der zu eliminierenden Substanzen kommt und diese Dialysierflüssigkeit ein guter Nährboden für Keime ist.

Um diesem Umstand der Aufkonzentrierung und Rezirkulation zu entgehen, wurden verschiedene Wege eingeschlagen: Das Vorratsvolumen der Dialysierflüssigkeit wurde verringert und die Dialysierflüssigkeit nach einmaligem Zirkulieren verworfen (Abb. 2.20).

Aber auch bei dieser Modifikation kann kontaminierte Dialysierflüssigkeit mit unverbrauchter, nicht kontaminierter in Kontakt kommen, was bei einem reinen Single-pass-System nicht der Fall ist.

Erst die Trennung von frischer und verbrauchter Dialysierflüssigkeit über eine elastische Trennmembran führte zu einem reinen Single-pass-Verfahren (Abb. 2.21). In diesem System wird über die sog. volumetrischen Bilanzkammern so viel frische Dialysierflüssigkeit eingefüllt, wie verbrauchte dem Dialysatkreislauf entzogen wird. Die Ultrafiltratmenge, die dem Patienten entzogen wird, entspricht exakt der Fördermenge der Ultrafiltrationspumpe.

Eine Modifikation der sog. Tankniere ist das System nach Tersteegen. In einem Vorratstank von 75 l wird zur Trennung von verbrauchtem und frischem Dialysat nicht eine Membran wie in Abb. 2.21 benutzt, sondern man macht sich den physikalisch-chemischen Effekt der Phasentrennung von Lösungen zunutze. Dadurch, daß in der verbrauchten Lösung schichtbildende Moleküle wie Lipide und Proteine sind, kommt es wie in einem Scheidetrichter zu einer scharfen Phasentrennung zwischen verbrauchter und unverbrauchter Lösung. Neu an diesem System ist auch die Führung der Dialysierflüssigkeit und des Blutes. Sie werden über nur eine Pumpe im Verhältnis 1 : 1 durch den Dialysator gepumpt. Die Aufbereitung der Dialysierflüssigkeit kann pro Ansatz und Patient variiert werden.

Nierenersatztherapieverfahren

Zur Therapie des akuten und chronischen Nierenversagens wird eine Reihe von Verfahren eingesetzt. Die Verfahren unterscheiden sich in ihrer Wirkung meist dadurch, mit welchen chemisch-physikalischen Prozessen die Blutreinigung erfolgt:

- Hämodialyse,
- Hämofiltration,
- Hämodiafiltration,
- Hämoperfusion,
- Membranplasmapherese,
- Peritonealdialyse.

Mit Ausnahme der Peritonealdialyse wird bei all diesen Verfahren das Blut mittels einer künstlichen Membran gereinigt, und der Stoffaustausch erfolgt extrakorporal.

Bei der Peritonealdialyse dient das Peritoneum als natürliche biologische Membran; die Blutreinigung erfolgt intrakorporal.

Extrakorporale Verfahren

Hämodialyse

Erstmalig wurde 1943 von Kolff eine Hämodialyse am Menschen erfolgreich durchgeführt (18). Das Blut des Patienten wird in der Hämodialyse einem geeigneten Gefäßanschluß (Fistel, Shunt) entnommen und im Dialysator mit einer geeigneten Spüllösung in Kontakt gebracht. Der Stoffaustausch in der Dialyse erfolgt durch Diffusion und in geringerem Maße durch Konvektion. Der Anteil der konvektiven Substanzelimination richtet sich nach der Höhe der Ultrafiltrationsrate. Je nach Konzentrationsgradienten und Membraneigenschaften erfolgt der diffusive Stoffaustausch vom Blut ins Dialysat und umgekehrt. Jedoch ist die Anzahl der Substanzen, deren Nettotransfer von der Dialysierflüssigkeit ins Blut positiv ist, auf wenige Moleküle wie Elektrolyte und Puffer (z.B. Bicarbonat oder Calcium) begrenzt. Die

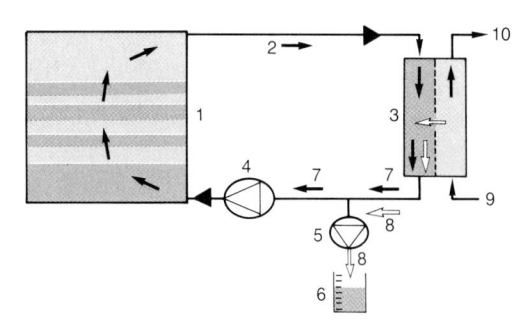

Abb. 2.19 Rezirkulationsdialyse mit volumetrisch kontrollierter Ultrafiltration.

1 = geschlossener Dialysierflüssigkeitstank (z. B. 70 l)
2 = geschlossener Dialysierflüssigkeitskreislauf
3 = Dialysator
4 = Rezirkulationspumpe
5 = Ultrafiltrationspumpe
6 = Ultrafiltratvolumen
7 = verbrauchte Dialysierflüssigkeit (Dialysat)
8 = Ultrafiltrat
9 = Blut, arteriell
10 = Blut, venös.

Nierenersatztherapieverfahren **35**

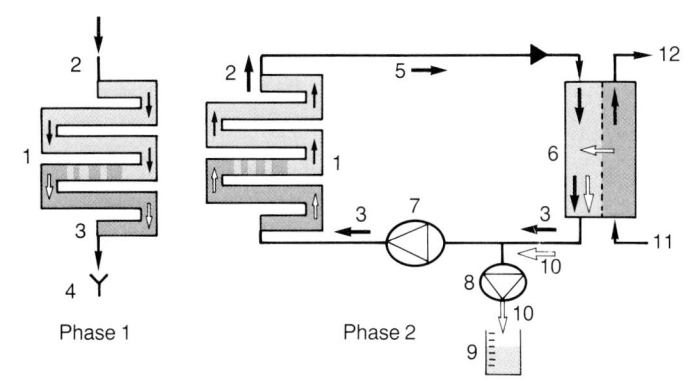

Abb. 2.20 Einmalrezirkulationsdialyse mit volumetrisch kontrollierter Ultrafiltration.

Phase I: Wechselgefäß mit Dialysierflüssigkeit füllen
1 = geschlossenes Dialysierflüssigkeitsgefäß (z. B. 2 l)
2 = Dialysierflüssigkeit
3 = Dialysat
4 = Abfluß

Phase II: volumetrische Ultrafiltration mit Einmalrezirkulationsdialyse.
5 = geschlossener Dialysierflüssigkeitskreislauf
6 = Dialysator
7 = Rezirkulationspumpe
8 = Ultrafiltrationsdosierpumpe
9 = Ultrafiltratvolumen
10 = Ultrafiltrat
11 = Blut, arteriell
12 = Blut, venös

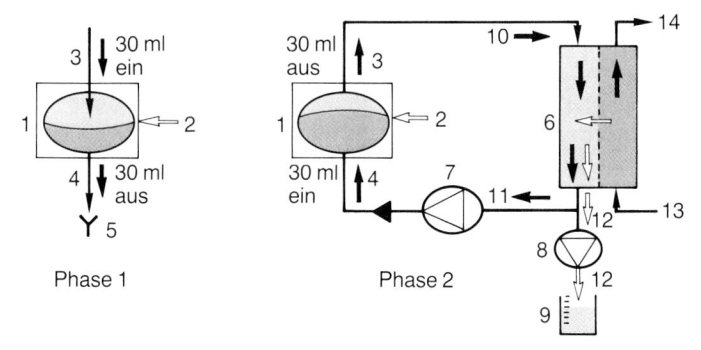

Abb. 2.21 Bilanzierte single-pass-Dialyse mit volumetrisch kontrollierter Ultrafiltration.

Phase I: Bilanzkammer mit frischer Dialysierflüssigkeit füllen.
1 = volumetrische Bilanzkammer (z. B. 30 ml)
2 = elastische Trennmembran
3 = frische Dialysierflüssigkeit
4 = Dialysat
5 = Abfluß

Phase II: volumetrisch kontrollierte Ultrafiltration mit bilanzierter Single-pass-Dialyse.
6 = Dialysator
7 = Flowpumpe
8 = Ultrafiltrationsdosierpumpe
9 = Ultrafiltratvolumen
10 = exakt 30 ml Zulauf zum Dialysator
11 = exakt 30 ml Rücklauf vom Dialysator
12 = Ultrafiltrat
13 = Blut, arteriell
14 = Blut, venös

Hämodialyse ist das weltweit am häufigsten angewandte Behandlungsverfahren bei der chronischen Niereninsuffizienz. Ein Flußschema der Hämodialyse ist in Abb. 2.22 dargestellt.

Hämofiltration

Anfang der 70er Jahre gelangte nach der Erarbeitung wesentlicher Grundlagen durch Henderson (10, 11) und der Arbeitsgruppe von Quellhorst ein weiteres physikalisch-chemisches Nierenersatzverfahren, die Hämofiltration, zur routinemäßigen klinischen Anwendung. Die Entfernung von Wasser und gelösten Substanzen erfolgt auf der Grundlage der Filtration durch eine künstliche semipermeable Membran mittels rein konvektivem Stofftransport aufgrund eines hydrostatischen Druckgradienten zwischen Blut- und Filtratseite der Membran ohne eine Spüllösung auf der Filtratseite. In Anlehnung

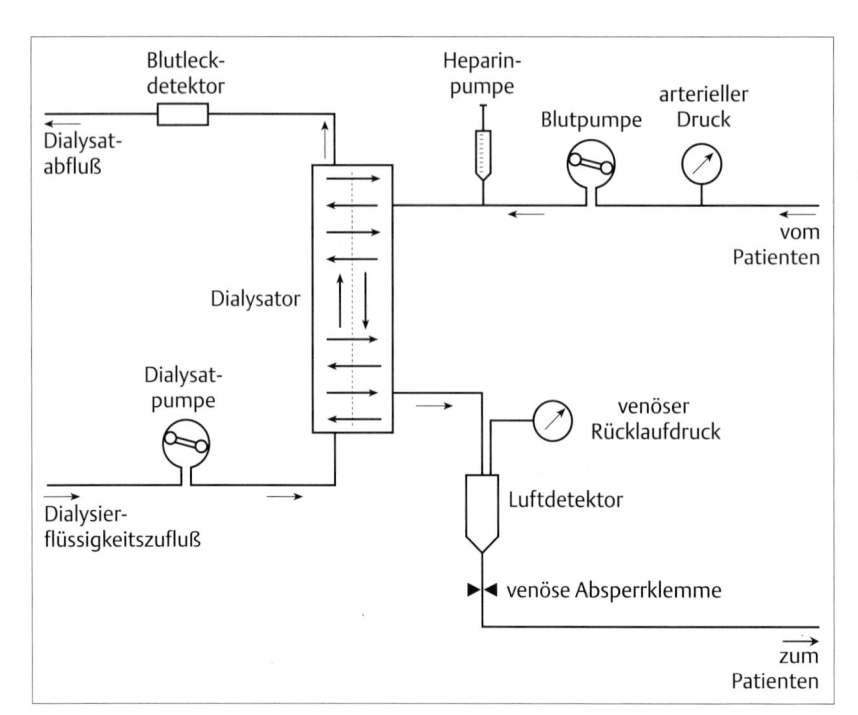

Abb. 2.22 Schematische Darstellung der Hämodialyse. Verlauf des Blut- und Dialysierflüssigkeitsstroms im Gegenstromprinzip. Stoffaustausch überwiegend durch Diffusion.

an die glomeruläre Filtrationsleistung der Niere erfolgt die Elimination harnpflichtiger Substanzen durch Ultrafiltration. Die Filtratmenge (Plasmawasser) beträgt ca. 100 ml/min. Die Funktion der tubulären Rückresorption wird durch Zufuhr einer Ersatzflüssigkeit imitiert, wobei korrigierend auf den Elektrolyt- und Wasserhaushalt eingewirkt wird. Die Substitution erfolgt vorwiegend hinter dem Membranfilter („Postdilution"). Sie kann aber auch vor dem Filter („Prädilution") erfolgen. Die Wirksamkeit der Hämofiltration im Vergleich zur Hämodialyse ist in bezug auf die Elimination niedermolekularer Substanzen geringer (ca. 50 %) bei gleichzeitig höherer Eliminationsrate für mittelmolekulare Substanzen (Abb. 2.23). In neuerer Zeit gewinnen zunehmend Verfahren an Bedeutung, bei denen die Substitutionslösung im On-line-Verfahren durch Sterilfiltration von Dialysierflüssigkeit hergestellt wird.

Hämodiafiltration

Eine Kombination von Hämodialyse und Hämofiltration wurde 1978 von Leber vorgestellt (19). Als Grundlage diente die Idee, die Vorteile der Hämodialyse (gute Elimination kleinmolekularer Substanzen) und die der Hämofiltration (gute Elimination mittelmolekularer Substanzen) zu vereinen. Der Mechanismus beruht auf Diffusion, Osmose und Filtration. Unter Verwendung von Membranen mit hoher Permeabilität (sog. Highflux-Filter) und Differenzen des hydrostatischen Druckes zwischen Blut- und Filtratseite (Transmembrandruck) von 300–500 mmHg wird mit einer Spüllösung dialysiert. Übersteigt die Ultrafiltratmenge den erforderlichen Flüssigkeitsentzug, wird sie analog der Hämofiltration durch eine physiologische Infusionslösung ersetzt (Abb. 2.24). Durch die Kombination von Hämodialyse und Hämofiltration erfolgt eine im sog. mittelmolekularen Bereich verbesserte Elimination aller harnpflichtigen Substanzen und damit eine bessere Annäherung des Verfahrens an die Leistungsfähigkeit der Nieren.

Hämoperfusion

Das Verfahren der Hämoperfusion beruht auf der Adsorption. Über umfangreiche klinische Erfahrungen berichtete Yatzidis (46). Im Gegensatz zur Hämodialyse wird das Blut nicht durch einen Dialysator, sondern durch einen mit adsorbierenden Feststoffen (z. B. Aktivkohle) gefüllten Behälter geleitet. Die Feststoffteilchen können zur Verbesserung der Blutkompatibilität von unterschiedlichen künstlichen Membranen umschlossen sein und liegen meist in Form eines Granulates in einem Feststoff-Filter vor. Beim Kontakt des Blutes mit dem Sorbens kommt es an den Grenzphasenflächen hauptsächlich zur Adsorption mittelmolekularer Blutbestandteile, nicht aber von Wasser oder Elektrolyten. Bei geeigneter Wahl des Feststoffes und der Membranen sinkt bei Durchtritt des Blutes die Konzentration von spezifischen Substanzen so lange auf null, bis eine Filtersättigung erreicht ist (3, 5). Die Hämoperfusion ist als Verfahren der Nierenersatztherapie weniger geeignet, da keine direkte Beeinflussung des Wasser- und Elektrolythaushalts möglich ist und kleinmolekulare Substanzen, wie z. B. Harnstoff, nur in geringem Maße eliminiert werden können. Die praktische Bedeutung des Verfahrens liegt im routinemäßigen Einsatz zur Detoxifikation bei schweren Vergiftungen.

Abb. 2.23 Schematische Darstellung der Hämofiltration (HF). Flüssigkeitsentzug durch Filtration. Elimination durch Konvektion, kein Dialysierflüssigkeitsfluß. Druckdifferenz zwischen Blut- (+ P) und Filtratseite (– P). Ausgleich des zur Elimination notwendigen hohen Filtratflusses durch Substitutionslösung.

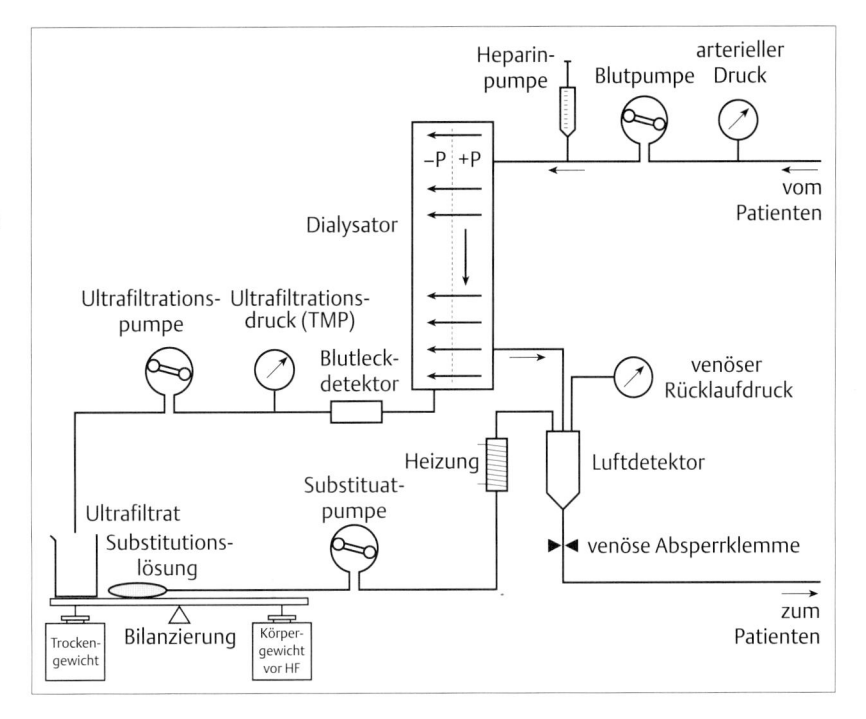

Abb. 2.24 Schematische Darstellung der Hämodiafiltration (HDF). Kombiniertes Verfahren aus Hämodialyse und Hämofiltration.

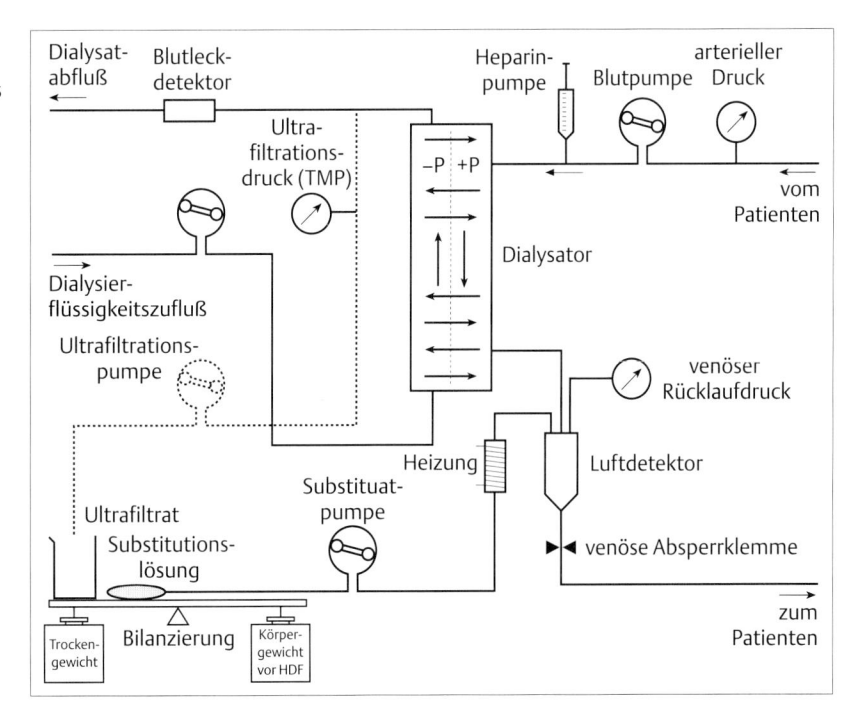

Membranplasmapherese

Unter Membranplasmapherese versteht man die Trennung von korpuskulären Blutbestandteilen und Plasma durch Filtration durch eine hochpermeable Membran. Die Ausschlußgrenze liegt bei $10^6 - 10^7$ Dalton. Die erste erfolgreiche Plasmapheresebehandlung wurde 1952 von Adams u. Mitarb. (1) durchgeführt. Das abfiltrierte Plasma kann über einen zweiten Filter (meist Adsorber) weiter gereinigt (Kaskadenfiltration) und reinfundiert werden (2). Erfolgt nur Plasmaentzug, muß ein Volumenersatz durch geeignete Flüssigkeiten erfolgen. Die Plasmapherese ist ein Therapieverfahren zur Behandlung von z. B. Autoimmunerkrankungen, die durch eine alleinige medikamentöse Therapie nur schwer oder nicht zu beeinflussen sind. Sie ermöglicht die Elimination großer Mengen von Antikörpern, Immunkomplexen oder Toxinen.

Eine weitere Möglichkeit der kontinuierlichen Plasmaseparation ist die Zellzentrifugation (14).

Therapieoptimierung und -individualisierung

Regulierung von Natriumbilanz und Ultrafiltrationsrate

Symptomatische Hypotonie und das Disäquilibriumsyndrom sind die häufigsten intradialytischen Komplikationen. Obwohl wegen der Komplexität der beteiligten Prozesse die genauen pathophysiologischen Ursachen unklar sind, gibt es doch eine Reihe von gesicherten Faktoren, die darauf schließen lassen, daß ein inadäquater Volumen- und Natriumentzug als Hauptursache für diese Komplikationen angesehen werden kann (29).

Um diese Komplikationen zu beseitigen oder wenigstens abzumildern, wurden und werden verschiedene Wege beschritten:

Die Natriumkonzentration der Dialysierflüssigkeit wird erhöht, bis ein Auftreten der Komplikationen unterbleibt. Das hat jedoch zur Folge, daß die Patienten am Ende der Dialyse die Therapie mit hohen Plasmanatriumkonzentrationen verlassen. Diese hohen Natriumwerte führen zwangsläufig zu einer erhöhten Flüssigkeitsaufnahme, was bereits die Komplikationen in der nächsten Dialyse implementiert.

Einen ähnlichen Effekt auf die postdialytische Plasmanatriumkonzentration haben in aller Regel Injektionen und Infusionen von Kochsalzlösungen, die aufgrund des Auftretens der Komplikationen verabreicht werden.

Um diese Nachteile einer solchen Hochnatriumtherapie zu vermeiden, wird zum einen die Zusammensetzung der Dialysierflüssigkeit individuell gestaltet (Genius-System nach Teerstegen und Monokonzentratherstellung), zum anderen die Plasmanatriumkonzentration des Patienten durch die Therapie mit Leitfähigkeitsprofilen, die vom Effekt her als Natriumprofile zu betrachten sind, so eingestellt, daß die intradialytischen Komplikationen verringert werden.

Die meisten dieser Profile haben jedoch den gleichen Nachteil wie die Injektionen. Sie führen zu einer Natriumüberladung des Patienten, nur mit unterschiedlicher Kinetik.

Um die intradialytischen Komplikationen zu vermeiden oder wenigstens abzumildern, ohne das Risiko hoher postdialytischer Plasmanatriumkonzentrationen, wurden Profile entwickelt, die durch eine bilanzneutrale Variation der Plasmanatriumkonzentration und eine Variation der UF-Rate zu einer Stabilisierung führen sollen. Bilanzneutral bedeutet in diesem Zusammenhang, daß die Natriumprofile so angelegt sind, daß sie gegenüber der Plasmanatriumkonzentration, die sich aus dem Gradienten zwischen prädialytischer Plasmanatriumkonzentration des Patienten und Natriumkonzentration der Dialysierflüssigkeit ergibt, im Gleichgewicht stehen, d. h., im Vergleich zur konstanten Dialysatkonzentration wird dem Patienten weder Natrium zugeführt noch entzogen (Abb. 2.25, Kurve 4 im Vergleich zu Kurve 2). Während der gesamten Therapiedauer liegt die Serumnatriumkonzentration (Abb. 2.25, Kurve 4), die durch das Profil bewirkt wird, über dem Verlauf der Serumnatriumkonzentration, die ohne das Profil erzielt würde (Abb. 2.25, Kurve 2). Am Ende der Therapie aber ist die postdialytische Natriumkonzentration in beiden Fällen gleich. Das erlaubt, die Grundnatriumkonzentration der Dialysierflüssigkeit so einzustellen, daß die Serumnatriumkonzentration des Patienten am Ende der Dialyse im normonatriämischen Bereich liegt, und zur Verhinderung der intradialyti-

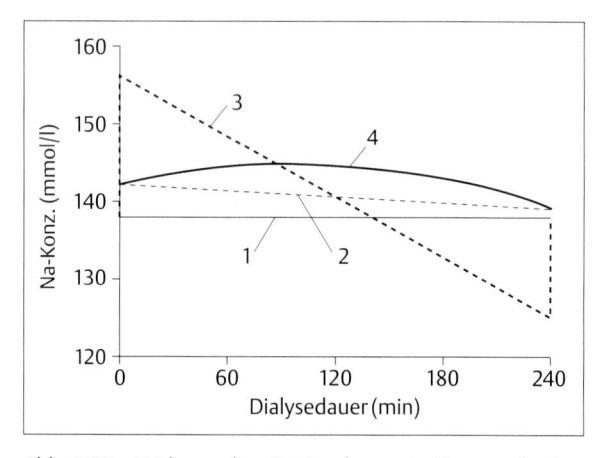

Abb. 2.25 Wirkung des Natriumkonzentrationsgradienten zwischen prädialytischer Plasmanatriumkonzentration des Patienten und Natriumkonzentration der Dialysierflüssigkeit Abb. 2.25–2.28 (nach Stiller u. Mitarb.)

1 = Natriumgrundkonzentration der Dialysierflüssigkeit ohne Profil
2 = Änderung der Plasmanatriumkonzentration, bedingt durch den Konzentrationsgradienten zwischen prädialytischem Plasmanatrium (142 mmol/l) und Grundkonzentration (138 mmol/l)
3 = Verlauf der Natriumkonzentration in der Dialysierflüssigkeit (Natriumprofil)
4 = Effekt des Natriumprofils (3) auf die Plasmanatriumkonzentration.

schen Komplikationen mit einem Natriumprofil die Serumkonzentration während der Behandlung zu erhöhen. Durch die bei dieser Behandlungsart nicht mehr überhöhte postdialytische Serumnatriumkonzentration des Patienten besteht ein weiterer wichtiger Effekt darin, daß die Zwangsaufnahme von Flüssigkeit, bedingt durch die postdialytische Serumnatriumkonzentration, reduziert wird. Nicht selten nämlich haben Patienten nach einer intradialytischen Natriumapplikation postdialytische Natriumwerte von 145 mmol/l und mehr. Die Natriumprofile gibt es in verschiedenen Varianten, die sich dadurch unterscheiden, daß das Maximum der erzielten Serumnatriumkonzentration während der Therapie zu verschiedenen Zeitpunkten auftritt. In allen diesen Profilen ist aber die hier beschriebene Bilanzneutralität gewahrt.

Um den Effekt der Natriumprofile zu unterstützen, kann zusätzlich die UF-Rate variiert werden, z.B. als intermittierende Form (Abb. 2.27, Kurve 2). Sowohl die Natriumprofile als auch die UF-Profile sind so angelegt, daß während der Dialyse ein erhöhter Einstrom von Flüssigkeit in den vasalen Raum (Refilling) zur Abmilderung der vaskulären Hypovolämie begünstigt wird. Dieser Effekt der Natrium- und UF-Profile auf das intradialytische Refilling kann durch Messung der Blutvolumenänderung nachgewiesen werden (Abb. 2.26, Kurve 1, und Abb. 2.27, Kurve 3). In beiden Abbildungen wird gezeigt, daß sowohl durch das Natriumprofil als auch durch das UF-Profil der Abfall des Blutvolumens (24) verringert wird. Diese Verminderung der vaskulären Hypovolämie wird dadurch erreicht, daß das normalerweise postdialytische Refilling größtenteils in die Dialyse hineinverlagert wird (Abb. 2.28). In dieser Abbildung ist die Blutvolumenänderung, bewirkt durch einen Volumenentzug von 2,7 l, mit einer konstanten UF-Rate (Kurve 1) und mittels eines UF-Profils (Kurve 2) gezeigt. Obwohl in beiden Fällen die gleiche UF-Menge (2,7 l) entzogen wurde, sinkt das Blutvolumen unter der Wirkung des UF-Profils nicht so weit ab wie unter dem Einfluß der konstanten UF-Rate. Betrachtet man das

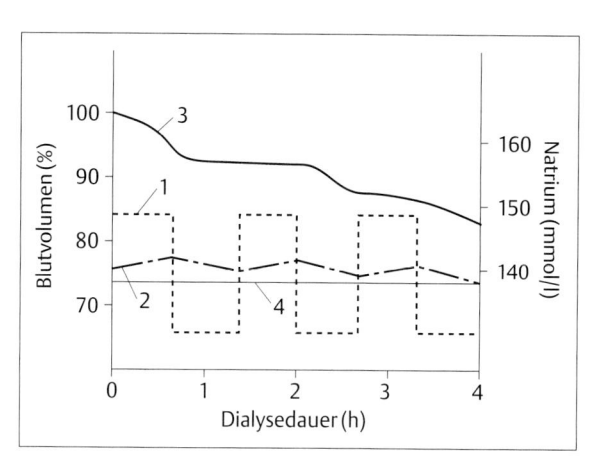

Abb. 2.27 Effekt eines Natriumstufenprofils (1) auf die Änderung der Plasmanatriumkonzentration (2) und die Änderung des relativen Blutvolumens (3) bei konstanter UF-Rate, 4 = Grundkonzentration der Dialysierflüssigkeit.

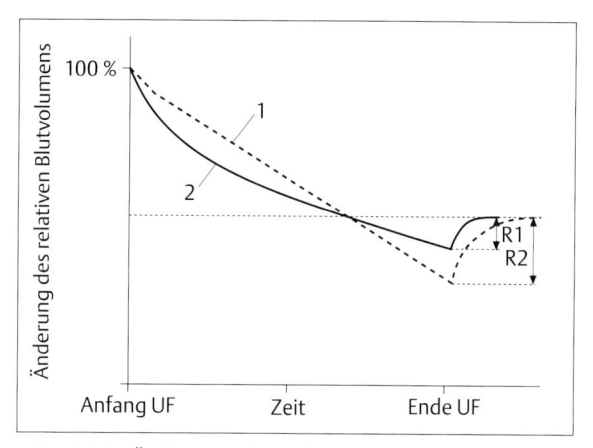

Abb. 2.28 Änderung des relativen Blutvolumens unter konstanter UF-Rate und unter einem Profil. 1 = Änderung des relativen Blutvolumens unter konstanter UF-Rate, 2 = Änderung des relativen Blutvolumens unter einem UF-Profil, R1 = postdialytisches Refilling nach einer Dialyse mit konstanter Ultrafiltration, R2 = postdialytisches Refilling nach einer Dialyse mit modulierter Ultrafiltration, UF-Volumen = 2,7 l.

postdialytische Refilling, so ist zu beobachten, daß es nach konstanter UF-Rate (R1) ca. doppelt so hoch ist wie das Refilling nach einem UF-Profil (R2). Ziel der Profile ist also Verminderung der intradialytischen Komplikationen durch eine bilanzneutrale Erhöhung der Plasmanatriumkonzentration während der Dialyse bei normonatriämischem postdialytischem Plasmanatrium, was zu einer Verringerung der Flüssigkeitsaufnahme führt. Darüber hinaus bewirken die Natrium- und UF-Profile eine Verlagerung eines postdialytischen Refillings in die Dialysezeit hinein.

Monokonzentrat

Ein anderer Weg der patientenspezifischen Therapie ist die Konzentratgestaltung mit der sog. Monokonzentrat-

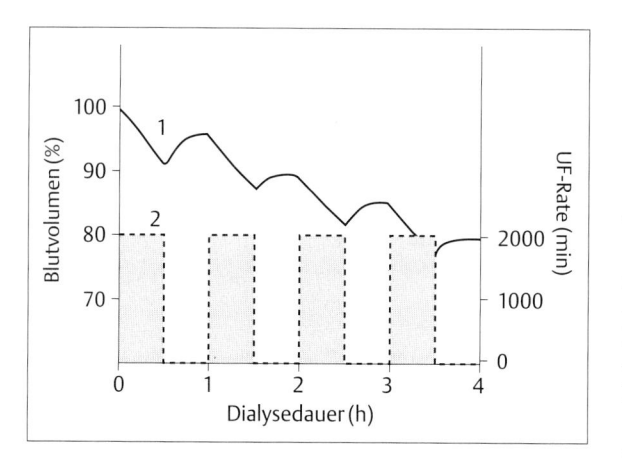

Abb. 2.26 Effekt einer intermittierenden Ultrafiltration (UF-Profil) auf die Änderung des relativen Blutvolumens. 1 = Änderung des relativen Blutvolumens, 2 = intermittierende UF-Rate, UF-Volumen = 4000 ml (schematisiert).

lösung. Dabei wird einer Grundlösung, dem Monokonzentrat, eine zweite hochkonzentrierte Lösung, das Individualkonzentrat, zugegeben. Das Monokonzentrat enthält nur Natrium (123 mmol/l) und Bicarbonat (35 mmol/l) und wird, da es an Zentralversorgungssysteme angepaßt ist, in 300-l-Tanks bereitgestellt. Das hochkonzentrierte Individualkonzentrat mit einem Volumen von nur 1 l enthält alle Substanzen für die Konzentratherstellung wie Natrium, Kalium, Calcium, Magnesium, Glucose usw. Dabei kann man in physiologisch sinnvollen Grenzen die Konzentrationen im Individualkonzentrat frei wählen, zum einen durch die Möglichkeit der Variation der Konzentration des Monokonzentrats um +/- 10% über die Monokonzentratpumpe, zum anderen über die Zugabe des Individualkonzentrates verschiedenster Zusammensetzung. Dadurch kann beispielsweise die Natriumkonzentration fertig gemischter Lösung zwischen 125 und 150 mmol/l und Kalium von 0-4 mmol/l vorgewählt werden. Analoges gilt für die anderen Substanzen.

Änderung der Dialysierflüssigkeitstemperatur

Ein völlig anderer Weg, die intradialytischen Komplikationen zu verringern, ist die Absenkung der Dialysierflüssigkeitstemperatur (31). Während einer Dialysebehandlung ist der thermische Zustand des Patienten von einer Reihe interner und externer Parameter abhängig. Intern kann ein Interleukinanstieg, dessen Ursache vielfältig sein kann (Membraninduktion, Pyrogenkontamination usw.) während der Dialyse einen Temperaturanstieg verursachen. Im extrakorporalen Bereich kann das Blut trotz der Temperierung durch die verschiedenen Heiz- bzw. Temperierungssysteme, die in der Therapie verwendet werden, erheblich schwanken, wobei das Ausmaß der Temperaturänderung abhängig ist von der Temperatur der Dialysierflüssigkeit, die sowohl innerhalb einer Dialyse als auch von Dialyse zu Dialyse verschieden sein kann, und abhängig von der Wirkung des Temperaturgradienten zwischen der extrakorporalen Bluttemperatur und der Umgebungstemperatur, kurz von einer Reihe von Zufällen. Bei der omnipotenten Wirkung der Temperatur auf die physiologischen Prozesse im Körper lassen sich die Effekte einer Temperaturänderung in ihrer Gesamtheit nur schwer erfassen. Eine distinkte Wirkung einer Temperaturänderung auf das Blutdruckverhalten während der Dialyse hat zuerst Maggiore 1982 (23) beschrieben (Abb. 2.29), was später von anderen Autoren (33, 36, 37) bestätigt wurde. Sie fanden heraus, daß mit Absinken der Temperatur der Dialysierflüssigkeit die Anzahl der hypotonen Symptomatiken pro Behandlung abnahm. Durch ein kontrolliertes Absinken der Dialysierflüssigkeitstemperatur wurde eine signifikante Verbesserung der Kreislaufstabilität erreicht. Eine medizintechnische Einrichtung zur kontrollierten Änderung der Dialysierflüssigkeitstemperatur und in deren Folge der Bluttemperatur steht heute als Bluttemperaturmonitor zur Behandlung zur Verfügung.

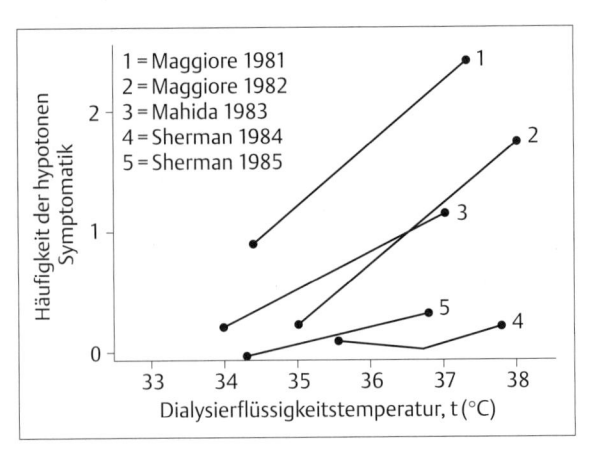

Abb. 2.29 Einfluß der Dialysierflüssigkeitstemperatur auf die Häufigkeit der hypotonen Symptomatik pro Dialyse.

Reduzierung von hypersensibilitätsinduzierenden Faktoren

Trotz sorgfältiger Vorbehandlung der Schlauchsysteme und Dialysatoren durch den Hersteller und intensives Spülen durch den Anwender können bei Patienten immer wieder allergische Reaktionen während und nach der Therapie beobachtet werden. Eine der Hauptursachen für diese Hypersensibilitätsreaktionen, die bis zum anaphylaktischen Schock reichen können, sind die im Disposable trotz Vorbehandlung verbleibenden Ethylenoxid-(ETO-)Restmengen (6). Zudem kann es durch die Begasung des Disposable mit ETO zu chemischen Reaktionen kommen, die zur Bildung zusätzlicher toxischer Substanzen wie Polyvinylchlorid-Ethylenchlorhydrin führen. Aus diesem Grund werden Schlauchsysteme und Filter zunehmend mit zur ETO-Begasung alternativen Methoden sterilisiert. Ein Überblick über die in der Medizin verwendeten Sterilisationsmethoden ist in Abb. 2.30 gegeben. Durch die chemische und physikalische Beschaffenheit der Dis-

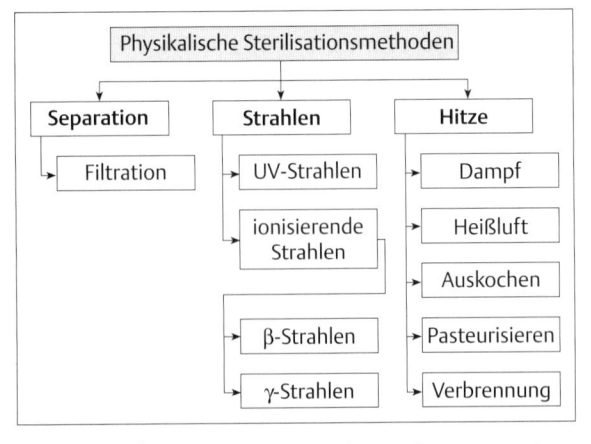

Abb. 2.30 Übersicht über die in der Medizin verwendeten Sterilisationsverfahren (Klein u. Mitarb.)

Tabelle 2.1 Sterilisierbarkeit der verschiedenen Membranmaterialien mit unterschiedlichen Sterilisationsmethoden (Klinkmann u. Vienken)

Membranmaterial	γ-Strahlen	ETO	Dampf
regenerierte Cellulose	+	+	+
synthetisch modifizierte Cellulose	+	+	+
Celluloseacetat	+	+	–
Polysulfon	+	+	+
PAN	+	+	–
PMMA	+	–	(–)
Polycarbonat	+	+	–
Polyamid	+	+	–
EVAL	+	+	–

posable-Materialien ist die Anzahl der in Frage kommenden alternativen Sterilisationsmethoden begrenzt. Die unterschiedliche Sterilisierbarkeit für Membranmaterialien ist in Tab. 2.1 gezeigt. Aufgrund der unterschiedlichen Temperaturempfindlichkeit (thermische Veränderung des Materials und Schmelzpunkt) ist nicht jedes Material für jede Sterilisationsart geeignet. Hauptkriterium für die Auswahl der Sterilisationsmethode ist daher neben der Verringerung der Toxizität die thermische Auswirkung auf die Materialbeschaffenheit.

Neben Begasung mit ETO, Bestrahlung mit γ-Strahlen und Dampfsterilisation ist die Sterilisation mit Wasserstoffperoxid neu entwickelt worden.

Der Sterilisationseffekt von ETO-Gas beruht auf dem Mechanismus, mit Proteinen und Nukleinsäuren über eine Alkylierung zu reagieren. ETO ist ein hochtoxisches Gas und wurde in der Vergangenheit vor allem deshalb verwendet, weil es bei den Produkten leicht in alle Hohlräume gelangt und somit eine sichere Abtötung der Mikroorganismen gewährleistet. Doch das Risiko der Hypersensitivitätsreaktion macht es notwendig, von dieser Sterilisationsart abzurücken.

Eine ebenso wirksame wie lang erprobte Methode ist die Sterilisation mit γ-Strahlen. Diese zerstören die DNA und die RNA der Mikroorganismen (6, 45). Nicht selten verursachen γ-Strahlen jedoch unerwünschte Veränderungen am Produktmaterial (34, 38): Vernetzung von Polymerketten, teilweiser Abbau von Polymeren, Veränderungen der Porengröße von Membranen, Bildung von aromatischen krebserzeugenden Substanzen (38) und Änderung der allgemeinen physikalischen Eigenschaften wie Farbe, Elastizität und Zugfestigkeit. Als Folge der Änderung der Membranstruktur werden im Dialysator der UF-Faktor, die Clearance und die Fließeigenschaften verändert. Am auffälligsten ist die deutliche Reduzierung des UF-Faktors.

Als Alternative hat sich in den letzten Jahren die Dampfsterilisation und deren Modifikationen wie die In-line-Dampfsterilisation etabliert. Dampfsterilisierte Produkte zeichnen sich durch eine gute Verträglichkeit aus (21, 42, 43).

Bei der In-line-Dampfsterilisation werden die Dialysatoren während des Sterilisationsprozesses kontinuierlich mit sterilem Wasserdampf durchströmt. Der Dialysator wird dabei für mindestens 15 Minuten bei 121 °C gehalten. Durch das ständige Durchspülen werden alle Reststoffe (auch Pyrogene) und Porenfüllstoffe aus dem Material entfernt.

Schlauchsysteme werden wegen der thermischen Sensibilität des Materials meist mit Wasserstoffperoxid sterilisiert (12, 13). Bei diesem Verfahren wird Wasserstoffperoxid im Vakuum verdampft und durch elektromagnetische Hochfrequenz ionisiert und zu Radikalen, die sterilisierend wirken, umgesetzt. Der Vorteil der Methode liegt in der niedrigen Sterilisationstemperatur (45–50 °C), der Nachteil in der langen Sterilisationsdauer von 75 Minuten.

Ziel aller Nierenersatztherapien muß es sein, bei einem Minimum an Belastung durch die Therapie ein Optimum an Rehabilitation mit einem auf das Individuum und die physiologischen Gegebenheiten abgestimmten Verfahren zu erzielen.

Literatur

1 Adams, W.S., H.W. Blahd, S.H. Basset: A method of human plasmapheresis. Proc. Soc. exp. Biol. 80 (1952) 377
2 Agishi, T., I. Kaneko, Y. Hasuo, Y. Hayasaka, T. Sanaka, K. Ota, H. Amemiya, N. Sugino: Double filtration plasmapheresis with no or minimal amount of blood derivate for substitution. In Siebert, H.G.: Plasma Exchange. Plasmapheresis-Plasmaseparation. Schattauer, Stuttgart 1980 (p. 53)
3 Bobeck, J.D., J.J. Cipoletti, M. Wexler: Isothermic and kinetic studies of uremic metabolite adsorption with Ambersorb XE-344 resin. Kidney int. 13 (1978) 163
4 Cantor, P., B.S. Fisher: Polycarbonate Membranes. Report No. PB213 150A. National Technical Information Service, Springfield/Va. 1972
5 Dieter, K., H.E. Franz, W. Kuhlmann, G. Mayer, P. Schmidt-Wiederkehr: Technik der Hämodialyse mit Dialysatregeneration durch Adsorption und Ionenaustausch. Biomed. Techn. 21 (1976) 294
6 Danielsson, A.M.: Hypersensitivität und Sterilisationsmethoden in der Hämodialyse. EDTNA-ERCA J. 19 (1993) 21–22
7 Dellanna, F., A. Wipper, C.A. Baldamus: Increased β_2-microglobulin elimination by smaller hollow fibre diameter. EDTA Abstracts 1995
8 Feriani, M., S. Biasioli, A. Fabris, S. Chiaramonte, C. Ronco, L. Bragantini, A. Brendolan, R. Dell'Aquila, G. La Greca: Calcium and bicarbonate containing solutions for peritoneal dialysis and hemofiltration. Prog. art. Org. 1986, 277
9 Henderson, L.W., C. Ford, C.K. Colton: Trans. Amer. Soc. artif. intern. Org. 23 (1977) 234
10 Henderson, L.W., A. Besarab, A. Michaelis, L.W. Bluemle jr.: Blood purification by ultrafiltration and fluid replacement. Trans. Amer. Soc. artif. intern. Org. 13 (1967) 216
11 Henderson, L.W., C.K. Colton, Ch.A. Ford: Kinetics of hemofiltration II. Clinical characterization of a new blood cleaning modality. J. Lab. clin. Med. 85 (1975) 372
12 Jacobs, P., R. Kowatsch: Sterrad Sterilization System: a new technology for instrument sterilization. End. Surg. 1 (1993) 57–58
13 Jordy A.: Sterilisation von Dialyse-Schlauchsystemen. J. nephrol. Team 1 (1994) 1–8
14 Judson, G., A. Jones, R. Kellog, D. Bruckner, R. Eisel, S. Perry, W. Greenough: Closed continuous-flow centrifuge. Nature 217 (1968) 816
15 Klein, E., J.K. Smith, F.F. Holland: Rhone Poulenc polyacrylonitrile membrane – laboratory evaluation of permeability, physical, and mechanical porperties. Report No. PB. 225066/OSET. National Technical Information Service, Springfield/Va. 1972

16 Klein, E., F. F. Holland, K. J. Eberle: J. Membr. Sci. 5 (1979) 19
17 Klinkmann, K., J. Vienken: Membranes for dialysis. Nephrol. Dialys. Transplant. 10, Suppl. 3 (1995) 39
18 Kolff, W. J.: New Ways of Treating Uremia. Churchill, London 1947
19 Leber, H.-W.: Hemodiafiltration. A new alternative to hemofiltration and conventional hemodialysis. Artif. Org. 2 (1978) 2
20 Leypoldt, J. K., L. W. Henderson: Membrane charge influences transport across synthetic blood purification membranes (Abstract). International Symposium on Hemoperfusion, Adsorbants, and Immobilized Reactants, Rostock 1988
21 Link, A., K. Büttner: Steam sterilization: a suitable alternative? Med. Device Technol. 6/7 (1992) 45–47
22 Maasrani, M., M. Y. Jaffrin, M. Fischbach, B. Boudailiez: Urea, creatinine and phosphate kinetic modelling during dialysis: application to pediatric hemodialysis. Int. J. artif. Org. 18 (1995) 122–129
23 Maggiore, Q. et al.: Blood temperature and vascular stability during hemodialysis and hemofiltration. ASAIO Trans. 28 (1982) 523–527
24 Mann, H., I. Stefanidis, B. Reinhardt, S. Stiller: Prevention of haemodynamic risks by continuous blood volume measurement and control. Nephrol. Dialys. Transplant. 11, Suppl. 2 (1996) 48–51
25 Moncrief, J. W., R. P. Popovich, K. D. Nolph: Additional experience with continuous ambulatory peritoneal dialysis (CAPD). Trans. Amer. Soc. artif. intern. Org. 24 (1978) 476–483
26 Nolph, K. D., R. P. Popovich, J. W. Moncrief: Theoretical and practical implications of continuous ambulatory peritoneal dialysis. Nephron 21 (1978) 117
27 Oreopoulos, D. G., M. Robson, S. Izatt, S. Clayton, G. A. de Veber: A simple and safe technique for continuous ambulatory peritoneal dialysis (CAPD). Trans. Amer. Soc. artif. intern. Org. 24 (1978) 484–487
28 Palmer, R. A., J. E. Newell, E. J. Gray, W. E. Quinton: Treatment of chronic renal failure by prolonged peritoneal dialysis. New Engl. J. Med. 274 (1966) 248
29 Petitclerc, T., C. Jacobs: Dialysis sodium concentration: What is optimal and can it be individualized? Nephrol. Dialys. Transplant. 10 (1995) 596
30 Polaschegg, H. D.: Methoden und Geschichten der Ultrafiltrationskontrolle in der Hämodialyse. Akt. Nephrol., Wiss. Inform. der Fresenius-Stiftung 1 (1985) 135
31 Polaschegg, H. D.: Verfahren und Vorrichtung zum Entziehen von Wärme aus Blut im extrakorporalen Kreislauf. EP0265795, Priority 30.10.1986
32 Popovich, R. P., J. W. Moncrief, J. F. Decherd, J. B. Bomar, W. K. Pyle: The definition of a novel portable-wearable equilibrium peritoneal dialysis technique. Abstr. Amer. Soc. artif. intern. Org. 5 (1976) 64
33 Provenzano, R. et al.: The effect of cooled dialysate on thermal energy balance during dialysis. ASAIO Trans. 34 (1988) 515–517
34 Sakai, K.: Structure and permeability of dialysis membranes sterilized by various methods. J. Biomater. Appl. 4 (1989) 71–101
35 Schleipfer, H. D.: Dialysetechnik, 2. Aufl. Bionic Medizintechnik, Friedrichsdorf 1983
36 Sherman, R. A. et al.: Amelioration of hemodialysis-associated hypotension by the use of cool dialysate. Amer. J. Kidney Dis. 5 (1985) 124–127
37 Sherman, R. A. et al.: Effect of variations in dialysate temperature on blood pressue during hemodialysis. Am. J. Kidney Dis. 6 (1984) 66
38 Shintani, H., A. Nakamura: Analysis of a carcinogen, 4,4'-methylenedianiline, from thermosetting polyurethane during sterilization. J. anal. Toxicol. 13 (1989) 354–357
39 Stiller, S., H. Mann: Ultra-short dialysis and internal physiologic resistance. ASAIO Trans. 10 (1987) 754
40 Stiller, S., H. Mann, H. Brunner: Backfiltration in hemodialysis with highly permeable membranes. Contr. Nephrol. 46 (1985) 23–32
41 Tenckhoff, H., H. Schechter: A bacteriologically safe peritoneal access device for repeated peritoneal dialysis. Trans. Amer. Soc. artif. intern. Org. 14 (1968) 181
42 Walter, J., I. Taraba: Dialysis hypersensity. Nephrol. Dialys. Transplant., Suppl. 3 (1991) 47–49
43 Ward, R. A., P. W. Feldhoff, E. Klein: Membrane materials for therapeutic application in medicine. In Lloyd, D. R.: Material Science of Synthetic membranes. American Chemical Society, Washington 1985
44 Wolf, W. V., D. G. Remp, J. E. Kiley: Artificial kidney function: kinetics of hemodialysis. J. clin. Invest. 30 (1951) 1062
45 Woolston J.: Irradiation sterilization of medical devices. Med. Device Technol. 7/8 (1990) 25–31
46 Yatzidis, H.: A convenient haemoperfusion micro-apparatus over charcoal for the treatment of endogenous and exogenous intoxications. Its use as an effective artificial kidney. Proc. Europ. Dialys. Transplant. Ass. 1 (1984) 83

3 Wasser- und Dialysataufbereitung

J. Bommer

Einleitung

Während der Hämodialyse ist das Blut des Patienten nur durch die semipermeable Wand der Dialysemembran von der Spülflüssigkeit, d.h. dem Dialysat, getrennt. Entsprechend den verschiedenen Membranen, d.h. Low-flux- oder High-flux-Membranen, können kleinmolekulare Substanzen von 1–15 Kilodalton die Dialysemembran mehr oder weniger frei durchwandern, d.h., alle Verunreinigungen und Inhaltsstoffe des Dialysats können durch die Dialysemembran mehr oder weniger frei in das Blut des Patienten gelangen.

Eine besondere Situation findet sich zudem bei Verwendung der synthetischen High-flux-Membranen. Solche Membranen haben nicht nur eine höhere Permeabilität für größere Moleküle mit einem Molekulargewicht von 15–20 Kilodalton, sondern auch eine erhöhte Permeabilität für Wasser. Bei Verwendung von High-flux-Dialysatoren zur Dialyse führt der Fließwiderstand im Blutkompartiment zu einem inadäquat hohen Flüssigkeitstransport vom Blut ins Dialysat an der „arteriellen" Seite des Dialysators. Dieser überschüssige Flüssigkeitsverlust ins Dialysat wird durch einen Druckabfall im Blutkompartiment des „venösen" Anteils des Dialysators durch einen Rücktransport von Flüssigkeit aus dem Dialysat ins Blut teilweise ausgeglichen. Durch diese Backfiltration können während einer Dialyse 2–3 l Dialysat durch die Membran in das Blut gelangen. Dieser Übertritt von Dialysat bringt einen konvektiven Transport von Bestandteilen des Dialysats in das Blut mit sich. Dies fördert den Übertritt von etwas größeren Molekülen wie Endotoxinen und auch anderen Verunreinigungen aus dem Dialysat ins Blut.

Nierengesunde Patienten nehmen in der Regel nicht mehr als durchschnittlich 10–15 l Wasser pro Woche zu sich. Im Magen-Darm-Trakt erfolgt die Resorption der im Trinkwasser befindlichen Substanzen weitgehend selektiv. Werden dennoch schädliche Substanzen aus dem Trinkwasser im Darm aufgenommen, können diese renal eliminiert werden. Demgegenüber ist das Blut der Dialysepatienten, nur durch eine semipermeable Membran getrennt, pro Woche ca. 300–500 l Dialysat exponiert. Im Dialysat vorhandene Substanzen können die Dialysemembran unselektiert passieren, wobei die Diffusionsgeschwindigkeit umgekehrt proportional dem Molekulargewicht der Stoffe ist. Ins Blut aufgenommene Substanzen können bei Dialysepatienten nicht renal eliminiert werden, sondern werden akkumuliert, wenn sie nicht intestinal oder bei der nächsten Dialyse wieder entfernt werden können. Bei Verwendung von High-flux-Membranen kann im Laufe der Dialyse aufgrund der Backfiltration sogar ein Übertritt von Dialysat ins Blut auftreten, d.h., es zu einer Flüssigkeitsinfusion kommen. Es ist daher verständlich, daß Dialysate strengen Kriterien unterworfen werden müssen und teilweise sogar mit Infusionslösungen, d.h. Arzneimitteln, verglichen werden können.

Dialysat
Zusammensetzung

Während der Dialyse kommt es zum nahezu vollständigen Konzentrationsausgleich von nicht nur kleinmolekularen harnpflichtigen Substanzen, sondern allen kleinmolekularen Blutbestandteilen wie Glucose und Elektrolyten in Blut und Dialysatflüssigkeit. Daher wird bei der Hämodialyse als Spülflüssigkeit, d.h. Dialysat, eine dem Blut isoosmolare Elektrolytlösung verwandt, die alle wesentlichen Elektrolyte in physiologischen Konzentrationen enthält (Tab. 3.1). Entsprechend den Bedürfnissen der einzelnen Patienten schwankt die Natriumkonzentration im Dialysat zwischen 130 und 145 mmol/l. Hohe Natriumkonzentrationen steigern den Blutdruck, und durch niedrige Natriumkonzentrationen kann der Blutdruck gesenkt werden, was bei der Behandlung einer bestehenden Hypertonie ausgenützt werden kann. Bei Verwendung von extrem niedrigen Natriumkonzentrationen kann es aber zu einem paradoxen Anstieg des Blutdrucks, besonders gegen Ende der Dialyse, kommen. Ursächlich wird ein hyperreninämischer Blutdruckanstieg diskutiert; jedoch steigen die Serumreninwerte auch bei Patienten ohne entsprechenden Blutdruckanstieg während der Dialyse an.

Die Kaliumkonzentration im Dialysat liegt meistens zwischen 1 und 2,5 (3,0) mmol/l, um Kalium dem Patienten während der Dialyse entziehen zu können. Nach unten ist die Kaliumkonzentration durch das Risiko kardialer Rhythmusstörungen, insbesondere bei digitalisierten Patienten, begrenzt. Zu hohe Kaliumkonzentrationen erfordern zu strenge diätetische Kaliumrestriktionen oder führen zu gefährlichen Anstiegen des Serumkaliumspiegels im dialysefreien Intervall. Jegliche Mißempfindung, rasch auftretende Kraftlosigkeit, insbesondere Schwächegefühl in den Beinen, seltener auch Armen bis hin zu Lähmungsanzeichen können die letzten Vorboten von fatalen hyperkaliämischen Rhythmusstörungen mit Blockierungen und Asystolie sein.

Die Calciumkonzentration im Dialysat schwankt um 1,5 mmol/l (1,25–1,75). Dabei ist zu berücksichtigen, daß es sich um ionisiertes Calcium handelt und somit die Dialysatcalciumkonzentration leicht über der Konzentration des ionisierten Calciums im Serum liegt (im Serum entspricht das ionisierte Calcium ca. 50% der Gesamtcalciumkonzentration). Demzufolge treten bei Dialysatcalciumkonzentrationen von 1,5–1,75 mmol/l

Tabelle 3.1 Dialysatzusammensetzung

Natrium	125–145 mmol/l
Kalium	1,0–3,0 mmol/l
Calcium	1,25–1,75 mmol/l
Magnesium	0,5–1,0 mmol/l
Chlorid	100–110 mmol/l
Acetat*	32–37 mmol/l
Glucose	0–11 mmol/l
Osmolarität	280–300 mmol/l
Temperatur	37 °C
pH-Wert	6–8

* Oder 31–35 mmol/l Bicarbonat mit 4–8% Acetat.

postdialytisch vorübergehend Serumcalciumkonzentrationen von 2,6–3 mmol/l auf, die sich im Verlauf der folgenden Stunden rasch normalisieren. Die damit verbundene Calciumbelastung ist bei Dialysepatienten ohne orale Calciumsubstitution und Vitamin-D-Therapie erwünscht, da bei diesen Patienten infolge des gestörten Vitamin-D-Stoffwechsels im dialysefreien Intervall eine negative Calciumbilanz besteht. Günstiger ist es jedoch, die Calcium-Phosphat-Bilanz im dialysefreien Intervall durch optimale Behandlung mit Vitamin D oder Vitamin-D-Metaboliten sowie möglichst Verwendung von calciumhaltigen Phosphatbindern zu optimieren. In diesem Falle ist eine zusätzliche Calciumbelastung während der Dialyse über eine erhöhte Dialysatcalciumkonzentration nicht mehr notwendig und sogar unerwünscht. Dann genügen Dialysatcalciumkonzentrationen zwischen 1,4 und 1,5 mmol/l.

Die Magnesiumkonzentrationen in den handelsüblichen Dialysaten schwanken zwischen 0,5 und 1 mmol/l. Die Serummagnesiumspiegel bei Dialysepatienten sind in der Regel hoch, und die optimale Magnesiumkonzentration im Dialysat ist letztlich heute noch offen. Zeichen von Magnesiummangel wie kardiale oder hypokalzämische Beschwerden wurden unter den derzeitigen Magnesiumkonzentrationen nicht beobachtet.

Als Anion enthält das Dialysat Chlorid in einer Konzentration, die leicht über der Serumkonzentration liegt. Eine besondere Bedeutung kommt dem Puffer im Dialysat zu. Pro Tag kommt es im Stoffwechsel zu einem Säureüberschuß von ca. 50–80 mval, der beim Gesunden über die Niere ausgeschieden wird, jedoch bei Dialysepatienten im dialysefreien Intervall täglich akkumuliert wird. Teilweise werden diese H^+-Ionen durch Bicarbonatverbrauch mit CO_2- und H_2O-Bildung und Hyperventilation kompensiert (respiratorisch teilweise kompensierte metabolische Azidose mit erhöhter Anionenlücke). Während der Dialyse können angehäufte Anionen, z. B. SO_4^{2-}, Cl^-, wie auch organische Säuren ins Dialysat „ausgewaschen" werden. Gleichzeitig muß der Pufferverlust in Form von Bicarbonat ersetzt werden. Wegen der einfachen Handhabung wurde Acetat in Konzentrationen von ca. 35 mmol/l viele Jahre lang als Puffer im Dialysat verwandt. Im Organismus kann Acetat in Bicarbonat umgewandelt werden und somit die Bicarbonatpools auffüllen. Die Acetatkonzentrationen im Serum steigen dabei auf ca. 5 mmol/l an.

Während der Acetatdialysen kommt es zu einem Verlust von Bicarbonat ins Dialysat, was durch eine ständige Umwandlung von Acetat in Bicarbonat im Verlaufe der Dialyse kompensiert werden muß. Da die Clearance von Acetat kleiner ist als die von Bicarbonat, verschlechtern hohe Blut- und Dialysatflüsse, große Dialysatoroberflächen und hohe Clearanceleistung von Dialysatoren die Säure-Basen-Bilanz und Pufferbeladung des Patienten während der Dialyse. Zum Beispiel fand sich bei Acetatdialyse mit 1,0 m^2 Oberfläche ein Anstieg des Serumbicarbonats, während bei Verwendung von 2,5-m^2-Dialysatoren die Bicarbonatspiegel im Verlaufe der Acetatdialyse von 20,5 ± 0,6 auf 17,3 ± 0,80 mmol/l abfielen (37).

Nachdem die technischen Probleme des Bicarbonats als Puffer weitgehend gelöst sind, wird heute in der Mehrzahl der Fälle Natriumbicarbonat dem Dialysat als Puffer zugesetzt. Die Vor- und Nachteile der Acetat-Bicarbonat-Dialyse werden in speziellen Kapiteln behandelt. Betreffs der technischen Probleme s. u. Herstellung von Dialysat.

Neben den obligaten Kationen und Anionen wird dem Dialysat häufig Glucose zugefügt. Dies ist besonders bei Mangelernährung und konsumierenden Erkrankungen des Patienten erwünscht. Glucosehaltiges Dialysat ist auch bei Diabetikern von Vorteil. Können Diabetiker während der Dialyse nicht regelmäßig essen und ist die Magenentleerung und Darmmotilität während der Dialyse zusätzlich verlangsamt, so verhüten glucosehaltige Dialysate eine mögliche Hypoglykämie, wenn die Patienten ihre antidiabetische Therapie konsequent fortführen. Die Glucosekonzentration in diesen Fällen sollte bei ca. 11 mmol/l (200 mg%) liegen.

Infolge der entsprechenden Salzkonzentrationen weisen übliche Dialysate eine Osmolarität zwischen 280 und 300 mosm/l auf. Der pH-Wert soll zwischen 6 und 8, möglichst um 7 liegen. Ein Abfall des pH-Wertes unter 6,5 kann nicht nur nachteilig für den Patienten sein, sondern auch die Wirksamkeit des bei der Dialyse verwandten Heparins beeinträchtigen (58). Besonders genau müssen die pH-Wert-Einstellungen bei Bicarbonatdialysen vorgenommen werden, wegen der möglichen Magnesium- und Calciumcarbonatausfällung bei zu hohen pH-Werten (7,5).

Herstellung

Der Dialysatverbrauch während der Dialyse beträgt in der Regel 500 ml/min, d. h., bei einer 4- bis 5stündigen Dialyse insgesamt 120–150 l. Das Dialysat selbst stellt mit seinen Elektrolyten, neutralem pH und häufigem Glucosegehalt ein gutes Nährmedium für das Wachstum von Wasserkeimen (koliforme Keime, Pseudomonaden, usw.) dar. Um den Transport der großen Dialysatmenge und die Verkeimung des Dialysats zu vermeiden bzw. zu minimieren, wird in der Regel das Dialysat unmittelbar vor Verwendung im Dialysegerät selbst hergestellt. Dabei werden maximal angereicherte Konzentrate von Elektrolyten, Puffern und eventuell Glucose mit geeignetem Reinwasser verdünnt. Industriell hergestellte Konzentrate garantieren eine Schwankungsbreite der Dialysatbestandteile von 3–5%. Diese sollte auch bei Eigenproduktion von Konzentraten in den Dialysezentren erreicht werden.

Konzentrate, die zur Acetatdialyse benutzt werden, stellen eine nahezu gesättigte Salzlösung dar, sind daher autosterilisierend und können somit problemlos gelagert werden. Bei Lagerung bei tiefen Temperaturen unter 10°C kann es jedoch zur Ausfällung kommen. In den Dialysegeräten werden Acetatkonzentrate 1:35 mit geeignetem Reinwasser verdünnt, so daß üblicherweise 5–6 l Konzentrat für eine Dialysebehandlung ausreichen.

Wegen der geringen Löslichkeit von Calcium- und Magnesiumbicarbonat muß das Bicarbonatdialysat in zwei Schritten hergestellt werden. Zunächst wird das sog. saure Konzentrat, das die Elektrolyte, insbesondere divalente Ionen, enthält, mit Reinwasser verdünnt (ca. 1:17). Anschließend wird in einem zweiten Schritt das calcium- und magnesiumfreie, bicarbonathaltige Konzentrat zugemischt (Proportionierungsverhältnis 1:17 bis 1:28). Wegen der begrenzten Löslichkeit von Calcium und Magnesium in bicarbonathaltigen Lösungen muß eine strenge Kontrolle des pH-Wertes gewährleistet sein (>7,5–7,55), um ein Ausfällen dieser Salze zu vermeiden. Diese Reduktion und exakte Einstellung des pH-Wertes erfolgt durch entsprechenden Zusatz von Acetat zum sauren Anteil der Bicarbonatkonzentrate. Da die Konzentrate, die zur Herstellung von Bicarbonatdialysaten benutzt werden, keine hochkonzentrierten und gesättigten Salzlösungen sind, sind sie nicht autosterilisierend. Vielmehr können besonders bicarbonathaltige Konzentrate bei langer Lagerung und Zufuhr von nicht keimfreier Luft verkeimen, was dann später zu einem verkeimten Bicarbonatdialysat in der Maschine führt (17, 35, 39). Bicarbonatkonzentrate sollten daher innerhalb von Tagen verbraucht werden, insbesondere wenn Luftkeime ins Konzentrat gelangen können. Um diese Verkeimung zu reduzieren, werden neben Bicarbonatkonzentraten auch kommerzielle Kartuschen mit körnigem, rieselfähigem Bicarbonat angeboten, in denen die Bicarbonatlösung frisch dem Dialysat zugemischt werden kann.

Um die Arbeit mit Konzentratkanistern zu vermeiden, werden heute vielfach Konzentratringleitungen in Dialyseeinheiten installiert, über die die Konzentrate zu den einzelnen Dialyseplätzen geführt werden. Neben geeignetem Leitungsmaterial muß auf niedrige Querschnitte geachtet werden, um ausreichende Flüsse zu erreichen und Stillstände von großen Konzentratvolumina im Leitungssystem zu vermeiden. Während autosterilisierende Acetatkonzentrate bakteriologisch kein Problem aufwerfen, muß bei den sauren und insbesondere basischen Konzentraten zur Herstellung von Bicarbonatdialysen auf peinliche Sauberkeit geachtet werden, und bakterielle Verunreinigungen müssen in jeder Weise verhindert werden. Aus diesem Grunde sollte auch die Lagerungsdauer der Konzentrate sehr kurz gehalten werden. Daraus resultieren Bestrebungen, Bicarbonatkonzentrate möglichst im On-line-Verfahren herzustellen, wie z.B. Bicarbonatkartuschen an der Maschine oder zentrale Geräte, die kontinuierlich Bicarbonatkonzentrat produzieren und in das Ringleitungssystem einspeisen.

Da das Blut der Patienten mit den Bestandteilen des Dialysats im Diffusionsgleichgewicht steht, ist es wünschenswert, die Elektrolytkonzentration des Dialysats individuell den Erfordernissen des einzelnen Patienten anzupassen. Die heutigen Dialysemaschinen mit variablen Proportionierungspumpen gestatten eine Variation der Konzentration von Bicarbonat und auch Elektrolyten. Jedoch wird das Verhältnis der einzelnen Elektrolyte durch das einzelne Konzentrat fest bestimmt. Wenn die Konzentration einzelner Elektrolyte oder der Glucose allein variiert werden soll, muß ein anderes Konzentrat verwandt werden. Dieses Problem hat zu einer großen Konzentratvielfalt geführt und dementsprechend großem Lagerbedarf für verschiedene Konzentrate in vielen Zentren. Besondere Schwierigkeiten macht dies bei zentraler Konzentratversorgung. Neuere Entwicklungen bieten die Chance, eine individuelle Zusammensetzung des Dialysats für den einzelnen Patienten zu bieten, ohne große Mengen verschiedener Dialysate lagern zu müssen. Bei diesem zukünftigen Verfahren der Dialysatherstellung werden ein oder zwei Basiskonzentrate, die Bicarbonatpuffer und/oder Natriumchlorid enthalten, in der üblichen Form mit Reinwasser vermischt. Alle übrigen Bestandteile des gewünschten Dialysats können in einer kleinen Konzentratmenge von ca. 1 l über ein weiteres Proportionierungssystem dem Dialysat zugesetzt werden. In einem solchen System müssen nur noch ein bis zwei Basiskonzentrate in großen Mengen gelagert werden und können durch ein bis zwei zentrale Konzentratringleitungen zur Dialysemaschine geleitet werden. Mit 1 l zusätzlichem Konzentrat pro Dialyse kann das Dialysat ganz individuell für den einzelnen Patienten hergestellt werden, d.h., es läßt sich eine optimale Abstimmung der Dialysatzusammensetzung ohne übermäßige Lagerhaltung erzielen.

Nachdem im Dialysegerät Konzentrat und geeignetes Reinwasser gründlich durchmischt sind, wird die Leitfähigkeit des Dialysats im Dialysegerät überprüft. Das Dialysat wird auf Körpertemperatur, d.h. 37–38°C, aufgewärmt, um eine Unterkühlung des Patienten während der Dialyse zu vermeiden. Die Erwärmung des Dialysats führt zu einer Verminderung der Gasspannung im Dialysat. Eine daraus resultierende Blasenbildung im Dialysat würde die Vorgänge des Austauschs zwischen Dialyseflüssigkeit und Blut im Dialysator beeinträchtigen. Daher wird das Dialysat in der Dialysemaschine entgast. Dabei kommen zwei physikochemische Verfahren zur Anwendung: 1. Unterdruck, 2. Erhitzung des Dialysats. In verschiedenen Dialysegeräten werden beide Verfahren alternativ oder kombiniert angewandt. Nach der Entgasung werden in den meisten Maschinen nochmals die Elektrolytkonzentrationen des Dialysats kontrolliert, um fehlerhafte Zusammensetzungen mit Sicherheit zu vermeiden, und die Temperatur des Dialysats korrigiert.

Zentrale Aufbereitung

Heute verfügbare, moderne Dialysemaschinen haben den Einsatz von zentralen Dialysataufbereitungsverfahren weitgehend verdrängt. Zentrale Dialysatsysteme lassen eine individuelle Variation der Elektrolyte im Dialysat für den einzelnen Patienten nicht zu. So ist es nicht möglich, z.B. bei einem hypertonen Dialysepatienten das Serumnatrium durch eine niedrige Natriumkonzentration im Dialysat zu senken, sondern der Blutdruck muß durch Flüssigkeitsentzug soweit wie möglich gesenkt oder mit Antihypertonika behandelt werden. Auch eine andere individuelle Anpassung der Dialysatzusammensetzung an die Bedürfnisse der einzelnen Patienten läßt die zentrale Dialysataufbereitungsanlage nicht zu, wie z.B. Änderungen der Calciumkonzentration bei renaler Osteopathie oder der Kaliumkonzentration bei Herzrhythmusstörungen oder Digitalisbehandlung.

Zusätzlich bestehen vermehrte bakteriologische Risiken bei zentralen Dialysatsystemen. In den meist großvolumigen zentralen Mischtanks und in langen Leitungssystemen bis hin zur Verbraucherstelle kann das Dialysat verkeimen. Dementsprechend erfordern derartige Anlagen zentraler Dialysataufbereitung eine besonders sorgfältige Pflege und häufige Desinfektion. Bei chemischer Desinfektion muß vermieden werden, daß Desinfektionsmittelreste in Toträumen, Blindleitungen usw. verbleiben, was zu Zwischenfällen führen kann. Eine einzelne Kontrollmessung an der Verbrauchsstelle vor Dialysebeginn schließt nicht in jedem Fall Desinfektionsmittelreste in Toträumen, Stichleitungen, Winkeln usw. der Ringleitung aus.

Dialysatprobleme

Infolge des intensiven Kontakts zwischen Dialysat und Blut des Patienten können fehlerhafte Zusammensetzungen des Dialysats zu sehr vielfältigen und unterschiedlich schnell auftretenden klinischen Komplikationen führen.

So finden sich

- akute Komplikationen, wie Hypernatriämie, Hyperkalzämie (sog. Hartwassersyndrom) oder Intoxikationen durch Desinfektionsmittel;
- subakute Intoxikationen, z.B. durch Nitrate, Chloramin, Spurenelemente;
- chronische Intoxikationen, wie z.B. Aluminiumintoxikationen.

Schwerwiegende Fehler in der Herstellung des Dialysats, wie Fehlproportionierung, falsches Konzentrat, mangelhafte Enthärterfunktion, schwere bakterielle Verunreinigung usw., führen in der Regel zu akuten Komplikationen der Dialyse. Diese Probleme werden im Kap. Brech/Röckel, S. 141 ff., diskutiert. Daneben können jedoch Fehler in der Dialysatherstellung und vor allem Kontamination des Dialysats zu subakuten oder gar chronischen Schäden führen. Durch sorgfältige Kontrollen der Leitfähigkeit, eventuell einschließlich einer pH-Kontrolle, sind gravierende Fehlproportionierungen heute weitgehend ausgeschlossen. Jedoch können Kontaminationen mit unerwünschten Substanzen einschließlich Spurenelementen durch diese Kontrollmessung in den Dialysemaschinen nicht erfaßt werden.

Verunreinigungen der Konzentrate führen durch die Verdünnung 1:35 mit Reinwasser nur selten zu Schäden, wenngleich dies nicht absolut ausgeschlossen werden kann, wie vereinzelte Aluminiumkontaminationen der Konzentrate in der Vergangenheit bewiesen haben. Doch darf man davon ausgehen, daß die heute in der Regel verwandten Fertigkonzentrate Reinheitsgrade aufweisen, die Risiken der Dialysepatienten weitgehend ausschließen.

Da die Konzentrate 1:35 oder 1:17 mit Reinwasser verdünnt werden, stellt das zur Dialyse verwandte Wasser den Hauptbestandteil des Dialysats dar. Daher spielt die Qualität des zur Dialyse verwandten Wassers eine entscheidende Rolle für die Qualität des Dialysats und mögliche klinische Komplikationen durch das Dialysat. In jedem Falle haben Änderungen der Qualität und Verunreinigungen des Trinkwassers bei der Herstellung des Reinwassers für Dialysepatienten eine große Bedeutung.

Wasserqualität

Bakteriologie des Trinkwassers

Trinkwasser, das als Ausgangsprodukt bei der Dialsatherstellung benutzt wird, ist keineswegs keimfrei. Kontrolluntersuchungen von deutschen Trinkwässern haben gezeigt, daß die gesetzlich vorgeschriebenen Grenzwerte – keine Escherichia-coli-Keime und maximal 100 vitale Keime (colony-forming units, CFU) pro Milliliter im Trinkwasser – nicht selten überschritten werden, und zwar bei ca. 1% der Fernwasserversorgung und bei ca. 10% der regionalen, örtlichen Wasserversorgungsanlagen (8). Solche Kontrollen erfassen nur vitale, im Gußagar koloniebildende Keime. Filtrierung und direkte Keimzählung ergaben noch höhere Erregerzahlen im Trinkwasser (62).

Die Anzüchtung von Keimen im Trinkwasser erfolgt üblicherweise in Gußagarplatten bei 22 °C, der optimalen Temperatur für Enterobacteriaceae, Klebsiellen, Enterobacter agglomerans, Enterobacter cloacae und verschiedene Pseudomonasstämme. Die optimale Inkubationstemperatur für pathogene Keime, wie Staphylococcus aureus, Pseudomonas aeruginosa u.a., die ebenfalls im Trinkwasser vorkommen, liegt aber um 37 °C. Daher sollten bakteriologische Kontrollen des zur Dialyse verwandten Wassers und Dialysats sowohl bei 22 °C als auch bei 37 °C erfolgen (8). Thermophile Keime wie Pasteurella legionellae, die Wassertemperaturen von 40–50 °C bevorzugen, sind üblicherweise in den Wasseranlagen von Dialysestationen nicht zu finden, sofern keine entsprechenden Warmwasserzonen oder Zuspeisungen von Warmwasser gegeben sind. In diesem Fall sind die speziellen bakteriologischen Anzüchteverfahren zu beachten.

Wasserhähne und Wasseranschlußkupplungen sind häufig verkeimt, insbesondere mit Pseudomonas (61). Um korrekte bakteriologische Befunde des Wassers bzw. Reinwassers zu erhalten, müssen daher der Wasserhahn abgeflammt und 10 l Wasser abgelassen werden, bevor die sterile Wasserprobe für die bakteriologische Untersuchung entnommen werden kann.

Neben bakteriellen Verunreinigungen des Wassers können auch virale Wasserkontaminationen auftreten. So sind durch Wasser ausgelöste Epidemien von Hepatitis B und C und Schwimmbadepidemien von Poliomyelitis oder endemischen Schwimmbadkonjunktivitiden aufgetreten (8, 49). Wieweit derartige durch Wasser verursachte virale Infektionen auch bei Dialysepatienten von Bedeutung sind, ist letztlich nicht geklärt.

Ein besonderes Problem kann Algenwachstum im Wasserkreislauf darstellen. In durchsichtigen Wassertanks oder -filtern kann bei Sonnenlichtexposition ausgedehntes Algenwachstum auftreten. Algen bilden nicht nur selbst große Endotoxinmengen, sondern stellen für Bakterien einen günstigen Nährboden dar, und schließlich kann der Schleim des Algenbelags die vorhandenen Bakterien vor mechanischen und chemischen Reinigungsvorgängen abschirmen. Neben chemischen Substanzen stellt der Lichtschutz die beste Prophylaxe gegen das Algenwachstum dar.

Bakteriologie des Reinwassers

Neben den Wasseraufbereitungsverfahren haben die Reinwasserleitungen einen großen Einfluß auf die Bakteriologie des zur Dialysatherstellung verwandten Wassers. Ein Eintritt von Keimen in das Reinwasserleitungssystem kann generell nicht verhindert werden. Das weitere Wachstum von Keimen wird durch die Konstruktion und die Materialien des Reinwasserleitungssystems mitbestimmt. Glatte Oberflächen der Leitungen vermindern die Bildung von wandständigen Bakterienrasen und -nestern. Durch geringe Leitungsquerschnitte sollten hohe Fließgeschwindigkeiten des Reinwassers angestrebt werden. Nur in wenigen Dialyseeinrichtungen erreicht das Wasser optimale Fließgeschwindigkeiten von >1 m/s. Winkel, Ecken, Luftblasen und Anschlußstücke sind Prädilektionsstellen für Bakterienwachstum. Stehendes Reinwasser in Blindleitungen begünstigt eine Keimvermehrung besonders. In Blindleitungen von >1,5 m Länge steigt die Verkeimungsgefahr unverhältnismäßig an.

Ringleitungssysteme sollten für das Reinwasser in Dialyseeinrichtungen obligat sein. Das am Ende der Ringleitung ankommende Wasser sollte mit einer ausreichend schnellen Fließgeschwindigkeit wieder in das Rohwasser eingespeist werden, damit es erneut durch die Wasseraufbereitungsanlage, z.B. eine Umkehrosmose, fließen muß und dadurch bakteriologisch gereinigt wird. Rezirkuliert das Reinwasser ohne Passage der Wasseraufbereitungsanlage im Ringsystem, so kommt es zu einem kontinuierlichen Keimwachstum und einer Verkeimung des gesamten Reinwassersystems.

Alternativ kann selbstverständlich das Reinwasser am Ende des Ringsystems verworfen werden, was aus Kostengründen letztlich nur vertretbar ist, wenn nur geringe Volumina aus dem Reinwasserleitungssystem ablaufen. Dies bedeutet jedoch meistens eine geringe Fließgeschwindigkeit in den letzten Abschnitten des Reinwassersystems, was seinerseits die Verkeimung fördert. Optimale, schnelle Flüsse im Reinwassersystem würden hohe Wassermengen am Ende des Ringes erfordern und damit teure Verluste von Reinwasser verursachen, so daß in diesen Fällen eine Rückspeisung sinnvoll ist.

Wegen ihrer leichten und kostengünstigen Installation werden in Dialyseeinrichtungen überwiegend Kunststoffleitungen für das Reinwassersystem verwandt. In kleinen Mengen können Spurenelemente aus PVC in das Reinwasser gelangen. PVC-Leitungen sind nicht resistent gegen die üblichen Desinfektionsmittel; vielmehr wird durch chemische Desinfektion die Innenoberfläche der Kunststoffleitungen zunehmend aufgerauht. Dies erleichtert die Bildung von Bakteriennestern und -rasen und beeinträchtigt den Zutritt von Desinfektionslösungen bei späteren Reinigungsvorgängen. Neuere Kunststoffentwicklungen, wie Leitungen aus Polypropylen, Polyethylen, Polyvinyldifluorid usw., sind besser, bieten jedoch oft noch Probleme bezüglich Spurenelemente, Qualität der Innenoberfläche, Sterilisationsverfahren usw. Unzweifelhaft sind Leitungen aus rostfreiem Stahl mit glatter Innenoberfläche heute die bestmöglichen Reinwasserleitungen. Den hohen Investitionskosten solcher Leitungen aus rostfreiem Stahl stehen ihre Haltbarkeit und Resistenz gegen Desinfektionsverfahren und schließlich die bakteriologische Qualität des Reinwassers gegenüber.

Zur Desinfektion von Reinwasserleitungen werden meist Lösungen von Formaldehyd, Peressigsäure u.a. verwandt. Der Reinigungsvorgang sollte nicht nur Bakterien in allen Bereichen und Winkeln des Reinwassersystems abtöten, sondern auch möglichst vorhandenen Detritus beseitigen, da dieser die Wiederbesiedlung des Reinwassersystems fördert. Die Desinfektion der Reinwasserleitungen wird besonders schwierig, wenn schleimbildende Bakterien (sog. Biofilm) auftreten, die unter dem Oberflächenschleim vor allem kurzdauernde Desinfektionen überleben können. In diesem Zusammenhang können auch Algen von Bedeutung sein, da auch deren Schleim den Zutritt von Desinfektionsmitteln behindert.

Die maximal zulässige Keimzahl für Reinwasser, das zur Dialyse verwandt werden soll, liegt bei <200 CFU/ml. Dieser Grenzwert gilt für alle Abnahmestellen des Ringsystems. Demgegenüber darf das fertige Dialysat Keimzahlen bis 2000 CFU/ml enthalten (1, 26). Dieser höhere Grenzwert ist dadurch bedingt, daß im Dialysegerät selbst ein beträchtliches Keimwachstum erfolgt. Neben zahlreichen Winkeln, Ventilen und Ecken des Leitungssystems in der Dialysemaschine fördert eine Wassertemperatur von 37 °C das Wachstum thermophiler Bakterienstämme. Besonders Pseudomonas aeruginosa wird häufig im Dialysat gefunden, auch wenn die Maschinen regelmäßig chemisch oder heiß gereinigt werden (8, 66). Nur durch regelmäßige, gründliche Reinigung der Maschinen läßt sich die Verkeimung des Dialysats in Grenzen halten. Vereinzelt werden Sterilfilter für das Dialysat vor Eintritt in den Dialysator angeboten. Derartige Filter sollten jedoch nicht nur Keime, sondern auch jegliche pyrogene Substanzen aus dem Dialysat entfernen.

Pyrogene Substanzen

In den 60er und 70er Jahren wurden febrile bis subfebrile Temperaturanstiege bei ca. 7% der Dialysebehandlungen beobachtet (48, 52). Trotz Verbesserung der Dialysatoren zeigten auch spätere Untersuchungen leichte Temperaturanstiege bei ca. 4% der Dialysebehandlungen (56). Nur selten gelingt ein Keimnachweis in der Blutkultur. Es muß daher angenommen werden, daß die Fieberreaktionen nicht durch vitale Bakterien oder Viren selbst verursacht werden, sondern vielmehr durch Endotoxin oder Endotoxinfragmente (48).

Früher wurde angenommen, daß Endotoxine wegen ihrer Molekülgröße Membranen nur bedingt durchwandern können, obwohl schon in den 70er Jahren ein Endotoxintransfer durch Cellulosemembranen experimentell nachgewiesen wurde (48). Die Kenntnis von kleinmolekularen Endotoxinfragmenten wie Lipid A und Muraminsäure mit Molekulargewichten teilweise <1 Kilodalton erklärt zwanglos einen Transfer durch herkömmliche Dialysemembranen (13). Der Pyrogentransfer durch die Dialysemembran ist jedoch nicht nur durch Porengröße und Siebkoeffizient der Membranen bestimmt. So weisen im Vergleich zu Membranen aus regenerierter Cellulose die High-flux-Membranen aus Polysulfon und Polyamid eine geringere Durchlässigkeit für Endotoxin auf. Letztere werden daher auch zur Sterilfiltration von Dialysat erfolgreich benützt (43, 11, 24, 22). Die geringere Endotoxindurchlässigkeit dieser synthetischen High-flux-Membranen scheint auf einer hohen Absorptionskapazität für Endotoxin zu beruhen (9).

Bei Übertritt von Endotoxin ins Blut der Patienten kommt es zur Zytokinstimulation wie IL-1, TNF usw. in Makrophagen (6); jedoch treten Fieberreaktionen in der Regel erst auf, wenn Endotoxinmengen von ca. 100 ng während einer Dialyse in den Patienten gelangen. Wieweit jedoch niedrigere Endotoxindosen Einflüsse auf immunologische Prozesse haben, ist letztlich noch nicht geklärt. Von verschiedenen Stellen wird gefordert, daß regelmäßig Endotoxinkontrollen im Dialysat zu erfolgen haben, und optimal wäre ein generell bakterien- und endotoxinfreies Dialysat, wie es verschiedentlich durch Sterilfiltrationen in der Dialysemaschine erfolgt.

Anorganische Substanzen

Überblick über die Klinik

Schon 1965 beschrieben Maher u. Mitarb. (34) einen Transfer von Spurenelementen in das Blut von Dialysepatienten. Meist führen erst hartnäckige klinische Symptome wie Hämolyse, Erbrechen, Übelkeit, Knochenschmerzen, neurologische Krankheitsbilder usw. zu Nachforschungen. In seltenen Fällen wurde eine akzidentelle Intoxikation mit Spurenelementen mit oft kurioser Ursache entdeckt, wie Zinkintoxikation durch galvanisierte Reinwassertanks (23, 44). Häufig sind Wasserverunreinigungen nur passager und führen zu vorübergehenden blanden Symptomen. Es liegt daher nahe, daß eine Vielzahl leichter Intoxikationen unbeachtet und unerkannt bleibt. So war auch die Aluminiumintoxikation, ein sicher eindrucksvolles, teilweise letales Krankheitsbild, bis Mitte der 70er Jahre unbekannt. Erst gezielte Untersuchungen haben das volle klinische Bild der Aluminiumintoxikation aufgezeigt (3, 4, 5, 45, 46).

Quantitativ scheinbar geringe Verunreinigungen des Dialysats schließen toxische Effekte keineswegs aus, wenn die toxischen Substanzen eine hohe Affinität zu Eiweißen, Lipiden oder anderen zellulären Blutbestandteilen haben. Das betrifft nicht nur anorganische Substanzen wie Aluminium, das an Serumproteine gebunden wird, sondern in gleichem Maße auch organische Verbindungen wie Chlorkohlenwasserstoffe, Benzole, Pestizide usw. Tab. 3.2 gibt einen Überblick über die maximal zulässige Konzentration verschiedener Substanzen in Trinkwasser und zur Dialyse verwandtem Reinwasser.

Aluminium

1970 wurde erstmals von Berlyne u. Mitarb. (5) eine erhöhte Aluminiumkonzentration bei Dialysepatienten mit chronischer Niereninsuffizienz auf eine vermehrte Einnahme von aluminiumhaltigen Phosphatbindern zurückgeführt. Die regionale Häufung von solchen Aluminiumintoxikationen bei Dialysepatienten wies darauf hin, daß vor allem schwere Intoxikationen mit hohen Aluminiumkonzentrationen im Trinkwasser zusammenhängen. So traten beispielsweise in Westschottland in einem Gebiet mit hoher Aluminiumkonzentration im Trinkwasser mehrere Fälle von Dialyse-

Tabelle 3.2 Maximal zulässige Konzentrationen in Trinkwasser und zur Dialyse verwandtem Reinwasser (mg/l) (AAMI = Association for the Advancement of Medical Instrumentation, ISO = International Organisation for Standardization)

	Trinkwasser EG	Deutschland	Reinwasser zur Dialyse	
			AAMI	ISO
Natrium	20/75	150	70	70
Kalium	10/12	12	8	8
Calcium	100	–	2	2
Magnesium	30/50	50	4	4
Aluminium	0,05/0,2	0,2	0,01	0,01
Kupfer	0,1/0,3	–	0,1	0,1
Zink	0,1/5,0	–	0,1	0,1
Barium	0,1	–	0,1	0,1
Fluorid	1,5	1,5	0,2	0,2
Chlor	–	–	0,5	0,5
Silber	0,01	0,01	0,005	0,005
Arsen	0,05	0,05	0,005	0,005
Cadmium	0,005	0,005	0,001	0,001
Quecksilber	0,001	0,001	0,0002	0,0002
Blei	0,05	0,04	0,005	0,005
Chrom	–	–	0,014	0,014
Selen	–	–	0,09	0,1
Chloramin	–	–	0,1	0,1
Nitrat	25/50	50	2 (N)	10
Nitrit	0,1	0,1	–	–
Sulfat	–	–	100	100
Pestizide (gesamt)	–	–	–	0,5

enzephalopathie auf, während im nahe gelegenen Glasgow, einer Region mit niedriger Aluminiumkonzentration im Trinkwasser, keine entsprechenden Fälle beobachtet wurden (18, 42). In Regionen mit Dialyseenzephalopathie und schweren Aluminiumosteopathien bei Langzeitdialysepatienten ging die Inzidenz dieser Krankheitsbilder deutlich zurück, nachdem die Aluminiumkonzentrationen im Dialysat durch entsprechende Wasseraufbereitungen gesenkt werden konnten (60).

Die Aluminiumkonzentrationen im Dialysat waren durch hohe Aluminiumkonzentration des Trinkwassers bedingt. Erhöhter Aluminiumgehalt im Trinkwasser findet sich vor allem in Gebieten mit aluminiumhaltigem Gestein, wenn der pH-Wert des Trinkwassers abfällt, da im Neutralbereich – pH 7,3 – die Wasserlöslichkeit von Aluminium am niedrigsten ist. Als weitere Ursache kommt die aluminiumverarbeitende Industrie, vor allem Aluminiumhütten, in Betracht. Hohe Aluminiumkonzentrationen im Trinkwasser von 7,4 mmol/l (22 mg/l) treten auf, wenn bei der Aufbereitung des Trinkwassers eine Aluminiumsulfatfällung durchgeführt wird. Aluminiumsulfat wie Eisensulfat eignen sich zur Ausflockung unerwünschter Schwebteile im Trinkwasser. Eine daraus resultierende Aluminiumbeladung des Wassers ist für Nierengesunde, jedoch nicht für Dialysepatienten unbedenklich. Eine geringere Rolle spielen aluminiumhaltige Bestandteile von Reinwasserleitungen, Tanks oder in der Dialyse verwandte Wasseraufbereitungsanlagen einschließlich Enthärtern und Osmosen (21).

Selbst hohe Aluminiumkonzentrationen im Trinkwasser führen bei nierengesunden Personen nicht zur Intoxikation, wenn eine ausreichende renale Aluminiumclearance vorhanden ist (28, 69). Im Rahmen der Dialyse sind die Patienten 300–500 l möglicherweise aluminiumhaltigen Dialysats pro Woche exponiert. Dabei gelangt Aluminium nicht nur entsprechend dem Konzentrationsgefälle vom Dialysat ins Patientenblut, sondern die Proteinbindung von Aluminium im Serum fördert den Übertritt von Aluminium ins Blut der Patienten erheblich. Wegen der Proteinbindung von Aluminium ist auch bei hohen Serumaluminiumkonzentrationen > 1800 nmol/l (50 µg/l) ein Transfer von Aluminium aus dem Blut ins Dialysat nur möglich, wenn die Aluminiumkonzentration im Dialysat bei < 600 nmol/l (10 µg/l) liegt. Zudem konsumieren Dialysepatienten oft viel Aluminiumhydroxid als Phosphatbinder (70) oder Antazida. Da die renale Elimination nicht möglich ist, kommt es zur Akkumulation und Ablagerung von Aluminium in verschiedensten Geweben und Organen.

Das klinische Bild der Aluminiumintoxikation umfaßt Dialyseenzephalopathie, Aluminiumosteopathie und mikrozytäre Anämie. Die Dialyseenzephalopathie äußert sich in

- Sprachstörungen wie Stottern, Dysarthrie, Sprachapraxie, motorischer Aphasie;
- Bewegungsstörungen wie Zuckungen, Tremor, Myoklonien, ausfahrenden Bewegungen, Krämpfen einschließlich Grand-mal-Anfällen und motorischer Apraxie;
- mentalen Störungen mit Vergeßlichkeit, Konzentrationsschwäche, Psychosen bis hin zu paranoidem Verhalten und schließlich progressiver Demenz (3, 4, 31).

Die Osteopathie ist charakterisiert durch eine Osteomalazie mit Mineralisationsstörungen infolge von Aluminiumablagerungen an der Mineralisationsfront des neugebildeten Knochens. Die Patienten klagen über Gelenk- und Knochenschmerzen, die zusammen mit einer proximalen Myopathie die Bewegungs- und Leistungsfähigkeit der Patienten einschränken. Schließlich kommt es zu gehäuften Knochenfrakturen, insbesondere von Röhrenknochen, Oberschenkelhals und Rippen (16, 68). Bei Dialysepatienten ist der Einfluß von Aluminium auf die Anämie häufig überlagert durch andere Anämieursachen, die ebenfalls zu einer mikrozytären Anämie führen können. Oft läßt sich der Einfluß von Aluminium auf die Anämie erst durch Behandlung mit Deferoxamin retrospektiv belegen (59). Laborchemisch finden sich bei Aluminiumintoxikationen ein Anstieg der Serumcalciumspiegel in den oberen Normbereich, eine noch normale oder leicht erhöhte alkalische Phosphatase und relativ niedrige Serumparathormonspiegel. Im Wasser kommt Aluminium nicht nur in Salzen, sondern auch als Komplex mit Fluoriden und organischen Säuren wie Fulvinsäure vor, oder es lagert sich an kleine Kolloidteilchen an. Wegen ihrer häufig anionischen Ladung können Aluminiumkomplexe nicht von Kationenaustauschern wie auch Enthärtern, sondern nur von Vollentsalzungs- und Umkehrosmoseanlagen sicher aus dem Wasser entfernt werden (12).

Eisen

Wie Aluminiumsalze können auch Eisensalze zur Ausflockung organischer Substanzen bei der Trinkwasseraufbereitung verwandt werden. Des weiteren können hohe Eisenkonzentrationen im Grundwasser durch Eisencarbonat-, -sulfat oder -komplexsalze mit Huminsäuren bedingt sein. Durch Luft- oder Sauerstoffinsufflation kann das Eisen aus dem Trinkwasser als dreiwertiges Eisen oxidiert und präzipitiert werden. Die Insufflation von Luft führt zu einem höheren Gasgehalt des Wassers, was Probleme bei der Entgasung des Dialysats verursachen kann. Klinische Symptome bei Dialysepatienten infolge hoher Eisenkonzentrationen im Wasser sind nicht beobachtet worden. Zweiwertiges Eisen wird in den Kationenaustauschern und teilweise auch in Enthärtern abgebunden. Hohe Konzentrationen von organischen Eisensulfaten können die Leistung von Vollentsalzungsanlagen durch Beschichtung des Harzes blockieren. Daher sollten die Eisenkonzentrationen nicht über 1,8 bis 3,6 µmol/l (0,2–0,2 mg/l) liegen. Membranen von Umkehrosmoseanlagen werden ebenfalls durch Eisenablagerungen undurchlässig und damit zerstört, weshalb bei eisenreichen Trinkwässern vor Verwendung der Osmose eine Reduktion der Eisenkonzentration im Wasser durch Enthärter erforderlich ist.

Fluor

Hohe Fluorkonzentrationen im Trinkwasser können durch Grundwasser aus fluorhaltigem Gestein, Fluoridierung des Trinkwassers zur Kariesprophylaxe und in seltenen Fällen durch akzidentelle Fluorverunreinigungen durch die Industrie oder Wasserwerke verursacht sein. Probleme durch übliche Fluorkonzentrationen im Trinkwasser wurden bisher nicht beobachtet. Auch dreifach erhöhte Serumfluorkonzentrationen bei Dialysepatienten zeigten keine ossären Veränderungen und andere Symptome einer Fluorintoxikation (7). Eine akzidentelle Intoxikation mit Perfluorsiliciumsäure führte bei Dialysepatienten zu Hypotonien, Übelkeit, Durchfällen, Erbrechen, Juckreiz und einem Todesfall (40).

Kupfer

Kupferintoxikationen wurden vereinzelt bei Dialysepatienten beobachtet, wenn Kupfer aus dem Leitungssystem in das Rein- oder Rohwasser übergetreten war (33). Besonders pH-Werte von <6,5 und lange Stillstandperioden fördern die Ablösung von Kupfer aus einem entsprechenden Leitungssystem. Klinisch kommt es bei Kupferintoxikationen zu Übelkeit, Frösteln, Kopfschmerzen, Transaminasenanstiegen und vor allem zur Hämolyse. Kupfer kann durch Vollentsalzungs- und Umkehrosmoseanlagen aus dem Wasser entfernt werden.

Zink

Wie bei Kupfer kann es bei Dialysepatienten bei unsachgemäßer Wasserinstallation zu Zinkintoxikationen kommen, beispielsweise durch zinkgalvanisierte Tanks oder aus Wasseraufbereitungsanlagen einschließlich Enthärtern (23, 44). Klinisch wurden gastrointestinale Beschwerden und Zinkfieber beobachtet. Zink wird wie Kupfer durch Vollentsalzungs- und Umkehrosmoseanlagen aus dem Wasser entfernt.

Nitrate und Nitrite

Besonders in ländlichen Gegenden können die Nitratkonzentrationen im Trinkwasser die zulässige Höchstgrenze von 800 µmol/l (50 mg/l) erheblich überschreiten (41, 51, 64). Ein besonderes Problem stellt die Nitritbeladung des Reinwassers nach Passage von Aktivkohlefiltern dar. Einerseits absorbieren Aktivkohlefilter Nitrate und Nitrite, jedoch kann es bei bakterieller Verkeimung auch zur Freisetzung von Nitriten aus den Aktivkohlefiltern kommen (32). Nicht nur durch Bakterien, sondern auch im menschlichen Organismus kann Nitrat in Nitrit umgewandelt werden (41). Nitritintoxikationen können klinisch zu Methämoglobinbildung und bei hohen Dosen zu Übelkeit führen. Bedeutsamer als die akute Toxizität von Nitrit ist wohl das Risiko einer möglichen Nitrosaminbildung. Nitrite können mit Aminogruppen organischen Materials wie Ammoniak, Harnstoff, Aminosäuren und Proteinen die kanzerogene Substanz Nitrosamin bilden.

Nitrate und Nitrite werden durch Umkehrosmoseanlagen weitgehend aus dem Wasser entfernt.

Chloramin

Eine Verschlechterung der Anämie bei Dialysepatienten sollte stets an die Möglichkeit einer Chloraminintoxikation denken lassen. Chloramin selbst wird in Deutschland kaum mehr zur Trinkwasserdesinfektion benutzt; jedoch kann bei der Chlorierung des Trinkwassers und gleichzeitiger Anwesenheit organischer Verbindungen von NH_2-Gruppen Chloramin gebildet werden. Insbesondere wenn die Biodegradation von Aminogruppen in kalten Jahreszeiten im Oberflächenwasser unzureichend ist, treten in Dialysezentren immer wieder Chloraminintoxikationen auf (2, 25, 36).

Klinisch kommt es zur Methämoglobinbildung mit zunehmender Anämie (10, 27). Chloramin kann durch die Umkehrosmoseanlage nicht ausreichend aus dem Trinkwasser entfernt werden. Wirkungsvoll kann es nur durch zusätzliche Aktivkohlefilter vor der Umkehrosmoseanlage abgebunden werden. Zur Vermeidung und Behandlung von Chloraminintoxikationen wurde die Zugabe von Vitamin C ins Dialysat empfohlen (47). Jedoch fördern hohe Vitamin-C-Gaben bei Dialysepatienten die Bildung von Oxalat, das nur mangelhaft durch die Dialyse ausgeschieden wird.

Organische Substanzen

Vereinzelte gaschromatographische und massenspektrometrische Untersuchungen von Trinkwasser haben gezeigt, daß Trinkwasser eine Vielzahl verschiedener organischer Verbindungen enthält (8, 15).

Chlorierte Kohlenwasserstoffe

Eine nicht überschaubare Gruppe stellen die zahlreichen chlorierten Kohlenwasserstoffe dar, deren Kanzerogenität teilweise gesichert ist oder angenommen wird, z.B. Chloroform, Chlorethylen, Perchlorkohlenwasserstoff, Bromoform usw. (8, 15). Wenngleich diese Substanzen im Trinkwasser nur in geringer Konzentration vorkommen, ist zu berücksichtigen, daß viele dieser Stoffe lipophil sind und im Serum adsorbiert werden können. Es kommt daher nicht nur zu einer Gleichgewichtsdialyse, sondern zu einer mehr oder minder vollständigen Absorption der Substanz aus dem Dialysat. Dadurch können auch geringe Konzentrationen in Anbetracht der großen Dialysatmenge zu einer erheblichen Beladung der Patienten führen. Über eine Akkumulation solcher Kohlenwasserstoffe wurde bei Dialysepatienten vereinzelt berichtet. So fand sich eine Verdopplung der mittleren Hexachlorbenzolkonzentration bei Dialysepatienten im Vergleich zu Normalpersonen (53).

Wegen ihrer kleinen Molekülgröße können diese organischen Substanzen die Umkehrosmose weitgehend durchdringen. Es muß davon ausgegangen werden, daß Substanzen mit Molekülgrößen unter 200–300 Dalton nicht ausreichend von Umkehrosmosemembranen zurückgehalten werden. Obwohl nicht im einzelnen bewiesen, wird vielfach postuliert, daß diese kleinmolekularen organischen Substanzen weitgehend durch Aktivkohlefilter absorbiert werden können und dann nicht ins Dialysat gelangen.

Pestizide

Viele Unklarheiten bestehen derzeit bei Pestiziden im Trinkwasser. Die chemische Industrie produziert immer mehr und immer effektivere Pestizide, Herbizide, Fungizide usw. Wenngleich man in neuerer Zeit bemüht ist, möglichst biologische, abbaubare Pestizide zu schaffen, können Schäden durch diese Substanzen bei Dialysepatienten nicht ausgeschlossen werden. Leider stehen heute bei einer Vielzahl von Pestiziden noch keine ausreichenden analytischen Methoden zur Verfügung. Es ist sicher unbefriedigend, daß die untere Meßgrenze für viele Pestizide bei 0,1 mg/l liegt, was mit der maximal zulässigen Konzentration des zur Dialyse verwandten Reinwassers identisch ist (26). Ist es schon generell schwierig, Pestizide im Wasser zu quantifizieren, so wird es problematisch sein, die Gesamtpestizidkonzentration im Reinwasser auf 0,5 mg/l zu begrenzen, wenn schon vereinzelt im Regenwasser wie auch im Grundwasser die Konzentration eines einzigen Herbizids (Atrazin) über 1 mg/l liegt (50). Untersuchungen über die Grundwasser- und Trinkwasserbeschaffenheit in Deutschland haben 1990 gezeigt, daß die Konzentrationen für Atrazin bzw. Desethylatrazin bei etwa 10% der Trinkwasserproben über der zulässigen Höchstgrenze lagen (67).

Die Probleme bei der Entfernung derartiger organischer Substanzen aus dem Wasser sind nicht gelöst. Wie für chlorierte Kohlenwasserstoffe ist bei Pestiziden noch nicht endgültig geklärt, wieweit diese durch unsere bisherigen Wasseraufbereitungsverfahren, besonders Umkehrosmose und Aktivkohlefilter, sicher abgebunden werden können. Spärliche Untersuchungen zeigen, daß durch Umkehrosmoseanlagen verschiedene Pestizide mit einem Molekulargewicht zwischen 200 und 400 Dalton zu 85-95% aus dem Trinkwasser entfernt werden können. Das Rückhaltevermögen der Umkehrosmosemembran ist dabei nicht allein vom Molekulargewicht bestimmt, sondern wird entscheidend auch durch andere Faktoren wie polare Hydroxylgruppen beeinflußt.

Schwermetalle

Schwermetallintoxikationen werden auch im Bereich der Dialyse immer wieder diskutiert. Im Wasser können sie mit organischen Säuren, wie Humin- oder Ligninsäuren, Komplexsalze bilden. Die Gefahren für Dialysepatienten sind noch nicht geklärt.

Wasseraufbereitungsverfahren

Sedimentfilter

Partikel und Schwebteile können durch sog. Sedimentfilter aus dem Wasser entfernt werden. In der Regel werden derartige Filter am Wassereingang in die Dialysemaschine installiert, um den Zutritt von partikulären Substanzen in die Proportionierungssysteme zu vermeiden.

Aktivkohlefilter

Aktivkohlefilter enthalten Patronen mit granulärer, pulverisierter oder geschäumter Aktivkohle, die kleinmolekulare organische Substanzen, insbesondere Chloramin, aber auch Pyrogene oder freies Chlor aus dem Wasser absorbieren sollen. Es wird angenommen, daß organische Substanzen mit einem Molekulargewicht von < 200-300 Dalton überwiegend von Aktivkohlefiltern abgebunden werden können. Bei der Auswahl der Aktivkohlefilter sollte auf eine ausreichende Kapazität für Chloramin geachtet werden, da Chloramin nur durch Aktivkohlefilter sicher aus dem Wasser entfernt werden kann. Die Größe des Aktivkohlefilters muß eine ausreichende Austauschfläche und Kontaktzeit (ca. 5-7 Minuten) gewährleisten. Aktivkohlefilter müssen regelmäßig erneuert werden, da bei Erschöpfung der Filter auch gebundene Substanzen wieder freigesetzt werden können und so eine akute Beladung, z.B. mit Chloramin, auftreten kann. Die große Oberfläche der Aktivkohle und absorbierte organische Substanzen begünstigen eine bakterielle Besiedlung der Aktivkohlefilter. Besonders bei diskontinuierlichem Fluß muß mit Bakterienrasen auf der Aktivkohle und erheblicher Pyrogenfreisetzung gerechnet werden. Verschiedene Aktivkohlefilter, insbesondere bei mangelhaftem Coating, neigen zur Freisetzung von Kohlepartiken im Reinwasser. Vor allem die letzten Gesichtspunkte legen daher nahe, den Aktivkohlefilter der Umkehrosmoseanlage vor- und nicht nachzuschalten.

Enthärter

Im Harzbett des Enthärters werden Calcium, Magnesium, aber auch andere polyvalente Ionen wie Eisen und Mangan gegen Natriumionen ausgetauscht. Heute werden regelmäßig Enthärter zur Entfernung von Calcium und polyvalenten Kationen einer Umkehrosmoseanlage vorgeschaltet, um eine Schädigung der Osmosemembran durch Calciumcarbonat zu vermeiden (Scaling). Bei Erschöpfung des Harzbettes kann es relativ schnell zu einem Abfall der Enthärterleistung kommen, was bei Patienten zu Hartwassersyndromen führen kann, wenn keine weiteren Wasseraufbereitungsverfahren nachgeschaltet sind. Die Leistungsfähigkeit der Enthärter kann durch Messung der Wasserhärte (Farbindikator) einfach überprüft werden. Ein erschöpftes Harzbett kann durch konzentrierte Natriumchloridlösung regeneriert werden. Anschließend muß jedoch wieder sorgfältig Natriumchlorid aus dem Harzbett ausgewaschen werden, um eine Hypernatriämie bei der Dialyse zu vermeiden (Hitzegefühl, Kopf- oder Rückenschmerzen, Sehstörungen, Erbrechen, Verwirrtheit).

Wie bei anderen Harzbetten kann es vor allem in Stillstandsperioden auch zum Keimwachstum in Enthärtern kommen. Die Verkeimung führt sekundär zur

Zerstörung der Harzkörner, was in Form eines Circulus vitiosus die Verkeimungsgefahr zunehmend verstärkt. Durch die regelmäßige Regeneration mit konzentrierter Natriumchloridlösung werden aber Bakterien im Harzbett weitgehend abgetötet. Dies erklärt die oft geringe Keimzahl im Wasser nach jahrelangem Gebrauch der Enthärter. Zusätzlich können Enthärter durch Formaldehyd oder Calciumhypochlorit desinfiziert werden. Weiterhin kann das Harzbett dadurch desinfiziert werden, daß konzentrierte Salzsole über mehrere Wochen auf dem Harzbett belassen wird (20). Beimengen von Silbersalzen zum Enthärterharzbett reduziert ebenfalls die Keimzahl und insbesondere die Wiederverkeimung.

Vollentsalzungsanlagen (Deionisierungsanlagen)

Bei Vollentsalzungsanlagen werden durch unterschiedliche Harze Anionen und Kationen absorbiert und gegen H^+- bzw. OH^--Ionen ausgetauscht. Man unterscheidet zwischen Zweibett- und Mischbettanlagen. Bei Zweibettanlagen befinden sich die Kationen- und Anionenaustauscherharze in getrennten Behältern, die nacheinander vom Wasser durchströmt werden. Mischbettanlagen enthalten Kationen- und Anionenaustauscherharze im gleichen Behälter und werden meist bevorzugt. Früher wurden Vollentsalzungsanlagen vielfach als alleinige Wasseraufbereitung zur Dialyse benutzt. Heute werden sie eher Umkehrosmoseanlagen nachgeschaltet, um spezielle Ionen wie Nitrate und Fluoride abzubinden, die nicht vollständig von Umkehrosmosemembranen zurückgehalten werden.

Durch Vollentsalzungsanlagen ist ein hoher Reinheitsgrad des Wassers erreichbar. Nachteile sind hohe Kosten und recht abrupte Erschöpfung der Austauschleistung. Dies führt nicht nur zu fehlender Absorption von Ionen, sondern schon absorbierte Ionen wie Fluoride können dann wieder vom Harzbett mobilisiert werden. Erschöpfte Harzbette können durch Säuren oder Basen wieder regeneriert werden. Bei langzeitiger Benutzung von Vollentsalzungsanlagen über Wochen ohne entsprechende Regeneration oder Desinfektion verkeimt das Harzbett. Dabei begünstigt die Anhäufung organischer Substanzen im porösen Harzbett das Keimwachstum. Als Folge dieser Verkeimung des Harzbettes in Vollentsalzungsanlagen kann die Nitritkonzentration im Reinwasser ansteigen. Die Regeneration des Harzbettes mit Säuren und Laugen reicht in der Regel nicht zur Desinfektion eines verkeimten Harzbettes aus.

Umkehrosmose

Heute wird das zur Dialyse verwandte Reinwasser überwiegend durch Umkehrosmosen hergestellt. Einen entscheidenden Anstoß in dieser Richtung haben wohl die Aluminiumintoxikationen in verschiedenen Dialysezentren gegeben. Aber auch in Gegenden, die in der Regel eine gute Trinkwasserqualität mit geringer Aluminiumkonzentration haben, sollten zur Wasseraufbereitung Umkehrosmoseanlagen eingesetzt werden, da unvorhersehbare Verunreinigungen des Trinkwassers nie ausgeschlossen werden können.

Das Verfahren der Umkehrosmose beruht auf einer Ultrafiltration von Wasser. Werden zwei Lösungen mit unterschiedlicher Ionenkonzentration durch eine semipermeable Wand getrennt, so fließt das Lösungsmittel entsprechend dem osmotischen Druckgefälle auf die Seite der höheren Ionenkonzentration. Dieser Fluß des Lösungsmittels kann umgekehrt werden, wenn der hydrostatische Druck in der ionenreichen Lösung erhöht wird. Überschreitet der Unterschied des hydrostatischen Drucks das osmotische Druckgefälle, so wird Lösungsmittel aus der konzentrierten Lösung abgepreßt. Diesen Vorgang nennt man Umkehrosmose (reverse Osmose).

In den heutigen Umkehrosmoseanlagen wird das Lösungsmittel, d.h. Wasser, mit 14–28 bar durch Polysulfon-Polyamid-Membranen gepreßt (Abb. 3.1). Die Menge des dabei gewonnenen Reinwassers (sog. Permeat) hängt von verschiedenen Faktoren ab, wie Dicke und Porengröße der Membran, Intensität der Verunreinigung des Rohwassers, Molekülgröße, -zahl und -art der organischen und anorganischen Substanzen usw.

Heute verwendete Umkehrosmosemembranen halten ionisierte Substanzen sehr wirksam zurück, so daß die Konzentration der meisten Ionen auf 1–3% des Ausgangswertes abfällt. Dabei nimmt der Wirkungsgrad der Umkehrosmose mit abfallender Konzentration der Ionen ab. Bei 140 mmol/l Natrium im Rohwasser werden 99% des Natrium von der Umkehrosmosemembran zurückbehalten. Jedoch bei Ausgangskonzentrationen um 7 mmol/l Natrium läßt sich die Natriumkonzentration nur auf ca. 5–10% des Ausgangswertes vermindern. Wenngleich dies für die meisten Substanzen nicht von Bedeutung ist, kann die abnehmende Wirksamkeit bei niedrigen Konzentrationen in Einzelfällen eine Rolle spielen.

Während ionisierte Substanzen – und damit anorganische Verbindungen – weitgehend durch die Umkehrosmosemembran zurückgehalten werden, trifft dies

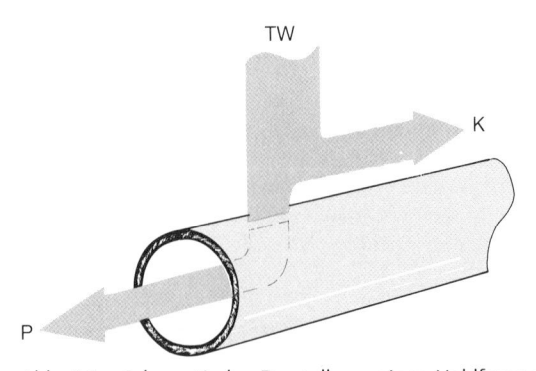

Abb. 3.1 Schematische Darstellung einer Hohlfaser einer Umkehrosmoseanlage infolge des hohen Druckes dringt ein Teil des Trinkwassers (TW) als Permeat (P) in das Lumen der Hohlfaser ein. Der Rest wird als Konzentrat (K) der Trinkwasserverunreinigungen verworfen.

Tabelle 3.3 Molekulargewicht und prozentualer Durchtritt durch die Umkehrosmosemembran von verschiedenen organischen Substanzen (Pestiziden) (aus Becker, F.F., U. Janowsky, H. Overath, D. Stetter: Z. DVGW 130 (1989) 425–431.

Substanzen	Durchtritt (%)	Molekulargewicht (Dalton)
Chlorphenole + Phenoxycarbonsäuren	1–2	235–277
DDT	4–7	354
Metazachlor	4–7	278
Triazine	5–9	202–230
γ-Hexachlorcyclohexan	10–15	291
Bromophosmethyl	10–16	366
Parathionethyl	12–18	291
1,2,4-Chlorbenzol	80–100	181

bei organischen Substanzen nur für großmolekulare Verbindungen von > 300 Dalton zu. So können kleinmolekulare organische Verbindungen < 200 Dalton weitgehend die Umkehrosmosemembran durchdringen. Es ist heute noch nicht ausreichend geklärt, wieweit geringe Konzentrationen von organischen Verbindungen wie Kohlenwasserstoffe, Pestizide usw. durch die Umkehrosmose aus dem Wasser entfernt werden (Tab. 3.3).

Aufgrund ihres Molekulargewichtes werden Bakterien, Viren und andere Mikroorganismen von Umkehrosmosemembranen zurückgehalten. Jedoch hat sich erwiesen, daß manche Bakterien auch Umkehrosmosemembranen durchwandern können. Besonders gramnegative Bakterien können durch kleine Defekte der Umkehrosmosemembran aktiv penetrieren und auf der Reinwasserseite zu Bakterienrasen führen, von denen aus das gesamte Reinwassersystem der Dialyseeinheit bakteriell besiedelt wird. Das Bakterienwachstum auf der Membran und die Durchwanderung der Membran durch Bakterien erfolgt vorzugsweise während Stillstandperioden, z.B. nachts oder an Wochenenden. Während dieser Stillstandsperioden kommt es zur Ausbildung von Bakterienrasen auf der Membran und ggf. Schädigung der Membran durch die Bakterien, was von Triacetatmembranen bekannt ist, jedoch bei Polysulfon-Polyamid-Membranen nicht auftreten soll. Der wirksamste Schutz gegen die Durchwanderung der Osmosemembran durch Bakterien ist ein kontinuierlicher Fluß der Umkehrosmose und damit eine ständige Abspülung der zurückgehaltenen Substanzen und Bakterien von der Membranoberfläche. Um die bakterielle Verkeimung und Schädigung der Membran während Stillstandperioden zu verringern, wird oft in Umkehrosmoseanlagen regelmäßig ca. alle 4 Stunden ein Spülzyklus von ca. 30 Minuten Dauer eingebaut. Während dieser Spülzyklen sollen durch hohe Wasserflüsse gebildete Bakterienrasen und -beschichtungen von der Osmosemembran abgespült werden.

Sterilisation von Reinwasser

Da die üblichen Wasseraufbereitungsanlagen kein keimfreies Wasser produzieren, ist im Einzelfall zu überlegen, wieweit in nachgeschalteten Verfahren die Keimzahl und der Pyrogengehalt im Reinwasser gesenkt werden können. UV-Lampen wurden mit mehr oder minder großem Erfolg eingesetzt. Auch nach Verbesserung der UV-Lampen in den letzten Jahren wird mit ihnen nur eine weitgehende Reduktion der Keimzahl und keine Sterilisation des Wassers erreicht. Entgegen früheren Vorstellungen sind Keime, die nicht durch die UV-Bestrahlung abgetötet wurden, in ihrem Wachstum anschließend beeinträchtigt, d.h., das Keimwachstum im UV-bestrahlten Wasser ist nachhaltig verlangsamt (55, 56).

Die Ozonisierung von Reinwasser mit Zerstörung des Restozongehaltes vor Verwendung zur Dialyse wurde bisher nicht routinemäßig angewandt. Aus der Industrie sind Verfahren bekannt, in denen die zur Sterilisation erforderliche Ozonmenge direkt elektrisch in On-line-Verfahren hergestellt werden kann, um das Wasser im Reinwassersystem einschließlich der Speichertanks zu sterilisieren. Das Ozon im Reinwasser muß restlos durch entsprechende UV-Bestrahlung – vor Verwendung des Wassers – zerstört werden.

Sowohl bei UV-Bestrahlung als auch bei Ozonisierung des Wassers wird selbstverständlich kein pyrogenfreies Reinwasser hergestellt. Dies ist letztlich nur durch Sterilfiltrierung mit oder ohne vorherige Desinfektion des Reinwassers möglich. Sollte dies erwünscht sein, müssen geeignete Sterilfilter im Dialysatkreislauf möglichst direkt vor dem Dialysator angebracht werden, da auch bei keimfreiem Reinwasser üblicherweise eine bakterielle Kontamination und Keimwachstum in der Dialyse erfolgen. In einzelnen Dialysegeräten werden solche Sterilfilter schon installiert.

Literatur

1 AAMI (Association for the Advancement of Medical Instrumentation) Standards: Hemodialysis systems. Clin. Engineer. 1978, 5–8
2 Ackerman, R.A.: The Philadelphia incident. Contemp. Dial. Nephrol. 10 (1988) 27
3 Alfrey, A.C., C.B. Mishell, J. Burks, S.R. Continguglie, H. Rudolf, E. Lewin, J.H. Holmes: Syndrome of dyspraxia and multifocal seizures associated with chronic hemodialysis. Trans. Amer. Soc. artif. intern. Org. 18 (1972) 257
4 Alfrey, A.C., G.R. Le Gendre, W.D. Kaehny: The dialysis encephalopathy syndrome. New Engl. J. Med. 294 (1976) 184
5 Berlyne, G.M., J. Ben-Ari, D. Pest, J. Wenneberger, G.R. Gilmore, R. Levine: Hyperaluminemia from aluminium resin in renal failure. Lancet 1970/II, 494
6 Bingel, M., G. Lonnemann, S. Shaldon, K.M. Koch, C.A. Dinarello: Human interleukin 1 production during hemodialysis. Nephron 43 (1986) 161–163
7 Binswanger, U.: Persönliche Mitteilungen
8 Bommer, J., E. Ritz: Water quality – a neglected problem in hemodialysis. Nephron 46 (1987) 1–6
9 Bommer, J., K.P. Becker, R. Urbaschek, E. Ritz, B. Urbaschek: No evidence for endotoxin transfer across high flux polysulfone membranes. Clin. Nephrol. 27 (1987) 278–282

10 Botella, J., J.A. Traver, D. Sanz-Guajardo, M.T. Torres. J. Sanjuan, P. Zabala: Chloramines, an aggravating factor in the anaemia of patients on regular dialysis treatment. Proc. Europ. Dialys. Transplant. Ass. 17 (1977) 139–142
11 Capelli, G., C. Tetta, F. Cornia, A. Di Felice, F. Facchini, R. Neri, L. Lucchi, E. Lusvarghi: Removal of limulus reactivity and cytokine-inducing capacity from bicarbonate dialysis fluids by ultrafiltration. Nephrol. Dialys. Transplant, 8 (1993) 1133–1139
12 Clark, G.C.F., D.F. Williams: The Stabilization of Aluminium and Its Removal from Water Supplies for Haemodialysis. Medical Examination Publishing Co., Flushing/N.Y. 1981 (p. 21)
13 Dinarello, C.A.: An update on human interleukin-1: from molecular biology to clinical relevance. J. clin. Immunol. 5 (1985) 287–297
14 Dinarello, C.A., G. Lonnemann, M. Bingel, K.M. Koch, S. Shaldon: Biological consequences of monocyte activation during hemodialysis. Contr. Nephrol. 59 (1987) 1–9
15 Dowty, B., D. Carlisle, J.L. Laseter: Halogenated hydrocarbons in New Orleans drinking water and blood plasma. Science 187 (1975) 75–77
16 Drüeke, T.: Dialysis osteomalacia and aluminium intoxication. Nephron 26 (1980) 207–210
17 Ebben, J., D. Hirsch, D. Luehmann, A. Collins, P. Keshaviah: Microbiologic contamination of liquid bicarbonate concentrate for hemodialysis. Trans. Amer. Soc. artif. intern. Org. 23 (1987) 269–273
18 Elliott, H.L., F. Dryburgh, G.S. Fell, S. Sabet, A.I. MacDougall: Aluminium toxicity during regular haemodialysis. Brit. med. J. 1978/I, 1101–1103
19 Exner, M., G.J. Tuschewitzki, J. Scharnagel: Influence of biofilms by chemical desinfectants and mechanical cleaning. Zbl. Bakteriol., Ser. B 154 (1957) 1
20 Flemming, H.C.: Zur Auswirkung der Regeneration auf die Verkeimung eines Kationen-Austauscherharzes beim Neutraltausch. Vom Wasser 56 (1981) 215–224
21 Flendrig, J.A., H. Kruis, H.A. Das: Aluminium intoxication: the cause of dialysis dementia? Proc. Europ. Dialys. Transplant. Ass. 13 (1976) 355
22 Frinak, S., H.D. Polaschegg, N.W. Levin, D.J. Pohlod, F. Drumler, L.D. Saravolatz: Filtration of dialysate using an on-line dialysate filter. Int. J. artif. Org. 14 (1991) 691–697
23 Gallery, E.D.M., J. Blomfiled, S.R. Dixon: Acute zinc toxicity in haemodialysis. Brit. med. J. 1973/IV, 331–333
24 Gault, M.H., A.L. Duffet, J.F. Murphy, L-H. Purchase: In search of sterile, endotoxin-free dialysate. ASAIO J. 38 (1992) 431–435
25 Graben, N.: Persönliche Mitteilungen
26 International Organization for Standardization (ISO): Water Quality Requirements for Hemodialysis. Paris 1988
27 Jacob, H.D., J.W. Eaton, Y. Yawata: Shortened red blood cell survival in uremic patients: beneficial and deleterious effects of dialysis. Kidney int., Suppl. 1975, 139–143
28 Kaehny, W.S., P. Arelen, B.S. Hegg: Gastro-intestinal absorption of aluminium from aluminium-containing antacids. New Engl. J. Med. 296 (1977) 1389
29 Kerr, D.N.S., A.V.L. Hill: Recent Developments in Haemodialysis. Report of a One-Day Conference. MacCarthy's Laboratories, 31.1.1973
30. Klinkmann, H., D. Falkenhagen, B. Smollich: Investigation of the permeability of highly permeable polysulfone membranes for pyrogens. Contr. Nephrol. 46 (1985) 174–183
31 Ladurner, G., H. Holzer, O. Wawschinek, H. Pogglitsch, W. Petek: Die Bedeutung von Aluminium bei der Dialyseenzephalopathie. Fortschr. Neurol. Psychiat. 49 (1981) 211–213
32 Luehmann, D.A.: Water purification for hemodialysis. Med. Instrum. 20 (1986) 74
33 Lyle, W.H., J.E. Payton, M. Hui: Haemodialysis and copper fever. Lancet 1976/I, 1324–1325
34 Maher, J.F., R.B. Freeman, G. Schmitt, G.E. Schreiner: Adherence of metals to cellophane membranes and removal by whole blood. A mechanism of solute transfer during hemodialysis. Trans. Amer. Soc. artif. intern. Org. 11 (1965) 104–109
35 Man, N., C. Ciancioni, J. Faivre, N. Diab., C. London, J. Maret, F. Wambergue: Dialysis-associated adverse reactions with high-flux membranes and microbial contamination of liquid bicarbonate concentrate. Contrib. Nephrol. 62 (1988) 24–34
36 Mann, H.: Persönliche Mitteilungen
37 Mehta, B.R., D. Fisher, M. Ahmad, T.D. Dubose, Jr.: Effects of acetate and bicarbonate hemodialysis on cardiac funtion in chronic dialysis patients. Kidney int. 24 (1983) 782–787
38 Mion, C.M., R.M. Hegstrom, S.T. Boen, B.H. Scribner: Substitution of sodium bicarbonate in the bath fluid for hemodialysis. Trans. Amer. Soc. artif. intern. Org. 10 (1964) 110
39 Mion, C.M., B. Canaud, M. Francesqui, H. Ortiz, Q. N'Guyen, A. Armynot, M. Simeon, M. Attisso: Bicarbonate concentrate: a hiden source of microbial contamination of dialysis fluid. Blood Purific. 5 (1987) 299
40 Morbidity Mortality Weekly Report: Fluoride intoxication in a dialysis unit. Morbid. Mort. wkly Rep. 1980, 134
41 Mühlenberg, W., J. Gerdes, A. Windorfer: Nitrat, Nitrosamine und Krebs. Niedersächs. Ärztebl. 13 (1985) 7
42 Parkinson, I.S., M.K. Ward, T.G. Feest, R.W.P. Fawcett, D.N.S. Kerr: Fracturing dialysis osteodystrophy and dialysis encephalopathy. Lancet 1978/I, 19
43 Pegues, D.A., C.W. Oettinger, L.A. Bland, J.C. Oliver, M.J. Arduino, S.M. Aguero, S.K. McAllister, S.M. Gordon, M.S. Favero, W.R. Jarvis: A prospective study of pyrogenic reactions in hemodialysis patients using bicarbonate dialysis fluids filtered to remove bacteria and endotoxin. J. Amer. Soc. Nephrol. 3 (1992) 1002–1007
44 Petrie, J.J.B., P.G. Row: Dialysis anaemia caused by subacute zinc toxicity. Lancet 1977/I, 1178–1180
45 Platts, M.M., P.J. Moorhead, J.S. Hislop: Dialysis dementia. Lancet 1973/II, 159
46 Platts, M.M., G.C. Goode, J.S. Hislop: Composition of the domestic water supply and the incidence of fractures and encephalopathy in patients on home dialysis. Brit. med. J. 1977/II, 657–660
47 Pru, C., J. Eaton, C. Kjellstrand: Vitamin C intoxication and hyperoxalemia in dialysis patients. Nepron 39 (1985) 112–116
48 Raij, L., F.L. Shapiro, A.F. Michael: Endotoxemia in febrile reactions during hemodialysis. Kidney int. 4 (1973) 57–60
49 Ramalingaswami, V., R.H. Purcell: Waterborne non-A, non-B hepatitis. Lancet 1988/I, 571–573
50 Richards, R.P., J.W. Kramer, D.B. Baker, K.A. Krieger: Pesticides in rainwater in the northeastern United States. Nature 327 (1987) 129
51 Ritter, R.: Das Nitratproblem in Grund- und Trinkwasser. Forum Städte-Hyg. 35 (1984) 101–106
52 Robinson, P.J.A., S.M. Rosen: Pyrexial reactions during haemodialysis. Brit. med. J. 1971/II, 528–530
53 Rutten, G.A., A.C. Schoots, R. Vanholder, R. DeSmet, S.M. Ringoir, C.A. Cramers: Hexachlorobenzene and 1,1-di (4-chlorophenyl)-2,2-dichloroethene in serum of uremic patients and healthy persons: determination by capillary gas chromatography and electron capture detection. Nephron 48 (1988) 217–221
54 Schaefer, K., D. von Herrath, M. Hüfler, A. Pauls: The occurrence of fever during hemodialysis and hemofiltration. Int. J. artif. Org. 9 (1986) 247–260
55 Schenck, G.O.: Einsatz von Ultraviolett-Bestrahlung von Wasser in der pharmazeutischen Industrie. Technol. Wasseraufbereit. pharmakol. Zwecke 1 (1980) 5–31
56 Schenck, G.O.: UV-sterilisation. In Lorch: Handbook of Water Purification. McGraw-Hill, New York 1981 (pp. 363–426)

57 Schmidt, M., C.A. Baldamus, W. Schoeppe: Backfiltration in hemodialyzers with highly permeable membranes. Blood Purific. 2 (1984) 108
58 Schwarzbeck, A., D. Wagner, H.U. Squarr, M. Strauch: pH-dependent heparin inactivation during hemodialysis. Dialys. Transplant. int. 7 (1978) 740–743
59 Short, A.I.K., R.J. Winney, J.S. Robson: Reversible microcytic hypochromic anaemia in dialysis patients due to aluminium intoxication. Proc. Europ. Dial. Transplant. Ass. 17 (1980) 217–221
60 Simon, P., P. Allain, K.S. Ang, G. Cam, Y. Mauras: Prevention and treatment of aluminium intoxication in chronic renal failure. Advanc. Nephrol. 1985, 439–478
61 Spielmann, M., H.P. Werner: Mikrobiologische Kontamination von Wasserstellen medizinischer Geräte in Krankenhäusern von Rheinland-Pfalz. Hyg. u. Med. 9 (1984) 248–257
62 Steuer, W.: Gesetzliche Grundlagen, bakteriologische Ergebnisse. In: Anwendung von UV-Strahlen bei der Trinkwasseraufbereitung. Medizinisches Landesuntersuchungsamt, Stuttgart 1983
63 Stiller, S., H. Mann, H. Brunner: Backfiltration in hemodialysis with highly permeable membranes. Contr. Nephrol. 46 (1985) 23–32
64 Strobel, L., F. König: Maßnahmen in Bayern zur Verringerung der Nitratbelastung des Trinkwassers, gwf-Wasser/Abwasser 126 (1985) 199–206
65 Takahashi, I., S. Kotani, H. Takada, T. Shiba, S. Kusumoto: Structural requirements of endotoxin, lipopolysaccharides and bacterial cell walls in induction of interleukin-1. Blood Purific. 6 (1988) 188–206
66 Thofern, E., K. Bothenhart, W. Köchling: Hygienische Probleme in Hämodialysestationen mit großem Spüllösungsreservoir. Arch. Hyg. 2 (1970) 115–121
67 Umweltbundesamt: Daten zur Umwelt 1990/91
68 Ward, M.K., T.G. Feest, H.A. Ellis, I.S. Parkinson, D.N.S. Kerr: Osteomalacic dialysis osteodystrophy: evidence for a water-borne aetiological agent, probably aluminium. Lancet 1978/I, 841–844
69. Wright, E.P., C.H. Collins, M.D. Yates: Mycobacterium xenopi kansasii in hospital water supply. J. Hosp. Infect. 6 (1985) 175–178
70. Zumkley, H., H.P. Betram, A. Lison, O. Knoll, S. Schulz, H. Losse: Das Verhalten der Aluminiumkonzentration im Plasma bei chronischer Niereninsuffizienz. Therapiewoche 29 (1979) 1129

4 Indikationen und Kontraindikationen zur Langzeitdialyse

U. Thomae und J. Mann

Indikationen

Die Indikation zur Langzeitdialysebehandlung hat sich im Laufe der Jahre erheblich gewandelt. Allein in Deutschland befanden sich Ende 1992 >22000 Patienten in einem Langzeithämodialyse- oder Peritonealdialyseprogramm (61). Während früher höheres Lebensalter sowie Erkrankungen wie z.B. Diabetes mellitus als Ausschlußkriterien galten (11, 37), stellen sie heute keine Kontraindikation mehr dar. Im Gegenteil, der Diabetes mellitus zählt heute zu den häufigsten Grunderkrankungen neu in ein Langzeitdialyseprogramm aufgenommener Patienten (5, 26, 33, 63).

Eine chronische Niereninsuffizienz stellt unabhängig von ihrer Genese immer dann eine Dialyseindikation dar, wenn keine zusätzliche Erkrankung vorliegt, die vorhersehbar in kurzer Zeit zu einer Verschlechterung der Lebensqualität oder zum Tod führt, wie z.B. eine fortgeschrittene maligne Erkrankung oder eine prognostisch ungünstige Polymorbidität (42, 49). Da es extrem schwierig ist, die Lebensqualität aus Sicht des Patienten zu beurteilen, sollte dessen Wille die Entscheidung maßgeblich mitbestimmen (40).

Dialysebeginn

Eine Langzeitdialysebehandlung sollte eingeleitet werden, wenn urämische Symptome auftreten, die mit konservativen Maßnahmen nicht mehr beherrschbar sind. Dabei sind Kreatinin- und Harnstoffwerte alleine nur bedingt als Kriterium anzusehen. Zwar wird bei Serumkreatininwerten über 880–1060 µmol/l (10–12 mg/dl) (Kreatinin-Clearance <5 ml/min) bzw. Serumharnstoffwerten zwischen 33 und 50 µmol/l (200–300 mg/dl) der Beginn der Dialysebehandlung empfohlen (23, 32, 47), doch sollte sich die Therapie am Befinden des Patienten sowie an physikalischen Befunden orientieren und nicht nur auf die Behandlung dieser Laborwerte ausgerichtet sein. So kann einerseits eine Perikarditis, eine therapieresistente Hyperhydratation oder Hypertonie, eine Hyperkaliämie, eine progressive periphere Polyneuropathie oder Mikroangiopathie Grund dafür sein, mit der Dialyse auch schon bei niedrigeren Werten zu beginnen. Auf der anderen Seite gibt es nicht wenige Patienten, die bei einem Kreatininwert über 1060 µmol/l (12 mg/dl) und ausreichender Diurese klinisch beschwerdefrei sind und die kurzfristig – bei entsprechender Kooperation und Aufklärung über mögliche Symptome – noch weiter konservativ überwacht werden können (28, 32, 45–47). In jedem Fall sollte jedoch unabhängig von bestehenden Symptomen mit der Langzeitdialyse spätestens bei Kreatininwerten über 1330 µmol/l (15 mg/dl) und Harnstoffwerten über 50 µmol/l (300 mg/dl) begonnen werden (32).

Bei Diabetikern sollte der Dialysebeginn eher, etwa bei Serumkreatininwerten zwischen 620 und 800 µmol/l (7–9 mg/dl) erfolgen, da diese Patientengruppe die Urämie schlechter toleriert (12, 22, 23, 34, 65).

Möglichkeiten der Dialyse

Hämodialyse

Die Hämodialyse (HD) ist in Deutschland als Standardverfahren etabliert. Sie beruht auf dem Prinzip der Diffusion und Ultrafiltraton. Insbesondere kleinmolekulare Substanzen werden effektiv entfernt.

Während der klinischen Etablierung der Langzeitdialyse in den 60er und frühen 70er Jahren wurde die Indikation für diese Nierenersatztherapie sehr restriktiv interpretiert, vor allem weil wenige Behandlungsplätze zur Verfügung standen (37). Heute besteht eine flächendeckende Versorgung mit Dialysezentren. Die HD wird ganz überwiegend in der Klinik oder in Dialysezentren eingesetzt. Als Heimverfahren hat die HD in den letzten Jahren an Bedeutung verloren, da eine zusätzliche Person und ein erheblicher Trainingsaufwand hierfür notwendig sind (1).

Die Durchführung der HD beinhaltet folgende Aspekte:

- Es wird ein Gefäßzugang benötigt.
- Es wird eine Maschine benötigt.
- Es handelt sich um eine intermittierende Therapie.
- Es ist eine Antikoagulation notwendig.

Die HD kann fast immer durchgeführt werden. Als relative Kontraindikationen gelten lediglich (40):

- Kreislaufinstabilität,
- stark erhöhtes Blutungsrisiko.

Hämofiltration

Die Hämofiltration (HF) beruht auf dem Prinzip der Konvektion. Die entzogene Flüssigkeitsmenge wird durch eine sterile Substitutionslösung ersetzt, wobei sich die – im vorhinein einstellbare – Ultrafiltration aus der Differenz zwischen beiden ergibt. Das Verfahren ist besonders effektiv im Entzug mittelgroßer Moleküle.

Größere Bedeutung hat die HF in Form der kontinuierlichen arteriovenösen HF und kontinuierlichen venovenösen HF zur kurzfristigen Behandlung des akuten Nierenversagens erlangt. Zur Langzeitbehandlung der terminalen Niereninsuffizienz wird sie anstelle der HD eingesetzt (4, 40, 44, 55, 62)

- bei Kreislaufinstabilität bzw. Blutdruckabfällen unter HD,
- bei schwer behandelbarer Hypertonie.

Empfohlen wird sie auch für Patienten über 60 Jahre, ebenso für Patienten mit Diabetes mellitus. Insgesamt werden ca. 2 % der terminal niereninsuffizienten Patienten mit Langzeithämofiltration behandelt.

Die verbesserte kardiovaskuläre Stabilität wird einer Vasokonstriktion zugeschrieben. Im Gegensatz dazu wird bei der Acetathämodialyse eine Vasodilatation beobachtet (43).

Wichtig ist ein Shunt mit einem hohen Blutfluß, da ein höheres Durchflußvolumen als bei der HD benötigt wird. Ein Vorteil der HF besteht auch darin, daß kein Wasseranschluß notwendig ist. Nachteilig sind die gegenüber der HD höheren Kosten (24, 62), da die Ersatzelektrolytlösung teuer ist.

Hämodiafiltration

Die Hämodiafiltration (HDF) ist eine Kombination von HD und HF, d. h., diffusiver und konvektiver Transport laufen gleichzeitig ab. Man kann diese Methode auch als HD mit hoher Ultrafiltration und Flüssigkeitssubstitution ansehen. In dem Verfahren vereinigen sich die Vorteile beider Methoden:
Entzug klein- und mittelmolekularer Substanzen sowie schonender Wasserentzug (24, 40, 44, 62, 66).

Das Verfahren gestattet kürzere Dialysezeiten, ist jedoch deutlich teurer als die HD. In Deutschland werden weniger als 1 % der terminal niereninsuffizienten Patienten mit HDF behandelt. Die Indikation zur HDF muß im Einzelfall entschieden werden.

Kontinuierliche ambulante Peritonealdialyse

Obwohl die Peritonealdialyse ca. 20 Jahre vor der HD in die Therapie eingeführt wurde, gelang der Durchbruch zu einem weitverbreiteten Verfahren erst 1978 in Form der kontinuierlichen ambulanten Peritonealdialyse (CAPD). Inzwischen werden in Mexiko 91 %, in England 49 %, in Finnland 42 %, in Holland 30 %, in den USA 14 % und in Deutschland 6 % der terminal niereninsuffizienten Patienten mit dieser Methode behandelt (61, 38, 59, 60).

Bei der CAPD dient, wie bei allen Formen der Peritonealdialyse, das Peritoneum als Austauschmembran. Durch regelmäßigen Wechsel von 2 l einer glucosehaltigen Spüllösung in 5–8stündigen Intervallen werden mittels Diffusion und Osmose harnpflichtige Substanzen und Wasser entfernt. Die CAPD ist im Entzug mittelgroßer Moleküle effektiver als die HD (27, 48).

Zur Durchführung ist ein peritonealer Zugang in Form eines Verweilkatheters notwendig. Außerdem unterscheidet sich die CAPD von der HD in folgenden Punkten (2, 19, 24, 27, 47, 48, 59):

- Die CAPD ist ein Heimdialyseverfahren.
- Sie ist leicht erlernbar.
- Es wird kein Gerät benötigt.
- Die Dialyse erfolgt kontinuierlich und damit schonend, ohne abrupte Konzentrationsschwankungen, ohne Disäquilibriumsyndrom.
- Der Zusatz von Insulin zur Spüllösung ist möglich.
- Die Diät hinsichtlich Flüssigkeit und Kalium kann liberaler sein.
- Es ist keine Antikoagulation notwendig.
- Die Methode ist kostengünstiger als die HD.
- Der Erythropoetinbedarf ist geringer als bei der HD.

Unter diesen verfahrensspezifisch positiven Aspekten wird die CAPD bei folgenden Indikationen besonders empfohlen (2, 3, 14, 17, 20, 22, 27, 38, 40, 51, 58):

- heimdialysefähige Patienten,
- selbständige Patienten mit häufigem Ortswechsel,
- Patienten mit Diabetes mellitus,
- ältere Patienten,
- Kinder,
- fehlender Gefäßzugang zur Hämodialyse,
- Blutungsrisiko,
- kardiovaskuläre Instabilität,
- unkontrollierte interdialytische Gewichtszunahme.

Ebenfalls verfahrensspezifisch sind die Komplikationsmöglichkeiten, welche bei der CAPD bestehen (2, 10, 15, 41, 48, 56):

- Gefahr der Peritonitis und Tunnelinfektion,
- geringere Effektivität als die Hämodialyse,
- Proteinverlust, Malnutrition,
- Hypertriglyzeridämie,
- Atmungsbehinderung,
- kosmetisches Problem,
- längerfristig nachlassende Ultrafiltrationsleistung und Clearance-Effektivität möglich.

Die Kontraindikationen sind zahlreicher als bei der HD. Sie umfassen (2, 20, 27, 47, 48):

- fehlende Heimdialysevoraussetzungen,
- ausgedehnte abdominelle Verwachsungen,
- Kolostomie,
- frische abdominelle Operation,
- entzündliche Darmerkrankungen,
- LWS-Syndrom,
- abdominelle Hernien (keine Kontraindikation nach operativer Sanierung),
- schwere Atemwegserkrankung,
- hyperkataboler Zustand.

Im Vergleich zur HD bleibt die restliche Niereneigenleistung länger erhalten und trägt erheblich zur Gesamtclearance bei (18, 25). Bei einem Rückgang der Diurese ist zur Aufrechterhaltung der Effektivität der CAPD durch Steigerung des Füllvolumens oder zusätzliche Applikation eines weiteren Beutels zu modifizieren.

Gelingt hiermit keine befriedigende Einstellung, so ist wegen der größeren Effektivität eine Übernahme in das HD-Programm angezeigt.

Kontinuierliche zyklische Peritonealdialyse

Die kontinuierliche zyklische Peritonealdialyse (CCPD) stellt eine Modifikation der CAPD insofern dar, als 3–5 Beutelwechsel nachts mit einer Maschine, welche Ein- und Auslauf sowie Verweildauer regelt, durchgeführt werden. Während des Tages verbleibt der Inhalt eines zusätzlichen Beutels im Bauchraum. Die Beutelwechsel tagsüber, wie bei der CAPD, entfallen (2, 7). Die Verweildauer der Spüllösung ist entsprechend kürzer. Der hiermit oft verbundene Rückgang der Effektivität kann nach unserer Erfahrung vor allem bei muskelkräftigen Patienten limitierend sein, wenn die restliche Nierenfunktion erlischt.

Ein Vorteil der Methode ist die Freiheit von Beutelwechseln während des Tages, ein Nachteil die Anbindung an eine Maschine. Die Methode ist besonders für diejenigen Heimdialysepatienten geeignet, welche sich tagsüber frei bewegen wollen (8).

Patienten, welche die CCPD durchführen, sollten auch die CAPD beherrschen, um diese im Fall der Abwesenheit von zu Hause (z.B. im Urlaub) durchführen zu können. Seit neuestem gibt es jedoch auch sehr kleine CCPD-Geräte, welche mitgeführt werden können.

Indikationen, Kontraindikationen und Komplikationsmöglichkeiten sind dieselben wie bei der CAPD.

Intermittierende Peritonealdialyse

Die intermittierende Peritonealdialyse (IPD) war das erste Dialyseverfahren, welches in die Praxis umgesetzt wurde. Mit einer Maschine werden bei nur kurzer Verweildauer 3mal wöchentlich je 30–40 l Spüllösung ausgetauscht (44). Die Durchführung ist tagsüber oder auch während der Nacht (nächtliche intermittierende Peritonealdialyse, NIPD) möglich.

Die Effektivität im Entzug klein- und mittelmolekularer Substanzen ist gegeüber HD und CAPD geringer, die Mortalitätsrate höher (8, 21, 27, 44).

Das Verfahren wird überwiegend stationär durchgeführt. Im übrigen entsprechen Indikation, Kontraindikationen und Komplikationsmöglichkeiten der CAPD.

Auswahl des Verfahrens

Anfänglich bestanden Bedenken, ob die CAPD längerfristig zur Kompensation der Nierenfunktion ausreicht. Inzwischen belegen neuere Daten, daß dies bei peritonitisfreien Patienten für mindestens 5–11 Jahre der Fall ist (9, 19, 30, 53). Auch hinsichtlich des Überlebens, der Komplikationsraten und der Lebensqualität bestehen gegeüber der HD keine gravierenden Unterschiede (6, 13, 16, 29, 36, 39, 50, 52, 58, 64). Dies gilt auch für Diabetiker, die bei beiden Methoden allerdings eine vergleichbar geringere Lebenserwartung aufweisen als Nichtdiabetiker (26, 31, 35, 44, 53, 54, 57, 63, 67). Somit sind HD und CAPD neben der Transplantation gleichermaßen als primäre Nierenersatztherapie geeignet.

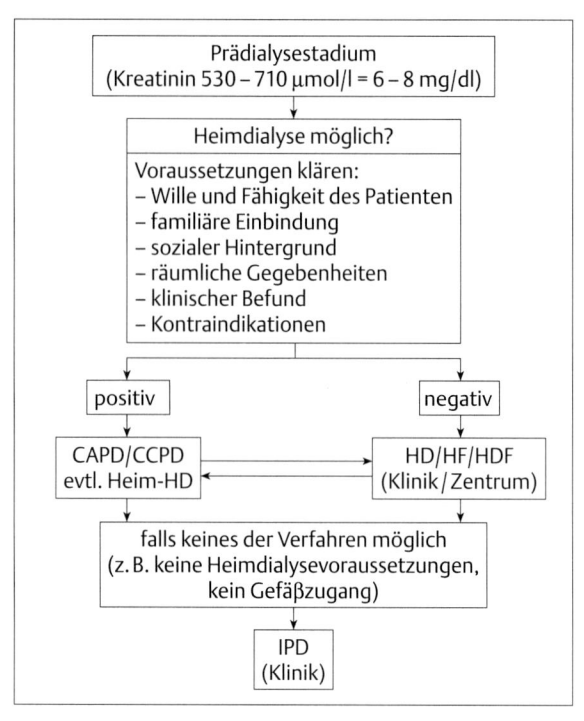

Abb. 4.1 Vorgehen bei der Entscheidung über die Form der Nierenersatzbehandlung.

Grundsätzlich sollten Hämodialyse und Peritonealdialyse nicht als konkurrierende, sondern sich ergänzende Verfahren gesehen werden, da Patienten im Bedarfsfall von der einen zur anderen Methode wechseln können.

Die Entscheidung, mit welcher Form der Nierenersatzbehandlung – HD oder CAPD – ein terminal niereninsuffizienter Patient primär behandelt wird, sollte sich am klinischen Befund sowie an der Möglichkeit, der Fähigkeit und dem Willen des Patienten zur Heimdialyse orientieren (Abb. 4.1). Sind die entsprechenden Voraussetzungen gegeben, sollte der Patient primär die CAPD, CCPD, ggf. die Heimhämodialyse erlernen. Nach unserer Erfahrung sind die notwendigen Voraussetzungen jedoch in 70–80% der neu in ein Dialyseprogramm einzuplanenden Patienten nicht erfüllt, sei es, daß der Patient nicht willens oder in der Lage ist, eine Heimdialyse durchzuführen, sei es, daß die notwendigen Rahmenbedingungen nicht bestehen. Für diese überwiegende Mehrheit steht die HD zur Verfügung, alternativ bei entsprechender Indikation die HF oder HDF.

Falls weder CAPD noch HD möglich sind, z.B. bei einem Patienten ohne Gefäßzugang und ohne Heimdialysevoraussetzungen, bleibt die Möglichkeit der IPD in der Klinik (20).

Literatur

1 Ahmad, S., C.R. Blagg, B.H. Scribner: Center and home hemodialysis. In Schrier, R.W., C.W. Gottschalk: Diseases of the Kidney. Little, Brown, Boston 1988 (pp. 3281–3322)
2 Ahmad, S., C.R. Blagg, B.H. Scribner: CAPD und CCPD. Diseases of the Kidney. In Schrier, R.W., C.W. Gottschalk: Little, Brown, Boston 1988 (pp. 3255–3279)

3. Alexander, S.R., J.W. Balfe, E. Harvey: Peritoneal dialysis in children. In Gokal, R., K.D. Nolph: The Textbook of Peritoneal Dialysis. Kluwer, Dordrecht 1994 (pp. 591–637)
4. Baldamus, C.A., W. Ernst, W. Fassbinder, K.M. Koch, P. Ramperez, C. Mion: Differing hemodynamic stability due to differing sympathetic response. Comparison of ultrafiltration, hemodialysis and hemofiltration. Proc. Europ. Dialys. Transplant. Ass. 17 (1980) 205–218
5. Brunner, F.P., N.H. Selwood: Results of renal replacement therapy in Europe 1980–1987. Amer. J. Kidney Dis. 15 (1990) 384–396
6. Burton, P.R., J. Walls: A selection-adjusted comparison of hospitalisation on CAPD and hemodialysis. J. clin. Epidemiol. 42 (1989) 531–539
7. Diaz-Buxo, J.A.: Continuous cyclic peritoneal dialysis. In Massry, S.G., R.J. Glassock: Textbook of Nephrology. Williams & Wilkins, Baltimore 1989 (pp. 1421–1425)
8. Diaz-Buxo, J.A.: Acute, intermittent and cycled peritoneal dialysis. In Suki, W.N., S.G. Massry: Therapy of Renal Diseases. Kluwer, Dordrecht 1991 (pp. 739–751)
9. Dombros, N.V., G.E. Digenis, E.V. Balaskas, K. Sombolos, G. Abraham, D.G. Oreopoulos: Long-term continuous ambulatory peritoneal dialysis. Clin. Nephrol. 39 (1993) 70–74
10. Faller, B., N. Lameire: Evolution of clinical parameters on peritoneal function in a cohort of CAPD-patients followed over 7 years. Nephrol. Dialys. Transplant. 9 (1994) 280–286
11. Ghavamian, M., C.F. Gutch, W.J. Wolff: The sad truth about hemodialysis in diabetic nephropathy. J. Amer. med. Ass. 222 (1972) 1386
12. Girndt, J.: Nieren- und Hochdruckkrankheiten bei Diabetikern. VCH, Weinheim 1988 (pp. 145–152)
13. Gokal, R.: Quality of life. In Gokal, R., K.D. Nolph: The Textbook of Peritoneal Dialysis. Kluwer, Dordrecht 1994 (pp. 678–698)
14. Gorban-Brennan, N., A.S. Kliger, F.O. Finkelstein: CAPD therapy for patients over 80 years of age. Perit. Dialys. int. 13 (1993) 140–141
15. Gotch, F.A.: Adequacy of peritoneal dialysis. Amer. J. Kidney Dis. 21 (1993) 96–98
16. Held, P.J., F.K. Port, M.N. Turenne, D.S. Gaylin, R.J. Hamburger, R.A. Wolfe: Continuous ambulatory periteoneal dialysis and hemodialysis: comparison of patient mortality with adjustment for comorbid conditions. Kidney int. 45 (1994) 1163–1169
17. Kemperman, F.A.W., R. van Leusen. F.J. van Liebergen, J. Oosting, E.W. Boeschoten: Continuous ambulatory peritoneal dialysis (CAPD) in patients with diabetic nephropathy. Neth. J. Med. 38 (1991) 236–245
18. Keshaviah, P.: Adequacy of peritoneal dialysis. In Gokal, R., K.D. Nolph: The Textbook of Peritoneal Dialysis. Kluwer, Dordrecht 1994 (pp. 419–440)
19. Khanna, R., R. Mactier, D.G. Oreopoulos: Continuous ambulatory peritoneal dialysis in uremic diabetics. In Mogensen, C.E.: The Kidney and Hypertension in Diabetes Mellitus. Nijhoff, Den Haag 1988 (pp. 331–339)
20. Khanna, R., D.G. Oreopoulos: Continuous ambulatory peritoneal dialysis. In Massry, S.G., R.J. Glassock: Textbook of Nephrology. Williams & Wilkins, Baltimore 1989 (pp. 1416–1421)
21. Khanna, R., D.G. Oreopoulos: Indications, techniques and complications of peritoneal dialysis. In Massry, S.G., R.J. Glassock: Textbook of Nephrology. Williams & Wilkins, Baltimore 1989 (pp. 1410–1416)
22. Khanna, R.: Peritoneal dialysis in diabetic end stage renal disease. In Gokal, R., K.D. Nolph: The Textbook of Peritoneal Dialysis. Kluwer, Dordrecht 1994 (pp. 639–659)
23. Kjellstrand, C.M., L.E. Lins: Hemodialysis in type I and type II diabetic patients with end stage renal failure. In Mogensen, C.E.: The Kidney and Hypertension in Diabetes mellitus. Nijhoff, Den Haag, 1988 (pp. 323–329)
24. Klinkmann, H., P. Ivanovich: Advantages and disadvantages of current dialysis techniques. In Robinson, R.R.: Nephrology. Springer, Berlin 1984 (pp. 1528–1552)
25. Lameire, N.H., R. Vanholder, D. Veyt: A longitudinal, five-year survey of urea kinetic parameters in CAPD patients. Kidney int. 42 (1992) 426–432
26. Lupo, A., R. Tarchini, G. Cancarini, L. Catizone, R. Cocchi: Long-term outcome in continuous ambulatory peritoneal dialysis: a 10-year survey but the Italian cooperative peritoneal dialysis study group. Amer. J. Kidney Dis. 24 (1994) 826–837
27. Mactier, R.A., K.D. Nolph: Continuous ambultory peritoneal dialysis. In Suki, W.N., S.G. Massry: Therapy of Renal Diseases. Kluwer, Dordrecht 1991 (p. 755–773)
28. Maher, J.F.: When should maintenance dialysis be initiated? Nephron 16 (1976) 83–85
29. Maiorca, R., G.C. Cancarini, G. Brunori, C. Camerini, L. Manili: Morbidity and mortality of CAPD and hemodialysis. Kidney int., Suppl. 40 (1993) S4–S15
30. Maiorca, R. G.C. Cancarini: Outcome of peritoneal dialysis: comparative studies. In Gokal, R., K.D. Nolph: The Textbook of Peritoneal Dialysis. Kluwer, Dordrecht 1994 (pp. 699–734)
31. Maiorca, R. G.C. Cancarini, C. Camerini, G. Brunori, L. Manili, E. Movilli: Is CAPD competitive with hemodialysis for long-term treatment of uremic patients? Nephrol. Dialys. Transplant. 4 (1989) 244–253
32. Manis, T.: Maintenance hemodialysis. In Friedman, E.A. Strategy in Renal Failure. Wiley, New York 1978 (pp. 209–234)
33. Markell, M.S., E.A. Friedman: Diabetic nephropathy: management of the end stage patient. Diabet. Care 15 (1992) 1226–1238
34. Massry, S.G., E.J. Feinstein, D.A. Goldstein: Early dialysis in diabetic patients with chronic renal failure. Nephron 23 (1979) 2–5
35. McMillan, M.A., J.D. Briggs, B.J.R. Junor: Outcome of renal replacement treatment in patients with diabetes mellitus. Brit. med. J. 301 (1990) 540–544
36. Moncrief, J.W., R.P. Poporich, N.V. Dombros, G.E. Digenis, D.G. Oreopoulos: Continuous ambulatory peritoneal dialysis. In Gokal, R., K.D. Nolph: The Textbook of Peritoneal Dialysis. Kluwer, Dordrecht 1994 (pp. 357–397)
37. Murray, J.S., W.H. Tu, J.B. Alberts, J.H. Burnell, B.H. Scribner: A community hemodialysis center for the treatment of chronic uremics. Trans. Amer. Soc. artif. intern. Org. 8 (1962) 315–320
38. Nolph, K.D.: Registry results. In Gokal, R., K.D. Nolph: The Textbook of Peritoneal Dialysis. Kluwer, Dordrecht 1994 (pp. 735–750)
39. Nolph, D.K.: What's new in peritoneal dialysis – an overview. Kidney int., Suppl. 3 (1992) S148–S152
40. Olbricht, C.J., U. Frei, K.M. Koch: Hemodialysis, complications during hemodialysis and adequacy of hemodialysis. In Cameron, S., A.M. Davison, J.P. Grünfeld, E. Ritz: Oxford Textbook of Clinical Nephrology. Oxford University Press, London, 1992 (pp. 1417–1436)
41. Piraino, B., J. Bernardini, M. Sorkin: Catheter infections as a factor in the transfer of CAPD-patients to hemodialysis. Amer. J. Kidney Dis. 13 (1989) 365–369
42. Ponticelli, C.: Renal replacement therapy in the elderly. Quart. J. Med. 268 (1989) 667–668
43. Quellhorst, E., B. Schuenemann: Hämofiltration. In Seybold, D., W. Schulz, R. Pilgrim: Niereninsuffizienz. Dustri, Deisenhofen 1983 (S. 56–65)
44. Quellhorst, E.: Hemofiltration. In Massry, S.G., R.J. Glassock: Textbock of Nephrology. Williams & Wilkins, Baltimore 1989 (pp. 1426–1433)
45. Ratcliffe, P.J., R.E. Phillips, D.V. Oliver: Late referral for maintenance dialysis. Brit. med. J. 288 (1983) 441–445
46. Ritz, E.: Renal insufficiency. In Suki, W.N., S.G. Massry: Therapy of Renal Diseases. Kluwer, Dordrecht 1991 (pp. 659–668)
47. Rose, B.D., R.M. Black: Manual of Clinical Problems in Nephrology. Little, Brown, Boston 1990 (pp. 371–376)
48. Ross, E.A., D.R. Mars: Peritoneal dialysis. In Tisher, C.D., C.S. Wilcox: Nephrology. Williams & Wilkins, Baltimore 1993 (pp. 243–255)

49 Ross, E.A., Y.M.H. Barri: Hemodialysis. In Tisher, C.D., C.S. Wilcox: Nephrology. Williams & Wilkins, Baltimore 1993 (pp. 229–242)
50 Rotellar, C., J. Black, J.F. Winchester, T.A. Rackowski, W.F. Mosher et al.: Ten year's experience with continuous ambulatory peritoneal dialysis. Amer. J. Kidney Dis. 17 (1991) 158–164
51 Rottembourg, J., B. Issad, M. Allouache, A. Baumelou, G. Deray, C. Jacobs: Clinical aspects of continuous ambulatory and continuous cyclic peritoneal dialysis in diabetic patients. Perit. Dialys. int. 9 (1989) 289–294
52 Rubin, J., G. Case, J. Bower: Comparison of rehabilitation in patients undergoing home dialysis. Continuous peritoneal or cyclic peritoneal dialysis vs. hemodialysis. Arch. intern. Med. 150 (1990) 1429–1431
53 Selgas, R., M.J. Fernandez-Reyes, E. Bosque, M.A. Bajo, F. Borrego, C. Imenez, G. Del Peso, F. De Alvaro: Functional longevity of the human peritoneum: How long is continuous peritoneal dialysis possible? Results of a prospective medium long-term study. Amer. J. Kidney Dis. 23 (1994) 64–73
54 Serkes, K.D., C.R. Blagg, K.D. Nolph, E.F. Vonesh, F. Shapiro: Comparison of patient and technique survival in CAPD and hemodialysis. Perit. Dialys. int. 10 (1990) 15–19
55 Shaldon, S., M.C. Beau, G. Deschoft, P. Ramperez, C. Mion: Vascular stability during hemofiltration. Trans. Amer. Soc. artif. intern. Org. 26 (1989) 391–393
56 Tattersall, J.E., S. Doyle, R.N. Greenwood, K. Farrington: Maintaining adequacy in CAPD by individualizing the dialysis prescription. Nephrol. Dialys. Transplant. 9 (1994) 749–752
57 Thomae, U., R. Kuhnt, H. Exner, Hämodialyse oder kontinuierliche ambulante Peritonealdialyse (CAPD) bei niereninsuffizienten Diabetikern? Nieren- u. Hochdruckkr. 23 (1994) 110–115
58 Tucker, C.M., R.C. Ziller, W.R. Smith, D.R. Mars, M.P. Coons: Quality of life of patients on in-center hemodialysis versus CAPD. Perit. Dialys. int. 11 (1991) 341–346
59 USRDS 1994: Annual data report. ESRD treatment modalities. Amer. J. Kidney Dis. 24, Suppl. 2 (1994) S57–S75
60 USRDS 1994: Annual data report. International comparisons of ESRD therapy. Amer. J. Kidney Dis. 24, Suppl. 2 (1994) S141–145
61 Valderrábano, F., E.H.P. Jones, N.P. Mallick: Report on management of renal failure in Europe XXIV, 1993. Nephrol. Dialys. Transplant. 10, Suppl. 5 (1995) 1–25
62 Vanholder, R.C., N.H. Hoenich, S.M. Ringoir: Dialysis, ultrafiltration and hemofiltration. In Suki, W.N., S.G. Massry: Therapy of Renal Diseases. Kluwer, Dordrecht 1991 (pp. 841–857)
63 Viglino, G., C. Cancarini, L. Catizone, R. Cocchi, A. Lupo et al.: Ten years experience of CAPD in diabetics: comparison of results with non-diabetics. Nephrol. Dialys. Transplant. 9 (1994) 1443–1448
64 Vonesh, E.F., R. Maiorca: A multicenter, selection-adjusted comparison of patient and technique survival on CAPD and hemodialysis: a clarification. Perit. Dialys. int. 13 (1993) 71–72
65 Whitley, K.Y., F.L. Shapiro: Hemodialysis for end stage diabetic nephropathy. In: Diabetic Renal-Retinal Syndrome. Grune & Stratton, New York 1986 (pp. 336–349)
66 Wizemann, V., G. Schütterle: Hämodiafiltration. In Seybold, D., W. Schulz, R. Pilgrim: Niereninsuffizienz. Dustri, Deisenhofen 1983 (S. 72–77)
67 Wizemann, V.: Differentialtherapie mit verschiedenen Dialyseverfahren bei akuter und chronischer Niereninsuffizienz. Intern. Welt 36 (1985) 100–105
68 Wizemann, V., M. Timio, M.A. Alpert, Kramer, W.: Options in dialysis therapy: significance of cardiovascular findings. Kidney int., Suppl. 40 (1993) S85–S91

5 Permanente Gefäßzugänge für die Hämodialyse

G. Krönung

Einführung

Mit dem Verlust der Nabelschnur verliert der Mensch die Fähigkeit zum makroskopisch konvektiven Stoffaustausch mit seiner Umgebung (extrakorporale Zirkulation). Der extrakorporale Ersatz der exkretorischen Nierenfunktion durch die apparative Blutwäsche erfordert aber wieder eine extrakorporale Zirkulation, d.h. ein Nabelschnuräquivalent in Form eines wiederholt oder permanent leicht zugänglichen Blutgefäßes mit einer Förder- und Rücknahmeleistung von ca. 200–300 ml Blut pro Minute. Über ein solches Gefäß verfügt der Mensch nicht mehr. Die peripheren Venen sind leicht punktierbar, liefern aber nicht genug Blut. Die peripheren Arterien liefern genug Blut, sind aber schwierig und nicht wiederholt punktierbar. In der Kombination der Maximalforderungen – hoher Blutfluß; lebenslang beliebig häufig; technisch einfach, sicher und schmerzarm; keine körperliche Einschränkung – liegt die besondere Problematik dieses Gefäßzuganges, von dem knapp 100 verschiedene entwickelt und fast alle wieder verworfen wurden, ein Beleg für die schwierige „biologische Problematik" der Rekonstruktion einer „äußeren oder inneren Nabelschnur". Trotz längerer Funktionszeiten und gesunkener Komplikationsraten ist das eigentliche Ziel, ein Gefäßzugang, der den Patienten vom Beginn seiner Dialysetherapie an lebenslang über viele Jahre funktionstüchtig begleitet, regelhaft noch nicht erreicht und bleibt bis heute die seltene Ausnahme.

Die äußeren arteriovenösen Gefäßzugänge als „Shunt" (Kurzschluß) und die inneren als „Fistel" zu bezeichnen hat sich nicht durchgesetzt und erscheint auch nicht sinnvoll, da in beiden Fällen ein Kurzschluß vorliegt und die Unterscheidung durch den jeweiligen Eigennamen eindeutig ist. Auch in Wortzusammensetzungen wie „Shuntoperation, Shuntpatient" usw. wird nur das Wort Shunt verwendet. Da zudem die äußeren Kunststoffshunts kaum noch verwendet werden, ist die Unterscheidung in Shunt und Fistel heute klinisch belanglos. Auch Doppelnamen wie Quinton-Scribner-Shunt oder Brescia-Cimino-Shunt nach den Erstautoren sind umständlich. Es scheint sinnvoll zu sein, heute kurz und informativ vom Scribner-, Cimino- oder E-PTFE-Shunt zu sprechen, wenn notwendig mit einem Lokalisations- oder Formhinweis, z.B. Cimino-Shunt linker Unterarm loco typico oder E-PTFE-Schleifenshunt linker Oberschenkel.

Historische Entwicklung

Die ersten Hämodialysen Mitte der 40er Jahre (12) wurden mit operativ arteriovenös eingelegten Glaskanülen (später Kunststoffkathetern) durchgeführt. Die im Dialyseintervall regelhaft auftretenden Katheterthrombosen führten durch die dann notwendigen Neuimplantationen zum raschen Verbrauch der geeigneten Gefäße. Versuche, die Katheter im Dialyseintervall durch Instillation oder Infusion von Heparinlösung offenzuhalten (11), waren wenig erfolgreich. Wegweisend war 1966 die Modifikation von Quinton u. Mitarb., den arteriellen und venösen Teflonkatheter im Dialyseintervall mit einem U-förmigen Teflonrohr in einer technisch aufwendigen Konstruktion (Stahlplatte, Überwurfmuttern) zur Thrombosevermeidung kurzzuschließen (23). Dieser erste äußere Kunststoffshunt wurde rasch weiterentwickelt zum Teflon-Silicon-Shunt, bei dem schließlich nur noch das Verbindungsstück zwischen arteriellem und venösem Siliconschenkel sowie die beiden gefäßkanülierenden Segmente (sog. Vessel-Tips, die in verschiedenen Durchmessern zur Verfügung stehen) aus starrem Teflon bestanden (Abb. 5.1).

Da mit diesem Scribner-Shunt der permanente Gefäßzugang realisiert schien, erweiterte er die bis dahin nur als überbrückend verstandene Dialyse entscheidend zur Langzeitdialysetherapie. Wegen seiner hohen Komplikationsrate wurden viele Modifikationen versucht. Die wichtigsten sind in Abb. 5.1 dargestellt. Buselmeier (7) sah eine Thromboseursache in der Schlauchlänge und hat diese gekürzt (Abb. 5.1), ohne die Thromboserate damit zu senken. Allen u. Brown (1) und Thomas (27) erkannten in der stenosierenden Intimaproliferation proximal des venösen Vessel-Tips die wesentliche Ursache der Shuntthrombosen, deuteten sie aber als Folge der mechanischen Irritation durch den starrwandigen Vessel-Tip, den sie deshalb ersetzten durch ein Gefäßprothesensegment aus Dacron bzw. durch einen Dacronpatch (Abb. 5.1), die mit einer Gefäßnaht mit den Patientengefäßen anastomosiert wurden. Nachdem auch diese Maßnahme die venöse Intimaproliferation nicht verhinderte, fand man schließlich in der erhöhten Scherbelastung der Vene durch das arteriell einströmende Blut deren wesentliche Ursache.

Alle äußeren Kunststoffshunts waren relativ komplikationsreich. Hierbei kamen die Thrombosen mit ca. 70% und die Infektionen mit ca. 20% vor der Gefäßarrosion, dem Hautdekubitus, dem Aneurysma, der Prothesendislokation oder -diskonnektion. Die mittlere revisionsfreie Funktionsdauer betrug ca. 6 Monate. Mitte der 60er Jahre nahm die Bedeutung der äußeren Kunststoffshunts rasch ab. So wurden sie für die Langzeitdialyse vom Cimino-Shunt und für die akute Dialyse vom Shaldon-Katheter verdrängt. Den wenigen Vorteilen des schmerzlosen Gefäßanschlusses, der geringen Herzbelastung und dem historischen Verdienst, die Langzeitdialyse initiiert zu haben, stehen zu viele Nachteile gegenüber: zu kurze Funktionsdauer, viele Komplikationen mit häufigen Revisionsoperationen, hoher Gefäßverbrauch, hohe

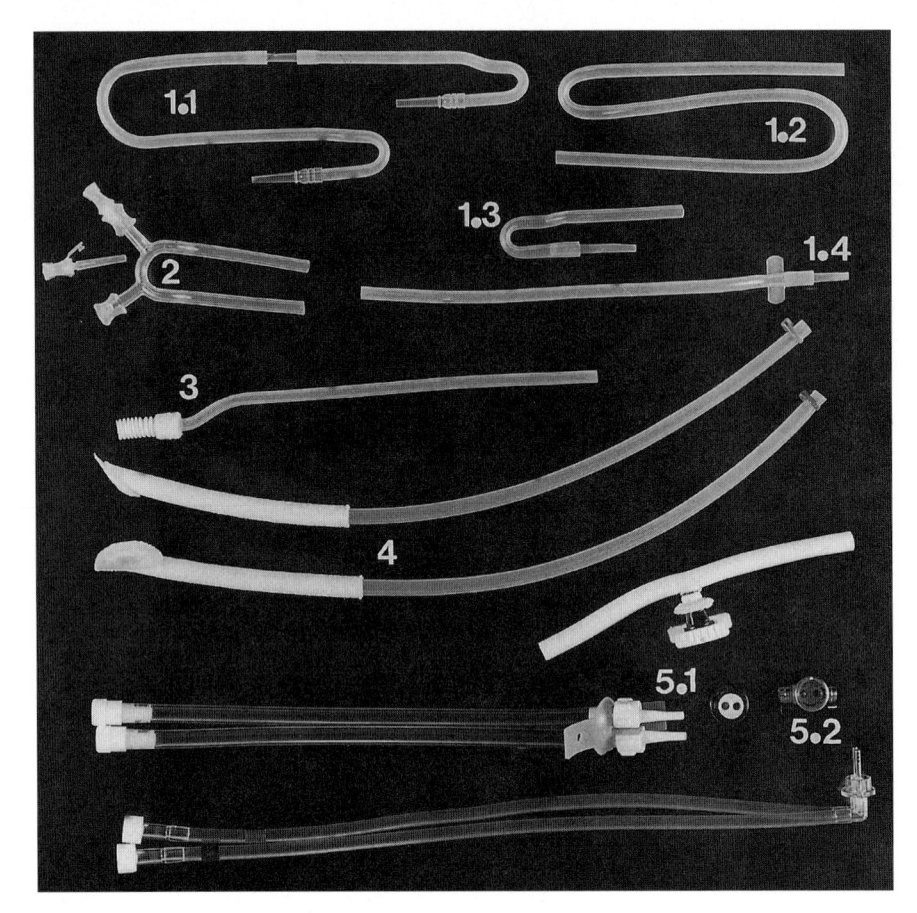

Abb. 5.1 Die wesentlichen Varianten der äußeren Kunststoffshunts: 1 = Scribner-Shunt, 1.1 = Teflon-Silicon-Shunt, 1.2 = spezielle Prothesenform zur anatomischen Anpassung (z. B. in Gelenknähe), 1.3 = arterieller Prothesenschenkel mit 180°-Bogen, 1.4 = Straight shunt mit subkutanen Querstegen, 2 = Buselmeier-Shunt, 3 = Allen-Brown-Shunt, 4 = Thomas-Shunt, 5 Steckdosenshunt mit Carbon- (5.1) bzw. Titankopf (5.2).

Kosten, körperlich-seelische Einschränkung und Belastung sowie aufwendige Pflege und Handhabung.

Trotz der evidenten Nachteile der äußeren Kunststoffshunts erfolgte Anfang der 80er Jahre in den USA die Entwicklung eines neuen äußeren Kunststoffshunts, der in zwei Versionen vorgestellt wurde. Ein steckdosenähnlich gebauter Carbon- bzw. Titankopf war in End-zu-Seit-Anastomose mit einer E-PTFE-Prothese verbunden (Abb. 5.1), die bei der Implantation arteriovenös interponiert und subkutan so plaziert wird, daß der Carbon- bzw. Titankopf das Hautniveau flach überragt und mit einem Spezialkonnektor den Anschluß an die Dialyse erlaubt. Da dieser Shunt biologisch das gleiche Grundkonzept aufweist wie alle anderen äußeren Kunststoffshunts, hatte er ähnlich hohe Komplikationsraten und konnte sich nicht durchsetzen.

1966 berichteten Brescia u. Mitarb. (5) erstmals über die Punktion einer zuvor durch eine arteriovenöse Fistel arterialisierten Unterarmvene. Dies war der bis heute entscheidende Entwicklungsschritt, der den Gefäßzugang für die Dialyse revolutionierte und die komplikationsreiche „äußere Nabelschnur" (Scribner, Shaldon usw.) durch die biologischere „innere Nabelschnur" ersetzte. Diese Venenarterialisierung wurde dann bei allen subkutanen Venen am Unter- und Oberarm angewandt und ist als Cimino-Shunt (Abb. 5.6) bis heute der Gefäßzugang der ersten Wahl für die Langzeitdialyse.

Es war in den folgenden Jahren konsequent, bei fehlenden geeigneten Venen dieses Prinzip der „inneren Nabelschnur" mit Ersatzgefäßen wie z. B. 1969 autologer V. saphena magna (20), 1972 Kälberarterie (8), 1973 Sparks-Mandrill (4), 1975 Nabelschnurvene (21), 1976 Teflon-(E-PTFE-) Prothese (2) und 1991 homologer V. saphena magna (24) zu realisieren. Von diesen Materialien hat sich heute im wesentlichen die E-PTFE-Prothese durchgesetzt. Die Gefäßersatzmaterialien wurden bis auf wenige Ausnahmen arteriovenös implantiert.

Die immer wieder versuchte Idee einer shuntlosen arterioarteriellen Dialyse perfektionierte Brittinger u. Mitarb. 1969, veranlaßt durch hämodynamische Probleme bei arteriovenösen Shunts wie Stealsyndrom, Anzapfsyndrom und Herzvolumenbelastung sowie dem Verbrauch der peripheren Venen bei damals noch fehlender Möglichkeit des Gefäßersatzshunts, indem sie die A. femoralis (epigastrica) superficialis über eine längere Strecke am Oberschenkel nach subkutan vorverlagerten, womit diese der einfachen Punktion zugänglich wurde (6). Sie realisierten damit die einzige „biologisch" akzeptable Variante eines arterioarteriellen Gefäßzuganges. Diese Methode war nicht als Konkurrenz, sondern als Ergänzung zum Cimino-Shunt konzipiert und findet auch heute noch bei strenger Indikationsstellung Anwendung. Später gab Brittinger dieses Verfahren auch als femorofemoralen arterioarteriellen E-PTFE-Bypass (evtl. mit gleichzeitiger Korrektur einer arteriellen Verschlußkrankheit) an.

Von den fast 100 Varianten des Kreislaufzuganges sind heute nur noch vier in regelhafter Anwendung: der Cimino-Shunt (erste Wahl) und der E-PTFE-Shunt (zweite Wahl) als permanenter Gefäßzugang, der Shaldon-Katheter mit seinen Modifikationen (eher kürzere Therapiephase) und der Demers-Katheter (eher längere Therapiephase) als intermittierender Gefäßzugang.

Grundsätzliche Möglichkeiten des Gefäßzuganges

Zu Beginn der Dialysetherapie standen als Technik die einfache periphere Punktion und als Substrat die unveränderten Patientengefäße zur Verfügung. Hiermit konnte die kontinuierliche Hämodialyse nicht realisiert werden. Zwei Lösungswege boten sich an: entweder die Technik des Gefäßzuganges so zu ändern, daß die zur Verfügung stehenden Gefäße geeignet sind, oder die Gefäße so zu ändern, daß die einfache Punktionstechnik geeignet ist. Beide Wege wurden beschritten. So wurde zuerst die einfache Punktionstechnik ersetzt durch die operative Gefäßkanülierung (Glaskatheter, Scribner-Shunt usw.) bzw. durch die aufwendige Seldinger-Punktion (Shaldon-Katheter). So entstand tatsächlich wieder eine Art äußerer Nabelschnur. Allerdings um einen hohen Preis: kurze Funktionsdauer, viele Komplikationen und hoher Gefäßverbrauch. Der andere, historisch zweite Weg, die Veränderung der Gefäße, sollte sich als biologischer und effektiver erweisen. Dabei boten sich wieder zwei grundsätzliche Möglichkeiten: entweder eine oberflächliche Vene mit einem höheren Blutfluß zu versehen (Cimino-Shunt) oder eine Arterie oberflächlich unter die Haut zu verlagern (Brittinger). Beide Techniken wurden auch mit Gefäßtransplantaten realisiert.

Gefäße und Zugangstechniken lassen sich mit folgenden 8 Gegensatzpaaren beschreiben, aus deren Kombination sich alle Möglichkeiten des Gefäßzuganges ergeben (Abb. 5.2):

kleinkalibrig – großkalibrig,
oberflächlich – tief,
Gefäß in situ – Gefäß transponiert/transplantiert,
körpereigenes Gefäß – Fremdgefäß,
intermittierend – permanent,
einfache Punktion – Seldinger-Punktion,
venöse Drainage – arterielle Drainage,
venöser Zufluß – arterieller Zufluß.

Bewertungsentscheidend für den langfristigen Zugang bei Langzeithämodialyse ist der Unterschied zwischen permanenter und intermittierender Kanülierung. Unser Körper hat in der Evolution die Beherrschung des vorübergehenden (Punktions-)Traumas zumal unter sterilen Bedingungen gelernt, nicht aber die permanente Perforation der beiden Grenzschichten Haut und Gefäßwand sowie den permanenten intravasalen Fremdkörper. Diese bleiben nicht kalkulierbare Risiken, die mit Komplikationen und Einschränkungen der körperlichen Integrität den Patienten erheblich beeinträchtigen und für ein tägliches Routineverfahren nicht akzeptabel sind. Als intermittierendes Verfahren ist aber auch die Seldinger-Technik langfristig weder zumutbar noch möglich. Damit bleibt als Dauerlösung nur die einfache periphere Punktion (rechtes Kästchen Abb. 5.2). Wegen des evidenten Vorteils der venösen Drainage bleiben

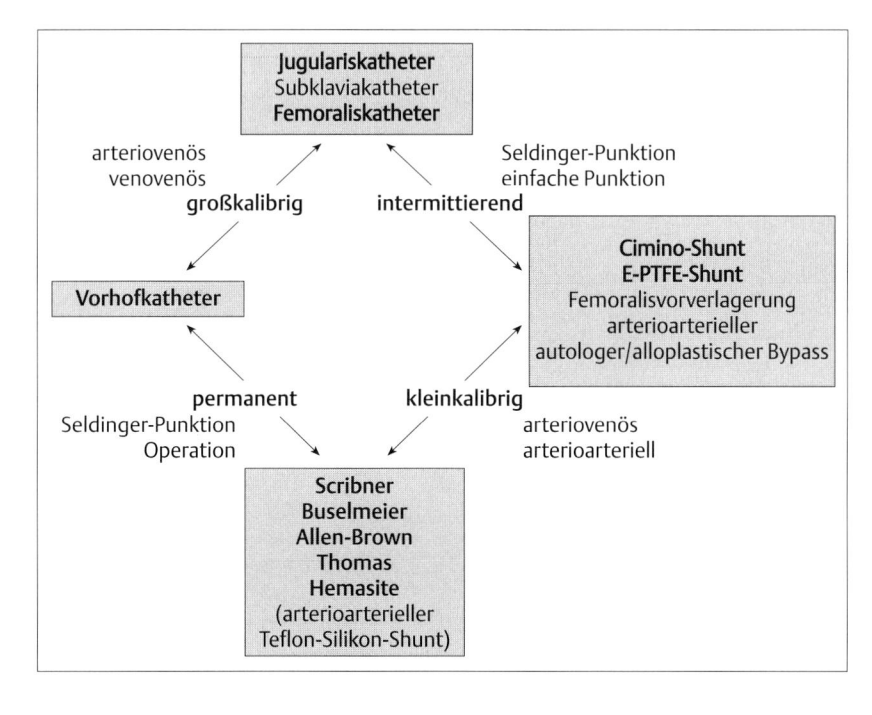

Abb. 5.2 Die vier grundsätzlichen Möglichkeiten des Gefäßzuganges für die Hämodialyse durch die Kombination der Alternativen kleinkalibrig/großkalibrig (Gefäß) und intermittierend/permanent (Kanülierung). Heute übliche Gefäßzugänge in Fettschrift.

dann letzlich nur der Cimino-Shunt und der Gefäßersatzshunt (z. Z. E-PTFE). Hier favorisiert die biologische Wertigkeit das körpereigene Gefäß.

Diese Bewertung ändert sich bei besonderen Situationen wie der akuten Dialyse, dem unvorhergesehenen shuntfreien Intervall bei Langzeitdialyse, dem nicht tolerablen Kurzschlußvolumen bei Herzinsuffizienz, arterieller Verschlußkrankheit oder Diabetes mellitus, der absoluten Punktionsphobie usw. zugunsten des zentralvenösen Katheters, der Arterienvorverlagerung oder des Scribner-Shunts.

Abb. 5.2 ist systematisch vollständig, d. h., es gibt außer den dargestellten 4 „Fächern" mit „Unterfächern" keine weiteren. Alle bisherigen Gefäßzugänge lassen sich zwanglos und eindeutig in dieses Schema einordnen. Da umgekehrt alle Fächer bereits (meist mehrfach) besetzt sind, folgt für die weitere Entwicklung: Es liegt ein umfangreicher Erfahrungsschatz vor, der durch systematische Auswertung mit Formulierung zu grundeliegender Gesetzmäßigkeiten zu Detailverbesserungen und zur Vermeidung der Wiederholung von Fehlern führen sollte. Ein grundsätzlich neuer Lösungsansatz ist nicht formulierbar.

Biologische Problematik

Die Reaktion des Körpers auf die statische Belastung eines permanenten transkutanen und intravasalen Fremdkörpers bei den äußeren Kunststoffshunts und zentralen Venenkathetern führte zu einer Komplikationsdichte, die für eine tägliche Routinetherapie nicht akzeptabel war. Deren Elimination durch den Cimino-Shunt schien das Gefäßzugangsproblem zunächst prinzipiell zu lösen. Tatsächlich ergab sich aber jetzt eine komplexe dynamische Problematik, die sich mit der stenosierenden Intimaproliferation proximal vom venösen Vessel-Tip schon beim Scribner-Shunt früh angekündigt hatte (Abb. 5.3). Körperstrukturen sind auf definierte Belastungen und Funktionen hin konzipiert. Armvenen z. B. transportieren das Blut der Arme mit niedrigem Druck und langsamer Flußgeschwindigkeit. Diese Funktion erfüllen sie ohne wesentliche degenerative Veränderungen lebenslang. Ändert man ihre Funktion und damit Belastungssituation, indem man sie arterialisiert und mit großkalibrigen Kanülen vielfach punktiert, d. h. als „Shuntvene" benutzt, zeigen sie oft nach kurzer Zeit erhebliche dilatierende und stenosierende Veränderungen. Ursächlich für diese morphologischen Veränderungen können nur die vier bei der Shuntvene geänderten Belastungen sein. Dabei konnte der Autor (16) jeder geänderten Belastung eine morphologische Reaktion zuordnen:

- erhöhte venöse Fluß-
 geschwindigkeit → Stenosierung,
- erhöhter intravenöser Druck → Dilatation,
- venöse Freipräparation → Stenosierung,
- venöse Vielfachpunktion → Dilatation.

Die *erhöhte Flußgeschwindigkeit* führt durch die zunehmende Scherbelastung der Intima immer zu deren Proliferation (Abb. 5.3, 5.5a). Der Grad dieser Intimaproliferation ist individuell sehr unterschiedlich und bestimmt zusammen mit dem Ausgangsdurchmesser der Vene, ob die Shuntvene unter Erhalt eines Restlumens weiter funktioniert oder sich selbst progredient stenosierend verschließt (16).

Der *erhöhte intravenöse Druck* führt bei der Shuntvene zu einer Durchmesservergrößerung plus Wandverdickung (keine passive Dehnung mit Wandverdünnung!) durch echte Gewebezunahme (hyperplastische Dilatation) im Sinne einer sekundären Varikose (Abb. 5.5b). Der Autor konnte diese Dilatation an den Armvenen bei einer intravasalen Drucksteigerung auf über 50 mmHg (am liegenden Arm bei liegendem Patienten gemessen) in über 80% der Fälle nachweisen (16). Der zur Induktion dieser Dilatation notwendige Druck ist abhängig von der jeweiligen Venenwand-(Media!-) Stärke. So hält die gesunde muskelstarke V. saphena magna physiologischen Drücken über 100 mmHg problemlos stand, während z. B. die dünnwandigen Bauchdecken- und Speiseröhrenvenen schon bei einer portalen Hypertonie von 20–30 mmHg zum Medusenhaupt und zu Ösophagusvarizen dilatieren. Ganz wichtig sind die beiden klinischen Erfahrungen, daß diese hyperplastischen Dilatationen (sich an die jeweilige Druckhöhe

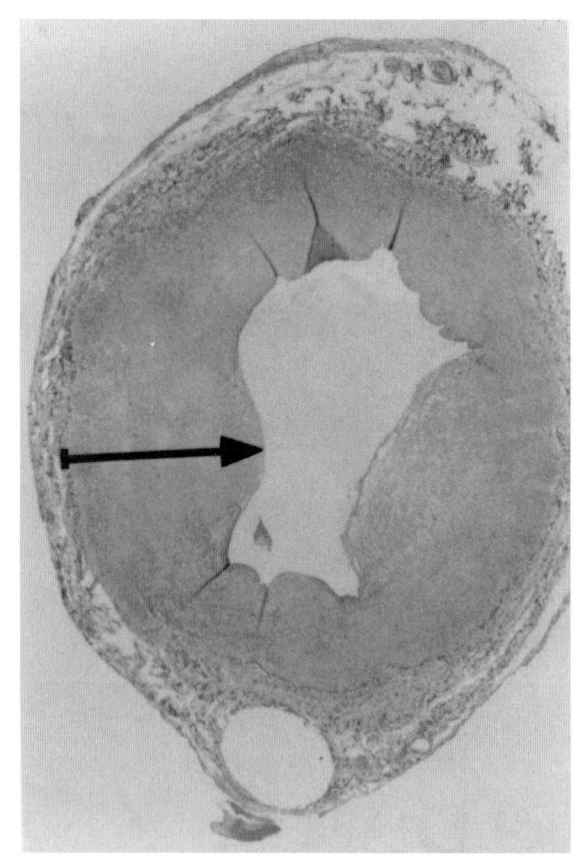

Abb. 5.3 Querschnitt durch die drainierende V. cephalica eines seit 4 Monaten implantierten Scribner-Shuntes ca. 1 cm proximal des Vessel-Tips: erhebliche Lumeneinengung durch die reaktive Intimahyperplasie (↦) (Elastikafärbung, 24fache Vergr.).

adaptierend) meist nach 3–6 monatiger Phase zum Stillstand kommen und daß sie im wesentlichen der Vene in situ, also mit intakten Vasa vasorum, vorbehalten sind (s. u.).

Die *Freipräparation der Vene* hat zwei gravierende Folgen. Zum ersten wird die Aufspannung der Vene im Gewebe zerstört. Damit gibt es keine Kraft, die dem intraoperativen traumatischen Venenspasmus entgegenwirkt oder nach dessen Abklingen die Vene wieder auseinanderzieht. Die Flußerhöhung des zuströmenden Blutes verstärkt nach dem Gesetz von Bernoulli (Prinzip der Wasserstrahlpumpe) diese Engstellung zusätzlich (und dehnt die Vene nicht auf, wie oft irrig angenommen!). Nur eine intravenöse Druckerhöhung wie z. B. die intraoperative Bougierung oder hydraulische Dilatation, eine nachgeschaltete Stenose (bei Venen gibt es im Gegensatz zu Arterien nur eine prästenotische Dilatation!) oder das postoperative Venentraining mit einer Staubinde führt zu der wichtigen Wiederaufdehnung der Vene. Zum zweiten werden durch die Freipräparation die Vasa vasorum der Vene in diesem Bereich zerstört. Damit degeneriert die Vene in diesem Bereich letztlich zu einem nicht mehr reagiblen Narbenrohr, das die oben beschriebenen hyperplastischen Umbauvorgänge nicht mehr leisten kann. Die intraoperative Engstellung führt über die narbige Fixierung so zu dem in Abb. 5.4 dargestellten Circulus vitiosus einer progredienten Stenosierung, oft bis hin zum Funktionsverlust. Über 70 % aller Stenosen des Cimino-Shunts liegen in diesem „postanastomotischen" Venensegment (Abb. 5.4, 5.5c, 5.8). Eine ganz andere Situation liegt vor, wenn ein bereits arterialisiertes Venensegment transponiert wird. Hier hat die hyperplastische Venenwand bereits eine Eigensteifigkeit, die ein Kollabieren und damit die postoperative Engstellung weitgehend verhindert (Abb. 5.8c).

Vielfachpunktion: Nach Entfernung der Punktionskanüle wird der Stichkanal durch einen Thrombus verschlossen. Die bindegewebige Organisation dieses Thrombus führt zu einer minimalen (Narben-)Gewebezunahme dortselbst. Die Addition dieser Gewebezunahmen führt schließlich zur sichtbaren Erweiterung des Punktionsareals (16). Dabei gibt es drei Möglichkeiten der Punktionslokalisation (Abb. 5.5d–f). Bei der Strickleiterpunktion werden die einzelnen Punktionen und damit die Gewebezunahme über die ganze Länge der Shuntvene verteilt. Man beobachtet daher nur eine geringe, aber langstreckige Dilatation (Abb. 5.5d). Bei der Arealpunktion ist der dilatierende Effekt um so größer, je kleiner die Punktionsareale gewählt werden (Abb. 5.5e). Bei der Knopflochpunktion schließlich wird exakt an der gleichen Stelle, in gleicher Richtung, mit gleichem Winkel punktiert. Hierdurch wird der organisierte Thrombus immer wieder verdrängt. Es entsteht schließlich ein Narbenzylinder, der die Kanüle führt. Bei der Knopflochpunktion findet daher keine wesentliche plastische Verformung der Shuntvene statt (Abb. 5.5f). Man kann den beschriebenen dilatierenden Effekt der Arealpunktion ausnutzen, um stenotische Venensegmente wieder zu erweitern. Hierzu muß

traumatischer Spasmus
+
fehlende Aufhängung im Gewebe
+
funktionelle Engstellung (Bernoulli)
↓
Stenose (narbig fixiert)
↓
erhöhte Scherbelastung
↙ ↖
Intimaproliferation
↓
progrediente Stenosierung

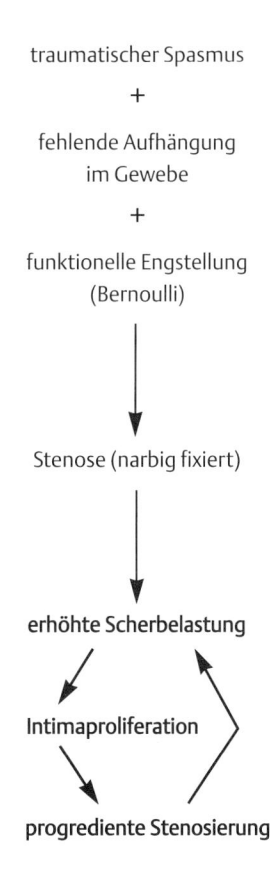

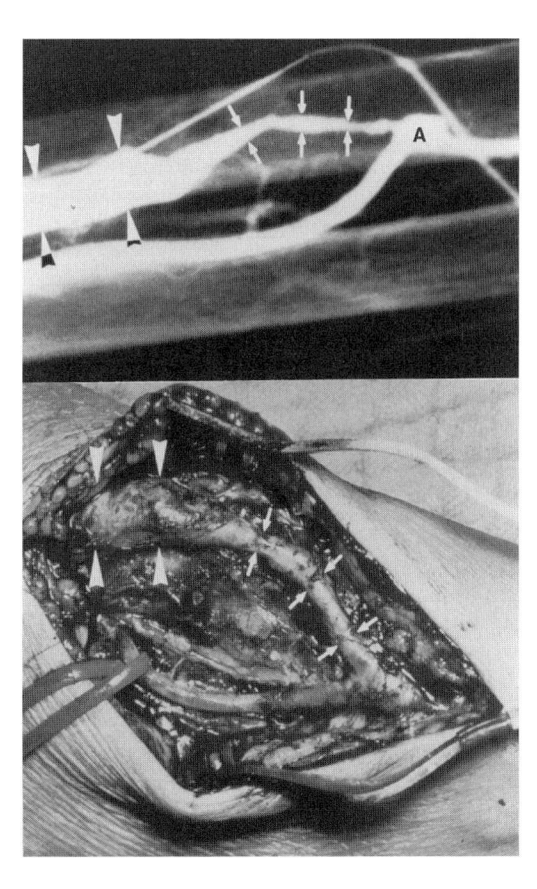

Abb. 5.4 Ursachen und Folgen der progredienten postanastomotischen Stenosierung: typische, im Bereich der ursprünglichen Devaskularisation durch fixierten Venenspasmus (kleiner Außendurchmesser!) und sekundäre Intimaproliferation bedingte Stenose (→). Gute hyperplastische Dilatation im Bereich der nicht devaskularisierten Vene (▶). Unauffällige weite Anastomose (A) (vgl. auch Abb. 5.8).

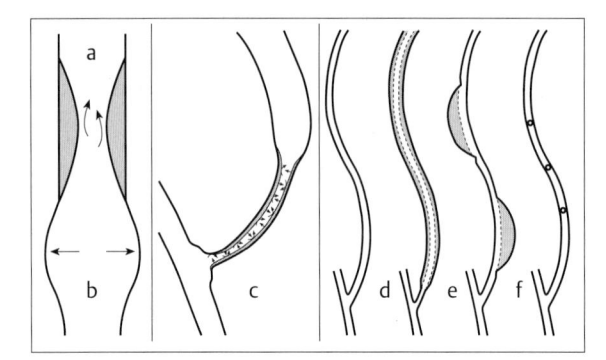

Abb. 5.5 Die morphologische Eigendynamik der arterialisierten und vielfach punktierten Vene und ihre Ursachen schematisch:
a Die erhöhte Flußgeschwindigkeit führt über die induzierte Intimawucherung zur Stenosierung.
b Der erhöhte Innendruck führt zur hyperplastischen Dilatation.
c Das freipräparierte Venensegment neigt zu narbiger Engstellung, die dann durch die induzierte Intimaproliferation weiter zunimmt.
d–f Die grundsätzlichen drei Lokalisationsmöglichkeiten der Vielfachpunktion und ihre plastischen Folgen: **d** Strickleiterpunktion, **e** Arealpunktion, **f** Knopflochpunktion.

man die Punktionen über längere Zeit exakt in der stenotischen Region plazieren, um diese durch die beschriebene Gewebezunahme wieder zu erweitern (Abb. 5.15a, b). Zusammenfassend kann man die Vielfachpunktion mit den beschriebenen drei Techniken als Gefäßoperation in Raten bezeichnen, die es gestattet,

- eine kräftigkalibrige Shuntvene zu erhalten,
- eine zartkalibrige Shuntvene zu erweitern,
- eine Stenose zu erweitern.

Genauso wichtig wie die kausale Beziehung zwischen den vier geänderten Belastungsbedingungen und den morphologischen Folgen ist die klare klinische Bewertung der letzteren. So sind die dilatierenden Veränderungen praktisch immer qualitätsverbessernd und die stenosierenden praktisch immer qualitätsverschlechternd. Dies aus drei Gründen: Ein dilatiertes Gefäß ist besser zu punktieren als ein stenosiertes. Die stenosierenden Veränderungen führen häufig zum Verschluß, die dilatierenden selten zur korrekturpflichtigen Dilatation. Eine dilatierte Vene ist einfacher und erfolgreicher korrigierbar (Materialüberschuß) als eine stenosierte Vene (Materialmangel).

Die Kenntnis und die Beachtung dieser eigendynamischen Prozesse, bedingt durch die beschriebenen vier Belastungsänderungen, deren morphologische Folgen und deren klinische Bewertung sind entscheidend für jeden, der mit Shuntchirurgie, Shunthandhabung, Shuntpflege und Shuntkorrektur befaßt ist.

Cimino-Shunt

Präoperative Maßnahmen

Die klinische Untersuchung betrifft nicht nur eine geeignete Shuntvene, sondern den gesamten Venenstatus an beiden Armen, um für jeden Patienten über den ersten Shunt hinaus ein langfristiges Shuntkonzept zu planen. Jeder Shunt muß so angelegt werden, daß möglichst viele Folgeshunts möglich sind (retrograder Gefäßverbrauch). Die vorgesehene Shuntvene wird immer präoperativ angezeichnet. Sind die subkutanen Venen nicht sicher klinisch beurteilbar, erfolgt immer eine Phlebographie eines oder beider Arme unter standardisierten Bedingungen: Kontrastmittelinjektion in eine Handrückenvene, damit sich das V.-basilica- und das V.-cephalica-System darstellen, dann je ein Bild Unterarm in Supination, Oberarm und Schulter (Abfluß V. subclavia). Soll vor einer prophylaktischen Shuntoperation kein Kontrastmittel appliziert werden, erfolgt die Durchführung als CO_2-Phlebographie. Selten erfordert ein pathologischer Allen-Test eine bildgebende arterielle Untersuchung.

Über 90 % aller Shunts sind in Leitungsanästhesie (Plexus-, Spinalanästhesie) und/oder Lokalanästhesie durchführbar. Angenehmer Nebeneffekt der Leitungsanästhesie ist die Gefäßweitstellung durch die Sympathikolyse. Stammnahe Anschlüsse, adipöse oder ängstliche Patienten sowie Kinder lassen eine Vollnarkose gelegentlich sinnvoll erscheinen.

Lokalisation

Die Cimino-Fistel wird am Unterarm oder Oberarm zwischen einer der Stammvenen (V. cephalica, V. basilica oder V. mediana cubiti) und der jeweils nächsten Arterie (A. radialis, A. ulnaris, A. brachialis) angelegt. Dabei gilt die grundsätzliche Reihenfolge Unterarm vor Oberarm (retrograder Gefäßverbrauch) und V. cephalica vor V. basilica (ungünstige Lage an Unter- [zu dorsal] und Oberarm [subfaszial]).

Die gelegentlich geäußerte Praxis, venöse Seitenäste zu unterbinden, um die Shuntvene gezielt zu arterialisieren oder eine venöse Stauung (z. B. der Hand) zu vermeiden, muß abgelehnt werden. Auch wenn vorzugsweise die Stammvenen beider Arme primär als Shuntvenen gewählt werden, können grundsätzlich alle Venen, auch scheinbar unwichtige kleine Seitenäste, durch die beschriebene Venendynamik Bedeutung erlangen. Ziel der Shuntoperation ist nicht die unbedingte Arterialisierung einer (geplanten) Vene, sondern eines Venenstromgebietes! Der Körper selber favorisiert die geeignete(n) Vene(nsegmente) durch hyperplastische Dilatation, induziert durch das Zusammenspiel der jeweiligen Venen(segment)qualität mit der postoperativen Druck-, Fluß-, Turbulenz- und Punktionsbelastung. Alle Venen sind somit wertvolles potentielles „Shuntmaterial", sei es in situ, als Transponat (vgl. auch Abb. 5.12), als Interponat oder als Patch sowohl als Punktions- wie als Drainagevene. Eine primäre Unterbindung von Venen ignoriert diese sehr sinnvolle und im Einzelfall nicht vorhersehbare Eigenselektion und -induktion des Körpers und ist ein Strategiefehler (3).

Die Anlage eines Cimino-Shunts am Bein hat sich nicht bewährt. Die gesunde V. saphena magna ist durch ihre physiologische hydrostatische Druckbelastung so muskelstark, daß sie auch bei der In-situ-Arterialisierung (z.B. als In-situ-Bypass zur Korrektur einer arteriellen Verschlußkrankheit) sich nicht regelhaft dilatiert. Dies ist der Grund, warum die V. saphena magna (die in der arteriellen Rekonstruktion der Gefäßersatz der ersten Wahl ist!) in der Shuntchirurgie (Niederdruckbereich) in allen Verwendungsformen in situ, als Interponat sowie als transplantierter langstreckiger autologer Gefäßersatzshunt enttäuscht hat.

Operative Technik

Der Hautschnitt verläuft bogenförmig von der geplanten Venendurchtrennungsstelle über die erwartete Anastomosenlokalisation etwas weiter nach proximal. Liegen die zu anastomosierenden Gefäße weiter auseinander, sind zwei Hautschnitte über den beteiligten Gefäßen mit subkutanem Durchziehen der mobilisierten Vene zur Arterie atraumatischer als großflächige subkutane Präparationen. Arterie und Vene werden nur so weit präpariert wie unbedingt erforderlich. Die Anastomosierung erfolgt regelhaft in Seit-(Arterie) zu -End-(Vene) Technik (Abb. 5.6). Je weiter proximal die Anastomose liegt, desto eher kann eine Seit-zu-Seit-Anastomose sinnvoll sein (zusätzliche retrograde Venenarterialisierung, evtl. mit Zerstörung von Venenklappen mit dem Valvulotom). Eine End-zu-End oder End-zu-Seit-Anastomose ist die seltene Ausnahme, z.B. bei peripheren, durch Voroperationen verschlossenen Arterien. Die Naht erfolgt regelhaft mit monofilem atraumatischem, resorbierbarem Nahtmaterial der Stärke 8-0 bis 6-0 (der Faden muß so dünn sein, daß er durch seine Eigensteifigkeit die Gefäßwand nicht verformen kann) mit Lupenbrille in fortlaufender (bei sehr kleinen Gefäßen Einzelknopf-)Nahttechnik. Auf S. 65 wurde auf die besondere Problematik des freipräparierten Venensegmentes hingewiesen. Hier müssen morphologische Stenosen durch Abknickung, Torsion oder Adventitiastrang genauso wie die funktionelle Engstellung durch Spasmus und Bernoulli-Effekt sorgfältig vermieden werden (Abb. 5.7). Wegen der narbigen Fixierung ist es so eminent wichtig, diesen intraoperativ spastisch enggestellten Venendurchmesser iatrogen zu erweitern, da eine spontane postoperative Erweiterung nicht oder regelhaft nicht ausreichend stattfindet. Hier ist der entscheidende Unterschied zum Veneninterponat in der Arterienchirurgie, wo der hohe arterielle Druck für eine maximale Weitstellung der interponierten Vene sorgt.

Der beschriebene Unterschied, ob ein normales oder bereits arterialisiertes Venensegment freipräpariert wird, ist wichtig bei einer geplanten Venentransposition oder -transplantation. Diese sollten zweizeitig erfolgen, indem zuerst z.B. die V. basilica am Oberarm durch Anlage einer arteriovenösen Fistel arterialisiert und dann zweizeitig (nach mehreren Wochen) die nun wandstärkere Vene langstreckig unter die Haut vorverlagert wird.

Im Grunde ist man bei jeder Cimino-Shuntoperation zu einer kurzstreckigen Venentransposition ohne die vorherige Möglichkeit einer stabilisierenden Arterialisierung gezwungen. Die unterschiedlichen Reaktionen des freipräparierten Venensegmentes und der Vene in

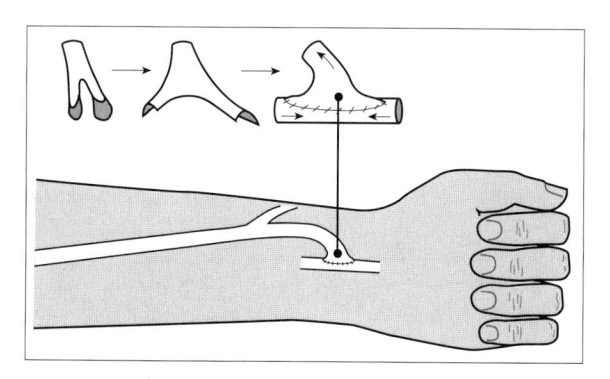

Abb. 5.6 Cimino-Shunt in der heute üblichen Technik mit Seit-zu-End-Anastomose loco typico zwischen A. radialis („Seit") und V. cephalica („End") mit regelhaft erhaltener Handrückenvene. Durch Aufschneiden eines venösen Konfluens kann die Anastomose größer als der Venendurchmesser gestaltet werden (Stenoseprophylaxe).

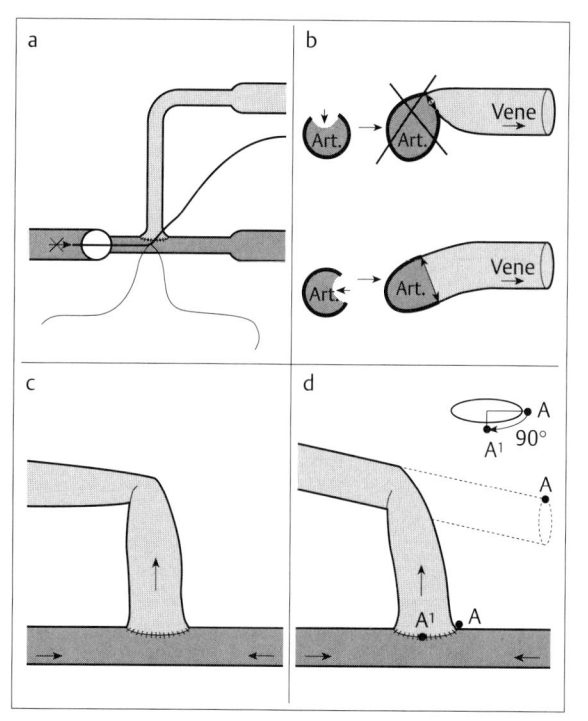

Abb. 5.7 Die vier operativen Kardinalfehler bei der Anastomosenanlage.
a Nicht behobener Gefäßspasmus,
b Arteriotomie nicht gegenüber der Vene,
c Abknickung durch zu lange Vene,
d Stenosierung durch Torsion.

situ wurden schon beschrieben und werden wegen ihrer grundsätzlichen Wichtigkeit in Abb. 5.8 noch einmal dargestellt. Die oft notwendige Neuanastomose weiter proximal ist kausal nachvollziehbar erfolgreicher als die Erstanlage und entspricht der oben beschriebenen Zweizeitigkeit bei der Basilikatransposition.

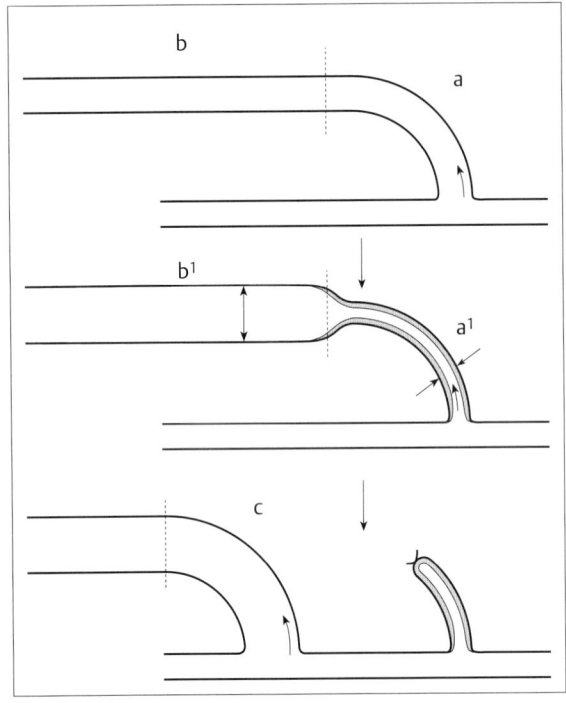

Abb. 5.8 Unterschiedliche Reaktion des devaskularisierten (a) und nicht devaskularisierten (b) Venensegmentes auf die Arterialisierung: fixierte intraoperative Engstellung mit reaktiver Intimahyperplasie (a¹) und hyperplastische Dilatation mit Durchmesserzunahme und arterialisierter Venenwand (b¹). Die oft notwendige Neuanastomose weiter proximal mit der jetzt kräftigeren arterialisierten Venenwand zeigt eine deutlich geringere Neigung zur Engstellung (c) als die nicht arterialisierte Venenwand beim ersten Eingriff (a).

Komplikationen

Mit dem Cimino-Shunt ist eine Reihe typischer Komplikationen verbunden, bedingt durch fehlende Eignung der Gefäße (zu zartkalibrig, zu tief subkutan, sklerotisch usw.), intraoperative (interventionelle) Fehler bei Anlage und Revision, Fehler bei der Shuntbenutzung, der Shuntpflege, der Shuntstrategie und Folgen der Eigendynamik der arterialisierten Venen.

Thrombose

Die häufigste Komplikation ist die totale, partielle (bis zum nächsten Venenzufluß) oder parietale (meist in Aneurysmen) Thrombose. Ein Blutdruckabfall oder eine Hyperkoagulabilität als alleinige Ursache ohne morphologisches Korrelat (Stenose) am Shunt ist selten und durch einfache Thrombektomie behebbar. Liegt eine (meist distale vorgeschaltete) ursächliche Stenose vor, muß diese im Sinne einer kausalen Therapie mitbeseitigt werden (Dilatation, Patch, Neuanastomose). Die Thrombektomie erfolgt oft schonend und effektiv durch einfaches manuelles Ausmassieren des Thrombus zur Venotomie hin. Ein anschließendes „Austasten" mit dem Ringstripper unter manueller Gegenpalpation jeweils über dem Ring beseitigt sicher und atraumatisch auch feste, palpierbare (Vene hier nicht völlig komprimierbar) parietale Thromben (oft im dilatierten Segment), die vom Fogarty-Katheter nicht immer erfaßt werden. Ein solcher ist so oft entbehrlich. Bei dickwandig arterialisierten Shuntvenen ist aufgrund der Intimahyperplasie die Thrombusorganisation deutlich verzögert und eine Thrombektomie unter Umständen noch nach Wochen erfolgreich. Grundsätzlich besteht wegen des Shunts keine notfallmäßige Indikation zur Rekonstruktion nachts oder am Wochenende. Diese ergibt sich aber dann, wenn eine zentralvenöse Punktion zur Überbrückung vermieden werden kann.

Blutung

Eine postoperative Blutung muß aufgrund der subtilen Strukturen und der fehlenden Möglichkeit eines Kompressionsverbandes revidiert werden. Akute Blutungen nach Punktion (Schlitzung der Vorderwand, Perforation der Rückwand) lassen sich meist durch Kompression beheben. Zweizeitige Blutungen aus einem Punktionskanal sind praktisch immer ein Hinweis auf eine Infektion desselben.

Infektion

Infekte des Cimino-Shunts sind heute selten. Postoperative Infekte heilen meist bei lokaler chirurgischer Therapie und systemischer Antibiose mit Erhalt der Shuntfunktion aus. Infizierte Punktionsstellen erfordern bei Arrosionsblutung oder systemischen Infektzeichen häufiger die Shuntbeseitigung. Alle shunterhaltenden Therapieversuche sollten bei der Gefahr einer Arrosionsblutung oder Sepsis stationär erfolgen.

Stenosen

Zur Korrektur einer Stenose stehen alle gefäßchirurgisch und interventionell etablierten Techniken wie Dilatation (evtl. Stent), Patch, Neuanastomose, Interponat und Bypass zur Verfügung. Über die Ballondilatation liegen unterschiedliche Ergebnisse und Meinungen vor. Die Shuntstenosen sind oft sehr hart und erfordern lange Dilatationszeiten; auch erscheint die Rezidivrate hoch. Stents können nur in Drainagesegmenten und nicht in Punktionssegmenten eingesetzt werden und induzieren meist eine kräftige Intimaproliferation. Eine endgültige Bewertung der Methode steht noch aus. Wichtig erscheint deren Einbindung in ein funktionelles Gesamtkonzept – hier wird sie sicher ihren Stellenwert haben – und nicht die isolierte Dilatation „radiologischer" Stenosen.

Die Indikation zur Stenosekorrektur stützt sich mehr auf funktionelle als auf morphologische Kriterien. Je distaler (anastomosennäher) eine Stenose liegt, desto eher ist sie funktionslimitierend und sollte beseitigt werden, insbesondere bei nachgewiesener Progredienz. Bei weiter proximal liegenden Stenosen ändert sich diese Bewertung. Hier können Stenosen shuntprotektiv (verminderte Intimaproliferation durch Flußverminderung) und shuntoptimierend (druckinduzierte hyperplastische Dilatation) wirken. Auch können bei progredienter proximaler Stenose Seitenäste die Drainage zunehmend gewährleisten und bei Verschluß der eigentlichen Shuntvene diese ganz übernehmen. Die funktionelle Sichtweise einer proximalen Stenose soll an folgender Kasuistik erläutert werden:

Ein Ellenbogenshunt (V. cephalica) ist aufgrund einer Stenose im proximalen Oberarmdrittel in ca. 4 Jahren so erheblich dilatiert (Durchmesser über 3 cm), daß der Patient die behinderte Beugung im rechten Ellenbogen beklagt. Die Dialyse ist problemlos ohne Rezirkulation möglich. Die Revision besteht in der operativen Kaliberreduktion der Vene durch Entnahme eines (in diesem Falle 2 cm breiten) Längsstreifens aus der Venenwand mit Rekonstruktion derselben durch fortlaufende Naht. Die Stenose wird bewußt belassen. Nach 3 Jahren muß (wie erwartet) wegen erneuter Dilatation der Shuntvene die gleiche Operation wiederholt werden. Auch jetzt wäre es falsch, die Stenose zu korrigieren. Würde man dies tun, käme es zu einer erheblichen Flußsteigerung mit nicht kalkulierbaren Intimawucherungen und evtl. regionalem oder systemischen Stealsyndrom. Die Entgleisung zur progredienten Dilatation ist meist langsam und mit einer einfachen Operation gut korrigierbar (Materialüberschuß), während die Entgleisung zur progredienten Stenosierung rasch und häufig zum Funktionsverlust führt und schwerer zu korrigieren ist (zu wenig Material). Kommt es hingegen bei einer solchen Stenose zur insuffizienten Dialyse wegen Rezirkulation oder zur Venenstauung mit Anschwellung des Armes usw., muß die Stenose korrigiert werden. Bei ausreichender Dilatation kann dies in der in Abb. 5.9 dargestellten Weise geschehen.

Aneurysma/Dilatation

Die drei verschiedenen Aneurysmen des Cimino-Shunts sind in Abb. 5.10 dargestellt. Die falschen Aneurysmen sollten bei größerer Ausdehnung, Rupturgefahr oder Progredienz abgetragen und der Wanddefekt sollte übernäht werden. Die sog. Mischaneurysmen durch Vielfachpunktion sind nur selten Gegenstand operativer Revision. Ihre Ursache und Handhabung wird auf S. 65 beschrieben. Die Bezeichnung Mischaneurysma wurde gewählt, da weder ein falsches noch ein echtes Aneurysma vorliegt. Da die ursprüngliche Gefäßwand erhalten bleibt und nur durch eine Vielzahl kleiner Narbengewebsareale durchbaut ist, erscheint der Begriff „gemischt" für dieses sonst in der Medizin nicht vorkommende iatrogene Aneurysma sinnvoll.

Die prästenotische Dilatation wurde bereits ausführlich kommentiert und oben mit einer wichtigen Kasuistik dargestellt. Ergänzend bleibt zu erwähnen: Die oft unterstellte Rupturgefahr ist praktisch nur bei falscher

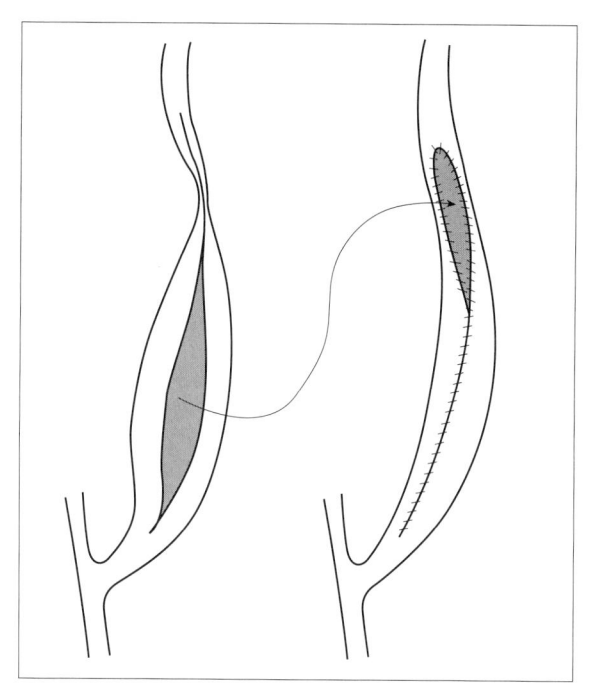

Abb. 5.9 Kombinierte Korrektur von Shuntaneurysma und Shuntstenose. Der autologe Erweiterungspatch wurde bei der Kaliberreduktion des Aneurysmas gewonnen.

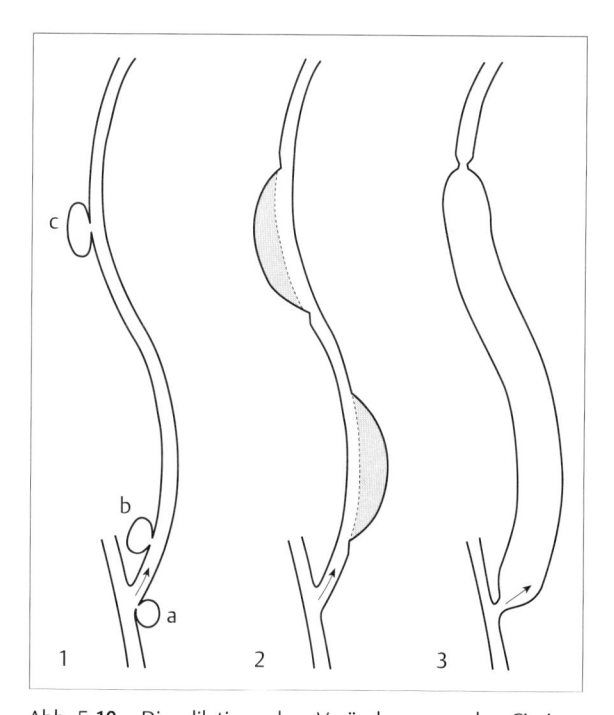

Abb. 5.10 Die dilatierenden Veränderungen der Cimino-Shuntvene. 1. Falsche Aneurysmen: Nahtlinienaneurysma (a) und traumatische Aneurysmen nach Präparationsschaden (b) und Einzelpunktion (c). 2. Mischaneurysma durch (Narben)-Gewebezunahme nach Vielfachpunktion. 3. Druckinduziertes echtes Aneurysma (sekundäre Varikose).

Punktionstechnik oder Infektion gegeben. Durch die nachgeschaltete Stenose besteht trotz der sichtbaren Ausmaße des dilatierten Venensegmentes keine wesentliche Herzbelastung. Ein dilatiertes Segment und die dazu führenden Bedingungen sollte man möglichst erhalten.

Verschluß

Ein Shuntvenenverschluß führt um so eher zur Shuntthrombose, je näher er an der Anastomose liegt. Liegt der Verschluß weiter proximal, kann die Shuntvene über Seitenastdrainage offenbleiben. Zur Revision bieten sich die gleichen Techniken (außer Dilatation und Patch) wie bei der Revision der Stenose mit dem gleichen Stellenwert autologen und alloplastischen Gefäßersatzes an.

Hämodynamische Komplikationen

Vier hämodynamische Komplikationen kann der Cimino-Shunt oder der Gefäßersatzshunt zur Folge haben:

- zu hohe Herzvolumenbelastung,
- Anzapfphänomen,
- Stealphänomen,
- venöses Stauungssyndrom.

Cimino-Shunts und Gefäßersatzshunts haben mehrheitlich ein Kurzschlußvolumen zwischen 200 und 600 ml/min. Dieses kann aber in Einzelfällen auch 2–3 l betragen. Kurzschlußvolumen einerseits und kardiale Leistungsreserve andererseits bestimmen im einzelnen, wann eine shuntbedingte Herzinsuffizienz eintritt. Shunts mit hohem Flow können durch ein Banding korrigiert werden. Das geschieht am besten unter intraoperativer elektromagnetischer Flowkontrolle, da eine signifikante Flowminderung erst bei erheblicher Kaliberverengung (70–80%) eintritt.

Beim Anzapfphänomen drainiert der Shunt aus der anastomosierten Arterie (z. B. A. brachialis) so viel Blut, daß die nachgeschalteten Kapillargebiete nicht mehr ausreichend versorgt sind. Dieses Phänomen tritt um so eher auf, je kleiner der Arteriendurchmesser in bezug auf die anastomosierte Vene bzw. E-PTFE-Prothese ist. Dies erscheint zunächst selbstverständlich, wird aber z. B. bei der Implantation von Prothesenshunts oft nicht beachtet. Aus diesem Grunde ist z. B. ein E-PTFE-Straight-Shunt am Unterarm von der distalen A. radialis zur V. mediana cubiti grundsätzlich hämodynamisch bedenklich. Statt dessen sollte ein doppelt so langes E-PTFE-Graft als Loop von der A. brachialis oberhalb der Ellenbeuge wieder zum Ellenbogen zurückgeführt werden.

Ein Stealsyndrom kann nur vorkommen, wenn eine Region (z. B. Gehirn oder Hand) von mindestens zwei Arterien versorgt wird. Dies gilt bei der Shuntchirurgie nur für Hand und Unterarm. Eine Cimino-Fistel loco typico erhält bei intaktem Hohlhandbogen nicht nur Blut von der proximalen A. radialis (orthograder Flow), sondern zieht entsprechend dem Druckgefälle zur arteriovenösen Fistel über die distale A. radialis (Flowumkehr) der Hand über die A. ulnaris zugeflossenes Blut ab. Die einfache Korrektur beim klinisch und dopplersonographisch nachgewiesenen Stealsyndrom der Hand bei einer Cimino-Fistel ist die Unterbindung der A. radialis distal der Anastomose.

Shuntpflege

Begrenzte Funktionsdauer und Überblick über die notwendigen Konsequenzen

Auf S. 64ff. wurde der eigendynamische Prozeß der Shuntvene dargestellt. Es ist neben intraoperativen Fehlern, Fehlpunktion und Infektion wohl überwiegend dieser morphologische Prozeß der Shuntvene, der die Qualität (durch Dilatation) des Cimino-Shunts mitbestimmt und seine Funktionsdauer (durch progrediente Stenosierung) im Mittel auf wenige Jahre begrenzt. Die notwendigen Konsequenzen bei Verständnis und Beachtung dieses Prozesses können und müssen als Zielvorgabe klar formuliert werden (Abb. 5.11).

Die limitierte Funktionsdauer erzwingt einen schonenden Gefäßverbrauch, um möglichst viele metachrone Shunts realisieren zu können und damit immer einen Gefäßzugang für die nicht vorhersehbare Lebenszeit des Dialysepatienten zu sichern. Die Kenntnis des dynamischen Prozesses muß dazu führen, diesen shuntoptimierend zu steuern, das Ergebnis zu kontrollieren und ggf. zu korrigieren.

Schonender Gefäßverbrauch

Der durch korrekte Operationstechnik und durch retrograde Anlage schonende Gefäßverbrauch wurde auf S. 67 dargestellt. Auf die Unsitte der primären Seitenastligatur wurde bereits hingewiesen. Abb. 5.12 erläutert die Bedeutung eines an sich „unwichtigen" venösen Seitenastes für eine Shuntrevision exemplarisch an der Handrückenvene. Ein weiterer wichtiger gefäßschonender Faktor ist die korrekte Einzelpunktion, um den Shunt nicht durch Infektion oder unnötige Wandtraumatisierung (Thrombose, Blutung) zu gefährden.

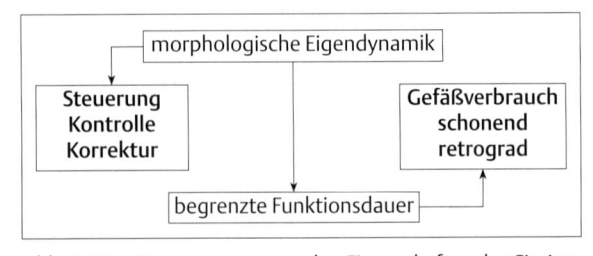

Abb. 5.11 Konsequenzen aus den Eigenschaften der Cimino-Shunts.

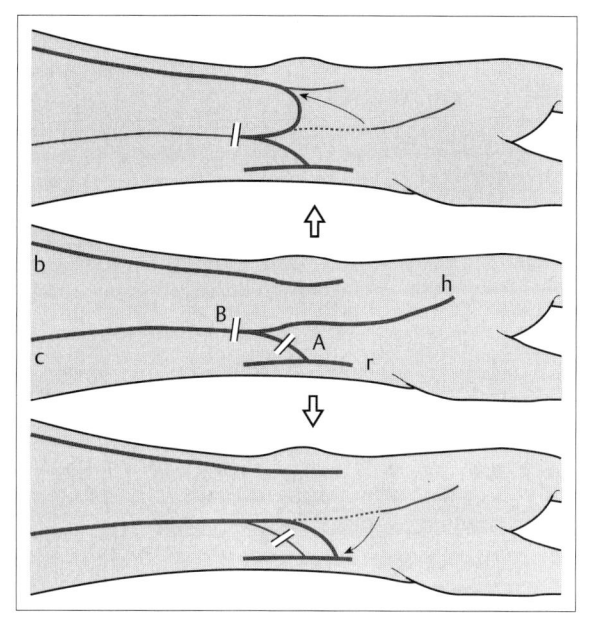

Abb. 5.12 Verschlußtypen A und B des distalen Shuntvenensegmentes (c) beim Cimino-Shunt loco typico und deren Revision durch Transposition der Handrückenvene (h) zur A. radialis (r) beim Typ A bzw. zur V. basilica (b) beim Typ B (aus Ballof, U., G. Krönung in von Sommoggy, S., P.C. Maurer: Hämodialyseshuntchirurgie. Erdl, Trostberg 1995).

■ Hygienische Aspekte der Punktion

Der Patient sollte vor der Dialyse seinen Arm mit Wasser und Seife waschen. Die Einwirkzeit des Desinfektionsmittels, meist 30 Sekunden, muß auf der Haut des Patienten und auf dem evtl. kurz vor der Punktion noch einmal palpierenden Finger abgewartet werden. Keine Punktion durch Wundschorf (frühere Punktionsstelle). Ebenso sind Punktionen in infizierten Regionen grundsätzlich verboten. Sterile Handschuhe sind bei korrekter Kanülenhandhabung entbehrlich. Wichtig ist auch hier die Vermeidung von Tröpfcheninfektion, d.h. entweder Mundschutz für Punkteur und Patient oder nicht sprechen, lachen oder niesen usw. vom Abziehen der Kanülenschutzhülle bis nach der Punktion.

■ Anatomische Aspekte der Einzelpunktion

Angestrebt wird eine korrekte intraluminale Kanülenlage ohne weitere Schädigung der Venenwand außer dem minimalen Punktionstrauma. Beim neuen oder unbekannten Shunt muß der genaue Venenverlauf vor der ersten Punktion sorgfältig palpiert, evtl. angezeichnet werden. Eine vorliegende Operationsskizze ist immer hilfreich. Wegen der noch fehlenden Wandverdickung muß beim jungen Shunt die Perforation der Gefäßhinterwand (z.B. bei zu steilem Punktionswinkel und/oder oben liegendem Kanülenanschliff) oder die tangentiale Schlitzung der Gefäßvorderwand (z.B. bei zu flachem Punktionswinkel und/oder oben liegendem Kanülenanschliff) unbedingt vermieden werden. Der normale Punktionswinkel beträgt ca. 30°.

So einfach und klar die theoretische Anforderung an eine korrekte Kanülenplazierung formuliert werden kann, so schwierig und komplex kann deren Umsetzung im Alltag auch für den Geübten und erst recht für den Ungeübten (oder Verunsicherten oder Ängstlichen) im Einzelfall sein. Abb. 5.13 zeigt die wichtigsten dabei beteiligten „Komponenten". Es sind vier Polarisierungen dargestellt, zwischen denen bei jeder Punktion ein Gleichgewicht gefunden werden muß. Der Punkteur kann erfahren oder unerfahren sein, der Shunt oder das Punktionsareal bekannt oder unbekannt. Dazwischen gibt es alle Übergänge. Je unerfahrener der Punkteur oder je unbekannter der Shunt ist, um so mehr muß sich der Punkteur vor der Punktion Informationen über den Shunt (sehen, fühlen, hören) verschaffen. Er muß den Shunt so untersuchen, daß er ihn unter der Haut „imaginiert", um die Kanülenspitze genau „dorthin" zu schieben. Diese Betrachtung führt zu der wichtigen Polarisierung „geführt-gezielt". Die gezielte Punktionstechnik kann man anwenden, wenn man einen Shunt gut kennt. Man weiß, wohin man die Kanülenspitze schieben muß, und kann dies relativ zügig ohne „korrigierende Sensibilität" meist erfolgreich ausführen. Bei unbekannter Punktionsregion muß man so punktieren, daß ein sensibler Reiz (z.B. ein erhöhter Widerstand beim Perforieren der Gefäßhinterwand!) noch mit einer Reaktion (sofortiger Stopp des Kanülenvorschubs!) beantwortet werden kann. Der Punkteur hat gleichsam seine Sensibilität an der Kanülenspitze und punktiert so (langsam), daß die beim Kanülenvorschub registrierten Gewebequalitäten über eine Rückkopplung eine Korrektur der intendierten Punktionsbewegung ermöglichen. Diese Punktionstechnik wird als (durch das Gewebe) geführt bezeichnet. Zwischen beiden Techniken gibt es im Einzelfall alle Übergänge.

Das Heranführen an die Punktionstechnik beim Unerfahrenen muß sorgfältig und langfristig geschehen. So sollte neben guter theoretischer Vorbereitung, Punktionsgefühl und Fistelbeurteilung erst mit einfachen Punktionen (dilatierten Venen bzw. Punktionsarealen) trainiert werden. Wiederholte Fehlpunktionen mit evtl. vorwurfsvoller Reaktion von Patienten und Kollegen können langfristig die angstfreie Entwicklung einer guten Punktionstechnik blockieren.

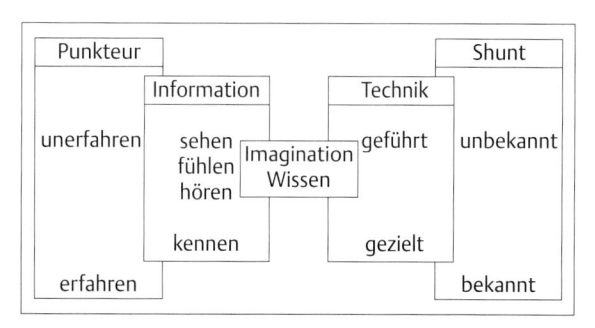

Abb. 5.13 Die wichtigsten „Subjekt-" und „Objektparameter" der Einzelpunktion aus der Sicht des Punkteurs schematisch „polarisiert" dargestellt.

Steuerung der Venendynamik

Die Eigendynamik der Vene ermöglicht eine Reihe von Ansatzpunkten zu ihrer Steuerung. Die klinisch wichtigen sind bisher das (Shunt-)Venentraining und die gesteuerte Vielfachpunktion.

■ (Shunt-)Venentraining

Der dilatierende Effekt der Druckerhöhung in der Shuntvene wurde schon beschrieben. Diese Venendrücke erreicht man vor der Shuntanlage problemlos bei angelegter venöser Staubinde am Oberarm und gleichzeitiger rhythmischer Kompression eines Handtrainingsschwammes. Nach Shuntanlage führt bereits die Staubinde alleine zur ausreichenden Drucksteigerung, die aber durch die Kompression des Handtrainingsschwammes weiter optimiert wird. Die Patienten sollten daher ca. 2 Monate vor und nach der Shuntoperation (postoperativer Beginn am Operationstag!) ihre Venen 10–20mal pro Tag für ca. 10 Minuten „trainieren". Wichtiger Nebeneffekt ist das Entstehen eines „Venenbewußtseins" beim Patienten und das Gefühl, aktiv bei der Dialysetherapie mitwirken zu können. Dieses Venenbewußtsein ist ein erster guter Schritt, den Patienten über das Funktionsprinzip seines Gefäßzugangs aufzuklären und die für ihn verständlichen und wichtigen Konsequenzen klarzumachen: Vermeidung von Punktion shuntgeeigneter Venen, Vermeidung zu großer Gewichtsschwankungen (Shuntthrombose durch Volumenmangel), Selbstkontrolle der Shuntfunktion (u.a. Änderung der „Shuntmelodie"), Notwendigkeit der Strickleiterpunktion (obwohl evtl. schmerzhafter, s.u) gegenüber der Arealpunktion usw.

■ Gesteuerte Vielfachpunktion

Die plastische Verformung der Shuntvene durch die Vielfachpunktion wurde bereits beschrieben. Drei wichtige Standardsituationen seien exemplarisch zur Anwendung dieser Technik dargestellt. Die häufigste Situation ist eine zartkalibrige langstreckige Shuntvene (Abb. 5.14). An dieser kann zunächst Arealpunktion erfolgen. Die dilatierten Punktionsareale sollten dann aber durch Übergang zur Strickleiterpunktion auf die gesamte Venenlänge ausgedehnt werden, um die Vene in ihrer ganzen Länge dilatierend zu optimieren. Da dies bei Personal (Punktion schwieriger) und Patient (Punktion schmerzhafter) auf Widerstand stößt, müssen beide von diesem Vorgehen überzeugt werden. Eine Stenose kann wieder aufpunktiert werden, wenn man die Punktionen (und damit die Gewebezunahmen) exakt in der stenotischen Region plaziert (Abb. 5.15). Dies gelingt sicher nicht mehr – oder nur sehr schwierig – bei einer bereits ausgeprägten Stenose. Wichtig ist das grundsätzliche Verständnis der Gewebezunahme durch die Vielfachpunktion, die Diagnose der beginnenden Stenosierung und der gezielte rechtzeitige Einsatz der in diesem Fall eng umschriebenen Arealpunktion dortselbst als gegensteuernde Maßnahme. Konsequenterweise sollte ein Aneurysma möglichst nicht weiter durch Punktion dilatiert werden (Abb. 5.15).

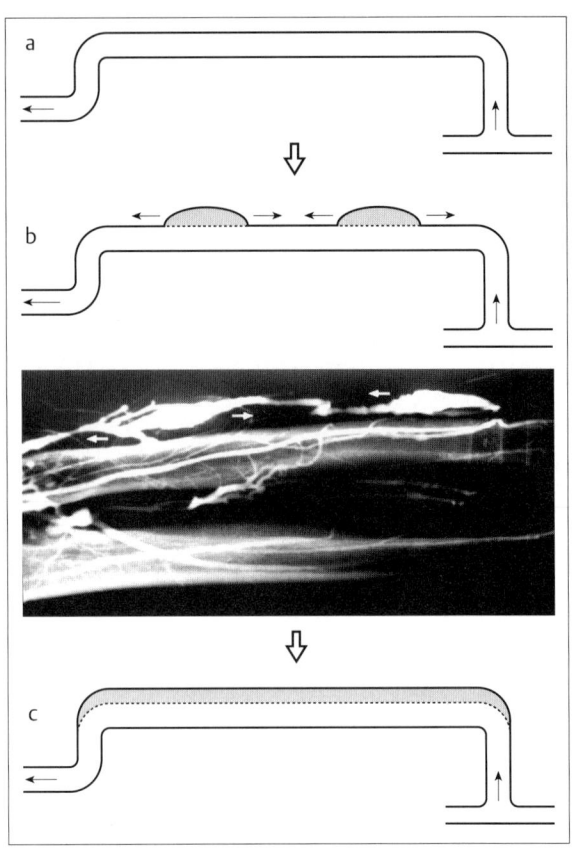

Abb. 5.14 Optimierung einer langstreckigen, zartkalibrigen Vene (**a**) durch anfängliche Arealpunktion (**b**) und späteren Übergang (→) auf die Strickleiterpunktion (**c**).

Regelmäßige Shuntkontrolle

Die dargestellten eigendynamischen morphologischen Veränderungen sowie eine eventuelle Steuerung mit Venentraining und optimierter Punktion müssen regelmäßig kontrolliert werden. Unabdingbar ist dies bei allen Funktionsstörungen. Da das Pflegepersonal den Patienten und seinen Shunt regelmäßig sieht, kommt der Aufmerksamkeit und Kontrolle des Pflegepersonals eine zentrale Bedeutung zu. Wichtig erscheint die Tatsache, daß fast alle Shuntkomplikationen mit Auge, Finger, Ohr und Verstand rechtzeitig zu bemerken und zu bewerten sind (Tab. 5.1).

Nur so können rechtzeitig bei noch bestehender Fistel weitere Untersuchungen (Angiographie, Ultraschall usw.) veranlaßt und eine evtl. notwendige Revision elektiv durchgeführt werden. Ein erfolgreicher Funktionserhalt ist dann wesentlich wahrscheinlicher als bei einer notfallmäßigen Vorstellung eines Patienten mit funktionslosem und durchthrombosiertem Shunt ohne morphologische (bildgebendes Verfahren) oder funktionelle (z.B. erhöhter Rückflußdruck, Rezirkulation) Vorinformationen.

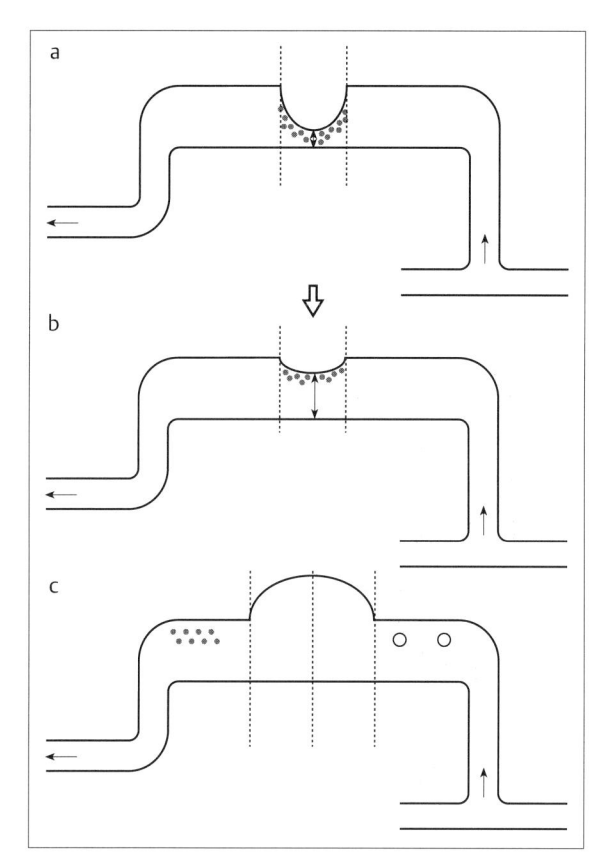

Abb. 5.15 Shuntstenosen können durch regelmäßige Punktion exakt im Stenosebereich (gezielt plazierte Gewebezunahme!) wieder erweitert werden (**a, b**). Umgekehrt sollten aneurysmatische Bereiche zur Vermeidung einer weiteren Dilatation nicht mehr punktiert werden (**c**).

Tabelle 5.1 Klinische Kontrollmöglichkeiten des Cimino- und Gefäßersatzshunts mit pathologischen Befundbeispielen und deren Deutungsmöglichkeit für die Routinekontrolle und bei Funktionsstörungen.

Inspektion
- Rötung (z. B. Infektion, Perigraftreaktion)
- Schwellung (z. B. Hämatom, Aneurysma, Perigraftreaktion, Infektion)
- Shuntvenenfüllung in verschiedenen Armpositionen (z. B. Stenose)

Palpation
- Schmerz (z. B. Hämatom, Infektion)
- Stenosepuls (vor Stenose)
- Schwirren (über Stenose)
- Pulsstopp (hinter Stenose)
- Aneurysma komprimierbar (nicht thrombosiert)
- Aneurysma partiell komprimierbar (wandständig thrombosiert)
- Aneurysma nicht komprimierbar (subtotal oder total thrombosiert)

Auskultation
- hochfrequentes Schwirren (z. B. Stenose)
- veränderter Auskultationsbefund (Änderung der Shuntmorphologie)

Funktion
- Förderinsuffizienz (z. B. vorgeschaltete Stenose)
- längere Abdrückzeiten (z. B. nachgeschaltete Stenose)
- zweizeitige Blutung aus Punktionskanal (z. B. Infektion)
- erhöhter venöser Rückflußdruck (z. B. nachgeschaltete Stenose)
- Hyperkaliämie nach Dialyse (z. B. Stenose)
- schwierige Punktion (z. B. Vene zu tief, zu dünn)
- Aspiration von Thromben (partielle oder totale Shuntthrombose)
- periphere Minderdurchblutung (Steal- oder Anzapfphänomen)
- Herzinsuffizienz (z. B. zu großes Shuntvolumen)

Shuntkorrektur

Für die notwendige Korrektur einer Dysfunktion stehen die gleichen Techniken zur Verfügung, die bei den Komplikationen beschrieben wurden.

Zusammenfassend ist Shuntpflege also nicht das Aufbringen einer Salbe im Dialyseintervall oder gar die „Schonung" des Shuntarmes, sondern ein definiertes und differenziertes Konzept mit den vier wichtigen Komponenten

- Venentraining,
- optimierte Punktion,
- regelmäßige Kontrolle,
- rechtzeitige Revision,

die in ihren wesentlichen Aspekten dargestellt wurden und deren Beachtung für eine lange Shuntfunktion essentiell ist.

E-PTFE-Shunt

Indikation

Ein E-PTFE-Shunt („expanded" Polytetrafluorethylen) ist erst dann indiziert, wenn keine körpereigenen shuntgeeigneten Gefäße mehr zur Verfügung stehen. Genauer muß man unter Berücksichtigung der 6 wichtigen Shuntregionen (zweimal Unterarm, zweimal Oberarm, zweimal Oberschenkel) formulieren: Ein E-PTFE-Shunt ist in einer Region dann indiziert, wenn in dieser Region kein Cimino-Shunt mehr realisierbar ist. Ein E-PTFE-Shunt sollte eine vorhandene oder zukünftige Möglichkeit eines Cimino-Shunts nicht verhindern.

Präoperative Maßnahmen

Diese sind prinzipiell ähnlich wie beim Cimino-Shunt. Da die Patienten meist vorher schon einen oder mehrere Cimino-Shunts hatten, sollte die Aufklärung Problematik und Risiken des Kunststoffshunts darstellen: erhöhte Infektgefahr bei Operation und Punktion, Perigraftreaktion, nur Strickleiterpunktion möglich, Anzapfphänomen, kürzere Funktionsdauer. Ist ein peripherer arterieller Prothesenanschluß geplant (z.B. A. radialis, von dem aber grundsätzlich aus hämodynamischen Gründen abzuraten ist, s. S. 70), empfiehlt sich auch hier unbedingt der Allen-Test. Bezüglich der Anästhesie besteht kein grundsätzlicher Unterschied gegenüber dem Cimino-Shunt.

Lokalisation

Die klassischen Lokalisationen sind am Unterarm, am Oberarm oder am Oberschenkel, wobei grundsätzlich der Loop vorzuziehen ist (Abb. 5.16 b, e, f, k). Der Loop bietet eine lange Punktionsstrecke und einen zentralen arteriellen Anschluß (günstig zur Vermeidung eines Anzapfsyndroms). Eine wichtige Ausnahme und damit eine Indikation für einen „straight shunt" gilt für den Fall einer guten peripheren V. cephalica am Unterarm bei nicht anastomosierbarer A. radialis (z.B. bei Mediasklerose). Da man diese Vene nicht ungenutzt lassen sollte, „holt" man sich eine anastomosierbare Arterie von weiter proximal, indem man eine Teflonprothese zwischen Vene und A. brachialis oberhalb des Ellenbogens interponiert (Abb. 5.16 h). Im Grunde ist dies eine Cimino-Fistel mit Tefloninterponat, da die Vene punktiert wird. Bei zusätzlicher Punktion der Teflonprothese wäre es ein echter Cimino-E-PTFE-Mischshunt. Auch die übrigen Straightformen entstehen meist im Rahmen von Cimino-Shuntrevisionen mit Überbrückung langstreckiger, nicht revidierbarer Venensegmente. Bei der Wahl der Prothesendurchmesser muß die Entstehung einer Pseudointima (Fibrinpannus) von ca. 1 mm Dicke berücksichtigt werden. Dadurch reduziert sich der Innendurchmesser der Prothese mit der Zeit um ca. 2 mm. Es kommen je nach Durchmesser der Patientengefäße Prothesen zwischen 6 und 8 mm zur Anwendung. Kleinere Durchmesser sollten nicht verwendet werden.

Anlage

Die Anastomose mit der Arterie erfolgt in Seit-zu-End-Technik, mit der Vene in End-zu-Seit- oder End-zu-End-Technik mit fortlaufender Naht. Als Nahtmaterial empfiehlt sich zur Vermeidung von Stichkanalblutungen ein sog. atraumatischer 1-zu-1-Faden aus Teflon (Durchmesser des Fadens genauso groß wie der der Nadel). Alle Zu-Seit-Anastomosen sollten thrombektomiefreundlich relativ spitzwinklig angelegt werden. Das Durchziehen unter der Haut sollte mit einem Tunnelator oder einer schlanken Kornzange und so viel Hilfsschnitten (2–3) geschehen, daß eine Torsion oder Abknickung der Prothese sicher vermieden wird. Eine zu dichte Plazierung unter der Haut ist zu vermeiden, da Heilungsstörungen der Punktionsstelle die Folge sein können. Grundsätzlich sind aus hämodynamischen Gründen großkalibrige Gefäße (die arterielle Anastomosierung erfolgt am Oberarm regelmäßig mit der A. brachialis und am Oberschenkel mit der A. femoralis superficialis) zu anastomosieren. Die A. femoralis muß bei Arteriosklerose oder beim Verschluß evtl. zuvor offen thrombendarteriektomiert werden. Für den venösen Anschluß eignen sich die Stammvenen (V. cephalica, V. basilica oder V. saphena magna) sowie die tiefen Venen (V. brachialis, V. femoralis) an Oberarm und Oberschenkel. Venöse Mehrfachanastomosen mit zartkalibrigen Venen bei fehlenden großkalibrigen Venen sollten diesen Ausnahmen vorbehalten sein (18). Eine perioperative Antibiose erscheint entbehrlich, eine postoperative niedermolekulare Heparinisierung auch im Dialyseintervall dagegen für ca. 2–3 Wochen sinnvoll. Da die Prothesen unterschiedlich schnell einheilen, ist der erste mögliche Punktionszeitpunkt schwer anzugeben. Er sollte 2–3 Wochen nach der Implantation liegen. Wichtig ist das korrekte und genügend lange Abdrücken des Punktionskanals (Clot-observation-Test!).

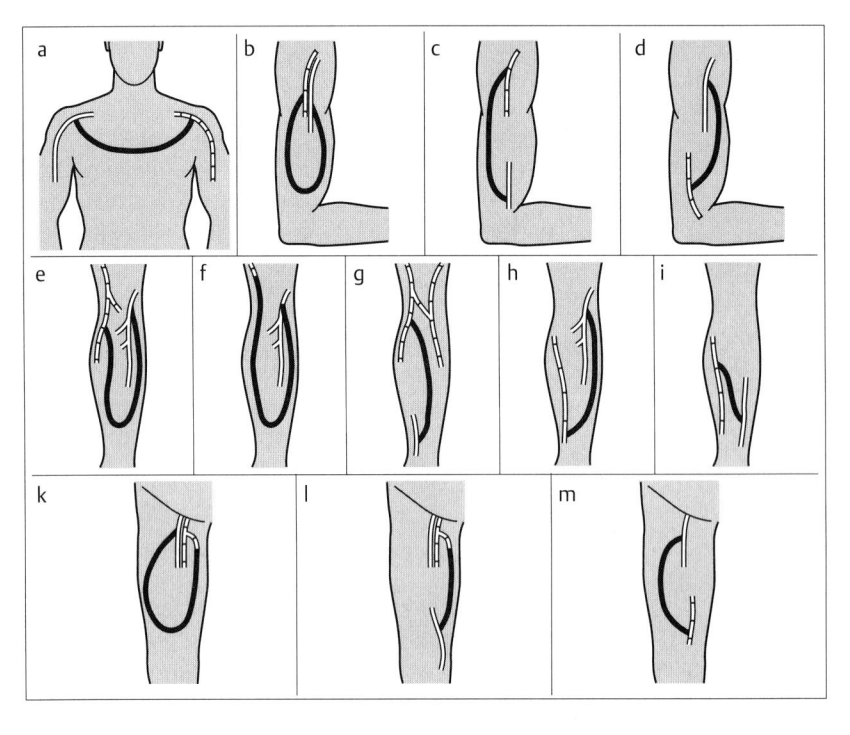

Abb. 5.16 Mögliche Lokalisationen für Gefäßersatzshunts. Die häufigsten sind bei **b, e, f** und **k** angegeben. Die axilloaxilläre Plazierung (**a**) gilt als Ultima ratio.

Biologische Problematik

Die biologische Problematik ergibt sich einerseits durch die Reaktion des Körpers auf den Fremdkörper, die Reaktion der Prothese auf die Vielfachpunktion und durch die bereits von der Cimino-Fistel her bekannten hämodynamischen Veränderungen im Bereich der zuführenden Arterie und der drainierenden Vene. Die Reaktionen auf den Fremdkörper werden unten beschrieben. Die dynamische Belastung der zuführenden Arterie und der drainierenden Vene ist bis auf die venöse Vielfachpunktion mit der der Cimino-Shunt-Vene identisch. Dabei wird die Scher- und Druckbelastung der drainierenden Vene durch die fehlende Compliance (Querelastizität) der Prothese verstärkt. Dies dürfte ein Grund für die oft überschießende Intimawucherung mit unter Umständen folgender Thrombose der drainierenden Vene im Anastomosenbereich sein.

Komplikationen

Thrombose, Stenose, Verschluß

Auch beim E-PTFE-Shunt ist die funktionell bedingte Thrombose (Blutdruckabfall, Hyperkoagulabilität) ohne morphologisches Korrelat (Stenose) selten. Meist liegt eine Intimawucherung der venösen Anastomose vor. Kommt der Patient z. B. mit durchthrombosiertem E-PTFE-Shunt, legt man daher sinnvollerweise zunächst die Region der venösen Anastomose frei. Nach Prothesotomie erfolgt zunächst Beurteilung der venösen Drainage mit dem Fogarty-Katheter:

- läßt sich der Katheter bis zum rechten Vorhof ohne Widerstand vorschieben (z. B. Subklaviastenose?)
- Ist eine Thrombektomie möglich?
- Der Rückfluß ist wegen Venenklappen wenig aussagekräftig.
- Ergibt sich ein Widerstand bei Injektion von Kochsalzlösung?
- Wie eng und wie langstreckig ist eine vorliegende Stenose im Bereich der venösen Anastomose („Austasten" mit dem Fogarty-Katheter)?
- Die Art der Stenosekorrektur wird ausgewählt: Dilatation, Patch, Interponat, Bypass.

Bei der Revision zur arteriellen Seite hin kann man bei einer einfachen Thrombose durchaus den kompletten Loop erfolgreich „um die Kurve" thrombektomieren. Hierbei sollte die arterielle Anastomose möglichst ruckfrei passierbar sein. Wichtig ist, ob die Thrombektomie ohne oder mit Läsion der Neointima (Fibrinpannus) gelingt. Wenn Teile der Neointima mit entfernt wurden (Thrombusuntersuchung!), muß diese, um einen Ventilverschluß durch partiell gelöste Intimalefzen zu vermeiden, sorgfältig in toto entfernt werden. Hierzu erfolgt eine zusätzliche Prothesotomie im Schleifenscheitel und sorgfältige Ablösung der Neointima durch kräftiges wiederholtes Abstreifen (fast eine Art Ausschaben) mit dem Ringstripper abwechselnd mit wiederholten Fogarty-Manövern. Diese Mänover sind nicht vom venösen Schenkel aus über den Schleifenscheitel bis in den arteriellen Schenkel durchführbar. Gelegentlich muß auch die arterielle Anastomose oder ein durch Punktion zerstörtes Prothesensegment revidiert werden.

Blutung

Bei einer noch nicht fest eingeheilten Prothese sollte die Perforation der Gegenseite bzw. die Schlitzung der Gefäßvorderwand mit der Punktionskanüle unbedingt vermieden werden. Zweizeitige Blutungen aus einer Punktionsstelle bei eingeheilter Prothese deuten auf einen Infekt hin.

Infektion

Postoperative Infekte bei noch nicht eingeheilter Prothese betreffen meist das ganze Graft, das deshalb komplett entfernt werden muß. Umschriebene spätere Infekte (Punktionsstelle, Dekubitus über zu dicht unter der Haut liegender Prothese) können im reizlosen, nichtinflammatorischen Stadium durchaus erfolgreich durch Exzision und Interposition oder Bypass saniert werden. Hier muß vom Erfahrenen von Fall zu Fall entschieden werden. Eine allgemeine Regel ist hier nicht von Nutzen.

Perigraftreaktion

Es gibt eine „Unverträglichkeitsreaktion" auf die implantierte Prothese, eine sog. Perigraftreaktion, bei der eine eher exsudative und eine eher inflammatorische Variante unterschieden werden können. Im ersten Fall kommt es zu teils gigantischen gallertigen Ummantelungen der Prothese oder von Prothesensegmenten, teilweise mit Bildung einer Pseudokapsel. Im zweiten Fall finden sich einem massiven Infekt täuschend ähnliche Zeichen (Rötung, Schwellung), jedoch ohne systemische Infektzeichen wie Fieber, Leukozyten usw. Mit Geduld und regelmäßigem Ausschluß einer Infektion kann man die Prothese oft durch Abwarten bis zum Abklingen der Perigraftreaktion erhalten. Auch hier braucht es die Entscheidung des Erfahrenen.

Shuntpflege

Die Shuntpflege ist weitgehend identisch mit derjenigen beim Cimino-Shunt. Das Venentraining sollte grundsätzlich auch beim E-PTFE-Shunt durchgeführt werden, um die Engstellung der anastomosierten Vene zu vermeiden. Da die Flußgeschwindigkeit in einer großlumigen Prothese relativ langsam sein kann, muß hier sorgfältig mit dem Stethoskop das persistierende Strömungsgeräusch während des Venentrainings kontrolliert werden. Die bei der Punktion des Cimino-Shunts angegebenen hygienischen Regeln sind bei den E-PTFE-Shunts besonders streng einzuhalten. Bei der Punktion ist nur die Strickleitertechnik konsequent anzuwenden. Die Arealpunktion zerstört die Prothese (Abb. 5.17). Über die Knopflochpunktion gibt es keine publizierten Erfahrungen.

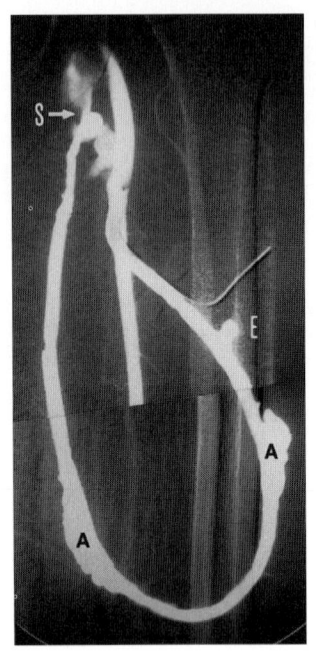

Abb. 5.17 Der E-PTFE-Shunt wird durch die Arealpunktion (A) segmental zerstört. Als weitere Befunde zeigt die „Shuntographie" ein falsches Aneurysma nach Einzelpunktion (E) und die typische, durch postoperative Engstellung und sekundäre Intimaproliferation bedingte postanastomotische Stenose (S) der drainierenden Vene.

Zusammenfassung

Eine problemlose, permanente oder beliebig wiederholbare extrakorporale Zirkulation ist mit dem individualbiologischen Konstruktionskonzept unseres Körpers nicht vereinbar und daher grundsätzlich nicht lösbar. Es kann nur zeitlich mehr oder weniger begrenzte Kompromisse mit mehr oder weniger Komplikationen geben, deren metachrone Addition die Dialyse im Einzelfall bis zum (vom Gefäßzugang unabhängigen) Tod ermöglichen muß. Die historische Entwicklung zeigt klar den Weg von den ersten, eher mechanistischen (komplikationsreichen) Versuchen mit der äußeren Nabelschnur zu biologischeren (komplikationsärmeren) Lösungen in Form der inneren Nabelschnur. Um die Dialyse mit einfacher Punktion durchführen zu können, muß aber die Belastung der beteiligten Gefäße so geändert werden (Arterialisierung und Vielfachpunktion), daß eine funktionslimitierende Dynamik induziert wird. Welche (Steuerungs-)Möglichkeiten und welches Umfeld stehen hierfür zur Verfügung?

Shuntchirurgie benutzt (historisch notwendigerweise) zwar alle Techniken der (arteriellen) Gefäßchirurgie, wendet sie aber auf ein anderes, wesentlich reagibleres und dynamischeres Substrat an. Dies insbesondere auch deshalb, weil funktionelle Änderungen von Druck und Flußgeschwindigkeit als prozeßinduzierende Faktoren in der Shuntchirurgie beeinflußt werden können, die in der Arterienchirurgie durch Blutdruck und peripheren Widerstand weitgehend vorgegeben und damit kaum variabel sind. Trotzdem konnte sich die Shuntchirurgie bis heute nicht aus dem Schatten der Arterienchirurgie lösen, als deren Diminutivvariante sie immer noch weit verbreitet (besonders unter Gefäßchirurgen) gilt. Dies sicher auch deshalb, weil der Shunt selber ja nicht heilt (im Gegenteil nur Komplikationen macht), sondern „nur" Mittel zum Zweck der Heilung ist. Dies führt zum letzten Shuntdilemma, den vielen Beteiligten: Chirurg, Nephrologe, Dialysepersonal, Radiologe und Patient, die alle unmittelbar oder mittelbar an dem geschilderten Prozeß der Shuntvene und deren Erfolg und Mißerfolg beteiligt sind.

Die Zusammenstellung dieser vier „Shuntdilemmas",

- grundsätzlich nicht lösbar,
- funktionslimitierende Dynamik,
- viele Beteiligte,
- „nur Mittel zum Zweck",

macht das Ausmaß der Problemstellung von der einfachen Detailfrage bis zu komplexen Zusammenhängen der biologischen Interaktion, interdisziplinärer Kooperation und nicht zuletzt dem psychologischen Stellenwert des Shunts und der Shuntchirurgie deutlich.

Nur umfangreiches Erfahrungswissen, ein geschlossenes pathophysiologisches Konzept mit verbindlichen klinischen Konsequenzen, die Kooperation aller Beteiligten unter *einer* Regie und ein hoher eigenständiger Stellenwert von Shunt und Shuntchirurgie sind dieser Herausforderung gewachsen.

Literatur

1 Allen, T.H., H.W. Brown: Clinical experience with a knitted Teflon-Silastic-tube av shunt for chronic hemodialysis. J. Amer. Soc. Nephrol. 1967
2 Baker, L.D., J.M. Johnson, D. Goldfarb: E-PTFE subcutaneous arteriovenous conduit: an improved vascular access for chronic hemodialysis. ASAIO Trans. 22 (1976) 282
3 Ballof, U., G. Krönung: Die Bedeutung der Handrückenvene für die Shuntchirurgie. In von Sommoggy, S., P.C. Maurer: Hämodialyseshuntchirurgie. Erdl, Trostberg 1995
4 Beemer, R.K., J.F. Hayes: Haemodialysis using a mandrillgrown graft. ASAIO Trans. 19 (1973) 43
5 Brescia, M.J., J.E. Cimino, K. Appel, B.J. Hurwich: Chronic haemodialysis using veninpuncture and surgically created av fistula. New Engl. J. Med. 275 (1966) 1089
6 Brittinger, W.D., M. Strauch, W. Huber, G.E. v. Henning, W.D. Twittenhoff, A. Schwarzbeck, K.W. Wittenmeyer, G. Vogel: Shuntlose Hämodialyse durch Punktion der subcutan fixierten Arteria femoralis superficialis. Klin. Wschr. 47 (1969) 824
7 Buselmeier, T.J., S.M. Kjellstrand, R.L. Simmsons, D.A. Duncan, B. v. Hartitzsch, I.C. Rattazzi, A.S. Leonard, J.S. Najarian: A total new subcutaneous prosthetic av shunt. ASAIO Trans. 19 (1973) 25
8 Chinitz, J.L., T. Yokoyama, R. Bower, C. Swartz: Self-sealing prosthesis for av fistula in man. ASAIO Trans. 18 (1972) 452
9 Cimino, J.E., M.J. Brescia: Simple venipuncture for hemodialysis. New Engl. J. Med. 267 (1962) 608
10 Demers, H.G., G. Siebold, J. Geier, D.J. Schielke, D. Hoeffler: Dialyse ohne Shunt: Silikonkatheter im rechten Vorhof. Nieren- u. Hochdruckkr. 15 (1986) 460
11 Kelemen, W.A., W.J. Kolff: Use of artificial kidney in the very young, the very old, and the very sick. J. Amer. med. Ass. 171 (1959) 530
12 Kolff, W.J.: First clinical experience with the artificial kidney. Ann. intern. Med. 62 (1965) 608

13 Krönung, G.: Plastic deformation of Cimino fistula by repeated puncture. Dialys. Transplant. int. 13 (1984) 635
14 Krönung, G.: Die Punktion der Cimino-Fistel. Dialyse-J. 9 (1984) 2
15 Krönung, G.: Neue Gesichtspunkte zur Cimino-Fistel. Dialse-J. 9 (1984) 11
16 Krönung, G.: Die Eigendynamik der für den Gefäßzugang arterialisierten subkutanen Armvenen und ihre klinischen Konsequenzen. Habilitationsschrift, Bonn 1985
17 Krönung, G.: Die Venendoppelung als Gefäßzugang für die Hämodialyse. Chirurg 57 (1986) 809
18 Krönung, G.: Spezielle Techniken der venösen Anastomose bei Teflonprothesen für den Dialysezugang am Unterarm. Angio 9 (1987) 53
19 Lewis, H.Y., J.W. Retan: A new technique of bypass cannulation for intermittent hemodialysis. ASAIO Trans. 9 (1963) 62
20 May, J., D. Tiller, J. Johnson, J. Stewart, A.G.R. Sheil: Saphenous-vein av fistula in regular dialysis treatment. New Engl. J. Med. 280 (1969) 770
21 Mindich, B.P., M.J. Silvermann, A. Elguezaral, B.S. Levowitz: Umbilical cord vein fistula for vascular access in hemodialysis. ASAIO Trans. 21 (1975) 273
22 Ota, K., K. Takahashi, R. Ara, T. Agishi: Cephalo-basilic anastomosis for venous hypertension. International Congress on Access in Surgery, Maastricht 1982 (Abstract p. 22)
23 Quinton, W.E., D.H. Dillard, B.H. Scribner: Cannulation of blood vessels for prolonged hemodialysis. ASAIO Trans. 6 (1960) 104
24 Scholz, H., K. Bürger, M. Naundorf, G. Matthes, B. Nieter, K. Precht, P. Buntrock: 10jähriger klinischer Einsatz allogener, formfixierter, aldehydkonservierter und innenflächensilikonierter Venen als av-Interponate für die Dialyse bei mehr als 200 Patienten. Angiologica 22 (1991) 41
25 Seldinger, S.I.: Catheter replacement of the needle in percutaneous arteriography. Acta radiol. 39 (1953) 368
26 Shaldon, S., L. Chiandussi, B. Higgs: Hemodialysis by percutaneous catheterization of the femoral artery and vein with regional heparinisation. Lancet 1961/II, 857
27 Thomas, G.I.: A large-vessel appliqué av.-shunt for hemodialysis. ASAIO Trans. 15 (1969) 288

6 Temporäre und permanente zentralvenöse Katheter für extrakorporale Therapieverfahren

G. Sunder-Plaßmann

Einführung: Entwicklung der Kathetertechnik

Zentralvenöse Katheter stellen unverzichtbare Requisiten für die Durchführung extrakorporaler Eliminationsverfahren in der Nephrologie und Intensivmedizin dar. Um Blutflußraten von bis zu 300 ml/min zu ermöglichen, müssen Katheter mit großem Durchmesser (meist > 11 French) verwendet werden, welche ein- oder zweilumig ausgeführt sind. Abhängig von der Dauer der geplanten Therapie kommen temporäre oder permanente Katheter zum Einsatz (Tab. 6.1).

Im Jahre 1961 wurde von Shaldon erstmals ein perkutan eingeführter einlumiger Katheter mit seitlichen Perforationen für die Dialysebehandlung eingesetzt (84). 1980 führten Uldall u. Mitarb. (99) doppellumige Katheter ein, bei welchen lediglich eine einzige Punktion für eine veno-venöse Dialyse notwendig war. Als Kathetermaterial kommt meist Polyurethan zum Einsatz, wobei jetzt auch temporäre Katheter aus Silicon angeboten werden (Abb. 6.1).

Die Anzahl an älteren und diabetischen Patienten mit dialysepflichtiger chronischer Niereninsuffizienz ist in den letzten Jahren deutlich angestiegen. Aufgrund der Gefäßsituation dieser Patienten kann ein arteriovenöser Shunt als dauerhafter Gefäßzugang für die Langzeitdialysebehandlung oft nicht realisiert werden. Deshalb wurde 1982 erstmals ein Tenckhoff-Katheter (tunneliert, mit Dacronmuffe) in die Langzeitdialysebehandlung bei Patienten mit Shuntproblemen eingesetzt (31). In weiterer Folge wurden perkutan implantierbare, permanente, tunnelierte, mit einer Dacronmuffe versehene, ein- oder doppellumige Siliconkatheter vorgestellt. Seit den späten 80er Jahren werden diese Siliconkatheter für Langzeitdialysebehandlung zunehmend verwendet (29, 79), da sie sich durch ein geringes Infektionsrisiko auszeichnen und nicht so leicht disloziert werden können. Außerdem stellen diese Katheter wegen des weicheren Siliconmaterials eine geringere mechanische Belastung für die Gefäßwand dar. Heute stehen dem Nephrologen eine große Anzahl verschiedener permanenter Dialysekatheter zur Verfügung (Abb. 6.2). Diese können einerseits chirurgisch, andererseits perkutan mittels Seldinger-Technik (82) mit der von Cohen u. Wood (19) entwickelten Splitkanüle durch den Nephrologen selbst minimal invasiv implantiert werden (12, 33, 44, 63, 66, 72, 85, 86, 92, 102, 107, 108, 112).

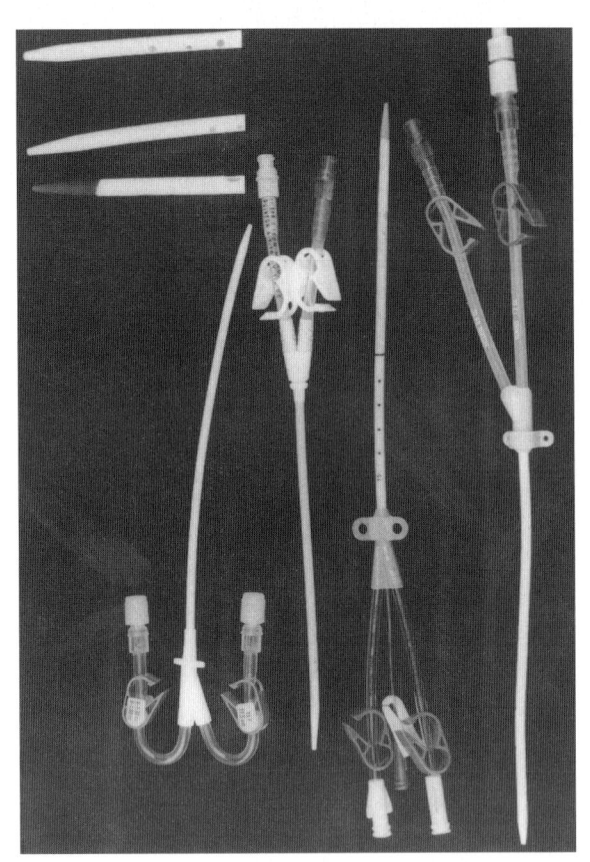

Abb. 6.1 Temporäre Kathetertypen, von rechts nach links: Medcomp-Siliconkatheter, Arrow-Hämofiltrationskatheter, 3lumig, Quinton-Mahurkar-Katheter, VMP-Hämofiltrationskatheter. Links oben: unterschiedliche Geometrie der Katheterspitzen und -öffnungen.

Tabelle 6.1 Charakteristika temporärer und permanenter zentralvenöser Katheter

	Temporärer Katheter	Permanenter Katheter
Liegedauer	Tage – Wochen	Monate – Jahre
Material	Polyurethan (Silicon)	Silicon
Lumina	zwei	eins/zwei
subkutaner Tunnel	nein	ja
Dacronmuffe	nein	ja
Implantation	über Führungsdraht	durch Splitkanüle

Indikationen

Temporäre Katheter: Bei Patienten

- mit hämodialysepflichtigem chronischen Nierenversagen ohne funktionsfähigen arteriovenösen Shunt,
- mit hämodialysepflichtigem akuten Nierenversagen

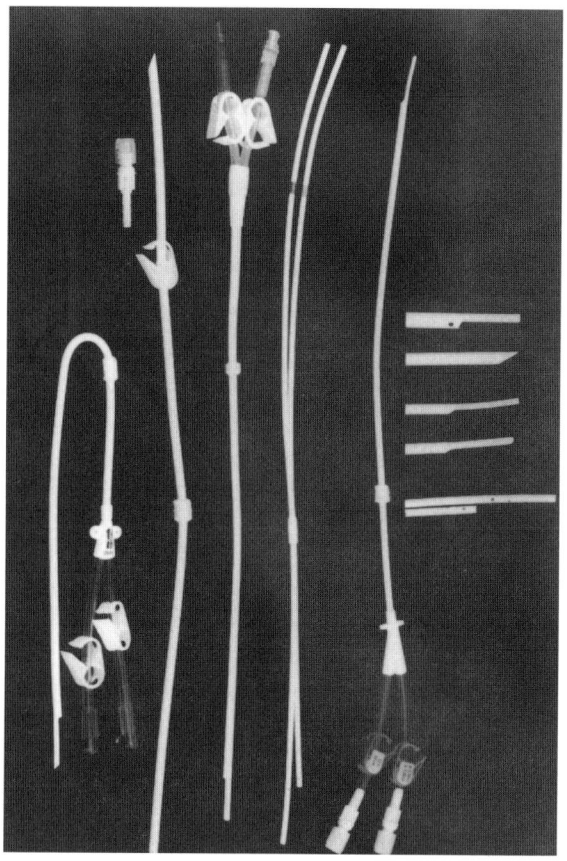

Abb. 6.2 Permanente Kathetertypen, von rechts nach links: unterschiedliche Geometrie der Katheterspitzen, VMP doppellumig, Medcomp-Tesio-Twin-Katheter, Quinton Permcath, VMP einlumig, Vascath.

- bei Notwendigkeit eines kontinuierlichen Verfahrens in der Intensivmedizin,
- bei zu niedrigem Blutfluß aus peripheren Venen für Plasmaaustausch, Immunadsorption oder Photopherese

muß ein temporärer zentralvenöser Katheter implantiert werden (Tab. 6.2).

Permanente Katheter: Durch arteriovenöse Fisteln kann bei älteren und/oder diabetischen Patienten häufig kein adäquater Blutfluß erreicht werden. Ferner kommt es bei diesen Patienten oft zu einem klinisch relevanten „Steal"-Phänomen im Bereich der betroffenen Extremität. Nach multiplen Shuntoperationen besteht ebenfalls sehr häufig keine Möglichkeit, einen adäquaten Gefäßzugang herzustellen. Außerdem bedürfen Revisionen oder Neuanlagen von arteriovenösen Fisteln, aber auch Probleme bei CAPD-Patienten intermittierend alternativer Gefäßzugänge, welche die ambulante Betreuung dieser Patienten ermöglichen. Weitere Indikationen sind kosmetische Gründe (z.B.: junge Patient[inn]en, die einen arteriovenösen Shunt ablehnen), die Notwendigkeit eines permanenten Gefäßzuganges für die Langzeitdurchführung eines anderen extrakorporalen Verfahrens (Photopherese, Immunadsorption, Plasmaaustausch) sowie die Behandlung von Karzinompatienten, die der zeitlich begrenzten Hämodialysebehandlung zugeführt werden sollen. Bei kurzen Verwendungszeiten (z.B. bis zu 6 Wochen) kann man Patienten mit einem konventionellen Dialysekatheter ambulant betreuen (Tab. 6.2).

Kontraindikationen

Temporäre Katheter: Sobald die Akutindikation für ein extrakorporales Eliminationsverfahren gestellt worden ist, haben relative Kontraindikationen gegen die Katheterimplantation sekundäre Bedeutung (Tab. 6.2).

Permanente Katheter: Wenn der Eingriff von einem erfahrenen Arzt durchgeführt wird, gibt es, abgesehen von floriden Infektionen, keine absoluten Kontraindikationen gegen die Implantation eines permanenten Dialysekatheters. In Ausnahmesituationen können diese Katheter auch bei Patienten mit Thrombopenie, plasmatischen Gerinnungsstörungen oder unter Heparinisierung komplikationsarm implantiert werden (35, 67) (Tab. 6.2).

Bei Patienten, die bereits einen oder mehrere Katheter hatten, muß eine evtl. bestehende Stenose oder Thrombose der V. cava superior, der V. subclavia oder der V. jugularis ausgeschlossen werden, da diese eine erfolgreiche Katheter-Implantation verhindern können (5, 14, 23, 46, 76, 78, 80, 104).

Der Umgang mit dem Katheter muß dem Patienten zumutbar sein. Es müssen psychiatrische Kontraindikationen (Depression, Suizidgefahr) beachtet werden, da bereits Todesfälle (Durchtrennung des Katheters durch Angehörige oder den Patienten selbst) berichtet worden sind (45, 53, 91).

Implantationsstelle

Die bevorzugte Punktionsstelle für temporäre und permanente Katheter ist die V. jugularis interna (1, 100) oder die supraklavikuläre Punktion der V. brachiocephalica im Konfluensbereich von V. subclavia und V. jugularis (67), kontralateral zu einer bestehenden oder geplanten arteriovenösen Fistel (Abb. 6.3). Bei der Implantation in die V. jugularis muß beachtet werden, daß dünnlumige permanente Katheter, falls nicht vorgebogen, durch den manchmal haarnadelförmigen Verlauf des subkutanen Tunnels knicken können. Bei chirurgisch implantierten Kathetern kann auch die V. cephalica gewählt werden. Die infraklavikuläre Implantation muß wegen des deutlich höheren Stenose- und Thromboserisikos der V. subclavia vermieden werden (27, 78, 100). Neuere Studien haben allerdings gezeigt, daß das Thromboserisiko bei Verwendung weicher Siliconkatheter viel geringer ist als mit steifen Polyurethankathetern, welche für die Kurzzeitdialyse verwendet werden (1, 6). Ein großlumiger Katheter kann, infraklavikulär implantiert, mechanische Probleme im Rahmen der Implantation (Kompression oder Knick der Splitkanüle, welche[r] ein Einführen des Katheters erschwert) verursachen, oder im weiteren Verlauf durch ein „thoracic outlet syndrome" zu „Pinch-off"-Phänomenen (intermittierend verminderter Blutfluß durch Kompression

Tabelle 6.2 Indikationen und Kontraindikationen für temporäre und permanente zentralvenöse Katheter

Indikationen	Relative Kontraindikationen
Temporäre Katheter	
akutes Nierenversagen kontinuierliche Verfahren	keine
Permanente Katheter	
Hämodialyse: „running-out of vessels" Hämodialyse: Shunt- und CAPD-Probleme chronische intermittierende Immunadsorption Photopherese, Plasmaaustausch	floride Infektion massive Thrombopenie (<20·10^9/l) plasmatische Gerinnungsstörung

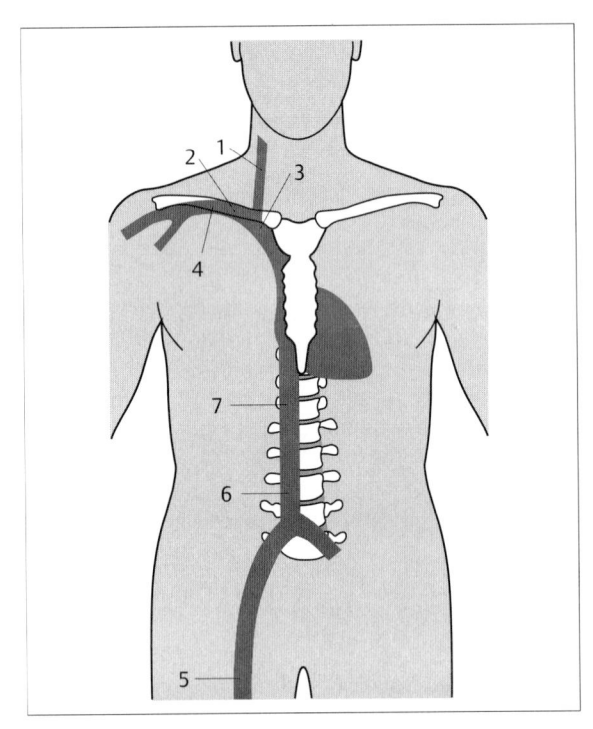

Abb. 6.3 Punktionsstellen zentraler Venen bei perkutaner Implantation zentralvenöser Katheter. 1 V. jugularis interna, 2 V. subclavia, supraklavikulär, 3 V. brachiocephalica, 4 V. subclavia, infraklavikulär, 5 V. femoralis, 6 V. cava inferior, translumbal, 7 V. cava inferior, transhepatal.

des Katheters zwischen erster Rippe und Klavikula) führen. Eine mechanische Durchtrennung mit eventueller Fragmentembolie in den kleinen Kreislauf, wie für dünnlumige Silikonkatheter und Port-Systeme bereits mehrfach beschrieben (77), ist auch bei Dialysekathetern möglich (93).

Bei Gefäßsituationen, die eine Punktion der V. jugularis oder der V. subclavia unmöglich machen (z. B. beidseitige Thrombose), kann als Alternative eine tiefe Punktion der V. jugularis/V. brachiocephalica nach Rao u. Mitarb. (75) und eine Implantation des Katheters in die V. cava superior versucht werden (3).

Falls dies nicht möglich ist, bleibt als alternativer Zugangsweg nur noch eine Implantation über die V. femoralis (21, 22, 109) (cave: Infektions- und Thromboserisiko). Dieser Zugangsweg stellt häufig auch die erste Wahl bei akuten Indikationen dar.

Sporadisch wurde in ausweglosen Situationen über die translumbale (38, 59), die transhepatale oder transgonadale Implantation von tunnellierten Kathetern in die V. cava inferior berichtet (71). Die zuletzt angeführten Techniken müssen in Zusammenarbeit mit dem Radiologen erfolgen (24) (Abb. 6.3).

Implantationstechnik

Temporäre und permanente zentralvenöse Katheter werden perkutan mittels Seldinger-Technik implantiert (Abb. 6.4). Auf die heute kaum mehr indizierte chirurgische Implantation permanenter Katheter mittels Venae sectio kann hier nicht eingegangen werden. Für den Nephrologen wichtig ist die perkutane Implantation, da diese einfach und rasch durchgeführt werden kann (92). Dieses Verfahren ist im Vergleich zur chirurgischen Implantation minimal invasiv und kann in Lokalanästhesie vorgenommen werden. In erfahrenen Händen ist eine sonographische Lokalisation der Vene vor Punktion (25, 42) oder die Durchführung der Implantation unter Durchleuchtung routinemäßig nicht notwendig. Ihre Anwendung beschränkt sich auf Patienten mit Stenosen und Thrombosen im entsprechenden Gefäßgebiet (24, 81).

An unserem Zentrum wird während der Implantation ein EKG-, Blutdruck- und Pulsoxymetriemonitoring durchgeführt. Nachdem der Patient aufgeklärt (Einverständniserklärung) und entsprechend gelagert wurde (Trendelenburg-Lagerung, evtl. intravenöse Analgosedierung für permanente Katheter), wird der Eingriffsbereich desinfiziert. Maki u. Mitarb. (61) konnten eine geringere Infektionsrate nach Desinfektion mit Chlorhexidin im Vergleich zu Polyvidon-Jod-Komplex und Alkohol zeigen. Der Patient wird steril abgedeckt. Mittels Seldinger-Technik (82) wird nun in Lokalanästhesie ein Führungsdraht in das entsprechende Gefäß gelegt (Abb. 6.4a). Das weitere Vorgehen ist bei temporären oder permanenten Kathetern unterschiedlich:

Bei Implantation eines nicht tunnellierten temporären Katheters wird zunächst die Punktionsstelle durch eine kurze Stichinzision erweitert. Dann wird der Stichkanal mittels Dilatator, welcher über den Führungsdraht gesteckt wird, erweitert und nach Entfernung des

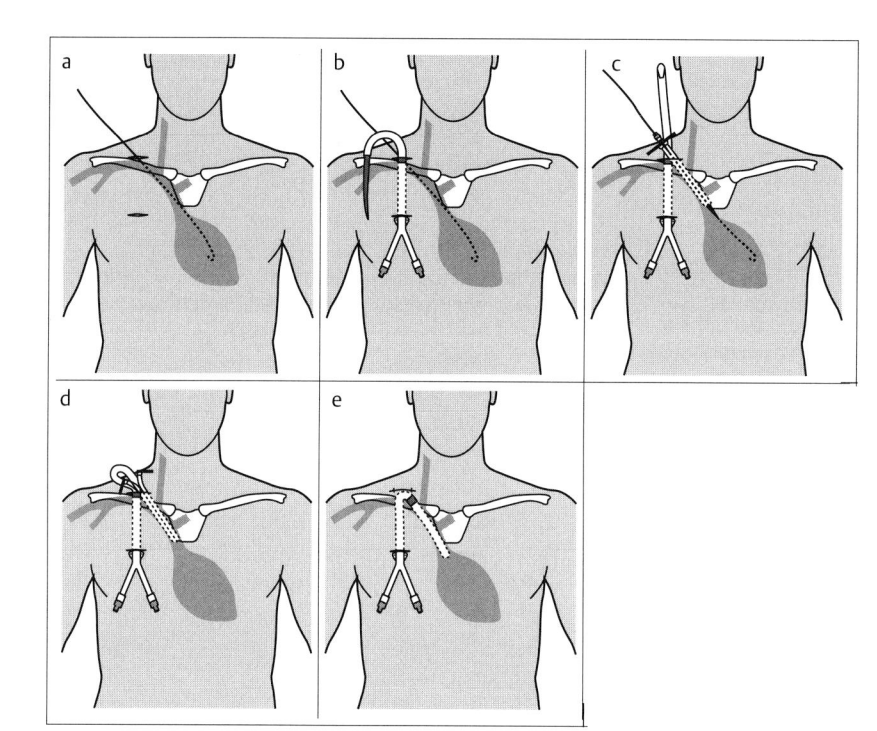

Abb. 6.4 Implantationstechnik für permanente Katheter.
a Aufsuchen der Vene in Lokalanästhesie, Legen des Führungsdrahtes in die V. cava superior über die Seldinger-Nadel, Inzision am Anfang und Ende des subkutanen Tunnels.
b Subkutanes Durchziehen des Katheters mit dem Trokar.
c Einlegen der Splitkanüle mit dem Dilatator in die Vene.
d Entfernen des Dilatators und des Führungsdrahtes, Einführung des Katheters durch die Splitkanüle in die Vene unter gleichzeitigem Zurückziehen und Auseinanderziehen der Splitkanüle.
e Plazieren der Katheterspitze an der Einmündungsstelle der V. cava superior in den rechten Vorhof, Verschluß der kranialen Inzision über die Muffe mit 2 Nähten, Fixation des Katheters an der Austrittsstelle aus dem Tunnel mit 2 Nähten.

Dilatators der Katheter über den Draht in das Gefäß gelegt. Der arterielle Schenkel des Katheters sollte so plaziert werden, daß diese Seite der Katheterspitze zur Mitte des Gefäßes zeigt (gilt auch für permanente Katheter). Anschließend wird der Draht aus dem Katheter entfernt, beide Katheterschenkel gespült und der Katheter mittels Naht fixiert.

Für die Implantation tunnellierter Katheter wird die Punktionsstelle durch eine ca. 15 mm lange Inzision erweitert. Anschließend wird der etwa 10 cm lange Bereich des subkutanen Tunnels mit einem Lokalanästhetikum infiltriert und die Katheteraustrittsstelle duch eine ca. 8 mm lange Stichinzision eröffnet (Abb. 6.4a). Die Katheterspitze wird nun auf einen Trokar gesteckt. Mit diesem wird der Katheter subkutan zur Punktionsstelle durchgezogen (Abb. 6.4b). Über den Führungsdraht kann jetzt eine Splitkanüle, welche über einen Dilatator gesteckt ist, in das Gefäß gelegt werden (Abb. 6.4c). Führungsdraht und Dilatator werden entfernt, und der Katheter kann unter gleichzeitiger Entfernung der Splitkanüle in das Gefäß eingeführt werden (Abb. 6.4d). Die Dacronmuffe liegt nun im Bereich der Punktionsstelle. Die Wundränder werden dann mit einer oder zwei Nähten adaptiert, der Katheter wird bei der Austrittsstelle mit zwei Nähten fixiert (Abb. 6.4e), und anschließend wird trocken verbunden. Die Dauer des Eingriffs bei unkompliziertem Verlauf beträgt etwa 15–20 Minuten. Inzwischen werden auch doppelläufige Katheter angeboten, die zum Teil zuerst in das Gefäß gelegt werden und im Anschluß daran subkutan durchgezogen werden. In diesem Fall werden die Ansatzstücke nach der Prozedur an die extrakorporalen Enden der Katheter montiert.

Beide Katheterschenkel werden nun mit 1000 IE Heparin/ml physiologischer Kochsalzlösung plombiert.

Anschließend wird eine Röntgenuntersuchung des Thorax mit Kontrastmittelapplikation über den Katheter durchgeführt und somit die Lage der Katheterspitze (Einmündung der V. cava superior in den rechten Vorhof) überprüft und ein Paravasat oder ein Pneumothorax ausgeschlossen. Der Katheter kann sofort verwendet werden, wobei die Liegedauer tunnellierter Katheter mehrere Jahre betragen kann.

Akutkomplikationen

Bei Punktion einer zentralen Vene können Akutkomplikationen wie Punktion einer Arterie, Gefäßperforation, arteriovenöse Fistel, Hämatom, Mediastinalhämatom, Hämatothorax, Chylothorax, Pneumothorax, Spannungspneumothorax, Fluidopneumothorax, Luftembolie, Fragmentembolie, Beschädigung eines früher implantierten Stents usw. auftreten (4, 17, 30, 52, 64, 74, 94, 105). Arrhythmien (transthorakales EKG-Monitoring während des Eingriffes), welche durch den Führungsdraht verursacht werden, treten relativ häufig auf, sind aber nur äußerst selten therapiebedürftig (88). Von einigen Autoren wird die Ableitung eines Vorhof-EKGs über den Führungsdraht bevorzugt (26, 32, 110). Arrhythmien zeigen die korrekte Lage des Drahtes entlang der V. cava superior an und können dadurch hilfreich beim Vermeiden von Katheterfehllagen sein (90). Eine Fehlpositionierung des Führungsdrahtes kann sich durch Schmerzen in den Schultern oder im Bereich der Ohren bemerkbar machen (34). Eine spezifische Komplikation stellt die Perforation einer Vene durch die Splitkanüle dar; ein daraus resultierendes Mediastinalhämatom erfordert jedoch nur selten einen chirurgischen Eingriff. Blutungen aus dem Tunel können durch Kompressionsverband oder durch lokale Applikation von Vasokonstriktoren erfolgreich behandelt werden. Insgesamt korreliert das Auftreten von Akutkomplikationen invers mit der Erfahrung des Arztes (94) (Tab. 6.3).

Langzeitkomplikationen

Langzeitkomplikationen zentralvenöser Katheter betreffen vor allem lokale oder systemische Infektionen, die Katheterokklusion, Stenosierung oder Thrombosierung der zentralen Venen sowie die mechanische Beschädigung des Katheters. Die sekundäre Migration der Katheterspitze, welche bei dünnlumigen Siliconkathetern gelegentlich beschrieben wurde, ist bei permanenten Hämodialysekathetern noch nicht vorgekommen (68) (Tab. 6.3).

Katheterassozierte Infektionen

Katheter mit Dacronmuffen und subkutanem Tunnel zeichnen sich durch ein geringeres Infektionsrisiko aus (28, 79). Ursache einer katheterassoziierten lokalen oder systemischen Infektion kann einerseits die intraluminale Kolonisation über das Ansatzstück oder die extraluminale Kolonisation des Katheters entlang des Tunnels sein (15, 16, 28). Bei Infektionen an anderer Stelle kommt auch die hämatogene Kolonisation in Frage. Lokale Infektionen können auf die Austrittsstelle beschränkt sein oder den ganzen subkutanen Tunnel betreffen. Diese sind leicht durch die lokale Symptomatik (Schmerzen, Schwellung, Rötung, Überwärmung, Sekretion) festzustellen. Ein Abstrich für Kultur- und Resistenzbestimmung ist selbstverständlich. In den meisten Fällen muß der Katheter sofort entfernt werden. Ausnahmsweise kann auch lokale Pflege (Spülung und Desinfektion mit Kochsalzlösung, Wasserstoffsuperoxid, Polyvidon-Jod-Komplex) und gezielte Antibiotikatherapie für 2–3 Wochen erfolgreich sein (7, 30, 97, 103). Es muß jedoch darauf hingewiesen werden, daß ein Großteil der katheterassoziierten Bakteriämien ohne lokale Entzündungszeichen auftritt.

Jeder Patient mit Fieber und einem Katheter ist primär suspekt auf eine katheterassoziierte Infektion. Typisch für eine Katheterinfektion ist das Anfiebern während der Hämodialysebehandlung. Eine sofortige Explantation des Katheters ist heute nicht mehr gerechtfertigt, da diese Infekte durch antibiotische Therapie saniert werden können (11, 30, 97). Der Inhalt beider Katheterschenkel wird aspiriert und zur Kultur an das mikrobiologische Labor weitergeleitet. Das Ergebnis dieser und der Blutkulturen kann abgewartet werden, um anschließend eine gezielte Therapie einzuleiten. Eine mehr als 4fach höhere Anzahl von CFU/ml aus Blutkulturen aus dem Katheter, im Vergleich zu jenen aus peripheren Venen, kann die Diagnose sichern (11). Eine Bakteriämie ohne erkennbare Ursache ist ebenfalls ein Hinweis auf eine katheterassoziierte Infektion. Eine neue diagnostische Entwicklung stellen Bürstenabstriche aus dem Katheterlumen dar, deren Wertigkeit allerdings erst durch entsprechende Studien belegt werden muß (Abb. 6.5).

Bei Patienten unter immunsuppressiver Therapie muß bei Verdacht auf Vorliegen einer katheterassoziierten systemischen Infektion nach Abnahme von Blutkulturen aus den Katheterschenkeln und aus den peripheren Venen sofort mit einer blinden Antibiotikatherapie, welche grampositive und -negative Erreger abdeckt (z.B.: Glykopeptide oder Fusidinsäure und Gyrasehemmer oder Aminoglykoside), begonnen werden. Die Antibiotika sollten durch beide Schenkel appliziert werden (evtl. Plombierung des Katheters mit Antibiotika). Die frühere Annahme, daß Katheterinfekte vor allem durch grampositive Kokken verursacht werden, hat in letzter Zeit nicht mehr allgemeine Gültigkeit, da zunehmend gramnegative Erreger isoliert wurden (Kolonisation und Infektion). Etwa 2% der Infektionen werden durch Pilze verursacht (2, 15, 28, 46, 97). Die antibiotische Therapie

Tabelle 6.3
Katheterkomplikationen

Komplikationen bei der Implantation – Akutkomplikationen	Komplikationen des liegenden Katheters – Langzeitkomplikationen
Häufig (>1%)	
arterielle Punktion, Hämatom	Infektion (systemisch, Tunnel, Austrittsstelle)
Pneumothorax	Katheterokklusion
Fehllage	Venenthrombose, -stenose
Arrhythmien	„fibrin sleeve"
Selten (<1%)	
Spannungspneumothorax	arteriovenöse Fistel
Mediastinalhämatom	„Pinch-off"-Phänomen
Luftembolie	„secondary migration"
Stentbeschädigung	Katheterknick
Gefäßperforation	mechanische Beschädigung (intra-, extrakorporal)
Hämato-, Chylo-, Fluidopneumothorax	Fragmentembolie
Fragmentembolie	Endokarditis
Die Häufigkeit von Komplikationen ist von der Erfahrung des Arztes sowie von der Punktionsstelle abhängig	

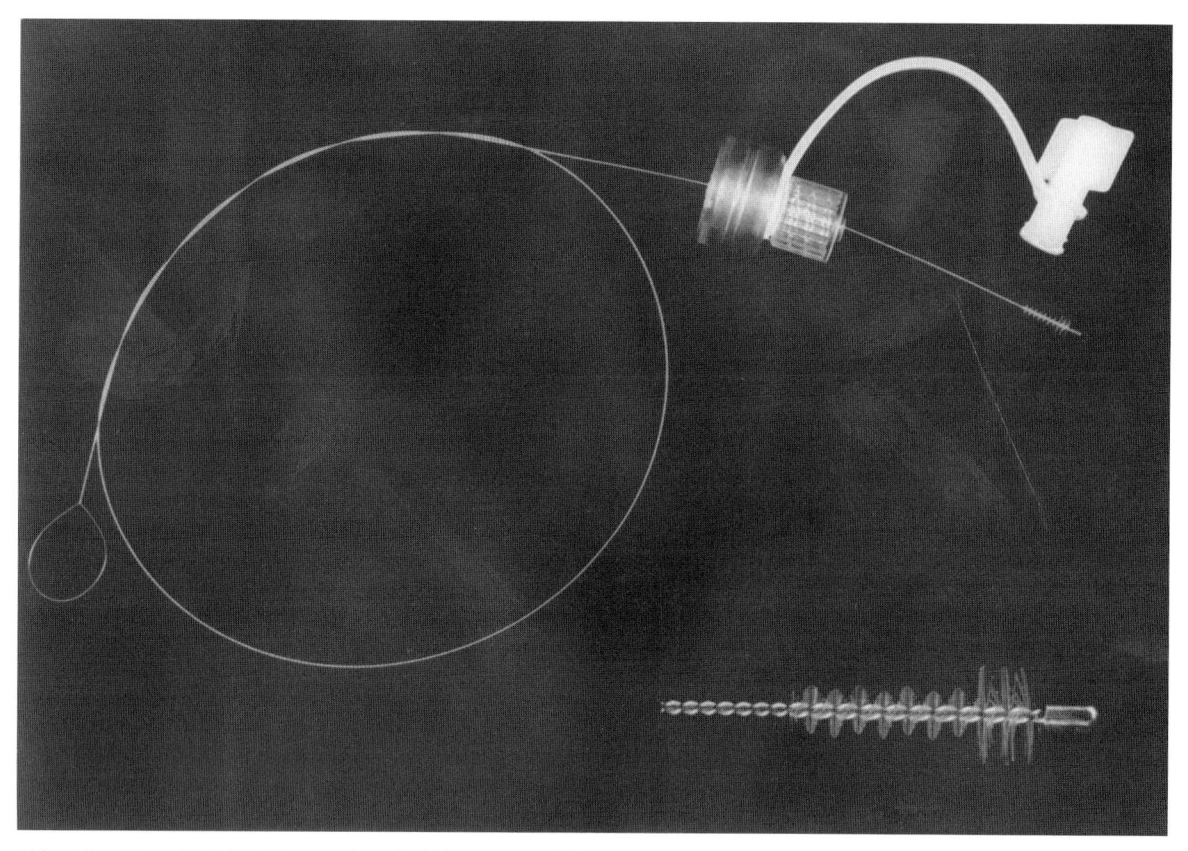

Abb. 6.5 Bürste für Infektdiagnostik und Okklusionsprophylaxe. Die Bürste wird durch einen sterilen Adapter in das Katheterlumen eingeführt.

sollte für 3–4 Wochen durchgeführt werden. Die Explantation ist bei wiederholt positiven Blutkulturen oder bei klinischer Verschlechterung des Allgemeinzustandes (persistierendes hohes Fieber, hämodynamische Instabilität) des Patienten unter adäquater antibiotischer Therapie notwendig.

Einige Autoren bevorzugen den Wechsel eines infizierten Katheters über einen Führungsdraht, sobald der Patient abgefiebert hat (13, 83). Der prophylaktische Wechsel des Katheters ist, wie bei nicht tunnelierten Kathetern, nicht sinnvoll (98) und erhöht lediglich die Komplikationsrate bei der Neuimplantation (18). Ferner kann die Antibiotikatherapie mit einer lokalen thrombolytischen Therapie kombiniert werden (bisher vor allem bei onkologischen Patienten mit Hickman-Kathetern erfolgreich durchgeführt) (50, 58, 95), um die mikrobiologische Sanierung des Katheters zu optimieren.

In der Infektionsprophylaxe sind trockene Mullverbände dem Okklusionsverband überlegen (20, 47). Der Effekt einer lokalen Applikation antibiotikahaltiger Salben ist noch nicht eindeutig bewiesen. In einer Studie wurde über die günstige Wirkung der lokalen Applikation von Polyvidon-Jod-Komplex für die Prophylaxe von katheterassoziierten Infekten berichtet (57). Die prophylaktische Gabe von Antibiotika bei der Katheterimplantation wird von einigen Autoren empfohlen, ist aber aus unserer Sicht nicht generell, evtl. jedoch bei immunsuppressiver Therapie anzuwenden (36, 49, 65).

Bei nasaler Kolonisation mit Staphylococcus aureus (111) kann die lokale Behandlung mit Mupirocin sinnvoll sein (8, 9).

Der „Goldstandard" in der Vermeidung katheterassoziierter Infektionen ist und bleibt der sterile Umgang mit dem Katheter durch Patient, Pflegepersonal und Arzt. In diesem Zusammenhang muß besonders betont werden, daß die Katheteransatzstücke nach jedem Gebrauch gereinigt, ferner jedesmal frische Verschlußkappen verwendet sowie jede Art von Kontaminationen und Blutabnahmen aus diesen Kathetern vermieden werden müssen. Blutverkrustete Ansatzstücke und Drei-Wege-Hähne dürfen nicht vorkommen.

Katheterokklusion

Eine Katheterokklusion als Grund für eine Katheterdysfunktion kann mehrere Ursachen haben:

1. Durch die Sicherheitsklemme des Katheters kann der Katheterschlauch komprimiert werden, so daß sich beim Öffnen der Klemme der Katheter nicht spontan entfaltet. Nach Beiseiteschieben der Klemme läßt sich dies rasch durch Hin- und Herbiegen des Katheters beheben.
2. Bei infraklavikulärer Implantation kann ein „thoracic outlet syndrome", verursacht durch die anatomische Engstelle zwischen Klavikula und erster Rippe, zu

einem „Pinch-off"-Phänomen (intermittierend verminderter Blutfluß) führen. In dieser Situation kann durch Veränderung der Patientenlagerung (z. B. Arm in Abduktion) eine Verbesserung des Blutflusses erzielt werden.

3. Bei Implantation in die V. jugularis ist, durch den haarnadelförmigen Verlauf des Katheters bedingt, ein Knick möglich (Diagnose: Röntgen). Wenn eine Revision mit Umlagerung der Katheterschleife nicht erfolgreich ist, muß ein neuer Katheter implantiert werden.

4. Eine Katheterokklusion kann durch einen intraluminalen Thrombus verursacht sein (Katheterklemmen müssen immer unter positivem Druck, d. h. während Injektion der Plombierungslösung, geschlossen werden, da sonst Blut in die Katheterspitze gesaugt werden kann). Ein intraluminaler Thrombus kann meist erfolgreich mittels thrombolytischer Therapie behandelt werden. Urokinase (5000–10000 IE) oder rekombinanter Gewebsplasminogenaktivator (rt-PA) (1 mg/ml) wird entsprechend dem Gesamtvolumen des Katheters instilliert und nach 20–30 Minuten Verweildauer aspiriert. Dieser Vorgang kann mehrmals wiederholt werden, bis ein adäquater Blutfluß (>200 ml/min) erreicht wird (41, 70, 73, 92, 97). In einer Studie konnte gezeigt werden, daß die Thrombolyse mit rt-PA effizienter ist als mit Urokinase (39). Eine orale Antikoagulation oder Therapie mit Thrombozytenaggregationshemmern kann zur Zeit nicht routinemäßig empfohlen werden (97, 101). Eine erhöhte Blutrezirkulation ist von der Kathetergeometrie abhängig. Ferner kann sie auch bei Thromben im Bereich der Katheterspitze auftreten (51, 87, 96). Durch regelmäßige (z. B. einmal pro Woche) intraluminale „Bürstung" (Abb. 6.5) der Katheterschenkel kann versucht werden, einer Katheterokklusion vorzubeugen. Inwieweit eine derartige Therapie die Liegedauer der Katheter verlängern kann oder eine Einsparung thrombolytischer Medikamente ermöglicht, muß erst durch entsprechende Studien belegt werden.

5. Die Ausbildung von „fibrin sleeves" entlang des Katheters ist eine weitere Ursache für Flußprobleme (48). Die Phlebographie sichert die Diagnose. Mittels „snare loop" kann vom Radiologen versucht werden, den „fibrin sleeve" transvenös zu entfernen (24). Ferner kann mittels systemischer Thrombolyse (40 000 IE Urokinase/h werden über 6–12 Stunden in beide Katheterschenkel infundiert) versucht werden, solch einen „fibrin sleeve", der die Ursache für eine „lyseresistente" Katheterokklusion darstellen kann, zu behandeln (40).

Stenosen und Thrombosen der zentralen Venen

Stenosen und Thrombosen zentraler Venen treten gehäuft nach katheterassoziierten Infekten auf, wobei die V. subclavia besonders gefährdet ist (14, 43, 78). Dies ist durch den Verlauf des Katheters bedingt, der in dieser Position an mehreren Stellen der Gefäßwand anliegen kann und so das Thromboserisiko erhöht. Deshalb ist die Implantation des Katheters in die rechte V. jugularis oder die supraklavikuläre Punktion der V. brachiocephalica im Bereich des Zusammenfließens von V. jugularis und V. subclavia zu bevorzugen (1, 67, 100), wobei weiche Silikonkatheter ein geringeres Thromboserisiko beinhalten als steife temporäre Dialysekatheter (1, 6). Das höhere Thromboserisiko der V. subclavia ist vor allem im Hinblick auf zukünftige arteriovenöse Fisteln zu bedenken (27).

Eine Stenose oder Thrombose der V. subclavia kann, vor allem auf der Seite des arteriovenösen Shunts, zu einer massiven Schwellung der betroffenen Extremität führen. Falls der Katheter noch in situ ist, muß dieser in den meisten Fällen entfernt werden. Bei einigen Patienten konnte jedoch eine Rückbildung der Symptomatik unter Heparintherapie beobachtet werden. Eine Thrombose der V. cava (auch durch die inkorrekte Lage der Katheterspitze im kranialen Teil provozierbar) führt zu Einflußstauung. In diesen Fällen kann entweder der Shunt ligiert werden oder durch eine perkutane transluminale Angioplastie und Implantation eines Stents ein adäquater Blutfluß hergestellt werden (55, 69, 106). Eine Thrombose der V. cava superior, die auch mittels transösophagealer Echokardiographie diagnostiziert werden kann (37), kann durch systemische Thrombolyse über den liegenden Katheter behandelt werden (97). Als weiteres diagnostisches Hilfsmittel wurde die Anwendung des intravaskulären Ultraschalls evaluiert (10). Katheterassoziierte intrakardiale (septische) Thromben oder klinisch relevante Pulmonalembolien stellen eine Rarität dar (54, 56). An sie sollte jedoch bei persistierendem Fieber trotz Katheterentfernung gedacht werden.

Mechanische Beschädigung des Katheters

Das extrakorporale Segment des Katheters kann im Rahmen von Therapie- oder Pflegehandlungen beschädigt werden. Mit Reparaturgerät kann der extrakorporale Teil des Katheters ausgewechselt werden. Eine seltene Komplikation ist die Durchtrennung eines Katheters in suizidaler Absicht oder durch Dritte, mit konsekutiver Luftembolie oder Blutungsschock (45, 53, 91). Eine Beschädigung durch Haustiere ist ebenfalls möglich (60). Die Beschädigung eines Silikonkatheters durch die Infusion von Kontrastmittel mittels Motorspritze („power injection") ist vermeidbar (89).

Intrakorporal kann ein infraklavikulär gesetzter Katheter auch durch Scherkräfte zwischen Rippe und Klavikula durchtrennt werden (77). Falls es zu einer Embolie des Katheterfragmentes in den kleinen Kreislauf kommt, kann dieses vom Radiologen geborgen werden (24).

Explantation tunnellierter Katheter

Die Explantation des Katheters (nach komplikationsloser Punktion der neuen arteriovenösen Fistel) sollte so früh wie möglich erfolgen. Sie erfolgt in Lokalanästhesie. Palpatorisch wird die Muffe des Katheters aufgesucht und an dieser Stelle eine Inzision bis zur Muffe durchgeführt, ohne den Katheter zu verletzten. Die Muffe wird freipräpariert, der Katheter abgeklemmt und distal der Muffe durchtrennt. Nun kann das proximale Segment des Katheters entfernt werden. Die Punktionsstelle wird mehrere Minuten komprimiert. Das distale Kathetersegment kann am extrakorporalen Ende des Katheters aus dem Tunnel gezogen werden. Die Wundränder im Bereich der Muffe werden mit mehreren Nähten adaptiert. Die Austrittsstelle des Katheters kann offengelassen werden, um Wundsekret ablaufen zu lassen. Oft vorhandenes Narbengewebe kann exzidiert und die Wundränder können mittels Naht adaptiert werden. Auch bei elektiver Explantation wird die Katheterspitze zur Dokumentation einer Kolonisation an das bakteriologische Labor weitergeleitet (62).

Literatur

1. Agraharkar, M., S. Isaacson, D. Mendelssohn, J. Muralidharan, S. Mustata, G. Zevallos, M. Besley, R. Uldall: Percutaneously inserted silastic jugular hemodialysis catheters seldom cause jugular vein thrombosis. ASAIO J. 41 (1995) 169–172
2. Almirall, J., J. Gonzalez, J. Rello, J.M. Campistol, J. Montoliu, J. Puig de la Bellacasa, L. Revert, J.M. Gatell: Infection of hemodialysis catheters: incidence and mechanisms. Amer. J. Nephrol. 9 (1989) 454–459
3. Apsner, R., G. Sunder-Plassmann, M. Muhm, W. Druml: Alternative puncture site for implantable permanent haemodialysis catheters. Nephrol. Dialys. Transplant. 11 (1996) 2293–2295
4. Bander, S.J., S.J. Schwab: Central venous angioaccess for hemodialysis and its complications. Semin. Dialys. 5 (1992) 121–128
5. Barrett, N., Spencer, S., J. McIvor, E.A. Brown: Subclavian stenosis: a major complication of subclavian dialysis catheters. Nephrol. Dialys. Transplant. 3 (1988) 423–425
6. Beenen, L., R. VanLeusen, B. Deenik, F.H. Bosch: The incidence of subclavian vein stenosis using silicone catheters for hemodialysis. Artif. Org. 18 (1994) 289–292
7. Benezra, D., T.E. Kiehn, J.W.M. Gold, A.E. Brown, A.D.M. Turnbull, D. Armstrong: Prospective study of infections in indwelling central venous catheters using quantitative blood cultures. Amer. J. Med. 85 (1988) 495–498
8. Boelaert, J.R. R.A. De Smedt, Y.A. De Baere, C.A. Godard, E.G. Matthys, M.L. Schurgers, R.F. Daneels, B.Z. Gordts, H.W. Van Landuyt: The influence of calcium mupirocin nasal ointment on the incidence of staphylococcus aureus infections in haemodialysis patients. Nephrol. Dialys. Transplant. 4 (1989) 278–281
9. Boelaert, J.R., H.W. Van Landuyt, C.A. Godard, R.F. Daneels, M.L. Schurgers, E.G. Matthys, Y.A. De Baere, D.W. Gheyle, B.Z. Gordts, L.A. Herwaldt: Nasal mupirocin ointment decreases the incidence of staphylococcus aureus bacteraemias in haemodialysis patients. Nephrol. Dialys. Transplant. 8 (1993) 235–239
10. Bolz, K.D., G. Fjermeros, T.E. Wideroe, S. Hatlinghus: Catheter malfunction and thrombus formation on double-lumen hemodialysis catheters: an intravascular ultrasonographic study. Amer. J. Kidney Dis. 25 (1995) 597–602
11. Capdevila, J.A., A. Segarra, A.M. Planes, M. Ramirez-Arellano, A. Pahissa, L. Piera, J.M. Martinez-Vazques: Successful treatment of haemodialysis catheter-related sepsis without catheter removal. Nephrol. Dialys. Transplant. 8 (1993) 231–234
12. Capello, M., L. De Pauw, G. Bastin, F. Prospert, C. Delcour, C. Thaysse, M. Dhaene, J.L. Vanherweghem, P. Kinnaert: Central venous access for haemodialysis using the Hickman catheter. Nephrol. Dialys. Transplant. 4 (1989) 988–992
13. Carlisle, E.J.F., P. Blake, F. McCarthy, S. Vas, R. Uldall: Septicemia in long-term jugular hemodialysis catheters; eradicating infection by changing the catheter over a guidewire. Int. J. artif. Org. 14 (1991) 150–153
14. Caruana, R.J., R.M. Raja, R.M. Zeit, S.J. Goldstein, M.S. Kramer: Thrombotic complications of indwelling central catheters used for chronic hemodialysis. Amer. J. Kidney Dis. 9 (1987) 497–501
15. Cheesbrough, J.S., R.G. Finch, R.P. Burden: A prospective study of the mechanisms of infection associated with hemodialysis catheters. J. infect. Dis. 154 (1986) 579–589
16. Cicco, M., G. Panarello, V. Chiaradia, A. Fracasso, A. Veronesi, V. Testa, G. Santini, F. Tesio: Source and route of microbial colonisation of parenteral nutrition catheters. Lancet 1989/II, 1258–1261
17. Cimochowski, G.E., E. Worley, W.E. Rutherford, J. Sartain, J. Blondin, H. Harter: Superiority of the internal jugular over the subclavian access for temporary dialysis. Nephron 54 (1990) 154–161
18. Cobb, D.K., K.P. High, R.G. Sawyer, C.A. Sable, R.B. Adams, D.A. Lindley, T.L. Pruett, K.J. Schwenzer, B.M. Farr: A controlled trial of scheduled replacement of central venous and pulmonary artery catheters. New Engl. J. Med. 327 (1992) 1062–1068
19. Cohen, A.M., W.C. Wood: Simplified technique for placement of long-term central venous silicone catheters. Surg. Gynecol. Obstet. 154 (1982) 721–724
20. Conly, J.M., K. Grieves, B. Peters: A prospective, randomized study comparing transparent and dry gauze dressings for central venous catheters. J. infect. Dis. 159 (1989) 310–319
21. Copley, J.B., L.S. Bartram, B.J. Smith, J. Sandoval, M.K. James, R.O. Hickman: Transabdominal angioaccess catheter for long-term hemodialysis. Ann. intern. Med. 100 (1984) 236–237 (letter)
22. Copley, J.B., J.A. Hasbargen: Transabdominal angioaccess catheter for long-term hemodialysis. Ann. intern. Med. 106 (1987) 327 (letter)
23. Davis, D., J. Petersen, R. Feldman, C. Cho, C.A. Stevick: Subclavian venous stenosis. A complication of subclavian dialysis. J. Amer. med. Ass. 252 (1984) 3404–3406
24. Denny, D.F.: Placement and management of long-term central venous access catheters and ports. Amer. J. Roentgenol. 161 (1993) 385–393
25. Denys, B.G., B.F. Uretsky, P.S. Reddy: Ultrasound-assisted cannulation of the internal jugular vein. A prospective comparison to the external landmark-guided technique. Circulation 87 (1993) 1557–1562
26. Dionisio, P., M. Valenti, C. Cornella, E. Caramello, R. Bergia, R. Cravero, E. Stramignoni, M. Pellerey, I.M. Berto, P. Bajardi: Monitoring of central venous dual-lumen catheter placement in haemodialysis: improvement of a technique for the practising nephrologist. Nephrol. Dialys. Transplant. 10 (1995) 874–876
27. Dorner, D.B., D.H. Stubbs, C.A. Shadur, C.T. Flynn: Percutaneous subclavian vein catheter hemodialysis – impact on vascular access surgery. Surgery 91 (1982) 712–715
28. Dryden, M.S., A. Samson, H.A. Ludlam, A.J. Wing, I. Phillips: Infective complications associated with the use of the Quinton ,Permcath' for long-term central vascular access in haemodialysis. J. Hosp. Infect. 19 (1991) 257–262
29. Dunn, J., W. Nylander, R. Richie: Central venous dialysis access: experience with a dual-lumen, silicone rubber catheter. Surgery 102 (1987) 784–789
30. Fan, P.Y.: Acute vascular access: new advances. Advanc. Ren. Repl. Ther. 1 (1994) 90–98

31 Francis, D.M.A., M.K. Ward, R.M.R. Taylor: Right atrial catheters for long-term vascular access in haemodialysis patients. Lancet 1982/II, 301–302
32 Galli, F., E. Efficace, G. Villa, A. Salvadeo, A. Criffo, G. Paroni, G. Serafini: Endocavitary electrocardiography (EC-ECG) in monitoring central venous cannulation for vascular access in haemodialysis. Nephrol. Dialys. Transplant. 8 (1993) 480–481 (letter)
33 Gibson, S.P., D. Mosquera: Five years experience with the Quinton Permcath for vascular access. Nephrol. Dialys. Transplant. 6 (1991) 269–274
34 Gilner, L.I.: The „ear-gurgling" sign. New Engl. J. Med. 296 (1977) 1301 (letter)
35 Goldfarb, G., D. Lebrec: Percutaneous cannulation of the internal jugular vein in patients with coagulopathies: an experience based on 1,000 attempts. Anesthesiology 56 (1982) 321–323
36 Goldstein, M.B.: Prevention of sepsis from central vein dialysis catheters. Semin. Dialys. 5 (1992) 106–107
37 Grote, J., V. Lufft, P. Nikutta, H. v. d. Lieth, J. Bahlmann, W.G. Daniel: Transesophageal echocardiographic assessment of superior vena cava thrombosis in patients with long-term central venous hemodialysis catheters. Clin. Nephrol. 42 (1994) 183–188
38 Gupta, A., P.K. Karak, S. Saddekni: Translumbar inferior vena cava catheter for long-term hemodialysis. J. Amer. Soc. Nephrol. 5 (1995) 2094–2097
39 Haire, W.D., J.B. Atkinson, L.C. Stephens, G.D. Kotulak: Urokinase versus recombinant tissue plasminogen activator in thrombosed central venous catheters: a double-blinded, randomized trial. Thrombos. and Haemost. 72 (1994) 543–547
40 Haire, W.D., R.P. Lieberman: Thrombosed central venous catheters: restoring function with 6-hour urokinase infusion after failure of bolus urokinase. J. parent. ent. Nutr. 16 (1992) 129–132
41 Hannah, A., A.L. Buttimore: Thrombolysis of blocked hemodialysis catheter using recombinant tissue-type plasminogen activator. Nephron 59 (1991) 517–518 (letter)
42 Hartle, E., P. Conlon, R. Carstens, S.J. Schwab: Ultrasound-guided cannulation of the femoral vein for acute hemodialysis access. J. Amer. Soc. Nephrol. 4 (1993) 352 (abstract)
43 Hernandes, D., F. Diaz, S. Suria, M. Machado, V. Lorenzo, M. Losada, J.M. Gonzalez-Posada, E. De Bonis, M.L. Dominguez, A.P. Rodriguez, A. Torres: Subclavian catheter-related infection is a major risk factor for the late development of subclavian vein stenosis. Nephrol. Dialys. Transplant. 8 (1993) 227–230
44 Hickman, R.O., S. Watkins: A review of hemodialysis catheters and access devices. Dialys. Transplant. int. 16 (1987) 481 and 486
45 Hofbauer, R., G. Sunder-Plassmann, W. Druml: The spouse as a risk factor in central venous catheter care for haemodialysis. Nephrol. Dialys. Transplant. 10 (1995) 126–127
46 Hofbauer, R., G. Sunder-Plassmann, P. Lopez, W. Druml: Changing pattern of Permcath complications? Kidney int. 47 (1995) 977–978 (abstract)
47 Hoffmann, K.K., D.J. Weber, G.P. Samsa, W.A. Rutala: Transparent polyurethane film as an intravenous catheter dressing. A meta-analysis of the infection risks. J. Amer. med. Ass. 267 (1992) 2072–2076
48 Hoshal, V.L., R.G. Ause, P.A. Hoskins: Fibrin sleeve formation on indwelling subclavian central venous catheters. Arch. Surg. 102 (1971) 353–358
49 Johnson, A., B.A. Oppenheim: Vascular catheter-related sepsis: diagnosis and prevention. J. Hosp. Infect. 20 (1992) 67–78
50 Jones, G.R., G.K. Konsler, R.P. Dunaway, S.R. Lacey, R.G. Azizkhan: Prospective analysis of urokinase in the treatment of catheter sepsis in pediatric hematology-oncology patients. J. pediat. Surg. 28 (1993) 350–357

51 Kelber, J., J.A. Delmez, D.W. Windus: Factors affecting the delivery of high-efficiency dialysis using temporary vascular access. Amer. J. Kidney Dis. 22 (1993) 24–29
52 Kjellstrand, C.M., G.E. Merino, S.M. Mauer, R. Casali, T.J. Buselmeier: Complications of percutaneous femoral vein catheterizations for hemodialysis. Clin. Nephrol. 4 (1975) 37–40
53 Kopelman, R.C.: Suicide with a dialysis catheter. Dialys. Transplant. int. 24 (1995) 110 (letter)
54 Korzets, A., S. Katz, A. Chaganc, M. Katz, U. Gafter, D. Zevin, J. Levi: An infected right atrial thrombus – a new complication of haemodialysis-associated subclavian vein catheterisation. Nephrol. Dialys. Transplant. 9 (1994) 1652–1654
55 Kovalik, E.C., G.E. Newman, P. Suhocki, M. Knelson, S.J. Schwab: Correction of central venous stenoses: use of angioplasty and vascular wallstents. Kidney int. 45 (1994) 1177–1181
56 Leiby, J.M., H. Purcell, J.J. DeMaria, E.H. Kraut, A.L. Sagone, E.N. Metz: Pulmonary embolism as a result of Hickman catheter-related thrombosis. Amer. J. Med. 86 (1989) 228–231
57 Levin, A., A.J. Mason, K.K. Jindal, I.W. Fong, M.B. Goldstein: Prevention of hemodialysis subclavian vein catheter infections by topical povidone-iodine. Kidney int. 40 (1991) 934–938
58 Lewis, J.A., R. LaFrance, R.H. Bower: Treatment of an infected silicone right atrial catheter with combined fibrinolytic and antibiotic therapy: case report and review of the literature. J. parent. ent. Nutr. 13 (1989) 92–98
59 Lund, G., S.O. Trerotola, P.J. Scheel: Percutaneous translumbar inferior vena cava cannulation for hemodialysis. Amer. J. Kidney. Dis. 25 (1995) 732–737
60 Majeed, H., A. Verghese, R.R. Rivera: The cat and the catheter. New Engl. J. Med. 332 (1995) 338
61. Maki, D.G., M. Ringer, C.J. Alvarado: Prospective randomised trial or povidone-iodine, alcohol, and chlorhexidine for prevention of infection associated with central venous and arterial catheters. Lancet 338 (1991) 339–343
62 Maki, D.G., C.E. Weise, H.W. Sarafin: A semiquantitative culture method for identifying intravenous catheter-related infection. New Engl. J. Med. 296 (1977) 1305–1309
63 McDowell, D.E., A.H. Moss, C. Vasilakis, R. Bell, L. Pillai: Percutaneously placed dual-lumen silicone catheters for long-term hemodialysis. Amer. Surg. 59 (1993) 569–573
64 Mickley, V., M. Storck, D. Abendroth: Stentbeschädigung durch Shaldonkatheter. Anaesthesist 42 (1993) 383–385
65 Montagnac, R., F. Schillinger: Rifampicin-protamine protocol applied for prevention of central catheter sepsis in haemodialysis. Nephrol. Dialys. Transplant. 8 (1993) 289–290 (letter)
66 Mosquera, D.A., S.P. Gibson, M.D. Goldman: Vascular access surgery: a 2-year study and comparison with the Permcath. Nephrol. Dialys. Transplant. 7 (1992) 1111–1115
67 Muhm, M., G. Sunder-Plassmann, W. Druml: Der supraklavikuläre Zugang – a forgotten landmark? Wien. klin. Wschr., Suppl. 198 (1995) 34
68 Muhm, M., G. Sunder-Plassmann, I. Kührer, M. Müllner, P. Kahls, W. Druml: Secondary migration: a complication of Hickman central venous catheters in bone marrow transplant recipients. Bone Marr. Transplant. 18 (1996) 651–654
69 Newman, G.E., M. Saeed, S. Himmelstein, R.H. Cohan, S.J. Schwab: Total central vein obstruction: resolution with angioplasty and fibrinolysis. Kidney int. 39 (1991) 761–764
70 Paulsen, D., A. Reisather, M. Aasen, P. Fauchald: Use of tissue plasminogen activator for reopening of clotted dialysis catheters. Nephron 64 (1993) 468–470 (letter)
71 Po, C.L., H.A. Koolpe, S. Allen, L.D. Alvez, R.M. Raja: Transhepatic PermCath for hemodialysis. Amer. J. Kidney Dis. 24 (1994) 590–591
72 Pourchez, T., P. Moriniere, A. Fournier, J. Pietri: Use of Permcath (Quinton) catheter in uraemic patients in whom the creation of conventional vascular access for haemodialysis is difficult. Nephron 53 (1989) 297–302

73. Purchase, L., M.H. Gault. Hemodialysis with a Permcath kept open with streptokinase and later citrate in a heparin-sensitive patient. Nephron 58 (1991) 119–120 (letter)
74. Raja, R.M., M. Fernandes, M.S. Kramer, K. Barber, J.L. Rosenbaum: Comparison of subclavian vein with femoral vein catheterization for hemodialysis. Amer. J. Kidney Dis. 2 (1983) 474–476
75. Rao, T.L.K., A.Y. Wong, M.R. Salem: A new approach to percutaneous catheterization of the internal jugular vein. Anesthesiology 46 (1977) 362–364
76. Ratcliffe, P.J., D.O. Oliver: Massive thrombosis around subclavian cannulas used for haemodialysis. Lancet 1982/I, 1472–1473
77. Röggla, G., M. Linkesch, M. Röggla, A. Wagner, P. Haber, W. Linkesch: A rare complication of a central venous catheter system (Port-a-Cath). A case report of a catheter embolization after catheter fracture during power training. Int. J. Sports Med. 14 (1993) 345–346
78. Schillinger, F., D. Schillinger, R. Montagnac, T. Milcent: Post catheterisation vein stenosis in haemodialysis: comparative angiographic study of 50 subclavian and 50 internal jugular accesses. Nephrol. Dialys. Transplant. 6 (1991) 722–724
79. Schwab, S.J. G.L. Buller, R.L. McCann, R.R. Bollinger, D.L. Stickl: Prospective evaluation of a dacron-cuffed hemodialysis catheter for prolonged use. Amer. J. Kidney Dis. 11 (1988) 166–169
80. Schwab, S.J., D. Quarles, J.P. Middleton, R.H. Cohan, M. Saeed, V.W. Dennis: Hemodialysis-associated subclavian vein stenosis. Kidney int. 33 (1988) 1156–1159
81. Selby, J.B., C.J. Tegtmeyer, C. Amodeo, L. Bittner, N.O. Atuk: Insertion of subclavian hemodialysis catheters in difficult cases: value of fluoroscopy and angiographic techniques. Amer. J. Roentgenol. 152 (1989) 641–643
82. Seldinger, S.I.: Catheter replacement of the needle in percutaneous arteriography. A new technique. Acta radiol. 39 (1953) 368–376
83. Shaffer, D.: Catheter-related sepsis complicating long-term, tunnelled central venous dialysis catheters: management by guidewire exchange. Amer. J. Kidney Dis. 25 (1995) 593–596
84. Shaldon, S., L. Chiandussi, B. Higgs: Haemodialysis by percutaneous catheterisation of the femoral artery and vein with regional heparinisation. Lancet 1961/II, 857–859
85. Shusterman, N.H., K. Kloss, J.L. Mullen: Successful use of double-lumen, silicone rubber catheters for permanent hemodialysis access. Kidney int. 35 (1989) 887–890
86. Simoni, G., G. Gurreri, D. Friedman: Five years' experience with Hickman catheters as temporary access for haemodialysis. Nephrol. Dialys. Transplant. 5 (1990) 59–61
87. Sombolos, K., T. Natse, N. Zoumbaridis, K. Mavromatidis, A. Karagianni, C. Fitili: Efficacy of dual lumen jugular venous catheter hemodialysis when venous lumen is used as arterial lumen. Nephron 65 (1993) 147–149
88. Stuart, R.K., S.A. Shikora, P. Akerman, J.A. Lowell, J.K. Baxter, C. Apovian, C. Champagne, A. Jennings, M. Keane-Ellison, B.R. Bistrian: Incidence of arrhythmia with central venous catheter insertion and exchange. J. parent. ent. Nutr. 14 (1990) 152–155
89. Sunder-Plassmann, G., M. Muhm, W. Druml: Permanent catheters damaged by power injection of contrast media. J. parent. ent. Nutr. 19 (1995) 428 (letter)
90. Sunder-Plassmann, G., M. Muhm, W. Druml: Placement of central venous catheters by overinsertion of guide wires: low complication rate in 1527 central venous access devices. Nephrol. Dialys. Transplant. 11 (1996) 911–912
91. Sunder-Plassmann, G., M. Muhm, W. Druml: Suicide with a dialysis catheter. Dialys. Transplant. int. 24 (1995) 14 (letter)
92. Swartz, R.D., J.M. Messana, C.J. Boyer, N.M. Lunde, W.F. Weitzel, T.L. Hartman: Successful use of cuffed central venous hemodialysis catheters inserted percutaneously. J. Amer. Soc. Nephrol. 4 (1994) 1719–1725
93. Szekely, J., L. Racz, A. Karatson: Broken piece in the lungs: a complication of haemodialysis via subclavian cannulation. Int. Urol. Nephrol. 21 (1989) 533–540
94. Sznajder, J.I., F.R. Zveibil, H. Bitterman, P. Weiner, S. Bursztein: Central vein catheterization. Failure and complication rates by three percutaneous approaches. Arch. intern. Med. 146 (1986) 259–261
95. Topiel, M.S., R.T. Bryan, C.M. Kessler, G.L. Simon: Treatment of silastic catheter-induced central vein septic thrombophlebits. Amer. J. Med. Sci. 291 (1986) 425–428
96. Twardowski, Z.J., J.C. Van Stone, M.E. Jones, M.E. Klusmeyer, J.D. Haynie: Blood recirculation in intravenous catheters for hemodialysis. J. Amer. Soc. Nephrol. 3 (1993) 1978–1981
97. Twardowski, Z.J.: Percutaneous blood access for hemodialysis. Semin. Dialys. 8 (1995) 175–186
98. Uldall, P.R., N. Merchant, F. Woods, U. Yarworski, S. Vas: Changing subclavian haemodialysis cannulas to reduce infection. Lancet 1981/I, 1373
99. Uldall, P.R., F. Wods, N. Merchant, E. Crichton, H. Carter: A double-lumen subclavian cannula (DLSC) for temporary hemodialysis access. Trans. Amer. Soc. artif. intern. Org. 26 (1980) 93–98
100. Uldall, P.R.: Subclavian cannulation is no longer necessary or justified in patients with end-stage renal failure. Semin. Dialys. 7 (1994) 161–164
101. Uldall, R., M.E. Besley, A. Thomas, S. Salter, L.A. Nuezca, M. Vas: Maintaining the patency of double-lumen silastic jugular catheters for haemodialysis. Int. J. artif. Org. 16 (1993) 37–40
102. Uldall, R., M. DeBruyne, M. Besley, J. McMillan, M. Simons, R. Francoeur: A new vascular access catheter for hemodialysis. Amer. J. Kidney Dis. 21 (1993) 270–277
103. Uldall, R.: Percutaneous jugular vein cannulation for hemodialysis access in patients with end-stage renal failure: special points of technique. Semin. Dialys. 8 (1995) 187–191
104. Vanherweghem, J.L., T. Yassine, M. Goldman, G. Vandenbosch, C. Delcour, J. Struyven, P. Kinnaert: Subclavian vein thrombosis: a frequent complication of subclavian vein cannulation for hemodialysis. Clin. Nephrol. 26 (1986) 235–238
105. Vanholder, R., N. Hoenich, S. Ringoir: Morbidity and mortality of central venous catheter hemodialysis: a review of 10 years' experience. Nephron 47 (1987) 274–279
106. Vorwerk, D., R.W. Günther: To stent or not to stent: is there a role for vascular endoprotheses in haemodialysis shunts? Nephrol. Dialys. Transplant. 9 (1994) 1533–1537
107. Watkins, S., R.O. Hickman: Dialysis product chart. Number 1. Hemodialysis catheters and access devices. Dialys. Transplant. int. 16 (1987) 482–485
108. Weber, U., S. Marzen, K. Stelzer, S. Greiber: Alternative Gefäßzugänge in der Hämodialyse: der Demers-Vorhofkatheter. Nieren- u. Hochdruckkr. 23 (1994) 10–15
109. Weitzel, W.F., C.J. Boyer, M.T. El-Khatib, R.D. Swartz: Successful use of indwelling cuffed femoral vein catheters in ambulatory hemodialysis patients. Amer. J. Kidney Dis. 22 (1993) 426–429
110. Wilson, R.G., J.A.R. Gaer: Right atrial electrocardiography in placement of central venous catheters. Lancet 1988/I, 462–463
111. Yu, V.L., A. Goetz, M. Wagener, P.B. Smith, J.D. Rihs, J. Hanchett, J.J. Zuravleff: Staphylococcus aureus nasal carriage and infection in patients on hemodialysis. Efficacy of antibiotic prophylaxis. New Engl. J. Med. 315 (1986) 91–96
112. Zieschang, M., B. Erben, D. Höffler, R. Niemeyer, D.J. Schielke, G. Siebold, G. Strack: The Demers atrial catheter: experience with a single-lumen silicone catheter as short- and long-term access for hemodialysis. Clin. Nephrol. 44 (1995) 113–117

7 „Rezeptur" der Dialyse

V. Wizemann

Dialysetherapie beruht fast ausschließlich auf Emiprie und ist zudem in einem erheblichen Maße von nichtmedizinischen Einflüssen abhängig (1). Die enorm hohen Kosten der Nierenersatztherapien in Industrieländer – in Großbritannien beispielsweise sind die Ausgaben für die Dialyse höher als für Koronarchirurgie (2) – werden zunehmend von Ärzten ein rational begründbares Verschreibungsverhalten erfordern, um einen möglichst hohen Freiheitsgrad für medizinische Entscheidungen zu erhalten. Die Ziele der Dialysetherapie bestehen im Erreichen einer möglichst günstigen Prognose bei einer akzeptablen Lebensqualität für die betroffenen Patienten. Die Grundlagen der Dialysetherapie liegen in der Entfernung von Stoffwechselprodukten (Detoxifikation) und der Korrektur des Wasser-Elektrolyt- und Säure-Basen-Haushalts. Da beide Dialysewirkungen nicht unbedingt parallel auftreten, unterschiedlich dosiert werden müssen und die Grundlagen der Verschreibung des Entgiftungsparts ausführlich in den Kap. Schaefer/Hörl, S. 93, und Mann/Stiller, S. 102 beschrieben werden, liegt die Betonung dieses Beitrages auf der Verschreibung der Dialyse zur Korrektur des Flüssigkeits- und Elektrolythaushaltes und der Vermeidung entsprechender Komplikationen. Voraussetzung hierfür ist die genaue Beachtung der Kriterien, die auch eine ausreichende „Entgiftung" signalisieren.

Verschreibung der Dialysezeit

Frequenz

In Ländern mit entsprechendem ökonomischen Leistungspotential ist die 3mal wöchentlich durchgeführte Hämodialyse seit den 70er Jahren zur Standarddialysefrequenz geworden, und alle Berechnungen der Dialyseeffektivität sowie der Überlebensraten beziehen sich auf diesen Standard. Ein solches Regime erlaubt eine ausreichende Kontrolle der Flüssigkeits- und Kaliumproblematik und eine liberale Nahrungsaufnahme im Vergleich zu weniger häufigen Dialysen. Eine geringere Dialysefrequenz kann in Ausnahmefällen bei metabolisch stabilen Patienten mit noch deutlicher Nierenrestfunktion verantwortbar sein, bringt aber in der Regel beim zu erwartenden Nierenfunktionsverlust erhebliche psychologische Umstellungenprobleme bei der dann notwendigen Frequenzerhöhung.

Eine Erhöhung der Dialysefrequenz bei stabilen Patienten wurde experimentell (3) mit gutem klinischen Erfolg durchgeführt, konnte sich aber in der Praxis wegen zu hoher Kosten und Gefäßzugangsproblemen nicht durchsetzen. Bei katabolen Patienten, z.B. im Rahmen eines Infekts, bei Patienten mit akutem Nierenversagen und bei Auftreten urämischer Komplikationen wie Perikarditis, ist in der Regel eine erhöhte Dialysefrequenz indiziert. Auch bei Patienten mit symptomatischer, nicht operabler koronarer Herzkrankheit kann eine 4. Dialyse zu einer kardialen Stabilisierung (s.u.) beitragen.

Dialysedauer

Seit den Erfahrungen aus den frühen 80er Jahren (4) hat sich in Westeuropa und in Japan eine Dialysedauer von 3mal 4–6 Stunden/Woche durchgesetzt, vorwiegend als Bicarbonatdialyse. Basierend auf einer anderen medizinischen Versorgungsstruktur, einer restriktiven Vergütungspolitik und einer unterschiedlichen Medizinkultur wurde in den USA eine Kurzzeitdialysestrategie (weniger als 4 Stunden/3mal pro Woche) praktiziert, die im Vergleich mit Europa und Japan zu signifikant verschlechterten Überlebensraten von Dialysepatienten führte (5). Ursache hierfür ist neben einer bei Kurzzeitdialyse kritischen Entgiftungsqualität (6) auch die inadäquate Kompensation des Wasser- und Elektrolythaushaltes. Es konnte gezeigt werden, daß bei einer Verlängerung der Dialysedauer von 3 auf 4–5 Stunden die Hochdruckproblematik und Komplikationen der Hypervolämie wie z.B. Lungenstauung oder Lungenödem ebenso abnahmen wir die Inzidenz dialyseassozierter Blutdruckabfälle (7). Obwohl die Pathogenese der arteriellen Hypertonie bei Dialysepatienten multifaktoriell ist, ist die Hypervolämie eine der Hauptursachen, was durch die enormen Prävalenzunterschiede zwischen einem 3,5–4stündigen Dialyseregime (8) und einer 8-Stunden-Behandlung (9) unterstrichen wird. Harnstoffkinetikmodelle sollten nicht dazu mißbraucht werden, sich bei der Verschreibung der Dialysezeit lediglich auf einen mechanischen Nebenaspekt der Dialyse zu beschränken und die komplexere, klinische Beurteilung einer adäquaten Dialysezeit zu unterlassen (10). Eine inadäquat kurze Dialysezeit kann ferner einen Circulus vitiosus initiieren bzw. unterhalten, wenn eine Malnutrition durch unzureichende Proteinaufnahme aggraviert wird. Umgekehrt konnte gezeigt werden, daß eine Erhöhung der Dialysezeit und damit der Dialysedosis zu einer vermehrten Proteinaufnahme führen kann (10).

Die Verschreibung der Dialysedauer sollte – wenn möglich – individualisiert werden, wobei Unterschiede in der Dialyseeffektivität ebenso berücksichtigt werden sollten wie die Höhe der zu applizierenden Ultrafiltrationsraten. Bestehen klinische Hinweise für eine nicht adäquate Dialyse (hohe Hypertonieinzidenz, Hypotonieinzidenz, Malnutrition usw.), sollte auch die in Europa konventionelle Dialysedauer überschritten werden. Aus persönlichen Erfahrungen (7) ist darauf hinzuweisen, daß es aus psychologischen Gründen enorm schwierig ist, eine Kurzzeitstrategie zu verlassen und bei den Patienten eine längere Dialysedauer durchzusetzen. Weiterhin kann eine Kurzzeitdialysebehandlung zu einer Überbetonung der technischen Aspekte der Dialyse und zu einer deutlichen Überforderung des Pflegepersonals sowie einer Complianceverschlechterung der Patienten führen (11).

Verschreibung der Ultrafiltrationsrate (UFR)

Die Höhe der UFR steht im direkten Zusammenhang mit der Dialysedauer und der Gewichtszunahme der Patienten. Je kürzer die Dialysezeit, um so höher muß die UFR zur Erreichung eines definierten Dialyseendgewichtes sein. Hohe, bei kurzen Dialysezeiten unumgängliche UFR führen möglicherweise zu einem veränderten Durstverhalten und damit zu einer weiteren Erhöhung der UFR (11). Weitere Hinweise, daß höhere UFR Durst stimulieren können, ergeben sich aus einem Vergleich dreier europäischer Dialysezentren (12), wo die Gewichtszunahme zwischen den Dialysen bei den Zentren doppelt so hoch lag, wo auch die UFR gegenüber dem Vergleichszentrum (4fach) erhöht war. Möglicherweise führt eine rasche Volumendepletion (Natriumentzug, Osmolaritätsabfall) zu einer überschießenden Trinkreaktion, womit bei zeitlich fixierten Dialyseregimen ein Circulus vitiosus in Gang gesetzt werden kann.

Ein weiterer Gesichtspunkt besteht in dem Zusammenhang zwischen der Höhe der UFR und der Inzidenz dialyseassoziierter Blutdruckabfälle (13), wobei die individuelle Vorhersage eines Blutdruckabfalls trotz dieses statistischen Zusammenhanges praktisch unmöglich ist. Eine wesentliche Rolle bei der Wirkung der UFR auf das Plasmavolumen (Einengung, Refilling) und damit auf den venösen Rückfluß zum Herzen spielt der Hydratationszustand eines Patienten (14), so daß ein indivueller Patient mit einem eher niedrig definierten Endgewicht eine deutlichere Plasmavolumeneinengung auf einen standardisierten UFR-Reiz aufweist als in einem hydrierteren Zustand. Neben diesen deutlichen intraindividuellen Unterschieden bestehen enorme interindividuelle Differenzen bei der Plasmavolumenreduktion nach standardisierter Ultrafiltration. Neben der Unvorhersagbarkeit, bei welcher Plasmavolumeneinengung ein individueller Patient einen Blutdruckabfall bekommen wird, besteht also zustätzlich noch die Unvorhersagbarkeit, wie stark die Plasmavolumeneinengung bei einer definierten UFR sein wird. Da somit die hämodynamischen Effekte der UFR im Einzelfall nicht vorhersagbar sind, sollten aus prophylaktischen Gründen die UFR möglichst niedrig definiert werden. Bei Verwendung einer konstanten UFR hat sich das Konzept einer individuellen, maximalen UFR, die nicht überschritten werden sollte, bewährt (Tab. 7.1). Dabei wird empirisch für jeden Patienten eine UFR definiert, die bisher ohne Hypovolämiesymptome toleriert wurde (in der Regel < 700 ml/h bzw. < 1% des definierten Dialysezielgewichts). Reicht die Gesamtultrafiltrationsmenge zum Erreichen des definierten Dialyseendgewichts nicht aus, sollte bei der entsprechenden Einzeldialyse

Tabelle 7.1 Verschreibung einer maximalen (noch sichereren) UFR

Empirie: Was hat der Patient bisher maximal ohne Symptome vertragen?
Sicherheitsreserve bei Patienten mit
– koronarer Herzkrankheit – Aortenstenose – linksventrikulärer Compliancestörung – Ao-carotis-Stenose – Diabetes mellitus
Erreichen des definierten Endgewichts dann mit variabler Dialysedauer

die Behandlungsdauer verlängert werden. Aus Sicherheitsgründen empfiehlt es sich, bei Patienten mit kardiovaskulären Erkrankungen, bei denen ein rascher Abfall der linksventrikulären Vorlast zu Füllungsdefekten des linken Ventrikels führen könnte, oder bei Patienten mit potentiell erheblichen Dialysehypotoniefolgen (z.B. Myokardinfarkt bei koronarer Herzkrankheit) eine um 100–200 ml/h niedrigere UFR einzustellen, als es empirische Erfahrungen nahelegen würden. Ziel dieses Konzeptes ist die Minimierung von kardiovaskulären Komplikationen während der Hämodialysedauer. Grundlage sind die bereits von Kinet u. Mitarb. (15) beschriebenen hämodynamischen Sequenzen bei Hämodialyse, wobei die Ultrafiltration zu einer Abnahme des venösen Rückflusses zum Herzen, einer Unterfüllung des linken Ventrikels und kritischem, nicht mehr kompensierbarem Schlagvolumenabfall führt. Wissenschaftlich gesicherte Daten zum Erfolg dieses UFR-Konzeptes liegen nicht vor; jedoch ist es erfahrungsgemäß möglich, mit einer am kardiovaskulärem Status individualisierten UFR eine Inzidenz dialyseassoziierter Blutdruckabfälle von <4% zu erreichen. Bei nichtindividualisierter UFR und fixierter Behandlungsdauer hingegen dürfte die Inzidenz trotz moderner Dialysetechnik weiterhin bei ca. 20% liegen (16).

Der Einsatz von degressiven Ultrafiltrationsprofilen sowie variablen Natriumprofilen im Dialysat hat nur teilweise eine pathophysiologische Basis und kann zum gegenwärtigen Zeitpunkt bei nicht gesicherten Daten nur als untauglicher Versuch, das Dilemma einer zu großen Ultrafiltrationsmenge in einer zu kurz bemessenen Dialysezeit zu beseitigen, charakterisiert werden. Im Vergleich zum Plasma erhöhte Natriumdialysatkonzentrationen können zwar zunächst die Inzidenz der dialyseassozierten Hypotonie sowie Symptome eines Disäquilibriumsyndroms günstig beeinflussen; postdialytisch kann dadurch jedoch Durst und damit eine vergrößerte Flüssigkeitsaufnahme zwischen den Dialysen provoziert werden (17). Es ist vorstellbar, daß der vergrößerte Pool austauschbaren Natriums mit einer gesteigerten Langzeitmorbidität einhergeht. Die Verschreibung einer adäquaten Dialysenatriumkonzentration richtet sich somit ebenso wie die Verschreibung der UFR nach klinischen Gesichtspunkten. Dabei müssen sowohl Kurzzeitnebenwirkungen (Hypotonie) als auch Langzeitkomplikationen (z. B. Hypertonie, Überwässerung) berücksichtigt werden (17). Es ist vorstellbar, daß zukünftig der routinemäßige Einsatz von Monitoren zum Blutvolumenverlauf während der Dialyse andere Ultrafiltratonsprofile erlaubt. Die bisherigen Erfahrungen mit Blutvolumenmessungen, die die Unvorhersagbarkeit von Blutdruckabfällen mit dieser Methode belegen (18), weisen auf die Notwendigkeit hin, für jeden einzelnen Patienten eine kritische Blutvolumeneinengung zu definieren. Erfahrungsgemäß bestehen enorme interindividuelle Toleranzbereiche, wobei manche Patienten bereits mit einer Blutvolumeneinengung (relatives BV) von 5%, andere erst bei 35% mit einer symptomatischen Dialysehypotonie reagieren. Immerhin könnte eine kontinuierliche, für jeden Patienten mit individuellen Grenzwerten definierte Blutvolumenüberwachung in einem „closed loop system" eine variable UFR gestatten, wobei aber zur Zeit jegliche gesicherte Daten über eine überlegene Kurz- und Langzeittolerranz einer solchen Dialyse fehlen.

Verschreibung des Dialysezielgewichts

Die Definition eines „adäquaten" Dialyseendgewichts stellt hohe klinische Ansprüche an den Dialysearzt, denn er muß dabei sowohl Kurz- als auch Langzeitkomplikationen der Dialysebehandlung berücksichtigen und diese im Kontext doch sehr unterschiedlicher kardiovaskulären Zusatzerkrankungen interpretieren. Die charakteristische Volumenveränderung eines an- oder oligurischen Hämodialysepatienten verläuft typischerweise zyklisch und ist durch die jeweiligen extremen Gewichtswerte vor und nach der Dialyse charakterisiert. Dialyseendgewichtsdefinitionen oder Meßergebnisse, die sich nur jeweils auf einen Teil des Volumenzyklus beziehen, beschreiben daher nur in ausschnitthafter Weise die Gesamtproblematik des Volumenstatus und vernachlässigen damit wichtige – möglicherweise komplikationsträchtige – Aspekte. So konzentrieren sich die klinischen Definitionen von Henderson (19) und Kinet (15) lediglich auf die Vermeidung der Dialysehypotonie (und vernachlässigen damit das Problem der Hypervolämie), während andere (9) sich ausschließlich unter dem prognostischen Aspekt auf die Vermeidung der arteriellen Hypertonie konzentrieren (und damit das Hypovolämieproblem übersehen). In Anlehnung an die Definitionen von Thomson u. Mitarb. (20) und Heyka u. Paganini (21) kann ein adäquates Dialyseendgewicht als das Gewicht definiert werden, bei dem akute und chronische Dysvolämiefolgen vermieden werden und mit dem sich ein Patient wohlfühlt.

Es wird häufig übersehen, daß das Dialysezielgewicht keine statische Größe ist und oft adaptiert werden muß. Bei einer prospektiven Untersuchung mußte im Mittel das Dialyseendgewicht alle 19 Wochen geändert werden (22), bei Hypervolämiezeichen immerhin durch eine Senkung von ca. 2 kg, bei Hypervolämie mit einer Anhebung von ca. 1 kg. Bei der Deutung der klinischen Symptome ist darauf zu achten, daß andere Ursachen ausgeschlossen werden, bei welchem Dialysemodus sie auftreten und welche kardiovaskulären Begleiterkrankungen vorliegen. Die Spezifität der Symptome (Tab. 7.1) ist dann hoch, wenn sie de novo auftreten und wenn eine Korrektur des Gewichts (des Volumenstatus) zum Verschwinden der Symptomatik führt. Die Symptome und Zeichen der Dysvolämie in Abb. 7.1 stellen bei einer fast völligen Ignoranz der Dialyseliteratur zu diesem Thema lediglich eine subjektive Auswahl dar. Bei klinischen Zeichen und Symptomen der Hypovolämie ist zu beachten, daß trotz postdialytischer vaskulärer Hypovolämie trotzdem eine (interstitielle) Überwässerung vorliegen kann, wenn hohe UFR die „Refilling"-Raten des vaskulären Kompartimentes überschreiten. Ähnliches gilt auch für apparative Meßverfahren, wie die V.-cava-Sonographie. Symptome sind also nur dann verwertbar, wenn niedrige UFR angewendet werden.

Bei Symptomen und Zeichen der Hypervolämie ist zu beachten, daß in Anbetracht der hohen Prävalenz von kardialen Erkrankungen (z. B. KHK, „idiopathische" diastolische Füllungsstörung, Aortenklappenstenose) geringe Volumenveränderungen disproportional hohe diastolische linksventrikuläre Druckveränderungen bewirken und damit dem Symptom der Dyspnoe einen hohen Stellenwert zukommen lassen. Aus oben genannten Gründen ist eine ausschließliche Orientierung der Dialyseendgewichtsdefinition am Blutdruckverhalten abzulehnen; andererseits ist die Rate an hypertensiven Patienten durchaus auch ein Indikator für die Qualität der Dialysezielgewichtsverschreibung.

Der Stellenwert von nichtinvasiven Methoden zur adäquaten Dialyseendgewichtsbestimmung ist zur Zeit nicht klar. Prinzipiell besteht bei der V.-cava-Sonographie (wie auch bei der Blutvolumenmessung) der Nachteil, daß vor und nach der Dialyse am *venösen* Kompartiment gemessen wird, das gerade besonders durch den Dialyseeffekt verändert wird und nicht repräsentativ für das Extrazellulärvolumen sein muß. Weiterhin ist die Methode erst nach echokardiographischem Ausschluß einer Trikuspidalinsuffizienz zu interpretieren (23). Unklarheiten über die richtige Methodik (Messung zwerchfellnah oder auf der Höhe des Lobus caudatus [23, 24], Bezug der Meßwerte auf m^2 Körperoberfläche oder Herzfrequenz [23, 24]) und die enorme interindividuelle Variabilität der Methode (22) dürfen nur in Ausnahmefällen eine *akute* Diskriminierung der Dysvolämie zulassen. Bei kardiologisch gesunden, nach unserer Erfahrung jüngeren Patienten sehen wir einen sinnvollen Einsatz dieser Methode beim begleitenden klinischen Follow-up der Dialysezielgewichtsdefinition (22).

Bioimpedanzmethoden haftet zum gegenwärtigen Zeitpunkt der prinzipielle Nachteil an, daß sie bei Dialysepatienten nicht validiert sind und mit Daten Gesunder interpoliert werden müssen. Auch diese Methode ist bei Dialysepatienten durch eine hohe interindividuelle Varianz gekennzeichnet, die die Interpretation beim einmaligen Gebrauch ausschließt. Andererseits scheint diese Methode im Follow-up des Volumenstatus durchaus den Einsatz bei unausgewählten Dialysepatienten zu gestatten (22).

Verschreibung der Dialyse bei kardiovaskulärer Komorbidität

Das zunehmende Alter und das Erschließen der Dialysetherapie für Patienten mit Diabetes mellitus Typ II läßt in Zukunft auf eine deutliche Erhöhung der kardiovaskulären Komorbidität auf Dialysepopulation schließen. Da der Dialysetherapie auch ein wesentlicher Stellenwert bei der Behandlung von kardiovaskulären Erkrankungen zuzuschreiben ist, erscheint die besondere Berücksichtigung einzelner Krankheitsbilder gerechtfertigt.

Koronare Herzkrankheit (KHK)

Hämodialyse beeinflußt die kardiale Vor- und Nachlast und die Herzfrequenz und damit wichtige Größen der myokardialen Perfusion. Eine partielle Kompensation der renalen Anämie mit Erythropoetin auf einen Zielhämatokrit von 35% bewirkte bei Hämodialysepatienten mit signifikanter KHK eine Verbesserung der koronaren Perfusionsparameter (25). Weiterhin ist bei KHK-Patienten eine Hypervolämie zu vermeiden. Volumenentzug hyperhydrierter KHK-Patienten führte ebenfalls zu einer Verbesserung kardialer Ischämieparameter und der linksventrikulären Funktion. Andererseits sind dialyseassoziierte Blutdruckabfälle (wegen Verminderung des koronaren Perfusionsgradienten zwischen diastolischem Aortenmitteldruck und diastolischem linksventrikulären Druck) ungünstig. Tachykardien bei Blutdruckabfall oder bei Hypovolämie erhöhen den myokardialen O_2-Bedarf und sollten vermieden werden. Neben einer „sanften" Dialyse ist daher besonders die Dialysezielgewichtsbestimmung bei KHK-Patienten von besonderer Bedeutung. Im Prinzip sollten Hämodialysepatienten mit KHK so wenig hyperhydriert wie möglich sein, dabei einen normalen Blutdruck aufweisen. Gelegentlich ist es trotzdem notwendig, die blutdrucksenkenden Effekte einer antianginösen Therapie β-Blocker, Nitrate) durch ein etwas höheres Dialyseendgewicht auszugleichen.

Aortenstenose

In zunehmenden Maße werden hämodynamisch relevante Aortenklappenstenosen in der Dialysepopulation entdeckt (26), die die Durchführung der Dialysetherapie beeinträchtigen können. Ein transaortaler Druckgradient von > 50 mmHg läßt auf eine Einengung der Aortenklappe von weniger als < 0,5 cm²/m² schließen. Die daraus folgende Obstruktion des linksventrikulären Ausflusses führt in der Regel zu einer kompensatorischen linksventrikulären Hypertrophie mit Erhöhung des diastolischen linksventrikulären Drucks – eine Situation, die auch ohne koronare Herzkrankheit zu einer beeinträchtigten Myokardperfusion führen kann. Da ein schneller Volumenentzug kritische Folgen für die linksventrikuläre Funktion haben kann, andererseits Hypervolämiephasen besonders leicht zu Lungenstauung/Ödem führen können, empfiehlt sich primär eine CAPD-Therapie mit guter Volumenkontrolle. Bei Hämodialyse dürfen nur geringe UFR angewendet werden, was lange Dialysedauern von meist > 5 Stunden zur Folge hat.

Symptome	Punkte	Verlaufsdaten (1., 2. Dialyse etc.) Herr/Frau .... Monat ....
Ruhedyspnoe im Sitzen	+6	
Ruhedyspnoe, 2 Kissen	+4	
Ruhedyspnoe, flachliegend	+2	
chronischer Husten	+2	
prätibiale Ödeme, stark	+3	
prätibiale Ödeme, schwach	+2	
Blutdruckniveauanstieg > 20 mmHg	+2	
systolischer Blutdruckanstieg unter Ultrafiltration	+2	
symptomfrei	0	
symptomatischer Blutdruckabfall, nur Lagerung*	–1	
symptomatischer Blutdruckabfall, Infusion*	–2	
symptomatischer Blutdruckabfall, Erbrechen*	–6	
Wadenkrämpfe, leicht*	–2	
Wadenkrämpfe, stark*	–3	
Leistungsknick/Schlappheit	–3	
Schwindel*	–4	
Durst direkt nach Hämodialyse	–1	
Blutdruckniveauabfall > 20 mmHg	–2	
Summe		
neues Trockengewicht (kg)		

Symptome nur werten, wenn andere Ursachen unwahrscheinlich   *Bei gleichbleibender UFR

Abb. 7.1   Vorschlag zum Verlaufsscore des Hydratationsgrades.

Diastolische linksventrikuläre Dysfunktion

Eine ähnliche Situation liegt bei diastolischer linksventrikulärer Dysfunktion anderer Ursache vor. Dieser bei ca. 40% aller Dialysepatienten zu erhebende Befund ist gekennzeichnet durch häufige hämodialyseassoziierte Blutdruckabfälle und ein schnelles Auftreten einer pulmonalen Stauungssymptomatik zwischen den Dialysen. Auch bei diesem Krankheitsbild sind eine lange, mit geringen UFR einhergehende Hämodialysetherapie und eine sich an der Symptomatik orientierende (Abb. 7.1) häufige Dialysezielgewichtsanpassung die adäquate Verschreibung.

Zusammenfassung

Aus den drei Beispielen ergibt sich, daß vor oder kurz nach Dialysebeginn bei jedem Patienten eine eingehende kardiologische Diagnostik erfolgen sollte und daß die Ergebnisse bei der Dialyseverschreibung berücksichtigt werden sollten. Die ausgeprägten kardiovaskulären Akuteffekte der Hämodialyse sowie die erhebliche kardiovaskuläre Komorbidität der Dialysepatienten werden es zukünftig nicht zulassen, Fortschritte der Dialysetechnik und Kontrolle (z.B. Blutvolumenmessungen, Feedback-Systeme) zu einer weiteren Verkürzung der Dialysedauer einzusetzen, sondern zu einer hämodynamisch sicheren, eher längeren Dialyse.

Literatur

1 Friedmann, E.A.: Revelations behind a fallen curtain: dialysis restriction and the Berlin wall. Nephrol. Dialys. Transplant. 9 (1994) 242–243
2 Raine, A.E.G.: The rising tide of diabetic nephrology – the warning before the flood? Nephrol. Dialys. Transplant. 10 (1995) 460–461
3 Snyder, D., P. Louis, Mordujovic: Clinical experience with long-term brief „daily" hemodialysis. Proc. Europ. Dialys. Transplant. Ass. 11 (1974) 128–135
4 Cambi, V., G. Garini, G. Sorazzi, L. Arisi, S. David, P. Zanelli, F. Bono, F. Gardini: Short dialysis. Proc. Europ. Dialys. Transplant. Ass. 20 (1983) 111–121
5 Held, P.J., F. Brunner, M. Odaka, J.R. Garcia, F.K. Port, D.S. Gaylin: Five-year survival for end-stage renal disease patients in the United States, Europe and Japan. Amer. J. Kidney Dis. 15 (1990) 451–457
6 Owen, W., N. Lew, Y. Liu, E. Lowrie, J. Lazarus: The urea reduction ratio and serum albumin concentrations predictors of mortality in patients undergoing hemodialysis. New Engl. J. Med. 329 (1993) 1001–1005
7 Wizemann, V., W. Kramer: Short-term dialysis – long-term complications. Blood Purif. 5 (1987) 193–201
8 Cheig, J.S., C. Milite, J.F. Sullivan, A.L. Rubin, K.L. Stenzel: Hypertension is not adequately controlled in hemodialysis patients. Amer. J. Kidney Dis. 19 (1992) 453–459
9 Charra, B., E. Calemard, M. Ruffet, C. Chazot, J.-C. Terrat, T. Vanel, G. Laurent: Survival as an index of adequacy of dialysis. Kidney int. 41 (1992) 1286–1291
10 Shaldon, S., K. Koch: Survival and adequacy in long-term hemodialysis. Nephron 59 (1991) 353–357
11 Techert, F.: Erfahrungen mit der Kurz- und Langzeitdialyse aus pflegerischer Sicht. Dialyse-J. 16 (1986) 21–24
12 Luik, A., B. Charra, K. Katzarski, J. Habets, M. Cheriex, G. Laurent, J. Bergström, K. Leunissen: J. Amer. Soc. Nephrol. 1994, Abstract 40 P (p. 521)
13 Ronco, C., A. Brendolan, L. Bragantini, S. Chiaramonte et al.: Technical and clinical evaluation of four different short dialysis techniques. Contr. Nephrol 61 (1988) 46–68
14 Wizemann, V., H. Leibinger, K. Mueller, A. Nislon: Einfluß des Hydrationszustandes auf ultrafiltrationsbedingte Plasmavolumenveränderungen. Dialyse-J. 43 (1993) 1–4
15 Kinet, J.P., D. Soyeur, N. Balland, M. Saint-Remy, P. Collignon, J.P. Godon: Hemodynamic study of hypotension during hemodialysis. Kidney int. 21 (1982) 868–876
16 Bergamo Collaborative Study Group: Acute intradialytic well-being. Kidney int. 40 (1991) 714–719
17 Petitclerc, T., C. Jacobs: Dialysis sodium concentration: What is optimal and can be individualized? Nephrol. Dialys. Transplant. 10 (1995) 596–599
18 Santoro, H., E. Mancini, P. Zucchelli: Round-table: prevention of haemodynamic risks inherent to the treatment. Symposium, May 11–13, 1995, Wiesbaden (Abstr. p. 38)
19 Henderson, L.W.: Symptomatic hypotension during hemodialysis. Kidney int. 17 (1980) 71–76
20 Thomson, G.E., K. Waterhouse, H.P. McDonald, E.A. Friedman: Hemodialysis for chronic renal failure. Arch. intern. Med. 120 (1967) 153–167
21 Heyka, R.J., E.P. Paganini: Blood pressure control in chronic hemodialysis patients. In Mahor, F.H.: Replacement of Renal Function by Dialysis. Kluwer, Dordrecht 1989
22 Wizemann, V., M. Schilling: Dilemma of assessing volume state – the use and the limitations of a clinical score. Nephrol. Dialys. Transplant. 10 (1995) 2114–2117
23 Mandelbaum, A., A. Link, G. Wambach, E. Ritz: Vena-cava-Sonographie zur Beurteilung des Hydratationszustandes bei Niereninsuffizienz. Dtsch. med. Wschr. 118 (1993) 1309–1315
24. Cheriex, E.C., K.M.L. Leunissen, J.H.A. Jannsen, J.M.V. Mooy, J.P. van Hoff: Echography of inferior vena cava is a simple and reliable tool for estimation of „dry weight" in haemodialysis patients. Nephrol. Dialys. Transplant, 4 (1989) 563–568
25 Wizemann, V., J. Kaufmann, W. Kramer: Effect of erythropoietin on ischemia tolerance in anaemic hemodialysis patients with confirmed coronary artery disease. Nephron 62 (1992) 161–165
26 Raine, A.E.G.: Acquired aortic stenosis in dialysis patients. Nephron 68 (1994) 155–164

8 Design, Leistung, Biokompatibilität und Wiederverwendung von Hämodialysatoren und Wirkung auf den Proteinkatabolismus

R. M. Schaefer und W. H. Hörl

Entwicklung und Einsatz von Dialysatoren

Die heute klinisch verwendeten Dialysatoren können je nach ihrem Konstruktionsprinzip in drei unterschiedliche Typen eingeteilt werden (Tab. 8.1).

Diese Dialysatoren werden in verschiedenen Größen angeboten, so daß sowohl Kinder als auch Erwachsene adäquat behandelt werden können. Durch Variation der Porengröße und der hydraulischen Permeabilität sind diese Dialysatoren auch für Hämofiltration, Hämodiafiltration bzw. High-flux-Dialyse geeignet.

Spulendialysatoren waren stets durch das Entstehen von sog. „boundary layers", langsam fließende, membrannahe Flüssigkeitsschichten auf der Blutseite, belastet, die zu einem Verlust an Clearance führten. Nicht zuletzt deshalb setzte sich in den 60er Jahren der mehrfach verwendbare Plattendialysator vom Typ des Kiil-Dialysators sehr rasch durch (2). Dies änderte sich, als von Alwall (3) 1968 der erste Einmalplattendialysator entwickelt wurde. Damit entfiel der Umgang mit den schweren und sehr unhandlichen Kiil-Dialysatoren, die auch beim Zusammenbau sehr vorsichtig gehandhabt werden mußten. Die Produktion des Alwall-Plattendialysators wurde von der Fa. Gambro übernommen, und in der Folgezeit wurden zahlreiche Designänderungen vorgenommen, um optimale Strömungsbedingungen des Blut- und Dialysatflusses zu erreichen. Durch die Einführung multipler Dialysat- und Blutkompartimente sind die heute hergestellten Plattendialysatoren wesentlich kleiner als die Modelle aus den 60er und 70er Jahren.

1966 beschrieben Stewart u. Mitarb. (4) den ersten Kapillardialysator, der in der Folgezeit von der Fa. Cordis Dow hergestellt wurde. Initial waren relativ große Oberflächen (2,5 m^2) notwendig, um die geringen Clearance- und Ultrafiltrationseigenschaften auszugleichen, da die verwendete Cellulosemembran eine Dicke von 30 µm besaß.

Die Harnstoff-Clearance lag um 170 ml/min bei einem Blutfluß von 200 ml/min. Die frühen Typen waren durch eine starke Thrombosierung und durch einen inhomogenen Dialysatfluß gekennzeichnet und mußten mit Formalin sterilisiert werden.

Die heutigen Kapillardialysatoren haben das ursprüngliche Format des Cordis-Dow-Dialysators beibehalten. Das Faserbündel besteht aus ca. 10000 Einzelkapillaren mit einem Durchmesser von 200 µm. Das innere der Hohlfaser wird von Blut durchströmt, während das Dialysat außen um die Faser fließt.

Tabelle 8.1 Dialysatortypen und Marktanteil (aus Woffidin, C., N. A. Hoenich, J. N. S. Matthews: Nephrol. Dialys. Transplant. 7 [1992] 340)

Typen	Marktanteil (%)
Spulendialysatoren	0,4
Plattendialysatoren	8
Kapillardialysatoren	91

Der Fa. Enka AG gelang es, seit den 70er Jahren zunehmend dünnere (von initial 16 auf heute 8 µm Wandstärke) und damit leistungsfähigere Kapillaren aus Cuprammonium (Cuprophan) zu entwickeln. Die Halbierung der Wandstärke geht im Prinzip mit einer Verdoppelung der diffusiven Transportkapazität einher, was zu einer erheblichen Reduktion der Membranoberfläche geführt hat.

Eine Reihe von Vorteilen gegenüber Plattendialysatoren hat dazu geführt, daß der Marktanteil der Kapillardialysatoren heute bei über 90% liegt (s. Tab. 8.1). So weisen Kapillar- im Gegensatz zu Plattendialysatoren eine hohe mechanische Stabilität auf, haben in der Regel ein kleineres Füllvolumen (60–90 ml/l m^2 vs. 100–120 ml/l m^2) und bei hohen Transmembrandrücken bleibt das Volumen des Blutkompartiments konstant. Das Problem der Eingußmasse mit seiner hohen Affinität zum Sterilisationsgas Ethylenoxid spielt bei dampfsterilisierten oder γ-bestrahlten Kapillardialysatoren heute keine Rolle mehr.

Entwicklung von Dialysemembranen

Regenerierte Cellulose

Der Beginn der Membranentwicklung war relativ prosaisch. Kolff u. Berk (5) mußten auf das einzig kommerziell erhältliche Material, Wursthaut aus regenerierter Cellulose, zurückgreifen. Diese Schläuche wurden bereits damals im Laborbereich zur Dialyse eingesetzt, und man schätzte ihre mechanische Stabilität und zufriedenstellende Permeabilität. In den 40er und 50er Jahren wurde das Design der Dialysatoren ständig verbessert, während als Membran fast ausschließlich regenerierte Cellulose (je nach Hersteller als Visking, Cellophan oder Bemberg PT bezeichnet) verwendet wurde.

Cellulose ist ein lineares Polysaccharid, welches in der Natur in Baumwolle, Holz und den meisten Pflanzen als strukturelles Polymer weit verbreitet ist. Von regenerierter Cellulose spricht man nach Reinigung und Auflösung sowie Formung und Präzipitation als Film oder Hohlfaden. Initial wurde regenerierte Cellulose als Verpackungsmaterial oder Textilfaser (Enka-Viskose) genutzt. Das Monomer der Cellulose ist ein ungesättigter zyklischer Äther mit 3 Hydroxylgruppen. Es handelt sich um ein extrem polares Molekül mit hoher Ladungstrennung und starken Van-der-Waals-Kräften. Hieraus resultiert ein äußerst hydrophiles Polymer, welches mit Wasser auf molekularer Ebene ein Hydrogel bildet. Als solches hat es eine hohe Porosität bei gleichzeitig kleiner Porengröße. Für den diffusiven Stofftransport bedeutet dies eine gute kleinmolekulare Clearance bei gleichzeitig limitierter Ultrafiltrationsleistung. Cellulose ist eines der wenigen Materialien, die durch ihre Interaktion mit Wasser im feuchten Zustand eine höhere mechanische Stabilität als im trockenen aufweist. Dadurch ist es möglich, sehr dünne Membranen mit entsprechend günstigen diffusiven Transporteigenschaften herzustellen.

Derivatisierte Cellulose

Allerdings führen die freien Hydroxylgruppen der Cellulose zur Interaktion mit C3-Komplement mit konsekutiver Aktivierung der Komplementkaskade und nachfolgender transienter Leukopenie. Infolgedessen hat man versucht, durch Veresterung der Hydroxylgruppen die Reaktivität der cellulosischen Membranen zu reduzieren. Werden zwei der drei freien Hydroxylgruppen mit Acetat verestert, entsteht Cellulosediacetat (zumeist als Celluloseacetat – CA – bezeichnet). Werden alle drei OH-Gruppen mit Acetat verestert, so spricht man von Cellulosetriacetat (CTA). Die Firma Cordis Dow brachte Mitte der 70er Jahre den ersten Celluloseacetatdialysator auf den Markt, während in den 80er Jahren von verschiedenen Herstellern eine Reihe von Triacetatdialyatoren eingeführt wurden.

Hemophan stellt eine weitere Version von derivatisierter Cellulose dar. Statt Acetat wurde hier ein tertiäres Amin (Diethylaminoethyl = DEAE) an ca. 1 % der freien Hydroxylgruppen gebunden. Dies reicht bereits aus, die unerwünschten Interaktionen mit den verbliebenen OH-Gruppen weitestgehend zu unterbinden. Prinzipiell haben derivatisierte Cellulosemembranen etwas größere Poren und eine geringgradig höhere Ultrafiltrationsrate. In der kleinmolekularen Clearance sind sie dem traditionellen Cuprophan unterlegen, während sie im Mittelmolekülbereich eine etwas bessere diffusive Transportkapazität aufweisen. Generell hat die derivatisierte Cellulose ein günstigeres Biokompatibilitätsprofil, mit geringerer Komplementaktivierung und weniger ausgeprägter Leukopenie. Allerdings ist die Aktivierung der plasmatischen Gerinnung in der Regel ausgeprägter als bei Cuprophan, so daß der Zusatz von Heparin bei der Vorspülung des Dialysators empfohlen wird.

Synthetische Membranen

Polyacrylnitril/AN 69

Die erste synthetische Membran wurde von Rhone-Poulenc unter der Bezeichnung RP6-System in den frühen 70er Jahren eingeführt. Dabei handelte es sich um ein Kopolymer aus Acrylonitril und Natriummethallylsulfonat, welches heute in seiner endgültigen Zusammensetzung als AN 69-Membran von der Fa. Hospal vertrieben wird. Die Membranstruktur wird dabei in hohem Maße durch den Gehalt an Methallylsulfonat bestimmt. Während Membranen aus purem Polyacrylnitril in der Regel große Poren aufweisen und sich in erster Linie zur reinen Ultrafiltration eignen, führt der Zusatz von Methallylsulfonat zu einer feinporigen, homogenen High-flux-Membran mit sehr guten diffusiven und konvektiven Transporteigenschaften.

Bemerkenswerterweise ist diese Membran durch eine beträchtliche Adsorptionskapazität für Proteine ausgezeichnet, was bei der Elimination von β_2-Mikroglobulin quantitativ durchaus relevant ist (6). Die Adsorption von C3a und C5a (7) ist wahrscheinlich auch für die ausgezeichnete Biokompatibilität der Membran verantwortlich. Durch Adsorption dieser Anaphylatoxine wird eine Aktivierung der Komplementkaskade mit konsekutiver Leukopenie fast vollständig vermieden (8).

In den frühen 90er Jahren mehrten sich allerdings Berichte, wonach es bei Patienten mit ACE-Hemmer-Therapie während der Dialyse mit AN 69 gehäuft zu anaphylaktoiden Reaktionen gekommen war (9, 10). Im weiteren Verlauf stellte sich heraus, daß es an der AN 69-Membran zu Kontaktaktivierung, Aktivierung von Kallikrein und Abspaltung von Bradykinin aus hochmolekularem Kininogen kommt. Bei Blockade des Converting-Enzyms, welches mit Kininase II identisch ist, kann es zur Akkumulation von Bradykinin im Organismus und damit zu entsprechenden anaphylaktoiden Reaktionen kommen (11).

Polysulfon

Mitte der 70er Jahre begannen Streicher und Schneider zusammen mit dem Berghof-Institut in Tübingen mit der Entwicklung eines Polysulfonhämofilters (12). Im Jahre 1980 übernahm die Firma Fresenius die großtechnische Produktion von Polysulfonhohlfasern. Initial war das Berghof-Polysulfon noch als reine Filtrationsmembran konzipiert. Als solche bestand diese Membran aus einer dünnen Trennschicht mit einer sich nach außen erstreckenden fingerartigen Struktur, die der Hohlfaser die entsprechende mechanische Stabilität bei einer Wandstärke von 200 µm verlieh. Durch Zusatz von Polyvinylpyrrolidon entstand ein schaumartiges Kopolymer (13), welches bei einer geringeren Wandstärke (40 µm) ausgezeichnete diffusive und konvektive Transporteigenschaften besitzt (Tab. 8.2).

Neben den guten Transporteigenschaften weisen Polysulfonmembranen auch ein ausgezeichnetes Biokompatibilitätsprofil mit geringer Komplementaktivie-

Tabelle 8.2 Vollblut-Clearances und Siebkoeffizienten für High-flux-Polysulfon (aus Streicher, E.,H. Schneider: Contr. Nephrol. 46 [1985] 1)

	Harnstoff	Kreatinin	Phosphat	Inulin	β_2-Mikroglobulin
	Molekulargewicht (Dalton)				
	60	131		5200	11800
	Clearances (ml/min)				
Hämodialyse	189	168	157	85	56
Hämodiafiltration	191	173	165	93	81
Hämofiltration	119	118	117	120	95
	Siebkoeffizienten				
	1,00	0,97	1,00	1,06	0,79

Hämodialyse: Q_B: 200, Q_D: 500, Q_F: 0 ml/min.
Hämodiafiltration: Q_B: 200, Q_D: 500, Q_F: 50 ml/min.
Hämofiltration: Q_B: 200, Q_F: 120 ml/min.

rung (15) und minimalem Leukozytenabfall (14) auf. Ferner ist die Freisetzung von Leukozytenelastase niedrig (16), und es kommt nicht zu einer Generation von Bradykinin (11), so daß Interferenzen mit einer eventuellen ACE-Hemmer-Behandlung nicht zu befürchten sind.

Neben den High-flux-Versionen (PS 600-Serie) mit Ultrafiltrationskoeffizienten zwischen 20 und 55 ml/h/mmHg bietet Fresenius auch eine Polysulfonserie im Low-flux-Bereich (PS 400) mit einem Ultrafiltrationsfaktor von 4 ml/h/mmHg an. Sowohl High-flux- wie auch Low-flux-Polysulfon lassen sich mittels ETO oder Dampf sterilisieren, wobei dampfsterilisiertes Low-flux-Polysulfon eine 15–20% höhere Clearance als die entsprechenden ETO-sterilisierten Dialysatoren aufweist.

Polyamid

Ende der 70er Jahre begann die Fa. Gambro mit der Entwicklung einer asymmetrischen, hochpermeablen Polyamidmembran, die initial zur intermittierenden und kontinuierlichen Hämofiltration vorgesehen war (17). Durch Zusatz von Polyvinylpyrrolidon wurden hydrophile Domänen in die eigentlich hydrophobe Membran eingebracht, was die Interaktion mit Plasmaproteinen erheblich reduziert hat. Durch Optimierung dieses Kopolymers entstand eine asymmetrische High-flux-Membran mit ausgezeichneten diffusiven und konvektiven Transporteigenschaften. Darüber hinaus konnten Anstoß der Komplementkaskade und Leukozytenabfall minimiert werden, und eine Kontaktaktivierung findet nicht statt (18, 19).

Neben den hier vorgestellten Membrantypen gibt es eine Vielzahl anderer Membranmaterialien, die alle in Tab. 8.3 zusammengefaßt sind, ohne jedoch Anspruch auf Vollständigkeit zu erheben.

Biokompatibilität

Aktivierung der Komplementkaskade

Historisch gesehen begann die Diskussion um Biokompatibilität der Hämodialyse mit der Beobachtung, daß es während der Behandlung mit cellulosischen Membranen zu ausgeprägter, transienter Leukopenie kommt (20) und daß diese Folge einer Aktivierung der Komplementkaskade über den alternativen Weg mit Generation von C3a, C5a und von sekretorischem C5b-9 (terminaler Komplementkomplex) ist (21, 22). Zur Evaluierung von Komplementaktivierung bei Hämodialyse ist die Bestimmung von $C3a_{desarg}$, $C5a_{desarg}$ und/oder C5b-9 mittels RIA (Radioimmunoassay) oder EIA (Enzymimmunoassay) sinnvoll. Man muß allerdings berücksichtigen, daß es im Falle von $C3a_{desarg}$ (Molekulargewicht 9 kDa) bei High-flux-Membranen zu quantitativen Verlusten ins Dialysat kommen kann und daß Polyacrylnitril (Hospal) erhebliche Mengen $C3a_{desarg}$ und $C5a_{desarg}$ adsorbieren kann, so daß in beiden Fällen bei Bestimmungen der Plasmakonzentrationen das Ausmaß der tatsächlichen Generation von $C3a_{desarg}$ unterschätzt werden kann (23).

Bezüglich Komplementaktivierung bei der Dialyse liegen die meisten Untersuchungen zum Verhalten von C3a vor. Dabei ergibt sich hinsichtlich der verschiedenen Membranmaterialien etwa folgendes Bild. Die Dialyse mit Polyacrylnitril (Hospal) geht mit den niedrigsten $C3a_{desarg}$-Plasmakonzentrationen einher, da große Mengen $C3a_{desarg}$ an die Membran binden. Relativ wenig $C3a_{desarg}$ wird von den meisten synthetischen Membranen, Polysulfon (Fresenius), Polyamid (Gambro) und Polymethylmethacrylat (Toray), und von Hemophan (derivatisierte Cellulose, Akzo) generiert. Cellulosediazetat (Althin) und -triacetat (Toyobo) setzten deutlich mehr $C3a_{desarg}$ frei als die Membranen der vorgenannten

Tabelle 8.3 Kommerziell erhältliche Kapillardialysatoren

Polymer	Chemische Struktur	Bezeichnung	Hersteller
Cellulose		Cuprophan	Akzo
		regenerierte Cellulose	Asahi Medical
		Cuprammonium Rayon	Terumo, Teijin
		saponifizierte Celluloseester	Althin Medical
Cellulosediacetat	80% der OH-Gruppen mit $-\underset{\underset{O}{\|}}{C}-CH_3$ verestert	Celluloseacetat	Althin Medical
			Toyobo
			Teijin
		Diaphan	Akzo
Cellulose-triacetat	100% der OH-Gruppen mit $-\underset{\underset{O}{\|}}{C}-CH_3$ verestert	CTA	Toyobo
Cellulose	1% der OH-Gruppen mit DEAE substituiert	Hemophan	Akzo
Polyacrylnitril	Kopolymer mit Methallylsulfonat	AN 69	Hospal
	Kopolymer mit Methacrylat	PAN	Asahi Medical
	reines Polymer	SPAN	Akzo
Polysulfon	Kopolymer mit PVP	PS 600	Fresenius
		PS 400	
	reines Polymer	Biosulfan	NMC
		Polyphen	Minntech
	reines Polymer		Kuraray
			Toray
Polyamid	Kopolymer mit PVP	Polyflux	Gambro
Polycarbonat			Gambro
Polymethylmethacrylat	reines Polymer	PMMA	Toray
Polyethylen & Polyvinylalkohol	Kopolymer	EVAL	Kuraray
Polyethersulfon & Polyacrylat	Kopolymer	PEPA	Nikkiso

Tabelle 8.4 Die gebräuchlichsten Parameter zur Evaluierung von Biokompatibilität von Dialysemembranen (aus Cheung, A.K., H. Lemke: Nephrol. Dialys. Transplant. 9, Suppl. 2 [1994] 72)

Komplement	$C3a_{desarg}$, $C5a_{desarg}$, C5b-9
Leukozyten	Zahl, Degranulation (Elastase)
Thrombozyten	Zahl, Plättchenfaktor 4, β-Thromboglobulin
plasmatische Gerinnung	Thrombin-Antithrombin-III-Komplex, Faktor Xa, Fibrinopeptid A, Bradykinin*
Zytokine	monozytäre Synthese von IL-1 und TNF

* Zur Bedeutung von Bradykinin für manche anaphylaktoiden Reaktionen wurde im Abschnitt „Dialysemembranen" ausführlich Stellung genommen.

Gruppe. Mit der ausgeprägtesten Komplementaktivierung muß bei Verwendung von Cuprophan (Akzo) gerechnet werden (24–27).

Leukozytenzahl und -funktion

Zahlreiche Testsysteme wurden zur Quantifizierung der Interaktion zwischen Membran und weißen Blutzellen entwickelt. Davon stellt die Messung der Leukozyten- bzw. Neutrophilenzahl einen sehr einfach zu bestimmenden Indikator für Biokompatibilität dar. Ein Abfall der Neutrophilen während der Hämodialyse innerhalb der ersten 15 Minuten, wie er am ausgeprägtesten bei Cuprophan beobachtet wird, beruht auf einer transienten Adhäsion dieser Zellen in der Lungenstrombahn (28) und korreliert gut mit dem Ausmaß der Komplementaktivierung.

Die Degranulation von Neutrophilen mit Freisetzung von Elastase wird ebenfalls relativ häufig zur Evaluierung von Blut-Membran-Interaktionen herangezogen. Im

Plasma liegt die Elastase neutrophiler Granulozyten komplexiert mit a1-Proteinase-Inhibitor vor und kann mittels eines kommerziell erhältlichen EIA gemessen werden. Zur Freisetzung von Elastase aus Neutrophilen kommt es bei Aktivierung, Phagozytose und Zelltod (29). Die Kinetik der Elastasefreisetzung ist von den Zeitverläufen der Komplementaktivierung und der Leukopenie verschieden, da es über den gesamten Verlauf der Dialyse zu einem kontinuierlichen Anstieg der Plasmakonzentration kommt (30). Die Degranulation kann komplementabhängig und -unabhängig erfolgen. So kommt es bei Verwendung von Polymethylmethacrylatmembranen (Toray) zu erheblicher Elastasefreisetzung, obwohl die Aktivierung von Komplement sehr gering ist, was man auf direkte Zell-Membran-Interaktionen zurückgeführt hat (31).

Vergleicht man verschiedene Membranmaterialien bezüglich Freisetzung von Elastase, so ergibt sich folgendes Bild. Cuprophan (Akzo) und Polymethylmethacrylat (Toray) führen zu ausgeprägter Degranulation, wähend Membranen aus derivatisierter Cellulose (Di- und Triacetat) (27) signifikant weniger Elastase freisetzen. Sehr geringe Elastaseanstiege werden bei Verwendung von synthetischen Membranen, wie Polyacrylnitril (Hospal), Polysulfon (Fresenius) und Polyamid (Gambro) sowie bei Dialyse mit Hemophan (derivatisierte Cellulose, Akzo) beobachtet (32, 33).

Andere Autoren haben sich mit der Expression von Integrin-(Mac-1) und Selectinrezeptoren (LAM-1) während der Hämodialyse beschäftigt. Bei Verwendung von Cuprophan (Akzo) kam es zu einer Aufregulierung von Integrinrezeptoren, während die Expression von Selectinrezeptoren signifikant abnahm. Diese Veränderungen waren bei Dialyse mit Polymethylmethacrylat (Toray) (34) bzw. Polyacrylnitril (Hospal) (35) nicht nachweisbar.

Zytokine

In den letzten Jahren wurde der Generation und Sekretion von Zytokinen, in der Regel Interleukin-1β (IL-1β) und Tumornekrosefaktor-α (TNF), durch Monozyten im Rahmen der Dialyse sehr viel Aufmerksamkeit gewidmet. Als auslösende Faktoren bei der Dialysebehandlung wurden Komplementfaktoren, direkte Membraneffekte, Acetat in der Dialysierflüssigkeit sowie die Backfiltration bzw. -diffusion von Endotoxinfragmenten aus dem Dialysat identifiziert (36). Herbelin u. Mitarb. (37) untersuchten Plasma-IL-1-Konzentrationen bei gesunden Probanden und Dialysepatienten (bei den ersten Dialysebehandlungen und im weiteren Verlauf). Bei Probanden und Patienten ließ sich während der ersten Dialyse kein IL-1 nachweisen, während es bei chronischen Patienten während der Dialyse zu einem erheblichen Anstieg von zirkulierendem IL-1 kam. Diese Effekte waren von der verwendeten Membran (Cuprophan vs. Polyacrylnitril) völlig unabhängig. Auch Donati u. Mitarb. (38) fanden erhöhte IL-1-Plasmakonzentrationen während der Dialyse bei chronischen Patienten, während Patienten, die gerade mit der Dialysebehandlung begonnen hatten, keinen Anstieg aufwiesen. Auch hier waren diese Befunde nicht vom verwendeten Membranmaterial abhängig.

Einige Untersucher verfolgten auch die Fähigkeit von zirkulierenden Monozyten zur IL-1-Synthese. Zaoui u. Hakim (39) fanden in vitro eine progrediente Abnahme der monozytären IL-1-Synthese unter Cuprophandialyse (Akzo), während bei Verwendung von Polymethylmethacrylat (Toray) keine Änderung der monozytären IL-1-Produktion auftrat. Ähnliche Befunde wurden auch von Friedlander u. Mitarb. (40) mitgeteilt. Diese Autoren hatten die monozytäre IL-1 und TNF-Synthese bei Dialyse mit Cuprophan (Akzo) vs. Polysulfon (Fresenius) untersucht. Auch hier kam es bei Verwendung von Cuprophanmembranen zu einer signifikanten Abnahme der monozytären IL-1- sowie TNF-Syntheseleistung. Diese Befunde legen die Vermutung nahe, daß es bei Verwendung komplementaktivierender Membranen (Cuprophan) zu einer Reduktion der monozytären Zytokinsynthese kommen kann.

Wiederverwendung von Dialysatoren

Alle auf dem Markt befindlichen Dialysatoren und Filter sind von den Herstellern zum einmaligen Gebrauch deklariert. Allerdings kann praktisch jeder Dialysator nach Gebrauch von Blutrückständen freigespült (evtl. unter Zuhilfenahme von Natriumhypochlorit), desinfiziert und beim gleichen Patienten bei der nächsten Dialyse wiederverwendet werden. Der Wiederaufbereiter trägt dabei die volle Verantwortung für die Sicherheit des wiederverwendeten Dialysators. Die Wiederaufbereitung von Dialysatoren ist in den USA (73%), Osteuropa (95%) und anderen Regionen dieser Welt weit verbreitet. In Westeuropa (9%) und Japan (0%) dagegen kommt der Wiederverwendung zahlenmäßig nur eine untergeordnete oder keine Bedeutung zu (42).

Grundsätzlich stellt die Wiederverwendung von Dialysatoren ein potentielles Gefahrenmoment für die betroffenen Patienten und das Personal dar. Im Rahmen der Wiederaufbereitung werden unsterile Spülflüssigkeit (in der Regel Osmosewasser) und evtl. chemische Reinigungsmittel sowie Sterilisationsmittel in den Dialysator eingebracht. In den letzten Jahren sind zahlreiche mikrobiologische (unzureichende Sterilität) und toxische Komplikationen (mangelhafte Freispülung von Reinigungs- und Sterilisationsmittel) publiziert worden (43).

Die rechtliche Situation ist in Deutschland derart, daß weder die Medizinische Geräteverordnung (MedGV) noch das Arzneimittelgesetz (AMG) die Wiederverwendung von Dialysatoren verbietet, obwohl es sich hier um Einmalartikel handelt. Voraussetzung ist jedoch, daß bei der Wiederaufbereitung allgemein anerkannte Regeln der Technik eingehalten werden und daß die gleiche Sicherheit für den Patienten gewährleistet ist wie bei Erstverwendung. Jeder Patient, dessen Kapillare wiederaufbereitet wird, ist darüber aufzuklären. Aufklärung und Zustimmung des Patienten sind schriftlich zu dokumentieren. Bei Patienten mit Viruserkrankungen (HAV, HBV, HCV und HIV) ist die Wiederverwendung nicht zulässig (44).

Die Wiederaufbereitung beginnt unmittelbar nach Beendigung der Dialyse mit dem Freispülen des Blut- und Dialysatkompartiments. Die Spülung der Blutseite soll so lange erfolgen, bis der Effluent makroskopisch klar ist. Manche Techniken streben eine Entfernung von Proteinablagerungen auf der Membran mittels Natriumhypochlorit (3%), Wasserstoffperoxid (3%) oder durch reverse Ultrafiltration an. Die Verwendung chemischer Reinigungsmittel ist in der Regel für die Integrität der vielen Dialysemembranen ungünstig, was die Anzahl der Wiederverwendung begrenzt.

Nach der Spülung/Reinigung des Dialysators erfolgt die Überprüfung der Funktionsfähigkeit, zu der folgende Schritte gehören: Prüfung der äußeren Unversehrtheit, der Kennzeichnung, der Freiheit von Blutrückständen und Ausschluß von Leckagen sowie Überprüfung der Leistungsdaten des Dialysators (Faserbündelvolumen, Ultrafiltrationsrate). Werden hierbei die ursprünglichen Kenndaten um 20% unterschritten, ist der Dialysator zu verwerfen (44).

Hiernach erfolgt das Einbringen eines geeigneten Sterilisationsmittels sowohl blut- wie auch dialysatseitig (z.B. Formalin 4%, Peressigsäure 3% oder Zitronensäure heiß). Die Lagerung bis zur erneuten Verwendung muß in verschlossenem Zustand erfolgen. Die notwendige Konzentration, Einwirkzeit und ggf. Temperatur muß gewährleistet sein. Vor erneuter Verwendung erfolgt die Freispülung des Sterilisationsmittels und die Kontrolle der Sterilisationsmittelfreiheit sowie die Überprüfung der Patientenidentität.

In allen Fällen, in denen eines der erforderlichen Qualitätskriterien nicht erfüllt wird, muß der Dialysator verworfen werden. Dies gilt auch, wenn am Patienten auffällige Reaktionen (Fieber, Schüttelfrost, Gelenk- bzw. Rückenschmerzen) auftreten. In solchen Fällen muß versucht werden, schnellstens eine Klärung der Ursachen herbeizuführen. Das Reuseverfahren sollte bis zur Abklärung ausgesetzt werden (44).

Automatische Wiederaufbereitungsanlagen müssen nach MedGV regelmäßig gewartet und auf Funktionstüchtigkeit überprüft werden. Ferner sind regelmäßige Qualitätskontrollen hinsichtlich Sterilität und Pyrogenfreiheit des Blut- und Dialysatkompartiments sowie der Funktion mittels repräsentativer Stichproben zu erbringen. Ein entsprechendes Protokoll über den Nachweis der Effektivität der Sterilisation muß erstellt werden. Bei Änderung des Aufbereitungsverfahrens müssen solche Überprüfungen erneut durchgeführt werden (44).

Die wesentlichen Vorteile der Wiederverwendung sind finanzieller Natur. Je nach Häufigkeit sind ganz erhebliche Kosteneinsparungen möglich, vor allem dann, wenn hochpreisige High-flux-Dialysatoren verwandt werden. Das Argument, daß sich durch Wiederverwendung das First-Use-Syndrom vermeiden läßt (45), verliert zunehmend an Stichhaltigkeit, da heutzutage bei der Sterilisation der Filter zumeist auf Ethylenoxid zugunsten von Dampf verzichtet wird. Dagegen ist das Argument korrekt, daß sich Komplementaktivierung und Leukopenie bei der Wiederverwendung von Cuprophandialysatoren verringern lassen, solange kein Hypochlorit zur Reinigung eingesetzt wird (46). Bei der Wiederaufbereitung von synthetischen High-flux-Membranen ist dies aber wenig relevant, da hier primär kaum Komplement aktiviert und die Leukozytenzahl nur minimal alteriert wird (47).

Im Jahre 1991 berichteten Alter u. Mitarb. (48) über vermehrt auftretende pyrogene Reaktionen in solchen Zentren, wo Wiederverwendung praktiziert wurde. Die Inzidenz pyrogener Reaktionen betrug 4,5% in Zentren, die ein Wiederverwendungsprogramm betreiben. Dagegen wurden in Zentren, die ausschließlich neue Dialysatoren verwandten, keine solche Ereignisse verzeichnet. Offensichtlich hängen solche Reaktionen auch von der jeweils verwendeten Wiederverwendungstechnik ab. So kommt es bei manuellen im Vergleich zu automatisierten Systemen gehäuft zu pyrogenen Ereignissen. Auch hat es den Anschein, daß Bakteriämien (Mycobacterium chelonei, Pseudomonas) bei Verwendung der Sterilisationsmittel Renalin und Glutaraldehyd häufiger als bei Formaldehyd sind, vorausgesetzt, daß Formalin in 4%iger Konzentration verwendet wird (49).

Die Spülung des Blutkompartiments mit Osmosewasser ist insofern problematisch, da hierdurch Keime und Pyrogene eingebracht werden. In den USA sind für Bakterienzahl (200 CFU/ml) und Endotoxingehalt (1 ng/ml) Obergrenzen für Osmosewasser definiert (50). In Deutschland liegt die zulässige Obergrenze für Bakterien mit 100 CFU/ml Osmosewasser noch niedriger (51). In einer Untersuchung von Harding u. Mitarb. (52) aus dem Jahre 1990 erfüllten 53% aller US-Zentren die oben genannten mikrobiologischen Anforderungen (<200 CFU/ml) nicht. Insofern besteht hier ein potentielles Gefahrenmoment für Dialysepatienten, wenn an die Osmosewasserqualität nicht höchste Ansprüche gestellt werden.

Die Inzidenz allergischer Reaktionen ist in Zentren, die Wiederverwendung betreiben, signifikant erhöht und korreliert damit, wie häufig die Filter wiederaufbereitet wurden. Offensichtlich ist das Auftreten allergischer Reaktionen unabhängig von den jeweils verwendeten Sterilisationsmitteln und Verfahrenstechniken (53). 1992 berichteten Pegues u. Mitarb. (54) über anaphylaktoide Reaktionen bei Patienten, die mit ACE-Hemmern und wiederaufbereiteten Dialysatoren behandelt wurden. Offensichtlich kann es bei der Wiederaufbereitung durch Denaturierung der membranständigen Proteinauflagerungen zur Entwicklung negativ geladener Domänen kommen. Bei erneutem Kontakt mit Blut wird über die Aktivierung des Faktors XII die Kallikrein-Kininogen-Bradykinin-Kaskade angestoßen, und es kommt zu einer exzessiven Bradykiningeneration, besonders dann, wenn durch ACE-Hemmer der Bradykininabbau über Kininase II blockiert ist.

Bei Verwendung von Formalin als Sterilisationsmittel kommt es trotz adäquater Freispülung bei etwa 10% der Patienten zur Bildung von „anti-N-like" Antikörpern. Diese können zu Hämolyse oder früher Rejektion nach Transplantation (55) führen.

Die Mortalität von Hämodialysepatienten ist in den USA mit 23,4% pro Jahr mehr als doppelt so hoch als in Westeuropa (9,7%) oder Japan (8,8%) (56). Neben der Kurzzeitdialyse gilt auch die weite Verbreitung der Wiederverwendung (73% aller US-Zentren) als eine der Ursachen für das schlechte Überleben der US-Dialysepatienten. Diese Vermutung erfuhr erhebliche Unterstützung durch eine retrospektive Untersuchung des Centers of Disease Control (CDC) in Atlanta an insgesamt mehr als 45000 Dialysepatienten bezüglich Wiederverwendung und Überlebensrate. Im Vergleich zu Patienten aus Zentren, die Dialysatoren nur einmal gebrauchten, hatten Patienten aus Wiederverwendungszentren eine 15% höhere Mortalität (57).

Fallende Vergütung für die Dialysebehandlung und aufwendigere Behandlungsverfahren (High-flux-Dialyse) haben in vielen Ländern zu einer weiten Verbreitung der Wiederverwendung geführt. Man muß sich allerdings vergegenwärtigen, daß bei der Wiederaufbereitung durch Einbringen von unsterilem und pyrogenhaltigem Osmosewasser in das Blutkompartiment ein zusätzliches und für das jeweilige Zentrum nur schwer abschätzbares Gefahrenmoment in die Behandlung eingeführt wird. Aus diesem Grund wird die Wiederaufbereitung auch von der Deutschen Arbeitsgemeinschaft für klinische Nephrologie nicht empfohlen (44).

Wirkung von Dialyse und Dialysatoren auf den Proteinkatabolismus

Man schätzt, daß etwa 20–30% aller Hämodialysepatienten an Malnutrition leiden (58), wobei sehr gut belegt ist, daß Morbidität und Mortalität sehr eng mit dem Nutritionsstatus korreliert sind (59). Generell geht man davon aus, daß die Hämodialyse ein proteinkatabales Ereignis ist. Diese Vorstellung beruhte initial auf zwei Beobachtungen. Zum einen beschrieben Kopple u. Mitarb. (60) den Verlust von 6–8 g Aminosäuren ins Dialysat bei Verwendung von Low-flux-Dialysatoren, zum anderen fanden Ward u. Mitarb. (61) unter Zuhilfenahme der Harnstoffkinetik, daß es während der Dialyse zu einer Zunahme der Harnstoffgeneration um 30% kommt.

In den 80er Jahren traten neben dem Verlust von Aminosäuren zunehmend andere pathogenetische Vorstellungen bezüglich des dialyseinduzierten Proteinkatabolismus in den Vordergrund. Die Freisetzung von Proteinasen (29) und Zytokinen (62) als Ausdruck von Bioinkompatibilität wurde für den Katabolismus bei Dialyse verantwortlich gemacht. Die überzeugendsten Ergebnisse allerdings wurden von der Bergstöm-Gruppe 1990 publiziert (63). Die Autoren unterzogen gesunde Probanden einer Scheindialyse (kein Dialysatfluß). Bestimmungen der Aminosäuren in der Femoralarterie und -vene konnten einen Nettoefflux von Aminosäuren bei Dialyse mit Cuprophan-, aber nicht mit PAN-Membranen nachweisen. Lim u. Mitarb. (64) konnten diese Befunde unter Verwendung einer ^{13}C-Leucin-Technik allerdings nicht bestätigen. Es ließ sich kein vermehrter Abbau von Muskelprotein unter der Dialyse mit Cuprophanmembran nachweisen. Es fand sich lediglich der schon beschriebene Verlust von Leucin in das Dialysat mit einer konsekutiven Reduktion der Proteinsynthese (64).

Bei High-flux-Dialyse mit Polysulfon ist der Aminosäurenverlust kaum größer (8 g/Dialyse) als bei Verwendung von Low-flux-Cuprophan- oder PMMA-Membranen (6–7 g/Dialyse) (65). Allerdings besteht ein gewisser Albuminverlust bei Verwendung von High-flux-Polysulfonmembranen (1–2 g/Dialyse), der bis zur 15. Wiederverwendung relativ unverändert bleibt, dann aber progredient bis auf 9 g/Dialyse beim 20. Reuse ansteigt (65). Darüber hinaus gibt es auch Daten, daß der Proteinhaushalt im Rahmen der High-flux-Dialyse insgesamt eher günstig beeinflußt wird. Lindsay u. Spanner (66) fanden bei Patienten mit High-flux-Dialyse eine höhere „protein catabolic rate" (als Maß für Proteinzufuhr) bei vergleichbaren Dialysedosen (gemessen als $K \cdot t/V$). Die Autoren interpretierten diese Befunde dahingehend, daß es unter High-flux-Dialyse letztendlich doch zu einer besseren Elimination von höhermolekularen Urämietoxinen kommt, was mit einer Steigerung des Appetits einhergehen könnte.

Die Peritonaldialyse gilt wegen des großen Eiweißverlusts von ca. 10 g/Tag und einem zusätzlichen Aminosäurenverlust von 0,5 g/Tag als kataboler, verglichen mit der Hämodialyse (67). Dabei ist der Proteinverlust unabhängig von der Eiweißzufuhr und vom täglichen Dialysatvolumen. Der Aminoäurenverlust dagegen ist um so größer, je höher das Austauschvolumen bzw. die diätetische Proteinzufuhr ist (68). Im Falle einer Peritonitis kann der Eiweißverlust nochmals erheblich zunehmen. Wegen des peritonealen Proteinverlusts ist die Serumharnstoffkonzentration generell niedriger, als man bei einer gegebenen Eiweißzufuhr erwarten würde.

Literatur

1 Woffidin, C., N.A. Hoenich, J.N.S. Matthews: Cellulose-based haemodialysis membranes: biocompatibility and functional performance compared. Nephrol. Dialys. Transplant 7 (1992) 340–345
2 Drukker, W., W.A.G. Haagsma-Schouten, C. Alberts, M.G. Spoek: Report on regular dialysis treatment in Europe. Proc. Europ. Dialys. Transplant. Ass. 6 (1969) 99–108
3 Alwall, N.: A new disposable artificial kidney: experimental and clinical experience. Proc. Europ. Dialys. Transplant. Ass. 5 (1968) 18–20
4 Stewart, R.D., E.D. Baretta, C.J. Cerny, H.I. Mahon: An artificial kidney made from capillary fibers. Invest. Urol. 3 (1966) 616–624
5 Kolff, W.J., H.D. Berk: De kunstmatige Nier, een Dialysator met groot oppervlak. Ned. T. Geneesk. 87 (1943) 1684–1688
6 Jorstad, S., L.C. Smeby, T. Balstad, T.E. Wideroe: Removal, generation and adsorbtion of β_2-microglobulin during hemofiltration with five different membranes. Blood Purif. 6 (1988) 96–105
7. Kandus, A., R. Ponikvar, J. Drinovec, S. Kladnik, P. Ivanovich: Anaphylatoxin C3a and C5a adsorption on acrylonitrile membranes of hollow-fiber and plate dialyzers. Int. J. artif. Org. 13 (1990) 176–180
8 Ward, R.A., R.M. Schaefer, D. Falkenhagen, M.S. Joshua, A. Heidland, H. Klinkmann, H.J. Gurland: Biocompatibility of a new high permeability, modified cellulose membrane for haemodialysis. Nephrol. Dialys. Transplant. 8 (1993) 47–53

9. Thielemans, C., P. Madhoun, M. Lenaers, L. Schandene, M. Goldman, J.L. Vanderweghem: Anaphylactoid reactions during hemodialysis on AN 69 membranes in patients receiving ACE inhibitors. Kidney int. 38 (1990) 982–984
10. Parnes, E.L., W.B. Shapiro: Anaphylactiod reactions in hemodialysis patients treated with the AN 69 dialyzer. Kidney int. 40 (1991) 1148–1152
11. Schaefer, R.M., E. Fink, L. Schaefer, R. Barkhausen, P. Kulzer, A. Heidland: Role of bradykinin in anaphylactoid reactions during hemodialysis with AN 69 dialyzers. Amer. J. Nephrol. 13 (1993) 473–477
12. Schneider, H., E. Streicher, U. von Mylius: A theoretical and experimental approach towards optimal dimensions for capillary haemofilters. Proc. artif. Org. 3, Suppl. (1979) 114–18
13. Nederlof, B., B. Mathieu, G. Seyffart: Development of membranes for dialysis. Biomed. Techn. 29 (1984) 131–141
14. Streicher, E., H. Schneider: The development of a polysulfone membrane: a new perspective in dialysis? Contr. Nephrol. 46 (1985) 1–13
15. Stannat, S., J. Bahlmann, D. Kiessling, K.M. Koch, H. Deicher, H.H. Peter: Complement activation during hemodialysis: comparison of polysulfone and cuprophan membranes. Contr. Nephrol. 46 (1985) 102–108
16. Schaefer, R.M., A. Heidland, W.H. Hörl: Release of leukocyte elastase during hemodialysis. Contr. Nephrol. 46 (1985) 109–117
17. Göhl, H., P. Konstantin, C.A. Gullberg: Hemofiltration membranes. Contr. Nephrol. 32 (1982) 20–30
18. Schaefer, R.M., U. Gilge, H. Göhl, A. Heidland: Evaluation of a new polyamide membrane (Polyflux 130) in high-flux dialysis. Blood Purif. 8 (1990) 23–31
19. Deppisch, R., M. Betz, G.M. Hänsch, E.W. Rauterberg, E. Ritz: Biocompatibilität of the polyamide membranes. Contr. Nephrol. 96 (1992) 26–46
20. Kaplow, L.S., J.A. Goffinet: Profound neutropenia during the early phase of hemodialysis. J. Amer. med. Ass. 203 (1968) 1135–1137
21. Craddock, P.R. J. Fehr, A.P. Dalmasso, K.L. Brigham, H.S. Jakob: Hemodialysis leukopenia: pulmonary vascular leukostasis resulting from complement activation of dialyzer cellophane membranes. J. clin. Invest. 59 (1977) 979–988
22. Deppisch, R., V. Schmitt, J. Bommer, G.M. Hänsch, E. Ritz: Fluid phase generation of terminal complement complex as a novel index of bioincompatibility. Kidney int. 37 (1990) 696–706
23. Cheung, A.K.: Complement activation as index of haemodialysis membrane biocompatibility: the choice of methods and assays. Nephrol. Dialys. Transplant. 9, Suppl. 2 (1994) 96–103
24. Chenoweth, D.E., A.K. Cheung, L.W. Henderson: Anaphylatoxin formation during hemodialysis: effects of different dialysis membranes. Kidney int. 24 (1983) 764–769
25. Hakim, R.M., D.T. Fearon, J.M. Lazarus: Biocompatibility of dialysis membranes: effects of chronic complement activation. Kidney int. 26 (1984) 194–200
26. Smeby, L.C., T.E. Wideroe, T. Balstad, S. Jorstad: Biocompatibility aspects of cellophane, cellulose acetate, polyacrylonitrile and polycarbonate dialyzers. Blood Purif. 4 (1986) 93–101
27. Schaefer, R.M., L. Huber, U. Gilge, K. Bausewein, J. Vienken, A. Heidland: Clinical evaluation of a new high-flux cellulose acetate membrane. Int. J. artif. Org. 12 (1989) 85–90
28. Schaefer, R.M., W. Becker, L. Denek, A. Heidland: Sequestration of 111-Indium-labelled granulocytes into the lung during haemodialysis. J. Nephrol. 4 (1990) 235–239
29. Hörl, W.H., M. Jochum, A. Heidland, H. Fritz: Release of granulocyte proteinases during hemodialysis. Amer. J. Nephrol. 3 (1983) 213–217
30. Hörl, W.H., R.M. Schaefer, A. Heidland: Effect of different dialyzers on proteinases and proteinase inhibitors. Amer. J. Nephrol. 5 (1985) 320–326
31. Hörl, W.H., W. Riegel, P. Schollmeyer, W. Rautenberg, S. Neumann: Different complement and granulocyte activation in patients dialyzed with PMMA dialyzers. Clin. Nephrol. 25 (1986) 304–307
32. Schaefer, R.M., A. Heidland, Hörl, W.H.: Release of leukocyte elastase during hemodialysis. Contr. Nephrol. 46 (1985) 109–117
33. Hörl, W.H., H.B. Steinhauer, P. Schollmeyer: Plasma levels of granulocyte elastase during hemodialysis: effects of different dialyzer membranes. Kidney int. 28 (1985) 791–796
34. Himmelfarb, J., P. Zaoui, R. Hakim: Modulation of granulocyte LAM-1 and MAC-1 during dialysis: a prospective, randomized clinical trial. Kidney int. 41 (1992) 388–395
35. Alvarez, V., R. Pulido, M.R. Campanero, V. Paraiso, M.O. De Landazuri, F. Sanchez-Madrid: Differentially regulated cell surface expression of leukocyte adhesion receptors on neutrophils. Kidney int. 40 (1991) 899–905
36. Henderson, L.W., K.M. Koch, C.A. Dinarello, S. Shaldon: Hemodialysis hypotension: the interleukin-1 hypothesis. Blood Purif. 1 (1983) 3–8
37. Herbelin, A., A.T. Nguyen, J. Zingraff, P. Urena, B. Descamps-Latscha: Influence of uremia and hemodialysis on circulating IL-1 and TNF. Kidney int. 37 (1990) 116–125
38. Donati, D., D. Degiannis, L. Homer, K. Raska, J. Raskova: Production and kinetics of IL-1 in hemodialysis. Amer. J. Nephrol. 11 (1991) 451–458
39. Zaoui, P., R. Hakim: The effects of the dialysis membrane on cytokine release. J. Amer. Soc. Nephrol. 4 (1994) 1711–1718
40. Friedlander, M.A., C.M. Hilbert, Y.C. Wu, E.A. Rich: Role of dialysis modality in response of blood monocytes and peritoneal macrophages to endotoxin stimulation. Amer. J. Kidney Dis. 22 (1993) 11–23
41. Cheung, A.K., H. Lemke: Criteria and standarization of biocompatibility. Nephrol. Dialys. Transplant. 9, Suppl. 2 (1994) 72–76
42. Shaldon, S.: The influence of dialysis time and dialyser reuse on survival. Nephrol. Dialys. Transplant. 10, Suppl. 3 (1995) 57–62
43. Shusterman, N.H., H.I. Feldman, A. Wasserstein, B.L. Strom: Reprocessing of hemodialyzers: a critical appraisal. Amer. J. Kidney Dis. 14 (1989) 81–91
44. Stellungnahme der Kommission für Gerätetechnik zur Wiederverwendung von Dialysatoren. In: Mitteilungen der Deutschen Arbeitsgemeinschaft für klinische Nephrologie, Bd. XXIII. Vandenhoeck & Ruprecht, Göttingen 1994 (S. 243–247)
45. Charoenpanich, R., V.E. Pollak, K.S. Kant, M.D. Robson, M. Cathey: Effect of first and subsequent use of hemodialyzers on patient well-being: the rise and fall of a syndrome associated with new dialyzer use. Int. J. artif. Org. 11 (1987) 123–127
46. Kuwahara, T., M. Markert, J.P. Wauters: Biocompatibility aspects of dialyzer reprocessing: a comparison of 3 reuse methods and 3 membranes. Clin. Nephrol. 32 (1989) 139–143
47. Levett, D.L., C. Woffidin, A.G. Bird, N.A. Hoenich, M.K. Ward, D.N.S. Kerr: Complement activation in haemodialysis: a comparison of new and reused dialysers. Int. J. artif. Org. 9 (1986) 97–104
48. Alter, M.J., M.S. Favero, L.A. Moyer, L.A. Bland: National surveillance of dialysis-associated diseases in the United States, 1989
49. Bland, L.A., M. Alter, M.S. Favero, L. Carson, L. Cusick: Hemodialyzer reuse: practices in the United States and implication for infection control. ASAIO Trans. 31 (1985) 556–559
50. AAMI recommended practice: Reuse of hemodialyzers. In: Association for the Advancement of Medical Instrumentation, vol. III: Dialysis. 1990
51. Robert-Koch-Institut/Kommission für Krankenhaushygiene und Infektionsprävention: Anforderungen der Hygiene an die funktionelle und bauliche Gestaltung von Dialyseeinheiten. Bundesgesundheitsblatt 12 (1994) 510–512

52 Harding, G.B., E. Klein, T. Pass, R. Wright, C. Million: Endotoxin and bacterial contamination of dialysis center water and dialysate: a cross sectional survey. Int. J. artif. Org. 13 (1990) 39–43
53 Pegues, D.A., C.M. Beck-Sague, L.A. Bland, M.J. Arduino, W.R. Jarvis: Clusters of allergic reactions in hemodialysis centers. J. Amer. Soc. Nephrol. 1 (1990) 4 (Abstr.)
54 Pegues, D.A., C.M. Beck-Sague, S.W. Woollen, B. Greenspan, S.M. Burns, L.A. Bland, M.J. Arduino, M.S. Favero, R.C. Mackov, W.R. Jarvis: Anaphylactoid reactions associated with reuse of hollow-fiber hemodialyzers and ACE inhibitors. Kidney int. 42 (1992) 1232–1237
55 Vanholder, R., L. Noens, R. De Smet, S. Ringoir: Development of anti-N-like antibodies during formaldehyde reuse in spite of adequate predialysis rinsing. Amer. J. Kidney Dis. 11 (1988) 477–480
56 Eggers, P.W.: Mortality rates among dialysis patients in Medicarens end-stage renal disease program. Amer. J. Kidney Dis. 25 (1990) 414–421
57 Held, P.J., R.A. Wolfe, D.S. Gaylin, N.W. Levin, F.K. Port, M.N. Turenne: A brief overview of current analysis of the association of dialyzer reuse and patient outcomes. Meeting der Food and Drug Administration 8. Oktober 1992
58 Marckman, P.: Nutritional status and mortality of patients in regular dialysis therapy. J. intern. Med. 226 (1989) 429–432
59 Lowrie, E.G., N.L. Lew: Death risk in hemodialysis patients: The predictive value of commonly measured variables and an evaluation of death rate differences between facilities. Amer. J. Kidney Dis. 15 (1990) 458–482
60 Kopple, J.D., M.E. Swendseid, J.H. Shinaberger, C.Y. Umezawa: The free and bound amino acids removed by hemodialysis. Trans. Amer. Soc. artif. intern. Org. 19 (1973) 309–313
61 Ward, R.A., M.J. Shirlow, J.M. Hayes, G.V. Chapman, P.C. Farrell: Protein catabolism during hemodialysis. Amer. J. clin. Nutr. 32 (1979) 2443–2449
62 Lonnemann, G., M. Bingel, K.M. Koch, S. Shaldon, C.A. Dinarello: Plasma IL-1 activity in humans undergoing hemodialysis with regenerated cellulosic membranes. Lymphokine Res. 5 (1987) 63–70
63 Gutierrez, A., A. Alvestrand, J. Wahren, J. Bergström: Effect of in vivo contact between blood and dialysis membranes on protein catabolism in humans. Kidney int. 38 (1990) 487–494
64 Lim, V.S. D.M. Bier, M.J. Flanigan, S.T. Sum-Ping: The effect of hemodialysis on protein metabolism. J. clin. Invest. 91 (1993) 2429–2436
65 Ikizler, T.A., P.J. Flakoll, R.A. Parker, R.M. Hakim: Amino acid and albumin losses during hemodialysis. Kidney int. 46 (1994) 830–837
66 Lindsay, R.M., E. Spanner: A hypothesis: The protein catabolic rate is dependent upon the type and amount of treatment in dialyzed uremic patients. Amer. J. Kidney Dis. 13 (1989) 382–389
67 Blumenkrantz, M.J. G.M. Gahl, J.D. Kopple, A.V. Kamdar, M.R. Jones, M. Kessel, J.W. Coburn: Protein losses during peritoneal dialysis. Kidney int. 19 (1981) 593–602
68 Lindholm, B., J. Bergström: Protein and amino acid metabolism in patients undergoing CAPD. Clin. Nephrol. 30 (1988) S59–S63

9 Quantifizierung der Blutreinigungsverfahren

H. Mann und S. Stiller

Alle Blutreinigungsverfahren scheiden Substanzen aus, die mit der Nahrung zugeführt oder im Stoffwechsel generiert werden. Die Menge der ausgeschiedenen Substanzen richtet sich nach deren Verteilung in den Flüssigkeitsräumen, deren Transport durch biologische und künstliche Membranen und den Bedingungen des Reinigungsverfahrens.

Grundlagen der Quantifizierung

Stofftransport durch künstliche Membranen

Der Stofftransport durch künstliche Membranen erfolgt durch Diffusion und Konvektion (15, 39, 50, 53, 65). Der *diffusive Transport* durch eine Membran J_d läßt sich mit einer einfachen Gleichung berechnen (Ficksches Gesetz):

$$J_d = -P_m (C_2 - C_1) \qquad (1)$$

C_1 und C_2 sind die Konzentrationen [mmol/l] der Stoffe in der Lösung unmittelbar an der beiderseitigen Oberfläche der Membran, P_m ist die Permeabilität der Membran für die Moleküle dieses Stoffes, J_d wird auf die Fläche bezogen als Flußdichte [mmol/(min·dm²)] bezeichnet. Die Permeabilität hat dann die Dimension dm/min.

Der konvektive Transport J_k läßt sich mit einer ebenso einfachen Beziehung berechnen:

$$J_k = S \cdot C_1 \cdot J_v \qquad (2)$$

In Gleichung 2 ist S der Siebkoeffizient. Er gibt an, welche der Moleküle von der Membran zurückgehalten werden, weil sie größer als die Membranporen sind. Entsprechend ist S definiert:

$$S = \frac{C_F}{C_1} \qquad (3)$$

C_F ist die Konzentration im Filtrat, C_1 die Konzentration auf der Seite der Membran, wo der höhere Druck herrscht. J_v [ml/(min·dm²)] ist die Flußdichte des Filtrates, die sich aus der hydraulischen Permeabilität L_p der Membran und der Druckdifferenz ΔP zwischen den Lösungen auf beiden Seiten der Membran ergibt:

$$J_v = -L_p \Delta P = -L_p (\pi - P_h) \qquad (4)$$

Die Druckdifferenz ΔP hat einen hydrostatischen Anteil P_h und einen osmotischen π. Der hydrostatische Druck P_h wird in mmHg, der osmotische Druck in mosm/l angegeben (1 mosm/l = 19,3 mmHg).

In die Berechnung des osmotischen Druckes gehen die Konzentrationen aller Stoffe in der Lösung auf beiden Seiten der Membran und die zugehörigen Siebkoeffizienten ein:

$$\pi = \sum [1 - S_i (C_{2,i} - C_{1,i})] \qquad (5)$$

Die gesamte, aus Diffusion und Konvektion zusammengesetzte Flußdichte J wird dann durch folgende Gleichung angegeben:

$$J = J_d + S \cdot \bar{C} \cdot J_v \qquad (6)$$

In Gleichung 6 ist $\bar{C}$ die über die Membrandicke gemittelte Konzentration. Wenn sich C_1 und C_2 nur wenig unterscheiden, gilt:

$$\bar{C} = \frac{C_1 + C_2}{2} \qquad (7)$$

Die bisher angegebenen Beziehungen gelten für ungeladene Moleküle. Die Moleküle einer Reihe von Stoffen zerfallen jedoch durch Dissoziation in Ionen. An Membranen, die für die Plasmaproteine undurchlässig sind, entsteht dann ein Membranpotential. Als Folge dieses Membranpotentials bestehen an einer Membran Konzentrationsdifferenzen, auch wenn sich die Ionen im Gleichgewicht befinden. Diese Erscheinung wird als *Donnan-Effekt* bezeichnet. Das Verhältnis der Gleichgewichtskonzentration auf beiden Seiten der Membran wird als *Donnan-Faktor* bezeichnet.

Die exakte Berechnung des Transports von Ionen in Gegenwart eines Membranpotentials ist zu kompliziert, um hier näher ausgeführt zu werden. Unter den Bedingungen der extrakorporalen Blutreinigung ist der Donnan-Effekt klein (Donnan-Faktor etwa 0,95). Der Ionentransport in einem Blutfilter kann mit den angegebenen Beziehungen ausreichend genau berechnet werden, wenn die Konzentration der Kationen im Plasmawasser mit dem Donnan-Faktor multipliziert wird, die der Anionen durch den Donnan-Faktor dividiert wird (59). Der Donnan-Faktor a kann näherungsweise aus der Proteinkonzentration C_{pr} [g/l] im Plasma wie folgt berechnet werden (47):

$$a = 1 - 0{,}00074 \, C_{pr} \qquad (8)$$

Stofftransport durch natürliche Membranen

Die hier betrachteten Membranen sind in der Regel Zellmembranen. Der Transport von der interstitiellen Flüssigkeit ins Blut erfolgt durch die Wandung der Kapillargefäße, dabei entweder durch die Endothelzellen oder durch die Spalten zwischen ihnen.

Bei der Zellmembran sind grundsätzlich zwei Transportmechanismen zu unterscheiden: der *passive* und der *aktive* Transport. Neben dem passiven Transport in der Art, wie für künstliche Membranen beschrieben, verfügen Zellmembranen über stoffspezifische Träger (Carrier), die den Transport durch die Membran vermitteln (41, s. auch Kap. Reinhardt/Krick, Verfahrenstechnische Aspekte, S. 20). Durch die Anzahl der Träger ist die Transportkapazität begrenzt. Der passive Transport kann hier aber in analoger Weise wie bei künstlichen Membranen beschrieben werden.

Der aktive Transport durch die Zellmembran ist einer direkten mathematischen Beschreibung nicht zugänglich; jedoch ermöglichen *Membranmodelle*, die sich nur auf bestimmte Stoffe beziehen, unter eingeschränkten Bedingungen näherungsweise eine quantitative Berechnung (39, 45, 46, 67).

Stofftransport durch künstliche Blutfilter

Dialyse

Der Stofftransport erfolgt im Dialysator überwiegend durch Diffusion und hängt von Art und Größe der Membran und den Filtereigenschaften ab (7, 16). Hinzu kommt ein Anteil konvektiven Transports. Die Effektivität eines Blutfilters kann – wie bei der natürlichen Niere üblich – als sog. Clearance bestimmt werden.

Für den klinischen Bereich ist folgende Definition der Clearance üblich: Die Clearance für einen bestimmten Stoff K_S gibt an, welche Blutmenge pro Minute durch die Niere oder einen Blutfilter vollkommen von diesem Stoff befreit wird. Dieser Definition entspricht bei einem künstlichen Blutfilter die Beziehung:

$$K_S = Q_{Bi} \frac{C_{Bi} - C_{Be}}{C_{Bi}} \quad (9)$$

Diese Beziehung eignet sich indes für eine quantitative Betrachtung des Stoffaustausches bei der Dialyse nur bedingt, da sich aus ihr wegen unterschiedlicher Hämatokritwerte und wegen unterschiedlicher Verteilung einzelner Stoffe zwischen Plasma und Erythrozyten die Transportrate, mit der ein Stoff eliminiert wird, nicht unmittelbar ableiten läßt.

Die Clearance hängt außer von den Eigenschaften des Filters, wie dessen Strömungsgeometrie und der Membranpermeabilität, auch von den Betriebsbedingungen wie Blut-, Dialysatfluß und Ultrafiltration ab, aber auch von Patienteneigenschaften wie dem Hämatokrit und der Plasmaproteinkonzentration. Sie ist damit keine Eigenschaft des Filters, sondern auch seiner Betriebsbedingungen.

Prinzipiell kann die Clearance aus den genannten Größen berechnet werden, aber der mathematische Aufwand ist erheblich, so daß hier nicht darauf eingegangen wird (5, 6, 16). Für den praktischen Gebrauch wird die Clearance aus Messungen abgeleitet.

Aus Gleichung 10 läßt sich unmittelbar eine Vorschrift zur Messung der Clearance ableiten: Die Transportrate errechnet sich bei einer Ultrafiltration = 0 aus der Differenz der Konzentrationen bei Ein- und Austritt aus dem Dialysator; das gilt sowohl für die Blut- als auch für die Dialysatseite, d.h., die aus dem Blut entfernte Stoffmenge ist gleich der in der gleichen Zeit im Dialysat abtransportierten Menge:

$$I = Q_{eff} (C_{Pi} - C_{Po}) = Q_D (C_{Do} - C_{Di}) \quad (10)$$

Daraus ergibt sich für K:

$$K = Q_{eff} \frac{C_{Pi} - C_{Po}}{C_{Pi}} = Q_D \frac{C_{Do} - C_{Di}}{C} \quad (11)$$

In beiden Beziehungen für K sind alle Größen sowohl auf der Blutseite als auch auf der Dialysatseite meßbar. In den Gleichungen 10 und 11 ist Q_{eff} der effektive Fluß auf der Blutseite, der je nach dem Verteilungsraum für die gelöste Substanz unterschiedlich anzusetzen ist. Bei der Passage durch den Dialysator diffundiert nämlich der ausgeschiedene Stoff aus den Erythrozyten ins Plasma nach. Wenn die Erythrozytenmembran für diesen Stoff, z.B. Harnstoff, gut permeabel ist, entspricht der effektive Fluß dem Wasseranteil am Blutfluß; ist sie aber impermeabel, z.B. Kreatinin, entspricht der effektive Fluß dem Plasmawasserfluß. Bei der Bestimmung der Clearance aus den Dialysekonzentrationen ist die Differenz im Zähler (Gleichung 11) infolge der hohen Flußrate des Dialysates oft sehr klein, so daß das Meßergebnis ungenau werden kann. Zur Kontrolle sollte die Clearance deshalb möglichst mit Hilfe beider Beziehungen bestimmt werden.

Zur Charakterisierung eines jeden Dialysators wird vom Hersteller in der Regel für einige Substanzen die *In-vitro-Clearance* als Funktion des Blutflusses für einen Dialysatfluß von 500 ml/min angegeben. In vitro heißt dabei, daß bei der Messung der Clearance das Blut durch eine wäßrige Lösung (Hk = 0) ersetzt wird. Aus einer angegebenen In-vitro-Clearance läßt sich die zugehörige *In-vivo-Clearance* bestimmen, wenn man für frei permeable Substanzen wie z.B. Harnstoff und anorganisches Phosphat den effektiven Fluß aus dem Wasseranteil des Blutes Q_{BW} errechnet; für die übrigen Stoffe muß der Wasseranteil des Plasmas Q_P zugrunde gelegt werden. Für kinetische Betrachtungen im System Patient – künstliche Niere muß die In-vivo-Clearance eingesetzt werden.

Für Substanzen, welche die Erythrozytenmembran frei permeieren, ergibt sich für den effektiven Blutfluß:

$$Q_{eff} = Q_{BW} = Q_B (0,94 - 0,28 \, Hk) \quad (12)$$

Analog erhält man für Stoffe, welche die Erythrozytenwand nicht durchdringen:

$$Q_{eff} = Q_P = 0,94 \, Q_B (1 - Hk) \quad (13)$$

Der Faktor 0,94 berücksichtigt den Volumenanteil der Plasmaproteine, der Faktor 0,28 den Wasseranteil der Erythrozyten.

Bei der Dialyse und der Hämodiafiltration kann der konvektive Transportanteil, wenn der Siebkoeffizient S = 1 ist, mit folgender Beziehung in guter Näherung berücksichtigt werden (47, 66):

$$I = K (C_{Pi} - C_{Di}) + UFR \left[C_{Pi} - (C_{Pi} - C_{Di}) \right] \frac{K}{Q_{eff}} \quad (14)$$

Befindet sich der auszuscheidende Stoff auch in der zuströmenden Dialysierflüssigkeit mit der Konzentration C_{Di}, ist die Transportrate geringer:

$$I = K(C_{Pi} - C_{Di}) = K \frac{C_{Pi} - C_{Di}}{C_{Pi}} C_{Pi} = K_D C_{Pi} \quad (15)$$

K_D ist nun die Plasmamenge, die je Minute von dem Stoff befreit wird. K_D wird als *Dialysance* bezeichnet. Es gilt: $K_D < K$. Die Dialysance ist die Transportrate, bezogen auf die Einheit des Konzentrationsgradienten. Für die Betrachtung des Stoffaustauschs im Dialysator ist die Dialysance jedoch entbehrlich.

Für die Berechung der Clearance ist weiterhin zu berücksichtigen, daß in klinischen Labors gemessene Konzentrationen nicht auf Plasmawasser, sondern auf Plasma oder Serum bezogen werden. Diese Konzentrationen sind um den Volumenanteil der Plasmaproteine (etwa 6%) kleiner als auf Plasmawasser bezogene Konzentrationen. Die Umrechnung kann nach folgender Formel vorgenommen werden:

$$C_P = C(\text{Plasma}) \frac{1000}{984 - 0{,}718\, C_{pr}} \quad (16)$$

Filtration

Der Transport im Hämofilter ist ausschließlich konvektiv. Wenn der Siebkoeffizient gleich 1 ist, wird die Berechnung der Transportrate im Postdilutionsverfahren sehr einfach:

$$I = Q_F \cdot Q_{Pi} \quad (17)$$

Daraus folgt für die Clearance:

$$K = Q_F \quad (18)$$

Gleichung 17 gilt auch für Ionen (I_{Ion}), wenn C_{pi} mit dem Donnan-Faktor a korrigiert wird (58):

$$I_{Ion} = Q_F \cdot a \cdot C_{Pi} \quad (19)$$

Der Donnan-Faktor wird dabei aus der Plasmaproteinkonzentration C_{pr} mit Gleichung 8 berechnet.

Die Clearance für das Prädilutionsverfahren ist durch Gleichung 20 gegeben:

$$K = Q_F \frac{Q_P}{Q_P - Q_E} \quad (20)$$

Wenn der Siebkoeffizient für eine bestimmte Substanz kleiner als 1 ist, kann die Clearance im Fall der Postdilution näherungsweise mit Gleichung 21 berechnet werden:

$$K = Q_P - (Q_P - Q_F) \frac{Q_P - Q_F}{Q_P} \quad (21)$$

Eine ausführliche Darstellung des Stofftransportes bei der Filtration wird bei Henderson (29) und Ofsthun u. Mitarb. (44) gegeben.

Messung des Stoffaustauschs im System Patient – künstliche Niere

Die Menge des Stoffes, die durch die Dialyse ausgeschieden wird (M_o), ergibt sich aus der Konzentration des Stoffes im gesammelten Dialysat/Hämofiltrat C_G und dem Volumen V_G:

$$M_o = V_G \cdot C_G \quad (22)$$

Für Stoffe, die auch im Dialysat vorhanden sind, muß von der Konzentration C_G die Konzentration in der Dialysierflüssigkeit C_D abgezogen werden:

$$M_o = V_G (C_G - C_D) \quad (23)$$

Da mehr als 100 l Dialysat zu sammeln sind, kann das abfließende Dialysat auch in einem festen Verhältnis 1 : n geteilt und nur der 1/n-te Teil gesammelt werden (48, 63). Zur Berechnung der Gesamtmenge V_G ist die gesammelte Teilmenge V_T mit n zu multiplizieren.

Eine weitere Möglichkeit zur Messung der ausgeschiedenen Menge besteht darin, die Konzentration C_{ai} des Stoffes im abfließenden Dialysat zu den Zeiten t_i (z.B.: 0, 30, 60, 120, 180, 240, ...Minuten) zu messen und die Menge nach folgender Gleichung zu berechnen:

$$\begin{aligned} M_o = &\, Q_D (t_1 - t_0)(C_{a0} + C_{a1})/2 \\ &+ (t_2 - t_1 (C_{a1} + C_{a2})/2 \\ &\ldots + (t_i - t_{i-1})(C_{ai-1} + C_{ai})/2 + \ldots \end{aligned} \quad (24)$$

Da jeder gemessene Wert mit einem bestimmten Meßfehler behaftet ist, weist auch das aus mehreren Werten berechnete Ergebnis einen Fehler auf, der um so größer ist, je mehr Meßwerte in die Rechnung eingehen. Die verschiedenen Methoden zur Messung der ausgeschiedenen Menge haben deshalb unterschiedliche Genauigkeit.

Wird ein Wert y durch eine Beziehung $y = f(x_1, x_2, \ldots x_n)$ aus den Meßwerten x_i berechnet, der mit einem Fehler s_i behaftet ist, so errechnet sich der Fehler (s = Standardabweichung) von y nach dem Gauß-Fehlerfortpflanzungsgesetz (38):

$$s^2 = \left(\frac{\partial f}{\partial x_1}\right)^2 s_1^2 + \left(\frac{\partial f}{\partial x_2}\right)^2 s_2^2 + \ldots + \left(\frac{\partial f}{\partial x_n}\right)^2 s_n^2 \quad (25)$$

Die Fehler s_i sind die Standardabweichungen der Meßwerte x_i, die sich aus der Meßmethode ergeben.

Wird diese Beziehung auf die Messung der ausgeschiedenen Harnstoffmenge im gesamten Dialysat angewandt, so erhält man:

$$\Delta M_o = (V_G^2 \cdot 0{,}5^2 + C_G^2 \cdot 0{,}5^2)^{1/2} \quad (26)$$

Die Standardabweichung für die Messung der Harnstoffkonzentration wird hier mit 0,5 mmol/l und für die Messung der gesamten Dialysatmenge mit 0,5 l angenommen. Mit $V_G = 120$ l und $C_G = 7$ mmol/l ($M_o = 40$ g) ergibt sich ein Variationskoeffizient:

$$\frac{\Delta M_o}{M_o}\, 100 = 7\,[\%]$$

Dieser Fehler von 7% geht fast ausschließlich auf den Fehler in der Harnstoffmessung zurück. Der Einsatz eines Teilers vergrößert den Fehler nur unbedeutend, da er mit einer Genauigkeit von 0,5% arbeitet (63).

Wenn die ausgeschiedene Harnstoffmenge aus Messungen der Harnstoffkonzentration im Dialysat zu den Zeiten 30, 60, 120, 180, 240 Minuten berechnet wird, ergibt sich bei gleicher Meßgenauigkeit ein erheblich größerer Fehler:

$$\frac{\Delta M_o}{M_o} 100 = 18 [\%]$$

Zur Bestimmung des Natriums im gesammelten Dialysat ist Gleichung 24 nicht geeignet. Damit würde bei einer gesammelten Dialysatmenge von 120 bei einer Meßgenauigkeit der Natriumkonzentration von ±1 mmol/l ein absoluter Fehler von 170 mmol (10,5 g) entstehen. Die Natriumbilanz wird genauer, wenn man die diffusiv und konvektiv ausgeschiedenen Mengen (M_D und M_K) berechnet. Dabei ist:

$$M_D = \bar{C}_{Na} \cdot UFM \tag{27}$$

$$M_k = V_0 \cdot \Delta C_{Na} \tag{28}$$

Nimmt man die Fehler $\bar{C}_{Na}$ und ΔC_{Na} zu ±2 mmol und den von V_0 zu ±1 l an, dann ergibt sich bei einer Ultrafiltration von 3 l ein Fehler von 80 mmol (5 g).

Eine genauere Bestimmung der Natriumbilanz ist bei der Hämofiltration möglich. Bei einem Filtratvolumen von 25 l ergibt sich bei gleicher Meßgenauigkeit eine Standardabweichung von 35 mmol. In Tabl. 9.1 ist die erzielbare Genauigkeit der Bilanzmessung für einige weitere Stoffe angegeben.

Wie aus Tab. 9.1 hervorgeht, ist die Bestimmung der eliminierten Mengen bei der Hämofiltration im Vergleich zu Hämodialyse deutlich besser. Die Calciumbilanz kann bei der Hämodialyse ebenfalls nicht ausreichend genau berechnet werden (Fehler 50%), während der Fehler bei der Kaliumbilanz (11,5%) noch tolerierbar erscheint.

Bei der Messung der Pufferbilanz muß zwischen der Acetat- und der Bicarbonatdialyse unterschieden werden. Die aufgenommene Acetatmenge und die ausgeschiedene Bicarbonatmenge lassen sich noch recht genau bestimmen (Fehler 6,8% und 8,5%); der Fehler in der Pufferbilanz bei der Acetatdialyse (16,2%) und bei der Bicarbonatdialyse (36%) ist erheblich größer.

Bei der Messung der Pufferbilanz ist ferner zu berücksichtigen, daß auch die Elimination der Anionen der organischen Säuren (Lactat, Citrat, β-Hydroxybutyrat usw.) einem Pufferverlust entspricht und deshalb die Menge dieser Anionen (100–200 mmol) im gesammelten Dialysat (Filtrat) ebenfalls gemessen werden muß.

Berechnung des Stoffaustausches mit kinetischen Modellen

Prinzip

Durch den Dialysator oder Hämofilter werden im Plasmawasser gelöste Stoffe ausgeschieden, die aber nicht nur dort vorhanden sind, sondern mehr oder weniger gleichmäßig im Gesamtkörperwasser verteilt sind und auch noch gebunden sein können. Die Ausscheidung einer gelösten Substanz (Urämietoxin, Pharmakon, Elektrolyt) hängt somit nicht nur von der aktuellen Clearance des Blutfilters ab, sondern auch davon, wie sie ins Plasma nachgeliefert wird. Der zeitliche Verlauf der Vorgänge beim Stofftransport wird als *Austauschkinetik* bezeichnet.

Tabelle 9.1 Genauigkeit der Bilanzmessung bei Hämodialyse und Hämofiltration

	Meßfehler (mmol/l)	Bilanz HD (mmol/l)	Bilanz HF (mmol/l)	Bilanzfehler (s) HD (mmol/l)	(%)	HF (mmol/l)	(%)
Natrium	1,0	300	300	170	56,6	35	11,8
	0,5	300	300	60	20,0		
Chlorid	1,0	300	300	170	56,6	35	11,8
Kalium	0,05	100	100	11,5	11,5	1,8	1,8
Calcium	0,03	– 10	– 10	5,1	50,1	10,6	1,06
Acetat (AC)	0,4	– 1000	– 800	68	6,8	17,7	1,8
Bicarbonat (AC)	0,4	800	550	85	8,5	17,7	1,8
Anionen der organischen Säuren	0,1	100	125	12,0	12,0	2,5	2,0
Puffer (AC)		– 100	– 125	16,2	16,2	4,04	3,2
Bicarbonat (BC)	0,4	– 200		66	34		
Puffer (BC)		– 100		36	36		
Harnstoff	0,5	700		60	8,6	25	3,6
Kreatinin	0,020	35		2,4	6,8	0,36	1,4

Dialysatmenge: V_G 120 ± 0,5 l.
Menge Filtrat = Menge Ersatzflüssigkeit: V_G 25 ± 0,2 l.
AC = Acetatdialyse; BC = Bicarbonatdialyse.
– = Zufuhr.

Um die Austauschkinetik eines Stoffes mathematisch zu formulieren, benötigt man ein Modell des Organismus, in dem die Vorgänge des Transports über sämtliche Membranen unter Dialysebedingungen mathematisch simuliert werden. Dazu konstruiert man ein *Kompartmentmodell*, das sich grundsätzlich an den physiologischen Verhältnissen orientiert (24, 40, 41, 47, 54).

Harnstoffmodell

Die Harnstoffausscheidung durch die Dialyse bietet ein einfaches Beispiel für ein Kompartmentmodell. Weil Harnstoffmoleküle neutral und klein sind, diffundieren sie gut durch Zellmembranen, so daß Konzentrationsunterschiede schnell ausgeglichen werden. Harnstoff ist chemisch inert und liegt nur in gelöster Form im Körperwasser vor. Die Annahme, Harnstoff sei auch während der Dialyse gleichmäßig im gesamten Körperwasser verteilt, ist deshalb eine gute Näherung. Dementsprechend kann die Harnstoffkinetik an einem Einkompartmentmodell formuliert werden, wobei das Volumen V des Kompartments dem Gesamtkörperwasser entspricht.

Harnstoff wird mit der Clearance K und mit der *Generationsrate* G nachgeliefert. In Abb. 9.1 ist das Einkompartmentmodell für Harnstoff dargestellt.

Die zeitliche Änderung der im Verteilungsraum V vorhandenen Harnstoffmenge ergibt sich aus der Differenz von Generation und Ausscheidung. Die Harnstoffmenge ist das Produkt aus der Konzentration C und dem Volumen V: (V · C). Die Änderung mit der Zeit wird als Differentialgleichung dargestellt:

$$\frac{d}{dt}(V \cdot C) = -K \cdot C + G \quad (29)$$

mit $K = K_D + R + UFR(1 - K_D/Q_{eff})$

Die Lösung dieser Gleichung für eine konstante Ultrafiltrationsrate UFR ergibt den zeitlichen Verlauf der Harnstoffkonzentration C(t):

$$C(t) = (C_o + A)\left(\frac{V_0}{V_0 - UFR \cdot t}\right)^{(1 - K/UFR)} - A \quad (30)$$

mit $A = G/(UFR - K)$

Diese Gleichung beschreibt den Verlauf der Harnstoffkonzentration sowohl während einer Dialyse als auch im dialysefreien Intervall. Hier ist die Ultrafiltration durch eine gleichmäßige Flüssigkeitszufuhr zu ersetzen. Die Clearance entspricht der residuellen Clearance der natürlichen Niere (R). Die bekannte Beziehung

$$C(t) = C_o \cdot \exp\left(\frac{K \cdot t}{V}\right) \quad (31)$$

die zur Erklärung der Dialysedosis „K · t/V" dient, ergibt sich, wenn die Ultrafiltration und die Harnstoffgeneration vernachlässigt werden (UFR = 0, G = 0). Für die Anwendung ist diese einfache Beziehung zu ungenau.

Die Beschreibung der Harnstoffkinetik mit dem sehr einfachen Einkompartmentmodell (Gleichung 30) hat auch ihren Preis. Sie bietet eine ausreichende Genauigkeit nur für Dialysezeiten > 3 Stunden. Die Beobachtung, daß nach der Dialyse, besonders bei Behandlungen mit sehr hoher Clearance, die Harnstoffkonzentration zunächst schnell (etwa 30 Min.), dann langsamer ansteigt, ein Zeichen, daß der Harnstoff am Ende der Dialyse nicht gleichmäßig verteilt ist, und auch die Beobachtung (20), daß die Harnstoffkonzentration im Liquor während der Dialyse langsamer als im Plasma abnimmt, lassen sich mit dem einfachen Modell nicht beschreiben.

Harnstoff trägt aber auch zur Osmolarität bei (1 mmol/l Harnstoff entspricht einem osmotischen Druck von 1 mosm/l ≙ 19,3 mmHg). Während der Dialyse sinkt die Harnstoffkonzentration um bis zu 20 mmol/l ab. Dies entspricht einer Abnahme der Osmolarität um 20 mosm/l (380 mmHg). Dadurch können bei sehr schneller Elimination Flüssigkeitsverschiebungen im Organismus ausgelöst werden, z.B. zwischen dem intra- und dem extrazellulären Volumen oder ins Gehirn. Zur Beschreibung dieser Beobachtung wäre z.B. das in Abb. 9.2 gezeigte Dreikompartmentmodell notwendig.

Die Flüssigkeitsverschiebungen vom extrazellulären Volumen (EZV) in das intrazelluläre Volumen (IZV) durch Harnstoffentzug sind sehr klein und haben bei der Dialyse in der Regel keine Bedeutung. Dies gilt jedoch nicht für den Liquorraum: Sehr rascher Entzug von Harnstoff bei hoher Anfangskonzentration (> 40 mmol/l) kann zu einer Erhöhung des Hirndruckes führen und sollte besonders bei der Behandlung des akuten Nierenversagens vermieden werden.

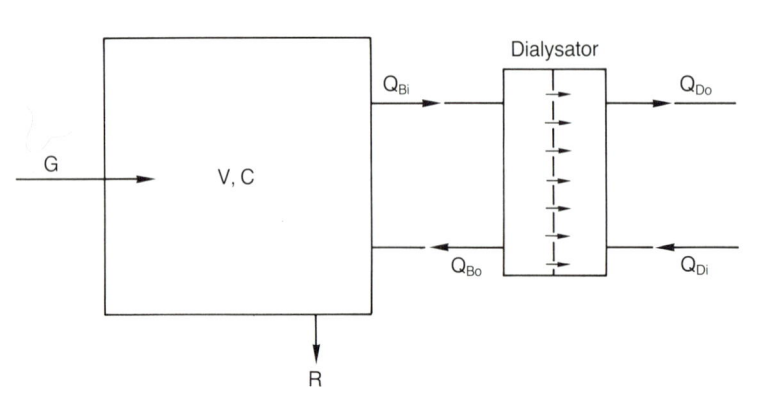

Abb. 9.1 Einkompartmentmodell für Harnstoff

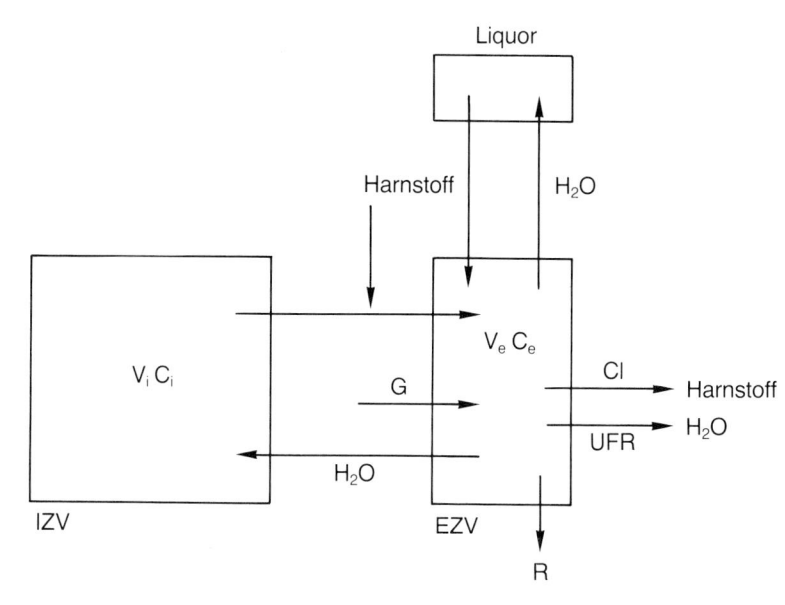

Abb. 9.2 Dreikompartmentmodell für Harnstoff

Modelle anderer harnpflichtiger Substanzen

Die Kreatininausscheidung kann nicht mehr mit einem Einkompartmentmodell beschrieben werden. Die Zellmembran ist für Kreatinin ein wesentliches Transporthindernis, so daß mindestens ein Zweikompartmentmodell notwendig ist (34, 45).

Höhermolekulare Urämietoxine sind noch kaum identifiziert (8, 10, 11). Für die Beschreibung ihrer hypothetischen Kinetik sind Testsubstanzen (z. B. Vitamin B_{12} und Inulin) für bestimmte Molekulargrößen eingeführt worden, aus deren Kinetik Rückschlüsse auf die Elimination von urämischen Toxinen gewonnen werden sollen. Die Kinetik höhermolekularer Urämietoxine kann für jede Substanz einzeln behandelt werden. Bei dem heutigen Kenntnisstand ist ein Dreikompartmentmodell ausreichend. Die Transportgleichungen lassen sich in diesem Fall einfach lösen. Es ergeben sich enge Beziehungen zu pharmakokinetischen Kompartmentmodellen (1, 14, 25, 61). Die Größe der physiologischen Kompartimente für Harnstoff, Kreatinin, Harnsäure und die Testsubstanzen Vitamin B_{12} und Inulin und die zugehörigen Modelle finden sich in den angegebenen Publikationen. In Abb. 9.3 sind die von Hlavinka und Popovich u. Mitarb. angegebenen Modelle zusammengestellt (30, 45).

Der Transport in Einstoffmodellen wird durch ein System von linearen Differentialgleichungen mit konstanten Koeffizienten beschrieben, die sich einfach lösen lassen. Entsprechende Lösungen sind in der einschlägigen Literatur zu finden (31, 32, 51).

Elektrolytmodelle

Die Konzentrationsänderungen der Elektrolyte (z.B. Natrium, Kalium, Chlorid, Bicarbonat) sind osmotisch wirksam, so daß der dadurch verursachte Transport von Wasser ebenfalls berücksichtigt werden muß. Zur Erhaltung der Ladungsneutralität müssen Anionen und Kationen immer in äquivalenten Mengen transportiert werden. Als Folge davon muß ein Modell, das die Kinetik von Elektrolyten beschreibt, Wasser und alle Ionen einschließen, die in wesentlicher Menge im Dialyseintervall transportiert werden. Dies sind Natrium, Kalium, Chlorid, Bicarbonat und die Anionen der organischen Säuren. Ein Modell für die Kinetik der Elektrolyte unter Dialysebedingungen wird daher kompliziert. Versuche, solche Modelle zu entwickeln, haben bisher nicht zu einem allgemein befriedigenden Ergebnis geführt (64).

Für den Austausch von Natrium und Wasser läßt sich dennoch ein sehr einfaches Modell entwickeln. Natrium stellt mehr als 95% der extrazellulären Kationen, ist aber im intrazellulären Wasser nur in geringer Konzentration vorhanden und wird kaum durch die Zellmembran transportiert. Wasser dagegen ist fast frei austauschbar.

Der Natriumaustausch kann durch ein Einkompartmentmodell beschrieben werden, wenn man folgende Annahmen einführt:

– Das extrazelluläre Volumen enthält als Kationen nur Natriumionen.
– Natrium wird nicht durch die Zellmembran transportiert.
– Die intra- und die extrazelluläre Osmolarität ist immer gleich, da sie unmittelbar durch Verschiebung von Wasser ausgeglichen wird.

Die Natriumkonzentration Na(t) während der Dialyse wird dann durch folgende Gleichung beschrieben:

$$Na(t) = \left(\frac{Na_0}{a} + Na_D\right)\left(\frac{V_0 - UFR \cdot t}{V_0}\right)^{-A/UFR} - Na_D \quad (32)$$

mit $\quad A = -K\left(1 - \frac{1}{2} \cdot UFR/Q_{eff}\right)$

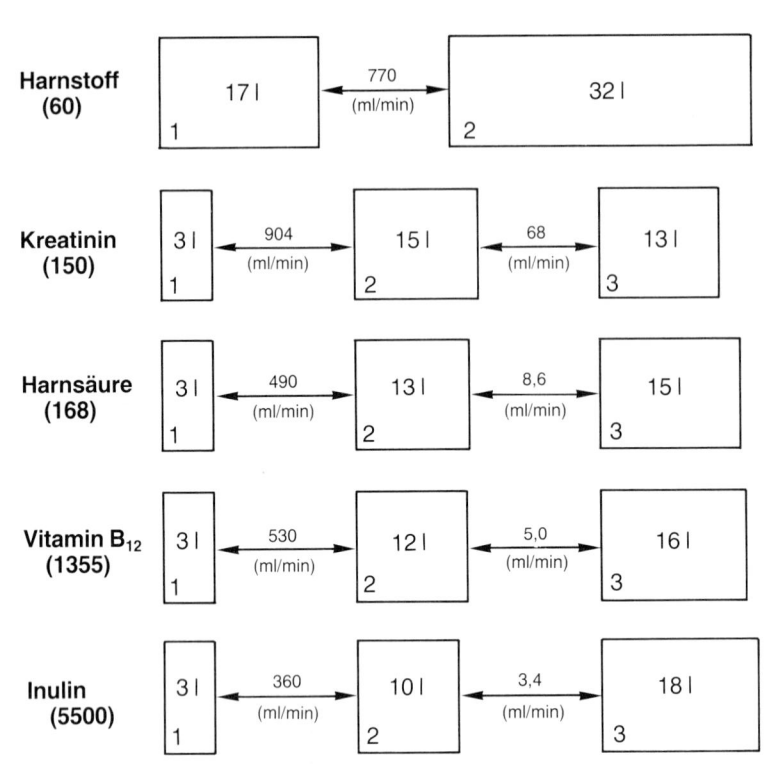

Abb. 9.3 Kompartmente und Transportkoeffizienten für ein Körpergewicht von 80,8 kg 1 = Plasma, 2 = Interstitium, 3 = intrazelluläres Volumen (nach Hlavinka und Popovich u. Mitarb.)

Harnstoff (60): 1: 17 l ←770 (ml/min)→ 2: 32 l

Kreatinin (150): 1: 3 l ←904 (ml/min)→ 2: 15 l ←68 (ml/min)→ 3: 13 l

Harnsäure (168): 1: 3 l ←490 (ml/min)→ 2: 13 l ←8,6 (ml/min)→ 3: 15 l

Vitamin B_{12} (1355): 1: 3 l ←530 (ml/min)→ 2: 12 l ←5,0 (ml/min)→ 3: 16 l

Inulin (5500): 1: 3 l ←360 (ml/min)→ 2: 10 l ←3,4 (ml/min)→ 3: 18 l

Na ist die Natriumkonzentration im Plasma, gemessen mit dem Flammenphotometer, und a der Donnan-Faktor. Er kann näherungsweise zu a = 0,95 angenommen werden. Gleichung 32 liegt in der Regel dem „sodium modelling" zugrunde.

Aus der Bedingung, daß die Osmolarität intra- und extrazellulär stets gleich ist, lassen sich die Wasserverschiebungen zwischen dem intra- und dem extrazellulären Volumen ableiten. Es gilt:

$$V_i(t) = V_{i0} \, Na_0/Na(t) \qquad (33)$$

$$V_e(t) = V_{e0} - UFR \cdot t + V_{i0}(1 - Na_0/Na(t)) \qquad (34)$$

Man erkennt an Gleichung 34, daß das extrazelluläre Volumen zusätzlich zur Ultrafiltration (UFR·t) Wasser verliert bzw. das intrazelluläre Wasser aufnimmt, wenn die Natriumkonzentration im Verlauf der Dialyse abnimmt (Erklärung für das sog. osmotische Disäquilibriumsyndrom).

Den Effekt der Natriumkonzentration auf die intra- und extrazelluläre Wasserverteilung versucht man während der Dialyse durch „Natriumprofile" günstig für die Kreislaufstabilität des Patienten zu beeinflussen. Dazu wird die Natriumkonzentration in der Dialysierflüssigkeit zeitlich verändert, u.U. kombiniert mit Änderungen der Ultrafiltrationsrate (Kap. Reinhardt/Krick, Verfahrenstechnische Aspekte, S. 20).

Dieses recht einfache Modell beschreibt den Austausch von Natrium und Wasser trotz der weitgehenden Vereinfachungen mit erstaunlicher Genauigkeit (34, 62). Die berechneten Natriumwerte liegen innerhalb des Schwankungsintervalls der Natriummessung (±2 mmol/l).

Natrium wird hauptsächlich konvektiv ausgeschieden. Je Liter Ultrafiltration werden ca. 135 mmol Natrium (8,4 g NaCl) ausgeschieden. Bei diffusivem Austausch bedeutet eine Abnahme der Natriumkonzentration während der Dialyse um 1 mmol/l bei einem Gesamtkörperwasser von 40 l eine Natriumausscheidung von 40 mmol (2,3 g NaCl).

Die hier dargestellten mathematischen Modelle erlauben eine hinreichend genaue Beschreibung des Stofftransportes bei den verschiedenen Dialyseverfahren. Ihre Fehler sind nicht größer als die Fehler von Bilanz- und Konzentrationsmessungen. Mit ihrer Hilfe können bei einer Behandlung zu jedem Zeitpunkt die bereits ausgeschiedenen Stoffmengen und Stoffkonzentrationen in den Flüssigkeitskompartmenten des menschlichen Organismus bestimmt werden. Aus diesem Grund sind sie besonders geeignet, bei einem bestimmten Patienten den Effekt unterschiedlicher Behandlungsverfahren zu beschreiben und Behandlungsverfahren zu vergleichen.

Berechnung des Stoffaustausches pro Dialyse

Wenn wir ein gültiges Modell für die Kinetik eines Stoffes kennen, kann die Ausscheidung durch die Dialyse berechnet werden. Die ausgeschiedene Menge (M_{ex}) ergibt sich ganz allgemein aus der Differenz der Mengen bei Beginn (M_{anf}) und am Ende (M_{end}) plus der während der Dialyse erzeugten Menge (G·t):

$$M_{ex} = M_{anf} - M_{end} + G \cdot t \qquad (35)$$

Für die während einer Dialyse ausgeschiedenen Harnstoffmenge ergibt sich:

$$M_{ex} = C_o \cdot V_o - C(t)(V_o - UFR \cdot t) + G \cdot t \qquad (36)$$

Die Konzentration $C(t)$ wird mit Gleichung 30 berechnet. Gleichung 36 gilt für ein Einkompartmentmodell; für ein Zweikompartmentmodell ist sie entsprechend abzuwandeln.

Weil die Generationsrate G nicht bekannt ist, wird zunächst $G = 0$ gesetzt und M_{ex} berechnet. Mit den Daten $C_o = 30$ mmol/l, $V_o = 40$ l, $K = 150$ ml/min, $UFR = 500$ ml/h, $G = 0$ mmol/min und $t = 240$ min ergibt sich z.B.: $M_{ex} = 723{,}3$ mmol (43,4 g) Harnstoff. Unter der Annahme, daß die ausgeschiedene Harnstoffmenge seit Beendigung der vorangegangenen Dialyse erzeugt wurde, und bei äquidistanten Dialyseintervallen kann aus M_{ex} ein Wert für G und anschließend wieder ein Wert für M_{ex} berechnet werden. Auf diese Weise ergibt sich $M_{ex} = 742{,}6$ mmol (44,6 g).

Vergleich unterschiedlicher Dialyseverfahren

Neben der am häufigsten eingesetzten Hämodialyse (HD) werden eine Reihe weiterer Verfahren angewandt, die ebenfalls einen extrakorporalen Kreislauf benötigen, wie die Hämofiltration (HF), die Hämodiafiltration (HDF), die kontinuierliche Hämofiltration (CH). Die drei Verfahren HD, HF und HDF werden in der Regel 3mal wöchentlich eingesetzt. Daneben hat die Peritonealdialyse, die als kontinuierliche ambulante Peritonealdialyse (CAPD) und als kontinuierliche zyklische Peritonealdialyse (CCPD) durchgeführt werden kann, ihren Anwendungsbereich.

Die Leistung der unterschiedlichen Verfahren ist in Tab. 9.2 unter Zuhilfenahme von Modellrechnungen verglichen. Alle angegebenen Werte sind für ein Gesamtkörperwasser von 36 l berechnet.

Anwendung quantitativer Verfahren zur Dosierung der Dialysebehandlung

Die Dosierung einer Dialysebehandlung hat zwei Aspekte zu berücksichtigen. Erstens eine ausreichende Entgiftung, die ein möglichst normales Leben des Patienten erlaubt. Zweitens die Notwendigkeit, das Verfahren einerseits kurz und andererseits so schonend wie möglich durchzuführen, ohne daß unerwünschte Nebenwirkungen entstehen, welche die Behandlung selbst zu einer immer wiederkehrenden Belastung werden lassen.

Tabelle 9.2 Vergleich verschiedener Dialyseverfahren

Verfahren	HD	HF	HDF	CH	CCPD	CAPD
Behandlungsintervall	3/Woche	3/Woche	3/Woche	kontinuierlich	7/Woche	5/Tag
Behandlungszeit (h/Woche)	12	12	12		56	
Filtratmenge (l)		25	10			
zeitlicher Aufwand (h/Woche)	18	18	18		14	18
Blutfluß (ml/min)	250	250	250		35	35
Clearance (ml/min)						
Harnstoff	200	104	210	10	26	26
Kreatinin	180	104	192	10	15	15
Phosphat	175	104	182	10		
Mittelmoleküle	110	104	121	10		
Inulin	90	103	92	10	5	5
Mittlere Wochen-Clearance (ml/min)						
Harnstoff	14,3	7,4	15,0	10	8,7	6,9
Kreatinin	12,8	7,4	13,7	10	5,0	6,0
Phosphat	12,5	7,4	13,0			
Mittelmoleküle	7,9	7,4	8,6			
Inulin	5,7	7,4	6,6		1,66	3,5
mittlere Konzentration Harnstoff (mmol/l)	13,4	24,9	13,0		25,6	24

Für den Vergleich wird für HD, HF und HDF eine Dialysezeit von 3mal 4 Stunden in der Woche, gleicher Blutfluß und eine Clearance, die einer hochpermeablen Membran mit 1,0 m² Oberfläche entspricht, angenommen. Für die CH wird eine konstante Filtrationsrate von 10 ml/min angenommen. Die Dialysezeit für die CCPD soll jede Nacht 8 Stunden betragen, die CAPD mit 4mal 2 l am Tag und 2 l in der Nacht ausgeführt werden.

Die Tabelle gibt die methodentypische Clearance des jeweiligen Verfahrens und die Clearance im zeitlichen Mittel an. Dieser Wert gibt einen Anhaltspunkt für die Leistung eines Verfahrens. In der aktuellen Clearance unterscheiden sich die Verfahren wesentlich; so stehen den 200 ml/min für die Harnstoff-Clearance bei der HD nur 10 ml/min bei der CH gegenüber. Die zeitlichen Mittelwerte sind jedoch in etwa vergleichbar: Sie betragen für die CCPD 8,7 ml/min (kleinster Wert) und für die HF 15,0 (größter Wert).

Weiter ist für Harnstoff die mittlere residuelle Konzentration bei gleicher Generationsrate (10 mmol/h) und ein Verteilungsvolumen für Harnstoff von 36 l für alle Verfahren als Maß für die Leistung angegeben.

Die Blutspiegel einzelner harnpflichtiger Substanzen wie z. B. Harnstoff und Kreatinin haben sich im Verlaufe der Entwicklung der Dialyseverfahren als nicht tauglich zur Beurteilung des Dialyseeffektes erwiesen (2). Lediglich für Kalium gibt es kritische Werte mit unmittelbarer, lebensbedrohlicher kardialer Folge. Ausgehend von den Erfahrungen bei der Betreuung niereninsuffizienter Patienten im Stadium der kompensierten Retention, haben sich Clearance-Werte, besonders die Kreatinin-Clearance als die zuverlässigsten Parameter zur Einschätzung der Nierenfunktion erwiesen. Für die Natur spielt es offenbar keine Rolle, welche Substanzen im einzelnen entfernt werden. Entscheidend ist lediglich das pro Zeit erzeugte Filtratvolumen (ml/min). Die Niere ist auch nicht in der Lage, die große Vielfalt der möglichen toxischen Substanzen zu erkennen. Sie verfügt lediglich über Mechanismen, mit denen die lebensnotwendigen Substanzen (Wasser, Natrium, Kalium, Bicarbonat, Aminosäuren) zurückgewonnen werden. Sofern eine hinreichende Clearance gewährleistet ist, kommt es nicht zu Symptomen der urämischen Intoxikation.

Aus der klinischen Erfahrung ist bekannt, daß bei einem Abfall der Kreatinin-Clearance unter 5–7 ml/min der Intoxikationsgrad der Patienten ein solches Ausmaß angenommen hat, daß mit der Nierenersatztherapie begonnen werden muß. Dieser Wert entspricht einer wöchentlichen Kreatinin-Clearance von 50–70 l.

Basierend auf dieser Erfahrung, wurde auch die notwendige Filtratmenge bei der Hämofiltration auf 60 l/Woche festgelegt. Bei einer üblichen Hämodialyse wird eine Kreatinin-Clearance von 70–90 l in einer Woche entsprechend 7–9 ml/min erzielt. Insofern wäre die Kreatinin-Clearance als eine Meßgröße zur Ermittlung der Dialysedosis geeignet. Mit dem Dialyseindex, basierend auf der Quadratmenter-Stunden-Hypothese (3, 4, 43), ist auch ein solcher Weg beschritten worden, bei dem die wöchentliche Kreatinin-Clearance des Dialysators und die Nierenrestfunktion zusammen berücksichtigt werden.

In den letzten Jahren hat jedoch die Quantifizierung der Dialyse mit Hilfe der Harnstoffkinetik größere Bedeutung erlangt (19, 22, 26, 36, 42, 56). Infolge seiner biochemischen Eigenschaften bietet der Harnstoff hierfür einige Vorteile. Da der Harnstoff gut wasserlöslich ist und sich ausschließlich im Körperwasser verteilt, ist er eher repräsentativ für das, was bei einer Dialyse geschieht: Entfernung vorwiegend niedermolekularer wasserlöslicher Substanzen. Weiter gibt der Harnstoff als Endprodukt des Proteinstoffwechsels eine direkte Information über den Proteinumsatz (Gleichung 37). Hinzu kommt eine Eigenschaft, die ihn allen anderen Leitsubstanzen überlegen macht: Infolge seiner Elektroneutralität geht er keinerlei Bindung mit anderen Molekülen oder Strukturen ein. Damit ist er in einem kinetischen Modell sehr leicht berechenbar. Durch Berechnung der Harnstoffkinetik läßt sich ohne weiteres der Proteinumsatz, die mittlere Harnstoffkonzentration und die Harnstoff-Clearance berechnen. Als eine Größe für die Dosis einer Dialyse gilt das auf das Verteilungsvolumen bezogene Produkt aus Harnstoff-Clearance und Dialysedauer $K \cdot t/V$.

Durch allzu große Vereinfachungen ist die Harnstoffkinetik unkritisch angewendet worden, so daß zu hohe Werte insbesondere für $K \cdot t/V$ berechnet wurden (12, 23, 33).

Die wichtigsten Gründe für Fehlberechnungen der Harnstoffkinetik sind stark vereinfachte Faustformeln ohne Berücksichtigung der Ultrafiltration, schematische Abschätzung des Verteilungsvolumens (V) aufgrund des Körpergewichts und eines Faktors (0,5–0,6), ungeprüfte Clearance-Angaben der Dialysatorenhersteller, ungeprüfte Angaben des Blutflusses (Q_B), fehlende Anwendung eines Zweikompartmentmodells bei hohen Blutflüssen, fehlerhafte Probenentnahme zur Harnstoffbestimmung.

Diese Fehler bei der Bestimmung der Harnstoffkinetik können jedoch heute mit einem geeigneten Modell vermieden werden. Hierzu ist es notwendig, daß die Berechnung auf gemessenen Daten (z.B. Verteilungsvolumen, Ultrafiltration, Harnstoff) beruht und daß ausreichend realistische Modelle ohne zu weitgehende Vereinfachungen eingesetzt werden. Dafür stehen heute Tischcomputer überall zur Verfügung. Auch ist eine Harnstoffkinetik nur dann vollständig, wenn neben $K \cdot t/V$ auch die mittlere Harnstoffkonzentration und die Proteinkatabolismusrate (PCR) berechnet werden.

Harnstoffkinetikprogramm

Für die Anwendung der Harnstoffkinetik zur Qualitätskontrolle der regelmäßigen Dialyse wurde ein Rechnerprogramm geschaffen, das die Berechnung, die Datenverwaltung und die Darstellung der Ergebnisse übernimmt (42).

Um den Rechenaufwand zu begrenzen, sind einige Annahmen notwendig.

- Im Verteilungsraum V besteht eine überall gleiche Harnstoffkonzentration.
- Im Verlauf der Dialyse wird Harnstoff mit der Clearance K und Wasser mit der Ultrafiltrationrate UFR entzogen.
- Sowohl während der Dialyse als auch in den dialysefreien Intervallen wird Harnstoff mit der Rate G durch den Eiweißstoffwechsel erzeugt.
- Es besteht eine residuelle Clearance R.
- Es besteht ein stationärer Zustand, d.h., Harnstofferzeugung und -ausscheidung halten sich die Waage.

Unter diesen Voraussetzungen reicht für Dialysezeiten > 3 Stunden ein Einkompartmentmodell und für kürzere Zeiten ein Zweikompartmentmodell aus.

Aus Daten der Dialyse und des Patienten (Tab. 9.3) wird der Nettoproteinumsatz (PCR), die Dialysedosis ($K \cdot t/V$) und die tatsächliche Clearance des Systems aus Patient und künstlicher Niere berechnet (Abb. 9.6).

Unter der Annahme, daß ein regelmäßig dialysierter Patient sich gleichmäßig verhält und weder anabol noch katabol ist, wird aus diesen Daten eines beliebigen Dialysetages in der Woche der Verlauf der Harnstoff-

Tabelle 9.3 Daten der Dialyse und des Patienten zur Berechnung von Nettoproteinumsatz, Dialysedosis und tatsächliche Clearance

Dialysedaten	Patientendaten
Dialyseetage	Harnstoffkonz. vorher
Dialysator	Harnstoffkonz. nachher
Blutfluß	Körpergewicht vorher
Dialysatfluß	Körpergewicht nachher
Ultrafiltration	Sollgewicht
Dialysezeit	Alter
fettfreie Körpermasse	Geschlecht
Körpergröße	

konzentration für eine Woche berechnet und daraus die wöchentlichen Mittelwerte von Harnstoffkonzentration (C_w), Clearance K und Harnstoffgeneration G abgeleitet (Abb. 9.4).

Aus der Harnstoffgenerationsrate G (g/kg/Tag) kann mit Hilfe einer empirischen Gleichung (47) der Nettoproteinumsatz PCR berechnet werden:

$$\text{PCR (g/kg/Tag)} = \frac{G/2{,}144 + 1{,}7}{0{,}154} \quad (37)$$

G ist hier in g/Tag einzusetzen. Die Dialysedosis ($K \cdot t/V >= 1$) ist ein Maß für die ausreichende Dialyse, die mittlere Harnstoffkonzentration für die Entgiftung, der Proteinumsatz (PCR) für einen wichtigen Aspekt der Ernährung. Neben der tatsächlichen Clearance K kann aus den Angaben zu dem verwendeten Dialysator ein zu erwartender Wert für die Clearance (K_{soll}) berechnet werden. Wenn K wesentlich von K_{soll} abweicht, kann ein Fehler in den Daten oder eine Rezirkulation im Shunt die Ursache sein.

In regelmäßigen Intervallen können für jeden Patienten die Daten eingegeben und die Kennwerte $K \cdot t/V$, C_w und PCR berechnet und dokumentiert werden. Durch die Änderung von Dialysezeit und Blutfluß bzw. den Einsatz eines anderen Dialysators und die Beratung des Patienten kann versucht werden, die Kennwerte in den erwünschten Bereich zu bringen. Das Programm bietet dafür ein Diagramm, anhand dessen Blutfluß und Dialysezeit für vorgegebene Werte von $K \cdot t/V$ oder C_{nit} bis zu vier Dialysatoren gewählt werden können (Abb. 9.5).

Für die Kennwerte können auch Mittelwerte, Verteilungen und Korrelationen für eine Patientengruppe berechnet werden. Abb. 9.6 zeigt z.B. die Beziehung zwischen Dialysedosis und Nettoproteinumsatz.

Auf die vielen Kurzformeln, die für die Berechnung von $K \cdot t/V$ vorgeschlagen wurden, soll hier nicht eingegangen werden, da sie wegen ihrer Nachteile keine Verbreitung gefunden haben.

Als einfachste Kurzformel wird lediglich noch die Harnstoffreduktionsrate (URR, urea reduction rate) in den USA verwendet (18, 37). Sie ist die einfachste Näherung für $K \cdot t/V$, ohne weitere Informationen über die Harnstoffkinetik zu geben.

Ein weiteres Verfahren zur Erfassung der Harnstoffkinetik ist die On-line-Harnstoffmessung, bei der im Dialysat während der Dialysebehandlung multiple Harnstoffmessungen vorgenommen werden (33). Aus den Patientendaten (Gewicht, Größe der Ultrafiltration) kann dann die Harnstoffkinetik mit einem geeigneten Modell abgeleitet werden. Da hier der Harnstoff im Dialysat gemessen wird, entfällt zwar die Blutabnahme beim Patienten, jedoch sind die gemessenen Harnstoffwerte nicht unabhängig von einer möglichen Rezirkulation.

Zur Beurteilung des Ernährungszustandes ist auch die Bestimmung des Serumalbumins vorgeschlagen worden (37). Hierdurch lassen sich jedoch nur Patienten mit bereits auch sonst erkennbarem mangelhaften Ernährungszustand erkennen. Bei mehreren europäischen Untersuchern sind die Albuminkonzentrationen sowohl vor als auch nach der Dialyse als normal gefunden worden.

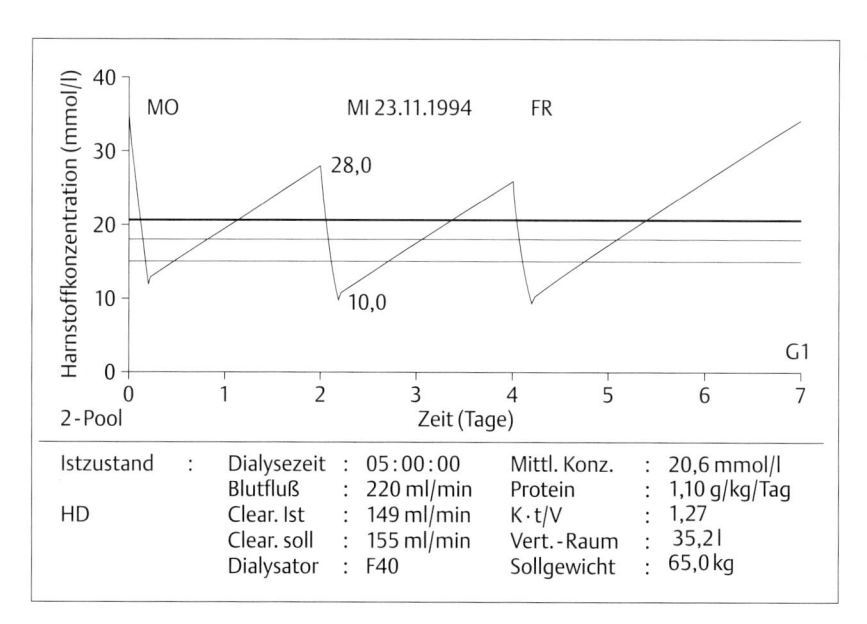

Abb. 9.4 Harnstoffkinetikmodell

Istzustand	:	Dialysezeit	: 05:00:00	Mittl. Konz.	: 20,6 mmol/l
		Blutfluß	: 220 ml/min	Protein	: 1,10 g/kg/Tag
HD		Clear. Ist	: 149 ml/min	$K \cdot t/V$	: 1,27
		Clear. soll	: 155 ml/min	Vert.-Raum	: 35,2 l
		Dialysator	: F40	Sollgewicht	: 65,0 kg

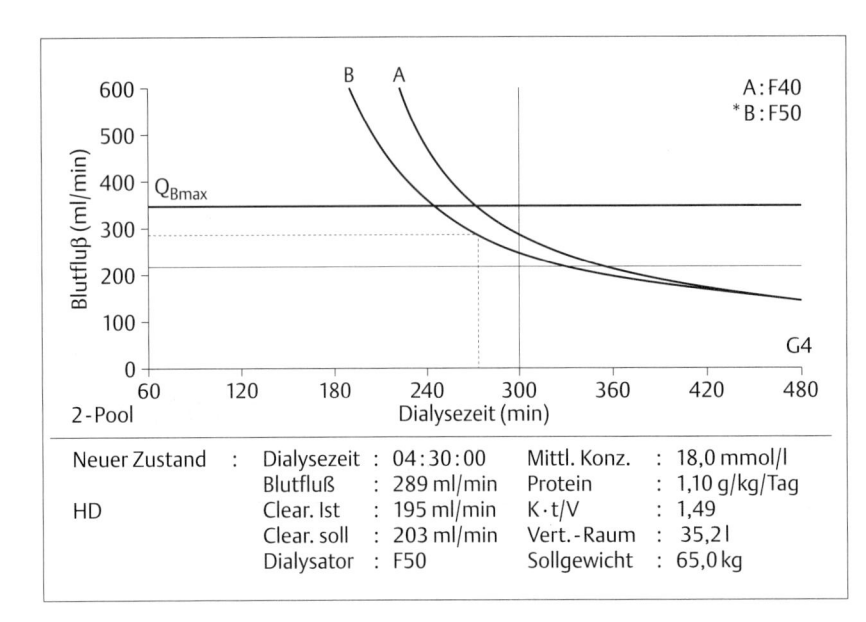

Abb. 9.5 Beziehung zwischen Blutfluß und Dialysezeit

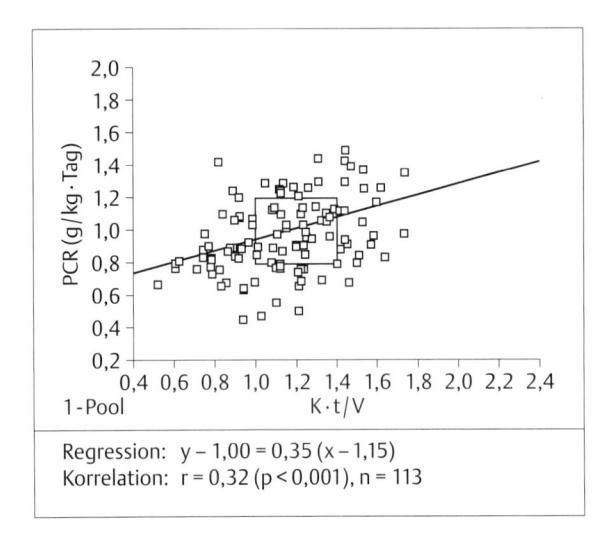

Neuer Zustand	:	Dialysezeit	:	04:30:00	Mittl. Konz.	:	18,0 mmol/l
		Blutfluß	:	289 ml/min	Protein	:	1,10 g/kg/Tag
HD		Clear. Ist	:	195 ml/min	K·t/V	:	1,49
		Clear. soll	:	203 ml/min	Vert.-Raum	:	35,2 l
		Dialysator	:	F50	Sollgewicht	:	65,0 kg

Abb. 9.6 Beziehung zwischen K·t/V und PCR

Regression: y − 1,00 = 0,35 (x − 1,15)
Korrelation: r = 0,32 (p < 0,001), n = 113

Vermeidung unerwünschter Nebenwirkungen der Dialysebehandlung

Überblick über die Nebenwirkungen und ihre Ursachen

Die wichtigsten unerwünschten Nebenwirkungen einer Dialysebehandlung wie symptomatische Hypertonie, Disäquilibriumsymptomatik, Kopfschmerzen, Herzrhythmusstörungen und psychomotorische Unruhe, aber auch vermehrtes Durstgefühl sind durch einen unphysiologischen Austausch von Wasser, Natrium, Kalium und Bicarbonat verursacht. Diese Nebenwirkungen können weitestgehend durch eine individuelle Anpassung an die Toleranz des Patienten vermieden werden.

Ultrafiltration

Einen bedeutenden Fortschritt brachte der Übergang von der druckgesteuerten Ultrafiltration zur volumengesteuerten, die heute von den meisten Maschinen gewährleistet wird (21).

Einige Maschinen bieten heute auch Ultrafiltrationsprofile an, bei denen zu Beginn der Behandlung höhere und später geringere Ultrafiltrationsraten für eine festgelegte Ultrafiltrationsmenge vorgegeben werden können.

Mit Hilfe einer kontinuierlichen Messung des Blutvolumens, für die mehrere mehr oder weniger genaue Meßsysteme angeboten werden (9, 49, 55), kann die Ultrafiltrationsrate bei zu starkem Abfall des Blutvolumens begrenzt werden. Mit einer geregelten Ultrafiltration wird die Ultrafiltrationsrate an die aktuelle Änderung des Blutvolumens angepaßt. Abb. 9.7 zeigt ein Beispiel für eine Blutvolumenregelung. In diesem Falle folgt die Ultrafiltrationsrate einer vorgegebenen Kurve des zulässigen Abfalls des Blutvolumens über die Zeit. Mit diesem System kann die Ultrafiltration auch gesteigert werden, solange sich noch mobilisierbare Flüssigkeit im extrakorporalen Flüssigkeitsraum befindet.

Natrium

Eine Änderung der Natriumkonzentration um 1 mmol/l bedeutet eine Änderung der extrazellulären Osmolarität um 1,8 mosml/l. Eine Absenkung der Natriumkonzentration während der Dialyse von mehr als 7 mmol/l führt zum osmotischen Disäquilibriumsyndrom (28, 47). Eine Erhöhung der Natriumkonzentration bedeuet infolge selektiver Erhöhung der extrazellulären Osmolarität eine Induktion von Durstgefühl, durch das der Patient bestrebt ist, durch Aufnahme von Wasser die ansteigende Osmolarität auszugleichen. Da dieser Osmolaritätsausgleich oft überschießend erfolgt, gelangt ein solcher Patient in eine Zwangssituation: Durch zu große Flüssig-

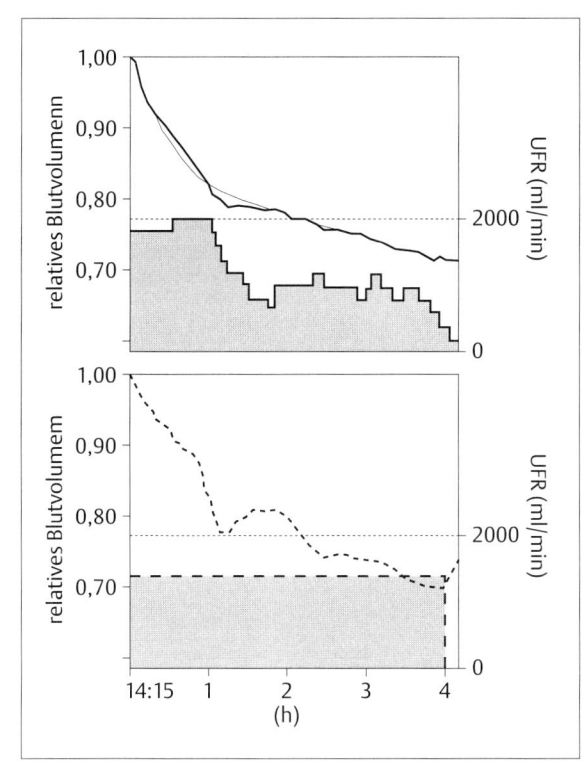

Abb. 9.7   Geregelte und ungeregelte Ultrafiltration

keitsaufnahme kommt es zu einer Hyponatriämie. Bei der dann notwendig werdenden starken Ultrafiltration kommt es, besonders wenn wegen des Auftretens von Muskelkrämpfen zusätzlich Kochsalz gegeben werden muß, zu einem immer größeren Anstieg der natriumbedingten Osmolarität mit nachfolgendem noch stärkeren Durst. Solche Patienten trinken dann viel mehr, als sie vor Beginn der intermittierenden Dialysebehandlung jemals getrunken haben.

Durch Anpassung der Natriumkonzentration der Dialysierflüssigkeit an die Natriumkonzentration des Patienten lassen sich diese Nebenwirkungen vermeiden. Unter Zuhilfenahme eines Natriummodells läßt sich auch die Natriumkonzentration der Dialysierflüssigkeit im Verlauf der Dialyse variieren, ohne daß es zu gravierenden Bilanzfehlern kommt. Abzuraten ist von einer unkontrollierten Variation der Natriumkonzentration ohne Berücksichtigung der Natriumbilanz, da dann meist ein Anstieg der Natriumkonzentration des Patienten die Folge ist.

Mit Hilfe von Natriumprofilen läßt sich auch bei der Dialyse besser Flüssigkeit aus dem Intrazellularraum mobilisieren.

Kalium

Nebenwirkungen durch zu hohe Kaliumspiegel sind gefährlicher als durch zu niedrige. Da sich eine Überladung des Intrazellularraumes in der Regel über einen längeren Zeitraum (mehrere Dialysen) abspielt und vorwiegend von der Zufuhr durch die Nahrung abhängt, sind Bilanzstörungen des Kaliums neben der Diät am besten durch die individuelle Kaliumkonzentration in der Dialysierflüssigkeit zu beheben. Hierzu sollten dialysatseitig Kaliumkonzentrationen zwischen 0 und 4 mmol/l verfügbar sein.

Bicarbonat

Das Basendefizit sollte bei jeder Dialyse vollkommen ausgeglichen werden. Hierbei unterliegt der Azidoseausgleich bei Verwendung von Acetat oder Bicarbonat in der Dialyseflüssigkeit unterschiedlichen Mechanismen. Während es bei der Acetatdialyse bei hoher Austauschrate zu einem initialen Bicarbonatverlust kommen kann, sollte bei der Bicarbonatdialyse durch übermäßige Zufuhr von Bicarbonat mit metabolischen Alkalosen mit starken Kopfschmerzen und Allgemeinerscheinungen gerechnet werden. Abhilfe schafft hier nur eine regelmäßige Kontrolle des Säure-Basen-Haushalts und eine individuelle Anpassung der Pufferkonzentration in der Dialyseflüssigkeit. Dies ist bei der Bicarbonatdialyse eher gewährleistet als bei der Acetatdialyse.

Anhang: Glossar

a	mmol/l	Donnan-Faktor
C	mmol/l	Konzentration
$\bar{C}$	mmol/l	mittlere Konzentration in der Membran
C_0	mmol/l	Anfangskonzentration
C_{0m}	mmol/l	Harnstoffkonzentration bei Dialysebeginn in der Wochenmitte
C_{anf}	mmol/l	Konzentration am Anfang des dialysefreien Intervalls
C_B	mmol/l	Konzentration im Blut
C_D	mmol/l	Konzentration in der Dialyseflüssigkeit
C_e	mmol/l	extrazelluläre Konzentration
C_{end}	mmol/l	Konzentration am Ende eines dialysefreien Intervalls
C_F	mmol/l	Konzentration im Filtrat
C_G	mmol/l	Konzentration im gesammelten Dialysat
C_i	mmol/l	intrazelluläre Konzentration
C_{mit}	mmol/l	mittlere Harnstoffkonzentration im Plasmawasser im Wochenintervall
C_P	mmol/l	Konzentration im Plasmawasser
C(Plasma)	mmol/l	Konzentration im Plasma
C_{pr}	g/l	Proteinkonzentration im Plasma
C_U	mmol/l	Konzentration im Urin
D	l/min	Dialysance

G		Generationsrate
Hk		Hämatokrit (Erythrozyten/Blutvolumen)
i		Eingang Blutfilter
I	mmol/min	Transportrate
J	mmol/min · dm²	Flußdichte
J_d	mmol/min · dm²	Flußdichte, diffusiver Transport
J_k	mmol/min · dm²	Flußdichte, konvektiver Transport
J_v	mmol/min · dm²	Flußdichte, Volumentransport
K	l/min	Clearance bei der Hämodialyse
K_D	l/min	Dialysance im Dialysat
K_S	l/min	Clearance für einen bestimmten Stoff
K_V	l/min	Clearance bei der Hämofiltration
L_P	l/(min cm² mmHg)	hydraulische Permeabilität
M	mmol	Stoffmenge
M_{ad}	mmol	adsorbierte Stoffmenge
n		Anzahl der Dialysen/Woche
Na	mmol/l	Natriumkonzentration
Na_D	mmol/l	Natriumkonzentration im Dialysat
Na_G	mmol/l	Natriumkonzentration im gesammelten Dialysat
o		Ausgang Blutfilter
ΔP	mmHg	Druckdifferenz (hydrostatisch + osmotisch)
P_h	mmMg	hydrostatischer Druck
P_m	dm/min	Permeabilitätskonstante
π	mosm/l	osmotischer Druck
Q_B	l/min	Blutfluß
Q_{BW}	l/min	Wasseranteil im Blutfluß
Q_D	l/min	Dialysatfluß
Q_E	l/min	Zufuhr der Ersatzflüssigkeit
Q_{eff}	l/min	effektiver Fluß auf der Blutseite des Dialysators
Q_F	l/min	Filtrationsrate
Q_P	l	Wasseranteil im Plasmafluß
R	l/min	residuelle Clearance
s		Standardabweichungen
S		Siebkoeffizient
t	min	Dialysezeit
T_D	min	Gesamtdauer einer Dialysebehandlung
T_f	min	Länge des freien Dialyseintervalls
UFM	l	ultrafiltrierte Menge
UFR	l/min	Ultrafiltrationsrate
URR		Harnstoffreduktionsrate (urea reduction rate)
V	l	Verteilungsvolumen
V_0	l	Anfangsvolumen
V_e	l	extrazelluläres Volumen
V_G	l	gesammeltes Filtrat
V_i	l	intrazelluläres Volumen
V_T	l	Dialysatteilmenge
V_U	mmol/l	Urinmenge im Dialyseintervall
Z		Ladungszahl

Literatur

1 Atkins, G.L.: Multicompartment Models in Biological Systems. Science Paperback, vol. CIII. Chapman & Hall, London 1974

2 Avram, M.M., P.A. Slater, A.G. Gan, M. Jancu, A.N. Pakilan, D. Okanga, K. Rajpal, S.K. Paik, M. Zouabi, P.A. Fein: Predialysis BUN and creatinine do not predict adequate dialysis, clinical rehabilitation, or longevity. Kidney int. 28, Suppl. 17 (1985) 100–104

3 Babb, A.L., P.R. Popovich, T.G. Christopher: The genesis of the square meter-hour hypothesis. Trans. Amer. Soc. artif. intern. Org. 17 (1971) 81

4 Babb, A.L., P.C. Farrell, M.J. Strand, A.A. Uvelli, J. Milutinovic, B.H. Scribner: Residual renal function and chronic hemodialysis therapy. Proc. clin. Dialys. Transplant. For. 2 (1972) 142

5 Babb, A.L., M.J. Strand, D.A. Uvelli, J. Milutinovic, B.H. Scribner: Quantitative description of dialysis treatment: a dialysis index. Kidney int. 7 (1975) 25

6 Bauer, H.F.: Diffusion und Konvektion im Kreisrohr bei konstanter Flüssigkeitsresorption über die Wand. Chemie-Ingenieur-Technik 47 (1975) 990

7 Bauer, H.F.: Stofftransport im Plattendialysator. Biomed. Techn. 21 (1976) 170

8 Bergström, J., P. Fürst: Uraemic toxins. In Drukker, W., F.M. Parsons, J.F. Maher: Replacement of Renal Function by Dialysis. Nijhoff, Den Haag 1983 (p. 354)

9 Bonnie, E., W.G. Lee, S. Stiller, H. Mann: Influence of fluid overload on vascular refilling rate in hemodialysis: continuous measurements with the conductivity method. In Nosé, Y., C. Kjellstrand, P. Ivanovich: Progress in Artificial Organs. ISAO Press, Cleveland 1986 (p.135)

10 Brunner, H., H. Mann, U. Essers, R. Schultheis, T. Byrne, R. Heintz: Preparative isolation of middle molecular weight fractions from the hemofiltrate of patients with chronic uremia. Artif. Org. 2 (1978) 375

11 Brunner, H., H. Mann, U. Essers, T. Byrne: Large scale isolation of middle and higher molecular weight uremic toxins. Artif. Org. 4, Suppl (1981) 41

12 Calzavare, P., A. Vianello, A. de Porto, P.L. Gatti, B. Bartolome, G. Caenaro, C. Dalla Rosa: Comparison between three mathematical models of K · t/V. Int. artif. Org. 11 (1988) 107–111

13 Casino, F.G., A. Sacco, V. Gaudino, A. Trentadue, C. Losquadro: Dialyzer clearance and urea kinetics. In Man, N.K., L.W. Henderson: Blood Purification in Perspective: New Insights and Future Trends. ISAO Press, Cleveland 1987 (p. 193)

14 Cherrault, Y.: Mathematical Modelling in Biomedicine. Reidel, Dordrecht 1993

15 Ciba-Geigy: Wissenschaftliche Tabellen, 8. Aufl. Basel 1977

16 Colton, C.K.: Permeability in transport studies in batch and fow dialysers with application to hemodialysis. Thesis, Cambridge/Mass. 1969

17 Daugirdas, I.T.: Rapid methdos of estimating K · t/V: three formulas compared. ASAIO Trans. 36 (1990) 362–364

18 Daugirdas, I.T.: The post: predialysis plasma urea nitrogen ratio to estimate K · t/V und NCPR: validation. Int. Artif. Org. 12 (1989) 420–427

19 Depner, T.A.: Prescribing Hemodialysis: a Guide to Urea Modeling. Kluwer, Dordrecht 1991

20 Edel, H.H., H.J. Gurland, E. Renner, I. Eigler, E. Buchborn: Das Verhalten des Blut-Liquor-Gradienten bei Azotämie und ihre Beeinflussung durch die Hämodialyse. Klin. Wschr. 43 (1965) 1081

21 Faucheld, P.: Effects of ultrafiltration on body fluid volumes and transcapillary colloid osmotic gradient in hemodialysis patients. Contr. Nephrol. 74 (1989) 170–175

22 Fellay, G., I.P. Gabriel: Une approche comparative des modèles de la cinétiques de l'urée dans le traitement par hémodialyse. Néphrologie 9 (1988) 233–236

23 Flanigan, M.J., I. Fangenau, V.S. Linn: Quantitating hemodialysis: a comparison of three kinetic models. Amer. J. Kidney Dis. 17 (1991) 295–302

24 Frost, Th.H., D.N.S. Kerr: Kinetics of hemodialysis: a theoretical study of the removal of solutes in chronic renal failure compared to normal health. Kidney int. 12 (1977) 41

25 Glaser, E.: Pharmakokinetik. Pmi, Frankfurt/Main 1985

26 Gotch, F.A., J.A. Sargent: A mechanistic analysis of the National Co-Operative Dialysis study (NCDS). Kidney int. 28 (1985) 526

27 Graefe, U., J. Milutinovich, W.C. Follette, J.E. Vizzo, A.L. Babb, B.H. Scribner: Less dialysis-induced morbidity and vascular instability with bicarbonate in dialysate. Ann. intern. Med. 88 (1978) 332

28 Gürich, W., H. Mann, S. Stiller: Sodium elimination and changes in the EEG during dialysis. Artif. Org. 3, Suppl. (1980) 94

29 Henderson, L.W.: Biophysics of ultrafiltration and hemofiltration. In Drukker, W., F.M. Parsons, J.F. Maher: Replacement of Renal Function by Dialysis. Nijhoff, Den Haag 1983 (p. 242)

30 Hlavinka, D.J.: A mathematical model for simulation of solute transport within the patient-artificial kidney system. Thesis, Austin 1974

31 Holbrook, J.G.: Laplace-Transformation. Vieweg, Braunschweig 1973

32 Kamke, E.: Differentialgleichungen: Lösungsmethoden und Lösungen. Teubner, Stuttgart 1977

33 Keshaviah, P.R., G.L. Hanson, R.O. Berkseth, A.J. Collins: A simplified approach to monitoring in-vivo therapy prescription. ASAIO Trans. 34 (1988) 620–622

34 Kimura, G., J.C. van Stone: Stimulation study on transcellular fluid shift induced by hemodialysis. Kidney int. 24 (1983) 542

35 Lightfood, E.N.: Transport Phenomena and Living Systems. Wiley, New York 1974

36 Lowrie, E.G., B.P. Teehan: Principles of prescribing dialysis therapy: implementing recommendations from the National Cooperative Dialysis Study. Kidney int. 23, Suppl. 13 (1983) S 113

37 Lowrie, E.G., N.L. Lew: The urea reduction ratio (URR): a simple method for evaluating hemodialysis treatment. Dialys. Nephrol. 12 (1991) 11–20

38 Ludwig, R.: Methoden der Fehler- und Ausgleichsrechnung. Vieweg, Braunschweig 1969

39 Mackey, G.L.: Ion Transport through Biological Membranes: an Integrated Theoretical Approach. Lecture Notes in Biomathematics. vol. VIII. Springer, Berlin 1975

40 Mann, H., S. Stiller, W. Gürich: Kontrollierte Dialysetherapie mit Hilfe mathematischer Simulation des Stoffaustausches. Nieren- u. Hochdruckkr. 8 (1979) 44

41 Mann, H., S. Stiller, A. Homburg: Bedarfsgerechte Dialysetherapie. In von Dittrich, P., G. Seyfarth: Aktuelle Probleme der Dialyseverfahren und der Niereninsuffizienz. Bindernagel, Friedberg/Hessen 1981 (S. 1)

42 Mann, H., S. Stiller: Qualitätssicherung der Hämodialysetherapie – Quantifizierung mit Hilfe der Harnstoffkinetik. Nieren- u. Hochdruckkr. 23 (1994) 610–613

43 Milutinovic, J., M. Stanel, A. Casaretto, W. Follette, A.L. Babb, B.H. Scribner. Clinical impact of residual glomerular filtration rate (GFR), dialysis time: a preliminary report. Trans. Amer. Soc. artif. intern. Org. 20 B (1974) 410

44 Ofsthun, N.J., C.K. Colton, M.J. Lysaght: Determinants of fluid and solute removal rates during hemofiltration. In Hederson, L.W., E.A. Quellhorst, C.A. Baldamus, M.J. Lysaght: Hemofiltration. Springer, Berlin 1986

45 Popovich, R.P., D.J. Hlavinka, J.B. Bomar, J.W. Moncrief, J.F. Decherd: The consequences of physiological resistance on metabolic removal from the patient-artificial kidney system. Trans. Amer. Soc. artif. intern. Org. 21 (1975) 108

46 Racker, E.: Mechanism of ion transport and ATP formation. In Giebisch, G., D.C. Tosteson, H.H. Ussing: Membrane Transport in Biology. I. Concepts and Models. Springer, Berlin 1978

47 Sargent, J.A., F.A. Gotch: Principles and biophysics of dialysis. In Drukker, W., F.M. Parsons, J.F. Maher: Replacement of Renal Function by Dialysis. Nijhoff, The Hague 1983 (p. 53)

48 Schäfer, U., S. Stiller, H. Mann: Measurement of solute balance during dialysis therapy. Life Support Syst. 4, Suppl. 2 (1985) 237

49 Schallenberg, U., S. Stiller, H. Mann: A new method of continuous haemoglobinometric measurement of blood volume during dialysis. Life Support Syst. 5 (1987) 293

50 Schlögl, R.: Stofftransport durch Membranen. Steinkopf, Darmstadt 1964

51 Smirnov, W.L.: Lehrgang der höheren Mathematik, Bd. II. VEB Deutscher Verlag der Wissenschaften, Berlin 1966

52 Stark, G.: Carrier-mediated ion transport across thin lipid membranes. In Giersbach, G., D.C. Tosteson, H.H. Ussing: Membrane Transport in Biology. I. Concepts and Models. Springer, Berlin 1978

53 Sten-Knudsen, O.: Passive transport processes. In Giebisch, G., D.C. Tosteson, H.H. Ussing: Membrane Transport in Biology. I. Concepts and Models. Springer, Berlin 1978

54 Stiller, S., H. Mann, W. Gürich: Computer-assisted control of dialysis therapy. Proc. Europ. Dialys. Transplant. Ass. 15 (1978) 588

55 Stiller, S., H. Mann, T. Byrne: Continuous monitoring of blood volume during hemodialysis. Proc. Europ. Soc. artif. Org. 7 (1980) 167

56 Stiller, S., H. Mann: Individualization of dialysis therapy using a microcomputer. Proc. int. Soc. artif. Org. 5, Suppl. (1981) 380

57 Stiller, S., H. Mann: Significance of sodium measurement in regular dialysis treatment. Life Supp. Syst. 2, Suppl. 1 (1984) 169

58 Stiller, S., H. Mann: Sodium transport in hemofiltration. In Nosé, Y., C. Kjellstrand, P. Ivanovich: Progress in Artificial Organs. ISAO Press, Cleveland 1986 (p. 1092)

59 Stiller, S., H. Mann: The Donnan effect in artificial kidney therapy. Life Support Syst. 4 (1986) 305

60 Stiller, S., P. Maukner, H. Brunner, H. Mann: Acetate metabolism in low-flow dialysis. In Smeby, L.C., St. Jørstad, T.E. Widerøe. Immune and Metabolic Aspect of Therapeutic Blood Purification Systems. Karger, Basel 1986 (p. 231)

61 Stiller, S., H. Mann: Ultra-short dialysis and internal physiological resistance. Trans. Amer. Soc. artif. intern. Org. 10 (1987) 754

62 Van Stone, J., C. Bauer, J. Carey: The effect of dialysate sodium concentration on body fluid distribution during hemodialysis. Trans. Amer. Soc. artif. intern. Org. 26 (1980) 383

63 Strack, K.: Untersuchungen zur Phosphatausscheidung bei Hämodialyse. Diss., Aachen 1988

64 Thews, O., H. Hutten: Ein mathematisches Patientenmodell zur Computersimulation der Dialyse unter besonderer Berücksichtigung des Säure-Basen-Haushalts. Biomed. Techn. 32, Suppl. (1987) 118

65 Volkenstein, M.V., S.N. Fishman: The theory of transport phenomena in biological membranes. I. The active transport. Biofizika 15 (1970) 1

66 Werynski, A.: Evaluation of the impact of ultrafiltration on dialysis clearance. Artif. Org. 3 (1979) 140

67 Woodbury, J.W.: The cell membrane: ionic potential gradients and active transport. In Ruch, T.C., H.D. Patton: Physiology and Biophysics, 19th. ed. Saunders, Philadelphia 1966

10 Ernährung bei Hämodialyse

R. Hirschberg und J. Kopple

Überblick über Klinik und Diagnostik hämodialysebedingter Ernährungsstörungen

Patienten mit chronisch-progredienter Niereninsuffizienz haben ein erhöhtes Risiko, Eiweiß- und kalorische Mangelernährung zu entwickeln. Aus bislang unbekannten Gründen nimmt die Kalorienzufuhr trotz klinischen Wohlbefindens ab, wenn die GFR einen Wert von etwa 20–25 ml/min/1,72 m^2 unterschreitet (1). Appetitlosigkeit scheint dabei eine Rolle zu spielen. Der Ernährungszustand zum Zeitpunkt des Beginns einer Langzeithämodialysebehandlung ist jedoch ein Risikofaktor für die spätere Morbidität und Mortalität und für den Ernährungszustand und das Wohlbefinden bei Langzeithämodialysepatienten (2–4).

Ein mehr oder minder schwerer Grad der Unterernährung findet sich nicht selten bei Langzeitdialysepatienten (5–8) und ist durch ein reduziertes ideales Körpergewicht (in 10–30% der Patienten), reduzierten Trizepshautfaltendurchmesser (bis zu 60%) und reduzierten Armmuskelumfang (bis zu 40%) gekennzeichnet. Der Körpergehalt an Stickstoff ist bei vielen Dialysepatienten erniedrigt, wie Untersuchunen mit Hilfe von Neutronenaktivierungsanalyse gezeigt haben (9). Bis zu zwei Drittel der Langzeitdialysepatienten haben einen reduzierten Gewebeeiweißgehalt im Verhältnis zum Zell-DNA-Gehalt in der Muskulatur (10), aber ein normales Eiweiß-DNA-Verhältnis kann möglicherweise durch intensive Hämodialyse erhalten oder wiederhergestellt werden.

Ein erniedrigtes Serumalbumin (< 4 g/dl) findet sich ebenfalls bei bis zu zwei Drittel der Langzeitdialysepatienten (2, 3, 6–8). Klinische, zumeist retrospektive Studien haben gezeigt, daß der Grad der Hypalbuminämie mit der Mortalität bei Langzeitdialysepatienten korreliert ist (Tab. 10.1). Eine Verminderung des Serumalbumins kann ernährungsbedingt sein, aber chronische Entzündungserkrankungen oder die Freisetzung von Entzündungsmediatoren (z.B. Interleukine, TNF-α usw.) durch biologische Inkompatibilität der verwendeten Dialysemembran können ebenfalls dazu beitragen (Kap. Schaefer/Hörl, S. 93, 99).

Neben dem Serumalbumin und dem Serumtransferrin kann ein anderer relativ leicht meßbarer Laborparameter herangezogen werden, um den Ernährungszustand eines Patienten zu untersuchen, nämlich die Serumkonzentration von Insulin-like growth factor I (IGF-I) und eventuell das IGF-Bindungsprotein-3 (IGFBP-3) (8). IGFBP-3 sollte allerdings mit einem Immunoassay bestimmt werden, der die proteolytischen Fragmente, die bei Dialysepatienten im Serum vorkommen, nicht erfaßt, da sonst fälschlich erhöhte Werte gemessen würden.

Tabelle 10.1 Statistischer Zusammenhang der Serumalbuminkonzentration bei Beginn einer Langzeithämodialysebehandlung und dem Mortalitätsrisiko während der Langzeithämodialyse (aus Lowrie, E., L. Lew: Amer. J. Kidney Dis. 15 [1990] 458)

Serumalbumin-konzentration (g/dl)	Mortalitätsrisiko
4,0–4.5	1,0
3,5–3,9	2,2
3,0–3,4	6,7
2,5–2,9	15,3
<2,5	18,5

Pathophysiologie

Störungen im Aminosäurenhaushalt

Erhöhte oder erniedrigte Serumkonzentrationen der verschiedenen freien Aminosäuren sind bei fortgeschrittener Niereninsuffizienz von zahlreichen Autoren beschrieben worden. Die meisten essentiellen Aminosäuren sind erniedrigt, insbesondere die verzweigtkettigen Aminosäuren Valin, Leucin und Isoleucin. Im Gegensatz dazu sind die Serumkonzentrationen von nichtessentiellen Aminosäuren erhöht (11). Die Proteinsynthese in Geweben hängt jedoch im wesentlichen von der intrazellulären Konzentration freier Aminosäuren ab. Somit ist die Messung der intrazellulären Aminosäuren ein besserer Parameter für den Aminosäurenhaushalt. Bergström u. Mitarb. sowie andere Autoren haben systematisch den Aminosäurengehalt in Muskelbiopsaten bei Patienten mit chronischer Niereninsuffizienz und bei Dialysepatienten untersucht (7, 12, 13). Bei chronischer Niereninsuffizienz ist die verzweigtkettige Aminosäure Valin im Muskel erniedrigt sowie auch Threonin, Lysin, Histidin und Tyrosin. Reduzierte intrazelluläre Verfügbarkeit dieser Aminosäuren trägt vermutlich zur verminderten Eiweißsynthese bei. Einige dieser Störungen, aber nicht alle verschwinden mit effektiver Hämodialysebehandlung (12).

Andere metabolische Störungen

Glucoseintoleranz, Hyperinsulinämie und erhöhte *Insulinresistenz* finden sich bei Dialysepatienten häufig (14). Sekundärer *Hyperparathyreoidismus* und 1,25-(OH)$_2$-Vitamin-D$_3$-Mangel scheinen partiell für die

Glucoseintoleranz verantwortlich zu sein (15) und sollten unabhängig von anderen Ernährungstherapien auch aus diesem Grunde behandelt werden.

Die periphere Insulinresistenz, die im Vordialysestadium bereits besteht, kann durch den Beginn der Langzeitdialysebehandlung verbessert werden (14). Diätetische Behandlung mit reduzierter Eiweißzufuhr verbessert ebenfalls die Insulinresistenz (14), aber eiweißarme Diäten sollten bei Dialysepatienten nicht verordnet werden. Die Verbesserung der Insulinresistenz durch eiweißarme Ernährung oder durch intensive Dialysebehandlung spricht dafür, daß ein oder mehrere „urämische Toxine", die aus dem Eiweißmetabolismus stammen, die Insulinresistenz (zum Teil) verursachen. McCaleb u. Mitarb. isolierten einen mittelmolekularen Faktor aus urämischem Serum, der Insulinresistenz induziert (16).

Insulin-like growth factor I (IGF-I) ist ein ubiquitärer Peptidwachstumsfaktor mit parakrinen, autokrinen und endokrinen Wirkungsmodi sowie metabolischen und mitogenen Funktionen in zahlreichen Geweben. IGF-I reduziert die Insulinresistenz bei Typ-II-Diabetikern und bei Dialysepatienten (17) und steigert den Transport einiger Aminosäuren in die Zellen. IGF-I reduziert den Eiweißkatabolismus und steigert die Eiweißsynthese in der quergestreiften Muskulatur (18). Klinische (17) und experimentelle (19) Untersuchungen haben gezeigt, daß bei chronischer Niereninsuffizienz eine periphere IGF-I-Resistenz besteht. Diese IGF-I-Resistenz scheint durch einen Defekt in der intrinsischen Kinaseaktivität in der β-Untereinheit des IGF-I Rezeptors bedingt zu sein (19). Die reduzierten IGF-I-Serumkonzentrationen und die periphere IGF-I-Resistenz können möglicherweise zu dem urämischen Eiweiß- und Energiekatabolismus beitragen.

Azidose: Zusätzlich zu anderen metabolischen Störungen haben Langzeitdialysepatienten oftmals eine mehr oder minder schwere chronische metabolische Azidose. Metabolische Azidose kann katabole Auswirkungen haben und den Gewebeeiweißgehalt senken. Experimentelle Untersuchungen von Mitch u. Mitarb. zeigen, daß der durch die Azidose induzierte Eiweißabbau in der Muskulatur durch Aktivierung der ATP-abhängigen Ubiquitin-Proteasom-Proteolyse bedingt ist (20). Die Behandlung einer chronischen metabolischen Azidose durch ausreichende Hämodialyse und eventuelle zusätzliche orale Alkalisubstitution ist somit auch Teil einer katabolismusverhindernden Therapie.

Hyperparathyreoidismus: Klinikern ist geläufig, daß Patienten mit primärem Hyperparathyreoidismus Gewichtsverlust erleiden und Muskelatrophie entwickeln können. Die Mechanismen, durch welche die erhöhten Serumparathormonkonzentrationen katabol wirken, sind unbekannt. Hyperparathyreoidismus erniedrigt die Stickstoffbilanz (21) und kann zur Glucoseintoleranz beitragen. Behandlung eines schweren sekundären Hyperparathyreoidismus, evtl. durch Parathyreoidektomie, oder dessen prophylaktische Verhinderung kann zur Verbesserung des Ernährungsstatus beitragen.

Carnitinmangel: Carnitin ist ein Kofaktor für den Transport von langkettigen Fettsäuren in die Zelle und durch die Mitochondrienmembran, insbesondere in Muskelzellen (22). Durch Bindung von Fettsäuren wird „freies" Carnitin zu Acylcarnitin. Der Energiestoffwechsel von quergestreifter und Herzmuskulatur wird bei basaler und mäßig gesteigerter Arbeit im wesentlichen durch Fettsäuren gesichert und benötigt Carnitin als Kofaktor. Trotz vieler Studien ist zur Zeit unklar, welcher Anteil der Langzeitdialysepatienten einen Carnitinmangel hat. Die Serumkonzentrationen und der intrazelluläre Gehalt an freiem Carnitin in der Muskulatur sind meistens normal, gelegentlich sogar erhöht (23–25), aber die Acylcarnitinspiegel in der Muskulatur sind ebenfalls erhöht (23–25). Ein erhöhtes Verhältnis von Acylcarnitin und freiem Carnitin in der Muskulatur könnte einen erhöhten Carnitinbedarf bei Dialysepatienten anzeigen, und normale Carnitinspiegel könnten somit einem relativen Carnitinmangel entsprechen, da vermehrt freies Carnitin verbraucht und Acylcarnitin gebildet wird. Die Messung von Serum- oder Erythrozytencarnitinspiegeln ist für die Diagnose eines relativen oder absoluten Carnitinmangels unzuverlässig. Bei Patienten, bei denen wegen ungeklärter Müdigkeit und Muskelschwäche ein Carnitinmangel erwogen wird, kann dies gegebenenfalls durch einen Therapieversuch mit oraler oder intravenöser Substitution von Carnitin bestätigt und gleichzeitig behandelt werden. Doppelblinde und randomisierte Studien haben gezeigt, daß solche Symptome bei einem Teil der Dialysepatienten durch Carnitinbehandlung gebessert werden können (26, 27) und die körperliche Belastbarkeit steigt. Carnitinverabreichung hat so gut wie keine Nebenwirkungen.

Geringere Dosen von Carnitin (500 mg/Tag) können möglicherweise zur Verminderung hoher Triacylglycerinkonzentrationen im Serum gegeben werden (24, 28).

Ernährungsstatus, Ernährungbedarf und Prognose bei Hämodialyse

Ursachen der Unterernährung

Protein- und/oder kalorische Unterernährung finden sich bei Dialysepatienten nicht selten. Mehrere Gründe tragen zum schlechten Ernährungszustand bei:

- subnormale Nahrungszufuhr durch Appetitlosigkeit, Müdigkeit, insbesondere an Dialysetagen nach der Behandlung, Depression, soziale Deprivation, insbesondere bei älteren Patienten u.a.;
- häufig Assoziierung katabole Zweiterkrankungen mit terminaler Niereninsuffizienz, wie z.B. Diabetes mellitus, Arteriosklerose, Lupus erythematodes usw.;
- Verlust von Nährstoffen durch und während der Dialysebehandlung, weil ungefähr 10 g freie Serumaminosäuren während einer Dialysebehandlung entzogen werden (29, 30);
- Aktivierung proteolytischer Enzyme während der Hämodialysebehandlung, insbesondere wenn weniger biokompatible Dialysemembranen verwendet werden, wie z.B. Cuprophan (31, 32) (Kap. Schaefer/Hörl, S. 93, 95);

- Eiweißverluste durch Blutverlust;
- endokrine Störungen wie Insulinresistenz, Hyperglukagonämie, IGF-I-Resistenz und Hyperparathyreoidismus;
- urämische Toxine;
- Verlust der renalen metabolischen Aktivität bei terminaler Niereninsuffizienz (Synthese von einigen Aminosäuren und Peptiden, Glukoneogenese, Synthese von Fettsäuren sowie Abbau einiger Peptidhormone).

Eiweißbedarf

Der Bedarf an diätetischer Eiweißzufuhr im Vergleich zu Gesunden oder noch nicht dialysepflichtigen Patienten mit chronischer Niereninsuffizienz ist bei Dialysepatienten erhöht, vermutlich besonders wegen des Verlusts von Aminosäuren und dem proteolytischen Effekt von (biokompatiblen) Dialysemembranen.

Stickstoffbilanzuntersuchungen bei Hämodialysepatienten haben gezeigt, daß eine tägliche Eiweißzufuhr von ≥ 1,0 g/kg/Tag und eine Kalorienaufnahme von ≥ 35 kcal/kg/Tag (150 kJ) notwendig sind, um die Stickstoffbilanz neutral oder positiv zu halten (32, 33). Erfahrungen bei ambulanten Hämodialysepatienten zeigen, daß eine tägliche Nahrungsproteinaufnahme von 1,2 g/kg/Tag vorzuziehen ist (34). Patienten mit geringer Proteinaufnahme haben statistisch eine erhöhte Morbidität und Mortalität. Acchiardo u. Mitarb. untersuchten 120 ambulante Dialysepatienten und definierten vier verschiedene Untergruppen je nach der täglichen Eiweißernährung (2). Die Mortalität in der Gruppe mit geringer Eiweißaufnahme (im Mittel 0,63 g/kg/Tag) betrug 14% pro Jahr (2). Bessere Eiweißernährung war mit einer geringeren Mortalitätsrate assoziiert (Eiweißaufnahme 1,29 g/kg/Tag - Mortalitätsrate 0%). Schlechtere Eiweißernährung resultierte in dieser Untersuchung ebenfalls in vermehrter Morbidität, wie an der höheren Frequenz von Krankenhauseinweisungen sowie der erhöhten Inzidenz von koronarer Herzkrankheit, Perikarditis und Infektionen abzulesen ist (2). Diese statistische Relation beweist natürlich nicht die Richtigkeit eines kausalen Zusammenhanges. Allerdings sind die Störungen der Infektionsabwehr bei Langzeitdialysepatienten und bei unterernährten, nicht nierenkranken Personen sehr ähnlich (35), und Infektionen und Sepsis sind die zweithäufigsten Todesursachen bei Dialysepatienten (36). Die Canadian Hemodialysis Morbidity Study (37), eine prospektive, multizentrische Studie bei 496 Hämodialysepatienten zeigte, daß ein unter 3 g/dl erniedrigtes Serumalbumin mit signifikant erhöhtem Sepsis- und Infektionsrisiko einhergeht (37). Lowrie u. Lew untersuchten das Verhältnis zwischen verschiedenen serumchemischen Laborwerten vor Beginn der Langzeithämodialysebehandlung und der Mortalität bei Langzeithämodialyse in einer Querschnittsstudie an mehr als 12000 Patienten (3) und fanden einen engen Zusammenhang zwischen Hypalbuminämie und erhöhter Mortalität (Tab. 10.1). Diese Untersucher fanden ebenfalls, daß ein sehr niedriges Serumcholesterin bei Dialysepatienten mit einem erhöhten Mortalitätsrisiko behaftet ist. Sehr niedrige Serumalbumin- und Cholesterinwerte sind bei Dialysepatienten oftmals durch Mangelernährung verursacht. Diese Daten sind im wesentlichen von anderen Autoren bestätigt worden (2, 4). In diesem Zusammenhang ist es wichtig festzustellen, daß etwa ein Drittel der Langzeithämodialysepatienten ein Serumalbumin von ≤3,7 g/dl und ein Serumcholesterin ≤ 155 mg/dl (4,0 mmol/l) haben.

Kalorienbedarf

Mehrere klinische Studien haben belegt, daß die tägliche Kalorienaufnahme bei Hämodialysepatienten im Mittel weniger als 30 kcal/kg/Tag (130 kJ) beträgt (8, 10, 38). Monteon u. Mitarb. untersuchten den Energieverbrauch bei normalen Probanden, Patienten mit nicht dialysepflichtiger chronischer Niereninsuffizienz und bei Langzeithämodialysepatienten (33) (Tab. 10.2). Der Energieverbrauch in allen drei Probandengruppen war statistisch gleich, sowohl in Ruhe, im Sitzen als auch während leichter Belastung auf einem Fahrradergometer (33). Dies bedeutet, daß die erniedrigte Kalorienzufuhr bei Langzeithämodialyse nicht durch einen verminderten Verbrauch bedingt ist, und eine verminderte Kalorienzufuhr ist nicht Ausdruck eines verminderten Kalorienbedarfs für eine gegebene körperliche Arbeit. Allerdings ist es denkbar, daß Dialysepatienten sich ins-

Tabelle 10.2 Energieverbrauch bei gesunden Probanden, Patienten mit chronischer Niereninsuffizienz und bei Langzeithämodialysepatienten in Ruhe, im Sitzen und unter Ergometerbelastung (Mittelwerte ± Standardabweichung) (aus Monteon, F., S. Laidlaw, J. Shaib, J. Kopple: Kidney int. 30 [1985] 741)

	Gesunde Probanden	Chronische Niereninsuffizienz	Langzeithämodialyse
	kcal/min/1,73 m²		
Ruhe	0,94 ± 0,24	0,91 ± 0,20	0,97 ± 0,10
Sitzen	1,03 ± 0,24	0,95 ± 0,20	1,05 ± 0,15
Belastung (Watt)	Anstieg des Energieverbrauches (kcal/min/1,73 m²)		
12,5	+ 0,59 ± 0,28	+ 0,59 ± 0,20	+ 0,77 ± 0,58
25	+ 1,40 ± 0,51	+ 1,46 ± 0,02	+ 1,28 ± 0,28

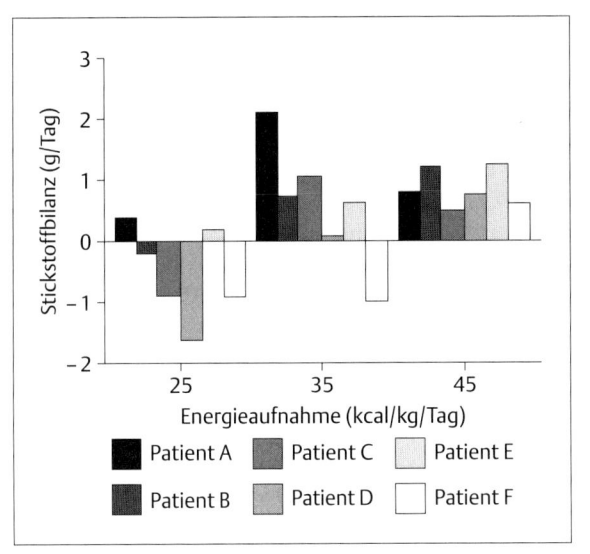

Abb. 10.1 Abhängigkeit der Stickstoffbilanz von der täglichen Kalorienzufuhr bei gegebener, konstanter täglicher Eiweißaufnahme bei Langzeithämodialysepatienten. Sechs Langzeithämodialysepatienten erhielten in randomisierter Folge eine Kalorienzufuhr von entweder 25, 35 oder 45 kcal/kg/Tag (105, 150, 190 kJ). Der Nahrungseiweißgehalt war in allen drei Diäten konstant 1,1–1,2 g/kg/Tag (1,12 ± 0,02 g/kg/Tag). Die Abbildung zeigt die Stickstoffbilanz jedes einzelnen dieser sechs Patienten als Funktion der drei verschiedenen Kalorienstufen. Wie die Abbildung zeigt, ist eine Kalorienzufuhr von >35 kcal/kg/Tag notwendig, um bei *allen* Patienten eine neutrale oder positive Stickstoffbilanz zu gewährleisten (nach Slomowitz u. Mitarb.)

Tabelle 10.3 Diätvorschlag für Langzeithämodialysepatienten

Energie	≥ 35 kcal/kg/Tag (150 kJ)
Eiweiß	1,2–1,4 g/kg/Tag[1]
Kohlenhydrate	45–50% der Gesamtkalorien
Fette	35–40% der Gesamtkalorien[2]
Calcium	insgesamt ≥ 1500 mg/Tag (Diät + Supplement)
Phosphat	< 900 mg/Tag
Kalium	50–70 mmol/Tag
Natrium	50–60 mmol/Tag
Ascorbinsäure[3]	100 mg/Tag
Folsäure[3]	1 mg/Tag
Pyridoxinhydrochlorid[3]	5–10 mg/Tag
Eisen[3]	100 mg/Tag
Carnitin[3,4]	0,5–1,0 g/Tag oder 1,5–1 g i.v. nach Dialyse

[1] Davon etwa 50% biologisch wertvolles Eiweiß (s. Text).
[2] Vornehmlich mehrfach ungesättigte Fettsäuren.
[3] Als orales Supplement zusätzlich zur Diät.
[4] Die orale Verordnung von supplementärem Carnitin sollte bei einzelnen Patienten erwogen werden.

Zur Substitution von Vitamin D_3 und 1,25-$(OH)_2$-D_3 s. Text in diesem Kapitel und in Kap. Malluche/Sawaya, Renale Knochenerkrankung (S. 272).

gesamt weniger belasten und mehr Zeit in Ruhe verbringen. Es ist jedoch wahrscheinlich, daß die oben genannten Befunde bei Dialysepatienten eine oftmals unterkalorische Ernährung bedeuten. Es ist wichtig festzustellen, daß die Stickstoffbilanz bei einer gegebenen täglich eingenommenen Menge an Nahrungseiweiß von der Kalorienzufuhr abhängig ist (Abb. 10.1), und unterkalorische Ernährung trägt zu einer negativen Stickstoffbilanz bei (39). Adäquate Kalorienzufuhr ist notwendig, um den Proteinstoffwechsel zu optimieren und Proteinkatabolismus (Kwashiorkor) zu verhindern. Bei zusätzlich bestehender kataboler Zweiterkrankung kann der Kalorienbedarf noch größer sein.

Diätverordnungen für Langzeithämodialysepatienten
(Tab. 10.3)

Ziele und Voraussetzungen

Ziel der diätetischen Behandlung der Hämodialysepatienten ist es, einen normalen Ernährungszustand wiederherzustellen oder zu erhalten. Neben diesem primären Ziel sind individuelle sekundäre Ziele zu beachten, nämlich die Kalium-, Natrium- und Phosphatzufuhr zu minimieren und Vitaminmangel zu verhindern. Letzteres wird in der Regel mit medikamentöser Supplementierung erreicht. Selbst mit bester Ernährungsberatung durch Diätassistentinnen ist die Compliance vieler Dialysepatienten mit Diätverordnungen oftmals gering.

Eine der notwendigen Voraussetzungen für den Erfolg jeder Ernährungsbehandlung ist ausreichende Hämodialyse, um den Grad der Urämie zu minimieren. Es ist auch aus diesem Grunde anzustreben, daß die verordnete und verabreichte Dialysedosis $K \cdot t/V_{Urea}$ (Singlepool-Modell) etwa 4,00 pro Woche (oder 1,3–1,4 pro Dialysebehandlung) beträgt oder eine Urea reduction rate (URR) von 65–70% mit jeder Dialysebehandlung erreicht wird (40).

Nahrungseiweiß
(Tab. 10.3)

Die Eiweißaufnahme sollte nicht weniger als 1,2 g/kg/Tag betragen, und etwa die Hälfte des Nahrungseiweißes sollte biologisch hochwertiges Eiweiß sein. Als „biologisch hochwertig" sind solche Nahrungsmittel definiert, deren Eiweiße weitestgehend metabolisiert werden, d.h. daß die enthaltenen Aminosäuren weitgehend zur Proteinneosynthese verwendet werden und nur zu einem geringen Anstieg der Stickstoffausscheidung führen. Biologisch hochwertige Nahrungseiweiße sind komplett in ihrem Gehalt an essentiellen Aminosäuren und sind zumeist tierischer Herkunft, wie etwa Fleisch, Milch und Milchprodukte und Hühnereiweiß. Hühnereiweiß hat einen besonders hohen biologischen Wert

(0,96). Der biologische Wert einiger pflanzlicher Eiweißprodukte ist ebenfalls relativ hoch, z.B. der Kartoffel. Die früher bevorzugte „Kartoffel-Ei-Nierendiät" hat ihre Basis im hohen metabolischen Wert der enthaltenen Nahrungsproteine, so daß ihre Einnahme bei gegebener Eiweißmenge nur zu einer geringen Stickstoffausscheidung und einem geringen Anstieg des Serum-(Harnstoff-)Stickstoffs führt. Vollständig vegetarische oder veganische Ernährung muß sehr viele verschiedene pflanzliche Produkte umfassen, um genügend essentielle Aminosäuren zu enthalten. Vermutlich sollte die Eiweißaufnahme bei vegetarischen oder veganischen Dialysepatienten >1,2 g/kg/Tag betragen. Manche (pflanzlichen) Diäten haben einen Mangel an nur ein oder zwei essentiellen Aminosäuren, oftmals Lysin und/oder Methionin. Patienten mit einseitigen Nahrungsgewohnheiten, insbesondere wenn dies mit vornehmlich oder ausschließlich vegetarischer Ernährung kombiniert ist, sollten orale essentielle Aminosäurenpräparate einnehmen.

Nahrungsenergie
(Tab. 10.3)

Der Energiegehalt der Nahrung sollte in der Regel 30–40 kcal/kg/Tag (150 kJ) betragen (Abb. 10.1) (39). Dieser Wert kann bei Übergewicht unterschritten werden. Patienten, die schwere körperliche Arbeit leisten oder Leistungssport betreiben, haben einen höheren täglichen Energiebedarf, etwa 45 kcal/kg/Tag (190 kJ).

Etwa ein Drittel der Kalorienzufuhr (30–40%) sollten Nahrungsfette sein, und das Verhältnis von gesättigten zu mehrfach ungesättigten Fettsäuren sollte etwa 1:1 betragen. „Rotes" Fleisch (Rind-, Schweine- und Hammelfleisch) hat einen relativ hohen Cholesteringehalt und kann nicht unerheblich zu einer Hypercholesterinämie beitragen.

Die verbleibende Nahrungsenergie sollte durch Kohlenhydrate gedeckt werden, wobei vornehmlich komplexe Kohlenhydratprodukte anstatt raffinierter Zucker verwendet werden sollten. Somit ergibt sich folgende Kalorienaufteilung: Nahrungseiweiß (~1,2 g/kg/Tag): ~5,1 kcal/kg/Tag = 21 kJ (~14,5% des täglichen Kalorienbedarfs); Nahrungsfette ~13 kcal/kg/Tag = 54 kJ (35%); (komplexe) Kohlenhydrate ~kcal/kg/Tag = 75 kJ (~50%).

Elektrolyte und Spurenelemente
(Tab. 10.3)

Natrium und Chlorid: Weniger als 5 mmol NaCl werden pro Tag mit dem Stuhl ausgeschieden. Bei Langzeithämodialysepatienten, die zumeist anurisch sind, entfällt die Regulation des Kochsalzhaushaltes durch die Nieren, und die Kochsalzzufuhr sollte beschränkt werden, in der Regel auf 5 g NaCl (3 g Na).

Kalium: Dialysepatienten haben ein hohes Hyperkaliämierisiko, und hyperkaliämieinduzierte Herzrhythmusstörungen sind nicht ganz seltene, lebensbedrohliche Komplikationen. Die Regulation des Gesamtkörperkaliums mit Hilfe der Hämodialyse ist relativ ineffektiv, da der weitaus größte Teil des Körperkaliums intrazellulär lokalisiert ist. Somit ist es unbedingt notwendig, die Kaliumzufuhr auf (in der Regel) <70 mmol/Tag (2,8 g/Tag) zu beschränken. Eine Reduktion des Nahrungskaliums ist der Verordnung von K-absorbierenden oralen Ionenaustauschern unbedingt vorzuziehen, da letztere erhebliche gastrointestinale Nebenwirkungen haben können.

Magnesium: Etwa 50% des Magnesiumgehaltes der Nahrung werden gastrointestinal reabsorbiert (41) und renal eliminiert. Hämodialysepatienten entwickeln gelegentlich eine erhebliche Hypermagnesiämie, zu der auch die Einnahme von magnesiumhaltigen Antazida oder Abführmittel beitragen können. Die optimale diätetische Magnesiumzufuhr bei Dialysepatienten ist nicht definiert. Erfahrungsgemäß kann mit einer täglichen diätetischen Aufnahme von 200–300 mg Magnesium in der Regel erhebliche Hypermagnesiämie vermieden werden, wenn die Magnesiumkonzentration im Dialysat 1 mmol beträgt.

Phosphat: Hyperphosphatämie findet sich bei der Mehrheit der Hämodialysepatienten und trägt zur Entwicklung eines sekundären Hyperparathyreoidismus und – bei sehr hohem Serumcalcium – Phosphat-Produkt (>100) – zu Calciumphosphatkristallausfällungen in Gelenken und Weichteilen bei. Es ist problematisch, die Phosphatzufuhr diätetisch zu senken, da die eiweißhaltigen Nahrungsmittel in der Regel auch relativ phosphatreich sind. Mit der empfohlenen Eiweißdiät (1,2 g/kg/Tag) beträgt die Phosphatzufuhr etwa 17 mg/kg/Tag. Es ist fast unmöglich, die Phosphatzufuhr mit der Nahrung zu vermindern, ohne die Eiweißernährung zu gefährden. Somit ist eine Behandlung mit oralen Phosphatbindern bei den meisten Patienten unumgänglich.

Calcium: Langzeithämodialysepatienten benötigen eine orale Calciumsubstitution von etwa 1 g/Tag zusätzlich zum Calcium, das durch die Hämodialyse bei Verwendung eines Calciumgehaltes im Dialysat von 2,5–3,0 mmol aufgenommen wird. Üblicherweise werden calciumhaltige Phosphatbinder verabreicht, wie z.B. Calciumcarbonat oder Calciumacetat. Der Calciumgehalt einiger oraler Verbindungen ist in Tab. 10.4 angegeben.

Eisen: Der Eisenbedarf bei Dialysepatienten beträgt zumindest 10 mg/Tag und >18 mg/Tag bei menstruierenden Frauen. Nach Beginn einer Behandlung mit Erythropoetin, wenn die gesteigerte Erythropoese das endogene Eisen verbraucht hat, kann der tägliche Bedarf an zu substituierendem Eisen wesentlich höher sein. In der Regel sind 300 mg Eisensulfat 3mal täglich nötig, häufig sogar intravenöse Eisensubstitution während der Hämodialyse. Seit ubiquitärer Anwendung von Erythropoetin werden in den meisten Dialysezentren so gut wie keine Bluttransfusionen mehr verordnet, so daß Hämochromatosen selten geworden sind. Bei Unverträglichkeit von oralem Eisensulfat können Eisenfumarat, Eisenlactat oder Eisengluconat verordnet werden.

Tabelle 10.4 Calciumgehalt einiger oraler pharmakologischer Verbindungen

Calciumcarbonat	40 %
Calciumacetat	25 %
Calciumcitrat	21 %
Calciumlactat	18 %
Calciumgluconat	9 %

Der Bedarf an anderen Spurenelementen ist bei Langzeithämodialysepatienten nicht klar definiert, und generelle orale Substitution kann nicht empfohlen werden.

Vitamine
(Tab. 10.3)

Mangel an $1,25(OH)_2D_3$, Folsäure, Vitamin B_6 und Vitamin C wird nicht selten bei Hämodialysepatienten beobachtet.

Vitamin D: Mit reduzierter Bildung von aktiviertem Vitamin D muß gelegentlich bei älteren Patienten gerechnet werden, weil die Vitamin-D-Aufnahme vermindert ist oder notwendige Sonnenexposition fehlt. Bei solchen Patienten sollte die Substitution von 10000–20000 Einheiten Vitamin D p.o. alle 3 Monate verordnet werden. Die meisten Patienten mit fortgeschrittener chronischer Niereninsuffizienz oder Dialysepatienten haben eine verminderte Bildung von $1,25(OH)_2D_3$, selbst wenn hinreichende Vitamin-D-Mengen mit der Nahrung aufgenommen werden. Die meisten Patienten sollten deshalb orale oder intravenöse Substitution von $1,25(OH)_2D_3$ erhalten (Kap. Malluche/Sawaya, Renale Knochenerkrankung, S. 272).

Folat: Obwohl erniedrigte Serumfolatspiegel bei vielen Hämodialysepatienten beobachtet werden können, sind megaloblastische Veränderungen des Knochenmarks oder übersegmentierte Granulozyten im peripheren Blut eher selten (42, 43). Daher ist es fraglich, ob Folatsubstitution notwendig ist. 1,0 mg/Tag an oraler Folatsubstitution normalisiert die Serumfolatspiegel bei fast allen Hämodialysepatienten. Zur Behandlung der Homozysteinämie sind höhere Folatdosen (5 mg/Tag oder mehr) erforderlich. Vitamin-B_{12}-Mangel ist bei Dialysepatienten nicht häufiger als bei vergleichbaren Patienten ohne Niereninsuffizienz.

Vitamin C wird durch Dialyse entfernt, und die Serum- und Leukozyten-Vitamin-C-Spiegel sind bei Hämodialysepatienten erniedrigt. Auch milde klinische Zeichen von Skorbut sind bei Hämodialysepatienten beschrieben worden (44), und diese eher seltenen Fälle könnten eine generelle orale Vitamin-C-Substitution rechtfertigen. Orale Gaben von 60–100 mg Ascorbinsäure pro Tag normalisieren die Vitamin-C-Spiegel.

Vitamin B_6: Die Serum- und Erythrozytenkonzentrationen von Vitamin B_6 (Pyridoxin) sind bei Langzeithämodialysepatienten in der Regel erniedrigt (45, 46). Kopple u. Mitarb. haben in In-vitro-Untersuchungen gezeigt, daß die Aktivität der intraerythrozytären Transaminasen bei Hämodialysepatienten vermindert ist und durch Zugabe von Pyridoxal-5-Phosphat in das Reaktionsgemisch gesteigert wird (45). Diese Befunde weisen darauf hin, daß die erniedrigten Pyridoxinspiegel funktionelle Auswirkung haben. Orale Substitution mit Pyridoxinhydrochlorid (10 mg/Tag) oder Pyridoxin (5–10 mg/Tag) normalisiert die Erythrozyten-Glutamatpyruvattransaminasen-Aktivität bei Hämodialysepatienten.

Vitamin A: Die orale Gabe von Vitamin A sollte bei Hämodialysepatienten vermieden werden, weil sonst ein Risiko für Hypervitaminose A oder Vitamin-A-Intoxikation besteht (47, 48).

Vitamin-K-Substitution ist ebenfalls nicht erforderlich, allenfalls während Behandlung mit bestimmten Antibiotika.

Die Serumkonzentrationen anderer wasserlöslicher Vitamine wie *Riboflavin, Thiamin, Pantothensäure* und *Biotin* sind bei Hämodialysepatienten zumeist normal, und orale Gaben dieser Vitamine sind meistens nicht notwendig. Bei intravenöser Ernährung von dialysierten Patienten mit akutem Nierenversagen wird die Substitution dieser wasserlöslichen Vitamine jedoch empfohlen (Tab. 10.5).

Ernährungsdialyse

Mehrere Untersucher sind der Frage nachgegangen, ob zusätzliche parenterale Ernährung während der Dialysebehandlung (intravenöse Infusion von Dextrose, Aminosäuren und lipidhaltigen Lösungen in den extra-

Tabelle 10.5 Richtlinien für die parenterale Ernährung bei mit Hämodialyse- oder kontinuierlicher Hämofiltration behandelten Patienten mit akutem Nierenversagen

Energie	30–45 kcal/kg/Tag (130–190 kJ)
Dextrose	~70 %
Fettemulsion (10- oder 20%ig)	~30 %
Aminosäuren	
essentielle Aminosäuren oder	0,3–0,5 g/kg/Tag
essentielle + nichtessentielle A.	1,0–1,2 g/kg/Tag
Eisen	2 mg/Tag
Vitamin K	7,5 mg/Woche
Vitamin E	10 IU/Tag
Niacin	20 mg/Tag
Thiaminhydrochlorid	2 mg/Tag
Riboflavin	2 mg/Tag
Pantothensäure	10 mg/Tag
Pyridoxinhydrochlorid	10 mg/Tag
Ascorbinsäure[1]	60 mg/Tag
Biotin	60–100 µg/Tag
Folsäure	0,8–1,0 mg/Tag
Vitamin B_{12}	4 µg/Tag

[1] Wegen Lösungsunverträglichkeit sollte Ascorbinsäure nicht der parenteralen Infusionslösung zugesetzt werden.

korporalen Kreislauf) den Ernährungszustand bei unterernährten Langzeithämodialysepatienten verbessern und die Mortalität und Morbidität vermindern kann. Lediglich retrospektive oder kurzzeitige prospektive Studien sind derzeit verfügbar, aber kontrollierte, doppelblinde, randomisierte und prospektive Langzeitstudien existieren nicht. Capelli u. Mitarb. verabreichten intradialytische parenterale Ernährung bei 50 Patienten mit (nutritiv bedingtem) erniedrigtem Serumalbumin während 9 Monaten und fanden eine Steigerung dieses Laborwertes und eine geringere Mortalitätsrate im Vergleich zu 31 Patienten, die keine intradialytische parenterale Ernährung erhielten (49). Schulman u. Mitarb. fanden einen positiven und additiven Effekt von intradialytischer parenteraler Ernährung und Behandlung mit rekombinantem Erythropoetin auf den Ernährungszustand (50). Andere Untersucher konnten hingegen keinen signifikanten Nutzen einer parenteralen Ernährung während der Hämodialyse zeigen (51, 52). Wegen der hohen Kosten dieser Behandlung (53) und des fraglichen klinischen Nutzens kann diese Form der (zusätzlichen) Ernährung zur Zeit nicht generell empfohlen werden, sollte aber bei einzelnen Patienten mit schwerer Malnutrition erwogen werden.

Chazot u. Mitarb. haben kürzlich untersucht, ob Aminosäuren, die dem Dialysat zugesetzt werden, zur Steigerung der Nettoaufnahme von Aminosäuren während der Hämodialyse führen (30). Zusatz eines Aminosäurengemisches zum Dialysat in einer Konzentration, die etwa der 3fachen postprandialen Serumkonzentration freier Aminosäuren entspricht, führt zu einer Nettoaufnahme von im Mittel (39 ± 15 g Aminosäuren während einer Dialysebehandlung, und die gesamten freien Serumaminosäuren steigen um etwa 50% an (30). Diese Form der Ernährungsdialyse trägt vermutlich zu einer besseren oder sogar positiven Stickstoffbilanz bei. Ob eine derartige Behandlung allerdings langfristig zu einer Verbesserung des Ernährungszustandes führt und zur Verminderung der Morbidität und Mortalität beiträgt, wird durch zukünftige klinische Studien zu beweisen sein.

Besonderheiten der Ernährung bei hämodialysierten Patienten mit akutem Nierenversagen

Patienten mit vorübergehendem akuten Nierenversagen ohne schwere auslösende oder begleitende Erkrankung sind vermutlich und erfahrungsgemäß nur geringgradig katabol, obwohl Messungen der Stickstoffbilanz und des Energieverbrauchs bei diesem Patientengut kaum vorliegen. Schwere Begleiterkrankungen, die das akute Nierenversagen auslösen, wie z.B. Sepsis, Schock, Polytrauma usw., können hingegen zum massiven Katabolismus führen. Der Grad des Eiweißkatabolismus kann und sollte bei solchen Patienten abgeschätzt werden, und zwar mit der Messung der Harnstoffstickstoffausscheidung (urinary urea nitrogen appearance, UNA):

UNA (g/Tag) = Urinharnstoff-N (g/Tag) + Dialysat- (oder Ultrafiltrat-) Harnstoff-N (g/Tag) + Änderung des Körperharnstoff-N-Gehaltes (g/Tag)

(wenn im dialyse- oder hämofiltrationsfreien Intervall gemessen wird, entfällt der Dialysatteil der Gleichung)

Änderung des Körperharnstoff-N (g/Tag) = $(BUN_E - BUN_A,$ g/l) × $(KG_A,$ kg) × 0,6 l/kg + $(KG_E - KG_A,$ kg/Tag) × $(BUN_E,$ g/l) × 1,0 l/kg

(BUN = Serumharnstoff-N-, Index E = Ende der Sammelperiode, Index A = Anfang der Sammelperiode, KG = Körpergewicht)

Die gesamte N-Ausscheidung ergibt sich dann = 0,97 × UNA (g/Tag) + 1,93

Die (geschätzte) Stickstoffbilanz ist die Differenz zwischen Stickstoffaufnahme und gesamter N-Ausscheidung.

Patienten mit schweren Begleiterkrankungen und akutem Nierenversagen sind zumeist massiv katabol und benötigen zusätzlich zu einer adäquaten Eiweiß- oder Aminosäurenzufuhr auch eine Energieaufnahme von 30–45 kcal/kg/Tag (130–230 kJ). Diese Nahrungsenergie muß um einen Faktor gesteigert werden, wenn besonders katabole Begleiterkrankungen bestehen: Peritonitis × 1,2; Sepsis oder schwere Infektion × 1,5; Schwere Verbrennungen × 1,8–2,0.

Orale oder gastrointestinale Sondenernährung sollte immer dann angestrebt werden, wenn die Magen- und Darmfunktion erhalten ist. Der Eiweißgehalt sollte, 1,0–1,2 g/kg/Tag bei Patienten mit akutem Nierenversagen betragen und 1,2–1,5 g/kg/Tag bei Patienten mit akutem Nierenversagen, die hämodialysiert oder kontinuierlich hämofiltriert werden. Tab. 10.5 gibt Richtwerte für die Verschreibung einer parenteralen Ernährung bei Patienten mit akutem Nierenversagen.

Parenterale Ernährung bei schwerkranken Patienten mit anurischem akuten Nierenversagen wird durch kontinuierliche Hämofiltration als Behandlungsverfahren (CAVH, CVVH, CVVHD) anstatt intermittierender Hämodialyse erleichtert. Kontinuierliche Hämofiltration ermöglicht die Zufuhr größerer Mengen von Aminosäuren (1,5–2,5 g/kg/Tag) und Energie (45 kcal/kg/Tag = 190 kJ) und Beherrschung des notwendigen Infusionsvolumens.

Adjuvante Behandlung mit rekombinantem Wachstumshormon oder IGF-I

Rekombinantes Wachstumshormon (Somatotropin) und rekombinanter humaner Insulin-like growth factor I (IGF-I) haben anabolische und andere metabolische Effekte. Somatotropin wirkt teilweise durch die Induktion von IGF-I, hat aber offensichtlich auch IGF-I-unabhängige Effekte. IGF-I reduziert die Proteolyse und steigert die Eiweißsynthese und reduziert damit den Nettoeiweißkatabolismus im experimentellen Tiermodell bei normalen Ratten und bei Ratten mit akutem

Nierenversagen oder experimenteller chronischer Niereninsuffizienz oder bei terminal niereninsuffizienten Patienten (17–19).

Stickstoffbilanzmessungen haben gezeigt, daß parenterale Behandlung mit Wachstumshormon oder IGF-I die Stickstoffbilanz bei Langzeitdialysepatienten verbessert (17, 54, 55). Größere kontrollierte Langzeitstudien bei erwachsenen Dialysepatienten stehen allerdings noch aus, um zu zeigen, ob solche Behandlungen die Morbidität und/oder Mortalität senken. IGF-I verbessert die Nierenfunktion und die Stickstoffbilanz beim experimentellen akuten Nierenversagen (18), und prospektive doppelblinde und randomisierte Studien zum klinischen Effekt bei Patienten mit akutem Nierenversagen werden zur Zeit durchgeführt.

Literatur

1. Kopple, J., W. Chumlea, J. Gassman, D. Hollinger, B. Maroni, D. Merrill, L. Scherch, G. Schulman, G. Zimmer: Relationship between GFR and nutritional status: results from the MDRD study. J. Amer. Soc. Nephrol. 5 (1994) 335 (Abstract)
2. Acchiardo, S., L. Moore, P. Latour: Malnutrition as the main factor in morbidity and mortality of hemodialysis patients. Kidney int. 24 (1983) 199–203
3. Lowrie, E., L. Lew: Death risk in hemodialysis patients: the predictive value of commonly measured variables and an evaluation of death rate differences between facilities. Amer. J. Kidney Dis. 15 (1990) 458–482
4. Owen, W., N. Lew, Y. Liu, E. Lowrie, J. Lazarus: The urea reduction ratio and serum albumin concentration as predictors of mortality in patients undergoing hemodialysis. New Engl. J. Med. 329 (1993) 1001–1006
5. Bergström, J.: Protein catabolic factors in patients on renal replacement therapy. In-depth review. Blood Purif. (1985) 3 215–236
6. Hakim, R., N. Levin: Malnutrition in hemodialysis patients. Amer. J. Kidney Dis. 21 (1993) 125–137
7. Guarnieri, G., G. Toigo, R. Situlin, L. Faccini, U. Coli, S. Landini, G. Bazzato, F. Dardi, L. Campanacci: Muscle biopsy studies in chronically uremic patients: evidence for malnutrition. Kidney int., Suppl. 16 (1983) S187–S193
8. Jacob, V., J. Le Carpentier, S. Salzano, V. Naylor, G. Wild, D.C. Brown, A. el Nahas. IGF-I, a marker of undernutrition in hemodialysis patients. Amer. J. clin. Nutr. 52 (1990) 39–44
9. Rayner, H., D. Stroud, K. Salamon, B. Strauss, N. Thomson, R. Atkins, M. Wahlqvist: Anthropometry underestimates body protein depletion in hemodialysis patients. Nephron 59 (1991) 33–44
10. Marckmann, P.: Nutritional status and mortality of patients in regular dialysis therapy. J. intern. Med 226 (1989) 429–432
11. Bergström, J.: Amino acid abnormalities in renal failure. In Halsted, C., R. Rucker: Nutrition and the origin of disease. Academic Press, New York 1989 (pp. 185–202)
12. Bergström, J., A.S. Alvestrand, P. Fürst: Plasma and muscle free amino acids in maintenance hemodialysis patients without protein malnutrition. Kidney int. 38 (1990) 108–114
13. Bergström, J., P. Fürst, L. Norée, E. Vinnars: Intracellular free amino acid concentration in human muscle tissue. J. appl. Physiol. 36 (1974) 693–697
14. Mak, R., R. DeFronzo: Glucose and insulin metabolism in uremia. Nephron 61 (1992) 377–382
15. Mak, R., A. Bettinelli, C. Turner, G. Haycock, C. Chantler: The influence of hyperparathyroidism on glucose metabolism in uremia. J. clin. Endocrinol. 60 (1985) 229–233
16. McCaleb, M., M. Izzo, D. Lockwood: Characterization and partial purification of a factor from uremic serum that induces insulin resistance. J. clin. Invest. 75 (1985) 391–396
17. Fouque, D., S. Peng, S. Kopple: Impaired metabolic response to recombinant insulin-like growth factor-1 in dialysis patients. Kidney int. 47 (1995) 876–883
18. Ding, H., J. Kopple, A. Cohen, R. Hirschberg: Recombinant human insulin-like growth factor-I accelerates the recovery and reduces catabolism in rats with ischemic acute renal failure. J. clin. Invest. 91 (1993) 2281–2287
19. Ding, H., X. Gao, R. Hirschberg, J. Kopple: Mechanism of resistance to IGF-I in skeletal muscles of rats with chronic renal failure. J. Amer. Soc. Nephrol. 5 (1994) 941 (Abstract)
20. Mitch, W., R. Medina, S. Grieber, R. May, B. England, S. Price, J. Bailey, A. Goldberg: Metabolic acidosis stimulates muscle protein degradation by activating the adenosine triphosphate-dependent pathway involving ubiquitin and proteasomes. J. clin. Invest. 93 (1993) 2127–2133
21. Zheng, F., Z. Bi, X. Li: Effects of α-ketoacids therapy on protein metabolism and secondary hyperparathyroidism in predialysis patients. Chin. J. intern. Med. (Chung-Hua Nei Ko Tsa Chih) 32 (1993) 396–399
22. Bremer, J.: Carnitine-metabolism and functions. Physiol. Rev. 63 (1983) 1420–1480
23. Bellinghieri, G., V. Savica, A. Mallamace, C. Di Stefano, F. Consolo, L. Spagnoli, S. Villaschi, G. Palmieri, M. Corsi, F. Maccari: Correlation between increased serum and tissue L-carnitin levels and improved muscle symptoms in hemodialyzed patients. Amer. J. clin. Nutr. 38 (1983) 523–531
24. Wanner, C., S. Forstner-Wanner, G. Schaeffer, P. Schollmeyer, W. Hörl: Serum free carnitine, carnitine esters and lipids in patients on peritoneal dialysis and hemodialysis. Amer. J. Nephrol. 6 (1986) 206–211
25. Wanner, C., W. Hörl: Carnitine abnormalities in patients with renal insufficiency. Pathophysiological and therapeutic aspects. Nephron 50 (1988) 89–102
26. Golper, T., M. Wolfson, S. Ahmad, R. Hirschberg, P. Kurtin, L. Katz, R. Nicora, D. Ashbrook, J. Kopple: Multicenter trial of L-carnitine in maintenance hemodialysis patients. I. Carnitine concentrations and lipid effects. Kidney int. 38 (1990) 904–911
27. Ahmad, S., H. Robertson, T. Golper, M. Wolfson, P. Kurtin, L. Katz, R. Hirschberg, R. Nicora, D. Ashbrook, J. Kopple: Multicenter trial of L-carnitine in maintenance hemodialysis patients. II. Clinical and biochemical effects. Kidney int. 38 (1990) 912–998
28. Hoppel, C., E. Ricanati: Carnitine requirements in renal disease. In Gussler, J., E. Silvermann: Renal Nutrition, Report of the Eleventh Ross Roundtable on Medical Issues. Ross Laboratories, Columbia 1991 (p. 68)
29. Kopple, J., M. Swendseid, J. Shinaberger, C. Umezawa: The free and bound amino acids removed by hemodialysis. Trans. Amer. Soc. artif. intern. Org. 19 (1973) 309–313
30. Chazot, C., E. Shahmir, B. Matias, J. Kopple: Provision of amino acids by dialysis during maintenance hemodialysis. J. Amer. Soc. Nephrol. 6 (1995) 574 (Abstract)
31. Gutierrez, S., A. Alvestrand, J. Wahren, J. Bergöm: Effect of in-vivo contract between blood and dialysis membranes on protein catabolism in humans. Kidney int. 38 (1990) 487–494
32. Borah, M., P. Schoenfeld, F. Gotch, J. Sargent, M. Wolfsen, M. Humphreys: Nitrogen balance in intermittent hemodialysis therapy. Kidney int. 14 (1978) 491–500
33. Monteon, F., S. Laidlaw, J. Shaib, J. Kopple: Energy expenditure in patients with chronic renal failure. Kidney int. 30 (1985) 741–747
34. Kluthe, R., F. Luttgen, T. Capetianu, V. Heinze, N. Katz, A. Sudhoff: Protein requirements in maintenance hemodialysis. Amer. J. clin. Nutr. 31 (1978) 1812–1820
35. Bansal, V., S. Popli, J. Pickering, T. Ing, L. Vertuno, J. Hano: Protein-calorie malnutrition and cutaneous anergy in hemodialysis maintained patients. Amer. J. clin. Nutr. 33 (1980) 1608–1611

36 United States Renal Data System: USRDS 1993 Annual Data Report. The National Institutes of Health, National Institute of Diabetes, Digestive and Kidney Diseases, Bethesda/Md. USA, 1993 (pp. D26–D43)
37 Churchill, D., D. Taylor, R. Cook, P. LaPlante, P. Barre, P. Cartier, W. Fay, M. Goldstein, K. Jindal, H. Mandin, J. McKenzie, N. Muirhead, P. Parfrey, G. Posen, D. Slaughter, R. Ulah, R. Werb: Canadian hemodialysis morbidity study: Amer. J. Kidney Dis. 3 (1992) 214–234
38 Thunberg, B., A.S. Swamy, R. Cestero: Cross-sectional and longitudinal nutritional measurements in maintenance hemodialysis patients. Amer. J. clin. Nutr. 34 (1981) 2005–2012
39 Slomowitz, L., F. Monteon, M. Grosvenor, S. Laidlaw, J. Kopple: Effect of energy intake on nutritional status in maintenance hemodialysis patients. Kidney int. 35 (1989) 704–711
40 Kopple, J., R. Hakim, P. Held, W. Keane, K. King, J. Lazarus, T. Parker, B. Teehan: Recommendations for reducing the high morbidity and mortality of United States maintenance dialysis patients. Amer. J. Kidney Dis. 24 (1994) 968–973
41 Kopple, J., J. Coburn: Metabolic studies of low protein diets in uremia. II. Calcium, phosphorus and magnesium. Medicine 52 (1973) 597–607
42 Mackenzie, J., J. Ford, A. Waters, N. Harding, W. Cattell, B. Anderson: Erythropoesis in patients undergoing regular dialysis treatment without transfusion. Proc. Europ. Dialys. Transplant. Ass. 5 (1968) 172–178
43 Whitehead, V., C. Comty, G. Posen, M. Kaye: Homeostasis of folic acid in patients undergoing maintenance hemodialysis. New Engl. J. Med. 279 (1968) 970–974
44 Sullivan, J., A. Eisenstein: Ascorbic acid depletion in patients undergoing chronic hemodialysis. Amer. J. clin. Nutr. 23 (1979) 1339–1346
45 Kopple, J., K. Mercurio, M. Blumenkrantz, M. Jones, J. Tallos, C. Roberts, B. Caro, R. Saltzman, D. Casciato, M. Swendseid: Daily requirements for pyridoxine supplements in chronic renal failure. Kidney int. 19 (1981) 694–704
46 Stone, W., L. Warnock, C. Wagner: Vitamin B_6 deficiency in uremia. Amer. J. clin. Nutr. 28 (1975) 950–957
47 Farrington, K., P. Miller, Z. Varghese, R. Baillod, J. Moorhead: Vitamin A toxicity and hypercalcemia in chronic renal failure. Brit. med. J. 282 (1981) 1999–2002
48 Fishbane, S., G. Frei, M. Finger, R. Dressler, S. Silbiger: Hypervitaminosis A in two hemodialysis patients. Amer. J. Kidney Dis. 25 (1995) 346–349
49 Capelli, J., H. Kushner, T. Camiscioli, S. Chen, M. Torres: Effect of intradialytic parenteral nutrition on mortality rates in end-stage renal disease care. Amer. J. Kidney Dis 23 (1994) 808–816
50 Schulman, G., R. Wingard, R. Hutchison, P. Lawrence, R. Hakim: The effects of recombinant human growth hormone and intradialytic parenteral nutrition in malnourished hemodialysis patients. Amer. J. Kidney Dis. (1993) 527–534
51 Siskind, M., Y. Lien: Effect of intradialytic parenteral nutrition on quality of life in hemodialysis patients. Int. J. artif. Org. (1993) 599–603
52 Snyder, S., C. Bergen, M. Sigler, B. Teehan: Intradialytic parenteral nutrition in chronic hemodialysis patients. ASAIO Trans. 37 (1991) M373–375
53 Wolfson, M.: The cost and bother of intradialytic parenteral nutrition are not justified by available scientific studies. ASAIO J. 39 (1993) 864–867
54 Kopple, J: The rationale for the use of growth hormone or insulin-like growth factor I in adult patients with renal failure. Mineral. Electrolyte Metab. 18 (1992) 269–275
55 Kopple, J., G. Brunori, M. Leiserowitz, C. Mattimore, R. Hirschberg: Growth hormone treatment for patients with renal failure. Nippon Jinzo Gakkai Shi 33 (1991) 468–474

11 Technik der Hämodialyse und Antikoagulation

F. F. Becker und D. Bundschu

Aufbau der Hämodialysegeräte

Die Dialysebehandlung zählt zu den Routineverfahren bei der Behandlung von akuter und chronischer terminaler Niereninsuffizienz. Die Nierenersatztherapie ist heute zu einem unverzichtbaren Bestandteil der medizinischen Versorgung geworden. Neben der Entfernung harnpflichtiger Stoffe aus dem Blut der Patienten ist der Flüssigkeitsentzug eine weitere wichtige Aufgabe während der Dialysebehandlung. Diese Entwicklung war nur möglich durch die Festlegung von Schutzzielen für die verschiedenen Module und Funktionalitäten eines Dialysegerätes. Diese sind heute in Richtlinien und Vorschriften zusammengefaßt, die bei der Entwicklung, Herstellung und Anwendung von Dialysegeräten zu beachten sind.

Die Zuordnung der Dialysegeräte zur von der deutschen Bundesregierung 1985 erlassenen Verordnung über die Sicherheit medizinisch-technischer Geräte (MedGV), die 1994 Bestandteil des europäischen Medizinproduktegesetzes (MPG) wurde, und zwar zur Gruppe der Geräte, an die die höchsten sicherheitstechnischen Anforderungen zu stellen sind, bedingt Bauartprüfung und behördliche Bauartzulassung des einzelnen Dialysegerätetyps durch den Hersteller oder Vertreiber (31). Die manuelle Modifikation einzelner Behandlungsparameter – nach Vorgabe durch den Anwender während der Dialyse – stellt neue Anforderungen an die Schutz- und Überwachungseinrichtungen in einem Dialysegerät. Der Betreiber hat die Einweisung der Anwender, d. h. des Dialysepflegepersonals, in die sachgerechte Handhabung ebenso zu dokumentieren wie die regelmäßigen sicherheitstechnischen Kontrollen der Geräte. Der Anwender hat sich vor Inbetriebnahme von der Funktionssicherheit und dem ordnungsgemäßen Zustand des Gerätes zu überzeugen und wird dies in eigenem Interesse ebenfalls dokumentieren (s. auch Kap. Wagner, S. 551).

Zusammengesetzt aus einzelnen Modulen, kann das Dialysegerät der gewünschten Behandlungsart angepaßt werden. In die Handhabung des Dialysegerätes eingewiesene Anwender – hierzu zählen auch Patienten und deren Partner für den Betrieb des Dialysegerätes in der Heimdialyse – können ohne weiteres die Behandlung selbständig durchführen.

Ein Hämodialysegerät setzt sich mindestens aus den in Abb. 11.1 aufgeführten Modulen zusammen.

Den Funktionsmodulen sind Kontroll- und Schutzsysteme sowie Bedienelemente am Dialysegerät zugeordnet. Nachfolgend werden die Funktionsmodule mit ihren Kontroll- und Schutzsystemen beschrieben. Vereinfachte Darstellungen von extrakorporalem Blutkreislauf und Flußschema für die Dialysierflüssigkeit sollen helfen, sich mit der Technik der Hämodialysegeräte vertraut zu machen (Abb. 11.2).

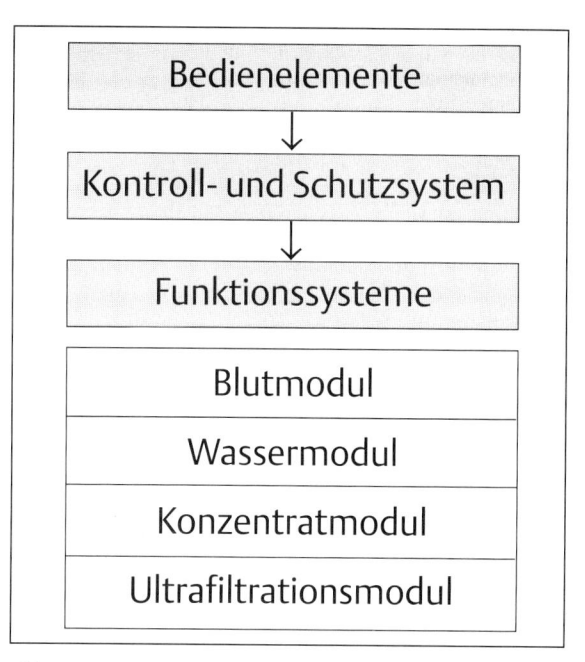

Abb. 11.1 Module eines Hämodialysegerätes.

Blutmodul
Extrakorporaler Blutkreislauf

Der extrakorporale Blutkreislauf beginnt am arteriellen Gefäßzugang, der mittels einer geeigneten Kanüle durch Punktion hergestellt wird. Das Blut wird mit Hilfe einer Blutpumpe durch den extrakorporalen Blutkreislauf gefördert. Zwischen arteriellem Gefäßzugang und Blutpumpe wird der Druck gemessen. Dieser „arterielle Druck" ist während der Dialyse negativ, d. h. es entsteht – in Abhängigkeit vom Lumen der Kanüle und der Förderrate der Blutpumpe – ein Unterdruck (Tab. 11.1).

Der Unterdruck zwischen arteriellem Gefäßzugang und Blutpumpe sollte möglichst gering sein. Hinter der Blutpumpe befindet sich der Dialysator, durch den das Blut fließt und dann zum Luftblasenfänger gelangt. Der Luftblasenfänger ist als Tropfkammer ausgebildet. Über eine Druckableitung wird der Rücklaufdruck in der Tropfkammer gemessen. Der hier gemessene Druck wird als „venöser Druck" bezeichnet. Durch weitere gesonderte Zugänge an der Tropfkammer kann auch Injektions- bzw. Infusionslösung dem extrakorporalen

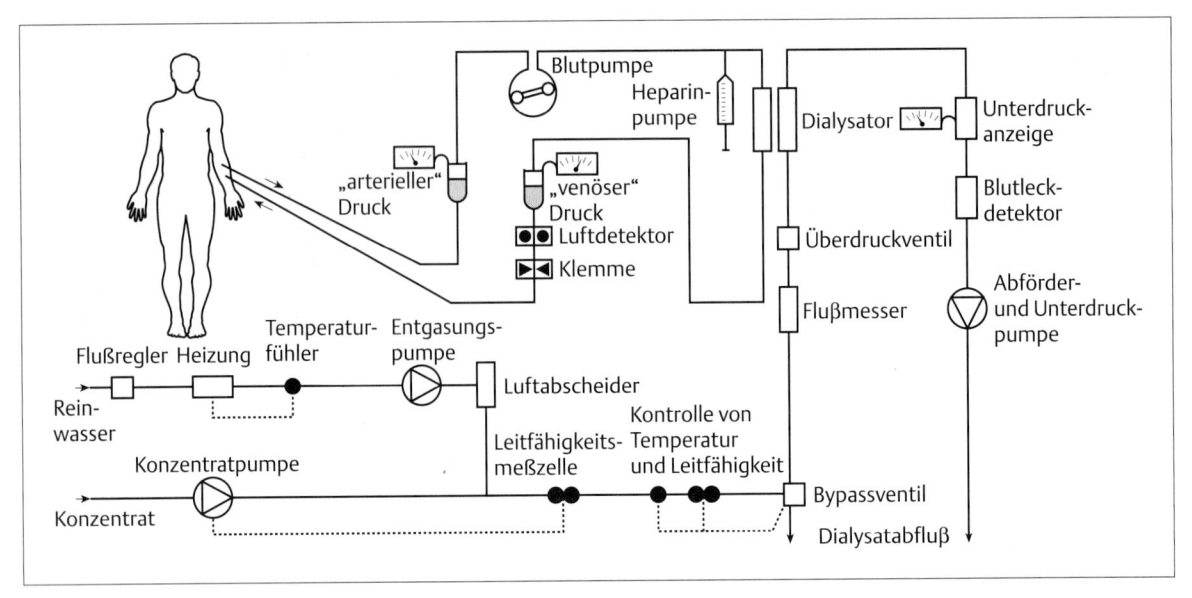

Abb. 11.2 Vereinfachtes Flußschema eines Dialysegerätes.

Tabelle 11.1 Arterieller Druck in Abhängigkeit von Kanülenlumen und Förderrate der Blutpumpe

Lumen der Kanüle	Förderrate-Blutpumpe	Unterdruck
klein	klein	gering
groß	klein	gering
groß	groß	hoch
klein	groß	sehr hoch

Kreislauf zugeführt werden. An bzw. hinter der venösen Tropfkammer ist eine Lufterkennungseinrichtung angebracht. Sollte diese Luft erkennen, so schließt eine nachgeschaltete Klemmvorrichtung den extrakorporalen Blutkreislauf, und die Blutpumpe stoppt. Der extrakorporale Blutkreislauf endet an der „venösen" Kanüle am Gefäßzugang.

Blutpumpe – Blutfluß

Zwischen arteriellem und venösem Gefäßzugang besteht in der Regel eine geringe Druckdifferenz, so daß für die Zirkulation des Blutes im extrakorporalen Blutkreislauf eine Blutpumpe erforderlich ist. Da im niedermolekularen Bereich die Clearance dialysierbarer Substanzen blutflußabhängig ist, werden für eine effiziente Behandlung 200–300 ml/min als Blutfluß benötigt. Blutpumpen lassen heute die Einstellung des Blutflusses bis zu 800 ml/min zu.

In Dialysegeräten werden ausschließlich okklusiv arbeitende Rollenpumpen eingesetzt, wobei zwei auf Federn gelagerte Rollen ein Schlauchsegment des extrakorporalen Blutkreislaufes gegen ein Pumpengehäuse drücken. Über einen Rotor werden die Rollen angetrieben. Elastizität des Schlauchsegments, Federdruck der Rollen sowie die Gestaltung der Schlauchsegmentlagerung bestimmen neben der Förderrate die mechanische Beanspruchung der Blutzellen und damit die Stärke der Hämolyse. Einer mechanischen Hämolyse (2, 32, 57) und erhöhtem Partikelabrieb muß durch Verwendung eines geeigneten Blutschlauchsystems und der richtigen Einstellung der Okklusion vorgebeugt werden. Als Werkstoffe für die elastischen Segmente des Blutschlauchsystems werden vorwiegend PVC und Silicon verwendet. Die Drehzahl der Blutpumpen ist stufenlos einstellbar. Ein Blutpumpenstopp wird bei allen Alarmen im extrakorporalen Blutkreislauf ausgelöst. Darüber hinaus führen Blutleckalarme und Fehlbedienungen (z.B. geöffneter Pumpenschlauchdeckel) ebenfalls zum Blutpumpenstopp.

Der Blutfluß im extrakorporalen Blutkreislauf wird über die Drehzahl der Blutpumpe und den Durchmesser des verwendeten Blutschlauchsegments ermittelt und zur Anzeige gebracht. Für einen Blutfluß bis ca. 300 ml/min sind Abweichungen bis ±5% als durchaus vertretbar anzusehen. In Abhängigkeit vom verwendeten Blutschlauchsystem und vom Flußwiderstand im extrakorporalen Kreislauf nach der Blutpumpe kann es zu Abweichungen im Blutfluß und damit zum Druckanstieg kommen, was auch bei neuen Dialysegeräten nur unzureichend überwacht werden kann. Die Erhöhung des Flußwiderstandes kann zum Beispiel durch Abknickung des Blutschlauchsystems verursacht werden. Aus diesem Grund ist während der Dialyse auf die korrekte Lage des Blutschlauchsystems zu achten. In der Praxis stehen Blutflußmesser zur Verfügung, die nach unterschiedlichen physikalischen Prinzipien arbeiten, aber in Dialysegeräten noch nicht serienmäßig eingebaut werden.

Druckanzeige – Druckmessung

Dialysegeräte haben im extrakorporalen Blutkreislauf mindestens zwei Stellen, an denen der Druck erfaßt, angezeigt und überwacht wird. Der „arterielle" Druck wird zwischen Gefäßzugang und Blutpumpe erfaßt, angezeigt und überwacht. Seine Höhe hängt vom Verhältnis der Förderrate der Blutpumpe zum Strömungswiderstand im Gefäßzugang ab. Mit steigender Förderrate erhöht sich der Unterdruck und damit die Gefahr, daß die punktierte Gefäßwand die Kanülenöffnung verschließt. Um dies zu verhindern bzw. frühzeitig zu erkennen, werden bezüglich des aktuellen angezeigten Drucks nach Beginn der Dialyse Grenzwerte eingestellt, entweder manuell vom Personal oder automatisch vom Dialysegerät. Eine weitere Druckmessung erfolgt im extrakorporalen Blutkreislauf hinter dem Dialysator über die Tropfkammer, die auch als Luftabscheider dient. Der hier vorliegende „venöse" Druck ist positiv. Seine Höhe ist abhängig von der Förderrate der Blutpumpe, vom Flußwiderstand im Dialysator sowie vom Widerstand des venösen Gefäßzugangs.

Hierbei wird der Druckabfall im Dialysator nicht erfaßt, der bei Hohlfaserdialysatoren auf der Blutseite je nach Blutfluß größer als 100 mmHg sein kann.

Über spezielle Anschlußleitungen, die an der arteriellen und der venösen Tropfkammer beginnen, werden die Druckaufnahmen im Dialysegerät mit dem extrakorporalen Blutschlauchsystem verbunden. Zum Schutz der Druckaufnehmer sind an den dafür vorgesehenen Anschlußleitungen hydrophobe Transducerprotektoren angebracht. Unter „hydrophob" versteht man Filter, die trotz einer Befeuchtung durch Flüssigkeit, z. B. Blut, ihre Luftdurchlässigkeit nicht vermindern. Der Anschluß der Druckleitungen an das Dialysegerät erfolgt über verriegelbare Kegelverbindungen. Jeder Druckalarm stoppt die Blutpumpe. Die Blutpumpe kann nach Beseitigung der Alarmursache nur duch Betätigung einer Starttaste wieder in Betrieb genommen werden. Bei neuen Dialysegeräten sind untere und obere Druckalarmgrenze nicht mehr frei wählbar, sondern lassen sich aus Sicherheitsgründen nur in einem bestimmten Ausmaß verändern. In den somit entstehenden Druckfenstern kann sich der arterielle und venöse Druck während der Dialyse nur so weit verändern, daß vom Dialysegerät kein Druckalarm ausgelöst wird.

Eine Besonderheit stellt der untere Grenzwert der „venösen" Drucküberwachung dar. Dieser läßt sich nur bis +10 mmHg als unterster Wert einstellen, da Unterdruck in diesem Bereich bei undichtem extrakorporalen Blutkreislauf zum Lufteintritt und somit zu Luftembolie führen würde.

Luftdetektor

Schutzziel des Luftdetektors ist es, Luft zu erkennen und somit Luftembolien zu verhindern. Seine Funktionsfähigkeit muß nicht nur vor jeder Dialyse automatisch vom Dialysegerät beim Funktionstest geprüft werden, sondern auch während der Dialyse. Wegen der großen Bedeutung für den Schutz des Patienten ist der Luftdetektor als zweikanaliges Schutzsystem aufgebaut. Eine Überbrückung dieses Schutzsystems während der Dialyse darf nicht möglich sein. Luftdetektoren arbeiten als Ultraschallsender und Empfängersysteme. Einem durch elektrische Spannung zu Ultraschallschwingungen angeregter Keramikkristall, der als Sender wirkt, wird ein Empfängerkristall gegenübergestellt. Die Senderschwingungen regen den Empfängerkristall an, wodurch eine elektrische Spannung meßbar wird. Die Schallausbreitung hängt von der Dichte des Übertragungsmediums ab. In Luft oder Blutschaum ist sie aufgrund der geringen Dichte langsamer, was zu einer kleineren Empfängerspannung führt. Kleinste Luft- bzw. Schaumperlen können somit erkannt werden. Luftdetektoren müssen Luftmengen von 0,0045 ml mindestens erkennen können. Um den Luftdetektor nicht zu beeinflussen bzw. Fehlalarme zu vermeiden, muß ein guter Kontakt zwischen extrakorporalem Blutschlauch und Luftdetektor sichergestellt sein. Kontaktspray sollte nicht zum Einsatz kommen. Bei Lufterkennung stoppt die Blutpumpe, und die nachfolgende Klemme (venöse Schlauchklemme) unterbricht den Blutfluß.

Heparinpumpe – Heparinisierung

Um die Koagulation von Blut im extrakorporalen Kreislauf zu verhindern, wird eine Heparinisierung (S. 135) durchgeführt. Die Heparinpumpe ist heute Bestandteil des Dialysegerätes. Sie ist als Spritzenpumpe ausgestattet und kann 20-, 30- oder 50-ml-Spritzen aufnehmen. Die verwendeten Spritzen müssen druckfest sein und speziell für die Anwendung im Dialysegerät durch eine Kompatibilitätsprüfung auf die funktionelle Eignung zugelassen sein. Die Heparinzufuhr in den extrakorporalen Blutkreislauf erfolgt zwischen Blutpumpe und Dialysator. Die Heparinpumpe sollte über eine Druckbegrenzung verfügen, und die Förderung sollte überwacht sein. Die versäumte Einschaltung einer Heparinpumpe sollte vom Überwachungssystem des Dialysegerätes erkannt werden.

Blutvolumenmessung

Zur besseren Einschätzung des Flüssigkeitsstatus von Patienten während der Dialyse soll die Messung des Blutvolumens dienen. Das Meßsystem hierfür wird in den extrakorporalen Blutkreislauf integriert. Mit Hilfe eines Sensors werden die Veränderungen des Blutvolumens ermittelt. Hierfür dient eine Lichtquelle mit einer bestimmten Wellenlänge oder einem bestimmten Wellenlängenspektrum als Signalgeber, dessen Signal durch die Dichte des Blutstroms mehr oder weniger abgeschwächt wird (Abb. 11.3).

Durch die gewählte Lichtquelle und die absorbierte Wellenlänge kann auf die Konzentration von Hämoglobin und somit auf den Hämatokritwert und das zirkulierende Plasmavolumen geschlossen werden. Weiterhin wird geglaubt, dadurch ableiten zu können, wie sich beim behandelten Patienten der Flüssigkeitstransport zwischen den intra-, extrazellulären und vaskulären Kompartimenten verhält (34). In Verbindung mit Änderungen der Ultrafiltrationsrate und/oder der Zusammensetzung der Dialysierflüssigkeit soll der Flüssig-

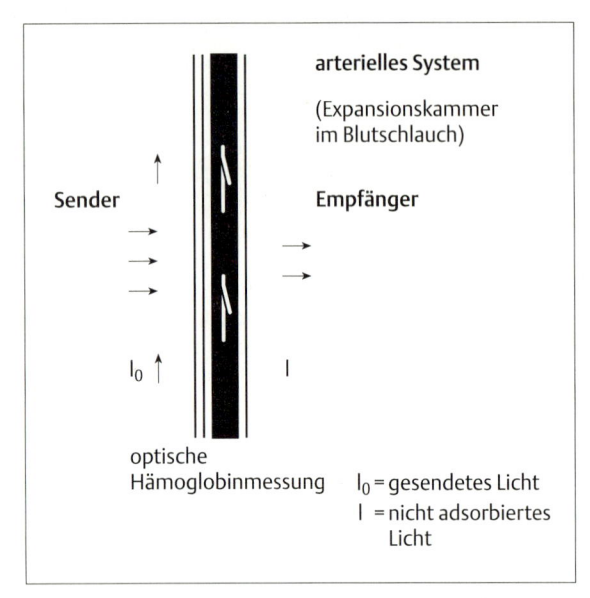

Abb. 11.3 Meßprinzip zur On-line-Hämoglobinbestimmung (Hospal).

keitsentzug für den Patienten optimiert werden. Hierdurch sollen dialyseassoziierte Hypotonien verhindert werden (13, 14, 52). Kardiovaskuläre Komplikationen zählen zu den häufigsten Ursachen bei der Behandlung von Patienten während und nach der Dialyse. Klinische Studien müssen zeigen, ob mit Hilfe eines solchen Biofeedback-Systems die dialyseassoziierte Hypovolämie verhindert werden kann.

Bluttemperaturmessung

Um das Ziel einer physiologisch orientierten Dialyse zu erreichen, werden für Dialysegeräte Zusatzausstattungen angeboten, mit deren Hilfe die Bluttemperatur gemessen und gegebenenfalls auch beeinflußt werden kann. Diese nichtinvasiv arbeitenden Überwachungs- und Regeleinrichtungen messen die Temperatur im extrakorporalen Blutkreislauf und schließen mit den gewonnenen Werten auf die thermische Energiebilanz. Hintergrund für die Erfassung der Temperatur und der Energiebilanz ist die Erkenntnis, daß die Bluttemperatur einen nicht unerheblichen Einfluß auf die Kreislaufstabilität des Patienten hat. Es ist bekannt, daß das Auftreten von Hypotonie stark von der Temperatur der Dialysierflüssigkeit und damit von der Bluttemperatur im extrakorporalen Kreislauf bestimmt wird (39, 60, 61). Niedrige Temperatur der Dialysierflüssigkeit beeinflußt die Kreislaufstabilität positiv, höhere Temperatur dagegen negativ. Die Temperatur im extrakorporalen Blutkreislauf wird an zwei Stellen gemessen. Hierbei wird das normale Blutschlauchsystem arteriell wie auch venös jeweils in den Meßkopf der Bluttemperaturmeßeinrichtung eingelegt. Aus den hier gewonnenen Temperaturwerten wird auf die Temperatur an der Fistel geschlossen und die thermische Energiebilanz berechnet. Mit Hilfe der Temperaturmessung und der ermittelten Temperaturdifferenz zwischen arteriellem und venösem Meßpunkt kann auch auf eine vorhandene Rezirkulation und deren Höhe in der Fistel geschlossen werden. Ob sich derartige Meßsysteme zur Verbesserung der Behandlungsqualität eignen, müssen praktische Anwendungen und wissenschaftlich gestützte Untersuchungen zeigen (Abb. 11.4).

Einzelnadeldialyse

Um die punktionsbedingte Traumatisierung des Gefäßzugangs zu vermindern, wurden verschiedene Verfahren der Einzelnadeldialyse (Unipunktur, Single-needle-Dialyse) entwickelt. Grundsätzlich werden diese Verfahren nach der Anzahl der verwendeten Blutpumpen unterschieden:

- 1 Blutpumpe und zwei Klemmen (Klemmenverfahren),
- 2 Blutpumpen und zwei Klemmen (Doppelpumpenverfahren).

Klemmenverfahren

Diese Einzelnadeldialyse wurde 1972 (29) von Kopp beschrieben und ist in den folgenden Jahren weiterentwickelt worden. Hierbei wird eine Punktionskanüle mit y-förmigem Anschlußstück verwendet. Arterieller Anfang und venöses Ende des extrakorporalen Blutschlauchsystems werden mit diesem verbunden und in eine Klemmvorrichtung eingelegt, die abwechselnd den „arteriellen" und „venösen" Blutfluß unterbricht bzw. freigibt. Die Blutpumpe fördert kontinuierlich weiter. Die Steuerung der Klemmen kann als Druck-Druck- oder als Druck-Zeit-Version arbeiten. Dabei ist die „arterielle" Klemme so lange geöffnet, bis sich in der „venösen" Tropfkammer ein vorgewählter Druck aufgebaut hat, der deutlich über dem Rückflußwiderstand liegen muß. Dann schließt sich die „arterielle" Klemme, die Blutpumpe stoppt, und die „venöse" Klemme öffnet sich, bis der Druck auf einen vorgewählten unteren Grenzwert abgefallen ist bzw. eine vorgewählte Zeit erreicht ist (Abb. 11.5).

Nachteile des Systems sind eine unvermeidliche „Zwangsultrafiltration" sowie „Rückfiltration", ferner eine Verminderung der Effektivität der Dialyse durch Vermischung gereinigten und ungereinigten Blutes in der Rückstromphase (Rezirkulation) sowie eine Gefäßbelastung durch den impulsartigen hohen Blutfluß im extrakorporalen Blutkreislauf. Durch eine zusätzliche „arterielle" Flußkammer läßt sich die Rezirkulation verringern und der „arterielle" Sog verkleinern (28).

Doppelpumpenverfahren

Bei diesem Verfahren wird sowohl eine „arterielle" als auch eine „venöse" Blutpumpe im extrakorporalen Blutkreislauf eingesetzt. Je nach Konzept des Verfahrens können die Blutpumpen vor und nach dem Dialysator angeordnet sein (symmetrisch), aber auch die Arrangie-

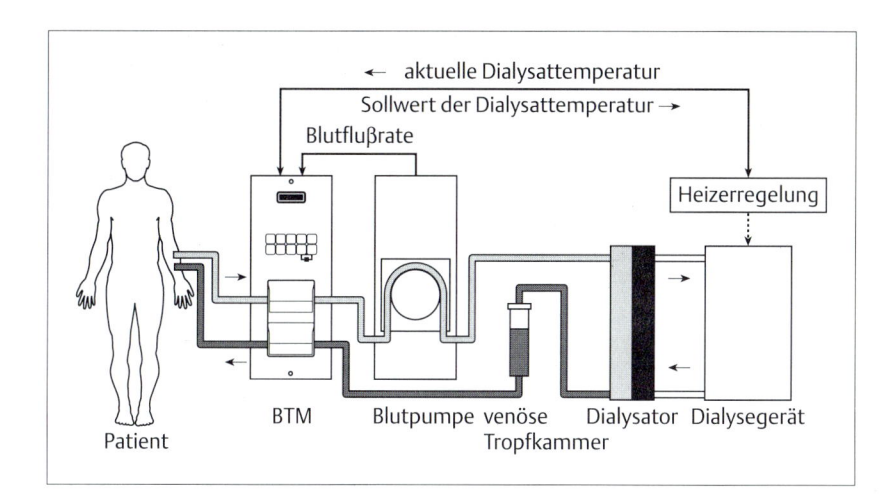

Abb. 11.4 Bluttemperatur-Meßeinrichtung (BTM-Fresenius).

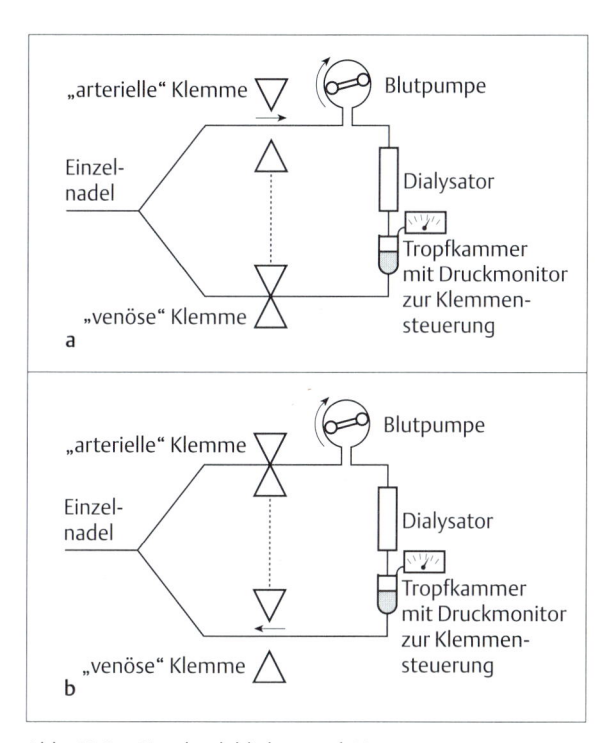

Abb. 11.5 Einzelnadeldialyse nach Kopp.

rung beider Blutpumpen vor dem Dialysator ist möglich (asymmetrisch), damit der Blutfluß im Dialysator gleichmäßig ist. Die Zahl der zusätzlichen Expansionskammern sowie die Art der Steuerung bestimmen darüber hinaus die Effektivität dieses Verfahrens (Abb. 11.6). Abbildung 11.7 zeigt die verschiedenen Verfahren.

Vorteile der Doppelpumpenverfahren sind die geringere Rezirkulation infolge wesentlich länger einstellbarer Schaltzyklen, die fehlende Zwangsultrafiltration sowie die nur geringen gefäßbelastenden Sog- und Druckimpulse.

Bei der Einzelnadeldialyse werden häufig „Biflo-Kanülen" (63) eingesetzt. Diese Kanüle besteht aus zwei koaxial ineinander angeordneten Stahlröhrchen. Das äußere leitet das Blut vom Gefäß weg, das innere führt das Blut zurück. Trotz Anwendung modernster technischer Möglichkeiten haben doppellumige Gefäßzugänge immer noch einen etwa 50% größeren Außendurchmesser als einlumige.

Das Punktionstrauma ist infolge des erhöhten Außendurchmessers (ca. 2,4 mm) größer als bei Standardkanülen (ca. 1,6 mm). Wesentlich ist, daß die Punktion immer in Richtung des Blutflusses im Gefäß erfolgen muß, um ein möglichst kleines Rezirkulationsvolumen zu erhalten. Für die Anwendung der doppellumigen Kanüle ist keine zweite Blutpumpe erforderlich.

Wasser-Konzentrat-Modul

Prinzip

Zur Durchführung der Dialysebehandlung wird Dialysierflüssigkeit benötigt, die aus Wasser und Dialysekonzentrat hergestellt wird. Das Wasser ist durch Aufbereitungsanlagen, in der Regel Osmoseanlagen, gereinigt und wird über Leitungssysteme dem Dialyseplatz zugeführt. Hieran kann das Dialysegerät angeschlossen werden und die Wassermenge (Permeat) entnehmen, die im Dialysegerät zur Herstellung der Dialysierflüssigkeit benötigt wird. Das Konzentrat bzw. die Konzentratkomponenten werden entweder über Kanister, Kartuschen oder zentrale Konzentratanlagen bereitgestellt. Um die notwendige Zusammensetzung der Dialysierflüssigkeit zu erhalten, müssen Permeat und Konzentrat entsprechend proportioniert sein. Hierzu müssen ca. 27–34 Teile Permeat mit 1 Teil Konzentrat gemischt werden. Um das richtige Mischungsverhältnis zu erreichen und die Effektivität der Dialyse nicht nachteilig zu beeinflussen, muß das Permeat erwärmt werden, und die gelösten Gase (Stickstoff, CO_2, Sauerstoff) müssen entfernt werden. Bei modernen Dialysegeräten kann der Dialysierflüssigkeitsfluß zwischen 300–800 ml/min variiert werden. Ein Fluß von 500 ml/min ist heute gebräuchlich.

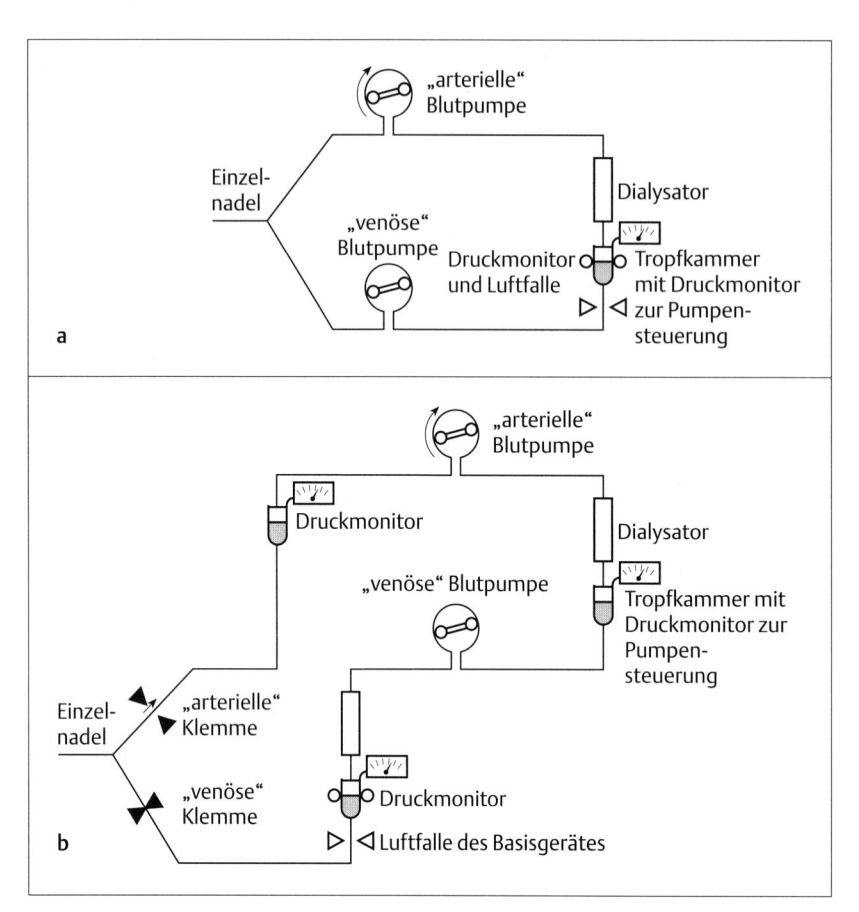

Abb. 11.6 Einzelnadeldialyse mit symmetrischer Anordnung der Doppelblutpumpen.

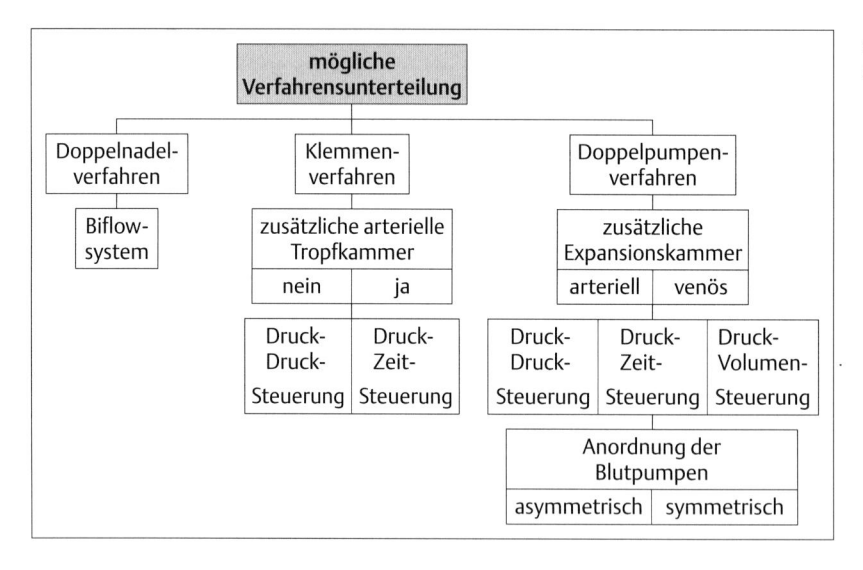

Abb. 11.7 Übersicht über die verschiedenen Verfahren.

Entgasung – Heizung

Zwei Formen der Entgasung kommen heute in Hämodialysegeräten zur Anwendung. Bei der thermischen Entgasung wird das Permeat auf über 80 °C erwärmt, was zur Ausperlung der gelösten Gase führt, die dann in einem Entgasungsgefäß austreten können. Über einen Wärmetauscher wird die Temperatur des Permeats abgekühlt, dann wieder auf ca. 37 °C aufgeheizt, bevor das Konzentrat zugemischt wird. Auch durch Unterdruck von ca. 500 mmHg und mehr läßt sich eine Entgasung erreichen. Hierbei saugt eine Pumpe das Permeat über eine Engstelle und drückt es in ein Gefäß, in dem die gelösten Gase aufgrund der Entspannung des Permeats austreten können. Bei vielen Dialysegeräten wird die Entgasung elektronisch über den Unterdruck überwacht. Unzureichende Entgasung kann zu Fehlmessungen an der Leitfähigkeitsmeßzelle und zur Fehlbilanzierung bei der Ultrafiltration führen. Daneben kommt es zum Leistungsabfall im Dialysator, wenn sich an seiner Membranoberfläche Luftblasen ablagern. Als Unterdruck- und Flußpumpen werden vorwiegend Zahnradpumpen eingesetzt. Sie sollten eine hohe Laufruhe haben und verschleißarm arbeiten.

Proportionierung

Prinzip und Formen

Zur Herstellung der Dialysierflüssigkeit befindet sich im Dialysegerät eine Proportionierungseinrichtung, die Permeat (z.B. 34 Teile) mit Dialysierkonzentrat (z.B. 1 Teil) mischt. Besteht wie bei der Bicarbonathämodialyse das Konzentrat aus zwei Anteilen, so ist die Proportionierungseinrichtung zweifach im Dialysegerät vorhanden. Je nach Konzept des Dialysegerätes und der zu verwendenden Dialysekonzentrate muß die Mischung unterschiedlich erfolgen können.

Die Mischsysteme zur Herstellung der Dialysierflüssigkeit werden nach volumengesteuerten oder leitfähigkeitsgeregelten Systemen unterschieden. Da die Bicarbonatdialyse die häufigste Form der Hämodialyse darstellt, werden im folgenden die beiden unterschiedlichen Proportionierungssysteme hierfür erläutert.

Proportionierung über Volumensteuerung

Bei diesem Mischsystem fließt über ein Eingangsventil Permeat in die Kammern eines Tanks. Über eine Pumpe wird hierbei gleichzeitig mit dem Permeatzufluß saures Bicarbonathämodialyse-Konzentrat zudosiert. Das Gemisch fließt über einen Überlauf in eine weitere Kammer, die von einem Schwimmerschalter überwacht wird. Bei maximalem Pegelstand wird das Eingangs-

ventil geschlossen, bei minimalem geöffnet. Über eine Drosselstelle zwischen den Kammern wird das Permeat mit der sauren Komponente des Konzentrats einem Entgasungskreislauf zugeführt und gelangt über eine Entgasungspumpe in die Luftabscheidekammer. Anschließend wird die basische Komponente zudosiert und vermischt sich in der nachfolgenden Kammer mit Permeat und den sauren Komponenten. Die so hergestellte Dialysierflüssigkeit wird vor dem Zulauf zum Dialysator durch eine Leitfähigkeits- und Temperaturmeßeinrichtung überwacht (Abb. 11.8).

Bei fehlerhaften Abweichungen wird ein Bypass zur Umgehung des Dialysators geschaltet und ein Alarm ausgelöst.

Proportionierung mittels Leitfähigkeitsregelung

Die Herstellung von Bicarbonatdialysierflüssigkeit kann auch über leitfähigkeitsgeregelte Proportionierungssysteme erfolgen. Bei ihnen wird jeweils für eine Konzentratkomponente eine eigene Leitfähigkeitsmeßeinrichtung eingesetzt. Somit kann für jede einzelne Komponente die Leitfähigkeit überwacht werden.

Die Gesamtleitfähigkeit wird wie die Temperatur der Dialysierflüssigkeit am Ende der Proportionierung nochmals überwacht. Auch hier reagiert ein Bypass-Ventil bei fehlerhaften Abweichungen (Abb. 11.9).

Pumpen

Für die Zumischung der Konzentratkomponenten werden heute Membran-, Schlauch- oder Kolbenhubpumpen eingesetzt. Für die Förderung der Dialysierflüssigkeit kommen vorwiegend Zahnradpumpen zum Einsatz. Als Konzentratpumpen müssen Pumpen verwendet werden, die auch bei geringen Fördermengen genau arbeiten. Bei pulsierend arbeitenden Pumpen ist zu beachten, daß eine ausreichend gute Vermischung zwi-

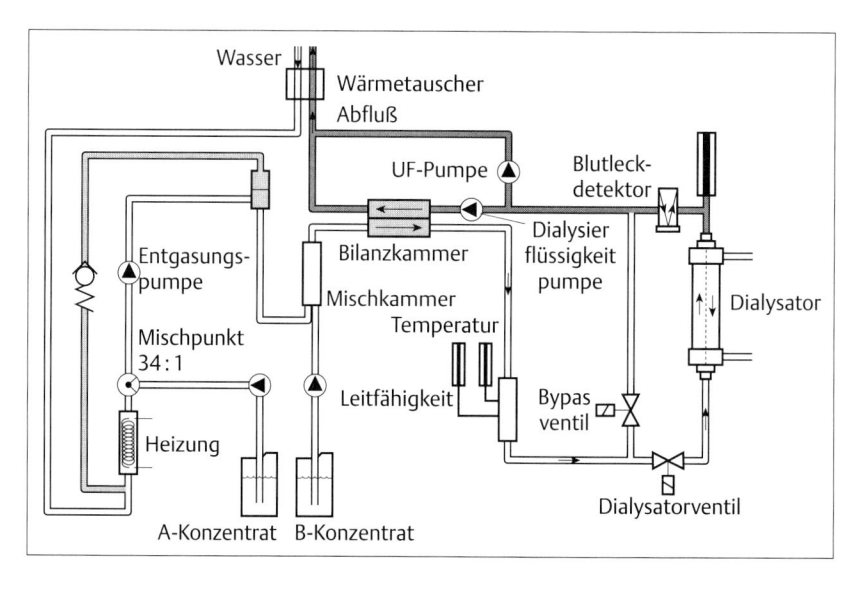

Abb. 11.8 Dialysierflüssigkeitskreislauf eines Dialysegeräts mit Volumenproportionierung.

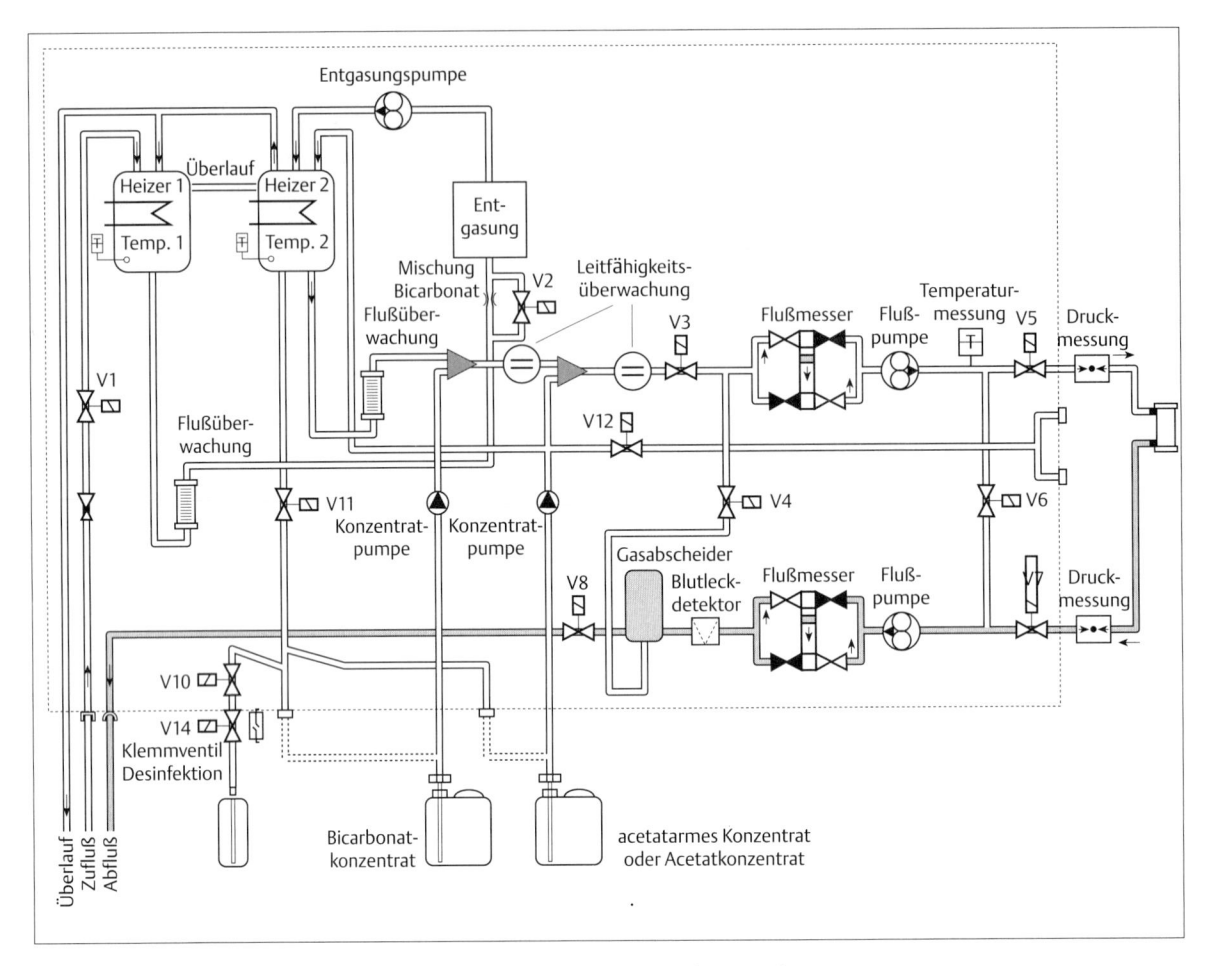

Abb. 11.9 Dialysierflüssigkeitskreislauf eines Dialysegeräts mit Leitfähigkeitsregelung.

schen Permeat und Konzentrat erfolgt. Eine schlechte Durchmischung führt zu einer schwankenden Leitfähigkeit und damit zu einer unsauberen Regelung derselben. Andererseits darf das Volumen in der Mischstrecke bis zur Leitfähigkeitsmeßzelle nicht zu groß sein, da dadurch die Regelung sehr träge wird und es ebenfalls zu Leitfähigkeitsschwankungen kommen kann. Solche Schwankungen führen zu fehlerhafter Zusammensetzung der Dialysierflüssigkeit.

Leitfähigkeitsmessung und -überwachung

Die Leitfähigkeitsmessung bei der Hämodialyse wird je nach Bauart des Gerätes zur Regelung und zur Überwachung der Konzentration der Dialysierflüssigkeit eingesetzt. Da die Temperatur die Leitfähigkeit beeinflußt, muß sie stets zwecks Kompensation der Leitfähigkeitsanzeige mitgemessen werden. Eine geeignete elektronische Schaltung errechnet dann aus Leitfähigkeit und Temperatur die temperaturkompensierte Leitfähigkeit, die proportional zur Konzentration der Dialysierflüssigkeit ist.

Ein bestimmtes Konzentrat ergibt bei volumetrischer Zudosierung zum Permeat in einem angegebenen Verhältnis bei gleicher Temperatur bzw. temperaturkompensierter Leitfähigkeitssonde eine ganz bestimmte, immer gleiche Leitfähigkeit. Diese Leitfähigkeit kann als Kontrolle der richtigen Zusammensetzung der Dialysierflüssigkeit herangezogen werden. Der richtige Leitfähigkeitswert (Sollwert) wird durch Grenzwerte limitiert bzw. überwacht. Werden diese Grenzwerte erreicht oder überschritten, so wird die Dialysierflüssigkeit über das Bypass-Ventil im Dialysegerät verworfen.

Die Leitfähigkeit wird in ms/cm angegeben. Diese Angabe gibt jedoch keine exakte Auskunft über die Zusammensetzung der Dialysierflüssigkeit. So können Dialysierflüssigkeiten aus Permeat und unterschiedlichen Konzentraten alle die gleiche Leitfähigkeit aufweisen.

Für Dialysegeräte, die die Zusammensetzung der Dialysierflüssigkeit über eine Leitfähigkeitsmeßeinrichtung regeln und kontrollieren, müsen zwei vollkommen unabhängig voneinander arbeitende Systeme vorhanden sein, die elektrisch und geometrisch unterschiedlich dimensioniert sein sollten.

Werden mehrere Konzentrate, wie z. B. bei der Bicarbonatdialyse, zur Herstellung einer Dialysierflüssigkeit mit Permeat vermischt, so muß für jede der zudosierbaren Komponenten eine eigene Leitfähigkeitskontrolle vorhanden sein.

Blutlecksensor

Der Blutlecksensor befindet sich im Dialysierflüssigkeitskreislauf hinter dem Dialysator und soll Hämoglobin erkennen. Hämoglobin bzw. Blutzellen können in den Dialysierflüssigkeitskreislauf gelangen, wenn die Dialysatormembran eine Ruptur aufweist. Hämoglobinspuren in der Dialysierflüssigkeit absorbieren die Energie einer Lichtquelle, deren Spektrum auf Hämoglobin abgestimmt ist. Die Grenzempfindlichkeit des Blutlecksensors sollte bei 25 mg Hämoglobin pro Liter Dialysierflüssigkeit liegen. Falschalarme können durch Luftblasen in der Dialysierflüssigkeit sowie durch Ablagerungen am Blutlecksensor auftreten. Spricht der Blutlecksensor während der Dialyse an, so bringt eine Folgeschaltung mit Bypass und Blutpumpenstopp das Dialysegerät in einen sicheren Zustand für den Patienten.

Harnstoffmonitor

Nach Einführung der kontrollierten Ultrafiltration und der wesentlichen Verbesserung des Säure-Basen-Haushaltes des Patienten durch die Bicarbonatdialyse wird nunmehr versucht, dem Ziel einer adäquaten Dialyse durch Integration von On-line-Feedback-Systemen in den Dialysierflüssigkeitskreislauf oder den extrakorporalen Blutkreislauf näherzukommen. Der Harnstoffmonitor (5, 16, 49), integriert in den Dialysierflüssigkeitskreislauf nach dem Dialysator, mißt hierzu on line die Harnstoffkonzentration in der abfließenden Dialysierflüssigkeit. Die Meßfrequenz ist wählbar, und die Harnstoffkonzentration wird in einem Volumen von 2 ml gemessen und angezeigt. Die über die gesamte Behandlungszeit ermittelten Harnstoffkonzentrationen werden kumuliert und ergeben die Menge des entfernten Harnstoffs, womit dann Kt/V und die Eiweißabbaurate (PCR) berechnet werden. Die Harnstoffkonzentration wird mittels Urease bestimmt, durch die der Harnstoff in Ammonium und Bicarbonat umgewandelt wird. Die zwischen zwei Elektroden gemessene Spannung entspricht der Konzentration von Ammoniumionen, die wiederum proportional zur Konzentration des entfernten Harnstoffs ist. Ob mit einem derartigen On-line-System eine adäquatere Hämodialyse erzielt werden kann, muß die Praxis noch zeigen.

Ultrafiltrationsmodul

Funktions- und Schutzsysteme

Neben der Entfernung harnpflichtiger Stoffe aus dem Blut von Patienten ist der Flüssigkeitsentzug mit eine der wichtigsten Aufgaben während der Dialyse. Der Flüssigkeitshaushalt des Patienten soll während der Dialysebehandlung möglichst exakt beeinflußt werden. Dies läßt sich unter Ausnutzung technischer und physikalischer Möglichkeiten durch Einstellung, Messung oder Regelung des Transmembrandrucks bzw. der Ultrafiltrationsrate vor bzw. während der Behandlung realisieren. Bei der Dialyse können während des Flüssigkeitsentzugs folgende Gefährdungen auftreten:

- Überwässerung des Patienten durch zu geringen Flüssigkeitsentzug,
- Kreislaufkomplikationen durch zu starken Flüssigkeitsentzug,
- Kontamination durch Reinfusion unsteriler Dialysierflüssigkeit.

Zur Vermeidung der aufgeführten Gefährdungen sollte dem Anwender die Funktion der im Dialysegerät zum Flüssigkeitsentzug integrierten Technik bekannt sein. Neben dem Behandlungssystem für den Flüssigkeitsentzug sind im Dialysegerät Schutzsysteme integriert, die den Flüssigkeitsentzug überwachen. Dies gilt nicht für Druckkontrollverfahren mittels TMP. Hier kann nur durch regelmäßiges Wiegen des Patienten während der Behandlung auf den richtigen Flüssigkeitsentzug geschlossen werden.

Verfahren zum Flüssigkeitsentzug

Verfahrensarten

Physikalisch können wir zwischen Druckkontroll- und volumetrischen Verfahren unterscheiden (Abb. 11.10).

Bei Druckkontrollverfahren wird über einen am Dialysegerät einzustellenden TMP (Transmembrandruck) die gewünschte Ultrafiltration (UF) bestimmt. Unter UF versteht man den Flüssigkeitstransport durch die Membran des Dialysators. Sämtliche spezifischen Eigenschaften des Dialysators, die die UF-Rate beeinflussen, werden in der Angabe des „Ultrafiltrationskoeffizienten" ausgedrückt. Da an der Membran unterschiedliche TMP entstehen, werden auch örtlich vereinzelt unterschiedliche UF-Raten herrschen. Da heute in der Dialyse immer häufiger Dialysatoren mit hohen UF-Koeffizienten eingesetzt werden, die schon bei kleinerem TMP zu hohen UF-Raten führen, wird das Druckkontrollverfahren bei neuen Dialysegeräten für die UF-Messung nicht mehr eingesetzt. Für die UF haben sich heute die volumetrischen Verfahren zum Flüssigkeitsentzug durchgesetzt.

Alle volumetrischen Verfahren arbeiten nach dem gleichen Prinzip. Einem geschlossenen Volumen, hier dem Dialysierflüssigkeitskreislauf, wird mit Hilfe einer Pumpe ein definiertes Volumen entzogen. Dieses Volumen kann nur über die Membran des Dialysators wieder aufgefüllt werden. Dies erfolgt über den nach der Volumenreduzierung entstandenen Unterdruck, der die UF über die Dialysemembran bewirkt.

Gesteuerte Ultrafiltration

Erfolgt der Flüssigkeitsentzug während der Dialyse mittels gesteuerter UF, so muß der Anwender dem Dialysegerät angeben, welche UF-Rate und Dialysezeit bzw. welcher Volumenentzug über die Dialysezeit erzielt

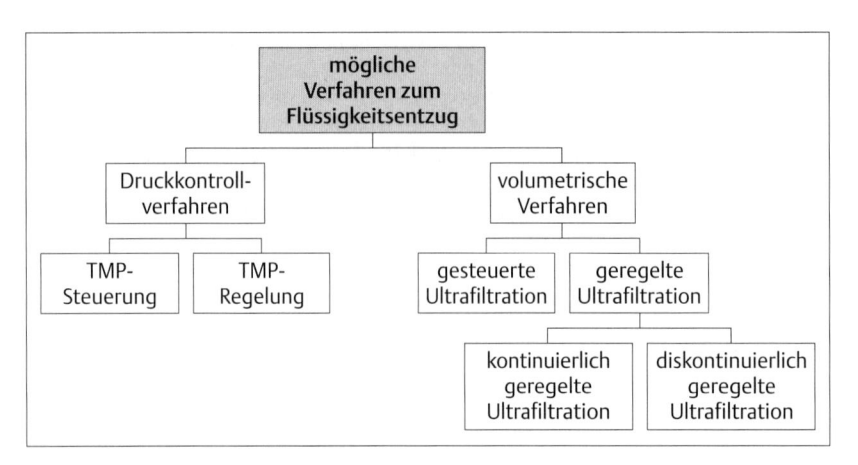

Abb. 11.10 Verfahren zum Flüssigkeitsentzug.

werden soll. Nach Inbetriebnahme des Dialysegerätes stellen sich die Druckwerte im Dialysegerät so ein, daß die UF am Ende der Dialysezeit erreicht wird. Während der gesamten Dialysezeit verändert das Gerät die vorgegebenen Werte nicht. Sollte die UF mit dem gewählten Dialysator nicht erreichbar sein, so wird dies den Anwendern am Beginn der Dialyse angezeigt. An die technischen Einrichtungen werden strenge Anforderungen bezüglich der Lebensdauer und Zuverlässigkeit gestellt. Der sich einstellende TMP wird mindestens am Dialysierflüssigkeitseingang und dem Blutausgang überwacht.

Geregelte Ultrafiltration

Die Volumenbilanzierung von starren Kammern bedient sich im wesentlichen rein mechanischer Einrichtungen, um die UF-Rate zu bestimmen. Dies führt, um die Forderung nach Single-pass-Verfahren zu realisieren, zu technisch aufwendigen Konstruktionen.

Bei der kontinuierlich geregelten UF werden in der Regel zwei Flußmesser eingesetzt, wobei einer im Zulauf und der zweite im Auslauf des Dialysators im Dialysierflüssigkeitskreislauf angeordnet ist. Die Differenz der ermittelten Flußwerte entspricht der über die Dialysatormembran entstandenen UF. Die Flußmesser müssen deshalb eine Meßgenauigkeit von besser als 1% besitzen, um die maximal zulässige Abweichung in der Flüssigkeitsbilanz von 100–200 ml pro Dialyse zu erfüllen.

Eine weitere Möglichkeit der geregelten UF besteht darin, die UF nur in bestimmtem Zeitabstand zu messen. Dialysegeräte, die so die UF ermitteln, besitzen eine Meßkammer, in die in der Meßphase Dialysierflüssigkeit mit dem Filtrat geleitet wird, das über den Dialysator in den Dialyseflüssigkeitskreislauf gelangt. Bei bekanntem Volumen der Kammer kann über die Füllzeit auf die UF-Rate geschlossen werden.

Während der Dialysephase muß der TMP mit großer Genauigkeit eingehalten werden, um die Flüssigkeitsbilanz nicht zu verfälschen. Insbesondere beim Einsatz von Dialysatoren mit großen Ultrafiltrationskoeffizienten (>20 ml/h · mmHg) kann eine Abweichung von wenigen mmHg eine erhebliche Verfälschung des Ergebnisses verursachen.

Reinigung und Desinfektion

Überblick über die Zwecke

Reinigungs- und Desinfektionsmaßnahmen dienen sowohl der Sauberkeit als auch der Infektionsprophylaxe. Sie sind zum Schutz der Patienten und des Personals erforderlich. Besondere Beachtung muß dem Patientenschutz geschenkt werden. Dialysepatienten sind besonders infektionsgefährdet, da ihre Abwehrkräfte geschwächt sind. Neben der Infektionsverhütung dienen Reinigungs- und Desinfektionsmaßnahmen am Dialysegerät auch zur Senkung des funktionstechnischen Risikos. Nur eine einwandfreie Funktion der hochempfindlichen Sensoren und Module garantiert den sicheren Betrieb des Dialysegerätes. Desinfizieren heißt, ein Objekt in einen Zustand zu versetzen, in dem es nicht mehr infizieren kann. Der Begriff der Desinfektion ist auf keinen Fall mit dem der Sterilisation gleichzusetzen. Bei der Anwendung von Desinfektionsmitteln und -verfahren ist deren mikrobiologischer Wirkungsbereich zu berücksichtigen. Es werden vier Wirkungsbereiche definiert (Kap. Becker/Brosinsky/Schoeppe, Hygiene und Entsorgung, S. 556).

Geräteoberfläche

Zur Reinigung und Desinfektion von Geräteoberflächen stehen heute chemische Desinfektionsmittel zur Verfügung, die in der Liste der zugelassenen Desinfektionsmittel von BA und DGHM aufgeführt sein sollten. Der Hersteller des Dialysegerätes sollte das zur Anwendung kommende Desinfektionsmittel ebenfalls zugelassen haben.

Die fortschreitenden Kenntnisse auf den Gebieten der Desinfektionslehre, der Arbeitsmedizin und der Umwelttoxikologie nehmen immer stärker Einfluß auf die Wahl des Desinfektionsmittels. Zur Reinigung und Desinfektion der Geräteoberfläche sollten Kombinationspräparate, die reinigende und desinfizierende Substanzen beinhalten, eingesetzt werden. Um die Geräteoberfläche möglichst keimarm zu halten, sollten Flüssigkeitsspritzer jeder Art sofort abgewischt werden.

Nach jeder Dialyse muß eine Reinigung und Desinfektion der Geräteoberfläche erfolgen. Auf die Verwendung von Flächendesinfektionsspray sollte verzichtet werden.

Dialysierflüssigkeitskreislauf

Welches Mittel zur Reinigung und Desinfektion des Dialysierflüssigkeitskreislaufs verwendet wird, richtet sich nach der Art der Dialyse (Acetat- oder Bicarbonat), nach dem Verschmutzungsgrad sowie nach den Angaben des Geräteherstellers. Vor jeder Reinigung und Desinfektion ist eine zeitlich ausreichend bemessene Freispülung des Systems von Dialysekonzentrat bzw. Dialysierflüssigkeit erforderlich.

Als Verfahren zur Reinigung und Desinfektion stehen zur Verfügung:

- chemische,
- thermische,
- thermochemische.

Ihre Wirksamkeit sollte vom Hersteller des Dialysegerätes nachgemessen werden. Es sollte eine Keimreduzierung von 10^4-10^5 erreicht werden. Die Reinigung und Desinfektion zwischen zwei Dialysen sowie vor jeder Dialyse sollte sichergestellt sein. Vor Dialysebeginn muß nach chemischer Reinigung und Desinfektion die Prüfung auf Desinfektionsmittelfreiheit erfolgen.

Die Heißdesinfektion bei Temperaturen zwischen 80 und 120 °C stellt eine sinnvolle Alternative zu den chemischen Desinfektionsverfahren dar. In Kombination mit einer organischen Säure kann nicht nur die Desinfektion verbessert werden, sondern die Reinigung und Entkalkung, die insbesondere nach der Bicarbonatdialyse erforderlich ist, kann gleichzeitig erfolgen (Kap. Becker/Brosinsky/Schoeppe, Hygiene und Entsorgung, S. 556).

Antikoagulation

Thrombogenität der Hämodialyse

Der Kontakt von Blut mit fremden Oberflächen führt einerseits zur Thrombozytenadhäsion und -aggregation und andererseits zur Kontaktaktivierung der endogenen („intrinsic") plasmatischen Gerinnungskaskade über die Faktoren XII, XI, IX, VIII zum Faktor X. Die Plättchenaktivierung (kenntlich an der Sekretion von Plättchenfaktor 4, β-Thromboglobulin und Thromboxan A_2) bewirkt die Exposition negativ geladener Phospholipide auf der Plättchenmembran, an die sich der aktivierte Faktor Xa, Faktor Va und Prothrombin binden.

In Gegenwart von Calciumionen wird dadurch Thrombin aus Prothrombin gebildet. Thrombin konvertiert Fibrinogen zu Fibrin und Fibrinopeptid A (FPA). Nach Stabilisierung durch Faktor XIII und Kontraktion bildet Fibrin den Gerinnungsthrombus.

Thrombin bildet andererseits einen Komplex mit seinem natürlichen Inhibitor Antithrombin III (AT III), den Thrombin-Antithrombin-Komplex (TAT).

Die Thrombusbildung bei der Hämodialyse ist ein dynamischer Vorgang, der nicht direkt gemessen werden kann. Er beinhaltet Interaktionen zwischen Dialysemembran, Blutplättchen und Proteinen und wird zusätzlich durch die Strömungsverhältnisse und – in vivo – durch Patientenkonditionen und Medikation beeinflußt. Die wissenschaftlichen Grundlagen zu den komplexen Zusammenhängen und eine Übersicht der Meßmethoden finden sich bei Lane u. Bowry (33) und Lindhout (35).

Heparin

Gewinnung und Wirkung von Heparin

Heparin wurde 1916 von dem amerikanischen Medizinstudenten McLean aus der Leber eines Hundes isoliert (44). Es wird heute aus Lungengewebe von Rindern oder aus Darmmukosa von Schweinen extrahiert. Standardheparin (unfraktioniertes Heparin, UFH) ist ein saures Mukopolysaccharid unterschiedlicher Kettenlänge mit einem Molekulargewicht hauptsächlich zwischen 10000 und 20000 Dalton. Die Heparinwirkung wurde deshalb biologisch nach dem USP-(United-States-Pharmacopeia-)Standard in Aktivitätseinheiten (USPE, IE) angegeben. Eine IE ist definiert als die Menge Heparin, die in 1 ml Schafplasma die Gerinnung für eine Stunde verhindert. Die handelsüblichen Präparationen enthalten üblicherweise 5000 IE Standardheparin/ml.

Die Heparinwirkung (Übersichten bei Andrassy [3], Lane u. Bowry [33], Lindhout [35] und Matthias [41]) beruht auf einer reversiblen Komplexbildung mit Antithrombin III und Gerinnungsfaktoren, z.B. Faktor Xa und Thrombin. Hierbei beschleunigt Heparin die Bindung von Antithrombin III an die Gerinnungsfaktoren und damit deren Inaktivierung.

Die Heparinwirkung tritt bei intravenöser Gabe praktisch sofort ein. Die Plasmahalbwertszeit ist dosisabhängig und wird durch die enzymatische Metabolisierungskapazität der Leber bestimmt. Sie beträgt bei üblicher Dosierung 60–90 Minuten. Da die Heparinwirkung pH-abhängig ist (59), hat eine bestimmte Heparindosis, gegen Dialyseende verabreicht, häufig einen stärkeren gerinnungshemmenden Effekt als bei Dialysebeginn.

Applikationsmodus

Intermittierende Heparinisierung: Nach einer individuellen Initialdosis („loading dose"), die u.a. vom Körpergewicht und von der Antithrombin-III-Aktivität abhängt (68) und im allgemeinen zwischen 2500 und 5000 IE beträgt, werden in festgelegten zeitlichen Abständen weitere Einzeldosen Heparin verabreicht, deren Höhe von der individuellen Halbwertszeit abhängt.

Kontinuierliche Heparinisierung: Nach der Initialdosis wird sofort oder später Heparin in individueller Dosierung, im allgemeinen zwischen 500 und 2500 IE stündlich, infundiert.

Die Heparininfusion kann abhängig von der individuellen Halbwertszeit einige Zeit vor Dialyseende gestoppt werden. Exakte halbwertszeitbezogene Berechnungsmethoden hierzu finden sich bei Gotch u. Keen (17).

Kontrolle der Heparinwirkung

Uhrglasmethode: Die von Lee und White schon 1913 angegebene Vollblutgerinnungszeit wird in der Praxis so modifiziert, daß man Blut aus dem „arteriellen" Schenkel des extrakorporalen Kreislaufs in ein sauberes Uhrglasschälchen gibt und mittels Hindurchziehen eines Häkchens oder einer Kanüle die Zeit bis zum Auftreten des ersten Fibrinfadens bestimmt.

Bei Standardheparinisierung soll die Gerinnungszeit um 20 Minuten betragen. Unterhalb von 10–12 Minuten muß mit Thrombosierung im extrakorporalen Kreislauf gerechnet werden. Oberhalb 30 Minuten liegt sicher Überdosierung vor.

Die Uhrglasmethode ist zeitaufwendig, schlecht standardisierbar (Temperaturabhängigkeit, traumatische Freisetzung von heparinneutralisierenden und Plättchenfaktoren), hygienisch kritisch und bei niedrigem Heparinwirkspiegel (z.B. für Minimalheparinisierung, s.u. zu wenig empfindlich, andererseits aber wenig materialaufwendig und z.B. für die Routinekontrolle bei der Heimhämodialyse völlig ausreichend.

Aktivierte Gerinnungszeit (z.B. AC-Tester, Fa. Quest Medical; Hemochron, Fa. Fresenius; Kugelkoagulometer, Fa. Amelung): Die Gerinnungszeit wird hierbei apparativ standardisiert und durch Vermischung der Vollblutprobe mit oberflächenerhöhenden Substanzen verkürzt.

Bei Standardheparinisierung und üblichen Ausgangswerten um 100 Sekunden soll die aktivierte Gerinnungszeit um 150–200 Sekunden betragen.

Aktivierte partielle Thromboplastinzeit, APTT (z.B. Biomatic, Fa. Sarstedt): Diese Methode beruht auf apparativer Messung der Zeit bis zum Auftreten eines Fibringerinnsels in Citratblut nach vorausgegangener Kontaktaktivierung mit PTT-Reagens und anschließender Rekalzifizierung.

Der individuelle Ausgangswert (um 30–40 Sekunden) soll bei Standardheparinisierung um 30–60 Sekunden angehoben werden.

Thrombinzeit: Die Methode bietet gegenüber der APTT-Bestimmung im apparativen Aufwand keine Vorteile und ist weniger verbreitet. Zielwert bei Standardheparinisierung sind 50–75 Sekunden.

Adäquate Heparinisierung

Die gerinnungshemmende Wirkung einer bestimmten Heparindosis variiert in Ausmaß und Dauer individuell. Beim Eintritt in ein Langzeithämodialyseprogramm sollte daher für jeden Patienten die individuell erforderliche Heparinmenge festgelegt werden. Unterdosierung kann durch Fibrinbeläge die Dialyseeffizienz vermindern und zu Blutverlust durch Thrombosierung führen, Überdosierung bringt die Gefahr von Blutungskomplikationen während oder nach der Hämodialyse (intestinal, retinal, subdural, Hämatome nach Bagatelltraumen) mit sich.

Der individuelle Heparinbedarf sollte in regelmäßigen Abständen und bei klinischen Auffälligkeiten (verlängerte Nachblutung, vermehrte Blutrückstände im Dialysator oder Thromben in der venösen Tropfkammer) überprüft werden.

Klinisch ist zu beachten, daß der Heparinbedarf bei fieberhaften und entzündlichen Erkrankungen erhöht ist (45). Auch die Verordnung von Medikamenten kann zu einer erhöhten Gerinnungsbereitschaft (Corticoide, Östrogene) oder zu einer Wirkungsabschwächung von Heparin (Nitroglycerininfusion, Antihistaminika, Ascorbinsäure, Tetracycline, Nikotin) bzw. zu verstärkter Blutungsneigung (Antikoagulantien, Thrombozytenaggregationshemmer, Dextran) oder Wirkungsverstärkung von Heparin (nichtsteroidale Antirheumatika, Zytostatika) führen und eine veränderte Heparindosierung erfordern.

Nebenwirkungen von Heparin

Abgesehen von Blutungskomplikationen (Haut, Schleimhäute, Magen-Darm-Trakt, ableitende Harnwege, weiblicher Genitaltrakt) bei inadäquater Dosierung, sind Nebenwirkungen der Heparintherapie unter der bei intermittierender Langzeithämodialyse üblichen Dosierung selten.

Heparinassoziierte Thrombozytopenie (HAT): Eine leichte, vorübergehende Thrombozytopenie (100 000–150 000/µl) nach den ersten Behandlungstagen ist auf eine passagere Aktivierung der Blutplättchen zurückzuführen und klinisch meist nicht bedeutsam, obwohl in einigen Fällen Thrombozytenzahlen von unter 50 000/µl erreicht werden können (HAT-Typ I). Die Heparinbehandlung kann daher in der Regel fortgesetzt werden.

Die immunologisch vermittelte heparininduzierte Thrombozytopenie (HAT-Typ II) kann mit Hautnekrosen sowie arteriellen und venösen thromboembolischen Ereignissen verbunden sein und zum White-clot-Syndrom führen. Der HAT-Typ II ist unabhängig von der Dosis und der Applikationsart und hat eine Letalität bis 25% (4). Der Thrombozytenabfall tritt zwischen 3 Tagen und 3 Wochen nach Behandlungsbeginn mit einem statistischen Gipfel um den 10. Tag ein (26), wobei meist Werte unter 80 000/µl bzw. unter 50% des Ausgangswertes vorliegen. Bei Patienten mit Heparinüberempfindlichkeit kann der Thrombozytenabfall innerhalb von Stunden auftreten. Die Heparintherapie muß eingestellt werden. Auch die Gabe von niedermolekularem Heparin ist meist nicht möglich, da in über 90% immunologische Kreuzreaktionen nachweisbar sind (19). Das Heparinoid Orgaran (Fa. Organon), das nur zu 12% Kreuzreaktivität aufweist (10), ist in Deutschland nicht im Handel. Alternative ist die Durchführung einer heparinfreien Hämodialyse (s.u.).

Weitere seltene Nebenwirkungen:

- Allergische Reaktionen (Juckreiz, Urtikaria, Bronchospasmus, äußerst selten Anaphylaxie),
- Alopezie (3),
- Fettstoffwechselstörungen (56),
- Osteoporose (30, 40),
- Priapismus (51).

Vorgehen bei Dialysepatienten mit erhöhter Blutungsgefährdung

Ursachen von erhöhtem Blutungsrisiko

Die Urämie geht mit einer erhöhten Blutungsneigung einher, die vorwiegend auf einer urämischen Thrombozytenfunktionsstörung beruht (43). Ein erhöhtes Blutungsrisiko bis zu 50% besteht besonders perioperativ (38), aber auch posttraumatisch, nach diagnostischen Eingriffen (Angiographie, Biopsie), bei Perikarditis und bei proliferativer Retinopathie. In diesen Situationen bestehen folgende Möglichkeiten:

Regionale Heparinisierung

Heparin wird vor dem Dialysator in den extrakorporalen Blutkreislauf infundiert, und nach dem Dialysator wird Protaminsulfat in äquipotenter Dosierung verabreicht. Der Patient erhält theoretisch nur inaktiven Heparin-Protamin-Komplex. Die zur exakten Antagonisierung erforderliche Dosierung von Protaminsulfat ist schwierig und erfordert intensive Überwachung der Gerinnung während der Dialyse. Es besteht die Gefahr der postdialytischen Nachblutung durch Zerfall der Komplexe (21). Protamin kann auch toxische und anaphylaktoide Reaktionen (Blutdruckabfall, Bradykardie, Dyspnoe) verursachen und wirkt bei Überdosierung selbst gerinnungshemmend. Die regionale Heparinisierung mit Protaminsulfat wird daher heute kaum noch angewendet.

Minimalheparinisierung

Ziel ist es, durch Verabreichung möglichst geringer Heparinmengen unter intensiver Überwachung der Wirkung den Ausgangswert der APTT bzw. der aktivierten Gerinnungszeit im Idealfall während der gesamten Dialysezeit nur um 40% anzuheben (68). Bei einem gerinnungsphysiologisch unbekannten Patienten wird hierzu die in den venösen Schenkel des extrakorporalen Kreislaufs applizierte Initialdosis gering (je nach Körpergewicht 600–1200 IE) gewählt, ihre Wirkung nach 3 Minuten getestet und ggf. eine weitere Heparindosis gegeben. Die nachfolgende Überwachung der Gerinnung unter Infusion geringer Heparinmengen muß mindestens alle 30 Minuten erfolgen. Exakte halbwertszeitbezogene Berechnungsmethode s. bei Gotch u. Keen (17).

Die Minimalheparinisierung ist eine bewährte Methode und der regionalen Heparinisierung mit Protaminsulfat überlegen (63).

Heparinfreie Hämodialyse

Hierunter versteht man eine Hämodialyse ohne Antikoagulation (8, 9, 54, 58). Sie wird vor allem bei aktiv blutenden Patienten und bei Patienten mit heparinassoziierter Thrombozytopenie Typ II (s. o.) erforderlich.

Die Methode erfordert hohen Blutfluß (mindestens 250 ml/min) und üblicherweise intermittierendes Spülen des extrakorporalen Kreislaufs mit physiologischer Kochsalzlösung (alle 15 Minuten ca. 250 ml). Während der Spülvorgänge wird der extrakorporale Kreislauf (venöse Tropfkammer) auf Thrombenbildung inspiziert und ggf. prophylaktisch das gesamte extrakorporale System einschließlich Dialysator ausgetauscht (50). Dieser Austausch ist in 50% der Fälle erforderlich. In 4% kommt es dennoch zur kompletten Thrombosierung (25).

Die heparinfreie Dialyse ist das theoretische Optimum der Minimalheparinisierung, zu der vergleichende Studien u. W. nicht vorliegen. Nachteilig ist der hohe personelle und finanzielle Aufwand.

Regionale Antikoagulation mit Citrat

Mittels Infusion einer Natriumcitratlösung vor dem Dialysator wird die Blutgerinnung durch Bindung des ionisierten Calciums verhindert. Zusätzlich ist calciumfreies Dialysat erforderlich. Hinter dem Dialysator wird Calciumchloridlösung infundiert. Etwa ein Drittel des verabreichten Citrats ist dialysabel; zwei Drittel metabolisiert der Patient (15).

Über die regionale Citratantikoagulation liegen ausreichende Erfahrungsberichte vor (11, 24, 37, 69).

Gegenüber heparinfreier Dialyse ist ein Vorteil, daß kein hoher Blutfluß im extrakorporalen Kreislauf erforderlich ist und Thrombosierung nicht befürchtet werden muß. Der prinzipielle Nachteil ist die Notwendigkeit exakter Monitorisierung des Serumcalciumspiegels während der Behandlung. Als Nebenwirkungen der Natriumcitratverabreichung können Hypernatriämie und Alkalose auftreten, so daß bei längerer Citratantikoagulation die Bicarbonatkonzentration im Dialysat deutlich (auf ca. 25 mmol/l) reduziert werden muß (66).

Die regionale Citratantikoagulation ist im deutschsprachigen Raum wenig verbreitet.

Prostacyclin

Prostacyclin wird in den „arteriellen" Schenkel des extrakorporalen Blutkreislaufs infundiert (ca. 10 ng/kg/min) und verhindert die Thrombozytenaggregation. Wegen der extrem kurzen Halbwertszeit muß die Infusion vor Dialysebeginn einsetzen und über die gesamte Dialysezeit andauern.

Es liegen zwar ausreichende Erfahrungsberichte über Prostacyclin-Antikoagulation vor (23, 42, 64, 70). Die Methode hat sich aber wegen häufig zum Abbruch zwingender Nebenwirkungen (Flush, Kopfschmerzen, Erbrechen, Hypotonie) und wegen hoher Kosten nicht durchsetzen können.

Niedermolekulares Heparin (NMH)

Der Ausdruck „niedermolekulare Heparine" (engl. „low molecular weight heparin", LMWH) bezieht sich auf verschiedene, durch Depolymerisation oder Fraktionierung gewonnene Heparinderivate mit geringerem Molekulargewicht als Standardheparin. Es beträgt bei den zur Antikoagulation in der Hämodialyse gebräuchlichen fraktionierten Präparaten 4000–5000 Dalton.

Charakteristisch für NMH ist die bevorzugte Hemmung von Faktor Xa (22), wozu ein Pentasaccharid genügt, das Antithrombin III bindet. Hingegen ist zur Thrombinhemmung eine Kettenlänge von mindestens 18 Monosacchariden erforderlich, um Thrombin und Antithrombin III gleichzeitig zu binden.

Die Kontrolle der NMH-Wirkung erfolgt über einen funktionellen Anti-Faktor-Xa-Test auf der Basis eines chromogenen Peptidsubstrates (Coatest-Heparin). Ein sicherer Thromboseschutz ist bei Anti-Faktor-Xa-Spiegeln über 0,5 IE/ml gegeben (18). APTT, Thrombinzeit und aktivierte Gerinnungszeit im AC-Test verlängern sich erst bei Überdosierung (7).

In der Langzeithämodialyse wird NMH nach schematisierten Richtlinien unter klinischer Kontrolle dosiert: Patienten ohne erhöhtes Blutungsrisiko erhalten

- bei kontinuierlicher Heparinisierung: 30 IE Anti-Faktor Xa/kg als Initialdosis und 10 IE Anti-Faktor Xa/kg stündlich als Erhaltungsdosis,
- bei Bolusgabe (6): 80–90 IE Anti-Faktor Xa/kg einmalig zu Beginn je nach Länge der Hämodialyse.

Einmalige Bolusgabe wird durch die im Vergleich zu Standardheparin doppelt so lange Halbwertszeit (36) erleichtert, ist allerdings im ersten Drittel der Hämodialyse mit unnötig hoher antikoagulatorischer Aktivität verbunden (18).

Wegen der geringer ausgeprägten Thrombinhemmung als bei Standardheparin mit entsprechend geringeren Auswirkungen auf die Globaltests der Gerinnung sowie wegen geringerer Freisetzung von Plättchenfaktor 4 aus Thrombozyten (53) soll die Blutungsgefahr unter NMH geringer ausgeprägt sein als unter Standardheparin (56). Eine strenge Minimalheparinisierung mit NMH wurde beschrieben, erfordert allerdings hohen Laboraufwand, da auch der Anti-Faktor-Xa-Spiegel im niedrigsten Dosisbereich zur Dosisfestlegung nur eingeschränkt geeignet ist (27).

Eine probatorische Indikation für NMH ergibt sich bei potentiell auf Standardheparin zurückzuführende Nebenwirkungen, wie Haarausfall oder Juckreiz (12, 56), jedoch ohne Vortestung nicht bei heparinassoziierter Thrombozytopenie (s.o.).

Günstige Effekte von NMH auf den Fettstoffwechsel bei Dialysepatienten (12, 46, 55) könnten möglicherweise auf geringere Freisetzung von Lipoproteinlipase aus dem Gefäßendothel beruhen. Die Relevanz dieser nicht einheitlichen Befunde für die kardiovaskuläre Morbidität der Dialysepatienten wird jedoch unterschiedlich beurteilt (62).

Ein Nachteil von NMH ist der im Vergleich zu Standardheparin mehrfach höhere Preis.

Neuere Entwicklungen

Nafamostatmesylat (FUT-175) ist ein Proteaseninhibitor, der sowohl die Thrombozytenaggregation als auch die plasmatische Gerinnung und die Fibrinolyse beeinflußt und zur regionalen Antikoagulation mit verringertem Blutungsrisiko geeignet sein soll (1).

Dermatansulfat wirkt über den Heparinkofaktor II, soll zur Bolusgabe mit oder ohne gleichzeitige Heparingabe geeignet sein und die Blutungsneigung im Vergleich mit Standardheparin reduzieren (47).

Hirudin ist ein Polypeptid aus den Pharyngealdrüsen des Blutegels, das bereits 1926 von Haas in Gießen als Antikoagulans bei den ersten Hämodialysen am Menschen angewendet wurde (20). Es ist als spezifischer Thrombininhibitor nicht auf Antithrombin III angewiesen, hat einen langanhaltenden antithrombotischen Effekt und wurde kürzlich in rekombinanter Form wieder bei Hämodialysepatienten eingesetzt (67).

Umfangreichere klinische Studien fehlen bisher zum Einsatz dieser Antikoagulantien ebenso wie zu den Versuchen mit Heparinbeschichtung extrakorporaler Oberflächen oder der Anwendung mit Heparinase beschichteter Patronen zur Heparininaktivierung (45, 48).

Literatur

1. Akizawa, T., S. Koshikawa, K. Ota, M. Kazama, Y. Hirasawa: Nafamostat mesilate: a regional anticoagulant for hemodialysis in patients at high risk for bleeding. Nephron 64 (1993) 376
2. Albert, F.W., P. Blass, K. Schäfer: Dialysepumpen und Blutschädigung. Techn. Med. 7 (1977) 11
3. Andrassy, K.: Heparin. Nieren- u. Hochdruckkr. 3 (1981) 96
4. Arzneimittelkommission der deutschen Ärzteschaft: unerwünschte Arzneimittelwirkungen durch fraktionierte und unfraktionierte Heparine. Dtsch. Ärztebl. 91 (1994) B1293
5. Barth, R.H.: Urea modeling and Kt/V: A critical appraisal. Kidney int., Suppl. 41 (1993) 252
6. Baumann, D., A. Frühsorger, W. Glass, E. Zielke: Bolusapplikation von Fragmin zur Antikoagulation in der Hämodialyse. Nieren- u. Hochdruckkr. 19 (1990) 519
7. Briel, R.C., E. Zielke, M. Zwirner: Untersuchungen zur Korrelation der Anti-Faktor-Xa-Aktivität von niedermolekularem Heparin (Fragmin) und der aktivierten Vollblutgerinnungszeit im AC-Tester. Ärztl. Lab. 33 (1987) 237
8. Caruana, R.J., R.M. Raia, J.V. Bush, M.S. Kramer, S.J. Goldstein: Heparin-free dialysis: comparative data and results in high risk patients. Kidney int. 31 (1987) 1351
9. Casati, S., M. Moia, G. Graziani: Hemodialysis without anticoagulants. Efficacy and hemostatic aspects. Clin. Nephrol. 21 (1984) 102
10. Chong, B.H., H.N. Magnani: Orgaran in heparin-induced thrombocytopenia. Haemostasis 22 (1992) 85
11. Collart, F., C. Tielemans, R. Wens, M. Dratwa: Local experience of regional anticoagulation with sodium citrate for hemodialysis patients at risk of bleeding. Proc. Europ. Dialys. Transplant. Ass. 22 (1985) 325
12. Deuber, H.J., W. Schulz: Wirkungen des in der Hämodialysebehandlung eingesetzten niedermolekularen Heparins auf das Blutbild und den Fettstoffwechsel nach 18monatiger Therapie. Nieren- u. Hochdruckkr. 7 (1988) 262
13. De Vries, J.P.P.M., P.M. Kouw, N.J.M. Van der Meer, C.G. Olthof, L.P. Oe, A.J.M. Donker, P.M.J.M. De Vries: Non-invasive monitoring of blood volume during hemodialysis: its relation with post-dialytic dry weight. Kidney int. 44 (1993) 851

14 De Vries, J.P.P.M., A.J.M. Donker, P.M.J.M. De Vries: Prevention of hypovolemia-induced hypotension during hemodialysis by means of an optical reflection method. Int. J. artif. Org 17 (1994) 209

15 Faber, L.M.: Citrate hemodialysis. Neth. J. Med. 37 (1990) 219

16 Garred, L.J., N.R.St. Amour, W.G. McCready, B.C. Canaud: Urea kinetic modeling with a prototype urea sensor in the spent dialysate stream. ASAIO J. 39 (1993) M337

17 Gotch, F.A., M.L. Keen: Care of the patient in hemodialysis. In Cogan M.G., M.R. Garovoy: Introduction to Dialysis. Churchill-Livingstone, Edinburgh 1991

18 Grau, E., F. Sigüenza, F. Maduell, M. Linears, M.A. Olaso, R. Martinez, A. Caridad: Low molecular weight heparin (CY 216) versus unfractioned heparin in chronic hemodialysis. Nephron 62 (1992) 13

19 Greinacher, A., C. Mueller-Eckhardt: Therapie der Heparin-assoziierten Thrombozytopenie. Dtsch. med. Wschr. 116 (1991) 183

20 Haas, G.: Über Versuche der Blutauswaschung am Lebenden mit Hilfe der Dialyse. Naunyn-Schmiedebergs Arch. Pharmakol. exp. Pathol. 116 (1926) 158

21 Hampers, C.L., M.O. Blaufox, J.P. Merill: Anticoagulation rebound after hemodialysis. New Engl. J. Med. 275 (1966) 776

22 Holmer, E., K. Söderberg, D. Bergquist, U. Lindahl: Heparin and its low molecular weight derivatives: anticoagulant and antithrombotic properties. Haemostasis 16, Suppl. 2 (1986) 1

23 Hory, B.: Hemodialysis with low-molecular-weight heparin in high risk hemorrhagic patients with acute renal failure (letter). Amer. J. Med. 84 (1988) 566

24 Innick, R.U., T.B. Wiegmann, D.A. Diederich: Regional citrate anticoagulation for hemodialysis in the patient at high risk for bleeding. New Engl. J. Med. 308 (1983) 258

25 Keller, F., J. Seemann, L. Preuschof, G. Offermann: Risk factors of system clotting in heparin-free haemodialysis. Nephrol. Dialys. Transplant. 5 (1990) 802

26 Kelton, J.G.: Heparin-induced thrombocytopenia. Haemostasis 16 (1986) 606

27 Klingel, R., E. Wandel, G. Hafner, K.H. Meyer zum Büschelfelde, H. Köhler: Minimalheparinisierung bei Dialysepatienten mit erhöhter Blutungsgefährdung. Dtsch. med. Wschr. 118 (1993) 1878

28 Koch, G.: Betrachtungen über die Dialyse nach dem Unipunkturverfahren. Dialysepatient 6 (1980) 295, 2 (1981) 88

29 Kopp, K.F., C.F. Gutch, W.J. Kolff: Single needle dialysis: Trans. Amer. Soc. artif. intern. Org. 18 (1972) 75

30 Korz, R.: Heparin-induzierte Mobilisation von Kalzium und anorganischem Phosphat in Zusammenhang mit extraossären Verkalkungen bei chronischer Hämodialyse. Klin. Wschr. 49 (1971) 484

31 Krebs, A.: Verordnung über die Sicherheit medizinisch-technischer Geräte. Medizinische Verlagsgesellschaft, Melsungen 1987

32 Lambert, J., M. Egbert, H. Holzhüter, E. Wenzel, N. Freude: Experimentelle Ermittlung der zeitlichen Druckänderung und Blutschädigung im Eingriffsbereich einer Rollenpumpe. Bericht der Jahrestagung der Deutschen Gesellschaft für Biomedizinische Technik, Hannover 1974 (S. 173)

33 Lane, D.A., S.K. Bowry: The scientific basis for selection of measures of thrombogenicity. Nephrol. Dialys. Transplant. 9, Suppl. 2 (1994) 18

34 Leunissen, K.M.L., P. Kouw, J.P. Kooman, E.C. Cheriex, P.M.J.M. De Vries, A.J.M. Donker, J.P. Van Hooff: New techniques to determine fluid status in hemodialyzed patients: Kidney int., Suppl. 41 (1993) 50

35 Lindhout, T.: Biocompatibility of extracorporeal blood treatment. Selection of haemostatic parameters. Nephrol. Dialys. Transplant. 9, Suppl. 2 (1994) 83

36 Lockner, D., G. Bratt, E. Törnebohm, W. Aberg: Pharmacokinetics of intravenously and subcutaneously administered fragmin in healthy volunteers. Haemostasis 16, Suppl. 2 (1986) 8

37 Lohr, J.W., S. Slusher, D. Diederich: Safety of regional citrate hemodialysis in acute renal failure. Amer. J. Kidney Dis. 13 (1989) 104

38 Lohr, J.W., S.J. Schwab: Minimizing hemorrhage complications in dialysis patients. J. Amer. Soc. Nephrol. 2 (1991) 961

39 Maggiore, Q., et al.: Blood temperature and vascular stability during hemodialysis and hemofiltration. ASAIO Trans. 28 (1982) 523–527

40 Majdalani, G., J. Chomant, A. Kachko, M. Yanai, N.K. Man: Kinetics of technetium-labeled heparin in hemodialyzed patients. Kidney int., Suppl. 41 (1993) 131

41 Matthias, F.R.: Blutgerinnungsstörungen. Springer, Berlin 1985

42 Maurin, N.: Der Einsatz von Prostazyklin und stabilen Prostazyklin-Analoga bei der Hämodialyse als Alternative zur konventionellen Heparinisierung. Nieren- u. Hochdruckkr. 7 (1988) 267

43 Maurin, N.: Die renale Blutungsneigung. Nieren. u. Hochdruckkr. 23 (1994) 622

44 McLean, J.: The thromboplastin action of cephalin. Amer. J. Physiol. 41 (1916) 250

45 Mohammad, S.F.: Extracorporeal thrombogenesis: mechanisms and prevention. In Maher J.F.: Replacement of Renal Function by Dialysis. Kluwer, Dordrecht 1989 (p. 229)

46 Nikolay, J., E. Schulz, G. Traut, H. Nieth, E. Biesel, E. Zielke: Zur Beeinflussung erhöhter Triglyzerid- und Cholesterinspiegel bei chronisch dialysepflichtigen Patienten durch Antikoagulation mit niedermolekularem Heparin. Nieren- u. Hochdruckkr. 19 (1990) 519

47 Nurmohamed, M.T., H.C. Knipscheer, P. Stevens, R.T. Krediet, M.C. Roggekamp, R.J. Berckmans, J.W. Ten Cate: Clinical experience with a new antithrombotic (dermatan sulfate) in chronic hemodialysis patients. Clin. Nephrol. 39 (1993) 166

48 Olsson, P., O. Larm: Biologically active heparin coating in medical devices. Int. J. artif. Org. 14 (1991) 453

49 Orellana, A., E. Martinez-Fabregas, S. Alegret: On-line monitoring of urea in effluent liquid during haemodialysis. J. Pharm. Biomed. Anal. 11 (1993) 921

50 Preuschof, L., F. Keller, J. Seemann, G. Offermann: Heparin-free hemodialysis with prophylactic change of dialyser and blood lines. Int. J. artif. Org. 11 (1988) 255

51 Robles, N.R., A. Galan, F.J. Gomez-Campdera, F. Anaya, M. Rengel, F. Valderrabano: Priapism and dialysis. Nefrologia 10 (1990) 435

52 Röckel, A., S. Abdelhamid, P. Fiegel, M. Menth, D. Walb, D. Schneditz: Characterization of „refilling types" by continuous blood volume monitoring during hemodialysis. Kidney int., Suppl. 41 (1993) 67

53 Salzman, E.W., R.D. Rosenberg, M.H. Smith, J.N. Lindon, L. Favreau: Effect of heparin and heparin fractions on platelet aggregation. J. clin. Invest. 65 (1980) 64

54 Sanders, P.W., H. Taylor, J.J. Curtis: Hemodialysis without anticoagulation. Amer. J. Kidney Dis. 5 (1985) 32

55 Schmitt, Y., H. Schneider: Low-molecular-weight heparin (LMWH): influence on blood lipids in patients on chronic haemodialysis. Nephrol. Dialys. Transplant. 8 (1993) 438

56 Schrader, J., W. Stibbe, V.W. Armstrong, M. Kandt, R. Muche, H. Köstering, D. Seidel, F. Scheler: Comparison of low molecular weight heparin to standard heparin in hemodialysis/hemofiltration. Kidney int. 33 (1988) 890

57 Schultheis, R., B. Angelkort, H. Mann, T. Hegener, G. Bindl: Pumpenspezifische Bluttraumatisierung in extrakorporalen Systemen. Biomed. Techn. 21 (1976) 247

58 Schwab, S.J., J.J. Omorato, L.R. Sharar, P.A. Dennis: Hemodialysis without anticoagulation. One-year prospective

trial in hospitalized patients at risk for bleeding. Amer. J. Med. 83 (1987) 405
59 Schwarzenbeck, A., L. Wagner, H. U. Squarr, M. Strauch: pH-dependent heparin inactivation during hemodialysis. Dialys. Transplant. int. 7 (1978) 740
60 Sherman, R. A., et al.: Effect of variations in dialysate temperature on blood pressure during hemodialysis. Amer. J. Kidney Dis. 6 (1984) 66
61 Sherman, R. A., et al.: Amelioration of hemodialysis-associated hypotension by the use of cool dialysate. Amer. J. Kidney Dis. 5 (1985) 124–127
62 Stenvinkel, P.: Low molecular weight heparin – does it favourably affect lipid levels? Nephrol. Dialys. Transplant. 10 (1995) 16
63 Swartz, R. D., F. K. Port: Preventing hemorrhage in high-risk hemodialysis. Regional versus low-dose heparin. Kidney int. 16 (1979) 513
64 Swartz, R. D., W. Flamenbaum, A. Dubrow, J. C. Hall, J. W. Crow, A. Cato: Epoprostenol (PGI_2 prostacyclin) during high risk hemodialysis preventing further bleeding complications. J. clin. Pharmacol. 28 (1988) 818
65 Tersteegen, B. G., G. van Endert, H. D. Schultz, H. Langendijk: Die „Bi-flo"-Dialysekanüle. Nieren- u. Hochdruckkr. 5 (1976) 1
66 Van der Meulen, J., M. J. F. M. Janssen, P. N. J. Langendijk, A. A. Bouman, P. L. Oe: Citrate anticoagulation and dialysate with reduced buffer content in chronic hemodialysis. Clin. Nephrol. 37 (1992) 36
67 Vanholder, R. C., A. A. Camez, N. M. Veys, J. Soria, M. Mirashahi, C. Soria, S. Ringoir: Recombinant hirudin: a specific thrombin inhibiting anticoagulant for hemodialysis. Kidney int. 45 (1994) 1754
68 Vogel, G. W.: Hämodialyse ohne Blutungsrisiko. Fortschr. Med. 40 (1977) 2437
69 Wiegmand, T. B., M. L. Mac Dougall, D. A. Diederich: Long-term comparisons of citrate and heparin as anticoagulants for hemodialysis. Amer. J. Kidney Dis. 5 (1987) 430
70 Zusman, R. M., R. H. Rubin, A. E. Cato: Hemodialysis using prostacyclin instead of heparin as the sole antithrombotic agent. New Engl. J. Med. 304 (1981) 934

12 Patientenbezogene Komplikationen während der Dialyse

W.J. Brech und A. Röckel

Während der Dialysebehandlung können Komplikationen in großer Variationsbreite – von einer milden, wenig dramatischen Symptomatik bis hin zum akuten medizinischen Notfall – auftreten: Beide Verlaufsformen gehen ineinander über und können nur graduell unterschiedliche Manifestationen gleicher oder ähnlicher Ursachen bzw. Pathomechanismen sein.

Akuter medizinischer Notfall

Akute Notfälle verlangen nach sofortigem Handeln, ohne daß immer die unmittelbare Ursache erkannt werden kann. Sie können dialyseunabhängig, aber auch bedingt durch den Dialysevorgang selbst auftreten und dem Notfall eines jeden akut erkrankten Patienten gleichen. Eine spezielle Modifikation erfahren sie jedoch durch die Umstände

- eines extrakorporalen Kreislaufs,
- besonderer Kreislauflabilität,
- von dyamischen Veränderungen im Elektrolyt- und Wasserhaushalt während der Dialyse,
- der Antikoagulation,
- eines Patienten mit Multimorbidität – insbesondere mit kardiovaskulären Vorerkrankungen.

Je nach Zusammensetzung der Dialysepopulation ist nach unseren Erfahrungen in einer Abteilung mit 100 Patienten mit 10–15 akuten Notfällen pro Jahr zu rechnen, insbesondere nachdem Alter und Multimorbidität der Patienten erheblich zugenommen haben. Der Notfalleinsatz muß dann in Sekundenschnelle ablaufen.

Ein Dialysenotfall kann plötzlich auftreten (z.B. nach Membranruptur, Kreislaufschock, Lungenembolie, zerebraler Blutung, Anaphylaxie) oder sich langsam durch Vorboten anzeigen (z.B. schrittweiser Blutdruckabfall, Atemnot, Unruhe usw.). Er äußert sich in folgender Symptomatik:

- Blutdruckabfall mit folgender Synkope,
- hypertensive Krise mit zerebraler, kardialer oder pulmonaler Komplikation,
- akute Atemnot,
- Bewußtlosigkeit,
- zerebraler Krampfanfall,
- akuter Schmerz (Kopf-, Thorax-, Bauchschmerz).

Die sofort notwendig werdenden Akutmaßnahmen gleichen denjenigen einer jeden Reanimation, lediglich modifiziert durch die Tatsache, daß sie während des noch laufenden Dialysevorganges erfolgen. Die für das Dialysepflegepersonal wichtigen Handlungssequenzen sind in Tab. 12.1 aufgezählt, bedürfen aber natürlich, je nach Art des Notfalles, der entsprechenden Anpassung.

Durchführung und Koordination dieser Maßnahmen und einer eventuell sich anschließenden Reanimation

Tabelle 12.1 Allgemeine Sofortmaßnahmen bei akutem Notfall

- Patienten flach lagern (harte Unterlagen), eventuell auch Kopftieflagerung
- vorhandene Prothese entfernen
- Blutpumpe abschalten
- Dialysenadeln in situ sichern
- Ultrafiltrationsdruck aufheben
- Infusionszulauf über venöse Nadel mit physiologischer Kochsalzlösung beginnen
- maschinenwärts Klemme in den venösen Schlauch setzen, arteriellen Schlauch abklemmen
- Puls, Blutdruck, Atmung prüfen
- Arzt rufen

Tabelle 12.2 Ursache eines plötzlichen Todes während der Dialyse

Plötzlicher Tod unabhängig von der Dialysebehandlung
- Myokardinfarkt
- Lungenembolie
- zerebrale Massenblutung
- Suizid

Plötzlicher Tod im Zusammenhang mit der Dialysebehandlung
- akute Blutung
- akute Hämolyse
- Luftembolie
- hypovolämischer Schock
- Reizleitungsstörungen des Herzens
- Herzbeuteltamponade

verlangen ein gut geschultes, aufeinander eingespieltes Dialyseteam, regelmäßiges Notfalltraining und eine entsprechende Intensiveinrichtung.

Plötzlicher Tod während der Dialyse

Der plötzliche Tod während der Dialyse ist selten. Da jedoch Patienten hohen Alters und mit schwerer Komorbidität behandelt werden, muß damit immer häufiger gerechnet werden. Mögliche Ursachen sind in Tab. 12.2 angegeben.

Kreislaufinstabilität

Überblick über Ätiologie und Klinik

Insbesondere der ältere und diabetische Dialysepatient ist durch hypotone Kreislaufdysregulation gefährdet. Bei 15–50% der Dialysebehandlungen kommt es zu einer mehr oder minder ausgeprägten Kreislaufinstabilität, die Übelkeit, Erbrechen, Schwindel, Verwirrtheit, Stenokardien und/oder Herzrhythmusstörungen auslösen kann. Häufig sind Interventionen wie Kopftieflage bzw. intravenöse Flüssigkeitsgabe während und auch nach der Dialysebehandlung notwendig – aber auch ausreichend.

Abbildung 12.1 zeigt die wichtigsten *Ursachen* für die hämodialyseinduzierte Kreislaufinstabilität.

Verminderung des Blutvolumens

Häufigster Grund für Kreislaufdysregulationen ist ein inadäquat hoher Natrium- und Flüssigkeitsverlust vor bzw. während der Dialyse. Der Zeitpunkt des Auftretens eines Blutdruckabfalls weist schon auf die Ursache hin. Wenn bereits zu Dialysebeginn milde Symptome einer Hypotonie bestehen, dann ist das Blutvolumen meist durch Erbrechen, Diarrhö, Fieber oder verminderte Nahrungsaufnahme reduziert; Verzicht auf Ultrafiltration, evtl. auch intravenöse Kochsalzgabe während der Dialysebehandlung können notwendig werden. Routinemäßige Senkung des Sollgewichtes bei geringer oder fehlender Körpergewichtszunahme im Dialyseintervall – insbesondere bei Hypohydratation – führt zu Krämpfen, Schwindel, Blutdruckabfall und „Sichausgepreßtfühlen" während und nach der Dialyse. Manche Dialysepatienten – meist noch mit Nierenrestfunktion – nehmen im Dialyseintervall nur wenig zu – ihr Istgewicht entspricht dem Sollgewicht.

Blutdruckabfälle während einer Dialysebehandlung sind meist Folge eines zu starken Flüssigkeitsentzugs mit konsekutiver Hypovolämie und Verminderung des Herzschlagvolumens; verminderter Flüssigkeitsshift aus dem Interstitium in den Intravasalraum, z.B. bei Hypoproteinämie infolge Malnutrition oder nephrotischem Syndrom, kann hierfür mitverantwortlich sein. Tolerable Ultrafiltrationsraten können von Patient zu Patient, aber auch von Behandlung zu Behandlung – abhängig von Blutdruckausgangsniveau, prädialytischer Antihypertensivaeinnahme, Hydratationszustand und Gefäßreagibilität – stark variieren. Um zu hohe Ultrafiltrationsraten bei starker Körpergewichtszunahme im Dialyseintervall zu vermeiden, wird eine Verlängerung der Dialysezeit unumgänglich; im Einzelfall wird die Dialysebehandlung für Stunden unterbrochen oder am folgenden Tag fortgesetzt. Diese vermehrte Flüssigkeitsaufnahme im Dialyseintervall wird meist mit undiszipliniertem Trinkverhalten erklärt; evtl. kann aber auch ein zu niedrig angesetztes Trockengewicht Trinkzwänge aggravieren. Abnahme des Blutvolumens durch Wasser- und Natriumeinstrom aus dem Gefäßsystem in die Zelle kann bei zu niedriger Dialysatnatriumkonzentration auftreten; entsprechend seltener werden Blutdruckabfälle bei Verwendung höherer Dialysatnatriumkonzentrationen beobachtet (25, 29). Bei degressivem Dialysatnatrium (D-Na 150 mmol/l zu Dialysebeginn; D-Na = Serum-Na prädialytisch in den letzten beiden Dialysestunden) ließ sich eine höhere Kreislaufstabilität bei ausgeglichener Natriumbilanz in einem Diabetikerkollektiv nachweisen (34). Zusätzliches Blutvolumenmonitoring könnte nach Überwinden methodischer und technischer Probleme wichtige Voraussagen hinsichtlich der kardiovaskulären Stabilität bringen (42).

Inadäquate Herzfrequenzanpassung

Autonome sympathische und parasympathische Dysfunktion wurde bei ca. 50 % der Dialysepatienten beobachtet. Normalerweise wird zur Aufrechterhaltung des

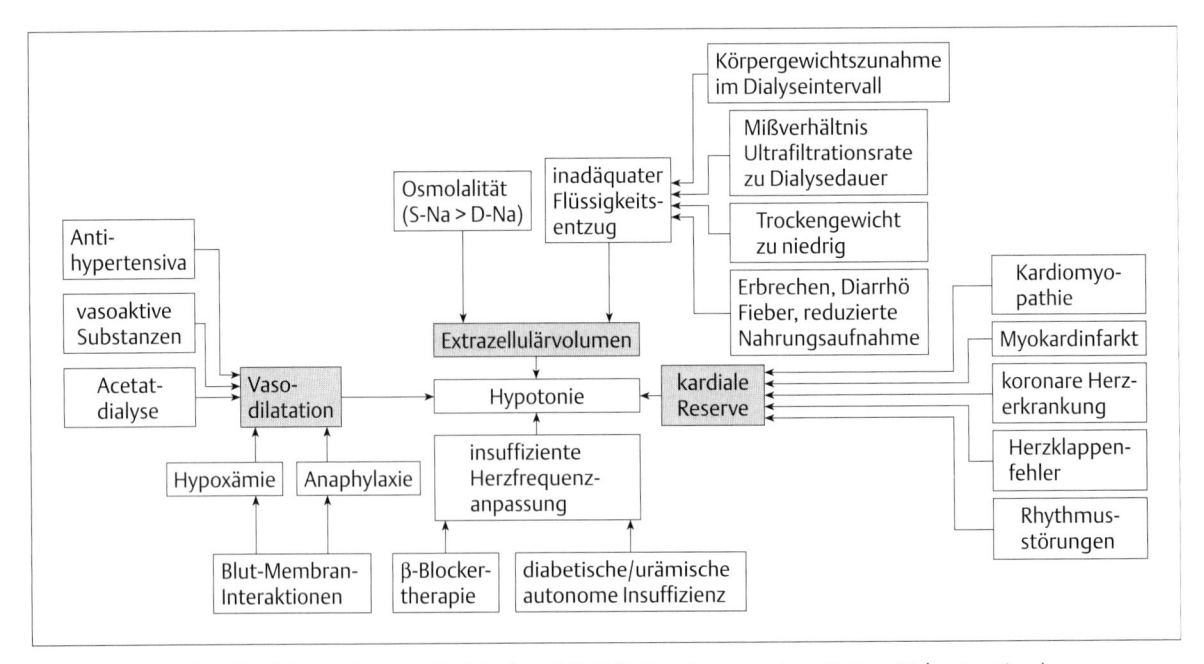

Abb. 12.1 Ursachen der dialyseinduzierten Kreislaufinstabilität (S-Na = Serumnatrium, D-Na = Dialysatnatrium).

Herzzeitvolumens bei Abnahme des Schlagvolumens die Herzfrequenz erhöht. Mit einer ungenügenden Frequenzadaptation ist bei urämischer Neuropathie, aber auch bei Einnahme von β-Rezeptorenblockern oder Verapamil zu rechnen.

Abgemildert oder überspielt werden kann diese Symptomatik durch höheres Dialysatnatrium (25, 29), durch Bicarbonatdialysat (49) bzw. durch kühleres Dialysat (18, 21, 22, 24, 33). Eine spezifische, effektive Behandlung der autonomen Insuffizienz gibt es bislang nicht. Die Gabe von Adrenalin (Erhöhung des Sympathikotonus) oder nichtsteroidaler Antirheumatika (Reduktion gefäßerweiternd wirkender Prostaglandine) hat sich nicht bewährt.

Kardiale Ursachen

Unter den kardialen Ursachen dürfte der *Kardiomyopathie* die wichtigste Bedeutung bei Kreislaufinstabilität zukommen (15). Die Häufigkeit und Schwere der urämischen Kardiomyopathie mit linksventrikulärer und diastolischer Dysfunktion hängt ab von der Hypertoniedauer, der früheren und momentanen Blutdruckeinstellung, dem Schlagvolumen (Anämiegrad, arteriovenöse Fistel) sowie der Dauer der Dialysebehandlung. Für die Entstehung der Kardiomyopathie kommen mechanische, vaskuläre, metabolische, hormonale (Parathormon) und toxische Faktoren in Betracht. Patienten mit linksventrikulärer Hypertrophie haben eine 8mal höhere Inzidenz von Blutdruckabfällen während der Hämodialyse; insbesondere davon betroffen sind Patienten mit asymmetrischer Hypertrophie, dilatativer Kardiomyopathie und schwerer kardialer Insuffizienz. Häufig ist die diastolische Füllung des linken Ventrikels durch eine verminderte Compliance bzw. durch eine erhöhte Myokardsteifigkeit verändert; Ursache hierfür ist neben der linksventrikulären Hypertrophie eine diffuse interstitielle Herzfibrose (40).

Hämodynamisch wirksame *Klappenfehler* – insbesondere Aortenvitien – spielen bei der hämodialyseinduzierten Hypotonie durch weitere Reduktion des Herzminutenvolumens eine nicht zu unterschätzende Rolle. Häufigkeit und Schweregrad dieser Vitien nehmen mit Dialysebehandlungsdauer zu. Gerade bei diesen Patienten sollte zum schonenden Flüssigkeitsentzug die Dialysezeit verlängert bzw. das Dialyseintervall verkürzt werden; operative Behandlung bzw. Ballondilatation sind anzustreben.

Andere kardiale Erkrankungen, die mit hypotensiven Episoden während der Dialyse assoziiert sind, sind Rhythmusstörungen, koronare Herzerkrankung, Myokardinfarkt und Perikardtamponade. Die Bedeutung der *Herzrhythmusstörungen* für hypotensive Episoden bei Dialyse wird unterschiedlich beurteilt; während einzelne Autoren eine Zunahme der Rhythmusstörungen bei der Hälfte der Patienten fanden (5, 39), registrieren andere keinen Zuwachs der Extrasystolie (52, 53). Trotz arrhythmogener Wirkung von Calciumzufuhr und Kaliumelimination bei Dialyse konnte ein Zuwachs gravierender Rhythmusstörungen der Lown-Klassen III–V bei der Dialysebehandlung nicht festgestellt werden. Der plötzliche Herztod bei Dialysepatienten tritt häufiger im freien Intervall ein als während der Dialyse.

Die Häufigkeit der *Koronarstenosen* beträgt bei über 50jährigen Dialysepatienten 60–65% (13). Annähernd die Hälfte der Patienten – insbesondere Diabetiker – ist ohne pektanginöse Beschwerden. Systematische Untersuchungen zur hypotensiven Kreislaufdysregulation unter Dialyse bei koronarer Herzerkrankung liegen bislang nicht vor; es darf aber angenommen werden, daß wenigstens ein Teil unerklärlicher Blutdruckabfälle, vor allem bei älteren Patienten, auf eine koronare Herzerkrankung zurückzuführen sind. Bei mehr als 60% der Dialysepatienten treten kardiale und kardiovaskuläre Komplikationen auf. Dennoch ist der akute *Myokardinfarkt* während der Hämodialyse, wohl infolge der Heparinisierung, ein eher seltenes Ereignis. Bei Patienten mit schwerer koronarer Herzerkrankung mit Zunahme der Anginapectoris-Symptomatik während der Dialysebehandlung sowie bei reduzierter Herzauswurfleistung infolge Kardiomyopathie, Herzvitien oder Myokardinfarkt kann die Umstellung auf die kontinuierliche Peritonealdialyse zum schonenderen Flüssigkeitsentzug indiziert sein.

Beim *kardiogenen Schock*, z.B. bei Myokardinfarkt oder dekompensierter Herzinsuffizienz verschiedenster Ursachen, besteht eine sehr hohe Letalität (60–80%). Dabei kann bei Dialysepatienten infolge einer autonomen Neuropathie eine Tachykardie ausbleiben, so daß ein eher langsamer Puls auffällt. Auch Arrhythmien können erwartet werden. Der Blutdruck ist dabei sehr niedrig bzw. nicht meßbar. Die Halsvenen sind gestaut. Der Patient ist motorisch unruhig, ängstlich bzw. infolge von Ateminsuffizienz (zerebrale Hypoxie) oder insuffizienter zerebraler Zirkulation bewußtlos. In einem solchen Fall sollte die Dialyse sofort beendet werden. Sauerstoff ist über eine Nasensonde zuzuführen, sofern die Atmung intakt ist. Volumendefizite sind durch Natriumchlorid, Dextran- oder Humanalbumin auszugleichen. Im übrigen entsprechen Intubation, Beatmung, Notfallmedikation den üblichen Richtlinien der Reanimation.

Eine *Perikardtamponade* führt rasch zum kardiogenen Schock mit Einflußstauung und Dyspnoe. Meist gehen klinische Zeichen einer Perikarditis voran. Einige Patienten klagen über präkardiale Schmerzen. Betroffen sind eher hochurämische Patienten, kurz nach Aufnahme in ein Dialyseprogramm; Perikarditis und Perikardtamponade bei einem ausreichend behandelten Lanzeitdialysepatienten treten außerordentlich selten auf. Sollte dies trotzdem der Fall sein, so müssen ursächlich auch erwogen werden: zu kurze Dialysezeit, Shuntrezirkulaton, zu geringes Shuntvolumen.

Neben dem bei einer Perikardtamponade rasch eintretenden kardiogenen Schock fällt auf, daß der Herzspitzenstoß nicht mehr getastet werden kann, die Herztöne leise sind oder fehlen. Weitere Symptome sind: akuter retrosternaler Schmerz, Erstickungsgefühl, Todesangst.

Die Diagnose ergibt sich aus dem klinischen Bild der zunehmenden Einflußstauung, der Dyspnoe und des

Blutdruckabfalles mit kleiner Amplitude. Sie ist echokardiographisch zu sichern.

Für die Entstehung der Perikardtamponade spielt neben der urämischen Thrombozytenfunktionsstörung vor allem die Heparinisierung eine Rolle. Therapeutisch ist das Perikard zu entlasten und zu trainieren. Unter Umständen muß eine Perikardfensterung oder Perikardektomie erfolgen. Sofortmaßnahmen sind Perikardpunktion, Beendigung der Dialyse, Gabe von Protamin.

Virusinfekte (z.B. nach Zytomegalie) oder die Behandlung mit Minoxidil bei Hochdruck können eine Perikarditis bzw. einen Perikarderguß verursachen, welcher bei starker Ausprägung eine Perikardblutung vortäuschen kann. Symptome wie Beinödeme, Aszites, Halsvenenstauung, Kardiomegalie, Atemnot, Belastungsinsuffizienz und ausgeprägte Anämie können hierbei auftreten.

Vasodilatation durch Acetat und Hypoxämie

1964 wurde Bicarbonat als Standardanion durch Acetat ersetzt, um Calcium- und Magnesiumpräzipitation im Dialysat zu verhindern. Die vom Dialysat in das Blut übertretende Acetatmenge war bei den damals verwendeten Dialysatoren deutlich geringer und konnte damit leicht metabolisiert werden. Bei jetzt immer häufigerem Einsatz von Dialysatoren mit größerer Membranoberfläche kann – insbesondere bei älteren Dialysepatientinnen mit geringer Muskelmasse, bei Diabetes mellitus oder begleitenden Lebererkrankungen – der Acetattransport ins Blut die Metabolisierungskapazität übersteigen. Acetat kumuliert sich und führt zu einem Abfall des Gefäßwiderstandes, der normalerweise durch Anstieg der Herzfrequenz und Verbesserung der linksventrikulären Funktion kompensiert wird. Beim autonom insuffizienten und kardial grenzkompensierten Dialysepatienten resultiert hieraus jedoch Kreislaufinstabilität. Widersprüchliche Studien liegen über kardiodepressive Effekte von Acetat vor.

Acetatdialyse kann Hypoventilation und damit *Hypoxämie* bedingen. Der CO_2-Partialdruck im Acetatdialysat ist niedriger als im Blut; hieraus resultiert CO_2-Verlust, der durch Hypoventilation kompensiert wird, um den Blut-P_{CO_2} im unteren Normbereich zu halten. Dieser Pathomechanismus besteht bei Bicarbonatdialyse nicht, da in diesem Dialysat der P_{CO_2} höher ist. Darüber hinaus ist der respiratorische Quotient (CO_2-Produktion/O_2-Verbrauch) bei Acetatdialyse durch eine verminderte CO_2-Produktionsrate erniedrigt, was ebenfalls Hypokapnie und damit Hypoventilation bedingt. Zusätzlich wird Hypoxämie – insbesondere bei Verwendung von Cellulosemembranen – durch Blut-Membran-Interaktion verursacht. Komplementaktivierung mit folgender Leukozytenaggregation im Lungengefäßbett und dadurch bedingtem P_{O_2}-Abfall sind hierfür verantwortlich (28). Entsprechend können Häufigkeit und Stärke der Blutdruckabfälle infolge Acetatintoleranz durch nasale Sauerstoffapplikation gemindert werden

(1). Aus einer Vielzahl widersprüchlicher Studien darf geschlossen werden, daß für die Kreislaufregulation unter Acetatdialyse Natriumkonzentration im Dialysat, Oberfläche und Typ des verwendeten Dialysators, Höhe der Bicarbonat- bzw. Acetatkonzentration im Dialysat, Serumosmolarität, Ultrafiltrationsrate und Dialysattemperatur eine Rolle spielen. Der Einsatz eines bicarbonathaltigen Dialysats ist immer indiziert, auf jeden Fall aber bei Kurzzeitdialysen mit hohem Blutfluß und bei Verwendung von Dialysatoren mit großer Membranoberfläche. Zielpatientengruppe für Bicarbonatdialyse sind ältere, diabetische Patienten mit geringer kardialer Reserve.

Elimination vasoaktiver Substanzen

Bei weniger effizienter Dialyse durch Verminderung des Dialysat- bzw. Blutflusses oder bei Verwendung von Dialysatoren mit kleiner Membranoberfläche treten seltener hypotensive Episoden auf. Ursache hierfür kann ein geringerer Flüssigkeitsausstrom aus dem Intravasalraum sein; andererseits ist eine geringere Elimination vasoaktiver Substanzen wie Adrenalin und Noradrenalin zu diskutieren. Interaktionen mit den täglichen einzunehmenden Antihypertensiva (z.B. verstärkte hypotensive Effekte von ACE-Hemmern unter Ultrafiltration) müssen ebenfalls berücksichtigt werden.

Anaphylaktische Reaktionen

Insbesondere beim Erstgebrauch von Cuprophanhämofiltern kann es zu Dialysebeginn zu Hypotonie und zu anaphylaxieähnlichen Symptomen kommen. Diese Reaktionen verschwinden, wenn die Dialyse unterbrochen wird, treten jedoch bei Einsatz der gleichen Membran wieder auf. Sie werden zurückgeführt auf Einschleusen bakterieller Endotoxine bzw. auf Hypersensitivität gegen Ethylenoxid; auch der kombinierte Einsatz von ACE-Hemmern und Dialysatoren mit negativ geladener Membranoberfläche soll zu derartigen Reaktionen führen können.

Therapie

Bei symptomatischem Blutdruckabfall ist rascher *Volumenersatz* notwendig. Der Einsatz hypertoner Kochsalzlösungen ist effektiv; er ermöglicht eine hohe Natriumzufuhr bei nur geringer Volumenbelastung. Hierdurch kommt es zu einem raschen Anstieg der Plasmaosmolarität mit Flüssigkeitsverschiebung in den Intravasalraum und möglicherweise mit positiv inotroper Wirkung am Herzen. Nachteilig bei positiver Natriumbilanz ist das konsekutiv vermehrte Durstgefühl mit gesteigerter Gewichtszunahme im Dialyseintervall. Die zusätzliche Gabe von Dextran zu hypertoner Kochsalzlösung verstärkt und verlängert die Blutdruckantwort. Eine ebenfalls effektive Alternative ist die Gabe von Humanalbumin.

Nur mit mäßigem Erfolg kann die Häufigkeit symptomatischer Blutdruckabfälle bei Dialyse reduziert werden. Folgendes Vorgehen erscheint am meisten erfolgversprechend:

Die *Bestimmung des Sollgewichtes* erfolgt weitgehend empirisch; es liegt am Ende der Dialysebehandlung etwas über dem Gewicht, bei dem Symptome wie Blutdruckabfall, Krämpfe, Übelkeit oder Erbrechen auftreten. Es wurde versucht, das Sollgewicht durch Bestimmung des atrialen natriuretischen Peptids (ANP) bzw. des cGMP, eines zuverlässigen Markers der ANP-Freisetzung, besser zu objektivieren. Beide Parameter korrelieren gut mit dem Hydratationszustand bei Patienten mit normaler linksventrikulärer Hämodynamik; bei Mitralinsuffizienz und dilatativer Kardiomyopathie ist ihre Aussagefähigkeit deutlich eingeschränkt. Die Bestimmung des V.-cava-Durchmessers bzw. der Leitfähigkeit (Bioimpedanzmessung) ist vielversprechend. Das V.-cava-Lumen ist bei Rechtsherzerkrankungen und bei Trikuspidalinsuffizienz mit Vorsicht zu interpretieren (19). Die nichtinvasive Bestimmung der Leitfähigkeit am Unterschenkel korreliert gut mit dem Extrazellulärvolumen und soll eine zu geringe Hydratation nach Dialyse nachweisen können; weitere Untersuchungen müssen dies jedoch bestätigen.

Variation von Ultrafiltration und Natrium im Dialyseverlauf scheint wenigstens bei einzelnen Patienten zu einer Verbesserung der kardiovaskulären Stabilität beizutragen. Am wirkungsvollsten dürfte sich der Einsatz höherer Dialysat-Natriumkonzentrationen auf die Hypotonie auswirken. Die höhere Natriumkonzentration verhindert einen zu starken Abfall der Plasmaosmolarität während der Dialyse und damit eine intra-extravasale Flüssigkeitsverlagerung. Eine positive Natriumbilanz mit daraus folgendem vermehrtem Durstgefühl kann während der letzten beiden Dialysestunden bei Einsatz plasmaisotoner Dialysatlösung ausgeglichen werden. Eine Alternative ist die sequentielle Ultrafiltraton und isovolämische Dialyse, bei der die Plasmaosmolarität während der initialen Ultrafiltration konstant gehalten wird; in der folgenden Dialyseperiode erfolgt nur ein geringer Flüssigkeitsentzug.

Acetathaltige Dialysate werden bei niedrigen Blutflußraten und bei Verwendung von Dialysatoren mit kleiner Membranoberfläche meist gut toleriert. Bei höheren Blutflußraten (>250 ml/min) und bei Einsatz von Dialysatoren mit Membranoberflächen >1,3 m² sowie bei allen Patienten, bei denen Symptome einer Acetatintoleranz bestehen könnten, ist die *Bicarbonatdialyse* vorzuziehen. Der Kostenunterschied zwischen Acetat- und Bicarbonatdialyse ist zu vernachlässigen, berücksichtigt man eine verminderte Morbidität infolge der größeren Kreislaufstabilität.

Die dialyseassoziierte hämodynamische Instabilität ist deutlich erhöht bei Patienten mit Herzinsuffizienz, Linksherzhypertrophie und koronarer Herzerkrankung infolge linksventrikulärer Funktionsstörung und verminderter kardialer Reserve. Eine Verbesserung der Herzkontraktilität kann erreicht werden durch Korrektur der Anämie mit *Erythropoetin* sowie durch den Einsatz von *kühlerem Dialysat*. Bei Verwendung von Dialysat mit einer Temperatur von 35 °C läßt sich der Blutdruck ähnlich gut stabilisieren wie bei Anhebung des Dialysatnatriums von 133 auf 139 mmol/l. Bei insgesamt 7700 Dialysen ließ sich die Inzidenz von symptomatischen Blutdruckabfällen signifikant durch die Verwendung kühleren Dialysats von 16,4 auf 14,3% senken. Insbesondere bei Problempatienten mit häufigen Episoden dialyseinduzierter Hypotonie konnte die Kopfschmerz-, Übelkeits- und Erbrechensrate von 44,2 auf 34,1% deutlich gesenkt werden (21, 22, 24, 33, 51). Noch günstigere Effekte wurden in einer Studie von Jost u. Mitarb. (17) berichtet; bei Verwendung von kühlem Dialysat kam es zu einem signifikanten Anstieg des Blutdrucks und des Gefäßwiderstandes; symptomatische Blutdruckabfälle zeigten sich nur in der Kontrollgruppe. Das Verfahren wird gut toleriert; nur wenige Patienten entwickeln inakzeptable Nebenwirkungen wie Schüttelfrost und Krämpfe. Ursächlich für diese günstigen Effekte ist eine verbesserte vaskuläre Stabilität infolge erhöhten Gefäßwiderstandes und Herzkontraktilität, wohl infolge kälteinduzierter Aktivierung des sympathischen Nervensystems.

Nahrungsaufnahme führt zu einem signifikanten Abfall des systemischen Gefäßwiderstandes. Patienten mit häufigen hypotensiven Episoden sollten deshalb während der Dialysebehandlung auf das Essen verzichten oder wenigstens allzu große Mahlzeiten vermeiden (3).

Blutdruckanstieg

Die Ursache eines Blutdruckanstieges, meist in der 2. Hälfte der Dialysebehandlung, bleibt in den meisten Fällen unklar. Zentralnervöse Prozesse werden ebenso angeschuldigt wie Elektrolytverschiebungen oder hormonale Effekte (Tab. 12.3).

So kann der Blutdruckanstieg Ausdruck eines Disäquilibriumsyndroms sein und damit vor allen Dingen über zerebrale Mechanismen ausgelöst werden. Auch kann eine bereits bestehende Hypertonie exazerbieren, wenn vasodilatorisch wirkende Substanzen während der Dialyse entfernt werden.

Während der Dialyse hochurämischer Patienten kommt es zu gelegentlich heftigen neurologischen Symptomen mit konsekutiver hypertensiver Krise, insbesondere als Reaktion auf einen zu schnellen Salz- und Wasserentzug oder im Rahmen eines Hirnödems. Dann muß die Dialyse unter Umständen abgebrochen werden.

Tabelle 12.3 Ursache eines Blutdruckanstieges während der Dialyse

- Anstieg des austauschbaren Natriums und der extrazellulären Flüssigkeit
- erhöhte Aktivität des Renin-Angiotensin-Aldosteron-Systems
- Stimulierung des adrenergen Systems
- erhöhte zentrale dopaminerge Aktivität
- Hyperkalzämie
- Therapie mit Erythropoetin
- hereditäre Faktoren

Ein Blutdruckanstieg kann auch bei Entwicklung eines Hartwassersyndroms durch akute Hyperkalzämie ausgelöst werden. Fehlerhafte Zusammensetzungen eines Dialysats – zu hohes Natrium oder Calcium – sind ebenfalls anzuschuldigen. Somit sollte bei solchen Zwischenfällen immer die Dialysatzusammensetzung überprüft werden.

Die typischen Symptome umfassen Kopfschmerz, Augenflimmern, Somnolenz oder Krampfanfälle. Differentialdiagnostisch ist dabei an eine zerebrale Blutung zu denken, die in der Regel mit Halbseitensymptomen einhergeht.

Herzrhythmusstörungen

Ätiologie und Klinik

Über die klinische Bedeutung von Rhythmusstörungen während der Dialyse, insbesondere über die Langzeitprognose betroffener Patienten, liegen keine sicheren Daten vor. Eine Sammelstatistik von Langzeit-EKG-Registrierungen bei 581 Patienten zeigt insgesamt bei 32% supraventrikuläre Extrasystolen, bei 27% ventrikuläre Extrasystolen, davon 22% solche der Lown-Klassen III–V (26).

Ätiologie:

- Hyperkaliämie und/oder rasche Senkung des Kaliumspiegels,
- Hypokaliämie,
- Digitalisierung (AV-Blockierung),
- paroxysmale Tachykardie,
- Hyperthyreose,
- koronare Herzerkrankung.

Einfache Extrasystolen sind in der Regel klinisch nicht relevant. Mit dem Auftreten maligner Rhythmusstörungen ist bei kardial stabilen Patienten nicht zu rechnen. Offensichtlich haben auch unterschiedliche Dialyseverfahren (Acetat- Bicarbonatdialyse, Hämofiltration) und unterschiedliche Membrantypen keinen Einfluß auf Häufigkeit und Schwere von Rhythmusstörungen (50). Gravierende Rhythmusstörungen der Lown-Klassen III–V findet man bei Kardiomyopathien und koronarer Herzerkrankung. Aber auch sie nehmen unter der Dialysebehandlung nicht oder nur unwesentlich zu. Werden also komplexe Rhythmusstörungen unter der Dialyse beobachtet, so ist davon auszugehen, daß sie auch im dialysefreien Intervall auftreten und Ausdruck der zugrundeliegenden Herzerkrankung sind. Der Anstieg der Calciumkonzentration und die Abnahme der Kaliumkonzentration, insbesondere beim digitalisierten Patienten, sind als arrhythmogene Faktoren ernst zu nehmen. Bei Patienten mit hohen Parathormonspiegeln sollen Rhythmusstörungen häufiger vorkommen. Bradykarde Rhythmusstörungen werden unter der Dialyse seltener beobachtet als tachykarde Arrhythmien und können insbesondere bei gleichzeitigem Blutdruckabfall zu schwerwiegenden Komplikationen führen.

Therapie

Die Notwendigkeit einer Therapie hängt vom Schweregrad der Arrhythmie und der dadurch bedingten Gefährdung des Patienten ab (Tab. 12.4). Oft können Rhythmusstörungen beseitigt werden, wenn die Kaliumkonzentration im Dialysatbad auf 3,0–3,5 mmol/l angehoben wird, insbesondere in den ersten Stunden der Dialyse bei bestehender Hyperkaliämie. Andererseits ist es erstaunlich, wie gut postdialytische Hypokaliämien von Dialysepatienten toleriert werden.

Die Standarddosierungen für Mexiletin, Chinidin, Amiodaron, Verapamil, Diltiazem, Flecainid und Propafenon müssen im Rahmen der akuten Therapie bei Hämodialysepatienten nicht reduziert werden.

Allergische Reaktionen

Nach einer FDA-Statistik treten 43 hämodialyseassoziierte Überempfindlichkeitsreaktionen pro Million Kapillardialysatoren auf; nur 2 Reaktionen werden pro Million Plattendialysatoren berichtet (38). Da bei beiden Dialysatortypen Cuprophanmembranen verwendet wurden, scheiden die Membran und damit die Cuprophan typische Komplementaktivierung als Urachen für diese Reaktionen aus. Es darf eher angenommen werden, daß Freisetzung verschiedener Bearbeitungsmaterialien in Abhängigkeit vom Herstellungsverfahren oder von der Geometrie der Dialysatoren hierfür verantwortlich sind. Diese Reaktionen treten meist unmittelbar im

Tabelle 12.4 Medikamentöse Therapie akuter Herzrhythmusstörungen während der Dialyse

Kammerflimmern
- Defibrillation (200–300–350 J)
- Oxygenierung durch Beatmung mit 100% Sauerstoff
- Suprarenin, i. v. 1 mg 1:10 verdünnt, fraktioniert 2–6 ml (bei fehlendem i.v. Zugang Gabe über Endotrachealtubus)
- Lidocain, i. v. 1 mg pro kg Körpergewicht
- Blutgasanalyse und Azidoseausgleich (8,4%ige Natriumbicarbonatlösung 1 ml pro kg Körpergewicht)

Asystolie
- Suprarenin, i. v. 0,5–1 mg einer 1:10 verdünnten Suprareninlösung, evtl. Wiederholung alle 5 Minuten
- Atropin, 1 mg als Bolus i. v., Wiederholung alle 5 Minuten
- temporärer Schrittmacher

Bradykardie
- Atropin, 0,5–1 mg i. v.
- ausreichend Oxygenierung!
- evtl. temporärer Schrittmacher

Kammertachykardie
- Elektrokardioversion
- Lidocain, 100 mg i. v.
- Ajmalin, 50 mg Kurzinfusion: 5 mg pro kg Körpergewicht bzw. 300 mg Amiodaron Kurzinfusion: 5%ige Glucoselösung (möglichst über zentral liegenden Katheter infundieren)
- evtl. temporärer Schrittmacher, Kardioversion, Propafenon 50–70 mg i. v. (insbesondere bei Kammertachykardie vom Typ „Torsade de pointes")

Anschluß an die Dialyse auf und sind charakterisiert durch einen retrosternalen brennenden Schmerz, Larynxödem, Bronchospasmus, bronchiale Hypersekretion, Blutdruckabfall, Bradykardie, anaphylaktischen Schock bis hin zum akuten Kreislaufstillstand (16, 31). Mildere allergische Symptome wie Fließschnupfen, Pruritus, Urtikaria, Hitze- oder Kältegefühl, Flush und Lid- bzw. Gesichtsödem während oder nach der Dialyse wurden auch beschrieben. Als mögliche Ursachen für diese Symptome gelten inadäquates Spülen des extrakorporalen Kreislaufs (37) sowie Allergien gegen Sterilisationsmittel (7, 37, 41, 43), gegen Chemikalien zur Bearbeitung von Plastikmaterialien und gegen Medikamente (Heparin, Protamin, Lokalanästhetika). Für eine allergische Genese der Symptome sprechen Eosinophilie und IgE-Erhöhung; diskriminiert werden bestimmte Substanzen durch Antikörpernachweis, z. B. im Radioallergosorbenttest.

Überempfindlichkeitsreaktionen auf *Ethylenoxid* treten bei 3 pro 100 000 bis 3 pro 1 Million Dialysen in Abhängigkeit von Lagerungsdauer und initialem Spülvorgang auf. Sie sind seltener geworden, nachdem die Vergußmasse aus Polyurethan, das eine hohe Ethylenoxid-Bindungskapazität hat (14), in den Dialysatoren deutlich reduziert wurde. Gelegentlich werden Allergien gegen das bei Wiederverwendung eingesetzte *Formalin* beschrieben; es soll Pruritus, Kontaktdermatitis, Asthma und in Einzelfällen anaphylaktische Reaktionen ausgelöst haben. Bei sterilisationsmittelbedingten Überempfindlichkeitsreaktionen bieten sich andere Sterilisationsverfahren (γ-Bestrahlung, Dampfsterilisation) alternativ an. Bei schweren allergischen Reaktionen muß die Dialysebehandlung sofort abgebrochen werden und evtl. eine Schocktherapie mit Cortison, H_1- und H_2-Blockern und Catecholaminen eingeleitet werden.

Phthalate werden als Weichmacher von PVC-Schläuchen eingesetzt; In-vitro-Studien entsprechend werden bei einer 5stündigen Hämodialyse 30–150 mg Diethylhexylphthalat freigesetzt. Nur sehr selten dürften sie Auslöser allergischer/toxischer Reaktionen sein; so ließ sich nach Umsetzen auf phthalatfreie Schläuche keine Symptombesserung feststellen. Auch wurden bei einem Allergie-Screening nur in Einzelfällen Antikörper gegen Phthalate nachgewiesen.

Klebematerialien aus *Polyurethan* setzen Isocyanate frei; diese können eine kovalente Bindung mit Plasmaproteinen eingehen und bei allergischen Reaktionen als Haptene wirken. In der Praxis spielt diese Allergiegenese eine untergeordnete Rolle; in einer Screening-Untersuchung bei über 100 Patienten ließen sich lediglich bei einem Maler, der beruflich exponiert war, Antikörper gegen Isocyanat nachweisen (41).

Überschießende *cuprophanmembraninduzierte* Komplementaktivierung tritt bei Patienten mit Überempfindlichkeitsreaktionen in der Anamnese und bei Atopikern auf, ohne daß allergische Symptome während der Dialyse bestehen. Möglicherweise deutet dies auf subklinische allergische Reaktionen gegen bestimmte Fremdmaterialien hin. Bei dieser Patientengruppe können Dialysemembranen eingesetzt werden, die das Komplementsystem nur wenig aktivieren.

Über zum Teil schwerwiegende Reaktionen in den ersten Behandlungsminuten mit *AN69-Membranen* bei gleichzeitigem Einsatz von *ACE-Hemmern* wurde erstmals 1990 berichtet (47). Vergleichbare Symptome wurden später bei Patienten unter ACE-Hemmern beobachtet, bei denen wiederverwendete Polysulfon- und PMMA-Membranen sowie LDL-Apherese mit Dextransulfatsäulen eingesetzt wurden (44). In-vitro- und In-vivo-Untersuchunen zum Pathomechanismus dieser Reaktionen deuten darauf hin, daß negativ geladene Membranoberflächen das Kallikrein-Kinin-System stärker aktivieren können; das vermehrt anfallende, gefäßerweiternd wirkende Bradykinin kann bei gleichzeitiger Blockade des abbauenden Enzyms (identisch mit Angiotensin-converting enzyme) nur ungenügend metabolisiert werden (20).

Kürzlich wurde mitgeteilt, daß bei dieser Reaktion die Calciumkonzentration des Dialysats eine Rolle spielen könnte (48): Reaktionen wurden bei niedriger (1,25 mmol/l), nicht bei höherer (1,75 mmol/l) Calciumkonzentration des Dialysats beobachtet. Zur Behandlung einer solchen, oft äußerst dramatischen anaphylaktischen Reaktion kann der Einsatz des gesamten Spektrums an Reanimationsmaßnahmen notwendig werden. Wichtig ist, die Noxe sofort zu beseitigen, die Dialyse zu unterbrechen und dabei das extrakorporale Blut nicht zu reinfundieren. Der Patient erhält je nach Situation hochdosiert Steroide, Suprarenin, Volumenersatz, H_1- und H_2-Antagonisten, Bronchodilatatoren und Sauerstoffatmung.

Zur Vorbeugung gilt die Empfehlung, ethylenoxidhaltiges Material zu vermeiden, auch bei Schlauchsystemen, die Dialysatoren ausreichend von beiden Seiten zu spülen (2 l Kochsalzlösungen auf der Blutseite und 30 Minuten Dialysatfluß von 500 ml/min) und PAN-Membranen nicht bei Behandlung mit ACE-Hemmern zu verwenden.

Bei wiederverwendeten Dialysatoren wurden solche Reaktionen nicht beobachtet (aber cave: Formalin und bakterielle Verunreinigung).

Pyrogenreaktionen

Pyrogenreaktionen unter der Hämodialysebehandlung sind eine direkte Folge bakterieller Besiedelung der Wasserversorgung, der Dialysetanks, soweit solche noch verwendet werden, der Dialysatmischsysteme und der Enthärtungsanlagen. Nachdem Pyrogenreaktionen durch eine verbesserte Wassertechnik und eine gute Desinfektion immer seltener geworden sind, hat die Verwendung von High-flux-Dialysatoren zu einer erneuten Diskussion der Frage geführt, ob durch *Rückfiltration* innerhalb des Dialysators für den Patienten ein Risiko im Hinblick auf einen möglichen Endotoxintransfer von der Dialysat- auf die Blutseite bestünde. In einem In-vitro-Rezirkulationssystem haben Bommer u. Mitarb. (8) gezeigt, daß unter Verwendung der hochpermeablen Polysulfonmembran Lipopolysaccharide und Lipid A weder vom Dialysat in das Blutkompartiment noch umgekehrt übertreten. Umgekehrt werden jedoch von verschiedenen Autoren Fieberreaktionen bei

Hämodialysebehandlungen dem Makrophagenprodukt Interleukin-1 und anderen Monokinen zugeschrieben. Starke Auslöser der monozytären Interleukin-1-Produktion sind beispielsweise bakterielle Produkte wie Endotoxin, Muramylpeptide, Lipid A oder Exotoxine. In-vitro-Untersuchungen (4, 23) weisen darauf hin, daß der Durchtritt von biologisch aktiven bakteriellen Bruchstücken mit monokinstimulierender Aktivität durch intakte Dialysemembranen möglich ist. Darüber hinaus können aktivierte Komplementfaktoren oder auch Acetat additiv die Interleukin-1-Induktion während der Hämodialyse begünstigen. Deshalb sollte die bakterielle Kontamination des Dialysats weitgehend verhindert oder so gering wie möglich gehalten werden. Neuerdings wird gefordert, daß nur steriles Dialysat verwendet werden sollte.

Die klinischen Symptome eines Endotoxintransfers reichen von Frieren, Schüttelfrost, Fieber und Blutdruckanstieg bis hin zum Kreislaufschock. Je nach Schwere der Symptomatologie kommt eine Therapie mit Antihistaminika und Antipyretika oder ein sofortiger Abbruch der Dialysebehandlung in Frage.

Sepsis

Nicht alle Fieberreaktionen unter Hämodialyse sind durch Bakteriämie bedingt. Häufiger sind pyrogene Reaktionen durch Unverträglichkeit von Dialysematerial und durch Einschwemmen von Verunreinigungen oder bakterieller Pyrogene über die Dialysemembran.

Eine Sepsis kann sich hochfieberhaft und akut manifestieren mit schwerer Hypotonie bis zum Kreislaufschock. Sie kann jedoch auch einen protrahierten und latenten Verlauf nehmen mit zunehmender Hinfälligkeit des Patienten, Zerfall seiner allgemeinen Leistungsfähigkeit und Vigilanz über Wochen hin, nur leichten subfebrilen Temperaturen, Entwicklung einer oft nur gering ausgeprägten Leukozytose, zunehmender Anämie, Splenomegalie, schleichend beginnender Endokarditis mit Herzklappenbefall und zunehmender Intoleranz gegenüber Ultrafiltration.

Während beim akuten Nierenversagen eine Bakteriämie überwiegend vom Gastrointestinaltrakt und von den Lungen ausgeht und durch gramnegative Erreger ausgelöst wird, stellen bei Dauerdialysepatienten Staphylokokkeninfektionen über den Gefäßzugang die häufigste Infektionsquelle dar. Bei sorgfältiger Hautdesinfektion vor der Shuntpunktion und Beobachtung steriler Kautelen ist jedoch eine durch Gefäßpunktion eingeschleppte Sepsis selten. Bei Shuntinfektionen, Aneurysmen, vor allem bei Kunststoffshunts, muß diese schwere Komplikation jedoch besonders beachtet werden. Selbstverständlich muß bei Verwendung von Dauerkathetern zur Dialyse immer an die Möglichkeit einer Sepsis gedacht werden. Abstriche und Blutkulturen sichern die Diagnose.

Die antibiotische Therapie richtet sich nach Keim und Resistenz. Bei Staphylokokkeninfektionen hat sich Vancomycin (1,5 g pro Woche i.v. nach der Hämodialyse) bewährt.

Infektionen mit methicillinresistentem Staphylococcus aureus (MRSA) stellen ein besonderes Problem auf Intensivstationen und klinischen Dialyseeinheiten dar. Sie sind durch sehr hohe Mortalität (44%) (30) gekennzeichnet.

Nosokomiale Infektionen auch mit anderen Erregern spielen im klinischen Bereich bei der Intensivbehandlung von multimorbiden und immungeschwächten Patienten eine immer größere Rolle.

Prophylaktisch soll es möglich sein, durch bakterielle Untersuchungen von Haut- oder Nasenabstrichen entsprechende Keime und Keimträger zu identifizieren und dann vorbeugend zu behandeln. Das Auftreten einer Bakteriämie mit Staphylococcus aureus konnte durch nasale Mupirocinprophylaxe um das 4,3fache reduziert werden. So hat sich durch Mupirocin-Nasensalbe bei Dialysepatienten der Keimträgerstatus von MRSA auf 6% gegenüber einer Plazebogruppe mit 58% reduzieren lassen. Im Verumkollektiv erkrankte nur 1 Patient von 104 an einer Infektion gegenüber 6 von 147 Personen aus der Plazebogruppe.

Disäquilibriumsyndrom

Das 1962 erstmals beschriebene dialysebedingte Disäquilibriumsyndrom ist eine immer noch aktuelle zentralnervöse Komplikation (2, 18). Es ist charakterisiert durch neurologische Symptome, wie Übelkeit, Erbrechen, Unruhe, Kopfschmerz, Sehstörungen, Asterixis, Desorientiertheit – bis hin zu Krampfanfall, Bewußtlosigkeit und Koma. Ursache hierfür dürfte ein Hirnödem sein, für das sich zwei Erklärungsmöglichkeiten anbieten: ein harnstoffbedingter osmotischer Wassereinstrom in die Gehirnzelle bzw. ein pH-Abfall in der Gehirnzelle; darüber hinaus werden sog. „idiogene Osmole" (undefinierte Substanzen mit osmotischen Eigenschaften), die im urämischen Milieu im Gehirn vermehrt auftreten sollen, ursächlich diskutiert. Die Bedeutung von Harnstoff läßt sich tierexperimentell belegen; rasche Harnstoffsenkung (von 400 auf 190 mg% [= 67/32 mmol/l] in 90 Minuten) führt zu einer Zunahme des Gehirnwassers um 6% – Ratten, die gegen ein harnstoffangereichertes Dialysat dialysiert wurden, entwickelten kein Hirnödem. Es darf angenommen werden, daß die Konzentration kleiner gelöster Substanzen im Plasma rascher gesenkt wird als im Gehirn; damit kommt es zu einem Flüssigkeitseintritt in das Gehirngewebe (45).

Zwei Jahrzehnte früher wurde das Disäquilibriumsyndrom weit häufiger beobachtet, da damals oft akut urämische Patienten mit sehr hohen Harnstoffwerten überlang dialysiert wurden. Schwere Krankheitsbilder bei Erwachsenen sind heute selten, da die entsprechenden Präventivmaßnahmen berücksichtigt werden. Ein erhöhtes Risiko bleibt jedoch vor allem bei Kindern, aber auch bei Betagten, zu Dialysebeginn, bei schwerer Azidose sowie bei schon bestehender zerebraler Erkrankung bzw. Krampfneigung. Differentialdiagnostisch sollten bei dieser Symptomatik immer das Subduralhämatom, metabolische Störungen (Hyponaträmie, Hypoglykämie und die Urämie selbst) sowie eine medikamenteninduzierte Enzephalopathie in Betracht gezogen werden. Prävention ist bei den genannten Risikogruppen wesentlich. Zu Beginn der Behandlung sollten die Dialysen kurz und häufiger sein, Ziel ist es, den Harnstoff schrittweise, langsam zu senken. Über 3–4 Tage sollte täglich bei niedriger Blutflußrate (<200 ml/min) über 2–3 Stunden dialysiert werden; bei fehlender Symptomatik können dann Flußrate und Dialysedauer vorsichtig gesteigert werden. Sequentielle Ultrafiltration und Dialyse können bei überhydrierten Patienten angewandt werden. Symptome eines Disäquilibriumsyndroms verschwinden meist innerhalb von Stunden von selbst; beim Auftreten lebensbedrohlicher Komplikationen sollte eine Anhebung der Plasmaosmolarität (z.B. i.v. Gabe von 5 ml 10%iger Kochsalz- bzw. 10 ml 40%ige, Glucoselösung) erfolgen, um das Osmolaritätsgefälle von Plasma- zu Gehirnwasser zu vermindern. Bei schwereren Symptomen (Krampfanfall, Bewußtlosigkeit) sollte die Hämodialysebehandlung sofort unterbrochen werden, und die entsprechenden Intensivmaßnahmen sollten eingeleitet werden.

Schmerzen

Äußerst schmerzhafte Wadenkrämpfe werden bei rascher extrazellulärer Volumenverminderung beobachtet. Sie verschwinden rasch nach Injektion von 10–20 ml hochprozentiger Kochsalzlösung oder können auch mit Infusionen von 100–400 ml physiologischer Kochsalzlösung oder Einnahme eines salzhaltigen Getränkes behandelt werden. Gelegentlich können auch Calcium, Chinidin, Papaverin oder Valium hilfreich sein. Thorakale Schmerzen sollten Anlaß zur diagnostischen Abklärung einer urämischen Pleuritis oder Perikarditis infolge einer Unterdialyse sein. Bei gleichzeitigem Blutdruckabfall oder ausgeprägter Anämie können solche Schmerzen durch Myokardhypoxie erklärt und entsprechend durch Bluttransfusion oder Behandlung mit Erythropoetin kausal beherrscht werden. Bei zu hohem Hämatokrit infolge einer Erythropoetinbehandlung haben wir bei koronarer Herzerkrankung ebenfalls das Auftreten einer verstärkten Angina-pectoris-Symptomatik beobachtet, die nach Absenken des Hämatokrits reversibel war.

Während der Hämodialyse auftretende schmerzhafte Schwellungen einzelner Gelenke können durch intraartikuläre Blutungen (Heparin) verursacht sein und bedürften nach der Dialyse einer diagnostischen Abklärung durch Punktion. Viele ältere Dialysepatienten leiden unter degenerativen Gelenkveränderungen oder langjährige Dialysepatienten an amyloidbedingten Veränderungen der Gelenke, insbesondere der Gelenkkapseln. Durch Ruhigliegen und verkrampfte Haltung während der Dialyse verstärken sich Schmerzen in Armen, Schultern, Rücken und Hals. Es ist daher auf eine entspannte Lagerung des Dialysearmes zu achten. Dialysenadeln sollten so plaziert und fixiert werden, daß Hand-, Ellenbogen- und Schultergelenke relativ frei bewegt werden können.

Neben vielen anderen Ursachen kann Kopfschmerz im Rahmen eines Disäquilibriumsyndroms auftreten bzw. mit dem Einsatz von Acetatdialysat in Zusammenhang gebracht werden. Bei Kaffeetrinkern muß an Coffeinentzug gedacht werden, da Coffein gut dialysabel ist. Medikamentös kann Paracetamol verordnet werden. Präventiv können die Blutflußraten zu Hämodialysebeginn gesenkt, und Bicarbonatdialysat kann eingesetzt werden.

Pulmonale Komplikationen

Ein akutes pulmonales Geschehen kann durch eine Lungenembolie, einen akuten Anfall von Asthma bronchiale oder einen Atemstillstand eintreten.

Lungenembolie

Kleinere Lungenembolien kommen bei Dialysepatienten nicht selten vor. Sie gehen meistens von Thrombosen im Shuntbereich aus, besonders wenn sich hier aneurysmatische Ausweitungen gebildet haben oder Shuntinfektionen vorhanden sind. Sie können aber auch von allen anderen venösen Stromgebieten des Körpers ihren Ausgang nehmen. Kleine Lungenembolien können zunächst unerkannt bleiben und bei rezidivierendem Vorkommen sich erst durch zunehmende Ateminsuffizienz bemerkbar machen. An ein solches Geschehen muß immer gedacht werden, wenn bei einem Dialysepatienten über Wochen hinweg sich die körperliche Leistungsfähigkeit vermindert und schwere Atemnot schon bei geringer körperlicher Belastung auftritt. Zur Diagnostik sind Auskultation, EKG, Röntgenaufnahme des Thorax und Lungenszintigraphie erforderlich.

Eine plötzlich während der Dialyse auftretende Lungenembolie ist selten und macht sich durch eine rasch einsetzende Dyspnoe oder Tachypnoe, verbunden mit heftigen thorakalen Schmerzen und Schmerzen bei der Atmung, bemerkbar. Zugleich kommt es zu Schwindelgefühlen, Übelkeit, Brechreiz, Schweißausbrüchen bei blaßzyanotischem Hautkolorit; häufig besteht auch eine Tachykardie bei gestauten Halsvenen.

Für die sofort einsetzende Behandlung ist es wichtig, den Patienten mit erhöhtem Oberkörper zu lagern. Er erhält Sauerstoff, bei starken Schmerzen Analgetika, eventuell auch Morphin oder zur Sedierung Diazepam. Unter Umständen kann auch die Gabe von Dopamin oder Dobutamin notwendig werden. Bei der fulminanten Lungenembolie sind Reanimationsmaßnahmen notwendig und eventuell die sofortige Thorakotomie.

Akuter Anfall von Asthma bronchiale

Hier handelt es sich um Patienten mit schon bestehender obstruktiver Lungenerkrankung. Die Behandlung des Asthmaanfalles unterscheidet sich nicht von der bei Patienten ohne Niereninsuffizienz. Im Vordergrund stehen die intravenöse Gabe von Theophyllin, Prednisolon und die Inhalation eines β-Sympathikomimetikums. Auch die Applikation von Sauerstoff über eine Nasensonde kann notwendig werden. Ursächlich muß bei akuten obstruktiven Zuständen auch an eine Inkompatibilität gegenüber Ethylenoxid und der Dialysemembran gedacht werden.

Atemstillstand

Ein Atemstillstand kann zerebral ausgelöst werden, z. B. durch Infarkte, durch Inkarzeration des Gehirns im Bereich der Medulla oblongata. Er kann auch im Rahmen von kardialen Notfällen auftreten. Schließlich wird nicht selten nach sedierenden Medikamenten, z. B. nach Diazepam bei intravenöser Applikation, ein Atemstillstand beobachtet. Notwendig ist die sofortige Beatmung, was unter Umständen durch eine Atemmaske mit Atembeutel ausreichend sein kann. In schweren Fällen ist eine Intubation notwendig.

Luftembolie

Die Gefahr einer Luftembolie ist während der Hämodialysebehandlung immer vorhanden, da der extrakorporale Kreislauf durch eine Blutpumpe aufrechterhalten wird. Kleinere Luftembolien sind sicherlich häufiger, als im allgemeinen zugegeben wird. Sie verlaufen asyptomatisch. Die Gefahr einer großen Luftembolie ist aber aufgrund der heute erreichten Gerätesicherheit selten. Die Ursachen sind behandlungsabhängig und daher vermeidbar.

Als Ursprung einer Luftembolie kommen alle Stellen des extrakorporalen Kreislaufs in Frage, die vor der Blutpumpe gelegen sind, da hier der Druck innerhalb des Schlauchsystems niedriger ist als der umgebende atmosphärische Druck. Die intravenöse Infusion von 5 ml Luft kann bereits tödlich sein. Häufig ist es nicht „freie" Luft, sondern es sind Mikrobläschen, die in Form von Blutschaum in das venöse Blutsystem infundiert werden.

Die klinischen Zeichen einer Luftembolie sind unterschiedlich und hängen von der Körperposition des Patienten ab. Das Eintreten von Luft durch die Shuntnadel kann durch ein zischendes Geräusch bemerkt werden.

Bei *aufrechter Körperstellung* gelangt die Luft über die V. axillaris in die V. subclavia, V. jugularis und schließlich in eine mehr oder weniger große Vene des Gehirns. Je nach Luftmenge kommt es zu heftigen Kopfschmerzen, Konvulsionen, Bewußtlosigkeit und schließlich zum Tod.

Beim *liegenden Patienten* gelangt die Luft zunächst in den rechten Vorhof des Herzens, dann in die rechte Herzkammer. Durch Kontraktionen des Herzmuskels entstehen Blutschaum, der die Pumpfunktion des rechten Ventrikels beeinträchtigt. Über die A. pulmonalis gelangt die Luft in kleinere Arterien und Arteriolen, welche blockiert werden, so daß eine akute pulmonale Hypertonie eintritt. Die Luft kann auch die Lungenkapillaren passieren und schließlich über den linken Ventrikel in den systemischen Kreislauf gelangen. Es können arterielle Embolisationen entstehen, die sich insbesondere im Bereiche der Pulmonalarterien und der Hirnarterien deletär erweisen können.

Der Patient verspürt akute Atemnot, Husten, Engegefühl über der Brust. Es entstehen Zyanose, Bewußtlosigkeit, Atemstillstand und schließlich Herzstillstand. Bei der Auskultation des Herzens können glucksende Geräusche wahrgenommen werden.

Befindet sich der Patient zum Zeitpunkt der Luftembolie in *Kopftieflage*, so gelangt die Luft in die unteren Extremitäten, was weniger gefährlich ist. Es entstehen Schmerzen und Zyanose.

Wichtig ist es, als Sofortmaßnahme bei einer Luftembolie den Patienten sofort vom extrakorporalen Kreislauf zu trennen. Er wird dann mit dem Kopf nach unten auf die linke Seite gelagert. Hierdurch soll die Luft in der Spitze des rechten Ventrikels festgehalten werden. Diese Lagerung soll auch während des Transports des Kranken in das Krankenhaus beibehalten werden. Der Patient wird beatmet. Durch Punktion der rechten Herzkammer kann versucht werden, Luft bzw. Blutschaum mit Hilfe einer Spritze zu aspirieren. Erst wenn dies geschehen ist, darf mit einer Herzmassage begonnen werden, da sonst hierdurch die Luft weitertransportiert werden würde.

Wegen eines sich entwickelnden Lungenödems werden Steroide in hoher Dosierung intravenös verabreicht. Auch die Infusion von Heparin der niedermolekularen Dextranen kann hilfreich sein.

Schließlich besteht die Möglichkeit, den Patienten in eine Kompressionskammer zu bringen, ähnlich wie bei der Behandlung der Caisson-Krankheit bei Tiefseetauchern.

Akute zerebrale Komplikationen

In Tab. 12.5 sind die wichtigsten Möglichkeiten eines akuten zerebralen Geschehens zusammengefaßt. Auf die Möglichkeit der Entwicklung eines *Hirnödems* wurde bereits bei verschiedenen anderen Situationen hingewiesen, insbesondere bei Hyponatriämie und Hyposmolarität, im Rahmen einer Luftembolie oder bei einem ausgeprägten Disäquilibriumsyndrom.

Ein *subdurales Hämatom* wurde bei Dialysepatienten in den frühen Zeiten der Dialysebehandlung wesentlich häufiger beobachet als heutzutage. Als prädisponierende Faktoren für ein subdurales Häma-

Tabelle 12.5   Zerebrale Komplikationen

Hirnödem
- Hyponatriämie
- Hyposmolarität
- Lungenembolie
- Disäquilibriumsyndrom

Hirnembolie
zerebrale Blutung
zerebraler Krampfanfall
- hypertensive Krise
- Hyperkalzämie
- Hypernatriämie
- Hämolyse
- Hypotonie, Kreislaufschock
- Sepsis (Endotoxine)
- Luftembolie
- Hyperthermie
- Epilepsie
- zerebrale Blutung

tom werden angesehen: Hirnatrophie, niedrige intrakranielle Drücke, Antikoagulation, nicht genügend beherrschte Hypertonie, urämiebedingte Thrombozytopathien und Gerinnungsstörungen.

Die Symptomatik beginnt meist schleichend. Der Patient klagt über Kopfschmerzen, die einem akuten Geschehen um Tage vorausgehen können. Unklare Symptome, die wie ein Disäquilibriumsyndrom aussehen, treten auf. Bewußtseinsstörungen können sich im Laufe der Dialysebehandlung verstärken, ebenso wie Kopfschmerzen. Schließlich kommt es zu Bewußtlosigkeit, Lähmungserscheinungen und Krampfanfällen.

In einer retrospektiven Studie aus dem Jahre 1985 hat Onoyama (32) innerhalb 10 364 Patientenjahren 66 Fälle einer *zerebralen Blutung* beschrieben, 16 zerebrale Infarkte, 3 subdurale Hämatome und 5 unklassifizierte Schlaganfälle. Von den letal verlaufenden Fällen mit zerebraler Blutung starben 46% innerhalb von 24 Stunden und 26% innerhalb von 3 Tagen, während bei den Patienten mit zerebralen Infarkten 13% innerhalb der ersten 24 Stunden und 26% innerhalb der ersten 3 Tage verstorben sind. Die Letalitätsrate lag bei zerebralen Blutungen von Hämodialysepatienten mit 60% etwa doppelt so hoch wie bei Patienten ohne Dialysetherapie (33%).

90% der Hämodialysepatienten mit intraventrikulärer Blutung versterben im Vergleich zu etwa 42% der Patienten ohne Dialysebehandlung. Die Inzidenz zerebraler Blutungen bei Hämodialysepatienten mit terminaler Niereninsuffizienz auf dem Boden einer Analgetikanephropathie ist etwa 10mal höher als bei Dialysepatienten mit anderen Grunderkrankungen. Die möglichen Ursachen werden in der gesteigerten Gefäßfragilität, der schweren Arteriosklerose und der ausgeprägten hämorrhagischen Diathese unter Analgetikakonsum gesehen.

Zerebrale Blutungen werden heute relativ häufig aufgrund der überalterten Dialysepopulation beobachtet, bei der schwere arteriosklerotische Veränderungen der Hirngefäße vorliegen. Tritt dies während der Dialysebehandlung auf, so ist die Gefahr einer tödlichen Hirnblutung infolge der Heparinisierung groß. Nach unseren Erfahrungen ist dies jedoch ausgesprochen selten, während apoplektische Insulte bei dieser Patientengruppe häufig an den dialysefreien Tagen oder unmittelbar nach der Dialyse beobachtet werden. Die Ursachen von *zerebralen Krampfanfällen* sind in Tab. 12.5 angegeben. Bei Patienten, die an einer dialyseabhängigen Epilepsie leiden und entsprechend behandelt werden, ist eine sehr sorgfältige medikamentöse Einstellung erforderlich, mit häufigen Kontrollen des Blutspiegels des jeweils verwendeten Präparates. In vielen Fällen sind diese Substanzen dialysabel, so daß während der Dialyse ein Krampfanfall auftreten kann. Es kann daher notwendig sein, während der Dialyse ein Antiepileptikum oder Diazepam zu verabreichen.

Auf jeden Fall sollte das entsprechende Präparat im Anschluß an die Dialyse nochmals verabreicht werden, um erneut einen ausreichenden Plasmaspiegel zu gewährleisten.

Tritt ein zerebraler Krampfanfall während der Dialyse auf, so sollte die Dialyse unterbrochen, die arterielle Blutleitung abgeklemmt und der Patient in Kopftieflage und Linksseitenlage gebracht werden. 5–10 mg Diazepam werden intravenös verabreicht und eine Infusion von 0,9%-iger Kochsalzlösung begonnen. Die weiteren Maßnahmen richten sich nach der jeweiligen Ursache des epileptischen Anfalls. Bei Diabetikern kann auch eine Hypoglykämie Ursache eines zerebralen Krampfanfalles sein.

Blutungen

Zwei Faktoren begünstigen das Auftreten von Blutungen während einer Hämodialyse, nämlich die urämiebedingte Blutungsbereitschaft und die Antikoagulation. Die urämischen Gerinnungsstörungen sind komplexer Natur und werden im Kap. Sunder-Plassmann/Hörl, Hämatologische Störungen, S. 261, abgehandelt. Sie spielen in der Regel als Ursache für Blutungen während einer Dialyse keine größere Rolle, zumal bei Langzeitdialysepatienten höhergradige Azotämien vermieden werden. Beim akuten Nierenversagen und hochurämischen Zuständen können sie sehr wohl zu schweren klinischen Komplikationen beitragen, insbesondere bei Blutungen aus dem Magen-Darm-Trakt, Pleura- und Perikardblutungen.

Gastrointestinale Blutungen sind bei einem Langzeitdialysepatienten keine Seltenheit, zumal Erosionen und Ulzera im Bereich des Magens und auch des Duodenums bei Dialysepatienten relativ häufig vorkommen, ohne daß sie immer entsprechende Symptome hervorrufen müssen. So ergibt sich bei routinemäßig vorgenommener Gastroskopie zur Transplantationsvorbereitung in einem relativ hohen Prozentsatz das Vorliegen eines erosiven Magenleidens. Es kommt dann, insbesondere auch unter der Einwirkung der Antikoagulation während der Dialyse, zu einem chronischen okkulten Blutverlust, welcher eine schwere Anämie bewirken kann. Somit sollte jede unklare Verminderung des Hämatokrits entsprechende endoskopische Untersuchungen veranlassen.

Blutungen in den Pleuraraum und in den Herzbeutel können auch nach Punktion der V. subclavia oder der V. jugularis interna auftreten. Neben den Zeichen der Hämorrhagie gehen sie mit Dyspnoe einher und sind durch einen klinisch oder sonographisch-echokardiographisch nachweisbaren Erguß relativ leicht zu diagnostizieren.

Retro- oder intraperitoneale Blutungen sind nach Punktion der V. femoralis beobachtet worden. Auch über spontane retroperitoneale Blutungen wurde berichtet. Die Diagnose kann schwierig sein, es sei denn, dem Geschehen sei ein Trauma vorausgegangen. Bei massiven Blutungen kommt es zu Hypovolämie und massivem Blutdruckabfall, begleitet von heftigen abdominellen Schmerzen. Das Abdomen kann meteoristisch aufgebläht und gespannt sein. Darmgeräusche sind spärlich. Gelegentlich ist auch eine Resistenz zu tasten. Auch das Pankreas kann als retroperitoneales Organ betroffen sein.

Die Diagnose kann sonographisch oder auch durch eine Röntgenübersichtsaufnahme des Abdomens gestellt werden, unter Umständen auch durch eine Punktion. Die Behandlung ist in der Regel konservativ. Bei schweren Blutungen muß die Dialyse unterbrochen werden bzw. heparinfrei als Kurzzeitdialyse oder mit regionalisierter Heparinisierung bzw. unter Verwendung von niedermolekularen Heparinen, Prostacyclin oder Citrat erfolgen.

Geringe Schleimhaut- oder Sickerblutungen aus Einstichstellen der Kanülen erfordern höchstens einen Druckverband. Gegebenenfalls ist eine Revision oder Korrektur der Kanülenlage notwendig oder eine Unterbrechung der Dialyse mit nachfolgender vorübergehender Anlage eines temporären Gefäßzuganges. Lange Nachblutungen aus dem Stichkanal nach Shuntpunktionen können ein großes Problem darstellen, insbesondere wenn häufig an der gleichen Stelle eines aneurysmatisch erweiterten Shunts punktiert wird oder nach wiederholter Punktion an der gleichen Stelle von Kunststoffshunts. Hier kann eine über Stunden dauernde Kompression notwendig werden, wobei der Shuntarm ruhiggestellt werden und der Patient unter ärztlicher Aufsicht bleiben muß. Die langsame Injektion von Protamin kann den Gerinnungsvorgang beschleunigen. Eine Shuntvenenthrombose im Abflußbereich sollte angiographisch oder duplexsonographisch ausgeschlossen werden.

Akute Blutungen nach außen können einen akuten Dialysenotfall auslösen und folgende Ursachen haben:

- herausgerutschte venöse Nadeln,
- gelöste Schlauch- und Nadelverbindung,
- massive Membranruptur.

Da es sich dabei immer um eine lebensbedrohliche Situation für den Patienten handelt, müssen solche Blutungen vermieden werden, was auch durch entsprechende Sorgfalt bei der Dialysevorbereitung und -überwachung möglich ist. Es muß auch daran gedacht werden, daß der Patient in suizidaler Absicht eine Blutung aus der venösen Nadel provoziert.

Akute Hämolyse

Die Hämolyse ist eine gefürchtete Komplikation aller extrakorporalen Blutreinigungsverfahren. Hämolysen wurden beobachtet nach Verwendung eines hypotonen oder zu heißen Dialysates bei einer Kontamination des Dialysates mit Chloraminen, Kupfer oder Formaldehyd sowie infolge einer mechanischen Schädigung der Erythrozyten durch defekte Blutpumpen, starke Druckveränderungen oder Turbulenzen im extrakorporalen Kreislauf.

Durch den Fortschritt der Dialysetechnik und insbesondere der Einführung einer intensiven Monitorisierung sind heutzutage Proportionierungsfehler des Dialysates kaum mehr möglich. Voraussetzung ist, daß eine Leitfähigkeitsmessung des Dialysates unmittelbar vor Eintritt in den Dialysator vorgenommen wird. Die Möglichkeit eines technischen Fehlers ist aber nicht ausgeschlossen.

Bei der Vorbereitung der Dialyse wird der Dialysator mit physiologischer Kochsalzlösung gespült. Werden die Dialysatschläuche zu früh mit dem Dialysator verbunden, d.h., noch bevor das Dialysat den vorgeschriebenen Leitwert erreicht hat, kann diese physiologische Spüllösung der Blutseite mit hypotonem Dialysat äquilibriert und dadurch selbst hypoton werden. Sind auch die Schlauchsysteme mit dieser Lösung gefüllt, so gelangt beim Anhängen hypotone Salzlösung in die Vene des Patienten. Dieser verspürt hier sofort einen Schmerz, so daß die Blutpumpe angehalten werden muß. Formaldehyd kann bei wiederverwendeten Dialysatoren in die Blutbahn gelangen, wenn diese nicht ausreichend lange mit Kochsalzlösung gespült werden.

Wichtig erscheint es, auf die Möglichkeit der mechanischen Zerstörung von roten Blutzellen hinzuweisen. Dies kann dann geschehen, wenn der Blutschlauch hinter dem Dialysator abknickt, z.B. unmittelbar vor Eintritt in die Luftkammer. Dies wird nicht selten beobachtet, da das Schlauchmaterial durch Erwärmung seine Rigidität verliert und allein durch die Schwere der Schlauchleitung die Gefahr der Abknickung besteht, wenn nicht durch entsprechende Halterungen vorgebeugt wird. Dies kann mit den heutigen Geräten nicht über einen Monitor erfaßt werden. Außerdem kommt es dabei zu einer ungewöhnlich hohen Ultrafiltration, da der Druck im Dialysator ansteigt, mit der Gefahr des Rückstroms von Dialysat bei entsprechend volumengesteuerten Geräten. Die Blutpumpe ist dann nicht mehr in der Lage, das geforderte Volumen zu fördern, so daß ein „schmatzendes" Geräusch auftritt. Erst jetzt kann ein Venendruckalarm ausgelöst werden, da aufgrund des geringen Blutflusses der poststenotische Druck abfällt.

Ein erhöhter Druck kann auch zwischen Blutpumpe und Dialysator aufgebaut werden, wenn es im Dialysator zu einer Blutgerinnung kommt. Bei unzureichender Heparinisierung ist dies keine Seltenheit. Eine Hämolyse macht sich während der Dialysebehandlung vorwiegend durch abdominelle Beschwerden bemerkbar. Der Patient klagt über Schmerzen im Abdomen bzw. im lumbalen Bereich. Dies sollte immer ein Alarmzeichen sein und zur Überprüfung des Blutkreislaufes und des Dialysates veranlassen.

Weitere klinische Symptome sind Übelkeit, Erbrechen, Unruhezustände, Ängstlichkeit, Stenokardien, Stauung der Halsvenen, insbesondere bei Entwicklung einer Hypervolämie, und zerebraler Krampfanfall. Bei Verdacht auf Hämolyse muß die Dialyse sofort angehalten werden. Läßt sich eine solche durch Zentrifugierung des Blutes an der Rotfärbung des Plasmas erkennen, so muß das extrakorporale Blut verworfen und die Dialyse nach Behebung des Fehlers fortgesetzt werden. Die Herzaktion ist sorgfältig zu monitorisieren, da die Gefahr einer Hyperkaliämie und von Herzrhythmusstörungen besteht, ja sogar ein Herzstillstand auftreten kann.

Hämolysen können auch protrahiert auftreten, insbesondere wenn das Dialysat überhitzt war. Dann bemerkt der Patient zunächst ein starkes Wärmegefühl und Kopfschmerzen bis zu einer Temperatur von 46 °C. Bei 47–51 °C tritt eine Hämolyse ein, protrahiert bis zu 48 Stunden verlaufend; bei über 51 °C verläuft die

Hämolyse akut. Dies bedeutet, daß nach einem solchen Zwischenfall der Patient mindestens 2 Tage lang unter stationären Bedingungen überwacht werden muß. Dabei sind die Elektrolyte besonders sorgfältig zu monitorisieren. Des weiteren empfiehlt sich die Bestimmung des freien Hämoglobins im Plasma und der Aktivität der Lactatdehydrogenase sowie natürlich des Hämatokrits.

Juckreiz

Juckreiz ist ein häufiges und quälendes Hautsymptom bei Urämikern; mehr als 60% aller Dialysepatienten klagen über gelegentlichen oder permanenten Juckreiz. Am stärksten empfunden wird er während und nach der Dialyse, bei Inaktivität und Bettruhe. Juckreiz kann am ganzen Körper meist in Verbindung mit einer sehr trockenen Haut auftreten; Kratzspuren manifestieren sich in Form von Exkoriationen, hämorrhagischen Krusten, Pusteln, Lichenifikationen und nodulären Formationen, insbesondere an Rücken, Sternum und Extremitäten (12, 27, 35, 46).

Über die Ursachen des Entstehens und Verschwindens der Symptomatik besteht Unklarheit. Postulierte Urämietoxine dürften nicht dialysabel sein, da der Juckreiz während und unmittelbar nach Dialyse meist zunimmt. Ein erhöhtes Calcium-Phosphat-Produkt und Hyperparathyreoidismus mögen eine Rolle spielen, zumal über eine gelegentliche Juckreizbesserung nach Parathyreoidektomie berichtet wurde. Spontanes Verschwinden und Wiederauftreten von Pruritus erschwert unsere Erkenntnisse über die Ätiologie. Sicher ist lediglich, daß Hauttrockenheit Juckreiz aggraviert. Diskutiert werden allergische Reaktionen auf Kleber und Sterilisatonsmittel (Ethylenoxid), Heparin, Weichmacher, Membran- und Schlauchmaterialien mit folgender Histaminfreisetzung aus Mastzellen sowie gesteigerter Mastzellproliferation. Elimination der angeschuldigten Substanzen in Doppelblindstudien brachte bisher wegen des spontanen Verschwindens und Wiederauftretens der Symptomatik keine eindeutigen Ergebnisse (11).

Eine Vielzahl von Behandlungsmöglichkeiten wurde empfohlen; keine mit Ausnahme der Nierentransplantation führt zu bleibendem, völligem Verschwinden der Symptomatik. Eingesetzt werden ölige, fettende Badezusätze oder Cremes sowie lokal und systemisch Antihistaminika. UV-B-Lichttherapie über 2 Monate führte bei über 50% der Patienten zu einer Symptomverbesserung (5). Erythropoetin kann ebenfalls den Juckreiz mildern; in einer plazebokontrollierten Studie profitierten 80% der Patienten von einer Erythropoetingabe – nach Absetzen trat Juckreiz innerhalb einer Woche wieder auf (10). Patienten mit Pruritus haben eine 5fach erhöhte Plasmahistaminkonzentration, verglichen mit symptomfreien Patienten (9); gleichzeitig mit Besserung der Symptomatik fiel der Histaminplasmaspiegel – unabhängig von der Korrektur der Anämie – ab. Als Ursache hierfür werden Änderungen von zellulären und humoralen Komponenten im Immunsystem diskutiert (35, 46).

Literatur

1 Ahmad, S., M. Pagel, F. Shen, J. Vizzo, B.H. Scribner: Effects of oxygen administration on the manifestation of acetate intolerance in dialysis patients. Amer. J. Nephrol. 2 (1982) 256
2 Arieff, A.L.: Dialysis disequilibrium syndrome: current concepts on pathogenesis and prevention. Kidney int. 45 (1994) 629
3 Barakat, M.M., M.N. Zeenat, A.W. Yu et al.: Hemodynamic effects of intradialytic food ingestion and the effects of caffeine. J. Amer. Soc. Nephrol. 3 (1993) 1813
4 Bingel, M., G. Lonnemann, K.M. Koch, C.A. Dinarello, S. Shaldon: Human interleukin-1 production is enhanced by sodium acetate. Lancet 1987/I, 14
5 Blumberg, A., M. Häutermann, B. Strub, H.R. Jenzel: Cardiac arrhythmias in patients on maintenance hemodialysis. Nephron 33 (1983) 91
6 Blachley, J.D., M. Blankenship, A. Menter et al.: Uremic pruritus: skin divalent ion content and response to ultraviolet therapy. Amer. J. Kidney Dis. 5 (1985) 237
7 Bommer, J., O.H. Wilhelms, H.P. Barth, H. Schindele, E. Ritz: Anaphylactoid reactions in dialysis patients: role of ethylene oxide. Lancet 1985/II, 1382
8 Bommer, J., K.P. Beckern, R. Urbaschek, E. Ritz: No evidence for endotoxin transfer across high flux polysulfone membranes. Clin. Nephrol. 27 (1987) 278
9 Cohen, E.P., T.J. Russell, J.C. Garancis: Mast cells and calcium in severe uremic itching. Amer. J. med. Sci. 303 (1992) 360
10 De Marchi, S., E. Cecchin, D. Villalta et al.: Relief of pruritus and decreases in plasma histamine concentrations during erythropoietin therapy in patients with uremia. New Engl. J. Med. 326 (1992) 969
11 Fiegel, P., A. Röckel, S. Abdelhamid, J. Hertel, N. Panitz, D. Walb: Pruritus in patients on renal dialysis therapy associated with ethylene oxide sterilization? Procedings of the International Symposium Trondheim. Karger, Basel 1986 (p. 92)
12 Gilchrest, B.A., R.S. Stern, T.J. Steinman et al.: Clinical features of pruritus among patients undergoing maintenance hemodialysis. Arch. Dermatol. 118 (1982) 154
13 Hässler, R., B. Höfling, L. Castro, H.J. Gurland, G. Hillebrand, W. Land, E. Erdmann: Koronare Herzkrankheit und Herzklappenerkrankungen bei Patienten mit terminaler Niereninsuffizienz. Dtsch. med. Wschr. 112 (1987) 714
14 Henne, W., W. Dietrich, M. Pelger, G. von Sengbusch: Residuals of ethylene oxide in hollow-fiber dialyzers. Artif. Org. 8 (1984) 306
15 Henrich, W.L.: Hemodynamic instability during hemodialysis. Kidney int. 30 (1986) 605
16 Ing, T.S., J.T. Daugirdas, S. Popli, V.C. Gandhi: First-use syndrome with cuprammonium cellulose dialyzers. Artif. Org. 6 (1983) 235
17 Jost, C.M., R. Agarwal, T. Khaire-el-din et al.: Effects of cooler temperature dialysate on hemodynamic stability in „problem" dialysis patients. Kidney int. 44 (1993) 606
18 Kennedy, A.C., A.L. Linton, J.C. Eaton: Urea levels in cerebrospinal fluid after hemodialysis. Lancet 1962/I, 410
19 Kouw, P.M., J.P. Kooman, E.C. Cheriex et al.: Assessment of postdialysis dry weight: a comparison of techniques. J. Amer. Soc. Nephrol. 4 (1993) 98
20 Lemke, H.D., E. Fink et al.: Accumulation of bradykinin formed at the AN 69 or polyacrylonitril 17 Dx membrane is due to the presence of an angiotensin-converting enzyme inhibitor in vitro. J. Amer. Soc. Nephrol. 3 (1992) 376 (Abstract)
21 Ley, F.L., P.A. Grayburn, C.J. Foulks et al.: Improved left ventricular contractility with cool temperature hemodialysis. Kidney int. 41 (1992) 961
22 Lindholm, T., H. Thyssel, Y. Yamamoto et al.: Temperature and vascular stability in hemodialysis. Nephron 39 (1985) 130

23 Lonnemann, G., M. Bingel, J. Floege, K.M. Koch, S. Shaldon, C.A. Dinarello: Detection of endotoxin-like interleukin-1-inducing activity during in vitro dialysis. Kidney int. 33 (1988) 29

24 Maggiore, Q., F. Pizzarelli, C. Zocalli et al.: Effect of extracorporeal cooling on dialytic arterial hypotension. Proc. Europ. Dialys. Transplant. Ass. 18 (1981) 597

25 Martin-Malo, A., R. Perez, J. Gomez, L.G. Burdiel, E. Andes, D. Castillo, E. Moreno, P. Aljama: Segmental hypertonic dialysis. Nephron 40 (1985) 458

26 Marzegalli, M., M. Bernasconi, S. Potenza, M. Caprari, F. Regalia, F. Vendemia: Incidence, prognosis and therapy of cardiac arrhythmias in dialysis patients. Contr. Nephrol. 61 (1988) 181

27 Mettang, T., P. Fritz, J. Weber et al.: Uremic pruritus in patients in hemodialysis or continuous ambulatory peritoneal dialysis (CAPD): the role of plasma histamine and skin mast cells. Clin. Nephrol. 34 (1990) 136

28 Michelson, E.A., L. Cohen, R.E. Dankner, A. Kulczicki: Eosinophilia and pulmonary dysfunction during cuprophan hemodialysis. Kidney int. 24 (1983) 246

29 Murisasco, A., G. France, G. Leblond, C. Durand, M. El Mehdi, A. Crevat, R. Elsen, Y. Boobes, M. Baz: Sequential sodium therapy allows correction of sodium-volume balance and reduces morbidity. Clin. Nephrol. 24 (1985) 201

30 Myers, J.P., C.C. Linnemann: Bacteremia due to methicillin-resistant Staphylococcus aureus. J. infect. Dis 145 (1982) 532

31 Nichols, A.J., M.M. Platts: Anaphylactoid reactions due to hemodialysis, hemofiltration or membrane plasma separation. Brit. med. J. 285 (1982) 1607

32 Onoyama, K., S. Ibanyshi, F. Nanishi, S. Okuda, Y. Oh, H. Hirakata, M. Nishimura, M. Fukjishima: Cerebral hemorrhage in patients of maintenance hemodialysis. CT analysis of 25 cases. Europ. Neurol. 26 (1987) 171

33 Orofino, L., R. Marcen, C. Quereda et al.: Epidemiology of symptomatic hypotension in hemodialysis: Is cool dialysate beneficial for all patients? Amer. J. Nephrol. 10 (1990) 177

34 Perschel, W.Th., A. Röckel, B. Klinke, B. Reinhrdt, L.J. Behnken, S. Abdelhamid, P. Fiegel, D. Walb: Variation of ultrafiltration and dialysis sodium. Beneficial effects on vascular stability in diabetic dialysis patients. Contr. Nephrol. 74 (1989) 176

35 Pfaffl, W., H.J. Gross, D. Neumeier et al.: Lymphocytes subsets and delayed cutaneous hypersensitivity in hemodialysis patients receiving recombinant human erythropoietin. Contr. Nephrol. 66 (1988) 195

36 Ponticelli, C., P.L. Bencini: Uremic pruritus: a review. Nephron 60 (1992) 1

37 Poothullil, J., A. Shimizu, R.P. Day, J. Dolovich: Anaphylaxis from the product(s) of ethylene gas. Ann. intern. Med. 82 (1975) 58

38 Popli, S., T.S. Ing, J.T. Daugirdas et al.: Severe reactions to cuprophane capillary dialyzers. Artif. Org. 6 (1982) 312

39 Ramirez, G., C.D. Brueggemeyer, J.L. Newton: Cardiac arrhythmias on hemodialysis in chronic renal failure patients. Nephron 36 (1984) 212

40 Ritz, E., K. Ruffmann, M. Rambausek, G. Mall, M. Schmidle: Dialysis hypotension – is it related to diastolic left ventricular mal-function? Nephrol. Dialys. Transplant. 2 (1987) 293–297

41 Röckel, A., B. Klinke, J. Hertel, X. Baur, C. Thiel, S. Abdelhamid, P. Fiegel, D. Walb: Allergy to dialysis materials. Nephrol. Dialys. Transplant. 4 (1989) 646

42 Röckel, A., S. Abdelhamid, P. Fiegel, M. Menth, D. Walb, D. Schneditz: Characterization of „refilling types" by continuous blood volume monitoring during hemodialysis. Kidney int. 43 (1993) 67

43 Röckel, A., J. Hertel, U. Wahn, W.T. Perschel, C. Thiel, S. Abdelhamid, P. Fiegel, D. Walb: Ethylene oxide and hypersensitivity reactions in patients on hemodialysis. Kidney int. 33 (1988) 62

44 Schwarzbeck, A., K.W. Wittemeier, U. Hallfritzsch: Anaphylactid reactions, angiotensin-converting enzyme inhibitors and extracorporeal hemotherapy. Nephron 65 (1993) 499

45 Silver, S.M., J.A. DeSimone jr., D.A. Smith, R.H. Sterns: Dialysis disequilibrium syndrome (DDS) in the rat: role of the „reverse urea effect". Kidney int. 42 (1992) 161

46 Stahle-Backdahl, M.: Uremic pruritus: clinical and experimental studies. Acta. derm.-venereol. 145 (1989) 1

47 Tielemans, C., P. Madhoun, M. Lenaers et al.: Anaphylactid reactions during hemodialysis on AN69 membranes in patients receiving ACE inhibitors. Kidney int. 38 (1990) 982

48 Van der Neipen, P., J.S. Sennesael, D.L. Verbeelen: Prevention of anaphylactoid reactions to high-flux membrane dialysis and ACE inhibitors by calcium. Nephrol. Dialys. Transplant. 9 (1994) 87

49 Velez, R.L., T.D. Woodward, W.L. Henrich: Acetate and bicarbonate hemodialysis in patients with and without autonomic dysfunction. Kidney int. 26 (1984) 59

50 Weber, H., C. Schwarzer, H.K. Stummvoll, G. Joskowics, A. Wolf, K. Steinbach, F. Kaindl: Chronic hemodialysis: high risk patients for arrhythmias? Nephron 37 (1984) 180

51 Wehle, B., H. Asala, J. Castenfors, D. Fürst, A. Grahn, B. Gunnarson, S. Shaldon, J. Bergström: The influence of dialysis fluid composition on the blood pressure response during dialysis. Clin. Nephrol. 10 (1978) 62

52 Wizemann, V., W. Kramer, T. Funke, G. Schütterle: Dialysis-induced cardiac arrhythmias: fact of fiction? Nephron 39 (1985) 356

53 Wizemann, V., W. Kramer, J. Thormann, M. Kindler, G. Schütterle: Cardiac arrhythmias in patients on maintenance hemodialysis. Contr. Nephrol. 52 (1986) 42

13 Störungen des Elektrolythaushaltes bei Hämodialyse *

E. W. Young und F. K. Port

In diesem Kapitel werden Elektrolytstörungen bei der Hämodialyse behandelt. Elektrolytstörungen, die bei der Peritonealdialyse und Hämofiltration auftreten, werden an anderer Stelle diskutiert.

Elektrolytstörungen vor der Dialyse oder durch ungenügende oder hocheffektive Dialyse

Meist verschlechtert sich im Verlauf einer Langzeitdialysebehandlung die Nierenfunktion, und der Patient entwickelt allmählich eine Anurie. Deshalb können beim chronisch niereninsuffizienten Patienten jederzeit Störungen des Elektrolythaushaltes auftreten; besonders deutlich wird dies dann, wenn der Patient eine oder zwei Dialysebehandlungen aussetzen muß oder wenn wegen technischer Mängel die Dialysebehandlung wenig effektiv war. Andererseits kann die Dialysebehandlung durch wiederholte Überkorrektur auch zu Störungen führen, die meist nach der Dialyse auftreten, aber gelegentlich auch schon vor der Dialyse beobachtet werden. Beispiele dafür sind z.B. Hypokaliämie, Hypophosphatämie und Hyperkalzämie; diese Störungen werden im allgemeinen mit einer hocheffektiven Dialyse- oder Diätbehandlung in Zusammenhang gebracht. Sie werden in den folgenden Unterabschnitten gesondert diskutiert.

Elektrolytstörungen während normaler Dialysebehandlung

Obschon die Dialysebehandlung eingesetzt wird, um akkumulierte Stoffwechselprodukte zu entfernen und Flüssigkeits- und Elektrolytstörungen zu beseitigen, kann sie gelegentlich aus verschiedenen Gründen auch zu Störungen des Elektrolythaushaltes führen:

- Unerkannte Elektrolytstörungen können durch die Dialyse aufgedeckt werden. Bei Patienten mit einem normalen Kaliumspiegel im Serum kann z.B. die Dialyse eine Azidose korrigieren und damit eine Hypokaliämie als Zeichen eines Gesamtkörper-Kaliummangels verursachen.

- Die Zusammensetzung des Standarddialysats entspricht nicht immer den individuellen Bedürfnissen des Dialysepatienten. Patienten, die z.B. Alkalose, Hypokaliämie oder Hypophosphatämie aufweisen, müssen zur Vermeidung von Komplikationen während der Dialyse entweder eine zusätzliche Behandlung erhalten oder mit einem spezifischen Dialysat dialysiert werden.
- Störungen des Elektrolythaushaltes können durch fehlerhaft zusammengesetzte Dialysate ausgelöst werden. Bei einer hocheffektiven Dialyse wird diese Gefahr noch erhöht. Zur Vermeidung von Fehlern bei der Zusammensetzung des Dialysats hat sich die Überwachung der elektrischen Leitfähigkeit – sie gibt Aufschluß über die Gesamtionenkonzentration des Dialysats – als wirksam erwiesen. Alle Fehler können damit aber nicht vermieden werden (32). Mit der elektrischen Leitfähigkeit kann der Gehalt der einzelnen Elektrolyte nicht bestimmt werden. So kann z.B. im Zusammenhang mit dem Hartwassersyndrom eine Hyperkalzämie auftreten, weil durch fehlerhafte Wasseraufbereitung zusätzliches Calcium in das Dialysat gelangt, das die Hyperkalzämie während der Dialysebehandlung auslöst (62). Deshalb sollte bei unerklärlichen Elektrolytstörungen während der Dialyse immer eine Probe des einfließenden Dialysats analysiert werden.

Diese Untergruppen dialyseinduzierter Störungen des Elektrolytstoffwechsels werden in den folgenden Abschnitten gesondert behandelt.

Störungen des Natrium- und Wasserhaushaltes

Während der Hämodialyse wird unter Ausnutzung des hydrostatischen Drucks durch die Ultrafiltration ein Flüssigkeitsentzug erreicht. Wenn nötig, kann durch intravenöse Infusion einer 0,9%igen Kochsalzlösung Flüssigkeit zugeführt werden.

Mechanismen des Natriumtransfers

Beim Diffusionsprozeß der Hämodialyse berücksichtigt man im allgemeinen

- die Auswirkungen der Plasmaproteine und der Lipide auf den Plasmawassergehalt,
- den Donnan-Effekt (47).

Das Zusammenwirken dieser beiden Mechanismen kann im folgenden Beispiel demonstriert werden: Bei einem

---

* Teile dieses Kapitels erscheinen auch in: Kokko, J., L.R. Tannen: Fluids and Electrolytes, 3. Aufl. Saunders, Philadelphia 1996.

Patienten mit normalen Gesamtprotein- und -lipidwerten und einer Plasmanatriumkonzentration von 140 mmol/l wurde die Natriumkonzentration im Plasmawasser auf ungefähr 149 mmol/l errechnet. Der Donnan-Effekt, der durch elektrische Kationenbindung an die Proteine zustande kommt, setzt die für die Diffusion (Dialyse) verfügbare Natriumkonzentration auf 142–143 mmol/l herab. Demnach sollte unter diesen Umständen ein isonatriämisches Dialysat 142–143 mmol/l enthalten.

So ist die Ultrafiltration, wenn sie unmittelbar vor oder nach der Dialyse durchgeführt wird, ungefähr isoton. Tatsächlich entsprechen die Elektrolytkonzentrationen des reinen Ultrafiltrats eher denen des Plasmas als denen des Plasmawassers (109, 182). Dieser Umstand würde für die Anwendbarkeit des Donnan-Effektes sowohl auf die Diffusion als auch auf den konvektiven Transport sprechen.

Neuere Untersuchungen (93, 94) haben aber gezeigt, daß die Plasmanatriumkonzentration in einem großen Bereich der Plasmaproteinkonzentration gleichbleibt; dies würde bedeuten, daß der Proteinanteil des Plasmas nicht natriumfrei ist. Diese Entdeckung würde erklären, warum das proteinfreie Ultrafiltrat in etwa die gleiche Natriumkonzentration aufweist wie das Plasma. In unabhängigen Untersuchungen wurde das Ultrafiltrat-Plasma-Verhältnis der Natriumkonzentration, das für das oben erwähnte Beispiel mit 1,02 errechnet wurde, mit 0,993 angegeben (93, 152).

Wegen des niedrigen Natriumgradienten zwischen Dialysat und Plasma ist eine Bestimmung der Natriumclearance schwierig. Sie scheint aber etwa gleich hoch zu sein wie die Kreatininclearance. Das Natrium wird bei der Dialyse vorwiegend durch die Ultrafiltration entzogen; jeder Liter Flüssigkeit, der entfernt wird, enthält Natrium in etwa derselben Konzentration wie das Plasma. Die Versuche, die durch Dialyse ohne Ultrafiltration entfernten Natriummengen zu messen, sind mit großen Fehlern behaftet, denn der Unterschied zwischen der einfließenden und der ausfließenden Dialysatnatriumkonzentration ist nur gering, die Messungsmethoden eher ungenau und der Multiplikationsfaktor für das Dialysatvolumen, das ungefähr 120 l pro Dialysebehandlung beträgt, sehr groß (64).

Bei stabilen Hämodialysepatienten muß die Natriumzufuhr während der Dialyseintervalle mit der durch die isotone Ultrafiltration entfernten Menge übereinstimmen. Kimura u. Gotch (72, 98) haben für Natrium und Volumen die Anwendung eines kinetischen Modells vorgeschlagen. Bei den meisten Langzeitdialysepatienten reguliert sich die Natriumbilanz von selbst, weil nach der Einnahme von Salz Durst zu Flüssigkeitszufuhr führt und die Ultrafiltration bei der nächsten Dialyse mit dem Erreichen des Trockengewichtes das überschüssige Natrium entfernt.

Störungen des Volumens

In der Zeit zwischen den Dialysen kommt es zu einer Salz- und Wasserretention. Das Ausmaß der Retention ist abhängig von der residualen Nierenfunktion und dem Befolgen von Diätvorschriften.

Wird während der Dialyse nur ungenügend Flüssigkeit entzogen, so ist dies im allgemeinen auf ein fehlerhaftes Einstellen oder eine unkorrekte Anzeige des Transmembrandruckes, auf den teilweisen Ausfall der Dialysemembran oder auf zu große Mengen intravenöser Infusionen, die zur Behandlung einer Hypotonie verabreicht werden, zurückzuführen. Überwässerung kann nach und nach auch dadurch entstehen, daß der Patient durch Anorexie fettfreies Körpergewicht verloren hat, das alte postdialytische Gewicht aber unkorrekterweise immer noch als Trockengewicht angenommen wird. Dieses Beispiel weist darauf hin, wie wichtig es ist, für jeden Patienten das gewünschte postdialytische Gewicht regelmäßig zu bestimmen und nachzutragen.

Während der Dialyse kommt es oft zu einem Volumendefizit im Intravasalraum. Es entsteht im allgemeinen durch eine übermäßige Ultrafiltration entweder absoluter oder relativer Art. Im ersten Fall liegt das postdialytische Gewicht des Patienten unter seinem Trockengewicht, im zweiten macht ein schwerer Volumenüberschuß beim Patienten eine beschleunigte Ultrafiltration während einer kurzen Hämodialysebehandlung nötig, und das Gleichgewicht aus dem Flüssigkeitsanteil des Extrazellulärraumes, z. B. Aszites oder Ödeme, wird nur teilweise wiederhergestellt. In beiden Fällen ist sowohl das intravasale Volumen als auch der pulmonale Kapillardruck abnorm erniedrigt. Ein Volumenmangel kann folgende Gründe haben:

- zu niedrige Einschätzung des Trockengewichts nach einer echten Gewichtszunahme des Patienten;
- falsche Berechnung des für die Dialyse eingesetzten Transmembrandruckes;
- Anstieg des Transmembrandruckes während der Dialysebehandlung;
- obligatorische Ultrafiltration trotz eines minimalen Transmembrandrucks bei einem Patienten, der vor der Dialyse keinen oder nur geringgradigen Volumenüberschuß aufweist;
- eine interne oder externe Blutung, oft durch Heparinisierung verstärkt.

Während der Dialyse kann aus allen oben erwähnten Gründen, die zum Volumenmangel führen, auch ein niedriger Blutdruck entstehen, der aber gelegentlich vor Erreichen des Trockengewichtes auch ohne Volumenmangel auftritt (Tab. 13.1). Gründe, die zu diesem Zustand führen, sind:

- niedriges Herzminutenvolumen, hervorgerufen durch urämische Toxine, chronische Hypervolämie, High-output-Herzversagen bei ungewöhnlich großem Shuntvolumen, Koronararteriosklerose oder Herztamponade (192);
- ungenügende vaskuläre Rückkoppelung als Folge einer autonomen Neuropathie (97, 130), vorwiegend bei Diabetikern;
- Medikamente, die gegen Hochdruck verabreicht werden;
- die gefäßerweiternden Auswirkungen von Acetat (3, 99);

Tabelle 13.1 Hypotonie während der Dialyse

Unter dem Trockengewicht
Prädialytischer Volumenmangel
Akuter Blutverlust (Auswirkung des Heparins)
Fehlerhafter Druck
- zu hoher Transmembrandruck
- zu hoher Venendruck
- Fehler im Überwachungssystem des Venen- oder Dialysatdruckes

fehlerhafte Berechnung der Ultrafiltrationsrate
Veränderungen der Membraneigenschaften
- Dialysatorwechsel
- neue Chargen von Dialysatoren

Normales Trockengewicht oder darüber
Schnelle Ultrafiltration
- bei übermäßiger Gewichtszunahme
- bei Kurzzeitdialyse

Autonome Neuropathie
- Diabetes mellitus
- urämische Neuropathie
- β-Blocker und andere Antihypertensiva

Gefäßerweiterung
- Auswirkung des Acetats
- Sepsis
- Überempfindlichkeitsreaktionen
- nitrathaltige Medikamente, Antihypertensiva
- bei schlechtem Ansprechen auf Adrenalin

Flüssigkeitsverschiebungen
- Dialyse mit niedrigem Dialysatnatrium
- Dialyseaszites
- Ödeme

Kardiologische Ursachen
- Perikarditis
- Herztamponade
- Koronarerkrankungen
- Myokardiopathie
- verminderte Herzkontraktilität
- Herzrhythmusstörungen

- eine Dialyse mit niedrigem Dialysatnatrium, die zu Flüssigkeitsverschiebungen in den Intrazellulärraum führt (27, 201);
- Nahrungsaufnahme während der Dialyse (190) oder unbekannte Gründe (119).

In diesen Fällen sollte der Kliniker untersuchen, ob eine Herztamponade oder andere Gründe für eine Hypotonie vorliegen. Für manche Patienten mit niedriger Herzmuskelreserve hat sich die intradialytische Therapie mit gefäßaktiven Medikamenten, wie z. B. Dopamin, als hilfreich erwiesen.

Störungen der Osmolalität

Die *effektive* Osmolalität ist bei Niereninsuffizienz im allgemeinen normal. Die *gemessene* Plasmaosmolalität dagegen ist durch den Harnstoff, der sich auf das gesamte Körperwasser verteilt und im Steady state keine osmotischen Auswirkungen zeigt, oft erhöht. Andere lösliche Substanzen, die sich während des Nierenversagens ansammeln, tragen nur geringfügig zur gemessenen Osmolalität bei. Deshalb bestimmen sowohl bei Urämie als auch bei anderen Erkrankungen vor allem die Plasmanatrium- und die Plasmaglucosekonzentration die effektive Osmolalität.

Wenn während der Hämodialyse die Blutharnstoffkonzentration sehr schnell abfällt, kann der Harnstoff osmotisch wirksam werden. Ein geringfügiger postdialytischer Wiederanstieg (rebound) der Blutharnstoffkonzentration, der unmittelbar nach der Dialyse beobachtet wird, wurde von einigen Autoren als verzögerter transzellulärer Austausch von Harnstoff gedeutet; der Harnstoffausgleich zwischen intra- und extrazellulärer Flüssigkeit geschieht bei der regulären Hämodialyse aber sehr rasch. Ein besonders starker Harnstoffrebound wurde nach der High-flux-Hämodialyse beobachtet (185). Trotz dieses durch den Harnstoff herbeigeführten Abfalls der gemessenen Plasmaosmolalität soll die Dialyse die effektive Osmolalität im Normalbereich halten oder sie normalisieren. Die Osmolalität des Dialysats ist abhängig von der Natriumkonzentration, die im allgemeinen im Bereich zwischen 132 und 145 mmol/l liegt. Die Glucosekonzentration beeinflußt die Osmolalität des Dialysats ebenfalls; klinisch ist Glucose wegen des Glucosemetabolismus aber weniger relevant.

Die Natriumbilanz ist vorwiegend vom Ultrafiltrat abhängig. Ein Dialysat mit hoher Natriumkonzentration führt zu höherer Flüssigkeitsaufnahme in den Dialyseintervallen, da es das Durstzentrum stimuliert. Deshalb ist die prädialytische Serumnatriumkonzentration etwa gleich hoch wie nach der Dialysebehandlung mit einem Dialysat mit niedriger Natriumkonzentration (25). Die Nettoverschiebungen von Natrium sind bei hypo- und hpyernatriämischen Dialysen etwa gleich (25), und der Natriumentzug ist dadurch, daß die Ultrafiltration angewendet werden muß, zum größten Teil selbstregulierend.

Hyponatriämie

Der unbeabsichtigte Gebrauch eines Dialysats mit erheblich erniedrigter Natriumkonzentration ist sehr ungewöhnlich, denn ein falsches Mischverhältnis von Konzentrat und Wasser muß gleichzeitig mit einem defekten Leitungsmesser oder Alarmsystem auftreten. Die Entwicklung eines frühen und schweren Disäquilibriumsyndroms wurde bei Dialysatnatriumkonzentrationen von 110–125 mmol/l beobachtet (70, 195, 219). Eine noch stärkere Reduktion der Dialysatnatriumkonzentration führt zu einer akuten Hämolyse. Wegen der akuten Hyperkaliämie und Hypoxie kann die Hämolyse lebensgefährlich sein (181, 186). Die Notmaßnahmen zur Behandlung einer hypotonen Hämolyse erfordern das Abklemmen des venösen Schlauches, die Behandlung mit Sauerstoff, die Vorbereitung eines neuen Dialysators und Dialysats zur raschen Dialysebehandlung der Hyperkaliämie und meistens die Verabreichung von Bluttransfusionen. Freies Wasser in großen Mengen kann bei Dialysepatienten zur Hyponatriämie führen. Bei den Dialysepatienten besteht ein höheres Hyponatriämierisiko als bei nicht dialysierten Patienten, da diese Patienten das freie Wasser ausscheiden. In einer Untergruppe von Dialysepatienten wurde auch ein verstärktes Durstgefühl beobachtet (126). Mit Hilfe der Hämodialyse können freies Wasser sowie osmotisch wirksame Medikamente, wie z. B. Sorbit oder Mannit, entfernt werden.

Disäquilibriumsyndrom

Die klinischen Symptome beim Disäquilibriumsyndrom sind denen einer Hyponatriämie ähnlich. Es ist gekennzeichnet durch die häufiger auftretenden leichteren Symptome wie Übelkeit, Erbrechen, Muskelkrämpfe, Kopfschmerzen, Asterixis, myoklonische Zuckungen, Erregung und Verwirrung und die selteneren, aber gefährlichen Symptome wie Krampfanfälle, Psychose und Bewußtlosigkeit (160, 214). Gleichzeitig mit den klinischen Symptomen treten im EEG erhebliche Abweichungen auf, mit Vorherrschen von langsamen δ-Wellen, paroxysmalen Entladungen und Spike-wave-Wellen. Diese unspezifischen Abweichungen sind symmetrisch und bilden sich im allgemeinen innerhalb von wenigen Stunden nach Beendigung der Dialysebehandlung zurück oder verschwinden ganz. Diese Rhythmusänderungen ähneln den Abweichungen, die man bei einer schweren Urämie beobachtet, und werden meist als metabolisch oder nichtspezifisch bezeichnet. Dennoch ist der Verlauf der Veränderungen des EEG-Musters während der Dialyse charakteristisch und steht im Zusammenhang mit den klinischen Symptomen (160); allerdings hat man auch schon eine Verschlechterung im EEG ohne klinische Symptome beobachtet.

Durch die Anwendung von hohen Natriumkonzentrationen im Dialysat (140–145 mmol/l) (160) oder durch die Infusion einer hypertonen Kochsalzlösung (3–5 %) kann man auch dialysebedingte Symptome, wie z. B. Muskelkrämpfe, vermeiden. Klinische Beobachtungen weisen darauf hin, daß Natrium eine wichtige Rolle bei der Entwicklung des Dialysedisäquilibriumsyndroms spielt. Bei der Anwendung von Dialysat mit einem niedrigen Natriumgehalt (70, 195, 219) und der Behandlung von hyperosmolaren Zuständen (54) hat man festgestellt, daß die Reduktion der Plasmanatriumkonzentration oder der Plasmaosmolalität zur Verschlechterung des neurologischen Befundes führt.

Bei Risikopatienten mit stark erhöhter Blutharnstoffkonzentration kann das Disäquilibriumsyndrom durch Erhöhung des Dialysatnatriums (160), durch kürzere und häufigere Dialysebehandlung (122) oder durch Verminderung der Clearancerate vermieden werden. Der Zusatz anderer osmotischer Wirkstoffe wie z. B. Glucose (112, 178), Mannit (178) oder Glycerin (14) zum Dialysat hat keine breite Anwendung gefunden. Für Mannit (169) und Glucose (173) wurden die Gefahren größerer osmolarer Veränderungen bei der nachfolgenden Routinehämodialyse beschrieben. Wendet man bei Risikopatienten Mannit intravenös an, so muß dessen verlängerte Halbwertszeit – beim Nierenversagen etwa 2 Tage – berücksichtigt werden.

Tabelle 13.2 Disäquilibriumsyndrom

Verstärkende Faktoren
Rasche Veränderungen des Blutharnstoffs
- hoher prädialytischer Blutharnstoff
- hohe Dialysatorclearance

Senkung des Natriumspiegels
- niedrige Dialysatnatriumkonzentration
- hohe prädialytische Plasmanatriumkonzentration

Reduktion von anderen osmotischen Wirkstoffen
- prädialytische Hyperglykämie
- vorangegangene Behandlung mit Mannit

Differentialdiagnose
- fehlerhaftes Dialysat (Ca, Na, pH)
- schnelle Korrektur einer schweren Azidose
- übermäßige Ultrafiltration
- Dialyseenzephalopathie (Dialysedemenz)
- intrakraniale Blutung (Heparin)
- Nebenwirkung von Medikamenten
- psychotische Reaktion
- Herzrhythmusstörung

Obschon die Verschlechterung von neurologischen Beschwerden während der Hämodialyse meistens auf ein Dialysedisäquilibrium zurückzuführen ist, müssen andere wichtige Syndrome, die ein Disäquilibrium vortäuschen können, ausgeschlossen werden (Tab. 13.2). Die Dialyseenzephalopathie (Dialysedemenz) ist in ihrem Frühstadium nicht leicht von einem Dialysedisäquilibrium zu unterscheiden, und zwar vor allem deshalb, weil sowohl die klinischen als auch die EEG-Befunde sich mit jeder Dialyse verschlechtern können (5). Bei fortschreitender Dialyseenzephalopathie werden die EEG-Abnormalitäten ausgeprägter, und die charakteristischen Anzeichen wie Grimassieren, Stottern und Demenz werden deutlicher. Diese Störungen wurden mit Aluminium in Verbindung gebracht, weil in der weißen Hirnmasse hohe Konzentrationen davon gefunden wurden (5). Die positive Korrelation von Anzeichen einer Dialyseenzephalopathie und großen Mengen Aluminium im Dialysat, die aus unbehandeltem Wasser stammen, läßt vermuten, daß Aluminium in der Tat der auslösende Faktor ist (5, 52, 179). Auch unsere eigenen Beobachtungen unterstützen diese Theorie, denn wir fanden keine Anzeichen für Enzephalopathie, bevor unserem Wasser Aluminium zugefügt wurde. Als dann die Stadtwerke dem Wasser das oberflächenentspannende Aluminium zufügten, stiegen diese Komplikationen sprunghaft an, um wieder völlig zu verschwinden, als wir dem Wasser das Aluminium durch Entionisierung entzogen (179). Sporadisch treten Enzephalopathiefälle auf, die mit der Einnahme von aluminiumhaltigen Phosphatbindern oder mit der Freisetzung von Aluminium aus den Redy-Patronen in Verbindung gebracht werden (158).

Andere dialysebedingte reversible Störungen des Zentralnervensystems werden durch bestimmte Medikamente verursacht (172). Es ist wichtig, subdurale Hämatome oder andere intrazerebrale Blutungen zu erkennen, denn sie können ohne offensichtliches Trauma auftreten und erfordern dringend eine neurochirurgische Behandlung (111). Manchmal täuschen Herzrhythmusstörungen Grand-mal-Anfälle vor (83). Auch die Hyperkalzämie kann eine akute Enzephalopathie auslösen (176).

Leichte Symptome, die auf ein Dialysedisäquilibrium hinweisen, korrelieren mit einer gesteigerten Komplementaktivierung durch die Dialysemembran (78) (s. auch Kap. Dobbelstein, Zentrale und periphere neurologische Störungen, S. 219).

Hypernatriämie

Eine Hypernatriämie, die während der Dialyse auftritt, ist meistens auf ungewöhnlich hohe Natriumkonzentration im Dialysat zurückzuführen. Lackenschweiger u. Zimmerman (106) berichten von einer Dialyseabteilung, bei der irrtümlicherweise während eines Monats ein Dialysat verwendet wurde, das 154 mmol/l Natrium enthielt. Außer einer leichten Gewichtszunahme und einem geringen Anstieg des Blutdrucks wurden keine Symptome festgestellt. Der Zusammenhang von Dialysatnatriumkonzentrationen von über 145 mmol/l und verstärktem Durst, der zu Gewichtszunahmen in den Dialyseintervallen führt, begrenzt daher die bekannten Vorteile einer hypernatriämischen Dialysebehandlung, wie sie zur Vermeidung des Dialysedisäquilibriums (160) und von Muskelkrämpfen (91) angewandt wird. Deshalb sollte das Dialysenatrium in einem Bereich zwischen 140 und 145 mmol/l ausgewählt werden, mit etwas höheren Konzentrationen für Patienten mit Disäquilibriumstörungen. Bei 6 Hämodialysepatienten, die irrtümlich mit einem Dialysat, das 174 mmol/l Natrium enthielt, behandelt wurden, beobachteten wir innerhalb von 30 Minuten nach Beginn der Dialyse bei den meisten Patienten das Auftreten von starkem Durst, Übelkeit und Erbrechen, so daß die Behandlung abgebrochen wurde (163). Noch höhere Natriumkonzentrationen führen zu Krämpfen, zu Bewußtlosigkeit und zum Tod (114, 138). Treten bei der Dialysebehandlung einer Hypernatriämie Symptome des Disäquilibriums auf, so muß die Dialyse mit einem Dialysat, das 140 bis 150 mmol/l Natrium enthält, oder mit erniedrigter Clearance durchgeführt werden.

Wiederholte intravenöse Infusion von hypertoner Kochsalzlösung (3–10%), die zur Behandlung von dialysebedingten Muskelkrämpfen verordnet wurde, kann zu deutlicher postdialytischer Hypernatriämie und Durst führen.

Beabsichtigte Veränderungen des Dialysatnatriums

Maeda u. Mitarbeiter (118) haben vorgeschlagen, den Natriumgehalt des Dialysats alle 45 bis 60 Minuten in einem Bereich von 180–130 mmol/l zu verändern, um eine bessere Clearance aus dem Intrazellulärbereich zu erreichen. Man hat bei dieser Behandlung keine klinischen Symptome in bezug auf eine Hypo- bzw. Hypernatriämie beobachtet. Der durch diese Methode erreichte Anstieg der Clearance ist aber nur gering. Dumler u. Mitarb. (51) verwandten während der ersten 3 Stunden der Dialyse mit Ultrafiltration ein hohes Dialysatnatrium von 150 mmol/l und in der 4. Stunde eine niedrige Natriumkonzentration von 130 mmol/l ohne Ultrafiltration. Es scheint, daß durch diese Methode dialyseabhängige Symptome, vor allem Blutdruckabfall (166), weniger häufig auftreten und gleichzeitig der verstärkte Durst, der nach einer hypernatriämischen Dialyse auftritt, in Grenzen gehalten werden kann.

Störungen des Kaliumstoffwechsels

Hyperkaliämie

Bei Patienten mit Nierenversagen besteht die ständige Gefahr einer Hyperkaliämie, zum einen wegen der täglichen Kaliumaufnahme mit der Nahrung, zum anderen wegen der Pufferung der extrazellulären Wasserstoffionen durch Austausch gegen intrazelluläres Kalium. Bei Patienten, die katabolen Belastungen ausgesetzt sind (z.B. Fieber oder nach chirurgischem Eingriff) und Patienten mit akutem Nierenversagen trägt der Hypermetabolismus, der sowohl Kalium als auch Wasserstoffionen freisetzt, zusätzlich zur Hyperkaliämie bei. Außerdem ist bei Patienten mit chronischer Niereninsuffizienz der extrarenale Kaliumhaushalt beeinträchtigt (10). Deshalb tritt die Hyperkaliämie bei Dialysepatienten relativ häufig auf, sollte aber wenn möglich auf eine prädialytische Plasmakaliumkonzentration von weniger als 6 mmol/l begrenzt werden. In diesem Bereich verursacht die Hyperkaliämie keine Symptome und im allgemeinen auch keine EKG-Veränderungen. Bei Patienten in einem Langzeitdialyseprogramm bestimmt man am besten nach den Wochenenden den prädialytischen Kaliumspiegel, denn dieser Wert dürfte im wöchentlichen, durch die Dialyse verursachten Auf und Ab der Plasmakaliumkonzentrationen der höchste sein. Gleichzeitig sollte durch Bestimmung der Blutgase oder des Gesamt-CO_2 kontrolliert werden, ob eine Azidämie besteht. Auch bei Patienten mit Diabetes mellitus besteht eine erhöhte Hyperkaliämiegefahr, denn bei ihnen ist der Kaliumtransport in die Zellen gestört. Zusätzlich kann die Glucosebelastung bei gleichzeitigem Insulinmangel eine Hyperkaliämie auslösen (139). Ein begleitender Hypoaldosteronismus erhöht die hyperkaliämische Reaktion auf eine Kaliumbelastung durch Einschränkung der Kaliumaufnahme in die Zellen und der Sekretion in den Dickdarm (19). So bedeutet bei einem Diabetes mellitus oder bei einer Azidose eine Hyperkaliämie nicht unbedingt einen Anstieg des Gesamtkörperkaliums. Die Maßnahmen sollten vor allem darauf abzielen, die zugrundeliegenden Störungen mit Insulin bzw. mit Natriumbicarbonat zu behandeln. Medikamente gegen Bluthochdruck, wie z.B. Converting-enzyme-Inhibitor und β-Blocker, können die Hyperkaliämie verstärken, während die Calciumkanalblocker beim Patienten mit chronischer Niereninsuffizienz die Kaliumausscheidung fördern (196). Es stehen verschiedene therapeutische Methoden zur Verfügung, um die Zellen zu veranlassen, vermehrt

Kalium aufzunehmen und damit die extrazelluläre Kaliumkonzentration zu senken. Beim Hämodialysepatienten hat sich zur Senkung des Plasmakaliums eine Infusion von Glucose und Insulin als nützlich erwiesen (21). Die Verabreichung von Albuterol durch Inhalation oder intravenöse Applikation führt bei ungefähr 80% der Hämodialysepatienten zum raschen Abfall der Plasmakaliumkonzentration (7, 8, 134). Bei Dialysepatienten hat sich die Infusion von Bicarbonat oder Adrenalin zur Senkung von extrazellulärem Kalium dagegen als nicht sehr wirksam erwiesen (21). Ein erhöhtes Gesamtkörperkalium sollte durch Begrenzung der Kaliumzufuhr und ausreichende Kalorienzufuhr vermieden werden, besonders bei hyperkatabolen Patienten. Bei akutem Nierenversagen kann eine extrem niedrige Kaliumzufuhr durch kaliumfreie parenterale Nahrungszufuhr erreicht werden. Bei stabilen Dialysepatienten können die Diätvorschriften in bezug auf das Kalium gelockert werden, und die Kaliumaufnahme kann von niedrigen 40 auf 60–70 mmol pro Tag erhöht werden. Bei einem Gesamtkörperkaliumüberschuß kann man das Kalium auf drei verschiedene Arten entfernen:

- durch perorales Verabreichen eines Kationenaustauschers mit Abführmitteln, wie z.B. Sorbit oder Mineralöl,
- durch die Dialyse,
- bei Patienten, die auf Diuretika ansprechen, durch stark erhöhte Diurese.

Bei der 3mal in der Woche durchgeführten Hämodialyse muß das entfernte Kalium mit der in den Dialyseintervallen mit der Nahrung aufgenommenen Menge übereinstimmen. Eine hohe Katabolismusrate setzt zusätzliches Kalium durch Zelluntergang frei und erfordert deshalb erhöhte Dialyseraten, um die Kaliumbilanz aufrechtzuerhalten. Die Kaliumclearance ist ähnlich wie die Kreatininclearance und relativ niedrig im Vergleich zur Molekülgröße (108). Die Kaliumeliminationsrate hängt vom Gradienten zwischen Plasma und Dialysat ab. Die kommerziellen Dialysatlösungen enthalten zwischen 0 und 3 mmol/l und können durch Zusatz einer bekannten Menge Kaliumchlorid in das Dialysat oder ins Konzentrat verändert werden. Meist werden bei der Langzeitdialyse Dialysatlösungen benutzt, die 1 oder 2 mmol/l enthalten. Kaliumfreie Dialysate werden wegen eines postdialytischen Hypokaliämie- und Arrhythmierisikos selten angewandt. Bei Patienten, die Digitalispräparate erhalten oder bei denen ein Arrhythmierisiko besteht, sollten große Plasmakaliumschwankungen und eine Hypokaliämie durch den Gebrauch von einem Dialysat, das 3–3,5 mmol/l Kalium enthält, vermieden werden (137). Dies erfordert aber strengere Diätvorschriften oder die orale Einnahme eines Kationenaustauschers.

In Abhängigkeit vom Dialysator und vom Kaliumkonzentrationsgradienten werden während der Hämodialyse im Mittel zwischen 70 und 150 mmol Kalium entfernt (55). Beträgt z.B. die Kaliumkonzentration im Plasma vor der Dialyse 6 mmol/l und wird diejenige nach der Dialyse mit 4 mmol/l angenommen, so kann man die Kaliumentfernung während einer 4stündigen Hämodialyse durch Einsetzen einer Kreatininclearance von 140 ml/min und einem Dialysatkalium von 2 mmol/l bestimmen (das arithmetische Mittel der Plasmakonzentration von 5 mmol/l übersteigt das wahre exponentielle Mittel nur geringfügig):

$(5,0 - 2,0)$ mmol/l $\cdot$ 0,140 l/min $\cdot$ 240 min = 101 mmol/l.

Wenn ein Natriumprofil angewandt wird, um während der Behandlung die Natriumkonzentration im Dialysat sequentiell von hyperton auf normal umzustellen, wird das entfernte Kalium nicht gemessen (59).

Während der Dialyse mit einem Dialysat mit niedrigem Kaliumgehalt sinkt der Plasmakaliumspiegel deutlich. Die Reduktion ist höher bei Patienten mit einer Hyperkaliämie als bei Patienten, die vor der Dialyse normale Kaliumwerte aufweisen (55). Bei einer prädialytischen metabolischen Azidose wird die Plasmakaliumkonzentration während der Dialyse durch Korrektur dieser Azidose deutlich stärker gesenkt (135). Außerdem bewirkt ein Dialysat, das 11 mmol/l (200 mg/dl) Glucose enthält, eine Glucosezufuhr und deshalb ein zusätzliches Eindringen von Kalium in die Zellen (223). Nach der Beendigung einer hocheffizienten Hämodialyse muß 1–3 Stunden danach mit einem Anstieg der Plasmakaliumkonzentration um 0,5–1 mmol/l gerechnet werden, wenn während der Dialyse eine merkliche Veränderung des Plasmakaliums stattgefunden hat (55). Dieses „Rebound"-Phänomen wird auf verschiedene Faktoren zurückgeführt, z.B. auf den Ausgleich des Intrazellulär- und Extrazellulärpools, auf den Metabolismus akkumulierter Anionen und auf die Beendigung der Glucosebelastung aus dem Dialysat. Um Veränderungen in der Plasmakaliumkonzentration zu untersuchen, wurde deshalb ein Zweipoolmodell vorgeschlagen (199). Es ist aber schwierig vorauszusagen, wie hoch die postdialytischen Kaliumwerte sein werden. Besonders bei Patienten mit einer schweren prädialytischen Hyperkaliämie muß der Kliniker deshalb die postdialytischen Kaliumwerte mit Vorsicht interpretieren. Das Bestimmen der Plasmakaliumkonzentration nach dem Reboundphänomen (d.h. etwa 2–3 Stunden nach der Dialyse) ergibt realistischere Resultate.

Bei Dialysepatienten kann die Hyperkaliämie, mit oder ohne erhöhtes Gesamtkörperkalium, durch exogene und endogene Kaliumbelastung auftreten (Tab. 13.3). Eine Verminderung der glomerulären Filtrationsrate macht sich im allgemeinen an der Reduktion der täglichen ausgeschiedenen Urinmenge bemerkbar. Die Dialyseclearance kann durch verschiedene Faktoren herabgesetzt sein (Tab. 13.4). Bei weniger offensichtlichen Fällen kann der Befund einer niedrigen Dialysatharnstoffclearance oder eine Senkung von unter 50% von den prä- zu den postdialytischen Blutharnstoffwerten zur Beweisführung herangezogen werden. Die Kaliumclearance ist wegen des geringen Plasma-Dialysat-Gradienten und wegen der pH-Schwankungen während der Dialyse weniger genau. Die durch die Rezirkulation des dialysierten Blutes verursachte Beeinträchtigung der Clearance kann aber nicht erkannt werden, wenn die Clearance (z.B. von Harnstoff) nur durch den Blutfluß (Q_B) und durch Blutentnahmen aus den

Tabelle 13.3 Erhöhter Kaliumspiegel bei Dialysepatienten

Erhöhte Kaliumbelastung
Exogen
- mit der Nahrung: Protein, Obst, Tee, Kaffee, Schokolade, Nüsse, Gemüse, Milch, Kartoffeln
- Medikamente: Penicillin, Kochsalzersatz, Bluttransfusionen

Endogen
- Fieber
- chirurgische Eingriffe
- Gewebsnekrosen
- Hämolyse

Verminderter Kaliumentzug
- Fortschreiten des Nierenversagens zur Anurie
- hohes Dialysatkalium
- verminderte Dialyseclearance (Tab. 13.4)

Verschiebung von intrazellulärem Kalium
Azidose
- erhöhte Wasserstoffionenbelastung: diätetisch (Protein), Hyperkatabolismus, niedrige Dialyseclearance
- erhöhter HCO_3-Verlust: Durchfall (auch Kaliumverlust)

Insulinmangel
Hyperaldosteronismus
Converting-enzyme-Inhibitor
β-Blocker

Unechte Hyperkaliämie

Tabelle 13.4 Ursachen für eine reduzierte Dialyseclearance

Verlust von wirksamer Dialysatoroberfläche
- teilweise Blutkoagula im Dialysator
- Lufteinschlüsse im Blutkompartiment
- Lufteinschlüsse im Dialysatkompartiment
- Protein oder Blutrückstände in wiederverwendeten Dialysatoren

Verminderte Dialysat- oder Blutdurchflußraten
- Pumpe zu langsam eingestellt
- Rezirkulation von dialysiertem Blut
- Blutpumpe undicht, zu schwach eingestellt
- Blutpumpenschläuche mit zu geringem Durchmesser
- ungenügende Entlüftung des Dialysats

Kaltes Dialysat

arteriellen (A) und den venösen (V) Schläuchen bestimmt wird. Zur Bestimmung der Rezirkulationsrate (Q_R) wird zusätzlich eine Blutprobe aus dem Blutstrom (S), die man einer peripheren Vene entnimmt, benötigt. Danach kann man folgende Formel anwenden (indem man z. B. die Harnstoffkonzentrationen einsetzt):

$$\text{Rezirkulation (\%)} = Q_R/Q_B = (S-A)/(S-V)$$

Eine 50%ige Rezirkulation setzt die Clearance um fast die Hälfte herab. Bei einer effizienten Behandlung sollte die Rezirkulation nur etwa 5–10% betragen (149).

Die tägliche Akkumulation von Wasserstoffionen in den Dialyseintervallen führt oft zu einer Azidose und im Zusammenhang damit zu einer Hyperkaliämie, bei einem relativ geringen Anstieg des Gesamtkörperkaliums. Die tägliche Wasserstoffansammlung aus Nahrungsmitteln kann durch übermäßige Proteineinnahme oder durch Katabolismus verstärkt werden; beides führt auch zum Anstieg der Kaliumbelastung. Zur Vermeidung einer Hyperkaliämie bei Patienten mit einer persistenten prädialytischen metabolischen Azidose hat sich die orale Verabreichung von Natriumbicarbonat (30–60 mmol/Tag) als nützlich erwiesen. Bei Dialysepatienten ist häufig die übermäßige Zufuhr von Protein oder anderen kaliumhaltigen Nahrungsmitteln der Grund für eine Hyperkaliämie. Deshalb spielt die regelmäßige Diätberatung eine wichtige Rolle bei der Nierenersatztherapie.

Die Hyperkaliämie wirkt sich vor allem auf Herz und Muskeln aus. Bei Hämodialysepatienten wurde eine ziemlich gute Korrelation zwischen Plasmakaliumkonzentration und EKG-Veränderungen gefunden (63). Gelegentlich treten aber auch bei schwerer Hyperkaliämie keine EKG-Veränderungen auf. Bei diesen Fällen weist nur eine allgemeine Muskelschwäche auf die lebensbedrohliche Hyperkaliämie hin.

Hypokaliämie

Die Hypokaliämie tritt bei Dialysepatienten sehr viel seltener auf. Der induzierte Plasmakaliumabfall während der Dialyse ist weniger ausgeprägt, wenn die Plasmakaliumkonzentration vor der Dialyse relativ niedrig war (55). Bei Patienten mit Kaliummangel kann die Dialyse die Hypokaliämie aber verschlimmern und zu zum Teil lebensgefährlichen Arrhythmien führen. Im allgemeinen bestehen für den Gesamtkörperkaliummangel begünstigende Faktoren (Tab. 13.5). Bei Patienten, die vor der Dialyse normale Kaliumwerte und eine Azidose aufweisen, besteht während der Dialyse selbst dann, wenn ein Dialysat mit einer ziemlich hohen Kaliumkonzentration von 3–5 mmol/l eingesetzt wird, die Gefahr einer ausgeprägten Hypokaliämie. Obschon sich das Gleichgewicht zwischen Plasma- und Dialysatkalium im allgemeinen einstellt, kann sich der Ausgleich der Azidose verstärkend auswirken, besonders weil der Kaliumgradient nur gering ist. Wiegand u. Mitarb. berichten von 5 Patienten, deren Kalium im Serum während der Dialyse unter den Wert des Dialysats abfiel (226). Diese Beobachtung wurde mit dem niedrigen Gradienten und dem damit verbundenen geringen Übertritt von Kalium ins Plasma sowie der Korrektur der Azidose erklärt, die einen Gesamtkörperkaliummangel aufdeckte. Diese Patienten nahmen nur etwa 20–60 mmol Kalium aus dem stark kaliumhaltigen Dialysat auf, während das Bicarbonat um 5–14 mmol/l anstieg. Ward u. Mitarb. konnten nachweisen, daß bei der Hämodialyse die Kaliumeliminationsrate für Acetat- und Bicarbonatdialysat trotz unterschiedlichem pH-Verlauf etwa gleich hoch ist (222). Zusätzlich kann es durch die Glucosebelastung durch das Dialysat zu einer Verschiebung von Kalium in die Zellen kommen. Diese Hypothese wird durch die Beobachtung erhärtet, daß mit glucosefreiem Dialysat signifikant mehr Kalium entfernt wird als mit einem Dialysat, das 11 mmol/l (200 mg/dl) Glucose enthält (222). Wathen u. Mitarb. (223) stellten

Tabelle 13.5 Erniedrigter Kaliumspiegel bei Dialysepatienten

Verminderte Kaliumzufuhr
- exogen: niedrigere Kaliumaufnahme
- endogen: verstärkter Anabolismus

Erhöhter Kaliumentzug
- kaliumfreies Dialysat
- Verbesserung der Nierenfunktion
- Diurese
- chronische Diarrhö, Abführmittelabusus
- Erbrechen
- Verordnung von Ionenaustauschern

Verschiebungen in den Intrazellulärraum
- Korrektur der Azidose während der Dialyse
- Dialysat mit hohem Bicarbonatgehalt
- glucosehaltiges Dialysat, Hyperalimentation, Insulingaben
- Mineralocorticoidgaben

fest, daß während einer 4stündigen Dialyse und bei der Anwendung eines Dialysats, das 11 mmol/l (200 mg/dl) Glucose enthält, 60 g Glucose aufgenommen werden. Andere Gründe, die zu einer Hypokaliämie und zu Kaliummangel führen, sind in Tab. 13.5 aufgeführt.

Die Bestimmung sowohl der prädialytischen Plasmakaliumkonzentration als auch des Säure-Basen-Status ist also für die Diagnose eines Gesamtkörperkaliummangels äußerst wichtig. Am besten ersetzt man das Kalium bei azidotischen Patienten intravenös oder oral, weil der Gradient zwischen dem Dialysat- und dem Plasmakalium für einen wirksamen Kaliumaustausch meistens zu gering ist. Um den Kaliumaustausch während der Dialyse in etwa abschätzen zu können, multipliziert man das Produkt von Dialysat- und Plasmakaliumgradient mit der Dialysatorclearance für Kreatinin. Nimmt während der Dialyse der Gradient ab, so wird auch der Kaliumaustausch niedriger. Durch wiederholtes Messen des Plasmakaliums kann man sowohl eine Hypokaliämie während der Dialyse als auch einen Reboundanstieg nach der Dialyse erkennen (55, 135).

Störungen des Säure-Basen-Haushaltes

Prinzipien der Wiederherstellung des Säure-Basen-Gleichgewichts

Ein Ziel jeder Dialyse ist es, das Säure-Basen-Gleichgewicht wiederherzustellen, und dies bedeutet meist eine Korrektur der urämisch-metabolischen Azidose. Deshalb müssen im Dialysat zur Neutralisation der im Dialyseintervall akkumulierten Wasserstoffionen genügend Basen zur Verfügung stehen. Beim gesunden Erwachsenen beläuft sich die Wasserstoffproduktion pro Tag auf 60–80 mmol (ca. 1 mmol/kg). Sie ist bei stabilen Langzeitdialysepatienten etwa gleich hoch, wenn im Tagesverlauf 1,0–1,2 g/kg Körpergewicht Protein aufgenommen werden (110). Nach Gotch u. Mitarb. (73) ist das Verhältnis zwischen Wasserstoffionenproduktion und Proteinkatabolismusrate (PCR) ziemlich konstant und beträgt im Mittel 0,77, multipliziert mit der PCR. Eine Einschränkung der Eiweißzufuhr vermindert also die Wasserstoffionenproduktion. Auf der anderen Seite steigt die Wasserstoffionenproduktion an, wenn ein Hyperkatabolismus auftritt (Tab. 13.6), wie dies z. B. bei akutem Nierenversagen oder bei Fieber der Fall ist, oder wenn der Dialysepatient zusätzlich mit einer anderen Krankheit oder einer Operation belastet wird. Der Hyperkatabolismus muß daher erkannt und durch eine adäquate Zugabe von Kalorien behandelt werden. Kritisch kranke Patienten benötigen 8000 bis 13000 kJ (2000–3000 kcal) pro Tag (128) und mindestens 20 g essentielle Aminosäuren oder 40 g einer Aminosäuremixtur (104).

Für hyperkatabole Patienten und für Patienten mit erhöhtem Bicarbonatverlust müssen während der Dialyse größere Mengen an Bicarbonat oder entsprechende Basen zur Verfügung stehen als für stabile Dialysepatienten, die keine prädialytische Azidose aufweisen. Trotz dieser unterschiedlichen Bedürfnise wird die Dialysatlösung in bezug auf Bicarbonat oder andere gleichwertige Basen kommerziell nur in einigen wenigen Konzentrationen hergestellt.

Die Anionenclearances für Bicarbonat, Acetat und Lactat sind ähnlich und liegen im gleichen Bereich wie die Kreatininclearance (161). Eine direkte Entfernung von Wasserstoffionen durch die Dialyse spielt wegen der geringen Konzentration im Blut keine bedeutende Rolle. Bei niedrigen Plasmabicarbonatkonzentrationen verlieren die Patienten weniger Bicarbonat und erhalten daher wegen des größeren Nettogradienten zwischen Plasma und Dialysat mehr Basen als Patienten ohne prädialytische Azidose. Daher führt der Nettogradient zwischen dem Plasma- und dem Dialysatcarbonat zu einer gewissen Selbstregulierung in bezug auf die Verfügbarkeit von Basen, die sich nach den Bedürfnissen des Patienten richtet (1). Bestätigt wurde diese Hypothese in einer plazebokontrollierten Studie, die die Auswirkungen einer täglichen oralen Natriumcitratgabe untersuchte: Trotz relativ hoher Dosen (1,3 mmol/kg/Tag) waren nach 6 Wochen die postdialytischen Serumbicarbonatwerte kaum erhöht (203).

Tabelle 13.6 Azidose bei Dialysepatienten

Erhöhter Wasserstoffionengewinn oder Bicarbonatverlust
- Hyperkatabolismus
- erhöhte Eiweißaufnahme
- Verluste über den Gastrointestinaltrakt: Abführmittel, Diarrhö, Enterostomie
- diabetische Ketoazidose

Verminderter Wasserstoffionenverlust oder Bicarbonatgewinn
- verminderte Dialyseclearance (Tab. 13.4)
- ungenügende Pufferkapazität des Dialysats
- Nichteinnahme von verordnetem Bicarbonat ($NaHCO_3$)

Respiratorische Azidose
Hypoventilation während der Dialyse

Das Dialysat enthält entweder Bicarbonat oder Acetat. Während vieler Jahre war Acetat üblich, weil es die Herstellung eines Dialysatkonzentrats erlaubt, in dem die bivalenten Kationen nicht ausfallen (132). Diese Zusammensetzung erlaubt daher eine problemlose Versendung der Konzentrate, die dann für den Gebrauch nur noch mit aufbereitetem Wasser auf die gewünschte Konzentration verdünnt werden müssen. Durch den Einbau des ionisierten Acetats als Acetyl-CoA setzt jedes Mol Acetat ein Mol (Äquivalent) Bicarbonat frei.

Das Bicarbonatdialysat dagegen muß entweder unmittelbar vor Gebrauch im gesamten oder proportional und kontinuierlich aus zwei verschiedenen Behältern – der eine enthält Natriumbicarbonat und der andere die Chloridsalze von Natrium, Calcium und Magnesium – gemischt werden. Zwar erfordert die Bicarbonatlösung eine kompliziertere Mischtechnik, sie stellt aber die physiologische Base zur Verfügung und ist zur Zeit das bevorzugte Dialysat (20, 45). Wichtige Eigenschaften des Acetat- und Bicarbonatdialysats werden in der Folge beschrieben.

Acetatdialyse

Das dem Patienten durch das Dialysat zugeführte Acetat wird rasch in das Acetyl-CoA eingebaut und wandelt damit CO_2 in Bicarbonat um. Das Acetat wird dann weiter umgewandelt, und zwar vorwiegend im Krebs-Zyklus. Während der Hämodialyse steigt das Plasmaacetat von einem Normalwert von weniger als 1 mmol/l auf 5 mmol/l an; manchmal werden auch Werte von bis zu 9 mmol/l erreicht (213, 225). Für dieselbe, aufs Körpergewicht bezogene Acetattransferrate zeigt jede Verschiebung des Steady-state-Acetatspiegels eine Veränderung in der metabolischen Clearancerate an. Eine starke Hyperazetämie und niedrige Bicarbonatwerte wurden vor allem bei relativ großer Dialysatoroberfläche im Verhältnis zu einem niedrigen Körpergewicht des Patienten beobachtet (92, 145, 161). Man spricht in diesem Falle von einer Acetatintoleranz (145) und weist damit auf eine Ähnlichkeit mit der Glucoseintoleranz hin. Eine Hyperacetämie trat jedesmal dann auf, wenn die Rate des Acetattransfers aus dem Dialysat die maximale Acetatmetabolismusrate des Patienten überstieg (Abb. 13.1). Der Gesunde kann bis zu ungefähr 300 mmol Acetat pro Stunde verarbeiten, während urämische Patienten nur etwa 210–245 mmol pro Stunde verbrauchen können (212). Kritisch kranke und Patienten mit einem akuten Nierenversagen haben vermutlich eine niedrigere Acetatmetabolismusrate; dasselbe trifft wohl auch für kachektische Patienten zu, da der Acetatmetabolismus vorwiegend im Muskel stattfindet (116). Durch die Anwendung von Dialysatoren mit großer Oberfläche und hoher Durchflußrate kann es zu Acetatspiegeln kommen, die, bezogen auf das Körpergewicht, die maximale Metabolismusrate übersteigen, besonders dann, wenn die Acetatkonzentration des Dialysats ziemlich hoch ist (92, 145, 225). Deshalb bedeutet ein hoher Acetatspiegel nicht unbedingt eine Störung des Acetatmetabolismus. Bei den meisten Niereninsuffizienzpatienten ist die Metabolismusrate fast so hoch wie bei Gesunden (76, 212). Plas-

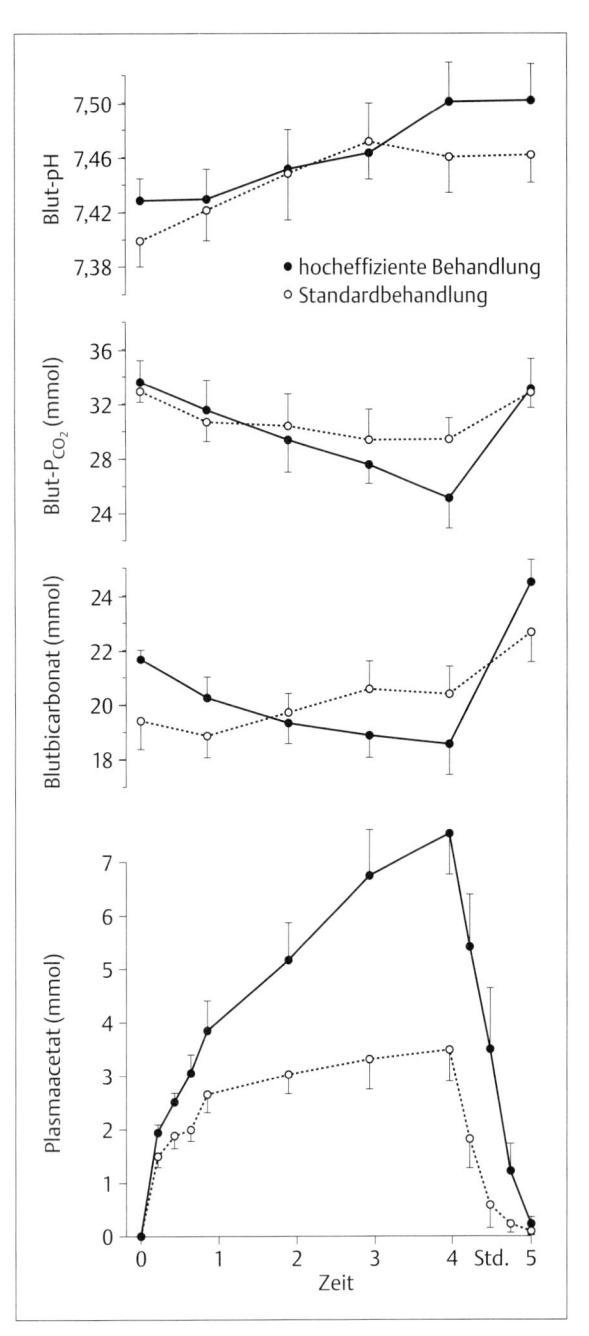

Abb. 13.1 Säure-Basen-Parameter und Plasmaacetatkonzentrationen während und nach der Hämodialyse bei Kindern (Standardbehandlung gestrichelte Linien, hocheffiziente Behandlung ausgezogene Linien). Die steigende Acetatkonzentration weist darauf hin, daß der Acetatübertritt bei der hocheffizienten Hämodialyse die metabolische Clearance übersteigt (aus Kaiser, B.A., D.E. Potter, R.E. Bryant, u.a.: Kidney int. 9 [1981] 70)

maacetatwerte von über 10 mmol/l wurden bei etwa 10% der Patienten beobachtet, die mit hochwirksamen (2,5 m²) Dialysatoren behandelt wurden (161). Diese hohen Werte sind nicht nur auf das Acetat allein, sondern auch auf seine Metaboliten, wie z.B. Acetoacetat (212), zurückzuführen, und meist normalisieren sie sich während der ersten Stunde nach der Hämodialyse.

Säure-Basen-Veränderungen werden im Frühstadium der Acetathämodialyse durch einen Abfall der Bicarbonat- und CO_2-Werte angezeigt, während der arterielle pH-Wert unverändert bleibt oder leicht ansteigt (92, 75, 213). Diese frühen Veränderungen sind durch den Übertritt von Bicarbonat und CO_2 aus dem Blut ins Dialysat und die Akkumulation von Acetat aus dem Dialysat im Blut zu erklären. Der Abfall des arteriellen Bicarbonats ohne nennenswerte pH-Veränderungen läßt auf eine überlagerte respiratorische Alkalose schließen. Diese Alkalose ist auf einen CO_2-Verlust in das Dialysat (187) und nicht auf eine Hyperventilation zurückzuführen. In der ersten Stunde der Hämodialyse wurde eher eine Hypoventilation und eine arterielle Hypoxämie beobachtet (187, 213).

Nach Abschluß der Hämodialysebehandlung tritt ein Anstieg der Plasmabicarbonatkonzentration auf, der über 2 Stunden anhält (75, 92). Dieser verspätete Anstieg von Bicarbonat wird durch den Abbau von akkumuliertem Acetat und Acetoacetat verursacht (212). Bei der Anwendung einer hochwirksamen Dialyse sind diese Veränderungen noch ausgeprägter (92).

Die Hypoxämie, die vorwiegend in der ersten Stunde der Hämodialyse auftritt, ist bei der Acetatdialyse ausgeprägter als bei der Bicarbonatdialyse (46, 142). Verschiedene Mechanismen kommen für das Auftreten einer hämodialyseinduzierten Hypoxämie in Frage: Sherlock u. Mitarb. machen den Verlust von CO_2 in das Dialysat für die dialyseinduzierte Hypoventilation verantwortlich (187). Diese Theorie wird dadurch erhärtet, daß beim Durchleiten von CO_2 durch das Dialysat eine Besserung der Hypoxämie erreicht werden konnte (15). Bis jetzt konnte noch nicht genau geklärt werden, was für eine Rolle diese Faktoren im einzelnen beim P_{O_2}-Abfall spielen.

Es wurden verschiedene klinische Auswirkungen beschrieben, die auf die Acetatdialyse zurückzuführen sind (Tab. 13.7). In einer Doppelblindstudie (75) und bei anderen Untersuchungen (24, 89, 107, 124, 150, 188, 200) stellte man fest, daß Übelkeit, Erbrechen, Schwindel, Kopfschmerzen und postdialytische Müdigkeit bei der Acetatdialyse signifikant häufiger auftreten als bei der Bicarbonatdialyse. Diese Symptome sind ähnlich wie diejenigen beim Dialysedisäquilibriumsyndrom und haben auch ähnliche EEG-Veränderungen (81). Die Plasmaacetatwerte scheinen nicht mit der Symptomatologie (212) oder mit einem Blutdruckabfall (125) zu korrelieren. So haben wir am Ende der Dialyse bei Patienten, die die Dialyse ohne erkennbare Symptome überstanden hatten, Acetatwerte von 10–21 mmol/l gefunden (161). Außerdem wird die Acetatdialyse häufiger mit einer Hypotonie in Verbindung gebracht als die Bicarbonatdialyse (167). Einige Autoren haben festgestellt, daß bei der Acetatdialyse größere Mengen intravenöse Flüssigkeit verabreicht werden müssen und daß das postdialytische Gewicht höher liegt als bei der Bicarbonatdialyse (75, 200), und zwar auch dann, wenn die Dialysatnatriumkonzentration relativ hoch ist (85); andere Studien konnten diese Befunde aber nicht bestätigen (23, 216). Pagel u. Mitarb. (153) konnten den Effekt des Plasmaacetats von demjenigen der Blut-pH-Veränderungen trennen, indem sie die Auswirkungen der Acetatdialyse mit denen der Bicarbonatdialyse und der Dialyse mit einem kombinierten Acetat-Bicarbonat-Dialysat beim selben Patienten verglichen. Enthielt das Dialysat sowohl Acetat als auch Bicarbonat, wurden ein Abfall des Blutdruckes und psychische Störungen beobachtet: sie traten signifikant häufiger auf als bei der Bicarbonatdialyse, und das, obschon die pH- und Bicarbonatschwankungen bei der kombinierten Bicarbonat-Acetat-Dialyse in etwa gleich waren wie bei der Bicarbonatdialyse.

Somit muß das Acetat allein für einen Teil der bei der Dialyse auftretenden Symptomatologie verantwortlich gemacht werden. Es ist aber schwierig, die Mechanismen im einzelnen aufzudecken. Wahrscheinlich hängen sie mit verschiedenen acetatinduzierten Auswirkungen zusammen:

- Die Gefäßerweiterung (3) mit einer deutlichen Reduktion des peripheren Gefäßwiderstandes kann zu niedrigem Blutdruck führen, ehe der ganze Flüssigkeitsüberschuß entfernt worden ist.
- Man hat vermutet, daß Acetat die myokardiale Funktion herabsetzt (100, 180); neuere klinische Untersuchungen haben aber gezeigt, daß sowohl Bicarbonat als auch Acetat die Funktion des normalen Myokards verbessern (11, 131) während die Funktion des geschwächten linken Ventrikels durch Acetat herabgesetzt wird (113).
- Die im Anfangsstadium der Dialyse auftretende Hypoxämie ist bei der Acetatdialyse stärker ausgeprägt (46, 131, 142, 213) und ist möglicherweise für eine niedrigere klinische Toleranz verantwortlich.
- Die Hypokapnie ruft möglicherweise durch zentrale Mechanismen eine Gefäßerweiterung hervor (80).
- Im Gegensatz zur Bicarbonatdialyse führt die Acetatdialyse zur Verschlechterung der bereits bestehenden Azidose, und eine Korrektur stellt sich nur langsam nach der Dialyse ein.

Zur Klärung der erwähnten Mechanismen werden noch weitere Untersuchungsergebnisse benötigt (217).

Tabelle 13.7 Auswirkungen des Acetas bei hocheffizienter Hämodialyse

- häufigeres Auftreten von Übelkeit, Erbrechen, Kopfschmerzen, Müdigkeit während der Dialyse
- unterschiedlich erhöhte Acetat-, Acetoacetat- und β-Hydroxybutyratwerte im Plasma während der Dialyse
- Absinken der Bicarbonat- und P_{CO_2}-Spiegel und des pH-Wertes während der Dialyse und Wiederanstieg nach der Dialyse
- Hypoxämie während der Dialyse
- Blutdruckabfall, der die Ultrafiltration auch über dem Trockengewicht hemmt
- periphere Gefäßerweiterung
- Verschlechterung der Myokardfunktion
- möglicherweise chronischer Basenmangel

Möglicherweise spielt auch ein übermäßiger, durch das Acetat begünstigter ATP-Abbau bei einigen Dialysebeschwerden eine wichtige Rolle (210).

Die Gesamtbilanz der Basen pro Dialyse wurde von verschiedenen Autoren bestimmt (92, 212, 217, 218) und mit ungefähr 200 mmol bei einem Bicarbonatverlust von 406–987 mmol und einem Acetatgewinn von 649–1197 mmol angegeben. Diese Bilanz würde einen ausreichenden Nettobasengewinn ergeben, um den interdialytischen Zuwachs von 50–75 mmol Wasserstoffionen pro Tag auszugleichen. Bei hocheffizienten Acetatdialysen kann es trotzdem zu einem leichten kumulativen Basendefizit kommen. Untersuchungen von Ward. u. Wathen (220, 221) scheinen die Vermutung zu bestätigen, daß nach der Langzeitacetatdialyse ein großes Basendefizit auftreten kann. Diese Autoren haben nachgewiesen, daß die prädialystischen Bicarbonatspiegel noch lange Zeit, nachdem der Patient auf die Bicarbonatdialyse umgestellt worden war, konstant blieben, aber dann nach Wochen oder Monaten anstiegen und eine Reduktion der Dialysatbicarbonatkonzentration nötig machten. Wahrscheinlich werden nach dem allmählichen Auffüllen des Basendefizits, das durch die Acetatdialyse entstanden ist, weniger Basen benötigt. Bei Patienten, die vor der Dialyse ständig erniedrigte Bicarbonatwerte aufweisen, scheint sich die orale Verabreichung von zusätzlichem Natriumbicarbonat oder -citrat bei fortwährender Acetatdialyse (203) oder die Umstellung auf die Bicarbonatdialyse günstig auszuwirken. Große Ultrafiltrationsvolumina führen zu zusätzlichen Bicarbonatverlusten und tragen dadurch zu der prädialytischen Azidose bei (24).

Störungen des Calciumstoffwechsels

Mechanismen des Calciumtransfers und Prinzipien der Therapie

Der Calciumtransfer durch die Dialysemembran hängt vorwiegend von der Dialysatclearance und dem Konzentrationsgradienten zwischen Dialysat und Plasma ab. Die Clearance wird mit 60–70% der Dialysatharnstoff-Clearance angegeben (205). Eine simultane starke Ultrafiltration führt zu erhöhten Calciumverlusten; die Höhe der Verluste berechnet sich aus dem Ultrafiltrationsvolumen, multipliziert mit der Konzentration des diffundierbaren Calciums. Der diffundierbare Anteil am gesamten Serumcalcium beträgt bei Dialysepatienten ungefähr 60%, d. h., er ist etwas höher als normal (227). Er ist geringgradig höher als der Spiegel des ionisierten Calciums (33, 144). Mehrere Untersuchungen haben gezeigt, daß bei einer Dialysatkonzentration von 1,4–1,5 mmol/l (5,6–6,0 mg/dl) kein signifikanter Nettotransfer stattfindet (67, 227), daß es aber wegen eines Calciumverlustes ins Ultrafiltrat zu einer negativen Calciumbilanz kommen kann. Eine höhere Dialysatkonzentration von 1,6–1,7 mmol/l (6,5–7,0 mg/dl) erbringt eine positive Calciumbilanz (67). Untersuchungen, die sich mit der Gesamtkörpercalciumbilanz beschäftigt haben, bestätigen diese Befunde: Bei Patienten, die mit einem Dialysat behandelt worden waren, das 1,5 mmol/l Calcium enthielt, trat ein Nettoverlust von Calcium auf (44); wurde aber ein Dialysat mit 2 mmol/l angewandt, führte dies zu einem kumulativen Gewinn (44). Zusätzlich haben Röntgen- und Photoabsorptionsstudien diese Befunde bestätigt (22, 35, 170). Das Anheben der Dialysatcalciumkonzentration von 1,7 auf 2 mmol/l (7 auf 9 mg/dl) brachte für Patienten, die an Osteodystrophie litten, keine weiteren Verbesserungen (48). Die zusätzliche Behandlung mit einem aktiven Vitamin-D-Metaboliten mit dem Ziel, eine positive Calciumbilanz zu erreichen, ist zur Senkung des Parathormons (PTH) wirkungsvoller als der positive Calciumtransfer allein (26), und sie scheint die ordnungsgemäße Mineralisierung der Knochen zu begünstigen (123).

Mehrere Untersuchungen haben gezeigt, daß bei Dialysepatienten das Calciumcarbonat ein wirksamer Phosphatbinder ist (86, 136, 194). Aluminiumhydroxid sollte statt Calcium eingesetzt werden, wenn das Calcium-Phosphat-Produkt erhöht ist. Es werden auch Calciumcitrat und Calciumacetat eingesetzt. Allerdings erhöht das Calciumcitrat die Aluminiumaufnahme durch den Darm und sollte deshalb nicht mit aluminiumhaltigen Antazida verabreicht werden (133). Calciumacetat ist möglicherweise ein wirksamerer Phosphatbinder als Calciumcarbonat (174, 136, 194). Für eine optimale Phosphatbindung sollten die Calciumpräparate mit den Mahlzeiten gegeben werden. Diese Therapie birgt aber die Gefahr von Hyperkalzämie, Gewebsverkalkung und ungenügender Phosphatkontrolle (86, 136, 194, 197).

Einige Autoren haben vorgeschlagen, die Calciumkonzentration im Dialysat zu senken, um so diese Risiken zu vermeiden (117, 194). Nach Mactier u. Mitarb. (117) muß bei einigen wenigen Patienten die Calciumkonzentration im Dialysat auf 1,5 mmol/l (mg/dl) gesenkt werden; meistens genügt aber eine mittlere Konzentration von 1,63 mmol/l (6,5 mg/dl), um eine Hyperkalzämie oder ein hohes Calcium-Phosphat-Produkt zu vermeiden. Die Vorteile einer oralen Calciumtherapie anstelle der Aluminiumhydroxidbehandlung bestehen in der Senkung der Aluminiumwerte im Blut, im Herabsetzen der Aluminiumbelastung (86, 194), vermutlich im weniger häufigen Auftreten der osteomalazischen Aluminiumosteopathie und vielleicht in der Reduktion von anderen aluminiuminduzierten Beschwerden, wie z.B. Demenz (179) und Anämie (208). Über Vorteile und Risiken, die durch die Senkung der Dialysatcalciumkonzentration entstehen, hat auch Sherman berichtet (189).

Die Autoren sind der Meinung, daß bei Anwendung eines Dialysats mit niedriger Calciumkonzentration anstelle von aluminiumhaltigen, oral calciumhaltige Phosphatbinder gegeben werden können; die langzeitlichen Auswirkungen dieser Therapie auf den Calciumhaushalt und den Zustand der Knochen sind aber nicht klar.

Hyperkalzämie

Die Ursachen für eine Hyperkalzämie sind in Tab. 13.8 aufgeführt. Da nach der Dialyse mit einem Dialysat, das 1,7–2,0 mmol/l (7,0–8,0 mg/dl) Calcium enthält, häufig eine Hyperkalzämie auftritt, muß angenommen werden, daß dies eine ungünstige Konzentration ist. Im allgemeinen verläuft diese Hyperkalzämie asymptomatisch; es kann aber auch zu Übelkeit, Erbrechen und eventuell zu einem Hochdruck (229) oder einem dialysedemenzähnlichen Syndrom kommen (176). Man bezeichnet diese Auswirkungen auch als Hartwassersyndrom (49, 62), da durch unbehandeltes, hartes Wasser bis zu 2 mmol/l Calcium zusätzlich ins Dialysat gelangen können (49). Durch die Entionisierung oder die Umkehrosmose wird das Calcium aus dem Wasser entfernt. Beim Weichmachen des Wassers werden die Calciumionen durch Natriumionen ausgetauscht, wodurch die Natriumkonzentration auf unvorhersehbare Werte ansteigt.

Einige Dialysatproportionierungssysteme ermöglichen die Auswahl verschiedener Dialysatnatriumkonzentrationen, die dann aus demselben Konzentrat gemischt werden. Natürlich ziehen solche Veränderungen auch die Verschiebung von sämtlichen anderen im Dialysat enthaltenen Elektrolyten nach sich; dabei kann es zu einer Erhöhung des Calciums um bis zu 0,15 mmol/l (0,6 mg/dl) kommen. Eine solche Erhöhung genügt, um die postdialytische Hyperkalzämie zu verschlimmern.

Die orale Calciumgabe wird angewandt, um eine negative Calciumbilanz zu vermeiden, oder sie kommt, wie oben schon erwähnt, als intestinales Phosphatbindemittel zum Einsatz. Obschon beim chronischen Nierenversagen die Calciumabsorption gestört ist, kann es dennoch zu einer Hyperkalzämie kommen, vor allem dann, wenn gleichzeitig Vitamin D verabreicht wird oder wenn vor dem Essen große Mengen Calcium eingenommen werden, um eine gradientenabhängige, Vitamin-D-unabhängige, passive Absorption des Calciums herbeizuführen (155).

Hypokalzämie

Wie schon erwähnt, führt ein akutes oder chronisches Nierenversagen zu erniedrigten Serumcalciumwerten. Gründe für schwerere Formen der Hypokalzämie sind in Tab. 13.9 aufgeführt. Die Hämodialyse kann zum Abfall des ionisierten Calciums im Serum führen, wenn das Dialysat weniger als 1,4 mmol/l (5,6 mg/dl) Calcium enthält; die Calciumkonzentration vor der Dialyse ist aber wegen der erhöhten Stimulation der PTH-Sekretion und seiner Auswirkung auf das Calcium paradoxerweise höher als bei der Anwendung eines Dialysats mit 1,5–1,8 mmol/l (6,0–7,4 mg/dl) Calcium (60). Niedrige Calciumkonzentrationen im Dialysat führen wahrscheinlich auch zu einem leicht erniedrigten Blutdruck nach der Dialyse und sind dafür verantwortlich, daß während der Dialyse mehr Kochsalzlösung infundiert werden muß (117). Die kommerziellen Dialysatkonzentrate werden mit Calciumkonzentrationen im Bereich von 0–2 mmol/l (0–8 mg/dl) angeboten. Um die prädialytische Hypokalzämie zu beeinflussen, muß durch Substitution von oralem Calcium und/oder Vitamin-D-Analogen eine positive Calciumbilanz erreicht werden.

Die ausgeprägteste symptomatische Hypokalzämie wird nach der totalen Parathyreoidektomie bei schweren Knochenveränderungen im Rahmen des Hyperparathyreoidismus beobachtet. Außer einer Tetanie können dabei auch myokardiale Funktionsstörungen auftreten (48, 117). Um diese Komplikationen zu vermeiden, wird daher entweder die Zurücklassung eines Teiles einer Parathyreoidea oder die ektope Autotransplantation von Parathyreoidalgewebe empfohlen (140). Nimmt aber das restliche oder das transplantierte Gewebe seine Funktion nicht auf, so wird innerhalb von Stunden das enorme Defizit an Knochencalcium in Form des „Hungry-bone"-Syndroms sichtbar (27); es muß intravenös mit hohen Dosen Calcium und

Tabelle 13.8 Hyperkalzämie bei Dialysepatienten

Erhöhte Calciumzufuhr
Hohe Calciumaufnahme
 – $CaCO_3$-Behandlung
 – calciumhaltige Antazida
 – K/Ca-Ionenaustauscher
Erhöhte Calciumabsorption
 – Vitamin-D-Behandlung
 – erhöhte Empfindlichkeit bei Osteomalazie
 – chronische Aluminiumintoxikation
Dialyseinduzierte Calciumzufuhr
 – hoher Calciumgehalt im Dialysat
 – Hartwassersyndrom, Fehler bei der Wasseraufbereitung
 – modifiziertes Dialysat („hohes Natrium")

Calciummobilisierung
 – autonomer Hyperparathyreoidismus
 – Hypophosphatämie
 – Azidose
 – Abrieb von Silicon
 – Granulome (z. B. Tuberkulose)
 – Rhabdomyolyse (Heilungsphase)
 – Hypervitaminose A

Tabelle 13.9 Hypokalzämie bei Dialysepatienten

Erhöhter Calciumverlust
niedriges Dialysatcalcium
Steatorrhö

Erniedrige Calciumaufnahme
Übergang zu weniger Milchprodukten
zu niedrige Dosen von Calcium oder Vitamin D (Noncompliance)
Mangel an aktivem Vitamin D
niedrigere intestinale Absorption

Calciumverschiebungen
PTH-Resistenz
 – durch Urämie ausgelöst
 – durch Magnesiummangel ausgelöst
Parathyreoidektomie („hungry bone")
Hyperphosphatämie (akut)
Hypoalbuminämie (ionisiertes Calcium normal)
Alkalose (ionisiertes Calcium niedrig)

Vitamin-D-Analogen behandelt werden (36). Präoperativ verabreichtes $1,25(OH)_2D_3$ kann diese Komplikationen mildern (27).

Störungen des Magnesiumstoffwechsels

Prinzipien der Therapie

Die kommerziellen Dialysatlösungen enthalten zwischen 0 und 1,0 mmol/l Magnesium. Hohe Dialysatmagnesiumkonzentrationen werden empfohlen, wenn eine PTH-Suppression erreicht werden soll (129, 159). Wird aber durch ein hohes Dialysatcalcium eine positive Calciumbilanz erreicht, so zeigt sich durch den Wechsel von einer Dialysatmagnesiumkonzentration von 0,7 auf 1,2 mmol/l keine suppressive Wirkung auf das PTH (175). Die Dialysebehandlung mit sehr niedrigen Magnesiumkonzentrationen von 0,02 mmol/l im Dialysat wird gut vertragen, wobei der Magnesiumpool in den Erythrozyten und Knochen hoch bleibt (34). In der Absicht, das Risiko einer Aluminiumintoxikation zu verringern, wurde der Gebrauch von Dialysaten mit niedrigen Magnesiumkonzentrationen vorgeschlagen; auf diese Weise konnten anstelle von Aluminiumhydroxid magnesiumhaltige Phosphatbinder, wie z.B. Magnesiumcarbonat oder -hydroxid, verschrieben werden (4, 141). Mit einer solchen oralen Behandlung wurde die magnesiumfreie Dialyse gut vertragen (30, 147). Langzeitstudien lassen darauf schließen, daß einige Patienten einen Magnesiummangel, Muskelkrämpfe und ein erhöhtes PTH entwickeln (96); die meisten Patienten haben diese Probleme aber nicht (96, 147). Einige Patienten benötigen zum Ausgleich des Phosphatspiegels gleichzeitig mit dem Magnesium kleinere Mengen Aluminiumhydroxid (148). Die am häufigsten angewandten Dialysatkonzentrationen liegen zwischen 0,2 und 0,7 mmol/l Magnesium.

Hypermagnesiämie

Die Dialyse kann eine leichte Hypermagnesiämie aufrechterhalten, vor allem dann, wenn das Dialysat 0,7–1,0 mmol/l Magnesium enthält. Klinische Symptome werden im allgemeinen nur dann beobachtet, wenn die Plasmamagnesiumkonzentration 2 mmol/l übersteigt. Wie Tab. 13.10 zeigt, haben hohe Magnesiumspiegel verschiedene Ursachen. Die häufigste Ursache ist die Einnahme von magnesiumhaltigen Laxantien und Antazida (74). In einem Falle wurde über den Anstieg des Dialysatmagnesiums von 0,7 auf 1,5 mmol/l und gleichzeitigen Anstieg des Dialysatcalciums um 1,5 mmol/l (6 mg/dl) berichtet, was auf fehlerhaftes Funktionieren der Wasseraufbereitungsanlage zurückzuführen war (49). Dieser Anstieg löste Hochdruck, Diaphorese, Übelkeit, Erbrechen und Lethargie aus; es war aber schwierig zu unterscheiden, welche Symptome durch das Calcium und welche durch das Magnesium ausgelöst wurden. Chronische asymptomatische Hypermagnesiämie wurde für das Auftreten von Gewebsverkalkungen (28, 37) und von Osteodystrophie (4) verantwortlich gemacht. Es erscheint daher empfehlenswert, die Hypermagnesiämie zu vermeiden, selbst dann, wenn sie asymptomatisch verläuft.

Hypomagnesiämie

Die Hypomagnesiämie ist eine seltene Komplikation, denn ein magnesiumfreies Dialysat führt nur bei wenigen Patienten zu Magnesiummangel (34, 96) und meist nur dann, wenn noch andere Probleme, wie z.B. Urinverlust, vorangegangener Mangel und schlechte Absorption, hinzukommen.

Störungen des Phosphathaushaltes

Hyperphosphatämie

Die Dialyse soll im allgemeinen das Phosphat, das sich vorwiegend aus den drei folgenden Gründen angesammelt hat, entfernen:

- Die Einnahme großer Phosphatmengen mit der Nahrung führt zu intestinaler Absorption, die durch die verschriebenen Phosphatbinder nur teilweise verhindert wird.
- Durch einen Hyperparathyreoidismus wird Phosphat vom Knochen mobilisiert.
- Beim Hyperkatabolismus werden Zellen zerstört und Phosphat freigesetzt.

Um den Phosphatentzug zu beschleunigen, enthält das Standarddialysat kein Phosphat. Wie in Tab. 13.11 aufgeführt, sind die Gründe, die zu einer Hyperphosphatämie führen, die gleichen, wie sie auch bei nicht dialysierten urämischen Patienten auftreten, und hängen mit einer hohen Phosphataufnahme mit der Nahrung, mit einer erhöhten intestinalen Absorption bei der $1,25(OH)_2D_3$-Therapie (165) und verminderter Ausscheidung oder erhöhter endogener Freisetzung zusammen. Ist die Dialyseclearance ungenügend oder wird sie durch einen der in Tab. 13.4 aufgeführten Faktoren herabgesetzt, so wird die Hyperphosphatämie weiter verstärkt.

Für die meisten Dialysatoren beträgt die Phosphatclearance etwa 50–60% der Harnstoffclearance und wird vorwiegend durch die Membranoberfläche und die Ultrafiltration beeinflußt (230). Die Phosphatbilanz

Tabelle 13.10 Hypermagnesiämie bei Dialysepatienten

Erhöhte Aufnahme oder Absorption
- hohes Dialysatmagnesium
- Mg-Antazida
- Mg-Abführmittel
- hartes Wasser, Fehler bei der Wasseraufbereitung

Erniedrigte Ausscheidung
Fortschreiten des Nierenversagens zur Anurie

Erhöhte Freisetzung aus den Zellen
Rhabdomyolyse

Tabelle 13.11 Hyperphosphatämie bei Dialysepatienten

Erhöhte Aufnahme oder Absorption
- Diätveränderungen: mehr Milch- oder Eiweißprodukte
- verstärkte Therapie mit aktivem Vitamin D (Hyperabsorption von PO_4)
- PO_4-haltige Abführmittel oder Einläufe

Verminderter Verlust
- ungenügende Dosierung von PO_4-Bindern (Verträglichkeit)
- Fortschreiten des Nierenversagens zur Anurie
- niedrige Dialyseclearance (Tab. 13.4)

Erhöhte Freisetzung aus Knochen und Zellen
- Verschlechterung der Osteodystrophie durch Hyperparathyreoidismus
- Hyperkatabolismus (Fieber, Krämpfe, Rhabdomyolyse)
- Bettlägerigkeit

Tabelle 13.12 Hypophosphatämie bei Dialysepatienten

Erhöhter Verlust
- Erholung der Nierenfunktion
- verbesserte Dialysatorclearance

Niedrigere Aufnahme oder Absorption
- Diätveränderungen: weniger Milchprodukte
- höhere Dosen PO_4-Binder
- Erhöhung der $CaCO_3$-Dosen
- zusätzliche Verabreichung von Antazida

Erniedrigte Freisetzung aus Knochen und Zellen
- Heilung der renalen Osteodystrophie
- Anabolismus oder verminderter Katabolismus
- Mobilisation

ist klinisch wegen des großen intrazellulären Pools, der Veränderungen im Knochenturnover und der unvorhersehbaren Phosphatabsorption beim Gebrauch von Phosphatbindern nur sehr schwer zu ermitteln. Bis heute wurde nur ein Single-pool-Modell der Extrazellulärflüssigkeit vorgestellt, das trotz dieser Schwierigkeiten einigermaßen zuverlässig erscheint (206). Die Acetatdialyse bewirkt anscheinend größere postdialytische Anstiege (rebound) der Serumphosphatkonzentration als die Bicarbonatdialyse (18).

Die Mehrzahl der Hämodialysepatienten tendieren zu einer Hyperphosphatämie, vor allem dann, wenn der Knochenturnover durch den Hyperparathyreoidismus verstärkt wird (61). Dieser Umstand kompliziert die Behandlung, denn ein Anheben des Calciumspiegels mit dem Ziel, das PTH zu unterdrücken, kann die extraossäre Verkalkung beschleunigen. Man muß deshalb allen Ursachen, die zur Erhöhung des Serumphosphatspiegels beitragen, nachgehen (Tab. 13.11). Ist das Serumphosphat merklich erhöht (höher als 2,6–3,2 mmol/l = 8–10 mg/dl), wie dies bei akuter Rhabdomyolyse oder bei Patienten, die sich nicht an die verschriebenen Phosphatbinder oder Diät halten, vorkommt, so sollte zeitweilig ein Dialysat mit niedriger Calciumkonzentration (z. B. 1,5 mmol/l) verwendet werden, um eine Calciumaufnahme und metastatische Calciumausfällung während der Dialyse zu vermeiden.

Hypophosphatämie

Eine Minderheit von ungefähr 10% der Langzeithämodialysepatienten können schließlich nach der Heilung der renalen Osteodystrophie oder/und bei geringer Phosphateinnahme auf die orale Einnahme eines Phosphatbindemittels verzichten. Die Patienten entwickeln bei normaler Kost und dem Verzicht auf Antazida selten normale oder niedrige Serumphosphatspiegel (Tab. 13.12) (2, 157). Hyperalimentation oder Glucosezufuhr kann aber zu einem rapiden Abfall der Serumphosphatkonzentration führen (102). Einige Patienten scheinen eine Beeinträchtigung der intestinalen Phosphatabsorption zu haben (2); sie kann mit einem Vitamin-D-Mangel im Zusammenhang stehen. Die prädialytische Hypophosphatämie sollte aus zwei Gründen durch diätetische Maßnahmen oder durch Phosphatgaben reguliert werden.

- Die Hypophosphatämie könnte durch weiteren Phosphatentzug während der Dialyse symptomatisch werden.
- Durch Phosphatmangel könnte es zu einer Störung der Knochenmineralisation kommen (17).

Der von einigen Autoren vorgeschlagene Gebrauch eines phoshathaltigen Dialysats (157) ist unpraktisch, da er das Mischen der ganzen Lösung im voraus erfordert. Die oralen Phosphatgaben und eine Behandlung mit niedrigen Dosen Vitamin-D-Analogen sind meist ebenso wirksam (2).

Literatur

1 Ahmad, S., M. Pagel, J. Vizzo, B. H. Scribner: Effect of the normalization of acid base balance on post-dialysis plasma bicarbonate. Trans. Amer. Soc. artif. intern. Org. 26 (1980) 318–321
2 Ahmend, K. Y., Z. Varghese, M. R. Wills, E. Meinhard, R. K. Skinner, R. A. Baillod, J. F. Moorhead: Persistent hypophosphatemia and osteomalacia in dialysis patients not on oral phosphate binders: response to dihydrotachysterol therapy. Lancet 1976/II, 439–442
3 Aizawa, Y., T. Ohmori, K. Imai, M. Matsuoka, Y. Hirasawa: Depressant action of acetate upon the human cardiovascular system. Clin. Nephrol. 8 (1977) 477–480
4 Alfrey, A. C., N. L. Miller: Bone magnesium pools in uremia. J. clin. Invest. 52 (1973) 3019–3027
5 Alfrey, A. C., G. R. LeGendre, W. D. Kaehny: The dialysis encephalopathy syndrome: possible aluminium intoxication. New Engl. J. Med. 294 (1976) 184–188
6 Alfrey, A. C., C. C. Solomons, J. Ciricillo, N. L. Miller: Extraosseous calcification, evidence for abnormal pyrophosphate metabolism in uremia. J. clin. Invest. 57 (1976) 692–699
7 Allon, M., C. Copkney: Albuterol and insulin for treatment of hyperkalemia in hemodialysis patients. Kidney int. 38 (1990) 869–872
8 Allon, M., R. Dunlay, C. Copkney: Nebulized albuterol for acute hyperkalemia in patients on hemodialysis. Ann. intern. Med. 110 (1989) 713–717
9 Altman, P., S. Dodd, A. Williams, F. Marsh, J. Cunningham: Silicone-induced hypercalcemia in haemodialysis patients. Nephrol. Dialys. Transplant. 2 (1987) 26–29
10 Alvo, M., P. Krsulovic, V. Fernandez, A. M. Espnoza, M. Escobar, E. T. Marusic: Effect of a simultaneus potassium

and carbohydrate load on extrarenal K homeostasis in end-stage renal failure. Nephron 53 (1989) 133–137
11 Anderson, L.E., J.V. Nixon, W.L. Henrich: Effects of acetate and bicarbonate dialysate on left ventricular performance. Amer. J. Kidney Dis. 5 (1987) 350–355
12 Arieff, A.I., S.G. Massry, A. Barrientos, C.R. Kleeman: Brain water and electrolyte in uremia: effects of slow and rapid hemodialysis. Kidney int. 4 (1973) 177–178
13 Aireff, A.I., R. Guisado, S.G. Massry, V.C. Lazarowitz: Central nervous system pH in uremia and the effect of hemodialysis. J. clin. Invest. 58 (1976) 306–311
14 Arieff, A.I., V.C. Lazarowitz, R. Guisado: Experimental dialysis disequilibrium syndrome: prevention with glycerol. Kidney int. 14 (1978) 270–278
15 Aurigemma, N.M., N.T. Feldman, M. Gottlieb, R.H. Ingram jr., J.M. Lazarus, E.G. Lowrie: Arterial oxygenation during hemodialysis. New Engl. J. Med. 297 (1977) 871–873
16 Ayus, J.C., J.J. Olivero, H.J. Adrogue: Alkalemia associated with renal failure. Arch. intern. Med. 140 (1980) 513–515
17 Baker, L.R.N., P. Ackrill, W.R. Catell, T.C.B. Stamp, L. Watson: Iatrogenic osteomalacia and myopathy due to phosphate depletion. Brit. med. J. 1974/III, 150–152
18 Bazzato, G.U. Coli, S. Landini, A. Fracasso, R. Righetto, F. Scanferia, P. Morachiello: Removal of phosphate (Pi) by either bicarbonate dialysis or biofiltration in uremics. Int. J. artif. Org. 3 (1986) 35–38.
19 Bia, J.J., R.A. DeFronzo: Extrarenal potassium homeostasis. Amer. J. Physiol. 240 (1981) F257–F268
20 Bloembergen, W.E., F.K. Port: The acetate versus bicarbonate dialysis controversy. Int. J. artif. Org. 15 (1992) 693–696
21 Blumberg, A., P. Weidmann, S. Show, M. Gnadinger: Effect of various therapeutic approaches on plasma potassium and major regulating factors in terminal renal failure. Amer. J. Med. 85 (1988) 507–512
22. Bone, J.M., A.M. Davison, J.S. Robson: Role of dialysate calcium concentration in osteoporosis in patients on haemodialysis. Lancet 1972/I, 1047–1049
23 Borges, J.F., D.S. Fryd, A.A. Rosa, C.M. Kjellstrand: Hypotension during acetate and bicarbonate dialysis in patients with acute renal failure. Amer. J. Nephrol. 1 (1981) 24–30
24 Bosch, J.P., S. Glabman, G. Moutoussis, M. Belledonne, B. von Albertini, T. Kahn: Carbon dioxide removal in acetate hemodialysis, effect on acid base balance. Kidney int. 25 (1984) 830–837
25 Bosch, J.P., R. Ponti, S. Glabman, A. Lauer: Sodium fluxes during hemodialysis. Nephron 45 (1987) 86–92
26 Bouillon, R., R. Verberckmoes, P. deMoor: Influence of dialysate calcium concentration and vitamin D on serum parathyroid hormone during repetitive dialysis. Kidney int. 7 (1975) 422–432
27 Boyle, I.T., I. Fogelman, B. Boyce, J.E. Thomson, G.H. Beastall, W.B. McIntosh, I. McLennan: 1,25-hydroxy-vitamin D_3 in primary hyper-parathyroidism. Clin. Endocrinol. 7 (1977) 215–222
28 Brautbar, N., C.R. Kleeman: Disordered divalent ion metabolism in kidney disease: comments on pathogenesis and treatment. Advanc. Nephrol. 8 (1979) 179–205
29 Brautbar, N., J.H. Shinaberger, J.H. Miller, M. Nachman: Hemodialysis hypoxemia: evaluation of mechanism utilizing sequential ultrafiltration-dialysis. Nephron 26 (1980) 96–99
30 Breuer, J., C. Moniz, D. Baldwin, V. Parsons: The effects of zero magnesium dialysate and magnesium supplements on ionised calcium concentration in patients on regular dialysis treatment. Nephrol. Dialys. Transplant. 2 (1987) 247–350
31 Brown, D.J., J.K. Dawborn, K.N. Ham, J.M. Xipell: Treatment of dialysis osteomalacia with desferrioxamine. Lancet 1982/II, 343–345
32 Brueggemeyer, C.D., G. Ramirez: Dialysate concentrate: a potential source for lethal complications. Nephron 46 (1987) 397–398

33 Carny, S.L.: Ionized calcium concentration in maintenance hemodialysis patients. Clin. Nephrol. 38 (1992) 167–170
34 Catto, G.R.D., I.W. Reid, M. MacLeod: The effect of low magnesium dialysate on plasma ultrafiltrable, erythrocyte and bone magnesium concentration from patients on maintenance haemodialysis. Nephron 13 (1974) 372–381
35 Catto, G.R.D., M. MacLeod: Investigation and treatment of renal bone disease. Amer. J. Med. 61 (1976) 64–73
36 Clair, F., L. Leenhardt, A. Bourdea, J. Zingraff, D. Robert, C. DuBost, E.F. Sachs, T. Drueke: Effect of calcitriol in the control of plasma calcium after parathyroidectomy. A placebo-controlled study in chronic hemodialysis patients. Nephron 46 (1987) 18–22
37 Contiguglia, S.R., A.C. Alfrey, N.L. Miller, D.E. Runnels, R.Z. LeGeros: Nature of soft tissue calcification in uremia. Kidney int. 4 (1973) 229–235
38 Craddock, P.R., J. Fehr, A.P. Dalmasso, K.L. Brigha, H.S. Jacob: Hemodialysis leukopenia. Pulmonary vascular leukostasis resulting from complement activation by dialyzer cellophane membranes. J. clin. Invest. 59 (1977) 879–888
39 Cushner, H.M., J.B. Copley, J.S. Lindberg, C.J. Foulks: Calcium citrate, a nonaluminum-containing phosphate-binding agent for treatment of CRF. Kidney int. 33 (1988) 95–99
40. Davidson, W.D., S.J. Rorke, L. Guo, R. Morin: Comparison of acetate-1-^{14}C metabolism in uremic and nonuremic dogs. Amer. J. clin. Nutr. 31 (1978) 1897–1902
41 Davis, D.R.: Hypervitaminosis A, hypercalcemia and hemodialysis. West. J. Med. 139 (1983) 231
42 DeBaker, W.A., G.A. Verpooten, D.J. Borgonjon: Hypoxemia during hemodialysis: effect of different membranes and dialysate compositions. Kidney int. 23 (1983) 738–743
43 Delmez, J.A., C.A., Tindira, D.W. Windus et al.: Calcium acetate as a phosphorus binder in hemodialysis patients. J. Amer. Soc. Nephrol. 3 (1992) 96–102
44 Denney, J.D., D.J. Sherrard, W.B. Nelp, C.H. Chestnut, D.J. Bayling, R.I, Murano, G. Hinn: Total body calcium and long-term calcium balance in chronic renal disease. J. Lab. clin. Med. 82 (1973) 226–240
45 Diamond, S.M., W. Henrich: Acetate dialysate versus bicarbonate dialysate: a continuing controversy. Amer. J. Kidney Dis. 9 (1987) 3–11
46 Dolan, M.J., B.J. Whipp, W.D. Davidson, R.E. Weltzman, R. Wasserman: Hypopnea associated with acetate hemodialysis: carbon dioxide-flow-dependent ventilation. New Engl. J. Med. 305 (1981) 72–75
47 Donnan, F.G.: The theory of membrane equilibria. Chem. Rev. 1 (1924) 73–90
48 Drueke, T., P.J. Bordier, N.K. Man, P. Junger, P. Marie: Effect of high dialysate calcium concentration on bone remodelling, serum biochemistry, and parathyroid hormone in patients with renal osteodystrophy. Kidney int. 11 (1977) 267–274
49 Drukker, W.: The hard water syndrome: a potential hazard during regular dialysis treatment. Excerpta med., int. Congr. Ser. 179 (1968) 284–287
50 Dumler, F., N.W. Levin: Leukopenia and hypoxemia. Unrelated effects of hemodialysis. Arch. intern. Med. 139 (1979) 1103j1106
51 Dumler, F., G. Grondin, N.W. Levin: Sequential high/low sodium hemodialysis: an alternative of ultrafiltration. Trans. Amer. Soc. artif. intern. Org. 25 (1979) 351–352
52 Dunea, G., S.D. Mahurkar, G. Mamdani, E.C. Smith: The role of aluminum in dialysis dementia. Ann. intern. Med. 88 (1978) 502–504
53 Eiser, A.R., D. Jayamanne, C. Kokseng, H. Che, R.F. Slifkin, M.S. Neff: Contrasting alterations in pulmonary gas exchange during acetate and bicarbonate hemodialysis. Amer. J. Nephrol. 2 (1982) 123–127

54 Feig. P.U., D.U. McCurdy: The hypertonic state. New Engl. J. Med. 297 (1977) 1444–1454
55 Feig, P.U., A. Shook, R.H. Sterns: Effect of potassium removal during hemodialysis on the plasma potassium concentration. Nephron 27 (1981) 25–30
56 Feinstein, E.I., M. Akmal, N. Telfer, S.G. Massry: Delayed hypercalcemia with acute renal failure associated with non-traumatic rhabdomyolysis. Arch. intern. Med. 141 (1981) 753–755
57 Feldman, A.M., B. Fivush, K.G. Zahka, P. Ouyang, K.L. Baughman: Congestive cardiomyopathy in patients of continuous ambulatory peritoneal dialysis. Amer. J. Kidney Dis. 11 (1988) 76–79
58 Felsenfeld, A.J., J.M. Harrelson, R.A. Guttman: Postparathyroidectomy osteomalacia in uremic man. Ann. intern. Med. 96 (1982) 34–39
59 Fischbach, M., E. Tarval, J. Geisert: Sequential hypertonic haemodialysis in children. Pediat. Nephrol. 2 (1988) 442–446
60 Fournier, A.E., W.J. Johnson, D.R. Taves, J.W. Beabout, C.D. Arnaud, R.S. Goldsmith: Etiology of hyperparathyroidism and bone disease during chronic hemodialysis. I. Association of bone disease with potentially etiologic factors. J. clin. Invest. 50 (1971) 592–598
61 Fournier, A.E., C.D. Arnaud, W.J. Johnson, W.F. Taylor, R.S. Goldsmith: Etiology of hyperparathyroidism and bone disease during chronic hemodialysis. II. Factors effecting serum immunoreactive parathyroid hormone. J. clin. Invest. 50 (1971) 599–605
62 Freeman, R.M., R.L. Lawton, M.A. Chamberlain: Hard water syndrome. New Engl. J. Med. 267 (1987) 1113–1118
63 Frohnert, P.P., E.R. Giuliani, M. Friedberg, W.J. Johnson, W.N. Tauxe: Statistical investigation of correlations between serum potassium levels and electrocardiographic findings in patients on intermittent hemodialysis therapy. Circulation 66 (1970) 667–676
64 Funk-Brentano, J.L.: Sodium-free water clearance in hemodialysis. Artif. Org. 5 (1981) 51–53
65 Gilliland, K.G., R.M. Hegstrom: The effect of hemodialysis on cerebrospinal fluid pressure in uremic dogs. Trans. Amer. Soc. artif. intern. Org. 9 (1963) 44–48
66 Gipstein, R.H., J.W. Coburn, D.A. Adams, D.B.N. Lee, K.P. Parsa, A. Sellers, W.N. Suki, S.G. Massry: Calciphylaxis in man: a syndrome of tissue necrosis and vascular calcification in 11 patients with chronic renal failure. Arch. intern. Med. 136 (1976) 1273–1280
67 Goldsmith, R.S., J. Furszyfer, W.J. Johnson, A.E. Fournier, C.D. Arnaud: Control of secondary hyperparathyroidism during long-term hemodialysis. Amer. J. Med. 50 (1971) 692–699
68 Goldsmith, R.S., J. Furszyfer, W.J. Johnson, G.W. Beeler jr., W.F. Taylor: Calcium flux during hemodialysis. Nephron 20 (1978) 132–140
69 Goldstein, D.A., H.H. Malluche, S.G. Massry: Management of renal osteodystrophy with 1,25(OH)$_2$D$_3$. I. Effects on clinical, radiologic and biochemical parameters. Mineral Electrolyte Metab. 2 (1979) 35–47
70 Gonzalez, F.M., R.C. Pabico, H.W. Brown, J.F. Maher, G.E. Schreiner: Further experience with the use of routine intermittent hemodialysis in chronic renal failure. Trans. Amer. Soc. artif. intern. Org. 9 (1963) 11–17
71 Goodman, W.G., D.A. Henry, R. Horst, R.K. Nudelman, A.C. Alfey, J.W. Coburn: Parenteral aluminum administration in the dog. II. Induction of osteomalacia and effect on vitamin D metabolism. Kidney int. 25 (1984) 370–375
72 Gotch, F.A.: Sodium-volume modelling of hemodialysis therapy. Proc. clin. Dialys. Transplant. For. 10 (1980) 12
73 Gotch, F.A., J.A. Sargent, M.L. Keen: Hydrogen ion balance in dialysis therapy. Artif. Org. 6 (1982) 388–395
74 Govan, J.R., C.A. Porter, J.G.H. Cook, B. Dixon, J.A.P. Trafford: Acute magnesium poisoning as a complication of chronic intermittent haemodialysis. Brit. med. J. 1968/II, 278–279
75 Graefe, U., J. Milutinovich, W. Follette, J. Vizzo, A. Babb, B. Scribner: Less dialysis-induced morbidity and vascular instability with bicarbonate in the dialysate. Ann. intern. Med. 88 (1977) 332–336
76 Guarnieri, G.F., R. Carretta, G. Toigo, L. Campanacci: Acetate intolerance in chronic uremic patients. Nephron 24 (1979) 212–216
77 Guide to Custom Dialysis. Organon Teknika Corporation, Oklahoma City 1986
78 Hakim, R.M., L. Breillatt, J.M. Lazarus, F.K. Port: Complement activation and hypersensitivity reactions to dialysis membranes. New Engl. J. Med. 311 (1984) 878–882
79 Hamm, L.L., G. Lawrence, T.D. DuBose jr.: Sorbent regenerative hemodialysis as a potential cause of acute hypercapnia. Kidney int. 21 (1982) 416–418
80 Hampl, H., H. Klopp, M. Wolfgruber, A. Pustelnik, R. Schiller, F. Hanefeld, M. Kessel: Advantages of bicarbonate hemodialysis. Artif. Org. 6 (1982) 410–416
81 Hampl, H., H.W. Klopp, N. Michels, A. Mahiout, H. Schilling, M. Wolfgruber, R. Schiller, F. Hanefeld, M. Kessel: Electroencephalogram investigations of the disequilibrium syndrome during bicarbonate and acetate dialysis. Proc. Europ. Dialys. Transplant. Ass. 19 (1985) 351–359
82 Haque, A.K., S.A. Rubin, C.M. Leveque: Pulmonary calcification in long-term hemodialysis: a mimic of pulmonary thromboembolism. Amer. J. Nephrol. 4 (1984) 109–113
83 Haslam, R.H.A., H.D. Jameson: Cardiac standstill simulating repeated epileptic attacks. J. Amer. med. Ass. 224 (1973) 887–889
84 Henderson, L.W.: Redy or not. ASAIO J. 2 (1979) 49–53
85 Henrich, W.L., T.D. Woodard, B.D. Meyer, T.R. Chappell, L.J. Rubin: High sodium bicarbonate and acetate hemodialysis: double-blind crossover comparison of hemodynamic and ventilatory effects. Kidney int. 24 (1983) 240–245
86 Hercz, G., Kraut, D.A. Andress, N. Howard, C. Roberts, J.H. Shinaberger, D.J. Sherrard, J.W. Coburn: Use of calcium carbonate as a phosphate binder in dialysis patients. Mineral Electrolyte Metab. 12 (1986) 314–319
87 Hercz, G., D.L. Andress, H.G. Nebeker, J.H. Shinaberger, D.J. Sherrard, J.W. Coburn: Reversal of aluminum-related bone disease after substituting calcium carbonate for aluminum hydroxide. Amer. J. Kidney Dis. 11 (1988) 70–75
88 Hodsman, A.B., D.J. Sherrard, E.G.C. Wong, A.S. Brickman, D.B.N. Lee, A.C. Alfrey, F.R. Singer, A.W. Norman, J.W. Coburn: Vitamin D resistant osteomalacia in hemodialysis patients lacking secondary hyperparathyroidism: description of the syndrome in 19 patients. Ann. intern. Med. 94 (1981) 629–637
89 Hunt, J.M., T.R. Chappell, W.L. Henrich, L.J. Rubin: Gas exchange during dialysis. Amer. J. Med. 77 (1984) 255–260
90 Jacob, A.I., G. Gavellas, R. Zarco, G. Perez, J.J. Bourgoignie: Leukopenia, hypoxia and complement function with different hemodialysis membranes. Kidney int. 18 (1980) 505–509
91 Jenkins, P.G. W.H. Dreher: Dialysis-induced muscle cramps: treatment with hypertonic saline and theory as to etiology. Trans. Amer. Soc. artif. intern. Org. 21 (1975) 479–482
92 Kaiser, B.A., D.E. Potter, R.E. Bryant, H.J. Vreman, M.W. Weiner: Acid-base changes and acetate metabolism during routine and high-efficiency hemodialysis in children. Kidney int. 29 (1981) 70–79
93 Kaplan, A.A.: Is correction for protein displacement necessary when determining plasma water sodium concentration? Clin. Res. 32 (1984) 450A

94 Kaplan, A.A., R.E. Longnecker, V.W. Folkert: Continuous arteriovenous hemofiltration, a report of 6 months' experience. Ann. intern. Med. 100 (1984) 358–367

95 Kennedy, A.C., A.L. Linton, J.C. Eaton: Urea levels in cerebrospinal fluid after hemodialysis. Lancet 1962/II, 410–411

96 Kenny, M.A., E. Casillas, S. Ahmad: Magnesium, calcium and PTH relationships in dialysis patients after magnesium repletion. Nephron 46 (1987) 199–205

97 Kersh, E.S., S.J. Kronfield, A. Unger, R.W. Popper, S. Cantor, K. Cohn: Autonomic insufficiency in uremia as a cause of hemodialysis-induced hypotension. New Engl. J. Med. 290 (1974) 650–653

98 Kimura, G., F.A. Gotch: Serum sodium concentration and body fluid distribution during interdialysis: importance of sodium to fluid intake ratio in hemodialysis patients. Int. J. artif. Org. 7 (1984) 331–336

99 Kirkendol, P.L., C.J. Devia, J.D. Bower, R.D. Holbert: A comparison of the cardiovascular effect of sodium acetate, sodium bicarbonate and other potential sources of fixed base in hemodialysis solutions. Trans. Amer. Soc. artif. intern. Org. 23 (1977) 399–403

100 Kirkendol, P.L., N.W. Robie, F.M. Gonzalez, C.J. Devia: Cardiac and vascular effects of infused sodium acetate in dogs. Trans. Amer. Soc. artif. intern. Org. 24 (1978) 714–718

101 Kjellstrand, C.M., A.A. Rosa, J.R. Shideman: Hypotension during hemodialysis: Osmolality faill is an important pathogenetic factor. ASAIO J. 3 (1980) 11–19

102 Kleinberger, F., A. Gassner, H. Lochs, H. Pall, M. Pichler: Hypophosphatämie bei der parenteralen Ernährung niereninsuffizienter Patienten. Wien. klin. Wschr. 90 (1978) 169–172

103 Kobayashi, N., M. Okubo, F. Marumo, H. Nakamura: Effect of dialysis on lipid metabolism in chronic renal failure: acetate and bicarbonate. Int J. artif. Org. 4 (1983) 187–190

104 Kopple, J.D., E.I. Feinstein: Current problems in amino acid therapy for acute renal failure. Proc. Europ. Dialys. Transplant. Ass. 19 (1982) 129–140

105 Kraut, J.A., J.H. Shinaberger, F.R. Singer, J. Sherrard, J. Saxton, J.H. Miller, K. Kurokawa, J.W. Coburn: Parathyroid gland responsiveness to acute hypocalcemia in dialysis osteomalacia. Kidney int. 23 (1983) 725–730

106 Lackenschweiger, V.A., E. Zimmerman: Hämodialyse bei verschiedenen Na-Konzentrationen in der Spülflüssigkeit. Wien. Z. inn. Med. 49 (1968) 68–70

107 Landwehr, D.M., M.D. Okusa: The effect of acetate and bicarbonate dialysis on orthostatic blood pressure regulation. Artif. Org. 6 (1982) 417–420

108 Lasrich, M., J.M. Maher, P. Hirszel, J.F. Maher: Correlation of peritoneal transport rates with molecular weight: a method for predicting clearances. ASAIO J. 2 (1979) 107–113

109 Lauer, A., M. Belledonne, A. Saccagi, S. Glabman, J. Bosch: Sodium fluxes during hemodialysis. Trans. Amer. Soc. artif. intern. Org. 29 (1983) 684–687

110 Lemann, J. jr., E.J. Lennon: Role of diet, gastrointestinal tract and bone in acid-bone homeostasis. Kidney int. 1 (1972) 275–279

111 Leonard, A., F.L. Shapiro: Subdural hematoma in regularly hemodialyzed patients. Ann. intern. Med. 82 (1975) 650–658

112 Leski, M., T. Niethammer, T. Wyss: Glucose-enriched dialysate and tolerance to maintenance hemodialysis. Nephron 24 (1979) 271–273

113 Leunissen, K.M., E.C. Cheriex, J. Janssen, G.J. Teule, J.M. Mooy, M. Ramentol, J.P. van Hooff: Influence of left ventricular function on changes in plasma volume during acetate and bicarbonate dialysis. Nephrol. Dialys. Transplant. 2 (1987) 99–103

114 Linder, A., J.F. Moskovtchenko, J. Traeger: Accidental mass hypernatremia during hemodialysis. Nephron 9 (1972) 99–105

115 Locatelli, F., L. Pedrini, R. Ponti, R. Costanzo, S. DiFilippo, P. Marai, C. Pozzi, G.P. Bonacina: „Physiological" and „pharmacological" dialysate sodium concentrations. Int. J. artif. Org. 5 (1982) 17–24

116 Lundquist, F., N. Tygstrup, K. Winkler, D. Mellmgaar, S. Munck-Peterson: Ethanol metabolism and production of free acetate in the human liver. J. clin. Invest. 41 (1962) 955–961

117 Mactier, R.A., J. Van Stone, A. Cox, M. Van Stone, Z. Twardowski: Calcium carbonate is an effective phosphate binder when dialysate calcium concentration is adjusted to control hypercalcemia. Clin. Nephrol. 28 (1987) 222–226

118 Maeda, K., S. Kawagushi, S. Kobayashi, T. Niwa, K. Kobayashi, A. Saito, S. Iyoda, K. Ohta: Cell wash dialysis. Trans. Amer. Soc. artif. intern. Org. 26 (1980) 213–218

119 Maeda, K.S., H. Morita, T. Shinzato, B.V. Vega, H. Kobayakawa, T. Ishihara, H. Inagaki, I. Igarashi, T. Kitano: Role of hypovolemia in dialysis-induced hypotension. Artif. Org. 12 (1988) 116–121

120 Mahajan, S.K., W.H. Gardiner, B. Muller, S. Desai, W.A. Briggs, F.D. McDonald: Correction of hemodialysis-induced hypoxemia by increasing fraction of inspired oxygen. Trans. Amer. Soc. artif. intern. Org. 24 (1978) 462–464

121 Maher, J.F., G.E. Schreiner: Hazards and complications of dialysis. New Engl. J. Med. 273 (1965) 370–377

122 Mai, M.L., M. Emmet, M.S. Sheikh, C.A. Santa Ana, L. Schiller, J.S. Fordtran: Calcium acetate, an effective phosphorus binder in patients with renal failure. Kidney int. 36 (1989) 690–695

123 Malluche, H.H., D.A. Goldstein, S.G. Massry: Management of renal osteodystrophy with $1,25(OH)_2D_3$. II. Effects on histopathology of bone, evidence for healing of osteomalacia. Mineral Electrolyte Metab. 2 (1979) 48–55

124 Man, N.K., G. Fournier, P. Thireau, J.L. Gaillard, J.-L. Funck-Brentano: Effect of bicarbonate-containing dialysate on chronic hemodialysis patients; a comparative study. Artif. Org. 6 (1982) 420–425

125 Mansell, M.A., T.O. Nunan, N.A. Boon, A.J. Wing: Incidence and significance of rising blood acetate levels during hemodialysis. Clin. Nephrol. 12 (1979) 22–25

126 Martinez-Vea, A., C. Garcia, J. Gaya, F. Rivera, J.A. Oliver: Abnormalities of thirst regulation in patients with chronic renal failure on hemodialysis. Amer. J. Nephrol. 12 (1992) 73–79

127 Massry, S.G.: The clinical pathophysiology of magnesium. Contr. Nephrol. 14 (1978) 64–73

128 Mault, J.R., R.H. Bartlett, R.E. Dechert, S.F. Clark, R.D. Swartz: Starvation, a major contribution to mortality in acute renal failure. Trans. Amer. Soc. artif. intern. Org. 29 (1983) 390–394

129 McGonigle, R.J., M.J. Weston, J. Keenan, D.B. Jackson, V. Parsons: Effect of hypermagnesimia on circulating plasma parathyroid hormone in patients on regular hemodialysis therapy. Magnesium 3 (1984) 1–7

130 McGrath, B.P., D.J. Tiller, A. Bune, J.P. Chalmers, P.I. Horner, J.B. Uther: Autonomic blockade and Valsalva maneuver in patients on hemodialysis: a hemodynamic study. Kidney int. 12 (1977) 294–302

131 Mehta, B.R., D. Fischer, M. Ahmad, T.D. Dubose jr.: Effects of acetate and bicarbonate hemodialysis on cardiac function in chronic dialysis patients. Kidney int. 24 (1983) 782–787

132 Mion, C.M., R.M. Hegstrom, S.T. Boen, B.H. Scribner: Substitution of sodium acetate sodium bicarbonate in the bath fluid for hemodialysis. Trans. Amer. Soc. artif. intern. Org. 10 (1964) 110–113

133 Molitoris, B.A., D.H. Froment, T.A. Machenzie, W.H. Huffer, A.C. Alfrey: Citrate: a major factor in the toxicity of orally administered aluminum compounds. Kidney int. 36 (1989) 690–695

134 Montolin, J., X.M. Lens, L. Revert: Potassium-lowering effect of albuterol for hyperkalemia in renal failure. Arch. intern. Med. 147 (1987) 713–717
135 Morgan, A.G., L. Burkinshaw, P.J.A. Robinson, S.M. Rosen: Potassium balance and acid-base changes in patients undergoing regular haemodialysis therapy. Brit. med. J. 1970/I. 779–783
136 Moriniere, P., A. Russel, Y. Tahiri, J.F. deFremont, G. Maurel, M.C. Jaudon, J. Gueris, A. Fournier: Substitution of aluminum hydroxide by high doses of calcium carbonate in patients on chronic haemodialysis: disappearance of hyperaluminemia and equal control of hyperparathyroidism. Proc. Europ. Dialys. Transplant. Ass. 19 (1982) 784–787
137 Morrison, G., E.L. Michelson, S. Brown, J. Morganroth: Mechanism and prevention of cardiac arrhythmias in chronic hemodialysis patients. Kidney int. 17 (1980) 811–819
138 Nickey, W.A., V.L. Chinitz, K.E. Kim, G. Onesti, C. Swartz: Hypernatremia from water softener malfunction during home dialysis. J. Amer. med. Ass. 214 (1970) 915–916
139 Nicolis, G.L., T. Kahn, A. Sanchez, J.L. Gabrilove: Glucose-induced hyperkalemia in diabetic subjects. Arch. intern. Med. 141 (1981) 49–53
140 Niederle, B., R. Roka, M.F. Brennan: The transplantation of parathyroid tissue in man. Development, indications, techniques and results. Endocr. Rev. 3 (1982) 245–279
141 Nilsson, P., S.G. Johansson, B.G. Danielson: Magnesium studies in hemodialysis patients before and after treatment with low dialysate magnesium. Nephron 37 (1984) 25–29
142 Nissenson, A.R.: Prevention of dialysis-induced hypoxemia by bicarbonate dialysis. Trans. Amer. Soc. artif. intern. Org. 26 (1980) 339–342
143 Nissenson, A.R., J.W. Coburn: Clearance of aluminum by hemodialysis: effect of desferrioxamine. Kidney int. 29 (1986) 100–103
144 Nora, N.A., I. Singer: Interpretation of hypercalcemia in a patient with end-stage renal disease. Arch. intern. Med. 152 (1992) 1321–1322
145 Novello, A.C., Kelsch, R. Easterling: Acetate intolerance during hemodialysis. Clin. Nephrol. 5 (1976) 29–32
146 Novello, A.C.: Pandorra's box revisited: a second lock at the acetate story. Int. J. artif. Org. 3 (1980) 255–257
147 O'Donovan, R., M. Hammer, V. Parsons, D. Baldwin, C. Moniz: Substitution of aluminum salts by magnesium salts in control of dialysis hyperphosphataemia. Lancet 1986/I, 880–882
148 Oe, P.L., P. Lips, J. van der Meulen, P.M. de Vries, H. van Bronswijk, A.J. Donker: Long-term use of magnesium hydroxide as a phosphate binder in patients on hemodialysis. Clin. Nephrol. 28 (1987) 180–185
149 Ogden, D.A., I.M. Cohen: Blood recirculation during hemodialysis with a coaxial counterflow single needle blood access catheter. Trans. Amer. Soc. artif. intern. Org. 25 (1979) 324–327
150 Oh, M.S., J. Uribarri, M.S. DelMonte, W.F. Heneghan, C.S. Kee, E.A. Friedman, H.J. Carroll: A mechanism of hypoxemia during hemodialysis. Consumption of CO_2 in metabolism of acetate. Amer. J. Nephrol. 5 (1985) 366–371
151 Ott, S.M., N.A. Maloney, J.W. Coburn, A.C. Alfrey, D.J. Sherrard: The prevalence of bone aluminum deposition in renal osteodystrophy and its relation to the response to calcitriol therapy. New Engl. J. Med. 307 (1982) 708–713
152 Paganini, E.P., J. Flaque, G. Whitman, S. Nakamoto: Amino acid balance in patients with oliguric acute renal failure undergoing slow continuous ultrafiltration (SCUF). Trans. Amer. Soc. artif. intern. Org. 28 (1982) 615–619
153 Pagel, M.D., S. Ahmad, J.E. Vizzo, B.H. Scribner: Acetate and bicarbonate fluctuations and acetate intolerance during dialysis. Kidney int. 21 (1982) 531–518

154 Parfitt, A.M.: Soft-tissue calcification in uremia. Arch. intern. Med. 124 (1969) 554–556
155 Parker, T.F., P. Vergne-Marini, A.R. Hull, C.Y.C. Pak, J.S. Fordtran: Jejunal absorption and secretion of calcium in patients with chronic renal disease on hemodialysis. J. clin. Invest. 54 (1974) 358–365
156 Peces, R., J. Alvarez: Hypercalcemia and elevated $1,25(OH)_2D_3$ levels in a dialysis patient with disseminated tuberculosis. Nephron 46 (1987) 377–379
157 Pierides, A.M., M.K. Ward, D.N.S. Kerr: Haemodialysis encephalopathy: possible role of phosphate depletion. Lancet 1976/I, 1234–1235
158 Pierides, A.M., P.P. Frohnert: Aluminum-related dialysis osteomalacia and dementia after prolonged use of the Redy cartridge. Trans. Amer. Soc. artif. intern. Org. 27 (1981) 629–633
159 Pletka, P., D.S. Bernstein, C.L. Hampers, J.P. Merrill, L.M. Sherwood: The effects of magnesium on parathyroid secretion during chronic hemodialysis. Lancet 1971/II, 462–463
160 Port, F.K., W.J. Johnson, D.W. Klass: prevention of dialysis disequilibrium syndrome by use of high sodium concentration in dhe dialysate. Kidney int. 3 (1973) 327–333
161 Port, F.K., R.E. Easterling: Evaluation of acetate tolerance during highly efficient hemodialysis. Proc. clin. Dialys. Transplant. For. 5 (1975) 128–130
162 Port, F.K., R.E. Easterling: Metabolism of acetate during hemodialysis and I.V. infusion. Kidney int. 8 (1975) 432 (Abstract)
163 Port, F.K.: Unpublished data
164 Posner, J.B., F. Plum: Spinal-fluid pH and neurologic symptoms in systemic acidosis. New Engl. J. Med. 277 (1967) 605–613
165 Prior, J.C., E.C. Cameron, H.S. Ballan, D.S. Lirenman, M.V. Moriarity, J.D.E. Price: Experience with 1,25-dihydroxycholecalciferol therapy in hemodialysis patients with progressive vitamin D_2-treated osteodystrophy. Amer. J. Med. 67 (1979) 583–589
166 Raja, A., M. Kramer, K. Barber, S. Chen: Sequential changes in dialysate sodium during hemodialysis. Trans. Amer. Soc. artif. intern. Org. 29 (1983) 649–651
167 Raja, R.M., M.S. Kramer, J.L. Rosenbaum, C. Bolisay, M. Krug: Prevention of hypotension during iso-osmolar hemodialysis with bicarbonate dialysate. Trans. Amer. Soc. artif. intern. Org. 26 (1980) 375–377
168 Ramsell, J.T., P.P. Ellis, C.A. Patterson: Intraocular pressure changes during hemodialysis. Amer. J. Ophthalmol. 72 (1971) 926–930
169 Randall, R.E. jr., R. Singh, J. Laster, C. Belle, J.G. Setter: Increased intracranial pressure from unsustained levels of plasma mannitol during hemodialysis. J. Lab. clin. Med. 70 (1967) 129–137
170 Regan, R.J., M. Peacock, S.M. Roen, P.J. Robinson, A. Horsman: Effect of dialysate calcium concentration on bone disease in patients on hemodialysis. Kidney int. 10 (1976) 246–255
171 Rever, B., L. Fox, R. Christensen, Y. Bar-Khayim, A.R. Nissenson: Adverse ocular effects of acetate hemodialysis. Amer. J. Nephrol. 3 (1983) 199–204
172 Richet, G., E. Lopez-Denovales, P. Verroust: Drug intoxication and neurological episodes in chronic renal failure. Brit. med. J. 1070/I, 394–395
173 Rigg, G.A., B.A. Bercu: Hypoglycemia – a complication of hemodialysis. New Engl. J. Med. 277 (1967) 1139–1140
174 Ring, T., C. Nielsen, S.P. Andersen, J.K. Behrens, B. Sodemann, H.J. Kornerup: Calcium acetate versus calcium carbonate as phorphorus binders in patients on chronic haemodialysis: a controlled study. Nephrol. Dialys. Transplant. 8 (1993) 341–346
175 Ritz, E., V. Lenhard, J.N. Bommer, W. Hackeng: The effect of dialysate magnesium concentration on serum PTH levels in patients on maintenance hemodialysis. Klin. Wschr. 52 (1974) 51–53

176 Rivera-Vazquez, A.B., A. Noriega-Sanchez, R. Ramirez-Gonzalez, M. Martinez-Maldonado: Acute hypercalcemia in hemodialysis patients: distinction from dialysis dementia. Nephron 25 (1980) 243–246

177 Roberts, M., E.A. Pecker, A.J. Levin, A. Gordon, M.H. Maxwell: Clinical experience with adsorptive recirculation dialysis. Dialys. Transplant. int. 6 (1977) 16–18

178 Rodrigo, F., J. Shideman, R. McHugh, T. Buselmeier, C. Kjellstrand: Osmolality changes during hemodialysis: natural history, clinical correlations and influence of dialysate glucose and intravenous mannitol. Ann. intern. Med. 86 (1977) 554–561

179 Rozas, V.V., F.K. Port, R.E. Easterling: An outbreak of dialysis dementia caused by aluminum in dialysate water. J. Dialys. 2 (1978) 459–470

180 Ruder, M.A., M.A. Alpert, J. Van Stone, M.R. Selmon, D.I. Kelly, J.D. Haynie, S.K. Perkins: Comparative effects of acetate and bicarbonate hemodialysis on left ventricular function. Kidney int. 27 (1985) 768–773

181 Sand, R.A. Quintanilla, N. Levin, P. Ivanovich: Acute hemolysis due to profound hypo-osmolality: a complication of hemodialysis. J. Dialys. 1 (1977) 447–452

182 Sargent, J.A., F.A. Gotch: Principles and biophysics of dialysis. In Maher, J.F.: Replacement of Renal Function by Dialysis. 3rd ed. Kluwer, Dordrecht 1989 (p. 87–143)

183 Savdie, E., J. Mahony, J. Stewart: Effect of acetate on serum lipids in maintenance hemodialysis. Trans. Amer. Soc. artif. intern. Org. 23 (1977) 385–392

184 Scheitlin, V.W., A. Hunziker: Die Beeinflussung des Liquorchemismus durch Hämodialyse beim urämischen Patienten. Schweiz. med. Wschr. 92 (1962) 673–676

185 Schindhelm, K., P.C. Farrell: Patient-hemodialyzer interactions. Trans. Amer. Soc. artif. intern. Org. 23 (1978) 357–365

186 Schuett, H., F.K. Port: Hemolysis in hemodialysis patients. Dialys. Transplant. 9 (1980) 345–347

187 Sherlock, J., J. Ledwith, J. Letteri: Hypoventilation and hypoxemia during hemodialysis. Reflex respone to removal of CO_2 across the dialyzer. Trans. Amer. Soc. artif. intern. Org. 23 (1977) 406–410

188 Sherlock, J., J. Ledwith, J. Letteri: Determinants of oxygenation during hemodialysis and related procedures. Amer. J. Nephrol. 4 (1984) 158–168

189 Sherman, R.A.: On lowering dialysate calcium. Semin. Dialys. 1 (1988) 78–79

190 Sherman, R.A., F. Torres, R.P. Cody: Postprandial blood pressue changes during hemodialysis. Amer. J. Kidney Dis. 12 (1988) 37–39

191 Sigler, M.H., G.L. Skutches, B.P. Teehan, J.H. Cooper, G.A. Reichard: Acetate and energy metabolism during hemodialysis. Kidney int., Suppl. 16 (1983) S97–101

192 Silverberg, S., D.G. Oreopoulos, D.J. Wise, D.E. Uden, H. Meindock. M. Jones, A. Rapoport, G. DeVeber: Pericarditis in patients undergoing long-term hemodialysis and peritoneal dialysis: incidence, complications and management. Amer. J. Med. 63 (1977) 874–880

193 Skutches, C.L., M.H. Sigler, B.P. Teehan, J.H. Cooper, G.A. Reichard: Contribution of dialysate acetate to energy metabolism: metabolic implications. Kidney int. 23 (1983) 57–63

194 Slatopolsky, E., C. Weerts, S. Lopez-Hilker, K. Norwood, M. Zink, D. Windus, J. Delmez: Calcium carbonte as a phosphate in patients with chronic renal failure undergoing dialysis. New Engl. J. Med. 315 (1986) 157–161

195 Sokol, A., T. Gral, M.E. Rubini: Some medical problems of chronic hemodialysis. Calif. Med. 107 (1967) 236–246

196 Solomon, R., A. Dubey: Diltiazem enhances potassium disposal in subjects with end-stage renal disease. Amer. J. Kidney Dis. 19 (1992) 420–426

197 Sperschneider, H., K. Gunther, J. Marzoll, E. Kirchner, G. Stein: Calcium carbonate ($CaCO_3$): an efficient and safe phosphate binder in hemodialysis patients? A 3-year study. Nephrol. Dialys. Transplant 8 (1993) 530–534

198 Stanbury, S.W.: Azotemic renal osteodystrophy. Clin. endocrinol. Metabol. 1 (1972) 267–304

199 Stern, R.H., P.U. Feig, M. Pring, J. Guzzo, I. Singer: Disposition of intravenous potassium in uremic man: a genetic analysis. Kidney int. 15 (1979) 651–660

200 Van Stone, J.C., C. Cook: The effect of bicarbonate dialysate in stable chronic hemodialysis patients. Dialys. Transplant. 8 (1979) 703–712

201 Van Stone, J.C., J. Carey, R.M. Meyer, C. Murrin: Hemodialysis with glycerol containing dialysate. ASAIO J. 2 (1979) 119–123

202 Van Stone, J.C., J. Bauer, J. Carei: The effects of dialysate sodium concentration on body fluid distribution during hemodialysis. Trans. Amer. Soc. artif. intern. Org. 26 (1980) 383–386

203 Van Stone, J.C.: Oral base replacement in patients on hemodialysis. Ann. intern. Med. 101 (1984) 199–201

204 Strauch, B., M.F. Ball: Hemodialysis in the treatment of severe hypercalcemia. J. Amer. med. Ass. 235 (1976) 1347–1348

205 Strong, H.E., B.C. Schatz, J.H. Shinaberger, J.W. Coburn: Measurement of dialysance and bi-directional fluxes of calcium in vivo using radiocalcium: Trans. Amer. Soc. artif. intern. Org. 17 (1971) 108–115

206 Sugisaki, H., M. Onohara, T. Kunitomo: Phosphate in dialysis patients. Trans. Amer. Soc. artif. intern. Org. 29 (1983) 38–43

207 Swartz, R.D., J.F. Jacobs: Modified dialysis for metabolic alkalosis. Ann. intern. Med. 88 (1978) 432–433

208 Swartz, R.D., J. Dombrowski, M. Burnatowoska-Hledin, G. Mayor: Microcytic anemia in dialysis patients: reversible marker of aluminum toxicity. Amer. J. Kidney Dis. 9 (1987) 217–223

209 Taccone-Gallucci, M., V. Mazzarela, M. Morosetti, S. Verardi, C. Meloni, V. Verardi, M.C. Matteucci, V. Boffo, G. Torregrossa, C.U. Casciani: Evaluation of acid-base balance and pO_2 with acetate dialysis in non-uremic patients. Int. J. artif. Org. 5 (1982) 145–147

210 Tekkanat, K.K., F.K. Port, S. Schmaltz, T. Chen, I.H. Fox: Excessive ATP degradation during hemodialysis against sodium acetate. J. Lab. clin. Med. 112 (1988) 686–693

211 Terman, D.S., A.C. Alfrey, W.S. Hammond, T. Donndelinger, D.A. Ogden, J.H. Holmex: Cardiac calcification in uremia, a clinical, biochemical and pathologic study. Amer. J. Med. 50 (1971) 744–755

212 Tolchin, N.J., J. Roberts, J. Hayashi, E.J. Lewis: Metabolic consequences of high mass-transfer hemodialysis. Kidney int. 11 (1977) 366–378

213 Tolchin, N.J., J.L. Roberts, E.XJ. Lewis: Respiratory gas exchange by high-efficiency hemodialyzers. Nephron 21 (1978) 137–145

214 Tyler, H.R.: Neurologic disorders in renal failue. Amer. J. Med. 44 (1968) 734–748

215 Vagge, R., F. Cavatoria, C. Queirolo, P. Rosselli, A. Gentile, A. Bertulla: Hemodynamic changes during acetate dialysis, bicarbonate dialysis and hemofiltration. Blood Purific. 6 (1988) 43–50

216 Velez, R.L., T.D. Woodard, W.L. Henrich: Acetate and bicarbonate hemodialysis in patients with and without autonomic dysfunction. Kidney int. 1 (1984) 59–65

217 Vinay, P., M. Cardoso, A. Tejedor, M. Prud'homme, M. Levelillee, B. Vinet, M. Courteau, A. Gougoux, M. Rengel, L. Lapierre, Y. Piette: Acetate metabolism during hemodialysis: metabolic considerations. Amer. J. Nephrol. 7 (1987) 337–354

218 Vreman, H.J., V.M. Assomull, B.A. Kaiser, T.F. Blaschke, M.W. Weiner: Acetate metabolism and acid-base homeostasis during hemodialysis: influence of dialyzer efficiency and rate of acetate metabolism. Kidney int. 18 (1980) 562–572

219 Wakim, K.G.: Predominance of hyponatremia over hypoosmolality in simulation of the dialysis disequilibrium syndrome. Proc. Mayo Clin. 44 (1969) 433–460

220 Ward, R.A., R.L. Wathen: Effects of long-term bicarbonate hemodialysis on acid-base status: Trans. Amer. Soc. artif. intern. Org. 28 (1982) 295–298
221 Ward, R.A., R.L. Wathen: Utilization of bicarbonate for base repletion in hemodialysis. Artif. Org. 6 (1982) 396–403
222 Ward, R.AS., T.E. Williams, R.L. Wathen: Factors affecting potassium removal during hemodialysis. Kidney int. 23 (1983) 164 (Abstract)
223 Wathen, R.L., P. Keshaviah, P. Hommeyer, K. Cadwell, C.M. Compty: The metabolic effects of hemodialysis with and without glucose in the dialysate. Amer. J. clin. Nutr. 31 (1978) 1870–1875
224 Watson, A.G., W.R. Greenwood: Studies on the intraocular pressure during hemodialysis. Canad. J. Opthalmol. 1 (1966) 301–307
225 Weiner, M.W.: Acetate metabolism during hemodialysis. Artif. Org. 6 (1982) 370–377
226 Wiegand, C.F., T.D. Davin, L. Raij, C.M. Kjellstrand: Severe hypokalemia induced by hemodialysis. Arch. intern. Med. 141 (1981) 167–170
227 Wing, A.J.: Optimum calcium concentration of dialysis fluid for maintenance hemodialysis. Brit. med. J. 4 (1968) 145–149
228 Wing, A.J., F.M.: Parsons, M. Drukker: Dialysate regeneration. In Drukker, W., F.M. Parsons, J.F. Maher: Replacement of Renal Function by Dialysis, 2nd ed. Nijhoff, The Hague 1983 (pp. 323–340)
229 Zawada, E.T. jr., E.P. Bannett, J.B. Stinson, G. Ramirez: Serum calcium and blood pressure regulation during hemodialysis. Arch. intern. Med. 141 (1981) 675–658
230 Zucchelli, P., A. Santoro: Inorganic phosphate removal during different dialytic procedures. Int. J. artif. Org. 10 (1987) 173–178

14 Fettstoffwechselstörungen

C. Wanner

Allgemeine Vorbemerkungen zum Fettstoffwechsel

Einteilung der Lipoproteine

Cholesterin und Triglyceride sind Bestandteile von Lipoproteinen. Es werden vornehmlich triglyceridreiche (Chylomikronen und VLDL) von cholesterinreichen (LDL) Lipoproteinen unterschieden. Die VLDL transportieren mindestens $^2/_3$ der im Serum vorhandenen Triglyceride. Da die VLDL wie alle Lipoproteine alle Lipide enthalten, kann eine starke Vermehrung der VLDL sogar zu einer Hypercholesterinämie führen. Das Serum ist dann im Gegensatz zur reinen Hypercholesterinämie trüb, und die Triglyceride sind in der Regel um mehr als das Zehnfache erhöht. Die LDL bestehen fast zur Hälfte aus Cholesterin. Die HDL enthalten überwiegend Proteine und Phospholipide. So tragen in der Regel zur Cholesterinkonzentration im Serum die LDL um 70%, die HDL um 20% bei. Neben den normalen Lipoproteinen (VLDL, LDL, HDL) kommt es bei Niereninsuffizienz zur Bildung abnormer Lipoproteine. Dabei handelt es sich häufig um Intermediärprodukte des Stoffwechsels triglyceridreicher Lipoproteine (Remnants/IDL) (35). Abnorme Lipoproteine können auch durch Aktivitätsminderung wichtiger plasmatischer Enzyme (z.B. Lecithin-Cholesterin-Acyltransferase, LCAT) entstehen.

Stoffwechsel der Lipoproteine

Alle Nahrungsfette gelangen als Bestandteile von Chylomikronen ins Blut. Da auch Dialysepatienten durchschnittlich 100 g Fett/Tag essen, werden mindestens 100 g Chylomikronen gebildet. Diese enthalten 2–3% Cholesterin. Somit gelangen mit Chylomikronen aus dem Darm täglich um 2–3 g Cholesterin in das venöse Blut. Dieses Cholesterin entstammt teils der Nahrung (etwa 20%), teils der Galle oder den Mukosazellen. Der Chylomikronenkatabolismus erfolgt intravasal, in Fettgewebe, Muskulatur und Herz, wo die Lipoproteinlipase (LPL) lokalisiert ist, die die Chylomikronentriglyceride hydrolysiert. Der triglyceridärmere Chylomikronenrestpartikel (Remnant) wird von Rezeptoren an der Leberzelloberfläche gebunden und internalisiert. Bei Hämodialysepatienten ist die postprandiale Clearance des Chylomikronenremnants gestört (63), was eine Akkumulation und verlängerte Zirkulation dieser Partikel zur Folge hat. Der Ligand für den Remnantrezeptor ist Apolipoprotein E (Apo E). Da der Remnant das gesamte Cholesterin des Chylomikrons enthält und dazu intravasal noch mit Cholesterinestern angereichert wird, spielen die Rezeptorbindungseigenschaften von Apo-E für die Cholesterinhomöostase eine bedeutende Rolle. Die Leber bildet ständig Triglyceride, die sie in Form von VLDL an das Blut abgibt. Auch die VLDL werden zunächst von der Lipoproteinlipase metabolisiert. Ihre Remnants werden als IDL (intermediate density lipoproteins) bezeichnet, die entweder von der Leber aufgenommen (via Apo-B- und -E-Rezeptor) oder intravasal zu LDL umgewandelt werden. Diese IDL werden bei Dialysepatienten meist im Serum erhöht gefunden (35). Bei der Verstoffwechselung spielt die hepatische Triglyceridlipase (HTGL) eine Rolle, die in den Sinusoiden lokalisiert ist und wie die Lipoproteinlipase durch eine Heparininjektion aus ihren Bindungsstellen verdrängt werden kann. Im Gegensatz zu LPL benötigt sie keinen Kofaktor (Apo C-II). Die Leber ist das bedeutendste Organ zur Cholesterinelimination aus dem Blut, vorausgesetzt die Apo-B- und -E-Rezeptoren sind ausreichend ausgeprägt. Dies kann durch Regulationsvorgänge oder auf genetischer Grundlage (familiäre Hypercholesterinämie) gestört sein. Die Regulationsvorgänge werden durch die Aufnahme der LDL oder der cholesterinreichen Remnants ausgelöst und betreffen vor allem Rezeptorausprägung und Hemmung der Cholesterinbiosynthese (HMG-CoA-Reduktase) (61).

Pathophysiologie

Gesamtlipide

Die typische Fettstoffwechselstörung des Hämodialysepatienten äußert sich in leicht erhöhten Triglyceriden und einem erniedrigten HDL-Cholesterin. Sie findet sich bei 20–70% der Patienten (9). Das Gesamtcholesterin ist meist normal und das LDL-Cholesterin erniedrigt. Im Gegensatz dazu weisen CAPD-Patienten häufiger ein erhöhtes Gesamt- und LDL-Cholesterin auf. Daß sich weitgehend übereinstimmende Veränderungen bei konservativ behandelten und dialysierten Patienten finden, weist darauf hin, daß nicht erst die Dialyse primär für die Dyslipidämie verantwortlich ist.

Lipoproteine

Quantitative Veränderungen der Lipoproteine spiegeln die Erhöhung der Lipide im Serum wieder. So wird die Hypertriglyzeridämie durch eine korrespondierende Erhöhung der VLDL-Konzentration reflektiert. Darüber hinaus ist die HDL-Konzentration erniedrigt. Neben diesen quantitativen Veränderungen liegen in allen Lipoproteindichteklassen (VLDL, IDL, LDL und HDL) tiefgreifende Strukturabnormalitäten vor (52). So ist die Partikelgröße und die Zusammensetzung der Lipoproteine verändert (4, 5). Vor allem sind die Triglyceridanteile in den verschiedenen Lipoproteinen erhöht, was auf einen unvollständigen Abbau schließen läßt. Aufgrund der abnormen Zusammensetzung der Lipoproteine werden sie schlechter von ihren korrespondierenden Rezeptoren erkannt und mit verminderter Geschwindigkeit abgebaut (25). In den Blutgefäßen führt dies zu einer Verlängerung der Verweilzeit von Chylomikronenremnants, VLDL und LDL im Plasma. So ist eine verstärkte oxidative Modifizierung in der subendothelialen Region möglich (14). Diese Beobachtung wird jedoch noch gegensätzlich diskutiert (54), zumal die antioxidative Kapazität normal oder sogar erhöht ist (51). Die Hämodialyse per se trägt nicht zur verstärkten Oxidation der Lipoproteine bei (48).

Apolipoproteine

Durch die Bestimmung der Apolipoproteine (Apo A-I, A-II, B-48, B-100, C-II, C-III und E) lassen sich die quantitativen und qualitativen Veränderungen des Fettstoffwechsels in der frühen Phase der Niereninsuffizienz spezifischer erfassen. Auch läßt sich allgemein die Dyslipidämie bei Dialysepatienten besser charakterisieren. Jedoch kann die Bestimmung der Apolipoproteine (ausgenommen Apo B) wegen der fehlenden Standardisierung in der klinischen Routine nicht empfohlen werden. Die Dyslipidämie läßt sich unter Einbezug der Apolipoproteine beim Dialysepatienten am bezeichnendsten mit folgender Beschreibung charakterisieren: Im IDL-Dichtebereich akkumulieren vornehmlich partiell delipidierte triglyceridreiche Apo B enthaltende und mit Apo C-III oder Apo(a) angereicherte Lipoproteine (1, 3, 37, 46).

Lipoprotein(a)

Die meisten Hämodialysepatienten und vor allem die CAPD-Patienten weisen signifikant höhere Lp(a)-Spiegel als die gesunde Allgemeinbevölkerung auf (28). Abbildung 14.1 faßt Serum- oder Plasmaspiegel von 23 bisher publizierten Studien zusammen. Plasmaspiegel > 30 mg/dl gelten als besonders atherogen. Die Höhe des Plasmaspiegels wird von der genetisch determinierten Ausprägung des Phänotypen und der Syntheserate bestimmt. Die Ursachen der Lp(a)-Erhöhung liegen bei Hämodialysepatienten möglicherweise in einer durch aktivierte Akutphasereaktion stimulierten Synthese (30). Bei CAPD-Patienten ist der Proteinverlust via Peritonealdialysat als zusätzlicher Faktor zu sehen (60). Für Lp(a) sind bisher 32 Isoformen bekannt. Sie können nach der Klassifikation von Utermann in 6 Hauptisoformen zusammengefaßt werden. In klinischen Studien wird derzeit überprüft, ob sich für die klinische Anwendung eine weitere vereinfachende Zusammenfassung in Low molecular weight Isoformen (Isoformen F, B, S1 und S2) und in High-molecular-weight-Isoformen (S3 und S4) eignet.

Enzyme

Bei den am Fettstoffwechsel beteiligten Enzymen lassen sich ebenfalls ausgeprägte Veränderungen nachweisen. Die ausführlichsten Untersuchungen liegen hier über

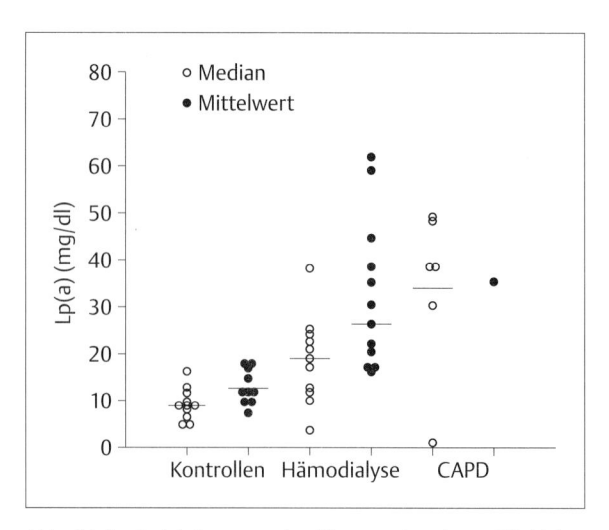

Abb. 14.1 Lp(a)-Serum- oder Plasmaspiegel von 23 bisher publizierten Studien bei Hämodialyse- (n = 1861) oder CAPD-Patienten (n = 417) im Vergleich zu gesunden Kontrollprobanden (n = 2880). Angegeben sind entweder der Medianwert oder der Mittelwert, je nach Angabe in der entsprechenden Studie.

die Plasma- und Gewebelipasen vor. Die durch Heparingabe stimulierbare Gesamtaktivität der Plasmalipase (sog. Postheparinlipase) läßt sich anhand des unterschiedlichen Kofaktorenbedarfs in Lipoproteinlipase (LPL) und hepatische Triglyceridlipase (HTGL) differenzieren. Sowohl die HTGL- als auch die LPL-Aktivitäten sind im Plasma von Hämodialysepatienten reduziert (10), wobei eine inverse Relation zwischen LPL- und Triglyceridkonzentration vorliegt. Eine ebenfalls beobachtete Korrelation zwischen der LPL-Aktivität und den Konzentrationen von HDL weist darauf hin, daß der beeinträchtigte Triglyceridkatabolismus auch für die HDL-Erniedrigung verantwortlich ist. Die Aktivität der Lecithin-Cholesterin-Acyltransferase (LCAT) im Plasma ist bei Dialysepatienten signifikant reduziert (34), wobei ihre relative Verteilung nicht von der Gesunder abweicht (es sind etwa 90 % in den HDL und den VLDL). Die erniedrigte LCAT-Aktivität kann bei erhöhten Triglyceriden und erniedrigten HDL bei urämischen Patienten zur beeinträchtigten Lipolyse beitragen. LCAT besitzt eine besondere Bedeutung für die Verarbeitung überschüssigen Oberflächenmaterials beim Abbau triglyceridreicher Lipoproteine. Hierbei wird das oberflächlich gelegene Cholesterin verestert, verliert dadurch an Polarität und geht zusammen mit Triglyceriden ins Innere des Komplexes. So können diese Partikel von der Leber aufgenommen werden. Untersuchungen zum Cholesterinestertransferprotein (CETP) liegen bisher nicht vor.

Pathogenese

Multifaktorielle Entstehung

Bei ausreichend guten Nachweisverfahren ist die Dyslipidämie (qualitative Veränderungen) bei allen Dialysepatienten nachweisbar. Die Fettstoffwechselsstörung beginnt bereits bei leichten Einschränkungen der Nierenfunktion (Kreatininclearance 60–90 ml/min) (4, 46). Die Ursachen der Fettstoffwechselstörung sind multifaktoriell. Es handelt sich wahrscheinlich um eine durch die Niereninsuffizienz hervorgerufene Kombination aus komplexen Störungen verschiedener Enzymaktivitäten und Hormonen (LPL, HTGL, LCAT, Parathormon, Insulin, Carnitin-Palmitoyl-Transferase I und II), (5, 29). Vorherrschend ist die LPL in ihrer Aktivität vermindert. Dies liegt in der Imbalanz der Aktivator-Inhibitor-Proteine des Enzyms (Apo-CII-CIII-Verhältnis) mit einer vornehmlichen Erhöhung des Apo-CIII. Über das Vorliegen nicht näher definierter Urämietoxine wird weiterhin spekuliert. Weitere Ursachen, wie periphere Insulinresistenz, Hyperinsulinismus oder ein Carnitinmangel (bei seit länger als 10 Jahre dialysierten Patienten), können zusätzlich verantwortlich sein. Insulin stimuliert die Bildung von VLDL in der Leber. Carnitin fungiert als Carrier für lang- und mittelkettige Fettsäuren über die Mitochondrienmembran, um sie der β-Oxidation zuzuführen. Im Tierexperiment wurde jedoch eine parathormoninduzierte Hemmung der Carnitin-Palmitoyl-Transferase I und II beschrieben), was den Erfolg einer therapeutischen Substitution limitiert. Aufgrund der multifaktoriellen Ursachen kann die Erhöhung triglycerid- oder cholesterinreicher Lipoproteine beträchtlich variieren und somit die unterschiedlichen Erhöhungen von Cholesterin und Triglyceriden erklären. Bei jedem Individuum sind der Apo-E-Phänotyp und die Apo-B-Rezeptor-Konformation zugrundeliegende wichtige genetische Größen. Eine Entgleisung der Plasmalipide ist meist auf das Vorliegen weiterer stoffwechselaktiver Faktoren, wie Diabetes mellitus, Hypothyreose, Cholestase, Alkoholabusus, Eisenüberladung, Medikamentenabusus oder Therapie mit β-Blockern, zurückzuführen.

Atherogenität

Die Atherogenität der qualitativ veränderten Partikel läßt sich auch heute mit den in der klinischen Routine angebotenen einfachen Lipidmessungen nur schwer bestimmen. Die Atherogenität der urämischen Dyslipidämie ergibt sich seltener aufgrund des Vorliegens eines erhöhten LDL-Cholesterins, sondern aufgrund von erniedrigten HDL, einem erhöhten Lp(a) und erhöhten VLDL-Remnants/IDL (Tab. 14.1). Für letztere Partikel, die auch in einer Subgruppe der Patienten in der „Monitored Atherosclerosis Regression Study" (MARS) erhöht waren, konnte eine gesteigerte Atherogenität nachgewiesen werden (2, 6, 7). Diese Patienten profitierten besonders von einer cholesterinsenkenden Therapie mit Lovastatin. Bereits Krauss u. Mitarb. fanden 1987 in der „NHLBI Type II Coronary Intervention Study" bei Männern mit erhöhten IDL eine deutliche Hemmung der Progression der KHK unter Therapie mit Colestyramin/fettarmer Diät im Vergleich zu Plazebo (26). Inwiefern das Vorliegen erhöhter Spiegel an oxidativ modifizierten Lipoproteinen zur Atherogenität beiträgt bleibt spekulativ. Obwohl bei vielen Dialysepatienten, die die Kombination von Remnant-Erkran-

Tabelle 14.1 Gegenüberstellung des Lipoproteinprofils und der Atherogenität der Lipoproteine bei Dialysepatienten

	Atherogenität	Hämodialyse	CAPD
Chylomikronen	–	↔	?
Chylomikronen-Remnants	+	↑	?
VLDL	–	↑	↑
VLDL-Remnants/IDL	++	↑	↑
LDL	+++	↓↔	↑
HDL	protektiv	↓	↔
Lp(a)	++	↑	↑↑

kung, Hyperlipoproteinämie Lp(a) und niedrigen HDL aufweisen, ein hochatherogenes Lipidprofil vorliegt, konnte bisher eine Gewichtung der Dyslipidämie unter den multiplen Risikofaktoren nicht erreicht werden.

Atherosklerose

Hauptursachen für Morbidität und Mortalität bei Dialysepatienten sind kardiovaskuläre Erkrankungen (42). Die Entstehung der Atherosklerose ist meist beschleunigt (31). Eine prospektive deutsche multizentrische Untersuchung erfaßte 196 Diabetiker (67 Typ I, 129 Typ II) bei Aufnahme in das Hämodialyseprogramm. Nach 45 Monaten waren 43% der Typ-I- und 50% der Typ-II-Diabetiker verstorben, 61% davon an kardiovaskulären Komplikationen (vorherrschend Myokardinfarkt bzw. Reinfarkt). Die Verstorbenen hatten initial ein signifikant höheres Gesamt- und LDL-Cholesterin, ein höheres Apo-B und einen höheren LDL/HDL-Quotienten. Diese Studie zeigt erstmals prospektiv einen Zusammenhang zwischen Serumlipiden und kardiovaskulärer Mortalität bei Diabetikern unter Hämodialyse (57). Regressionsstudien liegen bisher nicht vor. Das Lp(a) spielt in der Genese der Atherosklerose bei Dialysepatienten eine besondere Rolle. Cressmann u. Mitarb. (13) zeigten prospektiv an 129 Hämodialysepatienten, daß die Höhe der Lp(a)-Spiegel mit kardiovaskulären Komplikationen korreliert. Lp(a) konnte unter Parametern wie Serumcholesterin, Triglyceriden, HDL- und LDL-Cholesterin sowie klinischen Variablen als unabhängiger Risikofaktor identifiziert werden. Webb u. Mitarb. (62) bestätigten diese Befunde in einer Untersuchung an 179 Dialysepatienten (Hämodialyse und CAPD), aber nicht bei Nierentransplantationspatienten. Kronenberg u. Mitarb. (27) überprüften die Atherosklerose der extrakraniellen A. carotis interna bei 167 Hämodialysepatienten mittels Duplexsonographie und identifizierten mittels Multivarianzanalyse den Apo(a)-Phänotypen als besten Prädiktor für das Auftreten dieser Läsionen. Eigene Untersuchungen an CAPD-Patienten über die Manifestation von KHK bei verschiedenen Apo(a)-Phänotypen stützen diese Befunde (60).

■ Diagnostik

Von den Parametern, die zur Charakterisierung des Fettstoffwechsels herangezogen werden können, sind am einfachsten die Konzentrationen der Gesamtlipide im Plasma, der Triglyceride und des Cholesterins zugänglich. Die enzymatische Bestimmung von Cholesterin und Triglyceriden sowie die HDL-Cholesterinmessung (Fällungsmethode) im Vollserum sind auch bei Dialysepatienten präzise und störungsunempfindlich. Cholesterin und HDL-Cholesterin werden durch Nahrungsaufnahme wenig beeinträchtigt und sind auch bei Patienten vor der Nachmittagsdialyse verwertbar. Die Bestimmung des LDL-Cholesterins kann mit guter Präzision anhand der Friedewald-Formel [Gesamtcholesterin − (HDL-Cholesterin + Triglyceride/5)] errechnet werden (n = 307; r = 0,97, Vergleich Friedewald-LDL versus Ultrazentrifuge, eigene Untersuchungen) unter der Voraussetzung, daß die Patienten absolut nüchtern sind und keine hohen Triglyceridwerte (< 400 mg/dl = 4,5 mmol/l) vorliegen. Bei allen anderen Patienten empfiehlt sich die Bestimmung des LDL-Cholesterins mittels vorheriger Auftrennung der Lipoproteindichteklassen durch die Ultrazentrifuge, ein Verfahren, das nur von wenigen Speziallaboratorien angeboten wird. Da jedoch Triglyceride > 500 mg/dl (5,6 mmol/l) therapiebedürftig sind, kann im klinischen Alltag auf die erschwerte Diagnostik zur Ermittlung des LDL-Cholesterins mittels Ultrazentrifuge verzichtet werden. Nur mit zunehmender Erweiterung des methodischen Aufwandes (Ultrazentrifuge) können dann die relative Verteilung der Lipoproteine und ihre Zusammensetzung bestimmt werden. Generell sollte eine Therapieindikation oder die Abschätzung des Therapieerfolges immer auf mehr als zwei Bestimmungen basieren. Der Therapieerfolg läßt sich nur adäquat beurteilen, wenn anhand mehrerer Bestimmungen der Konzentrationsverlauf der Serumlipide festgestellt werden kann. Bestimmungen im Abstand von 6 Monaten, anhand derer der Therapieerfolg gemessen werden soll, sind nicht angebracht. Analytische und intraindividuelle Schwankungen erlauben eine sichere Aussage nur dann, wenn eine Therapie die Serumspiegel der Lipide um mindestens 15% beeinflußt. Gut eignet sich zur Beurteilung der Atherogenität auch der relativ gut untersuchte und standardisierte Quotient LDL/HDL. Einen indirekten Anhalt für das Vorliegen von Remnant-Lipoproteinen erhält man bei Vorliegen eines normalen LDL-Cholesterins, aber erhöhtem Apo-B und Hypertriglyzeridämie. Zusammenfassend sollte aufgrund der Dyslipidämie und zur Abschätzung des Atheroseserisikos bei Dialysepatienten der diagnostische Basisstatus ein differenziertes Lipoproteinprofil mit Bestimmung von Gesamtcholesterin, Triglyceriden, LDL- und HDL-Cholesterin, Lp(a) und Apo-B enthalten.

■ Therapie

Jede diätetische oder medikamentöse lipidsenkende Therapie sollte durch die konsequente Behandlung und Beseitigung anderer Risikofaktoren (Zigarettenrauchen, Bluthochdruck, Einstellung des Diabetes mellitus) ergänzt werden.

Indikationen

Die Erkenntnis, daß die Hypertriglyzeridämie des Dialysepatienten ein höheres atherogenes Potential als die des Nierengesunden darstellt, führte zur Diskussion über differenzierte therapeutische Ansätze und Möglichkeiten. Da wir die Atherogenität des Profils jedoch anhand einfacher Triglyceridbestimmungen nicht abschätzen können, basieren die Empfehlungen für die Behandlung der Dyslipidämie beim Niereninsuffizienten derzeit auf Analogieschlüssen, die davon ausgehen, daß die am nichturämischen Patienten gewonnenen Erkenntnisse auch für den Dialysepatienten zutreffen. Die Abschätzung der Atherogenität des Lipidprofils, die wir im klinischen Alltag anhand der Bestimmung der Plasmalipide vornehmen, ergibt jedoch die Basis für die Indikation zur Behandlung. Aufgrund der aktuellen Datenlage bestehen keine Zweifel an der Notwendigkeit einer Behandlung erhöhter LDL-Cholesterinwerte im Sinne der Sekundärprävention und der Wirksamkeit der Therapie bei Nierengesunden (55, 56). Vor der Entscheidung zur Therapie im Sinne der Primärprävention ist die Erstellung einer Nutzen-Risiko-Analyse unter Zuhilfenahme klinischer Kriterien (biologisches Alter des Patienten, vorbereitet und angemeldet zur Transplantation) und eines detaillierten Lipidprofils (quantitative Ausprägung) notwendig. Das Vorgehen in der Primärprävention sollte nicht nach einer allgemeinen Bevölkerungsstrategie, sondern nach einer Hochrisikostrategie erfolgen (41).

Ziele

Für Patienten mit sekundärer Dyslipidämie müssen die zu erreichenden Zielwerte aus den bei Nierengesunden gewonnenen Erkenntnissen extrapoliert werden. Deshalb sollten grenzwertige Konzentrationserhöhungen der Triglyceride im Plasma von Dialysepatienten nicht unbedingt therapiert werden. Bei ausgeprägten Triglyceriderhöhungen > 500 mg/dl = 5,5 mmol/l (postprandial können Werte über 1000 mg/dl = 11 mmol/l erreicht werden, die Schwelle zu erhöhtem Pankreatitisrisiko) sollte ein Fibratderivat zum Einsatz kommen. Bei einer Minderzahl von Hämodialyse-, aber häufiger bei CAPD-Patienten liegen erhöhte LDL-Cholesterin-Werte vor. Mittel der Wahl ist hier ein HMG-CoA-Reduktase-Inhibitor. Nach den Empfehlungen der Europäischen Konsensus-Konferenzen (Recognition and management of hyperlipidemia in adults: u.a. Policy statement of the European Atherosclerosis Society 1988) sollte bei der Sekundärprävention das LDL-Cholesterin unter 135 mg/dl (3,5 mmol/l) abgesenkt bzw. 100 mg/dl (2,6 mmol/l) angestrebt werden. In der Primärprävention sollten bei Vorliegen von zwei Risikofaktoren 135 mg/dl LDL-Cholesterin erreicht werden. Ein Lp(a)-Spiegel > 30 mg/dl sollte als ein Risikofaktor angesehen werden und kann zur Risikoabschätzung bei Überlegungen über eine Primärprävention dienen. Ein hoher Spiegel von Lp(a) könnte auch die Entscheidung zur klärenden Diagnostik erleichtern. Lp(a) kann aber nicht durch pharmakologische Intervention gesenkt werden.

Diätetische Therapie

Als Grundpfeiler jeder lipidsenkenden Therapie werden die Umstellung der Lebens- und der Ernährungsgewohnheiten und das Einhalten einer fettarmen Diät gefordert. Jedoch kann die diätetische Modifikation bei Hämodialysepatienten, die per se spezifischen diätetischen Regeln unterliegen, zwar effektiv sein (19, 47); sie ist jedoch wenig sinnvoll. Die Gefahr, bei diesen Patienten eine Mangelernährung zu induzieren, ist wahrscheinlich größer als der Erfolg eines lipidsenkenden Effekts. Auch bei CAPD-Patienten kann in praxi eine fettarme Ernährung meist nur unter Berücksichtigung des Verhältnisses von gesättigten zu ungesättigten Fettsäuren durchgeführt werden. Notwendig ist eine eiweißreiche Kost (ca. 1,4 g/kg Körpergewicht), um den peritonealen Proteinverlust auszugleichen. Die Kohlenhydrataufnahme ist aufgrund der Resorption von Glucose aus dem Peritonealdialysat erhöht.

Medikamentöse Therapie

Überblick

Prinzipiell können bei Dialysepatienten die Serumlipide mit HMG-CoA-Reduktase-Inhibitoren, Fibratderivaten (Bezafibrat, Gemfibrozil), niedermolekularem Heparin, Fischöl und Nicotinsäure beeinflußt werden (32). Unter Abwägung von Wirksamkeit, therapeutischem Nutzen und Risiken sowie unter Berücksichtigung der Compliance sind derzeit zur Triglyceridsenkung das Fibratderivat Gemfibrozil und Fischöl sowie zur LDL-Cholesterinsenkung ein HMG-CoA-Reduktase-Inhibitor zu empfehlen. Eine Kombination spezifischer Lipidsenker sollte wegen der hohen Toxizitätsrisiken nicht durchgeführt werden. Bei der Klassifizierung der Typen der Fettstoffwechselstörung (nach Fredrickson) und bei der Auswahl des Lipidsenkers ist immer zu berücksichtigen, daß VLDL $2/3$ aller Serumtriglyceride transportieren. Da sie wie alle Lipoproteine alle Lipide enthalten, führt eine starke Vermehrung der VLDL nicht nur zur massiven Hypertriglyceridämie, sondern auch zu einer Hypercholesterinämie. Ein erhöhtes LDL-Cholesterin gehört nicht zur typischen Fettstoffwechselstörung des Hämodialysepatienten. Bei Hochrisikopatienten wird heute nicht mehr die lipidsenkende Dauertherapie, sondern die Intervalltherapie empfohlen, um Kumulation und Toxizität zu vermeiden (z.B. 1 Woche Pause/Monat).

Fibratderivate

Fibratderivate sind effektive Triglyceridsenker durch eine Aktivitätssteigerung der Fettgewebs-LPL und der Postheparinlipase (20, 38). Eine Fibratderivattherapie erscheint bei CAPD-Patienten mit höherer Toxizität verbunden zu sein als bei Hämodialyse. Clofibrat, Bezafibrat und Fenofibrat weisen eine ausgeprägte Kumulation bei Niereninsuffizienz auf, verbunden mit der potentiellen Gefahr von Muskelschmerzen, Myositis und Rhabdomyolyse (15). Aus diesen Gründen werden Clofibrat und Fenofibrat nicht empfohlen. Bezafibrat senkt Triglyceride und Remnants effektiv und korrigiert zum Teil die Zusammensetzung triglyceridreicher Lipoproteine (39). In einer Dosierung von 200 mg 3mal pro Woche sind Nebenwirkungen selten (23, 39). Gemfibrozil ist ein effektiver Triglyceridsenker (bis zu 50% Senkung) mit geringer Wirkung auf LDL-Cholesterin. Mehrere Studien favorisieren Gemfibrozil (18, 38), dessen pharmakokinetische und pharmakodynamische Eigenschaften keine Kumulation bei Niereninsuffizienz erwarten lassen. Dennoch wurden bei CAPD-Patienten, die mit einer Dosierung von 1200 mg/Tag behandelt wurden, ein moderater Kreatinkinaseanstieg und Muskelbeschwerden beobachtet (11). Als relativ sicher ist Gemfibrozil in einer Dosierung von 450 mg/Tag anzusehen oder als Intervalltherapie mit 900 mg/Tag. Nach Mitteilungen von Chan sollten CAPD-Patienten nicht mit Bezafibrat behandelt werden (12).

HMG-CoA-Reduktase-Inhibitoren

LDL- und VLDL-Cholesterin können effektiv bis zu 50% gesenkt werden. Vor allem aber wird die Zusammensetzung der VLDL günstig beeinflußt (Normalisierung des Triglycerid-Cholesterin-Quotienten). Dies spricht für eine Elimination von atherogenen Remnants/IDL (58), und wurde durch Senkung der atherogenen IDL auch direkt gezeigt (36). Das HDL-Cholesterin steigt an. CSE-(Cholesterinsyntheseenzym-)Hemmer sind Mittel der ersten Wahl, vor allem bei CAPD-Patienten und bei Hämodialysepatienten mit erhöhtem LDL-Cholesterin (33, 59). Eine triglyceridsenkende Wirkung liegt ebenfalls vor, wenn auch nur moderat (bis 30%). Über schwerwiegende Nebenwirkungen wurde bisher nicht berichtet. Langzeitbeobachtungen unter Maximaldosierung liegen bisher nicht vor.

Weitere Präparate

Extreme Hypertriglyzeridämien können gut mit einer Kombination aus Fibratderivat (Gemfibrozil, 900 mg/Tag), Nicotinsäurederivat (Acipimox, 2–3mal 250 mg/Tag) und Fischöl (Eicosapen, 6–9 Kapseln/Tag) beherrscht werden. Es empfiehlt sich, diese Kombinationstherapie zeitlich zu begrenzen, nicht nur wegen der nachlassenden Compliance bei großer Tablettenanzahl. Von Fischöl ist die triglyceridsenkende Wirkung gut belegt (24, 44, 45). Das Nicotinsäurederivat Acipimox wird nach eigenen Erfahrungen gerade von Dialysepatienten wegen des häufig auftretenden Juckreizes und der Flushsymptomatik nur über geringe Zeiträume toleriert. Triglyceridentgleisungen werden in der Regel jedoch nach kurzer Zeit mit der Kombinationstherapie gut beherrscht. Ausgewählte niedermolekulare Heparine können Triglyceride und Cholesterin in der Langzeittherapie signifikant absenken (16, 49, 50). Akuteffekte sollten jedoch nicht erwartet werden. Der biochemische Mechanismus wird derzeit in einer geringeren Stimulierung und damit geringeren Erschöpfung der LPL gesehen. L-Carnitin wirkt nicht überzeugend auf Triglyceride in plazebokontrollierten und doppelblind durchgeführten Studien (22), wenn auch im Einzelfall über positive Effekte berichtet wurde (sog. Responder). Colestyramin ist nicht nur wegen der Exazerbation einer bestehenden Hypertriglyzeridämie und Probucol wegen der HDL-Senkung bei Dialysepatienten nicht indiziert.

Alternative Therapiemöglichkeiten

Eine Normalisierung des Fett-, aber auch des Kohlenhydratstoffwechsels ist durch eine sportliche Betätigung der Patienten erreichbar. Aerobe Belastung in einem Aufbautraining ähnlich dem nach Myokardinfarkt führt zu einer Reduktion der Triglyceride und einer Erhöhung des HDL-Cholesterins sowie zu einer Verminderung der Insulinresistenz und des Hyperinsulinismus (21). Jedoch sind nur ausgewählte Patienten für ein Trainingsprogramm dieser Art geeignet. Hämodialyse mit High-flux-Polysulfonmembranen führt zum signifikanten Abfall der Serumtriglyceride und des VLDL-Cholesterins (8). Patienten unter Hämodialyse mit Cuprophanmembranen weisen niedrigere HDL-Cholesterinwerte auf als Patienten, die mit Polysulfonmembranen dialysiert werden (17). Als hypothetische Erklärung bietet sich ein zirkulierender Inhibitor der LPL an, der durch konventionelle Hämodialyse nicht entfernt werden kann. Behandlung mit Erythopoetin führt zu einer moderaten Senkung des Gesamtcholesterins und der Triglyceride (7 – 10 %) (40).

Literatur

1 Alaupovic, P., W.J. McConathy, J. Fesmire, M. Tavella, J.M. Bard: Profiles of apolipoproteins and apolipoprotein B-containing lipoprotein particles in dyslipoproteinemias (Review). Clin. Chem. 34 (1988) 13

2 Alaupovic, P., H.N. Hodis, C. Knight-Gibson, W.J. Mack, L. LaBree, L. Cashin-Hemphill, C.N. Corder, D.M. Kramsch, D.H. Blankenhorn: Effects of lovastatin on ApoA- and ApoB-containing lipoproteins. Families in a subpopulation of patients participating in the Monitored Atherosclerosis Regression Study (MARS). Arterioscler. Thromb. 14 (1994) 1906

3 Attman, P.O., P. Alaupovic, A. Gustafson: Serum apolipoprotein profile of patients with chronic renal failure. Kidney int. 32 (1987) 368

4 Attman, P.O., P. Alaupovic: Lipid and apolipoprotein profiles of uremic dyslipoproteinemia – relation to renal function and dialysis. Nephron 57 (1991) 401

5 Attman, P.-O., O. Samuelsson, P. Alaupovic: Lipoprotein metabolism and renal failure. Amer. J. Kidney Dis. 21 (1993) 573

6 Blankenhorn, D.H., P. Alaupovic, E. Wickham, H.P. Chin, S.P. Azen: Prediction of angiographic change in native human coronary arteries and aortocoronary bypass grafts. Lipid and nonlipid factors. Circulation 81 (1990) 470

7 Blankenhorn, D.H., S.P. Azen, D.M. Kramsch, W.J. Mack, L. Cashin-Hemphill, H.N. Hodis, L.W.V. DeBoer, P.R. Mahrer, M.J. Masteller, L.I. Vailas: Coronary angiographic changes with lovastatin therapy. Ann. intern. Med. 119 (1993) 969

8 Blankestijn, P.J., P.F. Vos, T.J. Rabelink, H.J.M. VanRijn, H. Jansen, H.A. Koomans: High-flux dialysis membranes improve lipid profile in chronic hemodialysis patients. J. Amer. Soc. Nephrol. 5 (1995) 1703

9 Chan, M.K., Z. Varghese, F. Moorhead: Lipid abnormalities in uremia, dialysis, and transplantation. Kidney int. 19 (1981) 625

10 Chan, M.K., J. Persaud, Z. Varghese, J.F. Moorhead: Pathogenic roles of post-heparin lipases in lipid abnormalities in hemodialysis patients. Kidney int. 25 (1984) 812

11 Chan, M.K.: Gemfibrozil improves abnormalities of lipid metabolism in patients on continuous ambulatory peritoneal dialysis: the role of postheparin lipases in the metabolism of high-density lipoprotein subfractions. Metabolism 38 (1989) 939

12 Chan, M.K.: Sustained-release bezafibrate corrects lipid abnormalities in patients on continuous ambulatory peritoneal dialysis. Nephron 56 (1990) 56

13 Cressman, M.D., R.J. Heyka, E.P. Paganini, J. O'Neil, C.I. Skibinski, H.F. Hoff: Lipoprotein(a) is an independent risk factor for cardiovascular disease in hemodialysis patients. Circulation 86 (1992) 475

14 Därr, W.H., E.T.E. Windler, H. Greten: Peroxidative modification of very-low-density lipoproteins in chronic hemodialysis patients. Nephron 63 (1993) 230

15 Desager, J.P., J. Costermans, R. Verberckmoes, C. Harvengt, C.A. Baldamus, W. Schoeppe: Effect of hemodialysis on plasma kinetics of fenofibrate in chronic renal failure. Nephron 31 (1982) 51

16 Deuber, H.J., W. Schulz: Reduced lipid concentrations during four years of dialysis with low molecular weight heparin. Kidney int. 40 (1991) 496

17 Docci, D., C. Capponcini, S. Mengozzi, L. Baldrati, L. Neri, C. Feletti: Effects of different dialysis membranes on lipid and lipoprotein serum profiles in hemodialysis patients. Nephron 69 (1995) 323

18 Elisaf, M.S., M.A. Dardamanis, N.D. Papagalanis, K.C. Siamopoulos: Lipid abnormalities in chronic uremic patients. Response to treatment with gemfibrozil. Scand. J. Urol. Nephrol. 27 (1993) 101

19 Gokal, R., J.I. Mann, D.O. Oliver, J.G.G. Ledingham: Dietary treatment of hyperlipidemia in chronic hemodialysis patients. Amer. J. clin. Nutr. 31 (1978) 1915

20 Goldberg, A.P., D.M. Applebaum-Bowden, E.L. Bierman, W.R. Hazzard, L.B. Haas, D.J. Sherrard, J.D. Brunzell, J.K. Huttunen, C. Ehnholm, E.A. Nikkila: Increase in lipoprotein lipase during clofibrate treatment of hypertriglyceridemia in patients on hemodialysis. New Engl. J. Med. 301 (1979) 1073

21 Goldberg, A.P., J.M. Hagberg, J.A. Delmez, M.E. Haynes, H.R. Harter: Metabolic effects of exercise training in hemodialysis patients. Kidney int. 18 (1980) 754

22 Golper, T.A., M. Wolfson, S. Ahmad, R. Hirschberg, P. Kurtin, L.A. Katz, R. Nicora, D. Ashbrook, J.D. Kopple: Multicenter trial of L-carnitine in maintenance hemodialysis patients. Kidney int. 38 (1990) 904

23 Grützmacher, P., E.-H. Scheuermann, W. Siede, P.D. Lang, U. Abshagen, H.W. Radtke, C.A. Baldamus, W. Schoeppe: Lipid lowering treatment with bezafibrate in patients on chronic haemodialysis: pharmacokinetics and effects. Klin. Wschr. 64 (1986) 910

24 Hamazaki, T., R. Nakazawa, S. Tateno, H. Shishido, K. Isoda, Y. Hattori, T. Yoshida, T. Fujita, S. Yano, A. Kumagai: Effects of fish oil rich in eicosapentaenoic acid on serum lipid in hyperlipidemic hemodialysis patients. Kidney int. 26 (1984) 81

25 Hörkkö, S., K. Huttunen, Y.A. Kesäniemi: Decreased clearance of low-density lipoprotein in uremic patients under dialysis treatment. Kidney int. 47 (1995) 1732

26 Krauss, R.M., F.T. Lindgren, P.T. Williams, S.F. Kelsey, J. Brensike, Vranizan, K, K.M. Detre, R.I. Levy: Intermediate-density lipoproteins and progression of coronary artery disease in hypercholesterolaemic men. Lancet 1987/II, 62

27 Kronenberg, F., H. Kathrein, P. König, U. Neyer, W. Sturm, K. Lhotta, E. Gröchenig, G. Utermann, H. Dieplinger: Apolipoprotein(a) phenotypes predict the risk for carotid atherosclerosis in patients with end-stage renal disease. Arterioscler. Thromb. 14 (1994) 1405

28 Kronenberg, F., P. König, U. Neyer, M. Auinger, A. Pribasnig, U. Lang, J. Reitinger, G. Pinter, G. Utermann, H. Dieplinger: Multicenter study of lipoprotein(a) and apolipoprotein(a) phenotypes in patients with end-stage renal disease treated by hemodialysis or continuous ambulatory peritoneal dialysis. J. Amer. Soc. Nephrol. 6 (1995) 110
29 Lacour, B., J.-B. Roullet, A.-M. Liagre, V. Jorgetti, P. Beyne, C. Dubost, T. Drüeke: Serum lipoprotein disturbances in primary and secondary hyperparathyroidism and effects of parathyroidectomy. Amer. J. Kidney Dis. 8 (1986) 442
30 Levine, D.M., B.R. Gordon: Lipoprotein(a) levels in patients receiving renal replacement therapy: methodologic issues and clinical implications. Amer. J. Kidney Dis. 26 (1995) 162
31 Lindner, A., B. Charra, D.J. Sherrard, B.H. Scribner: Accelerated atherosclerosis in prolonged maintenance hemodialysis. New Engl. J. Med. 290 (1974) 697
32 Massy, Z.A., J.Z. Ma, T.A. Louis, B.L. Kasiske: Lipid-lowering therapy in patients with renal disease. Kidney int. 48 (1995) 188
33 Matthys, E., M. Schurgers, G. Lamberigts, N. Lameire, N. Vandecasteele, C. Labeur, U. Beisiegel, M. Rosseneu: Effect of simvastatin treatment on the dyslipoproteinemia in CAPD patients. Atherosclerosis 86 (1991) 183
34 McLeod, R., C.E. Reeve, J. Frohlich: Plasma lipoproteins and lecithin:cholesterol acyltransferase distribution in patients on dialysis. Kidney int. 25 (1984) 683
35 Nestel, P.J., N.H. Fidge, M.H. Tan: Increased lipoprotein-remnant formation in chronic renal failure. New Engl. J. Med. 307 (1982) 329
36 Nishizawa, Y., T. Shoji, M. Emoto, K. Kawasaki, T. Konishi, T. Tabata, T. Inoue, H. Morii: Reduction of intermediate density lipoprotein by pravastatin in hemo- and peritoneal dialysis patients. Clin. Nephrol. 43 (1995) 268
37 Parsy, D., M. Dracon, C. Cachera, H.-J. Parra, G. Vanhoutte, A. Tacquet, J.-C. Fruchart: Lipoprotein abnormalities in chronic haemodialysis patients. Nephrol. Dialys. Transplant. 3 (1988) 51
38 Pasternack, A., T. Vänttinen, T. Solakivi, T. Kuusi, T. Korte: Normalization of lipoprotein lipase and hepatic lipase by gemfibrozil results in correction of lipoprotein abnormalities in chronic renal failure. Clin. Nephrol. 27 (1987) 163
39 Pelegri, A., R. Romero, M. Senti, X. Nogues, J. Pedro-Botet, J. Rubies-Prat: Effect of bezafibrate on lipoprotein(a) and triglyceride-rich lipoproteins, including intermediate-density lipoproteins, in patients with chronic renal failure receiving haemodialysis. Nephrol. Dialys. Transplant. 7 (1992) 623
40 Pollock, C.A., R. Wyndham, P.V. Collett, G. Elder, M.J. Field, S. Kalowski, J.R. Lawrence, D.A. Waugh, C.R. George: Effects of erythropoietin therapy on the lipid profile in end-stage renal failure. Kidney int. 45 (1994) 897
41 Pyörälä, K., G. De Backer, I. Graham, P. Poole-Wilson, D. Wood: Prevention of coronary heart disease in clinical practice: recommendations of the Task Force of the European Society of Cardiology, European Atherosclerosis Society and European Society of Hypertension. Europ. Heart J. 15 (1994) 1300
42 Raine, A.E.G., R. Margreiter, F.P. Brunner, J.H.H. Ehrich, W. Geerlings, P. Landais, C. Loirat, N.P. Mallick, N.H. Selwood, G. Tufveson: Report on management of renal failure in Europe. Nephrol. Dialys. Transplant. 7 (1992) 7
43 Recognition and management of hyperlipidemia in adults: a policy statement of the European Atherosclerosis Society Europ. Heart J. 9 (1988) 571
44 Rolf, N., W. Tenschert, A.E. Lison: Results of a long-term administration of omega-3 fatty acids in haemodialysis patients with dyslipoproteinaemia. Nephrol. Dialys. Transplant. 5 (1990) 797
45 Rylance, P.B., M.P. Gordge, R. Saynor, V. Parsons, M.J. Weston: Fish oil modifies lipids and reduces platelet aggregability in haemodialysis patients. Nephron 43 (1986) 196
46 Samuelsson, O., P.O. Attman, C. Knight-Gibson, B. Kron, R. Larsson, H. Mulec, L. Weiss, P. Alaupovic: Lipoprotein abnormalities without hyperlipidaemia in moderate renal insufficiency. Nephrol. Dialys. Transplant. 9 (1994) 1580
47 Sanfelippo, M.L., R.S. Swenson, G.M. Reaven: Reduction of plasma triglycerides by diet in subjects with chronic renal failure. Kidney int. 11 (1977) 54
48 Schettler, V., E. Wieland, R. Verwiebe, P. Schuff-Werner, F. Scheler, M. Oellerich: Plasma lipids are not oxidized during hemodialysis. Nephron 67 (1994) 42
49 Schneider, H., Y. Schmitt: Low molecular weight heparin: how does it modify lipid metabolism in chronic hemodialysis patients? Klin. Wschr. 69 (1991) 749
50 Schrader, J., W. Stibbe, V.W. Armstrong, M. Kandt, R. Muche, H. Kostering, D. Seidel, F. Scheler: Comparison of low molecular weight heparin to standard heparin in hemodialysis/hemofiltration. Kidney int. 33 (1988) 890
51 Schulz, T., H. Schiffl, R. Scheithe, N. Hrboticky, R. Lorenz: Preserved antioxidative defense of lipoproteins in renal failure and during hemodialysis. Amer. J. Kidney Dis. 25 (1995) 564
52 Senti, M., R. Romero, J. Pedro-Botet, A. Pelegri, X. Nogués, J. Rubiés-Prat: Lipoprotein abnormalities in hyperlipidemic and normolipidemic men on hemodialysis with chronic renal failure. Kidney int. 41 (1992) 1394
53 Strategies for the prevention of coronary heart disease: a policy statement of the European Atherosclerosis Society. Europ. Heart J. 8 (1987) 77
54 Sutherland, W.H.F., R.J. Walker, M.J. Ball, S.A. Stapley, M.C. Robertson: Oxidation of low density lipoproteins from patients with renal failure or renal transplants. Kidney int. 48 (1995) 227
55 The Expert Panel on Detection, Evaluation and Treatment of High Blood Cholesterol in Adults. Summary of the second report of the national cholesterol education program (NCEP) Expert Panel on Detection, Evaluation and Treatment of High Blood Cholesterol in Adults. J. Amer. med. Ass. 269 (1993) 3015
56 The Scandinavian Simvastatin Survival Study Group: Randomised trial of cholesterol lowering in 4444 patients with coronary heart disease: the Scandinavian Simvastatin Survival Study (4S). Lancet 344 (1994) 1383
57 Tschöpe, W., M. Koch, B. Thomas, E. Ritz, German Study Group Diabetes and Uremia: Serum lipids predict cardiac death in diabetic patients on maintenance hemodialysis. Results of a prospective study. Nephron 64 (1993) 354
58 Wanner, C., W.H. Hörl, C.H. Luley, H. Wieland: Effects of HMG-CoA reductase inhibitors in hypercholesterolemic patients on hemodialysis. Kidney int. 39 (1991) 754
59 Wanner, C., I. Lubrich-Birkner, O. Summ, H. Wieland, P. Schollmeyer: Effect of simvastatin on qualitative and quantitative changes of lipoprotein metabolism in CAPD patients. Nephron 62 (1992) 40
60 Wanner, C., W. Bartens, G. Walz, M. Nauck, P. Schollmeyer: Protein loss and genetic polymorphism of apolipoprotein(a) modulate serum lipoprotein(a) in CAPD patients. Nephrol. Dialys. Transplant. 10 (1995) 75
61 Wanner, C., H. Wieland.: Fettstoffwechselstörungen und Arteriosklerose. In Drück, F., W. Kaufmann, H. Bünte: Therapiehandbuch. Urban & Schwarzenberg 1995 (M 4, S. 1 – 4)
62 Webb, A.T., D.A. Reaveley, M. O'Donnell, B. O'Connor, M. Seed, E.A. Brown: Lipids and lipoprotein(a) as risk factors for vascular disease in patients on renal replacement therapy. Nephrol. Dialys. Transplant. 5 (1994) 354
63 Weintraub, M., A. Burstein, T. Rassin, M. Liron, Y. Ringel, S. Cabili, Blum, M, G. Peer, A. Iaina: Severe defect in clearing postprandial chylomicron remnants in dialysis patients. Kidney int. 42 (1992) 1247

15 Endokrine Störungen

W. Riegel

Überblick

Die chronische Niereninsuffizienz führt zu einer Vielzahl hormoneller Störungen. Die *hypophysären Hormone* der gonadalen (Prolactin, LH, FSH), der somatotropen (GH), der thyreoidalen (TSH) und der adrenalen (ACTH) Achse sind betroffen. Die Regulationsstörung der *Nebenschilddrüse* spielt eine äußerst wichtige Rolle. Die Störungen der pankreatischen Hormone Insulin und Glucagon führen zu erheblichen Veränderungen im Kohlenhydratstoffwechsel.

Typischerweise finden die Störungen nicht auf einer einzigen Ebene der hormonellen Regulation statt, sondern betreffen die verschiedenen Ebenen des hormonellen Regelkreises in unterschiedlicher Weise (Tab. 15.1).

Die auslösende Ursache ist deshalb nicht immer exakt zu ermitteln. Die üblichen Funktionsteste verlieren häufig ihre diagnostische Aussagekraft.

Pathomechanismen

Veränderte Synthese

Die Hormonsynthese in der Niere selbst ist betroffen. Erythropoetin und Calcitriol (1,25-Dihydroxycholecalciferol 1,25(OH)$_2$D$_3$) werden vermindert sezerniert. In extrarenalen Geweben werden ebenfalls verminderte Syntheseraten gemessen, beispielsweise von Testosteron und Östradiol (Tab. 15.2).

Gestörter Regelkreislauf

Mehrere hormonelle Systeme sind in ihrem Regelkreis gestört. Von großer klinischer Bedeutung ist der Hyperparathyreoidismus, dessen Störung im wesentlichen auf einen veränderten Feedback-Mechanismus zwischen Calcitriol und Parathormon zurückzuführen ist. Der gestörte pulsatile Sekretionsrhythmus der hypothalamisch-hypophysären Achse ist für die pathologischen Veränderungen von Wachstumshormon, Gonadotropinen und thyreoideastimulierendem Hormon wesentlich verantwortlich.

Veränderter Metabolismus

Die Niere ist ein Organ, das die meisten Polypeptidhormone katabolisiert. Diese akkumulieren beim Nierenversagen. Die ca. 100 bekannten Hormone bei Säugern bestehen aus drei Stoffkategorien: Peptide oder Peptidspaltprodukte, Steroide und Amine. Experimentelle Studien haben in der Niere eine hohe arteriovenöse Extraktionsrate und eine niedrige

Tabelle 15.2 Übersicht über die Pathomechanismen endokriner Störungen im chronischen Nierenversagen

Ebene 1	Gestörte zentrale Regelkreisläufe (verminderte pulsatile Sekretion)
Ebene 2	Adaptive Antwort zur Erhaltung der Homöostase (LH) und erhöhte Sekretion (Prolactin)
Ebene 3	Störungen in der peripheren Drüse verminderte renale Produktion (Erythropoetin, Calcitriol) verminderte extrarenale Produktion (Testosteron, Östradiol) verminderte Ansprechbarkeit am Zielorgan (Calcitriol) **Erhöhte Hormonspiegel/Hormonfragmente (gestörte metabolische Clearance)** Verminderte Degradation – renal (Insulin, Proinsulin, Glucagon, Parathormon, Calcitonin, Vasopressin) – extrarenal (Insulin, Parathormon, LH, Prolactin) Erhöhte Sekretion – adaptive Antwort zur Erhaltung der Homöostase (Parathormon) – inadäquate Spiegel (Renin)
Ebene 4	Gestörte Hormonaktion Gestörte Aktivierung von Prohormonen (IGF-I, T$_4$/T$_3$) Multimolekulare Formen variabler Bioaktivität (LH) Bindung an Carrierproteine (Somatomedin) Veränderte Gewebesensitivität – Rezeptorebene (Wachstumshormon) – Postrezeptorebene (Insulin)

Tabelle 15.1 Ebenen der hormonellen Regulation

	Hormonformen und Hormonantwort	Bildungsorte
Ebene 1	Releasing-Hormon	Hypothalamus
Ebene 2	glandotropes Hormon	Hypophyse
Ebene 3	Effektorhormon	periphere Drüse Hormonmetabolismus
Ebene 4	Hormonantwort	Zielzelle Rezeptor, Postrezeptor

Urinausscheidung von intakten Molekülen nachgewiesen (38). Dies weist darauf hin, daß die hormonellen Moleküle in der Niere degradiert werden. Drei Hauptwege werden dabei beschritten. Nach der glomerulären Filtration werden Hormone intraluminär und durch tubuläre Bürstensaumpeptidasen degradiert. Kleinere Peptidhormone wie Angiotensin I und II, Glucagon und Bradykinin werden so katabolisiert. Hormone können auch über die tubuläre Membran aufgenommen und intrazellulär abgebaut werden. Mittlere und größere Moleküle, wie beispielsweise Insulin, werden auf diese Weise metabolisiert. Ein dritter Weg ist die postglomeruläre Aufnahme über Rezeptoren an der basolateralen peritubulären Membran. Parathormon, Calcitonin und Vasopressin unterliegen diesem Abbauprozeß.

Störungen an der Zielzelle

Für verschiedene Hormone besteht an ihren Zielzellen eine Resistenz, die zu einer Wirkungsabschwächung führt. Die Störungen liegen dabei auf Rezeptorebene oder sind dem Rezeptor nachgeschaltet intrazellulär lokalisiert. Urämische Toxine werden als Ursache diskutiert. Die Erhöhung der intrazellulären Calciumkonzentration scheint ein einheitlicher Pathomechanismus zu sein.

Generelle Störungen der hormonellen Regulation bei Dialysepatienten

In den vergangenen Jahren belegten verschiedene Untersuchungen, daß für die von der Hypophyse regulierten Hormonsysteme (Wachstumshormon, TSH und Gonadotropine) das abgeschwächte pulsatile Verhalten von entscheidender und gemeinsamer Wichtigkeit ist. Die endokrinen Störungen der Sexualhormone, Schilddrüsenfunktionsstörungen und Wachstumsverzögerung in der Pubertät scheinen dadurch im wesentlichen erklärt zu sein (157).

Ein weiterer gemeinsamer Mechanismus liegt in der Beeinflussung des hormonellen Metabolismus. Die Degradation einiger Hormone (LH, Insulin, Prolactin) ist vermindert. Die daraus resultierenden Effekte sind unterschiedlich. Sie haben einerseits eine prolongierte Wirkung (Insulin), andererseits sind die betroffenen Hormone dabei ohne biologische Wirksamkeit (LH). Sie führen jedoch zu einer Verstellung des Regelkreises.

Die Resistenz des Zielgewebes stellt eine weitere Störung in der Urämie dar. Sie liegt auf Rezeptorebene mit veränderter Anzahl von Rezeptoren bzw. Bindungskapazität oder intrazellulär. Die Resistenz des Zielgewebes ist häufig, der Mechanismus jedoch nicht einheitlich.

Störung spezifischer Hormonsysteme

Insulin

Die basalen Insulinspiegel sind bei Patienten mit chronischem Nierenversagen normal oder leicht erhöht. C-Peptid und die Vorläufersubstanz Proinsulin sind ebenfalls erhöht.

Sekretion

Die Insulinsekretion verläuft biphasisch. Einer Initialphase in den ersten 5–10 Minuten folgt eine Spätphase.

Die Initialphase ist bei Dialysepatienten unterschiedlich. Häufig ist die Insulinfreisetzung verzögert (Tab. 15.3), insbesondere bei Patienten mit erhöhtem Parathormon. Calcitriolgabe steigert die Insulinfreisetzung in der Initialphase. Es wird ein direkter Effekt von Calcitriol auf die pankreatische β-Zelle diskutiert (1). Nach 8wöchiger Behandlung mit Calcitriol wurde ein Abfall des Basisinsulins und des Parathormonwertes gemessen. Die Stimulation der initialen Insulinfreisetzung war normalisiert. (183). Dem intrazellulären Calcium wird eine entscheidende Rolle in der Regulation der initialen Insulinantwort zugeschrieben.

Resistenz

Einheitlich wird über erhöhte Insulinspiegel in der Spätphase nach Glucosegabe berichtet, die durch die Dialysebehandlung zum Teil normalisiert wird (29). Zusätzlich zu den Sekretionsstörungen liegt eine verminderte Sensitivität des Zielgewebes für Insulin vor. Die Antwort des Skelettmuskels auf Insulin ist in der Urämie abgeschwächt (194). Gewebeständige Anzahl und Bindungskapazität der Insulinrezeptoren sind in der Urämie zwar nicht wesentlich verändert (45, 83, 167, 168); dennoch binden Erythrozyten von chronisch nierenkranken Patienten im Vergleich zu Kontrollpersonen weniger Insulin an den Rezeptor (145). Guanidinderivate spielen dabei eine wichtige Rolle (92, 154). Im isolierten menschlichen Skelettmuskel ist der basale Glucosetransport durch die Urämie um 50% reduziert (173).

Die Ursache der Insulinresistenz liegt am ehesten in Postrezeptor-Veränderungen (29, 65, 79) oder einem zirkulierenden Faktor (103) begründet. Eine derartige Substanz, ein schwach saures, hitzestabiles Peptid, mit

Tabelle 15.3 Insulin

Ebene 3	initiale Insulinfreisetzung vermindert (Parathormon, Calcium intrazellulär) Insulindegradation in der Niere vermindert
Ebene 4	Zielgewebe mit Insulinresistenz (dialysable Faktoren, Calcium intrazellulär)

einem Molekulargewicht von 1000–2000 Dalton wurde bereits isoliert (110). Darüber hinaus wurde bei Patienten mit erhöhten Parathormonspiegeln eine Glucoseintoleranz festgestellt. Calcitriol führt zu einer Verbesserung der Glucosetoleranz (102, 183). Auch die Therapie mit Calciumantagonisten über 9 Wochen führte zur Senkung der Glucose- und Insulinspiegel (141) bei gleichzeitiger Erhöhung von Calcidiol (25-Hydroxycholecalciferol) (142). Möglicherweise kommt dem intrazellulären Calcium eine wichtige pathogenetische Rolle zu.

Veränderungen von Kohlenhydratstoffwechselparametern in anderen Zellsystemen wie polymorphkernigen Granulozyten (63) und Adipozyten (37) unterstützen die Hypothese der pathogenetischen Rolle einer intrazellulären Calciumregulationsstörung, die zur Insulinresistenz in der Urämie beiträgt.

Zusätzlich zur peripheren Insulinresistenz trägt das Splanchnikusgebiet zur Kohlenhydratstoffwechselstörung bei. Hyperinsulinämie, die aufgrund der peripheren Resistenz besteht, führt zur verminderten Glucosekonzentration im Splanchnikusgebiet und zu einer vermehrten Aufnahme von glukoneogenetischen Präkursoren (18) bei normalem postabsorptivem Metabolismus.

Degradation

Sie erfolgt für Insulin in der Niere und ist bei Nierenversagen eingeschränkt, so daß erhöhte zirkulierende Serumspiegel gemessen werden.

Die verminderte Insulinelimination spielt besonders für Diabetiker eine wichtige Rolle, da die exogen applizierte Insulindosis entsprechend verringert werden muß.

Glucagon

Die Plasmaglucagonspiegel sind bei Patienten mit Niereninsuffizienz aufgrund einer verminderten Degradation von Glucagon und Proglucagon erhöht (Tab. 15.4). Die Sekretion scheint normal zu sein. Die Regulationsmechanismen sind bei niereninsuffizienten Patienten für Glucagon nicht gestört.

Die erhöhten Glucagonspiegel haben ihre Auswirkungen im wesentlichen auf die Leber. Die vorliegenden Daten sprechen für eine Downregulation der Rezeptoren, so daß diesem Hormon in der Pathogenese der Insulinresistenz eine untergeordnete Bedeutung zugeschrieben wird (38, 168).

Tabelle 15.4 Glucagon

Ebene 3	Glucagondegradation in der Niere vermindert
Ebene 4	Wirkung der Zielzelle (Hepatozyt) durch Downregulation partiell adaptiert

Schilddrüsenfunktionsstörungen

Ätiologie und Klinik

Die Prävalenz von Schilddrüsenvergrößerungen bei Patienten mit terminaler Niereninsuffizienz im Vergleich zu Patienten, die aus nicht renalen Gründen zur stationären Aufnahme kamen, ist signifikant erhöht (82). Sonographische Untersuchungen mit hochauflösenden Verfahren dokumentieren eine Vergrößerung des Schilddrüsenvolumens über das normale Maß hinaus bei ungefähr 50 % der euthyreoten Patienten mit chronischem Nierenversagen ohne klinische Zeichen der Schilddrüsenüberfunktion (71). Eine höhere Inzidenz der Korrelation zwischen der Urämie und der Entwicklung von Schilddrüsenknoten wurde bei weiblichen Dialysepatienten nachgewiesen (113).

Bei Dialysepatienten scheint die Induzierbarkeit einer Hypothyreose größer zu sein als bei anderen Erkrankungen. Dies gilt sowohl für Peritonealdialyse- (189) als auch für Hämodialysepatienten (117, 177). Die Prävalenz der Hypothyreose im terminalen Nierenversagen wird mit bis zu 9,5 % angegeben (Übersicht bei Kaptein [82]) und ist somit 2,5fach höher als bei Patienten mit anderen chronischen, nichtrenalen Erkrankungen. Als Ursache werden Schilddrüsenantikörper diskutiert, die bei 6,7 % der urämischen Patienten im Vergleich zu 1,4 % bei Patienten mit nichtrenalen chronischen Erkrankungen vorliegen.

Im Gegensatz zur Hypothyreose ist die Prävalenz der Hyperthyreose bei Niereninsuffizienz nicht unterschiedlich (82).

Mit Hilfe von klinischen Zeichen ist der Ausschluß der Diagnose Hypothyreose bei Dialysepatienten sehr schwierig. Einige Manifestationen, wie beispielsweise Pallor, Hypothermie und Asthenie, entsprechen auch Zeichen der Urämie. Andere klinische Zeichen, wie Herzfrequenz, Achillessehnenrelaxationszeit und biochemische Parameter, versagen häufig. Deshalb ist die Bestimmung des Hormonstatus zur Erkennung einer Schilddrüsenerkrankung bei chronisch niereninsuffizienten Patienten unerläßlich.

T_3- und T_4-Spiegel

Bereits bei einer GFR, die 40 ml/min unterschreitet, werden signifikant erniedrigte T_4- und T_3-Spiegel gemessen (55). Dabei ist T_3 stärker supprimiert als T_4 (99). Verminderte T_4-Spiegel liegen bei 29 % und verminderte T_3-Spiegel bei 55 % der Patienten mit Nierenversagen vor. Die periphere Jodination von T_4 zu T_3 ist abgeschwächt (39, 96). Dieser Befund ist mit den im Vergleich zu T_4 niedrigeren T_3-Spiegeln vereinbar.

Die inaktiven Metaboliten von T_3 und T_4 (rT_3 und rT_4) sind in der Literatur unterschiedlich angegeben. Eine direkte Beziehung besteht zwischen rT_3 und Plasmaglucose im nüchternen Zustand, nach oraler Glucosebelastung oder zu den Insulinspiegeln. Die reduzierte Glucosetoleranz scheint eine Rolle bei der peripheren Konversion von T_3 zu rT_3 zu spielen (T_3 niedrig, rT_3 hoch bei Glucoseintoleranz). rT_3 korreliert mit den Glucosespiegeln nüchtern und postprandial. Diese Effekte sind bei Hämodialyse und Peritonealdialyse nicht unterschiedlich. Die Glucosebeladung durch Pentonealdialyselösungen führt zu keinen zusätzlichen Veränderungen der Schilddrüsenhormone. Eine Vielzahl von möglichen Ursachen für die erniedrigten peripheren Schilddrüsenhormone wurde ausgeschlossen. Die Spiegel für Bindungsproteine sind sowohl bei Hämodialyse als auch bei Peritonealdialyse unverändert. Die Bindung der peripheren Hormone an das Zielgewebe ist normal (7). Die Produktionsrate der Hormone ist unverändert (80, 81).

Die Metabolisierung der Hormone könnte bei terminalem Nierenversagen erhöht sein (39). Berichte über normale Clearance-Raten liegen jedoch ebenfalls vor (81).

Regulation der TSH-Sekretion

Trotz verminderter totaler und freier T_4- und T_3-Spiegel sind die Konzentrationen von TSH sowohl bei Hämodialyse als auch bei Peritonealdialyse gewöhnlich normal. Dies weist auf eine veränderte Regulation der Hypothalamus-Hypophysen-Achse hin. Der nächtliche Anstieg von TSH bleibt aus (195). Eine reduzierte und häufig aufgehobene Antwort von TSH nach Gabe von TRH (pathologischer TRH-Test) wurde in einer Vielzahl von Studien gemessen.

Therapeutische Maßnahmen wurden in einigen Studien mit Substitution der peripheren Hormone vorgenommen. Sie haben jedoch keine Vorteile erbracht. Im Gegenteil wurde eine negative Stickstoffbilanz erreicht. Eine Indikation zur Substitution existiert somit nicht.

Sexualhormone

Endokrine Störungen der Sexualfunktion des Mannes

■ Ätiologie und Klinik

Dialysepatienten berichten über eine Abnahme der sexuellen Aktivität. Das Hauptproblem liegt bei männlichen Patienten in einer erektilen Dysfunktion. Psychologische Faktoren scheinen eine prädominante Rolle in der Initialphase der Dialysebehandlung zu spielen. Eine effektive Hämodialysebehandlung führt zu Verbesserung von Libido und Potenz in ähnlicher Weise wie von körperlicher Leistungsfähigkeit. Bei Fortbestehen von Impotenz spielen Durchblutungsprobleme, meist im Rahmen von arteriosklerotisch veränderten Gefäßen, eine zusätzliche Rolle. Die urämische Polyneuropathie ist eine weitere häufige und gravierende Ursache der erektilen Impotenz, die durch das Vorliegen von Diabetes mellitus und Alkoholismus verstärkt wird, da diese Erkrankungen selbst mit polyneuropathischen Veränderungen behaftet sind (Übersicht bei Bommer [14]).

Ausgeprägte Sympathikusstimulierung und/oder erhöhte Blutcatecholamine können den Tonus der glatten Muskulatur des Penis erhöhen und der Relaxation entgegenwirken. Der Verlust der nächtlichen Erektion, die physiologischerweise 3- bis 5mal pro Nacht auftritt, ist ein sehr verläßlicher Parameter für eine organische erektile Impotenz.

Hormonelle Störungen spielen ebenfalls eine wichtige Rolle. Die verminderte nächtliche Erektion bei männlichen Dialysepatienten konnte mit Impotenz und vermindertem Testosteronspiegel korreliert werden (107, 118).

■ Erniedrigte Testosteronspiegel

Die meisten männlichen Patienten haben niedrige Testosteronspiegel (136), auch unter Berücksichtigung der altersspezifischen Veränderungen. Die Testosteronbindungskapazität ist unverändert (21, 32, 53, 93, 118, 136), die freien Testosteronspiegel sind erniedrigt. Ursache dafür sind erniedrigte Testosteronproduktionsraten und erhöhte metabolische Clearance (24, 174).

Der normale Tagesrhythmus mit einem Peak-Spiegel zwischen 4.00 und 8.00 Uhr und einem Nadir zwischen 20.00 und 24.00 Uhr ist beim urämischen Patienten aufrechterhalten. Die Effekte von Testosteron auf die Entwicklung der sekundären Sexualmerkmale des Mannes und der Hodengröße in der Pubertät sind verzögert, aber nicht nachhaltig gestört. Die Wirkung von Testosteron auf das androgensensitive Gewebe ist ebenso wie die zentrale Rückkoppelung von Testosteron mit der Gonadotropinproduktion nicht ausreichend bekannt.

■ Testikuläre Resistenz

Die niedrigen Testosteronspiegel in der Urämie scheinen nicht Ausdruck eines Mangels an gonadotropen Hormonen zu sein, da luteinisierendes Hormon (LH) (6, 21, 59, 62, 64, 95, 109, 146) und follikelstimulierendes Hormon (FSH) bei Dialysepatienten gewöhnlich erhöht sind. Hohe LH-Spiegel bei normalem Testosteron deuten auf eine Resistenz der Leydig-Zellen für LH hin. Die Gabe des LH-Analogons HCG (humanes Choriongonadotropin) führt zu einer verzögerten, subnormalen Erhöhung des Plasmatestosterons (136, 174). In experimentellen Untersuchungen zeigen die Leydig-Zellen eine verminderte Antwort auf LH. Als Ursachen der Resistenz mit der Folge einer gestörten Testosteronbildung werden diskutiert:

– Hyperparathyreoidismus,
– phthalathaltige Plastikmaterialien von Hämodialyseschlauchsystemen,
– Zinkdefizienz,
– Malnutrition und/oder Proteinmangel.

Hohe LH-Spiegel können Ausdruck eines verminderten Metabolismus sein. Dadurch häufen sich Metaboliten an, so daß die biologische Wertigkeit des LH durch Spiegelangabe alleine nicht zum Ausdruck gebracht wird (178).

Immunoreaktives LH (I-LH) und FSH sind bei Dialysepatienten erhöht, biologisch aktives LH (B-LH) unverändert. Das pulsatile Verhalten von I-LH und B-LH war bei 2 von 5 Dialysepatienten nicht mehr vorhanden (178).

In neueren Untersuchungen wurden bei männlichen Dialysepatienten im Vergleich zu Gesunden niedrigere Spiegel an sauren LH-Formen gemessen und mit geringeren Testosteronspiegeln assoziiert (115). Die Proben wurden in Form einer Puls-Profil-Serie gesammelt und zeigten bei den männlichen Dialysepatienten ein Ausbleiben des pulsatilen Charakters (115).

Tabelle 15.5 Männliche Sexualhormone

Ebene 1	pulsatile LHRH-Sekretion aufgehoben
Ebene 2	LH-Spiegel (inaktive Metaboliten) erhöht Prolactinsekretion erhöht, Halbwertszeit verlängert FSH-Spiegel hochnormal
Ebene 3	Testosteronproduktion erniedrigt Resistenz der Leydig-Zellen für LH
Ebene 4	Testosteronmetabolismus erhöht fragliche Resistenz des Hodengewebes

■ Hypophysär-hypothalamische Funktionsstörungen

Luteinisierendes Hormon (LH) und LH-Releasing-Hormon (LHRH)

Die LH-Spiegel sind bei Hämodialysepatienten, wie bereits gezeigt, erhöht (Tab. 15.5). Die Regulation von LH erfolgt durch LHRH, das aus dem Hypothalamus pulsatil in Zeitabständen von 90–120 Minuten freigesetzt wird. Der pulsatile Rhythmus ist beim urämischen Patienten nachhaltig gestört (73, 115). Die Folge ist ein Mangel oder eine erniedrigte Frequenz der Sekretionsspitzen von LH. Der zentrale Regelkreis scheint intakt, da LHRH eine überschießende LH-Antwort auslöst.

Durch Blockade des hypothalamischen Östradiolrezeptors mit Clomifen, einem Östradiolanalogon, wird LHRH maximal freigesetzt. LH wird vermehrt sezerniert, und die Testosteronspiegel steigen (95). Andere Faktoren, die zu Veränderungen der LH-Sekretion führen, sind endogene Opiate, Eisen- und Aluminumablagerungen. Ein wichtiger Regulator ist das Prolactin.

Prolactin

Bei 50% der Männer und 70% der Frauen werden unter der Dialysebehandlung erhöhte Prolactinspiegel gemessen. Ursachen der hohen Prolactinspiegel sind gesteigerte Sekretions-Burst-Amplitude und -Frequenz sowie eine Verlängerung der endogenen Halbwertszeit (186). Der Anstieg des Prolactinspiegels ist mit dem Anstieg des Kreatininwertes bereits vor der Dialysepflichtigkeit korreliert. Die normale zirkadiane Rhythmik der Prolactinsekretion ist gestört. Die charakteristischen schlafinduzierten „secretory bursts" bleiben aus, trotz episodischer Sekretion während des Tages (9, 64). Neuere Untersuchungen, die das pulsatile Muster erfaßt haben, zeigen, daß Häufigkeit und Amplitude von „prolactin secretory bursts" im chronischen Nierenversagen signifikant steigen (186). Es wurden eine 3fach höhere Amplitude und eine 35fach höhere Burstfrequenz, verbunden mit einer Verdoppelung der Prolactinhalbwertszeit, gemessen. So war die mittlere Serumprolactinkonzentration des urämischen Mannes 3fach erhöht, und die berechnete tägliche Prolactinsekretion war 2,5fach gesteigert (186). Hyperprolaktinämie ist assoziiert mit Verlust von Libido, verminderter Erektionsfähigkeit und Infertilität (44, 171).

Hohe Prolactinspiegel senken normalerweise den LH-Spiegel und supprimieren die pulsatile Sekretion. Möglicherweise ist Prolactin eine Ursache für veränderte LH-Sekretionswerte und Verschiebungen von aktiven zu inaktiven Metaboliten.

Bei kurzfristiger dopaminerger Stimulation wurde eine mangelnde Inhibition der Prolactinsekretion nachgewiesen (97). Die langfristige dopaminerge Substitution (Bromocriptin) führt zu einer Senkung des Prolactinspiegels (11, 118). Bei Hämo- und Peritonealdialysepatienten führen die üblichen Stimuli zu keiner Prolactinantwort: Hypoglykämie induziert durch TRH, Chlorpromazin, Metoclopramid, Arginin und Insulin (133, 147, 163). An den basophilen Zellen der Hypophyse wurden Rezeptoren für Calcitriol entdeckt. Die Beeinflussung der Prolactinexpression und die Senkung des Prolactinspiegels durch Calcitriol wurden nachgewiesen (187, 191). Bei Patienten mit Prolaktinom und in der Urämie wurden erniedrigte Zinkspiegel, bei Akromegalie erhöhte Spiegel gemessen (181).

Follikelstimulierendes Hormon (FSH)

FSH reguliert die Spermatogenese. Die Spiegel sind in der Urämie hochnormal oder erhöht (98, 146). Inhibin, ein testikuläres Peptid, sowie hohe Spiegel von Östradiol und Östrogen supprimieren die FSH-Sekretion. Trotz erniedrigter Spermatogenese sind die FSH-Spiegel bei chronisch niereninsuffizienten Patienten normal oder nur geringfügig erhöht. Als Ursache für die relativ niedrigen FSH-Spiegel müssen offenbar erhöhte Östrogenspiegel verantwortlich gemacht werden.

Endokrine Störungen der Sexualfunktion der Frau

■ Überblick über Klinik und Pathophysiologie

Unter Dialysebehandlung findet eine Ovulation nur selten statt. Häufig tritt eine sekundäre Amenorrhö auf. Der Östradiolspiegel sinkt unter erhöhten Prolactinspiegeln (59). Die typischen zyklischen Veränderungen werden bei Dialysepatientinnen nicht gefunden. Die Progesteronspiegel (nicht luteinisierend) sind normal oder niedrig (Tab. 15.6), die Testosteronspiegel vermindert. Die Luteinisierung der Follikel erfolgt nicht oder nur in seltenen Fällen; deshalb bleibt auch der Progesteronanstieg in der zweiten Zyklushälfte aus.

Tabelle 15.6 Weibliche Sexualhormone

Ebene 1	pulsatile LHRH-Sekretion aufgehoben Feedback zu exogenem Östrogen gestört
Ebene 2	LH-Spiegel (inaktive Metaboliten) erhöht Prolactinspiegel erhöht
Ebene 3	Progesteronspiegel erniedrigt

Gonadotropine

LH ist bei den meisten Dialysepatientinnen erhöht. Die Antwort von LH auf LHRH ist verzögert, aber nicht nachhaltig gestört (176). Eine Chlomifenstimulation über 5 Tage führt zu einem Anstieg von LH und FSH. Wenige Daten zeigen, daß trotz erhaltenem Regelkreis das pulsatile Verhalten der Hormonfreisetzung bei weiblichen Dialysepatienten aufgehoben ist (176). Die pulsatile Sekretion von LH während des Tages und der Anstieg von LRHR und somit auch von LH vor der Ovulation bleiben aus. Exogenes Östrogen kann die LH-Sekretion nicht erhöhen. Dies könnte einen gestörten positiven Feedback-Mechanismus vermuten lassen.

Das gestörte Verhältnis von FSH zu LH spricht gegen eine primär ovarielle Dysfunktion und läßt eine hypothalamisch-hypophysäre Dysregulation vermuten. Die Gonadotropinsekretion ist calciumabhängig (120). Leukotriene haben einen stimulierenden Einfluß auf die Gonadotropinsekretion (84).

Prolactin

Die Hyperprolaktinämie liegt bei weiblichen wie bei männlichen Dialysepatienten vor (41, 152). Sie ist bei der Frau für die Abnormalitäten des Zyklus und der Menstruation in einem entscheidendem Ausmaße mitverantwortlich. Eine Bromocriptintherapie (2,5–5 mg) kann eine Wiederherstellung der Monatsblutung und bei einigen Patientinnen der Ovulation bewirken (192). Beseitigung von Amenorrhö und Einsetzen der Ovulation wurden auch unter Erythropoetintherapie beschrieben (161).

Therapie endokriner Störungen der Sexualhormone

Bei männlichen Dialysepatienten führt die Testosterontherapie zu einem Anstieg der Libido ohne Verbesserung der Potenz. Priapismus ist eine bekannte Nebenwirkung. Letztendlich wird die Libido der Patienten gesteigert, ohne daß die Potenz erhöht wird. Das Dilemma des Patienten wird verstärkt. Die Gabe von Clomifen (100 mg/Tag) oder HCG (500 IU/Woche) verbesserte die Sexualfunktion der Patienten kurzfristig. Erythropoetintherapie führt zu gesteigerter Libido und sexueller Aktivität. Die Erythropoetinwirkung wird sowohl einer Steigerung des allgemeinen Wohlbefindens (13) als auch einer direkten Senkung der Prolactinspiegel (86, 161) zugeschrieben.

Clomifencitrat (100 mg täglich für eine Woche) bewirkt bei den behandelten Dialysepatienten einen Anstieg von FSH, LH und Testosteron. Die Prolactinspiegel fallen ab (105).

Die Gabe von 1,25–5 mg Bromocriptin pro Tag (11, 118) oder Lisuridhydrogenmaleat (12) senkte Prolactin auf niedrig normale Spiegel. Die ausgeprägten Nebenwirkungen von Bromocriptin und in geringerem Maße auch von Lisurid, wie Hypotonie, Übelkeit u.ä., lassen diese Therapie nicht zum weiteren Einsatz kommen. Der Einfluß von Bromocriptin auf die Senkung des Prolactinspiegels ist nicht eindeutig geklärt. Bromocriptin wird auch als Antidepressivum eingesetzt und verbessert sowohl Stimmung als auch Potenz.

Vereinzelt wurde eine Zinktherapie (s.o.) durchgeführt, deren Effizienz jedoch unklar ist. Die Effekte von Yohimbin sind bei Dialysepatienten nicht eindeutig belegt.

Die Nierentransplantation führt in 2–3 Monaten zu einer Normalisierung der Testosteronspiegel. LH und FSH normalisieren sich rasch nach Transplantation. Die gonadale Resistenz wird ebenfalls verbessert. Die Prolactinspiegel werden normalisiert.

Wachstumshormone (Somatotropine)

Pathophysiologie

Wachstumshormone spielen eine Schlüsselrolle im Wachstum der Kinder und in der Homöostase des Kohlenhydratstoffwechsels. Mit einem Anstieg der Serumkreatininwerte steigt der Spiegel von Wachstumshormonen (28). Die Spiegel sind bei urämischen Kindern und Erwachsenen erhöht (129, 134, 154). Dennoch wird eine Verzögerung des Wachstums von urämischen Kindern und eine Verspätung der Pubertät von im Mittel 2,5 Jahren beobachtet. In einer Studie mit peripubertalen Jungen war die Plasmahalbwertszeit von Wachstumshormon bei Niereninsuffizienz signifikant erhöht (Tab. 15.7) (186). Eine experimentelle Studie bestätigt die klinischen Beobachtungen verlängerter Halbwertszeiten für das Wachstumshormon aufgrund einer verminderten metabolischen Clearance (112). Der Anstieg des Wachstumshormons zum Ende der Pubertät blieb bei den chronisch Nierenkranken im Vergleich zu Gesunden aber aus. Bei unveränderter Sekretionsfrequenz stellte sich ein relativer Mangel an Wachstumshormon ein (156). In anderen Untersuchungen war die pulsatile Sekretion von Wachstumshormon bei dialysepflichtigen Kindern vermindert (162).

Tabelle 15.7 Wachstumshormon (GH)

Ebene	
Ebene 1	GHRH endogen unklar; exogenes GHRH setzt GH frei; hohe Dopaminsensibilität
Ebene 2	pulsatile Sekretion von GH gestört, Halbwertszeit verlängert GH ist durch TRH stimulierbar
Ebene 4	Resistenz des Zielgewebes

Der Anstieg von Wachstumshormon bei urämischen Patienten ist vergleichbar mit den Befunden bei Malnutrition (169). Die Antwort auf Glucose oder Tolbutamid ist jedoch die gleiche bei mangelhaft und normal ernährten Dialysepatienten.

Verschiedene Funktionstests sind auf der Ebene der hypophysären Regulation pathologisch verändert:

- Urämische Patienten antworten auf eine Hyperglykämie mit einem paradoxen Wachstumshormonanstieg (134, 154).
- Stimulationsteste, wie Arginin-Infusion und insulininduzierte Hypoglykämie, führen zu einem anhaltenden, ausgeprägten Anstieg des Wachstumshormons bei Hämodialysepatienten stärker als bei Peritonealdialysepatienten (106, 137, 147).
- Tolbutamid führt im Gegensatz dazu trotz Hypoglykämie zu keiner angemessenen Wachstumshormonfreisetzung.

Die ausgeprägte Antwort von Wachstumshormon auf L-Dopa zeigt die Sensitivität des hypothalamischen Wachstumshormon-Releasing-Hormons (GHRH) auf Stimulation durch Catecholamine in der Urämie (134). Die GHRH-Transkription des Hypothalamus ist vermindert. Die Ursachen sind noch spekulativ (112). Geweberesistenz führt, zumindest partiell, zu einer Verstellung des negativen Feedbacks zum Hypothalamus (186).

Experimentelle Untersuchungen zeigen, daß die Anzahl der hypophysären Zellen, der prozentuale Anteil der somatotropen Areale und die durchschnittliche Plaquegröße in der Urämie unverändert waren (130).

Therapie

11 Patienten mit chronischem Nierenversagen und 11 Kontrollpersonen erhielten GHRH (1 µg/kg i.v.) oder TRH (400 µg i.v.) zu Beginn der Dialysebehandlung. Die GHRH-induzierten GH-Peaks waren nicht unterschiedlich. In beiden Fällen fielen die Spiegel von Wachstumshormon bei den urämischen Patienten nicht ab (51). Andere Untersuchungen zeigen eine überschießende Antwort von GH auf GHRH (8). TRH, das bei Gesunden keinen Einfluß auf das Wachstumshormon nimmt, steigert die Sekretion bei urämischen Patienten (56, 60, 134).

Wachstumshormon entfaltet einen Großteil seiner Wirkung durch Stimulation der Produktion der Somatomedine IGF-I und IGF-II. Trotz hoher Wachstumshormonspiegel resultieren nur geringe Spiegel an Somatomedinen. Dies wird als Hinweis auf eine Gewebehyporesponsivität gedeutet. Im Gegensatz dazu führt die Gabe von externen Wachstumshormonen in supraphysiologischen Dosen von 4 IU/Tag subkutan für 1 Jahr bei Kindern in der Urämie zu einer nachhaltigen Wachstumsstimulation (180). Die Behandlung verbesserte zusätzlich den Serumquotienten von IGF-I und seinen Bindungsproteinen. Verbesserte Wachstumsraten durch Gabe von rHGH (recombinant human growth hormone) wurden auch bei Kindern unter Peritonealdialysebehandlung beobachtet (42).

Zu den physiologischen Effekten von Wachstumshormon im Kohlenhydratstoffwechsel gehört die antagonistische Wirkung gegenüber Insulin. Eine Verschlechterung der Glucosetoleranz tritt aber bei urämischen Patienten trotz täglicher hochdosierter Gabe von Wachstumshormon nicht auf (180).

Eine generelle Empfehlung für die Therapie mit Wachstumshormon wird nicht gegeben. Die Behandlung mit Wachstumshormon in einer Dosierung von 30 und 15 IU/m^2/Woche subkutan für ein Jahr resultierte in einer verbesserten Wachstumsrate (15). Auch die Dosierung 4 IU/m^2/Tag subkutan für 1 Jahr war erfolgreich (180).

Die Gabe von Erythropoetin führte bei Hämodialysepatienten zu einer gesteigerten Freisetzung von Wachstumshormon nach Stimulation mit GHRH. Eine signifikante Korrelation zu den Hämoglobinwerten bestand nicht (26). Diese Effekte wurden bei Peritonealdialysepatienten nicht beobachtet (35).

Nebennierenfunktionsstörungen (adrenikotrope Achse)

Die Cortisolspiegel sind in der Urämie auf das Doppelte erhöht (Tab. 15.8). Weniger die Einzelmessungen, die Normalwerte zeigen können, sondern vielmehr das Integral der Cortisolspiegel über den Tag ist verdoppelt (190). Pulsatiles Verhalten und Ausprägung des täglichen Rhythmus von Cortisol sind vermindert; die Halbwertszeiten der einzelnen Peaks sind verlängert (23, 135, 190). Basale ACTH-Spiegel (adrenokortikotropes Hormon) sind in der Urämie normal oder erhöht (111, 137, 166).

Der Dexamethasonhemmtest führt bei urämischen Patienten nur unter Verwendung von hohen Dosen zu einer Suppression der ACTH-Sekretion (111, 135, 150, 190). Die Cortisolspiegel im Plasma werden durch intravenöse Dexamethasongabe nur inkomplett supprimiert. Ungeklärt ist eine fraglich gesteigerte metabolische Clearance von Dexamethason (135).

Exogenes ACTH stimuliert in der Urämie eine unveränderte Freisetzung von Cortisol aus der Zona fasciculata der Nebenniere (61, 111, 137, 203). Die Steroide der Zona glomerulosa (Aldosteron, 18-Hydroxycorticosteron) sind normalerweise bei Peritonealdialysepatienten (202, 203), aber nicht bei Hämodialysepatienten stimuliert (199). Eine vorübergehend verminderte Ansprechbarkeit auf ACTH wurde bei Wiederaufnahme der Dialysebehandlung nach Nierentransplantation beobachtet (149).

Tabelle 15.8 Adrenale Hormone

Ebene 2	ACTH normal (erhöht), Dexamethason-hemmtest pathologisch
Ebene 3	Cortisolspiegel (Tagesintegral) auf das Doppelte erhöht Halbwertszeit verlängert pulsatiler Charakter aufgehoben Aldosteron nur bei Peritonealdialyse erhöht

Die verminderte Suppression von ACTH durch Dexamethason ist bei urämischen Patienten unabhängig von der Rasse (125).

Durch Gabe von ovinem Corticotropin-RH (oCRH) konnte bei jeweils 8 Patienten mit chronischem Nierenversagen, Hämodialyse- und Peritonealdialysebehandlung gezeigt werden, daß die hypothalamohypophysoadrenale Achse ihre Fähigkeit, auf oCRH zu reagieren, behält.

Übergeordnete Störungen der hypothalamohypophysären Achse

Pulsatile Form der Sekretion

Innerhalb der letzten zwei Jahrzehnte wurde für die meisten Peptidhormone bei einer Vielzahl von Spezies einschließlich des Menschen eine episodische (pulsatile) Form der Sekretion nachgewiesen. Die pulsatile Freisetzung eines Hormons scheint ein generelles Prinzip bei der Regulation von Hormon-Rezeptor-Interaktionen zu sein. Intermittierende Sekretion könnte eine effiziente und ökonomische Art sein, biologische Signale zum Zielorgan zu transportieren. Die Pausen zwischen den einzelnen Sekretionen dienen der Internalisation des Hormon-Rezeptor-Komplexes, der Aktivierung der intrazellulären Hormonantwort und der Expression neuer Rezeptormoleküle. Zumindest für einige Hormonsysteme wurde gezeigt, daß der übermittelte Informationsgehalt durch Veränderung von Frequenz oder Amplitude der Hormonspitzen und letzlich der basalen Hormonkonzentration zwischen den Pulsen gesteuert wird. Das chronische Nierenversagen scheint zu einem abgeschwächten pulsatilen Verhalten des Hormonsystems zu führen (Übersicht bei Schaefer u. Ritz [157]).

Hypothalamische Störungen: LHRH, GnRH

Untersuchungen der letzten Jahre legen die Vermutung nahe, daß GnRH (Gonadotropin-RH) in der Hypophyse kumuliert, die Halbwertszeit von LH prolongiert und daß der Regulationsstörung im Hypothalamus eine entscheidende und möglicherweise kausale Rolle zukommt. Die Produktion an biologisch aktivem LH ist aufgrund einer niedrigeren Pulsrate und einer erniedrigten Menge pro Sekretionsstoß vermindert. Die reduzierte metabolische Clearance maskiert die hypophysäre Hyposekretion von LH (159).

Die verminderte hypothalamische GnRH-Impulsstärke bei Erhalt der GnRH-Pulsfrequenz ist auch bei Männern mit chronischem Nierenversagen dokumentiert (Tab. 15.9) (185). Der primäre Defekt durch verminderte hypothalamische GnRH-Impulsstärke führt zur Inhibition der hypophysären Gonadotropinsekretion. Die Konsequenzen sind verzögerte Pubertät, testikuläre Atrophie, Hypospermatogenese, Infertilität, Impotenz, Anovulation und menstruelle Störungen. Es wird ein funktionaler Defekt in der suprahypothalamischen Region vermutet (69, 197).

Die neuroendokrinen Dysfunktionen der Urämie sind gekennzeichnet durch hypothalamohypophysäre Störungen, die durch Transplantation, nicht aber durch Dialysebehandlung aufgehoben werden können (69). Inhibierte neuroendokrine Regulation der GnRH-Sekretion, Hypersensitivität für das negative testikuläre Feedback und die Resistenz für Naloxon stellen eine Konstellation dar, die als ontogener Regreß bezeichnet wird (69).

Pulsatile Therapie mit LHRH scheint die geschwächte hypophysogonadale Achse partiell zu normalisieren. Durch die Gabe von LHRH konnte nach 7 Tagen ein pulsatiles Verhalten für LH erzeugt werden. Die Testosteronspiegel stiegen. Andere Untersuchungen zeigten, daß LHRH-Gabe auch in der Urämie zu einer unveränderten Antwort führt (57).

In der Urämie ist die Halbwertszeit für Plasma-LH verlängert, die LH-Produktionsrate durch Abfall der meßbaren LH-Pulsfrequenz und die Menge LH pro Sekretionsstoß vermindert. Diese Effekte konnten durch Malnutrition experimentell ebenfalls erreicht werden (pair-fed controls). Im Gegensatz dazu war die reduzierte Rate der GnRH-Sekretion unabhängig von der Nahrung und einer verminderten Freisetzung an GnRH pro Sekretionsstoß zuzuschreiben (159). Eine reduzierte metabolische Clearance maskiert die hypophysäre Hyposekretion von LH. Verminderte LH-Produktion ist Folge einer reduzierten GnRH-Impulsstärke und einer verminderten hypothalamohypophysären Signaltransduktion. Ersterer Effekt ist am ehesten durch eine milde Malnutrition und/oder parakrine Autoregulation bedingt, letzterer scheint spezifisch für die Urämie zu sein (159).

In der experimentellen Urämie bleibt der naloxonstimulierte Anstieg von Plasma-LH aus. Diese Effekte

Tabelle 15.9 Hypothalamische Störungen

LHRH	relativer Mangel (durch verlängerte LH-Halbwertszeit)
GnRH	Zahl der Impulse vermindert Pulsstärke pro Sekretion unverändert Unabhängigkeit der Störung von Malnutrition
	Überempfindlichkeit der negativen testikulären Feedback-Regulation funktioneller Defekt in suprahypothalamischer Region (Resistenz für Naloxon)

sind weder auf Störungen der Opioidrezeptoren noch auf einen reduzierten β-Endorphin-Gehalt des Hypothalamus zurückzuführen. Vielmehr wird vermutet, daß die Urämie die Freisetzung endogener Opioidpeptide vermindert, die mit GnRH-Neuronen aus dem medialen basalen Hypothalamus interagieren (69).

Thyreoideastimulierendes Hormon (TSH)

Die Freisetzung von TSH erfolgt mit reduzierter Amplitude und erhöhter Frequenz. Ein Verlust des abendlichen/nächtlichen Anstiegs von TSH mit der Folge von niedrigen totalen und freien Thyroxinkonzentrationen stellt sich ein (196).

Luteinisierendes Hormon (LH)

Die Freisetzung von LH erfolgt mit reduzierter Frequenz (195) oder mit komplettem Verlust der Pulsatilität bei Männern mit Urämie (146). Pulsfrequenz und Amplitude sind bei pubertierenden Jungen mit präterminaler oder terminaler Niereninsuffizienz erhöht (156). Die nächtlichen LH-Anstiege bleiben aus (156). Diese Ergebnisse sind in experimentellen Untersuchungen bestätigt. Die pulsatile Sekretion stellt bioaktive Formen des LH zur Verfügung. Die gestörten pulsatilen Muster geben den Hinweis, daß die gonadotrope Achse auf hypothalamischer Ebene verändert ist (68, 98).

Wachstumshormon (GH)

Erhöhte Spiegel an Wachstumshormon und niedrige Bioaktivität der Somatomedine sind vereinbar mit Hyporesponsivität des Zielorgans auf GH. Provokationsteste zeigen eine zusätzliche Störung der zentralen Regulation der GH-Freisetzung (8, 106).

Wachstumshormon scheint aus der Hypophyse hochfrequent mit nur niedriger Amplitude freigesetzt zu werden. Die hohen peripheren Spiegel sind am ehesten die Effekte einer reduzierten metabolischen Clearance.

Prolactin

Für Prolactin existieren vorwiegend zwei Muster der Hormonfreisetzung, die einen 8- oder einen 24-Stunden-Rhythmus aufweisen. Bei chronischem Nierenversagen können beide Sekretionsrhythmen aufgehoben sein.

Adrenokortikotropes Hormon (ACTH)

Der Dexamethasonhemmtest ist im chronischen Nierenversagen pathologisch (135, 190), d.h., ACTH ist nur durch hohe Dosen von Dexamethason supprimierbar.

Vasopressin

Erhöhte Spiegel werden sowohl bei akuter als auch chronischer Niereninsuffizienz erhoben. Im Einzelfall werden Steigerungen bis zu einem 40fachen der Norm gemessen. In der Regel liegen sie bei dem 10fachen des Normalwertes und verlaufen parallel zur Blutosmolalität. Als Ursache wird ein verminderter Metabolismus von Vasopressin über die Niere diskutiert (3, 4, 72).

Catecholamine

Die Catecholaminespiegel sind bei Patienten mit chronischem Nierenversagen gewöhnlich erhöht. Die ursächlichen Mechanismen scheinen vielfältig zu sein. Verminderte renale Clearance, reduzierte metabolische Degradation, geringere Aufnahme von Noradrenalin in das Neuron, eine Steigerung der Aktivität des sympathischen Nervensystems und eine Resistenz des Zielorgans werden diskutiert.

Atriales natriuretisches Peptid (ANP)

Die ANP-Spiegel sind bei terminal niereninsuffizienten Patienten auf das Doppelte bis Vierfache der Norm erhöht. Eine effektive Entfernung des Plasmavolumens durch Hämodialyse oder Hämofiltration kann zum Erreichen von Normalwerten führen, ausgenommen z.B. Patienten mit Kardiomyopathie oder Mitralinsuffizienz.

Gastrointestinale Hormone

Hypergastrinämie wird bei Patienten mit terminaler Niereninsuffizienz regelmäßig gefunden. Die Ursache ist wohl nicht alleine die reduzierte renale Degradation, sondern auch eine Überproduktion. Hypo- oder Achlorhydrie und die Resistenz der Magenmukosa gegen Gastrin stellen weitere mögliche Urachen für die erhöhten Gastrinspiegel dar (10, 122, 188, 193, 204).

Pankreatische Polypeptide

Bei chronischem Nierenversagen werden erhöhte Spiegel verschiedener pankreatischer Polypeptide, z.B. Sekretin und Pankreozymin, gemessen, deren pathophysiologische Bedeutung jedoch unklar ist.

Renin-Angiotensin-Aldosteron-System

Das Renin-Angiotensin-System wurde lange Zeit als ein hormonelles System mit der Hauptrolle in Blutdruck- und Volumenregulation angesehen. In neuerer Zeit wurde jedoch klar, daß das Renin-Angiotensin-System zusätzliche Effekte besitzt, die durch Stimulation des Wachstums indirekt auf die Blutdruckregulation wirken. Dabei steht die Beeinflussung von lokalen Systemen steht im Vergleich zu systemischen Effekten im Vordergrund. Angiotensin II wird im Gehirn unabhängig von zirkulierendem Angiotensin II in bilateral nephrektomierten Ratten reguliert. Plasmaangiotensin II war 5 Tage nach bilateraler Nephrektomie (182) erniedrigt. Bei Hämodialysepatienten waren die Plasmareninkonzentrationen erhöht und die Aldosteronspiegel erniedrigt (155). Unter Dialysebehandlung stieg die Reninkonzentration.

Modifikation der endokrinen Störungen bei Peritonealdialysebehandlung

Insulinresistenz

Trotz der kontinuierlichen Glucosezufuhr über das peritoneale Dialysat sind die Störungen im Kohlenhydratstoffwechsel bei Peritonealdialysepatienten weit weniger aggraviert als erwartet (70, 100, 198). Eine kontinuierliche Insulinzufuhr über das Dialysat wird für Diabetiker vorgeschlagen (2, 43, 151, 194). Die Plasmaglucagonspiegel sind erhöht (70).

Anämie

Die Anämie ist bei Peritonealdialysepatienten weniger ausgeprägt als bei Hämodialyse. Die Blutverluste sind geringer. Die Erythropoetinspiegel sind höher.

Parathormon

Durch die Peritonealdialyse entsteht ein Verlust an Calcidiol (250 HD$_3$). Dennoch bleiben die Serumspiegel in der Regel konstant (30, 132). Auch die Spiegel von ionisiertem Calcium bleiben unverändert (132). Die Parathormonspiegel sind im Vergleich zu Hämodialysepatienten erniedrigt.

Schilddrüsenhormone

Patienten, die mit Peritonealdialyse behandelt werden, haben weniger stark erniedrigte T$_4$-Spiegel als Hämodialysepatienten (31). Die T$_3$-Spiegel sind im Gegensatz dazu stärker erniedrigt (164). Die freien Spiegel für T$_4$ und T$_3$ sind ebenso wie rT$_3$ bei Peritonealdialyse nahezu unverändert (179). Ein pathologischer TRH-Test und die Beziehung zwischen Glucoseintoleranz und erhöhter Konzentration an rT$_3$ bei vermindertem T$_3$ liegen ebenso vor wie bei Hämodialysepatienten.

Sexualhormone

Erniedrigte Testosteronspiegel, Hpyerprolaktinämie, LH- und FSH-Spiegel unterscheiden sich bei Peritonealdialyse- und Hämodialysepatienten nicht (165). Die freien Testosteronspiegel sind bei Peritonealdialysepatienten erhöht (148). Die Sexualfunktion scheint jedoch nicht unterschiedlich zu sein. Das Ausmaß der Hodenatrophie ist in beiden Formen der Nierenersatztherapie vergleichbar (148). Im Gegensatz dazu ist das Ausmaß an Amenorrhö unter Peritonealdialyse geringer. Nach Wechsel von der Hämodialyse zur CAPD stellen sich regelmäßige Monatsblutungen ein (50).

Wachstumshormon

Die mittleren Wachstumshormonspiegel sind bei Peritonealdialyse signifikant niedriger als bei Hämodialyse (147). Dennoch wird ein besseres Wachstum von Kindern unter Peritonealdialyse im Vergleich zur Hämodialyse beobachtet.

Catecholamine

Im Gegensatz zu Hämodialyse sind die Noradenalinspiegel um mehr als das Doppelte unter Peritonealdialysebehandlung erhöht (201). Adrenorezeptoren und die physiologische Antwort sind bei Peritonealdialyse erhalten (140).

Atriales natriuretisches Peptid

Die höheren Blutvolumina der Peritonealdialysepatienten führen auch zu erhöhten ANP-Spiegeln. Der peritoneale Verlust von ANP nimmt darauf keinen signifikanten Einfluß (86).

Gastrointestinale und pankreatische Hormone

Sie sind bei Peritonealdialyse im Vergleich zur Hämodialyse unverändert.

Cortisol

Die Stimulation der 18-Hydroxycorticosteronsynthese nach ACTH-Gabe ist nur bei Hämodialyse, nicht bei Peritonealdialyse vermindert (116). Die basalen Cortisolspiegel sind bei Patienten unter Peritonealdialyse weniger stark erhöht im Vergleich zur Hämodialyse (203). Im Gegensatz zur Hämodialyse (199) führt ACTH nach Blockade der endogenen ACTH-Sekretion bei Peritonealdialyse zur normalen Corticosteroidsynthese (116, 203).

Renin-Aldosteron-System

Die Plasmareninaktivität ist bei Patienten mit Peritonealdialyse höher als unter Hämodialyse. Auch die Aldosteronspiegel sind bei Peritonealdialyse erhöht (201, 202). Die Antwort beider Hormone auf Volumenentzug ist erhalten.

Effekte der Erythropoetintherapie

Die Gabe von Erythropoetin führt über die Korrektur der Anämie zu Normalisierung einiger endokriner Störungen in der Urämie. Dem Erythropoetin selbst werden ebenfalls Effekte zugeschrieben, die unabhängig von dem Ausmaß der Korrektur der Anämie nachweisbar sind.

Bei Dialysepatienten wurden die Effekte der hypothalamischen Hormone GHRH und ovines Corticotropin-RH bei Anämie und nach Korrektur durch Erythropoetin gemessen (139). Die hohen basalen Wachstumshormonspiegel, die überschießende Antwort von Wachstumshormon auf exogenes GHRH, die erhöhten IGF-I-Spiegel und die erhöhten IGF-I-Bindungsprotein-3-Spiegel werden durch Erythropoetin nur dahingehend verändert, daß die hohen basalen Wachstumshormonspiegel abfallen (139). Die Antwort von Wachstumshormon auf die Gabe von GHRH ist bei Hämodialyse und Peritonealdialyse unterschiedlich. Während bei Hämodialyse eine stimulierte Freisetzung von GH nach GHRH gemessen wird (26), ist dieser Effekt bei Peritonealdialysepatienten leicht abgeschwächt. Die Gabe von Clonidin (α_2-adrenerger Agonist) und die durch Insulin induzierte Hypoglykämie wirken unter Erythropoetinbehandlung nur abgeschwächt als Stimulatoren auf die Wachstumshormonfreisetzung bei Peritonealdialysepatienten (34). Auch bei Hämodialysepatienten ist unter Erythropoetintherapie eine verminderte Wachstumshormonfreisetzung bei Hypoglykämie, induziert durch Insulin, gemessen worden (8).

Eine normalisierte GHRH-Sekretion auf hypothalamischer Ebene wird deshalb als ein Effekt von Erythropoetin diskutiert.

Zum jetzigen Zeitpunkt ist unklar, ob die durch Erythropoetin induzierten Veränderungen auf die Korrektur der Anämie oder auf trophische Wirkungen des Erythropoetins zurückzuführen sind. Die aktue Gabe von rhEPO (rekombinantes humanes Erythropoetin) potenzierte die Antwort von Wachstumshormon auf GHRH bei urämischen Patienten (17). Die Vermutung liegt nahe, daß Erythropoetin die Sekretion von somatotropen Hormonen durch direkte Stimulation beeinflußt.

Die ACTH-Antwort auf ovines Corticotropin-RH ist normal und die Cortisolantwort verlängert. Nach Erythropoetingabe ist auch die ACTH-Antwort überschießend. Die verlängerte Cortisolantwort auf das stimulierte endogene ACTH bleibt bestehen (139), so daß die Effekte der Urämie weiter verstärkt werden.

Andere hypothalamohypophysäre Systeme werden durch Erythropoetin ebenfalls beeinflußt: Normalisierung von Prolactin bei Hämodialysepatienten (160), Verbesserung der Sexualfunktion durch Behandlung der Anämie (13) und Verbesserung der Schilddrüsenfunktion auf der hypothalamohypophysären Achse (138).

Effekte der Nierentransplantation

Überblick über die Störungen und die Bedingungen für ihre Rückbildung

Die Rückbildung der endokrinen Störungen des chronisch nierenkranken Patienten nach einer Nierentransplantation ist von verschiedenen Bedingungen abhängig.

Dazu zählen Dauer der chronischen Urämie vor Transplantation, Qualität der Transplantatnierenfunktion und Auswirkung der immunsuppressiven Hormone. Hauptsächlich beteiligte Hormonsysteme sind persistierender sekundärer Hyperparathyreoidismus und Störungen von Insulinsekretion, Insulinresistenz mit Störungen des Kohlenhydratstoffwechsels.

Hyperparathyreoidismus

Trotz erfolgreicher Nierentransplantation der Hyperparathyreoidismus persistieren. Die Phosphatausscheidung ist meist erhöht, da die tubuläre Reabsorption reduziert ist. Die ionisierten Calciumspiegel sind normal oder erhöht. Die Art der Immunsuppression ist dabei ohne Einfluß.

Insulinresistenz

Störungen der Insulinsekretion und -resistenz bilden sich nicht vollständig zurück und werden zusätzlich von den immunsuppressiven Pharmaka beeinflußt. Ciclosporin wirkt auf die Insulinsekretion des Pankreas. Bereits therapeutische Dosen von Ciclosporin induzieren eine reversible Glucoseintoleranz (66, 200). Die Inzidenz eines Diabetes mellitus ist bei der Therapie mit Ciclosporin (17,1 %) im Vergleich zur Azathioprin (12,8 %) höher, trotz niedriger Dosen an Methylprednisolon unter Ciclosporin. Experimentelle Daten zeigen metabolische Veränderungen (stimulierte Gluconeogenese, inhibierte Glykogensynthese) der Leber durch Ciclosporin (144). Systemische Effekte mit Anstieg von Insulin und Glucose belegen die Wirkung von Ciclosporin im Sinne einer Insulinresistenz (143).

Sexualhormone und hypothalamisch-hypophysär regulierte Hormone

Eine große Zahl an erfolgreichen Schwangerschaften nach Nierentransplantation wird berichtet (27). Die potentiell negativen Auswirkungen der Immunsuppressiva auf Hoden und Ovar erscheinen gering. Viele Störungen des Sexualverhaltens sind nach Nierentransplantation beseitigt. Die Funktion von Germinal- und Leydig-Zellen wird normalisiert, die Spermienzahl verbessert. Die Plasmaspiegel von Testosteron und LH fallen in den Normalbereich (Übersicht bei Hörl u. Mitarb. [74]).

FSH steigt zu einem Mehrfachen der Spiegel vor Transplantation (94). Die Prolactinspiegel werden normalisiert und die Antwort auf Stimulatoren und Inhibitoren wird wiederhergestellt (97). Insbesondere stellt sich das pulsatile Verhalten der hypothalamisch-hypophysär regulierten Hormone nach Nierentransplantation wieder ein, das auch unter intensiver Dialysebehandlung nicht verbessert werden konnte.

Die adrenokortikotrope Achse ist bei Transplantationspatienten normalisiert. Die ACTH-Spiegel unterscheiden sich nicht von Normalpersonen (123). Die Cortisolantwort auf Hypoglykämie ist, unabhängig von der Art der immunsuppressiven Therapie, aufgehoben.

Schilddrüsenhormone

Die (gesamten und freien) peripheren Schilddrüsenhormone sind nach Nierentransplantation meist im unteren Normbereich oder normal (16, 184, 205). Der TRH-Test ist normalisiert (25). Die Immunsuppressiva beeinflussen die Schilddrüsenfunktion nicht.

Die Normalisierung verschiedener weiterer Hormonspiegel wie Calcitonin, Vasopressin, Catecholamine und gastrointestinale Hormone wurden berichtet (204, Übersicht bei Kokot u. Mitarb. [87]).

Renin-Angiotensin-System

Das Plasma-Renin-Angiotensin-System ist nach Nierentransplantation aktiviert, unter Therapie sowohl mit Ciclosporin als auch mit Azathioprin (85, 124). Ciclosporin stimuliert die Reninproduktion und -sekretion isolierter juxtamedullärer Zellen (90) und aktiviert zusätzlich das renale sympathische Nervensystem (119). Diese Effekte sind unabhängig vom Blutdruckverhalten (52, 85, 124). Die physiologische Antwort der Reninfreisetzung auf Orthostase und Natriumrestriktion (124), zentrale Hypervolämie (85, 90) und ACE-Inhibitoren ist nicht verändert (172). Das physiologische Verhältnis von Renin zu Aldosteron bleibt nach Nierentransplantation jedoch wie bei Dialysepatienten verändert (85, 123).

Aldosteron

Nach Nierentransplantation werden normale oder niedrig normale Serumspiegel gemessen (52, 85, 127, 128, 172). Das physiologische Verhalten von Aldosteron wird durch die Nierentransplantation wiederhergestellt. Diskutiert wird eine verminderte tubuläre Sensitivität auf Aldosteron, die für die hyperkaliämischen Effekte von Ciclosporin verantwortlich sein könnte.

Literatur

1 Allegra, V., G. Luisetto, G. Mengozzi, L. Martimbianco, A. Vasile: Glucose-induced insulin secretion in uremia: role of 1 alpha, 25 (OH)-vitamin D3. Nephron 68 (1994) 41
2 Amair, P., R. Khama, B. Leibel, A. Pierratos, S. Vas, E. Meema, G. Blair, L. Chrisholm, M. Vas, W. Zingg, G. Digenis, D. Oreopoulos: Continuous ambulatory peritoneal dialysis in diabetics with end-stage renal disease. New Engl. J. Med. 306 (1982) 625
3 Ardaillou, R., W. Pruszczezynski, M. Benmansour: Secretion and catabolism of antidiuretic hormone in renal failure. Contr. Nephrol. 50 (1986) 46
4 Argent, N.B., L.M. Burrell, T.H.J. Goodship, R. Wilkinson, P.H. Baylis: Osmoregulation of thirst and vasopressin release in severe chronic renal failure. Kidney int. 39 (1991) 295
5 Arnold, A., M.F. Brown, P. Urena, R.D. Gaz, E. Sarfati, T.B. Drueke: Monoclonality of parathyroid tumors in chronic renal failure and in primary hyperplasia. J. clin. Invest. 95 (1995) 2047
6 Barton, C.H., M.K. Mirahamadi, N.D. Vairi: Effects of long-term testosterone administration on pituitary-testicular axis in end-stage renal failure. Nephron 31 (1982) 61
7 Beckett, G., C. Henderson, R. Elwes, J. Setz, A. Lambic: Thyroid status in patients with chronic renal failure. Clin. Nephrol. 19 (1983) 172
8 Bessarione, D. et al.: Growth hormone response to growth hormone-releasing hormone in normal and uraemic children: comparison with hypoglycemia following insulin administration. Acta. endocrinol. 114 (1987) 5
9 Biasioli, S., A. Mazzali, R. Foroni, G. D'Andrea, M. Feriani, S. Chiaramonte, A. Cesaro, G. Micieli: Chronobiological variations of prolactin (PRL) in chronic renal failure (CRF). Clin. Nephrol. 30 (1988) 86
10 Balcke, P., H. Pointner: Serumgastrin nach Nierentransplantation. Wien. klin. Wschr. 92 (1980) 86
11 Bommer, J., E. Ritz, E. Del Pozo, G. Bommer: Improved sexual function in male haemodialysis patients on bromocriptine. Lancet. 1979/II, 496
12 Bommer, J.: Management of uremic patients with sexual difficulties. Contr. Nephrol. 50 (1986) 139
13 Bommer, J., M. Kugel, B. Schwöbel, E. Ritz, H.P. Barth, R. Seelig: Improved sexual function during recombinant human erythropoietin therapy. Nephrol. Dialys. Transplant. 5 (1990) 204
14 Bommer, J.: Sexual dysfunction in chronic renal failure. In Cameron, S., A.M. Davison, J.-P. Grünfeld, D. Kerr, E. Ritz: Oxford Textbook of Clinical Nephrology. Oxford University Press, London 1992 (p. 1329)
15 Bouthelier, G.R., L.A. Garcia, N.M. Torres: Insuficiencia renal cronica: tratamiento con hormona de crecimiento. Endocrinologia 41, Suppl. 2 (1994) 65
16 Bratusch-Marrain, P., H. Kopsa, P. Pils, W. Waldhäusl, J. Zazgornik, P. Schmidt: Persistent pituitary-thyroid dysfunction patients following renal transplantation. Clin. Nephrol. 14 (1980) 66
17 Cantalamessa, L., L. Cremagnani, A. Orsatti, L. Vigna, G. Buccianti: Increased growth hormone response to growth hormone releasing hormone induced by erythropoietin in uraemic patients. Clin. Endocrinol. (Oxford) 34 (1991) 85
18 Capaldo, B., B. Cianciaruso, R. Napoli, V. Andreucci, J.D. Kopple, L. Sacca: Role of the splanchnic tissues in the pathogenesis of altered carbohydrate metabolism in patients with chronic renal failure. J. clin. Endocrinol. 70 (1990) 127
19 Casteels, K., R. Boullion, M. Waer, C. Mathieu: Immunomodulatory effects of 1,25-dihydroxyvitamin D3. Curr. Opin. Nephrol. Hypertens. 4 (1995) 313
20 Chandra, M., G.K. Clemons, M. McVicar, B. Wilkes, P.A. Bluestone, L.U. Mailloux, R.T. Mossey: Serum erythropoietin levels and hematocrit in end-stage renal disease: influence of the mode of dialysis. Amer. J. Kidney Dis. 12 (1988) 208
21 Chen, J.C., D.G. Vidt, E.M. Zorn, M.C. Hallberg, R.G. Wieland: Pituitary-Leydig cell function in uremic males. J. clin. Endocrinol. 31 (1970) 14
22 Cianciaruso, B., L. Sacca, V. Terracciano, F. Marcuccio, G. Orofino, A. Petrone, V.E. Andreucci, J.D. Kopple: Insulin metabolism in acute renal failure. Kidney int. 32, Suppl. 22 (1987) 109
23 Cooke, C.R., P.K. Whelton, M.A. Moore, R.A. Caputo, T. Bledsoe, W.G. Walker: Dissociation of the diurnal variation of aldosterone and cortisol in anephric patients. Kidney int. 15 (1979) 669
24 Corvol, B., X. Bertagna, J. Bedrossian: Increased steroid metabolic clearance rate in anephric patients. Acta endocrinol. 75 (1974) 756
25 Cowden, E.A., W.A. Ratcliffe, J.G. Ratcliffe, A.C. Kennedy: Hypothalamic-pituitary function in uraemia. Acta endocrinol. 98 (1981) 488
26 Cremagnani, L., L. Cantalamessa, A. Orsatti, L. Vigna, F. Vallino, G. Buccianti: Recombinant human erythropoietin (rhEPO) treatment potentiates growth hormone (GH) response to growth hormone releasing hormone (GHRH) stimulation in hemodialysis patients. Clin. Nephrol. 39 (1993) 282
27 Davidson, J.M., M.D. Lindheimer: Pregnancy in women with renal allografts. Semin. Nephrol. 4 (1984) 240

28 Davidson, M., M. Fisher, N. Dabir-Vaziri, M. Schaffer: Effect of protein intake and dialysis on the abnormal growth hormone, glucose and insulin homeostasis in uremia. Metabolism 25 (1976) 455
29 DeFronzo, R. A., A. Alvestrand: Glucose intolerance in uremia. Kidney int. 24, Suppl. 16 (1983) 102
30 Delmez, J. A., E. Slatopolsky, K. J. Martin, B. N. Gearing, H. R. Harter: Minerals, vitamin D and parathyroid hormone in continuous ambulatory peritoneal dialysis. Kidney int. 21 (1982) 862
31 DeSanto, N. G., C. Carella, R. N. Fine, E. Leumann, S. Fine, G. Amato, G. Capodicasa, F. Nuzzi, G. Capasso, V. DiSimone, G. Lama, F. Scoppa: Thyroid function in uremic children-studies at various stages of nephron loss and during treatment with hemodialysis and/or CAPD. Contr. Nephrol. 49 (1985) 56
32 DeVries, C. P., L. J. G. Gooren, P. L. Oe: Haemodialysis and testicular function. Int. J. Androl. 7 (1984) 97
33 Diederich, S., K. Wernecke, U. Moller, H. Raidt: Sonographie der Nebenschilddrüsen bei Langzeitdialysetherapie. Radiologe 31 (1991) 339
34 Diez, J. J., J. Sastre, P. Iglesias, R. Selgas, J. R. Romero, J. Mendez, A. Gomez-Pain: Growth hormone responses to pituitary and hypothalamic stimuli in CAPD patients treated with recombinant human erythropoietin. Adv. Perit. Dialys. 8 (1992) 340
35 Diez, J. J., P. L. Iglesias, J. Sastre, A. Gomez-Pain, R. Selgas, J. Martinez-Ara, J. L. Miguel, J. Mendez: Influence of erythropoietin on paradoxical responses of growth hormone to thyrotropin-releasing hormone in uremic patients. Kidney int. 46 (1994) 1387
36 Dilena, B. A., G. H. White: Assessing acute parathyroid responsiveness in hemodialysis patients by measuring intact parathyrin in pre- and post-dialysis man. Clin. Chem. 37 (1991) 1216
37 Draznin, B.: Cytosolic calcium and insulin resistance. Amer. J. Kidney Dis. 21, Suppl. 3 (1993) 32
38 Emmanouell, D., M. Lindheimer, A. Katz: Pathogenesis of endocrine abnormalities in uremia. Endocr. Rev. 1 (1980) 28
39 Faber et al.: Simultaneous turnover studies of thyroxine, 3,5,3′- and 3,3,5′-triiodothyronine, 3,5-3,3′ and 3′,5′-diiodothyronine, and 3′-monoiodothyronin in chronic renal failure. J. clin. Endocrinol. 56 (1983) 211
40 Falchetti, A., A. E. Bale, A. Amorosi, C. Bordi, P. Cicchi, S. Bandini, S. J. Marx, M. L. Brandi: Progression of uremic hyperparathyroidism involves allelic loss on chromosome 11. J. clin. Endocrinol. 76 (1993) 139
41 Ferraris, J. R., H. M. Domene, M. E. Escobar, M. G. Caletti, J. A. Ramirez, M. A. Rivarola: Hormonal profile in pubertal females with chronic renal failure before and under haemodialysis and after renal transplantation. Acta endocrinol. 115 (1987) 289
42 Fine, R. N., V. H. Koch, I. Boechat, B. H. Lippe, P. A. Nelson, S. E. Fine, B. M. Sherman: Recombinant human growth hormone (rhGH) treatment of children undergoing peritoneal dialysis. Perit. Dialys. int. 10 (1990) 209
43 Flynn, C. T.: The diabetic patient on continuous ambulatory peritoneal dialysis. Perit. Dialys. Bull. 3, Suppl. 1 (1983) S16
44 Franks, S., A. S. Jacobs, N. Martin, J. D. Nabarro: Hyperprolactinemia and impotence. Clin. Endocrinol. 8 (1978) 277
45 Friedmann, J. E., G. L. Dohm, C. W. Elton, A. Rovira, J. J. Chen, N. Leggett-Frazier, S. M. Atkinson Jr., F. T. Thomas, S. D. Long, J. F. Caro: Muscle insulin resistance in uremic humans: glucose transport, glucose transporters and insulin receptors. Amer. J. Physiol. 261 (1991) E87
46 Fukagawa, M., R. Okazaki, K. Takano, S. Y. Kaname, E. Ogata, M. Kitaoka, S. I. Harada, N. Sekine, T. Matsumato, K. Kurokawa: Regression of parathyroid hyperplasia by calcitriol-pulse therapy in patients on long-term dialysis. New Engl. J. Med. 323 (1990) 421

47 Fukagawa, M., J. Kitaoka, L. Yi, N. Fukuda, M. Matsumato, E. Ogata, K. Kurokawa: Serial evaluation of parathyroid size by ultrasonography is another useful marker for the long-term prognosis of calcitriol pulse therapy in chronic dialysis patients. Nephron 68 (1994) 221
48 Fukagawa, M., N. Fukuda, H. Yi, K. Kurokawa: Resistance of parathyroid cell to calcitriol as a cause of parathyroid hyperfunction in chronic renal failure. Nephrol. Dialys. Transplant. 10 (1995) 316
49 Fukuda, N., H. Tanaka, Y. Tominaga, K. Kurokawa, Y. Seimo: Decreased 1,25-dihydroxyvitamin D3 receptor density is associated with a more severe form of parathyroid hyperplasia in chronic uremic patients. J. clin. Invest. 92 (1993) 1436
50 Galler, M., B. Spinowitz, C. Charytan, M. Kabadi, R. Freeman: Reproductive function in dialysis patients: CAPD vs. hemodialysis. Perit. Dialys. Bull. 3 (1983) S 30
51 Garcia, R. V. G., A. Andrade, J. Perez, M. Courel, F. F. Casanneva: Altered growth hormone response after growth hormone releasing hormone administration in chronic renal failure. J. endocrinol. Invest. 14 (1991) 383
52 Gautle, J. P., K. A. Nath, D. E. Sutherland, J. S. Najarian, F. Ferrist: Effects of cyclosporine on the renin-angiotensin-aldosterone system and potassium excretion in renal transplant recipients. Arch. intern. Med. 145 (1985) 505
53 Geisthövel, W., A. von zur Mühlen, J. Bahlmann: Untersuchungen über die Hypophysen-Testes-Funktion bei chronisch nierenkranken Männern mit unterschiedlicher Glomerulärfunktion. Klin. Wschr. 54 (1976) 1027
54 Giangrande, A., A. Castiglioni, L. Solbiati, P. Allaria: Ultrasound-guided percutaneous fine-needle ethanol injection into parathyroid glands in secondary hyperparathyroidism. Nephrol. Dialys. Transplant. 7 (1992) 412
55 Giordano, C. et al.: Thyroid status and nephron loss – a study in patients with chronic renal failure, end stage renal disease and/or on hemodialysis. Int. J. antif. Org. 7 (1984) 7
56 Giordano, C. et al.: TSH response to TRH in hemodialysis and CAPD patients. Int. J. artif. Org. 7 (1984) 7
57 Giusti, M., F. Perfumo, E. Verrina, D. Cavallero, G. Piaggio, S. Valenti, R. Gusmano, G. Giordano: Delayed puberty in uremia: pituitary-gonadal function during short-term pulsatile luteinizing hormone-releasing hormone administration. J. endocrinol. Invest. 15 (1992) 709
58 Gladziwa, K., T. H. Ittel, K. V. Dakshinamurty, B. Schacht, J. Riehl, H. G. Sieberth: Secondary hyperparathyroidism and sonographic evaluation of parathyroid gland hyperplasia in dialysis patients. Clin. Nephrol. 38 (1992) 162
59 Gomez, F., R. de la Cueva, J. P. Wauters, T. Lemarchand-Berand: Endocrine abnormalities in patients undergoing long-term hemodialysis. Amer. J. Med. 68 (1980) 522
60 Gonzalez-Barcena, D. et al.: Responses to thyrotropin-releasing hormone in patients with renal failure and after infusion in normal men. J. clin. Endocrinol. 36 (1973) 117
61 Grekas, D., A. Tourkantonis, A. Pharmakiotis: Adrenal responsiveness during and after intermittent haemodialysis. Clin. exp. Dialys. Apheresis 7 (1983) 197
62 Guevara, A., D. Vidt, M. C. Hallberg, E. M. Zorn, C. Pohlman, R. G. Wieland: Serum gonadotropin and testosterone levels in uremic males undergoing intermittent dialysis. Metabolism 12 (1969) 1062
63 Haag-Weber, M., B. Mai, W. H. Hörl: Normalization of enhanced neutrophil cytosolic free calcium of hemodialysis patients by 1,25-dihydroxyvitamin D3 or calcium channel blocker. Amer. J. Nephrol. 13 (1993) 467
64 Hagen, C., K. Olgard, A. S. McNeilly, R. Fischer: Prolactin and the pituitary-gonadal axis in male uremic patients on regular dialysis. Acta endocrinol. 89 (1976) 29
65 Hager, S. R.: Insulin resistance in uremia. Amer. J. Kidney Dis. 14 (1989) 272
66 Hahn, H. J., A. Dunger, F. Laube, W. Besch, E. Radloff, C. Kauert, G. Kotzke: Reversibility of the acute toxic effect of

cyclosporin A on pancreatic B cells of Wistar rats. Diabetologia 29 (1986) 489
67 Hamdy, N.A.T., E.V. McClosky, C.B. Brown, J.A. Kanis: Effects of clodronate in severe hyperparathyroid bone disease in chronic renal failure. Nephron 56 (1990) 6
68 Handelsman, D.J.: Hypothalamic-pituitary gonadal dysfunction in renal failure, dialysis and renal transplantation. Endocr. Rev. 6 (1985) 151
69 Handelsman, D.J., Q. Dong: Hypothalamo-pituitary gonadal axis in chronic renal failure. Endocrinol. Metab. Clin. N. Amer. 22 (1993) 145
70 Heaton, A., D.G. Johnston, J.W. Haigh, M.K. Ward, K.G.M. Alberti, D.N.S. Kerr: Twenty-four hormonal and metabolic profiles in uraemic patients before and after treatment with continuous ambulatory peritoneal dialysis. Clin. Sci. 69 (1985) 449
71 Hegedus, L. et al.: Thyroid gland volume and serum concentrations of thyroid hormones in chronic renal failure. Nephron 40 (1985) 171
72 Hofbauer, K.G., A. Konrads, K. Bauereiss, B. Möhring, J. Möhring, F. Gross: Vasopressin and renin in glycerol-induced acute renal failure in the rat. Circulat. Res. 41 (1977) 424
73 Holdsworth, S.R., R.C. Atkins, D.M. DeKretser: The pituitary-testicular axis in men with chronic renal failure. New Engl. J. Med. 296 (1977) 1245
74 Hörl, W.H., W. Riegel, C. Wanner, M. Haag-Weber, P. Schollmeyer, H. Wieland, H. Wilms: Endocrine and metabolic abnormalities following kidney transplantation. Klin. Wschr. 67 (1989) 907
75 Hsu, C.H., S. Patel: Factors influencing calcitriol metabolism in renal failure. Kidney int. 37 (1990) 44
76 Hsu, C.H., S.R. Patel: Altered vitamin D metabolism and receptor interaction with the target genes in renal failure: calcitriol-receptor interaction with its target gene in renal failure. Curr. Opin. Nephrol. Hypertens. 4 (1995) 302
77 Indridason, O.S., L.D. Quarles: Oral versus intravenous calcitriol – is the route of administration really important? Curr. Opin. Nephrol. Hypertens. 4 (1995) 307
78 Iseki, K.: Parathyroid hormone and the vascular response to norepinephrine. Amer. J. Hypertens. 3, Suppl. II (1990) 238 S
79 Jacobs, D.B., G.R. Hayes, J.A. Truglia, D.H. Lockwood: Alterations in glucose transporter system in insulin resistant uremic rats. Amer. J. Physiol. 257 (1989) E 193
80 Kaptein, E.M., E.I. Feinstein, J.T. Nicoloff, S.G. Massry: Serum reverse triiodothyronine and thyroxine kinetics in patients with chronic renal failure. J. clin. Endocrinol. 57 (1983) 181
81 Kaptein, E.M., J.S. Kaptein, E.I. Chang, P.M. Egodage, J.T. Nicoloff, S.G. Massry: Thyroxine transfer and distribution in critical nonthyroidal illnesses, chronic renal failure and chronic ethanol abuse. J. clin. Endocrinol. 65 (1987) 606
82 Kaptein, E.M. et al.: The thyroid in end-stage renal disease. Medicine 67 (1988) 187
83 Kaufmann, J.M., J.F. Caro: Insulin resistance in uremia. J. clin. Invest. 71 (1983) 698
84 Kiesel, L.K., J. Catt: Phosphatidic acid and the calcium-dependent actions of gonadotropin-releasing hormone in pituitary gonadotrophs. Arch. Biochem. Biophys. 231 (1984) 202
85 Kokot, F., W. Grzeszczak, A. Wiecek, E. Zukowska-Szczechowska, S. Kusmierski, A. Szkodny: Water immersion-induced alterations of plasma atrial natriuretic peptide, plasma renin activity, plasma aldosterone and vasopressin in kidney transplant recipients. Transplant. Proc. 21 (1989) 2052
86 Kokot, F., A. Wiecek, W. Grzeszczak, J. Klepacka, M. Klin, M. Lao: Influence of erythropoietin treatment on endocrine abnormalities in hemodialyzed patients. Contr. Nephrol. 76 (1989) 257
87 Kokot, F., W. Grzeszczak, E. Zukowska-Szczechowska, A. Wiecek: Endocrine alterations in kidney transplant patients. Blood Purif. 8 (1990) 76
88 Kokot, F., A. Wiecek, W. Grzeszczak, M. Klin: Influence of erythropoietin treatment on function of the pituitary-adrenal axis and somatotropin secretion in hemodialyzed patients. Clin. Nephrol. 33 (1990) 241
89 Kollmorgen, C.F., M.R. Aust, J.A. Ferreiro, J.T. McCarthy, J.A. Van-Heerden: Parathyromatosis: a rare yet important cause of persistent or recurrent hyperparathyroidism. Surgery 116 (1994) 111
90 Kurtz, A., R.D. Bruna, K.W. Kühn: Cyclosporine A enhances renin secretion and production in isolated, iuxtaglomerular cells. Kidney int. 33 (1988) 947
91 Kwan, J.T.C., M.K. Almond, J.C. Beer, K. Noonan, S.J.W. Evans, J. Cunningham: „Pulse" oral calcitriol in uraemic patients: rapid modification of parathyroid response to calcium. Nephrol. Dialys. Transplant. 7 (1992) 829
92 Lee, J.Y., N. Iwama, T. Watarai, Y. Yamasaki, R. Kawamori, T. Kamada: Inhibitory effect of methylguanidine on insulin binding to its receptor. Mechanism underlying insulin resistance in uremia. Diabet. Res. clin. Pract. 13 (1991) 173
93 Levitan, D., S. Moser, D.A. Goldstein, O. Kletzky, R. Lobo, S.G. Massry: Disturbances in the hypothalamic-pituitary-gonadal axis in male patients with acute renal failure. Acta endocrinol. 93 (1980) 277
94 Lim, V.S., V.S. Fang: Gonadal dysfunction in uremic men. A study of hypothalamo-pituitary-testicular axis before and after renal transplantation. Amer. J. Med. 58 (1975) 655
95 Lim, V.S., V.S. Fang: Restoration of plasma testosterone levels in uremic man with clomiphene citrate. J. clin. Endocrinol. 43 (1976) 1370
96 Lim, V.S., V.S. Fang, A.I. Katz, S. Refetoff: Thyroid dysfunction in chronic renal failure. J. clin. Invest. 60 (1977) 522
97 Lim, V.S., S.G. Kathpalia, L.A. Frohman: Hyperprolactinemia and impaired pituitary response to suppression and stimulation in chronic renal failure: reversal after transplantation. J. clin. Endocrinol. 48 (1979) 101
98 Lim, V.S., C. Henriquez, G. Sievertsen, L.A. Frohman: Ovarian function in chronic renal failure: evidence suggesting hypothalamic anovulation. Ann. intern. Med. 93 (1980) 21
99 Lim, V.S.: Renal failure and thyroid function. Int. J. artif. Org. 9 (1986) 385
100 Lindholm, B., S.G. Karlander: Glucose tolerance in patients with undergoing continuous ambulatory peritoneal dialysis. Acta med. scand. 220 (1986) 477
101 Ljunghall, S., A. Althoff, B. Fellström, B. Marjanovic, J. Nisell, L. Weiss, L. Wide: Effects on serum parathyroid hormone of intravenous treatment with α-calcitriol in patients on chronic hemodialysis. Nephron 55 (1990) 380
102 Mak, R.H.: Insulin secretion in uremia: effect of parathyroid hormone and vitamin D metabolites. Kidney int. 27, Suppl. (1989) S 227
103 Maloff, B.L., M.L. McCaleb, D.H. Lockwood: Cellular basis of insulin resistance in chronic renal failure. Amer. J. Physiol. 245 (1983) E 178
104 Martinez, M.E., J.L. Miguel, P. Gomez, R. Selgas, M. Salinas, M. Gentil, F. Mateos, J.L. Montero, L. Sanchez-Sicilia: Plasma calcitonin concentration in patients treated with chronic dialysis: differences between hemodialysis and CAPD. Clin. Nephrol. 19 (1983) 250
105 Martin-Malo, A., P. Benito, D. Castillo, M. Espinosa, L.G. Burdiel, R. Perez, P. Aljama: Effect of clomiphene citrate on hormonal profile in renal hemodialysis and kidney transplant patients. Nephron 63 (1993) 390
106 Marumo, F., T. Sakai, S. Sato: Response of insulin, glucagon and growth hormone to arginine infusion in patients with chronic renal failure. Nephron 24 (1979) 81
107 Massry, S.G., D.A. Goldstein, W.R. Procci, O.A. Kletsky: On the pathogenesis of sexual dysfunction of the uraemic male. Proc. Europ. Dialys. Transplant. Ass. 17 (1980) 139

108 Massry, S., M. Smogorzewski: Mechanisms through which parathyroid hormone mediates its deleterious effects on organ function in uremia. Semin. Nephrol. 14 (1994) 219
109 Mastrogiacomo, I. et al.: Male hypogonadism of uremic patients on hemodialysis. Arch. Androl. 20 (1988) 171
110 McCaleb, M.L., S. Izzo, D.H. Lockwood: Characterization and partial purification of a factor from uremic human serum that induces insulin resistance. J. clin. Invest. 75 (1985) 391
111 McDonald, W.J. et al.: Adrenocorticotropin-cortisol axis abnormalities in hemodialysis patients. J. clin. Endocrinol. 48 (1979) 92
112 Metzger, D.L., J.R. Kerrigan, R.J. Krieg Jr., J.C.M. Chan, A.D. Rogol: Alterations in the neuroendocrine control of growth hormone secretion in the uremic rat. Kidney int. 43 (1993) 1042
113 Miki, H., K. Oshimo, H. Inoue, M. Kawano, K. Tanaka, K. Komaki, T. Uyama, M. Kawanuchi, J. Minakuchi, S. Kawashima, Y. Monden: Thyroid nodules in female uremic patients on maintenance hemodialysis. J. Surg. Oncol. 54 (1993) 216
114 Mion, C., A. Slingeneyer, R. Oules, J.L. Selam, J. Delors, J. Mirouze: Home peritoneal dialysis in patients with end-stage renal failure. Contr. Nephrol. 17 (1979) 120
115 Mitchell, R., C. Bauerfeld, F. Schaefer, K. Scharer, W.R. Robertson: Less acidic forms of luteinizing hormone are associated with lower testosterone secretion in men on hemodialysis treatment. Clin. Endocrinol. 41 (1994) 65
116 Mitra, S., S.M. Genuth, L.B. Berman, V. Vertes: Aldosterone secretion in anephric patients. New Engl. J. Med. 286 (1972) 61
117 Monzani, F., V. Panichi, F. DeNegri, P. DelGuerra, L. Bartalena, A. Pacciarott, R. Palla, A. Pinchera, L. Baschieri: Iodine and thyroid dysfunction in uremia. Clin. Nephrol. 34 (1990) 44
118 Muir, J.W. et al.: Bromocriptine improves reduced libido and potency in men receiving maintenance hemodialysis. Clin. Nephrol. 20 (1983) 308
119 Murray, B.M., M.S. Patter: Beneficial effects of renal denervation and prazosin on GFR and renal blood flow after cyclosporine in rats. Clin. Nephrol. 25 (1986) 537
120 Naor, Z., K.J. Catt: Independent actions of gonadotropin-releasing hormone upon cGMP production and luteinizing hormone release. J. biol. Chem. 255 (1980) 342
121 Nichols, P., J.P. Owen, H.E. Ellis, J.R. Farndon, P.J. Kelly, M.K. Ward. Parathyroidectomy in chronic renal failure: A nine-year follow-up study. Quart. J. Med. 77 (1990) 1175
122 Nielsen, H.E., C.K. Christensen, M. Brandsborg, O. Brandsborg: The effect of renal transplantation on basal serum gastrin concentration. Acta med. scand. 207 (1980) 85
123 Nieszporek, T., W. Grzeszczak, F. Kokot, E. Zukowska-Szczechowska, S. Kusmierski, A. Szkodny: Influence of type on immunsuppressive therapy on secretion of somatotropin and function of pituitary-adrenal and pituitary-gonadal axis in patients with a kidney transplant. Nephron 53 (1989) 65
124 Nieszporek, T., W. Grzeszczak, F. Kokot, E. Zukowska-Szczechowska, A. Wiecek, S. Kusmierski, A. Szkodny: Does kind of immunosuppressive therapy influence plasma renin activity, aldosterone and vasopressin in patients with kidney transplant? Int. Urol. Nephrol. 21 (1989) 233
125 Ogunlesi, A.O., A.O. Akanji, S. Kadiri, B. Osotimetin: Uraemia and adrenocortical function in Nigerian subjects. Afr. J. Med. med. Sci. 19 (1990) 43
126 Olgaard, K., E. Lewin, S. Bro, H. Dangaard, M. Egfiord, V. Pless: Enhancement of the stimulatory effect of calcium on aldosterone secretion by parathyroid hormone. Mineral. Electrolyte Metab. 20 (1994) 309
127 Pedersen, E.B., H. Danielsen, F. Knudsen, A.H. Nielsen, T. Jensen, H.J. Kornerup, M. Madsen: Postrenal-transplant hypertension. Urine volume, free water clearance and plasma concentrations of arginine vasopressin, angiotensin II and aldosterone before and after oral water loading in hypertensive and normotensive renal transplant recipients. Scand. J. clin. Lab. Invest. 46 (1986) 451
128 Pedersen, E.B., H. Danielsen, A.H. Nielsen, F. Knudsen, T. Jensen, H.J. Kornerup, M. Madsen: Effect of exercise on plasma concentrations of arginine vasopressin, angiotensin II and aldosterone in hypertensive and normotensive renal transplant recipients. Scand. J. clin. Lab. Invest. 46 (1986) 151
129 Pimstone, B.L., D. Le Roith, S. Epstein, S. Kronheim: Disappearance rates of plasma growth hormone after intravenous somatostatin in renal and liver disease. J. clin. Endocrinol. 41 (1975) 392
130 Poletti, L.F., R.J. Krieg Jr., F. Santos, K. Niimi, J.D. Hanna, J.C.M. Chan: Growth hormone secretory capacity of individual somatotrophs in rats with chronic insufficiency. Pediat. Res. 31 (1992) 528
131 Probst, W., J.A. Fischer, U. Binswanger: Intravenous 1,25 $(OH)_2$ vitamin D3 therapy in haemodialysis patients: evaluation of direct and calcium-mediated short-term effects on serum parathyroid hormone concentration. Nephrol. Dialys. Transplant. 5 (1990) 457
132 Rahman, R., A. Heaton, T.H.J. Goodship, R.S.C. Rodger, J.S. Tapson, L. Sellars, H.A. Ellis, R. Wilkinson, M.K. Ward: Renal osteodystrophy in patients on continuous ambulatory peritoneal dialysis: a five years study. Perit. Dialys. Bull. 7 (1987) 20
133 Ramirez, G., W.M. O'Neill, H.A., Bloomer, W. Jubiz: Abnormalities in the regulation of prolactin in patients with renal failure. J. clin. Endocrinol. 45 (1977) 658
134 Ramirez, G., W.M. O'Neill, A. Bloomer, W. Jubiz: Abnormalities in the regulation of growth hormone in chronic renal failure. Arch. intern. Med. 138 (1978) 267
135 Ramirez, G., C. Gomez-Sanchez, W.A. Meikle, W. Jubiz: Evaluation of the hypothalamic-hypophyseal-adrenal axis in patients receiving long-term hemodialysis. Arch. intern. Med. 142 (1982) 1448
136 Ramirez, G., D. Butcher, C.D. Brüggemeyer, A. Ganguly: Testicular defect: the primary abnormality in gonadal dysfunction of uremia. Sth. med. J. 80 (1987) 199
137 Ramirez, G., C. Brueggemeyer, A. Ganguly: Counterregulatory hormonal response to insulin-induced hypoglyceria in patients on chronic hemodialysis. Nephron 49 (1988) 231
138 Ramirez, G., P.A. Bittle, H. Sanders, B.B. Bercu: Hypothalamo-hypophyseal thyroid and gonadal function before and after erythropoietin therapy in dialysis patients. J. clin. Endocrinol. 74 (1992) 517
139 Ramirez, G., P.A. Bittle, H. Sanders, H.A.A. Rabb, B. Bercu: The effects of corticotropin and growth hormone releasing hormones on their respective secretory axes in chronic hemodialysis patients before and after correction of anemia with recombinant human erythropoietin. J. clin. Endocrinol. 78 (1994) 63
140 Ratge, D., R. Augustin, H. Wisser: Plasma catecholamines and α- and β-adrenoceptors in circulating blood cells in patients on continuous ambulatory peritoneal dialysis. Clin. Nephrol. 28 (1987) 15
141 Riegel, W., W.H. Hörl, A. Heidland: Long-term effects of nifedipine on carbohydrate and lipid metabolism in hypertensive hemodialyzed patients. Klin. Wschr. 64 (1986) 1124
142 Riegel, W., W.H. Hörl, A. Heidland: Long-term effects of nifedipine on plasma levels of 25-hydroxyvitamin D and 1,25-dihydroxyvitamin D in hypertensive hemodialyzed patients. Klin. Wschr. 64 (1986) 1291
143 Riegel, W., D. Brehmer, F. Thaiss, E. Keller, W.H. Hörl: Effect of cyclosporin A on carbohydrate metabolism in the rat. Transplant. int. 2 (1989) 8
144 Riegel, W., E. Stephan, C. Balle, P. Schollmeyer, A. Heidland, W.H. Hörl: The effect of cyclosporin A on carbohy-

drate metabolism of isolated rat liver cells. Kidney int. 36, Suppl. 27 (1989) S 236
145 Rocic, B., D. Breyer, M. Granic, S. Milutinovic: The effect of guanidino substances from uremic plasma on insulin binding to erythrocyte receptors in uremia. Horm. metab. Res. 23 (1991) 490
146 Rodger, R.S.C., L. Morrision. J.H. Dewar, R. Wilkinson, M.K. Ward, D.N.S. Kerr: Loss of pulsatile luteinising hormone secretion in men with chronic renal failure. Brit. med. J. 291 (1985) 1598
147 Rodger, R.S.C., J.H. Dewar, S.J. Turner, M.J. Watson, M.K. Ward: Anterior pituitary dysfunction in patients with chronic renal failure treated by hemodialysis or continuous peritoneal ambulatory dialysis. Nephron 43 (1986) 169
148 Rodger, R.S.E. K. Letcher, D. Genner, J. Dewar, M.K. War, D.N.S. Kerr: Sexual disfunction in patients treated by CAPD. In Maher, J.F., J.F. Winchester: Frontiers in Peritoneal Dialysis. Field, Rich, New York 1986 (p. 512)
149 Rodger, R., M. Watson, L. Sellars, R. Wilkinson, M. Ward, D. Kerr: Hypothalamic-pituitary-adrenocortical suppression and recovery in renal transplant patients returning to maintenance dialysis. Quart. J. Med. 61 (1986) 1039
150 Rosman, P.M. et al.: Pituitary-adrenocortical function in chronic renal failure: blunted suppression and early escape of plasma cortisol levels after intravenous dexamethasone. J. clin. Endocrinol. 54 (1982) 528
151 Rottembourg, J., F. de Groc, J.L. Poignet, M. Legrain: Is a continuous ambulatory peritoneal dialysis the best dialysis choice for insulin-dependent diabetics? Proc. Europ. Dialys. Transplant. Ass. 19 (1982) 215
152 Rudolf, K., H. Rudolf, M. Rüting, D. Falkenhagen: Verhalten basaler und stimulierter Serumspiegel von Prolaktin, Wachstumshormon und Gonadotropinen bei Frauen mit chronischer Urämie. Z. ges. inn. Med. 43 (1983) 542
153 Saha, H., K. Pietilä, J. Mustonen, A. Pasternack, P. Mörsky: Acute effect of dialysate calcium concentration and intravenous vitamin D3 on the secretion of parathyroid hormone in hemodialysis. Clin. Nephrol. 38 (1992) 145
154 Samaan, N.A., R.M. Freeman. Growth hormone levels in severe renal failure. Metabolism 19 (1970) 102
155 Sasamura, H., H. Suzuki, T. Takita, M. Hayashi, J. Ohno, T. Shirai, T. Saruta: Response of plasma-immunoreactive active renin, inactive renin, plasma renin activity and aldosterone to hemodialysis in patients with diabetic nephropathy. Clin. Nephrol. 33 (1990) 288
156 Schaefer, F., W.R. Robertson, C. Seidel, R. Mitchell, K. Scherer: Pulsatile immunoreactive and bioactive luteinizing hormone secretion in adolescents with chronic renal failure. Pediat. Nephrol. 5 (1991) 566
157 Schaefer, F., E. Ritz: Endocrine disorders in chronic renal failure. In Cameron, S., A.M. Davison, J.-P. Grünfeld, D. Kerr, E. Ritz: Oxford Textbook of Clinical Nephrology. Oxford University Press, London 1992 (p. 1317)
158 Schaefer, F., O. Mehls, E. Ritz: New insights into endocrine disturbances of chronic renal failure. Mineral. Electrolyte Metab. 18 (1992) 169
159 Schaefer, F., M. Daschner, J.D. Veldhius, J. Oh, F. Quadri, K. Scharer: In vivo alterations in the gonadotropin-releasing hormone pulse generator and the secretion and clearance of luteinizing hormone in the uremic castrate rat. Neuroendocrinology 59 (1994) 285
160 Schaefer, R.M., E. Kokot, B. Kürner, M. Zech, A. Heidland: Normalization of elevated prolactin levels in hemodialysis patients on erythropoietin. Nephron 50 (1988) 400
161 Schaefer, R.M., F. Kokot, H. Wernze, H. Geiger, A. Heidland: Improved sexual function in hemodialysis patients on recombinant erythropoietin: a possible role for prolactin. Clin. Nephrol. 31 (1989) 1
162 Schärer, K.: Growth and development of children with chronic renal failure. Acta. paediat. scand. 79, Suppl. (1990) 90

163 Schmitz, O., J. Molter: Impaired prolactin response to arginine infusion and insulin hyoplgycemia in chronic renal failure. Acta endocrinol. 1ß2 (1983) 486
164 Semple, C.G., G.H. Beastall, I.S. Henderson, J.A. Thomson, A.C. Kennedy: Thyroid function and continuous ambulatory peritoneal dialysis. Nephron 32 (1982) 249
165 Semple, C.G., G.H. Beastall, I.S. Henderson, J.A. Thomson, A.C. Kennedy: The pituitary-testicular axis of uraemic subjects on haemodialysis and continuous ambulatory peritoneal dialysis. Acta endocrinol. 101 (1982) 464
166 Siamopoulos, K., E. Eleftheriades, M. Pappas, G. Sferopoulos, O. Tsolas: Ovine corticotropin-releasing hormone stimulation test in patients with chronic renal failure: pharmacokinetic properties, and plasma adrenocorticotropic hormone and serum cortisol response. Horm. Res. 30 (1988) 17
167 Smith, D., R.A. DeFronzo: Insulin resistance in uremia mediated by postbinding defects. Kidney int. 22 (1982) 54
168 Smith, D., R.A. DeFronzo: Insulin, glucagon and thyroid hormone. Renal Endocrinol. 11 (1983) 367
169 Smith, S.R., P.J. Edgar, T. Prozefsky, M.K. Chnetri, T.E. Pront: Growth hormone in adults with protein-caloric malnutrition. J. clin. Endocrinol. 39 (1974) 53
170 Spallone, V., S. Mazzaferro, E. Tomei, M.R. Maiello, F. Gentile, G. Lungaroni, G. Coen, G. Menzinger: Autonomic neuropathy and secondary hyperparathyroidism in uremia. J. autonom. nerv. Syst. 30, Suppl. (1990) S 149
171 Spark, R.E. et al.: Hyperprolactinemia in males with and without pituitary macroadenomas. Lancet 1982/II, 129
172 Stanek, B., J. Kovarik, S. Rockenschaub-Rasoul, K. Silberbauer: Renin-angiotensin-aldosterone system and vasopressin in cyclosprin-treated renal allograft recipients. Clin. Nephrol. 28 (1987) 186
173 Stein, P.P. W.A. Hunt, C.M. Johnson, R.A. DeFronzo, J.D. Smith: Insulin resistance in uremia: an in vivo and in vitro study. Metabolism 38 (1989) 562
174 Stewart-Bentley, M.D. Gans, R. Horton: Regulation of gonadal function in uremia. Metabolism 23 (1974) 1065
175 Summerfield, G.P. O.H.B. Gyde, A.M.W. Forbes, H.J. Goldsmith, A.J. Bellingham: Haemoglobin concentration and serum erythropoietin in renal dialysis and transplant patients. Scand. J. Haematol. 30 (1983) 389
176 Swamy, A.P., P.D. Woolf, R.V.M. Cestero: Hypothalamic-pituitary-ovarian axis in uremic women. J. Lab. clin. Med. 93 (1979) 1066
177 Takeda, S.I., I. Michigishi, E. Takazakura: Iodine-induced hypothyroidism in patients on regular dialysis treatment. Nephron 65 (1993) 51
178 Talbot, J.A., R.S. Rodger, W.R. Robertson: Pulsatile bioactive luteinizing hormone secretion in men with chronic renal failure and following renal transplantation. Nephron 56 (1990) 66
179 Thysen, B., M. Gratz, R. Freemann, B.E. Alpert, C. Charytan: Serum thyroid hormone levels in patients on continuous ambulatory peritoneal dialysis and regular hemodialysis. Nephron 33 (1983) 49
180 Tönshoff, B., O. Mehls, U. Heinrich, W.F. Blum, M.B. Rauhe, A. Schauer: Growth-stimulating effects of recombinant human growth hormone in children with end-stage renal disease. J. Pediat. 116 (1990) 561
181 Travaglini, P., E. Mocchegiani, C. De-Min, I. Re, N. Fabris: Modifications of thymulin titers in patients affected with prolonged low or high zinc circulating levels are independent of patients' age. Arch. Gerontol. Geriat. 15, Suppl. 3 (1992) 349
182 Trolliet, M.R., M.I. Phillips: The effect of chronic bilateral nephrectomy on plasma and brain angiotensin. J. Hypertens. 10 (1992) 29
183 Türk, S., M. Yeksan, N. Tamer, M. Gürbilek, Y. Erdogan, I. Erkul: Effect of 1,25 (OH)$_2$ D3 treatment on glucose intolerance in uraemia. Nephrol. Dialys. Transplant. 7 (1992) 1207

184 Vaziri, N.D., G. Gwinup, D. Martin, J. Seltzer: Thyroid function in chronic renal failure after successful renal transplantation. Clin. Nephrol. 15 (1981) 131
185 Veldhuis, J.D., M.J. Wilkowski, R.J. Urban, G. Lizzarralda, A. Iranmanesh, W.K. Bolton: Evidence for attenuation of hypothalamic GnRH impulse strength with preservation of GnRH pulse frequency in men with chronic renal failure. Blood Purif. 11 (1993) 69
186 Veldhuis, J.D., A. Iranmanesh, M.J. Wilkowski, E. Samojlik: Neuroendocrine alterations in the somatotropic and lactotropic axes in uremic men. Europ. J. Endocrinol. 131 (1994) 489
187 Verbeelen, D., L. Vanhaelst, A.C. Steirteghem, J. Sennesael: Effect of 1,25-dihydroxyvitamin D3 on plasma proteins in patients with renal failure on regular dialysis treatment. J. endocrinol. Invest. 6 (1983) 359
188 Vezzoli, G., A. Elli, P. Palazzi, T. Bertoni, M. Scabini, F. Quarto di Palo, G. Bianchi: High plasma ionized calcium with normal PTH and total calcium levels in normal function kidney transplant recipients. Nephron 42 (1986) 290
189 Vulsma, T., D. Menzel, F.C.B. Abbad, M.H. Gons, J.J.M. DeVijlder: Iodine-induced hypothyroidism in infants treated with continuous cyclic peritoneal dialysis. Lancet 336 (1990) 812
190 Wallace, E.Z., P. Rosman, N. Toshav, A. Sacerdote, A. Balthazar: Pituitary-adrenocortical function in chronic renal failure: studies of episodic secretion of cortisol and dexamethasone suppressibility. J. clin. Endocrinol. 50 (1980) 46
191 Wark, J.D.: Regulation of 1,25-dihydroxyvitamin D (1,25 (OH)$_2$D$_3$) of specific gene expression in GH pituitary cells. In Norman, A.W., K. Schaefer, H.G. Grigolet, D. v. Herrath: Vitamin D. A Chemical, Biochemical and Clinical Update. De Gruyter, Berlin 1985 (p. 901)
192 Wass, V.J., J.A. Wass, L. Rees, C.R.W. Edwards, C.S. Ogg: Sex hormone changes underlying menstrual disturbances on hemodialysis. Proc. Europ. Dialys. Transplant. Ass. 15 (1979) 178
193 Wesdorp, R.I.C., H.A. Falcao, P.B. Hanks, J. Martino, J.E. Fischer: Gastrin and gastric acid secretion in renal failure. Amer. J. Surg. 141 (1981) 334
194 Westervelt, F.B.: Insulin effect in uremia. J. Lab. clin. Med. 74 (1969) 79
195 Wheathley, T., P.M.S. Clark, J.D.A. Clark, P.R. Raglatt, D.B. Evans, R. Holder: Pulsatility of luteinizing hormone in men with chronic renal failure: abnormal rather than absent. Brit. med. J. 294 (1987) 482
196 Wheatley, T., P.M.S. Clark, J.D.A. Clark, R. Holder, P.R. Raggatt, D.B. Evans: Abnormalities of thyrotropin (TSH) evening rise and pulsatile release in the hemodialysis patients: evidence for hypothalamic-pituitary changes in chronic renal failure. Clin. Endocrinol. 31 (1989) 39
197 Wibullaksanakul, S., D.J. Handelsman: Regulation of hypothalamic gonadotropin-releasing hormone secretion in experimental uremia: in vitro studies. Neuroendocrinology 54 (1991) 353
198 Wideroe, T.E., L.C. Smeby, O.L. Myking, T. Wessel-Aas: Glucose, insulin and C-peptide kinetics during continuous ambulatory peritoneal dialysis. Proc. Europ. Dialys. Transplant. Ass. 30 (1983) 195
199 Williams, G.H., G.L. Bailey, C.L. Lampers et al.: Studies on the metabolism of aldosterone in chronic renal failure and anephric men. Kidney int. 4 (1973) 280
200 Yale, J.F., R.D. Roy, M. Grose, T.A. Seemayer, G.F. Murphy, E.B. Marliss: Effects of cyclosporine on glucose tolerance in the rat. Diabetes 34 (1985) 1309
201 Zabetakis, P.M., D.N. Kumar, G.W. Gleim, M.H. Gardneschwartz, M. Agrawal, A.G. Robinson, M.F. Michelis: Increased levels of plasma renin, aldosterone, catecholamines and vasopressin in chronic ambulatory peritoneal dialysis patients. Clin. Nephrol. 28 (1987) 147
202 Zager, P., H. Frey, B. Gerdes: Plasma 18-hydroxycortocosterone during continuous ambultory peritoneal dialysis. J. Lab. clin. Med. 102 (1983) 604
203 Zager, P., C., Spalding, H. Frey, M. Brittenham: Low dose adrenocorticotropin infusion in continuous ambulatory peritoneal dialysis patients. J. clin. Endocrinol. 61 (1985) 1205
204 Zukowska-Szczechowska, E., W. Grzeszczak, F. Kokot, T. Nieszporek, S. Kusmierski, A. Szkodny: Influence of type of immunosuppressive therapy on gastrin, insulin, glucagon and pancreatic polypeptide secretion in kidney transplant patients. Transplant. Proc. 19 (1987) 3731
205 Zukowska-Szczechowska, E., T. Nieszporek, F. Kokot, W. Grzeszczak, S. Kusmierski, R. Kurzbauer, A. Szkodny: Thyroid function in patients after renal transplantation treated with cyclosporin A or azathioprine with prednisone. Pol. Arch. Med. wewnet. 78 (1987) 166

16 Behandlung der diabetischen urämischen Patienten mit Dialyse und Transplantation

G. L. Kissinger und C. A. Baldamus

Epidemiologie

Die diabetische Nephropathie ist die häufigste Ursache einer terminalen Niereninsuffizienz. Ihre kumulative Inzidenz beträgt bei insulinabhängigen Typ-I-Diabetikern (IDDM) 40–50% und bei nichtinsulinabhängigen Typ-II-Diabetikern (NIDDM) 25% (30, 43). In einigen Dialyseeinheiten, besonders in klinikassoziierten Dialysezentren, liegt heute der Anteil an Diabetikern bei bis zu 40%. Zu Beginn der Dialyseära vor 20 Jahren gab es zunächst keine therapeutische Indikation; die Prognose niereninsuffizienter Diabetiker galt als infaust. Ungefähr 50% der Patienten verstarben innerhalb 2 Jahren (103). Die Dialyse wurde als rein palliative Maßnahme ohne Verbesserung der Lebensqualität angesehen. In der Folge hat der Anteil der in ein Langzeitdialyseprogramm aufgenommenen Diabetiker laut der EDTA-Statistik von weltweit 3% 1976 auf 13% 1987 dramatisch zugenommen, und diese Tendenz setzt sich weiter fort (17, 18, 19, 74, 110). Neuere epidemiologische Studien belegen, daß sich die Prognose deutlich verbessert hat. Ungefähr 55% der Patienten mit einer diabetischen Nephropathie leben noch nach 5 Jahren (5, 23). Allerdings ist die Prognose und besonders die Lebensqualität des Diabetikers mit einer terminalen Niereninsuffizienz im Vergleich zum Nichtdiabetiker weiterhin schlecht (44).

Die totale und die kardiovaskuläre Mortalität sind 2–4mal höher als beim gleichaltrigen Nichtdiabetiker mit einer terminalen Niereninsuffizienz (62, 113). Niereninsuffiziente Diabetiker sind im allgemeinen kränker als Nichtdiabetiker.

Diese Zahlen verdeutlichen die klinische, soziale, aber auch ökonomische Bedeutung der diabetischen Nephropathie für das Gesundheitswesen.

Klinik

Als frühestes klinisches Zeichen der beginnenden Nephropathie gilt die Mikroalbuminurie. Sie ist definiert durch eine Albuminausscheidung zwischen 30 und 300 mg pro Tag in 2 und 3 konsekutiven Morgenurinproben. Sie geht einer manifesten Proteinurie immer voraus (Tab. 16.1).

Zur Erfassung der Mikroalbuminurie sind verschiedene Schnellteste geeignet (Mikroalbumintest, Rapitex-Albumin, Mikraltest).

Bei der Untersuchung auf Mikroalbuminurie ist zu beachten, daß eine arterielle Hypertonie, Harnwegsinfekte wie auch körperliche Belastung zu einer funktionellen Albuminurie führen können. Mit Einstellung einer manifesten Proteinurie (nichtselektive Proteinurie, nephrotisches Syndrom) ist der weitere Krankheitsverlauf schicksalhaft. Anhand von Studien bei Typ-I-

Tabelle 16.1 Definition der Mikroalbuminurie

normale Albuminausscheidung	< 10 mg/Tag
Mikroalbuminurie	30–300 mg/Tag
Albuminurie	> 300 mg/Tag
nichtselektive Proteinurie	300–3000 mg/Tag
nephrotisches Syndrom	> 3 g/Tag

Diabetikern wurde errechnet, daß die Wahrscheinlichkeit beim Vorliegen einer Mikroalbuminurie, eine persistierende Proteinurie zu entwickeln, etwa 24fach höher liegt als bei normaler Albuminausscheidung (Abb. 16.1) (146). Insgesamt erkranken 40–50% aller Typ-I-Diabetiker nach im Mittel 15–20 Jahren an einer klinisch manifesten diabetischen Nephropathie. Vor Ablauf von 10 Jahren erreichen nur ganz wenige Diabetespatienten das Stadium einer diabetischen Nephropathie, und auch jenseits einer 25- bis 30jährigen diabetischen Stoffwechselstörung nimmt das Risiko einer sich klinisch manifestierenden diabetischen Nephropathie deutlich ab. Die Daten für den Typ-II-Diabetiker sind denen des Typ-I-Diabetes ähnlich. Es findet sich aber beim Typ-II-Diabetiker nach 25 Diabetesjahren eine kumulative Nephropathieprävalenz von 79% (61) (Abb. 16.2). Die Mikroalbuminurie ist mit einer exzessiven Mortalität verknüpft, die vor allem durch kardiovaskuläre Risiken bedingt ist (142, 145, 146). Ohne Nephropathie überleben nach 40 Diabetesjahren noch 80% der Patienten (12). Nach Ergebnissen prospektiver und retrospektiver Studien kann die Mikroalbuminurie als der beste Marker für die kardiovaskuläre Sterblichkeit von Diabetikern (IDDM und NIDDM) eingestuft werden (88, 90, 92, 133). Die Prognose der Diabetiker korreliert darüber hinaus

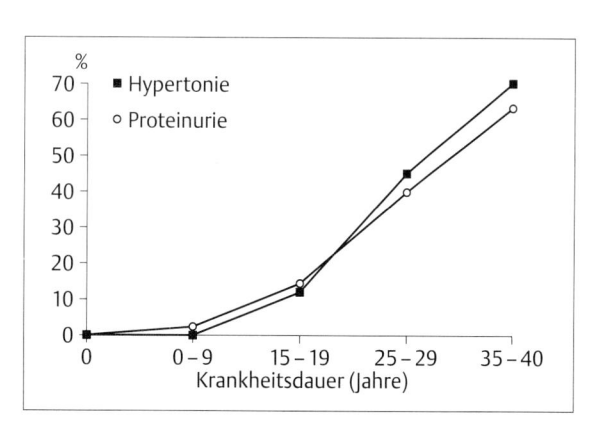

Abb. 16.1 Inzidenz von Proteinurie und Hypertonie in Abhängigkeit von der Krankheitsdauer (nach Knowles).

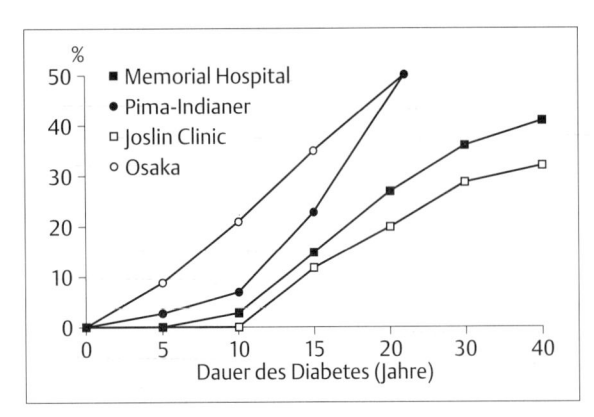

Abb. 16.2 Kumulative Inzidenz (%) der diabetischen Nephropathie bei Typ-I- und Typ-II-Diabetikern (aus Khanna, C.L.: The epidemiology of DM in NIDDM. International Symposium on the Uremic Diabetic, Jerusalem 1987).

stark mit einer schlecht eingestellten arteriellen Hypertonie (8, 62, 63, 89, 106, 107, 108). Bevor klinisch nach 10–15 Jahren Diabetesdauer bei 40–50% der Patienten eine manifeste Proteinurie auftritt, durchwandern Typ-I-Diabetiker immer das Stadium der Mikroalbuminurie. Der typische Verlauf der diabetischen Nephropathie wird heute in 5 allgemein anerkannte Stadien eingeteilt (Tab. 16.2). In der Frühphase der Erkrankung (Stadien I und II), noch vor der Mikroalbuminurie (Stadium III), ist trotz pathologisch-anatomischer Veränderungen der Glomeruli die klinische Diagnose einer diabetischen Nephropathie nicht möglich. Nach der klinischen Erfahrung tritt eine arterielle Hypertonie frühestens im Stadium der Albuminurie auf. Dies bedeutet immer ein prognostisch ungünstiges Zeichen. Zum Zeitpunkt der manifesten Proteinurie ist aber bereits bei $^2/_3$ der Patienten eine Hypertonie vorhanden, mit zunehmender Tendenz. Ab jetzt fällt die Kreatininclearance kontinuierlich ab. Dabei ist die arterielle Hypertonie einer der wesentlichen Progressionsfaktoren; je schlechter die Hypertonie eingestellt ist, desto rascher fällt die exkretorische Nierenfunktion ab.

Das Risiko für einen Diabetiker, an Sekundärkomplikationen zu erkranken, ist, verglichen mit einem Nichtdiabetiker, vielfach erhöht (Tab. 16.3). Ist bei Typ-I-Diabetikern eine manifeste diabetische Nephropathie eingetreten, so steigt auch das Risiko zu erblinden auf das 10–25fache, das Risiko einer KHK auf das 2–3fache, eines Apoplex auf das 2–3fache und einer Gangrän auf das 20fache an (30, 37, 50). Die Mikroalbuminurie als prädiktiver Faktor der KHK beim Diabetiker rangiert in ihrer Bedeutung vor der Hypertonie und dem Rauchen. Für Patienten über 40 Jahre ist die diabetische Nephropathie für 20% der Todesfälle ursächlich. Ist das Stadium der Mikroalbuminurie einmal erreicht, hat die verbesserte Blutzuckereinstellung keinen wesentlichen Effekt mehr auf die Progression der diabetischen Nephropathie (145). Dies steht ganz im Gegensatz zur Hypertonie. Die Mikroalbuminurie scheint beim Typ-II-Diabetiker früher einzutreten und die diabetische Nephropathie schneller voranzuschreiten (37, 98, 107). Obwohl die Gründe dafür noch unklar sind, mag dies aus der Tatsache resultieren, daß bei den meist älteren Patienten die Krankheit schleichend verläuft und die Diabetesmanifestation erst spät erkannt wird. Die mittlere Lebenserwartung dieser Patienten nach den Auftreten der Nephropathie ist geringer als bei Typ-I-Diabetikern.

Pathologische Anatomie

Die diabetische Nephrosklerose ist das morphologische Korrelat der diabetischen Mikroangiopathie an den Glo-

Tabelle 16.2 Stadien der diabetischen Nephropathie

Stadium	Zeit (Jahre)	GFR	Urinbefund	Serumkreatinin	Klinische Befunde
I Hypertrophie/ Hyperfunktion	bei Diabetesdiagnose	Hyperfiltration	normal – Belastungsalbuminurie	normal bzw. erniedrigt	Blutdruck normal
II Läsion ohne Klinik	2–5	Hyperfiltration	normal	normal	Blutdruck normal
III beginnende Nephropathie	5–15	Hyperfiltraton	Albuminurie (30–300 mg/Tag)	normal	normal – Blutdruckanstieg
IV klinisch manifeste Nephropathie	10–25	abnehmend (1 ml/min/Monat)	Proteinurie (>0,5 g/24 h)	Kreatininanstieg	Hypertonie in 60–70%/ diabetische Retinopathie
V Niereninsuffizienz Serumkreatinin >1,5 mg/dl = 130 µmol/l terminale Niereninsuffizienz	15–30	abnehmend	Proteinurie	Kreatinin über Normbereich	Hypertonie in 90–100%/ diabetische Retinopathie

Tabelle 16.3 Inzidenz (%) von Sekundärkomplikationen in Abhängigkeit von der Diabetesdauer (aus Constam, G. R.: Diabetes-Sprechstunde 2 [1986] 10)

Diabetesdauer (Jahre)	20	25	30	35	40
Retinopathie	53	62	59	64	59
Nephropathie	17	18	15	19	18
Neuropathie	20	29	39	47	41
periphere arterielle Verschlußkrankheit	18	24	25	41	47
KHK	4	12	17	22	26

meruli der Niere. Die Hauptläsion an den Glomeruli ist die Ablagerung von homogenen, aus Mukopolysacchariden bestehenden, diffus (diffuse Glomerulosklerose) oder knotig angeordnetem Material im Mesangium (noduläre Glomerulosklerose). Die oft konzentrisch geschichteten Kugeln unterschiedlicher Größe sind PAS-positiv. Geht eine mehr gleichförmige mesangiale Matrixzunahme mit einer kontinuierlich zunehmenden Verdickung der glomerulären Basalmembran einher, so wird dies unter dem Terminus diffuse Glomerulosklerose zusammengefaßt. Die pathologisch-anatomische Beschreibung der diffusen und nodulären Glomerulosklerose mit Hyalinisierung der Vasa afferentia und efferentia als Grundlage der Spätfolgen des Diabetes mellitus an der Niere erfolgte 1936 nach Kimmelstiel-Wilson und wird heute auch als Kimmelstiel-Wilson-Läsion bezeichnet. Osterby zeigte bereits 1975, daß die verdickte Basalmembran 2–3 Jahre nach Ausbruch des Diabetes (Stadium II) lichtmikroskopisch nachgewiesen werden kann (100, 101). Die Mesangiumverbreitung stellt sich nach 3,5–5 Jahren ein (102). Eine andere häufige Läsion in der diabetischen Niere ist die Hyalinose der afferenten und efferenten glomerulären Arteriolen sowie entlang der Bowman-Kapsel. Die hyalinen Läsionen zählen zu den frühen renalen Veränderungen und können ein wichtiger „Promoter" der glomerulären Vernarbung sein (71, 84).

Immunfluoreszenzmikroskopische Untersuchungen enthüllen verstärkte Ablagerungen von Immunglobulinen (IgG, IgM), Komplement, Albumin und anderen Plasmaproteinen in der glomerulären und tubulären Basalmembran sowie der Bowman-Kapsel (42, 78, 87). Man nimmt an, daß diese Plasmaproteine verstärkt an anionische Proteine binden. Die Pathogenese dieser Läsionen ist aber immer noch ungeklärt. Eine Hypothese geht davon aus, daß die globale glomeruläre Sklerose der diabetischen Niere durch vaskuläre Veränderungen ausgelöst wird. Diese Theorie wird durch Studien gestützt, die belegen, daß das Muster der glomerulären Sklerose zu einem vaskulookklusiven Prozeß paßt. Ein additiver Mechanismus scheint dabei die extreme mesangiale Verbreitung mit konsekutivem Kapillarverschluß zu sein (39, 132). Die interstitielle Fibrose begleitet die diabetische Nephropathie. Bader u. Mitarb. wiesen eine inverse Beziehung zwischen morphometrischen Messungen des Ausmaßes der interstitiellen Fibrose und der GFR nach (6). Mauer u. Mitarb. berichteten in mehreren Untersuchungen zu strukturell-funktionellen Beziehungen, über den Progreß der Glomerulosklerose, Mesangiumvermehrung, Arteriolenhyalinose, und kortikaler interstitieller Volumenfraktion (84). Alle 4 Variablen korrelierten mit der Mikroalbuminurie und invers mit der GFR. Die frühe GBM-Verdickung ist nicht mit spezifischen oder bislang identifizierten Veränderungen in der Zusammensetzung der extrazellulären Matrix assoziiert. Die fortgeschrittene Mesangiumverbreitung geht mit einer verminderten Dichte von α_1- und α_2-NC-Domänen des Kollagens IV und verminderter Merosindichte (ein lamininähnliches Molekül) einher, begleitet von einer verstärkten Ablagerung von Narbenkollagen Typ I und II (57).

Prophylaxe und Therapie

Überblick über die wichtigsten Methoden

Der Schwerpunkt der Therapie sollte der Prophylaxe der Sekundärkomplikationen des Diabetes mellitus durch optimale Blutzuckereinstellung dienen. Kontrovers bleibt jedoch nach wie vor, ob eine gute Diabeteseinstellung das Auftreten der diabetischen Nephropathie verhindert oder hinauszögert. Inzwischen haben neuere Studien belegt, daß durch eine intensivierte Insulintherapie dem Auftreten der Mikroalbuminurie und dem Abfall der GFR vorgebeugt werden kann (153). Die amerikanische Multicenterstudie „Diabetes Control and Complication Trial" hat gezeigt, daß eine intensivierte Insulintherapie mit Basisbolusprinzip oder über Insulinpumpe mit optimierter Blutzuckerkontrolle im Vergleich zur konventionellen Therapie die Entwicklung diabetischer Sekundärkomplikationen, wie Nephropathie, Retinopathie und Neuropathie, hinauszögert (97, 123, 138).

Ein weiterer Hinweis ist, daß nach Pankreastransplantation mit Erreichung der Normoglykämie die diabetische Nephropathie verhindert werden kann (4, 136). Ob bei drohender Nephropathie eine intensivierte Blutzuckereinstellung die Mikroalbuminurie reduziert, wird kontrovers diskutiert.

Basistherapie des urämischen Diabetikers ist Gewichtsreduktion, körperliches Training, Schulung und Motivation, Kochsalzbeschränkung beim Vorliegen einer Hypertonie sowie Erstellung eines Diätplanes (kalorienorientiert bei NIDDM, broteinheitorientiert bei IDDM).

Diät und körperliches Training

An dieser Stelle muß auf das metabolische Syndrom (Syndrom X) beim Typ-II-Diabetiker, die Kombination aus den Risikofaktoren Hypertonie, Übergewicht, Diabetes und Dyslipidämie, hingewiesen werden. Das verbindende Glied zwischen Hypertonie und Diabetes stellt die Insulinresistenz dar. Sie führt sekundär zur Hyperinsulinämie. Der Hyperinsulinismus hat blutdrucksteigernde hämodynamische Auswirkungen. Die Natriumrückresorption und damit das extrazelluläre

Volumen nehmen zu, und die Aktivität des sympathischen Nervensystems wird gesteigert, die ihrerseits eine Downregulation der Insulinrezeptoren induziert und damit die Insulinresistenz weiter verstärkt. Das fehlerhafte Signal Hyperinsulinämie beim Übergewichtigen Typ-II-Diabetiker führt zu einer unnötig vermehrten Energiebereitstellung mit den charakteristischen Veränderungen Hypercholesterinämie, Hypertriglyzeridämie und Absinken des HDL-Wertes (9). Die Hyperinsulinämie begünstigt wiederum durch ihre appetitanregende Wirkung die Adipositas. Dieses Karussel kann nur durch eine Gewichtsreduktion, ausgelöst durch Diät und körperliches Training, unterbrochen werden. Der Mehrverbrauch an Kalorien erhöht die Insulinempfindlichkeit. Körperliche Aktivität beeinflußt auch den Lipidstoffwechsel positiv, die Aktivität der Lipoproteinlipase und der Lecithin-Cholesterin-Acyltransferase nimmt zu, die Aktivität der hepatischen Lipase wird gedrosselt. Dabei weisen zahlreiche Studien auf den präventiven Effekt von Bewegung auf das metabolische Syndrom hin (28). Das Lipidprofil beim metabolischen Syndrom ist vor allem durch eine erhöhte Triglyceridkonzentration und ein vermindertes HDL-Cholesterin gekennzeichnet.

Medikamente zur Verbesserung des Lipidprofils

Als Medikamente erster Wahl zur Verbesserung des Lipidprofils kommen Fibrate (Bezafibrat [Cedur], Etofibrat [Lipo-Merz], Fenofibrat [Lipanthyl, Normalip], oder Gemfibrozil [Gevilon] in Frage. Diese senken die Triglyceridkonzentration besonders effektiv und erhöhen das HDL-Cholesterin um ca. 10%. Ist auch das LDL-Cholesterin erhöht, kommen HMG-CoA-Reduktase-Hemmer (β-Hydroxymethylglutaryl-CoA-Reduktase), z.B. Lovastatin (Mevinacor), Simvastatin (Zocor, Denan) oder Pravastatin (Pravasin, Liprevil), zum Einsatz. Diese reduzieren das LDL-Cholesterin besonders deutlich, führen zu einem Anstieg des HDL-Cholesterins um 5–10% und zu einem Rückgang der Triglyceridkonzentrationen. Bei Niereninsuffizienz muß bei allen Lipidsenkern eine Dosisanpassung erfolgen.

Proteinrestriktion

Die Mechanismen, wie die Proteinrestriktion zur Verminderung der Mikroalbuminurie führt, sind weiterhin nicht bekannt. Am wahrscheinlichsten sind intrarenale hämodynamische Veränderungen dafür verantwortlich. In diabetischen Ratten reduziert die proteinarme Kost den glomerulären Kapillarfluß und -druck durch Abnahme der afferenten Vasodilatation. Dies führt zur Besserung der renalen Funktion und reduziert die histologischen Schäden. Diese Ergebnisse suggerieren, daß Diabetiker mit Hyperfiltration eine gestörte Vasoregulation haben, welche unabhängig durch Proteine und Glucose moduliert ist.

Zur Proteinrestriktion bei Diabetikern mit diabetischer Nephropathie existieren nur Kurzzeitstudien. Diese Untersuchungen haben gezeigt, daß durch eine proteinarme Kost (0,6 g/kg KG) der Funktionsverlust langsamer verläuft und die Mikroalbuminurie abnimmt (144, 155). Während der letzten Dekade gingen die Empfehlungen der American Diabetic Association zur proteinarmen Diät von den täglichen 1,0–1,2 g/kg KG auf 0,8–1,0 g/kg KG zurück. Eine weitere Reduktion auf 0,6 g/kg KG scheint den Nierenfunktionsverlust noch weiter abzuschwächen.

Allerdings ist zu beachten, daß die gleichzeitig eiweißarme und kohlenhydratarme Kost nicht auch zur Reduktion der Kalorienaufnahme und damit zum Katabolismus führt. Insbesondere bei Diabetikern mit der Vielfalt notwendiger diabetischer Einschränkungen dürfte die Einführung einer zusätzlichen Eiweißreduktion auf größte Probleme stoßen. Zum jetzigen Zeitpunkt kann nicht die Empfehlung einer eiweißarmen Kost von 0,6 g/kg KG ausgesprochen werden. 0,8 g/kg KG erscheinen aber theoretisch und praktisch sinnvoll.

Orale Antidiabetika

Die Indikation für orale Antidiabetika beim Typ-II-Diabetiker stellt sich erst dann, wenn durch eine Gewichtsreduktion und körperliches Training die Stoffwechseleinstellung unzureichend ist. Vor allem das körperliche Training und die Gewichtsreduktion können die Hyperinsulinämie und die Insulinresistenz beseitigen. Läßt sich die Stoffwechsellage nicht mehr befriedigend mit oralen Antidiabetika einstellen (sog. Sekundärversager) muß rechtzeitig auf eine Insulintherapie umgestellt werden. Biguanide als orale Antidiabetika sind bei jeder Form der Niereninsuffizienz absolut kontraindiziert (Lactatazidose).

Sulfonylharnstoffe führen zu einer vermehrten Freisetzung von Insulin aus den B-Zellen. Sie können also die Wirkung nur entfalten, solange die B-Zelle Insulinreserven besitzt. Es werden auch extrapankreatische Wirkungen diskutiert. Sulfonylharnstoffe können bis zu einer GFR > 30 ml/min verabreicht werden. Wegen der Gefahr der Kumulation mit schweren Hypoglykämien empfiehlt sich beim Auftreten einer Niereninsuffizienz mit einer GFR < 30 ml/min die Umstellung auf Insulin. Die verschiedenen Sulfonylharnstoffe und deren Halbwertszeiten sind Tab. 16.4 zu entnehmen. Die Überprüfung des Behandlungserfolges wird durch einen jährlichen Auslaßversuch dokumentiert. Hierbei sollte der Nüchternblutzucker um mindestens 30–40 mg ansteigen. Ist dies nicht der Fall, sollte eine Insulintherapie eingeleitet werden. Als Faustregel kann gelten, daß Nüchternblutzucker von 200 mg und mehr bei Einhalten der Diät eine Insulintherapie erfordert. Seit einigen Jahren wird die Kombinationsbehandlung mit Insulin und Sulfonylharnstoff bei Sekundärversagern mit Erfolg praktiziert. Das Prinzip ist dabei, so wenig Insulin zu geben, daß die endogene Sekretion nicht blockiert wird, d.h. 8 bis maximal 20 IU pro Tag als einmalige Gabe eines Verzögerungsinsulins. So läßt sich die dekompensierte Stoffwechsellage eines zuvor nur oral behandelten Diabetikers deutlich verbessern. Gute Erfolge sind sowohl bei morgendlicher als auch bei abendlicher Gabe erzielt worden. Als weiteres orales Antidiabeti-

Tabelle 16.4 Orale Antidiabetika (pharmakokinetische Daten, soweit verfügbar)

Präparate		Elimination (%)		Plasma-halbwertszeit (h)	Wirkdauer (h)	Tagesdosis (mg)
		renal	hepatisch-intestinal			
Sulfonylharnstoffe						
Tolbutamid	(Rastinon) (Artosin)	80–85	15–20	3–8	12–18	500–2000
Glycodiazin	(Redul)	83–95	6	4	6–12	500–2000
Carbutamid	(Nadisan) (Invenol)	90–100	5–8	40	>24	500–1500
Tolazamid	(Norglycin)	85	6	6	6–12	125–750
Chlorpropamid	(Diabetoral) (Chloronase)	90–100	5–8	35	60	125–500
Gliclazid	(Diamicron)	60–70	10–20	1,3	6	160–240
Gliquidon	(Glurenorm)	5	95	1,5	5–6	15–120
Glibornurid	(Glutril)	60–75	25–40	8	12	12,5–75
Glipizid	(Glibenese)	64–87	15	4	8–10	2,5–40
Glisoxepid	(Pro-Diaban)	75–85	15–25	1,7	5–10	2–16
Glibenclamid	(Euglucon)	50	50	5	15	1,75–10,5
Biguanide						
Metformin	(Glucophage)					
Andere Substanzen						
Ballaststoffe:	Guar (Glucotard)					
Enzyminhibitoren:	Acarbose (Glucobay)					50–600

kum stehen die Resorptionshemmer zur Verfügung. Ein neues Wirkungsprinzip stellen Enzyminhibitoren dar. Acarbose (Glucobay) ist ein Pseudotetrasaccharid und wirkt im Darm durch Hemmung der intestinalen α-Glucosidasen (28). Dies sind kohlenhydratspaltende Enzyme im Bürstensaum des Dünndarms. Die Hemmwirkung ist dosisabhängig, kompetitiv und reversibel. Sie führt zu einer verzögerten Freisetzung von Glucose im Darm und als Folge davon zu einer verzögerten Kohlenhydrataufnahme. Dadurch wird die postprandiale Hyperinsulinämie vermindert. Die Nüchterninsulinspiegel verändern sich unter Acarbose kaum. Die tageszeitlichen Schwankungen und die Mittelwerte der Glucose nehmen ab. Acarbose wirkt also antihyperglykämisch und nicht hypoglykämisch. Die European NIDDM Policy Group hat 1993 erstmalig Acarbose als Medikament der ersten Wahl in die Therapieempfehlung des Typ-II-Diabetes aufgenommen. Eine häufig limitierende Nebenwirkung ist der laxierende Effekt und der ausgeprägte Meteorismus. Diese Nebenwirkungen sind dosisabhängig und reversibel. Um sie zu vermeiden, ist die einschleichende Dosierung mit 1–3mal 50 mg zu empfehlen. Gastrointestinale Nebenwirkungen verschwinden häufig nach einigen Tagen, so daß eine Dosissteigerung möglich wird. Die Maximaldosis beträgt 3mal 200 mg/Tag. Das Medikament soll mit etwas Flüssigkeit zu Beginn der Mahlzeit eingenommen werden. Entsprechend seinem Metabolismus sind praktisch keine toxischen Nebenwirkungen nachweisbar.

Insulin

Die Indikation für eine Langzeittherapie mit Insulin ergibt sich obligatorisch bei einem Typ-I-Diabetes und beim Typ-II-Sekundärversager. Die gute Stoffwechseleinstellung durch kontinuierliche subkutane Insulinpumpen führt im Vergleich zur konventionellen 2maligen täglichen Depotinsulingabe zur Abnahme einer bereits bestehenden Albuminurie und zur Normalisierung der erhöhten GFR in der Initialphase des Diabetes mellitus (Stadien I–III) (53, 153).

Die Kriterien der Deutschen Diabetes-Gesellschaft für eine gute Stoffwechseleinstellung bei Typ-I-Diabetikern gelten auch für den Patienten mit Niereninsuffizienz und nach Nierentransplantation. Die Empfehlungen zur Insulintherapie bei Niereninsuffizienz sind Tab. 16.5 zu entnehmen.

Die therapeutischen Ziele versucht man heute durch ein dynamisches Konzept, das Basisbolusprinzip oder die kontinuierliche subkutane Insulinpumpentherapie mit optimalem Patientenmonitoring, zu erreichen. Dabei stehen dem Diabetiker heute zahlreiche Therapie- und Überwachungshilfen zur Verfügung: Insulindosier- und Injektionshilfen (PEN-Systeme, Jet-Injektoren), Insulindosiscomputer, Teststreifen und Auswerte- sowie Dokumentationshilfen. Zu beachten ist, daß mit abnehmender Nierenfunktion auch die renale Abbaurate des endogenen und exogenen Insulins in der Niere sinkt. Dies führt zu einer Verlängerung der Insulinhalbwertszeit. So ist bei einer Einschränkung der Kreatininclearance auf ca. 60 ml/min bereits mit einem merklichen Anstieg der Insulinkonzentration im Serum zu

Tabelle 16.5 Empfehlungen zur Insulintherapie bei Niereninsuffizienz

Insulinkinetik bei Niereninsuffizienz
Verminderung von Insulinabbau und -elimination: Blutzuckersenkung
Insulinresistenz durch Rezeptor-Postrezeptoren-Defekte: Blutzuckeranstieg
– Anstieg kontrainsulinärer Hormone
– Hyperlipidämie

Therapeutische Konsequenzen
Anpassung von Dosis und Dosierungsintervallen

	Intervall der Erhaltungsdosis von Altinsulin
– Nierenfunktion normal	6 h
– Nierenfunktion leichtgradig eingeschränkt	6 h
– Nierenfunktion mittelgradig eingeschränkt	9–12 h
– Nierenfunktion stark eingeschränkt	12–24 h

häufige Injektionen
kurz wirksame Insuline (Normal-Altinsulin)
intensive Blutzuckerselbstkontrolle
bei CAPD zusätzlich Normalinsulin pro l Dialysat

Glucosekonzentration im Dialysat (%)	Insulin (IE)
0,5	0
1,5	1
2,5	2
4,25	3

rechnen. Bei einer Kreatininclearance unter 6 ml/min werden nur noch weniger als 0,5 E pro Tag renal eliminiert. Diesem Trend zu erhöhtem Insulinspiegel stehen aber eine Abnahme der Insulinsensibilität, ein gleichzeitiger Anstieg kontrainsulinärer Hormone (Catecholamine, Glucagon) und die verstärkte Insulinresistenz (metabolisches Syndrom) gegenüber. Die Insulindosis muß daher an die jeweilige Nierenfunktion angepaßt werden, um hypoglykämische Zustände zu vermeiden. Verzögerungsinsuline werden vielfach schlecht steuerbar, so daß auf Alt- oder Normalinsulin umgestellt werden muß. Bei einem Diabetiker, der eine Nierentransplantation hinter sich hat, müssen negative Stoffwechseleffekte der immunsuppressiven Therapie (Cortison) durch Anpassung der Insulindosis korrigiert werden. Die durch die Insulintherapie oftmals ausgelöste Hyperinsulinämie als Beschleuniger der Atherogenese und potenter Wachstumsfaktor wird kontrovers diskutiert (104). Solange keine Verschlechterung des Blutlipidstatus dokumentiert ist, besteht kein Grund, die Insulindosis einzuschränken. Als zuverlässiger Parameter der Güte der Blutzuckereinstellung hat sich die Kontrolle des HBA_{1c} in halbjährigen oder 3monatigen Abständen erwiesen.

Antihypertensive Therapie

Die antihypertensive Therapie beim Diabetiker ist extrem wichtig, da Mogensen und andere Autoren nachgewiesen haben, daß die medikamentöse Einstellung der Hypertonie zur Abnahme der Mikroalbuminurie führt und dem fortschreitenden Funktionsverlust entgegenwirkt (8, 15, 63, 73, 92, 105, 106, 114, 116). Des weiteren schwächt sie den Verlauf der diabetischen Retinopathie ab (64). Prinzipiell unterscheidet sich die Hochdruckbehandlung nicht von der bei Nichtdiabetikern mit Niereninsuffizienz und richtet sich nach den Empfehlungen der Deutschen Hochdruckliga.

Basistherapie sind nach wie vor kochsalzreduzierte Kost (ca. 3–6 g/Tag), Reduktion des Übergewichts, insbesondere beim Typ-II-Diabetiker, Meidung von Alkohol sowie Einstellung des Nikotinabusus. Allein die Gewichtsreduktion und die körperliche Aktivität können den Blutdruck um 5–10 mm Hg systolisch und diastolisch senken. Bezüglich der medikamentösen Therapie stehen dem diabetischen Patienten alle modernen Antihypertonika zur Verfügung (Stufenschema der Hochdruckliga, 11. Auflage, 1994).

Bei der Auswahl eines Antihypertensivums kommt es vor allem darauf an, daß die Insulinsensitivität nicht negativ beeinflußt wird (Tab. 16.6). Bevorzugt werden in der Behandlung des urämischen Diabetikers die Calciumantagonisten, die α-Blocker und die ACE-Hemmer wegen ihrer Stoffwechselneutralität bezüglich des Lipid- und Kohlenhydratstoffwechsels. Die Gabe nicht selektiv wirkender β-Blocker ist relativ kontraindiziert, da die zum Teil durch gesteigerten Sympathikotonus bedingten Frühsymptome bei Hypoglykämie ausbleiben können. β-Blocker wie Metoprolol (Beloc) und Atenolol (Tenormin) vermindern die Insulinsensitivität in Glucose-Clamp-Studien um 20–25%. Ähnliches gilt für Diuretika in hoher Dosierung (151). Allerdings sind die positiven Effekte der β-Blockade bei manifester KHK zu bedenken. Moderne β-Blocker gelten heute nicht mehr als absolut kontraindiziert beim insulinpflichtigen Diabetes mellitus. Sie wirken antiischämisch, antiarrhythmisch und wahrscheinlich auch antisklerotisch. Bei eingetretener Niereninsuffizienz sind Schleifendiuretika, insbesondere bei Ödemen, zu bevorzugen. Die durch Schleifen-diuretika induzierte Hypokaliämie kann die Insulinfreisetzung reduzieren und die Insulinresistenz erhöhen, womit ein Anstieg der Lipide verbunden ist. Kaliumsparende Diuretika sind bereits bei leicht einge-

Tabelle 16.6 Wirkungen verschiedener Antihypertensiva auf den Lipid- und Kohlenhydratstoffwechsel

	Gesamt-cholesterin	Tri-glyceride	LDL-Cholesterin	HDL-Cholesterin	Insulin-resistenz
Diuretika (dosisabhängig)	↑	↑↑	↑	↓	↑
β-Blocker					
– nichtselektive	→	↑↑↑	→	↓	↑
– mit ISA	(→)	(→)	(→)	(→)	↑
α₁-Blocker	↓	↓	↓	↑	↓
Calciumantagonisten	→	→	→	→	→
ACE-Hemmer	→	→	→	→	→

↑ = erhöht, ↓ = gesenkt, → = neutral, (→) = fast neutral

schränkter Nierenfunktion wegen der durch hyporeninämischen Hypoaldosteronismus führenden Hyperkaliämie kontraindiziert. Auch bei der Verabreichung von α-Blockern (Clonidin) muß an mögliche bradykardisierende oder sedierende Nebenwirkungen gedacht werden. Allerdings zeigt diese Substanzgruppe einen positiven Effekt auf den Lipidstoffwechsel. Vasodilatatoren wie Dihydralazin oder Minoxidil steigern den kardialen Output und die Arbeit, was eine Angina pectoris auslösen kann. Calciumantagonisten wie Verapamil und Diltiazem, aber nicht die Dihydropridine wie Nifedipin verlangsamen ebenfalls die Progression der GFR-Abnahme durch Abnahme der Calciumakkumulation im Nierengewebe und durch Reduktion des intraglomerulären Drucks (Melbourne Diabetic Nephropathy Study Group 1991). Allerdings sind die vorliegenden Ergebnisse nicht so einheitlich wie bei den ACE-Hemmern. In den Vergleichsstudien über ACE-Hemmer und Calciumantagonisten stieg die Albuminausscheidung unter Nifedipin bei diesen im Gegensatz zu den ACE-Hemmern signifikant an, blieb aber unter Plazebo konstant. Auch die Calciumantagonisten sind stoffwechselneutral. Eine Sonderstellung in der Hypertoniebehandlung beim Diabetiker mit Nephropathie nehmen die ACE-Hemmer ein. Alle Antihypertonika reduzieren durch Senkung des systemischen Blutdrucks die Albuminausscheidung. Bei gleichen Effekten auf den Blutdruck reduzieren β-Blocker und Diuretika die Mikroalbuminurie um 23%, Calciumantagonisten um 17% und ACE-Hemmer um 45% (73) (Abb. 16.3). Speziell die ACE-Hemmer vermindern die Albuminausscheidung unabhängig vom Blutdruck sowohl beim Typ-I- als auch Typ-II-Diabetiker durch Verbesserung der glomerulären Hämodynamik (Dilatation des postglomerulären Vas efferens) mit Anstieg des Plasmaflusses und Zunahme der GFR sowie Hemmung der durch Angiotensin II ausgelösten Hypertrophie und Mesangiumexpansion (89, 118). Dadurch wird dem progredienten Nierenfunktionsverlust entgegengewirkt. Neuere Studien lassen auch den Schluß zu, daß neben der Glomerulopathie auch die tubuläre Alteration durch ACE-Hemmer gebessert wird (115). Bei Patienten mit einer Herzinsuffizienz (NYHA-Stadien III–IV) führt die Verabreichung der ACE-

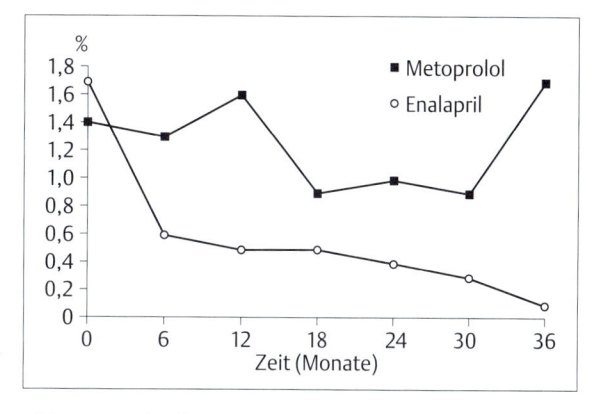

Abb. 16.3 Abnahme der Urinalbuminausscheidung (g/24 h) vor und während der Behandlung unter Enalapril oder Metoprolol bei 40 Patienten mit Typ-I-Diabetes und Nephropathie (aus Mogensen, C. E.: Brit. Heart J. 72, Suppl. 1994, 38–45).

Hemmer nach Daten der Consensus-Studie zu einer Reduktion der Mortalität. Möglicherweise haben die ACE-Hemmer weitere protektive Effekte auf die diabetische Mikroangiopathie. Einige experimentelle Studien legen nahe, daß ACE-Hemmer die Insulinsensitivität erhöhen und den Nüchternblutzucker senken (49, 80). Dies ist besonders bemerkenswert, da die Hyperinsulinämie und die Insulinresistenz unabhängige Risikofaktoren der kardiovaskulären Erkrankungen sind. Neben der Nephroprotektion zeigte eine von Lewis u. Mitarb. publizierte Studie, daß unabhängig vom Blutdruck die Morbidität und Mortalität des Diabetikers durch Reduktion der Endorgankomplikationen gesenkt wurden (73). Die Verabreichung von ACE-Hemmern ist somit bereits in der Frühphase des Diabetikers vor Auftreten einer Hypertonie sinnvoll. Es konnte durch zahlreiche Studien belegt werden, daß ACE-Hemmer die Mikroalbuminurie bei normotensiven Typ-I- und auch Typ-II-Diabetikern vermindern (26, 73, 81, 116). Dieser renoprotektive Effekt ist unabhängig von den antihypertensiven Eigenschaften des Medikaments. ACE-Hemmer führen in Abhängigkeit vom Grad des antiproteinurischen Effekts zu einem leichten Anstieg der GFR. ACE-Hemmer müssen mit niedriger Dosis eingeschlichen werden, um abrupte Blutdruckabfälle, insbesondere bei gleichzeitiger Diuretikatherapie, zu vermeiden. Auf die Entwicklung einer Hyperkaliämie und eine Nierenfunktionsverschlechterung bis zum akuten Nierenversagen beim Vorliegen von beidseitigen renovaskulären Stenosen bzw. funktionellen Einzelnieren mit Nierenarterienstenose ist zu achten (79). Regelmäßige Laborkontrollen (Kreatinin, Kalium) sind deswegen bei Therapiebeginn empfehlenswert. Weitere wichtige Nebenwirkungen der ACE-Hemmer sind Husten bei 1–10% der Patienten und angioneurotische Ödeme. Wegen der Kumulation muß bei Niereninsuffizienz eine Dosisanpassung erfolgen.

Zusammenfassend sind nach heutigem Kenntnisstand die ACE-Hemmer die Medikamente der ersten Wahl als Initialtherapie der Hypertonie beim Diabetiker mit Nephropathie, da sie den Vorteil besitzen, auch ohne Blutdruckreduktion die Albuminausscheidung zu senken. ACE-Hemmer werden auch bereits für normotone Diabetiker mit Mikroalbuminurie empfohlen. In den USA sind die ACE-Hemmer bereits für die diabetische Nephropathie bei normotonen Typ-I-Diabetikern zugelassen. Die neueren Angiotensin-II-Rezeptorantagonisten (Losartan) werden zur Zeit in der Behandlung des Diabetikers klinisch erprobt. Es ist zu erwarten, daß bei gleicher systemischer Wirksamkeit weniger Nebenwirkungen (Husten) auftreten.

Diabetische Angiopathie

An einem diabetischen Fußsyndrom erkranken zumindest 10% aller Diabetiker. Die Pathophysiologie wird in Neuropathie (60%) und kombinierte Makroangiopathie (40%) unterteilt. Gefährdete Patienten bedürfen einer gezielten Versorgung mit orthopädischen Schuhen. Erforderlich und zweckmäßig ist außerdem die Schulung einer speziellen Fußpflege und Fußgymnastik. Die weitere Therapie der Makroangiopathie besteht in der Erörterung von Maßnahmen zur Beeinflussung der arteriellen Verschlußkrankheit (Rauchen, Übergewicht, Bewegung und Gehtraining). Unter Beachtung möglicher Nebenwirkungen können hämorheologische Maßnahmen mit vasoaktiven Substanzen wie Pentoxifyllin, Naftidrofuryl und Buflomedil sowie Aspirin, Prostaglandine und Calciumantagonisten versucht werden. So konnte in einer Langzeitstudie mit 170 PAVK-Patienten gezeigt werden, daß durch eine konsequente Behandlung mit Pentoxifyllin (1200 mg/Tag) über 2 Jahre die Anzahl invasiver Eingriffe (Angioplastie, Bypass und Amputation) signifikant reduziert wurde. Bei zugänglichen Stenosen kommen desobliterierende Maßnahmen oder Bypass zur Verhinderung von Amputationen in Frage. Die arteriosklerotische Gangrän wird chirurgisch angegangen. Nierenarterienstenosen sollten wie beim Nichtdiabetiker durch Angioplastie oder Operation behandelt werden.

Diabetische Neuropathie

Die sensitivste Methode zum Nachweis der peripheren sensomotorischen Neuropathie beim Diabetiker ist die Messung der Kaltschwelle, gefolgt von der Messung der Vibrationsschwelle (124). Erst dann folgt die Bestimmung der Nervenleitgeschwindigkeit. Bei nachgewiesener peripherer Neuropathie sollten diese Untersuchungen im Jahresabstand durchgeführt werden. Im Einzelfall kann eine Behandlung mit α-Liponsäure (Thioctacid) eine Besserung bringen. Zu bedenken ist, daß hochdosierte α-Liponsäure einen substitutionspflichtigen Vitamin-B_1-Mangel induzieren kann. Für eine Wirksamkeit oral verabreichter α-Liponsäure fehlt jeder Beleg. Die optimale Behandlung ist auch hier die konsequente Blutzuckereinstellung. Bei allen Neuropathieformen, die mit Lähmungserscheinungen einhergehen, ist eine krankengymnastische Behandlung unerläßlich. Abschließend sei erwähnt, daß die Differenzierung zwischen ischämischem und neuropathischem Fuß beim Diabetiker häufig nicht gelingt.

Die autonome Neuropathie ist einer Behandlung nicht zugänglich. Die Symptome der autonomen Neuropathie seitens der Gefäße sind orthostatische Kreislaufregulationsstörungen, im gastrointestinalen Bereich Gastroparese, Obstipation und Diarrhöen, im urogenitalen Bereich Blasenstörungen. Folge der autonomen Denervierung des Herzens sind schwere Rhythmusstörungen. Myokardinfarkte können stumm verlaufen, weil Schmerzsymptome wie Angina pectoris nicht mehr geleitet werden. Bei schwerer Gastroparese kann ein Therapieversuch mit Cisaprid (Propulsin), Domperidon (Motilium) oder Metoclopramid (Paspertin), jeweils 30 Minuten vor den Hauptmahlzeiten, erfolgreich sein. Bei therapierefraktärer Diarrhö sollte ein Versuch mit Clonidin erfolgen.

Diabetische Retinopathie

Der niereninsuffiziente Diabetiker ist im hohen Maße von einer Erblindung durch eine proliferative Retinopathie bedroht. Ein Retinopathiescreening sollte bei Typ-I-Diabetikern spätestens nach 5 Diabetesjahren, längstens im Jahresabstand, bei Typ-II-Diabetikern schon bei der Diagnosestellung Diabetes mellitus vorgenommen werden. Nach den Ergebnissen der amerikanischen DCCT-Multicenterstudie 1994 ist eine Reduktion der Retinopathia diabetica bei Typ-I-Diabetikern unter intensivierter Insulintherapie und konsequenter Blutdruckeinstellung zu erzielen. Nach Pankreastransplantation heilen die Läsionen ab (138). Derartige Daten sind für den Typ-II-Diabetiker derzeit nicht verfügbar. Proliferative Retinaläsionen und Netzhautablösungen müssen frühzeitig einer Lasertherapie zugeführt werden. Bei Glaskörpereinblutungen mit Verlegung der Sehachse und fortgeschrittenen Formen der proliferativen diabetischen Vitreoretinopathie mit Netzhautablösungstendenzen wird die Pars-plana-Vitrektomie durchgeführt. In dieser Hinsicht ist die regelmäßige Zusammenarbeit zwischen Ophthalmologen und Nephrologen unabdingbar. Bei nachgewiesener Retinopathie sollte die Kontrolle auf 1–6 Monatsabstände verkürzt werden. Bei Diabetes und Schwangerschaft auch ohne diagnostizierte Retinopathie muß die Untersuchung monatlich erfolgen. Es ist weiterhin nicht gesichert, ob die CAPD im Vergleich zur Hämodialyse Vorteile gegenüber der Ausprägung der diabetischen Retinopathie hat. Nach Quellhorst ist die Progression retinaler Läsionen unter Hämodialyse häufiger zu beobachten (112). Die früher für die Progression als ursächlich angesehene Antikoagulanzientherapie konnte zwischenzeitlich widerlegt werden. Ohne Zweifel kommt der konsequenten Blutdruckeinstellung und Lasertherapie in der Prävention hinsichtlich der Progression der Retinopathie größte Bedeutung zu. Die allumfassende Prävention der multiplen Sekundärkomplikationen des Diabetes mellitus verdient den höchsten Stellenwert. Der polymorbide Patient mit einer terminalen diabetischen Niereninsuffizienz benötigt darüber hinaus ein Höchstmaß an sozialer Integration.

Dialyse

Seit der Einführung der Nierenersatztherapie vor ungefähr 25 Jahren ist eine ständige Zunahme von Dialyseeinrichtungen zu verzeichnen, so daß heute jeder terminal Niereninsuffiziente in den deutschsprachigen Ländern dialysiert werden kann. Die diabetische Nephropathie ist die meistgefürchtete Komplikation des Diabetes mellitus, da sie mit einer hohen Morbidität und kardiovaskulären Letalität assoziiert ist. Die Prognose des niereninsuffizienten Diabetikers galt in den vergangenen Jahrzehnten als infaust. Aus diesen Gründen war der Zugang zur Nierenersatztherapie für Patienten mit einer terminalen diabetischen Niereninsuffizienz in der Vergangenheit begrenzt, besonders in den Ländern, deren Ressourcen an Dialysemöglichkeiten limitiert waren. In der Folge wurden aber bessere therapeutische Ergebnisse mitgeteilt. So betrug der Anteil dialysierter Diabetiker vor 20 Jahren 2% (18), Mitte der 80er Jahre bereits mehr als 10% (17). Auch in Deutschland nahm der Anteil der Diabetiker bei dialysepflichtigen Patienten von ca. 10% 1983 auf 22% 1988 zu (74, 113). Zwar stehen dem dialysepflichtigen Diabetiker alle Therapieverfahren der Nierenersatztherapie zur Verfügung; jedoch sollten vor allem objektivierbare medizinische Kriterien die Auswahl des Behandlungsmodus bestimmen. Die Umstellung vom einen zum anderen Verfahren ist durchaus möglich. Im Gegensatz zu anderen Ländern werden in Deutschland überwiegend Hämodialyseverfahren angewendet. Dies mag mit der stetigen Zunahme an Hämodialyseplätzen in den letzten 20 Jahren und mit der immer weiter gestellten Indikation zur Dialyse zusammenhängen. Die 1978 eingeführte CAPD (kontinuierliche ambulante Peritonealdialyse) konnte sich nur unzureichend durchsetzen (99). In den angloamerikanischen Ländern hat die Peritonealdialyse zunehmend an Bedeutung gewonnen. So wird sie in einigen Zentren als IPD (intermittierende Peritonealdialyse) oder aber als CAPD angeboten. Diese ist eindeutig gegenüber der IPD zu bevorzugen. Potentielle Vorteile der CAPD/CCPD (kontinuierliche zyklische Peritonealdialyse) gegenüber HD (Hämodialyse)/ HF (Hämofiltration) bei Diabetikern sind die sehr gute Blutzuckerkontrolle. Steady state der Urämie, das Fehlen von Volumenschwankungen durch kontinuierliche Dialyse über 24 Stunden, besonders gute Kontrolle des Blutdrucks, geringere diätetische Einschränkungen (Kaliumzufuhr), gute Kontrolle des Wasserhaushaltes, keine Heparinisierung und das Fehlen eines vaskulären Zugangs (11, 41, 54, 67, 152).

Tabelle 16.7 Therapieverfahren bei terminal niereninsuffizieten Diabetikern in Europa (Auswahl nach EDTA-Registry 1988 (aus Brunner, F.D.: J. diabet. Complic. 3 [1989] 127)

Land	Hämodialyse (%)	Peritonealdialyse (%)	Transplantation (%)
BRD	80	16	4
Italien	75	25	< 1
Frankreich	65	30	5
Schweden	40	30	30
Spanien	80	15	5
Großbritannien	25	50	25
Israel	60	40	< 1

Tab. 16.7 informiert über die Wahl des Behandlungsverfahrens in den wichtigsten europäischen Ländern im Jahre 1990 (17, 113). Während in Deutschland 85% der niereninsuffizienten Diabetiker mit einer Hämodialyse behandelt wurden, waren es in Großbritannien 25%, in Schweden und Norwegen 40%. Zusammengefaßt wurde die Mehrheit (ca. 80%) in Europa 1990 mit Hämodialyse behandelt, 14% mit Peritonealdialyse (PD) und 6% durch eine Nierentransplantation. In Schweden und Norwegen ist die Nierentransplantation bei Typ-II-Diabetikern mit ungefähr 45% die Methode der Wahl. Im folgenden soll es im wesentlichen um objektivierbare Kriterien zur Wahl des Dialyseverfahrens und des Dialysebeginns gehen. Im allgemeinen tolerieren Diabetiker die Urämie um den Faktor 2 schlechter als Nichtdiabetiker. Da Diabetiker mit eingeschränkter Nierenfunktion auch eine fortgeschrittene diabetische Mikro- und Makroangiopathie mit entsprechenden Sekundärkomplikationen an anderen Organen entwickelt haben, meist wegen des nephrotischen Syndroms hydropisch sind und häufig an einer schweren Hypertonie, evtl. mit Herzinsuffizienz, schwer erkrankt sind, ist es von wesentlicher Bedeutung, relativ frühzeitig mit der Dialysebehandlung zu beginnen (21, 27, 59, 62, 72, 83).

In Kenntnis des raschen Verlaufs – man rechnet mit der Abnahme der GFR von ca. 1 ml/min/Monat – und der Probleme bei der Anlage einer arteriovenösen Fistel beim Diabetiker sollte der Zeitraum der Shuntanlage frühzeitig gewählt werden (91). Ein PD-Katheter sollte jedoch nur kurz vor PD-Beginn angelegt werden. Der abdominelle Zugang hat die gleiche Komplikationsrate wie beim Nichtdiabetiker. Die Inzidenz der Peritonitis mit weniger als 1 Episode in 18 Monaten ist bei Diabetikern nicht höher als bei CAPD-Patienten mit Nephropathien anderer Genese (54, 55, 56). Der Nachteil der

16 Behandlung der diabetischen urämischen Patienten mit Dialyse und Transplantation

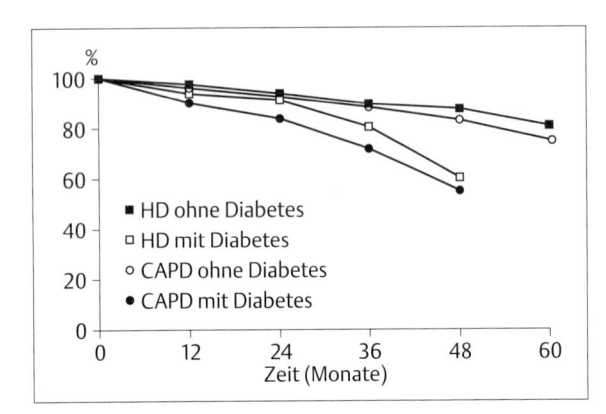

Abb. 16.4 Kalkulierte Patientenüberlebensrate nach Anpassung an die Risikofaktoren (aus Maiorca, R., u. a.: Kidney int. 34 [1988] 518).

CAPD sind die gehäuft auftretenden Katheterprobleme wie Exit- und Tunnelinfekte. Ein weiterer Nachteil der CAPD ist, daß der häufig sehbehinderte Diabetiker nicht in der Lage ist, die CAPD selbständig durchzuführen. Hier gibt es technische Hilfen, oder die Dialysatwechsel werden mit Hilfe einer Zweitperson durchgeführt. Auch wenn es möglich ist, mittels der Dialyse das Nierenversagen zu überbrücken, gibt es bislang keine Studie, die belegt hat, daß die PD oder die HD bei Typ-I- oder II-Diabetikern einen Effekt auf das Überleben oder die kardiovaskuläre Letalität hat (77, 85, 96, 125, 140). Allgemein haben Diabetiker mit Beginn der Dialyse eine schlechtere Überlebensrate als Nichtdiabetiker unter Dialyse (Abb. 16.4). Die kumulative 5-Jahres-Überlebensrate im Alter zwischen 15 und 35 von 1985–1990 ist mit 50% bei Nichtdiabetikern und ungefähr 25% bei Diabetikern unter Hämodialyse weiterhin schlecht. Diese Zahlen verschlechtern sich weiter für Patienten über 35 Jahre (21, 34). Dies hat sich für die Gruppe der jüngeren Diabetiker in den letzten Jahren deutlich verbessert. Nach der EDTA-Statistik 1990 liegt die 4-Jahres-Überlebensrate der unter 45jährigen diabetischen Dialysepatienten bei nur 50% gegenüber 85% bei gleichaltrigen Nichtdiabetikern. Annähernd gleich verlaufen die Überlebenskurven für CAPD-Patienten (140) (Tab. 16.8). Die Überlebensrate für Diabetiker unter CAPD scheint nach Berichten von Mejia u. Mitarb. mit 71% nach 3 Jahren gegenüber 18% für die HD nach 3 Jahren höher zu liegen (86). Die Daten der EDTA-Statistik haben ergeben, daß die 5-Jahres-Überlebensrate bei HD für Patienten zwischen 15 und 34 Jahren 50% beträgt, für Patienten über 34 Jahre dagegen nur ungefähr 25%. Nach Ergebnissen von Brunner (17) sowie Thomae u. Mitarb. (140) verlaufen die Überlebenskurven für HD und PD über einen Zeitraum von 5 Jahren annähernd gleich. Dabei scheint der Diabetestyp von Bedeutung zu sein; nach Quellhorst (112) haben Typ-I-Diabetiker sowohl unter HD als auch CAPD eine deutlich höhere 5-Jahres-Überlebensrate als Typ-II-Diabetiker. Zusätzliche Risikofaktoren für das Überleben bei Dialyse sind die KHK, bereits durchgemachter Myokardinfarkt, schwer einstellbare Hypertonie, periphere arterielle Verschlußkrankheit, Zustand nach Amputation und die diabetische Retinopathie III – IV (Tab. 16.9). Finden sich 3 oder mehr dieser Risikofaktoren, so verläuft die Überlebenskurve der Patienten unabhängig vom Dialyseverfahren signifikant schlechter. Der Patient mit einer terminalen diabetischen Niereninsuffizienz ist häufig polymorbid. Als Kriterium der Morbidität kann daher die Krankenhausverweildauer herangezogen werden (Tab. 16.10).

Nach Vergleichen aus den USA ist die Hospitalisationsrate von Diabetikern und Nichtdiabetikern unter

Tabelle 16.8 4-Jahres-Überlebensraten (%) bei terminaler Niereninsuffizienz infolge Diabetes und anderer Erkrankungen in Abhängigkeit vom Lebensalter, 1985–1988 (nach EDTA-Registry 1988 aus Brunner, F. D.: J. diabet. Complic. 3 [1989] 127)

	Alter	Hämodialyse	Peritonealdialyse	Transplantation
Diabetes	15–44	50	58	72
andere Erkr.		80	82	88
Diabetes	45–64	32	35	50
andere Erkr.		70	65	75

Tabelle 16.9 Todesursachen (57 Monate nach Dialysebeginn) (aus Koch, M.: Diabetologia 36, 1993)

	Typ-I-Diabetes (n = 67)	Typ-II-Diabetes (n = 129)
verstorben n, (%)	29 (40%)	80 (43%)
Myokardinfarkt	8	12
Sudden death	7	13
sonstige kardiale Ereignisse	3	17
Apoplex	0	6
Sepsis	7	11
Therapieabbruch	2	8
andere	2	13

Tabelle 16.10 Hospitalisationsraten bei diabetischen und anderen Dialysepatienten unter HD, bzw. PD (aus Khanna, R., D. G. Oreopoulos: CAPD in end stage diabetic nephropathy. In Friedman, E. A., C. M. Peterson: Diabetic Nephropathy. Nijhoff, Den Haag 1986)

	Tage/Patient/Monate	
	(PD)	(HD)
Diabetiker	2,86	2,37
andere	1,33	1,56

HD und PD etwa gleich. Die Krankenhausverweiltage betrugen ca. 3–25 pro Jahr während der CAPD, gegenüber 9–19 Tagen pro Jahr unter HD (77). Erblindung und Amputationen sind sowohl unter HD als auch CAPD nicht zu vermeiden (64). Nach Thomae u. Mitarb. lag in einem Beobachtungszeitraum von 12 Jahren die Amputationsrate bei 14% für die HD-Patienten und 11% für die PD-Patienten (139, 140). Bei 6% der von Khanna 1986 betreuten CAPD-Patienten mußte eine Amputation durchgeführt werden (54). Die Progression der diabetischen Retinopathie bei HD-Patienten scheint nach verschiedenen Statistiken etwas häufiger als bei HF (Hämofiltration) und CAPD zu sein. Daß die Heparinisierung Ursache der Progression ist, konnte mittlerweile widerlegt werden (64). Entscheidend in der Prognose der Retinopathie sind die konsequente Blutdruckeinstellung und die rechtzeitige Lasertherapie.

Neben diesen objektivierbaren Morbiditäts- und Mortalitätszahlen spielt das subjektive Wohlbefinden für den Patienten eine große Rolle. Langjährige HD-Patienten geben häufig nach dem erforderlichen Wechsel zur PD eine Besserung ihres subjektiven Befindens an. Die infektiösen Komplikationen als Sekundärkomplikationen des Diabetes unterscheiden sich in den HD/PD-behandelten Gruppen nicht. Die Besserung der peripheren Neuropathie bezüglich ihrer urämischen Komponente hängt von der Quantität der Dialyse ab. Das Dialyseverfahren hat auf die periphere sensomotorische diabetische und die autonome Neuropathie keinen Einfluß. Unter den Stoffwechselparametern ist das Erreichen der Euglykämie auch bei dialysepflichtigen Diabetikern wichtigstes Ziel. Der Insulinbedarf sinkt mit fortschreitender Niereninsuffizienz, erhöht sich dann aber auf das 2–3fache bei Dialysebeginn. Prinzipiell führen intermittierende Verfahren mit Zufuhr von Glucose zur ungleichmäßigen Blutzuckereinstellung. Dabei kann die Glucosekonzentration im Dialysat zu niedrig sein und eine Hypoglykämie auch während der Hämodialyse auslösen, verhinderbar durch Dialysate mit 11 mmol/l Glucose. Die kontinuierliche Zufuhr bei der CAPD mit Lösungen gleichen Zuckergehaltes kann die Blutzuckereinstellung erleichtern. Hyperglykämische Phasen finden sich insbesondere durch hochkonzentrierte CAPD-Lösungen mit nachfolgendem Durst und Verschlechterung der Flüssigkeitsbilanz. $^2/_3$ der Glucose aus der Spüllösung werden über das Peritoneum resorbiert, so daß bei Diabetikern eine zusätzliche Insulindosis subkutan oder intraperitoneal durch Zugabe von Altinsulin in die Spüllösung erfolgen muß. In der Regel ist die Selbstanpassung nach dem Basisbolusprinzip oder eine pumpengesteuerte subkutane Insulinapplikation vorzuziehen. Die intraperitoneale Zugabe hat die Nachteile des 3–4fach höheren Insulinverbrauchs und einer erhöhten Peritonitisgefahr. Der Insulinbedarf unter CAPD erhöht sich um 6–12 IE/Tag s.c. bei Verwendung niedrigprozentiger Spüllösungen und steigt entsprechend der Glucosekonzentration an. Sowohl bei 1,5%igen als auch 4,25%igen Glucoselösungen kann die Insulinapplikation als Altinsulin i.p. oder Depotinsulin s.c. erfolgen.

Bezüglich der erhöhten Peritonitisgefahr bei intraperitonealen Insulingaben existieren unterschiedliche Daten. Die Peritonitisgefahr bei der CCPD ist der bei CAPD vergleichbar. Die Effektivität der CCPD ist wegen der kürzeren Verweildauer der Lösungen etwas geringer. Deswegen wird häufig ein zusätzlicher Beutelwechsel durchgeführt. Diese Methode eignet sich besonders für jüngere unabhängige Patienten, die während des Tages ihrem Beruf nachgehen möchten. Die Insulinapplikation erfolgt analog zu der CAPD. Bei der IPD sind aufgrund der sehr kurzen Verweilzeiten mit höheren Spüllösungsumsätzen nur geringe zusätzliche Insulindosen erforderlich. Die Indikation für die IPD besteht bei Patienten, die nicht in der Lage sind, die CAPD oder CCPD selbständig durchzuführen. Die HbA_{1c}-Bestimmung spiegelt am besten die längerfristige Blutzuckereinstellung (3 Monate) wider.

Der Elektrolythaushalt ist unter kontinuierlichen Dialyseverfahren naturgemäß konstanter als bei intermittierenden Verfahren. Starke Blutdruckschwankungen und rasche Gewichtsveränderungen lassen sich durch die schonende Ultrafiltration vermeiden. Die Hypertonie ist mittels der CAPD gut einstellbar. Bezüglich der Serumwerte für Harnstoff und Kreatinin läßt sich auch längerfristig ein Steady state einstellen (38). Als Bewertungskriterium einer adäquaten Dialyse dienen hier die Parameter der Harnstoff-Kinetik (Kt/V). Bei der HD wird im dialysefreien Intervall vermehrt Flüssigkeit eingelagert. Das größte Problem ist dabei die Trinkmenge. Beim anurischen Patienten muß hierbei die Dialysedauer mindestens 4 Stunden 3mal/Woche betragen. Hier bietet die CAPD mit dem häufig teilweisen Erhalt der Restdiurese bessere Chancen, da die gleichmäßige Wasserbilanzierung auch zu geringeren Durstproblemen führt. Als Alternative zur HD gilt hier die HF, da sie einen schonenden Flüssigkeitsentzug ermöglicht und so zur Kreislaufstabilität beiträgt. Allerdings ist diese Methode aufwendiger und teurer als die HD. Die Morbidität scheint bei der HF geringer als bei der HD zu sein (41, 112). Während der CAPD finden sich anfänglich höhere Hb- und Hämatokritwerte als bei der HD (65). Es findet sich jedoch später keine wesentliche Differenz zwischen CAPD und HD. Dies trifft auch für den Diabetiker zu. Phosphate werden mit der CAPD ungenügend eliminiert, so daß von einer schlechteren Einstellung des sekundären Hyperparathyreoidismus auszugehen ist. Die Behandlung des sekundären Hyperparathyreoidismus wird analog der beim Nichtdiabetiker durchgeführt.

Ein besonderes Problem stellt die Ernährung des Diabetikers mit einer generellen Beschränkung der Glucosezufuhr dar. Die gesamte Energiezufuhr sollte bei 125–150 kJ (30–35 kcal)/kg Körpergewicht liegen. Dieser Gehalt beugt dem übermäßigen Katabolismus besser vor. Der Anteil der Kohlenhydrate liegt bei 200–300 g/Tag (ca. 55% der Kalorienzufuhr). Die Proteinzufuhr sollte für den erwachsenen HD-Patienten 1,2 g/kg KG betragen, unter Addierung des möglichen Verlustes bei einem nephrotischen Syndrom. Bei der PD ist allerdings der versteckten Kalorienzufuhr über die Spüllösung Rechnung zu tragen. Wird diese nicht einberechnet, resultieren Hyperlipidämie und Übergewicht.

Die Eiweißzufuhr bei der PD sollte höher gewählt werden als bei HD/HF, da über das Dialysat täglich ungefähr 10 g Eiweiß verlorengehen und der Verlust bei Peritonitis noch erheblich zunimmt. Die empfohlene Eiweißmenge liegt bei etwa 1,5 g/kg KG. Zu beachten ist die über die Eiweißaufnahme verstärkte Aufnahme von Phosphaten. Ca. 30 % der Kalorien sollten als Fett bereitgestellt werden. Das Verhältnis von gesättigten zu einfach ungesättigten und zu mehrfach ungesättigten Fettsäuren sollte 1:1:1 betragen. Alkohol als zusätzlicher Energielieferant sollte vom Diabetiker gänzlich gemieden werden. Unabhängig vom Dialyseverfahren ist die zusätzliche Bereitstellung von Vitaminen. Bei der Infektverhinderung steht die Fußpflege im Vordergrund. Eine tägliche Inspektion durch den Patienten oder den Angehörigen muß durchgeführt werden. Wie bereits erwähnt, ist die Peritonitisinzidenz bei Diabetikern nicht höher als bei Nichtdiabetikern. Durch die Entwicklung neuer Konnektsysteme ist die Inzidenz weiter rückläufig (55). Die Behandlung der Peritonitis unterscheidet sich nicht von der bei Patienten mit einer terminalen Niereninsuffizienz anderer Genese. Wichtigster Faktor zur Erreichung aller genannter Ziele beim dialysepflichtigen Diabetiker ist ein physisch und psychisch stabiler häuslicher Partner, der neben der Durchführung der CAPD oder CCPD auch für die Überwachung der genannten Maßnahmen verantwortlich ist.

Zusammenfassend ist festzustellen, daß die Wahl des Therapieverfahrens bei terminaler diabetischer Nephropathie von objektivierbaren Kriterien abhängig gemacht werden muß. Liegen keine Kontraindikationen gegen die verschiedenen Behandlungsverfahren vor, so sollte dem Patienten und seinem Partner die Entscheidung über das Behandlungsverfahren freistehen. In Deutschland wird zumindest bisher den peritonealen Verfahren zu wenig Beachtung geschenkt. Es wäre zu wünschen, daß in Zukunft die offensichtlichen Vorteile der PD auch weiteren Anklang in der Behandlung des diabetischen Nierenversagens findet. Auch Gründe der gebotenen Kostendämpfung sprechen dafür. Eine weitere Verbesserung der Überlebenszeit unter Dialyse wird weniger durch eine Fortentwicklung der Dialysegeräte, sondern vielmehr durch die konsequente Behandlung der Grundkrankheit erreicht.

Nierentransplantation

Häufigkeit und Prognose

Ähnlich wie bei der HD waren die Ergebnisse der ersten Nierentransplantationen (NTX) zur Behandlung des terminalen diabetischen Nierenversagens enttäuschend. Die Effektivität dieser Behandlungsform der terminalen diabetischen Nephropathie verbesserte sich aber in den letzten 15 Jahren permanent. Nach wie vor wird die NTX, obwohl zum Standardrepertoire der Behandlung gehörend, in den europäischen Ländern unterschiedlich häufig durchgeführt. In den skandinavischen Ländern (Norwegen/Schweden) gilt sie als Methode der Wahl zur Behandlung der terminalen diabetischen Niereninsuffizienz und erfolgt dort mit einem Anteil von ca. 45 %

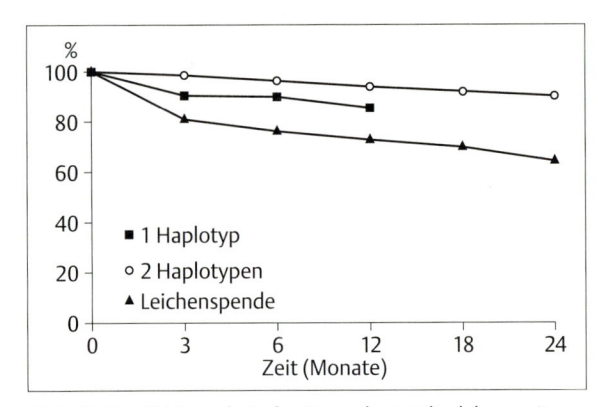

Abb. 16.5 Abhängigkeit der Transplantatüberlebenszeit von der HLA-Übereinstimmung auch für Diabetiker als Empfänger. Übereinstimmung in 2 Haplotypen (identische Zwillinge) ist die beste, in 1 Haplotyp (Lebendspende) eine gute.

der Patienten wesentlich häufiger als in den südlichen Ländern Europas; dort liegt der Anteil bei 1–10 %. In Deutschland bewegt sich die Häufigkeit der NTX etwas über der in den südlichen Ländern. Die kumulative 1-Jahres-Transplantatüberlebensrate liegt bei Ersttransplantation bei 95,1 % nach Lebendspende und 88,6 % nach Leichenspende. Die 1-Jahres-Transplantatüberlebensrate beim Diabetiker beträgt dagegen nur 80 % für Lebendspender und 69 % bei Leichenspendern (16, 46). Die Ergebnisse bei Lebendverwandtenspende sind auf die gute HLA-Übereinstimmung und die bessere Vorbereitung zurückzuführen (Abb. 16.5) (33, 93, 121). In einer kürzlichen Übersicht von mehr als 400 urämischen Diabetikern mit einer NTX lag die 2-Jahres-Überlebensrate der Patienten im Alter zwischen 15 und 45 Jahren bei 88 %, das Überleben der Transplantate bei 82 %, gegenüber 92 % und 89 % beim Nichtdiabetiker. Nach 5 Jahren wird immer noch eine Patientenüberlebensrate von mehr als 80 % erreicht. Die Resultate nach der 2. und der 3. Nierentransplantation sind etwas schlechter und liegen um je 10 % tiefer. Diabetiker über 45 Jahre weisen eine deutlich schlechtere Prognose auf (94). Der klare Unterschied in der kumulativen Überlebenszeit zwischen Diabetikern und Nichtdiabetikern ist nicht transplantationsspezifisch (7). Betrachtet man die Patientenüberlebenszeit beim Diabetiker nach Aufnahme der Nierenersatztherapie, so verlaufen die Kurven für HD und NTX ähnlich. Die Ursachen der erhöhten Mortalität nach NTX beim Diabetiker im Vergleich zum Nichtdiabetiker sind im wesentlichen durch das erhöhte Risiko für kardiovaskuläre und zerebrovaskuläre Ereignisse sowie in infektiologischen Problemen begründet. Die kardiovaskuläre Letalität ist nach NTX nicht wesentlich höher als unter HD; die zerebrovaskulären und infektiösen Ursachen nehmen dagegen aber deutlich zu. Im Vergleich zum terminalen Nierenversagen anderer Genese ist die kardiovaskuläre Letalität nach NTX 7mal höher. Im Gegensatz zur Dialyse ist die Sepsis häufigste Todesursache in der Frühphase der Transplantation, wenngleich das Infektionsrisiko durch den Einsatz von Ciclosporin erniedrigt wurde (2, 20, 141).

Der Grad der Rehabilitation von Diabetikern, die einer Transplantation unterzogen worden sind, ist im Vergleich zur Dialyse deutlich besser. In einer Langzeitnachuntersuchung nach 5–9 Jahren waren 23% der männlichen Diabetiker gegenüber 82% Nichtdiabetiker und 33% der weiblichen Diabetiker gegenüber 57% Nichtdiabetikerinnen berufstätig. Wie oben bereits erwähnt, lassen sich in ähnlicher Weise wie bei Nichtdiabetikern durch die Transplantation von Lebendspenderorganen mit besserer HLA-Übereinstimmung die Ergebnisse verbessern.

Das kumulative Patientenüberleben unterscheidet sich nach NTX nicht von den Patienten unter anderer Nierenersatztherapie, liegt sogar etwas höher. Obwohl die Transplantation bessere Ergebnisse bezüglich Überleben, Rehabilitation und Erhalt der Sehkraft liefert, ist die frühere Meinung, daß die Dialyse verhindert und primär die Transplantation durchgeführt werden sollte, nicht mehr weiter vertretbar. Erst wird mit der Dialyse begonnen. Wenn der Patient dann stabil ist, erfolgt die NTX. Diabetiker über 60 Jahre weisen geringere Morbidität unter Dialyse als nach NTX auf. Die bessere kumulative Überlebenszeit nach NTX ist im wesentlichen in einer primär positiven Auslese der NTX-Patienten begründet.

Komplikationen

Die primär bessere Überlebenschance wird jedoch durch das höhere Infektionsrisiko und die Zunahme der Inzidenz zerebrovaskulärer Ereignisse getrübt. Die Zunahme der zerobrovaskulären Zwischenfälle resultiert in erster Linie aus der erhöhten Inzidenz von schwer beeinflußbarer Hypertonie nach NTX (Ciclosporin). Ein weiteres Problem stellt die schlechtere Kontrolle des Kohlenhydratstoffwechsels unter der Immunsuppression (Steroide) dar. Auch Blasenentleerungsstörungen bei autonomer Neuropathie mögen das Transplantat beeinträchtigen. Die Sekundärkomplikationen Mikroangiopathie und diabetischer Fuß schreiten nach NTX fort. Verstärkt durch die periphere Neuropathie, kommt es zu unbemerkten Verletzungen der Akren mit sekundären Infekten, die infolge der reduzierten peripheren Mikrozirkulation die Entwicklung einer Gangrän begünstigen. Ca. 17% der Diabetiker erleiden nach NTX eine Amputation der unteren Extremität. Das Infektionsrisiko wird durch die Immunsuppression (Steroide) gefördert. Die Besserung der peripheren Neuropathie durch NTX betrifft nur die urämische Komponente. Die Glaskörpereinblutung findet sich hingegen bei Diabetikern nach Transplantation seltener als unter Dialyse.

Urologische Komplikationen treten beim Diabetiker häufiger auf als beim Nichtdiabetiker (76). So ist die Inzidenz eines Blasenlecks erhöht. Ursächlich sind die schlechten Wundheilungsverhältnisse (127). Die Inzidenz der urethralen Fistel wird in der Literatur mit 3–5% angegeben. Schwierig zu erkennen ist die Transplantatureterstenose. Häufige sonographische Kontrollen der Abflußverhältnisse erscheinen daher gerade beim Diabetiker gerechtfertigt.

Obstruktive Uropathien und Harnfisteln stellen 95% der urologischen Komplikationen dar (75). Vaskuläre Komplikationen (Blutung, arteriovenöse Fistel, Transplantatnierenarterienstenose, Thrombose der A. und V. renalis) treten relativ selten auf (58, 126). Lymphozelen, Serinome und Urinome sind nicht häufiger als bei anderen Patienten. Im Rahmen der Immunsupression und des Diabetes treten gehäuft Harnwegsinfekte auf. Der häufigste stationäre Aufnahmegrund beim Diabetiker nach NTX ist der entgleiste Kohlenhydratstoffwechsel unter der Immunsuppression (Steroide). Daher ist eine intensive Kontrolle der diabetischen Stoffwechsellage zwingend erforderlich. Pektanginöse Beschwerden, die schwer einstellbare arterielle Hypertonie (Ciclosporin) und Überwässerung bis zum Lungenödem sind weitere häufige Einweisungsgründe. Die Amputationsinzidenz der unteren Extremität im 1. Jahr wird mit bis zu 17% angegeben. Trotz dieser doch erhöhten Morbidität und Mortalität nach NTX beim Diabetiker ist der Grad der Rehabilitation erstaunlich. Im Vergleich zur Nierenersatztherapie der HD waren in einem Zeitraum von 3 Monaten bis zu 19 Jahren 82% der Patienten aktiv, 35% vollzeitberufstätig, 23% führten ihren Haushalt, und 18% waren einigermaßen aktiv.

Vorbereitung zur Transplantation

In der Regel gibt es bei der NTX keine feste obere Altersgrenze; sie wird im allgemeinen bei 70–75 Jahren angesetzt. Beim Diabetiker spielt das Selektionskriterium Alter wegen der klaren Altersabhängigkeit der Überlebenszeit nach NTX eine entscheidende Rolle. Die obere Altersgrenze wird bei Diabetikern bei 60–65 Jahren angesetzt. Weitere absolute Ausschlußkriterien stellen schwerwiegende Zweiterkrankungen wie maligne Erkrankung und schwer kontrollierbare Infektionen dar. Demgegenüber ist der Hepatitisstatus mit positivem Hepatitis-B-Antigen- und Hepatitis-C-Antikörpernachweis bei normalen Leberwerten keine absolute Kontraindikation. Relative Kontraindikationen sind die schwere makro- und mikroangiopathische Gefäßerkrankung sowie die chronische obstruktive Lungenerkrankung. Hier wird die Indikation zur NTX durch eine individuelle Risikoabwägung gestellt. Von besonderer Bedeutung beim Diabetiker ist die genaue Kenntnis des Zustandes der Koronararterien. Die peri- und postoperative kardiovaskuläre Morbidität und Letatität ist bei der diabetischen Nephropathie ca. 7mal höher als beim Nichtdiabetiker nach Transplantation. Nichtinvasive Verfahren zum Ausschluß einer stenosierenden Koronarerkrankung sind unzuverlässig. Die Methode der Wahl mit der höchsten Sensitivität und Spezifität ist die Durchführung einer Koronarangiographie. Diese wird in manchen Transplantationszentren beim Diabetiker auch beim jungen Typ-I-Diabetiker, routinemäßig vorgeplanter NTX durchgeführt. Bei Diabetikern mit schon bestehender Angina pectoris oder fraglichem Belastungs-EKG ist sie obligatorisch. Die Inzidenz klinisch relevanter Koronarstenosen wird mit 20–60% angegeben (16, 111); Neuropathie und Erblindung stellen keine Ausschlußkriterien gegen die NTX dar. Die präoperative Diagnostik unterscheidet sich ansonsten nicht von der bei Nichtdiabetikern. Bei schon bestehender Ulkusanamnese sollte eine Gastroskopie erfolgen. Die nativen Nieren werden präoperativ nicht mehr grundsätzlich entfernt.

Bei der überwiegenden Mehrzahl der Transplantationszentren stammen die Nierentransplantate in 95–97% der Fälle von hirntoten Organspendern, obwohl die Transplantation von Lebendspenderorganen eine höhere Erfolgsquote verspricht. Das Alter des Spenders beeinflußt die Transplantatüberlebensdauer bei Leichennieren signifikant. Die besten Ergebnisse werden bei erwachsenen Spendern (Alter 10–55 Jahren) erzielt. Bei der Transplantation von Lebendspenderorganen muß in Erwägung gezogen werden, daß die Inzidenz des Typ-II-Diabetes innerhalb der Familie erhöht ist. Da auch das Risiko, eine diabetische Nephropathie zu entwickeln, bei Einnierigkeit erhöht ist und deren Verlauf akzeleriert, sollte die Indikation zur Lebendspende zurückhaltend gestellt werden.

Bei NTX bei Diabetikern ist besonders auf die Beckengefäße zu achten. Die Iliakalgefäße bei diabetischen Empfängern weisen häufig eine deutlichere Arteriosklerose auf, so daß sich die Anastomisierung schwierig gestalten kann. Um dem vorzubeugen, verlangen einige Zentren eine DSA-Darstellung der Becken-Bein-Gefäße. Transplantationsort ist üblicherweise die rechte extraperitoneale Fossa iliaca, da hier die V. iliaca externa etwas besser zugänglich ist.

Immunsuppression

Die Transplantationsüberlebensrate hat sich nach Einführung von Ciclosporin (CyA) als Immunsuppressivum deutlich verbessert. CyA wird wie bei Nichtdiabetikern (CyA und Steroide) verabreicht (1, 3, 20, 24). 1988 betrug die Einjahresüberlebensrate der Leichennieren beim Diabetiker 69%; 1991 verbesserte sie sich auf 82%. Die Patientenüberlebensrate beim Diabetiker liegt heute zwischen 85 und 92% nach 1 Jahr. Die Patientenüberlebensdauer wird sich wahrscheinlich nicht mehr erhöhen, da zunehmend bei Patienten mit höherem Risiko eine Transplantation vorgenommen wird (ältere Patienten). Inwieweit die Tripletherapie (Steroide, Azathioprin, CyA) gegenüber der Zweifachkombination (CyA und Steroide) die Graftüberlebenszeit verbessert und sich durch Einsparung von Steroiden die nachteiligen Begleitreaktionen der Steroide verringern oder vermeiden lassen, ist immer noch nicht geklärt (48). Der Stellenwert neuerer immunsuppressiver Substanzen wie Tacrolimus (FK 506), eines Makrolidantibiotikums, Sirolimus (Rapamycin), Mycophenolat, Mofetil oder Deoxyspergualin wird zur Zeit in klinischen Studien untersucht (22, 134, 135). Tacrolimus wirkt ähnlich wie Ciclosporin auf T-Zellen; die immunsuppressive Stärke ist jedoch 100–500mal größer als diejenige des Ciclosporins. Tacrolismus wurde bisher erfolgreich bei Lebertransplantationen verwendet, wird aber auch bei Nierentransplantation überprüft (131). Ob es weniger toxisch ist als Ciclosporin, ist umstritten. Sirolimus ist strukturell mit Tacrolimus verwandt. Sirolimus ist bisher in Tierversuchen untersucht worden. Deoxyspergualin ist nicht mit Ciclosporin, Tacrolimus und Sirolimus verwandt (148) und ist bisher noch ungenügend studiert. Weitere Studien sind notwendig, um den Effekt und die Nebenwirkungen dieser Substanzen aufzuzeigen.

Pankreastransplantation

Indikation und Häufigkeit

Betrachtet man die diabetische Stoffwechselstörung mit all ihren Sekundärfolgen, so erscheint es wünschenswert, die Pankreastransplantation (PTX) frühzeitig durchzuführen und so die gestörte Stoffwechsellage völlig zu korrigieren, bevor die diabetischen Sekundärerkrankungen aufgetreten sind. Hierbei muß aber das Risiko einer Transplantation mit lebenslanger Immunsuppression der relativen Benignität der Diabeteserkrankung gegenübergestellt werden. Der Ausgang der Pankreastransplantation bleibt ungewiß, und der natürliche Verlauf des Diabetes mellitus ist insbesondere vor Eintreten der Langzeitkomplikationen nicht sicher vorhersagbar. Die Indikation zur Pankreastransplantation ist zur Zeit beim juvenilen insulinabhängigen Typ-I-Diabetiker mit präterminaler oder terminaler diabetischer Nephropathie gegeben, da sich hier das Risiko einer notwendigen immunsuppressiven Therapie bereits durch die Indikation zur Nierentransplantation (NTX) ergibt. NTX und PTX erfolgen in der Regel gemeinsam mit Organen desselben Spenders. Die solitäre PTX wird bei Patienten, an denen bereits eine NTX vorgenommen worden ist, durchgeführt. Ansonsten variiert die Indikation zur solitären PTX je nach Transplantationszentrum. Verschiedene weitere Indikationen für die solitäre PTX sind die proliferative Retinopathie, die frühe diabetische Nephropathie mit einer Kreatininclearance >70 ml/min und die schwere periphere Neuropathie (4, 10, 69, 71, 95, 128, 154).

Insgesamt wird aber die isolierte PTX bislang nur selten durchgeführt. Ähnlich wie bei der NTX steigt die Zahl der kombinierten Simultantransplantation PTX/NTX weiter an. Seit 1986 sind weltweit über 3600 Transplantationen erfolgt, davon ca. 80% als Simultantransplantation und 20% als isolierte PTX oder sequentielle PTX nach NTX. Die Kontraindikationen sind Tab. 16.11 zu entnehmen.

Optimale Ergebnisse der Transplantation werden derzeit vor allem bei der Simultantransplantation bei dialysepflichtigen Typ-I-Diabetikern erzielt. Der optimale Transplantationszeitpunkt ist bislang unklar. In

Tabelle 16.11 Kontraindikationen gegen Pankreastransplantation

- nicht korrigierbare KHK
- Ejektionsfraktion < 5%
- Alter < 18, > 50
- Schwangerschaft
- Drogen- oder Alkoholabusus
- aktive Infektion oder maligne Erkrankung
- schwere psychiatrische Erkrankung
- Mangel an Compliance

spezialisierten Zentren liegt die 1-Jahres-Erfolgsquote bei 90%. Bei Diabetikern, die bereits ein funktionstüchtiges Nierentransplantat tragen, ist die sequentielle PTX mit einer 1-Jahres-Funktionsrate von 50–60% deutlich schlechter. Neben den üblichen Transplantationsvorbereitungen sind bei Diabetikern zusätzlich ophthalmologische und neurologische Untersuchungen durchzuführen. Diese dienen zur späteren Verlaufsbeurteilung der Sekundärkomplikationen nach PTX. Die PTX führt bei der Mehrzahl der Patienten zu einer völligen Normalisierung des Kohlenhydratstoffwechsels, während dies bei der Inselzelltransplantation aufgrund der viel geringeren Menge an transplantierten Inselzellen nur selten erreicht wird (C-Peptid). In einem hohen Prozentsatz finden sich auch normale HbA_{1c}-Werte. Nach Landgraf u. Mitarb. kommt es zu einer signifikanten Besserung der peripheren sensomotorischen Neuropathie und zu einer Stabilisierung oder sogar Besserung der Retinopathie sowie zu einer Stabilisierung der autonomen Neuropathie (69). Prospektive Studien haben gezeigt, daß möglicherweise die Entwicklung einer diabetischen Nephropathie an der mittransplantierten Niere verhindert oder verzögert wird (10).

Technik

Die Transplantationstechniken variieren noch in den verschiedenen Transplantationszentren. Als häufigstes Verfahren wird das intakte Spenderpankreas unter Belassung eines Segments des Spenderduodenums mit der Blase des Empfängers anastomisiert, das sog. Blasendrainageverfahren. Der Pankreassaft wird dabei in die Harnblase abgeleitet. Diese Operation dauert ca. 3–5 Stunden. Eigenpankreas und -nieren werden dabei belassen. Im Gegensatz dazu stellt das enterale Drainageverfahren das physiologischste Verfahren dar. Hierbei wird das Spender-Pankreas-Duodenum-Segment mit dem Ileum des Empfängers anastomisiert. Die Ableitung des Pankreassaftes erfolgt über den Dünndarm. Als drittes Operationsverfahren dient die Okklusionsmethode. Bei diesem Verfahren werden Polymere (Neopren oder Prolamin) in den Ductus pancreaticus injiziert. Dies führt zu einer Atrophie und Nekrose des exokrinen Systems. Nach einem halben Jahr entsteht ein Inselzelltransplantat. Bei allen drei operativen Techniken werden die Gefäße des Spenderorgans an die Iliakalgefäße des Empfängers angeschlossen und das Transplantat in die Fossa iliaca plaziert. Als Methode der Wahl gilt heute das Blasendrainageverfahren (129, 130, 137). Dabei läßt sich die Organfunktion über eine Analyse der Lipase und Amylase im Urin überprüfen. Nachteilig ist der Bicarbonatverlust über das exokrine Pankreas. Diesen Bicarbonatverlust kann die gleichzeitig transplantierte Niere nur partiell kompensieren. Bicarbonat muß daher per os substituiert werden.

Alle drei Methoden sind mit unterschiedlichen technikspezifischen postoperativen Komplikationen behaftet (Gefäßthrombose, Infektionen, Harnwegsinfekte, Blasenfistel, Ureterstriktur). Die Immunsuppression bei Doppeltransplantation unterscheidet sich im Prinzip nicht von der alleinigen NTX (Tripletherapie: Azathioprin, Ciclosporin, Cortison). Um frühe Abstoßungen zu verhindern, bekommen die Patienten in den ersten 10–14 Tagen postoperativ eine Antilymphozytenglobulin- oder OKT3-Induktionstherapie.

Prognose

In den letzten Jahren hat sich die 1-Jahres-Überlebensrate der transplantierten Organe signifikant verbessert. Laut International Pancreas Transplant Registry liegt die 1-Jahres-Funktionsrate bei 49% bei solitärer PTX, 45% nach sequentieller PTX und 75% bei Simultantransplantation (25, 40, 119, 136). Je nach Zentrum wird eine 1-Jahres-Transplantatüberlebensrate bei simultaner PTX/NTX von bis zu 90% erzielt. Somit entspricht sie der der alleinigen NTX. Abb. 16.6 stellt die kumulative Überlebensrate zwischen 1987 und 1991 dar.

Die Langzeittransplantatüberlebensrate liegt derzeit bei ca. 60% der Transplantate nach 3 Jahren (Abb. 16.7). Möglicherweise ist die bessere Überlebensrate bei der Simultantransplantation auf die frühere Diagnose akuter Rejektionen (Kreatininanstieg, renale Indizes)

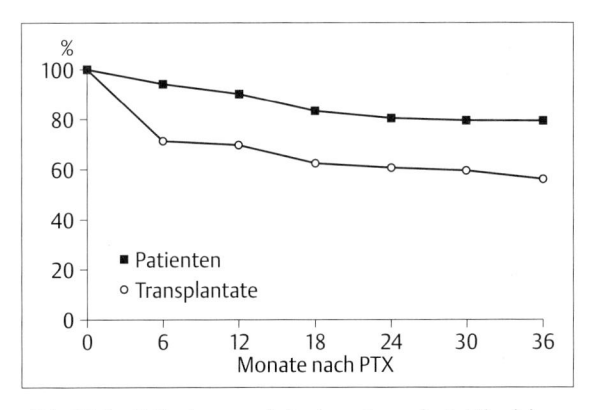

Abb. 16.6 Patienten- und Pankreastransplantatüberlebenskurven in den USA im Beobachtungszeitraum 1987–1991 (nach United Network for Organ Sharing Registry aus Larsen, J.L., W.C. Duckworth, R.J. Stratta: Postgrad. Med. 96 [1994] 105).

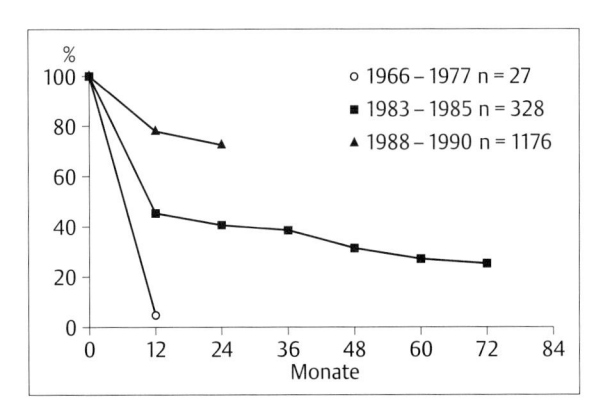

Abb. 16.7 Pankreastransplantat-Überleben (nach Pancreas-Registry aus Sutherland, D.E.R.: J. clin. Endocrinol. 73 [1991] 461).

zurückzuführen. Laut Remuzzi u. Mitarb. scheint das Pankreastransplantat auch immunogener zu sein (119). Bakterielle, virale und Pilzinfektionen sind 3mal häufiger bei der kombinierten PTX/NTX als bei alleiniger NTX. Die 1-Jahres-Überlebensrate der Patienten in Minneapolis beträgt 90%. Dabei spielt das Alter der Patienten eine entscheidende Rolle. Patienten, die älter als 45 Jahre sind, haben eine Überlebensrate von 33% bei Simultantransplantation gegenüber 94% nach alleiniger NTX (119). Fortgeschrittene autonome Neuropathie scheint ein Faktor zu sein, der mit einer schlechten Patientenüberlebensrate und dem erhöhten Risiko eines potentiellen Herztodes einhergeht (95). Die Morbidität ist bei Doppeltransplantation im Vergleich zur isolierten NTX erhöht. Die erfolgreiche PTX führt zur Insulinfreiheit des Patienten und in der Regel zur Normalisierung des Kohlenhydratstoffwechsels. Die langfristige Blutzuckernormalisierung führt zur Besserung der peripheren Neuropathie (69). Dagegen erfährt die autonome Neuropathie in den bislang durchgeführten Studien keine Besserung. Sie bleibt aber stationär. Die diabetische Retinopathie scheint sich zu stabilisieren. Ein Teil dieser positiven Effekte muß jedoch auf die Beseitigung der Urämie zurückgeführt werden. Auch die Entwicklung der diabetischen Nephropathie wird positiv beeinflußt. In einer prospektiven Studie konnte gezeigt werden, daß die glomeruläre Hypertrophie und die Mesangiumexpansion in der transplantierten Niere bei gleichzeitiger PTX und NTX weniger ausgeprägt war als bei Patienten, die nach einigen Jahren sequentiell eine PTX erhielten (10). Die Langzeitprognose der kombinierten Transplantation ist bislang noch unklar. Es wird vermutet, daß infolge der Fibrosierung des Pankreastransplantats im Verlauf der Jahre eine Funktionsverschlechterung eintritt (120). Angesichts der weltweit recht optimistischen Berichte ist es eigentlich unverständlich, daß die kombinierte PTX/NTX in Europa im Vergleich zu den Vereinigten Staaten so selten durchgeführt wird.

Inselzelltransplantation

Die Inselzelltransplantation ist eine interessante und entwicklungsfähige Behandlungsmethode (13, 14, 35, 36, 45, 149, 150). Sie befindet sich jedoch derzeit noch im späten Experimentalstadium. Die ersten Studien, die 1970 durchgeführt wurden, zeigten, daß die Inselzelltransplantation eine Hyperglykämie korrigieren kann. Sekundärkomplikationen konnten durch die frühzeitige Inselzelltransplantation verhindert werden (40). Beim Menschen werden die Inseln nach perkutaner, transhepatischer Punktion der V. portae hepatis in die Leber eingeschwemmt. Trotz OKT3 und einer Tripletherapie wurden die Inselzellen in der Regel abgestoßen. Um eine Langzeitimmunsuppression zu vermeiden und die Abstoßung zu verhindern, wurden Inselzellen versuchsweise in Acrylmembranen eingekapselt (35, 36). Nach Analyse von 13 verschiedenen Institutionen weltweit, die adulte Inselzelltransplantationen durchgeführt haben, lag die 1-Jahres-Transplantatfunktionsrate zwischen 27 und 48% im Zeitraum von 1990–1991 (Tab. 16.12). In der Regel konnte ein deutlicher C-Peptid-

Tabelle 16.12 Vergleich zwischen Pankreasduodenal-/Nierentransplantation und Inselzelltransplantation (nach Greger u. Mitarb.)

Parameter	Pankreasduodenal-/Nierentransplantation	Inselzelltransplantation
Transplantation weltweit	2037	55
Zeitraum	1987–1992	1990–1992
Patientenüberleben nach 1 Jahr (%)	90	95
endokrine Funktion länger als 1 Jahr (%)	85	33
länger als 1 Jahr insulinfrei (%)	75	13

Anstieg (≥ 1 ng/ml) als vorläufiger Erfolgsparameter nachgewiesen werden. Ein Problem der Erkennung der frühzeitigen Abstoßung ist das Fehlen eines spezifischen Markers für die Inselzellabstoßung. Die Wahrscheinlichkeit, nach einem Jahr ohne externes Insulin auszukommen, errechnet sich nach den neuesten Zahlen mit 3,5% (3 von 85 Patienten) und ist damit enttäuschend (40). Günstige Voraussetzungen für die Transplantation waren eine große Inselzellmasse, ein hoher Reinheitsgrad, die Leber als Implantationsort und simultane Transplantation mit der Niere. Inselzelltransplantationen mit fetalem Gewebe verliefen bisher enttäuschend.

Zusammenfassend läßt sich in Einzelfällen längerfristig eine Insulinunabhängigkeit erzielen. Ein ungelöstes Problem der Inselzelltransplantation ist nach wie vor der hohe Funktionsverlust in den ersten 3 Monaten.

Literatur

1 Albert, F. W., K. Heeg, W. D. Illner, G. Kirste, L. Röhl, U. Schmidt: Immunsuppressive Protokolle. Nieren- u. Hochdruckkr. 15 (1986) 154–159
2 Albert, F. W., U. Schmidt: Cyclosporine therapy with or without steroids in cadaveric kidney transplantation – a prospective randomized one-center study. Transplant. Proc. 17 (1985) 2669–2670
3 Amend, W. J. C., M. Suthanthiran, J. G. Gamberoglio: Immunosuppression following renal transplantation. In Garvory, M. R., R. D. Guttman: Renal Transplantation. Churchill-Livingstone, Edinburgh 1986
4 American Diabetes Association: Pancreas transplantation for patients with diabetes mellitus. Diabet. Care 15 (1992) 1668–1672
5 Anderson, A. R., J. S. Christiansen, J. K. Anderson, S. Kreiner, T. Deckert: Diabetic nephropathy in type 1 (insulin-dependent) diabetes mellitus: an epidemilogical study. Diabetologia 25 (1983) 496–501
6 Bader, R., H. Bader, K. E. Grund: Structure and function of the kidney in diabetic glomerulosclerosis. Pathol. Res. Pract. 167 (1980) 204–216
7 Baldamus, C. A.: Transplantation bei Diabetes mellitus. In Franz, H. E.: Dialyse 1988. Wissenschaftliche Verlagsgesellschaft, Stuttgart 1988 (S. 124–127)

8 Barnett, A. H.: Diabetes and hypertension. Brit. med. Bull. 50 (1994) 397–407
9 Berges, K., E. Ritz: Typ-II-Diabetes: Pathophysiologie der Insulinresistenz, Regeln und Ziele ihrer Therapie. Dtsch. med. Wschr. 120 (1995) 225–226
10 Bilous, R. W., S. M. Mauer, D. E. R. Sutherland: The effects of pancreas transplantation on the glomerular structure of renal allografts in patients with insulin-dependent diabetes. New. Engl. J. Med. 321 (1989) 80–85
11 Binswanger, U.: Technical developments in CAPD. Int. J. artif. Org. 7 (1984) 357
12 Borch-Johnson, K., P. Kragh-Anderson, T. Deckert: The impact of proteinuria on the relative mortality in patients with type I (insulin-dependent) diabetes mellitus. Diabetologia 28 (1985) 590–596
13 Bretzel, R. G., C. C. Browatzki, A. Schultz et al.: Klinische Inselzelltransplantation bei Diabetes mellitus – Erkenntnisse aus dem Inseltransplantationsregister und Erfahrungen am Zentrum Gießen. Diabet. Stoffw. 2 (1993) 378–390
14 Bretzel, R. G., B. J. Hering, D. Brandhorst, H. Brandhorst, C. C. Bollen, G. Raptis, F. Helf, R. Grossmann, W. Rau, K. Federlin: Insulin independence in type 1 diabetes achieved by intraportal transplantation of purified pancreatic islets. Diabetologia 37, Suppl. 1 (1994) 38 (Abstract)
15 Breyer, J. A., L. G. Hunsicker, R. P. Bain, E. J. Lewis and the Collaborative Study Group: Angiotensin-converting enzyme inhibition in diabetic nephropathy. Kidney int. 45, Suppl, 45 (1994) 156–160
16 Briggs, J. D.: The recipient of a renal transplant. In Morris, P. J.: Kidney Transplantation, 3rd. ed. Saunders, Philadelphia 1988
17 Brunner, F. D.: End stage renal failure due to diabetic nephropathy: data from the EDTA-registry. J. diabet. Complic. 3 (1989) 127–135
18 Brunner, F. P., B. Giesecke, H. J. Gurland et al.: Combined report on regular dialysis and transplantation in Europe. Proc. Europ. Dialys. Transplant. Ass. 12 (1976) 2–64
19 Brunner, F. P., H. Brynger, S. Challah, et al.: Renal replacement therapy in patients with diabetic nephropathy, 1980–1985. Nephrol. Dialys. Transplant. 3 (1988) 585–595
20 Burke, J. F., J. D. Pirsch, E. L. Ramos, D. R. Salomon, D. M. Stablein, D. H. Van Buren, J. C. West: Long-term efficacy and safety of cyclosporine in renal transplant recipients. New Engl. J. Med. 331 (1994) 358–363
21 Byrne, C., P. Vernon, J. J. Cohen: Effect of age and diagnosis on survival of older patients beginning chronic dialysis. J. Amer. med. Ass. 271 (1994) 34–37
22 Calne, R. Y. et al.: Rapamycin for immunosuppression in organ allografting. Lancet 1989/II, 227
23 Carella, M. J., V. V. Gossain, D. R. Rovner: Early diabetic nephropathy. Arch. intern. Med. 154 (1994) 625–630
24 Chan, G. L., D. M. Canafax, C. A. Johnson: The therapeutic use of azathioprine in renal transplantation. Pharmacotherapy 7 (1987) 165–177
25 Cheung, A. H. S., D. E. R. Sutherland, K. J. Gillingham: Simultaneous pancreas-kidney transplant versus kidney transplant alone in diabetic patients. Kidney int. 41 (1992) 924–929
26 Cook, J., D. Daneman, M. Spino, E. Sochett, K. Periman, J. W. Balfe: Angiotensin-converting enzyme inhibitor therapy to decrease microalbuminuria in normotensive children with insulin-dependent diabetes mellitus. J. Pediat. 117 (1990) 39–45
27 Deppermann, D. H. Brass: Chronische Hämodialyse bei Patienten mit diabetischer Nephropathie. Nieren- u. Hochdruckkr. 14 (1985) 425–430
28 Domke, A., B. Willms: Wirksamkeit und Verträglichkeit einer längerfristigen Acarbosetherapie bei Diabetikern mit drohendem Sekundärversagen einer Sulfonylharnstoffbehandlung. Med. Klin. 89 (1994) 187–192

29 Doria, A., J. H. Warram, A. S. Krolewski: Genetic predisposition to diabetic nephropathy: evidence for a role of the angiotensin I-converting enzyme gene. Diabetes 43 (1994) 690–695
30 Dyck, R. F., L. Tan: Rates and outcomes of diabetic end-stage renal disease among registered native people in Saskatchewan. Canad. med. Ass. J. 150 (1994) 203–209
31 Earle, K., J. Walker, C. Hill, G. C. Viberti: Familial clustering of cardiovascular disease in patients with insulin-dependent diabetes in nephropathy. New Engl. J. Med. 326 (1992) 673–677
32 Eigler, F. W., W. Niebel, K. H. Albrecht: Technik der Nierentransplantation. Chirurg 59 (1988) 497–500
33 Fassbinder, W., P. B. Bechstein, P. Hanke: Langzeitergebnisse nach Verwandten-Nierentransplantation. Nieren- u. Hochdruckkr. 15 (1986) 61–65
34 Fassbinder, W., F. P. Brunner, H. Brynger et al.: Combined report on regular dialysis and transplantation in Europe, XX. Nephrol. Dialys. Transplant. 6, Suppl 1 (1989) 5–35
35 Federlin, K. F., R. G. Bretzel, B. J. Hering: Islet transplantation registry. ITR-Newsletter 3 (1993) No. 4
36 Federlin, K., R. G. Bretzel, B. J. Hering: Inseltransplantation. Dtsch. Ärztebl. 92 (1995), 112–121
37 Gall, M. A., P. Rossino, P. Skott: Prevalence of micro- and macroalbuminuria, arterial hypertension, retinopathy and large vessel disease in European type 2 (non-insulin-dependent) diabetic patients. Diabetologia 34 (1991) 655–661
38 Grabensee, B., J. Passlik-Deetjen: Results of peritoneal dialysis in diabetics. In A. Heidland, K. M. Koch, E. Heidbreder: Diabetes in the Kidney. Contr. Nephrol. 73 (1989) 183–197
39 Gunderesen, H. J. G., R. Osterby: Glomerular size and structure in diabetes mellitus. II. Late abnormalities. Diabetologia 13 (1977) 43–48
40 Greger, B., H. Ebek, H. Lange, M. Rothmund: Kombinierte Nieren- und Pankreastransplantation beim diabetischen Spätsyndrom. Dtsch. med. Wschr. 119 (1994) 1399–1402
41 Gutman, R. A., M. J. Blumenkrantz, Y. K. Chan: Controlled comparison of hemodialysis and peritoneal dialysis: Veterans Administration study. Kidney int. 26 (1984) 459–470
42 Harris, R. D., M. W. Steffes, R. W. Bilous, D. E. R. Sutherland, S. M. Mauer: Global glomerular sclerosis and glomerular arteriolar hyalinosis in insulin-dependent diabetes. Kidney int. 40 (1991) 107–114
43 Hauner, H., L. Von Ferber, I. Köster: Schätzung der Diabeteshäufigkeit in der Bundesrepublik Deutschland anhand von Krankenkassendaten. Dtsch. med. Wschr. 117 (1992) 645–650
44 Hellerstedt, W. L., W. J. Johnson, N. Ascher: Survival rates of 2728 patients with end-stage renal disease. Mayo Clin. Proc. 59 (1984) 776–783
45 Hering, B. J., C. Geier, A. O. Schultz, R. G. Bretzel, K. Federlin: International Islet Transplant Registry. ITR-Newsletter 5 (1994) 3–19
46 Hiraga, S., K. Tanaka, J. Watanabe et al.: Living unrelated donor renal transplantation. Transplant. Proc. 24 (1992) 1320–1322
47 Hostetter, T. H., J. C. Troy, B. M. Brenner: Glomerular hemodynamics in experimental diabetes mellitus. Kidney int. 19 (1981) 410–415
48 Isoniemi, H., L. Krogerus, E. Von Willebrand, E. Taskinen, C. Grönhagen-Riska, J. Ahonen, P. Häyry: Renal allograft immunosuppression. VI. Triple drug therapy versus immunosuppression double drug combinations: histopathological findings in renal allografts. Transplant. int. 4 (1991) 151–156
49 Jauch, K. W., W. Hartl, B. Guenther et al.: Captopril enhances insulin responsiveness of forearm muscle tissue in non-insulin-dependent diabetes mellitus. Europ. J. clin. Invest. 17 (1987) 448–454

50 Jensen, T., K. Borch-Johnson, A. Kofoed-Enevoldsen, T. Deckert: Coronary heart disease in young type 1 (insulin-dependent) diabetic patients with and without diabetic nephropathy: incidence and risk factors. Diabetologia 30 (1987) 144–148

51 Kalter-Leibovici, O., D. J. Van Dyk, L. Leibovici, N. Loya, A. Erman, I. Kremer, G. Boner, J. B. Rosenfeld, M. Karp. Z. Laron: Risk factors for development of diabetic nephropathy and retinopathy in Jewish IDDM patients. Diabetes 40 (1991) 204–210

52 Keen, H., M. Legrain: Diabetic Nephropathy. MTP, Lancaster 1983

53 Kerner, W.: Neue Wege der Insulintherapie. Internist 28 (1987) 236–242

54 Khanna, R., D. G. Oreopoulos: CAPD in end stage diabetic nephropathy. In Friedman, E. A., C. M. Peterson: Diabetic Nephropathy. Nijhoff, The Hague 1986

55 Khanna, R., D. Oreopoulos: Continuous ambulatory peritoneal dialysis (CAPD). In Bengmark, S.: The Peritoneum and Peritoneal Access. Butterworth, London 1989

56 Khanna, R., G. Wu, B. Prowant, J. Jastrzebska, K. D. Nolph, D. G. Oreopoulos: CAPD in diabetic patients with end stage renal disease. In Friedman, E. A., F. A. L'Esperance jr: Diabetic Renal-Retinal Syndrome, vol. III. Grune & Stratton. New York 1986

57 Kim, Y. K., M. M. Kleppel, R. Butkowski, S. M. Mauer, Wieslander, A. F. Michael: Differential expression of basement membrane collagen chains in diabetic nephropathy. Amer. J. Pathol. 138 (1991) 413–420

58 Kirkman, R. L., N. L. Tilney: Surgical complications in the transplant recipient. In Milford, E. L., B. M., Brenner, J. H. Stein: Renal Transplantation. Contemporary Tissues in Nephrology, vol. XIX Churchill-Livingstone, Edinburgh 1989

59 Kjellstrand, C. M., K. Whitley, C. M., Comty, F. L., Shapiro: Dialysis in patients with diabetic nephropathy. Diabet. Nephropathy 2 (1983) 5

60 Kjellstrand, C. M., R. L. Simmons, F. C. Goetz, M. B. Cleim, T. J. Buselmeier, J. S. Najarian: Mortality and morbidity in diabetic patients accepted for renal transplantation. Proc. Europ. Dialys. Transplant. Ass. 9 (1972) 345–358

61 Knowles, H.: Long-term juvenile diabetes treated with unmeasured diet. Trans. Ass. Amer. Phycns. 85 (1971) 95–101

62 Koch, M., B. Thomas, W. Tschöpe, E. Ritz: Survival and predictors of death in dialysed diabetic patients. Diabetologia 36 (1993) 1113–1117

63 Kochar, M. S., V. B. Kalluru: Hypertension in the diabetic patients. Postgrad. Med. 96 (1994) 101–110

64 Kohner, E. M.: Recent advances in diabetic retinopathy. In Alberti, K. G., L. P. Krall: The Diabetes Annual/1. Elsevier, Amsterdam 1985

65 Korbet, S. M.: Comparison of hemodialysis and peritoneal dialysis in the management of anemia related to chronic renal diseases. Semin. Nephrol. 9 (1989) 9–15

66 Krolewski, A. S., M. Canessa, J. H. Warram, L. M. B. Laffel, A. R. Christlieb, W. C. Knowler, L. I. Rand: Predisposition to hypertension and susceptibility to renal disease in insulin-dependent diabetes mellitus. New Engl. J. Med. 318 (1988) 140–145

67 Kuhlmann, U., D. Walb: Nephrologie, 2. Aufl. Thieme, Stuttgart 1994

68 Kunzelmann, C. L.: The epidemiology of diabetic nephropathy in NIDDM: The Pima Indian Study. International Symposium on the Uremic Diabetic – 1987 Status Report, Jerusalem 1987 (Abstr.)

69 Landgraf, R., J. Nusser, W. Muller et al.: Fate of late complications in type I diabetic patients after successful pancreas-kidney transplantation. Diabetes 38, Suppl. 1 (1989) 33–37

70 Lane, P. H., M. W. Steffes, P. Fioretto, S. M. Mauer: Renal interstitial expansion in insulin-dependent diabetes mellitus. Kidney int. 43 (1993) 661–667

71 Larsen, J. L., W. C. Duckworth, R. J. Stratta: Pancreas transplantation for type I diabetes mellitus. Postgrad. Med. 96 (1994) 105–111

72 Legrain, M., J. Rottembourg, A. Bentchikon, J. L. Poignet: Dialysis treatment in insulin-dependent diabetic patients. Ten years experience. Clin. Nephrol. 21 (1984) 72–81

73 Lewis, E. J., L. G. Hunsicker, R. P. Bain, R. D. Rohde et al.: A clinical trial of an angiotensin-converting enzyme inhibitor in the nephropathy of insulin-dependent diabetes mellitus. New Engl. J. Med. 329 (1993) 1456–1463

74 Lippert, J., E. Ritz, A. Schwarzbeck, P. Schneider: The rising tide of end-stage renal failure from diabetic nephropathy type II – an epidemiological analysis. Nephrol. Dialys. Transplant. 10 (1995) 462–467

75 Löbermann, H., G. Dostal, B. Schreiber, F. W. Eigler: Frühe Ureterkomplikationen nach Nierentransplantation. Langenbecks Arch. klin. Chir. 348 (1979) 269–273

76 Loughlin, K. R., N. L. Tilney, J. P. Richie: Urologic complications in 718 renal transplant patients. Surgery 95 (1984) 297–302

77 Maiorca, R., E. Vonesh, G. C. Cancarini, A. Dantaluppi, L. Manili, G. Branori, C. Camerini, P. Feller, A. Strada: A six-year comparison of patient and technique survivals in CAPD and HD. Kidney int. 34 (1988) 518–524

78 Makino, H., Y. Yamasaki, T. Haramoto, K. Shikata, K. Hironaka, Z. Ota, Y. S. Kanwar: Ultrastructural changes of extracellular matrices in diabetic nephropathy revealed by high resolution scanning and immunoelectron microscopy. Lab. Invest. 68 (1993) 45–55

79 Mann, J., K. Hilgers, R. Veelken: Akutes Nierenversagen ausgelöst durch ACE-Hemmer. Intensivmed. u. Notfallmed. 31 (1994) 428–435

80 Mathews, D. M., C. G. Waren, D. Bell et al.: The effect of captopril on blood pressure and glucose tolerance in hypertensive non-insulin dependent diabetics. Postgrad. Med. J. 62 (1986) 73–75

81 Mathiesen, E. R., E. Hommel, J. Giese, H.-H. Parving: Efficacy of captopril in postponing nephropathy in normotensive insulin-dependent diabetic patients with microalbuminuria. Brit. med. J. 303 (1991) 81–87

82 Mathiesen, E. R., K. Oxenboll, P. A. Johansen, P. A. Svenson, T. Deckert: Incipient nephropathy in type 1 (insulin-dependent) diabetes. Diabetologia 26 (1984) 406–410

83 Matson, M., C. M. Kjellstrand: Long-term follow-up of 369 diabetic patients undergoing dialysis. Arch. intern. Med. 148 (1989) 600–604

84 Mauer, S. M.: Structural-functional correlations of diabetic nephropathy. Kidney int. 45 (1994) 612–622

85 McMillan, M. A., J. D. Briggs, B. J. Junor: Outcome of renal replacement treatment in patients with diabetes mellitus. Brit. med. J. 301 (1990) 540–544

86 Mejia, G., S. W. Zimmerman: Comparison of continuous ambulatory peritoneal dialysis and hemodialysis for diabetics. Perit. Dialys. Bull. 5 (1985) 7–11

87 Michael, A. F., D. Brown: Increased concentration of albumin in kidney basement membrane in diabetes mellitus. Diabetes 30 (1981) 843–846

88 Mogensen, C. E.: Microalbuminuria predicts clinical proteinuria and early mortality in maturity-onset diabetes. New Engl. J. Med. 310 (1984) 356–360

89 Mogensen, C.E.: Renoprotective role of ACE inhibitors in diabetic nephropathy. Brit. Heart J. 72, Suppl. (1994) 38–45

90 Mogensen, C. E., C. K. Christensen: Predicting diabetic nephropathy in insulin-dependent patients. New Engl. J. Med. 311 (1984) 89–93

91 Mogensen, C. E., S. M. Mauer, C. M. Kjellstrand: Diabetic nephropathy. In Schrier, R. W., C. W. Gottschalk: Diseases of the Kidney. Little, Brown, Boston 1988

92 Mogensen, C. E., M. M. Petersen, K. W. Hansen: Microalbuminuria and the organ-damage concept in antihypertensive therapy for patients with insulin-dependent diabetes mellitus. J. Hypertens. 10, Suppl. 1 (1992) 43–51

93 Najarian, J. S., M. Chavers Blanche, L. E. McHugh, A. J. Matas: 20 years or more of follow-up of living kidney donors. Lancet 340 (1992) 807–810

94 Najarian, J. S., D. B. Kaufman, D. S. Fryd: Long-term survival following kidney transplantation in 100 type I diabetic patients. Transplantation 47 (1989) 106–113

95 Navarro, X., W. R. Kennedy, R. B. Loewensen et al.: Influence of pancreas transplantation on cardiorespiratory reflexes, nerve conduction, and mortality in diabetes mellitus. Diabetes 39 (1990) 802–806

96 Nolph, K. D.: Comparison of continuous ambulatory peritoneal dialysis and hemodialysis. Kidney int. 33 (1988) 123–131

97 Nusser, J., R. Scheuer, D. Abendroth, W. D. Illner, W. Land, R. Landgraf: Effect of pancreatic and/or renal transplantation on the diabetic autonomic neuropathy. Diabetologia 34, Suppl. 1 (1991) 118–120

98 Ordonez, J. D., R. A. Hiatt: Comparison ot type II and type I diabetics treated for end-stage renal disease in a large prepaid health plan population. Nephron 51 (1989) 524–529

99 Oreopoulos, B.: Continuous ambulatory peritoneal dialysis: present and future. Semin. Dialys. 1 (1988) 11–13

100 Osterby, R.: The number of glomerular cells and substructures in early juvenile diabetes. Acta pathol. microbiol. immunol. scand. 80 (1972) 785–780

101 Osterby, R.: Morphometric studies of the peripheral glomerular basement membrane in early juvenile diabetes. Diabetologia 8 (1972) 84–92

102 Osterby, R.: Early phases in the development of diabetic glomerulosclerosis. Acta med. scand. 574, Suppl. 1 (1975) 1–80

103 Panzram, G., M. Marx, E. Frommhold, R. Barthel: Untersuchungen über Sterbealter, erlebte Diabetesdauer und Todesursachen unter den Verstorbenen einer geschlossenen Diabetespopulation. Wien. Klin. Wschr. 85 (1977) 147–150

104 Paris Prospective Study: Insulin and cardiovascular diseases. Diabet. Care 14 (1991) 461–469

105 Parving, H.-H., A. R. Anderson, U. M. Smidt: Early aggressive antihypertensive treatment reduces rate of decline in kidney function in diabetic nephropathy. Lancet 1983/II, 1175–1179

106 Parving, H.-H., A. R. Anderson, U. M. Smidt, E. Hommel, E. Mathiesen, P. A. Svendsen: Effect of antihypertensive treatment on kidney function in diabetic nephropathy. Brit. med. J. 294 (1987) 1443–1447

107 Parving, H.-H., M.-A. Gall, P. Scott, H. E. Jorgensen, F. Jorgensen, S. Larsen: Prevalence and causes of albuminuria in non-insulin-dependent diabetic (NIDDM) patients. Kidney int. 37 (1990) 243A

108 Parving, H.-H., V. Oxenboll, P. A. Svenson, J. Christensen, A. R. Anderson. Early detection of patients at risk of developing diabetic nephropathy: a longitudinal study of urinary albumin excretion. Acta endocrinol. 100 (1982) 550–555

109 Pfeiffer, A., H. Schatz: Diabetic microvascular complications and growth factors. Exp. clin. Endocrinol. 103 (1995) 7–14

110 Piccoli, G., M. Salomone, F. Quarello, G. B. Piccoli, G. Verzetti, A. Ramello, P. Magistroni: Regional registry of dialysis and transplantation of Piemont, Italy (RPDT). Thirteen years of experience. Nephrol. Dialys. Transplant. 10 (1995) 444–447

111 Porter, K. A.: Renal transplantation. In Heptinstall, R. H.: Pathology of the Kidney, 4th ed. Little, Brown, Boston 1992

112 Quellhorst, E.: Treatment of end-stage renal insufficiency in diabetic nephropathy by hemofiltration. In Heidland, A., K. M. Koch, E. Heidbreder: Diabetes and the Kidney. Contr. Nephrol. 73 (1989) 170–181

113 Raine, A. E. G.: Epidemiology, development and treatment of end-stage renal failure in type 2 (non-insulin-dependent) diabetic patients in Europe. Diabetologia 36 (1993) 1099–1104

114 Raine, A. E. G.: Hypertension and the kidney. Brit. med. Bull. 50 (1994) 322–341

115 Ratzmann, K. P., M. Raskovic, E. Schimke: Einfluß einer blutdrucksenkenden Therapie mit Captopril auf die Exkretion tubulärer Marker bei Typ-I-Diabetikern mit Nephropathie. Dtsch. med. Wschr. 119 (1994) 796–800

116 Ravid, M., H. Savin, I. Jutrin, T. Bental, R. Lang, M. Lishner: Long-term effect of ACE inhibition on development of nephropathy in diabetes mellitus type II. Kidney int. 45, Suppl. 45 (1994) 161–164

117 Remuzzi, G., T. Bertani: Is glomerulosclerosis a consequence of altered glomerular permeability to macromolecules? Kidney int. 38 (1990) 384–394

118 Remuzzi, G., N. Perico, C. S. Amuchastegui, B. Malanchini: Short- and long-term effect of angiotensin II receptor blockade in rats with experimental diabetes. J. Amer. Soc. Nephrol. 4 (1993) 40–49

119 Remuzzi, G., P. Ruggenenti, S. M. Mauer: Pancreas and kidney/pancreas transplants: experimental medicine or renal improvement? Lancet 343 (1994) 27–31

120 Rosen, C. B., P. P. Frohnert, J. A. Velosa et al.: Combined pancreas transplantation increases morbidity of cadaveric renal transplantation. Transplant. Proc. 23 (1991) 1613–1614

121 Rosenthal, J. T., G. M. Danovitch: Life-related and cadaveric kidney donation. In Danovitch, M. D.: Handbook of Kidney Transplantation. Little, Brown, Boston 1992

122 Rossing, P., E. Hommel, U. M. Smidt, H.-H. Parving: Reduction in albuminuria predicts diminished progression in diabetic nephropathy. Kidney int. 45, Suppl. 45 (1994) 145–149

123 Schneider, A., E. Meyer-Schwickerath, J. Nusser, W. Land, R. Landgraf: Diabetic retinopathy and pancreas transplantation: a 3-year follow-up. Diabetologia 34, Suppl. 1 (1991) 95–99

124 Schifferdecker, E., J. Rustemeyer, M. Tegenthoff, J. Faig et al.: Funktionsdiagnostik der peripheren sensiblen Neuropathie bei Typ-II-Diabetikern. Med. Welt 46 (1995) 64–68

125 Shapiro, F. L.: Hemodialysis in diabetic patients. In Keen, H., M. Legrain: Diabetic Nephropathy. MTP, Lancaster 1983

126 Sievers, K. W., K. H. Albrecht, J. V. Kaude, A. Wegener, H. Annweiler: Der Pulsationsflußindex (PFI) in der Diagnostik dysfunktioneller Nierentransplantate. Fortschr. Röntgenstr. 153 (1990) 698–701

127 Simmons, R. L., C. M. Kjellstrand, C. K. Kyriakides et al.: Surgical aspects of transplantation in diabetic patients. Kidney int. 6, Suppl. 1 (1974) 129–132

128 Solders, G., R. Gunnarsson, A. Persson, H. Wilczek, G. Tyden, C. G. Groth: Effects of combined pancreatic and renal transplantation on diabetic neuropathy: a two-year follow-up study. Lancet 1987/II, 1232–1235

129 Sollinger, H. W., S. J. Knechtle, A. Reed: Experience with 100 consecutive simultaneous kidney-pancreas transplants with bladder drainage. Ann. Surg. 214 (1991) 703–711

130 Sollinger, H. W., J. D. Pirsch, A. M. D'Alessandro, M. Kalayoglu, O. Belzer: Advantages of bladder drainage in pancreas transplantation: a personal view. Clin. Transplant. 4 (1990) 32–36

131 Starzl, T. E., S. Todo, J. Fung, M. Jordan, R. Shapiro, A. Tsakis, J. McCauley, J. Johnston, Y. Iwaki, A. Jain, M. Alessiani, S. Todo: Kidney transplantation under FK 506. J. Amer. med. Ass. 264 (1990) 63–67

132 Steffes, M. W., R. Osterby, B. Chavers, S. M. Mauer: Mesangial expansion as a central mechanism for loss of kidney function in diabetic patients. Diabetes 38 (1989) 1077–1081

133 Stephenson, J. M., J. H. Fuller, G. C. Viberti, A. K. Sjolie, R. Navalesi: Blood pressure, retinopathy and urinary albumin excretion in IDDM: the EURODIAB IDDM Complications Study. Diabetologia 38 (1995) 599–603
134 Strom, T. B.: Immunosuppressive agents in renal transplantation. Kidney int. 26 (1984) 353–365
135 Suthanthiran, M., T. B. Strom: Renal transplantation. New Engl. J. Med. 331 (1994) 365–373
136 Sutherland, D. E. R.: Clinical review 25: current status of pancreas transplantation. J. clin. Endocrinol. 73 (1991) 461–463
137 Sutherland, D. E. R.: Pancreatic transplantation. Diabet. Rev. 1 (1993) 152–165
138 The Diabetes Control and Complications Trial Research Group: The effect of intensive treatment of diabetes on the development and progression of long-term complications in insulin-dependent diabetes mellitus. New Engl. J. Med. 329 (1993) 977–986
139 Thomae, V.: CAPD und CCPD bei terminal niereninsuffizienten Diabetikern. In Schulz, W.: Diabetes mellitus und Niere. Dustri, Deisenhofen 1987
140 Thomae, U., M. Herrmann, W. Büchele, N. Bockrein: Hämodialyse und Peritonealdialyse bei niereninsuffizienten Diabetikern im Vergleich. Nieren- u. Hochdruckkr. 17 (1988) 96–101
141 Trenn, G.: Cyclosporin A: Wirkungsmechanismen und klinischer Einsatz. Fischer, Stuttgart 1991
142 Tschöpe, W., M. Koch, B. Thomas, E. Ritz and the German Study Group Diabetes and Uremia: Serum lipids predict cardiac death in diabetic patients on maintenance hemodialysis. Nephron 64 (1993) 354–358
143 Van Dyk, D. J., A. Erman, T. Erman, B. Chen-Gal, J. Sulkes, G. Boner: Increased serum angiotensin-converting enzyme activity in type I insulin-dependent diabetes mellitus: its correlation to metabolic control and diabetic complications. Europ. J. clin. Invest. 24 (1994) 463–467
144 Viberti, G. C.: Low-protein diet and progression of diabetic kidney diseases. Nephrol. Dialys. Transplant. 3 (1988) 334–339
145 Viberti, G. C., R. W. Bilous, D. Mackintosh, J. J. Bending, H. Keen: Long-term corretion of hyperglycaemia and progression of renal failure in insulin-dependent diabetics. Brit. med. J. 286 (1983) 598–602
146 Viberti, G. C., R. D. Hill, R. J. Jarrett: Microalbuminuria as a predictor of clinical nephropathy in insulin-dependent diabetes mellitus. Lancet 1982/I, 1430–1432
147 Viberti, G. C., H. Keen, M. J. Wiseman: Raised arterial blood pressure in parents of proteinuric insulin-dependent diabetics. Brit. med. J. 295 (1987) 515–517
148 Walter, P., G. Dickneite, G. Feifel, J. Thies: Deoxyspergualin induces tolerance in allogeneic kidney transplantation. Transplant. Proc. 19 (1987) 3980–3981
149 Warnock, G. L., N. M. Knetman, E. Ryan: Normoglycemia after transplantation of freshly isolated and cryopreserved pancreatic islets in type I (insulin-dependent) diabetes mellitus. Diabetologia 34 (1991) 55–58
150 Warnock, G. L., R. V. Rajotte: Human pancreatic islets transplantation. Transplant. Rev. 6 (1992) 195–208
151 Warrem, J. H., L. M. Laffel, P. Valsania et al.: Excess mortality associated with diuretic therapy in diabetes mellitus. Arch. intern. Med. 151 (1991) 1350–1356
152 Widroe, T. E., L. C. Smeby, K. Dahl, S. Jorstad: Definition of differences and changes in peritoneal membrane transport properties. Kidney int. 33, Suppl. 24 (1988) 107–113
153 Wiseman, M. J., A. J. Saunders, H. Keen, G. C. Viberti: The effect of blood glucose control on increased glomerular filtration rate and kidney size in insulin-dependent diabetes. New Engl. J. Med. 312 (1985) 617–621
154 Zehrer, C. L., C. R. Gross: Quality of life of pancreas transplantation recipients. Diabetologia 34, Suppl. 1 (1991) 145–149
155 Zeller, K., E. Wittaker, R. D. Sullivan: Effect of restricting protein on the progression of renal failure in patients with insulin-dependent diabetes mellitus. New Engl. J. Med. 324 (1991) 78–84

17 Zentrale und periphere neurologische Störungen

H. Dobbelstein

Störungen des Zentralnervensystems

Urämische Patienten, die dialysiert werden, können Störungen des Zentralnervensystems einerseits als Folge der toxisch-metabolischen und hochdruckbedingten Schädigung des Gehirns, andererseits aber auch als Komplikation der Dialysebehandlung entwickeln.

Urämiebedingte Störungen des Zentralnervensystems

■ Klinik

Die urämische Enzephalopathie ist durch das gleichzeitige Vorkommen von Symptomen zentraler Erregbarkeitssteigerung (Krämpfe, Zuckungen usw.) und Erregbarkeitsminderung (geistige Verlangsamung, Koma usw.) gekennzeichnet. Im einzelnen werden als Urämiefolge, allerdings begünstigt durch Hypertonie und zerebrovaskuläre Veränderungen, folgende Störungen angesehen:

- erhöhte Krampfbereitschaft, evtl. mit generalisierten zerebralen Anfällen (heute bei frühzeitiger Dialyse selten);
- Minderung der geistigen Reaktions- und Leistungsfähigkeit mit Konzentrations- und Merkfähigkeitsstörung, wobei die meisten Ergebnisse bei chronisch niereninsuffizienten Patienten, die mit Hilfe des Wechsler-Intelligenztestes erhoben wurden, unter dem Durchschnitt der Allgemeinbevölkerung lagen (50);
- Eintrübung des Bewußtseins bis zum metabolischen Koma (nur bei ausgeprägter Azotämie);
- Asterixis: Unfähigkeit, eine Extremität über mehrere Sekunden in einer bestimmten Stellung zu halten (Flapping tremor);
- Muskelzuckungen (Myoklonus, Tremor, Tetanie);
- Müdigkeit, Schwächegefühl, Antriebsminderung bis zur Apathie;
- Schlafstörungen und gesteigerte Irritabilität;
- psychoseähnliche Zustände;
- Sprachstörungen, Rindenblindheit und -taubheit;
- EEG-Veränderungen;
- Störungen von Intellekt und/oder Verhalten bei Kindern, die vor dem 5. Lebensjahr an einer chronischen Niereninsuffizienz leiden.

■ Pathogenese

Hirnödem

Der Summationseffekt von Hochdruck und Urämie ist teilweise dadurch zu erklären, daß bei einer metabolischen Azidose die Autoregulation der Hirndurchblutung eher durchbrochen wird als bei normalem Blut-pH (52). Ein Anstieg des Blutdrucks hat also nicht, wie normalerweise, eine Engerstellung (d.h. Widerstandserhöhung) der Hirngefäße zur Folge; der erhöhte Druck führt vielmehr zu einer Hyperperfusion (31) und damit zu einer Öffnung der „tight junctions" im Bereich der Kapillarendothelien (42), so daß vermehrt Flüssigkeit in das Interstitium und in die Astrozyten übertritt. Es resultiert ein „vasogenes Hirnödem". Im Gegensatz dazu führt die urämische Intoxikation ohne Hochdruck zu einer Volumenzunahme des Gehirns ohne Erhöhung des relativen Wassergehalts im Interstitium, der „Hirnschwellung" (zytotoxisches Ödem mit Volumenzunahme der Gliazellen) (10, 16, 38, 40). Daß der relative Wassergehalt des urämischen Gehirns nicht erhöht ist, bestätigen auch densitometrische Messungen des Gehirns mittels Computertomographie (61). Eine hypotone Hyperhydratation mit relativer Hyperosmolarität des Intrazellulärraums begünstigt diesen Mechanismus.

Metabolische Veränderungen

Trotz des erniedrigten CO_2-Drucks ist die Hirndurchblutung erhöht, der O_2- und Glucoseverbrauch aber erniedrigt (33). Für den erniedrigten Sauerstoff- und Glucoseverbrauch des urämischen Gehirns scheinen toxische Einflüsse maßgebend zu sein. Gesichert ist auch, daß die metabolische Azidose bei der Glucoseverwertungsstörung eine Rolle spielt. Die zugrundeliegende Hexokinasehemmung ist indes nicht der einzig wirksame Mechanismus (57, 58). An Mitochondrien ist eine Entkoppelung der Atmung nachweisbar, d.h. Wasserstoff wird ohne Neubildung entsprechender Mengen ATP verbrannt. Eine Hemmung des Pentosephosphatzyklus scheint jedoch nicht vorzuliegen (23, 42). Die Hemmung des Glucoseabbaus und die Entkoppelung der Atmung bedeuten letztlich eine „Energiekrise" der Zellen. Diese Energiekrise wirkt sich u.a. in einer herabgesetzten Förderleistung der Membranpumpen bzw. in einer veränderten Permeabilität aus. Gehirne urämischer Tiere zeigen eine Permeabilitätssteigerung für inerte Moleküle wie Insulin und Saccharose sowie eine Zunahme des intrazellulären Natrium- und Kaliumgehalts. Solche Befunde beweisen zwar eine Störung der (funktionellen) Integrität des Nervengewebes; eine genauere biochemische oder elektrophysiologische Analyse einzelner klinischer Symptome bleibt jedoch zunächst hypothetisch. Die früher als Urämietoxine angeschuldigten Guanidinverbindungen kommen bei Urämie nicht in entsprechend hoher Konzentration vor (31). Dagegen können die bekannten Änderungen von Konzentration und intrazellulärer Aufnahme bestimm-

6 Arieff, A.I. et al.: Brain water and electrolyte metabolism in uremia: effect of slow and rapid hemodialysis. Kidney int. 4 (1973) 177
7 Arieff, A.I. et al.: Dementia, renal failure, and brain aluminum. Ann. intern. Med. 90 (1979) 741
8 Asbury, A.K. et al.: Uremic polyneuropathy. Arch. Neurol. (Chic.) 8 (1963) 413
9 Ausserwinkler, M. et al.: Erfolgreiche Behandlung des „restless legs"-Syndroms bei chronischer Niereninsuffizienz mit Clonidin. Schweiz. med. Wschr. 119 (1989) 184–186
10 Baethman, A. et al.: Water and electrolyte distribution in gray matter, rendered edematous with a metabolic inhibitor. J. Neuropathol. exp. Neurol. 32 (1973) 408
11 Basile, C. et al.: the effects of dialysis on brain water and EEG in stable chronic uremia. Amer. J. Kidney Dis. 9 (1987) 462–469
12 Bates, D. et al.: Aluminum encephalopathy. Contr. Nephrol. 45 (1985) 29–41
13 de Beaufort, C.E. et al.: Peripheral nerve function in children with end-stage renal failure. Pediat. Nephrol. 3 (1989) 175–178
14 Benz, R.L. et al.: Carpal tunnel syndrome in dialysis patients: comparison between continuous peritoneal dialysis and hemodialysis populations. Amer. J. Kidney Dis. 11 (1988) 473–476
15 Biasioli, S. et al.: Uremic encephalopathy: an updating. Clin. Nephrol. 25 (1986) 57–63
16 Bodechtel, G. et al.: Hirnveränderungen beim Coma uraemicum. In Uehlinger, E.: Handbuch der speziellen pathologischen Anatomie und Histologie, Bd. XIII/2. Springer, Berlin 1958 (S. 1418)
17 Bolton, F.C. et al.: Effects of renal transplantation in uremic neuropathy. New. Engl. J. Med. 284 (1971) 1170
18 Brown, D.J. et al.: Treatment of dialysis osteomalacia with desferrioxamine. Lancet 1982/II, 343–345
19 Clarkson, E.M. et al.: The effect of aluminum hydroxide on calcium, phosphorus and aluminum balances, the serum parathyreoid hormone concentration and the aluminum content of bone in patients with chronic renal failure. Clin. Sci. 43 (1972) 519–531
20 Diesel, W. et al.: Morphologic features of the myopathy associated with chronic renal failure. Amer. J. Kidney Dis. 22 (1993) 677–684
21 Dobbelstein, H. et al.: Periphere Neuropathie bei chronischer Niereninsuffizienz, bei Dauerdialysebehandlung und nach Nierentransplantation. Med. Klin. 63 (1968) 616
22 Dobbelstein, H. et al.: Die urämische Neuropathie in Abhängigkeit von Dialysedauer und -gerät. Klin. Wschr. 50 (1972) 533
23 Dobbelstein, H. et al.: Pathophysiologic aspects of guanidinosuccinic acid (GSA) in uremia. In Kluthe, R., G. Berlyne, B. Burton: Uremia. Thieme, Stuttgart 1972 (p. 7)
24 Dobbelstein, H. et al.: Pyridoxine deficiency in chronic uremia and its possible implications for depression of immune responses. 5th International Congress on Nephrology. Mexico City 1972
25 Dobbelstein, H. et al.: Vitamin B_6 deficiency in uremia and its implications for the depression of immune responses. Kidney int. 5 (1974) 233
26 Dyck, P.J. et al.: Segmental demyelination secondary to axonal degeneration in uremic neuropathy. Mayo Clin. Proc. 46 (1971) 400
27 Elliott, H.L. et al.: Aluminum studies in dialysis encehalopathy. Proc. Europ. Dialys. Transplant. Ass. 15 (1978) 157–163
28 Fraser, C.L. et al.: Nervous system complications in uremia. 1988 American College of Physicians. Ann. intern. Med. 109 (1988) 143–153
29 Fruhstorfer, H. et al.: Thermosensibilitätsstörungen bei Patienten in Hämodialysebehandlung und nach Nierentransplantation. Nieren- und Hochdruckkr. 17 (1988) 399–404

30 Fuchs, C. et al.: Prohylaxis and methods for early recognition of aluminum intoxication. In Quellhorst, E.A., K. Finke, C. Fuchs: Trace Elements in Renal Insufficiency. Karger, Basel 1984 (p. 81–91)
31 Fürst, P. et al.: New bioanalytical methods for the study of uremic toxicity. In Kluthe, R., G. Berlyne, B. Burton: Uremia. Thieme, Stuttgart 1972
32 Gilbert, M.S. et al.: Carpal tunnel syndrome in patients who are receiving long-term renal hemodialysis. J. Bone Jt Surg. 70A (1988) 1145–1153
33 Gottstein, U. et al.: Hirndurchblutung und cerebraler Stoffwechsel bei Kranken mit chronischer Niereninsuffizienz. Klin. Wschr. 50 (1972) 594
34 Hallett, M. et al.: Treatment of peripheral neuropathies. J. Neurol. Neurosurg. Psychiat. 48 (1985) 1193–1207
35 Hennemann, H. et al.: Toxic sympathicopathy in uremia. Proc. Europ. Dialys. Transplant. Ass. 10 (1973) 166
36 Hennemann, H.: Die urämische Sympathikopathie. Thieme, Stuttgart 1976
37 Henrich, W.: Hemodynamic instability during hemodialysis. Kidney int. 30 (1986) 605–612
38 Kennedy, A.C.: The pathogenesis and prevention of cerebral dysfunction during dialysis. Lancet 1964/II, 790
39 Kersh, E.S. et al.: Autonomic insufficiency in uremia as a cause of hemodialysis-induced hypotension. New Engl. J. Med. 290 (1974) 650
40 Klatzo, I.: Pathophysiological aspects of brain edema. In Reulen, H.J., K. Schürmann: Steroids and Brain Edema. Springer, Berlin 1972 (p. 1)
41 Klima, R.R. et al.: Nerve conduction studies and vibration perception thresholds in diabetic and uremic neuropathy. Amer. J. phys. Med. Rehab. (1991) 86–90
42 Kopple, J.D.: Transketolase activity in red blood cells in chronic uremia. Trans. Amer. Soc. artif. intern. Org. 18 (1972) 250
43 Krämer, G. et al.: Gangliosid-Therapie der urämischen Polyneuropathie. Med. Klin. 83 (1988) 7–11
44 Küchle, C. et al.: High-flux hemodialysis postpones clinical manifestations of dialysis-related amyloidosis. Amer. J. Nephrol. 16 (1996) 484
45 Lockwood, A.H.: Neurologic complications of renal disease. Neurol. Clin. 7 (1989) 617–627
46 Mallamaci, F. et al.: Autonomic function in uremic patients treated by hemodialysis or CAPD and in transplant patients. Clin. Nephrol. 25 (1986) 175–180
47 Man, N.K. et al.: Evaluation of plasma neurotoxin concentration in uremic polyneuropathic patients. 15th Congress of the European Dialysis and Transplantation Association, Istanbul 1978
48 Müller-Felber, W. et al.: High incidence of carpal tunnel syndrome in diabetic patients after combined pancreas and kidney transplantation. Acta diabetol. 30 (1993) 17–20
49 Olsen, S.: The brain in uremia. Acta psychiat. scand., Suppl. 36 (1961) 156
50 Osberg, J.W. et al.: Intellectual functioning in renal failure and chronic dialysis. J. chron. Dis. 35 (1982) 445–457
51 Oswald, N. et al.: Therapie der urämischen Sympathikopathie mit L-DOPA. Schweiz. med. Wschr. 107 (1977) 1790
52 Pappius, H.M.: Biochemical studies on experimental brain edema. In Klatzo, J., F. Seitelberger: Brain Edema. Springer, Wien 1967 (p. 445)
53 Parkinson, I.S. et al.: Fracturing dialysis osteodystrophy and dialysis encephalopathy. Lancet 1979/I, 406
54 Peryy, Th.L. et al.: Neurochemical abnormalities in brains of renal failure patients treated by repeated hemodialysis. Neurochem. Res. 1985
55 Pierides, A. et al.: Therapy of aluminum overload. In Quellhorst, E.A., K. Finke, C. Fuchs: Trace Elements in Renal Insufficiency. Karger, Basel 1984 (p. 65–77)
56 Reichenmiller, H.E.: Neurologic Disorders in Uremia. Thieme, Stuttgart 1972

57 Renner, D.: Untersuchungen zur Störung der Glukoseverwertung bei urämischen Kranken. Schattauer, Stuttgart 1971
58 Renner, D.: Zur biochemischen Pathogenese der urämischen Vergiftung. Med. Welt 24 (1973) 17
59 Savazzi, G.M.. Cerebral atrophy in uremia. Int. J. artif. Org. 10 (1987) 9–13
60 Savazzi, G.M. et al.: Progression of cerebral atrophy in patients on regular hemodialysis treatment: long-term follow-up with cerebral computed tomography. Nephron 49 (1995) 29–33
61 Savazzi, G.M.: Pathogenesis of cerebral atrophy in uraemia. Nephron 49 (1988) 94–103
62 Savazzi, G.M. et al.: Mechanism of neurotoxicity caused by chronic aluminum intoxication in uraemia: an overview. Europ. J. intern. Med. 4 (1992) 103–113
63 Skinhøj, E. et al.: Pathogenesis of hypertensive encephalopathy. Lancet 1973/I, 461
64 Smith, E.C.: Diagnosing dialysis dementia. Dial. Transplant. int. 7 (1978) 1264
65 Spertini, F. et al.: Carpal tunnel syndrome: a frequent, invalidating, long-term complication of chronic hemodialysis. Clin. Nephrol. 21 (1984) 98–101
66 Sperschneider, H. et al.: Die Bedeutung des H-Index in der Frühdiagnostik der urämischen Polyneuropathie. Z. Urol. Nephrol. 81 (1988) 387–393
67 Starkey, B.J.: Aluminum in renal disease: current knowledge and future developments. Ann. clin. Biochem. 25 (1987) 337–344
68 Stochdorph, O.: Zur Histopathologie der stoffwechselbedingten Encephalopathien. Verh. dtsch. Ges. inn. Med. 72 (1967) 107
69 Tegner, R. et al.: Uremic polyneuropathy: different effects of hemodialysis and continuous ambulatory peritoneal dialysis. Acat med. scand. 218 (1985) 409–416
70 Trompeter, R.S. et al.: Neurologic complications of renal failure. Amer. J. Kidney Dis. 7 (1986) 318–323
71 Tyler, H.R.: Neurologic disorders seen in the uremic patient. Arch. intern. Med. 126 (1970) 781
72 Violante, F. et al.: Uremic neuropathy: clinical and neurophysiological investigation of dialysis patients using different chemical membranes. Europ. Neurol. 24 (1985) 398–404
73 van der Vliet, J.A. et al.: Long-term follow-up of polyneuropathy in diabetic kidney transplant recipients. Diabetes, 37 (1988) 1247–1252
74 Weber, B. et al.: Evaluation of uremic neuropathy by visual (VEP) and brainstem auditory (BAEP) evoked potentials. Trans. Amer. Soc. artif. intern. Org. 31 (1985) 586–589
75 Weseley, S.A. et al.: Neuropathy of uremia: evaluation by nerve conduction velocity versus neurospecific current perception threshold. Nephron 52 (1989) 317–322
76 Winkelman, M.D. et al.: Dialysis encephalopathy: neuropathologic aspects. Hum. Pathol. 17 (1986) 823–833

18 Schlafstörungen

B. Sanner

Einleitung

Der Mensch verbringt rund ein Drittel seines Lebens im Schlaf. Dabei handelt es sich nicht um einen rein passiven Vorgang, sondern im Gegenteil um einen aktiven Verhaltenszustand und wesentlichen Teil des zirkadianen Aktivitäts- und Ruherhythmus. Dauer, Tiefe und Qualität des Schlafes beeinflussen nicht nur verschiedene Prozesse in der Nacht (z. B. Hormonsekretion), sondern haben auch Auswirkungen auf Befindlichkeit und Leistungsfähigkeit am Tage.

Überblick über Klinik und Diagnostik

Patienten mit dialysepflichtiger Niereninsuffizienz klagen häufig über Schlafstörungen oder eine gestörte Tagesbefindlichkeit (Tab. 18.1) (7, 19, 22, 24).

Zum jetzigen Zeitpunkt ist noch nicht geklärt, ob es eine eigenständige und spezifische „urämische Schlafstörung" gibt und wie diese zu klassifizieren und zu therapieren wäre. Erste Untersuchungen zeigten bei Patienten mit terminaler Niereninsuffizienz eine Verminderung des Tiefschlafes mit häufigem Erwachen sowie einen Verlust der normalen Periodizität des Schlafes mit reduzierter Schlafeffizienz (15, 17). So klagen Patienten mit terminaler Niereninsuffizienz vor allem über nicht erholsamen Schlaf oder eine ausgeprägte Tagesmüdigkeit. Außerdem konnte nachgewiesen werden, daß eine chronische Niereninsuffizienz weitere, exakt definierbare Schlafstörungen verschlechtern oder diese sogar induzieren kann. Entsprechend konnte über die Besserung oder sogar die vollständige Rückbildung von Schlafstörungen unter Dialysebehandlung oder nach Nierentransplantation berichtet werden (4, 10, 24).

Der frühzeitigen Diagnostik mit exakter Klassifikation und Charakterisierung der Schlafstörungen muß ein hoher Stellenwert eingeräumt werden, da sie Grundvoraussetzung dafür ist, daß eine differenzierte oder sogar kausale Therapie eingeleitet werden kann. Das diagnostische Procedere bei Patienten mit dialysepflichtiger Niereninsuffizienz unterscheidet sich nicht wesentlich von dem bei nierengesunden Patienten; aufgrund der erhöhten Prävalenz bestimmter Schlafstörungen sollte jedoch bei klinischen Hinweisen gezielt nach diesen gefahndet werden.

Insomnien

■ Klinik

Insomnien stellen die größte Gruppe von Schlafstörungen bei Dialysepatienten dar. Ungefähr zwei Drittel der Patienten mit dialysepflichtiger Niereninsuffizienz klagen über Ein- oder Durchschlafstörungen (19, 22, 24), gegenüber etwa einem Viertel der Allgemeinbevölkerung (6).

Unter Insomnie versteht man einen Mangel an Schlafqualität oder Schlafquantität. Geklagt werden:

- *Schlafbeschwerden*: Einschlafstörungen (Dauer bis zum Einschlafen > 30 Minuten), Durchschlafstörungen (Wachliegen nach nächtlichem Aufwachen länger als 30 Minuten), häufiges nächtliches Erwachen oder wenig erholsamer Schlaf;
- eine *eingeschränkte Tagesbefindlichkeit*: Müdigkeit, Unwohlsein, Depressionen, Gereiztheit, Muskelschmerzen, Konzentrationsstörungen.

Eine Insomnie gilt als chronisch, wenn die Schlafstörung mindestens dreimal pro Woche auftritt, über mehr als einen Monat anhält und außerdem zu einer Einbuße an Wohlbefinden und Leistungsfähigkeit am Tage geführt hat (1).

■ Diagnostik

Die Diagnose einer Insomnie wird überwiegend klinisch gestellt (18); hilfreich ist hier oftmals das Anfertigen eines Schlafprotokolls, bei dem der Patient über einen Zeitraum von mindestens einer Woche exakt Buch führt über Dauer und Qualität des Schlafes, Medikamenteneinnahme, spezielle Schlafstörungssymptomatik und Tagesbefindlichkeit. Wenn die Differentialdiagnose einer Insomnie unklar ist, ein durchgeführter Therapieversuch nicht erfolgreich war oder sich der Verdacht ergeben hat, daß die Insomnie Folge einer organischen Ursache (z. B. einer Schlafapnoe oder eines Syndroms der periodischen Beinbewegungen) ist, sollte eine Objektivierung des Befundes durch die Polysomnographie erfolgen. Hierbei werden im Schlaflabor neben der

Tabelle 18.1 Schlafstörungen bei Dialysepatienten (nach Fragebogenkriterien aus Sanner, B., u.a.: Med. Klin., Suppl. 1 [1994] 110)

Schlafstörung	Häufigkeit (%)
subjektiv gestörter Schlaf	64,3
Einschlafstörung	42,9
Durchschlafstörung	40,3
Restless-legs-Syndrom	37,0
Syndrom der periodischen Beinbewegungen	33,1
obstruktive Schlafapnoe	22,1

Schlafstadienanalyse atemmechanische und Herz-Kreislauf-Parameter erfaßt.

Ätiologie

Als mögliche Ursachen für das vermehrte Auftreten von Insomnien bei Patienten mit dialysepflichtiger Niereninsuffizienz sind zu diskutieren:

- *metabolische Faktoren* (Urämietoxine, Mittelmoleküle), die störenden Einfluß auf das Schlafzentrum haben (22);
- *Verlust körpereigener, schlaffördernder, z.Zt. noch nicht exakt klassifizierter Substanzen durch die Dialysebehandlung* (13);
- *Begleitsymptome der Niereninsuffizienz* (Knochenschmerzen, Pruritus, Dyspnoe bei Überwässerung), die zu rezidivierenden Schlafunterbrechungen führen können (21);
- *falsche Schlafhygiene*, wie Schlaf während der Dialysebehandlung, wodurch das nächtliche Schlafbedürfnis reduziert wird;
- *Depressionen*, die bei Patienten mit dialysepflichtiger Niereninsuffizienz gehäuft gefunden werden und eigenständig Schlafstörungen induzieren können (3);
- *psychogene, psychoreaktive oder psychophysiologische Insomnien* als Folge einer akuten emotionalen Belastung oder gestörten Erlebnisverarbeitung;
- Insomnie als *Symptom einer Begleiterkrankung* (z.B. eines Restless-legs-Syndroms, eines Syndroms der periodischen Beinbewegungen, einer Schlafapnoe);
- *medikamentöse Begleittherapie* der oftmals multimorbiden Patienten. Eine Vielzahl von Medikamenten induzieren Schlafstörungen: u.a. Antihypertensiva (z.B. β-Blocker), Antibiotika (z.B. Gyrasehemmer), Antiasthmatika, Antikonvulsiva oder Diuretika.

Therapie

Liegt bei einem Patienten mit dialysepflichtiger Niereninsuffizienz eine Insomnie vor, so muß in aller Regel ein multimodaler Therapieansatz gewählt werden, der ursachen- und insomniespezifische Faktoren berücksichtigt. Hierzu zählen als kausale Ansätze die konsequente Behandlung der Begleitsymptome der Niereninsuffizienz (Pruritus oder urämische Osteopathie), die Änderung der Begleitmedikation oder die Therapie einer Depression. Zusätzlich können eine Vielzahl von nichtpharmakologischen Therapieansätzen Berücksichtigung finden, die der Korrektur schlafstörender Gewohnheiten und der Bearbeitung psychologischer Hintergründe einer Schlafstörung dienen. Hierzu zählt das Befolgen der sog. schlafhygienischen Maßnahmen: Einhalten regelmäßiger Schlaf-Wach-Zeiten, Vermeiden von Schlafentzug und von Schlaf während der Dialyse, regelmäßiges körperliches Training, Schlafen in angenehmem Schlafumfeld und Verzicht auf Koffein oder Nikotin am Abend. Darüber hinaus können im Einzelfall auch psychotherapeutische oder psychologische Therapieverfahren (z.B. Entspannungsverfahren oder verhaltenstherapeutische Maßnahmen) notwendig werden.

Nur bei Ineffektivität dieser Maßnahmen – und bewußt als begleitende, symptomatische Therapie – können kurzzeitig auch pharmakologische Therapieverfahren (Schlafmittel) gewählt werden, wobei jedoch an die Gefahr der Abhängigkeit, die mögliche Verstärkung einer schlafbezogenen Atmungsstörung und das Nebenwirkungsspektrum gedacht werden sollte. Vorteile einer Schlafmitteltherapie sind der meist sichere Wirkungseintritt und die damit verbundene Reduzierung des Leidensdruckes, wodurch der Patient oftmals für eine weiterführende Diagnostik und Therapie aufgeschlossener wird.

Ob Dialyseverfahren wie die High-flux-Hämodialyse bzw. Hämodiafiltration (mit Elimination der Mittelmoleküle) zu einer Besserung der Schlafstörungen führen, ist zum jetzigen Zeitpunkt noch nicht geklärt.

Syndrom der periodischen Beinbewegungen und Restless-legs-Syndrom

Häufigkeit, Ätiologie und Klinik

Beim *Restless-legs-Syndrom* klagen die Patienten über Mißempfindungen der Beine, die in Ruhe und vor dem Einschlafen auftreten und mit einem intensiven Bewegungsdrang einhergehen.

Bei fast allen Patienten mit Restless-legs-Syndrom findet sich gleichzeitig ein *Syndrom der periodischen Beinbewegungen (periodic limb movement syndrome = PLMS)*, bei dem es während des Schlafes, vor allem im Leichtschlaf, zu wiederholten und stereotyp auftretenden tonischen Kontraktionen der Extremitäten mit einer Dauer von jeweils 0,5–5 Sekunden in einem Abstand von jeweils 20–40 Sekunden kommt. Diesen Kontraktionen folgen meist kurze Weckreaktionen, die zwar nicht zum Erwachen führen, aber dennoch eine Schlaffragmentierung bewirken, weshalb die Patienten vor allem über nicht erholsamen Schlaf, Schläfrigkeit am Tage und gelegentlich auch über Durchschlafstörungen klagen.

Ursächlich ist wahrscheinlich eine Störung des dopaminergen Systems im zentralen Nervensystem im Bereich der Basalganglien (14).

Patienten mit chronischer Niereninsuffizienz haben vermehrt ein PLMS oder ein Restless-legs-Syndrom, wobei sich in der Literatur Häufigkeitsangaben von bis zu 83% finden (7). Die Ursache für die erhöhte Prävalenz ist nicht bekannt; diskutiert werden vor allem urämische Nervenfunktionsstörungen.

Die Eigenanamnese ist in der Diagnose dieser Erkrankungen meist wenig hilfreich, da den Patienten die Beinbewegungen nachts und somit die Ursache ihrer eingeschränkten Tagesbefindlichkeit nicht bewußt sind. Wichtiger sind die Fremdanamnese durch den Bettpartner und die Polysomnographie, die die Erkrankung mit ihren Auswirkungen auf die Schlafstruktur sichert.

Therapeutisch sollten alle Patienten mit einer Schlafapnoe schlafhygienische Maßnahmen (s.o.) berücksichtigen. Außerdem sollten Alkohol und Medikamente, die die Atemfunktion negativ beeinflussen können – wie z.B. Schlafmittel und zentral dämpfende Medikamente –, vermieden und kardiovaskuläre Begleiterkrankungen konsequent therapiert werden.

Bei leichteren Fällen kann ein medikamentöser Therapieversuch mit einem retardierten Theophyllinpräparat zum Schlafengehen unternommen werden; bei schweren Befunden, insbesondere mit ausgeprägter Tagesmüdigkeit oder Tagesschläfrigkeit, hat sich auch bei Dialysepatienten eine Atmungstherapie mit nCPAP (nasale kontinuierliche positive Atemwegsdrucktherapie) bewährt, unter der es zur deutlichen Besserung der klinischen Symptomatik und der Tagesleistungsfähigkeit kommen kann (16). Während eine Intensivierung der Dialysebehandlung bei Patienten mit dialysepflichtiger Niereninsuffizienz und Schlafapnoe in der Regel zu keiner Besserung der Symptomatik führt, konnten nach erfolgreicher Nierentransplantation vollständige Normalisierungen des Schlafes beobachtet werden (10).

Zusammenfassung

Die Prävalenz von Schlafstörungen, insbesondere von Ein- und Durchschlafstörungen, aber auch des Syndroms der periodischen Beinbewegungen und der obstruktiven und zentralen Schlafapnoe, ist bei Patienten mit dialysepflichtiger Niereninsuffizienz deutlich erhöht. Daher sollten diese Erkrankungen in der Differentialdiagnostik mit berücksichtigt und Schlafstörungen nicht einfach als Folge der nephrologischen Grunderkrankung klassifiziert und als nicht therapierbar eingestuft werden, zumal sie im Gegenteil oftmals sehr gut behandelbar sind und somit eine Verbesserung der Lebensqualität der Patienten bewirkt werden kann. Umgekehrt kann eine ungezielte Schlafmitteltherapie zu einer drastischen Verschlechterung der Symptomatik führen.

Literatur

1 American Psychiatric Association (APA): Diagnostisches und statistisches Manual psychischer Störungen (DSM-III-R). Deutsche Bearbeitung und Einführung von Wittchen, H.-U., H. Saß, M. Zaudig, H. Köhler. Beltz, Weinheim 1987 (S. 363–382)
2 Brodeur, C., J. Montplaisir, R. Godbout, R. Marinier: Treatment of restless legs syndrome and periodic movements during sleep with L-dopa: a double-blind, controlled study. Neurology 38 (1988) 1845–1848
3 Craven, J.L., E.M. Rodin, L. Johnson, S.H. Kennedy: The diagnosis of major depression in renal dialysis patients. Psychosom. Med. 49 (1987) 482–492
4 Fein, A.M., M.S. Niederman, L. Imbriano, H. Rosen: Reversal of sleep apena in uremia by dialysis. Arch. intern. Med. 147 (1987) 1355–1356
5 Fletcher, E.C.: Obstructive sleep apnea and the kidney. J. Amer. Soc. Nephrol. 4 (1993) 1111–1121
6 Hajak, G., K. Hajak, J. Staedt, L. Adler, E. Rüther: Grundprinzipien und Anwendungskonzepte zur Pharmakotherapie von Insomnien. Wien. med. Wschr. 144, Suppl. (1994) 32–45
7 Holley, J.L., S. Nespor, R. Rault: A comparison of reported sleep disorders in patients on chronic hemodialysis and continuous peritoneal dialysis. Amer. J. Kidney Dis. 19 (1992) 156–161
8 Kimmel, P.L., G. Miller, W.B. Mendelson: Sleep apnea syndrome in chronic renal disease. Amer. J. Med. 86 (1989) 308–314
9 Kimmel, P.L.: Sleep apnea in end-stage renal disease. Semin. Dialys. 4 (1991) 52–58
10 Langevin, B., D. Fouque, P. Léger, D. Robert: Sleep apnea syndrome and end-stage renal disease. Cure after renal transplantation. Chest 103 (1993) 1330–1335
11 Mendelson, W.B., N.K. Wadhwa, H.E. Greenberg, E. Gujavarty, E. Bergofsky: Effects of hemodialysis on sleep apnea syndrome in end-stage renal disease. Clin. Nephrol. 33 (1990) 247–251
12 Millman, R.P., P.L. Kimmel, E.T. Shore, A.G. Wasserstein: Sleep apnea in hemodialysis patients: the lack of testosterone effect on its pathogenesis. Nephron 40 (1985) 407–410
13 Moldofsky, H., J.M. Krueger, J. Walter, C.A. Dinarello, F.A. Lue, G. Quance, D.G. Oreopoulos: Sleep-promoting material extracted from peritoneal dialysate of patients with end-stage renal disease and insomnia. Periton. Dialys. Bull. 5 (1985) 189–193
14 Montplaisier, J., R. Godbout, G. Pelletier, H. Warnes: Restless legs syndrome and periodic limbs movements during sleep. In Kryger, M.G., T. Roth, W.C. Dement: Principles and Practice of Sleep Medicine. Saunders, Philadelphia 1994 (pp. 589–597)
15 Passouant, B., J. Cadilhac, M. Baldy-Moulinie, C. Mion: Nocturnal sleep in chronic uraemic patients undergoing extrarenal detoxication. Electroenceph. clin. Neurophysiol. 25 (1968) 91–92
16 Pressman, M.R., R.L. Benz, C.R. Schleifer, D.D. Peterson: Sleep disordered breathing in ESRD: acute beneficial effects of treatment with nasal continuous positive airway pressure. Kidney int. 43 (1993) 1134–1139
17 Reichenmiller, H.E., U. Reinhard, F. Dür: Sleep EEG and uraemia. Electroenceph. clin. Neurophysiol. 30 (1971) 263–264
18 Reite, M., D. Buysse, C. Reynolds, W. Mendelson: The use of polysomnography in the evaluation of insomnia. Sleep 18 (1995) 58–70
19 Sanner, B., P. Schilken, M. Burmann-Urbanek, M. Konermann, E. Hecking: Schlafstörungen bei Patienten mit dialysepflichtiger Niereninsuffizienz. Med. Klin., Suppl. 1 (1994) 110 (Abstract)
20 Sanner, B., M. Konermann, A. Sturm: Strukturelle kardiale Veränderungen bei Patienten mit obstruktiver Schlafapnoe. Z. Kardiol. 84 (1995) 360–364
21 Shoop, K.L.: Pruritus in end-stage renal disease. ANNA-J. 21 (1994) 147–153
22 Strub, B., D. Schneider-Helmert, F. Gnirss, A. Blumberg: Schlafstörungen bei Patienten mit chronischer Niereninsuffizienz unter Langzeit-Hämodialysebehandlung. Schweiz. med. Wschr. 112 (1982) 824–828
23 Wadhwa, N.K., M. Seliger, H.E. Greenberg, E. Bergofsky, W.B. Mendelson: Sleep-related respiratory disorders in end-stage renal disease patients on peritoneal dialysis. Periton. Dialys. int. 12 (1992) 51–56
24 Wendland, K.L., I. Greinert: Schlafstörungen bei Dialysepatienten. Rehabilitation 28 (1989) 74–77
25 Wiemann, J., B. Sanner, A. Sturm: Schlafapnoesyndrom. Dtsch. med. Wschr. 117 (1992) 1928–1934
26 Young, T., M. Palta, J. Dempsey, J. Skatrud, S. Weber, S. Badr: The occurrence of sleep-disordered breathing among middle-aged adults. New Engl. J. Med. 328 (1993) 1230–1235

19 Kardiale Komplikationen bei terminaler Niereninsuffizienz

S. Wolf und T. Risler

Häufigkeit und Bedeutung

Die kardialen Erkrankungen bestimmen die Prognose der Patienten, die sich einem Nierenersatzverfahren unterziehen müssen (18, 28). Das kardiale Risiko steigt im Laufe der zunehmenden Niereninsuffizienz an, um bei Beginn der Dialysebehandlung ein Plateau zu erreichen, das auch danach nicht abfällt. In den letzten Jahren hat die Dialysetechnologie zwar entscheidende Fortschritte gemacht; dennoch besserten sich die kardiovaskulären Komplikationen nicht wesentlich. Sie stellen weiterhin mit ca. 50% die häufigste Todesursache der Dialysepatienten dar (Tab. 19.1) (17, 63).

Das Ausmaß dieses Problems gewinnt an Bedeutung, da zum einen die mittlere Überlebenszeit unter Dialyse steigt, d.h., der Altersdurchschnitt ist innerhalb der letzten Jahre deutlich zugunsten der über 60jährigen gestiegen. Zum anderen nehmen die Faktoren, die zu einer kardialen Komplikation prädisponieren, wie z.B. das Auftreten eines Diabetes mellitus und die arterielle Hypertonie, stetig zu.

Foley u. Mitarb. (18) konnten zeigen, daß bereits zu Dialysebeginn 37% der niereninsuffizienten Patienten an einer Herzinsuffizienz leiden. Ca. 25% der Patienten, die zunächst kardial unauffällig erschienen, entwickelten nach einer Untersuchung von Harnett u. Mitarb. (23) innerhalb eines 41monatigen Follow-up unter Dialyse eine manifeste Herzinsuffizienz.

Bezüglich der kardiovaskulären Mortalität spielt die koronare Herzkrankheit neben der Myokardinsuffizienz eine fast ebenso große Rolle. Bereits 1979 berichteten Rostand u. Mitarb. (53), daß 26% der urämischen Patienten eine koronare Herzerkrankung aufweisen. Foley u. Mitarb. (18) stellten in einer Studie fest, daß zu Beginn der Nierenersatztherapie 34% der Patienten über eine Angina-pectoris-Symptomatik berichteten oder bereits einen Myokardinfarkt erlitten hatten. Das Hospitalisationsrisiko infolge einer ischämischen Herzattacke nach Dialysebeginn beträgt 10–20% (5, 23). Davon wurde die Hälfte erstmalig wegen einer koronaren Herzerkrankung behandelt (22). Die kardiovaskuläre Mortalität infolge eines Myokardinfarktes beim terminal Niereninsuffizienten ist um 10–15% höher als beim nierengesunden Patienten (51); auch zeigt sie keine direkte Korrelation zum Alter des Patienten. Dies weist auf das Vorliegen zusätzlicher kardiovaskulärer Mortalitätsrisiken beim Dialysepatienten neben einer erhöhten Arterioskleroseneigung hin. Diese können unter anderem zu myokardialen Veränderungen führen und sind somit für die höhere Inzidenz kardiovaskulärer Komplikationen mitverantwortlich (Abb. 19.1, Tab. 19.2).

Sowohl die koronare Herzkrankheit wie auch die Entwicklung einer Herzinsuffizienz infolge einer Kardiomyopathie bestimmen entscheidend das Überleben der Patienten, die ihre Nierenfunktion eingebüßt haben.

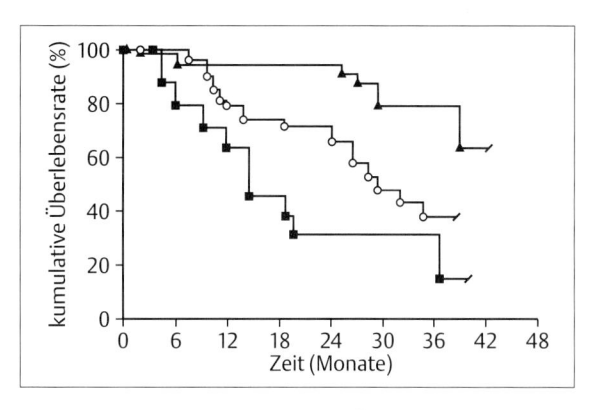

Abb. 19.1 Prozentuale kumulative Überlebensrate von Dialysepatienten mit einer hypertroph-hyperkinetischen Herzerkrankung (■), einer dilatativen Kardiomyopathie (○) und einem normalen Echokardiogramm (▲) (nach Parfrey u. Mitarb.).

Tabelle 19.1 Todesursachen bei Dialysepatienten (aus King, A.J., u.a.: Contr. Nephrol. 41 [1984] 306)

Myokardinfarkt	12,5
Myokardinsuffizienz	8,4
plötzlicher Herztod	9,0
Hochdruckkrise	5,2
Hyperkaliämie	3,4
Perikarditis	2,2
Lugenembolien	1,5
zerebrovaskuläre Ereignisse	10,3
andere Ursachen	47,6

Tabelle 19.2 Kardiovaskuläre Komplikationen bei terminaler Niereninsuffizienz

- systolische Dysfunktion
- diastolische Dysfunktion
- linksventrikuläre Hypertrophie
- ischämische Herzerkrankung
- ventrikuläre Arrhythmien
- Endokarditis/Perikarditis
- Herzklappenveränderung

Diagnostik

Um das kardiale Risiko des terminal niereninsuffizienten Patienten senken zu können, ist es von entscheidender

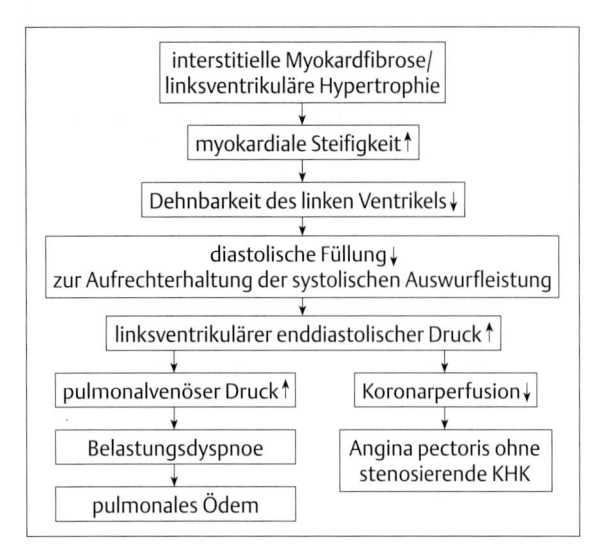

Abb. 19.2 Pathogenese der Angina-pectoris-Symptomatik und der Belastungsdyspnoe unter Einbeziehung der diastolischen myokardialen Compliancestörung.

Tabelle 19.3 Echokardiographische Diagnostik bei urämischer Kardiomyopathie

- linksventrikuläre Diameter
- Ausmaß der linksventrikulären Hypertrophie
- globale und regionale systolische Funktion
- diastolische Funktion linker Ventrikel
- semiquantitative Abschätzung des Perikardergusses
- morphologische und funktionelle Relevanz der Klappenveränderungen

Bedeutung, die Ätiologie der kardiovaskulären Komplikation zu klassifizieren und zu charakterisieren. Die am häufigsten geklagten Symptome des Dialysepatienten sind die Angina pectoris und die Belastungsdyspnoe (Abb. 19.2).

Problematisch ist jedoch die geringe Sensitivität wie auch Spezifität dieser Angaben. Gleichfalls geben die körperliche Untersuchung, das Ruhe-EKG sowie die Ergometrie nur Hinweise auf das Vorliegen der Ursache. Die Spezifität der Thalliummyokardszintigraphie in der Diagnostik ischämischer und narbiger Myokardareale wird bei Dialysepatienten gleichfalls durch eine hohe Rate falsch positiver Minderbelegungen eingeschränkt (19).

Sowohl die konventionelle ein- und zweidimensionale Echokardiographie als auch die Farbdopplerechokardiographie sind Mittel der Wahl in der Diagnostik der urämischen Kardiomyopathie, u.a. aufgrund ihrer Nichtinvasivität. Mit ihnen lassen sich die linksventrikulären Diameter berechnen, das Ausmaß der linksventrikulären Hypertrophie, die systolische und diastolische Funktion des linken Ventrikels, ein Perikarderguß semiquantitativ darstellen sowie Veränderungen der Herzklappen abschätzen (Tab. 19.3).

Sie dient der Verlaufskontrolle der kardialen Funktion beim Dialysepatienten und sollte als Basisdiagnostik noch vor Einleitung der Dialysebehandlung durchgeführt werden. Zur besseren Abschätzung der systolischen Funktion sowie regionaler linksventrikulärer Wandmotilitätsstörungen dient die Radionuklidangiographie. Die Diagnostik der koronaren Herzerkrankung ist schwieriger aufgrund der hohen Prävalenz der nichtarteriosklerotisch bedingten Ischämie, z.B. infolge einer eingeschränkten Koronarreserve bei linksventrikulärer Hypertrophie ohne Vorliegen einer eigenständigen stenosierenden koronaren Herzerkrankung. Der Wert der Ergometrie ist sehr eingeschränkt, da insbesondere das Zusammentreffen von myokardialer Hypertrophie und ausgeprägter Anämie im Echokardiogramm Zeichen einer Ischämie bewirkt, deren Bedeutung meist nur schwer abzuschätzen ist. So ist Mittel der Wahl zum Nachweis einer hämodynamisch bedeutsamen Koronarstenose die invasive Linksherzkatheteruntersuchung mit Koronarangiographie.

Ätiologie

Die Patienten leiden zu Beginn der Nierenersatztherapie bereits unter einer ganzen Zahl von Erkrankungen, die ätiologisch entscheidend für das Auftreten oder die Progression der ischämischen wie auch der nichtischämischen Herzkrankheit dieser Patienten sind (Tab. 19.6). Diese Risikofaktoren prädisponieren zu myokardialen Veränderungen, die zur „urämischen Kardiomyopathie" führen (Abb. 19.3).

Nur 25% der Patienten weisen zu Beginn der Dialysebehandlung normale linksventrikuläre Funktion und Diameter auf. Ungefähr 28% haben bereits eine linksventrikuläre Hypertrophie, 43% einen dilatierten linken Ventrikel mit normaler Ejektionsfraktion, 34% einen vergrößerten linken Vorhof als Hinweis auf eine diastolische Dysfunktion, 9% eine Perikardverdickung, 11% eine Mitralklappenringverkalkung und 12% eine Aortensklerose.

Diese zum einen hämodynamisch, zum anderen mikro- und makrostrukturell bedingten Myokardverän-

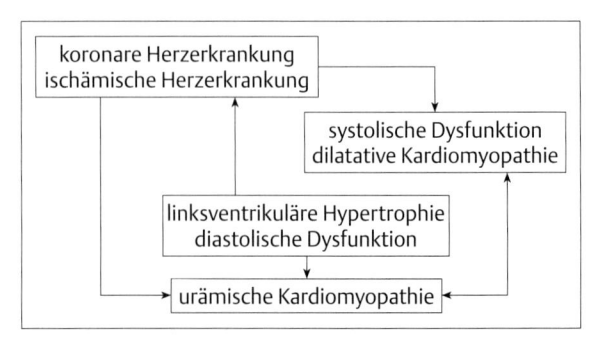

Abb. 19.3 Prädisponierende Faktoren für die Entwicklung einer „urämischen Kardiomyopathie".

Tabelle 19.4 Echokardiographische Befunde bei 32 Patienten mit Niereninsuffizienz und 131 Langzeithämodialysepatienten (HD) (aus Wizemann, V., W. Kramer: Nieren- u. Hochdruckkr. 16 [1987] 2)

Erkrankung	Präterminale Niereninsuffizienz (n = 32)	HD (< 1 Jahr) (n = 30)	HD (1 – 5 Jahre) (n = 69)	HD (> 5 Jahre) (n = 32)
Normalbefund	25%	36%	18%	9%
linksventrikuläre Hypertrophie	28%	26%	37%	49%
linksventrikuläre Dilatation	43%	20%	27%	34%
linksatriale Dilatation	34%	29%	36%	46%
Perikardverdickung	9%	12%	12%	13%
Mitralringverkalkung	11%	11%	10%	12%
Aortensklerose	12%	10%	11%	16%

derungen unterliegen in Abhängigkeit von der Dialysebehandlung einer prozentualen Verteilungsänderung (Tab. 19.4).

Mikrostrukturell liegt bei der urämischen Kardiomyopathie ein größtenteils hypertrophiertes Myokard vor, welches durch eine ausgeprägte diffuse Fibrosierung gekennzeichnet ist.

Diese ist unter anderem mit für die diastolische Compliancestörung des linken Ventrikels infolge der zunehmender Myokardsteifigkeit mit nachfolgend erhöhten linksventrikulären Druckwerten verantwortlich.

Kardiomyopathie

Überblick über Pathophysiologie und pathologische Anatomie

Im Verlaufe der abnehmenden Nierenleistung kommt es bereits im Stadium der kompensierten Retention zu hämodynamischen und metabolischen Veränderungen, die schon zu Dialysebeginn bereits entscheidende strukturelle Veränderungen des Myokards bewirkt haben. Die renale Hypertonie in Verbindung mit der renalen Anämie bedeutet für das Herz sowohl eine Druck- wie auch Volumenbelastung (25, 36). Die arterielle Hypertonie (22), in einigen Fällen auch eine Aortenstenose werden zu einer konzentrischen Hypertrophie führen. Bei Dialysepatienten findet sich aber häufig auch eine asymmetrische Septumhypertrophie. Heng u. Mitarb. (25) führten dies auf einen vergleichsweise höheren Streß des Septums im Vergleich zur freien Wand bei erhöhter Nachlast zurück.

Der hyperzirkulatorische Zustand des anämischen Niereninsuffizienten bewirkt durch die Volumenbelastung (arteriovenöser Shunt, Überwässerung) eine Dilatation des Herzens. Das Ergebnis ist eine für die Dialysepatienten typische Kombination von myokardialer Hypertrophie und kardialer Dilatation (Abb. 19.4).

Diese „gegenläufige" Entwicklung wird unterstützt durch den sekundären Hyperparathyreoidismus, eine häufige Malnutrition dieser Patienten, ihre arteriovenöse Fistel, eine mangelnde Dialysequalität und natürlich durch die Folge ischämischer Myokardschäden. Die bei

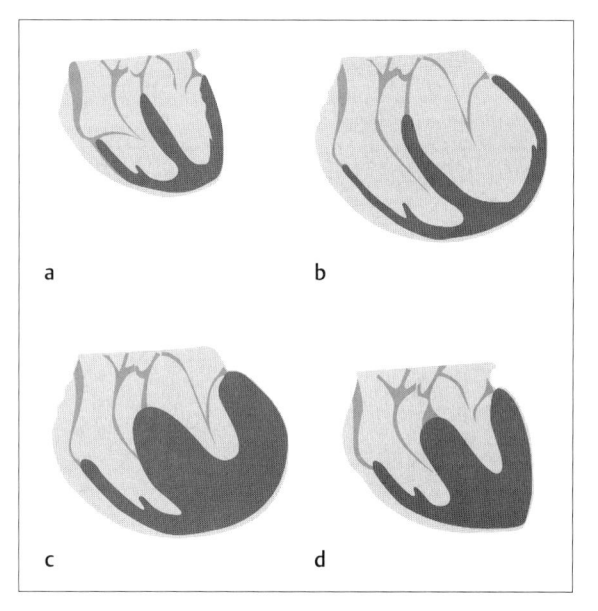

Abb. 19.4 Schematische makroskopische Darstellung des Myokards: **a** Normales Herz, **b** dilatative Kardiomyopathie, **c** urämische Kardiomyopathie, **d** hypertrophe Kardiomyopathie.

diesen Patienten typische Kombination von systolischer und diastolischer Dysfunktion des Myokards ist das Ergebnis (Abb. 19.5).

Die klinischen Konsequenzen der Myokardveränderungen bei der chronischen Urämie resultieren aus der kardialen Dilatation, der ischämischen Herzerkrankung und der linksventrikulären Hypertrophie (Abb. 19.6).

Die Kardiomyopathie beinhaltet zum Großteil eine linksventrikuläre Hypertrophie mit normaler systolischer Funktion oder dilatativer Kardiomyopathie mit systolischer Dysfunktion. Die ischämisch bedingten Symptome resultieren aus einer manifesten koronaren Herzerkrankung mit hämodynamisch bedeutsamen Stenosen oder aus einer nichtarteriosklerotisch bedingten Ischämie infolge einer myokardialen Sauerstoffunterversorgung (Tab. 19.5).

Eine häufige Komplikation unter der Hämodialyse ist die symptomatische Hypotonie. Die Pathophysiologie

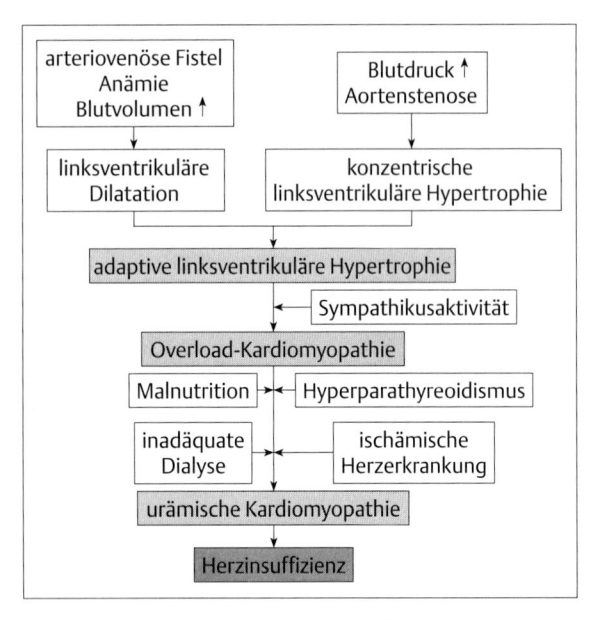

Abb. 19.5 Pathogenese der Herzinsuffizienz in der chronischen Urämie.

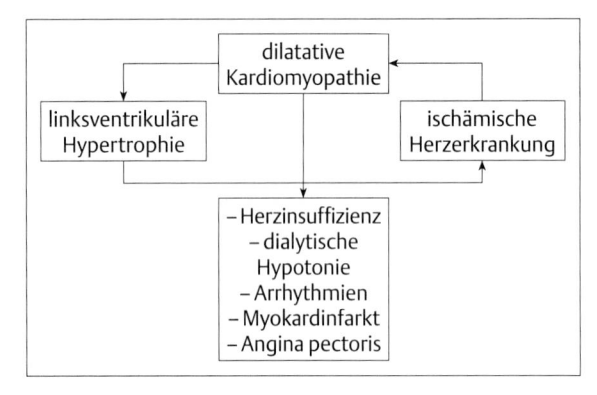

Abb. 19.6 Klinische Konsequenzen der Kardiomyopathie und der ischämischen Herzerkrankung unter Einflußnahme auf die linksventrikuläre Hypertrophie.

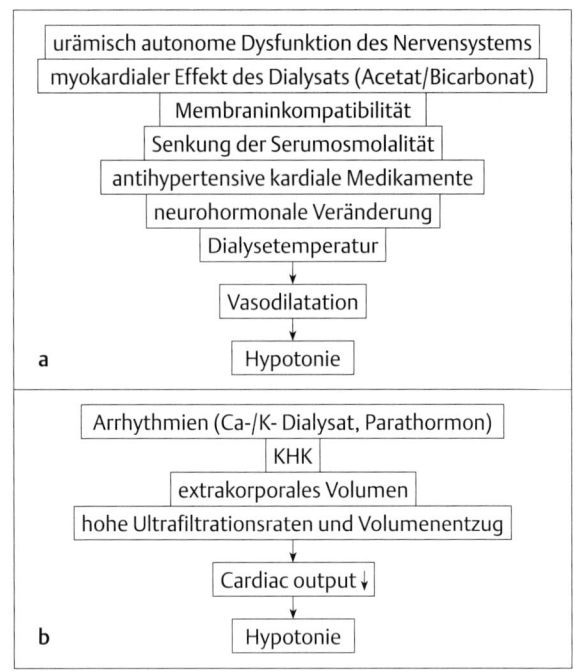

Abb. 19.7 Zusammenstellung prädisponierender Faktoren, die einen Blutdruckabfall unter Hämodialyse begünstigen.

Tabelle 19.5 Kardiovaskuläre Komplikationen: Prävalenz von klinischen und echokardiographischen Manifestationen (aus Foley, R. N., u. a.: J. Amer. Soc. Nephrol. 4 [1993] 345)

Klinik	Patienten in %
ischämische Herzerkrankung	22
Herzinsuffizienz	31
Arrhythmien	7
Echokardiographie	
linksventrikuläre Hypertrophie mit normaler systolischer Funktion	76
linkes Atrium dilatiert	30
linker Ventrikel dilatiert	23
systolische Dysfunktion	15

dieser klinischen Manifestation ist multifaktoriell (Abb. 19.7).

Systolische Dysfunktion

Parfrey u. Mitarb. (47) konnten bei 53 % der Dialysepatienten eine dilatative Kardiomyopathie diagnostizieren, deren 2-Jahres-Überleben nur 67 % erreichte (90 % bei Dialysepatienten mit normaler Echokardiographie) (Abb. 19.1). Die linksventrikuläre systolische Dysfunktion wird bei diesen Patienten auf eine Reihe verschiedener Ursachen zurückgeführt, deren Bedeutung sehr unterschiedlich eingeschätzt wird (Tab. 19.6).

Grundsätzlich kann eine reduzierte myokardiale systolische Funktion durch eine ischämische Herzerkrankung bedingt sein. An der Genese der systolischen Dysfunktion beim terminal Niereninsuffizienten ist der sekundäre Hyperparathyreodismus entscheidend beteiligt. Sowohl der primäre (59) als auch der sekundäre Hyperparathyreoidismus (37) können eine myokardiale Hypertrophie, aber auch den Untergang von Myozyten (43) und die Entwicklung einer interstitiellen Fibrose induzieren. Die Rolle des Parathormons ist umstritten (13, 36). Zelluntergang und Fibroseentstehung können aber ebensogut durch die häufig beim Dialysepatienten bestehende Malnutrition entstehen. Im Serum dialysepflichtiger Patienten wurden direkt die Kontraktilität hemmende Substanzen nachgewiesen (62). Sollte ein Carnitinmangel, der nicht alleine durch Plasmaspiegel und somit schwer nachweisbar ist, bestehen, so kann die Substitution die Myokardfunktion verbessern (15). Ein zusätzlicher entscheidender Faktor in der Genese

Tabelle 19.6 Prädisponierende Faktoren für die systolische und diastolische Dysfunktion des linken Ventrikels

Inadäquate linksventrikuläre Hypertrophie
Hyperzirkulation (Anämie, H$_2$O-/Salzretention, arteriovenöse Fistel)
Hypertonie
Urämie
Aluminium

Systolische Dysfunktion
reduzierte Myokardkontraktilität
Myokardinfarkt
Carnitinmangel
Acetatdialyse
Urämietoxine

Diastolische Dysfunktion
Hypertonie
reduzierte vaskuläre Compliance
urämische Toxine (z. B. Parathormon)
Anämie

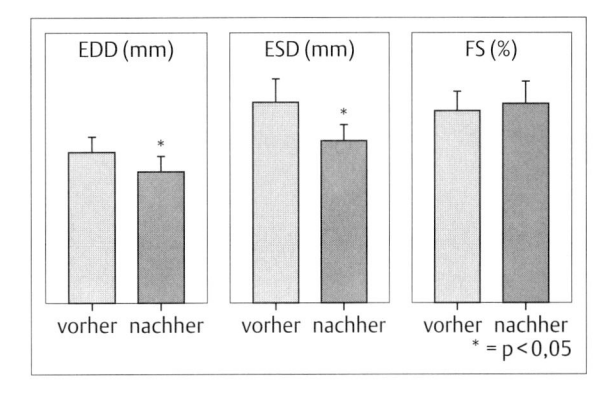

Abb. 19.8 Einfluß einer Dauerdialysebehandlung auf den linksventrikulären enddiastolischen Durchmesser (EDD), den endsystolischen Durchmesser (ESD) sowie die linksventrikuläre Verkürzungsfraktion (FS = fractional shortening) (n = 55) (nach Josephs u. Mitarb.).

$* = p < 0,05$

der systolische Dysfunktion scheint die Hyperzirkulation zu sein, die bei vielen Dialysepatienten nachweisbar ist. Die Volumenbelastung des linken Ventrikels, zum einen durch die chronische Volumenüberladung, zum anderen durch das erhöhte Herzzeitvolumen infolge der arteriovenösen Fistel, bewirkt eine Dilatation des linken Ventrikels. Diese muß gleichzeitig zu einer linksventrikulären Hypertrophie führen, da entsprechend dem Laplace-Gesetz nur so der Wandstreß gleich gehalten werden kann. Die Anämie trägt zu dieser Entwicklung bei. Die Therapie der renalen Anämie durch Erythropoetin hat gezeigt, daß sowohl die linksventrikuläre Dilatation wie auch die Wanddickenzunahme verhindert und damit die linksventrikuläre Funktion verbessert werden kann (20).

Das Dialyseregime selber ist von zusätzlicher Bedeutung. Grundsätzlich verbessert die Dialyse die Myokardfunktion durch Verminderung der Nachlast, Erhöhung des ionisierten Calciums und Elimination des „kardiodepressiven Faktors" (Abb. 19.8). Das Acetat als Dialysatpuffer hat eine kardiodepressive Wirkung bei herzkranken Patienten. Nicht sicher zu unterscheiden ist, welcher der möglichen Wirkungsmechanismen tatsächlich von Bedeutung ist:

- direkter kardiodepressiver Effekt,
- metabolische Azidose,
- Hypoxie,
- Blutdruckabfälle durch inadäquate Vasodilatation.

Diastolische Dysfunktion

Neben der systolischen Dysfunktion des Myokards, die sich am besten in Form der dilatativen Kardiomyopathie beschreiben läßt, ist die diastolische Dysfunktion eine Compliancestörung des Ventrikelmyokards bei guter systolischer Funktion, die durch eine Hypertrophie des Myokards und des linken Vorhofs zu erklären ist. Eine verminderte Dehnbarkeit oder Compliance des Myokards, die eine unzureichende Füllung des linken Ventrikels mit vermindertem Volumen des Ventrikelkavums bewirkt, ist verantwortlich sowohl für ein Vorwärts- wie auch ein Rückwärtsversagen des Herzens. Die pathologische Verminderung der Ventrikelfüllung führt einerseits zu einem Rückstau in die Lunge, aber auch zu einer signifikanten Verminderung des Schlagvolumens.

Ein wichtiger ätiologischer Faktor für die myokardiale Hypertrophie ist die arterielle Hypertonie. Diese Anpassung an die chronische Druckbelastung ist nur eine Ursache für die linksventrikuläre Hypertrophie. Wachstumsfaktoren haben wahrscheinlich zusätzlich eine Bedeutung für die Hypertrophieentwicklung des Myokards, die bei Dialysepatienten begleitet ist von einer interstitiellen Fibrose. Converse u. Mitarb. (7) konnten bei Patienten mit terminaler Niereninsuffizienz eine Vermehrung der Catecholamine nachweisen. Angiotensin II, ein anderer Wachstumsfaktor, scheint prognostisch wichtig zu sein, wie Therapieversuche mit ACE-Hemmern bei Niereninsuffizienten nahelegen, die bei gleicher antihypertensiver Wirkung gegenüber anderen blutdrucksenkenden Medikamenten einen Vorteil erbringen (9). Typisch für die terminale Niereninsuffizienz ist eine Insulinresistenz bei reduzierter Insulinclearance. Die erhöhte Insulinplasmakonzentration ist ein weiterer Wachstumsstimulus (38). Von London u. Mitarb. (37) wird das Parathormon für die Hypertrophie mitverantwortlich gemacht.

Faßt man zusammen, so ist die arterielle Hypertonie sowie die reduzierte vaskuläre Compliance sicher von Bedeutung für die diastolische Dysfunktion des linken Ventrikels bei Dialysepatienten. Das immer genannte „urämische Serum" erscheint in seiner wachstumsfördernden Potenz bis heute nicht ausreichend definiert, hat aber sicher eine Bedeutung. Im Gegensatz zur systolischen Dysfunktion scheint das Dialyseregime für die diastolische Compliancestörung nicht von Bedeutung zu sein, da die Peritonealdialyse keinen Vorteil gegenüber der Hämodialyse bietet (31).

Linksventrikuläre Hypertrophie

Die linksventrikuläre Hypertrophie ist als zentrale strukturell-morphologische Manifestation der urämischen Kardiomyopathie zu bewerten und zeigt eine hohe Prävalenz, nach weitgehend übereinstimmenden Ergebnissen zahlreicher Untersucher zwischen 50 und 70% (29, 48). Auffallend ist der hohe Anteil einer asymmetrischen Septumhypertrophie im Vergleich zur linksventrikulären Hypertrophie auf dem Boden anderer kardialer Grunderkrankungen (Abb. 19.9).

Pathogenetisch werden verschiedene Faktoren angeschuldigt. Zum einen wird eine Abhängigkeit der linksventrikulären Hypertrophie von der Dialysedauer, dem Patientenalter, dem Ausmaß des sekundären Hyperparathyreoidismus und dem Grad der renalen Anämie beschrieben (29, 37). Zum anderen kommt der renalen Hypertonie in der Entwicklung der linksventrikulären Hypertrophie eine entscheidende Rolle zu. Wichtig hierbei erscheint bereits die Entstehung im prädialytischen Stadium; auch zeigt sich durchaus ein Progreß unter Normotonie. Eisenberg u. Mitarb. (14) fanden eine Korrelation zwischen der linksventrikulären Hypertrophie und dem systolischen Blutdruck unabhängig von den diastolischen Druckwerten.

Interessant ist auch, daß sich eine linksventrikuläre Hypertrophie auch bei terminaler Niereninsuffizienz unter der kontinuierlichen Peritonealdialyse entwickelt, d.h. unabhängig von extremen Blutdruck- und extrazellulären Volumenschwankungen (Abb. 19.10) (29).

Das Ausmaß der linksventrikulären Muskelmassenvermehrung im Vergleich zum Grad der Druckbelastung ist verhältnismäßig hoch, so daß sich der Begriff einer „inadäquaten Hypertrophie" beim terminal Niereninsuffizienten eingebürgert hat (37). Dies kann ein Hinweis auf die Beteiligung spezifisch urämischer Faktoren an der Genese der urämischen linksventrikulären Hypertrophie sein. Zusätzlich wird diese Vorstellung auch dadurch unterstützt, daß ca. 70% der Dialysepatienten eine linksventrikuläre Hypertrophie entwickeln (17), im Rahmen der essentiellen arteriellen Hypertonie die Prävalenz jedoch nur ca. 40% beträgt und dies erneut ein Hinweis auf zusätzliche Urämietoxine ist. Eine Hypertrophieregression konnte bei der essentiellen arteriellen Hypertonie sowohl für ACE-Hemmer, Calciumantagonisten und β-Blocker nachgewiesen werden. Vergleichbare Daten für die urämische linksventrikuläre Hypertrophie liegen bislang nicht vor. Verschiedene Studien konnten zeigen, daß sich eine einmal entwickelte linksventrikuläre Hypertrophie auch nach Blutdrucknormalisierung in den meisten Fällen nicht mehr zurückbildet (49). Canella u. Mitarb. (3) konnten jedoch eine Rückbildung der linksventrikulären Hypertrophie unter langdauernder antihypertensiver Thera-

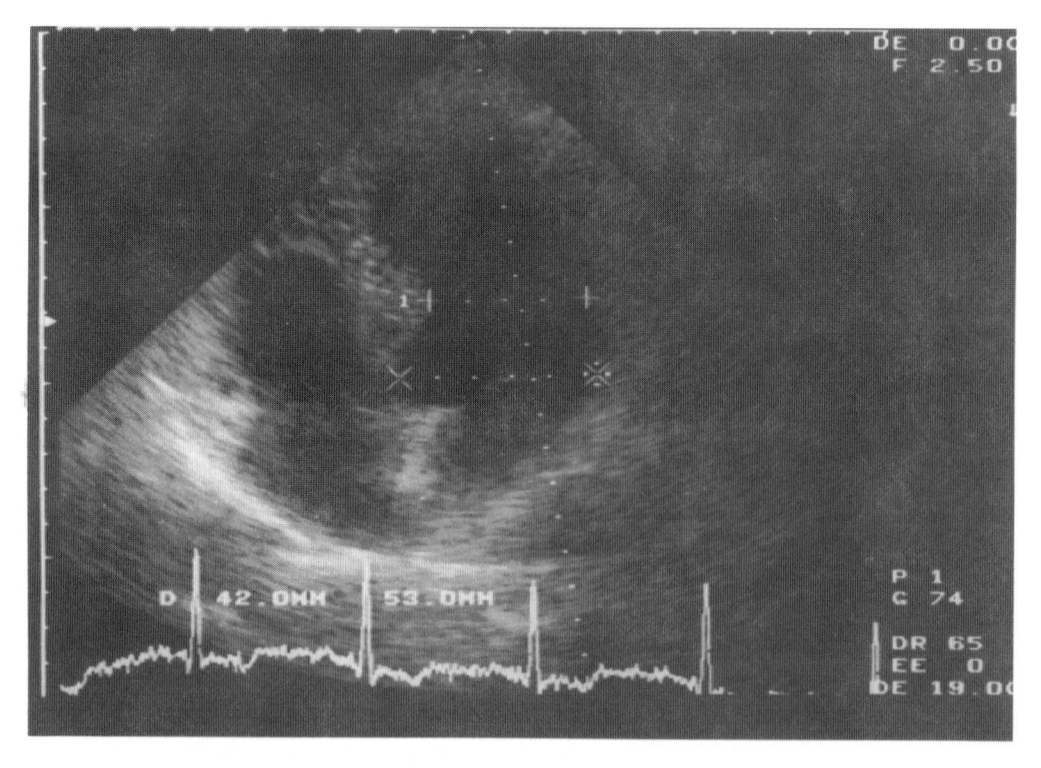

Abb. 19.9 Zweidimensionale Echokardiographie eines 73jährigen Langzeithämodialysepatienten mit einer ausgeprägten asymmetrischen Septumhypertrophie – Septum bis zu 18 mm. x...x = maximaler diastolischer Diameter des linken Ventrikels mit 53 mm. +...+ = durch die septale Hypertrophie auf 42 mm reduzierter linksventrikulärer Diameter.

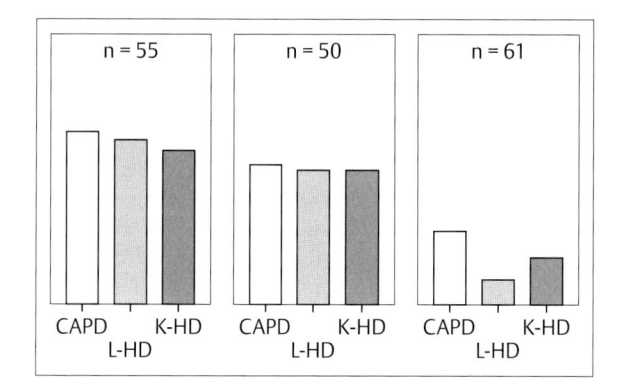

Abb. 19.10 Linksventrikuläre Hypertrophie, asymmetrische Septumhypertrophie und linksventrikuläre Dilatation in Abhängigkeit von der Dialysemodalität. CAPD = kontinuierliche ambulante Peritonealdialyse, L-HD = Langzeithämodialyse, K-HD = Kurzzeithämodialyse (nach Huting u. Alpert).

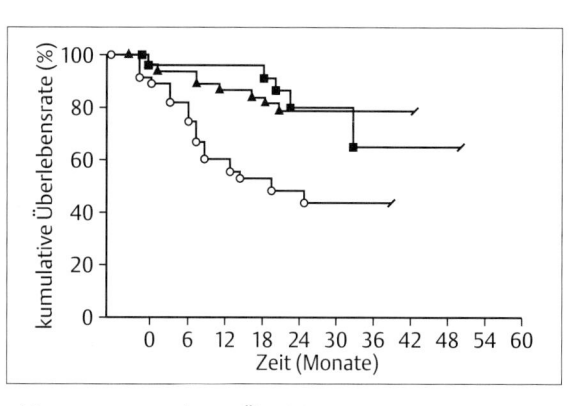

Abb. 19.12 Kumulative Überlebensrate von Dialysepatienten mit einem normalen Echokardiogramm (■), einer milden Hypertrophie (▲) und einer schweren linksventrikulären Hypertrophie (○) (nach Parfrey u. Mitarb.).

pie mittels einer Dreiermedikation unter Verwendung von ACE-Hemmern, β-Blockern und Calciumantagonisten feststellen (Abb. 19.11).

Dies ist um so bedeutsamer, da die linksventrikuläre Hypertrophie einen entscheidenden Risikofaktor für die Mortalität bei der essentiellen arteriellen Hypertonie wie auch bei Dialysepatienten darstellt. So waren in einer Verlaufsuntersuchung von Parfrey u. Mitarb. (49) ca. 47% der Patienten mit schwerer linksventrikulärer Hypertrophie, definiert durch die echokardiographisch bestimmte Wanddicke von über 13 mm, im Vergleich zu 15% der Patienten mit einer milden Hypertrophie und 3% der Patienten ohne linksventrikuläre Hypertrophie binnen 2 Jahren verstorben (Abb. 19.12).

Dies unterstreicht die Notwendigkeit der frühzeitigen und aggressiven Therapie der renalen Hypertonie, um somit eine mögliche linksventrikuläre Hypertrophie präventiv zu beeinflussen.

Auch gibt es Hinweise für den Einfluß des Parathormons auf die linksventrikuläre Hypertrophie. Harnett u. Mitarb. (21) beschreiben einen Zusammenhang zwischen der linksventrikulären Hypertrophie, der arteriellen Hypertonie und hohen Serumparathormonspiegeln. Bei 55% (104 von 189) der terminal niereninsuffizienten Probanden fand man eine linksventrikuläre Hypertrophie. Patienten unter Hämodialyse sind zu 65% (52 von 83), unter Peritonealdialyse zu 90% (18 von 20) betroffen. Nach Nierentransplantation fand sich eine linksventrikuläre Hpyertonie bei 40% (34 von 86) der Patienten. Dies unterstützt den besonderen Stellenwert des Parathormons in der Pathogenese der linksventrikulären Hypertrophie.

Ischämische Herzerkrankung

Während nierengesunde Patienten überwiegend unter der arteriosklerotisch bedingten ischämischen Herzkrankheit leiden, ist dies bei terminaler Niereninsuffizienz ein vergleichsweise kleiner Teil. Die nicht atherosklerotisch bedingte Ischämie des Myokards spielt eine größere Rolle. Offensichtlich ist die häufig vorhandene myokardiale Hypertrophie mit einer verschlechterten O_2-Versorgung des Herzmuskelgewebes in Verbindung mit der Anämie die Ursache für ischämische Veränderungen des Myokards im Sinne von Zelluntergang und konsekutiver interstitieller Fibrose. Dazu tragen die pathologisch veränderten Gefäße bei. Endothelveränderungen werden bei terminal niereninsuffizienten Patienten (33) und verstärkt bei Diabetikern (65) und im Rahmen der arteriellen Hypertonie gefunden. Dem Calcium-Phosphat-Metabolismus kommt eine erhebliche Bedeutung zu. So konnten bei Dialysepatienten vermehrt Verkalkungen der kleinen Gefäße nachgewiesen werden. Neben dem Hyperparathyreoidismus wurde ein erhöhtes Calcium-Phosphat-Produkt bei Dialysepatienten mit einer koronaren Herzerkrankung nachge-

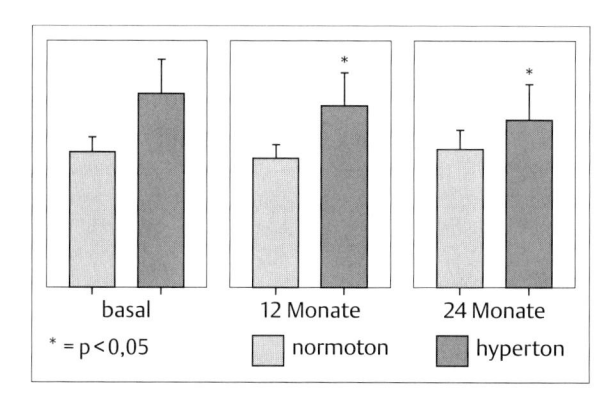

Abb. 19.11 Regression der linksventrikulären Hypertrophie bei normotonen und hypertonen Hämodialysepatienten über 24 Monate unter einer antihypertensiven Therapie mit β-Blockern, ACE-Hemmern, Calciumantagonisten. Zahl der hypertonen Hämodialysepatienten = 8, Zahl der normotonen Hämodialysepatienten = 9 (nach Cannella u. Mitarb.).

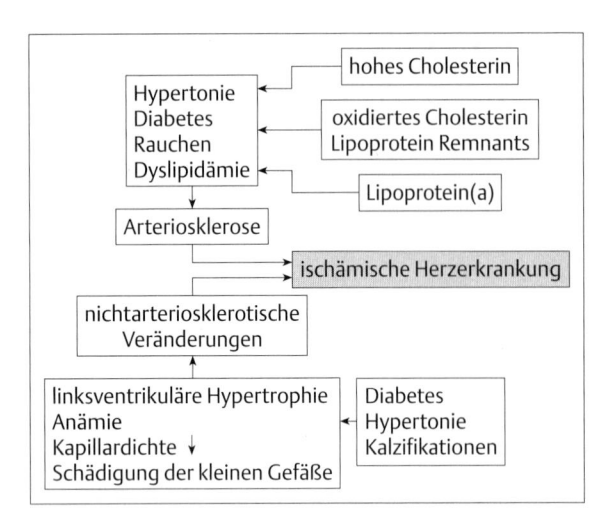

Abb. 19.13 Pathogenese der ischämischen Herzerkrankung in der chronischen Urämie. Arteriosklerotisch und nichtarteriosklerotisch bedingte pektangionöse Symptome.

wiesen (54). Der intrazelluläre Calciumkonzentrationsanstieg, den Massry u. Smogorzewski (43) auf den Hyperparathyreoidismus zurückführen, ist von besonderer Bedeutung für die Gefäß- und Organfunktionsdefizite des terminal niereninsuffizienten Patienten.

Zu diesen Ursachen in der Pathogenese der ischämischen Myokardveränderungen, die auf die Folgen der Niereninsuffizienz zurückzuführen sind, kommen die bekannten Risikofaktoren der koronaren Herzkrankheit wie Hypertonus, Rauchen, Diabetes mellitus und Hyperlipoproteinämie hinzu.

Die absolute Höhe der Lipidfraktionen scheint nicht die entscheidende Rolle zu spielen. Im Gegensatz zu den Hämodialysepatienten haben die Peritonealdialysepatienten erhöhte Triglyceride und LDL in Abhängigkeit von der Höhe der Kohlenhydratzufuhr. Die Zusammensetzung der einzelnen Fraktionen (LDL, HDL) unterscheidet sich signifikant von nierengesunden Probanden (35). Aufgrund eines Defektes des postprandialen Lipoproteinmetabolismus wirken hohe Konzentrationen von Chylomikronen auf die Gefäßwand (61). Oxidationsprodukte des LDL (39) sind beim terminal niereninsuffizienten Patienten genauso erhöht wie Lipoprotein (a) (26). Beide werden mit der vorzeitigen Sklerose der Gefäße in Verbindung gebracht (Abb. 19.13) (8, 11).

Therapie bei Kardiomyopathie und ischämischer Herzerkrankung

Die sehr heterogene, große Anzahl von möglichen Ursachen für die „urämische Kardiomyopathie" kompliziert die Therapie. Die Behandlung der arteriellen Hypertonie darf sich nicht nur auf eine Normalisierung des Blutdruckes beschränken. Das Ziel muß eine Regression der myokardialen Hypertrophie sein. Aus Studien an Patienten mit einer essentiellen Hypertonie ist bekannt, daß bei diesen Patienten eine Normalisierung des Blutdruckes unabhängig vom gewählten Antihypertensivum zu einer Verminderung der myokardialen Hypertrophie führt. An einer kleinen Anzahl von Patienten konnten Cannella u. Mitarb. (3) dies auch für Dialysepatienten bestätigen (Abb. 19.11). Die urämische Kardiomyopathie als spezifische Kombination aus Druck- und Volumenbelastung muß im Hinblick auf eine mögliche Organprotektion behandelt werden. Dafür eignen sich theoretisch ACE-Hemmer und β-Blocker am besten, da sie neben der Blutdrucksenkung Einfluß auf die wachstumsrelevanten Hormone nehmen. Da Diuretika bei Dialysepatienten nur eine sehr eingeschränkte Indikation haben, muß die Dialysebehandlung die optimale Flüssigkeits- und Kochsalzrestriktion erreichen.

Dazu ist nach Untersuchung von Churchill u. Mitarb. (6) die High-flux-Dialyse besonders gut geeignet. Sie bewirkt eine deutliche Verminderung der durch die Volumenbelastung bedingten linksventrikulären Dilatation (Abb. 19.8). Die Entwicklung der urämischen Kardiomyopathie in Abhängigkeit von der Dialysemodalität wie dem gewählten Nierenersatzverfahren und der Dialysedauer ist bislang noch nicht ausreichend untersucht.

Der Behandlung der renalen Anämie der Dialysepatienten kommt eine große Bedeutung zu, da es sich gezeigt hat, daß eine Anhebung des Serumhämoglobins mit Hilfe des Erythropoetins die urämische Kardiomyopathie bessern kann. Bisher geht man davon aus, die Hämoglobinkonzentration nur auf etwa 10 g% (6,2 mmol/l) anzuheben, aus Furcht vor Komplikationen, insbesondere Thrombosen. Weitere Studien müssen zeigen, ob eine völlige Normalisierung der Hämoglobinkonzentration nicht wesentlich effektiver ist, ohne den Patienten zu gefährden.

Daß die urämisch induzierten kardialen Veränderungen z.T. reversibel sind, belegen Daten von Ikäheimo u. Mitarb. (32) und Burt u. Mitarb. (2), die eine Rückbildung der vergrößerten linksventrikulären diastolischen Diameter und der Wandmasse- und dicke nach Nierentransplantation zeigen, während die linksventrikuläre Ejektionsfraktion und der Cardiacindex unverändert bleiben. Diese Dynamik zeigt sich innerhalb 3–12 Monaten nach Transplantation als Ergebnis der Korrektur von Anämie, Hypervolämie und Okklusion der arteriovenösen Fistel. Eine Besserung der linksventrikulären Hypertrophie vollzieht sich allenfalls langsam und meist nicht vollständig.

Die erfolgreiche Nierentransplantation beseitigt nur einen Teil der Ursachen (Anämie, Überwässerung, Hyperparathyreoidismus, Hyperlipoproteinämie), kann aber die bereits irreversiblen myokardialen Schäden nicht beheben.

Die Therapie der Herzinsuffizienz sollte sich nach den Ergebnissen der großen Studien (Überblick bei McDonald u. Francis [44]) richten. Die Schwierigkeit im Einzelfall ist aber das Abwägen zwischen den Anteilen des systolischen und des diastolischen Herzversagens. Beides ist in Kombination typisch für den terminal niereninsuffizienten Patienten. ACE-Hemmer, Digitalis und Diuretika bzw. intensivere Ultrafiltration sind die Mittel der Wahl bei einer systolischen Herzinsuffizienz. Liegt eine diastolische Myokardinsuffizienz vor, ist Digitalis nicht indiziert, da die myokardiale Compliance verschlechtert wird. Diuretika vermindern die notwendige Vorlast. Neben dem ACE-Hemmer ist der β-Blocker bei dieser Indikation die antihypertensive Substanz der Wahl. Die Rolle der Calciumantagonisten, insbesondere vom Verapamiltyp, die eine Verbesserung der Compliance des Myokards bewirken können, ist bisher nicht gesichert. Da die Vorhofaktion entscheidend für die ausreichende Füllung des starren Ventrikels ist, sollten alle Möglichkeiten genutzt werden, einen Sinusrhythmus zu erhalten oder wiederherzustellen.

Da ein weiteres Fortschreiten der koronaren Herzkrankheit der Patienten verhindert werden muß, sollten möglichst alle Risikofaktoren ausgeschaltet werden.

Das Problem des Nikotinabusus kann nur durch striktes Meiden von Zigaretten gelöst werden.

Die Hyperlipidämie sollte in Verbindung mit einer diätetischen Basistherapie mit HMG-CoA-Reduktaseinhibitoren behandelt werden. Nur für diese Substanzgruppe konnte bisher ein lebensverlängernder Effekt nachgewiesen werden (57). Da HMG-CoA-Reduktaseinhibitoren im Vergleich mit den Fibraten eher weniger Nebenwirkungen zeigen und bei der Senkung der Triglyceride nicht wesentlich weniger effektiv sind, sollte man sie vorziehen. Falls es allerdings zu Unverträglichkeitserscheinungen kommen sollte, kann auf Nikotinsäurederivate, Ionenaustauscher und auch Fibrate zurückgegriffen werden.

Patienten, die unter einer symptomatischen koronaren Herzkrankheit leiden, sollten unter Berücksichtigung der spezifischen Probleme und Kontraindikationen der Dialysepatienten der üblichen Diagnostik und eventuellen Therapie zugeführt werden. Das Belastungs-EKG ist als Screeningmethode für Dialysepatienten meist nicht geeignet, da die urämische Kardiomyopathie häufig mit einer erheblichen linksventrikulären Hypertrophie einhergeht. Aufgrund dessen sind ischämietypische EKG-Veränderungen nur bedingt als Zeichen einer koronaren Herzerkrankung zu werten. Das Thalliumszintigramm ist nur dann aussagekräftiger, wenn typische lokale Perfusionsausfälle registriert werden, die nach Reperfusion reversibel sind. Gleiches gilt für das Herzbinnenraumszintigramm, das allerdings weniger sensitiv eine ischämiebedingte Wandbewegungsstörung von einer Narbe differenzieren kann. Ist die Ursache für eine symptomatische stabile oder gar eine instabile Angina nicht zu klären, sollte eine Koronarangiographie durchgeführt werden, die alleine Auskunft über die Möglichkeiten der invasiven Therapie geben kann. Bestehen keine Kontraindikationen gegen eine perkutane transluminale Koronarangioplastie oder eine Bypassoperation, so sollten bei Dialysepatienten alle diagnostischen Möglichkeiten genutzt werden, da keine grundsätzlichen Unterschiede in der Indikation dieser Methoden zwischen Niereninsuffizienten oder -gesunden bestehen (55).

Veränderungen der Herzklappen

Die häufigsten zu beobachtenden Herzklappenveränderungen in der terminalen Niereninsuffizienz sind Kalzifikationen der Aorten- und Mitralklappen und treten in ca. 35% der Langzeithämodialysepatienten auf (56). Die Pathogenese dieser Veränderungen wird u.a. dem veränderten Calcium-Phosphat-Metabolismus in der Urämie zugeschrieben (30, 45, 56). Jedoch kann die hohe Prävalenz von Sklerose und Kalzifikation der Herzklappen auch auf rekurrente Infekte infolge Fistelpunktionen zurückzuführen sein.

Zum einen treten bei Dialysepatienten überwiegend Mitralringverkalkungen auf. In einer echokardiographischen Analyse von Nesser u. Mitarb. (45) an 96 Hämodialysepatienten betragen sie 20%, wobei ein bedeutsamer Einfluß von Serumcalcium, -phosphat, Calcium-Phosphat-Produkt, Parathormon und arteriellem Blutdruck nicht vorhanden war. Jedoch konnten sie erstmals bei Dialysepatienten eine Korrelation zwischen einer Mitralanuluskalzifikation und einer größeren Prävalenz einer Aortensklerose nachweisen. Dieses Zusammentreffen fand sich im Vergleich zu Nierengesunden bereits in jüngeren Jahren. Auch das Auftreten von Aortenklappenveränderungen im Sinne von Aortenringsklerosen steht in direktem Zusammenhang mit dem Alter der Patienten unter intermittierender Hämodialyse. Insgesamt nehmen die Häufigkeit und die Schwere der Herzklappenveränderungen in Abhängigkeit vom Patientenalter zu (30). Eine Beziehung zur Gesamtdialysedauer wird jedoch sehr kontrovers diskutiert (30/24 vs. 40).

Die hämodynamische und damit klinische Relevanz dieser Herzklappenveränderungen bleibt in der Mehrzahl der Fälle eher gering. So entwickeln ca. 25% der Patienten mit Mitralringverkalkung eine mittelschwere Mitralklappeninsuffizienz, nahezu nie jedoch eine bedeutsame Mitralklappenstenose (30, 50). Auch eine Entwicklung zu einer höhergradigen Aortenstenose im Langzeitverlauf ist eher selten (40).

Solche nachgewiesenen degenerativen Klappenveränderungen sind insbesondere beim Dialysepatienten unter immunsuppressiver Therapie mit einem erhöhten Endokarditisrisiko behaftet. Hieraus ergibt sich die therapeutische Konsequenz der Notwendigkeit einer Endokarditisprophylaxe (41). Die Indikation zur symptomatischen medikamentösen oder kausalen operativen Therapie des prothetischen Klappenersatzes unterscheidet sich prinzipiell nicht von Nierengesunden.

Endokarditis/urämische Perikarditis

Urämische Patienten weisen ein erhöhtes Risiko für die Entstehung einer Endokarditis auf, unter anderem durch die multiplen Fistelpunktionen und die Immunsuppression infolge der Grunderkrankung. In über 70% der Fälle kann ein Staphylococcus aureus oder ein Staphylococcus epidermidis nachgewiesen werden. Diagnostisches Mittel der Wahl ist die Durchführung einer transösophagealen Echokardiographie zum Nachweis von Vegetationen auf den Herzklappen. Die Antibiose sollte entsprechend des Antibiogramms oder bei Nichtnachweis eines Keimes empirisch eingeleitet werden.

In ca. 10–20% aller urämischen Patienten tritt eine fibrinöse urämische Perikarditis vor oder nach Beginn einer Dialysetherapie auf. Die urämische Perikarditis ist eine typische Komplikation bei fortgeschrittener Niereninsuffizienz (Kreatinin > 5 mg% = 440 µmol/l). Unter anderem werden pathogenetisch verschiedene urämische Toxine, Infekte, der sekundäre Hyperparathyreoidismus, immunologische Faktoren und die Hyperurikämie verantwortlich gemacht.

Früher war das Auftreten einer urämischen Perikarditis eine gefürchtete und bedrohliche kardiale Komplikation der chronischen Niereninsuffizienz, die meist das Erreichen des Endstadiums einer chronischen Nierenerkrankung anzeigte. Mit Einführung der Hämodialyse in der Therapie der chronischen Niereninsuffizienz ist sie zu einer behandelbaren Komplikation der Urämie geworden. Trotz dieses Erfolges ist die urämische Perikarditis immer noch ein ernstzunehmendes Problem bei der terminalen Niereninsuffizienz, da neue Formen der urämischen Kardiomyopathie unter der Dialysebehandlung aufgetreten sind, die unter anderem in unmittelbarem Zusammenhang mit dem Nierenersatzverfahren stehen.

Anhand des Zeitpunktes des Auftretens der urämischen Perikarditis in Relation zum Stadium der Dialysepflichtigkeit werden drei Typen der urämischen Perikarditis unterschieden (60).

Typ I der urämischen Perikarditis tritt im Rahmen der Dekompensation einer chronischen Niereninsuffizienz auf als Ausdruck der urämischen Intoxikation. Therapie der Wahl ist die sofortige Einleitung der Dialysebehandlung, wodurch der Peridarderguß meist nach 1–2 Wochen voll reversibel ist (12). Die Pathogenese der Frühdialyseperikarditis (Typ II) ist weniger gut verstanden. Es liegt meist ein hämorrhagischer Erguß vor, für dessen Entstehung unter anderem die Notwendigkeit der Heparinapplikation unter Dialyse angeschuldigt wird. Diese Form tritt in den ersten Wochen bis Monaten nach Beginn der Dialysebehandlung auf. Die Klinik ist gekennzeichnet durch einen über meist mehrere Wochen bis Monate andauernden Verlauf, durch ein gutes Ansprechen auf Antiphlogistika, durch die Neigung zu Rezidiven sowie den Übergang in eine chronische konstriktive Form. Auch die Therapie der Frühdialyseperikarditis ist oftmals zunächst eine Intensivierung der Dialysebehandlung auf über 5 Stunden täglich, um eine Flüssigkeitsretention infolge einer ineffektiven Dialyse als Ursache der Perikarditis auszuschließen. Bei rezidivierenden größeren Ergüssen ist die Indikation zur operativen Perikardfensterung gegeben. Als Komplikation ist die Entwicklung einer Perikardtamponade anzusehen, die einer subxiphoidalen Entlastungspunktion als Notfallmaßnahme bedarf.

Die Typ-III-Perikarditis als Spätdialyseperikarditis tritt meist erst über 6 Monate nach Dialysebeginn auf und ist oftmals assoziiert mit einer bakteriellen Allgemeininfektion, so daß die Ätiologie des Ergusses oft purulenter Genese ist. Den Infektionsherd bilden dabei häufig eine Shuntinfektion oder Abszesse. Meist spricht die Typ-III-Perikarditis schlecht auf Antibiotika an, so daß eine Fokussuche mit nachfolgender chirurgischen Sanierung notwendig wird. Die Prognose ist insgesamt schlecht (60). Als Komplikation tritt im späteren Verlauf eine Perikardkonstriktion auf, die jedoch heute nur noch selten einer Perikardektomie bedarf.

Diagnostisch ist die konventionelle Echokardiographie das Verfahren der Wahl in der Detektion bereits kleinster Mengen eines Perikardergusses.

Die Diagnostik der Pericarditis sicca stützt sich auf den typischen Auskultationsbefund des Perikardreibens, die der konstriktiven Verlaufsform auf die charakteristischen, nicht obligat auftretenden Perikardverkalkung sowie die hämodynamischen Kriterien des „Dip-en-plateau-Phänomens" in allen Abschnitten des kleinen Kreislaufes.

Herzrhythmusstörungen

Arrhythmien sind bei Patienten mit einer terminalen Niereninsuffizienz und besonders während der Hämodialysebehandlung häufig (58). Risikofaktoren für das Auftreten sind ein Alter über 55 Jahre und eine schlechte linksventrikuläre Funktion. Während der Hämodialyse scheinen Herzrhythmusstörungen vornehmlich in den letzten Stunden der Behandlung aufzutreten.

Von 127 Hämodialysepatienten hatten 14% eine koronare Herzerkrankung, 17% eine linksventrikuläre Dysfunktion und 37% eine linksventrikuläre Hypertrophie. Bei 76% dieser Patienten wurden Arrhythmien diagnostiziert, davon 21% Lown-Typ IVb und 6% ventrikuläre Tachykardien. Bei 19 von 21 Patienten, die sich einer Peritonealdialyse unterziehen mußten, wurden lediglich Extrasystolen registriert (58).

Die koronare Herzerkrankung spielt eine entscheidende Rolle. Wie D'Elia u. Mitarb. (10) zeigen konnten, waren von 33 gestorbenen Dialysepatienten 26 an einer Herzerkrankung zu Tode gekommen. Hatten die Patienten keine koronare Herzerkrankung und keine Rhythmusstörungen, überlebten 100%, ohne KHK, aber mit Arrhythmien 90%. War eine KHK nachweisbar, überlebten 83% ohne Nachweis von Rhythmusstörungen, aber nur 54%, wenn sie gleichzeitig eine KHK und Herzrhythmusstörungen hatten. Während eine Digitalistherapie mit dem Risiko vermehrter Arrhythmien korrelierte, konnte das weder für ein niedriges Serumkalium noch für eine β-Blockertherapie nachgewiesen werden.

Nach Untersuchungen von Fantuzzi u. Mitarb. (16) treten unter Verwendung von Acetat als Dialysepuffer 3mal mehr Arrhythmien auf als unter Bicarbonat. Die niedrigen Dialysatkaliumkonzentrationen (27) hatten demgegenüber keinen arrhythmogenen Effekt. Ein hohes Dialysatcalcium führt zu vermehrten Arrhythmien (46).

Die Faktoren, die potentiell zu Arrhythmien prädisponieren, sind für die Dialysepatienten die „urämische" Kardiomyopathie und die koronare Herzkrankheit. Eine geringe Rolle spielen offenbar das Serumkalium und der Säure-Basen-Status, während das intrazelluläre Kalium bei Patienten mit Arrhythmien signifikant niedriger war (52). Wie zu erwarten, sind Patienten in höherem Alter und solche, die polymorbid sind, gefährdeter.

Die Therapie der Arrhythmien muß sich auf die mögliche Beseitigung oder doch zumindest Verminderung der oben beschriebenen Risikofaktoren konzentrieren. Wegen der potentiell proarrhythmisch wirkenden Medikamente (4) kann bei ventrikulären Rhythmusstörungen lediglich auf β-Blocker zurückgegriffen werden. Falls dies nicht ausreicht, sollte die Indikation zu elektrophysiologischen Eingriffen (Ablation) oder einer Defibrillatorimplantation geklärt werden.

Literatur

1 Amann, K., R. Neusüß, E. Ritz, T. Irzyniec, G. Wiest, G. Mall: Changes of vascular architecture independent of blood pressure in experimental uremia. Amer. J. Hypertens. 8 (1995) 409–417
2 Burt, R. K., S. Gupta Burt, W. N. Suki, C. G. Barcenas, J. J. Ferguson, C. T. van Buren: Reversal of left ventricular dysfunction after renal transplantation. Ann. intern. Med. 111 (1989) 635–640
3 Cannella, G., E. Paoletti, R. Delfino, G. Peleso, S. Molinari, G. B. Traverso: Regression of left ventricular hypertrophy in hypertensive dialyzed uremic patients on long-term antihypertensive therapy. Kidney int. 44 (1993) 881–886
4 Cast Investigators: Preliminary report: effect of encainide and flecainide on mortality in a randomized trial of arrhythmia suppression after myocardial infarction. New Engl. J. Med. 321 (1989) 406–412
5 Churchill, D. N., D. W. Taylor, R. J. Cook, P. LaPlante, P. Barre, P. Cartier, W. P. Fay, M. B. Goldstein, K. Jindal, H. Mandin et al.: Canadian Hemodialysis Morbidity Study. Amer. J. Kidney Dis. 19 (1992) 214–234
6 Churchill, D. N., D. W. Taylor, C. W. Tomlinson, M. L. Beecroft, J. Gorman, E. Stanton: Effect of high-flux hemodialysis on cardiac structure and function among patients with end-stage renal failure. Nephron 65 (1993) 573–577
7 Converse, R. L. jr., T. N. Jacobsen, R. D. Toto, C. M. Jost, F. Cosentino, E. Fouad Tarazi, R. G. Victor: Sympathetic overactivity in patients with chronic renal failure. New Engl. J. Med. 327 (1992) 1912–1918
8 Cressman, M. D., D. Abood, J. O'Neil, H. F. Hoff: Lp(a) and premature mortality during chronic hemodialysis treatment. Chem. Phys. Lip. 67–68 (1994) 419–427
9 Dahlof, B., K. Pennert, L. Hansson: Regression of left ventricular hypertrophy – a meta-analysis. Clin. exp. Hypertens. Part A 14 (1992) 173–180
10 D'Elia, J. A., L. A. Weinrauch, R. E. Gleason, L. A. Hampton, S. Smith Ossman, D. C. Yoburn, A. Kaldany, R. W. Healy, O. S. J. Leland: Application of the ambulatory 24-hour electrocardiogram in the prediction of cardiac death in dialysis patients. Arch. intern. Med. 148 (1988) 2381–2385
11 D'Elia, J. A., L. A. Weinrauch, R. E. Gleason, R. A. DeSilva, R. W. Nesto: Preliminary screening of the relationship of serum lipids to survival of chronic dialysis patients. Renal Fail. 15 (1993) 203–209
12 De Pace, N. L., P. E. Nestico, A. B. Schwartz, G. S. Mintz, J. S. Schwartz, M. N. Kotler, C. Swartz: Predicting success of intensive dialysis in the treatment of uremic pericarditis. Amer. J. Med. 76 (1984) 38–46
13 Drueke, T., M. Fauchet, J. Fleury, P. Lesourd, Y. Toure, C. Le Pailleur, P. de Vernejoul, J. Crosnier: Effect of parathyroidectomy on left ventricular function in haemodialysis patients. Lancet 1980 I, 112–114
14 Eisenberg, M., S. Prichard, P. Barre, R. Patton, T. Hutchinson, A. Sniderman: Left ventricular hypertrophy in end-stage renal disease on peritoneal dialysis. Amer. J. Cardiol. 60 (1987) 418–419
15 van Es, A., F. C. Henny, M. P. Kooistra, S. Lobatto, H. R. Scholte: Amelioration of cardiac function by L-carnitine administration in patients on haemodialysis. Contr. Nephrol. 98 (1992) 28–35
16 Fantuzzi, S., S. Caico, O. Amatruda, P. Cervini, H. Abu Turky, L. Baratelli, D. Donati, L. Gastaldi: Hemodialysis-associated cardiac arrhythmias: a lower risk with bicarbonate? Nephron 58 (1991) 196–200
17 Foley, R. N., P. S. Parfrey, J. D. Harnett, G. Kent, P. E. Barre: Cardiac structure and function in patients starting end-stage renal disease therapy: prevalence and prognosis. Abstract. J. Amer. Soc. Nephrol. 4 (1993) 345
18 Foley, R. N., P. S. Parfrey, D. Hefferton, I. Singh, A. Simms, B. J. Barrett: Advance prediction of early death in patients starting maintenance dialysis. Amer. J. Kidney Dis. 23 (1994) 836–845
19 Gelber, C. M., C. J. Diskin, B. C. Claunch, S. C. Spraragen, K. A. LaBresh, H. D. Royal, R. J. Solomon, J. S. Carvalho, W. M. Trebbin: Thallium-201 myocardial imaging in patients on chronic hemodialysis. Nephron 36 (1984) 136–142
20 Goldberg, N., A. P. Lundin, B. Delano, E. A. Friedman, R. A. Stein: Changes in left ventricular size, wall thickness, and function in anemic patients treated with recombinant human erythropoietin. Amer. Heart J. 124 (1992) 424–427
21 Harnett, J. D., P. S. Parfrey, S. M. Griffiths, M. H. Gault, P. Barre, R. D. Guttmann: Left ventricular hypertrophy in end-stage renal disease. Nephron 48 (1988) 107–115
22 Harnett, J. D., P. S. Parfrey: Cardiac disease in uremia. Semin. Nephrol. 14 (1994) 245–252
23 Harnett, J. D., R. N. Foley, G. M. Kent, D. C. Murray, P. E. Barre, P. S. Parfrey: Congestive heart failure in dialysis patients: prevalence, incidence, prognosis and risk factors. Kidney int. 47 (1995) 884–890
24 Hassler, R., B. Hofling, L. Castro, H. J. Gurland, G. Hillebrand, W. Land, E. Erdmann: Coronary heart disease and heart valve diseases in patients with terminal kidney insufficiency. Dtsch. med. Wschr. 112 (1987) 714–718
25 Heng, M. K., R. F. Janz, J. Jobin: Estimation of regional stress in the left ventricular septum and free wall: an echocardiographic study suggesting a mechanism for asymmetric septal hypertrophy. Amer. Heart J. 110 (1985) 84–91
26 Hirata, K., S. Kikuchi, K. Saku, S. Jimi, B. Zhang, S. Naito, H. Hamaguchi, K. Arakawa: Apolipoprotein (a) phenotypes and serum lipoprotein (a) levels in maintenance hemodialysis patients with/without diabetes mellitus. Kidney int. 44 (1993) 1062–1070
27 Hou, S., P. A. McElroy, J. Nootens, M. Beach: Safety and efficacy of low-potassium dialysate. Amer. J. Kidney Dis. 13 (1989) 137–143
28 Hutchinson, T. A., D. C. Thomas, B. MacGibbon: Predicting survival in adults with end-stage renal disease: an age equivalence index. Ann. intern. Med. 96 (1982) 417–423
29 Huting, J., M. A. Alpert: Progression of left ventricular hypertrophy in end-stage renal disease treated by continuous ambulatory peritoneal dialysis depends on hypertension and hypercirculation. Clin. Cardiol. 15 (1992) 190–196
30 Huting, J.: Progression of valvular sclerosis in end-stage renal disease treated by long-term peritoneal dialysis. Clin. Cardiol. 15 (1992) 745–750
31 Huting, J., M. A. Alpert: Course of left ventricular diastolic dysfunction in end-stage renal disease on long-term continuous ambulatory peritoneal dialysis. Clin. Nephrol. 39 (1993) 81–87
32 Ikäheimo, M., M. Linnaluoto, K. Huttunen, J. Takkunen: Effects of renal transplantation on left ventricular size and function. Brit. Heart J. 47 (1982) 155–160

33 James, T.N.: Morphologic characteristics and functional significance of focal fibromuscular dysplasia of small coronary arteries. Amer. J. Cardiol. 65 (1990) 12G–22G
34 Josephs, W., H.J. Odenthal, H.W. Wiechmann: Langzeitentwicklung linksventrikulärer Hypertrophie unter Dauerdialyse-Behandlung. Nieren- u. Hochdruckkr. 17 (1988) 497–502
35 Joven, J., E. Vilella, S. Ahmad, M.C. Cheung, J.D. Brunzell: Lipoprotein heterogeneity in end-stage renal disease. Kidney int. 43 (1993) 410–418
36 Kramer, H.J., B. Lichardus: Atrial natriuretic hormones – thirty years after the discovery of atrial volume receptors. Klin. Wschr. 64 (1986) 719–731
37 London, G.M., M.C. De Vernejoul, F. Fabiani, S.J. Marchais, A.P. Guerin, F. Metivier, A.M. London, F. Llach: Secondary hyperparathyroidism and cardiac hypertrophy in hemodialysis patients. Kidney int. 32 (1987) 900–907
38 Ma, K.W., E.L. Greene, L. Raij: Cardiovascular risk factors in chronic renal failure and hemodialysis populations. Amer. J. Kidney Dis. 19 (1992) 505–513
39 Maggi, E., R. Bellazzi, F. Falaschi, A. Frattoni, G. Perani, G. Finardi, A. Gazo, M. Nai, D. Romanini, G. Bellomo: Enhanced LDL oxidation in uremic patients: an additional mechanism for accelerated atherosclerosis? Kidney int. 45 (1994) 876–883
40 Maher, E.R., M. Pazianas, J.R. Curtis: Calcific aortic stenosis: a complication of chronic uraemia. Nephron 47 (1987) 119–122
41 Maisch, B.: Clinical aspects of infectious endocarditis. Internist 30 (1989) 483–491
42 Mall, G., W. Huther, J. Schneider, P. Lundin, E. Ritz: Diffuse intermyocardiacytic fibrosis in uremic patients. Nephrol. Dialys. Transplant. 5 (1990) 39–44
43 Massry, S.G., M. Smogorzewski: Mechanisms through which parathyroid hormone mediates its deleterious effects on organ function in uremia. Semin. Nephrol. 14 (1994) 219–231
44 McDonald, K.M., G.S. Francis: Recent developments in vasodilator therapy for heart failure. Curr. Opin. Cardiol. 6 (1991) 358–362
45 Nesser, H.J., G. Baumgartner, E. Danzer, S. Davogg, B. Watschinger: Mitral ring calcification in dialysis patients. Echocardiographic diagnosis and etiological factors. Dtsch. med. Wschr. 109 (1984) 170–174
46 Nishimuar, M., T. Nakanishi, A. Yasui, Y. Tsuyu, H. Kunishige, M. Hirabayashi, H. Takahashi, M. Yoshimura: Serum calcium increases the incidence of arrhythmias during acetate hemodialysis. Amer. J. Kidney Dis. 19 (1992) 149–155
47 Parfrey, P.S., J.D. Harnett, S.M. Griffiths, M.H. Gault, P.E. Barre: Congestive heart failure in dialysis patients. Arch. intern. Med. 148 (1988) 1519–1525
48 Parfrey, P.S., S.M. Griffiths, J.P. Harnett, R. Taylor, A. King, J. Hand, P.E. Barre: Outcome of congestive heart failure, dilated cardiomyopathy, hypertrophic hyperkinetic disease and ischemic heart disease in dialysis patients. Amer. J. Nephrol. 10 (1990) 213–221
49 Parfrey, P.S., J.D. Harnett, S.M. Griffiths, R. Taylor, J. Hand, A. King, P.E. Barre: The clinical course of left ventricular hypertrophy in dialysis patients. Nephron 55 (1990) 114–120
50 Punzengruber, C., O. Pachinger: Calcinosis of the mitral valve system and its effect on valve function. A Doppler echocardiography study. Z. Kardiol. 77 (1988) 556–560
51 Ritz, E., A. Wiecek, A. Gnasso, J. Augustin: Is atherogenesis accelerated in uremia? Contr. Nephrol. 52 (1986) 1–9
52 Rombola, G., G. Colussi, M.E. De Ferrari, A. Frontini, L. Minetti: Cardiac arrhythmias and electrolyte changes during haemodialysis. Nephrol. Dialys. Transplant. 7 (1992) 318–322
53 Rostand, S.G., J.C. Gretes, K.A. Kirk, E.A. Rutsky, T.E. Andreoli: Ischemic heart disease in patients with uremia undergoing maintenance hemodialysis. Kidney int. 16 (1979) 600–611
54 Rostand, S.G., K.A. Kirk, E.A. Rutsky: The epidemiology of coronary artery disease in patients on maintenance hemodialysis: implications for management. Contr. Nephrol. 52 (1986) 34–41
55 Rostand, S.G., K.A. Kirk, E.A. Rutsky, A.D. Pacifico: Results of coronary artery bypass grafting in end-stage renal disease. Amer. J. Kidney Dis. 12 (1988) 266–270
56 Rostand, S.G., C. Sanders, K.A. Kirk, E.A. Rutsky, R.G. Fraser: Myocardial calcification and cardiac dysfunction in chronic renal failure. Amer. J. Med. 85 (1988) 651–657
57 Scandinavian Simvastatin Survival Study Group: Randomised trial of cholesterol lowering in 4444 patients with coronary heart disease: the Scandinavian Simvastatin Survival Study (4S). Lancet 344 (1994) 1383–1389
58 Sforzini, S., R. Latini, G. Mingardi, A. Vincenti, B. Redaelli: Ventricular arrhythmias and four-year mortality in haemodialysis patients. Gruppo Emodialisie Patologie Cardiovascolar. Lancet 339 (1992) 212–213
59 Stefenelli, T., H. Mayr, J. Bergler-Klein, S. Globits, W. Woloszczuk, B. Niederle: Primary hyperparathyroidism: incidence of cardiac abnormalities and partial reversibility after successful parathyroidectomy. Amer. J. Med. 95 (1993) 197–202
60 Ulmer, H.E., G. Gilli, K. Schärer: Urämische Perikarditis im Kindesalter. Nieren- u. Hochdruckkr. 9 (1980) 193–201
61 Weintraub, M., A. Burstein, T. Rassin, M. Liron, Y. Ringel, S. Cabili, M. Blum, G. Peer, A. Iaina: Severe defect in clearing postprandial chylomicron remnants in dialysis patients. Kidney int. 42 (1992) 1247–1252
62 Weisensee, D., I. Löw-Friedrich, M. Riehle, J. Breiter-Hahn, W. Schoeppe: In vitro approach to uremic cardiomyopathy. Nephron 65 (1993) 392–400
63 Wing, A.J., F.P. Brunner, H. Brynger, C. Jacobs, P. Kramer, N.H. Selwood, N. Gretz: Cardiovascular-related causes of death and the fate of patients with renovascular disease. Contr. Nephrol. 41 (1984) 306–311
64 Wizemann, V., W. Kramer: Dialysis-associated cardiomyopathy. Nieren- u. Hochdruckkr. 16 (1987) 2–6
65 Zoneraich, S.: Unravelling the conundrums of the diabetic heart diagnosed in 1876: prelude to genetics. Canad. J. Cardiol. 10 (1994) 945–950

20 Hypertonie

G. Keusch

Häufigkeit, Klinik und pathologische Anatomie

Die Hypertonie ist eine häufige Komplikation bei Patienten mit einem chronischen Nierenleiden. Zwischen Häufigkeit oder Schweregrad der Hypertonie und renaler Grundkrankheit finden sich keine engen Beziehungen. Bei tubulointerstitiellen Nierenerkrankungen wird jedoch in den Frühstadien der Niereninsuffizienz seltener eine Hypertonie beobachtet als bei glomerulärvaskulären Nierenerkrankungen (7). Selbst im Stadium der terminalen Niereninsuffizienz findet sich bei den normotonen Patienten ein Überwiegen von primär tubulointerstitiellen Nierenerkrankungen und bei hypertonen Patienten eine Prädominanz von primär vaskulären oder glomerulären Nierenerkrankungen einschließlich der diabetischen Nephropathie (64). Zu Beginn des dialysepflichtigen Stadiums besteht bei 70–100 % der Patienten eine Hypertonie (38).

Die Hypertonie gilt heute als der wichtigste Risikofaktor für das Auftreten von kardio- und zerebrovaskulären Komplikationen bei Patienten mit chronischer Niereninsuffizienz (11, 60). In verschiedenen Untersuchungen konnte gezeigt werden, daß bei Hämodialysepatienten der Schweregrad der Arteriosklerose mit der Prävalenz der Hypertonie und nicht mit der Dauer der Dialysebehandlung korreliert. Bei optimaler Blutdruckeinstellung (arterieller Mitteldruck < 99 mmHg) fanden Charra u. Mitarb. (11) bei 52 Patienten während einer 10jährigen Hämodialysebehandlung keine zerebro- und kardiovaskulären Todesfällen und ein Patientenüberleben von 85 %.

Bei der Langzeitbetreuung von Patienten mit chronischer Niereninsuffizienz ist deshalb zur Verhütung von hochdruckbedingten Komplikationen eine optimale Blutdruckeinstellung anzustreben. Der optimale Zielblutdruck ist bei Dialysepatienten noch nicht klar definiert. Wegen der immer noch hohen Inzidenz zerebro- und kardiovaskulärer Komplikationen sollte ein Zielblutdruck von < 140/90 mmHg angestrebt werden (12, 49). 24-Stunden-Blutdruckmessungen haben gezeigt, daß bei einem großen Teil der Dialysepatienten kein nächtlicher Blutdruckabfall vorhanden ist und sogar ein nächtlicher Blutdruckanstieg vorkommen kann. Da die hypertensiven Zielorganschäden, insbesondere die linksventrikuläre Hypertrophie, besser mit 24-Stunden-Blutdruckmessungen als mit Einzelmessungen korrelieren, ist eine antihypertensische Therapie mit einer über 24 Stunden anhaltender Blutdrucksenkung anzustreben (46, 57). Trotz der Verfügbarkeit von vielen verschiedenen antihypertensiven Medikamenten bleibt die Blutdruckeinstellung beim Dialysepatienten immer noch ein wichtiges Problem. Verschiedene Untersuchungen, insbesondere diejenige von Cheigh u. Mitarb. haben aufgrund von ambulanten 24-Stunden-Blutdruckmessungen gezeigt, daß nur 15 % der Patienten im Dialyseintervall anhaltende normotone Blutdruckwerte (≤ 140/90 mmHg) aufwiesen (13). Im prädialytischen Stadium kann die Höhe des Blutdruckes unabhängig von der zugrundeliegenden Nierenerkrankungen die fortschreitende Verschlechterung der Nierenfunktion begünstigen. Die genauen pathophysiologischen Mechanismen, welche für die Progredienz der Nierenfunktionseinschränkung verantwortlich sind, sind noch nicht gänzlich geklärt. Entsprechend einer Nierenschädigung im Sinne einer intrarenalen Gefäßsklerose mit konsekutiver ischämischer Schädigung der Glomeruli als Folge nichtrenaler Hochdruckformen werden bei renalparenchymatösen Hypertonien ähnliche hypertonische Gefäßschädigungen für die Progredienz der Niereninsuffizienz angenommen. Experimentelle Untersuchungen der Arbeitsgruppe von Brenner u. Mitarb. (27) bei 5/6-nephrektomierten Ratten weisen aber darauf hin, daß vor allem dem erhöhten hydraulischen glomerulären Kapillardruck in den noch funktionierenden Glomeruli für eine progrediente morphologische Schädigung im Sinne einer Glomerulosklerose große Bedeutung zukommt. Im Tierexperiment gelingt es durch Senkung der glomerulären Hypertonie bei frühzeitiger Gabe eines Angiotensin-Konversionsenzym-(ACE-)Hemmers, die Entwicklung einer Glomerulosklerose zu verhindern (2). Inzwischen gibt es klinische Hinweise, daß die Progredienz einer chronischen Nephropathie, insbesondere der diabetischen Nephropathie, durch den Einsatz von ACE-Hemmern günstig beeinflußt werden kann (40, 49, 55).

Pathogenese

Der Körpernatrium/Volumen-Status und die Aktivität des Renin-Angiotensin-Systems und des sympathischen Nervensystems stehen beim normalen Menschen in einem Gleichgewicht und spielen für die Blutdruckregulation eine wichtige Rolle. Die wichtigsten Faktoren, welche bei der Pathogenese der renal-parenchymatösen Hypertonie eine Rolle spielen, sind in Tab. 20.1 aufgeführt. In der Pathogenese der renalen Hypertonie sind der Natrium- und Volumenstatus sowie das Renin-Angiotensin-System von zentraler Bedeutung. Mit zunehmender Niereninsuffizienz wird die Fähigkeit, die renale Natriumausscheidung dem extrazellulären Flüssigkeitsvolumen und dem systemischen Blutdruck anzupassen, eingeschränkt. Daraus resultiert eine Zunahme des austauschbaren Körpernatriums, des Extrazellulärvolumens und des Plasmavolumens (6, 61, 63). Diese Befunde sowie die klinische Beobachtung, daß eine Natrium- und Volumendepletion durch Salzrestriktion und Volumenkorrektur bei

Tabelle 20.1 Pathogenetische Faktoren bei der renal-parenchymatösen Hypertonie

- Salz- und Wasserretention (Hypervolämie)
- erhöhte Aktivität des Renin-Angiotensin-Aldosteron-Systems (absolut oder relativ im Verhältnis zum Natrium/Volumen-Status)
- erhöhte Aktivität des sympathischen Nervensystems
- strukturelle Veränderungen der Widerstandsgefäße
- erhöhte Gefäßreaktivität gegenüber pressorischen Stimuli
- Mangel an vasodepressorischen Substanzen (?)
- Hemmung der NO-Synthase

den meisten Patienten zu einer Normalisierung des Blutdrucks führt, haben die Volumen- und Natriumabhängigkeit der renalen Hypertonie bestätigt. Mit zunehmender Niereninsuffizienz nimmt die Salz- und Volumenabhängigkeit der Hypertonie zu. Bei urämischen Patienten führt schon eine Zufuhr von 100–120 mmol Natrium pro Tag zu einem markanten Blutdruckanstieg. Im Vergleich zu Patienten mit nur leicht eingeschränkter Nierenfunktion steigt bei Urämikern bei gleicher Zunahme des Extrazellulärvolumens der arterielle Mitteldruck signifikant höher an (26).

Die klinische Beurteilung des Körpernatrium- und Volumenstatus kann schwierig sein. Obwohl ödematöse Patienten mit chronischer Niereninsuffizienz in der Regel auch die höchsten Werte für austauschbares Natrium und Extrazellulärvolumen zeigen, finden sich ausgeprägte Grade der Überwässerung häufig auch bei nichtödematösen Patienten. Dies beruht z.T. darauf, daß es bei Patienten mit chronischer Niereninsuffizienz zu einer Abnahme des Fettgewebes kommt und deshalb das Verhältnis von Gesamtkörperwasser zu aktuellem Körpergewicht zunimmt. Die Zunahme des Gesamtkörperwassers beruht weitgehend auf einem Anstieg des extrazellulären Natrium- und Flüssigkeitsvolumens.

Außer der Hypervolämie scheinen bei einer Natrium/Volumen-Retention noch andere Mechanismen für die Entwicklung und Aufrechterhaltung der Hypertonie verantwortlich zu sein. Dazu gehören eine Zunahme des Natriumgehaltes der Gefäßmuskelzelle sowie eine Erhöhung der Gefäßreaktivität gegenüber pressorischen Stimuli (5, 20). Im Zustand der Natrium- und Wasserretention wurde auch eine Zunahme der Affinität der vaskulären Rezeptoren für zirkulierendes Angiotensin II nachgewiesen (9). Diese Veränderungen können zu einer Erhöhung des peripheren Gefäßwiderstandes beitragen.

Hypertone Patienten weisen in allen Stadien der Niereninsuffizienz im Verhältnis zum Körpernatrium/Volumen-Status eine relative Erhöhung der Renin-Angiotensin-Aktivität auf. In den Untersuchungen von Weidmann u. Mitarb. (63) war die Plasmareninaktivität bei hypertonen Hämodialysepatienten für jedes gegebene Blutvolumen oder austauschbare Körpernatrium im Mittel ca. 2fach höher als bei normotonen Hämodialysepatienten oder Normalpersonen. Außerdem hat sich gezeigt, daß der Blutdruck in allen Stadien der Niereninsuffizienz mit dem Produkt von Plasmareninaktivität und Blutvolumen oder austauschbarem Natrium enger zusammenhängt als mit den einzelnen dieser Faktoren (63, 68). Diese Befunde weisen auf die komplementäre Bedeutung von Renin-Angiotensin und Natrium/Volumen bei der Pathogenese der renalen Hypertonie hin. Die Mechanismen, die diesen Reninregulationsstörungen zugrunde liegen, sind nicht genau bekannt. Trotz reduzierter Nierenparenchymmasse findet sich auch beim Hämodialysepatienten eine aktive Reninsekretion. Es scheint, daß die Funktion des juxtaglomerulären Apparates auffallend wenig eingeschränkt ist. Patienten mit primär vaskulären oder glomerulären Nierenerkrankungen weisen im Vergleich zu tubulointerstitiellen Nierenkrankheiten höhere Plasmareninspiegel auf. Bei einer Minderheit von 5–10% der Patienten mit schwer einstellbarer oder maligner Hypertonie liegen meist hohe Plasmareninwerte vor (62). Bei diesen Patienten kommt es nach Nephrektomie oder durch pharmakologische Unterbrechungen des Renin-Angiotensin-Systems zu einer dramatischen Blutdrucksenkung, was auf eine Angiotensin-II-Abhängigkeit dieser Hypertonieform hinweist.

Obwohl bei der Pathogenese der renalen Hypertonie dem Natrium/Volumen-Status und dem Renin-Angiotensin-System eine zentrale Bedeutung zukommt, spielen wahrscheinlich bei gewissen Patienten noch neurogene Faktoren eine Rolle (16, 68). Die Wechselbeziehung zwischen Angiotensin II und sympathischem Nervensystem einerseits und die Freisetzung von Renin durch β-Stimulation andererseits machen die Beurteilung neurogener Faktoren in der Pathogenese der renalen Hypertonie schwierig. Es gibt aber genügend klinische Hinweise, daß eine neurogene Komponente bei gewissen Patienten für die Hypertonie mitverantwortlich ist (16).

Chronisch erhöhte Blutdruckwerte können zu hypertrophen Wandveränderungen der Widerstandsgefäße führen und damit eine Erhöhung des peripheren Gefäßwiderstandes bewirken (20).

Obwohl gewisse renale Prostaglandine und in der Nierenmedulla gebildete neutrale und polare Lipide einen blutdrucksenkenden Effekt aufweisen, gibt es bisher noch keine sicheren Hinweise, daß ein Mangel dieser vasodepressorischen Substanzen in der Pathogenese der renalen Hypertonie von relevanter Bedeutung ist (31, 39).

Neuere Untersuchungen lassen vermuten, daß Störungen im Metabolismus des endogenen potenten Vasodilatators Stickstoffmonoxid (endothelialer Relaxationsfaktor – EDRF) in der Pathogenese der renalparenchymatösen Hypertonie von Bedeutung sind. Im Serum von hypertensiven Urämikern konnten Vallance und Mitarb. eine Kumulation eines endogenen NO-Synthase-Inhibitors, asymmetrisches Dimethylarginin, nachweisen (56). Durch die Hemmung der NO-Synthese wird der Schutz gegen vasokonstriktorische Effekte des sympathischen Nervensystems aufgehoben, und dadurch kann sich eine Hypertonie entwickeln, was experimentell an Ratten nachgewiesen wurde (3).

Hämodynamisch beruht die Hypertonie bei chronischer Niereninsuffizienz auf einer absoluten oder im Verhältnis zum Herzminutenvolumen relativen Erhöhung des periperen Gefäßwiderstandes (25, 43). Wie tierexperimentelle Studien und Untersuchungen beim anephrischen Menschen gezeigt haben, ist in der Initialphase die Hypertonie durch eine Erhöhung des Blutvolumens und des Herzminutenvolumens infolge einer Volumenretention bedingt, während der periphere Widerstand noch normal ist. In der Folge kommt es zu einer autoregulatorischen peripheren Vasokonstriktion, wodurch die Hypertonie durch einen erhöhten peripheren Widerstand aufrechterhalten wird (25, 43).

■ Verlauf unter Hämodialysetherapie

Bei Beginn der Dialysebehandlung weisen ungefähr 70–80% der Patienten eine Hypertonie auf, deren Schweregrad eine eindeutige Abhängigkeit von der renalen Grundkrankheit manifestiert. Patienten mit vaskulären oder glomerulären Nierenerkrankungen weisen höhere mittlere Blutdruckwerte auf als Patienten mit tubulointerstitiellen Nierenerkrankungen. Allein durch Volumenkontrolle mittels Dialysebehandlung und ausgeglichener Salz- und Flüssigkeitsbilanz im Dialyseintervall kommt es bei ungefähr 60 bis 70% der Patienten im Verlauf der ersten 6 Monate nach Einleitung der Hämodialysebehandlung zur Normalisierung hypertoner Blutdruckwerte (68). 10–20% der Patienten benötigen nebst der Volumenkorrektur zur Blutdrucksenkung eine medikamentöse antihypertonische Therapie. Mögliche Ursachen dieser Hypertonieform sind oft eine ungenügende Einhaltung der Kochsalz- und Flüssigkeitsrestriktion sowie eine falsche Einschätzung des Trockengewichtes. Üblicherweise wird das Trockengewicht definiert als dasjenige Gewicht, bei dem der Patient ödemfrei ist und weder eine orthostatische Tachykardie noch eine orthostatische Hypotonie aufweist. Es ist aber darauf hinzuweisen, daß trotz Fehlen von Ödemen eine leichte Überwässerung vorliegen kann. Bei einem Teil der Patienten dürfte jedoch für die Genese dieser dialyserefraktären Hypertonie nebst einer gesteigerten Reninsekretion eine erhöhte Aktivität des sympathischen Nervensystems mitverantwortlich sein (16, 68).

Bei einer Minderzahl von 5–10% der Patienten liegt eine durch Dialyse, Ultrafiltration, Kochsalz- und Flüssigkeitsrestriktion und mit konventionellen Antihypertonika nur schwer beherrschbare Hypertonieform vor. Die Plasmareninaktivität ist bei dieser Hypertonieform meist stark erhöht, und zur Normalisierung des Blutdrucks mußte früher die bilaterale Nephrektomie vorgenommen werden. Mit den heute verfügbaren potenten antihypertensiven Medikamenten wie ACE-Hemmern oder Minoxidil in Kombination mit einem β-Rezeptorenblocker kann in den meisten Fällen eine adäquate Blutdruckeinstellung erreicht werden.

Gelegentlich steigt der Blutdruck an, vor allem bei Patienten mit schon vorher bestehender Hypertonie oder bei den ersten Behandlungen während der Hämodialyse. Als Ursache solcher hypertoner Episoden kommt eine vermehrte Stimulation von Pressorsubstanzen wie Renin und Catecholaminen durch zu raschen Natrium- und Flüssigkeitsentzug in Frage. Ein Blutdruckanstieg kann auch als Symptom eines Disäquilibriumsyndroms auftreten und eine zentralnervöse Ursache haben. Eine rasche Senkung harnpflichtiger Substanzen im Extrazellulärraum könnte wegen Verstärkung des osmotischen Gradienten auch zu einem vermehrten Einstrom von Flüssigkeit in die Gefäßwand führen und durch Schwellung der Gefäßwand eine Erhöhung des Gefäßwiderstandes bewirken (20). Einen Anstieg des Blutdruckes während der Hämodialyse sollte man nicht durch verstärkte Ultrafiltration zu korrigieren versuchen. Seitdem höhere Natriumkonzentrationen im Dialysat verwendet werden und schon im prädialytischen Stadium oft eine optimale Blutdruckeinstellung erreicht wird, scheinen hypertone Episoden während der Hämodialysebehandlung seltener aufzutreten.

Ein plötzlicher erheblicher Blutdruckanstieg mit zerebralen oder kardialen Symptomen wird als akute hypertensive Krise bezeichnet und ist als hypertensiver Notfall zu betrachten. Der hypertensive Notfall ist weniger durch die absolute Höhe des Blutdruckes als vielmehr durch die klinische Symptomatik definiert und bedarf einer sofortigen Therapie. Zu diesen klinischen Symptomen, welche eine akute Blutdruckerhöhung zu einer hypertensiven Notfallsituation machen, gehören: hypertonische Enzephalopathie, intrakrianielle Blutung, akute Linksherzinsuffizienz, instabile Angina pectoris, Myokardinfarkt. Aneurysma dissecans und schwere Epistaxis. Die hypertensiven Enzephalopathie ist charakterisiert durch Kopfschmerzen, Übelkeit, Erbrechen und Verwirrtheit sowie durch fokale neurologische Ausfälle und epileptiforme Krampfanfälle. Im Augenhintergrund lassen sich frische Blutungen und meist ein Papillenödem feststellen. Hypertensive Krisen können grundsätzlich bei allen Hochdruckformen auftreten. Meist werden sie durch Aktivierung des sympathikoadrenalen und/oder Renin-Angiotensin-Systems oder bei Niereninsuffizienz durch exzessive Salz- und Wasserretention ausgelöst. Ein aktuer Blutdruckanstieg während der Hämodialyse ohne klinische Symptomatik und ohne Augenfundusveränderungen ist somit von der hypertensiven Krise abzugrenzen. Tritt während der Hämodialyse eine hypertensive Krise auf, empfiehlt es sich, bei schweren Fällen die Dialysebehandlung abzubrechen und sofort eine antihypertensive Notfalltherapie einzuleiten.

■ Therapie

Da bei der Pathogenese der renalen Hypertonie Salz- und Volumenretention eine dominierende Rolle spielen, sollte als erstes Ziel eine Normalisierung des Salz- und Wasserhaushaltes angestrebt werden.

Volumen- und Salzkorrektur im prädialytischen Stadium

Um bei fortschreitender Niereninsuffizienz eine ausgeglichene Natriumbilanz zu gewährleisten, muß die Niere die fraktionelle Natriumausscheidung (ausgeschiedene Natriummenge in Prozent der filtrierten Menge – fractional excretion des Natriums = FE_{Na}) an die Abnahme der glomerulären Filtrationsrate (GFR) anpassen. Zwischen GFR und FE_{Na} besteht eine hyperbole Beziehung, d.h., bei jeder Halbierung der GFR verdoppelt sich die FE_{Na} (8). Bei der Mehrzahl der Patienten mit chronischer Niereninsuffizienz kommt es trotz dieser Anpassungsvorgänge zu einer Zunahme des Gesamtkörpernatriums mit Expansion des extrazellulären Flüssigkeitvolumens und Hypertonie. Als erste Maßnahme ist deshalb bei der renalen Hypertonie die Natriumzufuhr auf 50–100 mmol/Tag (3–6 g Kochsalz) einzuschränken. Da die Natriumretention mit sinkender GFR zunimmt, muß, mit fortschreitender Niereninsuffizienz eine weitere Salzrestriktion bis auf 2 g Kochsalz pro Tag vorgenommen werden. Um eine ausgeglichene Natrium- und Flüssigkeitsbilanz zu erreichen, benötigen die meisten Patienten im prädialytischen Stadium jedoch zusätzlich ein Diuretikum.

Diuretika sind somit der Eckpfeiler in der antihypertensiven Therapie bei Patienten mit chronischer Niereninsuffizienz. Thiaziddiuretika sind bei Reduktion der GFR unter 30–40 ml/min ungenügend wirksam und müssen durch ein Schleifendiuretikum, bevorzugt Furosemid oder Torasemid, ersetzt werden. Charakteristisch für Schleifendiuretika ist ihre über einen weiten Bereich lineare Dosis-Wirkung-Beziehung. Mit zunehmender Niereninsuffizienz muß deshalb die Dosis gesteigert werden, um die Natriumausscheidung im Urin zu erhöhen. Schleifendiuretika hemmen die Salzreabsorption im dicken aufsteigenden Schenkel der Henle-Schleife durch selektive Blockade eines Carriers an der luminalen Membran (23). Bei Niereninsuffizienz ist die Sekretion des Diuretikums ins proximale Tubuluslumen wegen Kompetition mit anderen organischen Säuren, die bei der Urämie anfallen, vermindert, so daß nur eine geringe Diuretikummenge den Wirkungsort erreicht (50). Mit steigender Furosemiddosis läßt sich bis zu einer GFR von 10 ml/min die fraktionelle Natriumausscheidung verdoppeln. Bei einer Kreatininclearance unter 5 ml/min werden die Möglichkeiten einer Steigerung der Natriumausscheidung jedoch stark eingeschränkt und sind nur noch mit hohen intravenösen Dosen zu erreichen (35). Wegen der Gefahr ototoxischer Nebenwirkungen (Hörsturz im mittleren und höheren Frequenzbereich) sollte eine Maximaldosis von 1 g/Tag nicht überschritten werden (26). Wenn hohe Dosen eines Schleifendiuretikums, z.B. 250 bis 500 mg Furosemid oder 100–200 mg Torasemid, ungenügend wirksam sind, kann die Diurese durch zusätzliche Verabreichung von Metolazon oft gesteigert werden (21). Metolazon ist ein Chinazolinsulfonamid-Derivat und wirkt über eine Hemmung der Natriumrückresorption im distalen und proximalen Tubulusapparat. Es hat eine Halbwertszeit von 8 und eine Wirkungsdauer von 24 Stunden (51). Nach einer vorsichtigen Dosis von 2,5 mg kann die Dosis bis auf 20 mg pro Tag gesteigert werden. Durch diese Kombinationsbehandlung läßt sich in vielen Fällen die Gabe hoher Einzeldosen von Furosemid vermeiden. Es liegen auch Berichte vor, daß die diuretische Wirkung von Furosemid und Torasemid mit zusätzlicher Gabe von Hydrochlorothiazid verstärkt werden kann (16, 66). Nichtsteroidale Antirheumatika können die Wirkung der Diuretika vermindern. Unter Indometacin kommt es z.B. zu einer Verschiebung der Dosis-Wirkung-Kurve von Furosemid nach rechts (14). Dies bedeutet, daß bei gleicher Furosemidkonzentration im Urin der diuretische Effket reduziert worden ist. Deshalb sollte nach Möglichkeit die Kombination von nichtsteroidalen Antirheumatika mit Diuretika vermieden werden.

Kaliumsparende Diuretika wie z.B. Aldosteronantagonisten oder Amilorid und Triamteren sind unterhalb einer Kreatininclearance von 30 ml/min kontraindiziert. Bei Kreatininclearancewerten unter 30 ml/min läßt sich auch mit Schleifendiuretika keine signifikante Steigerung der Kaliurese mehr erzielen.

Volumen- und Salzkorrektur im dialysepflichtigen Stadium

Überschüssiges Wasser und Natrium im Körper läßt sich im dialysepflichtigen Stadium durch Hämodialyse mit Ultrafiltration korrigieren. Nach dem Ausmaß der notwendigen Ultrafiltration richtet sich die Auswahl des Dialysators. Durch Senkung der Natriumkonzentration im Dialysat auf 130 mmol/l könnte dem Organismus unabhängig vom Volumen Natrium entzogen werden. Die Patienten neigen jedoch bei solch niedrigen Natriumkonzentrationen zu Muskelkrämpfen und hypotonen Kreislaufreaktionen. Bei zu aggressiver Ultrafiltration kann es vor allem bei Einleitung der Hämodialysebehandlung zu schweren Blutdruckabfällen kommen. Ein zu rascher Flüssigkeitsentzug kann gelegentlich, vor allem bei hypertonen Patienten, während der ersten Behandlung zu einem weiteren Blutdruckanstieg führen. In den meisten Fällen ist deshalb nur ein gradueller, schonender Flüssigkeitsentzug über Wochen anzustreben, bis das sog. Trockengewicht erreicht wird. Bei Patienten, die unter einer antihypertensiven Therapie mit zentral wirkenden Sympathikolytika wie α-Methyldopa oder Clonidin oder einem Vasodilatator stehen, kann es während des Volumenentzuges zu hypotonen Reaktionen oder zu orthostatischen Blutdruckabfällen am Ende der Behandlung kommen, da sie auf einen Volumenentzug nur ungenügend mit einer Vasokonstriktion reagieren können. Blutdrucksenkende Medikamente sollten deshalb bei diesen Patienten, solange das Trockengewicht nicht erreicht ist, vor der Hämodialysebehandlung abgesetzt werden. Mit den neuen Dialysetechniken (Ultrafiltration, Hämofiltration) können jedoch relativ große Flüssigkeitsmengen entzogen werden, ohne daß hypotone oder hypertone Kreislaufreaktionen auftreten. Wenn den Patienten Flüssigkeitsmengen von mehr als 3 kg entzogen werden müssen, hat sich die kontrollierte und/oder sequentielle Ultrafiltration bewährt.

Hochdosierte Schleifendiuretika, vor allem in Kombination mit Metolazon, können bei gewissen Hämodialysepatienten noch eine Steigerung der Diurese bewirken. Voraussetzung für eine relevante Wirkung ist jedoch

Hypertonie 249

Salzrestriktion:
  3–6 g Kochsalz/Tag
  2 g Kochsalz/Tag bei Hämodialyse-Patienten

Diuretikum:
  – Kreatininclearance > 30 ml/min:
    Thiazid oder thiazidähnliche Substanzen
  – Kreatininclearance ≤ 30 ml/min:
    Schleifendiuretikum, evtl. in Kombination mit Metolazon/Hydrochlorothiazid
  – bei Hämodialysepatienten je nach Restdiurese

→ Volumenkorrektur

+

ACE-Hemmer	β-Blocker	Calciumantagonisten
↓+	↓+	↓+
Calciumantagonist oder Vasodilatator	Vasodilatator oder Calciumantagonist	ACE-Hemmer oder β-Blocker

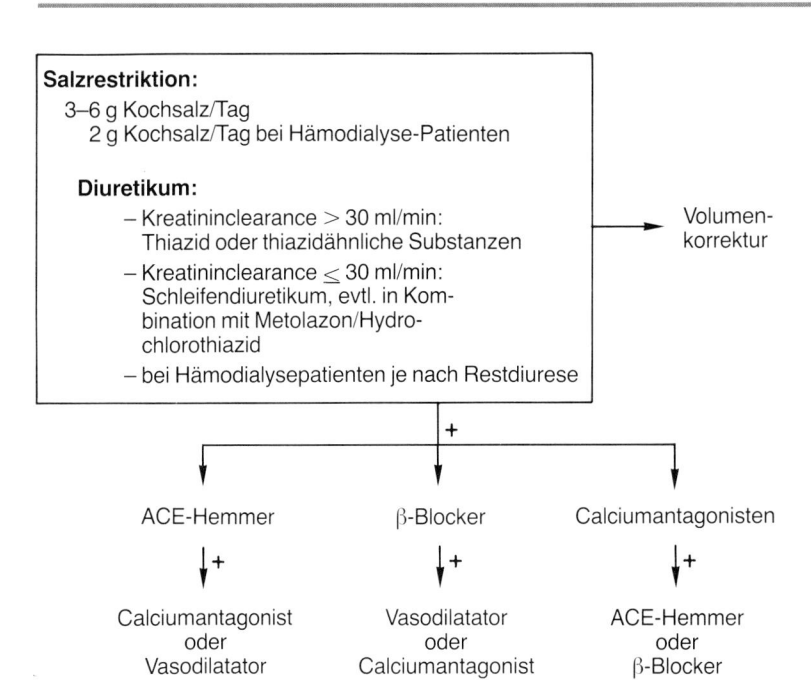

Abb. 20.1 Behandlung der Hypertonie bei chronischer Niereninsuffizienz.

eine ausreichende Restfunktion der Niere mit Filtratwerten von 3–6 ml/min. Gewöhnlich werden bei dialysepflichtigen Patienten 250–500 mg Furosemid oder 100–200 mg Torasemid in Kombination mit 2,5–10 mg Metolazon verwendet. Durch eine Diuresesteigerung kann oft eine ausgeglichenere Flüssigkeitsbilanz mit geringerer Gewichtszunahme eingehalten und somit eine bessere Blutdruckeinstellung erreicht werden. Sie erlaubt dem Patienten zudem eine Steigerung der täglichen Trinkmenge, und seine Lebensqualität kann dadurch verbessert werden.

Der Salz- und Flüssigkeitshaushalt läßt sich durch einfache klinische Parameter überwachen. Zunahme des Körpergewichts, Ödeme, Lungenstauung, Halsvenenstauung und Hypertonie weisen auf ein expandiertes Extrazellulärvolumen hin.

Wenn trotz Volumenkorrektur ein Zielblutdruck von 140/90 mmHg nicht erreicht wird, müssen zusätzlich noch andere antihypertonische Medikamente eingesetzt werden (Abb. 20.1). Der Aufbau der medikamentösen antihypertensiven Pharmakotherapie richtet sich weitgehend nach den heute allgemein geltenden Richtlinien der Behandlung der essentiellen Hypertonie. Die Wahl des antihypertonischen Medikamentes richtet sich nach dem Nebenwirkungsprofil und den klinischen Parametern des Patienten. Zentral wirkende Sympathikolytika wie α-Methyldopa und Clonidin sollten wegen Nebenwirkungen wie Sedation und Mundtrockenheit nur in tiefen Dosen verabreicht werden. Clonidin sollte nur mit der nötigen Vorsicht angewandt werden, da durch die Dialyse ein großer Teil der freien Fraktion des Medikamentes ausgewaschen wird, was eine Reboundhypertonie infolge überschießender Catecholaminausschüttung verursachen kann. Sympathikolytika können zudem, vor allem bei Flüssigkeitsentzug, hypotone Reaktionen während der Dialyse und orthostatische Blutdruckabfälle am Ende der Behandlung verstärken, so daß das angestrebte Trockengewicht nicht erreicht werden kann.

Bei der Wahl der antihypertensiven Medikamente bevorzugen wir Substanzen, welche neben ihrer Wirkung auf den systemischen Blutdruck zu einer Abnahme der linksventrikulären Hypertrophie und der hypertoniebedingten Gefäßveränderungen führen. ACE-Hemmer, Calciumantagonisten und β-Rezeptorenblocker erfüllen zum Teil diesen Anspruch.

Angiotensin-Konversionsenzym-(ACE-)Hemmer

ACE-Hemmer bewirken durch Hemmung des ACE eine Abnahme von Angiotensin II und Aldosteron (54). Da das ACE identisch ist mit der Kinase II, führt eine Hemmung der Kinase II durch ACE-Hemmer zu einer Anreicherung endogener vasodilatatorischer Kinine in den Gefäßwänden. Akkumulierte Kinine können zudem die Synthese von vasodilatierenden Prostaglandinen stimulieren. Die Relevanz dieser beiden Mechanismen für den blutdrucksenkenden Effekt der ACE-Hemmer ist noch nicht vollständig geklärt. Es gibt jedoch indirekte Hinweise, daß sowohl eine Zunahme der Kinine als auch eine vermehrte Prostaglandinbildung zum antihypertensiven Effekt der ACE-Hemmer beitragen (44). ACE-Hemmer können auch bei Patienten mit normalem oder gelegentlich sogar tiefem Plasmarenin eine antihypertensive Wirkung haben. Hämodynamisch beruht die Blutdrucksenkung auf einer Abnahme des peripheren Gefäßwiderstandes, während Herzfrequenz und Herzminutenvolumen weitgehend unverändert bleiben. Eine Natrium- und Volumenretention scheint unter Langzeittherapie nicht aufzutreten. Die Elimination von Captopril und Enalapril erfolgt überwiegend über die Nieren. Bei Niereninsuffizienz muß deshalb die Dosis

Tabelle 20.2 Dosisempfehlung von ACE-Hemmern bei eingeschränkter Nierenfunktion

Medikament	Kreatinin-clearance (ml/min)	Maximale Tagesdosis (mg)	Dosierungs-intervall (Stunden)
Captopril	> 80	75–150	12
	80–40	50–100	12
	40–20	25–75	24
	< 20	12,5–37,5	24
Enalapril	80–30	5–10	12–24
	30–10	2,5–5	24
	< 10	2,5	24

und/oder das Dosisintervall beider Medikamente der GFR angepaßt werden (Tab. 20.2). Da die ACE-Hemmer zu einer Abnahme der Aldosteronsekretion führen, kann sich bei fortgeschrittener Niereninsuffizienz eine Hyperkaliämie entwickeln (45, 67). Eine gleichzeitige Verabreichung von β-Blockern, welche den Kaliuminflux in die Zelle blockieren können, oder von nichtsteroidalen Antirheumatika begünstigt das Auftreten einer Hyperkaliämie. Bei Patienten mit bilateralen Nierenarterienstenosen oder Nierenarterienstenose bei Einzelniere können ACE-Hemmer zu einem Abfall der GFR führen und damit eine meist reversible akute Niereninsuffizienz verursachen (28). Eine Nierenfunktionsverschlechterung kann gelegentlich auch bei schon vorher bestehender Niereninsuffizienz ohne Nierenarterienstenose auftreten. Bei Verwendung von synthetischen Poylacrylnitrilmembranen können ACE-Hemmer schwere anaphylaktische Reaktionen verursachen.

Im Tierexperiment bei 5/6-nephrektomierten Ratten können ACE-Hemmer im Unterschied zu Diuretika, Sympathikolytika und Vasodilatatoren die Entwicklung einer sekundären Glomerulosklerose, welche mit einem erhöhten hydrostatischen glomerulären Kapillardruck in Zusammenhang gebracht wird, verhindern (2). Diese Beobachtung weisen darauf hin, daß ACE-Hemmer bei renalen Erkrankungen die Progredienz der Niereninsuffizienz verlangsamen können. Obwohl präliminäre klinische Studien eine Abnahme der Proteinurie und eine Stabilisierung der Nierenfunktion unter ACE-Hemmern ergeben haben, müssen diese Befunde noch durch Langzeituntersuchungen bestätigt werden (48, 55). Bei Patienten mit schweren oder therapieresistenten Hypertonien sind die ACE-Hemmer anderen Antihypertonika bezüglich ihrer Wirksamkeit meist überlegen. Sie ersparen oft die Anwendung von antihypertensiven Mehrfachkombinationen. Subjektive Nebenwirkungen werden unter ACE-Hemmern selten beobachtet. In vereinzelten Fällen kann sich ein trockener Reizhusten entwickeln.

β-Rezeptorenblocker

Die β-Rezeptorenblocker sind spezifische kompetitive Antagonisten der β-adrenergen Übertragung. Ihre Wirkung ist somit stark von der endogenen Catecholaminaktivität, d.h. vom Sympathikotonus, abhängig. Die Therapie soll daher immer mit kleinen Dosen „einschleichend" begonnen werden. Da die maximale Wirkung gelegentlich erst nach 1 Woche erreicht wird, sollte frühestens nach 1 Woche eine Dosiserhöhung vorgenommen werden. Die verschiedenen β-Rezeptorenblocker unterscheiden sich bezüglich ihrer Affinität zu den $β_1$- und $β_2$-Rezeptoren, der sympathikomimetischen Eigenwirkung und des pharmakokinetischen Profils (24). $β_1$-Rezeptoren dominieren im Myokard, im Fettgewebe und in den Nieren. Da die antihypertonische Wirkung eine dosisabhängige Funktion der Blockade der $β_1$-Rezeptoren ist, werden bei der Hochdruckbehandlung bevorzugt $β_1$-(kardio)selektive β-Rezeptorenblocker angewandt. Kardioselektive β-Rezeptorenblocker führen zu einer geringeren Beeinträchtigung der Atemfunktion und der $β_2$-abhängigen pankreatischen Insulinsekretion (34, 59). Die $β_1$-Selektivität eines β-Rezeptorenblockers ist von der Dosis bzw. der Plasmakonzentration abhängig. Bei β-Rezeptorenblockern mit sympathikomimetischer Eigenwirkung werden Herzfrequenz und AV-Überleitung weniger verlangsamt und führen bei arterieller Verschlußkrankheit oder Raynaud-Syndrom seltener zu Beschwerden. Die pharmakodynamischen und pharmakokinetischen Eigenschaften einzelner β-Rezeptorenblocker finden sich in Tab. 20.3. β-Blocker, die bei der ersten Leberpassage teilweise eliminiert werden, erreichen eine geringere biologische Verfügbarkeit und zeigen große Schwankungen der Plasmakonzentrationen. Hydrophile β-Blocker wie Atenolol und Nadolol werden praktisch unverändert zu 100% renal ausgeschieden. Ihre Dosierung muß deshalb dem Schweregrad der Niereninsuffizienz angepaßt werden (65). Um das Ausmaß der β-Blockade einigermaßen abzuschätzen, eignet sich die Ruhefrequenz nur ungenügend, da diese zu stark vom Parasympathikus beeinflußt wird. Ein zuverlässiges Zeichen für eine gute systemische β-Blockade ist der fehlende orthostatische Pulsanstieg (17).

Bei den meisten β-Blockern kann die gesamte erforderliche Tagesdosis auf einmal eingenommen werden, was die Compliance und die Sicherheit einer Therapie wesentlich verbessert. Bei Therapieunterbrechungen kommt es nicht abrupt zu einem Blutdruckanstieg. Bei Beachtung der absoluten Kontraindikationen (manifeste Herzinsuffizienz, hochgradige AV-Blockierungen, Syndrom des kranken Sinusknotens, obstruktive Lungenerkrankung) werden β-Blocker von Patienten mit chronischer Niereninsuffizienz subjektiv und objektiv gut vertragen. β-Blocker führen nicht zu sekundärer Volumenretention, beeinflussen die Nierenfunktion nicht, verursachen keine orthostatischen Blutdruckabfälle und lassen die geistige Leistungsfähigkeit weitgehend unbeeinträchtigt. Da bei hypertonen, niereninsuffizienten Patienten oft eine eingeschränkte Koronarreserve besteht, sind kardioselektive β-Blocker wegen ihrer kardioprotektiven Wirkung zu bevorzugen.

Tabelle 20.3 Pharmakodynamische und pharmakokinetische Eigenschaften ausgewählter β-Rezeptorenblocker

Medikament	Kardioselektivität	Sympathikomimetische Eigenwirkung	Hepatischer Metabolismus	Renale Ausscheidung	Eliminationshalbwertszeit (Stunden)
Propranolol	–	–	++	–	3–6
Nadolol	–	–	–	++	14–24
Atenolol	+	–	–	++	6–9
Metoprolol	+	–	++	–	3–4
Oxprenolol	–	++	+	–	2–3
Pindolol	–	+++	+	+	3–4
Bopindolol	–	++	+	+	4–14
Bisoprolol	+	–	+	+	10–12
Celiprolol	+	+	++	(+)	4–5
Sotalol	–	–	–	++	10–17

Calciumantagonisten

Die Calciumantagonisten sind definiert als Substanzen, welche den Einstrom von Calcium in die Zelle hemmen. Sie stellen chemisch keine einheitliche Substanzklasse dar. Die wesentlichen Unterschiede der verschiedenen Calciumantagonisten bestehen darin, daß bei Calciumantagonisten vom Nifedipintyp (Dihydropyridine) die Wirkung an der glatten Gefäßmuskulatur im Vergleich zum Herzen ausgeprägter ist. Verapamil wie Diltiazem hingegen hemmen die kontraktile Myokardfunktion, die Schrittmacherautomatie und die AV-Überleitung ebenso stark wie den Gefäßtonus (52). Da die Calciumantagonisten vorwiegend in der Leber biotransformiert werden, besteht bei eingeschränkter Niereninsuffizienz keine Kumulationsgefahr (37). Die gleichzeitige Verabreichung eines Calciumantagonisten mit gewissen anderen Medikamenten kann zu unerwünschten und z. T. gravierenden Nebenwirkungen führen (37). Sowohl Verapamil als auch Diltiazem hemmen die renale Ausscheidung von Digoxin, was zu einem Anstieg der Serumkonzentration bis in einen potentiell toxischen Bereich führen kann. Besondere Vorsicht ist bei einer Kombination von β-Blockern und Verapamil bzw. Diltiazem geboten, wegen möglicher additiver Effekte auf Herzfrequenz, AV-Überleitungssystem, Kontraktilität des Myokards, so daß Bradykardien, AV-Überleitungsstörungen und eine Linksherzinsuffizienz auftreten können.

Die blutdrucksenkende Wirkung der Calciumantagonisten beruht auf einer Abnahme des peripheren Gefäßwiderstandes infolge Verminderung des Tonus der Arteriolenmuskulatur. Im Gegensatz zu den direkten Vasodilatatoren führen sie weniger ausgeprägt zu Reflextachykardie und Volumenretention. Im Akutversuch konnte eine Zunahme der renalen Natriumausscheidung nachgewiesen werden (15). Ob dieser Effekt bei Langzeittherapie bestehenbleibt, kann noch nicht schlüssig beantwortet werden.

Die Calciumantagonisten haben in der Behandlung der essentiellen Hypertonie zunehmend an Bedeutung gewonnen, vor allem weil sie „stoffwechselneutral" sind und zum Teil eine kardioprotektive, vasoprotektive und reparative Wirkung haben können. Bei Patienten mit chronischer Niereninsuffizienz scheinen sich vor allem Dihydropyridine besonders in Kombination mit Diuretika und/oder β-Rezeptorenblockern sowie bei schweren Hypertonieformen mit ACE-Hemmern, zu bewähren (1, 41).

Nifedipin hat sich zur Behandlung hypertensiver Notfälle als äußerst wirksam erwiesen (4).

Vasodilatatoren

Die blutdrucksenkende Wirkung der direkten arteriolären Vasodilatatoren (Dihydralazin, Hydralazin, Diazoxid und Minoxidil) beruht auf einer Verminderung des peripheren Gefäßwiderstandes infolge Erschlaffung der arteriolären Gefäßmuskulatur. Dabei kommt es sekundär zu einer Aktivierung des sympathischen Nervensystems und des Renin-Angiotensin-Systems sowie einer Natrium- und Wasserretention, wodurch der antihypertensive Effekt z. T. antagonisiert wird (32). Deshalb sollten periphere Vasodilatatoren immer in Kombination mit einem β-Blocker und einem Diuretikum gegeben werden. Bei Kontraindikation einer β-Blockertherapie kann anstelle des β-Blockers zur Verhütung der Reflextachykardie α-Methyldopa oder Clonidin verabreicht werden. Zur Verhütung der Reflextachykardie sind meist nur geringe Dosen von β-Blockern notwendig. Minoxidil weist eine ausgeprägte Tendenz zu Natrium- und Wasserretention auf. Um diese Flüssigkeitsretention unter Minoxidil beherrschen zu können, sind oft sehr hohe Dosen eines Schleifendiuretikums notwendig. Gelegentlich entwickeln sich therapieresistente Ödem und in seltenen Fällen ein Perikarderguß. Bei den meisten Patienten tritt unter Minoxidil innerhalb weniger Wochen eine Hypertrichose auf, was die Anwendung dieser Substanz bei weiblichen Personen stark einschränkt (29).

Diese Tripeltherapie (Vasodilatator, β-Blocker, Diuretikum) hat sich in der Behandlung schwerer Hypertonieformen bewährt (47). Bei Patienten, deren Blutdruck sich unter konventioneller Maximaltherapie oder mit neueren Antihypertonika wie ACE-Hemmern oder Calciumantagonisten nicht befriedigend einstellen läßt, kann mit dem potenten Vasodilatator Minoxidil in Kombination mit einem β-Blocker und einem Diuretikum in den meisten Fällen eine adäquate Blutdruckkontrolle erreicht werden.

Der postsynaptische α-Rezeptorenblocker Prazosin bewirkt eine Dilatation sowohl der Arteriolen wie auch der Venolen (34). Im Unterschied zu den unselektiven $α_1$- und $α_2$-Rezeptorenblockern wie z. B. Phentolamin und den direkten arteriolären Vasodilatatoren führt Prazosin zu einer geringeren Zunahme der Herzfrequenz und des Herzminutenvolumens. In der antihypertensiven Therapie ist Prazosin auf der dritten Therapiestufe eine wertvolle Alternative zu Dihydralazin (30). Durch Einhalten einer niedrigen Anfangsdosis von 0,5 mg, die vor dem Schlafengehen verabreicht wird, sowie einer langsamen Dosissteigerung kann das „Syndrom der ersten Dosis" (akute orthostatische Hypertonie 1 1/2 – 2 Stunden nach Einnahme der ersten Dosis) weitgehend vermieden werden. Trotzdem kann es im Verlaufe einer Prazosinbehandlung bei gewissen Patienten zu orthostatischen Blutdruckabfällen, vor allem bei Kombination mit einem Sympathikolytikum wie α-Methyldopa, Clonidin u. a., kommen.

Behandlung hypertoner Episoden während der Dialysebehandlung und der akuten hypertensiven Krise

Ein Anstieg des Blutdrucks während der Dialysebehandlung soll nicht durch verstärkte Ultrafiltration korrigiert werden. Bei diastolischen Blutdruckwerten von ≥110 mmHg hat sich nach unseren Erfahrungen zur Blutdrucksenkung als Mittel erster Wahl Nifedipin in einer Dosis von 5–10 mg bewährt. Bei ungenügender Wirkung innerhalb von 20–30 Min. kommt eine intravenöse Therapie mit dem Vasodilatator Diazoxid (150 mg) oder dem α-β-Rezeptorenblocker Labetalol (50 mg) in Betracht (31). Dadurch gelingt es in 75 % der hypertonen Episoden, den Blutdruck effektiv zu senken. Nötigenfalls kann eine zweite Dosis von Diazoxid oder Labetolol verabreicht werden. Bei Patienten mit koronarsklerotischem Herzleiden und/oder einer Tachyarrhythmie ist Labetalol dem Vasodilatator Diazoxid vorzuziehen. Wenn solche hypertonen Episoden während konventioneller Dialysebehandlung gehäuft auftreten, ist ein Wechsel des Dialyseverfahrens (sequentielle Ultrafiltration und Dialyse, Hämofiltration, evtl. CAPD) zu empfehlen.

Die echte akute hypertensive Krise ist wegen lebensbedrohlichen zerebralen und kardialen Komplikationen eine hypertensive Notfallsituation. Während eine verzögerte und inadäquate Therapie zu hypertensiver Enzephalopathie, Herz- und Nierenversagen führt, kann eine zu rasche und drastische Senkung des Blutdruckes vor allem bei älteren Patienten und bei schon jahrelang bestehender Hypertonie schwere ischämische zerebrale, myokardiale und renale Schäden verursachen (53). Wegen der gestörten zerebralen Autoregulation und der oftmals eingeschränkten Koronarperfusion sollte daher in den ersten 48 Stunden der Blutdruck in der Regel nicht unter folgende Werte gesenkt werden: systolisch 160–170 mmHg, diastolisch 110–110 mmHg, arterieller Mitteldruck 120 mmHg. Bei älteren Patienten sind diese Grenzwerte möglicherweise sogar höher anzusetzen (18, 22). Eine rasche aggressive Blutdrucksenkung ist bei Vorliegen eines dissezierenden Aortenaneurysmas, einer Subarachnoidalblutung und einer Linksherzdekompensation mit Lungenödem indiziert (18, 22).

Zur Therapie des hypertensiven Notfalls können die in Tab. 20.4 angegebenen Medikamente angewandt werden. Es handelt sich dabei um eine Auswahl von Substanzen, die sich nach unseren Erfahrungen bewährt haben. Die Wahl der antihypertensiven Substanz richtet sich vor allem nach Wirkungseintritt, Steuerbarkeit, Nebenwirkungen und klinischen Begleitumständen. Für die initiale Behandlung des hypertensiven Notfalles ist nach unseren Erfahrungen vor allem Nifedipin geeignet. Nifedipin scheint nicht zu einer Abnahme der zerebralen Durchblutung zu führen, und bei Patienten mit einer Subarachnoidalblutung kann es eine günstige Wirkung auf die bei der Subarachnoidalblutung auftretenden Gefäßspasmen haben (4). Bei ungenügender Wirksamkeit von insgesamt 20 mg Nifedipin kommen die anderen in Tab. 20.4 angegebenen Substanzen zur Anwendung.

Da beim Aneurysma dissecans eine rasche Blutdrucksenkung erforderlich ist, eignet sich hierfür wegen des raschen Wirkungseintrittes, der guten Steuerbarkeit und des günstigen hämodynamischen Wirkungsprofils besonders Natriumnitroprussid. Die blutdrucksenkende Dosis liegt zwischen 0,5 und 8 µg/kg/min. Bei einer Behandlungsdauer von länger als 3 Tagen müssen die Thiocyanatspiegel überwacht werden. Ist die hypertensive Krise durch eine Linksherzinsuffizienz mit Lungenödem kompliziert, empfiehlt sich ebenfalls der Einsatz von Natriumnitroprussid. Mit Erfolg sind die hypertensiven Krisen mit akutem Linksherzversagen auch ACE-Hemmer eingesetzt worden. ACE-Hemmer senken die Vor- und Nachlast und führen weder zu Natrium- und Wasserretention noch zu Tachykardie. Es empfiehlt sich, die Therapie mit niedrigen Dosen von z. B. 6,25–12,5 mg Captopril oder 2,5–5,0 mg Enalapril zu beginnen.

Da die direkt wirkenden Vasodilatatoren Dihydralazin und Diazoxid zu Reflextachykardie und Flüssigkeitsretention führen, ist meist eine gleichzeitige Verabreichung eines Schleifendiuretikums erforderlich. Bei vorangegangener β-Blockerbehandlung ist die Wirkung der Vasodilatatoren verstärkt. Bei Aneurysma dissecans, Angina pectoris oder Myokardinfarkt sowie bei Tachyarrhythmien sollten Vasodilatatoren wegen ihrer sympathikussteigernden Wirkung nicht verabreicht werden.

Für die Therapie der hypertensiven Enzephalopathie läßt sich kein bevorzugtes Medikament angeben. Weil die zerebrale Autoregulation gestört ist, sollten jedoch bevorzugt Substanzen, welche nicht zu einer Abnahme der zerebralen Durchblutung führen, gegeben werden.

Tabelle 20.4 Medikamentöse Therapie der hypertensiven Krise

Medikament	Wirkungs-eintritt (min)	Wirkungs-dauer (h)	Dosis	Kontraindikationen	Nebenwirkungen
Nifedipin	1–5	4–5	5–10 mg	keine	Tachykardie Kopfschmerzen
Dihydralazin	10–20	3–8	6,25–25 mg i.v.	Herzinfarkt Angina pectoris Aneurysma dissecans der Aorta	Tachykardie Palpitationen Kopfschmerzen Natriumretention
Diazoxid	1–3	4–12	75–300 mg i.v. oder 15 mg/min per infusionem, bis Zielblutdruck erreicht ist	Herzinfarkt Angina pectoris Aneurysma dissecans der Aorta	Tachykardie Palpitationen Natriumretention Hyperglykämie
Natrium-nitroprussid	sofort	Infusions-dauer	0,5–3,0 (8,0) µg/kg/min per infusionem	keine	Nausea Erbrechen Thiocyanatintoxi-kation
Labetalol	1–5	6–18	50–100 mg i.v. oder 2 mg/min. per infusionem bis Zielblutdruck erreicht ist. Gesamtmenge: 200 mg	AV-Blockierung Asthma bronchiale schwere Herz-insuffizienz	Bradykardie Bronchospasmus orthostatische Hypo-tonie
Captopril	20–40	3–6	6,25–25 mg oral	bilaterale Nieren-arterienstenose Nierenarterien-stenose bei Einzelniere	

Literatur

1 Ambroso, G.C., G. Como, A. Scalamogna, A. Citterio, S. Casati, C. Ponticelli: Treatment of arterial hypertension with nifedipine in patients with chronic renal insufficiency. Clin. Nephrol. 23 (1985) 41–45
2 Anderson, S., H.G. Rennke, B.M. Brenner: Therapeutic advantage of converting enzyme inhibitors in arresting progressive renal disease associated with systemic hypertension in the rat. J. clin. Invest. 77 (1986) 1993–2000
3 Baylis, C., B. Mitruka, A. Deng: Chronic blockade of nitric oxide synthesis in the rat produces systemic hypertension and glomerular damage. J. clin. Invest. 90 (1992) 278–281
4 Bertel, O., D. Conen, E.W. Radü, J. Müller, C. Lang, C.D. Dubach: Nifedipine in hypertensive emergencies. Brit. med. J. 186 (1983) 19–21
5 Blaustein, M.P.: What is the link between vascular smooth muscle sodium pumps and hypertension? Clin. exp. Hypertens. 3 (1981) 183–178
6 Blumberg, A., W.B. Nelp, R.M. Hegstrom, B.H. Scribner: Extracellular volume in patients with chronic renal disease heated for hypertension by sodium restriction. Lancet 1967/II, 69–73
7 Blythe, W.B.: Natural history of hypertension in renal parenchymal disease. Amer. J. Kidney Dis. 5 (1985) A50–56
8 Bricker, N.S. Sodium hemeostatis in chronic renal diseae. Kidney int. 21 (1982) 886–897
9 Brunner, H.R., P. Chang, R. Wallach, J.E. Sealy, J.H. Laragh: Angiotensin II vascular receptors: their avidity in relationship to sodium balance, the autonomic nervous system, and hypertension. J. Clin. Invest. 51 (1972) 58–67
10 Bucknall, Ch.E., J.B. Neilly, R. Carter, R.D. Stevenson, P.F. Semple: Bronchial hyerreactivity in patients who cough after receiving angiotensin converting enzyme inhibitors. Brit. med. J. 296 (1988) 86–88
11 Charra, B., E. Calemard, M. Cuche, G. Laurent: Control of hypertension and prolonged survival on maintenance hemodialysis. Nephron 33 (1983) 96–99
12 Charra, B.: Control of blood pressure in long slow hemodialysis. Blood Purif. 12 (1994) 252–258
13 Cheigh, J., C. Milite, J.F. Sullivan, A.L. Ruben, K.H. Stenzel: Hypertensions not adequately controlled in hemodialysis patients. Amer. J. Kidney Dis. 19 (1992) 453–459
14 Chenavasin, P., R. Seiwell, D.C. Brater: Pharmacokinetic-dynamic analysis of the indomethacin-furosemid interaction in man. J. Pharmacol. exp. Ther. 215 (1980) 77–81
15 Christensen, C.K., O. Lederballe-Pederson, E. Mikkelsen: Renal effects of acute calcium blockade with nifedipine in hypertensive patients receiving beta-adrenoreceptor-blocking drugs. Clin. Pharmacol. Ther. 32 (1982) 572–576
16 Converse, R.L., T.N. Jacobsen, R.D. Toto, C.M.T. Jost, F. Cosentino, F. Fouad-Taraz: Sympathetic overactivity in patients with chronic renal failure, New Engl. J. Med. 327 (1992) 1912–1918
17 Devitt, M.C.: The assessment of beta-adrenoreceptor-blocking drugs in man. Brit. J. clin. Pharmacol. 4 (1977) 413–425
18 Ferguson, R.K., P.M. Vlasses: Hypertensive emergencies and urgencies. J. Amer. med. Ass. 28 (1986) 1607–1613
19 Fliser, D., M. Schröter, M. Neubeck, E. Ritz: Coadministration of thiazides increases the effect of loop diuretics even in patients with advanced renal failure. Kidney int. 46 (1994) 482–488

20 Folkow, B.: The hemodynamic importance of structural vascular changes in the resistance vessels in hypertension. Clin. Sci. 41 (1971) 1–12
21 Furrer, J., O.M. Hess, U. Kuhlmann, N. Seitz, W. Siegenthaler: Furosemid and Metalozone: eine hochwirksame Diuretikakombination. Schweiz. med. Wschr. 110 (1980) 1825–1829
22 Garcia, J.Y., D.G. Vidt: Current management of hypertensive emergencies. Drugs 34 (1987) 263–278
23 Greger, R., E. Schlatter: Cellular mechanism of the action of loop diuretics on the thick ascending limb of Henle's loop. Klin. Wschr. 61 (1983) 1019–1027
24 Gross, F.: Klinische Pharmakologie der Beta-Adrenorezeptoren-Blocker. Internist 19 (1978) 504–509
25 Guyton, A.C., T.G. Coleman, D.B. Young, T.B. Lohmeier, J.W. DeClue: Salt balance and long-term blood pressure control. Ann. Rev. Med. 31 (1980) 15–27
26 Heidland, A., M. Teschner, R. Götz, E. Heidbreder: Indikation für höherdosierte Furosemidtherapie. Entwicklung des Therapiekonzeptes und gegenwärtigen Indikationsspektrum. Nieren- u. Hochdruckkr. 14 (1985) 208–216
27 Hostetter, T.H., J.L. Olson, H.G. Rennke, M.A. Venkatachalam, B.M. Brenner: Hyperfiltration in remnant nephrons: a potentially adverse response in renal ablation. Amer. J. Physiol. 241 (1981) F85–F93
28 Hricik, D.E. Ph.J. Browning, R. Kopelman, W. Goorno, N.E. Madias, V.J. Dzan: Captopril-induced functional renal insufficiency in patients with bilateral renal artery stenoses or renal artery stenosis in a solitary kidney. New Engl. J. Med. 308 (1983) 373–376
29 Keusch, G., P. Weidmann, V. Campese, D.B.N. Lee, T. Upham, S. Massry: Minoxidil therapy in refractory hypertension, analysis of 155 patients. Nephron 21 (1978) 1–15
30 Keusch, G., P. Weidmann, Z. Glück, A. Meier, C. Beretta-Piccoli: Prazosin in der Kombinationsbehandlung der mittelschweren bis schweren Hypertonie. Schweiz. med. Wschr. 109 (1978) 984–989
31 Keusch, G. H. Schiffl, U. Binswanger: Diazoxide and labetalol in acute hypertension during hemodialysis. J. clin. Pharmacol. 25 (1983) 523–527
32 Knauf, H., E. Mutschler: Diuretikatherapie bei Niereninsuffizienz. Dtsch. med. Wschr. 112 (1987) 1785–1789
33 Koch-Weser, J.: Vasodilator drugs in the treatment of hypertension. Arch. intern. Med. 133 (1974) 1017–1027
34 Koch-Weser, J.: Prazosin. New Engl. J. Med. 300 (1979) 232–236
35 Kohlendorf, K., V. Bonnevie-Nielson, B. Broch-Moller: A trial of metoprolol in hypertensive insulin-dependent diabetic patients. Acta med. scand. 211 (1982) 175–178
36 Koomans, H.A., J.C. Roos, P. Boer, G.G. Geyskes, E.J. Dorhout, D. Mees: Salt sensitivity of blood pressure in chronic renal failure. Hypertension 4 (1982) 190–197
37 Lauterburg, B.H.: Klinische Pharmakologie der Calciumantagonisten. Schweiz. med. Wschr. 117 (1987) 496–501
38 Lazarus, J.M., C.C. Hampes, J.P. Merill: Hypertension in chronic renal failure. Treatment with hemodialysis and nephrectomy. Arch. intern. Med. 133 (1974) 105–106
39 Lee, J.B., J.C. McGift, H. Kannegiesser, Y.X. Aykent, G. Mudd, T.F. Frawely: Prostaglandin A1: antihypertensive and renal effects. Ann. intern. Med. 74 (1971) 703–710
40 Lewis, E.J. L.G. Hunsicker, R.P. Bain, R.D. Rohde: The effect of angiotensin-converting enzyme inhibition in diabetic nephropathy. New Engl. J. Med. 329 (1993) 1456–1462
41 Matsukawa, S., H. Suzuki, Y. Itaya, S. Nakajiawa, T. Saruta: Short- and long-term efficacy of nifedipine in hypertensive patients with impaired renal function, with special reference to influencing factors. J. clin. Hypertens. 3 (1987) 452–462
42 Muirhead, E.F., G.S. German, F.B. Armstrong, B. Brooks, B.E. Leach, L.W. Byers, J.A. Pitcock, P. Brown: Endocrinetype antihypertensive function of endomedullary interstitial cells. Kidney int. 8, Suppl. 5 (1975) 271–282

43 Onesti, G., C. Swartz, O. Ramirez, A.N. Brest: Bilateral nephrectomy for control of hypertension in uremia. Trans. Amer. Soc. artif. intern. Org. 14 (1968) 361–366
44 Overlack, A., K.O. Stumpe, M. Kühner, I. Heck: Altered blood pressure and renin responses to converting enzyme inhibition after aprotinin-induced kallikrein-kinin system blockade. Clin. Sci. 59 (1980) 129–132
45 Papdimtriou, M., Chr. Zamboulis, E. Alexopoulos, H. Liamos, G. Skaellarion, D. Memmos, P. Metaxas: Alarming hyperkaliemia during captopril administration in patients on regular hemodialysis. Dialys. Transplant. 14 (1985) 473–475
46 Parati, G., G. Pomodossi, F. Albin: Relationship of 24-hour blood pressure and variability of target-organ damage in hypertension. J. Hypertens. 5 (1987) 93–98
47 Pettinger, W.A., H.C. Mitchell: Minoxidil – an alternative to nephrectomy for refractory hypertension. New Engl. J. Med. 289 (1973) 167–173
48 Reams, G.P., J.H. Bauer: Effect of enalapril in subjects with hypertension associated with moderate to severe renal dysfunction. Arch. intern. Med. 146 (1986) 2145–2148
49 Ritz, E.: Hypertension and cardiac death in dialysis patients: Should target blood pressure be lowered? Semin. Dialys. 6 (1993) 227–228
50 Rose, H.J., K. O'Malley, A.W. Pruitt: Depression of renal clearance of furosemide in man by azotemia. Clin. Pharmacol. Ther. 21 (1976) 141–146
51 Steinmüller, S.R., J.B. Puschett: Effects of metolazone in man: comparison with chlorothiazide. Kidney int. 1 (1972) 169–181
52 Stone, P.H., E.M. Antmann, J.E. Muller, E. Braunwald: Calcium channel blocking agents in the treatment of cardiovascular disorders, part II: hemodynamic effects and clinical applications. Ann. intern. Med. 93 (1980) 886–904
53 Stumpe, K.O.: Klinik and Therapie des hypertensiven Notfalls. Internist 25 (1984) 359–366
54 Stumpe, K.O., A. Overlack, R. Kolloch: ACE-Hemmung – ein pathophysiologisch begründetes Konzept zur Therapie der Hypertonie und Herzinsuffizienz. Dtsch. med. Wschr. 109 (1984) 1295–1299
55 Taguma, Y., Y. Kitamoto, G. Futaki, H. Ueda, H. Monma, M. Ishizaki, H. Takahashi, H. Sekino, Y. Sasaki: Effect of captopril in heavy proteinuria in azotemic diabetics. New Engl. J. Med. 313 (1985) 1617–1620
56 Vallance, P., A. Leone, A. Calver, J. Collier, S. Moncada: Accumulation of an endogenous inhibitor of nitric oxide synthesis in chronic renal failure. Lancet 339 (1992) 572–575
57 Verdecchia, P., G. Schillaci, M. Guerrieri: Circadian blood pressure changes and left ventricular hypertrophy in essential hypertension. Circulation 81 (1990) 528–536
58 Vetter, W., H. Vetter, D. Edmonds, P. Greminger, W. Siegenthaler: Hypertoniebehandlung heute. Internist 29 (1988) 224–231
59 Vilsvik, J.S., J. Schaanning: Effect of atenolol on ventilatory and cardiac function in asthma. Brit. med. J. 1977/II, 453–455
60 Vincenti, F., W.J. Amend, J. Abele, N.J. Feduska, O. Salvateria: The role of hypertension in hemodialysis-associated atherosclerosis. Amer. J. Med. 68 (1980) 363–369
61 Vorburger, C.: Flüssigkeits- und Elektrolyträume bei der chronischen Niereninsuffizienz. Beziehungen zum Blutdruck und zur Kohlenhydrattoleranz. Helv. med. Acta, Suppl. 51 (1971) 1–142
62 Weidman, P., M.H. Maxwell: The renin-angiotensin-aldosteron system in terminal renal failure: Kidney int. 8, Suppl. 5 (1975) 219–234
63 Weidmann, P., C. Beretta-Piccoli, F. Steffen, A. Blumberg, F.C. Reubi: Hypertension in terminal renal failure. Kidney int. 9 (1975) 294–301

64 Weidmann, P., M.H. Maxwell: Hypertension. In Massry, S.G., A.L. Sellers: Clinical Aspects of Uremia and Dialysis. Thomas, Springfield 1976 (p. 100–145)
65 Wilkinson, R.: Beta-blockers and renal function. Drugs 23 (1982) 195–206
66 Wollmann, G., R. Tarazi, E. Bravo, H. Dustan: Diuretic potency fo combined hydrochlorothiazide and furosemide therapy in patients with azotemia. Amer. J. Med. 72 (1982) 929–938
67 Zanella, M.T., E. Mattei, S.A. Draibe, C.E. Kater, H. Ajzen: Inadequate aldosterone respone to hyperkaliemia during angiotensin converting enzyme inhibition in chronic renal failure. Clin. Pharmacol. Ther. 38 (1985) 613–617
68 Zucchelli, P., P. Santoro, A. Zuccala: Genesis and control of hypertension in hemodialysis patients. Semin. Nephrol. 8 (1988) 163–168

21 Hypotonie

G. Keusch

Hypotonie während Hämodialysebehandlung

Häufigkeit und Pathogenese

Blutdruckabfälle während der Hämodialysebehandlung gehören zu den häufigsten Komplikationen und kommen bei 20–30% der Behandlungen vor. Oftmals sind hypotone Episoden von Symptomen wie Nausea, Erbrechen, Kopfschmerzen und Krämpfen begleitet (symptomatische Hypotonie). Symptomatische Hypotonien treten gehäuft bei Frauen, älteren Patienten oder Patienten mit diabetischer Nephropathie, Amyloidose, fortgeschrittener Herzinsuffizienz oder bilateraler Nephrektomie auf (8).

Zur Aufrechterhaltung eines konstanten Blutdruckes sind mehrere Regulationsmechanismen notwendig. Der Blutdruck kann als Resultante von Herzminutenvolumen mal totaler peripherer Gefäßwiderstand angesehen werden. Das Herzminutenvolumen ist definiert als Produkt von Herzfrequenz mal Schlagvolumen. Die Größe des Schlagvolumens wird von der Kontraktilität des Myokards und dem Füllungsdruck des Herzens, welcher wesentlich vom intravasalen Volumen abhängig ist, bestimmt. Humorale, neuronale und lokal autoregulatorische Mechanismen regulieren den peripherren Gefäßwiderstand (Abb. 21.1 (11). Alle diese zur Aufrechterhaltung der Kreislaufstabilität notwendigen Regulationsmechanismen können sowohl durch die Hämodialysebehandlung als auch durch krankhafte Veränderungen des Patienten beeinträchtigt werden. Die Pathogenese symptomatischer Blutdruckabfälle ist multifaktoriell und wird sowohl von patientenabhängigen Parametern als auch von apparativen Variablen bestimmt (Tab. 21.1). Als gemeinsamer auslösender Mechanismus kann eine Abnahme des intravasalen Volumens angenommen werden, welche nicht ausreichend durch Gegenregulationsmechanismen ausgeglichen wird. Kinet u. Mitarb. (14) haben für symptomatische Hypotonien folgenden Reaktionsablauf postuliert:

- Durch Ultrafiltration kommt es zu einer Abnahme des Plasmavolumens.
- Eine gleichzeitige Abnahme der Plasmaosmolalität verhindert eine schnelle Wiederauffüllung des Plasmavolumens aus dem interstitiellen Raum.
- Die Hypovolämie bewirkt eine Abnahme des Füllungsdruckes des Herzens, und bei fehlender Zunahme der Myokardkontraktilität nimmt das Schlagvolumen ab. Wenn die Herzfrequenz nicht gesteigert werden kann, sinkt das Herzminutenvolumen.
- Bei Ausbleiben einer sympathischen Gegenregulation kann der periphere Gefäßwiderstand nicht kompensatorisch gesteigert werden.

Hypovolämie

Durch übermäßige Ultrafiltration kann wegen zu starker Reduktion des intravasalen Volumens eine Hypovolämie mit Hypotonie entstehen. Das Ausmaß der Abnahme des Plasmavolumens wird aber nicht nur

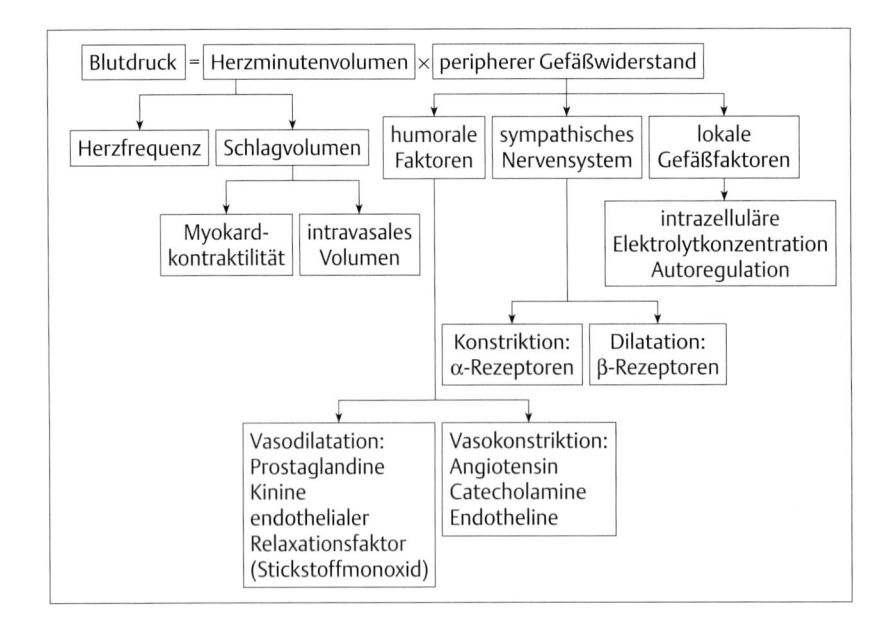

Abb. 21.1 Determinanten der Blutdruckregulation.

Tabelle 21.1 Ursachen hypotoner Episoden während der Hämodialysebehandlung

- Hypovolämie
- Abnahme der Serumosmolalität
- Depletion von vasoaktiven Substanzen
- autonome Dysfunktion
- Verminderung der Myokardkontraktilität
- Vasodilatation/Beeinträchtigung einer kompensatorischen Vasokonstriktion (Acetat, antihypertensive Medikamente)
- Abnahme des Venentonus
- Hypoxämie
- Dialysattemperatur
- Bioinkompatibilität der Dialysemembran
- Zytokine (Interleukin-1-/Tumornekrosefaktor-Bildung)

durch die Ultrafiltrationsmenge bestimmt, sondern hängt wesentlich von der Wiederauffüllung des Plasmavolumens aus dem interstitiellen Raum ab (Plasma refilling rate). Übersteigt die Ultrafiltration die Rate der Wiederauffüllung aus dem interstitiellen Flüssigkeitsraum, so kommt es zu einer markanten Abnahme des Plasmavolumens und bei ungenügenden Gegenregulationsmechanismen (Zunahme von Herzfrequenz, Myokardkontraktilität, peripherem Gefäßwiderstand) zur Hypotonie. Nach neueren Untersuchungen scheint zudem eine venöse Dilatation die Abnahme des zirkulierenden Blutvolumens zu begünstigen (4). Nach Ansicht von Daugirdas ist bei akuter Hypovolämie die Abnahme der venösen Kapazität ein wichtiger Kompensationsmechanismus zur Verhinderung eines Blutdruckabfalles (7).

Abnahme der Serumosmolalität

Eine rasche Wiederauffüllung des Plasmavolumens aus dem interstitiellen Raum kann durch einen Abfall der Serumosmolalität während der Hämodialyse begrenzt sein. Durch Abnahme der Serumosmolalität vergrößert sich das osmotische Gefälle zwischen intra- und extrazellulärem Raum mit der Folge einer Wasserverschiebung von extra- nach intrazellulär, welche zu einer weiteren Abnahme des Plasmavolumens führt. Diese Flüssigkeitsverschiebung vom extrazellulären in den intrazellulären Raum liegt in der Größenordnung von 1–1,5 l (15). Bei isolierter Ultrafiltration und Hämofiltration wird hingegen wegen eines isoosmotischen Flüssigkeitsentzugs kein osmotischer Gradient aufgebaut, und demzufolge ist die Abnahme des Plasmavolumens geringer. Diese unterschiedlichen transkompartimentalen Flüssigkeitsverschiebungen bei konventioneller Hämodialyse und isolierter Ultrafiltration konnten im Tierexperiment bestätigt werden (13). Sie entsprechen auch der klinischen Beobachtung, daß sowohl bei sequentieller Ultrafiltration und Dialyse während der reinen Ultrafiltration als auch bei Hämofiltration symptomatische Hypotonien seltener auftreten. Die einfachste Maßnahme, einen Abfall der Serumosmolalität während der Hämodialyse zu verringern, ist die Verwendung von Spüllösungen mit höheren Natriumkonzentrationen.

Dadurch kann, wie viele Untersuchungen gezeigt haben, oft eine bessere Kreislaufstabilität erreicht werden, und symptomatische hypotone Episoden treten wesentlich seltener auf (3, 13). In den Untersuchungen von Van Stone u. Mitarb. (19) nahm bei konventioneller Hämodialyse mit hypotoner Dialysatlösung das Plasmavolumen um 20 % ab, während bei Verwendung von hypertoner Dialysatlösung sich das Plasmavolumen nur um 12 % reduzierte. Möglicherweise bewirken geringere Veränderungen der Serumosmolalität zudem noch eine bessere kompensatorische Vasokonstriktion als Gegenregulation zur Volumenabnahme.

Ungenügende kompensatorische Vasokonstriktion bei Acetatdialyse

Hämodynamische Untersuchungen bei verschiedenen Dialyseverfahren haben vielfach belegt, daß für die Kreislaufstabilität bei Volumenentzug vor allem eine kompensatorische Vasokonstriktion mit Erhöhung des peripheren Gefäßwiderstandes von Bedeutung ist. Eine Verminderung der kompensatorischen Vasokonstriktion kann unter anderem durch eine Acetatdialyse zustande kommen, vor allem wenn pro Zeiteinheit mehr Acetat in den Körper eingeschleust wird, als metabolisiert werden kann. Acetat bewirkt eine direkte Vasodilatation oder führt zu einer verminderten Ansprechbarkeit der Pressorezeptoren. Acetat scheint auch die Kontraktilität des Myokards negativ zu beeinflussen. Wegen der Abnahme des respiratorischen Quotienten durch den Acetatmetabolismus ist das Acetat zum Teil für die während der Hämodialyse auftretende Hypoxämie verantwortlich. Bei Patienten mit kardialer Insuffizienz kann dadurch die kardiale Adaptation an die Abnahme des peripheren Gefäßwiderstandes wegen fehlender Zunahme des Herzminutenvolumens eingeschränkt werden, was das Auftreten einer Hypotonie begünstigt. Hypotone Episoden innerhalb der ersten Stunde nach Dialysebeginn scheinen vor allem durch eine acetatinduzierte Vasodilatation bedingt zu sein, während im späteren Verlauf die Hypovolämie mit fehlender adaptativer Vasokonstriktion eine wesentliche Rolle spielt. Hypotonien zu Beginn der Dialyse treten vor allem bei älteren Patienten auf, d. h. bei Patienten mit eingeschränkter Myokardreserve oder reduzierter Muskelmasse, weil dadurch die Metabolisierungsrate des Acetats eingeschränkt ist. Durch Umstellung auf Bicarbonatdialyse kann bei diesen Patienten die Hypotonieinzidenz oftmals gesenkt werden. Wenn der Natriumgehalt im Dialysat erhöht wurde oder Mannit zur Aufrechterhaltung der Serumosmolalität infundiert wurde, wurden in vielen Studien jedoch keine wesentlichen Unterschiede in der Wirkung von Acetat und Bicarbonat auf die Kreislaufstabilität mehr beobachtet.

Dysfunktion des autonomen Nervensystems

Funktionsstörungen des autonomen Nervensystems, wie sie von vielen Autoren bei chronischer Niereninsuffizienz beschrieben wurden, können die kompensatorischen Regulationsmechanismen, welche zur Aufrechterhaltung des Blutdruckes bei Volumenentzug notwendig sind, ebenfalls beeinträchtigen (5, 12). Ob die Defekte des autonomen Nervensystems vor allem im afferenten oder im efferenten Schenkel des Baroreflexbogens liegen, wird immer noch diskutiert. Möglicherweise ist bei chronischer Niereninsuffizienz zusätzlich die Ansprechbarkeit der Zielorgane auf Catecholamine gestört. Als weiterer Mechanismus wird ein funktioneller Defekt der Adrenorezeptoren diskutiert (6). Durch Verminderung der Dialysattemperatur auf 35 °C kann die Gefäßreaktivität wieder erhöht werden, so daß der Gefäßtonus zunimmt. Dadurch kann, wie in verschiedenen Untersuchungen gezeigt wurde, die Häufigkeit hypotoner Episoden oftmals gesenkt werden.

Bioinkompatibilität der Dialysemembran

Eine mangelnde Bioverträglichkeit der Cuprophanmembran kann zur Aktivierung und Freisetzung der Komplementfaktoren C3a und C5a (Anaphylatoxine) führen und dadurch hypotone Episoden auslösen. Für die Mehrzahl der dialyseinduzierten hypotonen Episoden scheint dieser Mechanismus jedoch eher unwahrscheinlich zu sein, da die Komplementaktivierung in den ersten 10–15 Min. nach Dialysebeginn das Maximum erreicht, während Hypotonien am häufigsten erst 3–4 Stunden nach Dialysebeginn auftreten. Polyacrylnitril- und Polysulfonmembranen aktivieren die Komplementfaktoren C3a und C5a in einem geringeren Ausmaß, und bei ihrer Verwendung treten tatsächlich hypotone Episoden seltener auf.

Wenn Blut mit Cellulose in Kontakt kommt, führt dies zu vermehrter Freisetzung von Interleukin-1. Aufgrund dieser Beobachtung wurde als Ursache hypotoner Episoden bei Hämodialyse die Interleukinhypothese entwickelt (9). Die Hämodialyse führt durch Adsorption von Monozyten auf der Blutseite der Dialysemembran zur Aktivierung dieser Zellen, welche nach 3–4 Stunden Interleukin-1 synthetisieren und freisetzen. Dieser Zeitraum stimmt mit der Häufung von hypotonen Episoden während der Dialysebehandlung meist überein. Nach dieser Hypothese käme der Freisetzung von Interleukin-1 durch aktivierte Monozyten als Ursache der Kreislaufinstabilität die größte Bedeutung zu. Die übrigen Faktoren hätten für das Auftreten von Hypotonien nur einen zusätzlichen, modulierenden Effekt. Da die Hämofiltration keine Interleukin-1-Produktion bewirkt, wäre dadurch die bessere Kreislaufstabilität dieser Behandlungsmethode zum Teil erklärt.

Vasoaktive Substanzen

Die Bedeutung der Endotheline (endotheliale Vasokonstriktoren) und des endothelialen Relaxationsfaktors Stickstoffmonoxid (NO) in der Pathogenese hypotensiver Episoden während der Hämodialysebehandlung ist noch unklar. Es gibt jedoch Hinweise, daß erhöhte Plasmaspiegel von Interleukin-1 und des Tumornekrosefaktors zur vermehrten Bildung von NO führen und Hypotonien verursachen können (2).

Bei Verwendung von synthetischen Polyacrylnitrilmembranen wurde unter ACE-Hemmerbehandlung wiederholt über anaphylaktoide Reaktionen berichtet (17, 20). Obwohl der genaue Mechanismus unklar ist, vermutet man durch den Blut-Membran-Kontakt eine vermehrte Bildung von Bradykininen, welche in Anwesenheit eines ACE-Hemmers verzögert abgebaut werden.

Weitere Ursachen

Die Pathogenese hypotoner Episoden während der Hämodialyse ist somit ein komplexes, multifaktorielles Geschehen. Neben den apparativen Variablen, welche Gegenregulationsvorgänge bei Hypovolämie beeinflussen können, spielen patientenbezogene Parameter, insbesondere kardiale Faktoren, eine ebenso wichtige Rolle.

Eine in den USA durchgeführte Multicenterstudie ergab eine Abnahme von dialyseassoziierten Blutdruckabfällen durch intravenöse Verabreichung von L-Carnitin (1).

Da postprandiale Blutdruckabfälle als Folge einer Vasodilatation im Splanchnikusgebiet häufig beobachtet werden können, sollte bei Risikopatienten während der Dialysebehandlung keine Mahlzeit eingenommen werden (18).

Als weitere Ursachen von Blutdruckabfällen im Verlaufe einer Dialyse müssen in Betracht gezogen werden: akute Linksherzinsuffizienz, Herzrhythmusstörungen, Myokardinfarkt, Herzbeuteltamponade bei Perikarditis, Blutungen nach außen aus dem blutführenden System oder durch Ruptur der Dialysemembran und Blutungen in den Magen-Darm-Trakt.

Prophylaxe

Entsprechend der multifaktoriellen Genese hypotoner Episoden während der Dialysebehandlung gibt es viele Strategien, um diese zu verhindern. Bei leichten Blutdruckabfällen genügen meist einfache Maßnahmen wie: Kopftieflage, Injektion von 10–20 ml 25%iger Kochsalzlösung oder Infusion von 200 ml physiologischer Kochsalzlösung. Patienten, die wegen arterieller Hypertonie mit Antihypertensiva behandelt werden und während der Dialysebehandlung hypoton werden, sollten 4–6 Stunden vor Dialysebeginn keine Antihypertensiva mehr einnehmen.

Treten Hypotonien gehäuft auf, läßt sich die Neigung zu Blutdruckabfällen oftmals durch Verwendung von hohen Natriumkonzentrationen im Dialysat, durch Umstellung auf Bicarbonatdialyse, durch sequentielle Ultrafiltration oder Hämofiltration vermindern.

Chronische persistierende Hypotonie

Im Gegensatz zu hypotonen Episoden im Verlaufe der Dialysebehandlung ist eine Hypotonie, welche zwi-

Tabelle 21.2 Klinische Teste zur Prüfung des autonomen Nervensystems

Test	Geprüfte Funktion
Orthostaseversuch Valsalva-Preßversuch	→ ganzer Reflexbogen
Amylnitrit-Inhalationsversuch	→ afferenter Reflexbogen
Cold-pressure-Test	→ efferenter Sympathikus
Pupillenreaktion nach Tyraminstimulation	→ Noradrenalinspeicher in terminalen sympathischen Nervenendigungen
Phenylephrintest, Noradrenalintest	→ Gefäßreaktivität auf sympathische Stimuli
R-R-Intervall- (Beat-to-beat-) Variation im EKG	→ efferenter Vagus

schen den Behandlungen persistiert, eine seltene Komplikation. Durch eine chronische persistierende Hypotonie können die Lebensqualität und die Rehabilitation des Dialysepatienten stark beeinträchtigt werden. Während der Dialysebehandlung kann es zu schweren Blutdruckabfällen kommen, und typischerweise zeigen diese Patienten keinen Pulsanstieg und keine Vasokonstriktion. Zudem reagieren sie auf eine Flüssigkeitszufuhr oder Kochsalzinjektion nur ungenügend mit einer entsprechenden Blutdruckerhöhung (12). Als Ursache dieser chronischen hypotonen Kreislaufsituation liegt meist eine Funktionsstörung des autonomen Nervensystems vor. Neben der Hypotonie umfaßt dieses Syndrom der autonomen Neuropathie: Impotenz, Anhidrose, Hyposalivation und gastrointestinale Störungen. Zur Erfassung einer Insuffizienz des autonomen Nervensystems können folgende Funktionstests angewandt werden: Orthostaseversuch, Valsalva-Preßversuch, Amylnitrit-Inhalationstest, Cold-pressure-Test, Pupillenreaktion nach Tyraminstimulation, Gefäßreaktivität auf sympathische Stimuli (Phenylephrin- und Noradrenalintest), Bestimmung der R-R-Intervall-(Beat-to-beat-)Variation im EKG. Durch diese Teste können, wie in Tab. 21.2 angegeben ist, die einzelnen Abschnitte des autonomen Reflexbogens geprüft und Defekte entsprechend zugeordnet werden (21). Es wurden Defekte an verschiedenen Abschnitten des autonomen Nervensystems nachgewiesen, wie eine verminderte Sensitivität der Barorezeptoren, Defekte im Bereiche des afferenten Schenkels des Baroreflexbogens, Läsionen des efferenten kardialen Vagus sowie vereinzelt des efferenten sympathischen Nervensystems. Als eine wichtige Ursache der autonomen Dysfunktion wird von zahlreichen Autoren eine verminderte Ansprechbarkeit der Rezeptoren in den Widerstandsgefäßen auf vasokonstriktive Agonisten angenommen (5). Die Pathogenese der autonomen Neuropathie ist unklar. Eine Korrektur der urämischen Stoffwechsellage durch eine erfolgreiche Nierentransplantation führt oft zu einer Verbesserung dieser autonomen Neuropathie.

Als seltene Ursachen für die Entstehung einer Hypotonie können zudem eine Perikarditis mit Perikarderguß, eine schwere Herzinsuffizienz und eine Hypovolämie bei ausgeprägtem Aszites vorkommen.

Die medikamentöse Behandlung der volumenresistenten hypotonen Regulationsstörungen bei autonomer Neuropathie bereitet große Schwierigkeiten. Verschiedene Substanzen wie direkt oder indirekt wirkende Sympathikomimetika sind versucht worden, ohne jedoch einen überzeugenden Effekt gezeigt zu haben. In Einzelberichten wurde von einer günstigen Wirkung von L-Dopa und Indometacin berichtet (10, 16).

Literatur

1 Ahmad, S. T. Robertson, T.A. Golper, M. Wolfson, P. Kurtin, L.A. Katz, R. Hirschberg, R. Nicora, D.W. Ashbrook, J.D. Kopple: Multicenter trial L-carnitine in maintenance hemodialysis patients. II. Clinical and biochemical effects. Kidney int. 38 (1990) 912–918
2 Beasley, D., B.M. Brenner: Role of nitric oxide in hemodialysis hypotension. Kidney int. 38 (1992) 96–100
3 Bijaphala, S., A.J. Bell, C.A. Bennet, S.M. Evans, J.K. Dawborn: Comparison of high and low sodium bicarbonate and acetate dialysis in stable chronic hemodialysis patients. Clin. Nephrol. 23 (1985) 179–183
4 Bradlex, J.R., D.B. Evans, S.M. Gore, A.J. Cowley: Is dialysis hypotension caused by abnormality of venous tone? Brit. med. J. 296 (1988) 1634–1637
5 Campese, V.M., M.S. Romoff, D. Levitan, L. Kenneth, S.G. Massry: Mechanism of autonomic nervous system dysfunction in uremia. Kidney int. 20 (1981) 246–253
6 Carreta, R., B. Fabris, F. Fischetti, M. Burdelli, S. Muiesan, F. Vran, A. Vasile: Peripheral adrenoreceptor in hypotension of hemodialyzed uremic patients. Nephron 62 (1992) 429–433
7 Daugirdas, J.T.: Dialysis hypotension: a hemodynamic analysis. Kidney int. 39 (1991) 233–246
8 Degoulet, O., I Réach, S. Di Guilio, C. Devriés, J.J. Rouby, F. Aimé, M. Vonlanthen: Epidemiology of dialysis-induced hypotension. Proc. Europ. Dialys. Transplant. Ass. 18 (1981) 133–138
9 Henderson, L.W., K.M. Koch, C.A. Dinarello, S. Shaldon: Hemodialysis hypotension: the interleukin hypothesis. Blood Purif. 1 (1983) 3–8
10 Iseki, K., S.G. Massry, V.M. Campese: Evidence for a role of PTH in the reduced pressor response to norepinephrine in chronic renal failure. Kidney int. 28 (1985) 11–15
11 Kaplan, N.M.: Renal regulation of extrarenal function: blood pressure. In Seldin, D.W., G. Giebisch: The Kidney; Physiology and Pathophysiology. Raven, New York 1985 (p. 807–822)
12 Kersh, E.S., S.J. Kornfiled, A. Unger, S. Popper, K. Cohn: Autonomic insufficiency in uremia as a cause of hemodialysis-induced hypotension. New Engl. J. Med. 21 (1974) 650–653
13 Keshaviah, P., F.L. Shapiro: A critical examination of dialysis-induced hypotension. Amer. J. Kidney Dis. 2 (1982) 290–301
14 Kinet, J.P., D. Soyeur, N. Ballaud, M. Saint-Remy, P. Collignon, J.P. Godon: Hemodynamic study of hypotension during hemodialysis. Kidney int. 21 (1982) 868–876
15 Oh, M.S., S.P. Levison, H.J. Caroll: Content and distribution of water and electrolytes in maintenance hemodialysis. Nephron 14 (1975) 421–432
16 Oswald, N., G. Keusch, U. Binswanger: Therapie der urämischen Sympathikopathie mit L-DOPA. Schweiz. med. Wschr. 107 (1977) 1790–1793

17 Parnes, E.L., W.B. Shapiro: Anaphylactid reactions in hemodialysis patients with the AN 69 dialyzer. Kidney int. 40 (1991) 1148–1152
18 Sherman, R.A., F. Torres, R.P. Cody: Postprandial blood pressure changes during hemodialysis. Amer. J. Kid. Dis. 12 (1988) 37–39
19 Van Stone, J.C., J. Bauer, J. Carey: The effect of dialysate sodium concentration on body fluid distribution during hemodialysis. Trans. Amer. Soc. artif. intern. Org. 26 (1980) 383–386
20 Verresen, L., M. Waer, Y. Vanrenterghem, P. Michielsen: Angiotensin-converting enzyme inhibitors and anaphylactoid reactions to high flux membrane dialysis. Lancet 336 (1990) 1360–1362
21 Weidmann, P.: Die orthostatische Hypotonie. Schweiz. med. Wschr. 114 (1984) 246–260

22 Hämatologische Störungen einschließlich Eisenstoffwechsel

G. Sunder-Plaßmann und W.H. Hörl

Überblick

Die chronische Niereninsuffizienz geht mit einer normochromen, normozytären, hyporegenerativen Anämie einher. Absolut gesehen, liegen die Retikulozytenzahlen zwar im Normbereich; für den Schweregrad der Anämie sind jedoch die Retikulozytenzahlen zu niedrig (hyporegenerative Anämie). Es besteht eine Korrelation zwischen glomerulärer Filtrationsrate und Hämoglobingehalt bzw. Hämatokrit. Im allgemeinen sinkt der Hämatokritwert, wenn die endogene Kreatininclearance 40 ml/min/1,73 m^2 Körperoberfläche unterschreitet.

Bei Hämodialysepatienten wird mit einem mittleren Blutverlust von 20 ml/Dialysebehandlung gerechnet. Daraus ergibt sich ein jährlicher Eisenverlust von ca. 800 mg. Diese Zahl läßt sich jedoch in der klinischen Praxis u.a. durch zu häufige und zu großzügige Blutentnahmen bzw. intestinale Blutverluste (z.B. durch Heparinisierung, Ulzera) mehr als verdoppeln.

Erythrozyten

Malformation und Überlebenszeit der Erythrozyten

In der überwiegenden Zahl der Fälle sind die Erythrozyten normozytär. Hypochromie und Mikrozytose bestehen bei ausgeprägtem Eisenmangel, aber auch bei Aluminiumakkumulation. Bei einem Teil der Patienten wird eine Tendenz zur Makrozytose (vor allem unter Erythropoetintherapie) beschrieben, wobei kein Mangel an Folsäure oder Vitamin B$_{12}$ besteht. Die Resorption von Vitamin B$_{12}$ und Folsäure ist bei Niereninsuffizienz nicht gestört.

Die Überlebenszeit der Erythrozyten ist beim niereninsuffizienten Patienten verkürzt. Eine Reduktion der Überlebenszeit normaler Erythrozyten im urämischen Milieu wird auf toxische Effekte im urämischen Plasma bzw. Ultrafiltrat zurückgeführt. Umgekehrt ist auch die Überlebenszeit der Erythrozyten urämischer Patienten in normalem Milieu (Plasma gesunder Probanden) kürzer als normal, was eine primäre Schädigung der Erythrozyten bei Urämie vermuten läßt.

Erhöhung und Erniedrigung der Erythrozytenzahl

Eine Hemmung der Proliferation roter Vorstufen durch Serum oder Plasma urämischer Patienten ist seit langem bekannt. Nach Freedman u. Mitarb. (31) läßt sich dieser Hemmeffekt weder durch Hämodialyse- noch durch Peritonealdialysebehandlung eliminieren. Im Gegensatz dazu identifizierten Radtke u. Mitarb. (75) Spermin als niedermolekularen Inhibitor der Erythropoese bei Urämie. Dieser Hemmeffekt ließ sich durch spezifische Sperminantikörper komplett antagonisieren.

Eine Polyzythämie kann bei Patienten mit tumorösen Nierenerkrankungen (Hypernephrom), polyzystischer Nierendegeneration und Hydronephrose auftreten. Diese Veränderungen des roten Blutbildes verschwinden in der Regel nach einseitiger Nephrektomie bei tumorösen Nierenerkrankungen und Hydronephrose. Im Rahmen der terminalen Niereninsuffizienz kommt es bei Patienten mit polyzystischer Nierendegeneration zu einer weitgehenden Normalisierung des roten Blutbildes bzw. allenfalls zu einer milden renalen Anämie. Ursächlich wird für die Polyzythämie unter diesen Bedingungen eine vermehrte renale Erythropoetinbildung verantwortlich gemacht. Als Stimulationsfaktoren für die renale Erythropoetinbildung gelten Anämie und Hypoxie (nach verschiedenen Untersuchungen auch metabolische Azidose). Die inadäquate Erythropoetinsynthese bei Niereninsuffizienz trotz Vorliegen dieser Stimulatonsfaktoren legt eine Synthesestörung für Erythropoetin im Rahmen der Urämie nahe.

Die renale Anämie terminal niereninsuffizienter Patienten ist multifaktorieller Genese. Der bedeutendste Faktor ist allerdings die verminderte Bildung an endogenem Erythropoetin. Zahllose Studien haben bis heute die hohe Wirksamkeit einer Therapie der renalen Anämie mit humanem rekombinantem Erythropoetin (r-HuEPO), belegt, sowohl wegen der deutlichen Besserung des subjektiven Befindens als auch aufgrund objektiver klinischer Kriterien.

Einem suboptimalen Ansprechen auf eine Therapie mit r-HuEPO bzw. einem Therapieversagen können viele Ursachen zugrunde liegen. Am häufigsten und am leichtesten korrigierbar ist jedoch ein Mangel an Eisen.

Eisenstoffwechsel

Überblick über Physiologie und Pathophysiologie

Im Hinblick auf den Eisengehalt des menschlichen Organismus lassen sich ein Speicherpool und ein funktioneller Eisenpool unterscheiden. Das Speichereisen betrifft das retikuloendotheliale System (RES) in Leber, Milz, Knochenmark und die Hepatozyten. Laborchemisch ist das Speichereisen durch den Serumferritinspiegel reflektiert. Der funktionelle Eisenanteil wird durch die Erythrozyten und deren unreifzellige Vorstu-

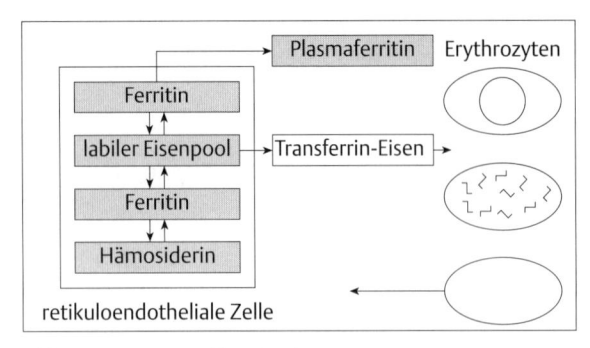

Abb. 22.1 Eisenstoffwechsel.

fen repräsentiert (Abb. 22.1). Die Erythropoese gilt als bedeutendster Trigger des Eisenturnovers. Transferrin ermöglicht den Eisentransfer zwischen den verschiedenen Eisenspeichern. Die zelluläre Eisenaufnahme erfolgt via Endozytose durch den Transferrinrezeptor (Übersicht bei Sunder-Plassmann u. Hörl [95]).

Die intestinale Eisenabsorption ist abhängig vom Ausmaß der Erythropoese und vom Grad der Eisendepletion. Der Eisengehalt liegt beim Mann bei 50 mg pro Kilogramm Körpergewicht, bei der Frau bei 35 mg/kg. Die Masse zirkulierender Erythrozyten enthält etwa 2–3 g Eisen. Etwa 1 g ist im RES gespeichert, und nur etwa 4 mg Eisen enthält der Plasmatransferrin-Eisen-Pool. Durch den hohen Eisenumsatz pro Tag schwankt auch die Transferrinsättigung erheblich.

Große Mengen an Eisen werden für die stimulierte Erythropoese unter r-HuEPO-Therapie benötigt. Deshalb ist ein absoluter oder funktioneller Eisenmangel bei mit r-HuEPO behandelten Dialysepatienten häufig. Ein absoluter Eisenmangel, charakterisiert durch Depletion der Eisenspeicher, entsteht durch gastrointestinale Blutverluste, Blutverluste im extrakorporalen Kreislauf, durch zu häufige und großzügige Blutentnahmen für Laborkontrollen und durch die verminderte enterale Eisenresorption.

Bei funktionellem Eisenmangel sind zwar die Eisenspeicher adäquat; allerdings ist die Freisetzung von Eisen aus den Eisenspeichern inadäquat für die Bereitstellung von Eisen für das Knochenmark und die roten Vorstufen. Darüber hinaus bewirken chronisch entzündliche Prozesse einen Transfer von Eisen ins RES, während freigesetzte Zytokine die Erythropoese additiv hemmen. So fanden beispielsweise Ali u. Mitarb. (3) trotz Plasmaferritinspiegel > 1000 µg/l bei Hämodialysepatienten ein eisendepletiertes Knochenmark.

Der Eisenbedarf liegt beim Hämodialysepatienten bei etwa 1–3 g pro Jahr. Während der Korrekturphase der Anämie sind 150 mg Eisen nötig, um den Hämoglobingehalt um 1 g/dl (0,6 mmol/l) zu erhöhen. Bereits in den ersten klinischen Studien mit r-HuEPO bei Hämodialysepatienten wurden nach kurzer Zeit die erhebliche Mobilisierung von Speichereisen für die Erythropoese und die Problematik des funktionellen Eisenmangels evident (21, 101).

Das Ausmaß des Eisenmangels bei r-HuEPO-behandelten Hämo- und Peritonealdialysepatienten variiert in den einzelnen Studien in Abhängigkeit von den verwendeten Parametern, deren Interpretation und vom gewählten Zeitpunkt der Untersuchung zwischen 43 und 93 % (Übersicht bei Sunder-Plassmann und Hörl [95]). Die Bestimmung „klassischer" Parameter des Eisenstoffwechsels wie Serumeisen, Ferritin oder Transferrinsättigung leidet unter der niedrigen Spezifität und Sensitivität, die auch durch Verwendung neuer bzw. methodisch aufwendiger Parameter (Prozentsatz hypochromer Erythrozyten, Zinkprotoporphyrin in den Erythrozyten [ZPP], Erythrozytenferritin, Erythrozytenprotoporphyrin, löslicher Transferrinrezeptor) nicht entscheidend haben verbessert werden können.

Serumeisen, Gesamteisenbindungskapazität (TEBK), Transferrinsättigung

Die Bestimmung des Serumeisens wird limitiert durch die große tageszeitliche Schwankung dieses Parameters. Als Normwerte gelten für Frauen 40–150 µg/dl (7–27 µmol/l), für Männer 60–150 µg/dl (11–27 µmol/l). Darüber hinaus wird der Eisenspiegel durch eine Reihe chronischer Erkrankungen bzw. durch inadäquate Probenverarbeitung beeinflußt.

Die TEBK-Werte liegen normalerweise bei Frauen zwischen 257 und 402 µg/dl (46–72 µmol/l), bei Männern zwischen 268 und 436 µg/dl (48–78 µmol/l). Ermittelt wird die gesamte an Transferrin gebundene Menge an Eisen nach Sättigung von Transferrin mit Fe (III) bzw. durch die Formel

$$\text{TEBK (µg/dl)} = \text{Transferrin (mg/dl)} \cdot 1{,}41$$

Die Transferrinwerte liegen normalerweise bei Frauen zwischen 180 und 405 mg/dl, bei Männern zwischen 200 und 380 mg/dl. Bei Dialysepatienten sind diese Werte als Zeichen der Malnutrition häufig erniedrigt. Die Transferrinsättigung (Normalwert 15–45 %) reflektiert den Eisentransport im Plasma und läßt sich nach folgenden Formeln ermitteln:

1. Transferrinsättigung (%) = (Serumeisen (µg/dl)/ TEBK (µg/dl) · 100
2. Transferrinsättigung (%) = (Serumeisen (µg/dl))/ Transferrin (mg/dl) · 70,9

Da der Serumeisenspiegel tageszeitlichen Schwankungen unterliegt, schwankt auch die Transferrinsättigung beim Gesunden zwischen 15 und 70 %. Eine Transferrinsättigung < 15 % signalisiert eine inadäquate Eisenversorgung im Hinblick auf eine suffiziente Erythropoese. Bei Patienten mit Niereninsuffizienz gilt eine Transferrinsättigung < 20 % als Ausdruck des Eisenmangels. Ein funktioneller Eisenmangel liegt dann vor, wenn bei einer Transferrinsättigung < 20 % normale oder erhöhte Ferritinwerte bestehen. Eine Reihe von Autoren empfiehlt bei einer Transferrinsättigung < 20 % – zumindest für Hämodialysepatienten – eine intravenöse Eisengabe.

Serumferritin

Serumferritin ist ein Maß für die Eisenspeicherung. Die Normalwerte liegen bei Frauen vor der Menopause bei 8–120 µg/l, nach der Menopause bei 30–300 µg/l und bei Männern bei 18–440 µg/l. Allerdings wurden in bestimmten Populationen auch Normalwerte bis 600 µg/l und darüber mitgeteilt. Falsch hohe Werte bei entzündlichen Prozessen, bei Lebererkrankungen, Malignomen und nach intravenöser Eisentherapie limitieren den diagnostischen Stellenwert dieses Parameters.

Kein Zweifel besteht darüber, daß Ferritinwerte zwischen 10 und 30 µg/l einen absoluten Eisenmangel anzeigen. Bei chronisch niereninsuffizienten Patienten wurde dieser Schwellenwert in der Aera vor r-HuEPO-Therapie mit 50–55 µg/l (36), 70 µg/l (12) oder 80 µg/l (8) angegeben. Mit Beginn der r-HuEPO-Therapie wurde der Schwellenwert für das Serumferritin zunächst mit 30 µg/l (103) und dann mit 100 µg/l (22) angegeben. Unter intravenöser Eisenbehandlung r-HuEPO-therapierter Hämodialysepatienten wurde von Allegra u. Mitarb. (4) ein Schwellenwert von 191 µg/l vorgeschlagen. Ein Serumferritin von 200 µg/l wurde auch von einer Reihe anderer Autoren als Schwellenwert empfohlen. Nach Tarng u. Mitarb. (96) lassen sich r-HuEPO-sensitive und r-HuEPO-resistente Hämodialysepatienten anhand Serumferritinwerten >300 oder <300 µg/l differenzieren. Normale oder erhöhte Ferritinwerte schließen einen funktionellen Eisenmangel nicht aus. Nach Ali u. Mitarb. (3) korrelieren bei Hämodialysepatienten die Ferritinspiegel mit dem Ausmaß der Siderose der Leber und Milz. Bei 10 Hämodialysepatienten fanden die Autoren post mortem bei mittleren Ferritinwerten von 1338 µg/l kein Eisen im Knochenmark.

Nach Anastassiades u. Mitarb. (5) ist bei Serumferritinwerten >500 µg/l von einer Eisenüberladung auszugehen, nach Eschbach u. Mitarb. (23) erst bei Werten >1000 µg/l. Nach einem internationalen Konsensuspapier (49) sollten vor r-HuEPO-Therapie die Ferritinwerte >100 µg/l liegen und bei Hämodialysepatienten sollte eine intravenöse Eisenzufuhr bis zu Ferritinwerten <600 µg/l erfolgen. Allerdings wird von verschiedenen Autoren auch bei Ferritinwerten >600 µg/l intravenös mit Eisen therapiert.

Prozentsatz hypochromer Erythrozyten

Der Prozentsatz hypochromer Erythrozyten (MCHC <28 g/dl = 17 mmol/l) liegt normalerweise <2,5%. Patienten mit mehr als 10% hypochromer Erythrozyten (bei schwerem Eisenmangel bis zu 80%) reagieren auf eine effiziente Eisentherapie mit einem Abfall des Anteils hypochromer Erythrozyten (63). Diese Daten wurden von anderen Autoren bestätigt (82). Im Einzelfall läßt sich allerdings auch ein Anteil <10% an hypochromen Erythrozyten trotz Abfall des Ferritins und der Transferrinsättigung bei Unterbrechung der Eisensubstitution und Erhöhung der r-HuEPO-Dosis beobachten.

Retikulozyten

Unter r-HuEPO-Therapie geht dem Anstieg des Hämatokrits ein Anstieg der Retikulozyten (innerhalb einer Woche) voraus. Nach diesem initialen Gipfel fallen die Retikulozyten und bleiben auf einem leicht erhöhten Plateau stehen.

Erythrozytenprotoporphyrin, Erythrozytenzinkprotoporphyrin (ZPP)

Im Rahmen der Hämsynthese wird Porphobilinogen in Uroporphyrinogen, Koproporphyrinogen, Protoporphyrinogen und schließlich Protoporphyrin umgewandelt. Der letzte Schritt der Hämsynthese beinhaltet den Transfer von Eisen auf Protoporphyrin. Bei Vorliegen eines Eisenmangels wird Zink anstelle von Eisen in Protoporphyrin eingebaut, so daß große Mengen an ZPP resultieren könen. Umgekehrt kann bei Urämie der Gehalt an Erythrozytenprotoporphyrin durch Hemmung der Aktivität der Ferrochelatase ansteigen, die Protoporphyrin in Häm konvertiert. In Abwesenheit eines Eisenmangels liegt der Normwert für ZPP <40 µmol/l Häm. Ein Anstieg der ZPP-Werte findet sich dementsprechend bei Eisenmangel und bei Bleiintoxikation.

In der Studie von Hastka u. Mitarb. (43) fielen bei 9 von 10 r-HuEPO-behandelten Patienten unter intravenöser Eisengabe die ZPP-Werte ab. Patienten mit ZPP-Werten < 40 µmol/mol Häm benötigten weniger r-HuEPO und hatten höhere Hämoglobinwerte als Patienten mit ZPP >100 µmol/mol Häm. Von Piazza u. Mitarb. (74) wurde der Abfall von ZPP auf einen günstigen Effekt von r-HuEPO auf urämiebedingte Hemmung der Ferrochelatase zurückgeführt. Nach Fishbane u. Lynn (27) ist ein Schwellenwert von 90 µmol ZPP/mol Häm als Parameter für den Eisenbedarf bei Hämodialysepatienten der Bestimmung von Ferritin, der Transferrinsättigung und des mittleren Erythrozytenvolumens überlegen. Dagegen fanden Braun u. Mitarb. (13) bei Hämodialysepatienten mit ZPP-Werten zwischen 50 und 110 µmol/mol Häm keinen Unterschied im Hinblick auf ein Ansprechen oder Nichtansprechen auf eine intravenöse Eisentherapie. Nach Baldus u. Mitarb. (6) gibt es für ZPP keinen Vorteil gegenüber der Bestimmung von Ferritin und der Transferrinsättigung.

Erythrozytenferritin

Eisenmangel und Eisenüberladung lassen sich auch durch Bestimmung des Erythrozytenferritins diagnostizieren. In der Studie von Brunati u. Mitarb. (14) sprachen nur die Patienten mit Serumferritin <500 µg/l auf eine orale Eisentherapie an, bei denen das Erythrozytenferritin signifikant anstieg. Normale Serumferritinwerte schließen erniedrigte Erythrozytenferritinwerte nicht aus. Nach Hörl u. Mitarb. (46) ist das Erythrozytenferritin dem Serumferritin diagnostisch nicht überlegen, wohl aber die Bestimmung aufwendiger.

Löslicher Transferrinrezeptor

Die Bestimmung des löslichen Transferrinrezeptors im Serum ermöglicht Aussagen über die erythropoetische Aktivität, sofern ein Eisenmangel ausgeschlossen ist. Die Serumspiegel des löslichen Transferrinrezeptors steigen in Relation zur gegebenen r-HuEPO-Dosis. Allerdings steigen die Spiegel auch, falls sich ein Eisenmangel entwickelt. Ein erheblicher Anstieg der Serumspiegel des löslichen Transferrinrezeptors läßt sich während der Korrekturphase unter r-HuEPO-Therapie auch ohne Hinweis für Eisenmangel beobachten (Übersicht bei Sunder-Plassmann u. Hörl [95]).

Zielhämoglobin unter r-HuEPO-Therapie

Der Zielhämoglobinwert für r-HuEPO-behandelte niereninsuffiziente Patienten liegt in der Mehrzahl der Studien zwischen 10,5 und 11,5 g/dl (6,5–7,1 mmol/l). Ansätze für höhere Hämoglobinwerte, um Morbidität und Mortalität chronischer Dialysepatienten zu senken, bedürfen bei den hohen r-HuEPO-Kosten und möglichen r-HuEPO-Nebenwirkungen erst der Bestätigung durch Multicenterstudien.

Therapie des Eisenmangels

■ Orale Eisentherapie

Orale Eisenpräparate enthalten zwei- oder dreiwertiges Eisen. Die intestinale Resorption von dreiwertigem Eisen ist noch niedriger als die von zweiwertigem Eisen und davon abhängig, ob der Patient nüchtern ist oder nicht und ob ein Eisenmangel vorliegt oder nicht.

Im Schrifttum ist die intestinale Eisenresorption bei terminal niereninsuffizienten Patienten als erhöht, erniedrigt und normal beschrieben. Bei nierengesunden Probanden erhöht eine Therapie mit r-HuEPO die intestinale Eisenresorption (85), nicht jedoch bei Hämodialysepatienten (18) und CAPD-Patienten (17). Prinzipiell kann ein absoluter oder funktioneller Eisenmangel bei Hämodialysepatienten durch orale Eisenpräparate therapiert werden. Allerdings war eine derartige Therapie bei der überwiegenden Zahl der Patienten unzureichend. Bei einer Mehrzahl der Patienten fielen die Ferritinwerte unter den Bereich von 100 µg/l (4, 5, 21, 28, 101, 102). In der Studie von Dunea u. Mitarb. (19) war die orale Eisentherapie bei etwa der Hälfte der Patienten erfolgreich. Die orale Eisengabe ist Therapie der Wahl für CAPD-Patienten (76, 77) und Patienten mit präterminaler Niereninsuffizienz (48).

■ Intravenöse Eisentherapie

Die am häufigsten verwendeten Präparate zur intravenösen Eisentherapie sind Eisendextran, Eisengluconat und Eisensaccharat. Eisendextran wird innerhalb von 8–10 Tagen aus dem Plasma eliminiert, und etwa 50% des Eisens werden innerhalb von 3–4 Wochen in Hämoglobin inkorporiert. Im Vergleich zu Nierengesunden ist die Halbwertszeit von Eisendextran bei Urämie verlängert, allerdings bei Eisenmangel verkürzt. Bei Niereninsuffizienz ist die Freisetzung von Eisen aus dem RES gestört. Dennoch ist die hämatopoetische Wirkung einer intravenösen Eisentherapie bei Hämodialysepatienten der oralen Medikation überlegen. Hohe intravenöse Eisendosen mit konsekutiver prolongierter Lagerung im RES bewirken, daß dieser Eisenanteil für die Erythropoese nicht zur Verfügung steht (Übersicht bei Sunder-Plassmann u. Hörl [95]).

In der Aera vor r-HuEPO-Therapie wurde einerseits aufgrund der großen Blutverluste die intravenöse Eisentherapie für alle Hämodialysepatienten empfohlen, andererseits aufgrund der Gefahr der Eisenüberladung, der Hämosiderose und möglicher anaphylaktischer Reaktionen primär die orale Eisentherapie favorisiert und die intravenöse Eisentherapie nur für all jene Patienten empfohlen, die orale Präparate nicht vertragen, nicht adäquat einnehmen oder bei denen trotz Einnahme das Serumferritin abfällt (20). Bereits in den ersten Studien mit r-HuEPO ließ sich die hohe Ansprechrate einer begleitenden intravenösen Eisentherapie demonstrieren. Nachfolgende Studien haben dies eindrucksvoll bestätigt (Übersicht bei Sunder-Plassmann u. Hörl [95]).

Die effiziente intravenöse Eisentherapie führt zu einer deutlichen, im Mittel 41%igen Reduktion der r-HuEPO-Dosis (Tab. 22.1).

Eisen kann ohne nennenswerte dialysebedingte Verluste unter der Dialysebehandlung intravenös injiziert werden (24, 44). Die intravenöse Gabe hoher Eisendosen, z. B. 10mal 100 mg Eisendextran (103) oder 10mal 125 mg Eisengluconat (72, 73), ist nicht ohne Risiken. Neben einem Überschreiten der Bindungskapazität von Transferrin für Eisen läßt sich ein überproportionaler Anstieg des Ferritins mit entsprechender Stimulation der Erythropoese beobachten. Fishbane u. Lynn (26) behandelten eisendefiziente Hämodialysepatienten mit Eisendextrandosen à 100 mg für 10 aufeinanderfolgende Hämodialysebehandlungen. Keiner der 15 Patienten mit basalen Ferritinwerten ≤28 µg/l hatte 4 Monate nach Therapiebeginn Serumferritinwerte > 100 µg/l.

Macdougall u. Mitarb. (2) therapieren ihre Patienten 2mal pro Woche mit 50 mg Eisendextran, während Allegra u. Mitarb. (4) 20 oder 30 mg Eisengluconat pro Hämodialyse, Grützmacher u. Mitarb. (37) sowie Schaefer u. Schaefer (82) je 40 mg Eisengluconat pro Woche empfehlen. Andere Autoren therapieren

Tabelle 22.1 r-HuEPO-Dosis-Reduktion unter effizienter i.v. Eisentherapie bei Hämodialysepatienten

Schaefer u. Schaefer (82)	43%
Sunder-Plassmann u. Hörl (92, 94)	70%
Nyvad u. Mitarb. (70)	27%
Fishbane u. Mitarb. (28)	32%
Sepandj u. Mitarb. (83)	35%
mittlere r-HuEPO-Dosis-Reduktion	41%

mit 100 mg Eisen i.v. jede zweite Woche (83). Unsere Patienten werden je nach Ferritinwerten und Transferrinsättigung mit 10, 20 oder 40 mg nach jeder Hämodialysebehandlung therapiert. Bei Parathormonwerten < 100 pg/ml liegt dadurch die mittlere r-HuEPO-Dosis unserer Hämodialysepatienten bei 60 IE/kg/Woche (94).

Nach wie vor besteht bei verschiedenen Kollegen Zurückhaltung im Hinblick auf eine intravenöse Eisentherapie, zumal i. v. Eisenpräparate in manchen Ländern nicht erhältlich sind. Möglichen anaphylaktischen Reaktionen unter Verwendung von Eisendextran (vorwiegend verwendet in den USA und Großbritannien) stehen Kreislaufreaktionen (Blutdruckabfall) bei Verwendung von Eisengluconat durch die weniger stabilen Eisenkomplexe mit der Möglichkeit von Endothelzellreaktionen durch freies Eisen bei inadäquater Aufnahme von Eisen ins RES gegenüber (35) Hamstra u. Mitarb. (42) fanden bei 2019 Eisendextraninjektionen bei 471 Patienten schwere Sofortreaktionen in 0,10 % der Fälle. Nach Kumpf u. Holland (57) ist die Inzidenz genereller Nebenwirkungen unter intravenöser Eisentherapie niedrig. Allerdings bedarf es vor allem bei der Erstinjektion einer besonders sorgfältigen Patientenbeobachtung. In der Studie von Fleming u. Mitarb. (29) ergab sich unter hochdosierter Eisendextraninfusion (600 mg/4 Stunden) kein Hinweis für eine Beeinflussung des Komplementsystems oder zirkulierender Immunkomplexe. Anaphylaktische Reaktionen wurden auch bei Patienten mit präformierten Dextranantikörpern nicht beobachtet. Grippeähnliche Symptome wurden bei drei Patienten beobachtet.

Zanen u. Mitarb. (104) infundierten 62,5 und 125 mg Eisengluconat während der gesamten Hämodialysedauer und ebenso während der letzten 30 Minuten der Hämodialysebehandlung. Ein passagerer Anstieg der Transferrinsättigung auf > 100 % (errechneter Wert) blieb nur bei Dauerinfusion von 62,5 mg Eisengluconat aus. Im Vergleich dazu ergab nach eigenen Untersuchungen die Injektion von 10, 20, 40 oder 100 mg Eisensaccharat bei Patienten mit Transferrinwerten > 180 mg/dl keine Transferrin-„Übersättigung". Möglicherweise ist hierfür die zwischen Eisensaccharat und Eisengluconat unterschiedliche Stabilität und Eisenaufnahme ins RES ursächlich verantwortlich.

Mögliche Nebenwirkungen einer länger dauernden hochdosierten Eisentherapie sind

- eine erhöhte Disposition für Infekte,
- ein erhöhtes Karzinomrisiko,
- ein erhöhtes kardiovaskuläres Risiko.

Allerdings fehlen entsprechende Studien für Patienten mit chronischer Niereninsuffizienz.

Richtlinien für die Eisentherapie r-HuEPO-behandelter niereninsuffizienter Patienten sind in Tab. 22.2 zusammengefaßt.

■ Inadäquates Ansprechen auf r-HuEPO

Mehr als 95 % der niereninsuffizienten Patienten reagieren auf eine r-HuEPO-Therapie mit einem Anstieg des Hämatokrits. Nach Besarab (10) gelten die etwa

Tabelle 22.2 Therapie des Eisenmangels unter r-HuEPO-Therapie

Intravenöse Eisentherapie
alle Hämodialysepatienten	mit Ferritinwerten < 600 µg/l
Prädialysepatienten	mit Ferritinwerten < 100 µg/l
Peritonealdialysepatienten	mit Ferritinwerten < 100 µg/l

100 mg Eisensaccharat oder 62,5 – 125 mg Eisengluconat alle 2 Wochen
10 – 20 mg Eisensaccharat nach jeder Hämodialyse

Orale Eisentherapie
Prädialysepatienten	mit Ferritinwerten > 100 µg/l
Peritonealdialysepatienten	mit Ferritinwerten > 100 µg/l

z. B. 200 mg Eisensulfat 2 – 3mal pro Tag

20 – 25 % der Patienten, die weniger als 105 IE r-HuEPO pro Kilogramm Körpergewicht pro Woche benötigen, als erythropoetinsensitiv. Bei der Mehrheit der Patienten, etwa 60 – 70 %, geht man bei r-HuEPO-Dosen von 105 – 450 IE/kg/Woche von einem adäquaten Ansprechen auf r-HuEPO aus. Etwa 10 – 15 % dieser Patienten werden bei erforderlichen r-HuEPO-Dosen von mehr als 450 IE/kg/Woche für erythropoetinresistent gehalten. Das „Network Forum Quality Assurance Committee", USA (68), empfiehlt keinerlei differentialdiagnostische Überlegungen, falls ein Hämatokritwert > 31 % bzw. Hämoglobinwert > 10,5 g/dl (6,5 mmol/l) mit r-HuEPO-Dosen < 250 IE/kg/Woche erzielbar ist. Nach Muirhead u. Mitarb. (67) kann von einem inadäquaten Ansprechen auf r-HuEPO ausgegangen werden, wenn bei einer r-HuEPO-Dosis von mehr als 150 IE/kg/Woche innerhalb von 12 Wochen der Hämoglobinanstieg < 2 g/dl (1,2 mmol/l) liegt. Diese Situation ist nach Macdougall (64) bei einem Hämoglobinanstieg < 1 g/dl (0,6 mmol/l) innerhalb von 4 Wochen unter einer r-HuEPO-Dosierung von mehr als 200 IE/kg/Woche gegeben.

Neben einem absoluten oder funktionellen Eisenmangel müssen bei inadäquatem Ansprechen einer r-HuEPO-Therapie bzw. bei Vorliegen einer r-HuEPO-Resistenz andere Ursachen differentialdiagnostisch erwogen werden (Tab. 22.3).

■ Therapie bei eisenüberladenen Dialysepatienten

Mit Einführung von r-HuEPO und dem damit verbundenen dramatischen Rückgang von Bluttransfusionen bei terminal niereninsuffizienten Patienten ist auch der Anteil eisenüberladener Patienten deutlich zurückgegangen. Therapeutische Ansätze der Eisenüberladung beruhen einerseits auf der Gabe von Deferoxamin, um Eisen (41) und Aluminium (88) aus entsprechenden Speichern zu mobilisieren, andererseits auf einer alleinigen effizienten r-HuEPO-Therapie (16) bzw. auf einer Kombination von r-HuEPO-Therapie mit regelmäßigen Aderlässen (50, 59).

Aluminiumtransport interferiert mit dem Eisentransport und der Hämsynthese und ist auf diese Weise

Tabelle 22.3 Ursachen für ein vermindertes Ansprechen einer Therapie mit r-HuEPO

Verminderte Erythrozytenproduktion
Eisenmangel
Infektion/Entzündung/Transplantatabstoßung
Hyperparathyreoidismus
Malignom
inadäquate Dialyse
verminderte Proteinzufuhr
Vitamin-B_{12}-Folsäure-Mangel
inadäquate r-HuEPO-Dosis
inadäquate r-HuEPO-Absorption bei subkutaler Injektion
niedrige Compliance bei Selbstinjektion von r-HuEPO
Dysfunktion des Knochenmarks
Pyruvatkinasemangel
ACE-Inhibitor-Therapie
Valproinsäuretherapie
Roxatidintherapie
Allopurinoltherapie
Ketanserintherapie
Carnitinmangel
postoperative Periode
Wiederverwendung von Dialysatoren
Schwangerschaft
Hypothyreoidismus
Aluminiumakkumulation

Verkürzte Erythrozytenüberlebenszeit
Blutverluste durch
- Hämodialysebehandlung
- gastrointestinale Blutungen
- zu häufige und zu großzügige Blutkontrollen
Hämolyse
Hämoglobinopathie

ein ätiopathogenetischer Faktor der Anämie bei terminaler Niereninsuffizienz (65, 81, 100). Eine Therapie mit Deferoxamin hat einerseits positive Effekte auf die Erythropoese durch Mobilisierung von Aluminium; andererseits limitieren eine Reihe von Nebenwirkungen seinen Einsatz (11, 79). Nach Roger u. Mitarb. (79) ist die kombinierte Therapie mit r-HuEPO und Deferoxamin etwa doppelt so wirksam wie eine Therapie mit r-HuEPO allein. Lin u. Mitarb. (60) fanden bei Prädialysepatienten ohne orale aluminiumhaltige Phosphatbindertherapie signifikant erhöhte Aluminiumspiegel im Serum im „nichttoxischen Bereich". Dennoch bestand auch bei diesen Patienten eine negative Korrelation zwischen Serumeisen und Transferrinsättigung mit dem Serumaluminiumspiegel.

Leukozyten

Überblick

Die Veränderungen des weißen Blutbildes bei Urämie sind wesentlich weniger deutlich ausgeprägt. Bei akutem Nierenversagen ist neben einer meist ausgeprägten neutrophilen Leukozytose, u.a. azidosebedingt, eine relative bzw. absolute Lymphopenie charakteristisch. Eine Lymphopenie ist auch bei chronischer Niereninsuffizienz die Regel.

Seit langem ist bei chronischer Niereninsuffizienz eine Hypersegmentierung der neutrophilen Granulozyten bekannt. Funktionell und metabolisch sind neutrophile Granulozyten urämischer Patienten multipel gestört.

Störungen der neutrophilen Granulozyten bei Urämie

Bedeutung zirkulierender Hemmfaktoren

Die hohe Inzidenz bakterieller Infektionen beim urämischen Patienten wird nicht zuletzt auf multiple funktionelle Störungen neutrophiler Granulozyten zurückgeführt. So sind beispielsweise im Rahmen der Urämie Phagozytose, Degranulation, Chemotaxis, intrazelluläre Keimabtötung, oxidativer Metabolismus ebenso inhibiert wie Sauerstoffverbrauch oder Glucoseaufnahme. Jörstad u. Viken (53) kultivierten phagozytierende Zellen in vitro in Gegenwart von Plasma urämischer Patienten und fanden eine deutliche Hemmung der phagozytotischen Aktivität (Phagozytose von Candida albicans). Bei gelchromatographischer Trennung des Plasmas fand sich die Hemmaktivität in Proben mit Molekulargewichten zwischen 10 000 und 25 000 D (54). Passend zu diesen Befunden ließen sich die Hemmaktivitäten im Ultrafiltrat von High-flux-Dialysatoren, nicht jedoch von Cuprophandialysatoren nachweisen. Dennoch gelang durch High-flux-Hämodialyse keine Elimination dieser Hemmaktivität aus dem Plasma (55).

Inzwischen wurden verschiedene granulozyteninhibierende Proteine im angegebenen Molekulargewichtsbereich aus High-flux-Dialysator-Ultrafiltrat oder aus dem Auslauf von CAPD-Patienten isoliert und charakterisiert (Tab. 22.4).

Tabelle 22.4 Granulozyteninhibierende Proteine bei Hämo- und Peritonealdialysepatienten

- granulozyteninhibierendes Protein I (GIP I)
  (80 % Homologie mit ϰ-, 40 % Homologie mit λ-Leichtkettenproteinen,
  Molekulargewicht 28 000 D)

- granulozyteninhibierendes Protein II (GIP II)
  (Homologie mit β_2-Mikroglobulin,
  Molekulargewicht 9500 D)

- degranulationsinhibierendes Protein I (DIP I)
  (identisch mit Angiogenin, Molekulargewicht 14 400 D)

- degranulationsinhibierendes Protein II (DIP II)
  (identisch mit Komplementfaktor D,
  Molekulargewicht 23 000 D)

- Immunglobulinleichtkettenproteine
  (ϰ-Monomer, -Dimer; λ-Monomer, -Dimer)

GIP I (45) hemmt in nanomolarer Konzentration in vitro

- Glucoseaufnahme (notwendig für die energetische Versorgung der neutrophilen Granulozyten),
- Chemotaxis (Wanderung der Granulozyten in Richtung Mikroben),
- oxidativen Metabolismus (Bildung von „singlet oxygen")
- intrazelluläre Keimabtötung durch Granulozyten (nachgewiesen für Staphylococcus aureus und Escherichia coli)

GIP II (39) und Leichtkettenproteine (15) hemmen ebenfalls in vitro Glucoseaufnahme von Chemotaxis neutrophiler Granulozyten, während DIP I und II die Freisetzung von Kollagenase, Gelatinase oder Lactoferrin hemmen (7, 97). Soweit bisher ermittelt, sind die Plasmaspiegel granulozyteninhibierender Proteine bei Patienten mit Urämie z.T. deutlich erhöht. Ein niedermolekularer Inhibitor der Phagozytose neutrophiler Granulozyten bei Urämie ist p-Kresol (99).

Bedeutung der intrazellulären Calciumkonzentration

Die Erhöhung der intrazellulären Calciumkonzentration im Rahmen des sekundären Hyperparathreoidismus ist ein weiterer ursächlicher Faktor der Deaktivierung neutrophiler Granulozyten im Rahmen der Urämie. Die intrazelluläre Akkumulation von Calcium führt zu einer verminderten Glucoseaufnahme (38), Glykogensynthese (47) und ATP-Synthese in neutrophilen Granulozyten und konsekutiv zu einer Hemmung der Phagozytose (2). Eine Normalisierung der intrazellulären Calciumkonzentration gelingt bei terminal niereninsuffizienten Patienten mit sekundärem Hyperparathyreoidismus durch Therapie mit Calciumantagonisten bzw. Normalisierung erhöhter Parathormonwerte durch Calcitrioltherapie (38). Konsekutiv normalisieren sich Glucoseaufnahme, Glykogensynthese (47) und Sauerstoffverbrauch (89).

Lymphozyten und Monozyten

Die Lymphozytenzahlen sind bei urämischen Patienten leicht erniedrigt; das CD4/CD8-Verhältnis ist normal. Für multiple Funktionsstörungen der T-Lymphozyten werden zirkulierende Inhibitoren, der sekundäre Hyperparathreoidismus und die Dialysebehandlung per se verantwortlich gemacht.

Klinisch äußert sich der funktionelle Defekt mononukleärer Zellen bei urämischen Patienten z.B. durch eine erhöhte Inzidenz von Virusinfekten, Tuberkulose und Malignomen, durch eine verlängerte Überlebenszeit von Hauttransplantaten sowie durch ein vermindertes Ansprechen auf aktive Immunisierung (Hepatitis-B-Impfung). Verantwortlich hierfür ist eine Störung der T-Zell-Aktivierung, hervorgerufen durch die „Präaktivierung" von T-Zellen (erhöhte Expression von IL-2-Rezeptoren, erhöhte Serumspiegel von löslichem IL-2-Rezeptor), eine Blockade des T-Zell-Antigenrezeptors und eine Störung des B7/CD28-Reaktionswegs. Ferner ist der Aufbau des T-Zell-Antigenrezeptors bei Dialysepatienten gestört (91). Außerdem konnte gezeigt werden, daß bei Dialysepatienten ohne anderen Hinweis für eine Infektion mit Hepatitis C und B mononukleäre Zellen Carrier von HCV-RNA und HBV-DNA sein könnten (71). B-Zellen urämischer Patienten werden als aktiviert betrachtet und exprimieren vermehrt CD23 (Low-affinity-Fc-Rezeptor für IgE). Ebenso findet sich bei diesen Patienten eine erhöhte Konzentration von löslichem CD23 im Serum. Die spezifische Antikörperreaktion soll vermindert sein; im Gegensatz dazu finden sich bei Dialysepatienten eine Reihe von verschiedenen Autoantikörpern (90, 93).

Störungen der Monozyten bei Urämie schließen eine verminderte chemotaktische, phagozytotische und antibakterielle Aktivität ebenso ein wie eine gestörte Fc-Rezeptorfunktion und Antigenpräsentation (Übersicht bei Haag-Weber u. Hörl [40]).

Thrombozyten

Eine verstärkte Blutungsneigung, assoziiert mit renalen Erkrankungen, wurde erstmals von Morgagni (1711–1771) beschrieben. Bei der überwiegenden Zahl urämischer Patienten ist die Thrombozytenzahl normal. Vereinzelt wird über Thrombopenien berichtet. Erhöhte Thrombozytenzahlen finden sich bei Peritonealdialysepatienten und bei r-HuEPO-behandelten Patienten mit terminaler Niereninsuffizienz. Nach Sokunbi u. Mitarb. (86) haben 34% der nichtdiabetischen Peritonealdialysepatienten und 54% der diabetischen Peritonealdialysepatienten Thrombozytenzahlen > 300 000/µl für 6 Monate oder länger, ohne signifikante Differenz zwischen Typ-I- und Typ-II-Diabetikern. Seit Beginn der Erythropoetintherapie ist ein Anstieg der Thrombozytenzahlen während der Korrekturphase in den oberen Normbereich bekannt. Kaupke u. Mitarb. (56) untersuchten den Effekt der Thrombozytenproduktion durch r-HuEPO-Therapie in Abhängigkeit von der präexistenten Thrombozytenzahl. Sie fanden einen mittleren Anstieg von 242 000/µl auf 264 000/µl ($p < 0,001$) innerhalb von 5 Tagen nach Beginn der r-HuEPO-Therapie mit einem maximalen Anstieg auf 290 000/µl am 40. Tag der Behandlung (n = 244 Hämodialysepatienten). Bei einer Subgruppe von Patienten mit basalen Thrombozytenzahlen > 400 000/µl ließ sich kein Anstieg unter r-HuEPO-Therapie beobachten. Unter r-HuEPO-Therapie kommt es zur Zunahme des Thrombozytenvolumens bei niereninsuffizienten Patienten (84). Die Autoren schlossen aus ihren Untersuchungen auf eine Beteiligung von r-HuEPO an der Megakaryozytenentwicklung und -reifung.

Einheitlich wird über Störungen der Thrombozytenfunktion bei Urämie berichtet, die sich durch Dialysebehandlung nur partiell korrigieren lassen (78). Thrombozyten urämischer Patienten zeigen eine geringere Aggregation als Thrombozyten nierengesunder Kontrollpersonen. Dieser Defekt persistiert auch dann, wenn Thrombozyten urämischer Patienten in Sera nierengesunder Kontrollpersonen suspendiert werden. Einerseits kann hierfür eine vermehrte mikrovaskuläre PGI_2-Produktion bei urämischen Patienten verantwortlich gemacht werden. Andererseits konnte eine Störung der thrombozytären Cyclooxygenaseaktivität (verminderte Produktion von Thromboxan B_2) und der Freisetzung von Inhaltsstoffen der α-Granula (z.B. β-Thromboglobulin) gezeigt werden (58).

Die Thrombozytenadhäsion ist bei urämischen Patienten vermindert. Prinzipiell gilt, daß die Thrombozytenadhäsion um so geringer ist, je mehr die Harnstoff- bzw. Harnstoff-N-Werte erhöht sind. In vitro hemmen verschiedene Urämietoxine wie Harnstoff, Guanidinderivate, Phenole, Tryptophanderivate, Parathormon und urämische Mittelmoleküle die Thrombozytenadhäsion. Bei Urämie ist die thrombozytäre ADP-Konzentration, wichtig für den initialen Schritt der Adhäsion, vermindert. Für diese Abnormität wird ursächlich die Akkumulation von zyklischem AMP verantwortlich gemacht, das mit der Bildung von AMP interferiert. Unter r-HuEPO-Therapie bessert sich nach Akizawa u. Mitarb. (1) die gestörte Thrombozytenadhäsion; nach Moia u. Mitarb. (66) normalisiert sie sich. Ein anderer Indikator der Thrombozytenfunktion, nämlich Thromboxan B_2, normalisiert sich ebenfalls unter r-HuEPO-Therapie (25). Auch die verminderte Thrombozytenaggregation nimmt unter r-HuEPO-Therapie zu (25, 51). Nach Zwaginga u. Mitarb. (105) beruht die Verbesserung der Thrombozytenfunktion auf einem direkten r-HuEPO-Effekt, unabhängig vom Anstieg des Hämatokrits. Dafür sprechen auch Befunde von Roger u. Mitarb. (80), nach denen sich zwar die Thrombozytenreaktivität niereninsuffizienter Patienten unter Therapie mit r-HuEPO, nicht jedoch nach Transfusionen bei niereninsuffizienten Patienten bessert.

In der Studie von Turi u. Mitarb. (98) war die Normalisierung der verlängerten Blutungszeit bei hämolysierten Kindern unter r-HuEPO-Therapie mit einem signifikanten Anstieg der Thrombozytenaggregation, einer signifikanten ATP-Freisetzung, einer signifikanten Thromboxan-B_2-Produktion und einem signifikantem Abfall der cAMP-Konzentration in Thrombozyten assoziiert. Ein weiterer Anstieg der Thrombozytenaggregation, der ATP-Freisetzung, der Thromboxan-B_2-Produktion und ein Abfall der thrombozytären cAMP-Konzentration ließen sich nach Bicarbonathämodialyse beobachten (98). Nach Fluck u. Mitarb. (30) ist die verbesserte Thrombozytenfunktion unter r-HuEPO-Therapie mit einem signifikanten Rückgang der thrombozytären Calciumkonzentration assoziiert. Eine Abnahme der erhöhten thrombozytären Calciumkonzentration läßt sich bei Patienten mit sekundärem Hyperparathyreoidismus auch durch Calcitrioltherapie erzielen (61). Nach Iatrou u. Mitarb. (52) sind erhöhte Blutwerte des plättchenaktivierenden Faktors (PAF) ursächlich für eine Desensibilisierung der Thrombozyten bei sekundärem Hyperparathyreoidismus verantwortlich.

Als Index der Thrombozyten-Leukozyten-Aggregation während der Hämodialysebehandlung untersuchten Gawaz u. Mitarb. (33) spezifische Thrombozytenantigene (CD41) auf Leukozyten. 15 und 30 Minuten nach Dialysebeginn ließen sich unter Verwendung von drei synthetischen Dialysemembranen Thrombozyten-Granulozyten- und Thrombozyten-Monozyten-Mikroaggregate nachweisen. Ursächlich wurde hierfür eine primäre Thrombozytenaktivierung unter Hämodialysebehandlung verantwortlich gemacht. Die Interaktion zwischen Thrombozyten und Leukozyten spielt vermutlich eine Rolle bei der dialyseassoziierten Leukopenie (32). Der Fibrinogenrezeptor Glykoprotein IIb–IIIa ist von Bedeutung für die Thrombozytenaggregation und die Adhäsion von Thrombozyten an das Subendothel. Nach Gawaz u. Mitarb. (34) beruht der Aggregationsdefekt der Thrombozyten bei Urämie wenigstens teilweise auf einer Glykoprotein-IIb–IIIa-Dysfunktion. Es wird vermutet, daß ein Urämietoxin die Bindung von Fibrinogen an Glykoprotein IIb–IIIa inhibiert. Nach Benigni u. Mitarb. (9) ist die Zahl der Glykoprotein-IIb–IIIa-Rezeptoren auf der Thrombozytenmembran urämischer Patienten zwar normal, jedoch die Bindung des von Willebrand-Faktors und von Fibrinogen an Glykoprotein IIb–IIIa vermindert, während die Bindung des Willebrand-Faktors an Glykoprotein Ib bei Urämie normal ist.

Nach Sreedhara u. Mitarb. (87) nimmt die Thrombozytenaggregation von Langzeithämodialysepatienten (43%±3% des Vergleichswertes gesunder Probanden) durch die Hämodialysebehandlung mit Polymethylmethacrylat-, Cuprophan- oder Polysulfonmembranen weiter ab (im Mittel um 12%±2%). Dieser intradialytische Abfall der Thrombozytenaggregation korreliert mit einem Abfall des Glykoproteins Ib. Ebenso nehmen die Glykoproteine IIb–IIIa unter Hämodialysebehandlung signifikant ab.

Nach Noris u. Mitarb. (69) ist die erhöhte Stickstoffmonoxid-(NO-)Synthese bei Urämie ein ursächlicher Faktor für die Thrombozytendysfunktion. N-Monomethyl-L-Arginin (L-NMMA), ein Inhibitor der NO-Synthese, normalisiert die verlängerte Blutungszeit bei urämischen Ratten. Auch bei Patienten mit chronischer Niereninsuffizienz ist die gestörte Thrombozytenaggregation mit einer exzessiven NO-Synthese assoziiert.

Literatur

1 Akizawa, T., E. Kinngasa, T. Kitaoha, S. Koshihawa: Effect of recombinant human erythropoietin correction of anemia on platelet function in hemodialysis patients. Nephron 58 (1991) 400–406

2 Alexiewicz, J.M., M. Smogorzewski, G.Z. Fadda, S.G. Massry: Impaired phagocytosis in dialysis patients: Studies on mechanisms. Amer. J. Nephrol. 11 (1991) 102–111

3 Ali, M., R. Rigolosi, A.O. Fayemi, E.V. Braun, J. Frascino, R. Singer: Failure of serum ferritin levels to predict bone-marrow iron content after intravenous iron-dextran therapy. Lancet 1982/I, 652–655

4 Allegra, V., G. Mengozzi, A. Vasile: Iron deficiency in maintenance hemodialysis patients: assessment of diagnosis criteria and of three different iron treatments. Nephron 57 (1991) 175–182

5. Anastassiades, E.G., D. Howarth, J. Howarth, D. Shanks, H.M. Waters, K. Hyde, C.G. Geary, J.A. Liu Yin, R. Gokal: Monitoring of iron requirements in renal patients on erythropoietin. Nephrol. Dialys. Transplant. 8 (1993) 846–853
6. Baldus, M., S. Salopek, M. Müller, J. Schliesser, P. Klooker, J. Reddig, U. Gansert, H. Brass: Experiences with zinc protoporphyrin as a marker of endogenous iron availability in chronic hemodialysis patients. Nephrol. Dialys. Transplant. 11 (1996) 486–491
7. Balke, N., U. Holtkamp, W.H. Hörl, H. Tschesche: Inhibition of degranulation of human polymorphonuclear leukocytes by complement factor D. FEBS Letters 371 (1995) 300–302
8. Bell, J.D., W.R. Kincaid, R.G. Morgan, H. Buncett, J.B. Alperin, H.E. Sarles, A.R. Remmers jr.: Serum ferritin assay and bone-marrow iron stores in patients on maintenance haemodialysis. Kidney int. 17 (1980) 237–241
9. Benigni, A., P. Boccardo, M. Galbusera, J. Monteagudo, L. De Marco, G. Remuzzi, Z.M. Ruggeri: Reversible activation defect of the platelet glycoprotein IIb-IIIa complex in patients with uremic. Amer. J. Kidney Dis. 22 (1993) 668–676
10. Besarab, A.: Optimizing epoetin therapy in end-stage renal disease: the case for subcutaneous administration. Amer. J. Kidney Dis. 22, Suppl. 1 (1993) 13–22
11. Blake, D.R., P. Winyard, J. Lunec, A. Williams, P.A. Good, S.J. Crewes, J.M.C. Gutteridge, D. Rowley, B. Halliwell, A. Cornish, R.C. Hider: Cerebral and ocular toxicity induced by desferrioxamine. Quart. J. Med. 56 (1985) 345–355
12. Blumberg, A.B., H.R.M. Marti, C.G. Graber: Serum ferritin and bone marrow iron in patients undergoing continuous ambulatory peritoneal dialysis. J. Amer. med. Ass. 250 (1983) 3317–3319
13. Braun, J., M. Hammerschmidt, M. Schreiber, R. Heidler, W.H. Hörl: Is zinc protoporphyrin an indicator of iron-deficient erythropoiesis in maintenance haemodialysis patients? Nephrol. Dialys. Transplant. 11 (1996) 492–497
14. Brunati, C., A. Piperno, C. Guastoni, M.L. Perrino, G. Civati, U. Teatini, A. Perego, G. Fiorelli, L. Minetti: Erythrocyte ferritin in patients on chronic hemodialysis treatment. Nephron 54 (1990) 219–223
15. Cohen, G., M. Haag-Weber, B. Mai, R. Deicher, W.H. Hörl: Effect of immunoglobulin light chains from hemodialysis and CAPD patients on PMNL functions. J. Amer. Soc. Nephrol. 6 (1995) 1592–1599
16. De Marchi, S., E. Cecchin: Hepatic computed tomography for monitoring the iron status of haemodialysis patients with haemosiderosis treated with recombinant human erythropoietin. Clin. Sci. 81 (1991) 113–121
17. Domoto, D.T., K.J. Martin: Failure of CAPD patients to respond to an oral iron absorption test. Advanc. Periton. Dialys. 8 (1992) 102–104
18. Donnelly, S.M., G.A. Posen, M.A. Ali: Oral iron absorption in hemodialysis patients treated with erythropoietin. Clin. invest. Med. 14 (1991) 271–276
19. Dunea, G., M.A. Swagel, U. Bodiwala, J.A. Arruda: Intradialytic oral iron therapy. Int. J. artif. Org. 17 (1994) 261–264
20. Eschbach, J.W., J.D. Cook, B.H. Scribner, C.A. Finch: Iron balance in hemodialysis patients. Ann. intern. Med. 87 (1977) 710–713
21. Eschbach, J.W., J.C. Egrie, M.R. Downing, J.K. Browne, J.W. Adamson: Correction of the anemia of end stage renal disease with recombinant human erythropoietin. Results of a combined phase I and II clinical trial. New Engl. J. Med. 316 (1987) 73–78
22. Eschbach, J.W., M.R. Kelly, N.R. Haley, R.I. Abels, J.W. Adamson: Treatment of the anemia of progressive renal failure with recombinant human erythropoietin. New Engl. J. Med. 321 (1989) 158–163
23. Eschbach, J.W., M.H. Abdulhadi, J.K. Browne, B.G. Delano, M.R. Downing, J.C. Egrie, R.W. Evans, E.A. Friedman, S.E. Graber, N.R. Haley: Recombinant human erythropoietin in anemic patients with end-stage renal disease. Results of a phase III multicenter clinical trial. Ann. intern. Med. 111 (1989) 992–1000
24. Evers, J.: Parenteral iron during hemodialysis. Nephron 64 (1993) 490 (letter)
25. Fabris, F., I. Cordiano, M.L. Randi, A. Casonato, G. Montini, G. Zacchello, A. Girolami: Effect of human recombinant erythropoietin on bleeding time, platelet numbers and function in children with end-stage renal disease maintained by hemodialysis. Pediat. Nephrol. 5 (1991) 225–228
26. Fishbane, S., R.I. Lynn: The efficacy of iron dextran for the treatment of iron deficiency in hemodialysis patients. Clin. Nephrol. 44 (1995) 238–240
27. Fishbane, S., R.I. Lynn: The utility of zinc protoporphyrin for predicting the need for intravenous iron therapy in hemodialysis patients. Amer. J. Kidney Dis. 25 (1995) 426–432
28. Fishbane, S., G.L. Frei, J. Maesaka: Reduction in recombinant human erythropoietin doses by the use of chronic intravenous iron supplementation. Amer. J. Kidney Dis. 26 (1995) 41–46
29. Fleming, L.W., W.K. Stewart, D. Parratt: Dextran antibodies, complement conversion and circulating immune complexes after intravenous iron dextran therapy in dialysed patients. Nephrol. Dialys. Translplant. 7 (1992) 35–39
30. Fluck, R.J., S.D. Roger, A.C. McMahon, A.E. Raine: Modulation of platelet cytosolic calcium during erythropoietin therapy in uraemia. Nephrol. Dialys. Transplant. 9 (1994) 1109–1114
31. Freedman, M.H., D.C. Cattran, E.F. Saunders: Anemia of chronic renal failure: inhibition of erythropoiesis by uremic serum. Nephron 35 (1983) 15–19
32. Gawaz, M.P., C. Bogner: Changes in platelet membrane glycoproteins and plateletleukocyte interaction during hemodialysis. Clin. invest. Med. 72 (1994) 424–429
33. Gawaz, M.P., S.K. Mujais, B. Schmidt, H.J. Gurland: Platelet-leukocyte aggregation during hemodialysis. Kidney int. 46 (1994) 489–495
34. Gawaz, M.P., G. Dobos, M. Späth, P. Schollmeyer, H.J. Gurland, S.K. Mujais: Impaired function of platelet membrane glycoprotein IIb-IIIa in end-stage renal disease. J. Amer. Soc. Nephrol. 5 (1994) 36–46
35. Geisser, P., M. Baer, E. Schaub: Structure/Histotoxicity relationship of parenteral iron preparations. Arzneimittel-Forsch./Drug. Res. 42 (1992) 1439–1452
36. Gokal, R., P.R. Millard, D.J. Weatherall, S.T.E. Callender, J.G.G. Ledingham, D.O. Oliver: Iron metabolism in haemodialysis patients, a study of the management of iron therapy and overload. Quart. J. Med. (1979) 369–391
37. Grützmacher, P., P. Roth, J. Vlachojannis, T. Tsobanelis, E. Werner: Iron metabolism under treatment of renal anemia with recombinant human erythropoietin. In Page, H., Chr. Weiss, W. Jelkmann, Pathophysiology and Pharmacoloyg of Erythropoietin, Springer, Berlin 1992 (pp. 147–152)
38. Haag-Weber, M., B. Mai, W.H. Hörl: Normalization of enhanced neutrophil cytosolic free calcium of hemodialysis patients by 1,25 dihydroxyvitamin D_3 or calcium channel blocker. Amer. J. Nephrol. 13 (1993) 467–472
39. Haag-Weber, M., B. Mai, W.H. Hörl: Isolation of a granulocyte inhibitory protein from uraemic patients with homology to β_2-microglobulin. Nephrol. Dialys. Transplant. 9 (1994) 382–388
40. Haag-Weber, M., W.H. Hörl: The immune system in uremia and during its treatment. New Horizons 3 (1995) 669–679

41 Hakim, R.M., J.C. Stivelman, G. Schulman, M. Fosburg, L. Wolfe, M.J. Imber, J.M. Lazarus: Iron overload and mobilization in long-term hemodialysis patients. Amer. J. Kidney Dis. 10 (1987) 293–299
42 Hamstra, R.D., M.H. Block, A.L. Schocket: Intravenous iron dextran in clinical medicine. J. Amer. med. Ass. 243 (1980) 1726–1731
43 Hastka, J., J.J. Lasserre, A. Schwarzbeck, R. Hehlmann, M. Strauch: Zinkprotoporphyrin als Alternative zu Ferritin bei Steuerung der Eisensubstitution erythropoietinbedürftiger Dialysepatienten. Nieren- u. Hochdruckkr. 20 (1991) 697–700
44 Hatton, R.C., I.T. Portales, A. Finlay, E.A. Ross: Removal of iron dextran by hemodialysis: an in vitro study. Amer. J. Kidney Dis. 26 (1995) 327–330
45 Hörl, W.H., M. Haag-Weber, A. Georgopoulos, L.H. Block: Physicochemical characterization of a polypeptide present in uremic serum that inhibits the biological activity of polymorphonuclear cells. Proc. nat. Acad. Sci. 87 (1990) 6353–6357
46 Hörl, W.H., K. Dreyling, H.B. Steinhauer, R. Engelhardt, P. Schollmeyer: Iron status of dialysis patients unter r-HuEPO therapy. Contr. Nephrol. 87 (1990) 78–86
47 Hörl, W.H., M. Haag-Weber, B. Mai, S.G. Massry: Verapamil reverses abnormal $[Ca^{2+}]_i$ and carbohydrate metabolism of PMNL of dialysis patients. Kidney int. 47 (1995) 1741–1745
48 Hörl, W.H., I. Cavill, R. Cove-Smith, J. Eschbach, I.C. Macdougall, T. Salmonson, R.M. Schaefer, G. Sunder-Plassmann: How to get the best out of r-HuEPO? Nephrol. Dialys. Transplant. 10 Suppl. 2 (1995) 92–95
49 Hörl, W.H., I. Cavill, I.C. Macdougall, R.M. Schaefer, G. Sunder-Plassmann: How to diagnose and correct iron deficiency during r-HuEPO therapy – a consensus report. Nephrol. Dialys. Transplant. 11 (1996) 246–250
50 Hughes, R.T., T. Smith, R. Hesp, B. Hulme, D.C. Dukes, M.B. Bending, J. Pearson, K.B. Raja, P.M. Cotes, M.J. Pippard: Regulation of iron absorption in iron-loaded subjects with end-stage renal disease: effects of treatment with recombinant human erythropoietin and reduction of iron stores. Brit. J. Haematol. 82 (1992) 445–454
51 Huraib, S., A.K. Al-Momen, A.M.A. Gader, A. Mitwalli, F. Sulimani, H. Abu-Aisha: Effect of recombinant human erythropoietin (r-HuEPO) on the hemostatic system in chronic hemodialysis patients. Clin. Nephrol. 36 (1991) 252–257
52 Iatrou, C., S. Antonopoulou, N.K. Andrikopoulos, S. Moutafis, G. Tsoufakis, G. Movstakas, C.A. Demopoulos, P. Ziroyannis: The influence of parathyroid hormone on platelet-activating factor (PAF) blood levels in hemodialysis patients. Clin. Nephrol. 43 (1995) 60–63
53 Jörstad, S., K.E. Viken: Inhibitory effects of plasma from uraemic patients on human mononuclear phagocytes cultured in vitro. Acta pathol. microbiol. scand., Sect. C 85 (1977) 169–177
54 Jörstad, S., S. Kvernes: Uraemic toxins of high molecular weight inhibiting human mononuclear phagocytes cultured in vitro. Acta pathol. microbiol. scand., Sect. C 86 (1978) 221–226
55 Jörstad, S., L.C. Smeby, T.E. Wideröe, K.J. Berg: Transport of uremic toxins through conventional hemodialysis membranes. Clin. Nephrol. 12 (1979) 168–173
56 Kaupke, C.J., G.C. Butler, N.D. Vazin: Effect of recombinant human erythropoietin on platelet production in dialysis patients. J. Amer. Soc. Nephrol. 3 (1993) 1672–1679
57 Kumpf, V.J., E.G. Holland: Parenteral iron dextran therapy. DICP Ann. Pharmacother. 24 (1990) 162–166
58 Kyrle, P.A., F. Stockenhuber, B. Brenner, H. Gössinger, C. Korninger, I. Pabinger, G. Sunder-Plassmann, P. Balcke, K. Lechner: Evidence for an increased generation of prostacyclin in the microvasculature and an impairment of the platelet α-granule release in chronic renal failure. Thrombos. and Haemost. 60 (1988) 205–208
59 Lazarus, J.M., R.M. Hakim, J. Newell: Recombinant human erythropoietin and phlebotomy in the treatment of iron overload in chronic hemodialysis patients. Amer. J. Kidney Dis. 16 (1990) 101–108
60 Lin, J.L., P.S. Limb, M.L. Leu: Relationship of body iron status and serum aluminum in chronic renal insufficiency patients not taking any aluminum-containing drugs. Amer. J. Nephrol. 15 (1995) 118–122
61 Lu, K.C., S.D. Shieh, S.H. Lin, S.H. Chyr, Y.F. Lin, L.K. Diang, B.L. Li, W.H. Sheu: Hyperparathyreoidism, glucose tolerance and platelet intracellular free calcium in chronic renal failure. Quart. J. Med. 87 (1994) 349–365
62 Macdougall, I.C., R.D. Hutton, I. Cavill, G.A. Coles, J.D. Williams: Poor response to treatment of renal anaemia with erythropoietin corrected by iron given intravenously. Brit. med. J. 299 (1989) 157–158
63 Macdougall, I.C., I. Cavill, B. Huime, B. Bain, E. McGregor, P. McKay, E. Sanders, G.A. Coles, J.D. William: Detection of functional iron deficiency during erythropoietin treatment: a new approach. Brit. med. J. 304 (1992) 225–226
64 Macdougall, I.C.: Poor response to erythropoietin: practical guidelines on investigation and management. Nephrol. Dialys. Transplant. 10 (1995) 607–614
65 McGonigle, R.J.S., V. Parsons: Aluminum-induced anemia in hemodialysis patients. Nephron 39 (1985) 1–9
66 Moia, M., L. Vizzotto, M. Cattaneo, P.M. Mannucci, S. Casati, C. Ponticelli: Improvement in the haemostatic defect of uraemia after treatment with recombinant human erythropoietin. Lancet 1987/II, 1227–1229
67 Muirhead, N., J. Bargman, E. Burgess, K.K. Jindal, A. Levin, L. Nolin, P. Parfrey: Evidence-based recommendations for the clinical use of recombinant human erythropoietin. Amer. J. Kidney Dis. 26, Suppl. 1 (1995) S1–S24
68 Neff, M.: Algorithm for the treatment of anemia in ESRD, developed by the Network Forum Quality Assurance Committee USA, 1995
69 Noris, M., A. Benigni, P. Boccardo, S. Aiello, F. Gaspari, M. Todeschini, M. Figliuzzi, G. Remuzzi: Enhanced nitric oxide synthesis in uremia: implications for platelet dysfunction and dialysis hypotension. Kidney int. 44 (1993) 445–450
70 Nyvad, O., H. Danielsen, S. Madsen: Intravenous iron-sucrose complex to reduce epoetin demand in dialysis patients. Lancet 344 (1994) 1305–1306
71 Österreicher, C., J. Hammer, U. Koch, F. Pfeffel, G. Sunder-Plassmann, D. Petermann, C. Müller: HBV and HCV genome in peripheral blood mononuclear cells in patients undergoing chronic hemodialysis. Kidney int. 48 (1995) 1967–1971
72 Pascual, J., J.L. Teruel, F. Liano, A. Sureda, J. Ortuno: Sodium ferric gluconate complex given intravenously for iron-deficiency in haemodialysis. Clin. Nephrol. 35 (1991) 87 (letter)
73 Pascual, J., J.L. Teruel, F. Liano, A. Sureda, J. Ortuno: Intravenous Fe-gluconate-Na for iron-deficient patients on haemodialysis. Nephron 60 (1992) 121 (letter)
74 Piazza, V., G. Villa, F. Galli, S. Segagni, G. Bovio, F. Poggio, L. Pacardi, A. Salvadeo: Recombinant human erythropoietin reduces free erythrocyte protoporphyrin levels in patients on chronic dialysis. Nephron 61 (1992) 54–57
75 Radtke, R.W., A.B. Rege, M.B. LaMarche, D. Bartos, F. Bartos, R.A. Campbell, J.W. Fisher: Identification of spermine as an inhibitor of erythropoiesis in patients with chronic renal failure. J. clin. Invest. 67 (1981) 1623–1629
76 Raja, R., E. Bloom, M. Goldstein, R. Johnson: Erythropoietin with oral iron in peritoneal and hemodialysis patients. A comparison in an inner city population. ASAIO J. 39 (1993) 578–580

77 Raja, R., E. Bloom, R. Johnson, M. Goldstein: Improved response to erythropoietin in peritoneal dialysis patients as compared to hemodialysis patients: role of iron deficiency. Advanc. Periton. Dialys. 10 (1994) 135–138

78 Remuzzi, G., M. Livio, J. Merino, G. de Gaetano: Bleeding in renal failure. Altered platelet function in chronic uraemia only partially corrected by haemodialysis. Nephron 22 (1978) 347–353

79 Roger, S. D., J. H. Stewart, D. C. H. Harris: Desferrioxamine enhances the haemopoetic response to erythropoietin, but adverse events are common. Nephron 58 (1991) 33–36

80 Roger, S. D., J. Piper, B. Tucker, A. E. Raine, L. R. Baker, I. B. Kovacs: Enhanced platelet reactivity with erythropoietin but not following transfusion in dialysis patients. Nephrol. Dialys. Transplant. 8 (1993) 213–217

81 Rosenlöf, K., F. Fyhrquist, R. Tenhunen: Erythropoietin, aluminum, and anaemia in patients on haemodialysis. Lancet 335 (1990) 247–249

82 Schaefer, R. M., L. Schaefer: Management of iron substitution during r-HuEPO therapy in chronic renal failure patients. Erythropoiesis 3 (1992) 71–75

83 Sepandj, F., K. Jindahl, M. West, D. Hirsch: Economic appraisal of maintenance parenteral iron administration in treatment of anemia in chronic hemodialysis patients. Nephrol. Dialys. Transplant. 11 (1996) 319–322

84 Sharpe, P. C., Z. R. Desai, T. C. Morris: Increase in mean platelet volume in patients with chronic renal failure treated with erythropoietin. J. clin. Pathol. 47 (1994) 159–161

85 Skikne, B. S., J. D. Cook: Effect of enhanced erythropoiesis on iron absorption. J. Lab. clin. Med. 120 (1992) 746–751

86 Sokunbi, D., N. K. Wadhwa, M. Solomon, H. Suh: Thrombocytosis in diabetic and non-diabetic end-stage renal disease. Advanc. Periton. Dialys. 9 (1993) 156–160

87 Sreedhara, R., I. Itagaki, B. Lynn, R. M. Hakim: Defective platelet aggregation in uremia is transiently worsened by hemodialysis. Amer. J. Kidney Dis. 25 (1995) 555–563

88 Stivelman, J., G. Schulman, F. Fosburg, J. M. Lazarus, R. M. Hakim: Kinetics and efficacy of deferoxamine in iron-overloaded hemodialysis patients. Kidney int. 36 (1989) 1125–1132

89 Stojeceva-Taneva, O., M. Smogorzewski, G. Z. Fadda, S. G. Massry: Elevated basal levels of cytosolic calcium of thymocytes in chronic renal failure. Amer. J. Nephrol. 13 (1993) 155–159

90 Sunder-Plassmann, G., P. Ludwig, P. L. Sedlacek, R. Sunder-Plassmann, K. Derfler, K. Swoboda, V. Fabrizii, M. M. Hirschl, P. Balcke: Anti-IL-1α autoantibodies in hemodialysis patients. Kidney int. 40 (1991) 787–791

91 Sunder-Plassmann, G., G. Heinz, L. Wagner, B. Prychzy, K. Derfler: T-cell selection and T-cell receptor variable β-chain usage in chronic hemodialysis patients. Clin. Nephrol. 37 (1992) 252–259

92 Sunder-Plassmann, G., W. H. Hörl: Iron metabolism and iron substitution during erythropoietin therapy. Clin. invest. Med. 72 (1994) S11–S15

93 Sunder-Plassmann, G., S. Kapiotis, C. Gasche, U. Klaar: Functional characterization of cytokine autoantibodies in chronic renal failure patients. Kidney int. 45 (1994) 1484–1488

94 Sunder-Plassmann, G., W. H. Hörl: Importance of iron supply for erythropoietin therapy. Nephrol. Dialys. Transplant. 10 (1995) 2070–2076

95 Sunder-Plassmann, G., W. H. Hörl: Erythropoietin and iron. Clin. Nephrol. 1997 (in press)

96 Tarng, D. C., T. W. Chen, T. P. Huang: Iron metabolism indices for early prediction of the response and resistance to erythropoietin therapy in maintenance hemodialysis patients. Amer. J. Nephrol. 15 (1995) 230–237

97 Tschesche, H., C. Kopp, W. H. Hörl, U. Hempelmann: Inhibition of degranulation of polymorphonuclear leukocytes by angiogenin and its tryptic fragment. J. biol. Chem. 269 (1994) 30274–30280

98 Turi, S., J. Soos, C. Torday, C. Bereczki, Z. Havass: The effect of erythropoietin on platelet function in uraemic children on haemodialysis. Pediat. Nephrol. 8 (1994) 727–732

99 Vanholder, R., R. De Smet, M. A. Waterloos, N. Van Landschoot, P. Vogeleere, E. Hoste, S. Ringoir: Mechanisms of uremic inhibition of phagocyte reactive species production: characterization of the role of p-cresol. Kidney int. 47 (1995) 510–517

100 van de Vyver, F. L., F. J. E. Silva, P. C. D. D'Haese, A. H. Verbueken, M. E. De Broe: Aluminum toxicity in dialysis patients. Contr. Nephrol. 55 (1987) 198–220

101 Winearls, C. G., D. Oliver, M. J. Pippard, C. Reid, M. R. Downing, P. M. Cotes: Effect of human erythropoietin derived from recombinant DNA on the anaemia of patients maintained by chronic haemodialysis. Lancet 1986/II, 1175–1178

102 Wingard, R. L., R. A. Parker, N. Ismail, R. M. Hakim: Efficacy of oral iron therapy in patients receiving recombinant human erythropoietin. Amer. J. Kidney Dis. 25 (1995) 433–439

103 van Wyck, D. B., J. C. Stivelman, J. Ruiz, L. F. Kirlin, M. A. Katz, D. A. Ogden: Iron status in patients receiving erythropoietin for dialysis-associated anemia. Kidney int. 35 (1989) 712–716

104 Zanen, A. L., H. J. Adriaansen, E. F. H. van Bommel, R. Posthuma, G. M. Th. de Jong: Oversaturation of transferrin after intravenous ferric gluconate (Ferrlecit) in haemodialysis patients. Nephrol. Dialys. Transplant. 11 (1996) 820–824

105 Zwaginga, J. J., M. J. Ijsseldijk, P. G. de-Groot, M. Kooistra, J. Kos, A. van-Es, H. A. Koomans, A. Struyvenberg, J. J. Sixma: Treatment of uremic anemia with recombinant human erythropoietin also reduces the defects in platelet adhesion and aggregation caused by uremic plasma. Thrombos. and Haemost. 66 (1991) 638–647

23 Renale Knochenerkrankung

H. H. Malluche und P. Sawaya

Bedeutung der renalen Knochenerkrankung und ihre Abhängigkeit vom Dialyseverfahren

Bei der Regelung der Mineralhomöostase spielen die Nieren eine Schlüsselrolle. Mit Hilfe neu entwickelter Methoden in der Zellulär- und Molekularbiologie konnte gezeigt werden, daß tiefgreifende Veränderungen im Zellstoffwechsel die Reduktion der renalen exkretorischen und endokrinen Funktionen begleiten. Es ist deshalb nicht verwunderlich, daß bei Patienten unter Langzeitdialysetherapie sehr häufig renale Knochenerkrankungen vorkommen. 1883 beschrieb Lucas als erster die Verbindung von Nieren- und Knochenerkrankungen (197). Heute wissen wir, daß mehr als 50% der Patienten mit mittelschwerer Niereninsuffizienz (GFR <40%) und praktisch alle Patienten mit terminaler Niereninsuffizienz (ESRD = end-stage renal disease) eine pathologische Knochenhistologie aufweisen (208). Der Terminus „renale Osteodystrophie" (ROD) beschreibt im engeren Sinne zelluläre und strukturelle Veränderungen des Knochens, die bei Niereninsuffizienz vorkommen (146). Eine weitgehend akzeptierte großzügigere Definition schließt aber bei Patienten mit Niereninsuffizienz ein Syndrom mit ein, das durch die folgenden Anomalien charakterisiert wird: Störungen im Calcium- und Vitamin-D-Stoffwechsel, Knochenschmerzen und -brüche, Weichteilverkalkungen, Hyperparathyreoidismus und pathologische Knochenhistologie (17).

Der Stellenwert der renalen Knochenerkrankung geht sicherlich über histologische, radiologische oder biochemische Veränderungen hinaus. Einem frühen Bericht von Katz u. Mitarb. (173) zufolge wiesen 25% von 195 untersuchten Patienten ROD-Symptome auf. Nur 10% dieser Patienten waren aber so schwer betroffen, daß eine Behandlung erforderlich war. Bald wurde jedoch festgestellt, daß die lebensverlängernde Dialysetherapie bei urämischen Patienten zu schwereren Formen der ROD führt (173, 202, 342). Eine adäquate Dialyse verhindert nicht per se die Entwicklung einer ROD. Dies ließ sich an drei Patienten nachweisen, die infolge eines Goodpasture-Syndroms ein akutes Nierenversagen entwickelten und doppelseitig nephrektomiert wurden (178). Zur Zeit der Nephrektomie zeigte die Knochenbiopsie keinen Hinweis auf einen Hyperparathyreoidismus. Trotz adäquater Dialyse entwickelten sich bei allen Patienten innerhalb eines Jahres die histologischen Merkmale einer hyperparathyreoidalen Knochenerkrankung. Bei einer Untersuchung von 256 Dialyse-Patienten stellten Pei u. Mitarb. (278) bei 36% der Patienten Knochenschmerzen und bei 10% Knochenbrüche fest. Die mittlere Dauer der Dialyse betrug 3,2 Jahre für die CAPD (kontinuierliche ambulante Peritonealdialyse) und 5,3 Jahre für die Hämodialyse. Berücksichtigt man noch andere Langzeitkomplikationen der Dialyse, wie z. B. Verkalkungen außerhalb des Knochensystems, Myopathie und Amyloidknochenerkrankung, so wird verständlich, warum die funktionalen und psychosozialen Testergebnisse dieser Patienten so schlecht ausfallen. Bei einer Studie wurde die physische Aktivität nur bei 45% der 428 Hämodialyse- und CAPD-Patienten als normal bezeichnet (95). Bei einer anderen Untersuchung war nur ein Drittel der Patienten arbeitsfähig (96).

In den letzten 30 Jahren hat sich die Dialysebehandlung stark verändert. Die Bicarbonatdialyse wurde Standardmethode. Für die Phosphatbindung werden anstelle der aluminiumhaltigen Präparate jetzt Calciumsalze eingesetzt, und es wurden biokompatible Dialysemembranen eingeführt. Zur Zeit wird das Dialysecalcium reduziert, und Vitamin-D-Metaboliten werden häufiger eingesetzt. Die CAPD ist heute für viele Patienten eine akzeptable Alternative zur Hämodialyse. Ältere und diabetische Patienten machen einen immer größer werdenden Anteil der Dialysepopulation aus. Diese signifikanten Veränderungen beeinflussen möglicherweise die sich abzeichnenden Trends, die in bezug auf die ROD beobachtet werden (211, 328). Die neuen Trends schließen ein: Auftreten und spätere Abnahme der aluminiumbedingten Knochenerkrankung und Auftreten der adynamischen Knochenerkrankung und der β_2-Mikroglobulinamyloidose. Deshalb muß unser therapeutisches und generelles Vorgehen bei Patienten mit ROD flexibel sein und sich den dauernden Veränderungen der Dialysebehandlung anpassen. Da die ROD ohne invasive Methoden nur schwer zu erkennen ist und die histologischen Befunde komplex sind, ist es schwierig, früh präventive und therapeutische Maßnahmen einzuleiten. Die Erfahrung der letzten 20–30 Jahre hat die früheren Beobachtungen bestätigt, die davon ausgehen, daß die ROD eine komplexe Störung des Knochen- und Mineralstoffwechsels ist, bei der die Behandlung einer Facette zur Verschlimmerung einer anderen führen kann (177, 346).

Strukturelle und funktionelle Organisation des Knochens

Im folgenden wird eine kurze Übersicht über die normale Anatomie und Physiologie des Knochens gegeben. Der Knochen hat zwei wichtige Funktionen, die dynamisch interagieren: eine mechanische und eine Stoffwechselfunktion.

Mechanische Funktion: Aufbau, Umbau und Mineralisation

Dank seiner Rigidität und Form trägt das Skelett die Weichteile und schützt die lebenswichtigen Organe. Die Knochen erhalten diese Eigenschaft durch zwei unterschiedliche metabolische Aktivitäten. Die erste ist der Aufbau, der Prozeß des appositionellen und des Längenwachstums, durch den der Knochen seine ausgereifte Form erreicht. Der zweite ist der Umbau, ein dynamischer, kontinuierlicher Prozeß, durch den ältere Knochen abgebaut und neue, mechanisch bessere Knochen gebildet werden (210). Dieser Umbau ist die physiologische Basis des Knochenturnovers. Die Anzahl der Umbaustellen bestimmt den Grad des Knochenturnovers beim Erwachsenen.

Der Knochenumbau ist ein komplexer und eng koordinierter Prozeß in 4 Phasen. In der Aktivierungsphase werden Osteoklasten rekrutiert, und die Knochenoberfläche wird präpariert. Während der Resorptionsphase beginnen die Osteoklasten die Knochenoberfläche zu arrodieren. In der Umkehrphase hört die Resorption auf; an der Umbaustelle erscheinen Osteoblasten. Während der letzten Phase werden durch die Osteoblasten neue Knochen gebildet und mineralisiert. Die Resorption geht der Knochenbildung voraus und ist mit ihr verbunden. Die resorbierte oder gebildete Knochenmenge ist abhängig von der Anzahl der Knochenzellen, deren individueller Aktivität, deren Fähigkeit, mit anderen Zellen zu interagieren, und der Lebensdauer der Knochenzellen (210).

Die *Osteoblasten* sind mononukleäre, kuboidale Zellen. Sie stammen von fibroblastenähnlichen Stromazellen des Knochenmarks ab, enthalten Hormonrezeptoren und sind in der Lage, verschiedene Proteine und Makromoleküle zu synthetisieren (361). Osteoblasten sind reich an alkalischer Phosphatase und unverzichtbar für die Bildung mineralisierter Knochenmatrix. Sie sezernieren Typ-I-Kollagenfasern, die 90% der Knochenmatrix ausmachen, und nichtkollagene Proteine, wie Osteonectin, Fibronectin, Osteocalcin (auch „bone gla protein" oder BGP genannt), Knochenproteoglykan und Sialoprotein (Osteopontin (290, 318). Die genaue physiologische Funktion dieser Makromoleküle muß noch untersucht werden. Ihre Rolle als Marker für den Knochentumor wird später erörtert.

Die *Osteoklasten*, meist mehrkernige, große Zellen, entstammen einer Monozyten-Makrophagen-Zellinie (32, 42, 377). Der Rand dieser Zellen, der die Knochenoberfläche direkt berührt, ist zerklüftet und reich an Actin (135). Es konnte gezeigt werden, daß die Osteoklasten den Membranrezeptor Integrin $\mu_5\beta_3$ enthält, das Knochenmatrixproteine (d.h. Osteopontin) erkennt und als mögliche Befestigung der Osteoklasten am Knochen dient (249, 293, 306). Die Osteoklasten beginnen die Knochenresorption durch Aktivierung der Lysosomen, d.h. besonders durch die Bildung von saurer Phosphatase und durch H-Ionen-Sekretion. Heute ist bekannt, daß diese Zellen durch die Plasmamembranprotonenpumpe ein mineralauflösendes, saures Milieu aufbauen (336).

Weiterhin haben In-vivo- und In-vitro-Untersuchungen gezeigt, daß durch Hemmung des Kathepsins, der Carboanhydrase oder des Calcium-Natrium-Ionenaustauschmechanismus eine partielle oder komplette Resorptionssperre erreicht werden kann (75, 133, 184, 376). Dies zeigt, daß diese Faktoren bei der Knochenresorption eine Rolle spielen können. Auch andere kollagenabbauende Proteasen wurden mit dem Prozeß der Knochenresorption in Verbindung gebracht (27).

Das *Knochenvolumen* ist die organische Knochenmatrix, die üblicherweise durch Histomorphometrie erfaßt wird. Etwa 80–90% dieser Matrix sind mineralisiert. Nur 10–20% werden von Kollagenfasern gebildet, die unmittelbar vor der Mineralisierung stehen (Osteoid). Die Mineralisation beginnt mit einem ersten Schritt, der Ablagerung von labilen, amorphen Calcium-Phosphat-Komplexen, die dann zu kleinen Apatitkristallen umgewandelt werden. Darauf folgt eine Phase der Perfektion und des Wachstums (17). Man nimmt an, daß die Osteoblasten für die Knochenmineralisation verantwortlich sind. Diese Annahme beruht vorwiegend auf der Beobachtung, daß diese Zellen an der Beseitigung von Mineralisationshemmern (wie z.B. das anorganische Pyrophosphat) beteiligt sind (10, 22). Die Funktion der Osteoblasten beim Transport des ionisierten Calciums an die Mineralisationfront ist noch unklar. Zwar ist die mechanische Stärke des Skeletts vorwiegend von der Menge der mineralisierten Matrix abhängig; die Qualität der Knochentextur hat aber ebenfalls eine Bedeutung. Die lamelläre Ablagerung der mineralisierten Kollagenfasern sichert die optimale Härte und Elastizität des Knochens (208).

Die *Lining-Zellen* und eine nicht mineralisierte Lage von Kollagenfasern, die Lamina limitans, bilden eine Hülle, die diejenigen Teile der Knochenoberfläche bedeckt, die nicht unmittelbar am Umbauprozeß beteiligt sind (etwa 80% der Knochenoberfläche). Diese dünne Lage bildet eine Barriere zwischen Knochen und Mark. Die Lining-Zellen stammen wahrscheinlich von den Osteoblasten ab (276). Sie können im aktivierten Zustand die Knochenoberfläche für die Resorption vorbereiten (275, 299, 371). Es gibt sehr viele Hinweise darauf, daß zwischen den Knochenzellen eine enge Interaktion besteht. Es gilt jetzt auch als erwiesen, daß die resorptionsinduzierenden Faktoren nicht direkt auf die Osteoklasten wirken, sondern eher über die Aktivierung anderer Knochenzellen, besonders der Osteoblasten (50, 299, 370). Diese Ansicht wird unterstützt durch die Tatsache, daß die Osteoblasten Rezeptoren für das Parathormon (PTH) und $1,25(OH)_2D_3$ aufweisen und nicht die Osteoklasten.

Stoffwechselfunktion

Chemische und morphologische Voraussetzungen für die Stoffwechselprozesse

Der Knochen spielt eine wichtige Rolle bei der Mineral- und Säure-Basen-Homöostase. Zwei fundamentale

Eigenschaften des Knochens erleichtern diese Funktion. Erstens sind die Apatitkristalle und Calciumphosphatsalze (Brushite) in der Lage, sehr große Mengen Calcium, Phosphor, Magnesium und Zink zu absorbieren. Zweitens ist eine große Skelettoberfläche für den Ionenaustausch mit dem Extrazellulärraum (Knochenmark) verfügbar. Der kompakte Anteil des Knochens macht 75 % des gesamten Knochenvolumens aus. Die Spongiosa steuert aber 60 % zur Gesamtoberfläche des Skeletts bei. Sie findet sich vor allem im axialen Skelett (Schädel, Wirbelsäule, Thorax und Becken) und in der Epiphyse der langen Knochen. Sie hat die Struktur eines Labyrinths, welches durch verzweigte Trabekel gebildet wird, die eine große Zahl miteinander verbundener Räume bilden, die mit der Markhöhle interagieren. 10 % der Osteoblasten betten sich in die Knochenmatrix ein und bilden die Osteozyten. Ausläufer dieser Zellen sind miteinander und mit den oberflächlichen Lining-Zellen verbunden (243). Diese Ausläufer ziehen innerhalb der dünnen Canaliculi durch den Knochen, was die Oberfläche für den Ionenaustausch weiter vergrößert. Alle oberflächlichen Zellen tragen somit zur Bildung einer funktionellen Knochenmembran bei, die die interstitielle Flüssigkeit des Marks vom Knochenflüssigkeitskompartiment trennt (231). Der Austausch von Mineralien in und aus dem Knochen wird dadurch erleichtert. Außerdem ermöglicht dieses komplexe anatomische Gebilde auch die gesteuerte Reaktion der Knochenzellen auf metabolische und elektrische Signale und die Interaktion zwischen Mark und Knochenzellen (274).

Calciumhomöostase

Der Knochen ist das größte primäre Calciumreservoir des Körpers und spielt eine überragende Rolle in der Calciumhomöostase. Die extrazelluläre Calciumkonzentration wird bestimmt durch die Rate des Calciumein- und -ausstroms in die extrazelluläre Flüssigkeit. Das Calcium kommt auf drei Wegen in den Extrazellulärraum: Freisetzung aus dem Knochen, tubuläre Reabsorption sowie intestinale Absorption. Frei verfügbares Calcium wird hauptsächlich durch die intestinale Absorption abgesichert. Calciumverluste entstehen durch die gastrointestinalen Verdauungssäfte, bei Calciumaufnahme durch die Knochen bei der Mineralisation und durch renale Ausscheidung.

Täglich fließen ungefähr 110 nmol Calcium in und aus dem Knochen. Nur 10 % dieser Calciummenge werden durch Knochenumbau ausgetauscht (274); der Rest wird über die inaktiven Oberflächen des Knochens und die Lining-Zellen des Knochens (die funktionelle Knochenmembran) transferiert. Die genauen zellulären Mechanismen, die die Calciumbewegungen über die Knochenmembran beeinflussen, sind nicht bekannt (208). Es gibt jedoch Hinweise dafür, daß PTH und $1,25(OH)_2D_3$, einzeln oder im Zusammenspiel, beim Transport des Calciums durch die Knochenoberfläche hindurch eine wichtige Rolle spielen, unabhängig von ihrer Funktion beim Knochenumbau (208).

Säure-Basen-Homöostase

Es ist seit langem bekannt, daß das Knochenmineral bei der akuten und chronischen Azidose zum Puffermechanismus beiträgt (190, 191, 353). Wahrscheinlich beeinflussen sowohl ein niedriger pH-Wert als auch eine niedrige Bicarbonatkonzentration unabhängig voneinander den Calciumaustausch am Knochen (43). Bushinsky u. Ori konnten nachweisen, daß eine Kurzzeitazidose primär das physikochemische Löslichkeitsgleichgewicht beeinflußt, während eine länger anhaltende Azidose vor allem einen durch Aktivierung der Knochenresorption verursachten Calciumaustritt aus dem Knochen bewirkt (44).

Den Knochenstoffwechsel regulierende Faktoren

■ Überblick über das Zusammenwirken der Faktoren

Knochenzellen werden durch ein komplexes Zusammenwirken von systemischen Hormonsignalen und lokalen Faktoren reguliert (46, 262). Diese Interaktion ist aufgrund der einmaligen Struktur des Knochens möglich. Knochenzellen werden durch systemische Faktoren und verschiedene zirkulierende Blutzellen (besonders Leukozyten, welche den Knochen über den Kapillarkreislauf erreichen) beeinflußt. Außerdem befinden sich die Knochenzellen in unmittelbarer Nähe zu Zellen (wie z. B. Chondrozyten, Endothelzellen und Stroma-[hämopoetische] Zellen), die sowohl auf zirkulierende Substanzen ansprechen als auch auf wachstumsregulierende Faktoren, die sie selber bilden. Zwecks Vereinfachung und aus praktischen Erwägungen können die zirkulierenden und die lokalen Faktoren in zwei Gruppen eingeteilt werden (Tab. 23.1).

■ Zirkulierende Faktoren

Vitamin D

Funktionen, Synthese, Stoffwechsel und Transport

Calciferole oder Substanzen der Vitamin-D-Gruppe sind fettlösliche Steroidmoleküle, von denen bekannt ist, daß sie eine protektive Wirkung gegen Rachitis haben (236). Erst kürzlich wurde dank der Anwendung moderner Techniken festgestellt, daß diese Substanzen darüber hinaus eine wichtige Rolle spielen.

Es konnte jetzt nachgewiesen werden, daß der biologisch aktivste Vitamin-D-Metabolit, das Calcitriol $(1,25(OH)_2D_3)$, an einen zytoplasmatischen Vitamin-D-Rezeptor gebunden wird (VDR). Der VDR wird dann an die Kern-DNA gebunden und ändert verschiedene Transkriptionsgene (138). VDR wurde in den konventionellen Zielorganen des Vitamins D (wie Niere, Darm und Knochen) gefunden, aber auch in anderen Geweben (z. B. Parathyreoidaldrüsen, Hypophyse, Haut, Ovarien, Haarfollikel, Pankreas, Thymus, Brüste, periphere

Tabelle 23.1 Knochenumbaufaktoren

Systemische Faktoren	Lokale Faktoren
Calcitonin PTH Vitamin D	**Verbesserung der Knochenresorption** – Interleukine (IL-1, IL-6, IL-11) – transformierender Wachstumsfaktor β – Tumornekrosefaktor – Prostaglandine **Verbesserung der Knochenbildung** – insulinähnliche Wachstumsfaktoren – transformierender Wachstumsfaktor β

Leukozyten, Herz- und Skelettmuskel, Tumorzellinien und anderen Zellen) (30, 83, 92, 138, 333, 350, 351). Diese neu entdeckten Funktionen des Vitamins D sind physiologisch und klinisch von großer Bedeutung und müssen weiter erforscht werden.

Beim Menschen gibt es zwei wichtige Quellen für Vitamin D: 1. in der Haut wird mit Hilfe von Sonnenlicht 7-Dehydrocholesterin zu Cholecalciferol (Vitamin D_3) umgewandelt. 2. Im Intestinaltrakt wird aus tierischem Gewebe Vitamin D und Ergocalciferol (Vitamin D_2), das bei Ultraviolettbestrahlung der Pflanzen entsteht, oder Ergosterin aus Pilzen aufgenommen. Da die Sonnenbestrahlung stark variiert und nur wenige Nahrungsmittel Vitamin D enthalten, werden in vielen Ländern der Welt Nahrungsmittel mit angereichertem Vitamin D angeboten. Nachdem das Vitamin D (D schließt D_2 und D_3 ein) entweder über die Haut oder den Ductus thoracicus in den Kreislauf gelangt ist, wird es an ein α_2-Protein, d.h. an das Vitamin-D-bindende Protein (DBP) gebunden, das das Vitamin D hauptsächlich in Leber und Fettgewebe transportiert (162). Das Fettgewebe und große Mengen ungebundenes DBP (mehr als 95% der Bindungskapazität) bilden ein großes Vitamin-D-Reservoir, das gegen eine übermäßige Vitamin-D-Aufnahme schützt (232). In der Leber wird das Vitamin D durch das Enzym 25-Hydroxylase zu 25-Hydroxycholecalciferol ($25OHD_3$) hydroxiliert. Dies ist die quantitativ häufigste Vitamin-D-Form (22, 341). Es ist 2- bis 5mal aktiver als das eigentliche Vitamin D (358). Die normale Plasmakonzentration von $25OHD_3$ ist 10–40 ng/ml, und die Halbwertszeit wird mit 15 Tagen angegeben (16, 146). Die Vitamin-D-Muttersubstanz dagegen hat normalerweise einen Plasmaspiegel von 1–2 ng/ml und eine Halbwertszeit von etwa 30 Tagen.

Um seine volle biologische Aktivität zu erreichen, muß das $25OHD_3$ in der Niere (149) durch eine 25OHD-1α-Hydroxylase weiter metabolisiert werden. Dieses eng kontrollierte Enzym befindet sich in den proximalen Tubuli der Niere. Es führt $25OHD_3$ in $1,25(OH)_2D_3$ über (108, 188). Diese Substanz ist 10mal wirksamer als das Vitamin D (358). Die normale Plasmakonzentration des $1,25(OH)_2D_3$ ist 15–60 pg/ml, und die Halbwertszeit beträgt nur 5 Stunden (16). Das 1α-Hydroxylase-Enzym wird durch verschiedene Faktoren reguliert, die eine einwandfrei kontrollierte Produktion von $1,25(OH)_2D_3$ gewährleisten. Bei Hypokalzämie mit erhöhten PTH-Plasmaspiegeln wird vermehrt $1,25(OH)_2D_3$ gebildet (114, 159), damit das Calciumdefizit wieder ausgeglichen wird. In vitro wird die 1α-Hydroxylase durch niedrige Phophorwerte stimuliert (25). Beim Menschen stimuliert eine Hypophosphatämie die $1,25(OH)_2D_3$-Produktion (128). Das Vitamin D überwacht seine eigene Synthese. Bei Vitamin-D-Mangel steigt die Aktivität der 1α-Hydroxylase (141), bei $1,25(OH)_2D_3$-Überschuß dagegen wird die 1α-Hydroxylase gehemmt (83). Wird vermehrt Calcium gebraucht, wie z.B. während der Schwangerschaft, beim Stillen oder bei Skelettwachstum, wird mehr $1,25(OH)_2D_3$ produziert. Dieser Anstieg geschieht wahrscheinlich durch direkte oder indirekte Wirkung von Östrogen, Prolactin oder Wachstumshormon (107, 358). Heute ist bekannt, daß die 25OHD-1α-Hydroxylierung vor allem in der Niere stattfindet. Andere Organe, wie Plazenta oder granulomatöses Gewebe, können aber auch zur $1,25(OH)_2D_3$-Produktion beitragen (149). Außerdem wird $1,25(OH)_2D_3$ lokal von Osteoblasten synthetisiert und gebraucht (153, 154, 193).

In der Niere kann 25OHD auch durch eine 24-Hydroxylase metabolisiert werden. Dieser Metabolit ist der am häufigsten vorkommende Dihydroxycholecalciferolmetabolit im Serum, d.h. in der 100fachen Konzentration von $1,25(OH)_2D_3$ (16). Die Synthese wird durch $1,25(OH)_2D_3$ aktiviert (83, 146). Deshalb führt ein Überschuß an $1,25(OH)_2D_3$ zur Aktivierung der 24-Hydroxylase und damit zur Umwandlung von 25OHD in einen inaktiven Metaboliten. Dadurch wird die 1α-Hydroxylase gehemmt, die $1,25(OH)_2D_3$-Produktion vermindert und die Hyperkalzämie vermieden.

Wirkungen

Wirkungen auf den Darm: Eine wichtige Aufgabe des Vitamins D ist die Förderung der Calcium- und Phosphoraufnahme im Darm (60, 82). Der genaue Mechanismus der Calciumabsorption ist noch nicht bekannt. Möglicherweise begünstigt das Vitamin D die Produktion von intestinalen Proteinen, die den Calciumtransport durch die Plasmamembran, durch das Zytoplasma der Darmzellen und durch die basolaterale Membran hindurch ermöglichen (83, 149). Bei Säugetieren fördert Vitamin D die Synthese eines calciumbindenden Proteins (CaBP), Calbindin D_{9K}, das Calcium auf zwei Arten mit hoher Affinität bindet (16). Zwischen dem Auftreten des Proteins und der Induktion der Calciumresorption besteht eine enge Verbindung (83). Dies deutet darauf hin, daß dieses Protein beim Calciumtransport eine Rolle spielt. Außerdem kann Calbindin D_{9K} auch als intrazellulärer Calciumpuffer auftreten (71). Vitamin D stimuliert darüber hinaus die Phosphatresorption. Für Phosphor konnte kein Carrier identifiziert werden. Zur Zeit ist auch noch nicht bekannt, wie das Vitamin D in den Phosphattransport eingreift (83).

Wirkungen auf den Knochen: Es ist bekannt, daß Vitamin-D-Mangel zu Rachitis oder Osteomalazie führt (83). Deshalb geht man davon aus, daß Vitamin D bei der Knochenmineralisation eine Rolle spielt. Aus Tierversuchen (Ratten) ist bekannt, daß das Vitamin D indirekt auf die Mineralisation einwirkt, indem es dafür sorgt, daß die normalen Calcium- und Phosphorkonzentrationen aufrechterhalten werden (83, 150). Wir konnten bei Hunden (deren Skelett eher mit demjenigen des Menschen zu vergleichen ist) jedoch nachweisen, daß für eine angemessene Mineralisation nicht nur normale Calcium- und Phosphorkonzentrationen, sondern auch Vitamin D nötig ist (208). In vitro wirkt Vitamin D im Knochen direkt auf die Resorption ein (291). Es stimuliert auch die Calciummobilisation aus dem Knochenflüssigkeitskompartiment in den Extrazellulärraum (83). In vivo läßt sich die direkte resorptive Wirkung des Vitamins D nur bei hypokalzämischen oder Vitamin-D-Mangelzuständen nachweisen. Es gibt auch Hinweise darauf, daß die Wirkung von PTH auf den Knochen durch Vitamin D gefördert wird (228, 347).

Wirkungen auf die Niere: Die genaue Wirkung des Vitamins D auf den Calcium- und Phosphortransport in der Niere ist nicht bekannt. Dies hängt zum Teil mit der Interaktion von Vitamin D mit anderen Hormonen (besonders mit PTH) und deren synergistischen oder antagonistischen Wirkungen zusammen (288). Vitamin D erhöht die tubuläre Phophatresorption, eine Wirkung, die auf PTH-Hemmung zurückgeführt werden kann (31). Die Wirkung des Vitamins D auf den Calciumstoffwechsel in der Niere spricht auch für Auswirkungen auf die tubuläre Calciumresorption (352). Wie schon oben aufgeführt hemmt das $1,25(OH)_2D_3$ die 1α-Hydroxylase und aktiviert die 24-Hydroxylase (83, 108, 188).

Andere Wirkungen: Kürzlich wurden verschiedene andere Wirkungen des Vitamins D beschrieben. Wie oben besprochen, hemmt das Vitamin D die PTH-Synthese, die PTH-Sekretion und die Proliferation der Parathyreoideazellen (55, 267, 313). Vitamin D hemmt auch die Proliferation kultivierter Melanomzellen, Fibroblasten und Keratinozyten (61, 67, 341). Es gibt Hinweise darauf, daß Vitamin D die Zelldifferenzierung fördert und das Zellwachstum hemmt (1, 351, 357). Durch Beeinflußung der Lymphozyten kann Vitamin-D-Immunregulation eine Rolle spielen (287, 366). Diese Wirkungen des Vitamins D sind auf die Fähigkeit zurückzuführen, eine große Anzahl von Genen zu regulieren.

Parathormon

Synthese und Stoffwechsel

PTH, ein Polypeptid mit 84 Aminosäuren, wird als Vorstufe (Präpro-PTH) mit 115 Aminosäuren synthetisiert. Die posttranslationale Spaltung ergibt ein Polypeptid mit 90 Aminosäuren (Pro-PTH) und dann das aktive 1–84-PTH, das in intrazellulären Sekretionsgranula gespeichert wird (131). Ohne einen Stimulus für die PTH-Freisetzung kann ein partieller oder kompletter intrazellulärer Abbau des Hormons zu kleineren Polypeptidfragmenten oder Abbau bis zu den einzelnen Aminosäuren stattfinden (105). Während einer Hyperkalzämie wird z. B. vom COOH-terminalen Fragment ein großer Teil des mit dem Immunoassay erfaßbaren Hormons ausgeschieden (233). Die Halbwertszeit des intakten 1–84-PTH ist kurz (weniger als 10 Minuten), da es in den Kupfer-Zellen der Leber und den Tubuluszellen der Niere gespalten wird (156, 223, 224). Eine wichtige anfängliche Spaltung geschieht an Position 35, was zu einem bioaktiven aminoterminalen 1–34-Fragment und einem bioinaktiven carboxyterminalen Fragment mit einer längeren Halbwertszeit (1–2 Stunden) führt. Das carboxyterminale Fragment wird ausschließlich über die Niere ausgeschieden. Somit spielt die Niere eine wichtige Rolle beim PTH-Stoffwechsel. Dies ist bedingt durch die glomeruläre Clearance des C-terminalen Fragments und den tubulären Abbau des intakten PTH.

Sekretion

Das intrazelluläre zyklische Adenosinmonophosphat (cAMP) ist ein wichtiger Modulator der PTH-Sekretion. Faktoren, die die cAMP-Akkumulation begünstigen, sind β-adrenerge Catecholamine, Prostaglandin E_2, Sekretin, Glucagon sowie das vasoaktive intestinale Peptid und Histamin. Alle stimulieren die PTH-Sekretion. Andererseits hemmen Substanzen, die die cAMP-Akkumulation in den parathyreoidalen Zellen hemmen (wie z. B. Calcium, α-adrenerges Catecholamin und Prostaglandin $F_{2\alpha}$), auch die PTH-Sekretion (16, 39). Die PTH-Ausschüttung wird vorwiegend von der extrazellulär ionisierten Calciumkonzentration reguliert. Viele Untersuchungen konnten ein steiles sigmoidales Verhältnis zwischen extrazellulärem Calcium und PTH-Ausschüttung zeigen (40); eine minimale Reduktion von 0,1–0,2 mg/dl (0,05 mmol/l) Ca^{2+} stimuliert die PTH-Ausschüttung signifikant (28). Seit langem wird vermutet, daß ein parathyreoidaler kalziumsensitiver Rezeptor existiert (40). Ein solcher Rezeptor wurde aber erst kürzlich isoliert und beschrieben (40). Es ist offensichtlich, daß der Calciumrezeptor durch regulierende Guaninnukleotidproteine an verschiedene intrazelluläre, sekundäre Messenger-Systeme gekoppelt ist (40). Zu den intrazellulären Wirkungen der Calciumrezeptoragonisten gehören: die Hemmung der cAMP-Akkumulation, die Akkumulation von Inositoltriphosphat (IP3) und die daraus resultierende Erhöhung der intrazellulären Calciumkonzentration und die Hemmung der Proteinkinase C (40). Warum diese intrazellulären Vorgänge zu einer Hemmung der PTH-Sekretion führen, ist aber noch nicht bekannt. Okazaki u. Mitarb. haben ein negatives, auf Calcium reagierendes Element beschrieben, das stromaufwärts im PTH-Gen angesiedelt ist und die extrazelluläre Calciumkonzentration regelt (269).

Vieles weist darauf hin, daß die PTH-Sekretion einem zirkadianen Rhythmus folgt, mit Spitzenkonzentrationen in den späten Abendstunden (176, 221). Außerdem wurde beobachtet, daß ungefähr jede Stunde pulsatile Sekretionsmuster auftreten (196, 221). Es wurde auch festgestellt, daß die Rate und die Richtung der Veränderungen der Calciumkonzentration im Verein mit den absoluten extrazellulären Calciumkonzentrationen für die Modulation der PTH-Sekretion wichtig sind. So ist der PTH-Spiegel bei jeder gegebenen Calciumkonzentration höher, wenn er während der Induktion der Hypokalzämie gemessen wird, als bei der Rückbildung. Dieses Phänomen nennt man Hysterese (69, 102).

In-vitro-Untersuchungen haben gezeigt, daß Magnesium die gleiche, wenn auch nicht so ausgeprägte Wirkung auf die PTH-Freisetzung hat wie Calcium (130, 312). Dagegen zeigten In-vivo-Untersuchungen, daß eine schwere chronische Hypomagnesiämie die PTH-Sekretion beeinträchtigt und ihre Wirkung auf die Endorgane reduziert (8, 9, 163). Eine Hyperphosphatämie geht mit erhöhten PTH-Spiegeln einher. Dieser Befund tritt zum Teil sekundär zur damit verbundenen Hyperkalzämie auf, die mit erhöhten Phosphorspiegeln einhergeht (329). Silver u. Mitarb. konnten in einer vorläufigen Studie in vitro einen direkten Einfluß des Phosphors auf die Sekretion von PTH-mRNA nachweisen (168).

PTH-Vitamin-D-Achse

Parathyreoideazellen enthalten Vitamin-D-Rezeptoren und können injiziertes radioaktives $1,25(OH)_2D_3$ lokalisieren (121). Es konnte nachgewiesen werden, daß $1,25(OH)_2D_3$ auf verschiedene Weise auf die Parathyreoidea wirkt. Zu diesen Auswirkungen gehören: Hemmung der PTH-Synthese und -Sekretion (55, 313), Verminderung der Parathyreoideazellproliferation (267) und möglicherweise Förderung des Zelltodes durch Apoptose (110). Auf der anderen Seite hat PTH eine positive Wirkung auf die 1α-Hydroxylase, ein eng reguliertes Enzym auf dem Produktionsweg von $1,25(OH)_2D_3$ (142). Diese Beobachtung erklärt die hohen $1,25(OH)_2D_3$-Spiegel bei Patienten mit primärem Hyperparathyreoidismus (349). Die Interaktionen zwischen PTH und $1,25(OH)_2D_3$ bilden die Basis einer Feedback-Schleife, die bei Patienten mit Niereninsuffizienz bei der Pathogenese des sekundären Hyperparathyreoidismus eine wichtige Rolle spielt.

Wirkungen

Die primäre Funktion des PTH ist die genaue Regulation des extrazellulären Calciums in engen Grenzen. Dies wird durch direkte Wirkungen auf Knochen und Niere und eine indirekte Wirkung auf den Darm erreicht. Rezeptoren für PTH wurden kürzlich in Rattenosteoblasten, Opossumnieren und menschlichen Nierenzellen kloniert und charakterisiert (2, 167, 320). PTH interagiert mit diesen spezifischen, membrangebundenen Rezeptoren und setzt eine Kaskade intrazellulärer Vorgänge (Protein-G-Aktivierung mit cAMP-Bildung sowie Phosphatidylinositol- und Calciumtransportaktivierung) in Gang (303).

PTH-Wirkungen auf den Knochen: Durch Erleichterung des Calciumflusses aus dem und ins Skelett hält das PTH die extrazelluläre Calciumkonzentration aufrecht. Osteoblasten und Zellen der Osteoblastengruppe (wie Lining-Zellen und Osteozyten) sind die einzigen Zelltypen im Knochen, die über PTH-Rezeptoren verfügen (19, 239, 300, 309). Die Calciumbewegungen aus dem Knochen scheinen in zwei Phasen vor sich zu gehen. Die erste ist eine schnelle Mobilisation, die durch Lining-Zellen und Osteozyten vermittelt wird. Dies läßt sich nachweisen, weil sehr bald nach der Injektion von PTH bei diesen Zellen Strukturveränderungen auftreten und sofort nach der PTH-Gabe aus der Knochenoberfläche radioaktives Calcium freigesetzt wird (266, 355). Der zweite Schritt ist eine langsame Reaktion (Stunden). Sie ist abhängig von der Mineralfreisetzung durch Osteoklasten während der Knochenresorption (355). Eine der bekanntesten Auswirkungen des PTH auf den Knochen ist die Erhöhung der Osteoklastenaktivität und -anzahl (52). Diese Wirkung ist abhängig von der Osteoblastenaktivierung, da die Osteoblasten (in vitro) für die PTH-Kontrolle der Knochenresorption notwendig sind (164, 239) und Osteoblasten Faktoren freisetzen, welche die osteoklastäre Resorption stimulieren (240, 280).

In vivo erhöht PTH nicht nur die anabolische Aktivität der Osteoblasten, sondern auch die osteoklastäre Resorption. In vitro hemmt PTH jedoch die Osteoblastenaktivität (139). Diese Diskrepanz kann auf Unterschieden bei der Dosierung beruhen oder auf der intermittierenden und pulsatilen Sekretion von PTH, wie dies unter In-vivo-Bedingungen geschieht, im Gegensatz zu der dauernden Wirkung unter In-vitro-Bedingungen (139, 356). Unter physiologischen Bedingungen tragen diese synchronisierten anabolischen und resorptiven Wirkungen des PTH zur Aufrechterhaltung der Skelettbilanz bei, die bei Hyperparathyreoidismus erheblich gestört sein kann.

PTH Wirkungen auf die Niere: Um eine Calciumhomöostase zu erreichen, fördert das PTH die fraktionelle Calciumabsorption im dicken aufsteigenden Schenkel der Henle-Schleife und im distalen Tubulus (35, 84). Außerdem begünstigt PTH auch die Phosphatexkretion durch Hemmung der Phosphatresorption im proximalen und distalen Tubulus (24, 129, 178, 364). Bei einer Hypokalzämie begünstigt der phosphaturische Effekt des PTH die Elimination von Phosphor bei der Calciummobilisation aus dem Knochen.

Eine andere wichtige Wirkung des PTH auf die Niere ist sein Einfluß auf die Synthese von $1,25(OH)_2D_3$, dem aktiven Metaboliten des Vitamins D. Wie schon erwähnt, aktiviert PTH direkt die $25OHD_3$-1α-Hydroxylase, die sich in den Zellen des proximalen Tubulus befindet und die Synthese von $1,25(OH)_2D_3$ anregt (142). Schließlich hemmt PTH die proximale Bicarbonatresorption (129). Diese Wirkung spielt bei physiologischen Konzentrationen des Hormons eine untergeordnete Rolle oder wird durch andere homöostatische Mechanismen überspielt. Beim Hyperparathyreoidismus ist es jedoch nicht ungewöhnlich, daß infolge von Bicarbonatverlusten mit dem Urin eine systemische Azidose auftritt (16).

Andere Wirkungen: Die Verabreichung von PTH führt zu einer Erhöhung der intestinalen Calciumabsorption. Diese Wirkung ist auf eine Steigerung der

Vitamin-D-Synthese zurückzuführen (16). In der Leber wird PTH abgebaut und fördert die Glukoneogenese. Außer in der Niere haben Tian u. Mitarb. (364) auch in vielen anderen Geweben, wie Herz, Leber, Gehirn, Hoden, Lungen, Milz und Skelettmuskel, PTH-Rezeptor-mRNA gefunden. Die Rolle des PTH in diesen Organen ist nicht bekannt.

Calcitonin

Calcitonin, ein aus 32 Aminosäuren bestehendes Peptid, wird von den parafollikulären Zellen der Schilddrüse sezerniert. Seine wichtigste Aufgabe ist die Hemmung der Resorptionsaktivität der Osteoblasten; dies geschieht durch cAMP-vermittelte Mechanismen (51). Bei physiologischen Konzentrationen des Hormons tritt rasch eine antiresorptive Wirkung ein (51). Der hypokalzämische Effekt des Calcitonins hängt wahrscheinlich mit der antiresorptiven Wirkung zusammen (30). Er wird meist nicht festgestellt, es sei denn, es liege ein hoher Turnover des Knochens vor (199). Dies bedeutet, daß Calcitonin beim Gesunden keine Hypokalzämie hervorruft (199). Die Calcitoninsekretion wird von vielen Faktoren beeinflußt, am häufigsten aber von der Hyperkalzämie (185). Andere Faktoren sind: Gastrin, Cholecystokinin und wahrscheinlich Östrogen und $1,25(OH)_2D_3$ (199). Das Calcitoningenabhängige Peptid (CGRP) ist ein weiteres Peptid, das durch das Calcitoningen kodiert wird. Wie das Calcitonin hat dieses Hormon eine ähnliche Wirkung auf Osteoklasten, kann aber auch eine PTH-ähnliche Wirkung auf Osteoblasten ausüben (199). Die physiologische Bedeutung dieses Peptids beim Knochenumbau liegt in seinem lokalen Überschuß auf der Knochenebene und nicht in seiner Wirkung als zirkulierendes Hormon (199).

Andere zirkulierende Faktoren

Bei der Aufrechterhaltung des normalen Knochenstoffwechsels spielen die Vitamine A, C und K eine Rolle. A-Hypovitaminose kann zu einer Hemmung der Knochenresorption und zu einer Förderung des Knochenaufbaus führen (260). Vitamin C ist notwendig für die Hydroxylierung von Prolin und Lysin, ein wichtiger Schritt bei der Synthese des Knochenmatrixkollagens (152). Vitamin K schließlich wird zur Synthese vieler Proteine, einschließlich Osteocalcin, das möglicherweise bei der Knochenmineralisation (137) und der Calciumhomöostase eine Rolle spielt, gebraucht (286).

Lokale Faktoren

Der hochgradig koordinierte Prozeß des Knochenumbaus, wie er sich heute darstellt, hängt von der Synthese lokal wirkender Faktoren ab (47). PTH stimuliert die Osteoblasten, die lokale Faktoren für die Aktivierung der Osteoklasten synthetisieren (240). Möglicherweise wird bei der zeitlichen Abfolge des Umbauzyklus der Abschluß der Resorption und der Beginn der Knochenbildung durch lokale Faktoren kontrolliert. Am Knochenumbau sind auch eine Reihe von Wachstumsfaktoren beteiligt. Diese Faktoren werden durch Skelettzellen oder Zellen der Umgebung (Knorpel- und Markzellen) synthetisiert (46). In vitro konnte gezeigt werden, daß insulinähnliche Wachstumsfaktoren (IGF-I und IGF-II) die Knochenzellproliferation und die Kollagensynthese stimulieren (252). In vivo konnte nachgewiesen werden, daß der veränderliche Wachstumsfaktor β (TGF-β) die Knochenbildung fördert (166, 264) TGF-β stimuliert auch die Knochenresorption, wahrscheinlich durch Stimulation der Prostaglandinproduktion (350). Interleukin 1 (IL-1) und der Tumornekrosefaktor (TNF) stimulieren die Knochenresorption (177, 179). Kürzlich wurde gezeigt, daß die Synthese von IL-6 und IL-11 durch PTH kontrolliert werden kann (120, 314). Dies zeigt die Bedeutung der Interaktion von systemischen und lokalen Faktoren.

Renale Osteodystrophie

Pathologische Anatomie

Eine abnorme Knochenhistologie ist praktisch bei allen Dialysepatienten vorhanden (208). Die histologischen Veränderungen lassen sich in vier Gruppen einteilen. Neben den Charakteristiken jeder histologischen Gruppe weisen einige Dialysepatienten noch zusätzliche Veränderungen auf.

Histologische Gruppen

Gemischte urämische Osteodystrophie

Nach unserer Erfahrung tritt bei den meisten Patienten mit chronischer Urämie (ESRD) eine gemischte urämische Osteodystrophie auf (Farbtafel I, Abb. 1) (208, 211). Diese Form der renalen Osteodystrophie (ROD) besteht aus zwei Hauptkomponenten: vermehrte Parathormonwirkung am Knochen und ein Mineralisationsdefekt. Diese zwei Störungen werden nebeneinander in unterschiedlicher Ausprägung gefunden. Einige Patienten haben vorwiegend einen Hyperparathyreoidismus, während bei anderen ein ausgeprägter Mineralisationsdefekt beobachtet wird. Die charakteristischste strukturelle Störung bei der gemischten urämischen Osteodystrophie ist die Anhäufung von lamellärem und Faserosteoid. Abhängig davon, ob der Hyperparathyreoidismus oder der Mineralisationsdefekt dominiert, sieht man eine mehr oder weniger stark ausgeprägte Zellularität und unterschiedlich ausgebildete peritrabekuläre Fibrose. Die dynamische Knochengewebeuntersuchung, die mit Hilfe der Tetracyclindoppelmarkierung durchgeführt wurde, zeigt pathologische Befunde: Im lamellären Knochen ist die Tetracyclinaufnahme reduziert und die Knochenbildung vermindert, während im Faserknochen eine vermehrte Tetracyclinfluoreszenz und erhöhte Knochenneubildung beobachtet wird.

Prädominanter Hyperparathyreoidismus

Derzeit sieht man die vorwiegend hyperparathyreoidale Knochenerkrankung (Farbtafel I, Abb. 2) bei etwa 20–40% der Langzeitdialysepatienten (211, 328). Die histologischen Befunde der Patienten in dieser Gruppe umfassen zwei Phänomene:

1. Beim High-turnover-Knochen findet sich eine Zunahme von Parametern der Knochenresorption und -neubildung. Typisch ist eine Zunahme der Umbauzonen; dies ist ersichtlich am hohen Anteil der trabekulären Oberflächen mit Tetracyklinmarkierung. Ebenfalls erhöht ist die Anzahl der Osteoblasten, Osteoklasten und Osteozyten.
2. Es gibt Hinweise auf pathologische Knochenbildung und -resorption. Die pathologische Knochenbildung bedeutet eine Produktionszunahme von Faserknochen und Vorkommen von Knochenmarksfibrose. Der Faserknochen ist ein Durcheinander von Kollagenfasern, welchem die typische lamelläre Doppelbrechung fehlt. Die Knochenmarksfibrose ist das Resultat von dysregulierten Osteoblasten, die Kollagenfasern nicht mehr ausschließlich an der trabekulären Oberfläche ablegen, sondern im Markraum. Die pathologische Knochenresorption wird charakterisiert durch das Auftreten von tiefen Lakunen, Tunnelierung und manchmal dissezierender Knochenresorption. Abhängig von der Ausprägung dieser Veränderungen bilden die Patienten Untergruppen mit geringen und schweren Formen der vorwiegend hyperparathyreoidalen Knochenerkrankung. Die Mineralisation scheint auf diesen Patienten (Farbtafel I, Abb. 3) wegen einer High-turnover-Knochenbildung, einer gestörten Kollagenstruktur und möglichen inhärenten Osteoblastendefekten ebenfalls pathologisch zu sein.

Low-tornover-Osteomalazie

Die Low-turnover-Osteomalazie tritt seit Jahren immer seltener auf (211, 328). Es wird geschätzt, daß in Nordamerika zur Zeit etwa 2–4% der Dialysepatienten an dieser Form der ROD erkrankt sind (211, 328). Bei den meisten dieser Patienten werden erhebliche Aluminiumablagerungen gefunden, bei einem Drittel entweder gar keine oder nur geringe (211). Die Low-turnover-Osteomalazie wird histologisch charakterisiert durch eine erhebliche Ansammlung von lamellärem Osteoid und eine geringe Zahl von Osteoblasten und Osteoklasten. Die Tetracyklinaufnahme ist diffus und von geringer Intensität (Farbtafel II, Abb. 4), und die Anzahl der Doppelmarkierungen und die Distanz zwischen ihnen ist drastisch reduziert.

Adynamische Knochenerkrankung

Bei einer zunehmenden Anzahl der Dialysepatienten (etwa 20–50%) und besonders bei CAPD-Patienten treten Veränderungen auf, die ähnlich sind wie diejenigen, die bei der Low-turnover-Osteomalazie gefunden werden. Es fehlt aber die Osteoidanhäufung (211, 328). Bei diesen Patienten ist die Mineralisation stark vermindert, und man findet nur wenige schmale Tetracyclineinzelmarkierungen. Die Mineralisationsabnahme ist gekoppelt mit einer Abnahme der Knochenbildung (Farbtafel II, Abb. 5), was den Mangel an Osteoidakkumulation erklärt. Bei diesen Patienten werden nicht selten Anzeichen einer vergangenen PTH-Überaktivität gefunden, die sich im Auftreten einer unregelmäßigen, osteoidmineralisierten Knochenoberfläche äußert. Obschon diese ROD-Form mit einer Aluminiumtoxizität in Verbindung gebracht wird (271, 323) werden bei einer steigenden Anzahl von Patienten mit adynamischer Knochenerkrankung keine signifikanten Aluminiumablagerungen gefunden (211, 278, 315, 328).

Assoziierte Knochenveränderungen

Aluminiumassoziierte Knochenerkrankung

Der Begriff aluminiumassoziierte Knochenerkrankung wird meist nur auf eine Störung angewandt, bei der an der Mineralisationsfront anfärbbares Aluminium nachgewiesen wird und bei der gleichzeitig Hinweise auf verminderte Knochenbildung und beeinträchtigte Mineralisation bestehen (124). Generell treten die Funktionsstörungen der Osteoblasten erst dann auf, wenn das anfärbbare Aluminium 25–30% die trabekulären Oberflächen erfaßt hat (124, 315). Das anfärbbare Aluminium an der Mineralisationsfront scheint am besten mit der Knochentoxizität zu korrelieren (101). Jedoch ist es wichtig festzustellen, daß anfärbbares Knochenaluminium, das unterhalb dieser Werte liegt, bereits eine erhebliche Aluminiumbelastung darstellt. Wir haben festgestellt, daß alle histologischen Gruppen der ROD mit einer signifikanten Aluminiumakkumulation einhergehen können. Wir haben 1991 Patienten aus verschiedenen Regionen der USA (211) untersucht und fanden für das anfärbbare Aluminium eine Prävalenz an mehr als 30% der trabekulären Oberfläche bei 67% der Patienten mit niedrigem Turnover, bei 70% der Patienten mit gemischter urämischer Osteodystrophie und bei 34% der Patienten mit prädominanter hyperparathyreoidaler Knochenerkrankung. Obwohl Patienten mit hyperparathyreoidaler Knochenerkrankung an der Mineralisationsfront weniger anfärbbares Aluminium aufweisen, gibt es Hinweise darauf, daß das PTH die Aluminiumaufnahme durch den Knochen erhöht (7, 54, 93, 145, 234). In den Knochen dieser Patienten wurde ein höherer Aluminiumgehalt gemessen als bei Patienten mit aluminiumassoziierter Osteomalazie (161, 208). Diese Beobachtungen lassen vermuten, daß die Mineralisation bei Patienten mit vorwiegend hyperparathyreoidaler Knochenerkrankung weiterläuft und damit zuläßt, daß sich Aluminium in dieser Form im mineralisierten Knochen ablagert (210). Unsere Befunde bei den Knochenbiopsien von 1992–1993 zeigen einen Abfall der Prävalenz der Aluminiumspeicherung bei Dialysepatienten auf etwa 45%. In einer Untersuchung mit unselektierten ESRD-Patienten aus einer begrenzten geographischen Region zeigten 33% eine signifikante Aluminiumakkumulation

(328). Die Prävalenz der Aluminiumspeicherung variiert natürlich von Dialysezentrum zu Dialysezentrum, da sie abhängig ist von zentrumbedingten Faktoren und unterschiedlicher Exposition gegenüber diesem Kation.

Osteopenie

ESRD-Patienten haben ein erhöhtes Osteopenierisiko. Es gibt aber keine Beweise dafür, daß es bei ihnen, im Vergleich mit der Normalbevölkerung gleichen Alters, zu einem Abfall des Knochenvolumens kommt. Diese Diskrepanz kann durch zwei Beobachtungen erklärt werden. 1. bei Prädialysepatienten und bei Dialysepatienten mit prädominanter hyperparathyreoidaler Knochenerkrankung kommt es gelegentlich zu einer Zunahme des trabekulären Knochenvolumens (208, 215). Deshalb bedeutet ein normales, zu einer gegebenen Zeit gemessenes Knochenvolumen nicht, daß dieses im Verlauf einer jahrelangen Dialysebehandlung konstant geblieben ist. Knochenschwund während Dialysebehandlung wurde bei Patienten mit Aluminiumakkumulation oder prädisponierenden Faktoren (z.B. Unterernährung und Immobilisation) beobachtet (98, 215).

Die ROD ist eine heterogene Störung, bei der die Knochenmasse in jeder histologischen Gruppe stark variiert. Deshalb weicht bei Querschnittsuntersuchungen das mittlere Knochenvolumen dieser Patienten nicht wesentlich von demjenigen der Normalbevölkerung ab (208, 328). So lag das Knochenvolumen von 18 Dialysepatienten nur geringfügig unter demjenigen von gesunden Kontrollpersonen. 8 Patienten hatten jedoch ein Knochenvolumen von weniger als einer Standardabweichung, und 5 hatten ein Volumen von weniger als 2 SD, verglichen mit der Normalbevölkerung (87). Wir selbst haben beobachtet, daß Patienten mit adynamischer Knochenerkrankung zu einer Osteopenie neigen. Weitere Untersuchungen sind notwendig, um abzuklären, ob die erhöhte Prävalenz der adynamischen Knochenerkrankung bei Dialysepatienten zu ausgedehnten Manifestationen eines Osteoporosesyndroms führt.

Mit β_2-Mikroglobulinassoziierte Knochenerkrankung

Die β_2-Mikroglobulin-(β_2-MG-)Amyloidose deutet bei der Urämie auf eine Osteoarthropathie und nicht auf eine direkte Störung des Knochenumbaus hin. Zwei Gründe sprechen aber dafür, daß sie als Begleitbefunde einer ROD eingestuft werden:

- Das klinische Erscheinungsbild kann andere ROD-Formen vortäuschen,
- Es gibt immer mehr Hinweise dafür, daß das β_2-MG sich direkt oder indirekt auf den Knochenstoffwechsel auswirkt.

β_2-MG ist ein Polypeptid mit einem Molekulargewicht von 11 800 D, das sich als Teil des HLA-Klasse-I-Antigenkomplexes auf der Oberfläche von kernhaltigen Zellen befindet (20, 72, 170). Da die Nieren beim Abbau des β_2-MG eine wichtige Rolle spielen, steigt die Konzentration bei Patienten mit Niereninsuffizienz immer an (117, 170, 198). Die β_2-MG-Synthese wird außerdem durch verschiedene Zytokine beeinflußt (258, 259, 292), die bei Patienten mit ESRD zum Teil erhöht sind (85). Die Mechanismen, die zu der Bildung der β_2-MG-Amyloidfibrillen führen, und ihre Ablagerung im periartikulären Gewebe werden derzeit untersucht (151, 194, 248). Die Hämodialysemembran kann die β_2-MG-Konzentration beeinflussen (136). Die β_2-MG-Amyloidose ist aber nicht auf Hämodialysepatienten beschränkt; sie wird auch bei CAPD-Patienten und bei Patienten mit chronischer Niereninsuffizienz beobachtet (21, 371).

Canalis u. Mitarb. haben bei Ratten einen vom Knochen stammenden Wachstumsfaktor als β_2-MG identifiziert (45). Es wird vermutet, daß β_2-MG das Knochenwachstum dadurch fördert, daß es andere bekannte Wachstumsfaktoren wie z.B. den insulinähnlichen Wachstumsfaktor I moduliert (46, 49). Möglicherweise erleichtert das β_2-MG die Knochenresorption, indem es die Produktion des Tumornekrosefaktors oder von IL-1 beschleunigt (248, 250, 251). Es ist deshalb möglich, daß die erhöhten β_2-MG-Spiegel bei ESRD-Patienten mit dem normalen Knochenstoffwechsel interferieren und so, unabhängig vom klinischen Syndrom der β_2-MG-Amyloidose, das Spektrum der renalen Osteodystrophie erweitern.

Pathogenese

Die Mechanismen der ROD sind heute weit besser bekannt als vor 20 Jahren (Tab. 23.2). Molekularbiologische Studien, die Entwicklung empfindlicher Testmethoden für PTH und Vitamin D und Verbesserungen bei der Aufarbeitung und Charakterisierung von Knochenbiopsien haben zu den Fortschritten auf diesem Gebiet beigetragen. In der Folge werden die pathogenetischen Mechanismen, welche die histologischen Veränderungen des Knochens bei Dialysepatienten verursachen, besprochen. Es muß jedoch darauf hingewiesen werden, daß die ROD-Forschung noch nicht abgeschlossen ist. Laufend werden neue Erkenntnisse über die Entwicklung dieser Störung publiziert, besonders auf dem Gebiet der lokalen Kontrolle des Knochenstoffwechsels.

Sekundärer Hyperparathyreoidismus

Bei Patienten mit fortgeschrittener Niereninsuffizienz oder ESRD treten verschiedene Störungen auf, die zu einer Überproduktion von PTH führen können. ESRD-Patienten sind infolge einer reduzierten glomerulären Filtrationsrate (GFR) häufig hyperphosphatämisch. Die hohen Phosphatspiegel führen zu einer Hypokalzämie (329) und einer Hemmung der 1α-Hydroxylase mit reduzierter 1,25(OH)$_2$D$_3$-Synthese (25, 128). Sowohl die Hypokalzämie als auch die niedrigen 1,25(OH)$_2$D$_3$-Spiegel sind potente Stimuli für die PTH-Synthese und -Sekretion (28, 55, 313). Es wurde gezeigt, daß Phosphat eine direkte stimulierende Wirkung auf die PTH-Synthese hat (168). Bei den ESRD-Patienten findet man praktisch immer niedrige 1,25(OH)$_2$D$_3$-Plasmaspiegel. Zwischen der GFR und den 1,25(OH)$_2$D$_3$-Spiegeln be-

Tabelle 23.2 Pathogenetische Faktoren der ROD

Hyperparathyreoidismus	Adynamische Veränderungen	Anormale Mineralisation	Osteopenie
– Hypokaliämie – Hyperphosphatämie – Vitamin-D-Mangel – PTH-Resistenz – veränderter Fixpunkt für PTH-Ausschüttung	– exzessive Vitamin-D-Therapie – exzessive Ca-Einnahme – Aluminium – niedriges PTH – mögliche lokale Faktoren – Mangel an knochenbildenden Faktoren – Hemmung der knochenbildenden Faktoren – Mangel an knochenresorbierenden Faktoren	– Azidose – Hypokalzämie – Aluminium – Vitamin-D-Mangel	– Aluminium – chronisch negativer Ca-Haushalt – Ovarialinsuffizinez – Unterernährung – Immobilisation – mehrfache chirurgische Eingriffe – Steroide und Immunsuppressiva – Verbesserung der negativen Knochenbilanz bei hohem Knochenturnover – schwere osteoblastische Störung bei niedrigem Knochenturnover

steht eine direkte Korrelation (283, 285). 1,25(OH)$_2$D$_3$-Mangel führt immer zu einer Beeinträchtigung der intestinalen Calciumabsorption – sie wird bei diesen Patienten häufig beobachtet (219) – und zu einer Stimulation der PTH-Sekretion (s.o.). Ein Vitamin-D-Mangel kann die Höhe des Calciumspiegels, die die Freisetzung von PTH auslöst, ebenfalls verändern (76). Deshalb sind zur Hemmung der PTH-Sekretion möglicherweise höhere basale Calciumspiegel erforderlich. Es gibt Hinweise darauf, daß urämische Patienten gegen die Wirkung von Vitamin D resistent sind. Diese Hypothese beruht auf der Tatsache, daß bei der experimentellen Urämie und bei Dialysepatienten im Darm und in der Nebenschilddrüse weniger Vitamin-D-Rezeptoren gefunden wurden (36, 242). Die Hypokalzämie ist möglicherweise auch auf eine Resistenz gegenüber der kalzämischen Wirkung von PTH bei der fortgeschrittenen Urämie zurückzuführen (97, 225, 228). Diese kann zumindest teilweise durch 1,25(OH)$_2$D$_3$-Gaben korrigiert werden (228).

Mineralisationsstörung

Die Mineralisationsstörung bei Nierenpatienten wurde bereits vor 60 Jahren beschrieben (63, 345). Zu dieser Zeit wurde bei Patienten mit Nierenversagen aber größerer Wert auf die Pathogenese des Hyperparathyreoidismus gelegt. Wir konnten zeigen, daß die Fraktion der nichtmarkierten Osteoidsäume bei einigen Patienten mit Niereninsuffizienz erhöht ist, selbst dann, wenn die GFR mehr als 40 ml/min beträgt (216). Eine definitive Mineralisationsstörung tritt bei einer GFR von <40 ml/min auf. Es wird geschätzt, daß bei mehr als 60% der Dialysepatienten histologisch eine Mineralisationsstörung nachgewiesen werden kann (211).

Obwohl der genaue pathogenetische Mechanismus dieser Störung noch nicht bekannt ist, gibt es Hinweise darauf, daß ein relativer oder absoluter Vitamin-D-Mangel eine Rolle spielt. In den frühen 60er Jahren zeigten Stanbury u. Lumb (346), daß große Dosen Calciferol oder Dihydrotachysterol bei Patienten mit Niereninsuffizienz zu klinischer und röntgenologisch feststellbarer Besserung der azotämischen Osteomalazie oder Rachitis führen können. Mit 1,25(OH)$_2$D$_3$, dem aktiven Metaboliten von Vitamin D, wurde bei Prädialysepatienten mit niedrigen 1,25(OH)$_2$D$_3$-Dosen eine Verbesserung der Knochenmineralisation erzielt (18, 265). Obwohl Versuche, die pathogenetischen Mechanismen aufgrund von Therapieergebnissen abzuleiten, mit Vorsicht zu behandeln sind, kann man davon ausgehen, daß bei Dialysepatienten die histologisch nachweisbare Mineralisationsstörung mindestens zum Teil durch Vitamin-D-Mangel verursacht wird.

Die normale Knochenmineralisation, wie sie von deLuca dargestellt wurde (167), ist abhängig von der Aufrechterhaltung von normalen Calcium- und Phosphorspiegeln. Es ist deshalb einsehbar, daß eine Hypokalzämie oder negative Calciumbilanz bei Patienten mit Niereninsuffizienz zur Mineralisationsstörung beitragen kann. Fournier u. Mitarb. haben gezeigt, daß das Osteoidvolumen bei Prädialysepatienten abnimmt, wenn sie mit 3 g Calciumcarbonat und einer niedrigen Dosis 25OHD$_3$ behandelt werden (106). Es ist bekannt, daß die chronische Azidose bei der Urämie oder die induzierte Azidose bei Normalpersonen zu einem Mangel an Knochencarbonatpuffer führt (191, 273, 279). Palma u. Mitarb. werteten 327 Knochenbiopsate aus, die bei Patienten mit fortgeschrittener Niereninsuffizienz entnommen wurden, bevor die Dialysetherapie begonnen oder eine Transplantation durchgeführt wurde. Eine schwere Azidose (Bicarbonat < 16 nmol/l) ging hier häufiger mit einer Osteomalazie als mit einer hyperparathyreoidalen Knochenerkrankung einher (273) Nach Lefebvre u. Mitarb. besserte die Anhebung des Dialysebicarbonats die Parameter eines sekundären, anhand von Knochenbiopsien diagnostizierten Hyperparathyreoidismus. Auf die Mineralisation hat diese Maßnahme aber keine eindeutigen Auswirkungen (189). Es muß aber berücksichtigt werden, daß bei diesen Patienten eine beträchtliche Aluminiumakkumulation beobachtet wurde, die eine normale Knochenmineralisation möglicherweise beeinträchtigt hat. Osteomalazie in Verbindung mit einer Aluminiumakkumulation ist heute allgemein bekannt (147, 378). Der Grad der Mineralisationsstörung entspricht dem Grad der Aluminiumspeicherung (70, 220). Aluminium findet sich primär an der Vereinigung zwischen mineralisiertem Knochen und Osteoidsäumen, d. h. der Mineralisationsfront (41, 220) und kann die Calciumaufnahme durch den nichtmineralisierten Knochen stören (87).

Adynamische Knochenerkrankung

Die adynamischen Knochenerkrankungen sind charakterisiert durch eine dramatische Abnahme der Umbauzonen, verbunden mit einer Reduktion der Anzahl knochenbildender und knochenresorbierender Zellen (208). Bei diesen Patienten wird immer eine Mineralisationsstörung beobachtet. Eine substantielle Osteoidakkumulation fehlt aber häufig, da die Knochenbildung stark eingeschränkt ist. Es ist bekannt, daß Aluminium adynamische Störungen hervorruft (271, 323), wahrscheinlich wegen seiner direkten Auswirkung auf die Osteoblasten (125, 324). Hinzu kommt, daß Aluminium die Sekretion von PTH hemmt (257). Seit kurzem ist eine adynamische Knochenerkrankung ohne Aluminiumakkumulation bekannt (211, 278, 315, 328). Die genaue Pathogenese ist noch nicht bekannt. Malluche und Faugere (1992) haben über 1899 Knochenbiopsien ausgewertet. Unter Anwendung der multivariaten und logistischen Regressionsanalyse haben sie neben dem Aluminium mehrere andere Risikofaktoren herausarbeiten können, die zum Auftreten einer adynamischen Knochenerkrankung beitragen. Dazu gehören Alter, CAPD-Behandlung und Diabetes mellitus. Parathyreoidektomie und Calciumsalzgaben gelten als weitere Risikofaktoren (123). Bei Prädialysepatienten konnte gezeigt werden, daß selbst kleine Vitamin-D-Dosen die Knochenbildungsrate verlangsamen (18, 265). In einer retrospektiven Untersuchung von Kindern mit ESRD war eine Vitamin-D-Behandlung mit einer höheren Inzidenz der adynamischen Knochenerkrankung verbunden (123). Um bei mit Vitamin-D behandelten Dialysepatienten die genaue Inzidenz dieser Knochenstörung zu bestimmen, sind weitere Untersuchungen notwendig.

Viele Patienten mit adynamischer Knochenerkrankung weisen subnormale oder nur leicht erhöhte PTH-Spiegel auf (123). Obwohl dies eine zufällige Koinzidenz sein kann, ist es möglich, daß niedrige PTH-Spiegel bei der Entstehung der adynamischen Knochenerkrankung eine pathogenetische Rolle spielen. Niedrige PTH-Spiegel treten bei CAPD-Patienten (374), Diabetikern und bei Patienten nach Parathyreoidektomie auf (56). Diese Patientengruppen sind für die Entwicklung einer adynamischen Knochenerkrankung anfällig. Es ist deshalb vorstellbar, daß bei der Urämie höhere PTH-Spiegel notwendig sind, um die periphere Resistenz gegen das Hormon zu überwinden (123).

Die vielen lokalen Faktoren, welche die Knochenbildung und -resorption beeinflussen, spielen möglicherweise auch eine Rolle bei der Entwicklung der adynamischen Knochenentwicklung. Bei ESRD-Patienten wird eine Zunahme der knochenumbauhemmenden Faktoren (z. B. PTH-assoziiertes Protein, IL-1, IL-4 und EDRF = endothelium-derived relaxant factor), ein Mangel an knochenbildenden Faktoren (wie osteogenes Protein 1) oder eine Hemmung der Knochenumbauaktivatoren beobachtet.

Osteopenie

Patienten mit ESRD weisen verschiedene Faktoren auf, die den Verlust von Knochensubstanz begünstigen. Dies sind: Aluminiumakkumulation, frühe Menopause, Mangel an körperlicher Betätigung, chronisch negative Calciumbilanz, Unterernährung, Behandlung mit Steroiden und Immunsuppressiva und häufige chirurgische Eingriffe. Dagegen können eine Kombination von hohen Serumphosphorspiegeln und eine erhöhte Funktion der Nebenschilddrüsen die Nettoknochenbildung verbessern. Alle erwähnten, den Knochenverlust oder die Knochenbildung begünstigenden Faktoren werden durch einen hohen Knochenturnover verstärkt oder durch einen niedrigen gemildert. So wird bei Dialysepatienten das Auftreten oder das Fehlen einer Osteopenie bestimmt durch das Auftreten oder das Fehlen eines negativen Nettoknochengleichgewichts (Bildung : Resorption = < 1) und die modulierende Wirkung des Knochenturnovers.

■ Klinik

Die ROD verläuft anfänglich oft subklinisch. Die Symptome entwickeln sich nur langsam. Häufig wird der Arzt erst durch pathologische, bei Routineuntersuchungen erfaßte Laborbefunde auf die manchmal schon fortgeschrittene Knochenstoffwechselstörung aufmerksam. Dies ist auf eher unspezifische und manchmal schwach ausgeprägte Symptome zurückzuführen. Bei einigen Patienten verläuft die ROD auch völlig asymptomatisch. Die bei der ROD auftretenden Symptome sind in Tab. 23.3 aufgeführt.

Myopathie

Bei Dialysepatienten wird nicht selten eine Schwäche der proximalen Muskeln beobachtet (278). Besonders häufig kommt dies bei Patienten mit Aluminiumtoxizität, Osteomalazie oder überwiegendem Hyperparathyreoidismus vor. Zu Beginn verläuft die proximale

Tabelle 23.3 Klinische Symptome bei ROD

- Myopathie oder Schwäche der proximalen Muskeln
- Juckreiz
- Knochenschmerzen
- Arthralgie, Arthritis oder Periarthritis
- Knochenbrüche oder Deformationen
- Weichteilverkalkung
- neurologische Symptome

Myopathie meist graduell und betrifft vorwiegend die unteren Extremitäten (62). Der Patient hat Schwierigkeiten, vom Stuhl aufzustehen und Treppen zu steigen, oder er hat einen Watschelgang. Unter Umständen kann die Muskelschwäche erfolgreich mit Vitamin D, Aluminiumchelierung oder Nierentransplantation behandelt werden (62).

Arthralgie, Arthritis und Periarthritis

Beim Dialysepatienten sind die arthritischen und periartikulären Schmerzen auf verschiedene Ursachen zurückzuführen. Der sekundäre Hyperparathyreoidismus mit periostalen Erosionen kann Gelenkschmerzen und Druckempfindlichkeit verursachen, wobei die Anzeichen einer Gelenkentzündung, wie z. B. Schwellungen und Rötung, meist fehlen (14). Bei einigen Dialysepatienten treten spontane Sehnenrupturen auf, besonders an den Mm. quadriceps, triceps und den Extensorsehnen der Finger (62). Ein hohes Calcium-Phosphat-Produkt kann sekundär zu einer kalzifizierenden Periarthritis führen und einhergehen mit einer akuten entzündlichen Reaktion mit Ablagerung von Hydroxylapatit oder Pyrophosphatkristallen (14, 62). Die β_2-Mikroglobulin-Amyloidose ist typischerweise mit periartikulären Schmerzen verbunden, besonders in Schulter und Hüfte. Bei Langzeitdialysepatienten bedürfen diese Symptome besonderer Aufmerksamkeit.

Pruritus

Der Pruritus ist ein häufiges Symptom bei Dialysepatienten. Ausgelöst wird er durch verschiedene Störungen. Dazu gehören: schwerer Hyperparathyreoidismus, hohes Calcium-Phosphat-Produkt, beeinträchtigter Calciumstoffwechsel, trockene Haut und urämische Toxine. In einigen Fällen von Hyperparathyreoidismus läßt das Hautjucken nach einer Parathyreoidektomie nach (227).

Knochenschmerzen und Frakturen

Die Knochenschmerzen sind häufig schwer zu definieren und lokalisieren. Oft treten sie im Rücken und an den unteren Extremitäten auf (62, 146). Das Heben von Lasten verstärkt diese Knochenschmerzen. Oft verstärken sie sich bis zur völligen Behinderung des Patienten. Nach einer Studie leiden 73% der Patienten mit aluminiumassoziierter Knochenerkrankung und 55% der Patienten mit prädominantem Hyperparathyreoidismus oder gemischter urämischer Osteodystrophie unter Knochenschmerzen. Bei Patienten mit Low-turn-over-Osteomalazie treten häufig Frakturen, Deformationen und schwere Knochenschmerzen auf (146). Bei Patienten mit vorwiegendem Hyperparathyreoidismus oder gemischter Osteodystrophie sind Knochenschmerzen seltener (278). In einer Untersuchung stellten die Autoren nur bei 2% der Patienten mit nicht aluminiumassoziierter Knochenerkrankung Knochenschmerzen fest. Es handelte sich hier jedoch um Patienten, die weniger lang dialysiert worden waren als Vergleichspatienten (278).

Weichteilverkalkungen, tumoröse Kalzinose und Kalziphylaxie

Dialysepatienten entwickeln häufig symptomatische Gefäßverkalkungen (277, 296). Diese Verkalkungen scheinen nicht mit einem hohen Calcium-Phosphat-Produkt zu korrelieren (62, 295). Weichteilverkalkungen können sich im Auge als Bandkeratopathie der Skleren präsentieren oder eine Entzündung auslösen, das sog. Rotaugensyndrom in der Konjunktiva (210). Diese Verkalkungstypen sind meist mit Hyperparathyreoidismus oder einem erhöhten Calcium-Phosphat-Produkt verbunden (210). Calciumablagerungen finden sich auch in der Lunge, was zu restriktiven Lungenerkrankungen führt (68), Ablagerungen im Myokard können zu annulären Kalzifikationen, Arrhythmien oder myokardialen Funktionsstörungen führen, (88, 307, 321, 330).

Die meisten Weichteilverkalkungen werden dem Hyperparathyreoidismus oder einem erhöhten Calcium-Phosphat-Produkt zugeschrieben. Kurz u. Mitarb. konnten bei Patienten mit einer adynamischen Knochenerkrankung aber eine Störung der Calciumkinetik nachweisen. Ihre Befunde lassen vermuten, daß diese Patienten auch für Weichteilverkalkungen prädisponiert sind (186).

Die tumoröse Kalzinose ist eine Form der Weichteilverkalkung, die meist das periartikuläre Gewebe betrifft. Die Calciumablagerungen können sehr ausgeprägt sein und die Funktion der angrenzenden Gelenke und Organe stören. Diese Art der Kalzifizierung geht meist mit einem hohen Calcium-Phosphat-Produkt einher; die Pathogenese ist aber noch nicht bekannt. Möglicherweise steht sie im Zusammenhang mit nur ungenügend definierten intrinsischen Faktoren. Manchmal bessert sich die tumoröse Kalzinose bei Phosphatrestriktionen oder nach Parathyreoidektomie (62). Eine chirurgische Abtragung der Calciumablagerungen sollte, wenn nicht absolut notwendig, nicht durchgeführt werden, da es dabei leicht zu schwer kontrollierbaren Infektionen kommt (14).

Das Kalziphylaxiesyndrom ist ebenfalls eine Weichteilverkalkung. Charakteristischerweise treten dabei schmerzhafte violett gefärbte Hautveränderungen auf, die zu einer ischämischen Nekrose (62) führen können (Abb. 23.1). Dieses Syndrom ist verbunden mit Verkalkungen der Tunica media (Abb. 23.2) und führt zu schweren Komplikationen, manchmal auch zum Tod (4, 89, 119, 294, 301). Die Kalziphylaxie wird in Zusammenhang gebracht mit einem hohen Calcium-Phosphat-Produkt und einem schweren sekundären Hyperparathyreoidismus (89, 119, 294). Sie wurde aber auch bei Patienten mit normalem oder leicht erhöhtem Serumphosphat beobachtet (4, 48, 301) und bei Patienten mit nur geringem oder moderatem Hyperparathyreoidismus (119, 330). Die Pathogenese der Kalziphylaxie ist wahrscheinlich multifaktoriell; als Ursache kommen Hyperparathyreoidismus, Eisenüberladung, hohes Calcium-Phosphat-Produkt, Vitamin-D-Behandlung, Steroidbehandlung, Aluminiumtoxizität

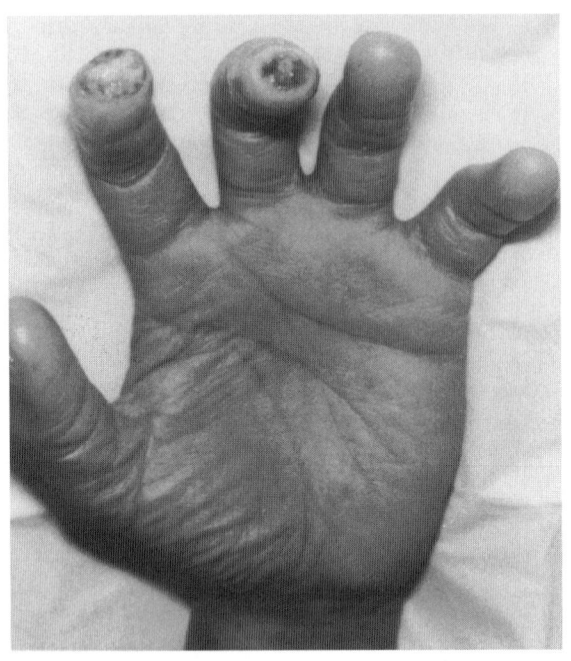

Abb. 23.1 Hämodialysepatient mit ischämischen Veränderungen und distaler Nekrose.

und Protein-C-Mangel in Frage (89, 119, 181, 204, 230, 241, 294, 310, 311). Beim gut gesicherten sekundären Hyperparathyreoidismus kann die Parathyreoidektomie eine erfolgreiche Behandlungsmethode sein (89, 119); beim leichten Hyperparathyreoidismus ist diese Behandlungsmethode aber umstritten (301).

Dialysedemenz

Die Dialysedemenz ist eine potentielle tödlich verlaufende Form der Dialyseenzephalopathie. Sie ist Teil der Aluminiumintoxikation und kann bei der aluminiumassoziierten Knochenerkrankung vorkommen. Klinisch zeigt die Dialysedemenz progrediente neurologische Auffälligkeiten, z.B. Dysarthrie, Mutismus, Amnesie, myoklonische Bewegungen, Dysphagie, Grimassieren, Krampfanfälle und schließlich schwere Demenz und Tod (331). In den frühen Stadien der Dialysedemenz treten diese Symptome kurzfristig auf, direkt nach der Dialysebehandlung. Die Symptome müssen erkannt werden, bevor die Demenz in das Finalstadium übergeht. Ein EEG kann sich als hilfreich erweisen, da es bilaterale Komplexe mit hoher Voltzahl, verbunden mit Strecken diffuser langsamer Wellen in der Frontalregion, aufzeigt (158).

Diagnostik

Routinelaboruntersuchungen

Alkalische Phosphatase (AP)

Da der Spiegel der alkalischen Gesamtphosphatase im Serum gut mit der Osteoidansammlung im Skelett korreliert (58, 296), sind die Werte sowohl bei der High-turnover- als auch bei der Low-turnover-Osteomalazie erhöht (214). Bei der adynamischen Knochenerkrankung sind stark erhöhte Werte (>2mal) selten (14). Es muß aber betont werden, daß normale AP-Spiegel nicht unbedingt für einen normalen Knochenumbau oder eine normale Mineralisation sprechen (214). Bei vielen Patienten mit hyperparathyreoidaler Knochenerkrankung sind die Serumspiegel normal. Für eine Therapiekontrolle und zur Erfassung der Progression der Knochenerkrankung ist eine serielle AP-Bestimmung sehr hilfreich. Dies gilt auch dann, wenn die Gesamtspiegel im Normalbereich liegen, weil die alkalische Knochenphosphatase, das eigentliche AP-Isoenzym, das bei der ESRD verändert wird, bei urämi-

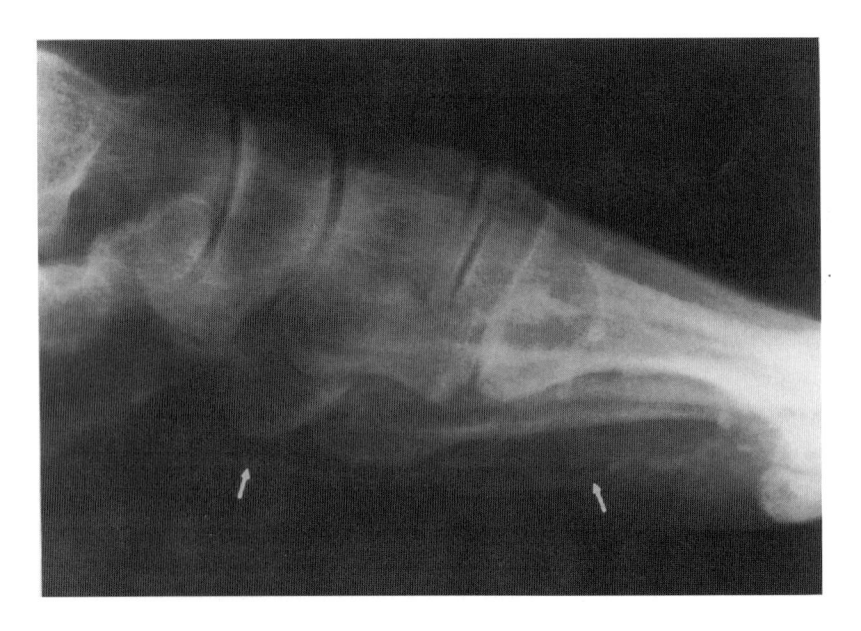

Abb. 23.2 Lineare vaskuläre Kalzifikationen (weiße Pfeile) bei einem Patienten mit einem Kalziphylaxiesyndrom.

schen Patienten nur 20–30% der Gesamt-AP ausmacht (214). Die Bestimmung der alkalischen Knochenphosphatase mittels Isoenzymelektrophorese ist empfindlicher als die Gesamt-AP-Bestimmung; sie ist jedoch teuer und nicht überall verfügbar. Die seit kurzem verfügbare immunoradiometrische Bestimmung ist möglicherweise billiger und kann ebenfalls angewandt werden (115).

Blutzellenparameter

Bei etwa 30% der Patienten mit aluminiumassoziierter Knochenerkrankung wurde eine mikrozytäre Anämie festgestellt, ohne daß Eisenmangel oder eine Thalasämie vorlag (278). Außerdem wird über erythropoetinresistente Anämien sowohl bei Patienten mit aluminiumassoziierter Knochenerkrankung als auch bei Patienten mit schwerer hyperparathyreoidaler Knochenerkrankung berichtet.

Calcium und Phosphor im Serum

Die Bestimmung von Calcium und Phosphor im Serum ist unerläßlich für die Behandlung von Dialysepatienten. Die festgestellten Werte weisen zwar nicht auf bestimmte histologische Veränderungen hin; sie sind aber äußerst wertvolle Kontrollhinweise und hilfreich bei therapeutischen Entscheidungen.

Da das Serumcalcium homöostatisch gesteuert wird, kann es zugunsten von normalen Serumcalciumspiegeln zu einer Auflösung der Knochenintegrität kommen. Aus diesem Grund sind die Serumcalciumwerte schlechte Indikatoren für die Knochenhistologie. Bei 20% der Dialysepatienten beobachtet man eine Hypokalzämie (54). Sie ist meist verbunden mit einer hyperparathyreoidalen Knochenerkrankung oder einer gemischten urämischen Osteodystrophie (146). Bei der Beurteilung des Gesamtcalciumspiegels müssen bestimmte Beobachtungen beachtet werden. Die Spiegel des ionisierten Calciums können trotz normaler Gesamtcalciumkonzentration erniedrigt sein (62). Diese Diskrepanz ist bei der Urämie auf die Komplexbildung des Calciums mit verschiedenen Ionen und/oder auf die mögliche Wirkung der Hämokonzentration nach der Dialyse auf das proteingebundene Calcium zurückzuführen (62). Bei Patienten mit Hypoalbuminämie kann die Gesamtcalciumkonzentration erniedrigt sein, die Werte des ionisierten Calciums dagegen normal.

Die Hyperkalzämie wird bei Patienten mit aluminiumassoziierter Knochenerkrankung beobachtet, vor allem bei der hyperparathyreoidalen Knochenerkrankung oder der adynamischen Knochenerkrankung ohne Aluminiumspeicherung (278). Sie tritt spontan oder kurz nach Beginn einer Calciumsalz- oder Vitamin-D-Therapie (auch bei niedriger Dosierung) auf. Es ist wichtig zu wissen, daß die Hyperkalzämie bei Dialysepatienten auch aus anderen Gründen (wie z. B. Immobilisierung, Neoplasien oder granulomatösen Erkrankungen), die nichts mit dem vorhandenen Typ der ROD zu tun haben, auftreten kann. Die persistierende Hyperkalzämie kann zu Weichteilverkalkungen führen, besonders dann, wenn sie mit einer Hyperphosphatämie einhergeht, und sollte aggressiv behandelt werden.

Die Serumphosphorspiegel sind auch schlechte Indikatoren im bezug auf Typ und Ausmaß der Knochenstörung (210). Bei Dialysepatienten wird häufig eine Hyperphosphatämie beobachtet (54). Sie kann bei allen Typen der ROD gefunden werden. Im allgemeinen weisen hohe Phosphorspiegel auf eine schlechte Compliance im bezug auf die Diät hin. Bei einigen Patienten ist die Hyperphosphatämie aber auch die direkte Folge einer hyperparathyreoidalen Knochenerkrankung im Zusammenhang mit einer erhöhten Phosphorausschüttung, verursacht durch einen erhöhten Knochenturnover (208). Bei Dialysepatienten findet man selten auch eine Hypophosphatämie. Wenn sie auftritt, ist sie meist die Folge einer Phosphatbinderüberdosierung (3, 281), einer langanhaltenden und schweren Restriktion der Phosphorzufuhr (Unterernährung) (62, 180), eines schweren Vitamin-D-Mangels (5), einer anabolen Phase bei Hyperalimentation (62), eines Alkoholismus oder eines Hungry-bone-Syndroms nach Parathyreoidektomie und während einer Vitamin-D-Behandlung nach langem Bestehen einer Osteomalazie.

Spezielle Laboruntersuchungen

Osteocalcin

Das Osteocalcin (bone gla protein) ist das weitverbreitetste nichtkollagene Peptid, das von Osteoblasten ausgeschüttet und in der Knochenmatrix gespeichert wird. Da es über die Niere ausgeschieden wird, sind die Osteocalcinserumspiegel bei der Niereninsuffizienz gewöhnlich erhöht. Das Osteocalcin ist bei Patienten ein nützlicher Marker für den Knochenumbau und die Knochenbildung (58, 209). Wir konnten aber nachweisen, daß sich die Osteocalcinspiegel bei den verschiedenen Formen der ROD stark überlappen (209). Weitere Untersuchungen sind notwendig, um festzustellen, ob Osteocalcinspiegel in Verbindung mit anderen Markern des Knochenumbaus oder mit Osteocalcinspiegeln, die mit radioimmunometrischen Methoden gemessen wurden, so viel Information hergeben, daß bei Dialysepatienten eine Osteocalcin-Routinebestimmung gerechtfertigt ist.

Parathormon

Bei Patienten mit Niereninsuffizienz kann es zu einer Akkumulation des C-terminalen und des Mittelregionfragments des PTH kommen. Diese Fragmente weisen aber nicht auf eine erhöhte PTH-Synthese hin (109, 155). Der aktuelle Zustand der Parathyreoidea wird bei der Niereninsuffizienz genauer durch immunreaktive Methoden bestimmt, die das aminoterminale Fragment und das intakte PTH erfassen (14, 263). Generell sind die PTH-Spiegel gute Indikatoren für den Knochenumbau (12, 33, 157). Hohe Spiegel finden sich bei Patienten mit überwiegender hyperparathyreoidaler Knochenerkrankung oder bei gemischter urämischer Knochendystrophie (214, 328). Allerdings kommt es bei den verschiedenen histologischen Gruppen zu einer erheblichen

Überlappung. Deshalb besteht zwischen der adynamischen Knochenerkrankung und dem Hyperparathyreoidismus keine trennende Schwelle (214). Nach unserer Erfahrung weisen 30–40% der Patienten mit adynamischer Knochenerkrankung intakte PTH-Spiegel auf, die 200–800% des oberen Normalspiegels betragen. Nach unserer Ansicht zeigen nur Spiegel, die mehr als das 8fache der Norm betragen, mit einiger Sicherheit das Vorliegen einer vorwiegenden hyperparathyreoidalen Knochenerkrankung an. Um festzustellen, ob der Trend zu PTH-Spiegeln über längere Zeit hinweg zur Differenzierung zwischen den verschiedenen Formen der ROD herangezogen werden kann, sind noch weitere Untersuchungen nötig. Auch der PTH-Stimulationstest (das Fehlen eines PTH-Anstiegs während der ersten Dialysestunde mit einem calciumfreien Dialysat muß daraufhin geprüft werden, ob damit Patienten mit einer signifikanten Aluminiumakkumulation erfaßt werden können (11, 183) und diese Patienten von denjenigen mit adynamischer Knochenerkrankung getrennt werden können (143). Bei allen Dialysepatienten bestehen viele Risikofaktoren für das Auftreten eines Hyperparathyreoidismus. Deshalb müssen Patienten mit normalen und subnormalen PTH-Spiegeln genau beobachtet werden. Bei adynamischer Knochenerkrankung mit oder Aluminiumakkumulation sollte dieser Test angewandt werden, besonders dann, wenn die Patienten tendentiell hyperkalzämisch sind.

Andere Marker für den Knochenumbau

Der Abbau des Knochenkollagens während der Resorption ist verbunden mit einer Freisetzung von freiem Hydroxyprolin und Peptiden, die Hydroxyprolin enthalten. Bei Patienten mit Niereninsuffizienz werden die Plasmahydroxyprolinspiegel als Indikator der Knochenresorption herangezogen (140). Andere Verbindungen, die als Marker für den Knochenumbau vorgeschlagen worden sind: Osteonectin (362), Prokollagen Typ I, carboxyterminales Extensionpeptid (65, 332) und tartratresistente saure Phosphatase (348). Zur Zeit ist es aber noch fraglich, ob zur Bestimmung der ROD-Art die Anwendung dieser Marker sinnvoll ist und ob sie von klinischem Nutzen sind.

β_2-Mikroglobulinbestimmungen

Bei Dialysepatienten sind die β_2-MG-Spiegel im allgemeinen erhöht. Deshalb kann mit der β_2-MG-Bestimmung nicht zwischen Patienten mit oder ohne β_2-MG-Amyloidablagerungen differenziert werden. Die β_2-MG-Amyloidose-Diagnose beruht deshalb auf den klinischen Befunden und auf dem histologischen Nachweis von β_2-MG.

Serumaluminium und Deferoxamin-(Desferal-)Test

Zwischen beliebigen Aluminiumspiegeln im Serum und dem Ausmaß des anfärbbaren Aluminiums im Knochen besteht eine Korrelation. Zwischen den Patienten mit und ohne aluminiumassoziierte Knochenerkrankung sind aber keine scharfen Grenzwerte festzustellen. In einer Studie wurden z.B. bei 42% der Patienten mit einer durch Biopsie nachgewiesenen aluminiumassoziierten Knochenerkrankung Serumaluminiumspiegel von weniger als 5 µg/l gefunden (278). Selbst bei Patienten mit erhöhten Aluminiumspiegeln (>100 µg/l) waren die positiv prädiktiven Werte für eine aluminiumassoziierte Knochenerkrankung nur 75% bei CAPD- und 88% bei Hämodialysepatienten (278).

Der Deferoxamin-(DFO-)Infusionstest wird empfohlen, um die Sensitivität der Serumaluminium-Spiegel zu erhöhen (209, 245). Ein positives Resultat ist dann gegeben, wenn die Serumaluminiumwerte 48 Stunden nach einer standardisierten Infusion mehr als 200 µg/l betragen. Mit diesem Test kann die aluminiumassoziierte Knochenerkrankung genauer vorhergesagt werden; die Spezifität ist aber gering (245). Da die PTH-Spiegel bei Patienten mit aluminiumassoziierter Knochenerkrankung im allgemeinen niedriger sind, empfehlen einige Autoren eine kombinierte Teststrategie, um die positiv voraussagenden Werte zu verbessern (212, 278). Sowohl ein positiver DFO-Test als auch ein PTH-Wert, der niedriger ist als 200 pg/ml, bestätigen die Diagnose einer aluminiumassoziierten Knochenerkrankung mit fast absoluter Sicherheit (278). Die Empfindlichkeit ist aber auch hier gering; bei vielen Patienten kommt es zu falsch negativen Resultaten (212, 261, 278).

Szintigraphie

Durch die Anwendung von zweifach markiertem Phosphat konnte kürzlich gezeigt werden, daß Technetiumpyrophosphat vorzugsweise an die organische Matrix des Knochens gebunden wird (322). Deshalb ist die in der Knochendarstellung sichtbare Aufnahme von radioaktivem Phosphat ein Maß für die Osteoidbildung, für die die Osteozyten zuständig sind. Einerseits erklären diese Befunde die früheren Beobachtungen, die davon ausgingen, daß Pyrophosphat sowohl bei der hyperparathyreoidalen Erkrankung als auch bei der Osteomalazie gespeichert wird (304). Auf der anderen Seite kommt es bei der aluminiumassoziierten adynamischen Knochenerkrankung zu einer Abnahme des radioaktiv markierten Phosphats im Knochen (171, 175). Deshalb wird bei Dialysepatienten normale, erhöhte und auch geringe Radionuklidaufnahme beobachtet. Der routinemäßige Einsatz der Szintigraphie bringt wenig zusätzliche Information gegenüber billigeren Methoden (146). Die Szintigraphie kann aber angewandt werden, um Frakturstellen, Mikrofrakturen oder Pseudofrakturen, die mit normalen Röntgenaufnahmen nicht differenzierbar sind, zu identifizieren (62). Sie ist auch für den Nachweis von Weichteilverkalkungen hilfreich (74, 305).

Knochendichte und Mineralgehalt der Wirbelsäule, die mit Hilfe eines quantitativen CT-Scans oder der Doppelphotonabsorptiometrie (DPA) bestimmt werden, korrelieren mit der mit Histomorphometrie gemessenen Faserknochenmasse des Beckenknochens (207). Mit dieser Technik kann aber nicht zwischen verminderter Knochenmasse und Osteomalazie unterschieden werden, da die Knochendichte in beiden Fällen vermindert ist. Bei Dialysepatienten kommt man bei der Bestimmung des Mineralgehalts der Knochen nicht zu eindeutigen Resultaten. Einige Autoren fanden keine oder eine positive Korrelation zwischen der Dialysezeit und der Mineraldichte des Knochens (91, 282, 305). Andere Untersuchungen haben eine negative Korrelation zwischen der Dialysedauer und der Knochendichte des Faserknochens ergeben. Beim kortikalen Knochen bestand diese negative Korrelation aber nicht (15), oder sie wurde im kortikalen, nicht aber im Faserknochen beobachtet (53). In einer Studie mit 106 Niereninsuffizienzpatienten wurde vor Beginn der Dialysetherapie in allen Abschnitten des Skeletts eine verminderte Knochenmineraldichte (BMD) nachgewiesen. In dieser Studie korrelierte die BMD negativ mit der Dialysedauer (112). Einige Autoren weisen eine negative Korrelation zwischen der BMD und den Serum-PTH-Spiegeln nach (15, 23, 53). Bei einer Untersuchung wurden bei Patienten mit hyperparathyreoidaler Knochenerkrankung mit Hilfe von histomorphometrischen Methoden höhere BMD-Werte gefunden als bei Patienten mit Low-Turnover-Knochenumbau (282). Diese Diskrepanz ist wahrscheinlich auf die Unterschiede in der Knochenbilanz bei ähnlichem Grad des beschleunigten Knochenumbaus zurückzuführen.

Radiologische Diagnostik

Weichteilverkalkungen

Die Weichteilverkalkungen, die man am besten auf einer Röntgenaufnahme sieht, sind Arterienverkalkungen. Am häufigsten ist die Tunica media der mittelgroßen Arterien, wie z. B. der A. dorsalis pedis, betroffen. Radiologisch stellen sie sich als kontinuierliche Verkalkungen dar, im Gegensatz zu den diskreten und unregelmäßigen Verkalkungen der kalzifizierten Intimaplaques, wie sie in Abb. 23.2 gezeigt werden (62). Periartikuläre und tumoröse Verkalkungen sind auf dem Röntgenbild ebenfalls gut sichtbar. Viszerale und subkutane Verkalkungen dagegen sind auf dem Röntgenbild weniger gut zu erkennen; sie werden besser mit Radionuklidscan erfaßt.

Skelettveränderungen

Frühe auftretende Veränderungen der ROD finden sich hauptsächlich im Faserknochen. Da die Röntgentechnik sich am kortikalen Knochen orientiert, eignen sich bei Dialysepatienten Röntgenbilder des Skeletts weniger gut zur Früherkennung von ROD-bedingten Veränderungen. Gelegentlich treten nämlich signifikante histologische Veränderungen auf, ohne daß radiologische Auffälligkeiten gefunden werden (148, 160). Außerdem treten die meisten radiologischen Auffälligkeiten, die als typisch für eine schwere hyperparathyreoidale Knochenerkrankung angesehen werden, auch bei anderen histologischen ROD-Gruppen auf. So können z.B. Erosionen des kortikalen Knochens Hinweise auf einen floriden oder abgelaufenen Hyperparathyreoidismus geben. Deshalb können bei Patienten mit adynamischer Knochenerkrankung, bei denen im allgemeinen Anzeichen einer vergangenen PTH-Hyperaktivität sichtbar sind, im Röntgenbild Erosionen nachgewiesen werden. Auch bei Patienten mit Osteomalazie, bei denen röntgenstrahldurchlässiges Osteoid die Resorptionshöhlen ausgefüllt hat, können Erosionen festgestellt werden.

Bei der hyperparathyreoidalen Knochenerkrankung können sich kortikale Erosionen im Röntgenbild darstellen

- als endostale Resorption in Form einer Ausbogung der endostalen Oberfläche oder Erweiterung des zentralen Kanals der langen Knochen (62);
- als periostale und subperiostale Resorption in den langen Knochen, besonders im radialen Aspekt der Mittelphalanx des zweiten und dritten Fingers;
- als intrakortikale Resorption, gekennzeichnet durch Längsstriae oder Tunnelung in den kortikalen Anteilen;
- als kortikale Aussparungen im Schädelknochen (peper pot skull) oder Pseudozystenbildung in den langen Knochen (braune Tumoren);
- in schweren Fällen als Akroosteolyse des äußeren Endes der Klavikula und der terminalen Phalangen.

Veränderungen des Faserknochens sind meist durch Osteopenie und Osteosklerose bedingt. Dies ist ein Hinweis auf einen Hyperparathyreoidismus (66). In den Wirbelkörpern ist die Osteosklerose meist auf die Endplatten beschränkt, was abwechselnd zu dichten und weniger dichten Bändern führt, d. h. zu der sog. Ruggerjersey-Wirbelsäule. Die Osteosklerose kann zu einem milchglasartigen Aussehen der Rippen, des Schädels, des Beckens und der Metaphysen der langen Knochen führen. Das häufigste radiologische Merkmal der Osteomalazie ist eine nichtspezifische generelle Abnahme der Strahlendurchlässigkeit (334). Diese Veränderung kann aber auch bei Patienten mit sekundärem Hyperparathyreoidismus oder adynamischen Knochen beobachtet werden. Bei einigen Patienten mit Osteomalazie treten Looser-Zonen auf. Dies sind schmale, senkrecht zur Kortikalachse verlaufende Linien. Sie treten am häufigsten an den pubischen Rami des Beckens, an den proximalen Enden der Femora und an den Rändern der Skapula auf (146).

Radiologisch ist die β_2-Mikroglobulin-Amyloidose charakterisiert durch dünnwandige Zystenbildung am Ende der langen Knochen, meist am proximalen Humerus und Femur, aber auch an den kleinen Knochen der Hand (103).

Biopsie

In der Folge werden Techniken und Komplikationen der Knochenbiopsie diskutiert. Bedeutung und Indikationen der Knochenbiopsie bei Dialysepatienten werden erst nach der Diskussion der ROD-Behandlung angesprochen.

Der erste Schritt bei der Knochenbiopsie ist die Markierung des Knochens, meist mit Tetracyclin, das in einem gewissen Zeitintervall gegeben wird. Durch diese

Markierung erreicht man eine kinetische Dimension in der sonst statischen Auswertung der Knochenstruktur, Knochenbildung und -resorption (214). Durch die Tetracyclinmarkierung wird jede Veränderung im Mineralisationsstatus, im Knochenturnover und in der Knochenbildungsrate sichtbar. Dies ist hilfreich bei der Diagnose und bei der Festlegung entsprechender Therapiemaßnahmen.

Die Knochenbiopsien werden meist dem vorderen Beckenkamm entnommen. Dieser Skelettanteil enthält sowohl kortikale als auch Faserknochen. Er ist leicht zugänglich, und die normalen histomorphometrischen Parameter sind in diesem Knochen schon weitgehend bekannt (100). Unter Lokalanästhesie und sterilen Bedingungen wird das Knochenstück entweder manuell oder vorzugsweise mit einem elektrischen Bohrer entnommen. Knochenbiopsien können vertikal oder horizontal entnommen werden. Bei der vertikalen Probe können der subkortikale Faserknochen und der tiefe Faserknochen ohne Rücksicht auf die Biopsiegröße beurteilt werden. Durch die horizontale Biopsie erhält man einen Einblick in die äußeren und inneren Cortices; die Biopsiegröße ist durch die Dicke des Beckenknochens aber limitiert. Wenn die Biopsie horizontal entnommen wird, sollte der Durchmesser der Biopsie 0,4–0,5 cm, die Länge 1,5–2,0 cm betragen (214). Das Gewebe sollte keine Fraktur, Blutungen oder Kompressionen enthalten. Die Biopsieprobe wird dann entsprechend fixiert.

Potentielle Komplikationen der Knochenbiopsie sind: Hämatome, Neuropathie, Wundinfektion und Schmerzen. Im Gegensatz zu den leicht beherrschbaren postoperativen Schmerzen ist die Morbidität bei der iliakalen Knochenbiopsie aber gering, d. h. weniger als 1 % (90). Im allgemeinen wird die vertikale Entnahme besser vertragen als die horizontale, da im letzteren Fall die Penetration des inneren Kortex zu tief sitzenden, schlecht kontrollierbaren Hämatomen führen kann. Das Komplikationsrisiko kann durch neu entwickelte Methoden und die Erfahrung des Operators gesenkt und die Akzeptanz bei Patienten dadurch verbessert werden.

■ Therapie

Das derzeitige Wissen über die Pathogenese der ROD ist begrenzt, und die Dialysebehandlung macht weiterhin Fortschritte. Deshalb sollte man bei der Behandlung des Patienten mit ROD nicht dogmatisch vorgehen, sondern die Therapie den Befürfnissen des einzelnen Patienten anpassen.

Aufrechterhaltung des Calciumgleichgewichtes

Bei Patienten mit Niereninsuffizienz wird über den Darm nicht genügend Calcium resorbiert (219). Mit zusätzlichen Calciumgaben kann die positive Calciumbilanz bei diesen Patienten wiederhergestellt und ein sekundärer Hyperparathyreoidismus gebessert werden (146). Die Calciumsalze haben bei Dialysepatienten zwei Funktionen: den Phosphor zu binden und zusätzliches Calcium zur Verfügung zu stellen. Wenn Calcium zugesetzt werden muß, sollten die Calciumsalze zwischen den Mahlzeiten gegeben werden, um die Resorption zu verbessern. Um die Parathyreoideae zu hemmen, sollten die Serumcalciumspiegel im mittleren oder oberen Normbereich gehalten werden. Da Patienten mit fortgeschrittener Niereninsuffizienz auf zusätzliche Calciumgaben nicht mit einer vermehrten Ausscheidung mit dem Urin reagieren können, kann die Calciumsupplementierung bei diesen Patienten zu einer Hyperkalzämie führen. Bei Dialysepatienten kann der Serumcalciumspiegel über die Dialysatcalciumkonzentration beeinflußt werden. Dies erleichtert den Gebrauch von Calciumsalzen als Phosphatbinder. Wenn jedoch das Gleichgewicht zwischen Calciumentfernung über die Dialyse und oraler Calciumzufuhr schlecht abgestimmt ist, neigt der Patient entweder zu vorübergehender Aktivitätssteigerung der Nebenschilddrüse oder extraossärer Verkalkung (215).

Persistiert eine Hyperkalzämie trotz Reduktion der oralen Calciumzufuhr, muß das Vorliegen eines schweren Hyperparathyreoidismus (hoher Knochenumbau), einer Aluminiumakkumulation im Knochen oder einer adynamischen Knochenerkrankung (niedriger Knochenumbau) ausgeschlossen werden. Paraproteinämie, Neoplasie, Immobilisation, granulomatöse Erkrankungen oder andere mit Hyperkalzämie einhergehende Krankheiten kommen ebenfalls als Ursache für eine persistierende Hyperkalzämie in Frage.

Kontrolle des Serumphosphors

Die Hyperphosphatämie spielt eine große Rolle bei der Induktion und Aufrechterhaltung eines sekundären Hyperparathyreoidismus. Sie trägt auch signifikant zur Ausbildung von Weichteilverkalkungen bei. Deshalb ist die Kontrolle des Serumphosphors bei Dialysepatienten von höchster Wichtigkeit und die größte Herausforderung bei der Behandlung der ROD.

Phosphatbinder

Phosphatbinder sind am wirksamsten, wenn sie während der Mahlzeit eingenommen werden und die Menge sich am Umfang der Mahlzeit ausrichtet (79). Patienten mit einer Hyperphosphatämie sollten von einer Diätassistentin mit Menüvorschlägen versorgt und über Menge und Art der Phosphatbinder aufgeklärt werden.

Derzeit werden meist Calciumsalze als Phophatbinder eingesetzt. Calciumacetat erscheint wirksamer als Calciumbicarbonat (203). Deshalb wird mit gleicher Wirkung mit Calciumacetat als Phosphatbinder weniger elementares Calcium eingesetzt (319, 338). In Kurzzeitstudien konnte aber nachgewiesen werden, daß der Einsatz von Calciumacetat das Hyperkalzämierisiko nicht verminderte (319, 338). Calciumcitrat erhöht die Aluminiumresorption und sollte deshalb vermieden werden (246).

Aluminiumhaltige Phosphatbinder werden heute kaum noch eingesetzt. Untersuchungen haben gezeigt, daß das Aluminium dieser Verbindungen resorbiert und bei Dialysepatienten akkumuliert wird (6, 78, 316). Bei Patienten mit schwerer, unkontrollierbarer Hyperphosphatämie können die aluminiumhaltigen Präparate in seltenen Fällen und zeitlich begrenzt aber noch angewandt werden, weil bei diesen Patienten Calciumsalze in hohen Dosen zu Weichteilverkalkungen führen können. Sobald der Phosphorspiegel gesunken ist, sollten die Aluminiumprodukte durch Calciumsalze ersetzt werden.

Bei einigen Patienten können hohe Dosen Calciumsalze zu einer Hyperkalzämie führen, ohne daß eine optimale Phosphorkontrolle erzielt wird. In diesen Fällen muß die Diät überprüft und sichergestellt werden, daß der Patient die Phosphatbinder mit den Mahlzeiten einnimmt. Eine Reduktion der Calciumkonzentration im Dialysat ist hilfreich bei der Kontrolle der Hyperkalzämie und erlaubt den Einsatz größerer Mengen Calciumsalze (201, 318, 336). Man muß sich in bezug auf die Calciumeinnahme aber der Compliance des Patienten versichern, da eine niedrige Calciumkonzentration im Dialysat ohne adäquate orale Zufuhr zu einer negativen Calciumbilanz führen kann (62, 79). Wenn mit diesem Vorgehen die Hyperkalzämie und die Hyperphosphatämie nicht korrigiert werden können, können bei gleichzeitiger Kontrolle des Serumalbumins kleine Dosen aluminiumhaltiger Phosphatbinder verabreicht werden. Wir sind jedoch der Ansicht, daß die ständige Verabreichung selbst kleiner Mengen Aluminium zu einer Erhöhung der Aluminiumspiegel im Serum und zu einer Aluminiumakkumulation führt. Einige Autoren schlagen den Gebrauch von magnesiumhaltigen Phosphatbindern vor, bei gleichzeitiger Anwendung eines Dialysats mit niedriger Magnesiumkonzentration und sorgfältiger Kontrolle der Serummagnesiumkonzentration (255, 268, 326). Negative Auswirkungen auf die Knochen durch magnesiumhaltige Produkte konnten zwar nicht nachgewiesen werden. Es ist aber bekannt, daß Magnesium die Mineralisation der Knochen hemmt. Deshalb müssen die Langzeitwirkungen des Magnesiums auf die Knochenmikrostruktur noch genauer untersucht werden, bevor ihre Anwendung bei Dialysepatienten befürwortet werden kann.

Bei einigen Patienten ist die persistierende Hyperphosphatämie auf einen schweren Hyperparathyreoidismus mit verstärker Knochenresorption zurückzuführen, der eine Phosphormobilisation aus dem Knochen bewirkt. Der sekundäre Hyperparathyreoidismus dieser Patienten muß sorgfältig überwacht werden und bedarf unter Umständen einer Parathyreoidektomie. Bei der Behandlung von Patienten mit Hyperphosphatämie muß unbedingt das Auftreten einer Hypophosphatämie vermieden werden. Die Phosphatspiegel sollten um 4,5 bis 5,5 mg/dl (1,5 – 1,8 mmol/l) gehalten werden. Die Ursachen der Hypophosphatämie sollten aufgeklärt und entsprechend behandelt werden.

Phosphorrestriktion mit der Diät

Praktisch alle eiweißhaltigen Lebensmittel enthalten Phosphat. Bei einer adäquaten Eiweißzufuhr kann eine strenge Phosphatrestriktion nicht eingehalten werden. Wenn der Dialysepatient, wie empfohlen, täglich 1 g Eiweiß/kg einnimmt (132), erhält er gleichzeitig mindestens 1 g Phosphor pro 24 Stunden. Um bei anurischen Patienten eine Phosphorretention zu vermeiden, müssen deshalb oft Phosphatbinder eingesetzt werden.

Auswirkungen der Dialyse

Infolge der Kompartimentalisierung und des langsamen Austritts des Phosphors aus dem Intrazellulärraum wird der Phosphor durch alle Dialysemethoden nur unzureichend entfernt. Es wird geschätzt, daß im Durchschnitt mit dem Dialysat nur 3 g Phosphor pro Woche entfernt werden (79). Deswegen muß der ESRD-Patient sich an eine genaue Phosphorrestriktion halten und wie verschrieben Phosphatbinder zu sich nehmen.

Vitamin-D-Therapie

Calcitriol $(1,25(OH)_2D_3)$

Obwohl bei Dialysepatienten zur Kontrolle eines sekundären Hyperparathyreoidismus häufig Calcitriol eingesetzt wird, stößt die Verabreichung dieses Medikaments auch an Grenzen, und es besteht die Gefahr von Komplikationen. Außerdem sind noch zahlreiche Fragen bezüglich des optimalen Zeitpunktes und des Administrationswegs von Calcitriol offen.

Mit mehreren Studien konnte mit Hilfe von radiologischen, biochemischen und histologischen Methoden gezeigt werden, daß sich die tägliche orale Einnahme von Calcitriol positiv auf die hyperparathyreoidale Knochenerkrankung auswirkt (226, 375). Dieses Medikament kann aber zu einer Hyperkalzämie führen und muß deshalb oft vorübergehend wieder abgesetzt werden. Slatopolsky u. Mitarb. konnten nachweisen, daß die intravenöse Gabe von Calcitriol die PTH-Spiegel senkt und das Hyperkalzämierisiko vermindert (337). Die orale intermittierende Gabe (2 bis 3 pro Woche) hat sich auch bei der Behandlung des Hyperparathyreoidismus als nützlich erwiesen (116, 122, 235, 367, 368). Dies deutet darauf hin, daß für die PTH-Suppression intermittierende Calcitriolspitzenspiegel und der Applikationsweg von Bedeutung sind.

In einer vorläufigen Untersuchung haben wir beobachtet, daß die Hyperkalzämieinzidenz bei Patienten, bei denen das Calcitriol oral verabreicht wurde, höher war als bei Patienten mit einer intravenösen Pulstherapie (99). Die Wirksamkeit der intravenösen Therapie wird dagegen durch eine Hyperphosphatämie und ein erhöhtes Calcium-Phosphat-Produkt negativ beeinflußt (99). Um die Nebenwirkungen zu minimieren, propagieren einige Forscher bei Hämodialysepatienten die Verabreichung von niedrig dosiertem intravenös gegebenem Calcitriol zur Behandlung von Hyperparathyreoidismus (113, 344). Nach unserer Erfahrung ist das therapeutische Fenster der pulsatilen Calcitriolbehandlung sehr eng, und häufig sind hohe Dosen notwendig, um den PTH-Spiegel im Serum signifikant zu senken (99). Bei CAPD-Patienten ist zur Kontrolle des sekundären Hyperparathyreoidismus sowohl die subkutane als auch die intraperitoneale Applikation von Calcitriol wirksam (76, 302). Zur Zeit ist aber noch offen, ob diese Applikation gegenüber der oralen Gabe Vorteile bringt (315).

Zur Zeit gibt es noch keine Angaben über die Höhe eines optimalen PTH-Spiegels. Die Nephrologen versuchen den Spiegel des intakten PTH auf dem 1,5- bis 2fachen Normalwert zu halten. Es wurde daraufhingewiesen, daß der PTH-Spiegel bei urämischen Patienten das 2,5fache des Normalwerts betragen muß, damit ein normaler Knochenstoffwechsel gewährleistet ist (290). Wir haben beobachtet, daß intakte Serum-PTH-Spiegel zwischen 65 und 450 pg/ml wenig über den Knochenumbau aussagen. Nur bei Werten über 450 pg/ml kann man mit Sicherheit einen hohen Knochenturnover annehmen (289). Deshalb sollten die PTH-Serumspiegel nicht aggressiv mit oralem oder intravenösem Calcitriol gehemmt werden, es sei denn, es gäbe histologische Hinweise auf einen erhöhten Knochenstoffwechsel. Mit weiteren Untersuchungen sollte geklärt werden, was für eine Rolle die Knochenmarker (wie z. B. Osteocalcin, Hydroxyprolin und alkalische Phosphatase) bei der Calcitriolltherapie spielen. Außerdem werden weitere Studien benötigt, um die Wirksamkeit und Sicherheit der intravenösen Calcitriollangzeittherapie und der oralen Calcitriolpulstherpapie miteinander zu vergleichen. Derzeit gibt es noch keine kontrollierte Untersuchung, mit der festgelegt wurde, welche Patienten tägliche oder orale Pulstherapie als Supplement eines fehlenden Hormons oder zur Hemmung der Hyperaktivität der Nebenschilddrüsen bekomen sollen.

Andere Vitamin-D-Metaboliten

Der optimale Vitamin-D-Metabolit für die Erhaltungstherapie sollte den intrazellulären Differenzierungseffekt des Vitamins D gewährleisten und dabei nur geringe antiproliferative Wirkung zeigen. Weiter sollte sich dieser Metabolit nur geringfügig auf die intestinale Calciumresorption und das Serumcalcium auswirken und dabei ein Gleichgewicht zwischen einer zufriedenstellenden Hemmung der Parathyreoidea und einem adäquaten Knochenumbau ohne Hyperkalzämie gewährleisten.

Es stehen mehrere endogene und synthetische Vitamin-D-Metaboliten zur Verfügung, die für die Behandlung des sekundären Hyperparathyreoidismus einigen Erfolg versprechen (26). Mit dem Calcitriol (Alfacalcidol, 1α-Hydroxyvitamin D_3, 1,25(OH)$_2D_3$) kann bei Dialysepatienten das PTH supprimiert werden (169, 256). Es hat aber wahrscheinlich keine Vorteile gegenüber Calcitriol. Die Wirksamkeit von 24,25(OH)$_2D_3$ allein auf den sekundären Hyperparathyreoidismus wird kontrovers diskutiert (372). Einem neueren Bericht zufolge kann es aber in Kombination mit Calcitriol gegeben werden (284). Mit dieser Kombination kann die Knochenresorption erfolgreich reduziert werden, ohne die Knochenbildung zu beeinflussen. 22-Oxa-1,25(OH)$_2D_3$ ist seit kurzem als erfolgreicher Hemmer der PTH-Ausschüttung mit relativ geringem Einfluß auf die intestinale Calciumresorption im Gespräch (37, 335). Alle derzeitigen Studien mit diesem Medikament beziehen sich auf kurze Zeiträume. Untersuchungen beim Menschen liegen noch nicht vor. Bei unseren Laborstudien erwiesen sich 24-Epivitamin D_2 und trihydroxyliertes 1,25,26-Vitamin D als vielversprechende Metaboliten. Bei einer experimentell induzierten Osteopenie erhöhten diese Analoga die Osteoblastenaktivität, ohne daß sie eine Hyperkalzämie verursachten und ohne dramatisches Sinken der Knochenzellen und des Knochenumbaus (206).

Aluminumentfernung

Durch jede therapeutische Maßnahme, die den Aluminiumspiegel im Serum senkt und einen Konzentrationsgradienten über die Knochenextrazellulärflüssigkeitsmembran erzeugt, kann Aluminium vom Knochen ins Blut gelangen. Das Aluminium ist zu 80% an Eiweiß gebunden; deshalb sind nur 20% ultrafiltrierbar. Die Entfernung des Aluminiums aus dem Knochen über den normalen Stoffwechsel und über die Ausschaltung weiterer Aluminiumquellen vollzieht sich sehr langsam und braucht Jahre. Mit dem Einsatz eines Chelators kann die Aluminiumentfernung aber deutlich beschleunigt werden. Einen hochspezifischen und absolut sicheren Aluminiumchelator gibt es nicht. Zur Zeit ist Deferoxamin (DFO) der beste Aluminiumchelator. Das DFO erhöht den komplexgebundenen Aluminiumanteil und erleichtert die Aluminiumentfernung mit der Dialyse. Das DFO ist relativ gut verträglich. Es wurde aber vereinzelt über ophthalmologische Komplikationen (wie Katarakte, beeinträchtigtes Farbensehen, Nachtblindheit oder Skotome) berichtet (212). Während der DFO-Behandlung können auch Hypotonieepisoden auftreten, verursacht durch die histaminbedingte vasodilatatorische Wirkung dieses Medikamentes. Die Hypotonie kann durch eine zu rasche Infusion (> 15 mg/kg/h) und den Gebrauch eines Dialysats mit niedriger Calciumkonzentration ausgelöst werden. Im allgemeinen ist sie reversibel. In einigen Fällen wurde aber über einen Anfall von Angina pectoris berichtet. Übelkeit, Erbrechen und neuromuskuläre Erregbarkeit sind meist vorübergehend.

Obwohl man annimmt, daß DFO als Siderophor wirkt und deshalb bakterielle und Pilzinfektionen begünstigt (29, 73), ist der Zusammenhang von DFO-Behandlung und Infektionen umstritten. Es wurde häufig über Bakteriämie und Mukormykose bei der DFO-Behandlung berichtet. Eine umfangreiche Übersicht bestätigt das erhöhte Bakterieämierisiko bei der DFO-Behandlung bei Dialysepatienten aber nicht (365). Der mögliche Zusammenhang von Mukormykose und DFO-Behandlung muß, da es sich um eine schwere Komplikation handelt, mit Nachdruck weiterverfolgt werden. Es muß deshalb der sichere Nachweis einer Aluminiumakkumulation erbracht werden, bevor eine DFO-Behandlung eingeleitet wird.

Nach der DFO-Infusion wird ein Ansteigen der Aluminiumspiegel im Serum beobachtet. Dies zeigt an, daß eine Verlagerung von Aluminium aus dem Knochen und anderen Organen ins Blut erfolgt. Mit der Zeit sinken die hohen Werte wieder. Nach 3–12 Monaten, in Abhängigkeit vom Ausmaß der Aluminiumakkumulation, werden die Basiswerte wieder erreicht (261). Die Behandlung sollte abgesetzt werden, wenn 48 Stunden nach der Infusion im Serum kein Aluminiumanstieg mehr beobachtet wird, und vor allem dann, wenn die Dialysance gegen null tendiert. Wenn die Behandlung zu diesem Zeitpunkt nicht abgesetzt wird, können auch andere Spurenelemente verlorengehen (339), und die Patienten werden unnötigerweise dem Risiko von Nebenwirkungen ausgesetzt.

In bezug auf eine optimale DFO-Dosis sind noch keine Empfehlungen bekannt. Zur Zeit werden wegen der nichtlinearen Dosischelationskurven niedrigere Dosen gegeben als früher; eine angemessene Dosierung liegt zwischen 5 und 20 mg/kg, 1- bis 3mal pro Woche langsam über 2 Stunden infundiert. Am Ende der Dialyse gegeben, müßte die DFO-Infusion wirksamer sein, da der Chelator länger wirken kann. Dies könnte aber zu langanhaltenden erhöhten Aluminiumspiegeln führen. Das Aluminium könnte ins Gehirn gelangen und eine akute Enzephalopathie verursachen. Bei CAPD-Patienten ist eine intramuskuläre Injektion oder über Nacht eine intraperitoneale DFO-Behandlung angebracht (144, 253). Unsere Erfahrungen haben aber gezeigt, daß die intravenöse Gabe mit der Hämodialyse bei allen Patienten mit schwerer Aluminiumintoxikation (>90% der trabekulären Oberfläche) vorzuziehen ist. Da diese Behandlungsmethoden Extrakosten verursachen und beim Gebrauch spezieller Patronen mit eingeschlossener Aktivkohle (76, 235) oder mit DFO-Beschichtung zu logistischen Problemen führen, können sie nur bei schwerer Aluminiumtoxizität und bei Zeitdruck angewandt werden.

Parathyreoidektomie

Die chirurgische Parathyreoidektomie wird derzeit nur bei Patienten mit eindeutigem Hinweis auf Hyperparathyreoidismus (symptomatisch oder fortschreitend) angewandt, wenn diese Patienten nicht auf eine Vitamin-D-Therapie ansprechen oder wenn diese Therapie zu Nebenwirkungen führt. Die Parathyreoidektomie ist bei folgenden Patienten angezeigt:

- Patienten, bei denen die Hyperkalzämie trotz Modulation der Dialysatcalciumkonzentration persistiert: Bei diesen Patienten muß histologisch ein schwerer Hyperparathyreoidismus ohne Aluminiumakkumulation nachweisbar sein, bevor eine Operationsindikation besteht.
- Patienten mit progredienten und symptomatischen Weichteilverkalkungen einschließlich Kalziphylaxiesyndrom: Auch bei diesen Patienten muß zur Zeit der Parathyreoidektomie biochemisch ein Hyperparathyreoidismus mit hohem Knochenturnover festgestellt werden.
- Patienten, bei denen trotz eingehender Diätberatung und Befolgen der Anweisungen eine persistierende Hyperphosphatämie und ein hohes Calcium-Phosphat-Produkt besteht: Vor der Operation sollten Hinweise auf eine beschleunigte Knochenresorption vorliegen, mit der die persistierende Hyperphosphatämie erklärt werden kann.
- Patienten mit einem therapierefraktären Pruritus: Vor der Operation müssen Hinweise auf einen schweren Hyperparathyreoidismus vorliegen.
- Patienten mit schwerem progredienten und symptomatischen Hyperparathyreoidismus, bei denen eine schnelle Senkung des PTH sehr wichtig ist und die nicht auf eine Vitamin-D-Pulsbehandlung angesprochen haben: Diese Patienten haben meist vergrößerte Nebenschilddrüsen.

Technisch gibt es für die Parathyreoidektomie drei Vorgehensweisen: die subtotale Parathyreoidektomie, die totale Parathyreoidektomie mit Autotransplantation von Nebenschilddrüsengewebe und die totale Parathyreoidektomie. Jedes Vorgehen hat Vor- und Nachteile (195). Die subtotale Parathyreoidektomie kann dazu führen, daß zuwenig Gewebe entfernt wurde oder daß es zu einem Rezidiv kommt. In beiden Fällen muß nachoperiert werden, was wegen des Narbengewebes technisch schwierig sein kann. Die totale Parathyreoidektomie mit Autotransplantation von Nebenschilddrüsengewebe in den Unterarm bietet bei Bedarf guten Zugang zum Gewebe. Es liegen aber Arbeiten vor, die über eine Abwanderung von Nebenschilddrüsenzellen in den venösen Kreislauf oder in die Muskeln des Unterarms berichten (94, 273, 379). Außerdem kann der Einsatz hoher Dosen Vitamin D zur Prävention oder Behandlung der Hypokalzämie nach der Parathyreoidektomie die erfolgreiche Autotransplantation des Gewebes beeinträchtigen. Dies kann zu einem schweren postoperativen Hypoparathyreoidismus führen. Schließlich wird die totale Parathyreoidektomie zur Vermeidung eines Rezidivs befürwortet (174). Überraschenderweise sind die postoperativen Symptome des Hypoparathyreoidismus gering oder fehlen ganz. Diese Methode kann aber erst dann beurteilt werden, wenn weitere Studien vorliegen.

Eine randomisierte Untersuchung, bei der die subtotale Operation mit der totalen Operation mit Autotransplantation verglichen wurde, hat gezeigt, daß letzterer Eingriff in bezug auf Normalisierung des Serumcalciums, alkalische Phosphatase, Rezidiv des Hyperparathyreoidismus und Besserungen der klinischen und röntgenologischen Symptome besser ist (308). Im Gegensatz dazu zeigt eine andere Untersuchung nach der totalen Parathyreoidektomie und Autotransplantation hohe Rezidivraten (134). Es ist klar, daß auch in dieser Angelegenheit randomisierte Untersuchungen dringend notwendig sind.

Kürzlich wurde unter Ultraschallkontrolle eine Ethanolinjektion als Alternative zur chirurgischen Parathyreoidektomie beschrieben (118, 272, 343, 354). Um bessere Resultate zu erzielen, werden möglicherweise multiple Injektionen in wöchentlichen Intervallen benötigt. Die Hauptkomplikation dieses Vorgehens ist eine vorübergehende (118) oder permanente (172) N.-laryngealis-Lähmung. Eine Fibrose des umgebenden Gewebes durch die Alkoholinjektionen kann möglicherweise eine später notwendige chirurgische Parathyreoidektomie erschweren. Deshalb sollte dieser Eingriff nur bei Patienten durchgeführt werden, bei denen der chirurgische Eingriff nicht möglich ist.

Die Patienten müssen sorgfältig nachkontrolliert und behandelt werden. Eine postoperative Hypokalzämie sollte antizipiert und mit oralem und intravenösem Calcium behandelt werden. Mit dem Einsatz von Calcitriol kann die Gabe von Calciumsalzen minimiert werden; es beeinträchtigt aber u.U. die Funktionsfähigkeit der transplantierten Drüse. Erfolgversprechend erscheint der Gebrauch von intravenösem Calcitriol am Ende jeder Dialysebehandlung, 2- bis 3mal vor der Parathyreoidektomie (195), gefolgt von der niedrigsten effektiven oralen Calcitrioldosis. Vorzugsweise sollte die orale Anwendung von Calcitriol erst einige Tage nach dem operativen Eingriff mit Autotransplant erfolgen. Eine weitere Komplikation nach Parathyreoidektomie ist die Neigung zu einer Aluminiumakkumulation (13, 56, 86, 165). Vor der Parathyreoidektomie sollte deshalb unbedingt eine Knochenbiopsie durchgeführt werden, um mit Sicherheit auszuschließen, daß bereits eine Aluminiumakkumulation besteht.

Biopsie zur Diagnosestellung und Therapiekontrolle

Knochenbiopsien sind oft hilfreich bei der Diagnostik der verschiedenen Typen der ROD und zur Aufdeckung einer Aluminiumspeicherung. Sie können auch die spezielle Behandlung beeinflussen und bei der Kontrolle der Behandlung assistieren.

Diagnosestellung

Nichtinvasive Techniken sind relativ schlechte Prädiktoren für die Diagnostik der Knochenerkrankungen. Bis zu einem gewissen Maß kann man Patienten mit ROD auch behandeln, ohne daß die histologischen Parameter des Knochenumbaus, der Aluminiumspeicherung oder der Knochenmineralisation bekannt sind. In vielen Fällen ist es aber von Vorteil, wenn vor Beginn einer Therapie, die schwere Nebenwirkungen nach sich ziehen kann, diese Untersuchungen durchgeführt werden.

Hyperkalzämie: Wenn bei Patienten mit sehr hohen PTH-Werten die Hyperkalzämie trotz Anpassung des Dialysatcalciums und der oralen Zufuhr von Calcium persistiert, sollte vor Durchführung einer Parathyreoidektomie eine Aluminiumakkumulation ausgeschlossen werden. Bei Patienten mit normalen oder mäßig erhöhten PTH-Werte könnten die zugrundeliegenden histologischen Befunde aber auf eine adynamische Knochenerkrankung, eine gemischte urämische Osteodystrophie oder eine hyperparathyreoidale Knochenerkrankung hinweisen. Diese Krankheiten können alle mit oder ohne Aluminiumakkumulation einhergehen. Selbstverständlich muß jede dieser Störungen spezifisch behandelt werden.

Von der chirurgischen Parathyreoidektomie: Bei Patienten, bei denen eine Parathyreoidektomie geplant ist, ist die Knochenbiopsie Teil der Diagnose. Sie gibt Auskunft über die Schwere des Hyperparathyreoidismus und schließt mit Sicherheit eine Aluminiumspeicherung oder eine Osteomalazie aus. Beide Störungen sind eine Kontraindikation gegen die Parathyreoidektomie.

Persistierende Hyperphosphatämie: Wenn mit einer Diätberatung und konservativen Maßnahmen die Hyperphosphatämie nicht beseitigt werden kann, sollte man davon ausgehen, daß sie durch erhöhte Phosphatmobilisation aus dem Knochen, bedingt durch schweren Hyperparathyreoidismus, verursacht wird. In diesen Fällen sollte die Knochenbiopsie durchgeführt werden, um vor Ausführung der Parathyreoidektomie den Schweregrad des Hyperparathyreoidismus zu bestimmen.

Patienten mit signifikanten Knochenschmerzen und Frakturrezidiven: Wenn die Behandlung nicht unverzüglich eingeleitet wird, kann diese schwere Erkrankung bis zur völligen Bewegungsunfähigkeit des Patienten fortschreiten. Aluminiumspeicherung mit oder ohne Osteomalazie muß ausgeschlossen werden. Ein eventuell vorliegender schwerer Hyperparathyreoidismus muß gezielt mit hohen Dosen von intravenös gegebenem Calcitriol behandelt werden. Wenn der Erfolg ausbleibt, muß parathyreoidektomiert werden. Eine Osteopenie mit signifikanter Knochenresorption kann gebessert werden, wenn zusätzlich Antiresorptionsmaßnahmen ergriffen werden.

Patienten mit mäßiger Erhöhung der PTH-Spiegel: Einige dieser Patienten haben einen normalen oder niedrigen Knochenturnover (99). Bevor Maßnahmen ergriffen werden, mit denen die PTH-Sekretion gesenkt werden soll, muß deshalb mit einer Knochenbiopsie die exakte Umbaurate des Knochens bestimmt werden, damit es nicht zu einer exzessiven PTH-Hemmung und damit zu einer adynamischen Knochenerkrankung kommt.

Patienten mit vermuteter Aluminiumspeicherung im Knochen: Die Diagnose wird bei diesen Patienten mit einer Knochenbiopsie bestätigt. Außerdem wird durch das Ausmaß der Aluminiumablagerungen an der Knochen-Osteoid-Grenze und durch den Knochenumsatz die optimale Dauer der Chelattherapie bestimmt.

Therapiekontrolle

Mit der Knochenbiopsie können beim einzelnen Patienten die Verhältnisse zwischen den Serumwerten des Calciumstoffwechsels und den Knochenstörungen bestimmt werden. Dadurch können bei einer bestimmten Therapie die nichtinvasiven Parameter besser interpretiert werden. Unter bestimmten Umständen dient die Knochenbiopsie zur Modifizierung oder Anpassung der Therapie.

Während der Vitamin-D-Therapie: Spricht der Patient nicht auf Vitamin D an und bleiben die PTH-Werte hoch, ist vor der Parathyreoidektomie eine Knochenbiopsie angezeigt. Diese ist auch dann angezeigt, wenn sich bei Patienten mit schwerem Hyperparathyreoidismus eine Hyperkalzämie und/oder eine Hyperphosphatämie entwickeln. Bei Patienten mit geringer oder mäßiger PTH-Erhöhung kann die persistierende Hyperkalzämie die Entwicklung einer adynamischen Knochenerkrankung oder Aluminiumspeicherung anzeigen. Bei beiden Störungen ist eine Parathyreoidektomie kontraindiziert, und eine eventuell begonnene Vitamin-D-Behandlung muß abgesetzt werden.

Während der Aluminiumchelatbildung: Wenn am Ende einer DFO-Behandlung die Indikation für eine Parathyreoidektomie vorliegt, muß durch eine Knochenbiopsie festgestellt werden, ob die Aluminiumentfernung aus dem Knochen abgeschlossen ist. Nach der DFO-Behandlung können sich neue Knochenstörungen entwickeln, die eine genaue Diagnose erforderlich machen (s. o.).

Literatur

1. Abe, E., C. Miyaura, H. Sakagami et al.: Differentiation of rat myeloid leukemia cells induced by 1,25-dihydroxyvitamin D_3. Proc. nat. Acad. Sci 78 (1981) 4990–4994
2. Abou-Samra, A. B., H. Jüppner, T. Force et al.: Expression clonig of a common receptor for parathyroid hormone and parathyroid hormone-related peptide from rat osteoblast-like cells: a single receptor stimulates intracellular accumulation of both cAMP and inositol trisphosphates and increases intracellular free calcium. Proc. nat. Acad. Sci. 89 (1992) 2732–2736
3. Abrams, D. E., R. B. Silcott, R. Terry et al.: Antacid induction of phosphate depletion syndrome in renal failure. West. J. Med. 120 (1974) 157–161
4. Adrogue, H. J. M. R. Frazier, B. Zeluff, W. N. Suki: Systemic calciphylaxis revisited. Amer. J. Nephrol. 1 (1981) 177–183
5. Ahmed, K. Y., M. R. Willis, R. K. Skinner et al.: Persistent hypophosphatemia and osteomalacia in dialysis patients not on oral phosphate binders: response to DHT. Lancet 1976/II, 439–442
6. Alfrey, A. C.: Aluminum metabolism. Kindey int. Suppl. 18 (1986) 8–11
7. Alfrey, A. C., A. Sedman, Y.-L. Chan: The compartmentalization and metabolism of aluminum in uremic rats. J. Lab. clin. Med. 105 (1985) 227–233
8. Allgrove, J., S. Adami, L. J. Fraher et al: Hypomagnesemia: studies of parathyroid hormone secretion and function. Clin. Endocrinol. 21 (1984) 435–449
9. Anast, C. S., J. M. Mohs, S. L. Kaplan, T. W. Burns: Evidence for parathyroid failure in magnesium deficiency. Science 177 (1972) 606–608
10. Anderson, R. E., J. W. Kemp, W. S. Jee, D. W. Woodbery: Ion transporting ATPases and matrix mineralization in cultural osteoblast-like cells. In Vitro 20 (1984) 837–846
11. Andress, D., A. J. Felsenfeld, A. Voigts et al.: Parathyroid hormone responsiveness in hypocalcemia in hemodialysis patients with osteomalacia. Kidney int. 24 (1983) 364–370
12. Andress, D. L., D. B. Endres, N. A. Maloney et al.: Comparison of parathyroid hormone assays with bone histomorphometry in renal osteodystrophy. J. clin. Endocrinol. 63 (1986) 1163–1169
13. Andress, D. L., S. M. Ott, N. A. Maloney, D. J. Sherrard: Effect of parathyroidectomy on bone aluminum accumulation in chronic renal failure. New Engl. J. Med. 312 (1985) 468–473
14. Andress, D. L., D. J. Sherrard: The osteodystrophy of chronic renal failure. In Schrier, R. W., C. W. Gottschalk: Diseases of the Kidney. Little, Brown, Boston 1993 (pp. 2759–2788)
15. Asaka, M., H. Iida, C. Entani et al.: Total and regional bone mineral desity by dual photon absorptiometry in patients on maintenance hemodialysis. Clin. Nephrol. 38 (1992) 149–153
16. Aurbach, G. D., S. J. Marx, A. M. Spiegel: Parathyroid hormone, calcitonin, and the calciferols. In Williams, J. D., D. W. Foster: Textbook of Endocrinology. Saunders, Philadelphia 1992 (pp. 1397–1473)
17. Avioli, L. K. V., S. L. Teitelbaum: Renal osteodystrophy. In Earley, L. E., C. W. Gottschalk: Strauss and Welt's Diseases of the Kidney, 3rd ed. Little, Brown, Boston 1979 (pp. 307–370
18. Baker, L. R. I., S. M. L. Abrams, C. J. Roe et al.: 1,25$(OH)_2D_3$ administration in moderate renal failure: a prospective double-blind trial. Kidney int. 35 (1989) 661–669
19. Barling, P. M., N. J. Bibby: Study of the localization of [^{3}H] bovine parathyroid hormone in bone by light microscope autoradiography. Calcif. Tiss. int. (1985) 441–446
20. Becker, J. W., G. N. Reeke: Three-dimensional structure of β_2-microglobulin. Proc. nat. Acad. Sci. 82 (1985) 4225–4229
21. Benz, R. L., J. W. Siegfried, B. P. Teehan: Carpal tunnel syndrome in dialysis patients: comparison between continuous ambulatory peritoneal dialysis and hemodialysis populations. Amer. J. Kidney Dis. 6 (1988) 473–476
22. Bhattacharyya, M. H. H. F. DeLuca: Subcellular location of rate liver calciferol 25-hydroxylase. Arch. Biochem. Biophys. 160 (1974) 58–62
23. Bianchi, M. L., G. Colantino, A. Montesano et al.: Bone mass status in different degrees of chronic renal failure. Bone 13 (1992) 225–228
24. Bijvoet, O. L. M.: Kidney function in calcium and phosphate metabolism. In Avioli, L. V., S. M. Krane. Metabolic Bone Disease, vol. I. Academic Press, New York 1977 (pp. 49–123)
25. Bikel, D. D. H. Rasmussen: The ionic control of 1,25-dihydroxyvitamin D_3 production in isolated chick renal tubulus. J. clin. Invest 55 (1975) 292–298
26. Bikle, D.: Vitamin D: New actions, new analogues, new therapeutic potential. Endocr. Rev. 13 (1992) 765–784
27. Blair, H. C., A. J. Kahn, E. C. Crouch, J. J. Jeffrey, S. L. Teitelbaum: Isolated osteoclasts resorb the organic and inorganic components of bone. J. Cell Biol. 102 (1986) 1164–1172
28. Blum, J. W., J. A. Fischer, W. H. Hunziker et al.: Changes of extracellular calcium in cows. J. clin. Invest. 61 (1978) 1113–1122
29. Boelaert, J. R. G. F. van Roost, P. L. Vergauwe, J. J. Verbanck, C. de Vroey, M. F. Segaert: The role of desferrioxamine in dialysis-associated mucormycosis: report of three cases and review of the literature. Clin. Nephrol. 29 (1988) 261–266
30. Boland, R., A. Norman, E. Ritz, W. Hasselbach: Presence of a 1,25-dihydroxyvitamin D_3 receptor in chick skeletal muscle myoblasts. Biochem. biophys. Res. Commun. 128 (1985) 305–311
31. Bonjour, J. P., C. Preston, H. Fleisch: Effect of 1,25-dihydroxyvitamin D_3 on renal handling of Pi in thyroparathyroidectomized rats. J. clin. Invest. (1977) 1419–1428
32. Bonucci, E.: New knowledge on the origin, function and fate of osteoclasts. Clin. Orthop. 158 (1981) 252–269
33. Bordier, P., P. Marie, C. D. Arnaud: Evolution of renal osteodystrophy: correlation of bone histomorphometry and serum mineral and immunoreactive parathyroid hormone values before and after treatment with calcium carbonate or 25-hydroxycholecalciferol. Kidney int. 7, Suppl. 2 (1975) S 102–S 112
34. Bouillon, R., F. A. Van Assche, H. Van Baelen et al.: Influence of the vitamin D-binding protein on its serum concentration of 1,25-dihydroxyvitamin D_3. J. clin. Invest. 67 (1981) 589–596
35. Bourdeau, J. E., M. B. Burg: Effect of PTH in calcium transport across the cortical thick ascending limb of Henle's loop. Amer. J. Physiol 239 (1980) F121–F126

199 MacIntyre, I.: Physiology, biosynthesis, secretion, metabolism and mode of action. In DeGroot: Endocrinology. Saunders, Philadelphia 1989 (pp. 892–901)

200 MacIntyre, I.: The physiological actions of calcitonin. Triangle 22 (1983) 69–74

201 Mactier, R.A., J. VanStone, A. Cox et al.: Calcium carbonate is an effective phosphate-binder when dialysate calcium concentration is adjusted to control hypercalcemia. Clin. Nephrol. 28 (1987) 222–226

202 Maher, J.F., R.B. Freeman, G.E. Schreiner: Hemodialysis for chronic renal failure. II. Biochemical and clinical aspects. Ann. intern. Med 62 (1965) 535

203 Mai, M.L., M. Emmett, M.S. Sheikh et al.: Calcium acetate, an effective phosphorus binder in patients with renal failure. Kidney int. 36 (1989) 690–695

204 Mallick, N.P. G.M. Berlyne: Arterial calcification after vitamin-D therapy in hyperphosphatemic renal failure. Lancet 1968/II, 1316–1320

205 Malluche, H.H., M.C. Faugere: The value of desferal infusion test for diagnosis of aluminum bone disease in patients with end stage renal failure. In Debroe, M.E.: Aluminum and Iron Overload in Hemodialysis. Toronto 1989 (pp. 11–15)

206 Malluche, H.H., B. Bognar, R.M. Friedler, M.C. Faugere: $1,25R,26(OH)_3$-22ene D_3, a novel therapeutic agent for reversal of bone loss associated with cessation of ovarian function. In Norman, A.W., R. Bouillon, M. Thomasset: Vitamin D – Gene Regulation. Structure-Function Analysis and Clinical Application. De Gruyter, Berlin 1991 (pp. 537–538)

207 Malluche, H.H., M.C. Faugere, I. Arnala: Noninvsive techniques for predicting bone histology. Ann. Chir. Gynaecol. 77 (1988) 246–250

208 Malluche, H.H., M.C. Faugere: Atlas of Mineralized Bone Histology. S. Karger, Basel 1986

209 Malluche, H.H., M.C. Faugere, P. Fanti et al.: Plasma levels on bone Gla-protein reflect bone formation in patients on chronic maintenance dialysis. Kidney int. 26 (1984) 869–874

210 Malluche, H.H., M.C. Faugere: Renal bone disease 1990: An unmet challenge for the nephrologist. Kidney int. 38 (1990) 193–211

211 Malluche, H.H., M.C. Faugere: Risk of adynamic bone disease in dialyzed patients. Kidney int. 42 (1992) S62–S67

212 Malluche, H.H., M.C. Faugere: Therapy of aluminum-related bone disease. In Kleerekoper, M., S.T. Krane: Clinical Disorders of Bone and Mineral Metabolism. Liebert, New York 1989 (pp. 597–601)

213 Malluche, H.H., C.M. Matthews, M.C. Faugere, P. Fanti, R.M. Friedler: 1,25-Dihydroxyvitamin D maintains bone cell activity, and parathyroid hormone modulates bone cell number in dogs. Endocrinology 119 (1986) 1298–1304

214 Malluche, H.H., M.C. Monier-Faugere: The role of bone biopsy in the management of patients with renal osteodystrophy. J. Amer. Soc. Nephrol. 4 (1994) 1631–1642

215 Malluche, H.H., E. Ritz, H.P. Lange, D. Arras, W. Schoeppe: Bone mass in maintenance haemodialysis. Prospective study with sequential biopsies. Europ. J. clin. Invest. 6 (1976) 265–271

216 Malluche, H.H., E. Ritz, H.P. Lange et al.: Bone histology in incipient and advanced renal failure. Kidney int. 9 (1976) 355–362

217 Malluche, H.H., E. Ritz, H.P. Lange, W. Schoeppe: Changes of bone histology during maintenance hemodialysis at various levels of dialyzate Ca concentration. Clin. Nephrol. 6 (1976) 440–447

218 Malluche, H.H., A.J. Smith, K. Abreo, M.C. Faugere: The use of deferoxamine in the management of aluminum accumulation in bone in patients with renal failure. New Engl. J. Med. 311 (1984) 140–144

219 Malluche, H.H., E. Werner, E. Ritz: Intestinal absorption of calcium and whole-body calcium retention in incipient and advanced renal failure. Mineral Electrolyte Metab. 1 (1978) 263–270

220 Maloney, N.A., S.M. Ott, A.C. Alfrey, N.L. Miller, J.W. Coburn, D.J. Sherrard: Histological quantitation of aluminum in iliac bone from patients with renal failure. J. Lab. clin. Med. 99 (1982) 206–216

221 Markowitz, M.E., S. Arnaud, J.F. Rosen, M. Thropy, S. Laxminarayan: Temporal interrelationships between the circadian rhythms of serum parathyroid hormone and calcium concentrations. J. clin. Endocrinol. 67 (1988) 1068–1073

222 Martin, B.D., F. Jacoby: Diffusion phenomenon complicating the histochemical reaction for alkaline phosphatase. J. Anat. 83 (1949) 351

223 Martin, K.J., K.A. Hruska, J. Lewis et al.: The renal handling of parathyroid hormone: role of peritubular uptake and glomerular filtration. J. clin. Invest 60 (1977) 808–814

224 Martin, K.J., K.A. Hruska, J. Tamayo et al.: Hepatic metabolism of parathyroid hormone. Mineral Electrolyte Metab. 8 (1982) 173–178

225 Massry, S.G., J.W. Coburn, D.B.N. Lee, L.F. Jowsey, C.R. Kleeman: Skeletal resistance to parathyroid hormone in renal failure. Studies in 105 human subjects. Ann. intern. Med. 78 (1973) 357–364

226 Massry, S.G., D.A. Goldstein, H.H. Malluche: Current status of the use of $1,25(OH)_2D_3$ in the management of renal osteodystrophy. Kidney int. 19 (1980) 409–418

227 Massry, S.G., M.M. Popovtzer, J.W. Coburn et al.: Intractable pruritus as a manifestation of secondary hyperparathyroidism in uremia. Disappearance of itching following subtotal parathyroidectomy. New Engl. J. Med. 279 (1968) 697–700

228 Massry, S.G., R. Stein, J. Garty et al.: Skeletal resistance to the calcemic action of parathyroid hormone in uremia: role of $1,25(OH)_2D_3$ Kidney int. 9 (1976) 467–474

229 Massry, S.G., R. Stein, J. Garty et al.: Skeletal resistance to the calcemic action of parathyroid hormone in uremia: role of $1,25(OH)_2D_3$ Kidney int. 9 (1976) 467–474

230 Massry, S.J., A. Gordon, J.W. Coburn et al.: Vascular calcification and peripheral necrosis in a renal transplant recipient. Amer. J. Med. 49 (1970) 416–422

231 Matthews, J.L., C. Vander Wiel, R.V. Talmage: Bone lining cells and the bone fluid compartment, an ultrastructural study. Advanc. exp. Med. Biol. 103 (1978) 451

232 Mawer, E.B., J. Blackhouse, C.A. Holman et al.: The distribution and storage of vitamin D and its metabolites in human tissue. Clin. Sci. 43 (1972) 413–431

233 Mayer, G.P., J.A. Keaton, J.G. Hurst et al.: Effects of plasma calcium concentration on the relative proportion of hormone and carboxy fragments in parathyroid venous blood. Endocrinology 104 (1979) 1778–1784

234 Mayor, G.H. J.A. Keiser, D. Makdani, K.U. Paok: Aluminum absorption and distribution: effect of parathyroid hormone. Science 197 (1977) 1187–1189

235 McCarthy, J.T., D.S. Milliner, D.F. Schmidt, B.J. Schniepp, S.B. Kurtz, W.J. Johnson: Deferoxamine and coated charcoal hemoperfusion to remove aluminum in dialysis patients. Kidney int. 34 (1988) 804–808

236 McCollum, E.V., N. Simmonds, J.E. Becker, P.G. Shipley: Studies on experimental rickets. An experimental demonstration of the existence of a vitamin which promotes calcium deposition. J. biol. Chem. 53 (1922) 293–312

237 McKeown, P.P., W.C. McGarity, C.W. Sewell: Carcinoma of the parathyroid gland: is it overdiagnosed? Amer. J. Surg. 147 (1984) 292–298

238 McSheehy, P.M.J., T.J. Chambers: Osteoblast-like cells in the presence of parathyroid hormone release soluble factor that stimulates osteoclastic bone resorption. Endocrinology 119 (1986) 1654–1659

Farbtafel I

Kapitel 23

Malluche

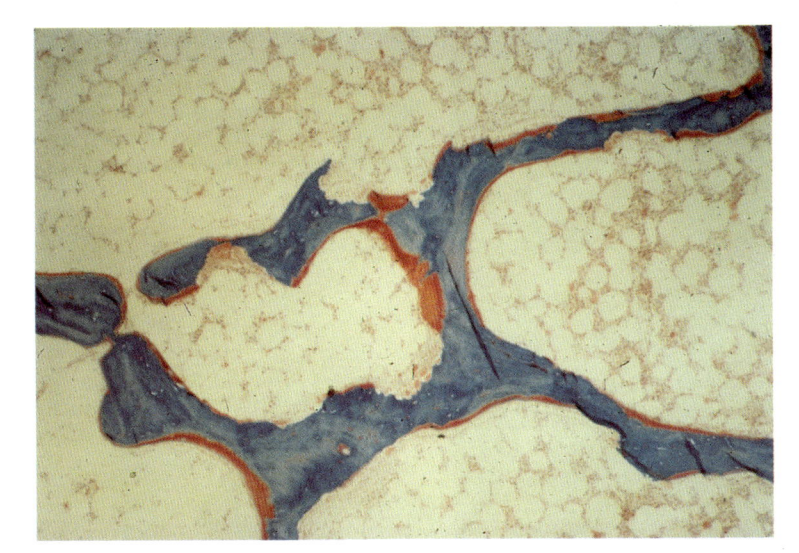

Abb. 1 Gemischte urämische Osteodystrophie. Leichter Anstieg des Osteoidvolumens und der Osteoidoberfläche. Resorptionslakunen mit Osteoklasten und peritrabekulärer Fibrose. Nicht entkalkt, 3 µm dicker Ausschnitt des Os ilii (modifizierte Masson-Goldner-Färbung, 25fache Vergrößerung).

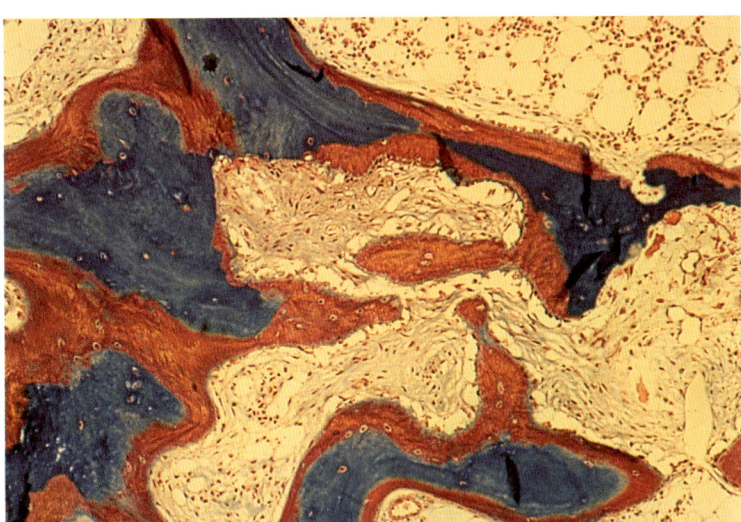

Abb. 2 Prädominante hyperparathyreoidale Knochenerkrankung. Ein großer Anteil der Trabekeloberfläche ist mit Osteoidsäumen bedeckt. Viele Osteoblasten und Osteoklasten. Markfibrose. Nicht entkalkt, 3 µm dicker Ausschnitt des Os ilii (modifizierte Masson-Goldner-Färbung, 39fache Vergrößerung).

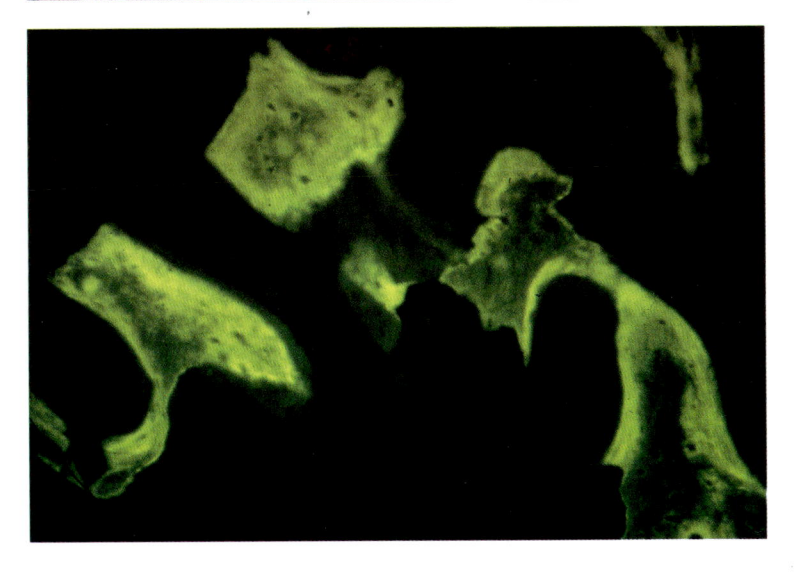

Abb. 3 Prädominante hyperparathyreoidale Knochenerkrankung. Diffuse breite Einfachmarkierung an der Knochen-Osteoid-Zwischenschicht und auf der Zementlinie. Nicht entkalkt, nicht gefärbt, 7 µm dicker Ausschnitt des Os ilii (Fluoreszenzlichtmikroskopie, 39fache Vergrößerung).

Kapitel 23

Malluche

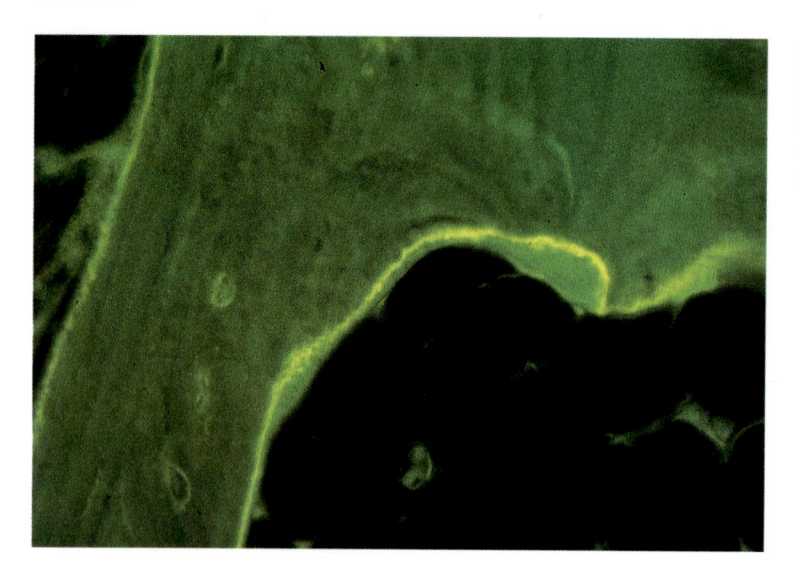

Abb. 4 Adynamische Knochenerkrankung. Schmale Einzelmarkierung an der Knochen-Osteoid-Zwischenschicht. Nicht entkalkt, nicht gefärbt, 7 μm dicker Ausschnitt des Os ilii (Fluoreszenzlichtmikroskopie, 126fache Vergrößerung).

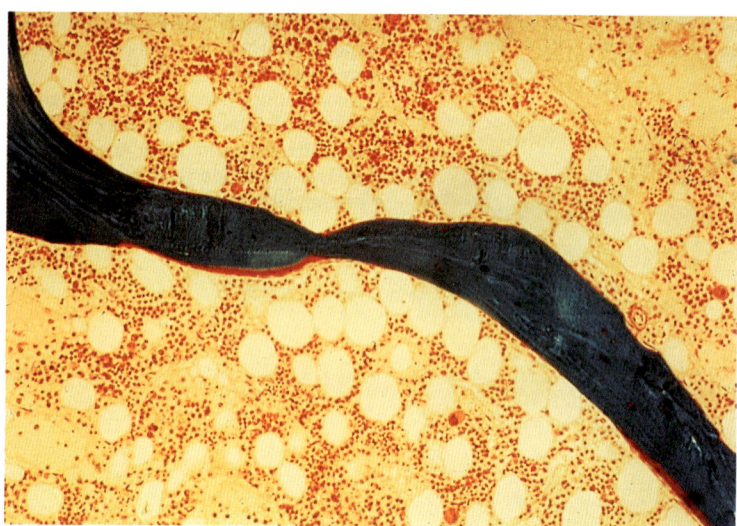

Abb. 5 Adynamische Knochenerkrankung. Keine Osteoblasten und Osteoklasten. Wenige schmale Osteoidsäume. Nicht entkalkt, 3 μm dicker Ausschnitt des Os ilii (modifizierte Masson-Goldner-Färbung, 39fache Vergrößerung).

Farbtafel III

Kapitel 26

Altmeyer/Nüchel

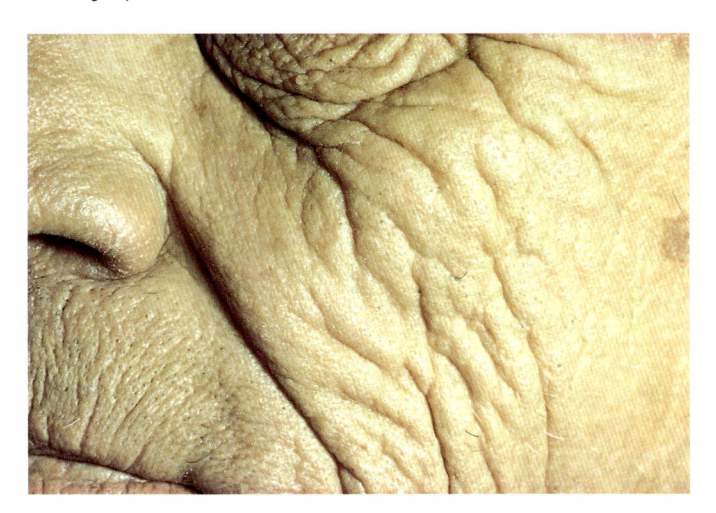

Abb. 6   55 Jahre alter Patient, der 13 Jahre hämodialysiert wurde. Fahlgelbes Hautkolorit mit ausgeprägter Faltenbildung.

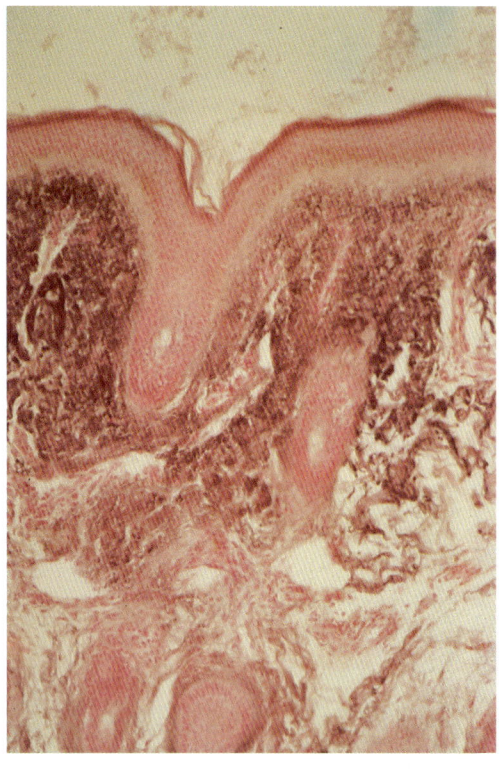

Abb. 7   Schwere aktinische Elastose bei Atrophie des Epithelbandes. Elastikafärbung.

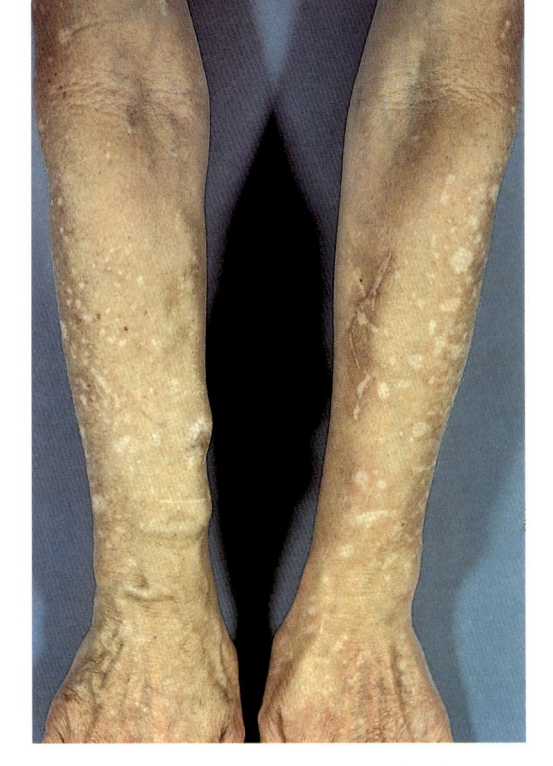

Abb. 8   Zahlreiche depigmentierte Narben bei Langzeitdialyse.

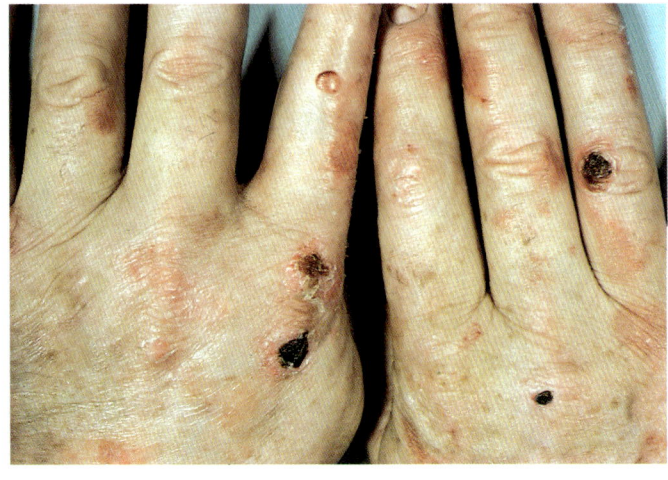

Abb. 9   Porphyria-cutanea-tarda-artiges Krankheitsbild bei Langzeitdialyse.

Kapitel 26

Altmeyer/Nüchel

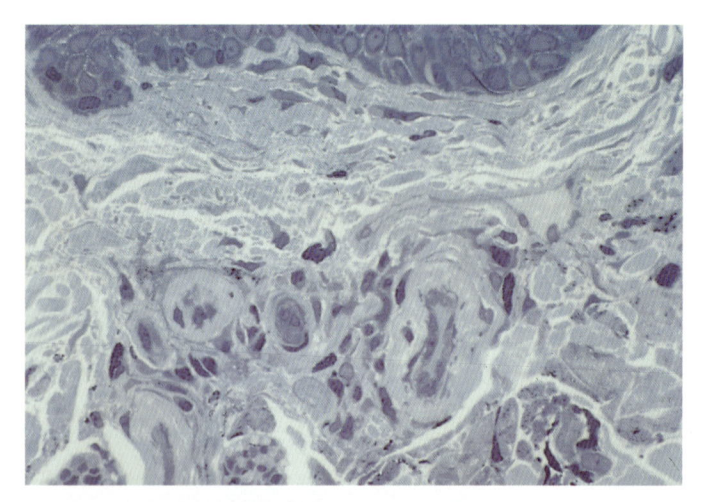

Abb. 10 Langzeitdialyse; schwere Veränderungen der korialen Kapillaren. Semidünnschnitt/Toluidinblaufärbung.

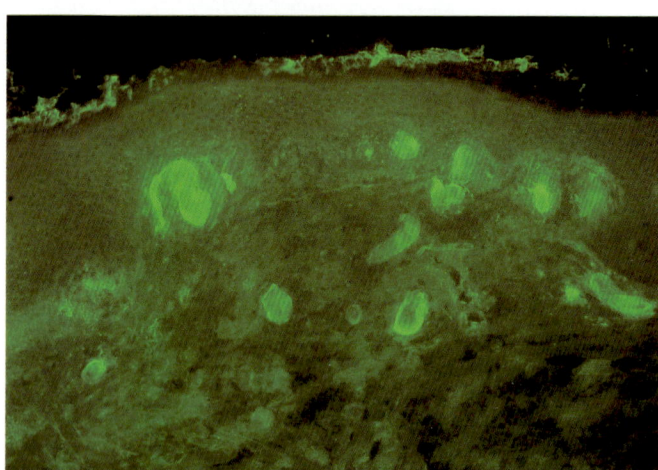

Abb. 11 Langzeitdialyse; immunfluoreszenzmikroskopischer Nachweis von Fibrinogen in den kleineren und mittleren Gefäßen des Koriums.

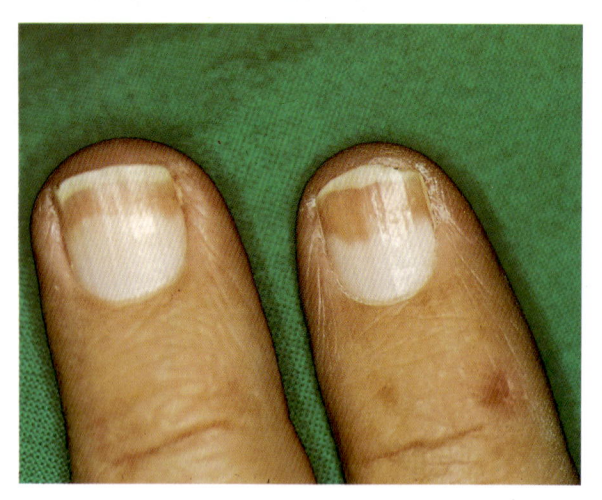

Abb. 12 Sogenannte „half and half nails" bei Langzeitdialyse.

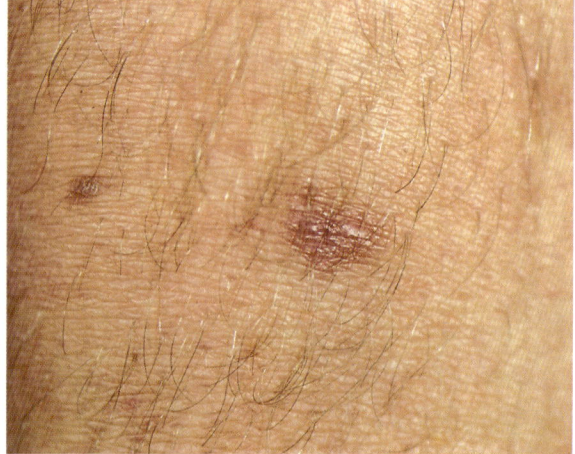

Abb. 13 Morbus Kyrle bei Langzeitdialyse. Münzgroße nicht juckende Hornpapel am Unterschenkel.

239 McSheehy, P.M.J., T.J. Chambers: Osteoblastic cells mediate osteoclastic responsiveness to PTH. Endocrinology 118 (1986) 824–828

240 McSheehy, P.M.J., T.J. Chambers: Osteoblastic cells mediate osteoclastic responsiveness to parathyroid hormone. Endocrinology 118 (1986) 824–828

241 Mehta, R.L., G. Scott, J.A. Sloand, C.W. Francis: Skin necrosis associated with acquired protein C deficiency in patients with renal failure and calciphylaxis. Amer. J. Med. 88 (1990) 252–257

242 Merke, J., U. Hügel, A. Zlotkowski: Diminished parathyroid 1,25(OH)$_2$D$_3$ receptors in experimental uremia. Kidney int. 32 (1987) 350–353

243 Miller, S.C., B.M. Bowman, J.M. Smith, W.S.S. Jee: Characterization of endosteal bone-lining cells from fatty marrow bone sites in adult beagles. Anat. Rec. 198 (1980) 163–173

244 Miller, S.C., W.S.S. Jee: Bone lining cells. In Hall, B.K.: Bone Metabolism and Mineralization, vol IV. CRC Press, Boca Raton/Fla. 1992 (pp. 1–19)

245 Milliner, D.S., H.G. Nebeker, S.M. Ott et al.: Use of deferoxamine infusion test in the diagnosis of aluminum-related osteodystrophy. Ann. intern. Med. 101 (1984) 775–780

246 Mischel, M.G., I.B. Salusky, W.G. Goodman, J.W. Coburn: Calcium citrate markedly augments aluminum absorption in man. Kidney int. 35 (1989) 399 (Abstract)

247 Miyata, T., R. Inagi, Y. Iida et al.: Involvement of β_2-microglobulin modified with advanced glycation end products in the pathogenesis of hemodialysis-associated amyloidosis: induction of human monocyte chemotaxis and macrophage secretion of tumor necrosis factor-α and interleukin-1 J. clin. Invest 93 (1994) 521–528

248 Miyata, T., O. Oda, R. Inagi et al.: β_2-Microglobulin modified with advanced glycation end products is a major component of hemodialysis-associated amyloidosis. J. clin. Invest. 92 (1993) 1243–1252

249 Miyauchi, A., J. Alvarez, E.M. Greenfield et al.: Recognition of osteopontin and related peotides by an $\alpha_v\beta_3$ integrin stimulates immediate cell signals in osteoclasts. J. biol. Chem. 266 (1991) 20369–20374

250 Moe, S.M., S.A. Barrett, S.M. Sprague: β_2-Microglobulin stimulates osteoclastic mediated bone mineral dissolution from neonatal mouse calvariae. Calcium reg. Horm. Bone Metab. 11 (1992) 302–306

251 Moe, S.M., S.M. Sprague: β_2-Microglobulin induces calcium efflux from cultured neonatal mouse calvariae. Amer. J. Physiol. 263 (1992) F540–F545

252 Mohan, S., D.J. Baylink: Bone growth factors. Clin. Orthop. 263 (1991) 30–49

253 Molitoris, B.A., P.S. Alfrey, N.L. Miller et al.: Efficacy of intramuscular and intraperitoneal deferoxamine for aluminum chelation. Kidney int. 31 (1987) 986–991

254 Moriniere, P., I. Vinatier, P.F. Westeel: Magnesium hydroxide as a complementary aluminum-free phosphate binder to moderate doses of oral calcium in uraemic patients on chronic hemodialysis. Nephrol. Dialys. Transplant. 3 (1988) 651–656

255 Moriniere, P., B. Boudailliez, C. Hocine et al.: Prevention of osteitis fibrosa, aluminum bone disease and soft-tissue calcification in dialysis patients: a long-term comparison of moderate doses of oral calcium +/- Mg(OH)$_2$ vs Al(OH)$_3$ +/- 1 alpha vitamin D$_3$ Nephrol. Dialys. Transplant. 4 (1989) 1045–1054

256 Moriniere, P., B. Viron, D. Judith et al.: Improvement of severe hyperparathyroidism by I.V. alfacalcidol, oral CaCO$_3$ and low dialyate calcium. Nephrol. Dialys. Transplant. 7 (1992) 762 (Abstract)

257 Morrissey, J., M. Rothstein, G. Mayor, E. Slatopolsky: Suppression of parathyroid hormone secretion by aluminum. Kidney int. 23 (1983) 69–704

258 Nachbaur, K., J. Troppmair, P. Bieling, B. Koltan, P. Konig, C.H. Huber: Cytokines in the control of β_2-microglobulin release. I. In vitro studies on various haemopoietic cells. Immunbiology 177 (1988) 55–65

259 Nachbaur, K., J. Troppmair, B. Kotlan et al.: Cytokines in the control of β_2-microglobulin release II. In vivo studies with recombinant interferons and antigens. Immunbiology 177 (1988) 66–75

260 Narbaitz, R.: Effects of vitamins A, C, D, and K on bone growth, mineralization and resorption. In Hall, B.K.: Bone vol. IV: Bone Metabolism and Mineralization. CRC Press, Boca Raton/Fla. 1992 (pp. 141–169)

261 Nebeker, N.G., D. Andress, D. Milliner et al.: Indirect methods for the diagnosis of aluminum bone disease: plasma aluminum, the desferrioxamine infusion test, and serum iPTH. Kidney int. 29 (1986) S96–S99

262 Nijweide, P.J., E.H. Burger, J.H. Feyen: Cells of bone: proliferation, differentiation, and hormonal regulation. Physiol Rev. 66 (1986) 855–856

263 Nissenson, R.A., S.R. Abbott, A.P. Teitelbaum et al.: Endogenous biologically active human parathyroid hormone: measurement by a guanyl nucleotide-amplified renal adenylate cyclase assay. J. clin. Endocrinol. 52 (1981) 840–846

264 Noda, M., J.J. Camilliere: In vivo stimulation of bone formation by transforming growth factor-beta. Endocrinology 124 (1989) 2991–2994

265 Nordal, K.P., E. Dahl: Low dose calcitriol versus placebo in patients with predialysis chronic renal failure. J. clin. Endocrinol. 67 (1988) 929–936

266 Norimatsu, H., C. Van der Wiel, R.V. Talmage: Morphological support of a role of cells lining bone surfaces in maintenance of plasma calcium concentrations. Clin. Orthop. 138 (1979) 254–262

267 Nygren, P., R. Larsson, H. Johannson, S. Ljunghall, J. Rastad, G. Akerstrom 1,25(OH)$_2$D$_3$ inhibits hormone secretion and proliferation but not functional differentiation of cultured bovine parathyroid cells. Calcif. Tiss. int. 42 (1988) 213–218

268 O'Donovan, R., D. Baldwin, M. Hammer et al.: Substitution of aluminum salts by magnesium salts in control of dialysis hyperphosphataemia. Lancet 1986/I, 880–882

269 Okazaki, T., K. Ando, T. Igarishi, E. Ogata, T. Fujita: Conserved mechanism of negative regulation by extracellular calcium: parathyroid gene versus atrial natriuretic polypeptide gene: J. clin. Invest. 89 (1992) 1268–1273

270 Oldberg, A., A. Franzén, D. Heinegard: Cloning and sequence analysis of rat bone sialoprotein (osteopontin) cDNA reveals an Arg-Gly-Asp cell-binding sequence. Proc. nat. Acad. Sci. (1986) 8819–8823

271 Ott, S.M., N.A. Maloney, G.L. Klein, A.C. Alfrey, M.E. Ament, J.W. Coburn: Aluminum is associated with low bone formation in patients receiving chronic parenteral nutrition. Ann. intern. Med. 98 (1983) 910–914

272 Page, B., J. Zingraff, J.C. Souberbielle et al.: Correction of severe secondary hyperarathyroidism in two dialysis patients: surgical removal versus percutaneous ethanol injection. Amer. J. Kidney Dis. 19 (1992) 378–381

273 Palma, F.J.M., H.A. Ellis, D.B. Cook et al.: Osteomalacia in patients with chronic renal failure before dialysis or transplantation. Quart. J. Med. 207 (1983) 332–348

274 Parfitt, A.M.: Plasma calcium control at quiescent bone surfaces: a new approach to the homeostatic function of bone lining cells. Bone 10 (1989) 87–88

275 Parfitt, A.M.: The cellular basis of bone remodeling: the quantum concept reexamined in light of recent advances in the cell biology of bone. Calcif. Tiss. int. 36 Suppl. 1 (1984) S37–S45

276 Parfitt, A.M.: The physiological and clinical significance of bone histomorphometric data. In Recker, R.: Bone Histomorphometry. Techniques and Interpretations. CRC Press, Boca Raton/Fla. 1983 (pp. 143–223)

277 Parfitt, A.M.: Soft tissue calcification in uremia. Arch. intern. Med. 124 (1969) 544–556
278 Pei, Y., G. Hercz, C. Greenwood et al.: Non-invasive prediction of aluminum bone disease in hemo- and peritoneal dialysis patients. Kidney int. 41 (1992) 1374–1382
279 Pelligrino, E.D., R.M. Biltz: The composition of human bone in uremia. Medicine 44 (1965) 397–416
280 Perry, H.M., W. Skogen, J.C. Chappel et al.: Conditioned mediums from osteoblast-like cells mediate parathyroid hormone-induced bone resorption. Calcif. Tiss. int. 40 (1987) 298–300
281 Pierides, A.M., H.A. Ellis, D.N.S. Kerr: Phosphate deficiency osteomalacia during regular hemodialysis. Lancet 1976/II, 746
282 Piraino, B., T. Chen, L. Cooperstein, G. Segre, J. Puschett: Fractures and vertebral bone mineral density in patients with renal osteodystrophy. Clin. Nephrol. 30 (1988) 57–62
283 Pitts, T.O., B.H. Piraino, R. Mitro et al.: Hyperparathyroidism and 1,25-dihydroxyvitamin D deficiency in mild, moderate, and severe renal failure. J. clin. Endocrinol. 67 (1988) 876–881
284 Popovtzer, M.M., J. Levi, Y. Bar-Khayim et al.: Assessment of combined $24,25(OH)_2D_3$ and $1\alpha(OH)_2D_3$ therapy for bone disease in dialysis patients. Bone 13 (1992) 369–377
285 Portale, A.A., B.E. Booth, C.T. Huan, R.C. jr. Morris: Reduced plasma concentration of 1,25-dihydroxyvitamin D in children with moderate renal insufficiency. Kidney int. 21 (1982) 627–632
286 Price, P.A.: vitamin K-dependent formation of bone Gla protein (osteocalcin) and its function Vitam. u. Horm. 42 (1985) 65–108
287 Provvedine, D.M., C.D. Tsoukas, L.J. Deftos, S.C. Manolagas: 1,25-Dihydroxyvitamin D_3 receptors in human leukocytes. Science 221 (1983) 1181–1182
288 Puschett, J.B., W.S. Beck jr., A. Jelonek: Parathyroid hormone and 25-hydroxyvitamin D_3 synergistic and antagonistic effects on renal phosphate transport. Science 190 (1975) 473–475
289 Qi, Q.L., M.C. Faugere, Z.P. Geng, H.H. Malluche: Sensitivity and specificity of serum levels of intact parathyroid hormone in predicting bone turnover in renal osteodystrophy. Presented at 16th Annual Meeting of the American Society for Bone and Mineral Research, September 9, 1994, Kansas City/Mo.
290 Quarles, L.D., B. Lobaugh, G. Murphy: Intact parathyroid hormone overestimates the presence and severity of parathyroid-medicated osseous abnormalities in uremia. J. clin. Endocrinol. 75 (1992) 145–150
291 Raisz, L.G., C.L. Trummel, M.F. Holic, H.F. DeLuca: 1,25-Dihydroxycholecalciferol: a potent stimulator of bone resorption in tissue culture. Science 175 (1972) 768–769
292 Ramadori, G., A. Mitsch, H. Reider, K.H. Meyer Zum Buschenfelde: Alpha- and gamma-interferon but not interleukin-1 modulate synthesis and secretion of β_2-microglobulin by hepatocytes. Europ. J. clin. Invest. 18 (1988) 343–351
293 Reinholt, F.P., K. Hultenby, A. Olberg, D. Heinegard: Osteopontin – a possible anchor of osteoclasts to bone. Proc. nat. Acad. Sci. 87 (1990) 4473–4475
294 Richardson, J.A., G. Herron, R. Reitz, R. Layzer: Ischemic ulcerations of skin and necrosis of muscle in azotemic hyperparathyroidism. Ann. intern. Med. 71 (1969) 129–138
295 Ritz, E., B. Krempien, O. Mehls, H.H. Malluche: Skeletal abnormalities in chronic renal insufficiency before and during maintenance hemodialysis. Kidney int. 4 (1973) 116–127
296 Ritz, E., H.H. Malluche, J. Bommer et al.: Metabolic bone disease in patients on maintenance hemodialysis. Nephron 12 (1974) 393–404
297 Ritz, E., H.H. Malluche, J. Bommer, O. Mehls, B. Krempien: Metabolic bone disease in patients on maintenance hemodialysis. Nephron 12 (1974) 393–404
298 Robey, P.G., L.W. Fisher, M.F. Young, J.D. Termine: The biochemistry of bone. In Riggs, B.L., L.J. Melton: Osteoporosis: Etiology, Diagnosis, and Management. Raven, New York 1988 (pp. 95–109)
299 Rodan, G.A., Martin, T.J.: Role of osteoblasts in hormonal control of bone resorption – a hypothesis. Calcif. Tiss. int. 33 (1981) 349–351
300 Rodan, G.A., S.B. Rodan: Expression of the osteoblastic phenotype. In Peck, W.A.: Bone and Mineral Research. Elsevier, Amsterdam 1983 (pp. 244–285)
301 Roe, S.M., L.D., Graham, W.B. Brock, D.E Barker: Calciphylaxis: early recognition and management. Amer. J. Surg. 60 (1994) 81–86
302 Rolla, D., E. Paoletti, C. Augeri, R. De Grandi, C. Mantelli, G. Cannella: Effects of subcutaneous calcitriol (CLT) administration on plasma PTH of CAPD patients (UP). Nephrol. Dialys. Transplant. 7 (1992) 762 (Abstract)
303 Rosenblatt, M., H.M. Kronenberg, J.T. Potts jr.: Parathyroid hormone. In DeGrott, L.J.: Endocrinology. Saunders, Philadelphia 1989 (chapter 54)
304 Rosenthall, L., M. Kaye: Obervations on the mechanism of ^{99m}Tc-labeled phosphate complex uptake in metabolic bone disease. Semin. nucl. Med. 6 (1976) 59
305 Rosenthall, L.: Radiophosphate imaging and bone densitometry in renal osteodystrophy. Curr. Opin. Nephrol. Hypertens. 2 (1993) 956–961
306 Ross, F.P., J. Chappel, J.I. Alvarez et al.: Interactions between the bone matrix proteins osteopontin and bone sialoprotein and the osteoclast integrin $\alpha_v\beta_3$ potentiate bone resorption. J. biol. Chem. 268 (1993) 9901–9907
307 Rostand, S.G., K.A. Sanders, E.A. Kirk, E.A. Rutsky, R.G. Fraser: Myocardial calcification and cardiac dysfunction in chronic renal failure. Amer. J. Med. 85 (1988) 651–657
308 Rothmund, M., P.K. Wagner, C. Schark: Subtotal parathyroidectomy versus total parathyroidectomy and autotransplantation in secondary hyperparathyroidism: a randomized trial. Wld. J. Surg. 15 (1991) 745–750
309 Rouleau, M.F., H. Warshawsky, D. Golzman: Parathyroid hormone binding in vivo to renal, hepatic, and skeletal tissues of the rat using a radioautographic approach. Endocrinology 118 (1986) 919–931
310 Rubinger, D., M.M. Friedlaender, J. Silver, Y. Kopolovix, W.J. Czaczkes, M.M. Popovtzer: Progressive vascular calcification with necrosis of extremities in hemodialysis patients: a possible role of iron overload. Amer. J. Kidney Dis. 7 (1986) 125–129
311 Rubinger, D., M.M. Friedlaender, J. Silver, Y. Kopolovic, W.J. Czaczkes, M.M. Popovtzer: Progressive vascular calcification with necrosis of extremities in hemodialysis patients: a possible role of iron overload. Amer. J. Kidney Dis. 7 (1986) 125–129
312 Rude, R.K., S.B. Oldham, C.F. Sharp jr., F.R. Singer: Parathyroid hormone secretion in magnesium deficiency. J. clin. Endocrinol. 47 (1978) 800
313 Russell, J., D. Lettieri, L.M. Sherwood: Suppression by $1,25(OH)_2D_3$ of transcription of the parathyroid hormone gene. Endocrinology 119 (1986) 2864–2866
314 Sakagami, Y., G. Girasole, X.P. Yu, H.S. Boswell, S.C. Manolagas: Stimulation of interleukin-6 production by either calcitonin gene-related peptide or parathyroid hormone in two phenotypically distinct bone marrow-derived murine stromal cell lines. J. Bone Mineral. Res. 8 (1993) 811–816
315 Salusky, I.B., J.W. Coburn, J. Brill et al.: Bone disease in pediatric patients undergoing dialysis with CAPD or CCPD. Kidney int. 33 (1988) 975–982

316 Salusky, I.B., J. Foley, P. Nelson et al.: Aluminum accumulation during treatment with aluminum hydroxide and dialysis in children and young adults with chronic renal disease. New Engl. J. Med. 324 (1991) 527–531

317 Salusky, I.B., W.G. Goodman, K.C. Norris, R. Horst, R.N. Fine, J.W. Coburn: Bioavailability of calcitriol: comparison of oral, intravenous and intraperitoneal routes of administration in CAPD patients. Kidney int. 33 (1988) 250 (Abstract)

318 Sawyer, N., K. Noonan, P. Altmann et al.: High-dose calcium carbonate with stepwise reduction in dialysate-calcium concentration: effective phosphate control and aluminum avoidance in haemodialysis patients. Nephrol. Dialys. Transplant. 3 (1988) 1–5

319 Schaefer, K., J. Scheer, G. Asmus et al.: The treatment of uraemic hyperphosphataemia with calcium acetate and calcium carbonate: a comparative study. Nephrol. Dialys. Transplant. 6 (1991) 170–175

320 Schneider, H., J.H.M., Feyen, K. Seuwen, N.R. Movva: Cloning and functional expression of a human parathyroid hormone receptor. Europ. J. Pharmacol. 246 (1993) 149–155

321 Schwartz, K.V.: Heart block in renal failure and hypercalcemia. J. Amer. med. Ass. 235 (1976) 1550 (letter)

322 Schwartz, Z., J. Shani, A. Soskolne, H. Touma, D. Amir, J.K. Sela: Uptake and biodistribution of ^{99m}Tc-MD(P-32) during rat tibial bone repair. J. nucl. Med. 34 (1993) 104–108

323 Sebert, J.L., M.A. Gueris, M.A. Herve et al.: Assessment of the aluminum overload and of its possible toxicity in asymptomatic uremic patients: evidence for a depressive effect on bone formation. Bone 6 (1985) 373–375

324 Sedman, S.B., A.C. Alfrey, N.L. Miller, W.G. Goodman: Tissue and cellular basis for impaired bone formation in aluminum-related osteomalacia in the pig. J. clin. Invest. 79 (1987) 86–92

325 Seidel, A., G. Klaus, P. Herrmann, J. Schurek, O. Mehls, E. Ritz: Kinetics of suppression of PTH secretion by 1,25(OH)$_2$D$_3$: in vivo implications for bolus therapy. Nephrol. Dialys. Transplant. 7 (1992) 763 (Abstract)

326 Shah, G.M., R.L. Winer, R.E. Culter et al.: Effects of a magnesium-free dialysate on magnesium metabolism during continuous ambulatory peritoneal dialysis. Amer. J. Kidney Dis. 10 (1987) 268–275

327 Sheikh, M.S., J.A. Maguire, M. Emmett et al.: Reduction of dietary phosphorus absorption by phosphorus binders. A theoretical, in vitro, and in vivo study. J. clin. Invest 83 (1989) 66–73

328 Sherrard, D.J., G. Hercz, Y. Pei et al.: The spectrum of bone disease in end-stage renal failure – an evolving disorder. Kidney int. 43 (1993) 436–442

329 Sherwood, L.M., G.P. Mayer, D.F. Ramberg et al.: Regulation of parathyroid hormone secretion: proportional control by calcium, lack of effect of phosphate. Endocrinology 83 (1968) 1043–1051

330 Shurmur, S.W., J.A. D'Elia, R.E. Gleason, R.W. Nesto, R.A. De Silva, L.A. Weinrauch: Cardiac conduction defects associated with aortic and mitral valve calcification in dialysis patients. Renal Fail. 12 (1990) 103–107

331 Sideman, S., D. Manor: The dialysis dementia syndrome and aluminum intoxication. Nephron 31 (1982) 1–10

332 Simon, L.S., S.M.K. Krane: Procollagen extension peptides as markers of collagen synthesis. In Frame, B., J.T. Potts jr.: Clinical Disorders of Bone and Mineral Metabolism. Excerpta Medica, Amsterdam 1983 (pp. 108–111)

333 Simpson, R.U., G.A. Thomas, A.J. Arnold: Identification of 1,25-dihydroxyvitamin D$_3$ receptors and activities in muscle. J. biol. Chem. 260 (1985) 8882–8891

334 Simpson, W., H.A. Ellis, D.N. Kerr: Bone disease in long-term haemodialysis: the association of radiological and histological abnormalities. Brit. J. Radiol 49 (1976) 105–110

335 Slatopolsky, E., M. Beckoben, J. Kelber, A. Brown, J. Delmez: Effects of calcitriol and non-calcemic vitamin D analogs on secondary hyperparathyroidism. Kidney int. 42 (1992) S43–S49

336 Slatopolsky, E., C. Weerts, K. Norwood et al.: Long-term effects of calcium carbonate and 25 mEq/L calcium dialysate on mineral metabolism. Kidney int. 36 (1989) 897–903

337 Slatopolsky, E., C. Weerts, J. Thielan, R. Horst, H. Harter, K.J. Martin: Marked suppression of secondary hyperparathyroidism by intravenous administration of 1,25-dihydroxycholecalciferol in uremic patients. J. clin. Invest. 74 (1984) 2136–2143

338 Slatopolsky, E., D.W. Windus, K. Norwood et al.: Short-term comparison of calcium carbontae (CaCO$_3$) and calcium acetate (CaAc) in hemodialysis patients (HDP) treated with 25 mEq/L calcium (Ca) dialysate. J. Amer. Soc. Nephrol. 1 (1990) 378 (Abstract)

339 Smith, A.J., M.C. Faugere, P. Fanti, H.H. Malluche: Trade in and trade off of deferoxamine therapy in hemodialyzed patients. Kidney int. 31 (1987) 246 (Abstract)

340 Smith, E.L., N.C. Walworth, M.F. Holick: Effect of 1,25-dihydroxyvitamin D$_3$ on the morphologic and biochemical differentiation of cultured human epidermal keratinocytes grown in serum-free conditions. J. invest. Dermatol. 86 (1986) 709–714

341 Smith, J.E., D.S. Goodman: The turnover and transport of vitamin D and of a polar metabolite with the properties of 25-hydroxycholecalciferol in human plasma. J. clin. Invest. 50 (1971) 2159–2167

342 Sokol, A., T. Gral, D.N. Edelbaum, V. Rosen, M.E. Rubini: Correlation of autopsy findings and clinical experience in chronically dialysed patients. Trans. Amer. Soc. artif. intern. Org. 13 (1967) 51

343 Solbiati, L. A. Giangrande, L.D. Pra, E. Belloti, P. Cantu, C. Ravetto: Percutaneous ethanol injection of parathyroid tumors under US guidance: treatment for secondary hyperparathyroidism. Radiology 155 (1985) 607–610

344 Sprague, S.M., S.M. Moe: Safety and efficacy of long-term treatment of secondary hyperparathyroidism by low-dose intravenous calcitriol. Amer. J. Kidney Dis. 19 (1992) 532–539

345 Stanbury, S.W.: Azotaemic renal osteodystrophy. Brit. med. Bull. 13 (1957) 57

346 Stanbury, S.W., A.C. Lumb, W.F. Nicholson: Elective subtotal parathyroidectomy for renal hyperparathyroidism. Lancet 1961/II, 1150

347 Stauffer, M., D. Baylink, J. Wergedal, C. Rich: Decreased bone formation, mineralization, and enhanced resorption in calcium-deficient rats. Amer. J. Physiol. 225 (1973) 269–276

348 Stepan, J.J., E. Silinkova-Malkova, T. Havrenek et al.: Relationship of plasma tartrate resistant acid phosphatase to the bone isoenzyme of serum alkaline phosphatase in hyperparathyroidism. Clin. chim. Acta. 133 (1983) 189–200

349 Stewart, A.F., A.E. Broadus: Mineral metabolism. In Felig, P., J.D. Baxter, A.E. Broadus, L.A. Frohman: Endocrinology and Metabolism, 2nd ed. McGraw-Hill, New York 1987 (pp. 1317–1453)

350 Stumpf, W.E., M. Sar, F.A. Reid et al.: Target cells for 1,25-dihydroxyvitamin D$_3$ in intestinal tract, stomach, kidney, skin pituitary and parathyroid. Science 206 (1979) 1188–1190

351 Suda, T., E. Abe, C. Miyaura et al.: Vitamin D in the differentiation of myeloid leukemia cells. In Kumar, R.: Vitamin D, Basic and Clinical Aspects Nijhoff, The Hague 1984 (pp. 343–363)

352 Sutton, R.A.L., J.H. Dirks: Renal handling of calcium. Fed. Proc. 1978, 2112–2119

353 Swan, R.C., R.F. Pitts: Neutralization of infused acid by nephrectomized dogs. J. clin. Invest. 34 (1955) 205

354 Takeda, S., T. Michigishi, E. Takakura: Successful ultrasonically guided percutaneous ethanol injection for secondary hyperparathyroidism. Nephron 62 (1992) 100–103

355 Talmage, R.V. et al.: The demand for bone calcium in maintenance of plasma calcium concentrations. In Horton, J.E., Tarplay, Davis: Mechanisms of Localized Bone Loss. Washington, DC. Info Retrieval 1978, 73–92

356 Tam, C.S., J.N.M. Heersche, T.M. Murray, J.A. Parsons: Parathyroid hormone stimulates the bone apposition rate independently of its resorptive action: differential effects of intermittent and continual administration. Endocrinology 110 (1982) 506–512

357 Tanaka, H., E. Abe, C. Miyaura et al.: 1,25-Dihydroxyvitamin D_3 and a human myeloid leukemia cell line (HL-60): the presence of cytosol receptor and induction of differentiation. Biochem. J. 204 (1982) 713–719

358 Tanaka, Y., H. Frank, H.F. DeLuca: Biological activity of 1,25-dihydroxyvitamin D_3 in the rat. Endocrinology 92 (1973) 417–422

359 Tanaka, Y., H. Frank, H.F. DeLuca: Biological activity of 1,25-dihydroxyvitamin D_3 in the rat. Endocrinology 92 (1973) 417–422

360 Tashjian, A.H. jr., E.F. Voelker, M. Lazzaro et al.: Alpha and beta transforming growth factors stimulate prostaglandin production and bone resorption in culture mouse calvaria. Proc. nat. Acad. Sci. 82 (1985) 4535–4538

361 Teitelbaum, S.L.: Renal osteodystrophy. Hum. Pathol. 15 (1984) 306–323

362 Termine, J.D., H.K. Kleinman, S.W. Whitson, K.M. Conn, M.L. McGarvey, G.R. Martin: Osteonectin, a bone-specific protein linking mineral to collagen. Cell. 26 (1981) 99–105

363 Teti, A., H.C. Blair, P. Schlessinger et al.: Extracellular protons acidify osteoclasts, reduce cytosolic calcium and promote expression of cell-matrix attachment structures. J. clin. Invest. 84 (1989) 773–780

364 Tian, J., M. Smogorzewski, L. Kedes, S.G. Massry: Parathyroid hormoneparathyroid hormone-related protein receptor messenger RNA is present in many tissues besides the kidney. Amer. J. Nephrol. 13 (1993) 210–213

365 Tielemans, C., J. Boelaert, P. Vergauwe et al.: Deferoxamine does not increase the risk for bacteremia in hemodialysis patients. Nephron 53 (1989) 276–277

366 Tsoukas, C.D., C.M. Provvedine, S.C. Manolagas: 1,25-Dihydroxyvitamin D_3, a novel immuneregulatory hormone. Science 224 (1984) 1438–1440

367 Tsukamoto, Y., M. Nomura, F. Narumo: Medicamentous parathyroidectomy by oral 1,25$(OH)_2D_3$ pulse therapy. Nephron 51 (1989) 130–131

368 Tsukamoto, Y., M. Nomura, Y. Takahashi, M. Ohkubo, R. Kikawada: The oral 1,25-dihydroxyvitamin D_3 in hemodialysis patients with severe secondary hyperparathyroidism. Nephron 57 (1991) 23–28

369 Uehara, H.: Reevaluation of the usefulness of serum free hydroxyproline as a parameter for assessing renal osteodystrophy. Nippon Jinzo Gakkai Shi 35 (1993) 49–58

370 Vaes, G.: Cell biology and biochemical mechanism of bone resorption. A review of recent developments on the formation, activation, and mode of action of osteoclasts. Clin. Orthop. 231 (1988) 239–271

371 Vaes, G.: Cellular biology and biochemical mechanism of bone resorption. A review of recent developments on the formation, activation, and mode of action of osteoclasts. Clin. Orthop. 231 (1988) 239–271

372 Vargheze, Z., J.F. Moorehead, K. Farrington: Effect of 24,25-dihydroxycholecalciferol on intestinal absorption of calcium and phosphate and parathyroid hormone secretion in chronic renal failure. Nephron 60 (1992) 286–291

373 Vesterby, A., H.J. Gundersen, F. Melsen: Star volume of marrow space and trabecular of the first lumbar vertebra: sampling efficiency and biological variation. Bone 10 (1989) 7–13

374 Vicenti, F., S.B. Arnaud, R. Recker: Parathyroid and bone response of the diabetic patient to uremia. Kidney int. 25 (1984) 677–682

375 Voigts, A.L., A.J. Felsenfeld, F. Llach: The effects of calciferol and its metabolites on patients with chronic renal failure. Arch. intern. Med. 143 (1983) 1205–1211

376 Waite, L.C., W.A. Volkert, A.D. Kenny: Inhibition of bone resorption by acetazolamide in the rat. Endocrinology 87 (1970) 1129–1139

377 Walker, D.G.: Bone resorption restored in osteopetrotic mice by transplants and normal bone marrow and spleen cells. Science 190 (1975) 784–785

378 Ward, M.K., T.G. Feest, H.A. Ellis, I.S. Parkinson, D.N.A. Kerr: Osteomalacic dialysis osteodystrophy: evidence for a water-borne etiological agent, probably aluminum. Lancet 1978/I, 841–845

379 White, J.V., P. LoGerfo, C. Feind, C. Weber: Autologous parathyroid transplantation. Lancet 1983/II, 461 (letter)

380 Zambonin, Z.A., A. Teti, M.V. Primavera: Resorption of vital or devitalized bone by isolated osteoclasts in vitro; the role of lining cells. Cell Tiss. Res. 235 (1984) 561–564

381 Zingraff, J.J., L.H. Noel, T. Bardin et al.: β_2-microglobulin amyloidosis as a complication of chronic renal failure. New Engl. J. Med. 323 (1990) 1070–1071

24 Sexuelle Störungen niereninsuffizienter Patientinnen

J. Baltzer

Einleitung

Die Zahl niereninsuffizienter Patientinnen, deren Leben durch die unterschiedlichen Formen der Dialyse oder die Nierentransplantation verlängert werden konnte, hat in den letzten Jahren ständig zugenommen. Bedingt durch die Grunderkrankung und in Abhängigkeit vom Lebensalter resultieren unterschiedliche gynäkologische Probleme, die bei der Betreuung dieser Patientinnen auch unter dem Aspekt der speziellen Therapieformen berücksichtigt werden müssen (3) (Tab. 24.1). Als Folge der fortschreitenden Niereninsuffizienz kommt es bei Frauen zu einer hormonellen Dysregulation mit ausgeprägten Zyklusstörungen. Bei 30% der Patientinnen besteht eine Oligomenorrhö (8). In etwa 60% liegt eine Amenorrhö vor (17, 18, 21, 30, 45, 57).

So beschreiben Ginsburg u. Owen (30) nur bei 42 Patientinnen ein normales Zyklusverhalten von 115 Frauen unter Dialyse (Tab. 24.2). Obwohl die Menstruationsstörungen als typisch bei Abnahme der Nierenfunktion und Vorliegen einer Urämie angesehen werden, bestehen im Schrifttum unterschiedliche Auffassungen zum Pathomechanismus dieser endokrinologischen Störungen (9, 24, 33, 58, 69). Es wird in diesen älteren Arbeiten darauf hingewiesen, daß Veränderungen auf verschiedenen Ebenen der Achse Hypothalamus, Hypophyse und Ovarien vorliegen müssen, allerdings hatten die genannten Hormonanalysen zu widersprüchlichen Ergebnissen geführt.

Tabelle 24.1 Gynäkologische Probleme von Frauen unter Dialyse

- hormonale Dysregulation
- Zyklusstörungen (Amenorrhö, Hypermenorrhö)
- erhöhte Malignomrate
- Kontrazeption
- Schwangerschaft
- sexuelle Probleme

Tabelle 24.2 Zyklusverhalten bei Frauen unter Dialyse (aus Ginsburg, E. S., W. F. Owen: Semin. Dialys. 6 [1993] 105)

Amenorrhö	49/102
Oligomenorrhö	18/115
normaler Zyklus	42/115
Polymenorrhö	15/47

Zyklusstörungen

Physiologischer Ablauf des Zyklusgeschehens

Um die unterschiedlichen Störungen verständlich zu machen, soll zunächst auf die Physiologie der Ovarialfunktion eingegangen werden. An der Steuerung der Ovarialfunktion sind das Zentralnervensystem mit Hypothalamus, Hypophysenvorderlappen und Ovar selbst beteiligt. Im Nucleus arcuatus des mediobasalen Hypothalamus liegen spezifische Nervenzellen, die in der Lage sind, das Gonadotropin-releasing-Hormon (GnRH) zu produzieren, zu sezernieren und anschließend an das hypophysäre Pfortadersystem abzugeben. Die Freigabe von GnRH erfolgt durch einen noch unbekannten Zeitgeber im Sinne einer pulsatilen Sekretion. Die Modulation des Rhythmus der GnRH-Sekretion erfolgt durch Sexualsteroide wie Östradiol und Progesteron. In der Follikelreifungsphase besteht ein pulsatiler Rhythmus von etwa 90minütigen Abständen. In der Lutealphase wird die Pulsfrequenz verlangsamt. Das GnRH wird an spezifischen membranständigen Rezeptoren der Adenohypophyse gebunden und induziert dort über Second messengers die Freisetzung und Neusynthese der Gonadotropine FSH und LH. An der Regulation der GnRH-produzierenden Neurone sind neben den Sexualsteroiden auch Catecholamine sowie Neuropeptide und endogene Opiate beteiligt. Die aus der Hypophyse abgegebenen Gonadotropine binden an entsprechende membranständige Rezeptoren des Ovars und bewirken dort Follikelreifung, Ovulation und Bildung des Corpus luteum. Durch Einwirkung von FSH und Sexualsteroiden und zum Teil auch unbekannten Faktoren erfolgt eine Selektion des dominanten Follikels. Dieser Prozeß ist am 8. Zyklustag abgeschlossen. Der dominante Follikel ist für die Östrogenproduktion entscheidend. Der periphere Östradiolspiegel steigt bis zur Zyklusmitte kontinuierlich an, erreicht kurz vor der Ovulation seinen Höhepunkt und bewirkt über einen positiven Rückkopplungsmechanismus die typische mittzyklische Ausschüttung von LH und FSH aus der Hypophyse. Die verstärkte mittzyklische Ausschüttung von LH und FSH stellt die Voraussetzung für die anschließende Ovulation dar. Durch einen präovulatorischen Progesteronanstieg in der Follikelflüssigkeit werden autolytische Enzyme induziert, die einen enzymatischen Abbau der Follikelwandung in Gang setzen, so daß die Ausstoßung der reifen Eizelle aus dem rupturierten Follikel erfolgen kann. Nach der Ovulation entsteht das Corpus luteum. Es enthält luteinisierte Theka- und Granulosazellen. Durch eine aktive Gefäßeinsprossung erhalten diese Zellen Anschluß an das

Gefäßsystem. Durch den mittzyklischen FSH-Gipfel wird vermutlich die Synthese von LH-Rezeptoren auf den Membranen der luteinisierten Granulosazellen induziert. Hierdurch wird das Corpus luteum gegenüber LH bzw. HCG sensitiv. Am 7. bis 8. Tag nach der Ovulation erreicht das Corpus luteum seine maximale endokrine Aktivität mit 25 mg Progesteron/24 h, die Lebensdauer beträgt etwa 12–14 Tage. Nach dieser Zeit kommt es zur Rückbildung des Gelbkörpers, falls keine Schwangerschaft eingetreten ist. Die freigesetzten Sexualsteroide Östradiol und Progesteron greifen am Endometrium, der Cervix uteri, dem Vaginalepithel, der Brustdrüse, dem Hypothalamus und dem Hypophysenvorderlappen an. Es kommt zur typischen Umwandlung der Gebärmutterschleimhaut und über die Proliferation zur sekretorischen Umwandlung des Endometriums. Hierdurch sind die Voraussetzungen für die Implantation einer Blastozyste gegeben. Progesteron hemmt seinerseits die Synthese von Östradiolrezeptoren und stellt somit ein natürliches Antiöstrogen dar. Bleibt eine Schwangerschaft aus, bildet sich das Corpus luteum zurück. Es kommt zur Abstoßung des sekretorisch umgewandelten Endometriums, zur Menstruation. Prostaglandin $F_{2\alpha}$ führt zur Kontraktion des Myometriums. Prostacyclin wirkt relaxierend. Darüber hinaus ist Prostacyclin ein wirksamer Vasodilatator und hemmt die Thrombozytenaggregation, so daß das Menstrualblut nicht gerinnbar ist. Gleichzeitig ist die fibrinolytische Aktivität durch eine vermehrte Plasminfreisetzung gesteigert. Typische Veränderungen finden sich an der Cervix uteri. Unter dem Einfluß der Östrogene nimmt die Viskosität des Zervixschleims ab. Die Spinnbarkeit nimmt zu. Gleichzeitig öffnet sich der Zervikalkanal. Unmittelbar im Anschluß an die Ovulation führt Progesteron zu einer Abnahme der zervikalen Sekretion. Das Zervixsekret wird zäh und viskös. Es besteht keine Spinnbarkeit mehr. Der Muttermund schließt sich. Auf der hypothalamischen Ebene wirken die Sexualsteroide modulierend. Während der frühen Follikelreifungsphase erfolgt die pulsatile Freisetzung von LH und FSH in etwa 90minütigem Abstand. In der präovulatorischen Phase sind die Abstände der Sekretionsepisoden verkürzt. In der Lutealphase kommt es unter dem Einfluß von Progesteron zu einer deutlichen Verlangsamung der Pulsfrequenz. FSH und LH werden in 3- bis 4minütigen Abständen aus dem Hypophysenvorderlappen abgegeben (10).

Gestörter Ablauf bei Vorliegen einer chronischen Niereninsuffizienz bzw. unter Dialysebedingungen

Dieser diffizile Funktionsablauf macht deutlich, daß das Ovar durch seine endokrinen Kommunikationssignale, wie Östradiol und Progesteron, seine Funktion weitgehend selber reguliert. Voraussetzung ist jedoch ein intaktes Hypothalamus-Hypophysen-System, das auf die ovariellen Signale adäquat reagieren kann. Bei Vorliegen einer chronischen Niereninsuffizienz mit Anstiegen der harnpflichtigen Substanzen finden sich typische

Tabelle 24.3 Endokrinologische Störungen bei Frauen mit chronischer Niereninsuffizienz (50% Amenorrhö) (aus Yasin, S., S. N. Bey-Down: Obstet. gynecol. Surv. 43 [1988] 655)

– Prolactin ↑	
– LH ↑	(entsprechend peri- bzw. postmenopausalen Werten)
– FSH:	gering erniedrigt, gestörter Feedback-Mechanismus
– LHRH:	abnorm hoher LH-Anstieg, geringer FSH-Anstieg

Störungen auf den unterschiedlichen geschilderten Ebenen. Nach Yasin u. Bey-Doun (71) kommt es zu einem Anstieg der LH-Produktion, die FSH-Werte sind erniedrigt, es besteht ein abnorm hoher LH-Anstieg und geringer FSH-Anstieg mit sekundären Hormonstörungen. Darüber hinaus finden sich stark erhöhte Werte des Prolactins (Tab. 24.3). Synthese und Ausschüttung von Prolactin stehen unter der inhibitorischen Kontrolle durch hypothalamisches Dopamin. Östrogene und TRH steigern die Prolactinfreisetzung. So kommt es z.B. im Verlauf der Schwangerschaft durch die kontinuierlich ansteigenden Östrogenspiegel zu einer entsprechenden Zunahme der Prolactinkonzentration im Plasma. Die Hyperprolaktinämie während der Stillzeit geht mit einer typischen ovariellen Funktionsruhe einher. Klinisches Zeichen ist die Laktationsamenorrhö. Infolge einer Hyperprolaktinämie kommt es zur Störung der oben dargestellten pulsatilen GnRH-Freisetzung und damit zu einer Störung der hypophysären Gonadotropinausschüttung. Je höher der Prolactinspiegel ansteigt, desto ausgeprägtere Störungen der Ovarialfunktion resultieren: Ovarialinsuffizienz mit hyperprolaktinämischer Amenorrhö und Galaktorrhö.

Den typischen Regelkreis von Gonadotropin-, Östradiol- und Progesteronspiegeln bei Frauen in der Geschlechtsreife, während Peri- und Postmenopause sowie unter Dialyse zeigt Abb. 24.1. Es wird deutlich, daß die verschiedenen Hormone in direkter Weise das Zielorgan beeinflussen und dort eine Steigerung bzw. Suppression der Zielsubstanz bewirken. So stimuliert das hypothalamische GnRH die Gonadotropinsynthese und -freisetzung. Die Gonadotropine ihrerseits bewirken im Ovar die Steroidsynthese. Durch das hormonelle Feedback kommt ein selbstorganisiertes Steuerungssystem zustande. So stimuliert GnRH über die Gonadotropine die ovarielle Östrogensynthese. Hohe Östrogendosen können ihrerseits auf den Hypothalamus zurückwirken und die GnRH-Sekretion bremsen. Andererseits ist zu berücksichtigen, daß die Sexualsteroide mit anderen Hormonsystemen verbunden sind, von denen sie beeinflußt werden oder die sie ihrerseits beeinflussen. So beeinflußt das TRH nicht nur das thyroxinstimulierende Hormon (TSH), sondern erhöht auch das Prolactin, das seinerseits die Gonadotropine unterdrückt. Auch dieser Interaktion der Geschlechtshormone kommt für die Erklärung der unterschiedlichen Störungen der Ovarialfunktion unter Bedingungen der Urämie Bedeutung zu. Ginsburg u. Owen (30) (Abb. 24.2) haben den Einfluß der Hämodialyse auf die hor-

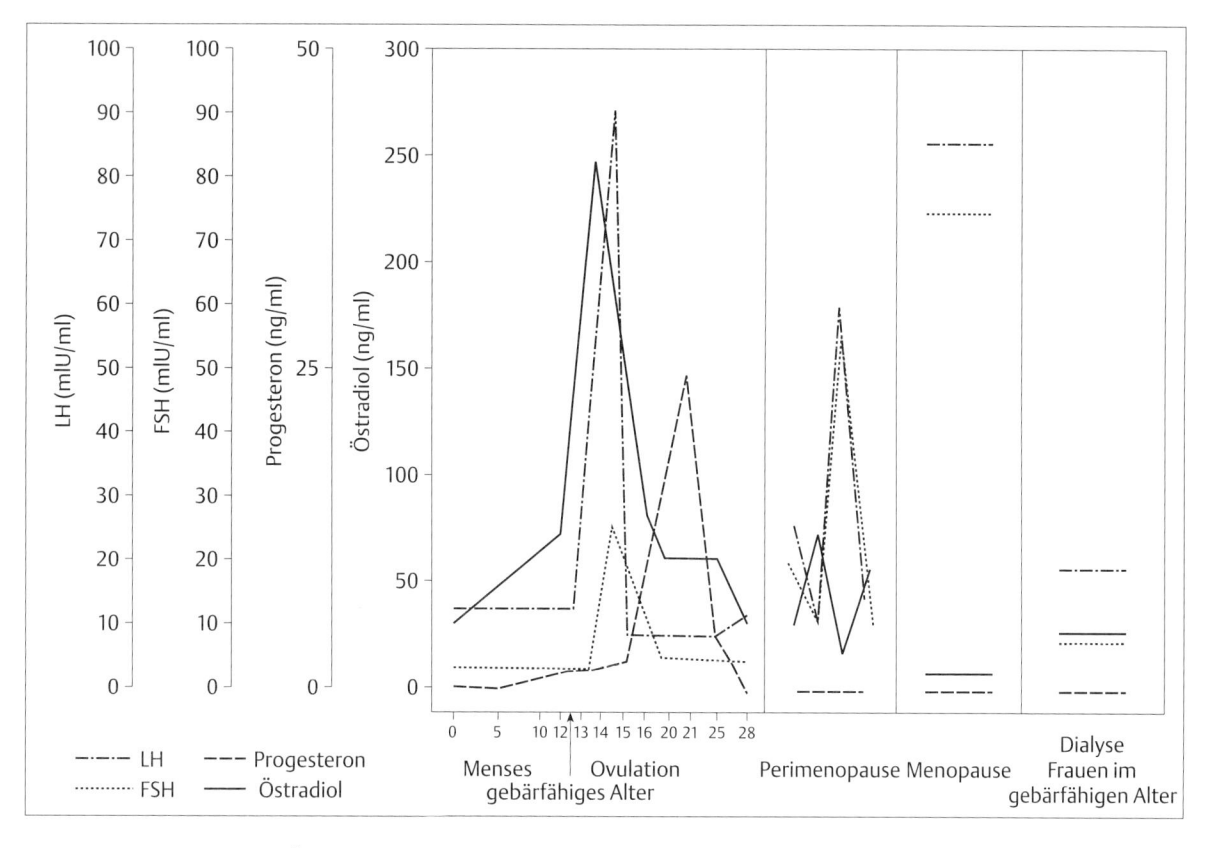

Abb. 24.1 Gonadotropin-, Östradiol- und Progesteronspiegel bei Frauen in der Geschlechtsreife, während Peri- und Postmenopause sowie unter Dialyse (nach Ginsburg u. Owen).

monelle Zyklusregulation dargestellt. Es muß berücksichtigt werden, daß die Gonadotropine als Glykoproteine nicht durch die Dialyse eliminiert werden, so daß die Niereninsuffizienz und nicht die Dialyse Grund der Störung ist. Die LH- und FSH-Spiegel, die gemessen wurden, zeigen unterschiedliche Werte. Auffallend ist, daß eine LH- und FSH-Pulsatilität nicht nachweisbar war, d. h., daß keine charakteristische mittzyklische Ausschüttung von LH und FSH aus der Hypophyse bewirkt wird.

Die vorliegenden Untersuchungsergebnisse sprechen dafür, daß die typischen Zyklusstörungen bei Dialysepatientinnen eine hypothalamische Ursache haben. Die Tatsache, daß die Gonadotropinspiegel bei postmenopausalen Patientinnen unter Dialyse erhöht sind, zeigt, daß der negative Feedback-Effekt von Östradiol auf den Hypothalamus intakt ist. Der positive Feedback-Mechanismus ist allerdings nicht intakt, wie der fehlende Einfluß zugeführter hoher Östrogendosen erkennen läßt. Bei Frauen unter Dialysebedingungen sind die Östradiol-, Testosteron- und Progesteronwerte deutlich niedriger als bei Kontrollpersonen.

Faßt man die vorliegenden Untersuchungen zur Problematik der hormonellen Störung zusammen (9, 21, 24, 25, 30, 32, 33, 41, 44, 45, 57, 58, 69, 70, 72), so wird deutlich, daß der oben dargestellte Regelkreis von Hypothalamus und Hypophyse unterbrochen wird. Es resultiert eine sekundäre Ovarialinsuffizienz mit Anovulation und gehäufter Amenorrhö. Als Folge der fehlenden Ovulation und fehlenden sekretorischen Umwandlung der Schleimhaut kann es unter dem alleinigen Östrogeneffekt zur Ausbildung der unterschiedlichen Formen der Endometriumhyperplasie kommen. Diese Schleimhauthyperplasie führt gehäuft zur Hypermenorrhö mit verstärkter Blutung bzw. Dauerblutung.

Es kommt hinzu, daß die typische Thrombozytenfunktionsstörung unter Urämie (25) zu einer verstärkten Blutung führt. Zu berücksichtigen ist auch die unter Hämodialysebedingungen heparinbedingte Blutungsneigung.

Zur Behandlung dieser hyperplastischen Schleimhautveränderungen hat sich eine Low-dose-Gestagentherapie bewährt, unter der es schon bald zur sekretorischen Umwandlung der Schleimhaut bzw. unter der Dauermedikation zur sekundären Atrophisierung mit Blutungsfreiheit kommt. Der verminderte Blutverlust führt zu meßbar ansteigenden Hb-Werten (4).

Sexualität

Nicht selten ändert sich bei chronischer Niereninsuffizienz die Einstellung zur Sexualität, wie aus zahlreichen Gesprächen mit Patientinnen zu eruieren war. Auffallend ist, daß ältere Untersuchungen zum Sexualverhalten unter Dialyse in der Mehrzahl männliche Patienten betreffen (1, 43). Nur wenige Untersuchungen liegen

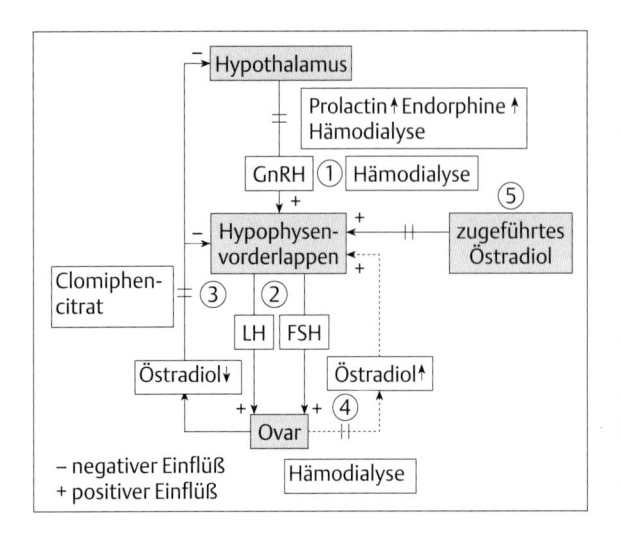

Abb. 24.2 Einfluß der Hämodialyse auf die hormonelle Zyklusregulation (nach Ginsburg u. Owen).
① Hämodialyse, Endorphine und hoher Prolactinspiegel verhindern die Wirkung von GnRH auf den Hypophysenvorderlappen.
② Pulsatile LH- und FSH-Sekretion stimulieren die Bildung von Östradiol.
③ Niedrige Östradiolspiegel führen zu einer entsprechenden Ausschüttung von LH und FSH. Clomifencitrat blockiert diesen Feedback-Mechanismus, so daß kontinuierliche LH- und FSH-Stimulation des Ovars zu erhöhten Östradiolwerten und zur Ovulation führt.
④ Hohe Östradiolwerte stimulieren den Hypophysenvorderlappen. Bei Hämodialysepatientinnen ist die LH- und FSH-Sekretion gestört oder nicht mehr vorhanden, so daß keine erhöhten Östradiolwerte von den Ovarien gebildet werden können. Eine Ovulation findet nicht statt.
⑤ Bei Hämodialysepatientinnen fehlt der positive Feedback-Mechanismus bezüglich des Hypophysenvorderlappens bei exogen zugeführtem Östradiol.

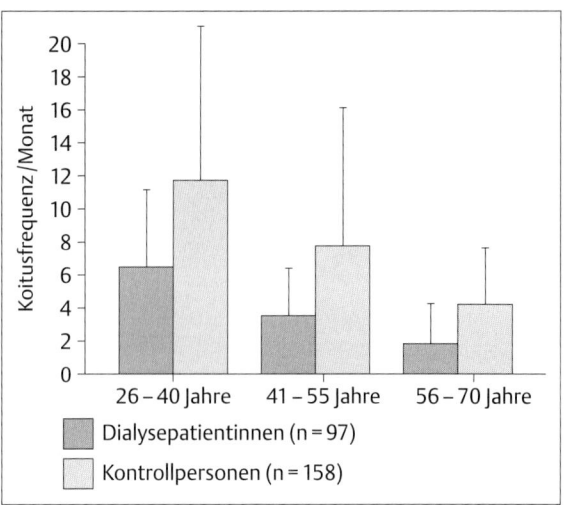

Abb. 24.3 Koitusfrequenz pro Monat bei Frauen unter Dialyse im Vergleich zu Kontrollpersonen (nach Mastrogiacomo u. Mitarb.).

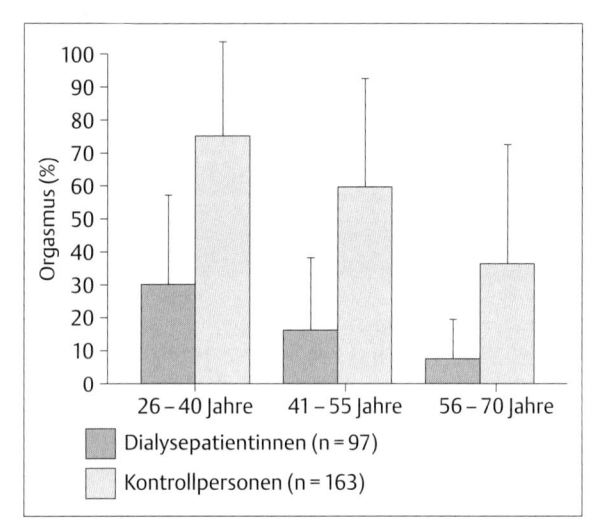

Abb. 24.4 Orgasmushäufigkeit bei Frauen unter Dialyse im Vergleich zu Kontrollpersonen (nach Mastrogiacomo u. Mitarb.).

zum Sexualverhalten von Frauen vor. 1978 wurde von Finkelstein u. Steele (26) erstmals auf die sexuelle Problematik von 19 verheirateten Frauen unter Dialyse hingewiesen. 53 % hatten sexuelle Probleme, 52 % hatten keinen Orgasmus. Auch von Procci u. Mitarb. (55) wurde berichtet, daß 59 % der untersuchten Frauen ohne Orgasmus blieben. Golden u. Milne (31) beschrieben ebenfalls ein Nachlassen der Sexualität unter Dialysebedingungen. In einer neueren Untersuchung von Mastrogiacomo u. Mitarb. (49) wird auf die unterschiedlichen Aspekte sexueller Störungen von Frauen unter Dialysebedingungen eingegangen. So war die Koitusfrequenz bei Frauen unter Dialyse für alle Altersgruppen im Vergleich zu Kontrollpersonen deutlich erniedrigt (Abb. 24.3). Besonders ausgeprägt waren die Unterschiede in der Orgasmushäufigkeit für die verschiedenen Altersgruppen (Abb. 24.4). Die Autoren weisen darauf hin, daß die Hyperprolaktinämie nicht als einzige Ursache für das Nachlassen der Sexualität angesehen werden kann, da auch normoprolaktinämische Patientinnen eine deutliche Libidoreduktion angaben. Auch Campese u. Liu (11) fanden eine deutliche Reduktion der sexuellen Aktivität bei bestehender Urämie. Von Muthny u. Koch (51) wird im Rahmen einer groß angelegten Untersuchung zum Sexualverhalten von Frauen und Männern unter Hämodialyse- bzw. CAPD-Bedingungen bzw. nach Nierentransplantation darauf hingewiesen, daß eine Reduktion der sexuellen Aktivität in Abhängigkeit von unterschiedlichen Therapiemodalitäten nachweisbar ist. 43 % der Hämodialysepatientinnen hatten innerhalb der letzten 4 Wochen keinen Verkehr mehr. Dieser Prozentsatz betrug für Patientinnen bzw. Patienten unter CAPD-Bedingungen 56 %, und sank nach Nierentransplantation auf 23 % ab. Zu ähnlichen Ergebnissen kommen auch neuere Untersuchungen von Ginsburg u. Owen (30). Bei Frauen nimmt die Libido unter Dialysebedingungen deutlich ab. Eine Umfrage bei 99 verheira-

Tabelle 24.4 Häufigkeit einer sekundären Amenorrhö bei Frauen unter Dialyse bzw. nach Transplantation nach Altersgruppen

Alter	Amenorrhö	
	Dialyse (n = 239)	Transplantation (n = 136)
unter 20	25,0	0,0
20–30	42,9	14,8
31–40	26,7	14,6
41–50	23,9	12,5

teten Patientinnen unter Hämodialyse hat im Vergleich zu Nichtdialysepatientinnen gleicher Altersgruppen gezeigt, daß die Koitusfrequenz und die Häufigkeit eines Orgasmus signifikant erniedrigt sind. Allerdings fand sich keine Korrelation zur Grunderkrankung, zur Dauer der Dialyse oder zur zusätzlichen Medikation. Auffallend war in dieser Untersuchung, daß Frauen mit Hyperprolaktinämie über eine deutlich niedrigere Frequenz von Kohabitation und Orgasmus berichteten als Frauen mit normalen Prolactinwerten. Die Autoren weisen darauf hin, daß die Prolactinmetaboliten-Clearancerate bei 33% der Frauen unter Dialyse erniedrigt sei, so daß eine Kombination von erniedrigter Clearance und erhöhter Sekretion die hohen Prolactinwerte erklären kann. Im Rahmen dieser Umfrage gaben 13 von 17 Ehepaaren an, daß sie weniger als einmal pro Monat Geschlechtsverkehr hatten. In diesem Zusammenhang war auch eine erhöhte Rate von depressiven Reaktionen zu verzeichnen. Es wird von den Autoren deshalb auf die Notwendigkeit einer psychologischen Betreuung dieser Patientinnen bzw. Patienten hingewiesen. Möglicherweise kann eine Bromocriptinbehandlung die Hyperprolaktinämie und die hierdurch bedingten Störungen sexueller Art verhindern (27).

Störungen der Sexualität in Verbindung mit Hyperprolaktinämie, Anovulation, Amenorrhö und abnormen Endometriumveränderungen sind Basis für die typische Infertilität von Frauen unter Dialysebedingungen. Möglicherweise verhindert auch die chronische Urämie die Implantation der Blastozyste. Dies könnte erklären, warum bei Frauen, die menstruieren und ovulieren, keine Konzeption eingetreten ist. Die Häufigkeit einer sekundären Amenorrhö ist unter Dialysebedingungen deutlich größer als bei Frauen nach Transplantation (Tab. 24.4). Dennoch sind auch bei Frauen unter Dialysebedingungen die Aspekte von Kontrazeption bzw. Schwangerschaft zu berücksichtigen (s. u.).

Erhöhte Rate von prämalignen bzw. malignen Veränderungen des weiblichen Genitale

Neben den o.g. Zyklusveränderungen und Störungen der Sexualität sollte auch auf die Aspekte eines erhöhten Malignomrisikos von Frauen unter Dialysebedingungen hingewiesen werden. Nicht nur nach Nierentransplantation (52, 53, 54, 64) ist mit einer erhöhten Inzidenz prämaligner und maligner Erkrankungen zu rechnen, sondern auch unter Dialyse. In letzter Zeit mehren sich die Angaben über eine erhöhte Inzidenz prämaligner und maligner Veränderungen auch bei Frauen mit terminaler Niereninsuffizienz unter Dialysebedingungen (50, 66, 68). Bei Matas u. Mitarb. (50) wird die Malignominzidenz Dialysepflichtiger mit 1,4% und einem 7fach erhöhten Tumorrisiko gegenüber der altersgleichen Normalbevölkerung beschrieben. Sutherland u. Mitarb. (68) weisen auf eine Inzidenz von 3,3% für Dialysepflichtige hin. In einer eigenen Untersuchung (7) wurden im Rahmen einer speziellen Sprechstunde für nierenerkrankte Patientinnen von 1976–1989 325 Patientinnen untersucht. Diesen Untersuchungsergebnissen wurden die Befunde von 650 altersgleichen Patientinnen aus der Vorsorgeambulanz gegenübergestellt. Häufigkeit und relatives Risiko prämaligner Veränderungen sind in Abb. 24.5 zusammengestellt. Im Vordergrund standen prämaligne Veränderungen der Cervix uteri. Abb. 24.6 enthält die Häufigkeit und das relative Risiko maligner Veränderungen. Hier stehen die Karzinome der Brust im Vordergrund, wobei das relative Risiko des Endometriumkarzinoms bei Frauen mit chronischer Niereninsuffizienz 6,20 beträgt.

Schlüsselt man die prämalignen und malignen Veränderungen auf, so lagen im Bereich der Cervix uteri

Tabelle 24.5 Häufigkeit und relatives Risiko prämaligner Veränderungen von Frauen mit chronischer Niereninsuffizienz

Organ	Patientinnen mit chronischer Niereninsuffizienz	Kontrollgruppe: Frauen der Vorsorgeambulanz	x-Risiko
Vulva	0,31%	–	0,31 – Risiko
Cervix uteri	2,50%	0,46%	5,43 – Risiko
Corpus uteri	1,85%	0,46%	4,02 – Risiko
Ovar	–	–	–
Mamma	–	–	–

Tabelle 24.6 Häufigkeit und relatives Risiko maligner Veränderungen bei Frauen unter Dialyse

Organ	Patientinnen mit chronischer Niereninsuffizienz	Kontrollgruppe: Frauen der Vorsorgeambulanz	x-Risiko
Vulva	–	–	–
Cervix uteri	0,31%	0,15%	2,10 – Risiko
Corpus uteri	0,92%	0,15%	6,20 – Risiko
Ovar	0,31%	0,31%	–
Mamma	1,23%	–	1,23 – Risiko

Tabelle 24.7 Zytologische Befunde bei Frauen unter Dialyse: positive Papanicolaou-Abstriche der Cervix uteri

	Altersgleiche Kontrollgruppe: Frauen der Vorsorge-ambulanz (n = 650)	Patientinnen mit chronischer Niereninsuffizienz (n = 325)	
		unter Dialyse (n = 239)	nach Nierentransplantation (n = 86)
Gruppe IIID	1	4	7
Gruppe III	3	5	3
Gruppe IVa	3	0	3
Gruppe IVb	0	1	0
Gruppe V	1	1	0
Summe	8	11	13

Tabelle 24.8 Maligne Veränderungen bei Frauen unter Dialyse

Tumorlokalisation	Altersgleiche Kontrollgruppe: Frauen der Vorsorge-ambulanz (n = 650)	Patientinnen mit chronischer Niereninsuffizienz (n = 325)	
		unter Dialyse (n = 239)	nach Nierentransplantation (n = 86)
Plattenepithelkarzinom der Zervix	1	1	0
Endometriumkarzinom	1	2	0
mesodermaler Mischtumor des Uterus	0	1	0
Ovarialkarzinom	2	0	1
Mammakarzinom	0	4	0

zumeist typische Veränderungen der zervikalen intraepithelialen Neoplasie (CIN I–III) unterschiedlicher Schweregrade vor. In einem Fall handelte es sich um ein histologisch gesichertes Zervixkarzinom (Tab. 24.7, 24.8). Bei 4 Frauen wurde im Rahmen dieser Sprechstunde unter Dialysebedingungen ein bisher nicht entdecktes Mammakarzinom diagnostiziert. Zweimal wurde histologisch durch die fraktionierte Kürettage ein Endometriumkarzinom gesichert. Die Behandlung der Patientinnen unter Dialyse bzw. nach Nierentransplantation war in gleicher Weise möglich wie bei Frauen ohne Niereninsuffizienz. Die Behandlungsergebnisse weichen nicht von den in der I. Universitätsfrauenklinik erzielten Heilungsraten von Frauen mit gynäkologischen Karzinomen ab. Auch die Rezidivrate der niereninsuffizienten Patientinnen war nicht erhöht. Aus dieser Untersuchung haben wir allerdings den Schluß gezogen, daß regelmäßige gynäkologische Kontrollen unter Einschluß von zytologischen und kolposkopischen Untersuchungen für niereninsuffiziente Patientinnen zur frühzeitigen Erkennung von prämalignen bzw. malignen Veränderungen der Zervix erforderlich sind. Das deutlich erhöhte Risiko eines Endometriumkarzinoms wird verständlich, wenn man den o. g. Aspekt berücksichtigt, daß bei Frauen mit chronischer Niereninsuffizienz die Anovulation typisch ist, d. h., daß eine alleinige östrogene Stimulation des Endometriums mit sekundären Veränderungen der unterschiedlichen Hyperplasieschleimhaut resultiert. Ultraschalluntersuchungen als Screening zur Beurteilung auffälliger Endometriumdicke und fraktionierte Kürettage bei bestehender Blutungsanomalie lassen die rechtzeitige Erkennung von prämalignen bzw. malignen Endometriumveränderungen zu. Darüber hinaus ermöglicht die Ultraschalluntersuchung den Ausschluß von Veränderungen der Ovarien. Eine Mammographie ist im Hinblick auf die erhöhte Inzidenz des Mammakarzinoms, anderen Risikogruppen vergleichbar, in regelmäßigen Abständen indiziert.

Kontrazeption

Obwohl Schwangerschaften unter Dialysebedingungen selten sind, ist eine kontrazeptive Beratung dieser Patientinnen erforderlich. Im Rahmen einer Umfrage der European Dialysis and Transplant Association (60) zur Kontrazeption wurde ermittelt, daß in einem hohen Prozentsatz Ovulationshemmer und Intrauterinpessare zur Anwendung kamen. Scheidendiaphragma und Kondom spielten eine untergeordnete Rolle. Challah u. Mitarb. (12) weisen darauf hin, daß nur 11% der befragten 752 Zentren Hinweise auf eine Kontrazeption machen. Im Hinblick auf die erhöhte Gefährdung der Patientinnen ist es überraschend, daß nur so wenige Dialyseeinheiten auf diese Aspekte eingehen. Im Vordergrund der kontrazeptiven Beratung stand die Verordnung von östrogen- und gestagenhaltigen Ovulationshemmern, an zweiter Stelle die Einlage eines Intrauterinpessars. Die Messung der Basaltemperaturkurve war im Hinblick auf die oben dargestellten Störungen des Zyklusverhaltens wenig verläßlich.

Die kontrazeptive Beratung muß berücksichtigen, daß bei der Verordnung der üblichen Östrogen-Gestagen-Präparate zur Ovulationshemmung bei diesen Patientinnen im Hinblick auf die zugrundeliegenden Gefäßveränderungen vermehrt mit Problemen von Thromboembolie bzw. Bluthochdruck zu rechnen ist.

Andererseits muß bei der Einlage eines Intrauterinpessars das Risiko entzündlicher Veränderungen bedacht werden. So liegt das relative Risiko einer Adnexitis bei Frauen mit Intrauterinpessar zwischen 3,1 und 9% (56). Kaufmann u. Mitarb. (39) weisen auf das Risiko der Pelveoperitonitis bei Frauen mit Intrauterinpessar hin. Zu berücksichtigen ist auch, daß bei liegendem Pessar, bedingt durch den mechanischen Reiz der Gebärmutterschleimhaut, verstärkte Blutungen eintreten, ein Aspekt, der insbesondere bei Frauen mit bekannter Hypermenorrhö bzw. verstärkten Blutungen besondere Berücksichtigung finden sollte (19).

Im Rahmen der o.g. Sprechstunde hat sich zur sicheren Kontrazeption eine Low-dose-Progesterongabe in Form der Minipille bewährt (5). Komplikationen wurden nicht registriert, ein Aspekt, auf den schon Mall-Haefeli u. Mitarb. (48) und Loch u. Mitarb. (47) hingewiesen haben. Als günstige Nebenwirkung wurde die häufig zu beobachtende sekundäre Amenorrhö registriert, die zu vermindertem Blutverlust und meßbar ansteigenden Hb-Werten führte. Bei Frauen mit besonders hohem Risiko sollte auch die Möglichkeit der Sterilisation besprochen werden, die als Tubenligatur zumeist laparoskopisch durchgeführt werden kann. Nicht unerwähnt bleiben sollte auch die Vasektomie beim Mann.

Schwangerschaft im Dialysestadium

Trotz der o.g. urämiebedingten Störungen des Zyklusgeschehens, die dazu führen, daß urämische Patientinnen in der Regel steril sind, finden sich im Schrifttum Berichte von Schwangerschaften unter Dialysebedingungen. Allerdings wird bei der Durchsicht der Literatur zu diesem Problem deutlich, daß nicht immer klar unterschieden wird, ob die Schwangerschaft schon unter Dialysebedingungen eingetreten war oder ob bei eingetretener Schwangerschaft infolge Nierenversagens eine Dialysebehandlung erforderlich wurde. Entsprechend der Übersicht des EDTA-Registers (16) (Tab. 24.9) wurden unter Dialysebedingungen 34 Schwangerschaften registriert. Diese Zahl ist deutlich geringer als die zu diesem Zeitpunkt registrierten Schwangerschaften nach Nierentransplantation. Die Schwangerschaft konnte im Mittel bis zur 33. SSW ausgetragen werden. Bei Frauen nach Nierentransplantation konnte im Gegensatz hierzu die Schwangerschaft zumeist bis zur 36. SSW verlängert werden. Die Geburtsgewichte der Kinder von Frauen unter Dialyse lagen bei 1,8 kg und zeigten zumeist ausgeprägte Veränderungen der intrauterinen Wachstumsretardierung. Demgegenüber betrugen die Geburtsgewichte der Kinder von Müttern, die sich einer Nierentransplantation unterzogen hatten 2,6 kg. Diese Kinder wiesen in geringerem Ausmaß eine intrauterine Wachstumsretardierung auf.

Die erste Schwangerschaft, die unter Dialysebedingungen ausgetragen wurde, wird von Confortini u. Mitarb. (15) beschrieben. Weitere Fallberichte stammen von Unzelmann u. Mitarb. (70), Ackrill u. Mitarb. (2), Lindle u. Mitarb. (46), Sheriff u. Mitarb. (65), Kobasyashi u. Mitarb. (40), Savdie u. Mitarb. (62), Cattran u. Benzie (12), Rotellar u. Mitarb. (61), Challah u. Mitarb. (13), Yasin u. Bey-Doun, (71), Cohen u. Mitarb. (14), Geerlings u. Mitarb. (29), Gadallah u. Mitarb. (28), Souquiyyeh u. Mitarb. (67). Bei der Mehrzahl der Berichte handelt es sich um Schwangerschaften, die unter Hämodialyse eingetreten sind. Cattran u. Benzie (12) und Gadallah u. Mitarb. (28) berichten über Schwangerschaften, die unter CAPD eingetreten sind. Bei Berücksichtigung der unterschiedlichen Dialyseverfahren konnte bei Frauen unter Hämodialyse bzw. CAPD kein Unterschied in der Fertilität bzw. Infertilität festgestellt werden. Die Diagnose einer Gravidität ist allerdings unter Dialysebedingungen erschwert (34), da die HCG-Werte bei Frauen unter Dialyse falschpositiv sein können. Auf diesen Aspekt haben schon Schwarz u. Mitarb. (63) hingewiesen. Sie fanden im Blut von Frauen unter Dialyse erhöhte HCG-Werte, ohne daß eine Schwangerschaft vorgelegen hätte. In diesem Zusammenhang wird auf die Bedeutung der Ultraschalluntersuchung aufmerksam gemacht, die eine intrauterine Schwangerschaft ab der 8. SSW sicher erkennen läßt.

Allen Berichten ist zu entnehmen, daß mit typischen Schwangerschaftsrisiken zu rechnen ist. Häufig kommt es schon in der Frühschwangerschaft zum spontanen Abort. Zu berücksichtigen ist auch, daß früher bei Frauen unter Dialysebedingungen häufig die Indikation zum medizinisch induzierten Abort gesehen wurde. Auf diesen Aspekt und eine verbesserte Betreuung von schwangeren Frauen unter Dialysebedingungen hat

Tabelle 24.9 Schwangerschaften im Dialysestadium bzw. nach Nierentransplantation (nach EDTA 1988)

	Bis 1978	1979	1980	1981	1982	Gesamt
Anzahl	125	33	48	52	47	305
nach Transplantation	109	29	46	44	43	271
unter Dialyse	16	4	2	8	4	34
SSW nach Transplantation	35,0	36,4	36,0	36,0	36,3	35,7
unter Dialyse	33,3	34,3	34,0	31,9	34,3	33,2
Geburtsgewicht (kg) nach Transplantation	2,5	2,6	2,6	2,6	2,6	2,6
Geburtsgewicht unter Dialyse	1,9	1,8	1,8	1,7	1,8	1,8
Zwillingsschwangerschaften	4	0	0	1	1	6

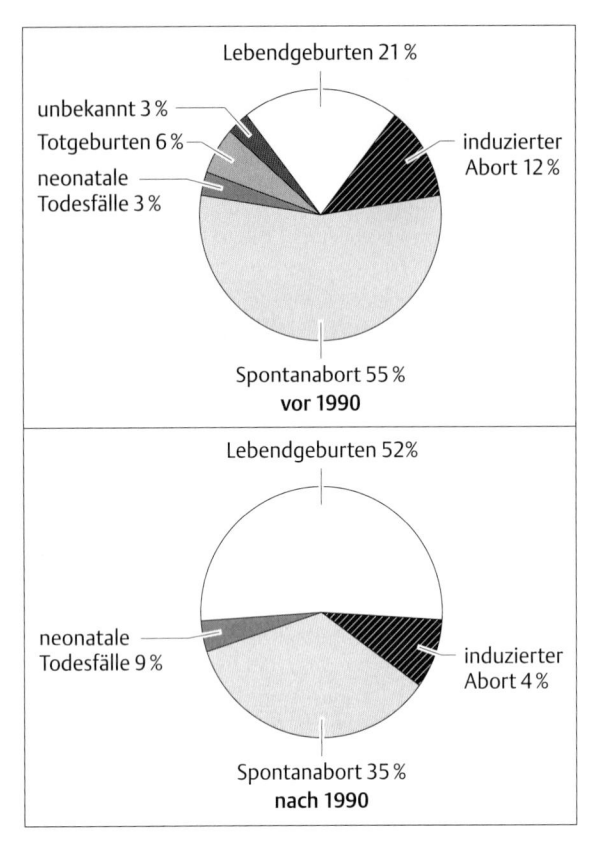

Abb. 24.5 Schwangerschaftsverlauf von Frauen unter Dialyse vor 1990 (n = 36) bzw. nach 1990 (n = 24) (nach Hou).

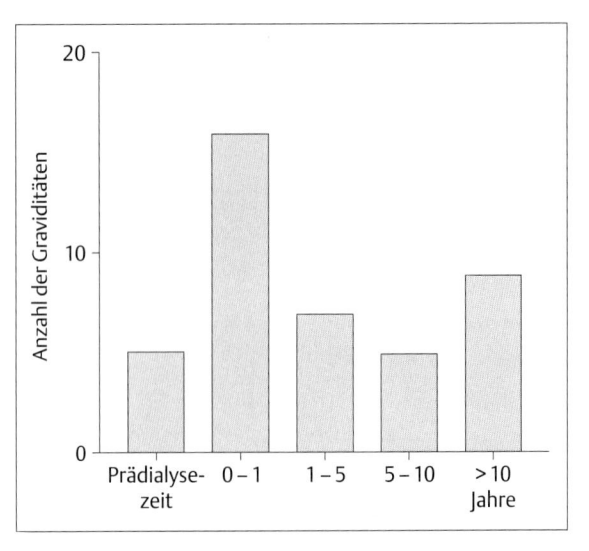

Abb. 24.6 Eintreten einer Schwangerschaft in Abhängigkeit von der Dauer der Dialyse (n = 42) (nach Hou).

Hou (37) hingewiesen. Während vor 1990 spontane Aborte in 55% registriert wurden und ein induzierter Abort in 12% vorlag, ist der Prozentsatz spontaner Aborte auf 35% und induzierter Aborte auf 4% zurückgegangen. Die Anzahl der Lebendgeburten ist von 21% vor 1990 auf 52% 1990 angestiegen (Abb. 24.5). Typische Risiken im weiteren Verlauf der Schwangerschaft sind Hydramnion, vorzeitige Lösung der Plazenta, intrauterine Wachstumsretardierung und Frühgeburt (19, 34, 35, 37, 38, 71). Berücksichtigt man die Dauer der Dialyse vor Eintreten einer Gravidität, so kam es zur Konzeption zumeist im ersten Jahr nach Dialysebeginn (Abb. 24.6) (34). Gadallah u. Mitarb. (28) weisen auf den Aspekt hin, daß möglicherweise eine häufigere und aggressive Hämodialyse einen komplikationsloseren Verlauf der Schwangerschaft ermöglicht, ein Aspekt, auf den schon Fassbinder u. Frey (24) aufmerksam gemacht hatten. Möglicherweise gelingt es hierdurch, Ausmaß und Frequenz des typischen Hydramnions abzusenken. Als mögliche Ursache des Hydramnions wird die intrauterine ureabedingte forcierte Diurese des Kindes mit normaler Nierenfunktion angesehen (35).

Eine Verhinderung bzw. Verminderung des Hydramnions führt gleichzeitig zu einem verminderten Risiko vorzeitiger Wehentätigkeit mit sekundärer Frühgeburt bzw. zur Absenkung des Risikos einer vorzeitigen Plazentalösung. Beides sind sekundäre Folgen einer Überdehnung des Uterusmuskels durch das bestehende Hydramnion. Zur Verhinderung einer vorzeitigen Wehentätigkeit besteht die Möglichkeit, bei Peritonealdialyse dem Dialysat Magnesiumsulfat beizufügen, das sich sowohl günstig auf die vorzeitige Wehentätigkeit als auch auf den meist erhöhten Blutdruck auswirkt (23, 28). Vergleicht man die Unterschiede im Schwangerschaftsverlauf von Frauen mit Hämodialyse bzw. CAPD, so ist darauf hinzuweisen, daß unter der CAPD eine für die Schwangerschaft günstige milde Ausschwemmung erfolgt, die nicht mit einem zwischenzeitlichen Hypotonus verbunden ist. Darüber hinaus kann auf den für die Hämodialyse notwendigen Heparinzusatz verzichtet werden (36). Andererseits gilt es bei der CAPD, das Risiko möglicher Infektionen zu berücksichtigen. Einer Auswertung von Hou (37) zufolge lagen bei 33 Schwangerschaften Angaben zur Art der Dialyse vor; bei 26 Schwangerschaften wurde eine Hämodialyse vorgenommen, 11mal kam es zur Geburt eines lebenden Kindes. Bei 7 Schwangerschaften unter Peritonealdialyse konnten 5 lebende Kinder ausgetragen werden. Die Differenz war statistisch nicht signifikant. Interessant ist in diesem Zusammenhang eine Übersicht von Gadallah u. Mitarb. (28), der zu entnehmen ist, daß die Peritonealdialyse im Hinblick auf eine stabilere Hämodynamik zu einen günstigeren Schwangerschaftsverlauf führt. Darüber hinaus soll die Anämie bei Frauen unter Peritonealdialyse geringer sein als bei Frauen unter Hämodialyse. Allerdings wird von den Autoren darauf hingewiesen, daß dieses Problem sich seit der Einführung von Erythropoetin zur Therapie der Anämie lösen läßt, so daß dieser Zusammenstellung keine Hinweise zu entnehmen sind, die zeigen könnten, daß die Peritonealdialyse der Hämodialyse überlegen wäre, wie dies von Elliott u. Mitarb. (23) vermutet wurde. Auch Hou (36) zeigt, daß bei der Auswertung von Schwangerschaftsverläufen unter Hämodialyse bzw. CAPD keine statistisch belegbaren Unterschiede zu registrieren waren. Zur Frage der Gabe von Erythropoetin konnten nach Hou (37) keine überzeugenden Ergebnisse zur Verbesserung des Schwangerschaftsverlaufes registriert werden. Der Einsatz von Erythropoetin war unabhängig von den unterschiedlichen Modalitäten der Dialyse ohne Einfluß auf den weiteren Verlauf der Schwangerschaft.

Alle Schwangerschaften unter Dialysebedingungen sind als besondere Risikoschwangerschaften zu werten, die sowohl für die Mutter als auch für den Fetus mit besonderen Gefahren verbunden sind. Die Betreuung dieser Schwangerschaften macht eine enge Zusammenarbeit von Dialyseteam und Geburtshelfern bzw. Pädiatern erforderlich. Neben der Erhebung der üblichen gynäkologisch-geburtshilflichen Kontrollbefunde während der Schwangerschaft ist die engmaschige Ultraschalluntersuchung zur Frage des zeitgerechten intrauterinen Wachstums des Kindes unerläßlich. Gleiches gilt für die regelmäßige Überprüfung des Zervixbefundes zum Ausschluß einer vorzeitigen Öffnung des Muttermundes bzw. die mikroskopische und bakteriologische Beurteilung des Scheidensekretes zum Ausschluß entzündlicher Veränderungen bei diesen vermehrt infektgefährdeten Patientinnen. Mit Beginn der 28. SSW sind regelmäßige kardiotokographische Untersuchungen ratsam. Im Hinblick auf das Risiko der Frühgeburt sollte die frühzeitige Induktion der Lungenreife durch Cortison (Celestan i.v.) erfolgen. Zur Frage des Geburtsmodus liegen widersprüchliche Angaben vor; Spontangeburten sind möglich. Allerdings wird sich das Vorgehen bei der Geburt auch an dem Zustand des Kindes orientieren, d.h., daß bei intrauteriner Gefährdung aus kindlicher Indikation die vorzeitige Schnittentbindung erfolgt.

Der vorliegenden Literatur ist nicht zu entnehmen, daß bei den bisher geborenen Kindern mit einem erhöhten Risiko typischer Fehlbildungen zu rechnen sei. Vorrangiges Risiko für diese Kinder ist die intrauterine Wachstumsretardierung mit niedrigem Geburtsgewicht und die Frühgeburtlichkeit mit den hierdurch bedingten Komplikationsmöglichkeiten.

Schwangerschaft nach Nierentransplantation

Vergleicht man die Geburtsgewichte der Kinder von Frauen unter Dialyse bzw. von Frauen nach Transplanta-

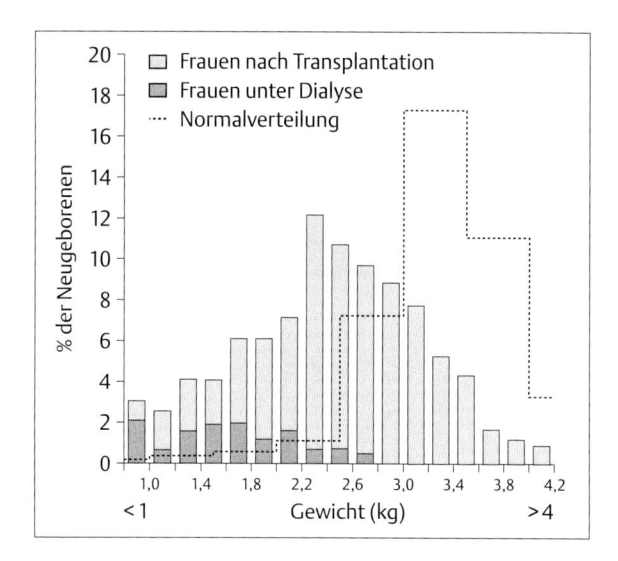

Abb. 24.7 Gewichte der Neugeborenen von Frauen nach Transplantation bzw. unter Dialyse im Vergleich zur Normalverteilung der Geburtsgewichte gesunder Frauen (nach Rizzoni u. Mitarb.)

tion, so wird deutlich, daß sowohl nach Transplantation als unter Dialyse die Kinder im Vergleich zur Normalgewichtsverteilung deutlich untergewichtig sind (Abb. 24.7) (20, 59). Kinder von Frauen unter Dialyse weisen jedoch besonders niedrige Gewichte auf. Bei einem Vergleich des Schwangerschaftsverlaufs von Frauen unter Dialyse bzw. nach Nierentransplantation wird deutlich, daß nach Nierentransplantation mit einem günstigeren Verlauf der Schwangerschaft zu rechnen ist, auch wenn für Mutter und Kind typische Risikofaktoren vorliegen (Tab. 24.10).

Für die Mutter steht die Präklampsie mit einer Häufigkeit von 30–40% im Vordergrund. Für das Kind bestehen die typischen Risiken der Frühgeburt, mit der in 40–60% der Fälle zu rechnen ist, überwiegend nach Eintreten eines vorzeitigen Blasensprunges. Im Rahmen der o.g. Sprechstunde wurden bis zum Februar 1995 49 Schwangerschaften betreut. 48 Graviditäten nach Transplantation, einmal unter Dialysebedingungen. Die Schwangerschaftsdauer lag zwischen 26 und 39 SSW. 9 Patientinnen sind nach Transplantation zweimal schwanger geworden (6, 42).

Tabelle 24.10 Risikofaktoren für Mutter und Kind bei Schwangerschaft nach Nierentransplantation

Mutter		Kind	
Präeklampsie	30–40%	intrauterine Wachstumsverzögerung	20%
Harnwegsinfektion	60–70%	Frühgeburt	40–60%
Funktionsstörungen Transplantat	15%		
Abstoßung	9%	vorzeitiger Blasensprung	45%
Kompression Transplantat		Respiratory distress syndrome	18%
Uretergefäße	4%	NNR-Insuffizienz	
mechanisches Geburtshindernis	5%	Infektionen (Viren, Bakterien)	
Sectiorate	50%	kongenitale Anomalie	
Ungewißheit der Lebenserwartung		mangelnde Immunreaktion	

Trotz des günstigen Verlaufes bei Müttern und Kindern stellt auch nach Nierentransplantation eine Schwangerschaft sowohl für die Mutter als auch für das Kind ein besonderes Risiko dar. Obwohl auch bei diesen Kindern keine Fehlbildungen zu registrieren waren, die auf eine immunsuppressive Behandlung zurückgeführt werden könnten, müssen diese Kinder sorgfältig auf kongenitale Anomalien bzw. auch im weiteren Verlauf auf mögliche Hinweise einer mangelnden Immunreaktion untersucht werden.

Bei dem Beratungsgespräch des Ehepaares sollte sowohl unter Dialysebedingungen als auch nach Transplantation auf die Aspekte von Kontrazeption und Schwangerschaft hingewiesen werden. Eine generelle Indikation zum Schwangerschaftsabbruch ist medizinisch nicht zu begründen, dennoch sind diese Schwangerschaften als besondere Risikosituationen zu bewerten. Diese Risiken einzugehen erscheint jedoch vertretbar, wenn die Voraussetzungen für eine sorgfältige Überwachung in enger Kooperation zwischen Elternpaar, Nephrologen, evtl. Transplantationschirurgen, Gynäkologen und Pädiatern gegeben sind. Allerdings darf bei dem Beratungsgespräch die immer noch bestehende Ungewißheit der Lebenserwartung der Mutter nicht unberücksichtigt bleiben.

Literatur

1 Abram, H.S., L.R. Hester, W.F. Sheridan, G.M. Epstein: Sexual functioning in patients with chronic renal failure. J. nerv. ment. Dis. 160 (1975) 220–226
2 Ackrill, P., F.J. Goodwin, F.P. March, D. Stratton, H. Wagman: Successful pregnancy in patient on regular dialysis. Brit. med. J. 1975/II, 172–174
3 Baltzer, J., R. Kürzl, J. Eigler, W. Samtleben, L.A. Castro, W. Land, H.J. Gurland, W. Seegerer, H. Kuhlmann, J. Zander: Gynäkologische Probleme bei Dialysepatientinnen und Frauen nach Nierentransplantaion. Geburts. u. Frauenheilk. 41 (1981) 759–764
4 Baltzer, J.: Nierentransplantation und Schwangerschaft. Nieren- u. Hochdruckkr. 18 (1989) 527–532
5 Baltzer, J., R. Kürzl, T. Schramm, W. Land, R. Landgraf, J. Eigler, H.J. Gurland, H. Kuhlmann, G. Lipowsky: Schwangerschaften bei Frauen nach Nieren- bzw. Pankreastransplantation. Geburtsh. u. Frauenheilk. 49 (1989) 769–775
6 Baltzer, J.: Schwangerschaft und Geburt nach Nierentransplantation. Gynäkologe 23 (1990) 22–28
7 Baltzer, J., R. Weyerbrock, S. Baur, R.G. Kürzl, Ü. Aydemir: Premalignant and malignant gynecological lesions in patients with chronic renal failure on hemodialysis or after kidney transplantation. Cerv. and lower fem. genit. Tract 11 (1993) 136–140
8 Beck, K.J., A.J. Andreas, M. Sideck, G. Leyendecker: Gynäkologische Probleme bei Frauen mit intermittierender Hämodialyse. Arch. Gynäkol. 214 (1973) 404–405
9 Bierman, M., G.H. Nolan: Menstrual function and renal transplantation. Obstet. and Gynecol. 49 (1977) 186–189
10 Breckwoldt, M., C. Keck: Physiologie der Ovarialfunktion. In Dudenhausen, J.W., H.P.G. Schneider: Frauenheilkunde und Geburtshilfe. De Gruyter, Berlin 1994
11 Campese, V.M., Ch.L. Liu: Sexual dysfunction in uraemia. In d'Amico, G., G. Colasanti: Psychological and Physiological Aspects of Chronic Renal Failure. Karger, Basel 1990
12 Cattran, E.C., U. Benzie: Pregnancy in continuous ambulatory peritoneal dialysis patients. Periton. Dialys. Bull. 3 (1983) 13–14

13 Challah, S., A.J. Wing, M. Broyer, G. Rizzoni: Successful pregnancies in women on regular dialysis treatment and women with a functioning transplant. In Andrencci, V.E.: The Kidney in Pregnancy. Nijhoff, The Hague 1986
14 Cohen, E., Y. Fraenkel, S. Maschiach, A. Eliahou: Dialysis during pregnancy in advanced chronic renal failure patients: outcome and progression. Clin. Nephrol. 29 (1988) 144–148
15 Confortini, P., G. Galanti, G. Ancola, A. Giongo, E. Bruschi, E. Lorenzini: Fullterm pregnancy and successful delivery in a patient on chronic haemodialysis. Proc. Europ. Dialys. Transplant. Ass. 8 (1971) 74–80
16 Davison, A.M., P.J. Guillon: Proceedings of the European Dialysis and Transplant Association. European Renal Association. Pitman, London 1985
17 Davison, J.M., M.D. Lindheimer: Pregnancy in renal transplant patients. J. reprod. Med. 27 (1982) 613–621
18 Davison, J.M., A.I. Katz, M.D. Lindheimer: Kidney disease and pregnancy: obstetric outcome and long-term renal prognosis. Clin. in Perinatol. 12 (1985) 497–519
19 Davison, J.M.: Dialysis, transplantation, and pregnancy. Amer. J. Kidney Dis. 17 (1991) 127–132
20 Davison, J.M.: Pregnancy in renal allograft recipients: problems, prognosis and practicalities. Bailliere's clin. Obstet. Gynaecol. 8 (1994) 501–5125
21 Dipaolo, N., L. Capotondo, D. Gaggiotti, P. Rossi: Sexual function in uremic patients. In d'Amico, G., G. Colasanti: Psychological and Physiological Aspects of Chronic Renal Failure. Karger, Basel 1990
22 EDTA Association Report: Successful pregnancies in women treated by dialysis and kidney transplantation. A.J. Wing, F.B. Brunner, A. Brynger, B. Chantler, R.A. Donckerwolcke, A.J. Gurland, T. Jacobs, M.A. Mansell. Brit. J. Obstet. Gynaecol. 87 (1980) 839–845
23 Elliott, J.P., E.F. O'Keeffe, D.A. Schon, L.E. Cherem: Dialysis in pregnancy: critical review. Obstet. gynecol. Surv. 46 (1991) 319–324
24 Fassbinder, W., U. Frey: Schwangerschaften bei Patientinnen unter Hämodialysetherapie und nach Nierentransplantation. Nieren- u. Hochdruckkr. 9 (1980) 87–92
25 Feldman, H.A., I. Singer: Endocrinology and metabolism in uremia and dialysis: a clinical review. Medicine 54 (1975) 345–376
26 Finkelstein, F.D., T.E. Steele: Sexual dysfunction and chronic renal failure: a psychosocial study of 77 patients. Dialys. Transplant. int. 7 (1978) 877–878
27 Finkelstein, F.O., S.H. Finkelstein: Evaluation of sexual dysfunction of the patients with renal failure. Dialys. Transplant. int. 10 (1981) 921–924
28 Gadallah, M.F., B. Ahmad, F. Karubian, V.M. Campese: Pregnancy in patients on chronic ambulatory peritoneal dialysis. Amer. J. Kidney Dis. 20 (1992) 407–410
29 Geerlings, W., G. Tufveson, F.P. Brunner, J.H.H. Ehrich, W. Fassbinder, P. Landais, N. Mallick, R. Margreiter, A.E.G. Raine, G. Rizzoni, N. Selwood: Combined report on regular dialysis and transplantation in Europe 21 (1990). Nephrol. Dialys. Transplant. 6, Suppl. 4 (1991) 5–29
30 Ginsburg, E.S., W.F. Owen: Reproductive endocrinology and pregnancy in women on hemodialysis. Semin. Dialys. 6 (1993) 105–116
31 Golden, J.S., J.F. Milne: Somatopsychic sexual problems of renal failure. Dialys. Translplant. int. 7 (1978) 879–890
32 Gomez, F., R. de la Cueva, J.P. Wauters, Ch. Lemarchand-Beraud: Endocrine abnormalities in patients undergoing long-term hemodialysis. Amer. J. Med. 68 (1980) 522–530
33 Goodwin, M.J., C. Valenti, J.E. Hall, E.A. Friedman: Effects of uremia and chronic hemodialysis on the reproductive cycle. Amer. J. Obstet. Gynecol. 100 (1968) 528–535
34 Hou, S.: Editiorial: Pregancy in renal continuous ambulatory peritoneal dialysis (CAPD) patients. Periton. Dialys. int. 10 (1990) 201–204

35 Hou, S., S.D. Grossman: Pregnancy in chronic dialysis patients. Semin. Dialys. 3 (1990) 224–229
36 Hou, S.: Pregnancy and birth control in CAPD-patients. Advanc. Periton. Dialys. 9 (1993) 173–176
37 Hou, S.: Frequency and outcome of pregnancy in women on dialysis. Amer. J. Kidney Dis. 21 (1994) 60–63
38 Imbasciati, B., C. Bonticelli: Pregnancy and renal disease: predictors for fetal and maternal outcome. Amer. J. Nephrol. 11 (1991) 353–362
39 Kaufmann, D.W., J. Watson, L. Rosenberg, S. Helmrich, D.R. Miller, O.S. Miettinen, W.T. Stolley, S. Shapiro: The effect of different types of intrauterine devices on the risc of pelvic inflammatory disease. J. Amer. med. Ass. 250 (1983) 759–762
40 Kobayashi, A., Y. Matsumoto, O. Otsubo, K. Otsubo, T. Naito: Successful pregnancy in patients undergoing chronic hemodialysis. Obstet. and Gynecol. 57 (1981) 382–386
41 Kokot, F., A. Wiecek, E. Grzeszczak: Role of endogenous opioids in the pathogenesis of endocrine abnormalities in chronic renal failure. Semin. Dialys. 1 (1988) 213–219
42 Kürzl, R.: I. Frauenklinik der Universität München, persönliche Mitteilung, 1995
43 Levy, N.B.: Sexual adjustment to maintenance hemadialysis and renal transplantation: national survey by questionnaire: preliminary report. Trans. Amer. Soc. artif. intern. Org. 19 (1973) 138–143
44 Lim, V.S., C. Henriquez, G. Sievertsen, L.A. Frohman: Ovarian function in chronic renal failure: evidence suggesting hypothalamic anovulation. Ann. intern. Med. 93 (1980) 21–27
45 Lim, V.S.: Reproductive function in patients with renal insufficiency. Amer. J. Kidney Dis. 9 (1987) 363–367
46 Lindley, J.D., G.A. Beathard, J.W. Moncrief, J.F. Decherd, J. Baker, E. Sharp, L.J. Broadrick: Successful pregnancy in the long-term hemodialysis patient. Kidney int. 14 (1978) 679
47 Loch, E.G., E. Kaiser, A. Christel: Auswirkungen der Minigestagenpille (Exlutona) auf Kohlenhydrat- und Fettstoffwechsel. Med. Klin. 71 (1976) 1684–1687
48 Mall-Haefeli, M., K.S. Ludwig, U.M. Spornitz, A. Uettwiller: Die Low-dosis-Gestagen-Therapie. Geburtsh. u. Frauenheilk. 36 (1976) 645–660
49 Mastrogiacomo, I., L. de Besi, G. Serafini, S. Zussa, P. Zucchetta, G.F. Romagnoli, P. Saporiti, P. Dean, C. Ronco, A. Adami: Hyperprolactinemia and sexual disturbances among uremic women on hemodialysis. Nephron 37 (1984) 195–199
50 Matas, A., R.L. Simons, C.M. Kellstrand, T.J. Buselmeier, J.S. Najarian: Increased incidence of malignancy during chronic renal failure. Lancet 1975/I, 883–885
51 Muthny, F.A., U. Koch: Quality of life of patients with end-stage renal failure. In la Greca, G., J. Olivares, M. Feriani, J. Passlick-Deetjen: CAPD-Decade of Experience. Karger, Basel 1991
52 Penn, I.: Malignant Tumors in Organ Transplant Recipients. Springer, Berlin 1970
53 Penn, I.: Immunosuppression and malignant disease. In Twomey, J.J., R.A. Good: Immunopathology of Lymphoreticular Neoplasms. Plenum, New York 1978
54 Porreco, R., I. Penn, W. Droegemueller: Gynecologic malignancies in immunosuppressed organ homograft recipients. Obstet. and Gynecol. 45 (1975) 359–364
55 Procci, W.R., K.I. Hoffmann, S.N. Shatterjee: Persistent sexual dysfunction following renal transplantation. Dialys. Translplant. int. 7 (1978) 981–994
56 Rabe, T., B. Runnebaum: Kontrazeption. Springer, Berlin 1982
57 Ramirez, G.: Abnormalities in the hypothalamic-hypophyseal axes in patients with chronic renal failure. Semin. Dialys. 7 (1994) 138–146
58 Rice, G.G.: Hypermenorrhea in the young hemodialysis patients. Amer. J. Obstet. Gynecol. 116 (1973) 539–542
59 Rizzoni, G., J.H.H. Ehrich, M. Broyer, F.B. Brunner, A. Brynger, W. Fassbinder, W. Geerlings, N.H. Selwood, G. Tufveson, A.J. Wing: Successful pregnancies in women on renal replacement therapy. Report from the EDTA registry. Nephrol. Dialys. Transplant. 7 (1992) 279–287
60 Robinson, H.B., J.B. Hawkins: Proceedings of the European Dialysis and Transplant Association. Pitman, London 1980
61 Rotellar, C., A. Ferragut, J. Borrul: Pregnancy in a patient on regular hemodialysis. Nephron 35 (1983) 66–67
62 Savdie, E., R.J. Caterson, J.F. Mahony, E. Clifton-Bligh, W. Birrell, E. John: Successful pregnancies in women treated by haemodialysis. Med. J. Aust. 15 (1982) 9
63 Schwarz, A., K.G. Post, F. Keller, N. Molzahn: Value of human chorionic gonadotropin measurements in blood as a pregnancy test in women on maintenance hemodialysis. Nephron 39 (1985) 341–343
64 Sheil, A.G.R., S. Flavel, A.P.S. Disney, Th. Mathew: Cancer development in patients progressing to dialysis and transplantation. Transplant. Proc. 17 (1985) 1685–1690
65 Sheriff, M.H.R., M. Hartman, C.A.R. Lamont, R. Shepherd, T.J. Warren: Successful pregnancy in a 44 years old hemodialysis patient. Brit. J. Obstet. Gynaecol. 85 (1978) 386–389
66 Slifkin, R.F., J. Goldberg, M.S. Neff: Malignancy in end-stage renal diasease. Trans. Amer. Soc. artif. intern. Org. 37 (1977) 34–37
67 Souquiyyeh, M.Z., S.O. Huraid, A.G.M. Saleh, S. Aswad: Pregnancy in chronic hemodialysis patients in the Kingdom of Saudi Arabia. Amer. J. Kidney Dis. 19 (1992) 235–238
68 Sutherland, G.A., J. Glass, R. Gabriel: Increased incidence of malignancy in chronic renal failure. Nephron 18 (1977) 182–184
69 Swamy, A.P., P.D. Woulf, R.V.M. Cestero: Hypothalamic-pituitary-ovarian axis in uremic women. J. Lab. clin. Med. 93 (1979) 1066–1067
70 Unzelman, R.F., G.R. Alderfer, R.E. Chojnacki: Pregnancy and chronic haemodialysis. Trans. Amer. Soc. artif. intern. Org. 19 (1973) 144–149
71 Yasin, S., S.N. Bey-Doun: Hemodialysis in pregnancy. Obstet. gynecol. Surv. 43 (1988) 655–668
72 Zingraff, J., P. Jungers, C. Pelissier, K. Nahoul, M.C. Feinstein, R. Scholler: Pituitary and ovarian dysfunctions in women on haemodialysis. Nephron 30 (1982) 149–153

25 Sexuelle Störungen niereninsuffizienter männlicher Patienten

E. Schindler

Beim Manne werden unterschieden: Die Impotentia generandi (Zeugungsunfähigkeit) und die Impotentia coeundi (zur Kohabitation nicht ausreichende Erektion: erektile Dysfunktion). Bei unauffälliger Morphologie des männlichen Genitales sind Voraussetzungen für ein erfülltes Sexualleben: Libido, Erektion und zur Befruchtung fähiges Ejakulat.

Normale und Pathophysiologie der Sexualfunktionen

Libido

Neben verschiedenen psychischen Einflüssen (visuelle Stimuli, Streß u.a.) sind als wichtigster meßbarer Parameter die Androgene anzusehen, die für eine gewisse Basislibido verantwortlich sein sollen (19).

Hormone

Die Hypothalamus-Hypophysen-Gonaden-Achse ist verantwortlich für die sexuelle Reifung und das spätere Sexualleben. Das hypophysäre LH (luteinisierendes Hormon) ist der Hauptstimulus für die Sekretion von Testosteron; letzteres induziert zusammen mit dem FSH (follikelstimulierendes Hormon) die Spermatogenese (73).

Der Einfluß der Androgene auf die Erektion (sie tritt auch bei präpubertären Knaben auf) ist nicht eindeutig geklärt. Wahrscheinlich wirken sie mehr über vermehrte Libido und antidepressiven Effekt. Trotz Abfall des Testosteronspiegels innerhalb Stunden nach Kastration berichten viele Männer eine über Monate erhaltene Kohabitationsfähigkeit (15).

Erektile Dysfunktion

■ Normale Physiologie

Die Gliedsteifung wird primär parasympathisch aus den sakralen Zentren S2–S4 gesteuert; der Neurotransmitter im Schwellkörper ist noch Gegenstand intensiver Forschung. Auf keinen Fall handelt es sich um reines Acetylcholin; diskutiert werden vasoaktive intestinale Polypeptide (VIP), Stickoxid (NO) u.a. (38, 56, 68). Eine vermehrte arterielle Blutzufuhr in die Sinusoide der beiden miteinander verbundenen Corpora cavernosa führt zu einer prallelastischen Straffung der umhüllenden Lederhaut (Tunica albuginea).

Eingeleitet wird die Erektion durch eine Erschlaffung der glatten Schwellkörpermuskulatur, die eine Weitstellung der intrakavernösen Venensinusoide bedingt; gleichzeitig kommt es zu einer vermehrten Blutzufuhr über die paarigen Aa. dorsales penis und Aa. profundae penis. Mit Dehnung der Lederhaut werden abführende Venen (Vv. emissariae) abgeschert, und der venöse Abfluß wird gedrosselt. Ein sog. venöses Leck ist in der Regel kein eigenständiger Defekt des Venenverschlußmechanismus, sondern beruht meist auf einer Insuffizienz der glatten Schwellkörpermuskulatur, beispielsweise durch nachlassende Elastizität im Alter (24, 37). Mit der Elektromyographie wird derzeit versucht, die Aktivität der glatten Muskelzellen zu quantifizieren (32). Spontane oder reflexive (Orgasmus) Kontraktion der quergestreiften Beckenbodenmuskulatur (Mm. bulbospongiosi und ischiocavernosi) komprimiert zusätzlich die gefüllten proximalen Corpora cavernosa und steigert ihre Rigidität, so daß intrakavernöse Drücke bis über 350 mmHg erreicht werden (38) (Abb. 25.1).

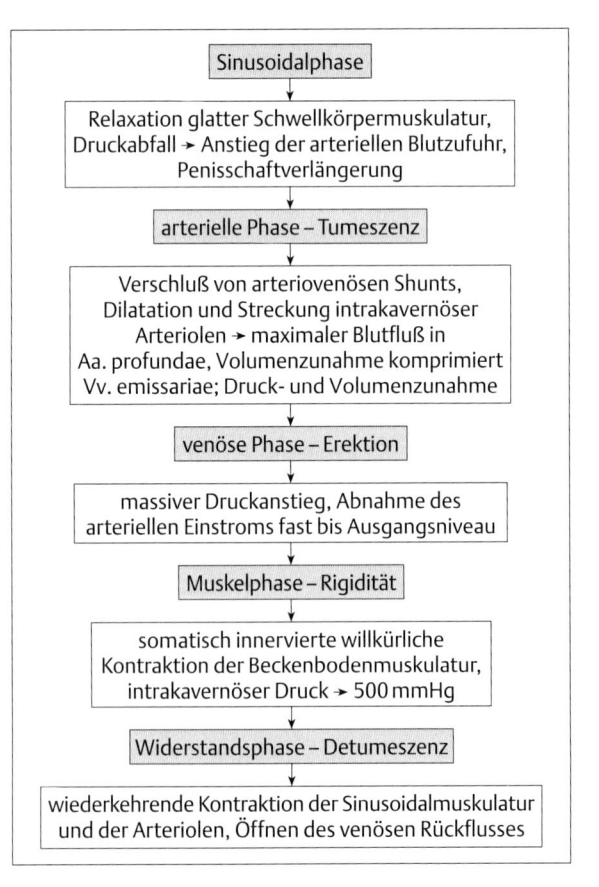

Abb. 25.1 Physiologie der Erektion.

Diagnostik

Eine für die vaginale Penetration unzureichende Erektion in über 30% der Kohabitationsversuche über einen Zeitraum von 6 Monaten wird als erektile Dysfunktion definiert. Zur Eruierung der vielschichtigen Ursachen wird eine systematische Diagnostik eingesetzt: Nach Anamnese, körperlicher Untersuchung und allgemeinmedizinischer und hormoneller Labordiagnostik (Abb. 25.2) wird die Erektionsfähigkeit mittels peniler Tumeszenz- und Rigiditätsmessung (nächtlich oder durch visuelle Stimulation) registriert. Einfacher – und in der Praxis vorwiegend eingesetzt – ist die intrakavernöse Applikation vasoaktiver Substanzen, die die glatte Schwellkörpermuskulatur und die Penisarterien erschlaffen lassen und eine Erektion induzieren (50). Gleichzeitig wird mit der Duplex- oder Farbdopplersonographie (sie hat die Penisangiographie weitgehend abgelöst) die Durchströmungsgeschwindigkeit des arteriellen Blutes gemessen und damit die Integrität der Penisarterien dokumentiert (der systolische Spitzenfluß wird bei intakten Arterien mit über 25–40 cm/s angegeben (48). Wird trotz intrakavernöser Pharmakaapplikation keine Erektion erreicht und ein guter arterieller Durchfluß gemessen, muß ein venöses Leck vermutet werden: Dieses wird durch eine Pharmakokavernosographie (Kontrastmittelinjektion in den Schwellkörper), eventuell begleitet von einer Kavernosometrie, nachgewiesen (69).

Therapie

Anamnestisch wichtig ist die Pharmakaeinnahme (Tab. 25.1). Diese Medikamente können die Erektionsfähigkeit beeinträchtigen sei es auf zentralnervösem, α-adrenergem, anticholinergem, hormonellem Weg oder durch Hemmung der Prostaglandinsynthese; häufig ist der Wirkmechanismus jedoch unbekannt (49).

Auch ein Vakuum kann eine Erektion erzeugen. Mit einer Pumpe wird ein negativer Druck von 250 mmHg in einem das Glied umgebenden Zylinder erzeugt und die Penisbasis nach eingetretener Erektion mit einem Gummiband komprimiert. Diese Vakuumerektionshilfe

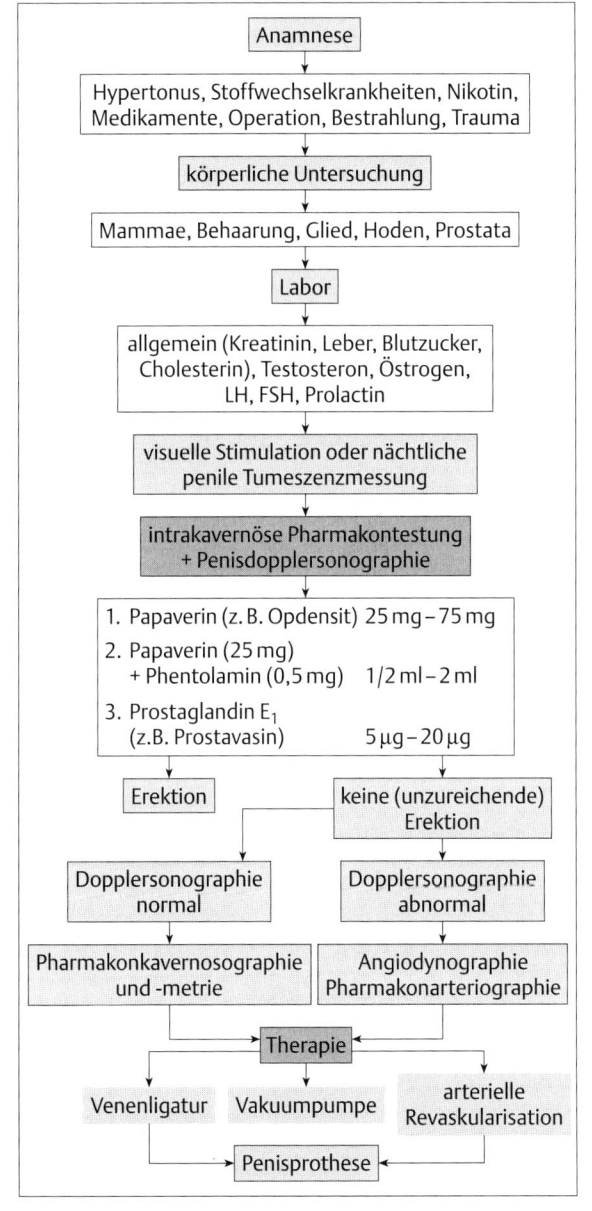

Abb. 25.2 Diagnostik und Therapie der erektilen Dysfunktion.

Tabelle 25.1 Erektionsbeeinträchtigende Pharmaka (aus Porst, H.: Erektile Impotenz. Enke, Stuttgart 1987)

Arzneimittelgruppen	Substanzen
Antihypertensiva	Guanethidin
	Clonidin
	Dihydralazin
	α-Methyldopa
	Reserpin
	β-Blocker
Digitalispräparate	
Diuretika	Spironolactone
	Thiazide
Lipidsenker	Clofibrinderivate
H_2-Blocker	Cimetidin
	Ranitidin
Psychopharmaka	Phenothiazine
	trizyklische Antidepressiva
	Lithiumsalze
	Benzodiazepine
	Barbiturate
Antiphlogistika	Indometacin
	Salicylate
Antiepileptika	Phenytoin
sonstige Pharmaka	Allopurinol
	Opiate
	Glucocorticoide

soll besonders bei älteren Patienten in 80% der Fälle zu einer befriedigenden penilen Rigidität führen (63). Auch die Kombination von intrakavernöser Pharmakainjektion und äußerer Vakuumapplikation wird empfohlen (12).

Nicht nur in der Diagnostik, sondern auch in der Therapie am verbreitetsten ist die Schwellkörper-(auto)injektionstherapie (SKIT oder SKAT), wobei vorwiegend Papaverin, Papaverin-Phentolamin-Gemische und Prostaglandin E_1 zum Einsatz kommen. Während 75% deutscher Urologen diese Therapie als segensreich einstuften, wird die Patientenakzeptanz in einer Umfrage nur in 53% der Fälle als gut angegeben (50). Die topische (Penisschafthaut, Urethra) Applikation vasoaktiver Substanzen (Prostaglandincreme, Nitroglycerinpaste) konnte sich nicht durchsetzen (46, 79).

Gefäßchirurgische Maßnahmen (Venenverschluß oder Revaskularisation der A. dorsalis penis) werden nach anfänglichem Enthusiasmus derzeit etwas kritischer betrachtet (24, 37, 80).

Beim Versagen der SKAT-Therapie bleibt in den meisten Fällen nur noch der Einsatz von Penisprothesen: Am häufigsten verwandt werden semirigide oder hydraulische Implantate (5).

Ejakulationsstörungen

Normale Physiologie

Die Ejakulation besteht aus Emission (Erguß in die hintere Harnröhre), eigentliche Ejakulation (Schleudern des Samens aus der Harnröhre nach außen) und Blasenhalsverschluß (zur Verhinderung retrograder Ejakulation in die Harnblase). Emission und Blasenhalsverschluß unterliegen sympathischer (thorakolumbaler) Steuerung, während die rhythmischen Kontraktionen der Mm. bulbospongiosi und ischiocavernosi somatisch-motorisch kontrolliert werden (N. pudendus) (73).

Pathophysiologie

Prostataoperationen führen häufig zu retrograder Ejakulation; Sympathektomien (z.B. im Rahmen radikaler retroperitonealer Lymphknotenresektionen bei Hodentumoren) induzieren einen Verlust der Emission. Antisympathikotonika (α-Rezeptorenblocker, Guanethidin u.a.) können den Blasenhalsverschluß stören und eine retrograde Ejakulation hervorrufen (27). Auch Neuropathien (Diabetes mellitus, Urämie) können die Ejakulation beeinträchtigen.

Therapie

Ein vorzeitiger Samenerguß (Ejaculatio praecox) gilt im allgemeinen als psychologisches Problem (Therapieversuch durch Glanskompression zur Reizunterdrückung) (30). Eine Anemission oder Anejakulation kann mit Sympathikomimetika korrigiert werden; eine transrektale Elektroejakulation führt in Einzelfällen zur Gewinnung eines befruchtungsfähigen Ejakulates, dessen Qualität jedoch meist eingeschränkt ist (2).

Ejakulatqualitätsstörungen

Normale Physiologie

Nach den Empfehlungen der WHO (76) werden die in Tab. 25.2 aufgeführten Forderungen an ein normales Ejakulat gestellt.

Ein normales Spermiogramm bedeutet nicht Fertilität, abnorme Parameter bedeuten nicht Infertilität.

Ätiologie

Folgende Noxen können die Spermatogenese deprimieren (sog. Oligoasthenoteratozoospermie, OAT-Syndrom):

- *chemisch:* Nikotin, Alkohol (220 ml täglich über 5 Tage führen bereits zum Abfall des Serumtestosteronspiegels (73);
- *pharmakologisch:* Imidazolderivate, Glucocorticoide, Hypnotika, Antirheumatika, Tranquillantien, Sulfonamide, Zytostatika (60);
- *physikalisch:* Strahlen (über 6 Gy Gonadendosis führen zu bleibender Azoospermie [73]), Wärme;
- *systemische Erkrankungen:* Tumoren, virale und bakterielle Entzündungen, Diabetes mellitus, Urämie (73).

Diagnostik

Infolge der hohen Schwankungsbreite (über 100%) physiologischer Spermiogrammparameter (36) sollten mindestens zwei Spermiogramme zur Beurteilung der Fertilität vorliegen. Eine Karenzzeit von 2–3 Tagen wird empfohlen; der zeitliche Abstand soll 64 Tage überschreiten, entsprechend der Reifungsdauer eines Spermatozoons (73).

Tabelle 25.2 Normales Spermiogramm (aus WHO: Laboratory Manual for the Examination of Human Semen and Sperm-Cervical Mucus Interaction. Cambridge University Press, London 1992)

Eigenschaft	Zahlenwert
Volumen	>2,0 ml
pH	7,2–8,0
Konzentration	>20 · 10^6 Spermien/ml
Gesamtzahl	>40 · 10^6 Spermien/Ejakulat
Motilität	>50% Vorwärtsbewegung oder >25% rasche Bewegung
Morphologie	>30% normale Formen
Vitalität	>75% lebend
Leukozyten	<1 · 10^6/ml

Therapie

Medikamentöse Möglichkeiten

Nach Ausschluß exogener Noxen bleiben nur wenig medikamentöse Möglichkeiten zur Besserung der Spermienqualität:

1. Stimulation der Spermatogenese kann durch indirekte Stimulation der Leydig- und Sertoli-Zellen erfolgen.
   - Tamoxifen: Es blockiert Östrogenrezeptoren und unterdrückt die inhibierende Rückkoppelung der Östrogene bezüglich des Hypothalamus: LH und FSH werden vermehrt abgegeben, und damit wird die Testosteronsynthese angeregt.
   - Durch direkte Applikation von Gonadotropinen (HCG/HMG) wird die Androgenproduktion ebenfalls gesteigert. Eine direkte Gabe von Testosteron hingegen blockiert lediglich die hyphophysäre Sekretion der Gonadotropine und erreicht keine therapeutischen Konzentrationen in den Hodenkanälchen (29).
2. Kallikrein (Kallidinogenase) soll die Spermienmotilität verbessern (29).

Assistierte Reproduktionstechniken

Die relativ begrenzten Möglichkeiten einer Spermienqualitätsverbesserung werden derzeit durch die assistierten Reproduktionstechniken erweitert. Seit der ersten erfolgreichen In-vitro-Fertilisierung beim Menschen 1978 (66) kann heute mit Kryokonservierung und intrazytoplasmatischer Injektion von einzelnen Spermatozoen (ICSI) auch bei kompletter Verschlußazoospermie schon mit einem einzigen – sogar aus dem Hodenparenchym gewonnenen – Spermatozoon eine Fertilisierung erreicht werden (47, 64, 71, 78).

Veränderungen bei Niereninsuffizienz

Übersicht über die Veränderungen und Ätiologie

Eine chronische Niereninsuffizienz geht einher mit verminderter Libido, Nachlassen der Erektionsfähigkeit, Abfall des Serumtestosteronspiegels, Anstieg des Serum-LH und Reduktion der Spermiogenese mit korrelierender FSH-Erhöhung. Verschiedentlich wird auch eine Prolactinvermehrung beobachtet.

Ursächlich müssen neben den direkten Einflüssen der Dialyse und urämischen Stoffwechselprodukten auch die charakteristischen Veränderungen der chronischen Niereninsuffizienz berücksichtigt werden: Anämie, Neuropathie, renale Osteodystrophie, Hyperlipidämie und zahlreiche Endokrinopathien (35). Hinzu kommen die zum Nierenschaden führenden Grundkrankheiten mit ihren Begleitläsionen (Diabetes mellitus, Hypertonus, Arteriosklerose u. a.) und schließlich die Nebenwirkungen verschiedener Medikamente.

Libido

Im Stadium der terminalen Niereninsuffizienz und frühen Dialyse tritt ein deutlicher Libidoverlust ein. Gelegentlich wird eine Verbesserung des Sexuallebens innerhalb der ersten beiden Jahre der Dauerdialyse beschrieben (4). Ein erniedrigter Testosteronspiegel (25) kann mitbestimmend sein; auch erhöhte Prolactinspiegel werden beschrieben (45); psychologische Faktoren stehen aber wohl im Vordergrund. Eine depressive Reaktion auf eine Erkrankung allein soll aber nicht entscheidend sein, da nierengesunde chronisch Kranke weder nachlassende Erektionsfähigkeit noch einen Rückgang der Koitusfrequenz berichten (51). Es wurde auch kein signifikanter Unterschied in der Häufigkeit der Kohabitation bei Urämikern mit leichter und schwerer Depression sowie solchen ohne seelische Störung gefunden (51). Libido und Testosteron nähern sich nach Transplantation wieder Normwerten (19, 26).

Hormone

Testosteron

Die Mehrzahl urämischer Männer hat erniedrigte Serumtestosteronspiegel bei normaler Kapazität des testosteronbindenden Globulins (4, 35). Obwohl histologisch fast immer eine schwere Hodenläsion nachweisbar ist und die Plasmagonadotropine im Kollektiv mäßig erhöht sind, wird neben einer primären Endorganschädigung (25, 67) auch eine Störung der Hypothalamus-Hypophysen-Achse diskutiert (1, 9, 35, 59). Im Einzelfall korreliert nämlich ein niedriger Testosteronwert nicht immer mit einem erhöhten LH-Spiegel. Auch wurde bei Patienten mit erhöhtem LH-Wert eine Tendenz zu höheren Testosteronkonzentrationen gesehen (35). Nach Dialysebeginn wird gelegentlich ein Anstieg des Testosteronspiegels beobachtet (67). Auch eine Intensivierung der Dialysebehandlung (3 statt 2 Dialysen pro Woche) verbessert den Testosteronspiegel (44). Eine langdauernde exogene Gonadotropinzufuhr führt zu einem verzögerten Anstieg des Testosterons im Vergleich mit Nierengesunden (9, 67).

Nach Gabe von Clomifen (einem Antiöstrogen, das Östrogen- und Testosteronrezeptoren im Hypothalamus blockiert) stiegen FSH und LH im Serum kräftig an (34): Hinweis für intakte negative Rückkoppelung des Testosterons bezüglich des Hypothalamus und für normale Speicherung und Sekretion der Gonadotropine aus der Hypophyse. Auch LHRH (Releasing-Hormone) induzierten bei urämischen Patienten einen signifikanten Gonadotropinanstieg (33). Offensichtlich ist der negative Feedback-Mechanismus zwischen Testosteron und Hypothalamusachse nur auf einem niedrigen Niveau eingestellt, so daß bereits subnormale Testosteronspiegel die LH-Sekretion supprimieren (33). Der normale zirkadiane Rhythmus des Plasmatestosterons (Gipfel um 4.00 bis 8.00 Uhr morgens, Nadir 8.00 bis 12.00 Uhr abends) bleibt bei Urämikern erhalten (4). Unmittelbar nach einer Dialyse sind Serumtestosteron, Dihydrotestosteron und sexualhormonbindendes Globulin unverändert (72). Das Östradiol im Serum urämischer Männer ist normal oder erhöht; die Gesamtöstrogene sind meist erhöht (33). Eine Testosteronsubstitution wird nur selten empfohlen (13); sie sollte nur bei stark erniedrigtem Serumtestosteron erfolgen, da die Gabe bei subnormalen und normalen Werten keine Besserung der Libido erbringt (35) und beim älteren Mann die Gefahr der Progression eines Prostatakarzinoms besteht (62).

Gonadotropine

Die meisten Autoren finden einen erhöhten LH- und FSH-Spiegel. Neben dem primären Hodendefekt wird auch hier eine urämische Reaktion auf den Hypothalamus vermutet, da das FSH unmittelbar nach Transplantation um ein Mehrfaches ansteigt, während die Spermienzahl 3 Monate nach Transplantation sich noch nicht gebessert hat. Erst nach Anstieg der Spermienzahl fällt das FSH, wobei ein Steroideinfluß ausgeschlossen wird. Die pulsatile Sekretion der Releasing-Hormone ist bei Urämikern gestört (53).

Nach Stimulation mit LHRH wird ein verzögerter Abfall von LH und FSH beobachtet (25, 59); sowohl eine reduzierte metabolische Clearance als auch eine vermehrte Produktion werden als Ursache eines erhöhten LH vermutet. Le Roith u. Mitarb. (54) beschreiben einen überschießenden LH-Anstieg als Reaktion auf das entsprechende Releasing-Hormon (31).

Prolactin

Das Serumprolactin ist bei etwa 25–50% dialysepflichtiger Männer erhöht (22, 45), bedingt durch verminderten renalen Abbau und als Folge hypothalamisch-hypophysärer Dysfunktion (52, 61). Die Genese einer vorübergehenden Gynäkomastie in den ersten Monaten der Hämodialyse ist allerdings unbekannt. Die Östradiolspiegel sind normal, und das Plasmaprolactin ist in diesen Fällen ebenso oft erhöht wie normal (57). Vielleicht ist die Gynäkomastie nur Ausdruck einer erhöhten Eiweißzufuhr und damit Gonadotropinsynthese nach Dialysebeginn (4). Bromocriptin (ein Dopamin-[D_2-]Agonist und Prolactinhemmer) senkt zwar das Prolactin und bessert die sexuelle Funktion, allerdings auch bei normoprolaktinämischen Urämikern. Erhebliche Nebenwirkungen schränken seine Anwendung ohnehin ein (45). Auch andere dopaminerge Substanzen (z.B. Lisurid) können Libido und Koitusfrequenz urämischer Männer günstig beeinflussen, insbesondere bei gleichzeitiger Hyperprolaktinämie (16, 55). Auch Zink soll den Serumprolactinspiegel bei männlichen Urämikern senken (40). Widersprüchliche Mitteilungen finden sich hinsichtlich Veränderungen der sexuellen Funktion, des Testosterons und der Gonadotropine (8, 39).

Pubertät

Die sexuelle Reifung der Kinder wird durch die Urämie verzögert, im allgemeinen parallel zur geringeren Körpermasse. Sexualhormone dürfen in diesem Alter wegen vorzeitigem Epiphysenschluß nicht gegeben werden (35).

Andere Hormone

Das Gesamtthyroxin (TT_4) ist normal oder gering erniedrigt, das thyroxinbindende Globulin normal. Totales (TT_3) und freies Trijodthyronin (T_3) sind erniedrigt. Die Nierentransplantation normalisiert die Schilddrüsenhormone (35). Der in der Urämie zwangsläufige Hyperparathyreoidismus kann die Hypophysen-Gonaden-Achse beeinflussen (42). Die orale Applikation von 1,25-Dihydroxycholecalciferol (Calcitriol) hatte jedoch keinen Einfluß auf die sexuelle Dysfunktion hämodialysierter Patienten (3). Die heute routinemäßige Erythropoetingabe (EPO) für dialysierte Patienten hat über eine Besserung des Allgemeinbefindens (17) ebenfalls Einfluß auf die sexuelle Aktivität (14). Auch eine Normalisierung der Hypophysen-Gonaden-Rückkopplung durch EPO-Behandlung mit leichtem Testosteronanstieg wird beschrieben (28). Rekombinantes EPO soll auch das Prolactin normalisieren können und damit die Sexualfunktion verbessern (11, 58).

Erektile Dysfunktion

40–80% der Dialysepatienten geben Sexualstörungen an; 20–55% berichten eine komplette erektile Impotenz (49).

■ Ätiologie

Kausal-pathogenetisch werden angeführt: Psyche, verminderter Testosteronspiegel, Medikamente, vaskuläre (vor allem arterielle) Veränderungen, urämische Neuropathie, unbekannte urämische Toxine, Hyperparathyreoidismus und andere hormonelle Veränderungen.

■ Therapie

Medikamente

Nur wenige Faktoren lassen sich beeinflusen: Psychische Störungen können durch entsprechende Beratung gebessert werden. Erektionsbeeinflussende Medikamente sollen, wenn möglich, ausgetauscht werden. Yohimbin hat auch beim Gesunden nur eine geringe Wirkung. Eine Testosteronsubstitution soll nur bei erheblichem Mangel erfolgen. Der Einfluß des Testosterons auf die Erektion ist ohnehin unklar. Bromocriptin kann den Prolactinspiegel normalisieren und die Erektionsfähigkeit beeinflussen, allerdings ebenso häufig bei normoprolaktinämischen Patienten.

Schwellkörper(auto)injektionstherapie (SKAT oder SKIT)

Die diagnostisch und therapeutisch effektivste Maßnahme bei erektiler Dysfunktion ist die intrakavernöse Gabe vasoaktiver Substanzen (6, 70). Obwohl der Neurotransmitter der glatten Schwellkörpermuskulatur noch nicht bekannt ist, können diese Pharmaka durch Relaxation der glatten Muskelzellen und zuführenden Penisarterien eine fast physiologische Erektion induzieren. Die Substanzen werden mit dünner Nadel seitlich in die Penisschaftmitte injiziert, auch vom Patienten selbst (Autoinjektion); sie verteilen sich über zahlreiche venöse Verbindungen in beide Corpora cavernosa. Voraussetzung ist ein intaktes Gerinnungssystem. Als Komplikationen gelten Hämatome, Schwellkörperempyem (extrem selten), Schmerzen bei Injektion, prolongierte Erektion und Fibrosierung mit Penisschaftverkrümmung nach längerer Anwendung. Die beiden letztgenannten unerwünschten Nebenwirkungen werden bei Prostaglandin E_1 (10–20 µg) seltener gesehen; dafür ist das Medikament wesentlich teurer, der Einstich schmerzhafter. Die genannten Medikamente sind für intrakavernöse Applikationen nicht offiziell zugelassen, können aber nach entsprechender Aufklärung im Ermessensspielraum der ärztlichen Behandlungsfreiheit so eingesetzt werden. Hält die Erektion über 5 bis 6 Stunden an, muß sie durch Injektion eines Sympathikomimetikums (z. B. Effortillösung [1/10 ml]) beendet werden (49).

Gefäßchirurgische Maßnahmen

Sie dürften im Rahmen der Urämie kaum angezeigt sein, da ein venöses Leck der Corpora cavernosa meist von anderen pathologischen Veränderungen (Arteriosklerose, Neuropathie, Fibrose der Schwellkörpermuskeln) begleitet wird (24, 75). Auch die Verbesserung der arteriellen Blutzufuhr durch Anastomosierung der A. epigastrica inferior mit der A. dorsalis penis verbessert beim Nierengesunden nur in Einzelfällen die Erektion. Bei generalisierter Arterio- bzw. Arteriolosklerose ist sie kontraindiziert.

Vakuumerektionshilfen

Sie sind, gegebenenfalls in Kombination mit intrakavernöser Injektionstechnik, als Behandlungsversuch zu erwägen. Die Nebenwirkungen sind gering (Hauthämatom).

Penisprothesen

Am Ende aller therapeutischen Bemühungen steht bei entsprechendem Leidensdruck die Implantation einer Penisprothese. Die vermehrte Infektionsgefahr (allgemein etwa 2%) beim Niereninsuffizienten ist hier zu berücksichtigen (10, 74), ebenso Begleiterkrankungen (Diabetes mellitus) und Medikamente (Immunsuppressiva, Cortison).

Priapismus

Es handelt sich um eine willkürlich und spontan irreversible schmerzhafte Dauererektion der Corpora cavernosa (ohne Beteiligung des Corpus spongiosum) bei fehlender sexueller Stimulation. Die Ursache ist häufig nicht eruierbar. Neben der Leukämie wird dieses Krankheitsbild auch gehäuft in der Urämie gesehen (41). Ein höherer Hämatokrit (>25%) und Hypovolämie sollen beim Niereninsuffizienten das Risiko vergrößern (18). In 80–90% der Fälle handelt es sich um eine Obstruktion des venösen Abflusses (sog. Stasepriapismus): Bei einer Dauer von über 12 Stunden kommt es zu irreversiblen Schäden und Fibrose der Schwellkörpermuskulatur (38). Der seltenere High-flow-Priapismus ist meist Folge der Schwellkörperinjektionstherapie, theoretisch ohne Gefahr einer Schwellkörperläsion. Trotzdem wird eine Therapie auch dieser sog. prolongierten Erektion nach 5–6 Stunden empfohlen. Durch intrakavernöse Spülung mit heparinisiertem Kochsalz und vor allem Gabe α-sympathikomimetischer Substanzen (7) wird sie erfolgreich beseitigt. Nur selten muß noch ein perglandulärer Stanzshunt (77) zwischen Corpus spongiosum und Corpus cavernosum mit Tru-Cut-Nadel den venösen Blutabfluß wiederherstellen. Operative Eingriffe (V.-saphena-Corpus-cavernosum-Shunts nach Grayhack oder spongiosokavernöser Shunt nach Quackels) werden heute kaum noch angewandt (49).

Spermiogenese

Serumkreatininspiegel zwischen 3 und 5 mg% (270–440 µmol/l) supprimieren bereits die Spermiogenese (4, 19, 26). Hodenbiopsien bei Urämikern dokumentieren eine normale Zahl von Sertoli-Zellen, während bei den Spermatogonien in Richtung reife Samenzellen ein stetiger numerischer Rückgang zu verzeichnen ist (25). Es handelt sich hier nicht um einen toxischen Einfluß, sondern um eine Unterdrückung der Spermienreifung (43). Begleitet wird die verminderte Spermaqualität von einem FSH-Anstieg. Nach Transplantation können vor allem bei jüngeren Männern die Spermienzahlen in 30% der Fälle sich normalisieren, Motilität und abnorme Formen liegen dann wieder im Normbereich. Das FSH fällt nach einem anfänglichen Anstieg ebenfalls in den Normbereich. Einige Patienten bleiben azoosperm; hier liegt dann ein irreversibler Hodenschaden vor (26). Der FSH-Spiegel wird nach Transplantation als wertvoller Maßstab des urämischen Spermatogeneseschadens und als prognostischer Reversibilitätsfaktor angesehen (26). Eine medikamentöse Behandlung einer Oligoasthenozoospermie beim Urämiker hat keinen dokumentierten

Effekt (4). Bei Kinderwunsch wird sexuelle Karenz bis zur Zeit des Konzeptionsoptimums der Partnerin empfohlen. Der Einfluß eines Zinkmangels ist ungeklärt (4). Bei entsprechendem Leidensdruck dürften in Zukunft auch die assistierten Reproduktionstechniken zum Einsatz kommen.

Transplantation

Die erfolgreiche Nierentransplantation kann fast alle Sexualfunktionen und -parameter verbessern oder sogar normalisieren: Libido, Kohabitationsfrequenz und Serumtestosteron steigen, LH und Prolactin sinken (19, 21). Im Spermiogramm bessert sich nicht nur die Spermienzahl, sondern auch die Motilität. Voran geht immer ein Anstieg des Serum-FSH: Möglicherweise wird der durch die Urämie eingeschränkte Rückkoppelungsmechanismus der Hypophyse und/oder des Hypothalamus hinsichtlich der reduzierten Spermienzahl durch die Transplantation positiv beeinflußt (33). Bleibende Oligoasthenozoospermie und gar Azoospermie müssen als Ausdruck eines irreversiblen urämischen Hodenschadens angesehen werden. Es sind zahlreiche Konzeptionen der Partnerin (schon 1,5 Jahre nach Transplantation) beschrieben (23). Neben Normalisierung des Testosteronspiegels steigt auch die Stimulierbarkeit der Leydig-Zellen durch HCG (44). Gelegentlich kann die Transplantation die Erektion aber auch negativ beeinflussen: Wenn die transplantierte Nierenarterie in End-zu-End Anastomose mit der A. iliaca interna verbunden wird, sinkt der penile Blutfluß, insbesondere nach einer zweiten gleichartigen Transplantation auf der Gegenseite (20). Bei einer zweiten Nierentransplantation wird daher eine End-zu-Seit-Anastomose mit der A. iliaca communis vorgeschlagen. Nach Nierentransplantation muß infolge der Immunsuppression bei Implantation einer Penisprothese mit vermehrter Infektionsgefahr gerechnet werden (74).

Literatur

1 Barton, C.H., M.K. Mirahmadi, N.D. Vazin: Effects on long-term testosterone administration on pituitary-testicular axis in end-stage renal failure. Nephron 31 (1982) 61–64
2 Bennet, C.J., S.W. Seager, E.A. Vasher, E.J. McGuire: Sexual dysfunction and electroejaculation in men with spinal cord injury: review. J. Urol. 139 (1988) 453–457
3 Blumberg, A., Wildbolz, C. Descoeudres, U. Hennes, M.A. Dambacher, J.A. Fischer, P. Weidmann: Influence of 1,25-dihydroxycholecalciferol on sexual dysfunction and related endocrine parameters in patients on maintenance hemodialysis. Clin. Nephrol. 13 (1980) 208–214
4 Bommer, J.: Sexual Dysfunction in Chronic Renal Failure. In: Oxford Textbook of Clinical Nephrology. Oxford University Press, London 1992 (pp. 1329–1336)
5 Bretan, P.N.: History of the prosthetic treatment of impotence. Urol. Clin. N. Amer. 16 (1989) 1–5
6 Brindley, G.S.: Cavernosal alpha-blockade: a new technique for investigating and treating erectile impotence. Brit. J. Psychiatr. 143 (1983) 332–337
7 Brindley, G.S.: New treatment for priapism. Lancet 1984, 220–221
8 Brook, A.C., D.G. Johnston, M.K. Ward, M.J. Watson, D.B. Cook, D.N.S. Kerr: Absence of a therapeutic effect of zinc in the sexual dysfunction of haemodialysed patients. Lancet 1980/II, 618–619
9 Bundschu, H.D., K. Roger, S. Heller, K. Hayduk, E.H. Pfeiffer, G. Lüders, G. Liebau: Auswirkungen einer langdauernden exogenen Gonadotropinzufuhr auf die testikuläre Insuffizienz bei Dauerdialysepatienten. Klin. Wschr. 54 (1976) 1039–1046
10 Carson, C.C.: Infections in genitourinary prostheses. Urol. Clin. N. Amer. 16 (1989) 139–147
11 Charney, D.I., D.F. Walton, A.K. Cheung: Impotence. II. Semin. Dialys. 7 (1994) 22–29
12 Chen, J., M.F. Godschalk, P.G. Katz, T. Mulligan: Combining intracavernous injection and external vacuum as treatment for erectile dysfunction. J. Urol. 153 (1995) 1476–1477
13 Van Coevorden, A., J.C. Stolear, M. Dhaene, J.L. Van Herweghem, J. Mockel: Effect of chronic oral testosterone undecanoate administration on the pituitary-testicular axes of hemodialyzed male patients. Clin. Nephrol. 26 (1986) 48–54
14 Delano, B.G.: Improvements in quality of life following treatment with r-HuEPO in anemic hemodialysis patients. Amer. J. Kidney Dis. 14, Suppl. 1 (1989) 14–18
15 Ellis, W.J., J.T. Grayhack: Sexual function in aging males after orchiectomy and estrogen therapy. J. Urol. 89 (1963) 895–899
16 Ermolenko, V.M., A.V. Kukhtevich, I.I. Dedov, A.F. Bunatian, G.A. Melnichenko, E.P. Gitel: Parlodel treatment of uremic hypogonadism in men. Nephron 42 (1986) 19–22
17 Evans, R.W., B. Rader, D.L. Manninen: The quality of life of hemodialysis recipients treated with recombinant human erythropoietin. J. Amer. med. Ass. 263 (1990) 825–830
18 Fassbinder, W., U. Frei, R. Issantier, K.M. Koch, C. Mion, S. Shaldon, A. Slingeneyer: Factors predisposing to priapism in haemodialysis patients. Proc. Europ. Dialys. Transplant. Ass. 12 (1975) 380–385
19 Foulks, C.J., H.M. Cushner: Sexual dysfunction in the male dialysis patient: pathogenesis, evaluation, and therapy. Amer. J. Kidney Dis. 8 (1986) 211–222
20 Gittes, R.F., W.B. Waters: Sexual impotence: the overlooked complication of a second renal transplant. J. Urol. 121 (1979) 719–720
21 Gokal, R.: Quality of life in patients undergoing renal replacement therapy. Kidney int. 43, Suppl. 40 (1993) S23–S27
22 Gomez, F., R. De La Cueva, J.P. Wauters, T. Lemarchand-Beraud: Endocrine abnormalities in patients undergoing long-term hemodialysis. Amer. J. Med. 68 (1980) 522–530
23 Gorlen, T., O. Ekeberg, M. Abdelnoor, E. Enger, H. Aarseth: Quality of life after kidney transplantation: a 10–22 years follow-up. Scand. J. Urol. Nephrol. 27 (1993) 89–92
24 Hauri, D.: Operative Möglichkeiten in der Therapie der vaskulär bedingten erektilen Impotenz. Urologe, Ausg. A 28 (1989) 260–265
25 Holdsworth, S., R.C. Atkins, D.M. De Kretser: The pituitary-testicular axis in men with chronic renal failure. New Engl. J. Med. 296 (1977) 1245–1249
26 Holdsworth, S.R., D.M. De Kretser, R.C. Atkins: A comparison of hemodialysis and transplantation in reversing the uremic disturbance of male reproductive function. Clin. Nephrol. 10 (1978) 146–150
27 Kedia, K., C. Markland: The effect of pharmacological agents on ejaculation. J. Urol. 114 (1975) 569–573
28 Kokot, F., A. Wiecek, W. Grzeszczak, M. Klin: Influence of erythropoietin treatment on follitropin and lutropin response to luliberin and plasma testosterone levels in haemodialyzed patients. Nephron 56 (1990) 126–129
29 Krause, W.: Die Behandlung der männlichen Infertilität. Akt. Dermatol. 20 (1994) 348–350

30 Kuhr, C.S., J. Heiman, D. Cardenas, W. Bradley, R.E. Berger: Premature emission after spinal cord injury. J. Urol. 153 (1995) 429–431
31 Levitan, D., S.A. Moser, D.A. Goldstein, O.A. Kletzky, R.A. Lobo, S.G. Massry: Disturbances in the hypothalamic-pituitary-gonadal axis in male patients with acute renal failure. Amer. J. Nephrol. 4 (1984) 99–106
32 Lewis, R.W.: Editorial: Corpus cavernosum: more confusion or more understanding? J. Urol. 153 (1995) 667–668
33 Lim, V.S., V.S. Fang: Gonadal dysfunction in uremic men. A study of hypothalamo-pituitary-testicular axis before and after renal transplantation. Amer. J. Med. 58 (1975) 655–662
34 Lim, V.S., V.S. Fang: Restoration of plasma testosterone levels in uremic men with clomiphene citrate. J. clin. Endocrinol. 43 (1976) 1370–1377
35 Lim, V.S., S.C. Kathpalica, C. Henriquez: Endocrine abnormalities associated with chronic renal failure. Med. Clin. N. Amer. 62 (1978) 1341–1361
36 Luwig, G., J. Frick: Praxis der Spermatologie. Springer-Verlag, Berlin 1987
37 Lue, T.F.: Penile venous surgery. Urol. Clin. N. Amer. 16 (1989) 607–611
38 Lue, T.F., E.A. Tanagho: Physiology of erection and pharmacological management of impotence. J. Urol. 137 (1987) 829–836
39 Mahajan, S.K., A.A. Abbasi, A.S. Prasad, P. Rabbani, W.A. Briggs, F.D. McDonald: Effect of oral zinc therapy on gonadal function in hemodialysis patients. Ann. intern. Med. 97 (1982) 357–361
40 Mahajan, S.K., R.J. Hamburger, W. Flamenbaum, A.S. Prasad, F.D. McDonald: Effect of zinc supplementation on hyperprolactinaemia in uraemic men. Lancet 1985/II, 750–751
41 Marx, F.J.: Zur Therapie des Priapismus. Urologe, Ausg. A 20 (1981) 335–359
42 Massry, S.G., D.A. Goldstein, W.R. Procci, O.A. Kletzky: Impotence in patients with uremia: a possible role for parathyroid hormone. Nephron 19 (1977) 305–310
43 Meistrich, M.L.: Quantitative correlation between testicular stem cell survival, sperm production and fertility in the mouse after treatment with different cytotoxic agents. J. Androl. 3 (1982) 58–61
44 Mies, R., H. von Baeyer, H. Figge, K. Finke, W. Winkelmann: Investigations on pituitary and Leydig cell function in chronic hemodialysis and after renal transplantation. Klin. Wschr. 53 (1975) 611–615
45 Muir, J.W., G.M. Besser, C.R.W. Edwards, L.H. Rees, W.R. Cattell, P. Ackrill, R.L.I. Baker: Bromocriptine improves reduced libido and potency in men receiving maintenance hemodialysis. Clin. Nephrol. 20 (1983) 308–314
46 Owen, J.A., F. Saunders, C. Harris, J. Fenemore, K. Reid, D. Surridge, M. Condra, A. Morales: Topical nitroglycerin: a potential treatment for impotence. J. Urol. 141 (1989) 546–548
47 Palermo, G., H. Joris, P. Devroey, A.C. van Steirteghem: Pregnancies after intracytoplasmic injection of single spermatozoon into an oocyte. Lancet 340 (1992) 17–18
48 Porst, H.: Die Duplexsonographie des Penis. Urologe, Ausg. A 32 (1993) 242–249
49 Porst, H.: Erektile Impotenz. Enke, Stuttgart 1987
50 Porst, H., S. Weller: Vasoaktive Substanzen bei erektiler Dysfunktion (ED) – Ergebnisse einer Umfrage und Literaturübersicht. Urologe, Ausg. B 29 (1989) 10–14
51 Procci, W.R., D.A. Goldstein, J. Adelstein, S.G. Massry: Sexual dysfunction in the male patient with uremia: a reappraisal. Kidney int. 19 (1981) 317–323
52 Ramires, G., W.M. O'Neill, H.A. Bloomer, W. Jubiz: Abnormalities in the regulation of prolactin in patients with chronic renal failure. J. clin. Endocrinol. 45 (1977) 658–661
53 Rodger, R.S.C., L. Morrison, J.H. Dewar, R. Wilkinson, M.K. Ward, D.N.S. Kerr: Loss of pulsatile luteinising hormone secretion in men with chronic renal failure. Brit. med. J. 291 (1985) 1598–1600
54 Le Roith, D., G. Danovitz, S. Trestian, I.M. Spitz: Dissociation of pituitary glycoprotein response to releasing hormones in chronic renal failure. Acta endocrinol. 93 (1980) 277–282
55 Ruilope, L., R. Garcia-Robles, C. Paya, L.F. De Villa, B. Miranda, J.M. Morales, J. Parada, J. Sancho, J.L. Rodicio: Influence of lisuride, a dopaminergic agonist, on the sexual function of male patients with chronic renal failure. Amer. J. Kidney Dis. 5 (1985) 182–185
56 Saenz de Tejada, I.: Commentary on mechanisms for regulation of penile smooth muscle contractility. J. Urol. 153 (1995) 1762
57 Sawin, C.T., C. Longcope, G.W. Schmitt, R.J. Ryan: Blood levels of gonadotropins and gonadal hormones in gynecomastia associated with chronic hemodialysis. J. clin. Endocrinol. 36 (1973) 988–990
58 Schaefer, R.M., F. Kokot, H. Wernze, H. Geiger, A. Heidland: Improved sexual function in hemodialysis patients on recombinant erythropoietin: a possible role for prolactin. Clin. Nephrol. 31 (1989) 1–5
59 Schalch, D.S., D. Gonzalez-Barcena, A.J. Kastin, L. Landa, L.A. Lee, M.T. Zamora, A.V. Schally: Plasma gonadotropins after administration of LH-releasing hormone in patients with renal or hepatic failure. J. clin. Endocrinol. 41 (1975) 921–925
60 Schill, W.-B.: Medikamentöse Einflüsse auf die männliche Fertilität. Med. Welt 40 (1989) 1247–1251
61 Schmitz, O., J. Moller: Impaired prolactin response to arginine infusion and insulin hypoglycaemia in chronic renal failure. Acta endocrinol. 102 (1983) 486–491
62 Seftel, A.D., P. Sweeney, J.B. Wish: Impotence. I. Semin. Dialys. 7 (1994) 20–22
63 Sidi, A.A., E.F. Becher, G. Zhang, J.H. Lewis: Patient acceptance of and satisfaction with an external negative pressure device for impotence. J. Urol. 144 (1990) 1154–1158
64 Silber, S.J., P. Devroey, Z. Nagy, J. Liu, H. Tournaye, A.C. van Steirteghem: ICSI with testicular and epididymal sperm. ESHRE Workshop, Brussels, Dec 7–9, 1994 (Abstracts pp. 36–41)
65 Simmons, R.G., C.R. Anderson, L.K. Abress: Quality of life and rehabilitation differences among four ESRD therapy groups. Scand. J. Urol. Nephrol. 24, Suppl. 131 (1990) 7–22
66 Steptoe, P.C., R.G. Edwards: Birth after the reimplantation of a human embryo. Lancet 312 (1978) 366
67 Stewart-Bentley, M., D. Gans, R. Horton: Regulation of gonadal function in uremia. Metabolism 23 (1974) 1065–1072
68 Stief, C.G., W.F. Thon, E.P. Allhoff, U. Jonas: Erectile dysfunction: progress in basic physiology, diagnosis and treatment. Europ. Urol. Update Ser. 1 (1992) 10–15
69 Stief, C.G., U. Wetterauer: Workshop Cavernosographie. Systemdruck, Berlin 1987
70 Virag, R.: Intracavernous injection of papaverine for erectile failure. Lancet 1982/II, 938
71 Visoski, A., L.I. Lipshultz, W.S. Wun, G. Grunert, C. Valdes, R. Dunn, S.A. Carson, P. Cisneros, D.J. Lamb: Intracytoplasmic insertion of sperm (ICSI) for severe male factor infertility. Proc. N. cent. Sect. Amer. urol. Ass. 153 (1995) 323A
72 De Vries, C.P., L.J.G. Gooren, P.L. Oe: Haemodialysis and testicular function. Int. J. Androl. 7 (1984) 97–103
73 Walsh, P.C., R.F. Gittes, A.D. Perlmutter, T.A. Stamey: Campbell's Urology. Saunders, Philadelphia 1986
74 Walther, P.J., R.T. Andriani, M.I. Maggio, C.C. Carson: Fournier's gangrene: a complication of penile prosthetic implantation in a renal transplant patient. J. Urol. 137 (1987) 299–300

75 Wespes, E., P.M. De Goes, A.A. Sattar, C. Schulman: Objective criteria in the long-term evaluation of penile venous surgery. J. Urol. 152 (1994) 888–890
76 WHO: Laboratory Manual for the Examination of Human Semen and Sperm-Cervical Mucus Interaction, 3rd ed. Cambridge University Press, London 1992 (p. 42)
77 Winter, C.C.: Priapism cured by creation of fistulas between glans penis and corpora cavernosa. J. Urol. 119 (1978) 227–228
78 Witt, M.A., R. Burt, J. Massey, C. Elsner, A. Toledo, D. Mitchell-Leef, H. Kort, M. Tucker: The results of direct intracytoplasmic sperm injection using testicular sperm. Proc. N. cent. Sect. Amer. urol. Ass. 153 (1995) 321 A
79 Wolfson, B., S. Pickett, N.E. Scott, J.B. De Kernion, J. Rajfer: Intraurethral prostaglandin E-2 cream: a possible alternative treatment for erectile dysfunction. Urology 42 (1993) 73–75
80 Zumbé, J., K. Grozinger, W. von Pokrzywnitzki: Selektionskriterien zur penilen Revaskularisation bei arteriell bedingter erektiler Dysfunktion. Akt. Urol. 26 (1995) 114–118

26 Hauterkrankungen

P. Altmeyer und C. Nüchel

Hautveränderungen bei Langzeitdialyse

Einteilung

Prinzipiell lassen sich die Hautveränderungen bei Dialysepatienten in zwei Gruppen aufteilen:

- *präexistente Erkrankungen*, d.h. solche, die bereits vor Beginn der Nierenerkrankung existierten und durch die eingeleiteten Therapiemaßnahmen (z. B. Dialyse) klinisch evident oder in ihrem Erscheinungsbild gewandelt wurden;
- *de novo entstandene Erkrankungen*, d.h. solche, die ausschließlich durch das Dialyseverfahren induziert wurden oder während der Dialyse entstanden.

Präexistente Hauterkrankungen

Bei den präexistenten Erkrankungen müssen aus der Sicht des Dermatologen Porphyrien (53, 54, 56) und die Psoriasis (15, 22, 26) genannt werden.

Ein inzwischen wohlbekanntes Phänomen dialysepflichtiger Patienten sind bullöse Hautveränderungen sowie eine ausgesprochene Hautfragilität im Bereich sonnenbelichteter Areale, insbesondere im Bereich der Streckseiten der Hände und der Unterarme. Diese Symptomatik in Verbindung mit retikulären Pigmentverschiebungen und flachen atrophischen Narben ist diagnostisch kennzeichnend für die Porphyria cutanea tarda. In der Tat konnte in den letzten Jahren nachgewiesen werden, daß ein Teil der Dialysepatienten abnorme Porphyrinplasmawerte aufwiesen (53, 54, 56, 58). Darüber hinaus wurden bei diesen Patienten erhöhte fäkale Porphyrinwerte (53, 54) und vereinzelt auch erhöhte Urophorphyrine gefunden (36). Die beschriebenen Porphyrinprofile stimmten mit denen der Porphyria cutanea tarda (Pct) überein (53, 54). Allen Patienten gemeinsam war eine negative Porphyrieanamnese. Die Symptome dieser dialyseinduzierten Porphyria cutanea tarda entwickelten sich erst nach einer mehrmonatigen Dialysephase. Andere Phänomene, die ebenfalls bei Pct-Patienten geläufig sind, wie Pigmentstörungen (42, 53, 54), Hypertrichose (42, 54), sklerodermieartige Veränderungen und Photoonycholyse (54), wurden ebenfalls bei dieser Patientengruppe beobachtet. Die Psoriasis ist eine im Zusammenhang mit Dialyseverfahren häufig genannte Erkrankung. Inwieweit die Behandlungsmodalitäten der Dialyse eine Psoriasis verbessern (37), verschlechtern (5) oder gar eine De-novo-Entstehung provozieren, ist derzeit völlig offen.

De novo entstandene Hauterkrankungen

Bei den möglichen Ursachen der regelmäßig auftretenden dialyseassoziierten Hauterkrankungen müssen folgende Faktoren berücksichtigt werden:

- medikamentöse Nebenwirkungen (Tab. 26.1),
- die Hämodialyse selbst, die Hämodialysedauer,
- die Urämie per se.

Medikamentennebenwirkungen

Neben der Dialyse selbst spielen häufig begleitende medikamentöse Therapiemaßnahmen eine auslösende Rolle bei der Entstehung vieler Hautveränderungen des Dialysepatienten. Die Patienten werden einerseits wegen behandlungsbedürftiger Grunderkrankungen, andererseits wegen dialysetypischer Maßnahmen breit therapiert. Die wichtigsten Medikamentennebenwirkungen unter Dialyse sind in Tab. 26.1 zusammengestellt.

Häufige hämodialysebedingte Hauterkrankungen

Die Palette der dermatologischen Befunde bei Langzeitdialysepatienten ist ungeachtet der medikamentös induzierten bemerkenswert bunt. Die Beobachtungen lassen sich in regelmäßig und in inkonstant auftretende Hauterscheinungen einteilen (3, 4, 44).

Zunächst möchten wir die regelmäßig zu beobachtenden Hautveränderungen anhand eigener Untersuchungsergebnisse darstellen.

Um den Faktor Dialysedauer besser analysieren zu können, wurde das Kollektiv von insgesamt 49 Patienten in 2 Gruppen geteilt: Gruppe 1 umfaßt 23 Patienten, die 2–3 Jahre dialysiert wurden, Gruppe 2 dagegen 28 Patienten, deren Dialysedauer mindestens 8, maximal 13 Jahre betrug.

Abb. 26.1 gibt eine Übersicht über die wichtigsten Hautveränderungen, die unabhängig von der Dialysedauer regelmäßig beobachtet werden. Das Erscheinungsbild des Dialysepatienten ist geprägt durch eine schwere aktinische Elastose. In Kombination mit einer Anämie sind ein gelbgraues Hautkolorit und der klinische Aspekt der Voralterung mit ausgeprägter Faltenbildung Folge der elastotischen Degeneration des kollagenen Hautbindegewebes. Dieses Erscheinungsmerkmal ist bei den Langzeitdialysepatienten stärker ausgeprägt als bei den Kurzzeitdialysepatienten und ist damit eindeutig von der Dialysedauer abhängig. Abb. **6** auf

Tabelle 26.1 Medikamentennebenwirkungen bei Patienten mit präterminaler Niereninsuffizienz

Medikamentengruppe	Hauterscheinungen	Medikamentengruppe	Hauterscheinungen
Kardiaka		**Diuretika**	
β-Blocker	– Raynaud-Phänomen – psoriasiforme und ekzematöse Erscheinungen – Alopezien	Spironolacton	– Hirsutismus – Lichen ruber planus – LE-artige Syndrome
Captopril	– Pruritus – morbilliforme oder makulopapulöse Exantheme – Pemphigus – aphthöse Ulzera	Thiazide	– lichenoide Exantheme – Photodermatitis – Vasculitis allergica superficialis – Photodermatitis – toxische epidermale Nekrolyse
Etacrynsäure	– Vasculitits allergica superficialis	**Antiepileptika, Sedativa**	
Furosemid	– Erythema exsudativum multiforme – phototoxische Blasenbildung – lichenoide Exantheme – bullöses Pemphigoid – Epidermolysis bullosa – Photodermatitis – exfoliative Dermatitis	Phenytoin	– exfoliative Dermatitis – LE-artige Syndrome – Pseudolymphome – Erythema exsudativum multiforme – toxische epidermale Nekrolyse
		Barbiturate	– Urtikaria – exfoliative Dermatitis
Hydralazin	– LE-artige Veränderungen – makulopapulöse Exantheme – fixes toxisches Exanthem – nekrotisierende Vaskulitis		– fixes toxisches Exanthem – Purpura – toxische epidermale Nekrolyse – Erythema exsudativum multiforme – Erythrodermie – morbilliforme bzw. makulopapulöse Exantheme
Indometacin	– Vaskulitis – Purpura – Pruritus – Alopezie – Urtikaria – fixes toxisches Exanthem – morbilliformes Exanthem – toxische epidermale Nekrolyse (TEN)	**Magen-Darm-Mittel**	
		Cimetidin	– Alopezie – Erythema anulare centrifugum
		Ranitidin	– Pruritus
Methyldopa	– lichenoide Exantheme – LE-artige Veränderungen – seborrhoische Dermatitis – Alopezie – Urtikaria	**Sonstiges**	
		Allopurinol	– makulopapulöse bzw. morbilliforme Exantheme – toxische epidermale Nekrolyse – Vaskulitis – Urtikaria – exfoliative Dermatitis
Minoxidil	– Hypertrichose		
Nifedipin	– Urtikaria – Pruritus – Exazerbation einer präexistenten Psoriasis	Eisenpräparate	– Urtikaria – Pigmentierungen am Injektionsort
		Vitamin B_{12}	– Akne
Prazosin	– Pruritus – Erythema nodosum		

Farbtafel III zeigt einen 55 Jahre alten Dialysepatienten, der 13 Jahre lang dialysiert wurde. Das gelbfahle Hautkolorit ist ebenso typisch wie die für das Alter des Patienten ungewöhnliche Faltenbildung. Das histologische Korrelat ist eine schwere schollige aktinische Elastose bei Atrophie der Epidermis (Farbtafel III, Abb. 7). Die Haut des Dialysepatienten ist auffallend trocken und schuppt pityriasiform.

Ein bemerkenswertes Untersuchungsresultat betraf das Schwitzverhalten der Dialysepatienten. 13 von 18 Patienten der Langzeitdialysegruppe klagten über eine deutliche Verminderung der Schweißsekretion (Abb. 26.1). Hierbei war das emotionale Schwitzen stärker betroffen als das thermoregulatorische Schwitzen.

Bemerkenswert ist, daß die während der Dialysephase geringe oder fast vollständig sistierende Schweißsekretion bei denselben Patienten nach einer Nierentransplantation schlagartig und überschießend wieder einsetzte. Dies belegt, daß die Dialysesituation zu einer funktionellen Störung der Schweißdrüsenfunktion führt. Damit vereinbar sind histologische Untersuchungen ekkriner Schweißdrüsen, die zwar degenerative Veränderungen, jedoch keine wesentlichen Zeichen von Zellzerstörungen zeigten (4).

Ein klinisch besonders hervortretendes und mit zunehmender Dialysedauer häufigeres Phänomen ist die erhöhte Verletzbarkeit der Haut. Nach Bagatellverletzungen, insbesondere bei Einwirkung tangentialer

Abb. 26.1 Häufige Hautveränderungen bei Patienten mit intermittierender Langzeithämodialyse.
Gruppe I: Dialysedauer 0,5 – 4 Jahre,
Gruppe II: Dialysedauer 10 – 14,5 Jahre

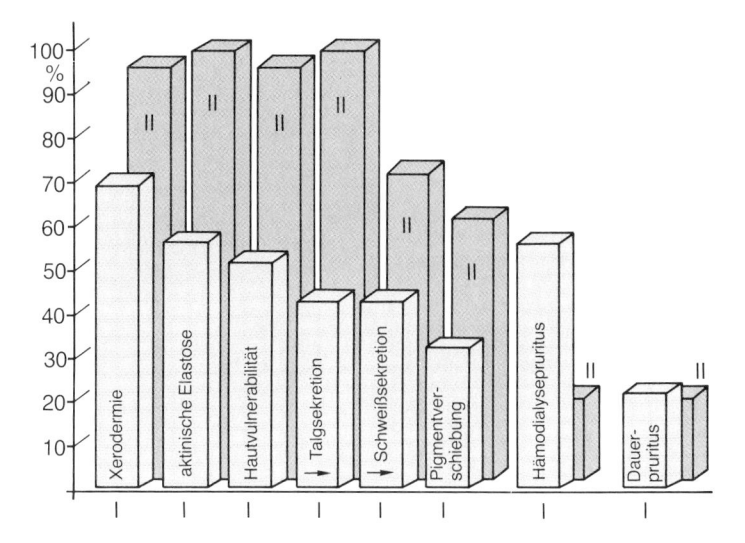

Scherkräfte, kommt es vor allem an den Extremitäten zu herdförmigen Exkoriationen. Später imponieren linsen- bis maximal kleinfingernagelgroße, flache atrophische, depigmentierte Närbchen (Farbtafel III, Abb. 8). Bei Beteiligung der Hand- und Fingerrücken entstehen klinische Bilder, die an eine Porphyria cutanea tarda erinnern (Farbtafel III, Abb. 9), auch wenn weitere Merkmale einer solchen fehlen können (Hypertrichose, Milien, Hyperpigmentierungen, biochemische Korrelate).

Juckreiz fand sich bei den Kurzzeitdialysepatienten in 78 %, bei den Langzeitdialysepatienten interessanterweise nur in 43 %. Wir konnten zwei unterschiedliche Pruritusformen ableiten: einen dialyseunabhängigen und einen nur während der Dialyse auftretenden Juckreiz.

Bei den „Dialysejuckern" beider Gruppen fand sich in einem hohen Prozentsatz eine Eosinophilie, verbunden mit einer deutlichen Erhöhung des Gesamt-IgE-Spiegels (Tab. 26.2). Diese Konstellation deutet auf eine allergische Reaktion auf Fremdmaterialien des extrakorporalen Kreislaufes während der Dialysebehandlung.

Die feingeweblichen Untersuchungen der Haut ergaben neben der schon erwähnten aktinischen Elastose schwere Veränderungen der kleinen korialen Gefäße (Farbtafel IV, Abb. 10). Die Gefäßwände sind auf Kosten der Lumina verdickt. Die Wandveränderungen fanden sich immer und besonders stark ausgeprägt in der Gruppe der Langzeitdialysepatienten, aber auch, allerdings graduell vermindert, in der ersten Gruppe. Ultrastrukturell liegen diesen Gefäßwandverdickungen zahlreiche multilamelläre Basallaminae mit zwischengelagertem feinfibrillärem Material zugrunde (Abb. 26.2).

Immunhistologisch lassen sich in den Gefäßwänden der kleinen korialen Kapillaren die Immunglobuline IgA, IgM, IgG und IgE neben Komplement (C3) und Fibrinogen nachweisen (Tab. 26.3) (67). In Abb. 11 auf Farbtafel IV) ist der fluoreszenzmikroskopische Nachweis von Fibrinogen in den Gefäßen des oberen und mittleren Koriums dargestellt. Erstaunlicherweise laufen diese Ablagerungen areaktiv ab, d. h. ohne entzündliche Begleitkomponente. Tab. 26.3 zeigt zusätzlich, daß die Ablagerungen in den Gefäßwänden mit der Dauer der Dialyse zunehmen. Zum Vergleich wurden auch 7 nicht dialysierte Patienten mit chronischer terminaler Niereninsuffizienz untersucht. Auch hier sind Immunglobuline und Fibrinogen in den Gefäßwänden nachweisbar, wenn auch in geringerem Ausmaß. Dies spricht dafür,

Tabelle 26.2 Laborparameter bei Pruritus im Rahmen der Langzeitdialyse

Klinik	Parathormon↑	Alkalische Phosphatase↑	Calciumphosphat↑	Eosinophile↑	IgE↑
Gruppe I					
ohne Pruritus	3/5	0	0	1/5	0
Dialysepruritus	6/13	1/13	0	10/13	8/13
Dauerpruritus	0	0	0	1/5	0
Gruppe II					
ohne Pruritus	6/16	1/16	0	0	1/16
Dialysepruritus	5/6	1/6	0	6/6	5/6
Dauerpruritus	4/6	1/6	0	0	3/6

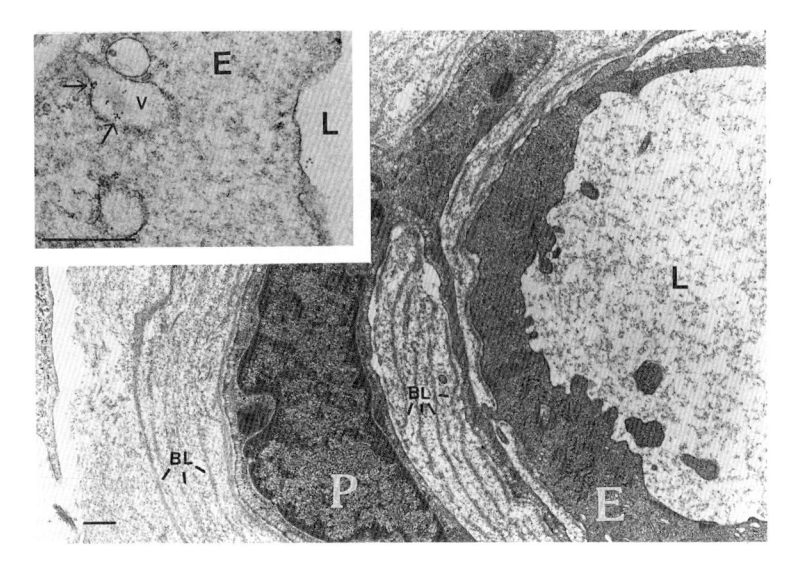

Abb. 26.2 Hautkapillare mit Basallaminaduplikaturen. Inset: immunelektronenmikroskopischer Nachweis von Fibrinogen in einer Endothelzelle mittels der Immungoldmethode.
L = Lumen
E = Endothelzelle
P = Perizyt
BL = Basallamina
V = Vesikel
→ = markiertes Fibrinogen

Tabelle 26.3 Immunhistologisch nachgewiesene perivaskuläre Ablagerungen bei Langzeitdialysepatienten (Gruppen I und II) sowie bei nicht dialysierten Kontrollpersonen mit chronischer terminaler Niereninsuffizienz (III)

	Gruppe I (n = 10)	Gruppe II (n = 10)	Gruppe III (n = 7)
IgG	6	8	3
IgA	6	8	0
IgM	5	8	0
IgE	0	5	0
C3	4	6	0
Fibrinogen	6	4	4

daß nicht nur die Dialysesituation, sondern auch die Urämie per se die Mikroangiopathie induzieren. Immunelektronenmikroskopisch zeigt sich, daß Fibrinogen nicht nur um die Gefäße herum, sondern auch in den Endothelien nachweisbar ist (Abb. 26. 2).

Des weiteren sind in dem von uns untersuchten Kollektiv der Langzeitdialysepatienten folgende Beobachtungen zu vermerken: Ein Raynaud-Phänomen ließ sich bei 48%, ein Karpaltunnelsyndrom bei 23% und eine Dupuytren-Kontraktur bei 14% der Patienten nachweisen. Das Karpaltunnelsyndrom wurde auch von anderen Arbeitsgruppen beschrieben (6, 34, 60). Im Gegensatz zu den Untersuchungen der Haut gelang im perineuralen und peritendinösen Gewebe des Karpaltunnels der Nachweis regelrechten Amyloids (6). Ritz u. Mitarb. (57) postulieren als Ursache der Systemamyloidose bei Langzeitdialysepatienten die in diesen Kollektiven stets erhöhten β_2-Mikroglobulinspiegel. Auch Nagelveränderungen stellen eine häufige Begleiterscheinung der Langzeitdialyse dar. Am häufigsten werden hier Verdünnung der Nagelplatte, Brüchigkeit und „half and half nails" beobachtet. Bei letzteren bleibt der proximale Anteil der Nagelplatte weiß, während sich der distale Anteil rötlich bis gelbbraun verfärbt (Farbtafel IV, Abb. 12).

Seltene hämodialysebedingte Hauterkrankungen

Calcinosis cutis

Eine Calcinosis cutis ist ein seltenes Ereignis der präterminalen Niereninsuffizienz (55) und beruht auf Ablagerungen von Calciumphosphat in der Haut. Klinisch manifestiert sie sich in Form von symmetrischen, plattenförmigen oder auch knotigen, steinharten, meist weißlich durchschimmernden oder auch hautfarbenen Läsionen, die insbesondere in Gelenknähe auftreten. Verkalkungen werden auch in traumatischen Gewebspartien beobachtet (Injektionsstellen, Druckstellen). Sie tendieren zum geschwürigen Aufbruch, wobei sich weißlich-gelbliche Massen aus dem Ulkus entleeren. Die Gefahr einer bakteriellen Überlagerung ist stets gegeben. Die Kalzifikation der Hautgefäße kann zu deren Verschluß führen. Hieraus resultieren Livedo-reticularis-Bilder sowie schmerzhafte therapieresistente Nekrosen.

Morbus Kyrle (Hyperkeratosis follicularis et parafollicularis in cutem penetrans)

Der Morbus Kyrle, der in erster Linie an der unteren Extremität auftritt, ist gekennzeichnet durch isolierte, gelegentlich gruppierte, follikuläre, gelblich-bräunliche Hornknötchen (Farbtafel IV, Abb. 13); eine Konfluenz zu polyzyklischen Gebilden ist möglich. Die Erkrankung, deren Pathogenese bis heute unklar ist, befällt Patienten mittleren Alters und tritt in Assoziation mit Diabetes mellitus, chronischer Nierenerkrankung und Hämodialyse auf (13, 31). Eine effiziente Therapie ist bisher nicht bekannt.

Folliculitis perforans

Diese von Mehregan beschriebene perforierende Follikelerkrankung ist ätiologisch unklar. Sie steht der Keratosis pilaris rubra nahe oder ist sogar mit ihr identisch. Klinisch findet man an den Extremitätenstreckseiten 2–3 mm große, gering erhabene, gerötete, manchmal juckende Papeln mit zentralem Hornpfropf, dessen Entfernung einen blutenden Krater hinterläßt. Auch die Folliculitis perforans ist ein eher seltenes Krankheitsbild, das im Zusammenhang mit chronischen Nierenerkrankungen und Hämodialyse genannt wird (31).

Reaktive perforierende Kollagenose

Dieses primär bei Kindern beschriebene Krankheitsbild kennzeichnet sich durch eine fokale Bindegewebsdegeneration mit transepithelialer Ausschleusung des Kollagens. Klinisch werden meist einzelne oder linear angeordnete (isomorpher Reizeffekt), etwa stecknadelkopf- bis erbsgroße Papeln mit zentraler Eindellung und festhaftendem Hornpfropf beschrieben. Nach 2–6 Wochen tritt eine narbige Abheilung ein. Auch diese Erkrankung wurde im Zusammenhang mit Diabetes mellitus und chronischen Nierenerkrankungen beobachtet (16).

Hautveränderungen nach Nierentransplantation

Rückbildung der urämieinduzierten Hautsymptome

Nach erfolgreicher Nierentransplantation tritt eine weitgehende Rückbildung der urämieinduzierten Hautveränderungen ein. Die während der Dialysephase geringe oder fast vollständig sistierende Schweißsekretion setzt nach Normalisierung der Transplantatfunktion schlagartig und oft überschießend ein. Daher beruht der unter der Dialyse auftretende Sekretionsstopp der ekkrinen und apokrinen Schweißdrüsen nicht auf irreversiblen „toxischen" Schädigungen des Drüsenepithels, sondern ist wahrscheinlich lediglich funktioneller Natur.

Da auch zumeist eine Normalisierung der Talgdrüsenproduktion eintritt, sind bei Transplantationspatienten Symptome wie ichthyosiforme Haut und trockenes Haar nach wenigen Wochen nur noch selten vorzufinden.

Auch der quälende Juckreiz und die Hautvulnerabilität verlieren sich bei den meisten Patienten vollständig nach Reinstitution einer suffizienten Nierenfunktion. Auffällig und schlagartig bessern sich zumeist auch die Kälteempfindlichkeit sowie die Raynaud-Synkopen. Dagegen bildet sich die bei Dialysepatienten auffällige schwere aktinische Elastose nach Transplantation nur geringfügig zurück (5).

In der Histologie bestätigt sich der klinische Eindruck der „Normalisierung" der Hautsituation. Die schwere Mikroangiopathie mit auffälligen Basalmembranduplikationen verschwindet zunehmend. Auch sind die bei Langzeitdialysepatienten vorzufindenden Immunfluoreszenzphänomene mit intramuraler Darstellung verschiedener Immunglobuline, von C3 und Fibrinogen nur noch selten nachzuweisen. Die histochemisch nachweisbaren Veränderungen des kollagenen Bindegewebes in Form von Ablagerungen einer amyloidartigen Substanz lassen sich postoperativ nur noch in geringem Umfang darstellen. Lediglich die für das Alter der Patienten ungewöhnlich schweren aktinischen Elastosen bleiben nach Transplantation unverändert bestehen (3, 4, 5, 24).

Literatur

1. Abel, E.A.: Cutaneous manifestations of immunosuppression in organ transplant recipients. J. Amer. Acad. Dermatol. 21 (1989) 167–179
2. Alamartine, E., F. Berthoux: Complications carcinologiques après transplantation renale. Presse méd. 20 (1991) 891–895
3. Altmeyer, P., H.G. Kachel, M. Jünger, K.M. Koch, H. Holzmann: Hautveränderungen bei Langzeitdialysepatienten. Hautarzt 33 (1982) 303–309
4. Altmeyer, P., H.G. Kachel, U. Runne: Mikroangiopathie, Bindegewebsveränderungen und amyloidartige Ablagerungen bei chonischer Niereninsuffizienz. Hautarzt 34 (1983) 277–285
5. Altmeyer, P., H.G. Kachel, G. Schäfer, W. Fassbinder: Normalisierung der urämischen Hautveränderungen nach Nierentransplantation. Hautarzt 37 (1986) 217–221
6. Arsenat, C., E. Calemard, B. Charra, G. Laurent, C. Terrat, I. Venel: Hémodialyse – syndrome du canal carpien et substance amyloide. Nouv. Presse méd. 9 (1980) 1715
7. Barr, B.B., E.C. Benton, K. McLaren, M.H. Bunney, I.W. Smith, K. Blessing: Human papilloma virus infection and skin cancer in renal allograft recipients. Lancet 21 (1989) 124–129
8. Bencini, P.L., G. Montagnino, C. Crostic: Acne in a kidney transplant patient treated with cyclosporin A. Brit. J. Dermatol. 114 (1986) 396–397
9. Bencini, P.L., G. Montagnino, F. Sala, A. de Vecci, C. Crosti, A. Tarantino: Cutaneous lesions in 67 cyclosprin-treated renal transplant recipients. Dermatologica 172 (1986) 24–30
10. Bencini, P.L., G. Montagnino, A. Tarantino, E. Alessi, C. Ponticelli, R. Caputo: Kaposi's sarcoma in kidney transplant recipients. Arch. Dermatol. 129 (1993) 248–250
11. Blohme, I., O. Larko: Skin lesions in renal transplant patients after 10–23 years of immunosuppressive therapy. Acta derm.-venereol. 70 (1990) 491–494
12. Bourke, J.F., G.J. Mellott, M. Young, J. Donohoe, M. Carmody, J.A. Keogh: Skin cancer in an Irish renal transplant population. Irish. J. med. Sci. 161 (1992) 116–117
13. Brand, A., N. Body: Keratotic papules in chronic renal disease. Cutis 28 (1981) 637–639
14. Bunney, M.H., B.B. Barr, K. McLaren et al.: Human papilloma virus type 5 and skin cancer in renal allograft recipients. Lancet 1987/II, 151–152
15. Buselmeier, T.J.: Psoriasis and hemodialysis. Ann. intern. Med. 90 (1979) 722 (letter)
15a Classen, M., V. Diehl, K. Kochsiek: Innere Medizin. Urban & Schwarzenberg, München 1991 (S. 121–125)
16. Cochran, R.J., S.B. Tucker, J.K. Wilkin: Reactive perforating collagenosis of diabetes mellitus and renal failure. Cutis 31 (1983) 55–58

17 Cockburn, I., P. Krupp: The risk of neoplasms in patients treated with cyclosporine A. J. Autoimmunol. 2 (1989) 723–731
18 Dummer, J.S., A. Hardy, A. Poorsattar, M. Ho: Early infections in kidney, heart, and liver transplant recipients on cyclosporine. Transplantation 36 (1983) 259–267
19 Dyall, S.D., H. Trowell, S. Dyall: Benign human papillomavirus infection in renal transplant recipients. Int. J. Dermatol. 30 (1991) 785–789
20 Euvrard, S., Y. Chardonnet, C. Hermier, J. Viac: Verrues et carcinomes epidermoides après transplantation renale. Ann. Dermatol. Venereol. 116 (1989) 201–211
21 Feldhoff, C.M., H.H. Balfour, R.L. Simmons, J.S. Najarian, S.M. Mauer: Variecella in children with renal transplants. J. Pediat. 98 (1981) 25–31
22 Friedman, E.A., B.G. Delano: Psoriasis developing de novo during hemodialysis. Ann. intern. Med. 90 (1979) 132 (letter)
23 Frosch, P.J., H. Ruder, A. Stiefel, O. Mehls. A. Bersch: Gingivahyperplasie und Seropapeln unter Cyclosporinbehandlung. Hautarzt 39 (1988) 611–616
24 Gilchrest, B.A., J.W. Rowe, M.C. Milun: Clinical and histological skin changes in chronic renal failure. Evidence for a dialysis-resistant, transplant-responsive microangiopathy. Lancet 1980/II, 1271–1275
25 Greenspan, D., J.S. Greenspan, Y.G. de Souza, A.M. Ungar: Oral hairy leukoplakia in an HIV-negative renal transplant recipient. J. oral. Pathol. 18 (1989) 32–34
26 Gupta, A.K., M.A. Gupta, C.J. Cardella, H.F. Habermann: Cutaneous associations of chronic renal failure and dialysis. Int. J. Dermatol. 25 (1986) 498–504
27 Gupta, A.K., M.D. Brown, C.N. Ellis, L.L. Rocher, G.J. Fisher, O. Baadsgaard: Cyclosporine in dermatology. J. Amer. Acad. Dermatol. 21 (1989) 1245–1256
28 Gupta, A.K., C.J. Cardella, H.F. Haberman: Cutaneous malignant neoplasms in patients with renal transplants. Arch. Dermatol. 122 (1986) 1288–1293
29 Hartefeld, M.M., J.N. Bavinck, A.M. Kootte, B.J. Vermeer, J.P. Vandenbroucke: Incidence of skin cancer after renal transplantation in the Netherlands. Transplantation 49 (1990) 506–509
30 Heering, P., R. Meschig, S. Gluck, W. Kreusser, G. Plewig, B. Grabensee: Kaposi-Sarkom nach Nierentransplantation. Dtsch. med. Wschr. 114 (1989) 1407–1410
31 Hudson, R.D., P. Aspisarntharanax: Renal failure and perforating folliculitis. J. Amer. med. Ass. 247 (1982) 1936
32 Itin, P., Th. Rufli, R. Rüdlinger, G. Cathomas, B. Huser, M. Podvinec, F. Gudat: Oral hairy leukoplakia in a HIV-negative renal transplant patient: a marker for immunosuppression? Dermatologica 177 (1988) 126–128
33 Itin, P., Th. Rufli, B. Huser, R. Rüdlinger, R: Orale Haarleukoplakie bei nierentransplantierten Patienten. Hautarzt 42 (1991) 487–491
34 Kachel, H.G., P. Altmeyer, C.A. Baldamus, K.M. Koch: Deposition of an amyloid-like substance as a possible complication of regular dialysis treatment. Contr. Nephrol. 36 (1983) 127–132
35 Kalb, R.E., M.E. Grossman: Chronic perianal herpes simplex in immunocompromised hosts. Amer. J. Med. 80 (1986) 486–490
36 Korting, G.W.: Über Porphyria-cutanea-tarda-artige Hautveränderungen bei Langzeit-Hämodialysepatienten. Dermatologica 150 (1975) 58–61
37 Kramer, P., F.P. Brummer, H. Brynger: Dialysis treatment and psoriasis in Europe. Clin. Nephrol. 28 (1982) 62–68
38 Krause, M., D. Frei, R. Rudlinger, G. Keusch, H. Joller, U. Binswanger: Kaposi-Sarkom nach Nierentransplantation: Remission nach Reduktion der Immunsuppression und nachfolgende HIV-Infektion. Schweiz. med. Wschr. 118 (1988) 100–105
39 Krickeberg, H.: Entwicklung multipler Präkanzerosen und maligner Hauttumoren unter immunsuppressiver Therapie. Z. Hautkr. 63 (1988) 773–775

40 Land, W., L.A. Castro, G. Hillebrand, B. Klare, W.D. Illner, P. Fornara P: Ciclosporin bei Nierentransplantation. Internist 26 (1985) 549–552
41 Lesher, J.L.: Cytomegalovirus infections and the skin. J. Amer. Acad. Dermatol. 18 (1988) 1333–1338
42 Lichtenstein, J.R., E.J. Babb, B.F. Felsher: Porphyria cutanea tarda (PCT) in a patient with chronic renal failure on hemodialysis. Brit. J. Dermatol. 104 (1981) 575–578
43 Lindholm, A., A. Pousette, K. Carlstrom, G. Klintmalm: Cyclosporin-associated hypertrichosis is not related to sex hormone levels following renal transplantation. Nephron 50 (1988) 199–204
44 Lubach, D.: Dermatologische Veränderungen bei Patienten mit Langzeithämodialyse. Hautarzt 31 (1980) 82–85
45 Macleod, R.I., L.Q. Long, J.V. Soames, M.K. Ward: Oral hairy leukoplakia in an HIV-negative renal transplant patient. Brit. dent. J. 169 (1990) 208–209
46 Mandal, B.K.: Herpes zoster and the immunocompromised. Editorial. J. Infect. 14 (1987) 1–5
47 Menni, S., D. Beretta, R. Piccinno, L. Ghio: Cutaneous and oral lesions in 32 children after renal transplantation. Pediat. Dermatol. 8 (1991) 194–198
48 Merot, Y., P.A. Miescher, F. Balsiger, P. Magnenat, E. Frenk: Cutaneous malignant melanomas occurring under cyclosporine A therapy: a report of two cases. Brit. J. Dermatol. 123 (1990) 237–239
49 Ostlere, L.S., D. Harris, P. Sweny, M.H. Rustin: Kaposi's sarcoma following renal transplantation. Int. J. Dermatol. 31 (1992) 439–440
50 Penn, I.: Cancers after cyclosporin therapy. Transplant. Proc. 20 (1988) 276–277
51 Peterson, P.K., R.C. Anderson: Infection in renal transplant recipients: current approaches to diagnosis, therapy and prevention. Amer. J. Med. 81, Suppl 1A (1986) 2–10
52 Pilgrim, M.: Spontane Manifestation und Regression eines Kaposi-Sarkoms unter Cyclosporin A. Hautarzt 39 (1988) 368–350
53 Poh-Fitzpatrick, M.B., A. Masukko, M.E. Grossmann: Porphyria cutanea tarda associated with chronic renal disease and hemodialysis. Arch. Dermatol. 116 (1980) 191–196
54 Poh-Fitzpatrick, M.B.: Porphyria cutanea tarda an porphyria-like bulkous dermatotes associated with chronic hemodialysis. Semin. Dialys. 1 (1988) 151–153
55 Raimer, S.S., M.E. Arcer, J.L. Jorizzo: Metastatic calcinosis cutis. Cutis 32 (1982) 463–483
56 Riccioni, N., G. Donati, G. Soldani, S. Scattenea, G.D. Arcabasso: Treatment of hemodialysis-related porphyria cutanea tarda with small repeated phlebotomies. Nephron 46 (1988) 125–127
57 Ritz, E., J. Bommer, M. Zeier: Beta 2-Mikroglobulin-bedingte Amyloidose. Eine neue Komplikation der Langzeit-Hämodialyse. Dtsch. med. Wschr. 113 (1988) 190–196
58 Rufli, T., F. Brunner: Porphyria-cutanea-tarda-artige bullöse Dermatose bei chronischer Niereninsuffizienz und Hämodialyse. Schweiz. med. Wschr. 107 (1977) 1093–1096
59 Schoendorff, C., R. Lopez, G. Roustan, G. Hospital, L. Requena, Y. Sanches: Multiple epidermoid cysts in a renal transplant recipient taking cyclosporine A. Cutis 50 (1992) 36–38
60 Schwarz, A., F. Keller, S. Seyfert, W. Pöll, M. Molzahn, A. Distler: Das Karpaltunnelsyndrom, eine Spätkomplikation bei chronischer Hämodialyse. Dtsch. med. Wschr. 109 (1984) 285–289
61 Sheil, A.G., S. Flavel, A.P. Disney, T.H. Mathew: Cancer development in patients progressing to dialysis and renal transplantation. Transplant. Proc. 17 (1985) 1685–1688
62 Shuttleworth, D., C.M. Philpoz, J.R. Salaman: Cutaneous fungal infection following renal transplantation: a case control study. Brit. J. Dermatol. 117 (1987) 585–590
63 Shuttleworth, D., R. Marks, P.J. Griffin, J.R. Salaman: Epidermal dysplasia and cyclosporine therapy in renal transplant patients: a comparison with azathioprine. Brit. J. Dermatol. 120 (1989) 551–554

64 Strumia, R., L. Perini, G. Tarroni, O. Fiocchi, P. Gilli: Skin lesions in kidney transplant recipients. Nephron 62 (1992) 137–141

65 Suster, S., L.B. Rosen: Intradermal bullous dermatitis due to candidiasis in an immunocompromised patients. J. Amer. med. Ass. 258 (1988) 2106–2107

66 Taylor, A.E., S. Shuster: Skin cancer after renal transplantation: the causal role of azathioprine. Acta. derm. venereol. 72 (1992) 115–119

67 Vakilzadeh, F., M. Passmann, H. Loew: Nachweis von Immunkomplexablagerungen in Hautkapillaren bei Hämodialyse-Patienten. Arch. dermatol. Res. 261 (1978) 104

68 Yohn, J.J., J. Lucas, C. Camisa: Malassezia folliculitis in immunocompromised patients. Cutis 35 (1985) 536–538

27 Hepatitis B und C sowie HIV-Infektion

P. Piazolo

Stellenwert dieser Erkrankungen und Impfschutzmöglichkeiten

In den letzten Jahren konnten einige Lücken in der Erforschung der 5 viralen Hepatitiserkrankungen (Tab. 27.1) (35, 53), geschlossen, die diagnostischen Tests zuverlässiger gestaltet und Therapieansätze ausgearbeitet werden. Letztendlich ist nur die Verhütung dieser Viruserkrankungen von Bedeutung. Dies gelingt bisher teilweise durch Hepatitis-A- und Hepatitis-B-Impfung. Da die Hepatitis A und E fäkal bzw. oral übertragen werden und nicht chronisch verlaufen, sind sie für den Niereninsuffizienten von derselben Bedeutung wie für den Nierengesunden. Dagegen werden die Hepatitis B, C und D parenteral übertragen und verlaufen häufig, beim Niereninsuffizienten vorwiegend chronisch. Nachdem das Hepatitis-D-Virus nur gemeinsam mit dem Hepatitis-B-Virus existieren kann, wird die Hepatitis D durch die Hepatitis B in ihrer Symptomatologie, Prophylaxe und Therapie dominiert. So haben heute lediglich die Hepatitis B und C einen besonderen Stellenwert bei Patienten mit Niereninsuffizienz, da ein sog. urämiebedingter Immundefekt die virale Elimination hemmen und den Krankheitsverlauf ändern kann, die Blutübertragung, Dialysebehandlung, Nierentransplantation den Hepatitisinfizierten und das ihn betreuende Personal gefährden kann. Durch die Hepatitis-B-Impfung ist die Gefährdung des Personals, weniger auch der Patienten deutlich geringer geworden. So nimmt diese hier einen größeren Rahmen ein, wie auch die mit vielen offenen Fragen behaftete Hepatitis C, die heute die größte Durchseuchung der Dialysepopulation ausmacht. Schließlich wird die HIV-Infektion des Dialysepatienten eingehender besprochen, da diese, obwohl bisher in Deutschland von noch geringer Verbreitung bei Patienten wie Personal, besondere Ängste weckt. Von besonderer Bedeutung ist die Erkennung dieser viralen Infektionen, ihre Kontrolle und die Vermeidung ihrer Übertragung.

Hepatitis B

Die Infektion mit dem Hepatitis-B-Virus (HBV) hat auch heute, trotz der Möglichkeiten einer HB-Impfung der Risikogruppen, für Dialysepatienten und Dialysepersonal eine große Bedeutung.

Tabelle 27.1 Die wichtigsten Eigenschaften der verschiedenen Erreger der Virushepatitis (nach Köhler u. Mitarb. und Roggendorf)

	Hepatitis-A-Virus	Hepatitis-B-Virus	Hepatitis-C-Virus	Hepatitis-D-Virus	Hepatitis-E-Virus
Virusfamilie	Picornaviridae	Hepadnaviridae	Flaviviridae		Caliciviridae
Struktur des Virions					
– Hülle	nein	ja	ja	ja	nein
– Durchmesser (nm)	28	42	60–80	36	30
– Genom	RNA	DNA	RNA	RNA	RNA
– Genomtypen	7	6	6	2	3
– Serotypen	1	9			
Übertragungsweg					
– fäkal-oral	+++	–	+	–	+++
– sexuell-perinatal	+/–	++	–/+	+/–	
– parenteral	–	+++	+++	+++	–
Inkubationszeit (Tage)	14–45	30–180	15–160	90–180	4–60
Beginn der Erkrankung	akut	schleichend	schleichend	akut	akut
Schwere der Erkrankung	oft mild	oft schwer	oft mild	oft schwer	mild/schwer
chronische Verläufe	keine	5–10%	10–50%	>10%	?
Prognose	gut	mit zunehmendem Alter schlechter	mäßig	oft schlecht	bei Schwangeren schlecht, sonst gut

Häufigkeit und Prognose

In Europa und Nordamerika ist die erhöhte Inzidenz der Hepatitis B auf Risikopersonen, wie Hämodialysepatienten, Hämophiliepatienten und medizinisches Personal, beschränkt. Insgesamt dürfte die Durchseuchung mit HBV in diesen Hochrisikogruppen etwa 5- bis 10mal höher als in der deutschen Normalbevölkerung (0,1–0,5%) sein (24). Zur Zeit werden ca. 5000 Hepatitis-B-Fälle pro Jahr in Deutschland gemeldet. Die Zahl der nicht gemeldeten Fälle dürfte mindestens gleich groß sein, und der Rückgang der Hepatitismeldungen zum Ende der 80er Jahre ist durch das Hinzukommen der neuen Bundesländer wieder aufgehoben worden.

Die chronischen HBV-Träger können zur Infektionsquelle für andere Personen werden, wenn das in der Leber gebildete Virus in das Blut übertritt. Da das Blut von Virusträgern bis zu 10^{10} infektiöse Partikel/ml enthalten kann, genügen geringste Blutmengen für eine Infektion, wie sie früher durch Blutübertragung, Blutentnahmen, Injektionen, Operationen usw. erfolgte.

Durch Voruntersuchungen der Blutspender und hygienische Maßnahmen, wie Verwendung von Einmalartikeln, ist diese Gefahr eingedämmt worden. In den seltensten Fällen kann eine HBV-Übertragung durch Haushaltskontakte erfolgen. Häufiger ist die Übertragung durch direkten Schleimhautkontakt (z.B. bei Sexualverkehr), so daß neben den Drogenabhängigen auch Personen mit häufig wechselnden Sexualpartnern zu den Risikogruppen für eine HBV-Infektion gehören. Anders als bei HIV ist das Blut bei HBV weitaus infektiöser als die Sexualsekrete. So kommt es bei medizinischem Personal nach Stichverletzungen mit HBV-kontaminiertem Blut weitaus häufiger zu einer Infektion als durch Exposition gegenüber Blut von HIV-Infizierten (41, 61).

Dialysepatienten stellen eine Gruppe mit erhöhtem HBV-Infektionsrisiko dar. 1978 waren in Frankreich 28,8%, in der BRD 12,8% der Dialysepatienten HBsAg-positiv. Aufgrund hygienischer Maßnahmen und der aktiven HB-Impfung (seit 1982) ist es in den letzten 10 Jahren zu einem Rückgang der HBsAg-Positivität gekommen, die 1987 und 1991 in der BRD bei etwa 3% lag (14). Aus Italien wurde kürzlich ein HBsAG-Carrier-Status bei Dialysepatienten von 4,9% berichtet (39). Dennoch sind 1987 in den europäischen Dialysezentren pro 100 HBsAg-positiven Dialysepatienten 20 neue HB-Infektionen bei Patienten und 3,9% beim Personal aufgetreten.

Ätiologie und Diagnostik

Von den Genen des kompletten HBV (Dane-Partikel) kodieren folgende diagnostisch wichtige Antigene: das HBV-Core-Antigen (HBcAg), welches sich vor allem im Kern der Hepatozyten nachweisen läßt, das HBeAg, ein Spaltprodukt des HBcAg, das in der Frühphase der Infektion und bei einem Teil der chronischen HBV-Träger im Serum nachweisbar ist, und das HBV-Oberflächenantigen (HBsAg), das bei der Replikation des HBV in der Leberzelle in großem Überschuß produziert wird und die Hülle des HBV bildet. Neben dem Dane-Partikel wird das HBsAg direkt ins Blut freigesetzt, wo in der Akutphase der Infektion bis zu 10^{10} Partikel pro ml Serum nachgewiesen werden können.

Bei beginnender klinischer Symptomatik der akuten Hepatitis B mit Ikterus und Transaminasenanstieg ist im Serum mit RIA oder ELISA, die seit Jahren etabliert sind, das HBsAg und das Anti-HBc der IgM-Klasse, häufig auch das HBeAg nachweisbar. Der Nachweis des HBsAg, das über Monate persistieren kann, ist beweisend für das Vorliegen einer akuten oder chronischen Infektion. Bei ca. 5% der Patienten kann das HBsAg negativ bleiben; dann ist das Anti-HBc-IgM im Serum beweisend für die akute Infektion. Nach einer Infektion bleibt das Anti-HBc-IgG viele Jahre, wahrscheinlich lebenslang im Serum nachweisbar. Der Nachweis von mehr als 10 IE/l Anti-HBs-Konzentration im Serum gilt nach Infektion oder aktiver HBV-Impfung als ausreichender HB-Schutz.

HBeAg ist ein Marker für die aktive Virusreplikation. Sein Nachweis korreliert sehr gut mit der Feststellung von HBV-DNA. Bei einer Persistenz von HBeAg im Serum ist mit einer hohen Infektiosität des Patientenserums zu rechnen (Tab. 27.2).

Die verschiedenen Formen der chronischen Hepatitis B, chronische aktive und chronische persistierende Hepatitis B, und HBV-assoziierte Leberzirrhose oder das primäre Leberzellkarzinom werden nur durch histologische Untersuchungen von Leberbiopsien eindeutig diagnostiziert.

Der direkte Nachweis viraler HBV-DNA bei Patienten mit chronischer Hepatitis B erfolgt durch Hybridisierung oder PCR. Der Wert dieser Bestimmungen liegt in der Feststellung der Viruskonzentration und damit der Infektiosität des Patientenblutes. Bei einer Partikelzahl von 10^9/ml ist eine sehr hohe Infektiosität gegeben (Tab. 27.3), so daß eine Gefährdung der Umgebung, vornehmlich durch Blut- und Intimkontakt, aber auch im Haushalt besteht. Bei einer Partikelkonzentration unter 10^6 ist das Ansteckungsrisiko mäßiggradig. Die Anwendungsbereiche der PCR liegen neben der Bestimmung niedriger HBV-DNA-Konzentrationen auch bei der Erkennung von Mutanten des HBV-Genoms. Die Indikationen für den Nachweis von HBV-DNA gehen aus Tab. 27.4 hervor.

Verlauf und Pathophysiologie

Die natürlich erworbene Hepatitis-B-Erkrankung führt in der Regel in etwa 90% der Patienten zur Immunität, bei Dialysepatienten jedoch nur in 10–20%. Eine HBsAg-Persistenz und damit die Wahrscheinlichkeit einer chronischen Hepatitis-B-Erkrankung findet sich in der Allgemeinbevölkerung in etwa 5%, bei Dialysepatienten jedoch in über 60%. Wenn Dialysepatienten innerhalb von 10 Monaten ihr HBsAg nicht verlieren, bleiben sie wahrscheinlich lebenslang HBsAg-positiv (51). Engmaschige serologische Kontrollen von HBsAg-positiven Dialysepatienten sind

Tabelle 27.2 Hepatitissuchprogramm

Test	Ergebnis	Beurteilung
HBsAg	positiv	akute oder chronische Hepatitis B 5% sind HBsAg-negativ. Weitere Diagnostik: HBeAg positiv = Infektiosität Anti-HBe positive = chronische persistierende Hepatitis B HBV-DNA z.B. Infektiosität
Anti-HBc	positiv	akute, chronische oder abgelaufene Hepatitis B Weitere Diagnostik (Falls HBsAg negativ): Anti-HBc-IgM positiv = chronische aktive/persistierende Hepatitis B Anti-HBc-IgG positiv = chronische aktive/persistierende Hepatitis B Anti-HBs positiv = abgelaufene Hepatitis B, Impferfolg bei über 10 IE/l
Anti-HCV	positiv	akute, chronische oder abgelaufene Hepatitis C evtl. Bestätigungstest (überflüssig bei Dialysepatienten). HCV-RNA z.B. Infektiosität
Fragen von Bedeutung für Dialysepatienten:		
Immunität gegen Hepatitis B?		Bestimmung von Anti-HBs positiv = immun (außer Doppel- bzw. Reinfektion mit verschiedenen HBV-Subtypen, persistierendes HBsAg ist Ausdruck einer neuen Infektion)
Infektiosität bei Hepatitis B und Hepatitis C?		HBV-DNA-PCR-Test HCV-RNA-PCR-Test
Chronische persistierende, aktive Hepatitis B?		HBeAg positiv Anti-HBc-IgM positiv, entsprechend Entzündugsaktivität
Chronische persistierende Hepatitis C?		Anti-HCV positiv, wenn negativ, bei klinischem Verdacht: HCV-RNA

Tabelle 27.3 Infektiöse Partikel im Blut bei verschiedenen Viruserkrankungen

Virusinfektion	Infektiöse Partikel/ml Blut	Geschätzte Serokonversionsrate nach Nadelstichverletzungen
HBV	über 10^9	19–27%
HCV	10^5	unter 2%
HIV	10^3	0,53–0,72%

somit überflüssig. Doch ist die Bestimmung der HBV-DNA dieser Patienten zur Bestimmung der Infektiosität von Interesse.

Beim Niereninsuffizienten finden sich erworbene Störungen der humoralen und zellulären Immunität, wobei letztere pathogenetisch von entscheidender Bedeutung sind. Im einzelnen besteht eine Lymphopenie infolge Verminderung der T-Lymphozyten um ca. 30% bei verminderter T-Zellproliferation und gestörter T-Zellaktivierung. Grundlage hierfür ist ein Monozytendefekt, eine verminderte Interleukin-2-Sekretion der T-Lymphozyten und eine Hochregulierung der Interleukin-2-Rezeptoren (33). Diese Veränderungen finden sich bei etwa 50% der Niereninsuffizienten nicht nur im Dialysestadium, sondern bereits frühzeitig bei einem Serumkreatinin zwischen 2 und 3 mg% (180–270 µmol/l) (18).

Immunisierung

Neben dem medizinischen Personal sind es vor allem Dialysepatienten, Hämophiliepatienten und Neugeborene von HBsAg-positiven Müttern sowie die Sexualpartner und Mitglieder einer Wohngemeinschaft von HBsAg-Trägern, die gegen Hepatitis B geimpft werden sollten. Als Impfstoff wird heute ausschließlich der gentechnisch hergestellte Impfstoff, der in Hefezellen synthetisiert worden ist, verwendet (Gen H-B-Vax oder Engerix-B). Da für diesen Impfstoff nur ein Teil des HBV-Genoms verwendet wird, ist er im Prinzip nicht infektiös, aber sehr immunogen und protektiv.

Berufstätige im Gesundheitswesen haben ein erhöhtes Risiko, sich mit HBV zu infizieren. Kanülenstichverletzungen oder Kontakte mit Blut und anderen Körperflüssigkeiten bergen ein hohes, auch durch persönliche Vorsichtsmaßnahmen kaum abwendbares Infektionsrisiko. Dies läßt sich durch eine HB-Impfung wirksam verhindern. Nach HBV-Inokulation, z.B. durch Nadelstichverletzungen, wird sofort nach der *Exposition* eine *aktiv-passive Simultanprophylaxe* mit z.B. Gen H-B-Vax und Hepatitis-B-Immunglobulin (z.B. 0,06 ml pro kg Körpergewicht i.m.) empfohlen, wenn der Immunstatus unbekannt ist oder keine Immunität gegen Hepatitis B vorliegt.

Die Hepatitis-B-*Grundimmunisierung* erfolgt mit 2mal 1 ml Gen H-B-Vax oder Engerix-B im Abstand von 4 Wochen und 1mal 1 ml nach 6 Monaten. Danach folgt

Tabelle 27.4 Indikationen für die PCR-Diagnostik (nach Ruckdeschel, Max-v.-Pettenkofer-Institut, München 1994)

HBV-DNA Hepatitis B (auch quantitative PCR möglich)
- Indikationsstellung und Erfolgskontrolle der Interferontherapie
- Nachweis von HBV-Trägern, deren HBsAg-Konzentration unter der Nachweisgrenze liegt (anti-HBc-positive Low level carriers)
- Abklärung des Grades der Infektiosität von HBsAg-Trägern
- Nachweis von HBV-Mutanten bei teilweise HBsAG-negativen HBV-Trägern
- Nachweis von HBV-Infektiosität bei Koinfektionen mit HBV und HCV (HBsAg-Negativität)

HCV-RNA Hepatitis C
- Diagnose einer akuten und chronischen HCV-Infektion bei einer anti-HCV-negativen Person
- Unterscheidung zwischen akuter und chronischer HCV-Infektion und einer abgelaufenen HCV-Infektion bei anti-HCV-positiven Personen
- Abschätzung der Infektiosität einer anti-HCV-positiven Person (Dialysepatienten, Transplantatempfänger, Organspender)
- Indikationsstellung und Erfolgskontrolle der Interferontherapie

Tabelle 27.5 Maßnahmen bei Exposition gegen HBV, HCV und HIV

Hepatitis-B-Virus
- Nicht immunisierte Personen
  1mal HBV-Hyperimmunglobulin 0,06 mg/kg KG
  1mal Vakzinezyklus
- Immunisierte Personen
  Anti-HBsAg >10 IE/l: keine Therapie, Kontrolle in 6 Wochen
  Anti-HBsAg <10 IE/l: HBV-Hyperimmunglobulin + 1mal Vakzine
- Vakzine Nonresponder
  2mal HBV-Hyperimmunglobulin im Abstand von 4 Wochen

Hepatitis-C-Virus
- Anti-HCV-Ak-Test: sofort und nach 6–9 Monaten
- Akuttherapie: Immunglobulin, IFN-α und Ribavirin *ungesichert*

Human immunodeficieny virus
- Anti-HIV-I/II-Test: sofort und nach 6 Monaten
- Prophylaxe mit Zidovudin: 5mal 250 ml/24 h über 14 Tage, Erfolg *ungesichert*

die Bestimmung des Anti-HBs-Titer. Eine Auffrischimpfung wird mit 1 ml bei einem Titer unter 10 IE/l vorgenommen (16). (Tab. 27.5). Die Impfung wird intramuskulär in die M.-deltoideus-Region verabreicht.

Bei *Niereninsuffizienz und Dialysepatienten* wird die Grundimmunisierung gegen Hepatitis B mit der vierfachen Antigenmenge pro Dosis des Impfstoffes, z.B. 2mal 1 ml Gen H-B-Vax D oder Engerix-B D, im Abstand von 4 Wochen und 1mal 1 ml nach 6 Monaten durchgeführt. Die aktive Immunisierung führt bei Gesunden in über 95% zu protektiven Antikörpertitern, beim Dialysepatient jedoch nur in 50–60%. Somit ist diese Impfmaßnahme gerade bei der Patientengruppe unzureichend wirksam, die den Impfschutz besonders nötig hätte. Ursache hierfür ist die erwähnte gestörte Immunantwort des Niereninsuffizienten. Diese Störung ist nach Nierentransplantation noch ausgeprägter, da zum „urämischen" Immundefekt die medikamentöse Immunsuppression hinzukommt.

Eine Änderung des Impfschemas vermag keine entscheidende Verbesserung des Impferfolges bei Dialysepatienten herbeizuführen. Empfehlenswert ist lediglich eine 4. Impfung im 9. oder 12. Monat (32). Um eine Verbesserung des sekundären Immundefektes bei Niereninsuffizienten zu erreichen und damit die Impfantwort zu erhöhen, wurde die gleichzeitige Zufuhr von niedrigen Interleukin-2-Dosen (250000 IE i.m.) mit der Vakzine versucht. Damit wurde bei etwa 70% früherer Nonresponder eine zufriedenstellende Antikörperbildung erreicht (38).

Die HB-Impfung sollte vor Dialysebeginn eingeleitet werden, um einerseits einen möglichst günstigen Immunstatus des prädialytischen Niereninsuffizienten auszunützen und ihn andererseits nicht ungeschützt dem Risiko einer HB-Infektion, das mit dem Einsatz von Blutreinigungsverfahren zunimmt, auszusetzen. Nach Nierentransplantation ist die Aussicht auf einen HB-Impferfolg wegen der zusätzlichen medikamentösen Immunsuppression noch geringer als in der Dialysephase.

Therapie

Die Behandlung der chronischen Hepatitis mit Interferon-α (IFN-α) hat ihre Grundlage in den immunmodulatorischen Effekten dieser gentechnisch hergestellten Substanz.

INF-α aktiviert die Reifung zytotoxischer T-Zellen und löst einen entzündlichen Schub mit vorübergehender Zerstörung von virustragenden Hepatozyten aus. Die Therapie, die über 4–6 Moante mit 3–5 Mio. IE alle 2 Tage bzw. 3mal wöchentlich durchgeführt wird, bewirkt bei Respondern in 4–6 Wochen einen Abfall der HBV-DNA. Die vollständige Elimination von HBsAg, HBeAG, und HBV-DNA aus dem Serum und die Normalisierung der Leberfunktion sind sehr selten. So ist heute die IFN-α-Behandlung einer Hepatitis B, insbesondere beim Dialysepatienten, noch als experimentell anzusehen und sollte nur im Rahmen einer Studie vorgenommen werden.

Übertragung des HBV bei Dialysebehandlung

HBsAg-positive Dialysepatienten vermögen das HBV in den seltensten Fällen zu eliminieren, werden daher über Jahre hinaus ohne wesentliche Krankheitszeichen (niedrige Transaminasen) HBV-Träger sein und für die

Umgebung infektiös bleiben. Dies zeigt sich auch in der hohen Prävalenz des HBeAg. Es steht außer Zweifel, daß das HBV über Blutkontamination, über das Dialysat, Filtrat und Peritonealdialysat auf das Pflegepersonal, aber auch die Mitpatienten übertragen werden kann. Der HBV-Infizierte muß daher räumlich und personell getrennt dialysiert werden (s. Schutzmaßnahmen, Tab. 27.6).

Hepatitis B und Nierentransplantation

Entsprechend der hohen Inzidenz bei Dialysepatienten hat die chronische Hepatitis B nach Nierentransplantation eine in früheren Studien geschätzte Häufigkeit von 6–16% (62) und ist bei progredientem Verlauf mit einer hohen Morbidität und Mortalität vergesellschaftet. Jedoch wird die Morbidität durch Leberversagen unterschiedlich beurteilt.

Die HBsAg-positiven Patienten sind weniger abstoßungsgefährdet. Im Langzeitverlauf bedeutet Transplantatverlust jedoch im Gegensatz zur Gesamtpopulation meist auch Tod des Patienten (34% gegenüber 17% bei HBsAg-Negativen). Der Tod ist in ca. 70% durch die Komplikationen der Lebererkrankung bedingt, wogegen das Leberleiden als Todesursache in der HBsAg-negativen Gesamtpopulation nur 2% beträgt (30). Im Mittel $8^1/_2$ Jahre nach Nierentransplantation bzw. nach 13 Jahren Laufzeit der Hepatitis B sind 34% der HBsAg-positiven Patienten verstorben. Von besonderer Bedeutung dürfte die Prävalenz von HBeAG und/oder HBV-DNA sein. Keiner der Transplantatempfänger wurde HBsAg- oder HBeAG-negativ. Eine Nierentransplantation bei HBsAg-positiven Patienten erscheint vielen Untersuchern gerechtfertigt. Doch wird die Transplantation bei HBeAG-Positivität und positivem HBV-DNA-Nachweis in der Mehrzahl von den Klinikern abgelehnt, nachdem das Überleben des HBsAg-Positiven unter Dialyse länger sein dürfte und insbesondere eine Leberzirrhose, die Entwicklung eines Leberzellkarzinoms und ein Leberversagen wesentlich seltener als nach Transplantation auftreten (20).

Hepatitis C

Bedeutung und Pathophysiologie

Das Hepatitis-C-Virus ist heute nach erfolgreicher Hepatitis-B-Impfung die häufigste Ursache der Posttransfusionshepatitis (1) und damit nicht nur für die Allgemeinbevölkerung, sondern besonders für den Niereninsuffizienten im Dialysestadium und den Nieren-

Tabelle 27.6 Schutzmaßnahmen bei Dialyse zur Vermeidung von HBV-, HCV- und HIV-Infektionen

- Tests (bei Personal und Patienten wünschenswert, vor Nierentransplantation und Gastdialysen notwendig) auf
  HBV (HBsAg, HBsAk, HBcAk, HBV-DNA durch PCR)
  HCV (HCV-ELISA der 2. bzw. 3. Generation, HCV-RNA durch PCR)
  HIV I/II (ELISA, Western blot)
- Kontrolle der Tests nach Exposition, Bluttransfusion, Gastdialysen, Transplantationen
- Mitteilung vor Spitalaufenthalt, Operation, Endoskopie, Gastdialyse
- Impfschutz für Hepatitis B bei Personal und Patienten ist anzustreben und zu dokumentieren
- Einhaltung der allgemeinen Hygieneregeln patientenbezogen
  flüssigkeitsdichte Handschuhe, Handschuhwechsel, Händedesinfektion
  Tragen von Masken, Schutzbrillen, Schürze bei Eingriffen
  Einmalartikel
- Vermeiden jeglicher Kontamination durch Blut und Sekrete
- Desinfektion aller potentiell kontaminierten Flächen und Gegenstände mit gegen HBV wirksamen Desinfektionsmitteln,
- Reparatur und Wartung an Maschinen wie bei HBV-kontaminierten Geräten
- Information des Personals und der Patienten über Risiken und Training der Schutzmaßnahmen
- Vermeiden von Nadelstichverletzungen und Verletzungen mit scharfen Instrumenten
- Dialysematerial nur einmal verwenden (oder gesicherte Wiederverwendung bei demselben Patienten)
- Isolierung

Ideal:
  Abtrennung von HBV-, HCV- und HIV-positiven Patienten und personell getrennte Behandlung
  Isolierung von Patienten mit multiresistenten Staphylokokken, Pneumokokken und Enterokokken

Notwendig:
  Raum und Personal: alle HBV-positive Patienten
  Anti-HCV-Positive und PCR-Positive mit Transaminasen >2fachem der Norm
  Getrennte Maschine: bei Anti-HCV-Positiven mit Transaminasen <2fachen der Norm bei HIV-Positiven

- Entsorgung:
  Dialysematerial: nach Rückspülen des Patientenblutes (Restblut <0,2 ml), auslaufsicherer Verschluß der Dialyseleitungen, in reißfesten, flüssigkeitsdichten Säcken als Krankenhausmüll der Kategorie B
  Abfall von Hepatitispatienten: Abfall der Kategorie C, wenn sichtbar Blut im System (Restblut >0,2 ml) enthalten ist und eine Verbreitung der Krankheit zu befürchten ist.
  Kanülen und Spritzen: in stich- und bruchfesten, verschließbaren und feuchtigkeitsdichten Einwegbehältern sammeln

transplantatempfänger von Bedeutung. Heute wird der Nephrologe zusätzlich mit der durch HCV-Infektion induzierten Immunkomplex-Glomerulonephritis und der essentiellen gemischten Kryoglobulinämie konfrontiert (15). Für den Dialysebereich ist die Hepatitis C von besonderem Interesse, da sie inzwischen häufiger als die Hepatitis B bei Dialysepatienten vorkommt, parenteral übertragen wird, chronisch verläuft und potentiell auf Mitpatienten und Pflegepersonal übertragen werden kann.

In den zurückliegenden 5 Jahren wurde das HCV als die Hauptursache der Non-A-non-B-Hepatitis (in 90%) (23) identifiziert, 1988/1989 die HCV-RNA teilweise kloniert (12) und in den folgenden Jahren vollständig dargestellt. Nachdem es bisher nicht gelungen ist, das HCV in Zellkulturen zu züchten oder im Elektronenmikroskop sichtbar zu machen, ist dieses Virus in seinen biologischen Eigenschaften und seiner Pathogenese nicht genau studierbar.

Das HCV ist ein Plusstrang-RNA-Virus, dessen Genom 9400 Nukleotide lang ist. Diese kodieren für Struktur- und Nichtstrukturproteine. Am 5'-Ende des Genoms liegen ca. 340 Nukleotide, die keine kodierten Eigenschaften haben, aber für die Translation viraler Proteine verantwortlich sind. Das Genom kodiert für ein Polyprotein von ca. 3000 Aminosäuren. Die 3 Strukturproteine dieses Polyproteins, das Core-(C) und die beiden Hüllproteine (E1 und E2) werden durch zelluläre Signalasen gespalten. Die Nichtstrukturproteine NS 2 bis NS 5 werden durch virale Proteine gespalten. Die RNA-Sequenz des HCV hat Ähnlichkeiten mit verschiedenen anderen RNA-Viren, so mit den Pestvirus- und den Flavivirusfamilien. Die bisher publizierten Sequenzen von HCV-Isolaten zeigen eine deutliche Heterogenität, die zu einer Klassifikation in 6 Genotypen mit ca. 30 Subtypen geführt hat (53, 58). Diese HCV-Typen scheinen für den Verlauf der HCV-Infektion, die Prävalenzhöhe und möglicherweise für das Ansprechen einer Interferontherapie entscheidend zu sein.

■ Diagnostik

Die Prävalenz der HCV-Infektion bei Dialysepatienten und Transplantatempfängern, die Beurteilung des Krankheitsverlaufes einer Hepatitis C und deren Therapie sind abhängig von den eingesetzten diagnostischen Maßnahmen. Daher nehmen diese mit ihren Besonderheiten beim immunsupprimierten Patienten hier einen breiteren Rahmen ein.

Serologische Tests und PCR

Die serologische Diagnostik einer Hepatitis C besteht im Nachweis von Antikörpern gegen Struktur- und Nichtstrukturproteine des HCV. Inzwischen wurden nahezu alle Proteine des HCV als Teilfragmente exprimiert und gereinigt. Diese werden als Antigene für Antikörpernachweismethoden verwendet. Die von den Herstellern angebotenen Tests weisen Antikörper gegen das „Core"-Protein (Kernantigen, Strukturprotein) und gegen die Nichtstrukturproteine NS 3, NS 4, NS 5 nach. Die Bezeichnungen C 22, C 100, C 200 (Antikörper gegen das Core) für Proteine im ELISA (enzyme-linked immunosorbent assay) beinhalten weder eine Funktion noch eine Zuordnung dieser Proteine auf dem Polyprotein. So weist der ELISA-Test der 2. Generation Antikörper gegen 3 Virusproteine (C-100-3, C 22 und C 33) nach. Mit dem RIBA-2-Test (recombinant immunoblot assay, Nitrocellulosestreifenmethode) werden Antikörper gegen 4 Virusantigene (AG 5-1-1, C-100-3, C 22 und C 33) nachgewiesen (65). Diese Tests weisen eine deutlich verbesserte Sensitivität und Spezifität im Vergleich zu den serologischen Tests der 1. Generation auf, die mit bis zu 10–30% falsch negativen Resultaten belastet waren. Der Nachweis einer virusspezifischen RNA durch den HCV-RNA-Vervielfältigungstest mittels Polymerasekettenreaktion (PCR) ist technisch schwierig, zeitlich aufwendig und bisher wenig standardisiert. Es hat sich in der Literatur und im klinischen Alltag eingebürgert von „Anti-HCV" zu sprechen, obwohl bisher keine Antikörper gegen das intakte Virus nachweisbar sind. Neuere Untersuchungen zeigen, daß auch nach akuter und bei chronischer Infektion die Hüllproteine E1 und E2 des HCV nachgewiesen werden (53), deren Bedeutung ungeklärt ist. Bei chronischer Infektion scheinen sie keine Virusneutralisation zu bewirken. Zur Zeit gibt es noch Konstellationen, bei denen die serologische Diagnostik nicht ausreicht, HCV-Infektionen zu erkennen:

- *Inkubationsphase:* Blutspender können ein Risiko für die Übertragung von HCV darstellen.
- *Akutphase:* Zu Beginn einer Hepatitis C können Patienten in einigen Fällen noch antikörpernegativ sein (5–10%). In diesen Fällen werden sie erst in 2–4 Wochen positiv. In einzelnen Fällen wird die Serokonversion um mehrere Monate verzögert, auch bei Nichtimmundefizienten. Daher ist eine Wiederholung der Antikörperbestimmung zu späteren Zeitpunkten bei begründetem Verdacht auf Hepatitis C notwendig.
- *Patienten mit Immunsuppression:* Eine chronische Infektion kann möglicherweise auch dann dem Nachweis mit den serologischen Tests entgehen, wenn die Personen unter Immunsuppression stehen, z. B. bei Organ-, Knochenmarktransplantatempfängern, HIV-positiven Patienten und bei Dialysepatienten bzw. Niereninsuffizienten (Immuninkompetenz bereits bei Serumkreatininwerten von 2–3 mg% = 180–270 µmol/l).

In diesen Fällen kann die Infektion nur durch den Nachweis von HCV-RNA mit der PCR aufgezeigt werden (Tab. 27.4).

Bestätigungstests

Ein reaktives Ergebnis im ELISA der 2. oder 3. Generation sollte durch einen RIBA bestätigt werden. In Seren von Blutspendern, die im ELISA reaktiv sind und im RIBA bestätigt werden, kann die Virämie mit der PCR zu 70–90% nachgewiesen werden (53). In Patientenseren, die im Bestätigungstest negativ sind oder als nicht determinierbar eingestuft werden, liegt bei ca. 20% eine

Tabelle 27.7 HIV-Nachweis

Patienten und Spender
- kein Test gegen den Willen des Patienten
- diskretes Testen auf Wunsch
- Bei Verdacht empfiehlt man den Test, ebenso bei Schwangeren, Dialysepatienten, Transplantationswilligen
- Testpflicht bei Blut- und Organspendern

Medizinisches Personal bei akzidenteller Inokulation
- Vorfall schriftlich dokumentieren, Durchgangsarzt
- sofort und nach 6 Wochen HIV-Test
- regelmäßiger HIV-Test bei Betreuung von HIV-Infizierten

HIV-Test-Konzept
- Ein positiver erster Test muß bestätigt werden
- Screening-Tests: ELISA, EIA: hohe Sensitivität
- Bestätigungstests: Western blot, ELISA mit rekombinanten Kern- und Hüllproteinen
- Referenztests: Radioimmunpräzipitationstest, Immunfluoreszenztest, Virusnachweis durch Kultur

Virämie vor. Bei PCR-negativen Patienten, deren ELISA positiv ist, kann es sich um eine abgelaufene HCV-Infektion handeln, bei der noch geringe Antikörperkonzentrationen, z.B. gegen das Core-Protein und NS 3/NS 4, nachweisbar sind, aber keine Virämie vorliegt.

Nachweis der Infektiosität

Das Hauptproblem bei der Diagnostik einer HCV-Infektion liegt darin, daß bis heute kein serologischer Marker etabliert ist, der mit Sicherheit auf eine Virämie schließen ließe bzw. die Ausheilung einer HCV-Infektion dokumentieren würde. So konnte Roggendorf (52) zeigen, daß bei einem Kollektiv von 498 Dialysepatienten in dem Test der 1. Generation 76 positiv für Anti-HCV, im Test der 2. Generation 39 Seren zusätzlich positiv waren. Dies ist eine Zunahme der Prävalenz von 14,5 auf 23,2%. 35 der 39 zusätzlich im ELISA der 2. Generation positiven Seren konnten durch den RIBA bestätigt werden. Diese RIBA-Ergebnisse machen deutlich, daß eine große Zahl von Patienten nur Antikörper gegen C 22 (Core-Protein) hat. Doch diese sind entsprechend dem HCV-RNA-Nachweis mittels PCR zu 50% virämisch und damit auch mit Antikörpern gegen nur ein virales Protein infektiös.

Aufgrund der relativ geringen Virämie (10^5–10^6 infektiöse Partikel pro Milliliter Blut, bei HBV: 10^6–10^9!) (Tab. 27.3) ist nicht zu erwarten, daß ähnlich wie bei der Hepatitis B mit dem HBsAg ein direkter serologischer Marker für eine chronische Infektion identifiziert werden kann. Zum Beweis der Chronizität und/oder der Infektiosität muß die HCV-RNA durch PCR oder eine andere Methode nachgewiesen werden. Die Indikationen der PCR sind in Tab. 27.2 zusammengefaßt. Die quantitative PCR wäre die Methode der Wahl, um Aussagen über die Partikelzahl während des Infektionsverlaufs zu machen und einen Therapieerfolg zu überprüfen. Eine solche Quantifizierung der Partikelzahl gestaltet sich jedoch bisher in der Praxis als schwierig.

Besonderheiten bei Niereninsuffizienz

Eine weitere Verbesserung von Sensitivität und Spezifität erscheint durch die ELISAs der 3. Generation möglich, die zusätzliche Antigene enthalten (66). Allerdings ist die Antikörperbildung von Patienten unter immunsuppressiver Therapie oder Immundefizienten gegen die einzelnen viralen Antigene unterschiedlich, so daß an Nierengesunden gewonnene Erfahrungen nicht ohne weiteres auf Dialysepatienten oder Transplantatempfänger zu übertragen sind.

Die Bestätigung eines positiven Anti-HCV-Befundes durch einen RIBA der 2. Generation ist bei Dialysepatienten entbehrlich. Dies sollte durch den HCV-RNA-Nachweis mit der PCR erfolgen, wodurch die HCV-Replikation dokumentiert wird. Zudem kann damit bei Patienten unter immunsuppressiver Therapie, die nicht in der Lage sind, Antikörper zu produzieren auch bei negativem Anti-HCV-Befund die HCV-Infektion aufgezeigt werden. Dies trifft besonders für Transplantatempfänger zu, weniger für Dialysepatienten (56). Der Anteil der HCV-RNA-positiven Dialysepatienten beträgt in größeren Untersuchungen 70–90% aller für Anti-HCV positiven Patienten.

Verlauf

Nach einer Inkubationszeit von 8 (2–26) Wochen kommt es zu einer monophasischen, multiphasischen oder primär persistierenden Erhöhung der Leberenzyme (SGPT, γ-GT). Der Anteil der chronischen Verläufe ist anscheinend weitaus höher, als bisher angenommen, so daß die Frage aufkommt, ob das HCV überhaupt vollständig eliminiert werden kann. Der natürliche Verlauf der HCV-Infektion ist für den Dialysepatienten (59) und Transplantatempfänger (45) nur aus wenigen Studien bekannt. Er dürfte sich nicht wesentlich von dem Nierengesunder unterscheiden. Unter medikamentöser Immunsuppression findet sich bei für anti-HCV positiven Transplantatempfängern eine weitaus geringere Beeinflussung der Leberfunktion als bei HBsAg-positiven Patienten. Dies läßt sich vor allem dadurch erklären, daß das HCV überwiegend direkt zytopathisch wirkt, bei der HBV-Infektion dagegen Viruselimination und Ausmaß der Leberzellschädigung durch die Immunreaktion bestimmt werden.

Epidemiologische Gesichtspunkte

Die Prävalenz der HCV-Infektion ist wesentlich abhängig von dem eingesetzten Testsystem. Dementsprechend müssen auch die früheren Angaben in der Literatur über die Häufigkeit der HCV-Infektionen bei Niereninsuffizienten gewichtet werden. Als gesichert gelten kann die Angabe, daß die Prävalenz zwischen 5 und 50% liegt, jedenfalls aber höher als die der Allgemeinbevölkerung (0,3%) und der gesunden Blutspender (0,4–1,2%) (52) ist.

Chronische Niereninsuffizienz

Über die Prävalenz der HCV-Infektion bei chronisch Niereninsuffizienten (CNI) gibt es kaum Angaben in der

Literatur. Fabrizi u. Mitarb. (19) haben berichtet, daß in Norditalien 20% der CNI in der Prädialysephase Anti-HCV-Positivität aufweisen. Sie fanden eine enge Korrelation mit der Häufigkeit einer Bluttransfusion und eine schwache Korrelation mit der Dauer der Niereninsuffizienz. Doch auch die Patienten, die nie eine Bluttransfusion erhielten, haben mit 13% eine höhere Prävalenz von Anti-HCV als Blutspender (1,28%) oder als die Gesamtbevölkerung (2,9%). Die Erhöhung der Leberenzyme, die häufig mit Anti-HCV-Positivität bei CNI gesehen wird, wurde als Folge der HCV-Infektion interpretiert.

Langzeitdialysepatienten

In den letzten Jahren hat sich deutlich gezeigt, daß bei den früheren, auf den ELISAs der 1. Generation beruhenden Untersuchungen die Anti-HCV-Prävalenz bei Langzeitdialysepatienten mit 12–16% unterschätzt worden ist. Mit den Tests der 2. Generation stieg die Prävalenz auf nahezu das Doppelte und liegt heute in den meisten Zentren bei 10–40% der Hämodialysepatienten (9, 11, 40, 44). Für Deutschland wird die HCV-Prävalenz von Roggendorf (52) bei 1302 Dialysepatienten mit dem ELISA-1-Test mit 10,2%, die bei 332 CAPD-Patienten mit dem ELISA-2-Test mit 4,5% angegeben. Schlipköter u. Mitarb. (52) fanden bei 498 Dialysepatienten mit dem ELISA-1-Test in 15,4%, mit dem ELISA-2-Test in 23,2%, Anti-HCV-Positivität, wovon wiederum in ca. 50% die HCV-RNA in der PCR positiv war. Auch andere Autoren stellten weltweit fest, daß die Anti-HCV-Prävalenz bei *Peritonealdialysepatienten* deutlich niedriger liegt als bei Hämodialysepatienten (1,8–5,9%) (4, 8, 27).

Bedeutungsvoll ist der Nachweis, daß 75% der für Anti-HCV seropositiven Patienten in Dialyseeinheiten auch virämisch sind, d.h. eine positive HCV-RNA-PCR aufweisen. Dies sollte zu der Folgerung führen, daß diese Patienten als potentielle Übertragungsquelle isoliert werden (9, 36, 47). Von ihnen hat nur ein geringer Prozentsatz erhöhte Transaminasen, so daß die Erhöhung der Leberenzyme allein von geringer Sensitivität als Hinweis auf die Infektiosität oder Aktivität der HCV-Erkrankung ist (9, 27).

Zahlreiche Berichte deuten auf die Korrelation der Anzahl an verabreichten *Bluttransfusionen* mit der Anti-HCV-Prävalenz bei Hämodialysepatienten hin (Übersicht bei Druwe u. Mitarb. [17] und Roth [54]). Im Gegensatz hierzu fanden andere Autoren keinen Zusammenhang zwischen Anti-HCV-Positivität und Transfusionen. So zeigten Niu u. Mitarb. (43) in einer prospektiven, multizentrischen Analyse bei 499 Patienten von 11 Hämodialysezentren in verschiedenen Regionen der USA eine Häufigkeit des Anti-HCV von 10%. Dies war nicht korreliert mit den vorausgehenden Bluttransfusionen, aber mit der Anzahl an Dialysejahren (>3 Jahre) und der Injektion von Drogen. Dennoch dürfte die Verabreichung von Blutprodukten, insbesondere wenn diese vor der Ära der Hepatitis-C-Testung erfolgte, mit einer erhöhten Prävalenz von HCV-Infektionen einhergehen.

Die Bedeutung der *Dauer der Dialysebehandlung* für die Prävalenz der Anti-HCV-Positivität bei Dialysepatienten geht aus zahlreichen Arbeiten hervor (Übersicht bei Druve u. Mitarb. [17] und Roth [54]). So fanden Hardy u. Mitarb. (26), daß allein die Zeit unter Dialyse einen signifikanten Prädiktor für die Anti-HCV-Positivität darstellt. Dieser Zusammenhang läßt sich nur durch eine nosokomiale Übertragung des HCV in Dialyseeinheiten erklären.

Die Art der Übertragung des HCV bei Dialysepatienten ist bisher noch nicht endgültig geklärt. Doch sprechen einige Studien für eine *nosokomiale Übertragung* der Hepatitis C in Analogie zur Hepatitis B (31). In diesem Zusammenhang haben Yamaguchi u. Mitarb. (67) 1990 bei 1423 Hämodialysepatienten 349 Patienten gefunden, die nie eine Transfusion bekommen hatten, von denen 64 (= 18%) Anti-HCV-Positivität aufwiesen. Zusätzlich fanden sie bei 25 von 57 (= 44%) Patienten, die über 10 Jahre an der Dialyse waren, aber nie eine Transfusion bekommen hatten, eine Anti-HCV-Positivität. Diese Befunde wurden durch Untersuchungen in Venezuela, den USA und Italien bestätigt (54). Niu u. Mitarb. (42) fanden bei 20% einer Dialyseeinheit eine Serokonversion zur Anti-HCV-Positivität, ohne eine Verbindung herstellen zu können zu Dialyseart, Inzidenz der Dialysekomplikationen, außergewöhnlichen Blutungen – selbst bei HCV-positiven Patienten-, Medikation, Kontakten zwischen Pflegepersonal und HCV-positiven Patienten, Dialyse in unmittelbarer Umgebung eines für Anti-HCV positiven Patienten usw. So konnten sie weder eine gemeinsame HCV-Quelle noch eine direkte Übertragung von Mensch zu Mensch dokumentieren. Schließlich konnte in prospektiven Studien gezeigt werden, daß Patienten, die an Maschinen eines HCV-positiven Mitpatienten dialysiert wurden, eine Serokonversion aufwiesen. Jadoul u. Mitarb. (29) untersuchten die Inzidenz der Anti-HCV-Serokonversion bei 401 Patienten, die in 15 verschiedenen Einheiten dialysiert wurden. Zu Beginn der Beobachtungszeit wiesen 13,5% der Patienten Anti-HCV-Positivität auf; während der folgenden drei 6 Monate dauernden Beobachtungszeiträume wurden 1, 1,3 und 0,3% Patienten, im Jahresdurchschnitt 1,7% seropositiv. Drei der acht Patienten mit Serokonversion hatten nie eine Transfusion bekommen und kamen aus der gleichen Dialyseeinheit. Alle waren neben einem für Anti-HCV positiven Patienten dialysiert worden. Ähnliche Beobachtungen wurden auch in Spanien gemacht. Zusätzlich berichten auch Hämatologen über eine Patient-zu-Patient-Übertragung des HCV in bestimmten Krankenhausabteilungen trotz Einhaltung strikter hygienischer Maßnahmen (2). Diese Hinweise auf eine nosokomiale Übertragung des HCV in Dialyseeinheiten haben die Forderung aufkommen lassen, den für Anti-HCV positiven Patienten zu isolieren. Die Diskussion über den Wert einer *Isolierung* dieser Patienten zur Vermeidung der Kreuzinfektion mit HCV ist aber weiterhin kontrovers. Während einige Kliniker die strikte Trennung in separaten Dialyseeinheiten fordern, um eine Kontamination von Patienten mit Anti-HCV-Negativität zu verhindern, zeigten Blumberg u. Mitarb. (5) in einer prospektiven Studie, daß die *limitierte Isolierung* der Patienten mit Anti-HCV-Positivität in einer speziellen Abteilung und an einer dieser vorbehaltenen Dialysemaschine eine Übertragung des HCV vermeidet. Schließlich fließen noch andere Zusammenhänge wie Standort der Dialyse, Wiederverwendung von Dialysematerial, Drogenabhängigkeit usw., in die Diskussion der HCV-Übertragung ein. Andere Übertragungswege spielen für den Dialysepatienten dagegen eine untergeordnete Rolle, wie Sexualverkehr oder Haushaltskontakte. Die geringere Bluttransfusionsrate in der Erythropoetinära und das regelmäßige Überwachen der Blutkonserven auf HCV-Kontamination zeigten bisher noch keine Auswirkung auf die Häufigkeit der HCV-Infektion von Dialysepatienten.

Im Gegensatz zu der Vielzahl an epidemiologischen Daten der Hepatitis C und ihrer Übertragung bei Dialysepatienten existiert nur eine verschwindend kleine Zahl klinischer bzw. pathologischer Studien über die Auswirkung der HCV-Infektion auf die Leberpathologie, Morbidität und Mortalität dieser Patientengruppe. Doch zeigen diese eindrücklich die Bedeutung der Hepatitis C für die chronische Lebererkrankung bis zur Leberzirrhose (17).

■ Infektion beim Dialysepersonal

Die zurückliegenden Erfahrungen mit der HBV-Infektion in Dialyseeinheiten lassen auch für das HCV eine Übertragung vom Patient auf das Personal befürchten. Doch liegen die HBV-Titer wesentlich höher als die HCV-Titer (Tab. 27.3). Auch läßt sich das HBsAg mit seiner Größe von ca. 43 nm in der CAPD-Flüssigkeit nachweisen, die HCV-RNA dagegen weder im CAPD- noch im Hämodialyseultrafiltrat (7). Einige Zentren berichten über eine Nullprozentprävalenz des Anti-HCV beim Dialysepersonal. Doch zwei Berichte aus Italien geben eine Prävalenz von 6,7 bzw 5,5 % an. In Deutschland liegt diese bei 1,8 % (52). In den USA wiesen in einer multizentrischen Studie (43) 2 von 142 Dialysepersonalmitgliedern (1 %) zu Beginn Anti-HCV-Positivität auf. Über einen Zeitraum von 18 Monaten kam es zu keiner Serokonversion. Obwohl 69 % des Dialysepersonals über Nadelstichverletzungen berichtete, fanden Oguchi u. Mitarb. (44) nur bei 2 % (3 von 150) eine Anti-HCV-Positivität. Dies läßt vermuten, daß die Übertragung durch Unfälle zumindest unwahrscheinlich ist und bei den relativ geringen infektiösen Partikeln des HCV pro ml Blut wesentlich seltener vorkommt als bei der HBV-Infektion. Die Prävalenz des Anti-HCV bei Dialysepersonal ist niedrig und vergleichbar mit der anderer in der Krankenpflege tätigen Personen, liegt jedoch über der von Blutspendern.

■ Gleichzeitige Infektion mit HCV und HBV

Die gleichzeitige Infektion mit HCV und HBV erschwert die Diagnostik dieser Erkrankungen, da anscheinend das HCV den HBsAg-Status unterdrückt oder beendet (57). So fanden Kuhns u. Mitarb. (36) HBV-DNA durch PCR bei zwei HCV-koinfizierten Patienten, die HBsAg-negativ waren. Zudem scheint die Koinfektion mit einem schwereren Krankheitsbild einherzugehen und zu aggressiver Hepatitis und Leberzirrhose zu führen.

■ Infektion bei Nierentransplantation

Lebererkrankungen tragen wesentlich zur Spätmorbidität von Patienten bei, an denen eine erfolgreiche Nierentransplantation vorgenommen worden ist. Hierfür ist neben der HBV- die HCV-Infektion die häufigste Ursache, so daß heute Nierenspender wie Transplantatempfänger auf die HCV-Infektion untersucht werden sollten.

Die potentielle Transmission von HCV durch HCV-RNA-positive Organspende ist gesichert und beträgt fast 100 % (46). Sie kann durch serologische Voruntersuchungen weitgehend ausgeschlossen werden. Doch nur etwa $^2/_3$ der Transplantatempfänger, die eine Niere von Anti-HCV-Positiven erhalten haben, entwickeln innerhalb von 10 Jahren eine Lebererkrankung. Anscheinend kommt es bei der HCV-Infektion später (innerhalb von ca. 20 Jahren) zu Lebererkrankungen als bei der HBV-Infektion (30). Die Seroprävalenz der Transplantatempfänger liegt bei 10–40 %, die zu 59 % virämisch sind und in über 60 % eine Lebererkrankung entwickeln. Dabei findet sich in Japan ein hoher Prozentsatz an Leberzirrhosen und Leberzellkarzinomen (54).

Welche *Konsequenzen* ergeben sich für den transplantationswilligen Dialysepatienten aus den bisherigen Erkenntnissen der HCV-Infektion bei Nierentransplantation? Spender und Empfänger sollten auf eine HCV-Infektion hin untersucht werden. Liegt ein ELISA-2-Testergebnis mit Anti-HCV-Positivität vor, muß dieses durch den HCV-RNA-Nachweis mittels PCR zu Feststellung oder Ausschluß einer Virämie weiter abgeklärt werden.

Eine Transplantation von Nieren von Spendern mit Anti-HCV-Positivität auf Empfänger mit Anti-HCV-Negativität sollte nicht durchgeführt werden. Anti-HCV-positive Nieren können dagegen auf seropositive Empfänger transplantiert werden. Die meisten Transplantationszentren in den USA führen Nierentransplantationen bei Empfängern mit Anti-HCV-Positivität durch, obwohl diese ein höheres Risiko hinsichtlich Infektion und posttransplantärer Lebererkrankung haben. Doch sollten diese potentiellen Transplantatempfänger eine PCR-Testung und eine Leberbiopsie unabhängig von dem Ausfall der Serumtransaminasen erhalten (45). Wir raten bei positivem PCR-Test des Transplantationskandidaten von einer Nierentransplantation ab, da er als Dialysepatient mit hoher Wahrscheinlichkeit keine lebensbedrohliche Lebererkrankung bzw. HCV-Komplikation entwickeln wird.

■ Immunisierungsversuche

Die bisher bekannten, durch Proteine des HCV induzierten Antikörper sind nicht protektiv. Protektive Antikörper sollten gegen Oberflächenantigene des HCV gerichtet sein und sind bisher nicht nachgewiesen worden. Die HCV-Genom-Sequenz in der Hüllregion ist sehr variabel, ein Umstand, der die Entwicklung einer effizienten Vakzine erschwert. Somit bestehen zum heutigen Zeitpunkt noch keine Möglichkeiten der aktiven Immunisierung. Eine effektive passive Immunisierung ist ebenfalls nicht möglich. So war die Gabe von Immunglobulinen nicht in der Lage, eine Hepatitis C zu verhüten (37). Die passive Immunisierung durch z. B. gepooltes Immunglobulin ist daher bei z. B. Stichverletzungen unnötig.

■ Therapie

Interferon-α (IFN-α) ist das einzige Medikament, das sich zur Behandlung der Hepatitis C in Europa und Nordamerika bewährt hat. Doch zeigen nur 50% der Behandelten (3mal 3 Millionen Einheiten pro Woche über 6 Monate) eine kurzzeitige und nur 25% der Behandelten eine anhaltende Remission, definiert als eine Normalisierung der Leberenzyme über 6 Monate nach Behandlungsende (48). Diese Erfolge rechtfertigen dennoch diese teure und nicht nebenwirkungsfreie Behandlung unter dem Eindruck der schweren Lebererkrankungen (bis 51,1% Leberzirrhose und 5,3% hepatozelluläres Karzinom) bei einer chronischen Hepatitis C (63).

Bis heute existieren nur limitierte Informationen über die Behandlung von HCV-infizierten Dialysepatienten. Da die Behandlung mit IFN-α-2b nicht risikofrei ist, sind für eine antivirale Therapie die sichere Diagnose einer aktiven HCV-Infektion durch PCR-Testung der HCV-RNA und die histologische Sicherung einer chronischen Hepatitis Voraussetzung. Darüber hinaus sind bisher keine Studien über den Metabolismus des Interferons bei Menschen bekannt. Zudem ist der Wirkmechanismus dieses Medikamentes noch unbekannt. Bei Nierentransplantation mit schlechter Nierenfunktion scheint das IFN-α nicht zu kumulieren, und infolge seines relativ hohen Molekulargewichts von 16 000 dürfte es bei Hämodialyse nicht wesentlich dialysabel sein.

Neben einer geringen Anzahl von Arbeiten, die bei einzelnen Dialysepatienten zwar eine Normalisierung der Transaminasenspiegel im Serum unter IFN-α-Behandlung zeigten, bei denen aber die HCV-Seropositivität persistierte, haben König u. Mitarb. (35) IFN-α-2b (5mal 10^6 Einheiten 3mal wöchentlich) 37 HCV-infizierten Dialysepatienten über 4 Monate verabreicht. 23 der 37 Patienten beendeten die Therapie über 4 Monate. 15 der 23 (65%) Patienten zeigten keine feststellbare HCV-RNA im Serum mehr. 7 von 15 Patienten (47%), die auf die Therapie angesprochen hatten, zeigten ein Rezidiv innerhalb von 2 Monaten nach Beendigung der Interferonbehandlung. So kam es nur bei 8 der 37 Patienten (21%) zu einem Therapieerfolg. Demzufolge benötigen wir heute mehr Studien über die Wirksamkeit und Sicherheit von IFN-α-2b oder eine andere antivirale Therapie, bevor eine definitive Therapieempfehlung der HCV-Infektion bei Dialysepatienten gegeben werden kann.

Der Wert einer IFN-α-Behandlung der chronischen Hepatitis-C-Infektion nach Nierentransplantation ist ebenfalls zweifelhaft. Der Einfluß von Interferon auf Zytokine, die Expression von HLA-Antigenen, die Funktionssteigerung der Killerzellen, zytotoxischer T-Zellen und Monozyten sowie die Erfahrungen des Einsatzes von IFN-α als Prophylaxe gegen CMV-Erkrankungen bei Transplantatempfängern lassen die Induktion einer Abstoßungsreaktion mit Verlust des Transplantates befürchten. Rao u. Mitarb. (50) fanden jedoch bei 5 Transplantatempfängern die mit IFN-α wegen chronischer Hepatitis bei HCV-Infektion behandelt wurden, keine Abstoßungsreaktion, wogegen Chan u. Mitarb. (10) bei einem Patienten zwei steroidresponsive Abstoßungskrisen beobachtet hatten. Da kontrollierte Studien bisher noch fehlen, muß das Risiko einer Abstoßung des Transplantates zumindest gegen den potentiellen Gewinn der IFN-α-Behandlung abgewogen werden. Doch dürfte bei der hohen Morbidität und Mortalität, die mit der progressiven Lebererkrankung einer HCV-Infektion verbunden ist, das Risiko einer Abstoßung durch die IFN-α-Behandlung in Kauf genommen werden müssen (45).

HIV-Infektion

Überblick über die Beziehung der HIV-Infektion zur Nephrologie

Der Nephrologe wird auf verschiedene Weise mit dem Human immunodeficiency virus (HIV 1 und HIV 2) oder mit der durch dieses erzeugten Erkrankung, dem Acquired immunodeficiency virus syndrome (AIDS) konfrontiert:

- Das akute Nierenversagen eines HIV-Infizierten, das durch Schock, Sepsis, Elektrolytentgleisung, Medikamentenintoxikation usw. ausgelöst wird, macht in der Regel die akute Dialysebehandlung entsprechend den allgemein akzeptierten Indikationen notwendig.
- Das chronische Nierenversagen, das in den meisten Fällen auf eine AIDS-spezifische Nierenerkrankung zurückzuführen ist, verläuft uniform nach anfänglich großer Proteinurie rasch durch die Stadien der Niereninsuffizienz bis zur Notwendigkeit einer Nierenersatztherapie. Diese HIV-Nephropathie führt wesentlich rascher als z. B. die Heroinnephropathie zum terminalen Nierenversagen.
- Jeder Dialysepatient kann HIV-infiziert sein.

Das Vorliegen einer HIV-Infektion stellt den mit Dialyse und Transplantation betrauten Nephrologen vor besondere Probleme.

HIV-Infektion und Verlauf

Nachdem in Deutschland noch keine Meldepflicht für die HIV-Infektion und AIDS-Erkrankung besteht, beruhen die statistischen Angaben auf freiwilligen Meldungen. In der Schweiz und Österreich besteht die anonyme Meldepflicht für AIDS-Fälle. Nach dem Stand vom 30.12.1992 sind in Deutschland 6338 homosexuelle und bisexuelle Männer, 963 männliche und 400 weibliche Drogenabhängige, 365 Hämophile, 198 Empfänger von

Bluttransfusionen oder Plasmaderivaten, 467 Männer und Frauen mit heterosexuellen Kontakten zu Partnern der o.g. Gruppen und 63 Kinder mit prä- oder perinatalen Infektionen gemeldet. Diesen 9205 Erkrankten stehen 47 768 gemeldete HIV-Infizierte gegenüber (55). Aus New York beispielsweise wird von über 10 000 Aids-Fällen und über 500 000 HIV-Infizierten berichtet. Hieraus wird die Wahrscheinlichkeit der Konfrontation des Nephrologen mit dieser Infektion deutlich.

Zu HIV-Infektionen kann es überwiegend durch sexuelle *Übertragung*, durch Blutkontamination (Infektionsrisiko durch Stich mit kontaminierter Nadel bei Medizinpersonen 0,4–0,5%), durch Transfusion von Blut- und Blutprodukten, durch „Fixen" und durch prä- und perinatale Übertragung kommen. Die lückenlose Testung auf HIV-Antikörper durch Blutspendedienste in Deutschland, Österreich und der Schweiz schließt heute eine HIV-Übertragung durch Blutspenden praktisch aus. Die Behandlung von Blutprodukten bei der Herstellung von Gerinnungsfaktorkonzentraten, Immunglobulinen und Albumin schließt eine HIV-Infektion ebenfalls aus. Keine Übertragung erfolgt durch sog. Haushaltskontakte oder durch Insekten.

Die Übertragung der HIV-Untergruppen HIV 1 und HIV 2, Vertreter der Retroviren, führt nach 2–3 Wochen zu grippeähnlichen Symptomen und zu einer Lymphknotenschwellung. Die bisher in den USA und in Europa aufgetretenen Erkrankungen an AIDS werden überwiegend durch HIV 1, in Westafrika auch durch HIV 2 verursacht. Die Inkubationszeit kann jedoch von 3–5 Wochen bis zu mehreren Monaten bei Immunsuppression, die Niereninsuffiziente, Dialysepatienten oder Transplantatempfänger erhalten, dauern. Jetzt sind Antikörper gegen virale Proteine des Viruskerns und dessen Hülle im Serum nachweisbar. Diese Patienten bleiben nach einer primären Infektion mehr oder weniger infektiös.

An die oft unbemerkt verlaufende initiale Infektion schließt sich eine Latenzphase an, in der die Immunantwort sehr effektiv das HIV unterdrückt, aber weiterhin kontinuierlich CD4 positive Zellen (das CD4-Molekül auf verschiedenen Zellen wie T-Lymphozyten, Monozyten, Makrophagen usw. ist der wichtigste Rezeptor für HIV) (6) neu infiziert. Diese Latenzzeit dauert durchschnittlich 3 Jahre, kann in 5–10% aber über 10 Jahre, bis es zum Ausbruch der Krankheit kommt, andauern. Die Krankheit äußert sich zunächst als Lymphadenopathiesyndrom (LAS), als AIDS-related complex (ARC) und schließlich als Vollbild des AIDS mit Kaposi-Sarkom, Non-Hodgkin-Lymphom, ZNS-Lymphom und einer Vielzahl an Infektionen.

Diagnostik

Die Diagnostik der frischen HIV-1- und HIV-2-Infektion im Zeitraum zwischen der Infektion und der Bildung von Antikörpern ist praktisch nicht möglich, da der Virusantigennachweis durch die geringe Viruskonzentration im Plasma der Patienten mit dem ELISA oder RIA nicht erfaßt wird. Erst wenn Antikörper, die zur IgM-Klasse gehören und vor allem gegen die Kern- und Hüllproteine gerichtet sind, gebildet sind, ist die Infektion mit diesem Screening-Test zu erfassen. Die heute übliche Nachweismethode einer HIV-1/2-Infektion ist die Antikörperbestimmung mit ELISA oder Immunfluoreszenztest (26). Für die definitive Bestätigung der serologischen Diagnose ist immer der sog. Western blot notwendig. Das Vorgehen zum HIV-Nachweis in der Nephrologie ist in Tab. 27.7 aufgezeigt.

Akutes Nierenversagen und AIDS

Der Krankheitsverlauf von AIDS-Patienten mit akutem Nierenversagen (ANV) ist Thema einer Reihe von Arbeiten (49, 64). Die wichtigsten Ursachen des ANV sind Medikamente wie Pentamidin, Aminoglykoside, nichtsteroidale Antirheumatika, Trimethoprim-Sulfamethoxazol oder Pyrexie mit Dehydratation, aufgepfropft auf eine Sepsis, bzw. eine Hypotonie oder eine respiratorische Insuffizienz. Kam es zu einer akuten tubulären Nekrose, so erholte sich die Nierenfunktion in über 50%. Bei schwerem Nierenversagen mit Kreatininwerten im Serum über 6 mg (530 µmol/l) verstarben 8 von 11 Patienten, die nicht dialysiert wurden, wogegen von 6 Patienten, die dialysiert wurden, 5 überlebten und ihre Nierenfunktion wiedererlangten. Einige Patienten überleben bis zu 24 Monate nach Erholung der Nierenfunktion. So ist die Dialysebehandlung bei AIDS-Patienten mit ANV indiziert und hilfreich entsprechend den allgemeingültigen Indikationen.

HIV-Infektion bei Dialysepatienten

Mit dem Auftreten von Patienten mit Anti-HIV-Positivität ist auch im Dialysebereich zu rechnen. Die Häufigkeit ist jedoch regional sehr unterschiedlich und reicht von HIV-freien Dialyseeinheiten in ländlichen Gegenden über einzelne Infizierte in Städten bis zu Stationen, die ausschließlich HIV-Infizierte und AIDS-Kranke dialysieren (28).

Indikation zur Dialyse und Prognose

Die Überlegungen zur Langzeitdialysebehandlung eines AIDS-Kranken müssen den Allgemeinzustand des Patienten einschließlich seiner AIDS-spezifischen Komplikationen bedenken und haben das Ziel, ihn in einer ambulanten Dialyseeinheit zu betreuen. In der Regel überlebt er nur 3–11 Moante unter Dialyse (49). Besonders AIDS-Kranke mit schwerer Infektion und progressiver Demenz durch Erkrankungen des ZNS, die keiner Therapie zugänglich ist, zeigen einen raschen ungünstigen Verlauf, insbesondere immundefiziente Niereninsuffiziente. Dagegen überleben Patienten in einem frühen Krankheitsstadium (LAS, ARC) oder bei HIV-Seropositivität mehrere Jahre unter Hämodialyse, CAPD oder auch Heimhämodialyse in relativ gutem Allgemeinzustand, ohne opportunistische Infektionen zu entwickeln und bei relativ hoher Lebensqualität.

Die Entscheidung zur Dialysebehandlung entspricht so in etwa der anderer terminal Niereninsuffizienter mit Zweitkrankheiten. So sollte sich die Entscheidung für die Art der Nierenersatzbehandlung nach den Belangen des Patienten und weniger nach der Diagnose einer Anti-HIV-Positivität oder AIDS-Erkrankung richten. Anscheinend korreliert die CD4-Zahl und die Infektionsrate negativ mit dem Überleben unter Dialyse, während positiv nur der systolische Blutdruck und das Vorliegen mit dem Überleben korreliert. Dennoch ist es heutzutage noch nicht möglich, relevante klinische Kriterien zur Beurteilung der Prognose einer AIDS-Erkrankung unter Dialysebehandlung aufzustellen.

HIV-Tests

Bis vor kurzem haben viele Dialysezentren in Europa und den USA die Patienten nicht routinemäßig auf den HIV-Status getestet. In Deutschland erfolgt die Anti-HIV-Testung nur mit Einverständnis des Dialysepatienten. Nicht nur bei Risikopatienten, sondern auch z. B. bei Gastdialysepatienten wird ein HIV-Test verlangt. Der EDTA-Report 1989 berichtet, daß in den Jahren 1985–1988 etwa 75% der befragten Dialysezentren in Europa HIV-Tests durchführten (21). Die Anzahl der Dialysepatienten mit Anti-HIV-Positivität betrug 1985 127, 1987 277 und 1988 157. Von 59 Patienten, die 1987 HIV-positiv waren, waren Ende 1988 14 verstorben. Somit scheint das Überleben dieser Patienten größtenteils nicht wesentlich schlechter als das von z. B. älteren diabetischen Dialysepatienten zu sein.

Inzidenz der HIV-Infektion

Die Inzidenz der HIV-Infektion bei Dialysepatienten ist nicht genau bekannt, da das Screening freiwillig erfolgt und bisher unvollständig ist. Die Durchseuchung liegt bei Dialysepatienten selbst in der Voreryrthropoetinära in Deutschland mit 0,7% niedrig (25). Dies gilt auch für die USA (1–5%), ist dort jedoch abhängig von der Dialysepopulation. So berichtet Appel (3) aus einer Einheit im inneren Bezirk von New York, daß 38% der Dialysepatienten Anti-HIV-Positivität aufwiesen. Anscheinend ist das gestörte Immunsystem des chronisch urämischen Patienten weniger empfänglich für die Stimulation, die zur Aktivierung des HIV-Replikationsprozesses notwendig sein dürfte.

HIV-Infektionsrisiko und Dialysepersonal

Unter Patienten und Personal besteht die Befürchtung, sich am Therapie- bzw. am Arbeitsplatz mit HIV zu infizieren. Die Infektiosität des Virus ist jedoch wesentlich geringer als die des HBV. Das Risiko einer Infektion mit HIV außerhalb der bekannten Infektionswege wie Sexualkontakt, Fixen usw. ist wesentlich von der Stabilität des HIV in der Außenwelt abhängig. HIV 1 und HIV 2 zählen zu den Viren, deren äußere lipidhaltige Hülle durch eine Reihe von Reagenzien, Chemikalien und physikalischen Einflüssen zerstörbar ist. Alle HBV-Inaktivierungsmaßnahmen, die in der Dialyseeinheit gebräuchlichen Desinfektionsmittel und Sterilisationsmaßnahmen sind auch gegen HIV wirksam. Das Infektionsrisiko außerhalb der Dialyseeinheiten, auch z. B. bei Stichverletzungen ist gering (unter 1%, 9 Infektionen bei 3628 Verletzungen). Eine Serokonversion zeigt sich innerhalb von 6 Monaten. Für medizinisches Personal geht die Hauptgefahr im Hämodialysebereich vom Blut, besonders spritzendem Blut, aus. Doch nicht nur der Kontakt mit offensichtlich AIDS-Kranken oder kontaminierten Gegenständen ist als Infektionsquelle von Bedeutung, sondern insbesondere der Umgang mit Blut von Personen, deren HIV-Infektion unbekannt ist und die in der Klinik oder Praxis betreut werden. Oberstes Gebot ist daher die Einhaltung der üblichen hygienischen Maßnahmen, das Tragen von Handschuhen und die Verwendung von geeigneten Konnektoren, Kanülen, Spritzen und Barrieren vor den Dialysegeräten. Bis heute ist aber kein Fall berichtet worden, bei dem die Dialysebehandlung selbst die Ursache für eine AIDS-Erkrankung bei Patienten oder Personal gewesen ist. HIV-infizierte Patienten können so mit Hämodialyse oder mit CAPD behandelt werden und müssen nicht von anderen Patienten isoliert werden. In einem Wiederverwendungsprogramm von Dialysematerial muß gesichert sein, daß das Material nur bei dem spezifischen Patienten, auch HIV-positiven, nach Reinigung und Desinfektion eingesetzt wird. Grundsätzlich sollte aber eine Wiederverwendung von Dialysematerial bei HIV-infizierten und AIDS-Kranken nicht durchgeführt werden (28).

HIV-Infektion und Nierentransplantation

Es ist gesichert, daß die HIV-Infektion sowohl durch Lebendspende als auch durch Organspende Verstorbener auf den Empfänger übertragen werden kann. So wurde über eine HIV-Infektion nach Transplantation von Nieren, Leber, Knochenmark und Herz berichtet (22). Daher müssen alle Organspender wie auch Spermaspender vor einer Transplantation oder Insemination serologisch auf HIV getestet werden. Weitgehend akzeptiert ist auch, daß potentielle Spender aus den AIDS-Risikogruppen wie Homosexuelle, Fixer, Hämophile usw. unabhängig vom Ausfall eines HIV-Tests von einer Nierenspende ausgeschlossen werden.

Auch der Transplantationswillige muß auf HIV getestet werden. Es herrscht allgemein Übereinstimmung darin, daß alle Dialysepatienten, die einen positiven HIV-Elisa-Screening-Test aufweisen, unabhängig vom Ausfall des Western-blot-Bestätigungstests von einer Nierentransplantation ausgeschlossen werden sollen. Die wenigen Nierentransplantationen, die in den USA bei nachgewiesenermaßen HIV-Infizierten durchgeführt wurden, führten unter der Immunsuppression zu opportunistischen Infektionen mit rapidem Krankheitsverlauf und Tod.

Schutzmaßnahmen gegen HBV-, HCV- und HIV-Infektionen

In Dialyseeinheiten besteht für Patienten und Personal eine besondere Infektgefährdung. Die behandelten Patienten können aufgrund ihrer Disposition besonders leicht Infektionen erwerben. Zum anderen können durch die in diesen Einheiten notwendigen Eingriffe Krankheitserreger übertragen werden. Das Risiko einer Übertragung von Hepatitis B und C durch Blut und Sekrete ist sehr hoch. Auch mit einer Übertragung anderer Krankheitserreger muß gerechnet werden. Da eine spezifische Immunprophylaxe bisher nur für die Hepatitis B möglich ist und zudem der Infektionsstatus der Patienten erst Wochen bis Monate nach der Infektion bekannt ist, sollte in jedem Fall größte Sorgfalt bei der Betreuung aller Patienten selbstverständlich sein. Es ist wünschenswert, von Patienten und Personal mit den jeweils verfügbaren Tests den Infektionsstatus bezüglich HBV, HCV und HIV zu erfassen. Ein möglichst kompletter Hepatitis-B-Impfschutz des Personals und der Patienten ist anzustregen und zu dokumentieren.

Soweit die teils wörtlichen Ausführungen der Kommission für Krankenhaushygiene und Infektionsprävention des Robert-Koch-Institutes, Bundesinstitut für Infektionskrankheiten und nicht übertragbare Krankheiten, die als „Anforderungen der Krankenhaushygiene bei der Dialyse" im Bundesgesundheitsblatt 12/1994 veröffentlicht wurden.

Die in Tab. 27.6 aufgeführten Schutzmaßnahmen bei Dialyse zur Vermeidung von HBV-, HCV- und HIV-Infektionen beinhalten neben obenstehender Veröffentlichung die des amerikanischen Center for Disease Control (CDC) und die Empfehlungen der Deutschen Arbeitsgemeinschaft für Klinische Nephrologie (Mitt. Klin. Nephrol. XXII/1993).

Literatur

1 Aach, R.D., C.E. Stevans, F.B. Hollinger, J.W. Mosley, D.A. Peterson, P.E. Taylor, R.G. Johnson, L.H. Barbosa, G.J. Nemo: Hepatitis C virus infection in post-transfusion hepatitis: an analysis with first and second-generation assays. New Engl. J. Med. 325 (1991) 1325–1329
2 Allander, T., A. Gruber, M. Naghavi, A. Beyene, T. Söderström, M. Björkholm, L. Grillner. M.A.A. Persson: Frequent patient-to-patient transmission of hepatitis C virus in a haematology ward. Lancet 345 (1995) 603–607
3 Appel, G.B., M. Nicolaides: HIV-AIDS nephropathy in the Inner City. N.Y.S. J. Med. 91 (1991) 207–210
4 Besso, L., A. Rovere, G. Peano, G. Menardi, M. Fenoglio, S. Fenoglio, P.M. Ghezzi: Prevalence of HCV antibodies in a uremic population undergoing maintenance dialysis therapy and in the staff members of the dialysis unit. Nephron 61 (1992) 304–306
5 Blumberg, A., C. Zehnder, J.J. Burckhardt: Prevention of hepatitis C infection in hemodialysis units. A prospective study. Nephrol. Dialys. Transplant. 10 (1995) 230–233
6 Bridges, S.H., N. Sarver: Gene therapy and immune restoration for HIV disease. Lancet 345 (1995) 427–532
7 Caramello, C., S. Navas, M.L. Alberola, T. Bermejilli, A. Reyero, V. Carreno: Evidence against transmission of hepatitis C virus through hemodialysis ultrafiltrate and peritoneal fluid. Nephron 66 (1994) 470–473
8 Chan, T.M., A.S.F. Lok, I.K.P. Cheng: Hepatitis C infection among dialysis patients: a comparison between patients on maintenance hemodialysis and continuous ambulatory peritoneal dialysis. Nephrol. Dialys. Transplant. 6 (1991) 944–947
9 Chan, T.M., A.S.F. Lok, I.K.P. Cheng, R.T. Chan: Prevalence of hepatitis C virus infection in hemodialysis patients: a longitudinal study comparing the results of RNA and antibody assays. Hepatology 17 (1993) 5–8
10 Chan, T.-M., A.S.T. Lok, I.K.P. Cheng, I.O.L. Ng: Chronic hepatitis C after renal transplantation: treatment with alphainterferon. Transplantation 56 (1993) 1095–1098
11 Chauveau, P., A.M. Courouce, N. Lemarec, C. Naret, J.-L. Poignat, A. Girault, M. Ramdame, S. Delons: Antibodies to hepatitis C virus by second generation test in hemodialysed patients. Kidney int. 43 (1993) 5149–5152
12 Choo, Q., G. Kuo, A. Weiner, L. Overby, D. Bradley, M. Houghton: Isolation of a cDNA clone derived from a bloodborne non-A, non-B viral hepatitis genome. Science 244 (1989) 359–362
13 Cohen, A.H.: HIV-associated nephropathy: racial differences in severity of renal damage. J. Amer. Soc. Nephrol. 1 (1990) 305–307
14 Combined Report on Regular Dialysis and Transplantation in Europe 1991. Congress EDTA, Paris 1992
15 D'Amico, G.: Hepatitis C virus and essential mixed cryoglobulinaemia. Nephrol. Dialys. Transplant. 8 (1993) 579–581
16 Deutsche Vereinigung zur Bekämpfung der Viruskrankheiten (DVV): Impfung gegen Hepatitis B. Dtsch. Ärztebl. 82 (1985) 1866
17 Druwe, P.M., P.P. Michielsen, A.M. Ramon, M.E. DeBroe: Hepatitis C and nephrology. Nephrol. Dialys. Transplant. 9 (1994) 230–237
18 Dumann, H., S.C. Meuer, K.-H. Meyer zum Büschenfelde, H. Köhler: Hepatitis B vaccination and interleukin 2 receptor expression in chronic renal failure. Kidney int. 38 (1990) 1164–1168
19 Fabrizi, F., D. Marcelli, G. Bacchini, J. Guarnori, G. Erba, F. Locatelli: Antibodies to hepatitis C virus (HCV) in chronic renal failure (CRF) patients on conservative therapy: prevalence risk factors and relationship to liver disease. Nephrol. Dialys. Transplant. 9 (1994) 780–784
20 Fairley, C.K., A. Mijch, I.D. Gust, S. Nichilson, M. Dimitrakakis, C.R. Lucas: The increased risk of fatal liver disease in renal transplant patients who are hepatitis Be antigen and/or HBV DNA positive. Transplantation 52 (1991) 497–500
21 Fassbinder, W., F.P. Brunner, H. Brynger, J.H. Ehrich, W. Gerlings, A.E.G. Raine, W. Rizzoni, N.H. Selwood, G. Tufveson, A.J. Wing: Combined report on regular dialysis and transplantation in Europe. XX, 1989. Nephrol. Dialys. Transplant. 6, Suppl. 1 (1991) 5–35
22 Feduska, N.J., H.A. Perkins, J. Melzer: Observations relating to the incidence of AIDS and other possibly associated conditions in a large population of renal transplant recipients. Transplant. Proc. 19 (1987) 2161–2166
23 Feinstone, S., A. Kapikian, R. Purcell, H. Alter, P. Holland: Transfusion-associated hepatitis not due to viral hepatitis type A or B. New Engl. J. Med. 292 (1975) 767–770
24 Frösner, G.G., F. Deinhardt: Diagnose und Seroepidemiologie der Virushepatitis. Therapiewoche 30 (1980) 3725–3732
25 Gürtler, L., F. Deinhardt: Infektionen mit HIV bei Dialysepatienten und bei Nierentransplantierten. Mitt. klin. Nephrol. 16 (1987) 65–69
26 Gürtler, L., J. Eberle, B. Lorbeer, F. Deinhardt: Sensitivity and specificity of commercial kits for screening anti-LAV/HTLV III. J. virol. Meth. 15 (1987) 11–23
26 Hardy, N.M., S. Sandroni, S. Danielson, W.J. Wilson: Antibody to hepatitis C virus increased with time on hemodialysis. Clin. Nephrol. 38 (1992) 44–48
27 Huang, C.-C., M.-S. Wu, D.-Y. Liu, Y.-F. Liaw: The prevalence of hepatitis C virus antibodies in patients treated with continuous ambulatory peritoneal dialysis. Periton. Dialys. int. 12 (1992) 31–33

28 Humphreys, M.H., P.Y. Schoenfeld: AIDS and renal disease. The Kidney 20 (1997) 7–12
29 Jadoul, M., C. Cornu, C. Strihou, and the UCL Collaborative Group: Incidence and risk factors for hepatitis C seroconversion. A prospective study. Kidney int. 44 (1993) 1322–1326
30 Kliem, V., B. Ringe, K. Holhorst, U. Frei: Nierentransplantation und kombinierte Leber- und Nierentransplantation bei HBsAg-positiver Hepatitis. Mitt. klin. Nephrol. 22 (1993) 157–171
31 Knudsen, F., P. Wantzin, K. Rasmussen, S.D. Ladefoged, N. Lokkegaard, L.S. Rasmussen, A. Lassen, K. Kogsgaad: Hepatitis C in dialysis patients: relationship to blood transfusion, dialysis and liver disease. Kidney int. 43 (1993) 1353–1356
32 Köhler, H., W. Arnold, G. Renschin, H.H. Dormeyer, K.-H. Meyer zum Büschenfelde: Active hepatitis B vaccination of dialysis patients and medical staff. Kidney int. 25 (1984) 124–128
33 Köhler, H., H. Dumann, K.-H. Meyer zum Büschenfelde, S. Meuer: Sekundärer Immundefekt bei Niereninsuffizienz am Beispiel der Hepatitis-B-Impfung. Klin. Wschr. 66 (1988) 865–872
34 Köhler, H., H. Dumann, M. Girndt, G. Gerken: Hepatitisimpfung bei Patienten mit Niereninsuffizienz. Mitt. klin. Nephrol. 22 (1993) 148–155
35 Koenig, P., F. Umlarift, K. Lhotta, K. Weyrer, U. Neyer, H.-K. Stummvoll, W. Vogel, R. Pramegger, K. Greichewald: Treatment of hemodialysis patients suffering from chronic HCV-infection with interferon alpha. J. Amer. Soc. Nephrol. 4 (1993) 361–365
36 Kuhns, M., M. De Medina, A. McNamara, L.J. Jeffers, R. Reddy, M. Silva, C. Ortiz-Interian, M. Jiminez, E.R. Schiff, G. Perez: Detection of hepatitis C virus RNA in hemodialysis patients. J. Amer. Soc. Nephrol. 4 (1994) 1491–1497
37 Kuhns, W.J., A.M. Prince, B. Brotman: A clinical and laboratory evaluation of immune serum globulin from donors with a history of hepatitis: attempted prevention of post-transfusion hepatitis. Amer. J. med. Sci. 272 (1976) 235–242
38 Meuer, S.C., H. Dumann, K.-H. Meyer zum Büschenfelde, H. Köhler: Low dose interleukin-2 induces systemic immune responses against HBsAg in immunodeficient non-responders to hepatitis B vaccination. Lancet 1989/I, 15–18
39 Mioli, V.A., E. Balestra, L. Bibiano, P. Carletti, S. Della-Bella, E. Fanciulli, G. Gaffi, R. Marinelli, R. Pirelli, A.M. Ricciatti, D. Taruscia, E. Pisani: Epidemiology of viral hepatitis in dialysis centers: a national survey. Nephron 61 (1992) 278–283
40 Mondelli, M.U., G. Cristina, V. Piazza, A. Cerino, G. Villa, A. Salvadeo: High prevalence of antibodies to hepatitis C virus in hemodialysis units using a second generation assay. Nephron 61 (1992) 350–351
41 Neisson-Vernant, O., S. Arfi, D. Mathez, J. Leibowitch, N. Monplaisir: Needlestick HIV seroconversion in a nurse. Lancet 1986/II, 814 (letter)
42 Niu, M.T., M.J. Alter, C. Kristensen, H.S. Margolis: Outbreak of hemodialysis-associated non-A, non-B hepatitis and correlation with antibody to hepatitis C virus. Amer. J. Kidney Dis. 19 (1992) 345–352
43 Niu, M.T., P.J. Coleman, M.J. Alter: Multicenter study of hepatitis C virus infection in chronic hemodialysis patients and hemodialysis center staff members. Amer. J. Kidney Dis. 22 (1993) 568–573
44 Oguchi, H., M. Miyasalra, S. Togunoga, K. Hora, S. Ichikawa, T. Ochi, K. Yamada, M. Nagasawa, Y. Kanno, T. Aizawa, H. Watanabe, S. Yoshizawa, K. Sato, M. Terashima, T. Yoshie, S. Oguchi, E. Tanaka, K. Kiyosawa, S. Furuta: Hepatitis virus infection (HBV and HCV) in eleven Japanese hemodialysis units. Clin. Nephrol. 38 (1992) 36–43
45 Pereira, B.J.G.: Hepatitis C infection and post-transplantation liver disease. Nephrol. Dialys. Transplant. 10 (Suppl. I) (1995) 58–67
46 Pereira, B., E. Milford, R. Kirkman, S. Quan, K.E. Sayre, P.J. Johnson, J.C. Wilker, A.S. Levey: Prevalence of hepatitis C virus RNA in organ donors positive for hepatitis C antibody and in the recipients of their organs. New Engl. J. Med. 327 (1992) 910–915
47 Pol, S., R. Romeo, B. Zins, F. Driss, B. Lebkiri, F. Carnot, P. Berthelot, C. Brichot: Hepatitis C virus RNA in anti-HCV positive hemodialysis patients: significance and therapeutic implications. Kidney int. 44 (1993) 1097–1100
48 Poynard, T., P. Bedossa, M. Chevallier, P. Mathurin, C. Lemonnier, Ch. Trepo, P. Couzigou, J.L. Payen, M. Sajus, J.M. Costa, M. Vidaud, J.C. Chaput: Multicenter Study Group: A comparison of three interferon alfa-2b regimens for the long-term treatment of chronic non-A, non-B hepatitis. New Engl. J. Med. 332 (1995) 1457–1462
49 Rao, T.K., E. Friedman, A.D. Nicastri: The types of renal disease in the acquired immunodeficiency syndrome. New Engl. J. Med. 316 (1987) 1062–1068
50 Rao, V.K., W.R. Anderson, K.L. Heun-Duthoy, B.L., Kasiske, D.L. Dahl, C.J. Peine: The safety and effectiveness of alpha-interferon treatment (Rx) of chronic viral hepatitis in kidney transplant (Tx) recipients: clinical and histological observations. J. Amer. Soc. Nephrol. 4 (1993) 958–960
51 Ribot, S., M. Rothstein, M. Goldblat, M. Grasso: Duration of hepatitis B-surface antigenemia (HBsAg) in hemodialysis patients. Arch. intern. Med. 139 (1979) 178–181
52 Roggendorf, M.: Hepatitis C. Gelb. H. 32 (1992) 29–35
53 Roggendorf, M.: Neue Entwicklungen bei der Diagnostik viraler Hepatitiden. Internist 36 (1995) 133–138
54 Roth, D.: Hepatitis C virus: the nephrologist's view. Amer. J. Kidney Dis. 25 (1995) 3–15
55 Schäublin, C., F.-D. Goebel: Aids-Kompendium Hoechst 1993/94, 3. Aufl. Hoffmann, Berlin 1995
56 Seelig, R., M. Renz, C. Bottner, H.P. Seelig: Hepatitis C virus infection in German dialysis units: prevalence of HCV-RNA and antibodies to HCV recombinant antigen. Ann. Méd. 26 (1994) 45–52
57 Sheen, I.S., Y. Liaw, C.M. Chu, C. Pao: Role of hepatitis C virus infection in spontaneous hepatitis B surface antigen clearance during chronic hepatitis B infection. J. infect. Dis. 165 (1992) 831–834
58 Simmonds, P., F. McOmish, P.L. Yap, S.-W. Chan, C.K. Liu, G. Dusheiko, A.A. Saced, E.C. Holmes: Sequence variability in the 5' non-coding region of hepatitis C virus: identification of a new virus type and restrictions on sequence diversity. J. gen. Virol. 74 (1993) 661–668
59 Simon, N., A.-M. Courouce, N. Lemarrec, C. Trepo, S. Ducamp: A twelve-year natural history of hepatitis C virus infection in hemodialysed patients. Kidney int. 46 (1994) 504–511
60 Smith, M.C., R. Pawa, J.T. Carey, R.C. jr. Graham, D.H. Jacobs, A. Menon, R.A. Salata, R. Seliga, R.C. Kalayjian: Effect of corticosteroid therapy on human immunodeficiency virus-associated nephropathy. Amer. J. Med. 97 (1994) 145–151
61 Stricof, R.L., D.L. Morse: HTL VIII/LAV seroconversion following a deep intramuscular needlestick injury. New Engl. J. Med. 314 (1986) 1115 (letter)
62 Strom, T.B.: Hepatitis B, transfusion and renal transplantation – five years later. New Engl. J. Med. 307 (1982) 1141–1142
63 Tong, M.J., N.S. El-Farra, A.R. Reikes, R.L. Co: Clinical outcomes after transfusion-associated hepatitis C virus infection. New Engl. J. Med. 332 (1995) 1463–1466
64 Valeri, A., A.J. Neusy: Acute and chronic renal disease in hospitalized patients. Clin. Nephrol. 35 (1991) 110–118
65 Van der Poel, C.L., H.T. Cuypers, H.W. Reesink, A.J. Wiener, S. Quan, R. Di Nello, J.J.P. van Boven, J. Winkler, D. Mulder-Folkerts, P.J. Exel-Oehlers, W. Schaasberg, A. Leentvaar-Kuypers, A. Polito, M. Houghton, P.N. Lelie: Confirmation of hepatitis C virus infection by new two-antigen recombinant immunoblot assay. Lancet 337 (1991) 317–319
66 Van der Poel, C.L., H.T. Cuypers, H.W. Reesink: Hepatitis C virus six years on. Lancet 1994/II, 1475–1479
67 Yamaguchi, K., Y. Nishumura, N. Fukuoka, J. Machida, S. Ueda, Y. Kusumoto, G. Futami, T. Ishii, K. Takatsuki: Hepatitis C virus antibodies in hemodialysis patients. Lancet 1990/II, 1409–1410

28 Dialyse und Medikamente

D. Höffler und M. Zieschang

Grundlagen und Einteilung

Grundlagen

Viele Medikamente oder ihre Metaboliten werden bei Niereninsuffizienz verzögert ausgeschieden. Daher ist eine Anpassung der Dosierung an die Nierenfunktion erforderlich. Die vorliegende Darstellung in einem Buch über Dialysebehandlung beschränkt sich auf folgendes:

- Überlegungen zur *Dosierung* bei Dialysepatienten: Eine Darstellung der Therapie bei Patienten mit verschiedenen Graden der Niereninsuffizienz (glomeruläre Filtrationsrate [GFR] von 120-5 ml/min) ist anderenorts zu finden (2, 8, 16, 39, 56, 76, 77, 79, 80, 92, 155).
- Überlegungen zur *Pharmakokinetik*. Bezüglich der Pharmakologie und Toxikologie der angesprochenen Substanzen muß auf Lehrbücher der Pharmakologie verwiesen werden (48, 57).

Leider kann bei vielen Substanzen* keine genaue Dosierung empfohlen werden. Vielmehr können oft nur allgemeine Überlegungen angestellt werden. Ist die Wirkung eines Pharmakons leicht meßbar (Antihypertonika, Antidiabetika), kann allerdings auch auf genauere Angaben verzichtet werden. Kann die Wirkung nicht leicht gemessen werden (z. B. Antibiotika, Herzglykoside) und handelt es sich zudem um Medikamente mit geringer therapeutischer Breite (Aminoglykoside, Herzglykoside), bleiben in unübersichtlichen Fällen nur Spiegelbestimmungen als sichere Möglichkeit der Therapiekontrolle.

Eine sehr detaillierte Darstellung des gesamten Problemkomplexes findet sich bei Seyffart (158), der auch die Literatur zusammengetragen hat. Dieses Buch sollte als Nachschlagwerk in jeder Dialyseeinheit greifbar sein!

Der Dialysepatient verfügt – wenn überhaupt – über eine Restfunktion von ca. 2,5–0,5 ml/min GFR. Das bedeutet, daß ein Dialysepatient gegenüber einem anderen eine doppelt bis dreifach so „gute" Nierenfunktion haben kann. Bei Dosierungsempfehlungen kann das nicht unberücksichtigt bleiben. Da die Messung der GFR aber bei Dialysepatienten auf große methodische Schwierigkeiten stößt, bleibt nur die grobe Abschätzung. Diese muß sich an der Urinausscheidung, der Kreatininausscheidung und den prädialytischen Retentionswerten orientieren.

Einteilung der Substanzen

Zur Übersicht können für unsere Zwecke die Pharmaka in drei Gruppen eingeteilt werden, wobei wie bei jeder ähnlichen Einteilung in einzelnen Fällen die Zuordnung nicht ohne Willkür ist:

- *Penicillintyp:* Arzneimittel, die nicht (oder kaum) metabolisiert und in unveränderter Form über die Niere ausgeschieden werden. Diese Substanzen kumulieren in Abhängigkeit von der Nierenfunktion in aktiver Form. Zwischen Halbwertszeit und Nierenfunktion findet sich eine Beziehung in Form einer Potenz- oder Exponentialfunktion.
- *Chloramphenicoltyp:* Arzneimittel, die metabolisiert und kaum in unveränderter Form ausgeschieden werden. Bei Niereninsuffizienz kommt es dementsprechend nur zu einer Kumulation von Metaboliten, über deren Wirksamkeit/Toxizität allerdings nur in Ausnahmefällen Daten vorliegen. Diese Stoffe müssen im Hinblick auf ihre angestrebte Wirkung unabhängig vom Grad der Niereninsuffizienz normal dosiert werden. Sie sind also leicht zu handhaben und daher generell zu bevorzugen. In diese Gruppe gehören z. B. Digitoxin, Doxycyclin und Reserpin.
- Schließlich trennen wir eine dritte Gruppe von Medikamenten ab, deren Gabe wir bei Dialysepatienten nicht empfehlen: Substanzen, deren Pharmakokinetik bei Dialysepatienten nicht bekannt ist, die aber gegenüber Substanzen mit bekannter Dosierungsempfehlung keine weiteren Vorzüge bieten oder die so kumulieren, daß trotz Dosisreduzierung mit Nebenwirkungen zu rechnen ist.

Analgetika

Opiate und Opioide

Buprenorphin (Temgesic) (168), Fentanyl (Fentanyl) (129) und Piritramid (Dipidolor) (86) kumulieren nicht als aktive Substanz, zählen also zum Chloramphenicoltyp. Morphin (12), Tilidin (Valoron N) (175), Levomethadon (L-Polamidon) (106), Tramadol (Tramal) (138) und Codein (123) kumulieren und werden mit der Hälfte bzw. $^3/_4$ der Normdosis angesetzt. Insbesondere die wiederholte Gabe von Hydrocodon (Dicodid) (29) und Pethidin (Dolantin) (169) ist zu vermeiden. Morphin ist außerdem noch relativ gut dialysabel, so daß eventuell

---

* Aus Platzgründen wurde stets nur ein Handelsname aufgeführt. Die Auswahl bedeutet keine Wertung. Die Angaben zur Dosierung erfolgten nach bestem Wissen und Gewissen, sollten aber dennoch im Einzelfall überprüft werden. Es ist durchaus möglich, daß sich in späteren Untersuchungen der eine oder andere toxische Metabolit findet, für den eine Kumulation bei Dialysepatienten bisher nicht bekannt war. Es wurden auch Pharmaka aufgenommen, für die in Deutschland noch keine Zulassung für Hämodialysepatienten besteht.

nach einer Dialysebehandlung nachdosiert werden muß. Insgesamt ist das Problem hier jedoch klein, da die o.g. Substanzen sowohl nach Wirkung (Analgesie) als auch nach Nebenwirkungen (Sedation, Verminderung des Atemantriebs) relativ genau beurteilt werden können.

Periphere Analgetika

Paracetamol (111) soll in seiner Dosis halbiert werden, ebenso Acetylsalicylsäure. Die nichtsteroidalen Antirheumatika werden zumeist in der Leber metabolisiert und können also unter den Chloramphenicoltyp subsumiert werden. Nicht über alle Substanzen liegen befriedigende Daten vor. Bei Indometacin (Amuno) wurde bei Nierenkranken keine Verlängerung der Halbwertszeit gesehen (63, 171). Ibuprofen (Profen) kann bei Dialysepatienten normal dosiert werden (4). Diclofenac (Voltaren) (166) und Naproxen (Proxen) werden beim Nierengesunden – wenn auch nur zum geringen Teil – in aktiver Form renal ausgeschieden, sollten also reduziert werden (etwa $^2/_3$ – $^3/_4$ der Normdosis). Piroxicam (Felden) (24) mit seiner ohnehin schon langen Halbwertszeit und ca. 20% renaler Elimination vermeiden wir ganz. Zur Bekämpfung des häufigen Kopfschmerzes bei Hämodialyse bewährt sich Metamizol (Novalgin) i.v., bei Beachtung der üblichen Kontraindikationen (cave Hypotonie, Allergie) (176). Wiederholte Gaben sind allerdings zu vermeiden.

Antihypertonika

Während der Erfolg verschiedener medikamentöser Maßnahmen schwer oder kaum kontrollierbar ist, läßt sich der Erfolg der Hochdruckbehandlung leicht erfassen. Die Einstellung der Therapie bei Dialysepatienten darf jedoch nicht auf einigen wenigen vor und während der Dialyse gemessenen Blutdruckwerten beruhen. Zu diesem Zeitpunkt nämlich ist der Blutdruck zu stark vom intravasalen Volumen abhängig, das sich rasch ändert. Es ist vielmehr notwendig, den Patienten zur Selbstuntersuchung und exakten Protokollführung der Werte und der Medikation anzuleiten. Nur so kann ein Überblick gewonnen und eine adäquate Dosierung ausgetestet werden. Großen Informationswert haben auch automatische Messungen über z.B. eine Stunde. Den besten Einblick gewährt jedoch die 24-Stunden-Messung. So lassen sich zirkadiane Schwankungen, Blutdruckspitzen und -täler erkennen. Die Methode ist zuverlässig und wenig belästigend. Auch bei anscheinend gut eingestellten Dialysepatienten wird durch die 24-Stunden-Blutdruckmessung häufig eine Umstellung der antihypertensiven Therapie nötig, insbesondere wegen der fehlenden Nachtabsenkung (157).

Bei den *β-Blockern* werden kaum renal ausgeschieden: Acebutolol (Neptal), Alprenolol (Aptin), Betaxolol (Kerlone), Bupranolol (Betadrenol), Oxprenolol (Trasicor), Penbutolol (Betapressin) und Propanolol (Dociton). Diese β-Blocker dürften deshalb kaum als aktive Substanz kumulieren. Hingegen werden Bisoprolol (Concor), Carteolol (Endak), Celiprolol (Selectol) (65) und Metoprolol (Beloc) etwa zur Hälfte renal ausgeschieden. Eine Halbierung der Dosis ist deswegen nötig. Bei Atenolol (Tenormin), Pindolol (Visken) und Sotalol (Sotalex) (6), die bis zu 90% renal eliminiert werden, muß die Dosis erheblich reduziert werden. Bei Sotalol ist zudem eine deutliche Verminderung des Serumspiegels durch Dialyse zu beachten. Sotalol dosieren wir darum als Sotalex mite (80 mg) 1mal täglich, an Dialysetagen 2mal. Unter β-Rezeptorenblockade bei Niereninsuffizienz sind besonders engmaschige Pulskontrollen erforderlich.

Die *Calciumantagonisten* kumulieren kaum bei eingeschränkter Nierenfunktion. Wir verwenden wegen der gleichzeitig peripher dilatierenden und koronaren Wirksamkeit vor allem die lang wirksamen Substanzen wie Amlodipin (Norvasc), Nitrendipin (Bayotensin) und Isradipin (Vascal). Eine vergleichbar lange Halbwertszeit wie die beiden letztgenannten besitzen auch das Nilvadipin (Escor) und das Felodipin (Munobal). Verapamil (Isoptin) s. unter Antiarrhythmika.

Die α_1-*Blocker* wie Prazosin (Minipress), Doxazosin (Cardular) und Terazosin (Heitrin) werden in der Leber abgebaut und können bei Dialysepatienten in normaler Dosierung gegeben werden. Bunazosin (Andante) kumuliert in nicht unerheblichem Maße. Inwieweit dies bei Dialysepatienten von Bedeutung ist, ist noch nicht untersucht. Da sie an grundsätzlich anderer Stelle angreifen als die Calciumantagonisten, ist eine Kombination mit diesen möglich. Seitdem diese Kombination zur Verfügung steht, verwenden wir nur noch selten Minoxidil.

Die α_2-*Stimulatoren* wie Clonidin (Catapresan) (120), Guanfacin (Estulic), Moxonidin (Physiotens) kumulieren gering als aktive Substanzen und können daher in vielen Fällen niedriger als normal dosiert werden. Sehr zu achten ist auf die Nebenwirkungen „trockener Mund", die bei Dialysepatienten besonders ärgerlich ist (Überwässerung). Wir verwenden diese Substanzgruppe daher selten und dann nur die lang wirksamen Substanzen Guanfacin und Moxonidin.

Dihydralazin (Nepresol), α-Methyldopa (Presinol) und Reserpin treten in der antihypertensiven Behandlung heute in den Hintergrund und sollen daher hier nicht mehr besprochen werden. Sehr bewährt hat sich uns *Carvedilol* (Dilatrend), eine Substanz mit α_1- und β-rezeptorenblockierender Wirkung. Carvedilol kann bei Dialysepatienten normal dosiert werden (128).

Die *ACE-Hemmer* nehmen einen immer breiteren Raum in der antihypertensiven Therapie, insbesondere bei herzinsuffizienten Patienten, ein. Sie werden bis auf Fosinopril (Fosinorm) alle in erheblichem Maße renal eliminiert und müssen darum stark dosisreduziert werden. Als maximale Tagesdosis empfiehlt es sich daher, $^1/_4$–$^1/_2$ der angegebenen Normdosis nicht zu überschreiten. Auch bei Fosinopril überschreiten wir die Dosis von 10 mg pro Tag in der Regel nicht. Hingewiesen sei in diesem Zusammenhang auf mögliche anaphylaktoide Reaktionen bei Dialysepatienten mit PAN-Membranen (AN 69).

Gelingt es nicht, mit niedrigem Natriumgehalt im Dialysat, Kontrolle des Wasserhaushaltes und Einsatz der genannten Antihypertonika bei gesicherter Compliance befriedigende Blutdruckwerte zu erzielen, muß *Minoxidil* (Lonolox) gegeben werden. Die sonst unter Minoxidil auftretende renale Wasserretention spielt bei Dialysepatienten naturgemäß keine Rolle. Es gibt keine Hinweise für eine Kumulation von Minoxidil bei eingeschränkter Nierenfunktion. Über die Dialysierbarkeit der Substanz ist nichts bekannt. Wir haben Minoxidil bisher mit gutem Erfolg verwandt (71, 72).

Insgesamt richten wir uns bei der antihypertensiven Behandlung der Dialysepatienten ebenso wie bei den Nichtdialysepatienten in der Wahl des Medikamentes nach den Begleiterkrankungen (36).

Antiinfektiöse Pharmaka

Antibiotika vom Penicillintyp

Die heute wichtigsten fünf Antibiotikagruppen (Penicilline, Cephalosporine, Aminoglykoside, Gyrasehemmer, Carbapeneme) sind im oben definierten Sinne unter dem Penicillintyp einzureihen. Ihre Halbwertszeit ist bei Dialysepatienten meist um das Zehnfache erhöht. Die Dosis muß also reduziert werden (Anleitung dazu s. Tabelle 28.1). Andernfalls muß mit der für die Substanzgruppe typischen Nebenwirkungen gerechnet werden. Im einzelnen ist zu bemerken, daß bei den Penicillinen bezüglich der Neurotoxizität erhebliche Unterschiede bestehen. Je stärker lipophil ein *Penicillin* ist um so stärker ist es neurotoxisch (178, 179). Es ergibt sich somit eine aufsteigende Reihe von Ampicillin über Penicillin G zu Dicloxacillin und Flucloxacillin. Entsprechende Unterschiede sind bei den Cephalosporinen nicht bekannt, da systematische Untersuchungen fehlen (Einzelbeobachtungen siehe Geyer u. Mitarb. [51], Heinecke u. Mitarb. [66], Höffler u. Opitz [70]).

Bei den heute als Basis-*Cephalosporine* bezeichneten Substanzen (Cefazolin u.a.) ist bei extremer Überdosierung mit Tubulusschäden zu rechnen, nicht jedoch bei den Cephalosporinen der 2. und 3. Generation (Cefotiam, Cefotaxim u.a.). Zwischen den *Aminoglykosiden*

Tabelle 28.1   Maximale Antiinfektivadosierungen für einen ca. 70 kg schweren Dialysepatienten mit (GFR 2 ml/min) und ohne (GFR 0,5 ml/min) Restfunktion.

Medikamente	GFR (ml/min)		Medikamente	GFR (ml/min)	
	2	0,5		2	0,5
Aciclovir	1mal 0,35 g	1mal 0,35 g	Fleroxacin	1mal 0,1 g	1mal 0,1 g/ 2 Tage
Amikacin	1mal 0,125 g	1mal 0,125 g			
Amoxicillin	1mal 1 g	1mal 1 g	Flucloxacillin	3mal 1 g	1mal 2 g
Amoxicillin/ Clavulansäure	1mal 0,6 g	1mal 0,6 g	Fluconazol	1mal 0,4 g nach HD	1mal 0,4 g nach HD
Ampicillin	2mal 4 g	1mal 3 g	Flucytosin	0,05 g nach HD	0,05 g nach HD
Ampicillin/Sulbactam	1mal 3 g	1mal 1,5 g	Fosfomycin	2mal 1,5 g	1mal 1,5 g
Apalcillin	1mal 4 g	1mal 4 g	Ganciclovir	1mal 0,0875 g	1mal 0,0875 g
Azlocillin	1mal 4 g	1mal 4 g	Gentamicin	1mal 0,02 g	1mal 0,02 g
Aztreonam	1mal 1 g	1mal 1 g	Imipenem	1mal 0,5 g	1mal 0,5 g
Cefadroxil	1mal 0,5 g	1mal 0,5 g	Lomefloxacin	1mal 0,1 g	1mal 0,1 g
Cefalexin	1mal 0,5 g	1mal 0,5 g	Loracarbef	1mal 0,4 g nach HD	1mal 0,4 g nach HD
Cefamandol	2mal 1 g	1mal 1 g			
Cefazolin	1mal 1 g	1mal 0,5 g	Meropenem	1mal 2 g	1mal 2 g
Cefepim	1mal 1,0 g	1mal 1,0 g	Metronidazol	2mal 0,5 g	2mal 0,5 g
Cefixim	1mal 0,2 g	1mal 0,2 g	Mezlocillin	1mal 4 g	1mal 4 g
Cefmenoxim	1mal 1 g	1mal 1 g	Netilmicin	1mal 0,025 g	1mal 0,025 g
Cefoperazon	2mal 2,5 g	2mal 2 g	Ofloxacin	1mal 0,05 g	1mal 0,05 g
Cefotaxim	2mal 2 g	2mal 2 g	Oxacillin	3mal 1 g	1mal 2 g
Cefotetan	1mal 0,5 g	1mal 0,5 g	Pefloxacin	2mal 0,2 g	2mal 0,2 g
Cefotiam	1mal 1 g	1mal 1 g	Penicillin G	2mal 3 g	2mal 3 g
Cefotiamhexetil	1mal 0,4 g	1mal 0,2 g	Piperacillin	1mal 4 g	1mal 4 g
Cefoxitin	2mal 1 g	1mal 1 g	Piperacillin/ Tazabactam	1mal 4,5 g	1mal 4,5 g
Cefpodoximproxetil	1mal 0,1/2 Tage	1mal 0,1/2 Tage			
Cefsulodin	1mal 1 g	1mal 1 g	Pyrazinamid	2,5 g nach HD	2,5 g nach HD
Ceftazidim	1mal 0,5 g	1mal 0,5 g	Sparfloxacin	2mal 0,2 g	2mal 0,2 g
Ceftibuten	1mal 0,1 g	1mal 0,1 g	Streptomycin	5 mg/kg KG nach HD	5 mg/kg KG nach HD
Ceftizoxim	1mal 1 g	1mal 0,5 g			
Ceftriaxon	1mal 2 g	1mal 2 g	Sulbactam	1mal 1 g	1mal 1 g nach HD
Cefuroxim	1mal 0,75 g	1mal 0,75 g	Teicoplanin	1mal 0,4/7 Tage	1mal 0,4/7 Tage
Cefuroximaxetil	2mal 0,5 g	2mal 0,5 g	Temocillin	1mal 1 g	1mal 0,5 g
Ciprofloxacin	2mal 0,2 g	2mal 0,2 g	Ticarcillin/Clavulansäure	1mal 5,2 g	1mal 5,2 g
Clarithromycin	2mal 0,25 g	2mal 0,25 g	Tobramycin	1mal 0,02	1mal 0,02 g
Dicloxacillin	3mal 1 g	1mal 2 g	Vancomycin	1mal 1 g/7 Tage	1mal 1 g/7 Tage
Enoxacin	1mal 0,4 g	1mal 0,4 g	Zidovudin	1mal 0,5 g	1mal 0,5 g

bestehen bezüglich ihrer Oto- und Vestibulotoxizität bei äquipotenten Dosen nur geringe Unterschiede. Immerhin weisen einige Arbeiten auf eine etwas geringere Ototoxizität von Netilmicin (Certomycin) hin. Hierbei scheint auch die einmalige Gabe günstiger in ihrem Nebenwirkungsprofil zu sein. Insgesamt aber ist die therapeutische Breite der Aminoglykoside klein. Sie sind nur in der Kombination mit Penicillinen, Cephalosporinen und Carbapenemen indiziert. Dieser Synergismus von Aminoglykosiden mit den o. g. Substanzen ist gut dokumentiert, so daß bei septischen Krankheitsbildern diese Kombination dringend erforderlich sein kann. Wird bei den ersten Zeichen einer Schädigung des achten Hirnnerven die Therapie abgebrochen, so sind bleibende Schäden durch Aminoglykoside nicht zu erwarten.

Die *Gyrasehemmer* werden vorwiegend renal ausgeschieden (68, 78, 141) und müssen reduziert werden. Alle Gyrasehemmer können schwere zerebrale Nebenwirkungen entfalten (Verwirrtheitszustände, schizoide Bilder) so daß bei Hämodialysepatienten unbedingt eine reduzierte Dosierung zu fordern ist, obwohl eine exakte Beziehung zwischen der Dosis und der Neurotoxizität nicht erwiesen ist. Ciprofloxacin (Ciprobay) wird nur ca. zur Hälfte renal ausgeschieden. Seine Dosisreduktion bei Hämodialysepatienten kann – wenn überhaupt – somit gering ausfallen. Bei rezidivierenden Harnwegsinfekten von Hämodialysepatienten hatten wir Erfolg mit einer Prophylaxe durch $1/2$ Tablette zu 200 mg Ofloxacin (Tarivid) nach jeder Hämodialyse, d. h. 3mal pro Woche 100 mg.

Ebenfalls reduziert werden in ihrer Dosis müssen die *Carbapeneme*. Diese sind z. Z. die Antibiotika mit dem breitesten Wirkungsspektrum. Hierzu zählen Imipenem/Cilastatin (Zienam) und Meropenem (Meronem). Weitere befinden sich in der Entwicklung.

Alle Antibiotika der o. g. Gruppen sind dialysabel. Ihre Plasmaspiegel werden somit durch die Dialysebehandlung erniedrigt. Wo diese Verminderung exakt untersucht wurde, stellt sie sich stets als gering heraus und macht höchstens $1/3$ aus. Es ist schwierig und zugleich für die Praxis unnötig, diesen Verlust durch besondere Dosierungsempfehlungen genau auszugleichen. Am einfachsten ist es, die in Tab. 28.1 empfohlenen Dosen (zumeist handelt es sich ja nur um eine Injektion oder Infusion täglich) *nach* der Dialyse zu verabreichen.

Das Verhalten der *Tetracycline* ist nicht einheitlich. Die klassischen Tetracycline kumulieren erheblich. Eine praktische Rolle spielt jedoch nur das Doxycyclin, welches nicht kumuliert. Die *Glykopeptidantibiotika* Vancomycin und Teicoplanin hemmen Staphylococcus aureus und albus in Konzentrationen um 2 µg/ml, andere grampositive Keime wie S. pyogenes oder S. pneumoniae in Konzentrationen um 0,1–0,2 µg/ml. Mit resistenten Staphylokokken ist nicht zu rechnen. Die Halbwertszeit beider Substanzen ist bei eingeschränkter Nierenfunktion erheblich verlängert. Bei Dialysepatienten bestehen nach 1 g Vancomycin i. v. für mindestens eine Woche therapeutische Spiegel (9, 119, eigene Messungen). Gibt man initial 800 mg und dann alle 7 Tage 400 mg Teicoplanin, werden ebenfalls sehr hohe Spiegel erreicht, die die minimale Hemmkonzentration für die im Spektrum liegenden Keime weit überschreiten (73). Die Serumspiegel werden durch Hämodialyse mit Low-flux-Membran kaum beeinflußt. Bei High-flux-Membranen ergibt sich eine gewisse Minderung der Serumspiegel, die eine Dosiserhöhung beim Vancomycin z. B. auf 1,5 g pro Woche notwendig machen kann.

Da Shunt-Eiterungen und Katheterinfektionen bei Hämodialysepatienten zumeist durch Staphylokokken bedingt sind, bieten sich die Glykopeptidantibiotika insbesondere wegen ihrer einfachen Applikation und des geringen Preises pro Therapietag an. Auch bei pulmonalen Infektionen sind sie hochwirksam, da diese in einem hohem Prozentsatz durch empfindliche grampositive Keime hervorgerufen werden. Bei Überdosierung soll es zu Hörschäden kommen. Vancomycin muß langsam i. v. gegeben werden, da es eine Histamin freisetzende Wirkung hat: z. B. 1 g auf 250 ml NaCl physiologische Kochsalzlösung in 30 Minuten bis 1 Stunde infundieren.

Die genauen Dosierungen ergeben sich aus Tab. 28.1, wobei es sich um obere Dosisgrenzen, nicht um Normdosen handelt. Die angegebenen Dosierungen können also in der Regel unterschritten werden. Die Dosen können nach

$$Y_{IST} = Y_{70} \cdot IST/70$$

(Y_{IST} = gesuchte Dosis
Y_{70} = aus Tabelle abgelesene Dosis für einen Patienten von 70 kg
IST = Ist-Gewicht des betreffenden Patienten in kg)

auf jedes beliebige Körpergewicht umgerechnet werden. Diese Umrechnung hat allerdings nur Berechtigung, wenn eine annähernd normale Körperzusammensetzung vorliegt, der Patient also nicht übermäßig adipös, hydropisch oder kachektisch ist. Bei den Dosierungsangaben ist einkalkuliert, daß diese Patienten regelmäßig dialysiert werden müssen und daß dabei Antibiotika entfernt werden. Die Gabe soll dennoch – wenn irgend möglich – jeweils am Ende einer Hämodialysebehandlung erfolgen. Die Dosen können und müssen (insbesondere bei lebensbedrohlichen Fällen) initial einmalig verdoppelt oder sogar verdreifacht werden, um sofort maximale Spiegel zu erreichen (1, 14, 107, 140).

Antibiotika vom Chloramphenicoltyp

Chloramphenicol, heute selten indiziert, wird im Stoffwechsel inaktiviert. Es kommt zu einer Kumulation der antibakteriell unwirksamen Abbauprodukte, die wahrscheinlich nicht toxisch sind. Man muß also Chloramphenicol im Hinblick auf seine antibakterielle Wirkung in Normdosierung geben und die Kumulation der Stoffwechselprodukte in Kauf nehmen. Eine ähnliche Situation besteht beim *Ciprofloxacin*. *Clindamycin* hat bei eingeschränkter Nierenfunktion keine verlängerte Halbwertszeit und muß in Normdosis unabhängig von der Nierenfunktion gegeben werden. Über Metaboliten ist nichts bekannt. *Doxycyclin* führt bei Niereninsuffizienz nicht zu überhöhten Spiegeln an aktiver Substanz. Die vorliegenden klinischen Berichte lassen keine nachteilige

Wirkung von Doxycyclin bei Niereninsuffizienz erkennen. Ähnliches gilt für das nahe verwandte *Minocyclin. Cotrimoxazol* (Bactrim, Eusaprim) sollte bei Hämodialysepatienten nur bei vitaler Indikation (Pneumocystis-carinii-Pneumonie) gegeben werden: Der Sulfonamidanteil verhält sich zwar wie Chloramphenicol, die Kumulation des Trimethoprimanteiles ist aber schwer abzuschätzen. Empfohlen wird eine Standarddosis (160 mg Trimethoprim + 800 mg Sulfamethoxazol alle 24 Stunden), wobei der Sulfamethoxazolspiegel < 150 µg/ml sein soll (61, 83). *Metronidazol* wird teilweise zu aktiven Metaboliten umgewandelt, welche bei Niereninsuffizienz kumulieren. Bei einer GFR über 10 ml/min spielt dies keine Rolle. Bei Dialysepatienten sollte die Dosierung von 2mal 500 mg in 24 Stunden nicht überschritten werden.

Die *Makrolide* Clarithromycin und Erythromycin sollten in halber Normdosis gegeben werden. Roxithromycin (69) und Azithromycin (74) müssen nicht dosisreduziert werden.

Alle genannten Substanzen des Chloramphenicoltyps sollten – wenn irgend möglich – nur für 2–3 Wochen verabreicht werden, da das Problem der kumulierenden Abbauprodukte nicht gelöst ist. Diese zeitliche Dosisbegrenzung dürfte nicht schwerfallen, da selten eine Indikation zu längerer Gabe besteht.

Antimykotika

Griseofulvin wird zu 50 % im Urin ausgeschieden. Hiervon wiederum ist die knappe Hälfte aktive Substanz (118). Somit muß die Substanz bei Dialysepatienten reduziert gegeben werden. Andere Autoren empfehlen Normdosen (2). Amphotericin B wird nur in geringem Umfang über die Niere als aktive Substanz ausgeschieden. Die Dosierung bei Niereninsuffizienz kann unverändert erfolgen (20, 45). Die Substanz ist nephrotoxisch, was bei Hämodialysepatienten nicht so schwerwiegend erscheint. Ketoconazol (Nizoral), Itraconazol (Sempera) und Miconazol (Daktar) werden ebenfalls kaum in unveränderter Form ausgeschieden und müssen bei Nierenkranken normal dosiert werden (121). Flucytosin sollte stark dosisreduziert eingesetzt werden (50 mg nach jeder Dialyse) (121) Fluconazol (Diflucan) (170) muß ebenfalls stark dosisreduziert werden (max. 400 mg nach jeder Dialyse). Die Pharmakokinetik von Clotrimazol (Canesten), das in Deutschland nicht systemisch verwandt wird, dürfte durch Niereninsuffizienz kaum beeinflußt sein (126).

Tuberkulostatika

Rifampicin hat bei Niereninsuffizienz keine verlängerte Halbwertszeit (19, 173), obwohl eine renale Ausscheidung aktiver Substanz in einer Größenordnung von 5–20 % bei Nierengesunden beobachtet wird (19). Peritoneal- und Hämodialysen haben auf den Plasmaspiegel keinen Einfluß (19). Rifampicin erscheint wegen dieser Eigenschaft zur antituberkulösen Behandlung bei Niereninsuffizienz besonders geeignet. Streptomycin wird wie alle Aminoglykoside zu nahe 100 % renal ausgeschieden. Seine Halbwertszeit bei Niereninsuffizienz ist dementsprechend erheblich verlängert. Dialysepatienten sollten nur $1/10$ der Normdosis erhalten. Die Indikation zur Streptomycintherapie sollte sehr eng gestellt werden. Es sind Spiegelkontrollen wünschenswert. Auf ototoxische Wirkungen ist zu achten. Die Ausscheidung von unverändertem Isonikotinsäurehydrazid (INH) durch die Niere ist bedeutungslos (89). Bei Niereninsuffizienz kommt es daher nicht zur Kumulation aktiver Substanzen, wohl aber der Metaboliten (89). Es wird eine Tagesdosis von 5–8 mg/kg empfohlen (90). Da mit dem Vorhandensein langsamer Azetylierer gerechnet werden muß, sollte jedoch sorgfältig nach den Zeichen der Toxizität (insbesondere peripherer Neuropathie) gesucht und Spiegelbestimmungen durchgeführt werden. PAS wird beim Nierengesunden zu 80 % renal ausgeschieden, wovon allerdings nur ein kleiner Anteil (20–25 %) unveränderte Substanz ist (87, 177). Ogg u. Mitarb. (137) gaben bei einer Hämodialysepatientin 2–3 g nach jeder Dialyse und konnten so therapeutische Plasmakonzentrationen aufrechterhalten. Ethambutol wird zu ca. 45–65 % in aktiver Form im Urin ausgeschieden (38, 103). Dementsprechend sind erhöhte Spiegel bei Niereninsuffizienz zu erwarten und auch beobachtet worden (3). Da Ethambutol eine enge therapeutische Breite hat, ist eine reduzierte Therapie erforderlich (104). An dialysefreien Tagen werden 5 mg/kg, an Dialysetagen 10 mg/kg nach der Dialyse empfohlen. Augenärztliche Kontrollen (vor allem Rot-Grün-Unterscheidung und Gesichtsfeldeinengung) sowie Spiegelkontrollen werden empfohlen. Pyrazinamid (Pyrafat) wird von uns in einer Dosis von 2,5 g 3mal pro Woche nach Dialyse verabreicht. Cycloserin und Viomycin können z. Z. nicht empfohlen werden, da befriedigende pharmakokinetische Daten nicht vorliegen. Protionamid (Ektebin) wird metabolisiert und nur zu ca. 1 % unverändert renal ausgeschieden. Ein Hauptmetabolit, der pharmakologisch aktiv ist, wird jedoch zu einem großen Teil über die Niere ausgeschieden (173).

Malariamittel

Resochin siehe Basistherapeutika Rheuma. Mefloquin (Lariam) und Halofantrin (Halfan) werden größtenteils über Galle und Fäzes ausgeschieden; genaue Untersuchungen bei Dialysepatienten fehlen aber. Chinin sollte nur bei vitaler Indikation verabreicht werden. Es ist kaum dialysabel. Donadio u. Mitarb. (37) gaben 600 mg täglich i. v. unter Kontrolle von EKG und klinischem Status.

Antikoagulanzien, Thrombozytenaggregationshemmer und Rheologika

Heparin zeigt bei Niereninsuffizienz keine verlängerte Halbwertszeit, obwohl es bei Nierengesunden zu ca. 25 % in aktiver Form eliminiert wird. Dicumarol hat bei Niereninsuffizienz keine verstärkte Wirkung (135), sollte aber im Hinblick auf die urämische Blutungsneigung vorsichtig gehandhabt werden. Niedermolekulare Heparine werden insbesondere in der Thromboseprophylaxe immer häufiger gebraucht, da sie nur einmal täglich zu dosieren sind. Hier ergeben sich bei Dialysepatienten keine Unterschiede oder besonderen Empfehlungen.

Acetylsalicylsäure wird als Thrombozytenaggregationshemmer gerne bei Shuntkomplikationen oder zur Rezidivprophylaxe bei hirnischämischem Insult benutzt. Für Dialysepatienten wird im Plasma über eine Anhäufung sonst nur im Urin zu findender, dialysabler Metaboliten berichtet (33). Die Blutspiegel an Acetylsalicylsäure und Salicylsäure, den nach heutiger Auffassung wirksamen Komponenten, lagen jedoch eher niedrig (33). Dennoch sieht man bei Dialysepatienten unter Normdosen erhöhte Blutungsneigung, weshalb wir, dem allgemeinen Trend folgend, niedrig dosieren (100 mg/Tag). Auch die Kombination ASS mit Marcumar wenden wir in speziellen Indikationen an. Ticlopidin wird neuerdings häufiger verwendet, da die ulzerogene Nebenwirkung fehlt. Das Blutbild und die Leberwerte müssen jedoch regelmäßig kontrolliert werden. Ansonsten kann es bei Dialysepatienten normal dosiert werden (122).

Antikonzeptiva

Eine Antikonzeption ist wegen der geringen Fertilität bei Dialysepatientinnen meist nicht nötig. Für die Indikation Metrorrhagien und Hypermenorrhö verwenden wir das Gestagen Lynestrenol (Orgametril). Bei klimakterischen Beschwerden sowie bei der Indikation Osteoporose ist gegen die Gabe von konjugierten Östrogenen (Presomen) oder anderen Östrogenen in Kombination mit Gestagenen (z.B. Kliogest) nichts einzuwenden, da diese Hormone in der Leber abgebaut werden.

Antirheumatika

Die Ausscheidung von Chloroquin (Resochin) hängt von der GFR ab (44). Bei einer länger gehenden Therapie kann es zur Kumulation kommen, weshalb die Basisbehandlung mit Chloroquin bei rheumatoider Arthritis – tritt sie bei einem Dialysepatienten auf – nicht betrieben werden soll. Ebenso ist die Kumulation von Methotrexat erheblich, weswegen es ebenso wie Gold nicht bei Dialysepatienten verabreicht werden soll. Sulfasalazin s. Magen-Darm-Therapeutika. Nichtsteroidale Antirheumatika s. Analgetika.

Glucocorticoide werden in der Leber metabolisiert und als inaktive Metaboliten über den Urin ausgeschieden. Ihre Halbwertszeit ist bei Niereninsuffizienz nicht verlängert (11, 43, 134). Sie werden nicht dialysiert, müssen also bei Dialysepatienten normal dosiert werden.

Blutzuckersenkende Substanzen

Insulin wird zu einem großen Teil in der Niere metabolisiert (149). Zudem scheint im urämischen Serum ein Peptid enthalten zu sein, das den Abbau des Insulins verzögert (181). So ist die Halbwertszeitverlängerung des Insulins bei Niereninsuffizienz aus doppelter Ursache erklärt und die Tatsache verständlich, daß mit fortschreitender Niereninsuffizienz der Insulinbedarf fällt.

Tolbutamid (Rastinon) und Gliquidon (Glurenorm) kumulieren nicht in nennenswertem Umfang. Demgegenüber kumuliert Glibenclamid (Euglucon). Die Therapie mit Glibenclamid erscheint daher nicht unproblematisch und sollte wegen der schlechten Steuerbarkeit unterbleiben. Der Urämiker hat eine verminderte Glykogenreserve der Leber und ist daher gegenüber hypoglykämisierenden Einflüssen (Dialyse gegen glucosefreies Konzentrat!) besonders gefährdet. Gliquidon wurde gut untersucht und kann in Normdosis empfohlen werden (67). Der α-Glucosidase-Inhibitor Acarbose wird nicht in nennenswertem Maße resorbiert und bedarf deshalb keiner Dosisreduktion. Metformin sollte bei Nierenkranken wegen der Gefahr der Lactatazidose nicht verwendet werden.

Bei fortgeschrittener Niereninsuffizienz gibt es eine reversible, urämiebedingte Störung des Kohlenhydratstoffwechsels. Diese stellt keinen echten Diabetes mellitus dar und verbessert sich mit der Behandlung des Grundleidens, also z.B. bei Dialyse. Diese urämische Kohlenhydratintoleranz sollte nicht mit einem Diabetes mellitus verwechselt werden.

Bronchialtherapeutika

Aktive Metaboliten des Theophyllins (Euphyllin) (105) werden zu 90% über die Niere ausgeschieden, weswegen eine Dosisreduzierung auf 50% ratsam erscheint. Acetylcystein (Fluimucil), Ambroxol (Mucosolvan), Cromoglicin (Intal) und Fenoterol (Berotec) (148) werden von uns normal dosiert. Über Salbutamol (Salbulair) und Ketodifen (Zatiden) liegen keine befriedigenden Daten bei Dialysepatienten vor; die Anwendung vermeiden wir.

Kardiaka

ACE-Hemmer

Zur Dosierung siehe unter Antihypertonika. Werden ACE-Hemmer bei der Indikation Herzinsuffizienz ohne begleitende Hypertonie bei Dialysepatienten verabreicht, so müssen sie oft wieder abgesetzt werden, da sich auch bei niedrigen Dosierungen große Schwierigkeiten mit Blutdruckabfällen während der Dialyse ergeben können. Auf jeden Fall muß jedoch der Versuch der Behandlung mit diesen Medikamenten unternommen werden.

β-Rezeptorenblocker

Siehe unter Antihypertonika.

Digitalisglykoside

Bereits zu Beginn der Dialyseära wurden Befunde vorgelegt, die eine Kumulation der Herzglykoside bei Niereninsuffizienz nachweisen (153). Dies betrifft am stärksten die rasch ausgeschiedenen Substanzen wie Strophantin und Digitaloide. Digitoxin (Digimerck) hingegen kumuliert nicht. Digoxin und seine Derivate nehmen eine Mittelstellung ein. Wir ziehen die Verwendung von Digitoxin vor, da dies einfacher ist. Der oft betonte Nachteil des Digitoxins, daß Vergiftungserscheinungen nur langsam abklingen, ist bei Niereninsuffizienz relativiert: Infolge der Halbwertszeitverlängerung des konkurrierenden Digoxins schwinden auch hier die Intoxikationserscheinungen nicht rasch. Ein Schema zur Digitalisbehandlung (unabhängig von der Nierenfunktion) gibt Tab. 28.2. Eine Digitoxinintoxikation läßt sich durch die täglich 4malige Gabe von 2 Beuteln Colestyramin (Quantalan 50) beseitigen, da dies den enterohepatischen Kreislauf des Digitoxins unterbricht (35). Die Digitoxinhalbwertszeit läßt sich so auf 2 Tage (normal 7 Tage) verkürzen. Da Cholestyramin stark obstipiert, sind gleichzeitig abführende Maßnahmen erforderlich.

Das positiv inotrope Medikament *Enoximon* (60) kumuliert ebenfalls bei Niereninsuffizienz und sollte höchstens in einer Dosierung von 25% der Normaldosis verabreicht werden. *Nitrate* (21) kumulieren nicht; die *Molsidomin*dosis (139) muß auf die Hälfte reduziert werden.

Antiarrhythmika

Infolge der häufig lange bestehenden Hypertonie beim Nierenkranken liegen oft hypertoniebedingte und koronare Herzschäden vor. Diese erfordern unter Umständen die Gabe von Antiarrhythmika. Wegen vorwiegend extrarenaler Elimination können unverändert dosiert werden: Amiodaron (Cordarex), Calciumantagonisten (s. o.), Lidocain (Xylocain) (64), Mexiletin (Mexitil), Propafenon (Rytmonorm) (25, 26). Diese Antiarrhythmika werden auch nicht in nennenswertem Umfang durch Dialyse entfernt. Der Nierenfunktion angepaßt werden müssen Disopyramid (Rythmodul), Flecainid (Tambocor) und Tocainid (Xylotocan). Hier kann als Faustregel gelten, daß Hämodialysepatienten $^{1}/_{4}-^{1}/_{5}$ der Normdosis erhalten sollten (23). Ajmalin (Gilurytmal) (96, 145, 152) soll in der Dosis halbiert werden. Procainamid (52, 53, 97, 180) sollte man gänzlich vermeiden, da es zum einen erheblich kumuliert, zum anderen aber auch relativ gut dialysabel ist. Daraus folgen dann stark schwankende, in der Regel nicht kalkulierbare Plasmaspiegel. Generell gilt, daß die Antiarrhythmikatherapie im Hinblick auf Wirkung und Nebenwirkung (EKG-Kontrollen!) insbesondere in der Anfangszeit engmaschig überwacht werden muß. Die Indikation zur antiarrhythmischen Therapie wurde in den letzten Jahren deutlich strenger gestellt, so daß zur Behandlung der ventrikulären Extrasystolie bei Zustand nach Myokardinfarkt praktisch nur noch Amiodaron oder Sotalol in Frage kommen. Verapamil empfiehlt sich bei Tachyarrhythmien und bei Vorhofflimmern. Es sollte ca. um 50% reduziert werden (156). Ansonsten verwenden wir gerne Propafenon. Chinidin (54, 55, 94) ist in seiner Anwendung zum einen wegen der Dosisreduktion (50%), zum anderen wegen der Möglichkeit von Torsades de pointes

Tabelle 28.2 Dosierungsrichtlinien für Digitoxin parenteral sowie oral

| Körpergewicht (kg) | <60 | 60–80 | >80 |
Alter (Jahren)	>80	60–80	<60
Muskulatur	schwach	normal	kräftig
Sättigungsdosis je nach Dringlichkeit in 24–48 Stunden	0,5 mg	0,75 mg	1,0 mg
Erhaltungsdosis	0,05 mg	0,07 mg	0,1 mg

bei Hypokaliämien problematisch. Atropin (59, 91) und Ipatropiumbromid (Itrop) können für Einmaldosierungen normal dosiert werden; bei längerfristiger Anwendung, für die jedoch nur selten eine Indikation bestehen wird, muß die Dosis um ca. 50% reduziert werden.

Diuretika

Eine wirksame Diuretikatherapie setzt das Vorhandensein funktionstüchtiger Nephrone voraus. Diese Voraussetzung ist nur bei einer Minderzahl von Hämodialysepatienten gegeben. Mit extrem hohen Dosen Furosemid oder Torasemid (0,5–2 g Lasix, 0,2–0,4 g Unat) kann jedoch noch in einem Teil dieser Fälle die Diurese gesteigert werden (77, 132, 160). Meist sprechen nur solche Patienten mit einer Restdiurese von mehr als 200 ml pro Tag an, doch gibt es keine Kriterien, nach denen der Erfolg sicher vorauszusagen ist. Kontraindiziert sind beim Dialysepatienten Spironolacton, Triamteren und Amilorid (Gefahr der Kaliumintoxikation). Thiazide sind allein gegeben unwirksam. Über eine Sequenztherapie (Schleifendiuretikum + Thiazid) (42, 46) liegt bei Hämodialysepatienten keine ausreichende Erfahrung vor. Sind noch genügend Nephrone vorhanden (Kreatinin unter 5–8 mg% = 440–710 µmol/l), kann diese Sequenztherapie dramatische Effekte erzielen. Einen Vorschlag zum praktischen Vorgehen in der Diuresetherapie bei terminaler Niereninsuffizienz stellt Tab. 28.3 dar. Es wird deutlich, daß ein Versuch nur bei kooperativen Patienten sinnvoll ist.

Gichttherapeutika

Benzbromaron (Uricovac) setzt für seine Wirksamkeit das Vorhandensein von Nephronen voraus, kann also beim Dialysepatienten nicht angewandt werden. Allopurinol wird im Organismus zu Oxypurinol metabolisiert, das ebenfalls als Xanthinoxidasehemmer

Tabelle 28.3 Schleifendiuretikatherapie bei Dialysepatienten

- Feststellen der mittleren Restdiurese pro Tag (Mittel von 3 Tagen)
- Versuch mit 1mal 500 mg Furosemid oder 1mal 200 mg Unat pro Tag unter Diuresekontrolle für mindestens 3 Tage
- Wurde keine Steigerung um mindestens 250 ml pro Tag erreicht, Abbruch des Therapieversuchs

wirksam ist (40, 41). Dieses Oxypurinol zeigt bei Urämie eine verlängerte Halbwertszeit, so daß oft vergleichsweise geringe Dosierungen wirksam sind (150 mg jeden 2. Tag). Wir halten Allopurinol bei Dialysepatienten nur dann für indiziert, wenn typische Gichtattacken auftreten. Eine Gabe nur aufgrund hoher Harnsäurewerte (auch > 10 mg/dl = 600 μmol/l) erscheint nicht gerechtfertigt.

Kationenaustauscher

Eine bedrohliche Hyperkaliämie läßt sich auch bei einem anephrischen Patienten vermeiden, wenn die Kaliumkonzentration der Spülflüssigkeit nicht über 2–3 mmol/l liegt. Nur in besonderen Situationen, in denen mit erhöhter Kaliumfreisetzung gerechnet werden muß (Hämatome, Shunt-Infektion oder Thrombosen, Operationen), ist der Einsatz von Kationenaustauschern indiziert (18), eine Medikation, die sich demnach in der Regel auf wenige Tage beschränken kann. Da es, wie alle Austauscherharze, obstipiert, müssen gleichzeitig Laxantien gegeben werden.

Lipidsenker

Die älteste Substanz dieser Art, Clofibrat, kann bei Niereninsuffizienz zu einem Syndrom, gekennzeichnet durch Muskelschwäche und Schmerzen sowie Anstieg der Kreatinphosphokinase, führen (142). Es wurden überhöhte Spiegel an Metaboliten nachgewiesen. Somit kann Clofibrat bei Dialysepatienten nicht gegeben werden. Etofibrat und Etofyllinclofibrat setzen ebenfalls als Metaboliten Clofibrat frei und können deswegen auch nicht gegeben werden. Von Bezafibrat (Cedur) wird 10 % der Normdosis empfohlen, von Fenofibrat (Lipanthyl) $1/3$ der Normdosis (150). Die Gabe von Colestyramin (Quantalan) wäre vom toxikologischen Gesichtspunkt her die sicherste Lösung: Diese Substanz wird vom Körper nicht aufgenommen. Aber dies stößt auf praktische Probleme, da es mit vielen Medikamenten zu einer Interaktion (Resorptionsbehinderung) kommen kann. Moderne Cholesterinsynthesehemmer wie Lovastatin (174) und Simvastatin können normal dosiert werden. Pravastatin wird mit 75 % der Normdosis empfohlen. Die Senkung des Cholesterinspiegels ist unter diesen Medikamenten erheblich: Gewöhnlich wird er um 30–40 % erniedrigt. Die Dosierung sollte einschleichend beginnen.

Magen-Darm-Therapeutika

Cimetidin (Tagamet) (58) und andere H_2-Blocker werden zum Teil unverändert über die Niere ausgeschieden. Berichte über Verwirrtheitszustände, die nach Absetzen von Cimetidin abklangen (154), betrafen Patienten mit Nieren- und Leberinsuffizienz. Jones u. Mitarb. (88), raten zu 2mal 200 mg täglich und berichten über günstige therapeutische Resultate und fehlende Nebenwirkungen. Ranitidin (Zantic) wird in einer Dosis von 150 mg täglich für Dialysepatienten empfohlen (81). Omeprazol (Antra) (84, 133, 147) und andere Protonenpumpenblocker (15, 34) werden verstoffwechselt und können normal dosiert werden. Antazida (85) und Sucralfat (Ulcogant) (115, 146) müssen wegen ihres Aluminiumanteils vermieden werden.

Cisaprid (Propulsin) und Metoclopramid (Paspertin) (27) müssen auf die Hälfte reduziert werden, wohingegen Domperidon (Motilium) normal dosiert werden kann. Ebenso normal dosiert wird Loperamid (Imodium). Wismut ist kontraindiziert (143, 172). Mesalazin (Salofalk) wird halbiert; über Sulfasalazin (Azulfidine) liegen bei Dialysepatienten keine ausreichenden Daten vor.

Plasmaexpander

Dextran 40 (Rheomacrodex) (98, 99, 100, 101) und Hydroxyethylstärke (Plasmasteril, HES) (102, 165) kumulieren erheblich und sollten höchstens in einer Dosis von 500 ml 1- bis 2mal pro Woche gegeben werden. Bei wiederholtem Einsatz werden sie zudem im retikuloendothelialen System gespeichert, was bei jahrelanger Gabe zu erheblichen Lebervergrößerungen führen kann. Somit ist die regelmäßige Gabe zu vermeiden. Auch sind diese Medikamente nicht dialysabel, d. h., hat man mit ihnen eine Volumenüberladung herbeigeführt, ist diese nur schwer wieder zu beheben. Muß wiederholte Plasmaexpansion betrieben werden, ist das teure Humanalbumin zu empfehlen. Wir setzen alternativ die billigere Oxypolygelatine (Gelifundol) ein. Bei vergleichbarer Kinetik wie Albumin (109), auch bei Dialysepatienten (13), ist dies erheblich billiger.

Röntgenkontrastmittel

Mit der Sonographie läßt sich bei akut festgestellter Urämie zumeist die wichtige Frage klären, ob eine Abflußbehinderung (Aufstau des Nierenbeckens) und/oder eine Parenchymverminderung vorliegt. Zunehmende Bedeutung gewinnt jedoch die Kontrastmittelbelastung bei der Koronarangiographie sowie bei Angiographien im Becken-Bein-Bereich. Die heute gebräuchlichen Kontrastmittel, die zumeist nichtionisch und damit niedrigosmolar sind, haben bisher nicht zu einer eindeutigen Reduktion der Nephrotoxizität geführt. Immerhin hat das Bundesinstitut für Arzneimittel und Medizinprodukte bestimmt, daß der Einsatz ionischer Kontrastmittel aus Verträglichkeitsgründen nicht mehr vertretbar sei. Kontrovers wird diskutiert, ob bei Dialysepatienten nach erfolgter Kontrastmittelbelastung eine Dialyse durchgeführt werden soll, um z. B. die Restausscheidung, falls vorhanden, aufrechtzuerhalten. Wir führen eine Dialyse nach Kontrastmittelbelastung nur dann durch, wenn es sich um stark herzinsuffiziente Patienten handelt, bei denen aus diesen Gründen eine Gefährdung durch Volumenüberlastung entstehen kann. Dabei muß schließlich die erhöhte Blutungsgefahr bei den für die Angiographien notwendigen arteriellen Punktionen bedacht werden. Studien, die den Wert der Dialyse für die prophylaktische Entfernung des Kontrastmittels belegen, gibt es z.Z. nicht. Neuerdings sind isoosmolare Röntgenkontrastmittel verfügbar geworden und haben sich als ausgesprochen gut verträglich erwiesen (28). Bei tierexperimentellen Untersuchungen waren sie den üblichen Kontrastmitteln hinsichtlich der Verschlechterung der Nierenfunktion überlegen (164). Es bleibt abzuwarten, ob sich diese Vorteile im täglichen praktischen Gebrauch bestätigen.

Sedativa, Antikonvulsiva und Psychopharmaka

Die Elimination der Phenothiazine erfolgt durch Metabolisierung. Nur sehr geringe Mengen aktiver Substanz werden im Urin ausgeschieden. Dennoch wurden bei Promethazin (Atosil) psychotische Bilder beobachtet (124). Seine Dosierung sollte mindestens halbiert werden. Triflupromazin (Psyquil), wegen seiner antiemetischen Wirkung bei Dialysepatienten gerne verwandt, kann zu dystonen Hypokinesien führen (110). Die wiederholte Gabe dieses Medikamentes ebenso wie von Thioridazin (Melleril) und Levomepromazin (Neurocil) (32) ist deshalb zu vermeiden.

Zum „Chloramphenicoltyp" gehören folgende Neuroleptika (wobei sich die Zuordnung aus pharmakokinetischen Daten ergibt, Untersuchungen bei Dialysepatienten liegen nicht vor): Chlorprothixen (Truxal), Fluphenazin (Dapotum) und Perazin (Taxilan). Clozapin (Leponex) und Sulpirid (Dogmatil) können in 50 %iger, Flupentixol (Fluanxol), Fluspirilen (Imap) und Haloperidol (Haldol) können in Normdosis gegeben werden. Allerdings ist über eine extrapyramidale Symptomatik bei zwei Nierenkranken, die Haloperidol erhielten, berichtet worden, bei denen relativ niedrige Dosen gegeben wurden (10 mg für 2 Tage, 3 mg für 7 Tage) (145).

Phenytoin (Zentropil) ist bei Nierengesunden zu 52–95 % an Eiweiß gebunden. Bei Niereninsuffizienten wird es durch einen eigenen Metaboliten aus der Eiweißbindung verdrängt (136, 144), so daß es schneller abgebaut wird. Die Halbwertszeit wird im Mittel auf die Hälfte verkürzt (114, 125). Hier ist also der paradoxe Fall gegeben, daß bei Niereninsuffizienten die Dosis erhöht werden muß. Carbamazepin (Tegretal) wird metabolisiert und kann normal dosiert werden (2) ebenso wie Clonazepam (Rivotril). Valproinsäure (Ergenyl) wird extrarenal eliminiert, kumuliert als aktiver Metabolit, wird aber auch dialysiert. Man sollte daher vorsichtig einschleichend dosieren (159). Bei Primidon (Mylepsinum) wird eine Dosisreduktion auf 25–50 % empfohlen.

Diazepam (Valium) hat bei normaler Nierenfunktion eine Halbwertszeit von ca. 28 Stunden. Es wird teils zu unwirksamen, teils zu wirksamen Metaboliten in der Leber umgewandelt. Da die entscheidende Nebenwirkung von Diazepam und seinen Derivaten, die Sedierung, leicht erkennbar ist, dürfte eine Gefahr in der Gabe der Substanz bei Dialysepatienten kaum zu sehen sein, zumal es auch einen gut wirksamen Antagonisten gibt (Flumazenil [Anexate]), der ebenfalls bei Niereninsuffizienz nicht kumuliert. Wir verwenden selbst nur die kurz- bis mittellang wirksamen Benzodiazepine: Oxazepam (Adumbran), Midazolam (Dormicum), Lorazepam (Tavor), Temazepam (Remestan), Triazolam (Halcion), und Brotizolam (Lendormin). Diese Substanzen sind bei Dialysepatienten allen anderen Benzodiazepinen vorzuziehen, da sie generell über eine kürzere Wirkdauer verfügen als z.B. Flurazepam (Dalmadorm) und somit eventuelle Überdosierungen oder unerwünschte Wirkungen (z.B. Verwirrtheitszustände bei älteren Patienten) rascher wieder abklingen. In jedem Fall ist auf eine überhängende Wirkung zu achten.

Clomethiazol (Distraneurin) wird metabolisiert und zu weniger als 5 % renal ausgeschieden, kann also bei Hämodialysepatienten normal dosiert werden.

Bei den Antidepressiva gehören Fluoxetin (Fluctin) (7, 17) und Clomipramin (Anafranil) zum „Chloramphenicoltyp", müssen also nicht dosisreduziert werden. Amitriptylin (Saroten), Dibenzepin (Noveril), Doxepin (Aponal) und Imipramin (Tofranil) (117) sollten etwas geringer dosiert werden. Für Maprotilin (Ludiomil) und Mianserin (Tolvin), beides Präparate mit sehr geringen anticholinergen Eigenschaften, wird eine Halbierung der Gaben empfohlen.

Lithium (Quilonum) wird zu 100 % über die Niere ausgeschieden (113, 131), ist aber auf der anderen Seite auch gut dialysabel. So wird die Lithiumintoxikation in besonders schweren Fällen durch Dialyse behandelt: Bei Dialysepatienten ist deshalb die Gabe von 300–600 mg nach jeder Dialysebehandlung ausreichend. Spiegelbestimmungen sind obligatorisch.

Allgemein ist zu raten, die Indikation zur Gabe von Sedativa und Psychopharmaka bei Dialysepatienten streng zu stellen und, wenn möglich, diese nur begrenzte Zeit zu geben. Ist eine Dauermedikation unvermeidlich, muß an die Möglichkeit einer Sedierung durch schwächer wirksame Metaboliten gedacht werden.

Varia

Amantadin (PK-Merz) (163) wird zu 100 % über die Niere ausgeschieden und muß mit 10 % der Norm dosiert werden. Wir geben z.B. eine Infusion (100–200 mg) pro Woche. Levodopa (Nadopar) (151) und Metixen (Tremarit) werden in einer etwas reduzierten Normdosis empfohlen. Tiaprid (Tiapridex) kumuliert stark und wird in $1/4$ der Normdosis gegeben. Biperiden (Akineton) kann normal dosiert werden.

Bei den Antihistaminika können Dimetinden (Fenistil) (158) normal und Clemastin (Tavegil) in 50 % der Normdosis gegeben werden.

Magnesiumsulfat führte bei Niereninsuffizienz nach parenteraler Applikation zu schwerer neurologischer Symptomatik (182) und sollte außer bei vitaler Indikation (z.B. Torsades de pointes) vermieden werden.

Ondansetron (Zofran), ein neues Antiemetikum, das inbesondere in der Onkologie verwandt wird, kann in halber Dosierung gegeben werden.

Zytostatika

Eine sehr gute Übersicht über Dosierungsrichtlinien bei eingeschränkter Nierenfunktion gibt es von Kintzel u. Dorr (95). Adriamycin (Adriblastin) wird zu etwa 15 %

renal unverändert ausgeschieden, muß also bei Dialysepatienten gering reduziert werden (2). Azathioprin (Imurek) wird zu weniger als 2% unverändert im Urin ausgeschieden. Die Masse der Substanz erscheint im Harn als inaktive Metaboliten. Entsprechend ist bei Niereninsuffizienz die Ausscheidung an Metaboliten vermindert. Die biologische Aktivität des Medikamentes ist aber nicht verändert (10). Es muß daher normal dosiert werden. Ein häufigeres Auftreten und eine längere Dauer einer Leukopenie durch Azathioprin ist bei Niereninsuffizienz nicht beschrieben (10). Bleomycin wird zu 50–80% renal eliminiert (2), muß also stark reduziert werden (auf $^1/_2$–$^1/_3$ der Dosis), Cyclophosphamid (Endoxan) wird zu etwa 14% in aktiver Form renal ausgeschieden (22). Biologisch aktiv scheint jedoch nicht das Cyclophosphamid selbst, sondern ein Aldehydderivat, Aldophosphamid, zu sein (161). Im Tierexperiment kann durch Hämodialyse die Marksuppression des Cyclophosphamids aufgehoben werden (50). Somit ist der wirksame Anteil dialysabel. Praktisch handhaben wir es so: Die Dosis des Cyclophosphamids wird bei der ersten Gabe auf ca. 75% der Normdosis reduziert. 12 Stunden nach Beendigung der Infusion wird eine Dialyse zur Elimination des Cyclophosphamids und von dessen Metaboliten durchgeführt. In Abhängigkeit von der dann beobachteten Marksuppression und der Wirkung auf die Grundkrankheit passen wir die Dosis bei der zweiten Gabe an. Chlorambucil (Leukeran), Fluorouracil (127, 130), Cytarabin (Alexan) (30) (Ausnahme: Hochdosistherapie), Busulfan (Myleran), Melphalan (Alkeran) (Ausnahme Hochdosistherapie), Mitoxantron (Novantron), die Anthracycline Daunorubicin (Daunoblastin), Epirubicin (Farmorubicin), Idarubicin (Zavedos) sowie Vincristin, Vindesin (Eldisine) und Vinblastin (Velbe) brauchen nicht reduziert zu werden. Methotrexat kumuliert erheblich und kann nicht empfohlen werden. Für Hydroxyurea (Litalir) und Ifosfamid, beides Stoffe, die zu einem großen Teil über die Niere ausgeschieden werden, gibt es bei Dialysepatienten keine gesicherten Daten. Über die Gabe von Cisplatin (Platinex) liegen Einzelfallberichte vor (167). Es wird zu 90% renal eliminiert, ebenso wie Carboplatin (Carboplat), und muß auf jeden Fall erheblich reduziert werden. Besteht ein kurativer Therapieansatz, kann unter strenger Kontrolle der üblichen Parameter $^1/_5$ der Normdosis zu Beginn verabreicht werden. Genaue Dosierungsanleitungen mit Hilfe komplizierter Formeln unter Berücksichtigung der Thrombozytenzahl und andere Parameter finden sich bei Kintzel u. Dorr (95). Für Paclitaxel (Taxol) (116) wird keine Dosisreduktion empfohlen, es wird jedoch in seiner Pharmakokinetik vom Cisplatin beeinflußt. Für Etoposid gibt es zwei Studien, die eine Dosisreduktion fordern (5, 31); eine andere (82) hält dies nicht für notwendig.

Dosierungsfaustregeln für die verschiedenen Blutreinigungsverfahren

Für die Dosierung bei *kontinuierlicher venovenöser oder arteriovenöser Hämofiltration* (108) kann als Faustregel (zumindest bei den meisten Antibiotika) gelten, daß die filtrierte Menge pro Tag ungefähr der GFR entspricht. Wird also z. B. mit 20 l pro Tag filtriert, kann man von einer GFR von 20 l/1440 min = 14 ml/min ausgehen. Mit diesem Wert kann dann in entsprechenden Tabellen (75) nachgeschlagen werden. Diese Tabellen geben die Dosierung für verschiedene Grade der Nierenfunktion an. Handelt es sich um Medikamente mit enger therapeutischer Breite, so bleibt, zumal auch Interaktionen mit anderen Medikamenten zu erwarten sind und auch die Verstoffwechselung gestört sein kann, nur die Spiegelbestimmung.

Für die Korrektur der Medikamente bei *kontinuierlicher Hämodialyse* verweisen wir auf die „Freiburger Liste" (93). Die Dosierung bei *Peritonealdialyse* unterscheiden sich bis auf wenige Ausnahmen nicht von denen der Hämodialyse und brauchen daher in diesem Beitrag nicht gesondert besprochen zu werden.

Literatur

1 Almond, M. K., S. Fan, S. Dhillon, A. M. Pollock, M. J. Raftery: Avoiding acyclovir neurotoxicity in patients with chronic renal failure undergoing haemodialysis. Nephron 69 (1995) 428–432
2 Anderson, J. F., R. W. Schrier: Clinical use of drugs in patients with kidney and liver disease. Saunders, Philadelphia 1981
3 Anex, L., G. Fauez, C. Willa: Ethambutol-Konzentrationen im Serum und ihre Korrelation zur Inulin- und PAH-Clearance. Vortrag 51. Wissenschaftliche Tagung der Schweizerischen Vereinigung gegen die Tuberkulose, Luzern 1977
4 Antal, E. J., C. E. Wright, B. C. Brown, K. S. Albert, L. C. Aman, N. W. Levin: The influence of hemodialysis on the pharmacokinetics of ibuprofen and its major metabolites. J. clin. Pharmacol. 26 (1986) 184
5 Arbuck, S., H. Douglas, W. Crow et al.: Etoposide pharmacokinetics in patients with normal and abnormal organ function. J. clin. Oncol. 4 (1986) 1690–1695
6 Arendts, W., U. K. Linder: Sotalol-Profil eines Antiarrhythmikums. Springer, Berlin 1994
7 Aronoff, G., R. F. Bergstrom, S. T. Pottratz, R. S. Sloan, R. L. Wolen, L. Lemberger: Fluoxetine kinetics and protein binding in normal and impaired renal function. Clin. Pharmacol. Ther. 36 (1984) 138–143
8 Aweeka, F. T.: Drug reference table. In Schrier, R. W., J. G. Gambertoglio: Handbook of Drug Therapy in Liver and Kidney Disease. Little & Brown, Boston 1991
9 Ayus, J. C., J. F. Eneas, T. G. Tong, N. L. Denowitz, P. Y. Schoenfeld, K. L. Hadley, C. E. Becker, M. H. Humphreys: Peritoneal clearance and total body elimination of vancomycin during chronic intermittent peritoneal dialysis. Clin. Nephrol. 11 (1979) 129
10 Bach, J. F., M. Dardenne: The metabolism of azathioprine in renal failure. Transplantation 12 (1971) 253
11 Bacon, J. E., F. M. Kenny, H. V. Murdaugh, C. Richards: Prolonged serum half-life of cortisol in renal failure. Johns Hopk. med. J. 132 (1973) 127
12 Ball, M., H. J. McQuay, R. A. Moore, M. C. Allen, A. Fisher, J. Sear: Renal failure and the use of morphine in intensive care. Lancet 1985/I, 784
13 Bambauer, R., D. Stolz, R. El-Saadi, K. Stelzer, G. A. Jutzler: Verhalten von Oxypolygelatine (Gelifundol^R) bei Patienten mit dialysepflichtiger Niereninsuffizienz. Infusionsther. klin. Ernähr. 11 (1984) 3
14 Barbbaiya, R. H., C. A. Knupp, S. T. Forgue et al.: Pharmacokinetics of cefepime in subjects with renal insufficiency. Clin. Pharmacol. Ther. 48 (1990) 268–276

15 Benet, L.Z., K. Zech: Pharmacokinetics – a relevant factor for the choice of a drug? Aliment. pharmacol. Ther. 8, Suppl. 1 (1994) 25–32
16 Bennet, W.M. et al.: Drug therapy in renal failure: dosing guidelines for adults. Ann. intern. Med. 83 (1980) 62–89
17 Bergstrom, R.F., C.M. Beasley jr., N.B. Levy, M. Blumenfield, L. Lemberger: The effcts of renal and hepatic disease on the pharmacokinetics, renal tolerance, and risk-benefit of fluoxetine. Int. clin. Psychopharmacol. 8 (1993) 261–266
18 Berlyne, G.M., K. Janabi, A.B. Shaw, A.G. Hokken: Treatment of hyperkalemia with a calcium resin. Lancet 1966/I, 169
19 Binda, Y., E. Domenciclini, A. Gottadie, B. Orlandi, E. Ortelli, B. Pacini, G. Fowst: Rifampicin, a general review. Arzneimittel-Forsch. 21 (1971) 1907
20 Bindschalder, D.D., J.E. Bennet: A pharmacological guide to the clinical use of amphotericin. Brit. J. infect. Dis. 120 (1969) 427
21 Bogaert, M.G.: Clinical pharmacokinetics of organic nitrates. Clin. Pharmacokinet. 8 (1983) 410
22 Bolt, W., F. Ritzel, R. Toussaint, H. Nahrmann: Verteilung und Ausscheidung eines zytostatisch wirkenden mit Tritium markierten N-Lost-Derivates beim krebskranken Menschen. Arzneimittel-Forsch. 11 (1961) 170
23 Braun, J., F. Sörgel, W.P. Gluth, U. Gessler: Veränderte Pharmakokinetik der Antiarrhythmika Disopyramid, Tocainid und Flecainid bei Niereninsuffizienz. Nieren- u. Hochdruckkr. 15 (1986) 514–518
24 Brogden, R.N., R.C. Heel, T.M. Speight, G.S. Avery: Piroxicam: a reappraisal of its pharmacology and therapeutic efficacy. Drugs 28 (1984) 292
25 Burgess, E., H. Duff, P. Wilkes: Propafenone disposition in renal insufficiency and renal failure. J. clin. Pharmacol. 19 (1989) 112
26 Burgess, E.D., H.J. Duff: Hemodialysis removal of propafenone. Pharmacotherapy 9 (1989) 331
27 Caralps, A.: Metoclopramide and renal failure. Lancet 1979/I, 554
28 Claussen, C.D., S.H. Duda, H.J. Weinmann: Hämatokrit- und Jodkonzentrationsbestimmungen nach intravenöser Bolusapplikation ionischer und nichtionischer monomerer und dimerer Kontrastmittel. Tierexperimentelle Studie. Fortschr. Röntgenstr. 149 (1988) 529–533
29 Cone, E.J., W.D. Darwin, C.W. Gorodetzky, T. Tan: Comparative metabolism of hydrocodone in man, rat, guinea pig, rabbit, and dog. Drug Metab. Dispos. 6 (1978) 488
30 Creasey, W.A., R.J. Papae, M.E. Markiv, P. Calabresi, A.D. Welch: Biochemial and pharmacological studies with 1-β-D-arabinofuranosyl-cytosine in man. Biochem. Pharmacol. 15 (1966) 1417
31 D'Incalci, M., C. Rossi, M. Zuchetti et al.: Pharmacokinetics of etoposide in patients with abnormal renal and hepatic function. Cancer Res. 46 (1986) 2566–2571
32 Dahl, S.G., R.E. Strandjord, S. Sigfusson: Pharmacokinetics and relative bioavailability of levomepromazine after repeated administration of tablets and syrup. Eur. J. clin. Pharmacol. 11 (1977) 305
33 Danneels, R., D. Loew, J. Pütter: Quantitative Bestimmung der Hauptmetaboliten der Acetylsalicylsäure. Arzneimittel-Forsch. 25 (1975) 94
34 Delhotal-Landes, B., B. Flouvat, J. Duchier et al.: Pharmacokinetics of lansoprazole in patients with renal or liver disease of varying severity. Europ. J. clin. Pharmacol. 45 (1993) 367–71
35 Demers, H.G., J. Pabst, Ch. Pieper: Digitoxin. Pharmakokinetische Befunde bei der Intoxikationsbehandlung mit Cholestyramin. Dtsch. med. Wschr. 107 (1982) 1476
36 Deutsche Liga zur Bekämpfung des hohen Blutdruckkes e.V.: Empfehlungen zur Hochdruckbehandlung in der Praxis und zur Behandlung hypertensiver Notfälle, 11. Aufl. Oktober 94
37 Donadio, J.V., A. Whelton, L. Kazyak: Quinine therapy and peritoneal dialysis in acute renal failure complicating malarial hemoglobinuria. Lancet 1968/I, 357
38 Dume, Th., C. Wagner, E. Wetzels: Zur Pharmakokinetik von Ethambutol bei Gesunden und Patienten mit terminaler Niereninsuffizienz. Dtsch. med. Wschr. 96 (1971) 1430
39 Eigler, J., H. Dobbelstein: Arzneimitteldosierung und -nebenwirkungen bei chronischer Niereninsuffizienz. Dtsch. Ärztebl. 88 (1991) 2163–2170
40 Elion, G.B., T.F. Yu, A.B. Gutman, G.H. Hitchings: Renal clearance of oxypurinol, the chief metabolite of allopurinol. Amer. J. Med. 45 (1968) 69
41 Elion, G.B., T.F. Yu, A.B. Gutman, G.H. Hitchings: Renal clearance of oxypurinol, the chief metabolite of allopurinol. Amer. J. Med. 29 (1960) 1017
42 Ellison, D.H.: The physiologic basis of diuretic synergism: its role in treating diuretic resistance. Ann. intern. Med 114 (1991) 886
43 Englert, S., H. Brown, D.G. Willardson, S. Wallach, E.L. Simons: Metabolism of free and conjugated 17-hydroxycorticoids in subjects with uremia. J. clin. Endocrinol. 18 (1958) 36
44 Fabre, J., J. De Freudenreich, A. Dreikert, J.S. Pitton, C. Virieux: Influence of renal insufficiency on the excretion of chloroquine, phenobarbital, phenothiazines and methycline. Med. akt. 33 (1967) 307
45 Feldmann, H.A., J.D. Hamilton, R.A. Gutmann: Amphotericin B therapy in an anephric patient. Antimicrob. Agents Chemother. 4 (1973) 302
46 Fliser, D., M. Schröter, M. Neubeck, E. Ritz: Coadministration of thiazides increases the efficacy of loop diuretics even in patients with advanced renal failure. Kidney int. 46 (1994) 482–488
47 Forsman, A., M. Larsson: Metabolism of haloperidol. Curr. ther. Res. 24 (1978) 567
48 Forth, W., D. Henschler, W. Rummel, K. Stark: Allgemeine und spezielle Parmakologie und Toxikologie, 6. Aufl. Bibliographisches Institut, Mannheim 1992
49 Füger, K., M. Blumenstein, H. Sauer: Dialysierbarkeit von Zytostatika. Onkologie 13 (1990) 289–294
50 Galletti, P.M., A. Pasqualino, R.G. Geering: Hemodialysis in cancer chemotherapy. Trans. Amer. Soc. artif. intern. Org. 12 (1966) 20
51 Geyer, J., D. Höffler, H.G. Demers, R. Niemeyer: Cephalosporin-induced encephalopathy in uremic patients. Nephron 48 (1988) 237
52 Gibson, T.P., A.J. Atkinson, E. Matusik, L.D. Nelson, W.A. Briggs: Kinetics of procainamide and N-acetylprocainamide in renal failure. Kidney int. 12 (1977) 422
53 Gibson, T.P., D.T. Lowenthal, W.A. Briggs, H.A. Nelson, E. Matusik, G. Demaree: Procainamide T1/2 and dialysance in uremia. Pharmacologist 15 (1973) 206
54 Gibson, T.P., L.L. Sawin, G.F. DiBona: Quinidine handling in renal insufficiency. Clin. Res. 20 (1972) 722
55 Gibson, T.P., L.L. Sawin, G.F. DiBona: Quinidine handling in renal insufficiency. Clin. Res. 20 (1972) 722
56 Giehl, M., D. Czock, F. Keller: Pharmakokinetik bei Niereninsuffizienz. Arzneimitteltherapie 13 (1995) 66–72
57 Gilman, A. Goodman, T.W. Rall, A.S. Nies, P. Taylor: The Pharmacological Basis of Therapeutics, 8th ed. Pergamon, New York 1990
58 Gladziwa, U., U. Klotz: Pharmacokinetic optimisation of the treatment of peptic ulcer in patients wirth renal failure. Clin. Pharmacokinet. 27 (1994) 393–408
59 Gosselin, R.E. J.D. Gabourel, J.H. Wills: The fate of atropine in man. Clin. Pharmacol. Ther. 1 (1960) 597
60 Hallwachs, A.: Zur Pharmakokinetik von Enoximon bei normaler und eingeschränkter Nierenfunktion. Dissertation, Frankfurt 1992
61 Halstenson, C.E., R.B. Blevins, N.G. Salem und G.R. Matzke: Trimethoprimsulfamethoxazole pharmacokine-

tics during continuous ambulatory peritoneal dialysis. Clin. Nephrol. 22 (1984) 239–243

62 Hande, K. R.: Etoposide pharmacology. Semin. Oncol. 19, Suppl. 13 (1992) 3–9

63 Harman, R. E., M. A. P. Meisinger, J. E. Davis, F. A. Kuel jr.: The metabolites of indomethacin, a new antiinflammatory drug. J. Pharmacol. exp. Ther. 143 (1964) 215

64 Harrison, D. C., E. L. Alderman: Relation of blood levels to clinical effectiveness of lidocaine. In Scott, D. R.: Lidocaine in the Treatment of Ventricular Arrhythmias. Livingstone, Edinburgh 1971 (p. 178)

65 Hartmann, C., M. Fröhlich, D. Krauss, H. Spahn-Langguth, H. Knauf et al.: Comparative enantioselective pharmacokinetic studies of celiprolol in healthy volunteers and patients with impaired renal function. Europ. J. clin. Pharmacol. 38 (1990) 573–576

66 Heinecke, G., U. Höffler, K. Finke: Reversible encephalopathy following cephacetril therapy in high doses in a patient on chronic intermittent hemodialysis. Clin. Nephrol. 5 (1976) 45

67 Herrmann, H., H. Kuhlmann: Ein Beitrag zur Dialysierbarkeit von Sulfonylharnstoffen. Med. Welt 29 (1978) 1453

68 Höffler, D., M. Pech, P. Koeppe, R. Metz, F. Soergel: Pharmacokinetics and dose recommendations of fleroxacin in subjects with normal and impaired renal function Acta ther. 14 (1988) 121–134

69 Höffler, D., P. Koeppe, F. Sörgel: The pharmacokinetics of roxithromycin in dialysis patients. 18th International Congress of Chemotherapy, Stockholm 1993

70 Höffler, D., A. Opitz: Cefalosporin-Dosierung bei eingeschränkter Nierenfunktion. Dtsch. med. Wschr. 104 (1979) 329–330

71 Höffler, D., H. G. Demers, W. Wessely: Zur Therapie schwer einstellbarer Hypertonien mit Minoxidil. Mitt. klin. Nephrol. 8 (1979) 163–168

72 Höffler, D., H. G. Demers: Minoxidil in der Behandlung der malignen Hypertonie. Dtsch. med. Wschr. 102 (1977) 1766–1768

73 Höffler, D., P. Koeppe, E. Naumann, E. Lang, F. Sörgel: Pharmacokientics of teicoplanin in haemodialysis patients. Infection 19 (1991) 324

74 Höffler, D., P. Koeppe, M. Kinzig, M. Springsklee, B. Paeske, F. Sörgel: Pharmacokintics of azithromycin in healthy volunteers and patients with renal failure. 33rd Interscience Conference on Antimicrobial Agents and Chemotherapy, New Orleans 1993

75 Höffler, D.: Antibakterielle Chemotherapie. In Wolff, Weihrauch: Internistische Therapie 1994/95. Urban & Schwarzenberg, München 1994

76 Höffler, D.: Antibiotika, Tuberkulostatika, Antimykotika-Dosierung bei Niereninsuffizienz. Inn. Med. 12 (1985) 85–92

77 Höffler, D.: Arzneimitteldosierung bei renaler Ausscheidungsinsuffizienz. Ärztl. Prax. 23 (1971) 3691

78 Höffler, D.: Chinolone. Internist 35 (1994) 484–489

79 Höffler, D.: Dosierungsprobleme bei eingeschränkter Nierenleistung. In Gessler: Urämie. Äsopus, Basel 1977

80 Höffler, D.: Pharmakotherapie bei chronischer Niereninsuffizienz. Therapiewoche 34 (1984) 6583–6586

81 Höffler, D.: Ranitidin bei Patienten mit Niereninsuffizienz. In Classen, R.: Ranitidin. Verlag für Medizin, Heidelberg 1992

82 Holthuis, J. M., F. L. van de Vyer, W. J. van Oort et al.: Pharmacokintic evaluation of increasing dosage of etoposide in a chronic hemodialysis patient. Cancer Treatm. Rep. 69 (1985) 1279–1282

83 Hoppe-Seyler, G., P. Schollmeyer, B. Grandpierre, K. Junkers: Über das Verhalten von Trimethoprim und Sulfamethoxazol bei Anurie, unter den Bedingungen der Hämo- und Peritonealdialyse. Verh. dtsch. Ges. inn. Med. 80 (1974) 672–676

84 Howden, C. W., C. D. Payton, P. A. Meredith et al.: Antisecretory effect and oral pharmacokinetics of omeprazole in patients with chronic renal failure. Europ. J. clin. Pharmacol. 28 (1985) 637–640

85 Ittel, T. H., U. Gladziwa, W. Mück et al.: Hyperaluminaemia in critically ill patients: role of antacid therapy and impaired renal function. Europ. J. clin. Invest. 21 (1991) 96–102

86 Janssen, P. A. J.: Piritramide (R 3365), a potent analgesic with unusual chemical structure. J. Pharm. Pharmacol. 13 (1961) 513

87 Jenne, J. W., F. M. MacDonald, E. Mendoza: A study of the renal clearances, metabolic inactivation rates, and serum fall-off interaction of isoniazid and paraaminosalicylic acid in man. Amer. Rev. resp. Dis. 84 (1961) 371

88 Jones, R. H., M. R. Lewin, V. Parsons: Therapeutic effect of cimetidine in patients undergoing haemodialysis. Brit. med. J. 1979/I, 650

89 Jungbluth, H.: Die Elimination des Isonicotinsäure-Hydrazids (INH) und seiner Metaboliten aus dem Plasma bei Kranken mit eingeschränkter Nierenfunktion. Habilitationsschrift, Frankfurt 1970

90 Jungbluth, H.: Tuberkulose-Chemotherapie bei Kranken mit vorgeschädigter Niere. Prax. Klin. Pneumol. 27 (1973) 175

91 Kaiser, S. C., P. L. Mclain: Atropine metabolism in man. Clin. Pharmacol. Ther. 11 (1970) 214

92 Keller, F., A. Schwarz: Pharmakokinetik bei Niereninsuffizienz. Fischer, Stuttgart 1987

93 Keller, E.: Einfluß der kontinuierlichen Nierenersatztherapie auf die Pharmakokinetik von Arzneimitteln. Dialyse-J. 50 (1995) 39–45

94 Kessler, K. M., D. T. Lowenthal, H. Werner, T. Gibson, W. Briggs, M. M. Reidenberg: Quinidine elimination in patients with congestive heart failure or poor renal function. New Engl. J. Med. 290 (1974) 706

95 Kintzel, P. E., R. T. Dorr: Anticancer drug renal toxicity and elimination: dosing guidelines for altered renal function. Cancer Treatm. Rev. 21 (1995) 33–64

96 Kleinsorge, H., P. Gaida: Ausscheidungsmengen und -geschwindigkeit des Rauwolfia-Alkaloids Ajmalin nach verschiedenen Applikationsformen. Arzneimittel-Forsch. 11 (1961) 1100

97 Koch-Weser, J., S. W. Klein: Procainamid dosage schedules, plasma-concentrations and clinical effects. J. Amer. med. Ass. 215 (1971) 1454

98 Köhler, H., P. Fiegel, T. R. Weirauch: Thromboseprophylaxe mit Rheomacrodex bei Dialysepatienten. In: Aktuelle Probleme der Hochdruck- und Nierenkrankheiten, Symposium, Würzburg 1975 (Abstract)

99 Köhler, H., T. R. Weihrauch, P. Fiegel, W. Kirch, D. Höffler: Dosierung und Elimination von Dextran 40 bei Hämodialysepatienten. Klin. Wschr. 53 (1975) 523

100 Köhler, H., W. Kirch, D. Höffler, P. Koeppe: Pharmakokinetik und Dosierung von Dextran 40 in Abhängigkeit von der Nierenfunktion. Klin. Wschr. 52 (1974) 1111

101 Köhler, H., W. Kirch, H. Klein, A. Distler: Die Volumenwirkung von 6% Hydroxyäthylstärke 450/0,7, 10% Dextran 40% und 3,5% isoyanatverntzter Gelatine bei Patienten mit terminaler Niereninsuffizienz. Anaesthesist 27 (1978) 421–426

102 Köhler, H.: Kolloidale Plasmaersatzmittel bei terminaler Niereninsuffizienz. Habilitationsschrift, Mainz 1977

103 König, K., P. May: Die Behandlung der Urogenitaltuberkulose mit neueren Medikamenten. Urologe 7 (1968) 23

104 König, K.: Experimentelle und klinische Untersuchungen der Antituberkulostatika Rifampicin, Ethambutol, Capreomycin, Thiokarlid bei Urogenitaltuberkulosepatienten mit normaler und eingeschränkter Nierenfunktion. Habilitationsschrift, Homburg/Saar 1970

105 Kradjan, W. A., T. R. Martin, C. L. Delaney, A. D. Blair, R. E. Cutler: Effect of hemodialysis on the pharmacokinetics of theophylline in chronic renal failure. Nephron 32 (1982) 40

106 Kreek, M.J., A.J. Schechter, C.L. Gutjahr et al.: Methadone use in patients with chronic renal disease. Drug Alcohol Depend 5 (1980) 197

107 Kreft, B., S. Boekstegers, E. Schulz, K. Sack, R. Marre: Pharmakokinetik von Cefixim bei kompensierter Niereninsuffizienz und Hämofiltration. Nieren- u. Hochdruckkr. 19 (1990) 344–348

108 Kroh, U., W. Hofmann, M. Dehne, K. El Abes, H. Lennartz: Dosisanpassung von Pharmaka während kontinuierlicher Hämofiltration. Anaesthesist 38 (1989) 225–232

109 Kuhn, N.: Experimentelle Untersuchung über den intravasalen Volumeneffekt, die Verweildauer und Ausscheidung von radioaktiver (Jod 131) Gelatine. Diss., Berlin 1971

110 Lange, H., B. Miller: Psyquil-Krämpfe als Differentialdiagnose zu hirnorganischen Anfällen im Terminalstadium der chronischen Niereninsuffizienz. Med. Klin. 63 (1968) 12

111 Leber, H.W., A. Harders, G. Schütterle: Untersuchungen zum Einfluß der Urämie auf die Metabolisierung von Phenylbutazon und Aminophenazon beim Menschen. Klin. Wschr. 50 (1972) 1092

112 Lee, C.S.C., T.C. Marbury, R.T. Perchalski, B.J. Wilder: Pharmacokinetics of primidone elimination by uremic patients. J. clin. Pharmacol. 22 (1982) 301

113 Lehmann, K., K. Merten: Die Elimination von Lithium in Abhängigkeit vom Lebensalter bei Gesunden und Niereninsuffizienten. Int. J. clin. Pharmacol. Ther. Toxicol. 10 (1974) 292

114 Letteri, J.M., M. Melk, K. Kiett, P. Durante, A. Glazko: Diphenylhydantoin metabolism in uremia. New Engl. J. Med. 285 (1971) 648

115 Leung, A.C.T., I.S. Henderson, D.J. Halls et al.: Aluminum hydroxide versus sucralfate as a phosphate binder in uraemia. Brit. med. J. 286 (1983) 1379–1381

116 Li, X., J. Gong, E. Feldman et al.: Apoptocic cell death during treatment of leukemias. Leuk. Lymphoma 13, Suppl. 1 (1994) 65–70

117 Liebermann, J.A., T.B. Cooper, R.F. Suckow, H. Steinberg, M. Borenstein, R. Brenner, J.M. Kane: Tricyclic antidepressant and metabolite levels in chronic renal failure. Clin. Pharmacol. Ther. 37 (1985) 301

118 Lin, C.C., J. Magat, R. Chany, J. McGlotten, S. Symchowicz: Absorption, metabolism and excretion of ^{14}C-griseofulvin in man. J. Pharmacol. exp. Ther. 187 (1973) 415

119 Lindholm, D.D., J.S. Murray: Persistence of vancomycine in the blood during renal failure and its treatment by hemodialysis. New Engl. J. Med. 274 (1966) 1047

120 Lowenthal, D.T., M.B. Affrime, A. Meyer, K.E. Kim, B. Falkner, K. Sharif: Pharmacokinetics and pharmacodynamics of clonidine in varying states of renal function. Chest 83, Suppl 2 (1983) 386

121 Lyman, C.A., T.J. Walsh: Systemische Applikation von Antimykotika. Drugs 44 (1992) 9–35

122 Maeda, K., M. Usada, S. Kawaguchi, T. Shinzato, A. Saito, K. Kobayashi, S. Ohbayashi, M. Narita: Effects of ticlopidine on thrombotic obstruction of A-V shunts and on dialysance of artificial kidneys. Artif. Org. 4 (1980) 30

123 Matzke, G.R., G.L.C. Chan, P.A. Abraham: Codeine dosage in renal failure. Clin. Pharm. 5 (1986) 15

124 McAllister, C.J., E.B. Scowden, W.J. Stone: Toxic psychosis induced by phenothiazine administration in patients with chronic renal failure. Clin. Nephrol. 10 (1978) 191

125 Melk, M., M. Letteri, P. Durante, S. Louis, H. Kutt, A. Hatzko: Diphenylhydantoin metabolism in chronic uremia. Ann. intern. Med. 72 (1970) 801

126 Menz, H.P., U. Teltscher, Ch. Bayeer, H.F. von Oldershausen: Zur Pharmakokinetik des oralen Antimykotikums Clotrimazol beim Menschen. Dtsch. med. Wschr. 98 (1973) 1606

127 Merz, D.P.: Pharmakotherapie bei Niereninsuffizienz. Boehringer, Mannheim 1980

128 Miki, S., H. Masumura, Y. Kaifu, S. Yusa: Pharmacokinetics and efficacy of carvedilol in chronic hemodialysis patients with hypertension. J. cardiovasc. Pharmacol. 18, Suppl. 4 (1991) 62

129 Morgan, M., J. Lumley: Anaesthetic considerations in chronic renal failure. Anaest. intens. Care 3 (1975) 218

130 Mukherrjee, K.L., A.R. Curreri, M. Javid, C. Heidelberger: Studies on fluorinated pyrimidines. XL. Tissue distribution of 5-fluorouracil-2-^{14}-C- and 5-fluor-2-deoxyuridine in cancer patients. Cancer Res. 23 (1963) 67

131 Müller, N., H.-P. Kapfhammer, R. Spatz, H. Hippius: Die Lithium-Prophylaxe: hohe Effizienz und geringes Risiko bei regelmäßiger Überwachung. Dtsch. Ärztebl. 92 (1995) 270–274

132 Muth, R.G.: Diuretic properties of furosemide in renal disease. Ann. intern. Med. 69 (1968) 249–261

133 Naesdal, J., T. Andersson, G. Bodemar et al.: Pharmacokinetics of (^{14}C) omeprazole in patients with impaired renal function. Clin. Pharmacol. Ther. 40 (1986) 344–351

134 Nugent, L.A., K. Eiknes, F.N. Tyler: A comparative study of the metabolism of hydrocortisone and prednisone. J. clin. Endocrinol. 19 (1959) 526

135 O'Reilly, R.A., P.M. Aggeler: Determinants of the response to oral anticoagulant drugs in man. Pharmacol. Rev. 22 (1970) 35

136 Odar-Cederlöf, J., O. Borga: Kinetics of diphenylhydantoin in uraemic patients: consequences of decreased plasma protein binding. Europ. J. Clin. Pharmacol. 7 (1974) 31

137 Ogg, C.S., P.A. Toseland, J.S. Cameron: Pulmonary tuberculosis in patients on intermittent dialysis. Brit. med. J. 1968/II, 283

138 Osterloh, G., E. Friderichs, F. Felgenhauer, W.A. Günzler, Z. Henmi, T. Kitano, M. Nakamura, H. Hayashi, I. Nshii: Allgemeine pharmakologische Untersuchungen mit Tramadol, einem stark wirkenden Analgeticum. Arzneimittel-Forsch. 28 (1978) 135

139 Ostrowski, J., K. Resag: Pharmacokinetics of molsidomine in humans. Amer. Heart J. 109 (1985) 641

140 Pachon, J., J.M. Cisneros, J.R. Castillo, F. Garcia-Pesquera, E. Canas, P. Viciana: Pharmacokinetics of zidovudine in end-stage renal disease: influence of haemodialysis. AIDS 6 (1992) 827–830

141 Palestini, M., M. Nardi, S. Caterino, C.M. Moschella: Impiego della pefloxacina nei pazienti chirurgici e/o scottoposti ad emodialisi periodica per uremia terminale. Systemic Fluoroquinolones, a real progress in Antibiotherapy, Rome 1989, Proceedings pp. 127–131

142 Pierides, A.M., F. Alvarez-Ude, D.N.S. Kerr: Clofibrate-induced muscle damage in patients with chronic renal failure. Lancet 1975/II, 1279

143 Playford, R.J., C.H. Matthews, M.J. Campbell et al.: Bismuth-induced encehalopathy caused by tripotassium dicitrate bismuthate in a patient with chronic renal failure. Gut 31 (1990) 350–60

144 Reidenberg, M.M., J. Odar-Cederlöf, E.V. Bahr, F. Sjögviert: Protein-binding of diphenylhydantoin and desmethylimipramin in plasma, from patients with poor renal function. New Engl. J. Med. 285 (1971) 264

145 Reidenberg, M.M.: Renal Function and Drug Action. Saunders, Philadelphia 1971

146 Robertson, J.A., I.B. Salusky, W.G. Goodman et al.: Sucralfate, intestinal aluminum absorption, and aluminum toxicity in a patient on dialysis. Ann. intern. Med. 111 (1989) 179–181

147 Roggo, A.L. Fillipini, A. Colombi: The effect of hemodialysis on omeprazole plasma concentrations in the anuric patient: a case report. Int. J. clin. Pharmacol. Ther. Toxicol. 28 (1990) 115–117

148 Rominger, K.L., W. Pollmann: Vergleichende Pharmakokinetik von Fenoterol-Hydrobromid bei Ratte, Hund und Mensch. Arzneimittel-Forsch. 22 (1972) 1190

149 Rubenstein, A.H., J. Spitz: Role of the kidney in insulin metabolism and excreting. Diabetes 17 (1968) 161

150 Rumpf, K.W.: „Muskelsyndrom" und Nierenfunktionsverschlechterung durch Lipidsenker – ein schlechter Tausch? Arzneiverordn. in d. Prax. 3 (1984) 32
151 Sandyk, R., C. Bernich, S.M. Lee, L.Z. Stern, R.P. Iacono, C.R. Bamford: L-DOPA in uremic patients with the restless legs syndrome. Int. J. Neurosci. 35 (1987) 233
152 Schaumlöffel, E.: Pharmakokinetische Studien mit radioaktiv markiertem N-Prophyl-Ajmaliniumhydrogentartrat an Ratte und Mensch. Med. Welt 25 (1974) 2008
153 Scheler, F., W. Wigger, D. Höffler, E. Quellhorst: Steigerung der Digitalistoxizität bei eingeschränkter Nierenfunktion. Dtsch. med. Wschr. 90 (1965) 1614–1620
154 Schentag, J.J., F.B. Cerra, G. Calleri, E.D. Glopper, J.G. Rose, H. Bernhard: Pharmacokinetic and clinical studies in patients with cimetidine-associated mental confusion. Lancet 1979/I, 177
155 Scholz, H., U. Schwabe: Taschenbuch bei Arzneibehandlung. Thieme, Stuttgart 1994
156 Schomerus, M., B. Stieten, B. Spiegelhalder, M. Eichelbaum: Die physiologische Verteilung von ^{14}C-Verapamil beim Menschen. Vortrag 16. Frühjahrstagung der Deutschen Pharmakologischen Gesellschaft, Mainz 1975
157 Schrader, J., G. Schoel, M. Kandt et al.: Bedeutung der 24-Stunden-Blutdruckmessung bei sekundärer Hypertonie. Z. Kardiol. 80, Suppl. 1 (1991) 21–27
158 Seyffart, G.: Drug Dosage in Renal Insufficiency. Kluwer, Norwell 1991
159 Shirkey, R.J., C.B. Gellet, D.C. Kappatos, T.J.B. Maling, A. Macdonald: Distribution of sodium valproate in normal whole blood and in blood from patients with renal or hepatic disease. Europ. J. clin. Pharmacol. 28 (1985) 447
160 Silverberg, D.S., R.A. Ulan, M.A. Baltzan, R.B. Baltzan: Experiences with high doses of furosemide in renal disease and resistant edematous states. Canad. med. Ass. J. 103 (1970) 2
161 Sladek, N.E.: Bioassay and relative cytotoxic potency of cyclophosphamide metabolites in vitro and in vivo. Cancer Res. 33 (1973) 1150
162 Selvin, M.L.: Clinical pharmacology of etoposide. Cancer 67 (1991) Suppl. 319–329
163 Soung, L.S., T.S. Ing, J.T. Daugirdas, M.J. Wu, V.C. Gandhi, P.T. Ivanovich, J.E. Hano, G.W. Viol: Amantadine hydrochloride pharmacokinetics in hemodialysis patients. Ann. intern. Med. 93 (1980) 46
164 Staks, T., W. Seigert, B.I. Wenzel-Hora, A. Fuhrmeister: Organspecific and general tolerance of iotrolan 280 after intravenous administration: phase I study in healthy volunteers. In: Recent developments in nonionic contrast media. Fortschr. Röntgenstr., Suppl. 128 (1989) 33–38
165 Steinhoff, J., T. Mansky, M. Reitz, E. Schulz, K. Sack: Pharmakokinetik von Hydroxyäthylstärke bei Patienten unter Hämodialyse und Hämofiltration. Nieren- und Hochdruckkr. 17 (1988) 411–414
166 Stierlin, H.J.W. Faigle, A. Colombi: Pharmacokinetics of diclofenac sodium (Voltaren) and metabolites in patients with impaired renal function Scand. J. Rheumatol. Suppl. 22 (1978) 30
167 Sturn, W., R. Sanwald, R. Ehninger: Pharmakokinetik von Cisplatin bei chronischer Hämodialyse-Behandlung. Dtsch. med. Wschr. 114 (1989) 337–339
168 Summerfield, R.J., M.C. Allen, R.A. Moore, J.W. Sear, H.J. McQuay: Buprenorphine in end stage renal failure. Anaesthesia 40 (1985) 914
169 Szeto, H.H., C.E. Inturrisi, R. Houde, S. Saal, J. Cheigh, M.M. Reidenberg: Accumulation of normeperidine, an active metabolite of meperidine, in patients with renal failure or cancer. Ann. intern. Med. 86 (1977) 738
170 Toon, S.R., R. Gokal: Effects of impaired renal function on the oral pharmacokinetics of fluconazol. 10th Congress of the International Society of Human and Animal Mycology. Barcelona 1988, Abstract 95
171 Traeger, A., G. Stein, M. Kunze, J. Zaumseil: Zur Pharmakokinetik von Indomethazin bei nierengeschädigten Patienten. Int. J. clin. Pharmacol. Ther. Toxicol. 6 (1972) 237
172 Treiber, G., U. Gladziwa, T.H. et al.: Tripotassium dicitrate bismuthate: absorption and urinary excretion of bismuth in patients with normal and impaired renal function. Aliment. Pharmacol. Ther. 5 (1991) 491–502
173 Urbanczik, R.: Tuberkulosetherapie bei Patienten mit Niereninsuffizienz, Dialyse und nach Nierentransplantation. Prax. Klin. Pneumol. 37 (1983) 436–441
174 Vega, G.L., S.M. Grundy: Lovastatin therapy in nephrotic hyperlipidemia: effects on lipoprotien metabolism. Kidney int. 33 (1988) 1160
175 Vollmer, K.O., A. von Hodenberg: On the metabolism of ethyl-DL-trans-2-dimethylamino-1-phenyl-cyclohex-3-ene-trans-1-carboxylate hydrochloride (Tilidine-HC1). 3rd Communication: renal elimination of metabolites in rat, dog and man. Arzneimittel-Forsch. 27 (1977) 1706
176 Volz, M., H.M. Kellner: Kinetics and metabolism of pyrazolones (propyphenazone, aminopyrine and dipyrone). Brit. J. clin. Pharmacol. 10, Suppl. 2 (1980) 299
177 Way, E.L., P.K. Smith, D.L. Howie, R. Weiss, R. Swanson: The adsorption, distribution, excretion and fate of para-aminosalicylic acid. J. Pharmacol. exp. Ther. 93 (1948) 368
178 Weihrauch, T.R., H. Köhler, D. Höffler, H. Rieger, J. Kriegelstein: Neurotoxicity of different penicillins and the effect of diazepam and phenytoin on penicillin-induced convulsions. In Williams, J.D., A.M. Geddes: Chemotherapy, Pharmacology of Antibiotics, 4th ed. Plenum, New York 1976 (p. 339)
179 Weihrauch, T.R., H. Köhler, D. Höffler: Nebenwirkungen bei hochdosierter intravenöser Penicillintherapie. Therapiewoche 25 (1975) 3080
180 Weily, H.S., E. Genton: Pharmacokinetics of procainamide. Arch. intern. Med. 130 (1972) 366
181 Woenckhaus, J.W.: Urämiebedingte Störungen des Insulinstoffwechsels. Med. Klin. 67 (1972) 366
182 Zumkley, H., F. Wessels, R. Winter, P. Palm: Magnesiumintoxikation bei Niereninsuffizienz. Med. Klin. 69 (1974) 587

29 Heimhämodialyse

R. Krämer

Einleitung und historische Entwicklung

In den frühen 60er Jahren etablierte sich die Heimhämodialyse (HHD) für eine zunehmende Zahl von Patienten als leicht verfügbare, kostengünstige Methode.

In größerem Umfang wurde diese Behandlungsform seit 1964 von den Arbeitsgruppen um Scribner (Seattle), Merill (Boston) und Shaldon (London) durchgeführt (2, 6, 16).

Man konnte hiermit die knappen Behandlungskapazitäten der Kliniken erweitern und auch solche Patienten therapieren, die weit vom nächsten Dialysezentrum wohnten. Für viele Nierenkranke war damals die HHD die einzig mögliche Nierenersatztherapie, zumal auch Nierentransplantationen nur in sehr geringem Umfang durchgeführt wurden. Trotz anfänglicher Skepsis gegenüber dieser Selbstbehandlungsmethode wurden zunehmend mehr Patienten trainiert, und die Therapie konnte sich erfolgreich durchsetzen (4). Für die sichere Handhabung der HHD ist ein störungssicheres Monitoring der Dialysegeräte erforderlich, was einen raschen Fortschritt der Dialysetechnik bewirkte.

Die von Kritikern dieser Behandlungsform befürchteten höheren Komplikationsraten blieben aus. Vielmehr ergab sich überraschenderweise eine teilweise wohl selektionsbedingt höhere Überlebensrate gegenüber der Zentrumsdialyse bei verbesserter sozialer und beruflicher Rehabilitation (7, 24). Der zusätzliche Wegfall der Zeit der Anfahrt zu den Zentren und die Möglichkeit individueller Dialysezeiten brachten den Patienten einen zusätzlichen Freiheitsgewinn, und somit wurde die HHD bei Vorliegen bestimmter Voraussetzungen (s.u.) auch unabhängig von Kapazitäts- und Kostengesichtspunkten über viele Jahre als Behandlungsform der Wahl angesehen.

Bis vor etwa 20 Jahren wurden noch fast 30% aller Dialysepatienten mit der HHD behandelt. Seither hat sich die Zahl kontinuierlich verringert. Zur Zeit betreiben nur noch weniger als 2% aller behandlungsbedürftigen Patienten HHD. Für diese Entwicklung sind folgende Gründe anzuführen:

- Inzwischen stehen Dialysezentren flächendeckend zur Verfügung. Viele Patienten sehen die Nierenersatztherapie mehr als vorübergehende Behandlung bis zu einer erfolgreichen Nierentransplantation und sind für eine Selbstbehandlungsmethode nicht zu motivieren.
- Auch ökonomische Gründe der Dialyseanbieter könnten in Betracht kommen, mit der Folge, daß in vielen Zentren HHD-Programme überhaupt nicht angeboten werden. Die zunehmende Verbesserung der CAPD-Technik in den letzten Jahren hat als gute alternative Selbstbehandlungsmethode ohne Partner die HHD verdrängt.

Gab es nach der EDTA-Statistik 1981 noch ca. 20% HHD- gegenüber nur ca. 2% CAPD-Patienten, so wurden 1993 nur noch ca. 2% HHD-Patienten gegenüber ca. 7% CAPD-Patienten registriert.

Im folgenden sollen Prinzipien, praktische Durchführung sowie Vor- und Nachteile der HHD dargestellt und auf die zukünftige Entwicklung eingegangen werden.

Definition und Prinzip

Bei der HHD führt der Patient mit Hilfe eines Partners die in der Regel unkomplizierte Dialysebehandlung selbständig in seiner Wohnung durch, nachdem er selbst und sein Partner während eines Trainings (findet in der Regel im Dialysezentrum statt) mit der Bedienung des Dialysegerätes und den erforderlichen Maßnahmen bei möglichen technisch-apparativen wie auch medizinischen Komplikationen während des Dialysevorgangs vertraut gemacht worden sind.

Das Dialysezentrum stellt die zur HHD erforderlichen Geräte zur Verfügung und übernimmt die Versorgung mit den dazu notwendigen Dialysehilfsstoffen, Medikamenten und Dienstleistungen. Die Geräte verbleiben im Eigentum des Zentrums. Von der HHD zu unterscheiden sind (21):

- *Limited-care-Dialyse* oder „zentrale HHD", die von solchen Patienten ambulant im Dialysezentrum unter Assistenz ausgebildeten Personals durchgeführt wird, bei denen in der Regel eine unkomplizierte Dialyse möglich ist, für die jedoch HHD in Ermangelung einer geeigneten Wohnung oder eines geeigneten Partners nicht in Frage kommt;
- *Zentrumsdialyse* als ebenfalls ambulante Behandlung für Patienten, die aus somatischen oder psychischen Gründen auch beim Dialysevorgang selbst dauernder ärztlicher Betreuung bedürfen;
- *Klinikdialyse* als stationäre Behandlung für Risikopatienten, die durch Begleiterkrankungen selbst so gefährdet sind, daß unter Intensivbehandlungsbedingungen therapiert werden muß.

Während bei der Durchführung von HHD und Limited-care-Dialyse der betreuende Arzt zwar erreichbar und verfügbar, jedoch nicht präsent sein muß, ist er bei der Zentrumsdialyse ständig anwesend.

Auswahlkriterien

Der Umfang medizinischer und psychosozialer Auswahlkriterien zur Beurteilung potentieller HHD-Patienten und ihrer Partner wird zwangsläufig in jedem Zentrum unterschiedlich sein und vorwiegend von persönlicher Erfahrung, aber auch von Kapazitätsgesichtspunkten bestimmt werden (15, 18).

Patient

Der für die HHD geeignete Patient sollte medizinisch unproblematisch und stabil an der Dialyse sein sowie eine gut funktionierende, einfach punktierbare Fistel haben.

Ein Mindestmaß an Intelligenz ist selbstverständliche Voraussetzung bei Patient und Partner. Hierbei kommt es weniger auf Schulbildung an als vielmehr auf Konzentrations- und Aufnahmefähigkeit und eine Art „praktische Vernunft" sowie auf ein normales technisches Verständnis. Dies zusammen erleichtert das Erlernen der Routine-HHD. Die verbale Ausdrucksfähigkeit mit Erlernen der fachspezifischen Nomenklatur ist für die Kommunikation mit dem Zentrum bei einem eventuellen Komplikationsfall nötig. Der HHD-Patient sollte eine „ausgeglichene Persönlichkeit" vorweisen (schwer objektivierbar). Höheres Alter muß keine Kontraindikation sein.

Medizinische Kontraindikationen sind: schwere Herz-Kreislauf-Erkrankungen, ausgeprägte zerebrovaskuläre Insuffizienz, schwer kontrollierbarer Diabetes mellitus, labiler Hypertonus und Krampfleiden.

Patienten mit Malignomerkrankung und absehbarer begrenzter Lebenserwartung wird man nur in Ausnahmefällen der HHD zuführen.

Psychosoziale Kontraindikationen sind: urämieunabhängige Psychosen, Drogenabhängigkeit und Alkoholismus.

Zusammenfassung: Ein dauerhafter Erfolg der Behandlung wird nur dann erreicht werden, wenn der Patient bei relativer Unabhängigkeit streng kooperativ und diszipliniert das Behandlungsregime einhält. Die Selbstverantwortlichkeit aber unterstützt den Patienten in seinem Streben nach medizinischer und psychosozialer Rehabilitation (17).

Partner

Partner des HHD-Patienten wird in der Regel der Ehe- oder Lebensgefährte sein. In Ausnahmefällen kommt eine HHD mit einer ausgebildeten Hilfsperson ohne schon vorher bestehende emotionale und soziale Bindungen in Betracht. Besondere Probleme ergeben sich bei Kindern und Jugendlichen (1), die mit Hilfe der Eltern HHD durchführen. Die notwendige Entwicklung zur Selbständigkeit wird möglicherweise verhindert, und regressive Verhaltensmuster werden gefördert. Auch sollte ein familiärer Druck durch Abhängigkeit dadurch vermieden werden, daß erwachsene Kinder nicht als Partner eines Elternteils fungieren.

Da der Grundsatz der Selbstverantwortlichkeit des Patienten bestimmend für den Erfolg der HHD-Behandlung ist, sollte sich die Rolle des Partners auf Hilfeleistung beim An- und Abschließen und auf Verfügbarkeit bei technischen und medizinischen Komplikationen beschränken. Der Patient sollte seinem Partner in der Beherrschung des Gerätes überlegen sein. Übernimmt der Partner zu weitgehende Funktionen, so werden beim Patienten aktive Krankheitsverarbeitung und Selbstvertrauen gefährdet (14). Krankheitsbedingte soziale und familiäre Rollenkonflikte können sich insbesondere bei männlichen Patienten verschärfen (17).

Auch bei korrekter Rollenverteilung ist die Lebenspartnerschaft durch die dauernde Konfrontation mit der Krankheitsproblematik erheblichen Belastungen ausgesetzt. Sind schon vorher bestehende Partnerschaftskonflikte ersichtlich, sollte man deshalb jeden Anschein moralischen Drucks vermeiden und zur Zentrumsdialyse raten. Leider gibt es bisher keine befriedigende Methode, um die psychische Belastbarkeit eines Patienten und seiner Angehörigen vor Aufnahme eines HHD-Trainings abzuklären (12).

Vorbereitung und Training

Vorbereitung

Bevor der Entschluß zur HHD gefällt wird, muß zunächst geprüft werden, ob die häuslichen Voraussetzungen für die Einrichtung einer HHD gegeben sind. Desweiteren sind ausführliche Gespräche mit dem Ziel des gegenseitigen Kennenlernens und der Meinungsfindung nötig. Nur so kann sich der betreuende Arzt ein Bild der Persönlichkeiten von Patient und Partner machen und beurteilen, ob eine HHD in Frage kommt. Ein Zusammentreffen mit einem erfahrenen Heimpatienten kann am besten während einer Dialyse bei ihm zu Hause zur Motivation arrangiert werden. Es hat sich bewährt, falls im Dialysezentrum ausreichend Räume zur Verfügung stehen, neu dialysepflichtige Patienten in einem eigenen Raum zu dialysieren, bis nach Abklingen der anfänglichen urämischen Symptomatik ein Urteil über die Eignung zur HHD getroffen werden kann (9). Erfahrungsgemäß macht es große Schwierigkeiten, Patienten, die sich im Zentrum an eine mehr passive Krankheitsrolle gewöhnt haben, nachträglich für die HHD zu motivieren (8). Die Erfahrung zeigt, daß es ermutigend wirkt, wenn ein bereits erfahrener HHD-Patient im gleichen Raum behandelt und trainiert wird. Er kann demonstrieren, wie man die zunächst unbewältigbar erscheinende Aufgabe meistern kann.

Sind Patient und Partner im Einvernehmen mit dem Behandlungsteam für die HHD entschlossen, so kann mit dem Training begonnen werden.

Training

Es hat sich bewährt, das HHD-Training räumlich getrennt von der Zentrums- und Limited-care-Dialyse, d.h. zumindest in einem eigenen Trakt oder Raum des Dialysezentrums, durchzuführen. Das Training erfordert im Durchschnitt 3 Monate. Patient und Partner erhalten während dieser Trainingszeit vom Krankenversicherungsträger nachgewiesenen Lohnausfall (22); ein finanzielles Entgelt für die spätere Partnerleistung bei der HHD steht den Versicherten in Deutschland jedoch bisher nicht zu (23).

An das Trainingsteam (Arzt, Schwester, Pfleger, Techniker) werden besondere fachliche, pädagogische und psychologische Anforderungen gestellt. Regelmäßige Weiterbildung ist wünschenswert; Teamgespräche über den Fortgang des Trainings sind zur Abstimmung der Trainingsinhalte unerläßlich. Jeder Trainingspatient sollte kontinuierlich von einer Pflegekraft betreut werden, für deren Vertretung im Urlaub- und Krankheitsfalle gesorgt sein muß.

Da die Pflegekräfte die Hauptlast des Trainings tragen, werden von ihnen nicht nur fundiertes theoretisches Wissen und praktische Perfektion, sondern auch Konsequenz, didaktische Fähigkeiten und Geduld verlangt, um stufenweise die Selbstverantwortlichkeit bei Patient und Partner fördern zu können, ohne den Patienten zu gefährden. Regressive Verhaltensweisen in der Anfangsphase (z.B. Punktionsangst) gilt es ebenso geschickt abzufangen wie mögliche Selbstüberschätzung gegen Trainingsende oder Rivalitätsprobleme, die sich aus der Dreierbeziehung Patient-Partner-Trainingsschwester/Pfleger ergeben können (12).

Diese hohen Anforderungen während des Trainings können bei den ausbildenden Pflegekräften zur fachlichen Vervollkommnung und menschlichen Reife beitragen. Ein erfolgreich abgeschlossenes HHD-Training wird von der gesamten Trainingsgruppe als motivierendes Erfolgserlebnis empfunden.

Ob der Partner von Anfang an am Training teilnehmen oder erst später hinzugezogen werden soll, ist Ansichtssache. Da der Patient aus psychologischen Gründen dem Partner in der Beherrschung des Dialysegerätes überlegen sein sollte, genügt es in der Regel, den Partner zum gegenseitigen Kennenlernen und zur Klärung persönlicher und organisatorischer Fragen bei Trainingsbeginn kurz hinzuzuziehen und ihn erst später, in der zweiten Hälfte der Trainingszeit, am Gerät auszubilden. Dieses Vorgehen unterstützt das Ziel, Konflikte zu vermeiden und dem Partner eine Sekundärrolle in der Verantwortlichkeit zu übertragen.

Grundlage des Trainings sollte ein schriftlich fixiertes *Trainingsprogramm* sein, das dem Patienten zur häuslichen Rekapitulation zur Verfügung steht. Dieses Trainingsbuch kann das persönliche Gespräch sowie zusätzliche Film-, Diapositiv- oder Videoprogramme, die zur gleichzeitigen Schulung mehrerer Patienten verwendet werden können, nicht ersetzen.

Informationen über das diätetische und medikamentöse Regime sowie die berufliche und soziale Situation sollten zu Beginn erfolgen; möglichst frühzeitig sollte auch mit der schwierigsten Aufgabe, nämlich dem Erlernen der Fistelselbstpunktion, begonnen werden. Eine *Checkliste* dient zur Kontrolle der behandelten Programmpunkte. Sie erlaubt dem verantwortlichen Arzt, sich durch Stichproben vom Erfolg des Trainings zu überzeugen und vor Trainingsabschluß sämtliche vom Patienten/Partner erlernten Fertigkeiten zu prüfen. Aus rechtlichen Erwägungen wird die Checkliste dann von Patient, Partner und Trainingsteam zur Dokumentation der erfolgten Unterweisung abgezeichnet (als Beispiel eines Mindesttrainingsprogramm s. Tab. 29.1).

Man kann Patient und Partner nicht auf jeden denkbaren Störfall vorbereiten. Wesentlich ist jedoch, daß sie die Routinedialyse beherrschen, medizinische und technische Komplikationen erkennen und, falls ihnen deren Behebung nicht möglich ist, ausreichend in der Terminologie geschult sind, um sich im Zentrum telephonisch Anweisungen zu holen. Obwohl im Verlauf des Trainings Patient und Partner mehr und mehr auf sich selbst gestellt werden und ihre Reaktionsfähigkeit auch durch simulierte Störfälle (z.B. Wasser- oder Stromausfall) geschult wird, sollte nie der Eindruck entste-

Tabelle 29.1   Minimaltrainingsprogramm

Medizinisches Grundwissen
- Nierenfunktion
- Flüssigkeitshaushalt und Kreislaufregulation
- Körperhygiene
- Fistelfunktion und -komplikationen
- Diät
- Medikamente
- Laborparameter und ihre Bewertung

Technisches Grundwissen
- Wirkungsweise des Dialysegerätes
- Wirkungsweise des Dialysators
- Wasseraufbereitung
- Wirkungsweise der Umkehrosmose

Routinedialyse
- Vorbereitung des Dialysegerätes/Dialysators
- Prüfung der Alarme
- Punktion
- Anschließen
- Heparinisierung und deren Kontrolle
- Blutdruck- und Pulsmessung
- Ultrafiltrationskontrolle
- Injektionen (z.B. Erythropoetin, Vitamine)
- Retransfusion und Abschließen
- Reinigung des Dialysegerätes

Komplikationstraining
- Blutdruckabfall, Blutdruckanstieg
- Fistelprobleme
- Muskelkrämpfe und ihre Behandlung
- Fieberreaktion
- Abschließen im Notfall
- Verhalten bei Strom- und Wasserausfall

Organisatorisches
- Protokollführung
- Kontaktaufnahme mit dem Zentrum und der Klinik (Terminologie)
- Versorgung und Entsorgung
- Weiterbetreuung nach HHD-Beginn
- Rolle des Hausarztes

hen, daß Fragen um Rat als Versagen gewertet werden könnten.

Bei der ersten HHD ist die Trainingsschwester/der Pfleger anwesend, da dies den Übergang zur Heimbehandlung („Abnabelung") erleichtert. Dabei überzeugt sie sich von der sachgerechten Lagerung des Verbrauchsmaterials und überprüft, ob die erforderlichen Medikamente (z. B. isotone Kochsalzlösung, Heparin) sowie Ersatzdialysatoren, Notlampe und Telephon griffbereit sind.

Der gleichzeitige Besuch des Dialysearztes während der ersten HHD kann genutzt werden, um den Hausarzt des Patienten über die Dialyseproblematik persönlich zu informieren, wodurch die Zusammenarbeit gefördert wird. Nicht selten ergeben sich vor Ort auch noch zusätzliche Erkenntnisse über das familiäre und soziale Umfeld des Patienten.

Technische Voraussetzungen

Raumbedarf

Damit die späteren Installationsarbeiten reibungslos ablaufen können, ist es vorteilhaft, schon mit dem Trainingsbeginn die Planung für den künftigen HHD-Raum anhand einer Grundrißskizze fertigzustellen. Dabei ist zu bedenken, daß der Raumbedarf für die Aufstellung des Dialysegeräts mit Bett bzw. Liege und Körperwaage sowie zur Lagerung kleinerer Mengen Verbrauchsmaterials und einer Sitzgelegenheit für den Partner mindestens 12 m^2 beträgt. Der HHD-Raum sollte trocken, sauber und ausreichend belüftbar sein. Zusätzlich braucht man Lagerraum für großvolumige Packungseinheiten (Dialysatoren, Konzentratkanister), der bei üblichen Belieferungsintervallen mit 4 m^2 ausreichend dimensioniert ist.

Als Dialyseraum ist ein Zimmer ideal, das anderweitig nicht benötigt wird und nahe bei der Versorgung bzw. Entsorgung bezüglich Elektrizität, Wasser, Abwasser und Telephon liegt.

Im Eigenheim bieten sich auch ausbaufähige Keller- bzw. Dachräume an. In kleineren Mietwohnungen muß jedoch oft auf das Schlafzimmer zurückgegriffen werden, wobei aus Platzgründen die Wasseraufbereitungsanlage meist nur in einem angrenzenden Raum untergebracht werden kann.

Wegen der zwangsläufigen Einschränkungen des Familienlebens hat es sich nicht bewährt, den Wohnraum für die Dialyse zu nutzen, wenn auch dies von den zu Opfern bereiten Angehörigen anfangs häufig vorgeschlagen wird. Auch ein Umzug in eine größere Wohnung – falls nicht aus anderen Gründen sowieso vorgesehen – ist problematisch, da hierdurch soziale Bindungen der Familienmitglieder (Schule, Freundeskreis) zerstört werden können.

Soll die HHD in einer Mietwohnung durchgeführt werden, ist der Vermieter rechtzeitig hiervon zu unterrichten, da sein Einverständnis für die notwendigen Installationen erforderlich ist.

Elektrische Versorgung

Nach der medizinischen Geräteverordnung (MedGV) muß die Installation für den Dialyseplatz von einer vom örtlichen EVU (Elektroversorgungsunternehmen) zugelassenen Elektrofachkraft nach den jeweils gültigen VDE-(Verband-Deutscher-Elektrotechniker-) Vorschriften durchgeführt werden (VDE 0100, VDE 0107, VDE 0753, K 227).

Es gibt zwei Möglichkeiten der Elektroinstallation:

Elektroinstallation mit Trenntrafo

Hierdurch wird der Elektroinstallationsaufwand auf ein Minimum reduziert. In dem Raum, in dem die Dialyse durchgeführt werden soll, muß keine besondere Elektroinstallation durchgeführt werden. Die 220-V-Schukosteckdose mit dem zu verwendenden Stromkreis für den Trenntrafo soll nach Möglichkeit mit 16 A je nach verwendetem Trenntrafo (2,5 kW) abgesichert sein. Das Dialysegerät ist an die CEE-Steckdose anzuschließen (Konformitätszertifizierung elektrotechnischer Erzeugnisse). Zusätzliche Elektrogeräte, z. B. Stehlampen, die der Patient während der Dialyse benutzen kann, sind an die Zusatzsteckdosen anzuschließen. Elektrogeräte, die an der normalen Hausinstallation betrieben werden, sind so aufzustellen, daß der Patient diese Geräte während der Dialyse nicht erreichen kann.

Elektroinstallation mit Versorgungsleitungen zur Unterverteilung

Für diese Art der Installation gibt es vorgefertigte Elektroeinheiten (mit FI-Schutzschalter 30 mA, CEE-Steckdose, Steckdose für Zusatzgeräte), welche in der Nähe des Behandlungsplatzes anzubringen sind.

Unter FI-Schaltern versteht man *Fehlerstromschutzschalter*; bei dieser Schaltungsart wird der dem Gerät zufließende Strom mit dem vom Gerät abfließenden Strom verglichen. Tritt im Gehäuse ein Stromverlust auf (z. B. Gehäusekontakt einer schadhaften Leitung mit Stromabfluß über den Schutzleiter), wird durch die FI-Schaltung das Gerät allpolig abgeschaltet.

Der Fehlerstromschutzschalter ist alle 6 Monate durch Betätigen der Prüftaste zu kontrollieren.

Vom Wohnungsverteiler ist eine gesonderte Zuleitung (Querschnitt mindestens $3 \times 2,5$ mm^2) zu verlegen. Die Versorgungsleitung ist im Wohnungsverteiler selektiv abzusichern. An die Potentialausgleichsschiene der Elektroeinheit sind alle leitenden Teile anzuschließen, die der Patient während der Dialyse berühren kann (z. B. Wasserleitungen, Heizungsleitungen, Gasrohre, Heizkörper). Der Querschnitt der Potentialausgleichsleitung ist aus massiver 4-mm^2-Kupferleitung zu erstellen. Die Potentialausgleichsleitung kann entfallen, wenn die leitfähigen Teile abgedeckt oder verkleidet werden. Der Anschluß des Dialysegerätes und zusätzlicher Elektrogeräte erfolgt analog zur Elektroinstallation mit Trenntrafo.

Vor Beginn der HHD-Behandlung muß beim Versorgungsunternehmen sichergestellt werden, daß der Patient künftig von vorhersehbaren Stromabschaltungen Kenntnis erhält. Als Notbeleuchtung ist eine batteriebetriebene Leuchte vorzusehen.

In der Nähe des Dialyseplatzes muß ein Telephon vorhanden sein, damit im Komplikationsfalle das betreuende Zentrum rasch erreicht werden kann.

Wasserinstallation

Das aus der Leitung kommende Wasser mit Trinkwasserqualität wird mit einer Kleinumkehrosmose von chemischen Substanzen (z.B. Calcium, Magnesium, Phosphate, Nitrate, Aluminium) sowie von mikrobiologischen Verunreinigungen befreit. Bei sehr hartem Wasser kann das Vorschalten eines Enthärters zweckmäßig sein, um die Lebensdauer der Umkehrosmosemodule zu verlängern. Zusätzliche Feinfilter unmittelbar vor der Osmose (Porengröße 10 µm) verhindern mechanische Verunreinigungen.

An den Wasserhahn ist eine Sicherungskombination laut DIN 1988, bestehend aus Rückflußverhinderer und Rohrbelüfter, anzubringen. Für die Wasserzuleitung genügt eine $^1/_2$-Zoll-Leitung. Der Wasserhahn ist 30 cm über den höchsten wasserführenden Teil aller nachgeschalteten Geräte anzubringen. Bei Osmosegeräten mit freiem Auslauf genügt es, den Wasserhahn 30 cm höher als die Osmose zu montieren.

Zur Vermeidung größerer Wasserschäden ist es ratsam, einen Wasserwächter (Schlauchbruchsicherung) an die Sicherungskombination des Wasserhahns fest anzubauen.

Die bei der HHD anfallenden Abwässer können über eine Abflußleitung von 40 mm Durchmesser sicher abgeleitet werden. Auf freien Ablauf (mit Luftstrecke) zur Verhinderung von Keimrückwanderung ist zu achten.

Es empfiehlt sich eine Kontaktaufnahme mit dem zuständigen Wasserwerk, das den Heimpatienten über vorhersehbare Wasserabschaltungen informieren sollte.

Langzeitbetreuung

Telefonische Rufbereitschaft

Für den HHD-Patienten muß im Falle technischer oder medizinischer Schwierigkeiten die jederzeitige Kontaktaufnahme mit dem betreuenden Zentrum möglich sein. Dies ist durch die Einrichtung einer telephonischen Rufbereitschaft gewährleistet, an der Ärzte, Pflegepersonal und Techniker teilnehmen. Das an der Rufbereitschaft partizipierende Pflegepersonal muß im Erkennen und Erfragen von Komplikationen geschult sein, um dem Patienten und dem Partner detaillierte und verständliche Anweisungen geben zu können, und es muß beurteilen können, wann der Dialysearzt hinzugezogen werden muß.

Falls im Einzelfall aus organisatorischen Gründen keine ununterbrochene 24-Stunden-Rufbereitschaft angeboten werden kann, dürfen die Patienten nicht außerhalb der Bereitschaftszeiten zu Hause dialysieren.

Technische Betreuung

Die technische Betreuung des HHD-Patienten umfaßt die regelmäßige Wartung des Dialysegerätes und der Wasseraufbereitungsanlage sowie die Behebung akuter technischer Mängel. Die meisten Dialysezentren mit HHD-Angebot haben eigene Techniker; es besteht aber auch die Möglichkeit, daß dieser Service von einer Technikerzentrale aus für mehrere Dialysezentren übernommen wird.

Der Einsatz des Technikers außerhalb der üblichen Arbeitszeit ist nur selten erforderlich, da im allgemeinen jede HHD ohne medizinisches Risiko um 24 Stunden verschoben werden kann. Da durch entsprechende Ersatzteilhaltung und die heute übliche Modultechnik die Beseitigung einer Störung in der Regel innerhalb kurzer Zeit möglich ist, sollten technische Defekte nicht Anlaß einer „Auffangdialyse" sein.

Einem aufmerksamen Techniker kommt noch insofern eine zusätzliche Rolle zu, indem er im Rahmen seiner regelmäßigen Hausbesuche Gelegenheit hat, Informationen und Eindrücke zu gewinnen, die für die weitere medizinisch-psychologische Betreuung von Patient und Partner sehr wichtig sein können. Im Trainingsteam sollte deshalb ein regelmäßiger Informations- und Gedankenaustausch stattfinden.

Für die Materialversorgung ist das betreuende Zentrum zuständig. Als Erstausstattung werden leihweise zur Verfügung gestellt: Dialysegerät, Umkehrosmose und die dazugehörige Versorgungseinheit sowie Waage und Blutdruckapparat. Für die Anschaffung einer Dialyseliege bzw. eines Bettes wird in gewissem Umfang ein Zuschuß gewährt. Für HHD-bedingte Mehrkosten an Wasser, Strom und Telephongebühr zahlt der Dialyseanbieter dem Patienten einen monatlichen Pauschbetrag. Mit den Kostenträgern muß eine Vereinbarung getroffen werden, daß diese Investitions- und Dauerkosten mit der Sachkostenpauschale abgedeckt sind. Die Verbrauchsmaterialien (Dialysatoren, Konzentrate, Schlauchsysteme, Punktionsnadeln usw.) müssen, angepaßt an den Lagerraum, in regelmäßigen Intervallen geliefert werden, meist in Abständen von 3 Monaten entsprechend der schriftlichen Bestellung des Patienten.

Die *Materialentsorgung* wird im Zeichen des Umweltschutzes zunehmend ein Problem. Da bei der Dialyse fast ausschließlich Einmalartikel benutzt werden, entsteht eine immense Müllbelastung pro Patient und Jahr. Nach dem Merkblatt des Bundesgesundheitsamtes über die Vermeidung und Entsorgung von Abfällen aus öffentlichen und privaten Einrichtungen des Gesundheitsdienstes (Mai 1991) gehört der Dialysemüll zur Abfallgruppe B und kann demzufolge in gut verschlossenen Kunststoffsäcken mit der kommunalen Müllabfuhr abtransportiert werden. Die Punktionskanülen sind in fest verschließbaren, durchstichsicheren Behältern (z.B. Konzentratkanister oder Schraubgläser) auf die gleiche Weise zu entsorgen. Wiederverwertbare Verpackungsmaterialien wie z.B. leere Kanister und Kartonagen können dem Recycling zugeführt werden.

Liegt bei dem Patienten eine Virushepatitis B oder C vor, ist von der Kommission für Krankenhygiene und Infektionsprävention des Bundesgesundheitsamtes bisher noch nicht eindeutig festgelegt worden, ob der Dialysemüll als infektiöser Abfall der Gruppe C anzusehen ist und somit als Sondermüll entsorgt werden muß. Bundesweit sind die Verordnungen hier auf landes- sowie kommunalrechtlicher Ebene sehr unterschiedlich, so daß im Einzelfalle der verantwortliche Nephrologe in Absprache mit dem Gesundheitsamt eine Regelung für den Heimpatienten treffen muß.

Medizinische Betreuung

Die medizinische Betreuung des Heimpatienten erfordert zusätzlich zu der Rufbereitschaft regelmäßige ärztliche Untersuchungen im Dialysezentrum. Zu Beginn der Heimdialyse sind engmaschige Untersuchungsintervalle ratsam, da sich erfahrungsgemäß in der Anfangsphase unerwartete Fragen und Probleme ergeben. Später sind Untersuchungsintervalle von 6–8 Wochen je nach Kooperationsfähigkeit der Patienten sinnvoll.

Im Rahmen der Untersuchung wird die Zwischenanamnese erhoben; es werden die Dialyseprotokolle durchgesehen und ggf. aufgetretene Komplikationen medizinischer oder technischer Art besprochen. Bei Erhebung des körperlichen Status ist auf Zeichen inadäquater Dialyse und der Überwässerung sowie auf das Blutdruckverhalten zu achten. Notwendige Therapieänderungen werden mit dem Patienten besprochen.

In welchem Umfang und in welchen zeitlichen Abständen Laborkontrollen und apparativ-diagnostische Untersuchungen routinemäßig durchgeführt werden, ist von Zentrum zu Zentrum unterschiedlich. Anhaltspunkte gibt das bei uns übliche Untersuchungsschema (Tab. 29.2).

Das Ergebnis der Laboruntersuchung wird dem Patienten schriftlich oder telephonisch mitgeteilt, und ggf. werden therapeutische Konsequenzen besprochen.

Tabelle 29.2   Beispiel eines Katalogs routinemäßiger Laboruntersuchungen und technisch-apparativer Untersuchungen bei Heimdialysepatienten

Untersuchung	Bei jeder Kontrolle (nach 6–8 Wochen)	Halbjährlich	Jährlich	Bei besonderer Indikation
Blutbild	×			
Differentialblutbild		×		
Natrium	×			
Kalium	×			
Calcium	×			
Phosphat	×			
Harnstoff	×			
Harnstoff nach Dialyse			×	
Kreatinin	×			
Harnsäure	×			
SGPT	×			
SGOT				×
γ-GT				×
alkalische Phosphatase		×		
Bilirubin				×
Elektrophorese				
Gerinnungsstatus			×	×
Eisenstatus		×		
Parathormon intakt		×		
Aluminium		×		
Albumin		×		
Säure-Basen-Status		×		
Hepatitisserologie	×			
HIV			×	
EKG			×	
Belastungs-EKG			×	
Echokardiographie			×	
Thoraxröntgenaufnahme			×	
Oberbauchsonographie			×	
Röntgen Hände (Weichstrahltechnik)			×	
Beckenkammbiopsie				×
neurologische Untersuchung mit NLG			×	

Wenn notwendig, ist ein akuter Hausbesuch der Dialyseschwester/des Pflegers oder des Dialysearztes durchzuführen, denn die Hilfe zur Problembewältigung vor Ort unterstützt die größtmögliche Selbständigkeit des Patienten. Eine allzu großzügige Gewährung von Auffangdialysen sollte vermieden werden. Routinemäßige Hausbesuche gehören zum Katalog der HHD-Behandlung und können in variablen Zeitabständen durchgeführt werden.

Der Hausarzt wird sich bei der Betreuung des HHD-Patienten im allgemeinen auf die Behandlung leichterer, dialyseunabhängiger Erkrankungen beschränken. Für eine optimale Versorgung des HHD-Patienten ist die gute Zusammenarbeit zwischen dem Dialysezentrum und ihm sehr wichtig; er sollte daher regelmäßig über die Behandlung und die Untersuchungsergebnisse unterrichtet werden. Die Gesamtverantwortung für die Führung des Heimpatienten muß jedoch beim verantwortlichen Nephrologen bleiben.

Für sog. „Auffangdialysen" müssen entsprechend der Anzahl der vom Zentrum betreuten HHD-Patienten Behandlungskapazitäten bereitgestellt werden. Man wird bei sorgfältiger Patientenauswahl und -führung für 20–25 HHD-Patienten mit einem Auffangplatz auskommen.

Zur Langzeitbetreuung von HHD-Patienten und deren Partner gehört es, die Trainingsinhalte von Zeit zu Zeit aufzufrischen und Informationen über medizinische und technische Neuerungen weiterzugeben. Hierzu bieten sich Fortbildungsveranstaltungen an, bei denen durch Vorträge, Filme und Diskussionen die Dialysekenntnisse erneuert und Erfahrungen mit anderen Patienten ausgetauscht werden können.

Zusammenfassung: Die individuelle Langzeitbetreuung des HHD-Patienten soll dessen Selbstbehandlung sicherstellen, seine Selbständigkeit fördern, um Selbstvertrauen, Gewinn an persönlicher Freiheit sowie soziale und berufliche Rehabilitation zu ermöglichen. Die geschilderten Kontrollmaßnahmen müssen Nachlässigkeiten und Selbstüberschätzung entgegenwirken, um den Patienten nicht zu gefährden.

Es muß in aller Deutlichkeit gewarnt werden, Non-Compliance bei einem Heimpatienten zu dulden. Kann nach ausführlichen Gesprächen mit dem Patienten die Mitarbeit nicht verbessert werden, so ist auch mit Rücksicht auf den Partner die HHD zu beenden.

Merke: Für den Langzeiterfolg der HHD-Behandlung ist die Qualität der medizinischen, technischen und psychologischen Betreuung entscheidend.

Vorteile und Nachteile

Vorteile

Bei dieser Selbstbehandlungsmethode wird über die Selbstverantwortung die Compliance unterstützt und die medizinisch-psychische Rehabilitation gefördert. Durch die Möglichkeit variabler Dialysezeiten (in begrenztem Umfang) werden Flexibilität und Freiheit gewonnen.

Die Krankheit wird im häuslichen Milieu als geringer belastend empfunden. Erhebliche Zeitersparnis durch Wegfall der Anfahrtswege sowie Kosteneinsparung (Eigenanteil bei Fahrtkosten!) sind einerseits für den Patienten, andererseits aber auch aus gesundheitspolitischer Sicht Vorteile dieser Behandlungsmethode.

Die Selbstpunktion trägt zur Schonung der Fistel bei. Die Blutdruck-, Flüssigkeits- und Elektrolytwerte sind bei HHD-Patienten nach unserer Erfahrung besser, und die Gefahr der Infektion mit Hepatitis B bzw. C ist geringer als bei der Zentrumsdialyse (19).

Nachteile

Der größte Nachteil der HHD ist ohne Zweifel die starke familiäre Belastung durch die Einbindung eines Partners in die Behandlung. Er muß 3mal wöchentlich für die Dauer der Dialyse zur Verfügung stehen und ist durch die Mitverantwortung erheblichem psychischem Druck ausgesetzt. Bei einer Berufstätigkeit des Partners kann der nötige Zeitaufwand zu Problemen führen.

Bleibende Kontroversen: Zentrumsdialyse vs. Heimhämodialyse vs. CAPD

Diese verschiedenen Nierenersatztherapien sollten nicht konkurrierend, sondern gemäß Patientenerfordernissen nach medizinisch-sozialen Gesichtspunkten eingesetzt werden. Dies gilt auch für die Nierentransplantation mit den besten Rehabilitationsergebnissen.

Bei der HHD ist die Patientenüberlebensrate zumindest gleich, wenn nicht sogar der Zentrumsüberlebensrate überlegen (5, 10), auch nach Berücksichtigung des Selektionseffektes. Dennoch ist die Prozentzahl der Heimdialysepatienten kontinuierlich zurückgegangen.

Was sind heute die Ursachen der geringen HHD-Aktivität?

- Wir haben es mit einer anderen Dialysepopulation als noch vor 10–15 Jahren zu tun; viele ältere multimorbide Patienten werden heutzutage in das Dialyseprogramm aufgenommen.
- Die Peritonealdialyse als ebenfalls gutes Selbstbehandlungsverfahren hat die HHD teilweise verdrängt. Gezielt angelegte Studien zum Vergleich der Lebensqualität und Rehabilitation bei den einzelnen Nierenersatztherapieverfahren haben folgendes ergeben:

Sowohl in den USA als auch in Europa konnte gezeigt werden, daß die erfolgreiche Nierentransplantation zur bestmöglichen Lebensqualität und Rehabilitation führt. Nach statistischer Angleichung der medizinischen und demographischen Unterschiede hatten bei den Dialysepatienten die Heimpatienten eine bessere Lebensqualität im Vergleich zu den Zentrumspatienten, wobei die Heimpatienten noch vor den CAPD-Patienten lagen (3, 10, 11, 13, 20).

Zukunftsentwicklung

Die HHD ist eine Gesundheitstechnologie, die es seit mehr als 30 Jahren gibt, die aber in Deutschland nur noch von einer kleinen Minderheit der Dialysepatienten genutzt wird, wenngleich diese Methode bei selektionierten Patienten sehr erfolgreich ist. Ursachen für diese Rückentwicklungen wurden in den vorherigen Abschnitten genannt. Derzeit werden in Deutschland ca. 40 000 Dialysepatienten behandelt, was gesundheitspolitisch einen hohen Kostenfaktor darstellt (durchschnittliche Kosten pro Patient und Jahr: Heimdialyse [Hämodialyse/CAPD] 45 000,- DM, Zentrumsdialyse [einschließlich Fahrtkosten] 60 000,- DM und Klinikdialyse 90 000,- DM).

Die folgenden Möglichkeiten könnten die HHD wieder fördern:

- frühzeitige Aufklärung der Patienten auch über diese Behandlungsart,
- Förderung der Erfahrung und Motivation des Behandlungsteams,
- finanzielle Anerkennung der Leistung des Partners (Behandlung ist günstig für den Kostenträger),
- Rückgriff auf bezahlte Helfer (Zivildienst) oder Einrichtung von regionalen HHD-Schwerpunktzentren. (Tägliche Heimhämodialyse s. Kap. Franz, Technische Neuerungen in der Hämodialyse.)

Literatur

1. Atcherson, E., C. Roy: Home hemodialysis and the adolescent. Dialys. Transplant. int. 8 (1979) 682
2. Baillod, R.A., C. Comty, M. Ilahi, F.I.D. Konotey-Ahulu, L. Sevitt, S. Shaldon: Overnight hemodialysis in the home. Proc. Europ. Dialys. Transplant. Ass. 2 (1965) 99
3. Blagg, C.R.: Hemodialysis 1991. Blood Purif. 10 (1992) 22–29
4. Blagg, C.R., B.H. Scribner: Dialysis: medical, psychosocial and economic problems unique to the dialysis patient. In Brenner, B.M., R.C. Rector. The Kidney, Saunders, Philadelphia 1988
5. Bremer, B.A., C.R. McCauley, R.M. Wrona, J.P. Johnson: Quality of life in end-stage renal disease: a reexamination. Amer. J. Kidney Dis. 13 (1989) 200–209
6. Curtis, F.K., J.J. Cole, B.J. Fellows, L.L. Tyler, B.H. Scribner: Hemodialysis in the home. Trans. Amer. Soc. artif. intern. Org. 11 (1965) 7
7. Delano, B.G., E.A. Friedman: Correlates of decade-long technique survival on home hemodialysis. ASAIO Trans. 36 (1990) M337–M339
8. De Nour, C., J.W. Czaczkes: Resistance to home dialysis. Psychiat. Med. 1 (1970) 207
9. Eschbach, J.W., M. Seymour, A. Potts, M. Clark, C.R. Blagg: A hemodialysis orientation unit. Nephron 33 (1983) 106
10. Evans, R.W., D.L. Manninen, L.P. Garrison, L.G. Hart, C.R. Blagg, R.A. Gutman, A.R. Hull, E.G. Lowrie: The quality of life of patients with end-stage renal disease. New Engl. J. Med. 312 (1985) 553–559
11. Fox, E., K. Peace, T.J. Neale, R.B.J. Morrison, P.J. Hatfield, G. Mellsop: „Quality of life" for patients with end-stage renal failure. Renal. Fail. 13 (1991) 31–35
12. Gaus, E., K. Köhle, U. Koch, M. Beutel, F.A. Muthny: Psychosomatische Gesichtspunkte bei der Behandlung der chronischen Niereninsuffizienz. In von Uexküll, Th.: Psychosomatische Medizin. Urban und Schwarzenberg, München 1986
13. Grant, A.C., R.S.C. Rodger, C.A. Howie, J.D. Briggs, B.J.R. Junor, A. Macdougall: Dialysis at home in west of Scotland: a comparison of hemodialysis and continuous ambulatory peritoneal dialysis in age- and sex-matched controls. Periton. Dial. int. 12 (1992) 365–368
14. Lowry, M.R., E. Atcherson: Spouse-assistants' adjustment to home hemodialysis. J. chron. Dis. 37 (1984) 293
15. Mattern, W.D., W.C. McGaghie, R.J. Righy, A.R. Nissenson, C.B. Dunham, M.A. Khayrallah: Selection of ESRD treatment: an international study. Amer. J. Kidney Dis. 13 (1989) 457–464
16. Merrill, J.P., E. Schupak, E. Cameron, C.L. Hampers: Hemodialysis in the home. J. Amer. med. Ass. 190 (1964) 468
17. Mock, L.A.T., K. Koppel: Psychosocial aspects of home and in-center dialysis. Dialys. Transplant. 6 (1977) 36
18. Nissenson, A.R., S.S. Prichard, J.K.P. Cheng, R. Gokal, M. Kubota, R. Maiorca, M.C. Riella, J. Rottenbourg, J.H. Stewart: Non-medical factors that impact on ESRD modality selection. Kidney int. 43, Suppl. 40 (1993) 120–127
19. Pascual, J., J.L. Teruel, F. Liano, J. Ortuno: Home hemodialysis protects against hepatitis C transmission. Nephron 64 (1993) 314
20. Rubin, J., G. Case, J. Bower: Comparison of rehabilitation in patients undergoing home dialysis. Continuous ambulatory of cyclic peritoneal dialysis vs. home hemodialysis. Arch. intern. Med. 150 (1990) 1429–1431
21. Schoeppe, W.: Indikation, Methoden und Ergebnisse der intermittierenden Dauerdialysebehandlung. Internist 24 (1983) 494
22. Urteil des Bundesarbeitsgerichts vom 20.7.1977: 5 AZR 325/76, zit. nach Meurer 1979 (19)
23. Urteil des Bundessozialgerichts vom 10.11.1977: 3 RK 68/76, zit. nach J. Meurer 1979 (18)
24. Wing, A.J., F.P. Brunner, H. Brynger, C. Chantler, R.A. Donckerwolcke, H.J. Gurland, R.A. Hathway, C. Jacobs, N.H. Selwood: Combined report on regular dialysis and transplantation in Europe VIII, 1977. In Robinson B.H.B., J.B. Hawkins: Dialysis and Transplantation Nephrology. Pitman, London 1978

30 Depression bei terminaler Niereninsuffizienz

A. Kaplan DeNour und A. Brickman

Historische Entwicklung und Forschungsproblematik

Vor ungefähr 30 Jahren war für die verschiedenen Nierenersatztherapien das experimentelle Stadium abgeschlossen; danach entwickelten sie sich zu anerkannten Behandlungsmethoden. Zehntausende von Patienten werden mit diesen Behandlungsmethoden am Leben erhalten. Die technischen und medizinischen Probleme konnten inzwischen weitgehend gelöst werden. In bezug auf das emotionelle Befinden, die Rehabilitation und die Lebensqualität des Patienten sind dagegen keine Fortschritte zu verzeichnen.

Psychiater und Psychologen haben sich schon früh mit den Problemen der Nierenersatztherapie befaßt. Psychiatrische Untersuchungen konzentrierten sich darauf, die durch die Nierenersatztherapie verursachten Streßsituationen zu beschreiben und die Psychopathologieprävalenz (vor allem die Depression) zu eruieren. Langsam verlagerte sich dann das Interesse von der Psychopathologie und Depression zur allgemeinen Lebensqualität. Lebensqualitätsstudien brachten auf diesem Gebiet aber keine Klarheit: Was ist Lebensqualität, und welche Faktoren sollen oder sollen nicht in die Definition aufgenommen werden? Ist z. B. das körperliche Befinden und die Funktionsfähigkeit des Körpers Teil der Lebensqualität, oder sind dies Determinanten? Da die Lebensqualität ein ungenügend definierter Begriff ist, ist deren Bewertung schwierig. Es besteht allerdings kein Zweifel, daß die Stimmungslage – wie bei Gesunden auch – einen wichtigen Einfluß auf die Lebensqualität des Patienten hat. Wir werden uns deshalb auf die spezifischen Probleme der Depression bei der terminalen Niereninsuffizienz konzentrieren und die Literatur besprechen, die in den letzten 10 Jahre erschienen ist, und die Themen wie Diagnose und Bestimmungsmethoden, Prävalenz, verwandte Faktoren, Überleben und Therapie ansprechen.

Diagnostik

Die Depression sollte ohne Schwierigkeiten diagnostiziert werden können. Vor mehr als 20 Jahren hat Israel (1) aber festgestellt: „Der Ausdruck Depression wird auf die unterschiedlichsten Gemütslagen – sie reichen von normal bis zu schwer pathologisch – angewandt." Diese frühe Erkenntnis in bezug auf das Spektrum der depressiven Verstimmungen wird durch aktuelle Kommentare bestätigt. So ist z. B. Kimmel (2) der Ansicht, daß bei vielen Patienten mit terminaler Niereninsuffizienz (ESRD = end-stage renal disease) Symptome einer Depression auftreten, aber nur bei einem Teil davon eine voll ausgebildete Depression. Das klinische Spektrum der Depression wird im DSM-IV (3) oder ICD-10 (International Classification of Diseases) (3) im Kapitel über psychiatrische Klassifikationen von Verstimmungen ausführlich beschrieben. Zu den häufigsten Diagnosen bei der ESRD gehören:

Verstimmung mit Depressionsmerkmalen, hervorgerufen durch eine somatische Erkrankung (DSM-IV: 293.83; ICD-10: F06.32): Diese Diagnose ist unwahrscheinlich, weil die Verstimmung nach diesen Kriterien *in direktem Zusammenhang stehen muß mit den psychischen Auswirkungen der somatischen Erkrankung*. Wie wir später sehen werden, besteht zwischen dem Schweregrad der ESRD und dem Schweregrad der Depression nur ein geringer oder gar kein Zusammenhang. Es gibt deshalb keinen Grund zur Annahme, daß die Depression auf die physiologischen Auswirkungen der Nierenerkrankung oder ihrer Behandlung zurückzuführen ist.

Dysthymische Störungen (DSM-IV: 300.4; ICD-10:k F34.1). Bei ESRD-Studien wird diese Diagnose häufig gefunden. Bei einigen Untersuchungen wird der Begriff „Dysthymie" angewandt, bei anderen „leichte Depression". Bei der Allgemeinbevölkerung wird die lebenslange Prävalenz dieser Störung mit ungefähr 6 %, die punktuelle Prävalenz mit ungefähr 3 % angegeben.

Allgemeine Depression (DSM-IV: 296.2X und 296.3X; ICD-10: F2X und F33X: Diese Erkrankung wurde häufiger beschrieben als alle anderen depressiven Störungen. Die Autoren gehen davon aus, daß das Auftreten einer Depression bei der ESRD durch die Prävalenz einer schweren depressiven Störung determiniert ist. Sie ignorieren dabei die subsyndromale Depression. Bei der Allgemeinbevölkerung schwankt das lebenslange Risiko bei Frauen zwischen 10 und 25 % und bei Männern zwischen 5 und 12 %. Die punktuelle Prävalenz wird mit 5–9 % bei Frauen und 2–3 % bei Männern angegeben. Außerdem treten im Verlauf von gewissen Krankheiten bei 20–25 % der Patienten schwere depressive Störungen auf (DSM-IV, S. 341).

Anpassungsprobleme mit depressiver Verstimmung (DSM-IV: 309.0; ICD-10: F43.20) sollte in der ESRD-Literatur eigentlich die häufigste psychiatrische Diagnose sein. Aus unbekannten Gründen wird diese Störung aber selten diskutiert. Eine mögliche Erklärung für dieses Phänomen könnte sein, daß bei der Diagnose von Anpassungsproblemen die auslösenden Streßfaktoren erfaßt werden müssen. Typischerweise enthalten experimentelle Untersuchungsberichte keine Hinweise auf den Versuch, Streßfaktoren zu identifizieren. Die Diagnose wird vielmehr mit Hilfe von Patientenangaben gestellt.

Die Schwierigkeiten bei der Diagnose der Depression sind auf mehrere Faktoren zurückzuführen. Erstens sind die Symptome der Depression – entweder als Kriterium für die klinische Diagnose oder als Bestandteil verschiedener Bewertungsskalen – ähnlich oder gleich wie die Symptome der Urämie, der Anämie oder anderer Komplikationen der ESRD. Dieses Problem wurde von Barrett u. Mitarb. beschrieben (4), die sich mit der klinischen und psychologischen Wechselwirkung von somatischen Symptomen bei Dialysepatienten befaßten. Diese Autoren haben nicht die Depression, sondern den Affekt evaluiert und stellten fest, daß schlechte Affektwerte am stärksten mit Müdigkeit, Schlafstörungen Pruritus und Krämpfen korrelierten. Sie schlossen daraus, daß „allgemeine somatische Symptome bei Dialysepatienten am stärksten mit Affektstörungen korrelieren und daß die Therapie, die zur Besserung des Affektes angewandt wird, auch zu einer Besserung der Symptome führen kann". Diese Empfehlung wird aber weitgehend ignoriert.

Eine weitere Schwierigkeit bei der Diagnose kann mit den Kriterien zusammenhängen, die angewandt werden, um die Störung zu differenzieren. Viele Autoren sind der Meinung, daß die klinische Untersuchung die wichtigste Maßnahme ist (2) Die Aussagekraft des klinischen Interviews kann bei der ESRD aber eingeschränkt sein. Psychiater, die sich neu mit der ESRD befassen, werden leicht von Problemen überwältigt, die mit dem „maschinenabhängigen Leben" zusammenhängen, oder sie gehen davon aus, daß die Lebensqualität der Patienten gleich ist wie „das Leben nach dem Tod". Daher sind sie möglicherweise anfällig für Werturteile und kommen zum Schluß, daß die Patienten „berechtigt" sind, sich schlecht zu fühlen und daß es sich dabei nicht um eine Depression, sondern um eine normale Reaktion auf eine außergewöhnliche Situation handelt. Deshalb wird das erste Kriterium einer Anpassungsstörung übersehen – ausgeprägte Erschöpfung, die als Reaktion auf Streßfaktoren stärker auftritt, als zu erwarten wäre. Patienten mit Funktionsstörungen (bei Patienten mit schweren medizinischen Problemen, wie z. B. ESRD, sind dies vor allem berufliche Probleme) sind wegen medizinischer Faktoren u. U. stark beeinträchtigt. Es ist deshalb oft schwierig, dieses Kriterium auf die Diagnose von Anpassungsstörungen anzuwenden.

Cohen-Cole u. Harpe (5) haben vier Möglichkeiten für die klinische Diagnose der allgemeinen Depression beim somatisch Kranken zusammengefaßt. Die *inklusive Methode* zählt alle Symptome der Depression auf, unabhängig davon, ob sie auch medizinischen Problemen zugerechnet werden können oder nicht (z. B. Verzeichnis für Affektstörungen [SADS = Schedule for Affective Disorders] und die Research Diagnostic Criteria [RDC]). Diese Methode kann wegen überlappender Symptome zwischen Depression und Urämie zu einer großen Anzahl falsch positiver Resultate führen. Eine Alternative zu dieser Methode ist der *ätiologische Ansatz*, der die Möglichkeit einer falsch positiven Diagnose berücksichtigt, die bei Depressionen entstehen, die durch somatische Erkrankungen verursacht werden. Mit dieser Methode werden nur Depressionssymptome erfaßt, die „eindeutig nicht von einer somatischen Krankheit verursacht werden" (z. B. strukturiertes klinisches Interview = SCID und diagnostisches Interviewverzeichnis = DIS). Bei diesem Vorgehen muß der Psychiater die Symptome der somatischen Krankheit aber genau kennen. Beim Ausschlußverfahren sind Anorexie und Müdigkeit nicht in der Liste der Depressionssymptome enthalten, weil diese Störungen bei somatischen Erkrankungen sehr häufig vorkommen. Im Gegensatz zum einschließenden Verfahren führt das Ausschlußverfahren wahrscheinlich zu einer großen Anzahl falsch negativer Resultate. Beim *Substitutionsverfahren* schließlich werden einige Depressionskriterien durch neue ersetzt. Diese Methode wurde bis jetzt nicht häufig angewandt. Schwierigkeiten könnten hier dadurch entstehen, daß Patienten mit verschiedenen Krankheitsbildern verglichen werden.

Die klinische Depressionsdiagnose beim ESRD ist belastet durch Widersprüche und Zweifel an der Aussagekraft. Die verschiedenen Eigenberichtsmethoden, die angewandt werden, sind aber ebenso problematisch. Das *Beck-Depressionsinventar* (BDI) ist die am häufigsten angewandte Eigenberichtsmethode. Es enthält aber Kriterien für „somatische" Depressionssymptome, die auch als Symptome der ESRD und/oder ihrer Behandlung gewertet werden könnten. Dieses Problem wurde von Smith u. Mitarb. (6) eingehend beschrieben. Sie untersuchten ESRD-Patienten unter Anwendung des BDI, eines strukturierten klinischen Interviews mit Kriterien, die durch die SADS erzielt wurden, und einer multiplen adjektiven Affektcheckliste (MAA) (7). Aufgrund des BDI waren 47 % der Patienten depressiv (mit 10 Beurteilungskriterien), dagegen nur 5 % mit dem klinischen Interview (dies entspricht in etwa der Prävalenzspitze bei der Allgemeinbevölkerung). Die offensichtlich zu hohe Depressionsrate bei Anwendung des BDI ist auf die geringe Anzahl der Beurteilungskriterien zurückzuführen. Craven u. Mitarb. (8) untersuchten Dialysepatienten mit der DIS-Methode, einem strukturierten Interview, das dem ätiologischen Ansatz zuzurechnen ist. 12 von 99 Patienten waren nach dieser Methode depressiv. Nach dem BDI (mit 10 Beurteilungskriterien) waren 45 Patienten depressiv. Als die Daten analysiert wurden, um die besten Beurteilungskriterien zu finden, wurde bei 15 Personen eine Sensitivität (Anteil der Depressiven, die ein positives BDI aufweisen) von 0,92 und eine Spezifität (Anteil der nicht Depressiven mit einem negativen BDI) von 0,80 und der beste Youdens-J-Validitätsindex (Sensitivität + [Spezifität − 1]) festgestellt.

Einige Autoren versuchten die verwirrenden Auswirkungen der physischen Depressionssymptome durch Unterteilen des BDI in zwei Skalen auszuschalten: das physische Depressionsinventar (PDI) mit mindestens 6 physischen Kriterien und den restlichen 15 Kriterien des kognitiven Depressionsinventars (CDI). Gelegentlich wurden andere Eigenberichte angewandt, z. B. die Eigeneinschätzungsskala von Zung (9), angewandt von Kutner (10). Depressionmeßskalen, die bei ESRD-Patienten nicht angewandt wurden, sind: Center for Epidemiologic Studies Depression Scale (CESD) (11), Hospital Anxiety and Depression Scale (HAD) (12) und das Brief Symptom Inventory (BSI) (113), mit dem eigentlich nicht die Depression gemessen wird, sondern die psychologische Erschöpfung. Es hat aber den Vorteil, daß es sowohl eine eigene „somatische" Tabelle als auch eine Depressiontabelle enthält.

Häufigkeit

Methodische Probleme bei der Diagnose der Depression – sowohl bei der klinischen Evaluation als auch bei Eigenberichten – führen dazu, daß die Aussagen oft widersprüchlich ausfallen. In Tab. 30.1 werden drei Studien, die in den letzten 10 Jahren mit strukturierten Interviews durchgeführt wurden, zusammengefaßt. Die Zusammensetzung der Patienten in den einzelnen Studien ist in bezug auf Familiengeschichte und Anamnese unterschiedlich. Mit der einschließenden Methode fand Hinrichsen (14) ungefähr 24% Depressive, Craven (8) mit der ätiologischen Methode nur etwas mehr als 14%. Hinrichsen diagnostizierte bei der Mehrzahl der Patienten eine leichte, Craven dagegen eine allgemeine Depression. Hong (15) schließlich diagnostizierte bei 5% der ESRD-Patienten eine allgemeine Depression.

In Tab. 30.2 werden vier Studien zusammengefaßt, bei denen die BDI-Methode angewandt wurde. Auch hier handelt es sich um ein heterogenes Patientengut. Außerdem wurden unterschiedliche Kriterien angewandt, was einen Vergleich unmöglich macht. Man kann aber davon ausgehen, daß hier 25% der Patienten im Bereich einer mittelschweren bis schweren Depression lagen.

Andere Studien finden keine erhöhte Depressionsrate bei ESRD-Patienten. Mehrheitlich wird für die Depression aber von einer Prävalenzspitze von ungefähr 25% ausgegangen. Anpassungsstörungen sind dabei nicht ausgeschlossen. Als Hinweis darauf, daß die Depression bei ESRD ein schweres Problem darstellt, wurde in einigen Studien Berichte über hohe Suizidraten und Abbruch der Dialysebehandlung mit eingeschlossen. Wir haben unsererseits beschlossen, die Themen Suizid und Abbruch der Dialysetherapie auszuklammern, da es sehr schwierig ist, bei der Nierenersatztherapie Suizid und suizidales Verhalten zu diagnostizieren. Außerdem ist zweifellos fraglich, ob Suizid und/oder Abbruch der Dialysebehandlung repräsentativ sind für eine schwere Depression dieser Patienten.

Die Häufigkeit beeinflussende Faktoren

Da die Beschreibung der Depression bei ESRD-Patienten eher vage ist und die Kontroverse über die Prävalenz der Depression anhält, ist es nicht erstaunlich, daß über die Faktoren, die die Depressionsprävalenz beeinflussen, wenig bekannt ist. Das Thema sollte aber behandelt werden. Die Faktoren, die die Prävalenz beeinflussen,

Tabelle 30.1 Bestimmung der Depression bei ESRD mit Hilfe eines strukturierten Interviews

	Craven u. Mitarb. (8)	Hinrichsen u. Mitarb. (14)	Hong u. Mitarb. (15)
Anzahl	99	124	60
Verweigerung	ca. 15%	ca. 14%	keine Angaben
% männlich	64	56,5	52
Alter	51,7/SD 17,3	53,5/SD 15,1	44,0/SD 14,7
% verheiratet	48	49,2	63
Behandlung	HD 36% IPD 14% CAPD 50%	alle Zentrums-HD	Zentrums-HD 25% Heim-HD 25% Transplantation 25% 2 Methoden 25%
Monate in Behandlung	Mittel (SD) 40 (34,9)	Mittel (SD) 40 (30)	Mittel 35
Zeitspanne	3 Monate – 15 Jahre	keine Angaben	1–12 Jahre
medizinische Information	Agerholm Disability Score	wenig Information	keine Information
Bestimmung der Prävalenz	DIS MDE 8,1% Dysthymie 6,1% Anpassung keine Angaben	SADS starke Depression 6,5% leichte Depression 17,7%	SADS starke Depression 5% leichte Depression keine Angaben
Prävalenz der MDE lebenslang	20%	keine Angaben	30%

MDE = stark depressive Episode
LPD = intermittierende Peritonealdialyse
CAPD = kontinuierliche ambulante Peritonealdialyse
HD = Hämodialyse
DIS = diagnostisches Interviewverzeichnis
SADS = Schedule for Affective Disorders

Tabelle 30.2 Bestimmung der Depression bei ESRD mit Hilfe des Beck-Depressionsinventars (BDI) (Abkürzungen s. Tab. 30.1)

	Craven u. Mitarb. (8)	Sacks u. Mitarb. (20)	Shulman u. Mitarb. (16)	Smith u. Mitarb. (6)
Anzahl	99	57	64	60
% männlich	64	52,6	56	52
% verheiratet	48	keine Angaben	69	63
Alter	51,7/SD 17,3	51,5/SD 17,9	ca. 40	44/SD 14,7
Behandlung	HD 36% IPD 14% CAPD 50%	HD 75% CAPD 25%	HD (40%) Heim-HD	HD 25% CAPD 25% Transplantation 25% Kombination 25%
Monate in Behandlung	Mittel (SD) 40 (34,9)	Mittel (SD) 49/65,7	Zentrums-HD 3,7 J. Heim-HD 2,0 J.	Mittel 35
BDI	<10 55% 10–15 24% 16–23 13% >24 8%	>16 26%	<14 69% 14–24 19% >25 12%	>10 47%

können in drei Gruppen unterteilt werden: soziodemographische, medizinische und psychologische Faktoren.

Soziodemographische Faktoren

Viele Studien sagen nichts aus über den Einfluß soziodemographischer Faktoren bei der Depression. Die wenigen Studien, die sich mit diesem Thema befassen, stimmen aber darin überein, daß die Depression im allgemeinen bei Frauen etwas häufiger auftritt als bei Männern. Diese Beobachtung wird vor allem bei allgemeinen Affektstörungen und möglicherweise bei der Dysthymie gemacht. Diese geschlechtsspezifische Reaktion wird auch bei der gesunden Allgemeinbevölkerung gefunden. Depressionspatienten sind auch jünger, unverheiratet, alleinlebend und arbeitslos (8).

Medizinische Faktoren

Sie spielen beim Auftreten einer Depression bei ESRD die wichtigste Rolle. In anderen Worten: Besteht zwischen der somatischen Krankheit und der Depression eine Beziehung? Wir können hier nur einige oft widersprüchliche Ansichten und Ergebnisse zusammenfassen.

Kutner u. Mitarb. (10) untersuchten Patienten, die vorwiegend in Zentren hämodialysiert wurden. Sie bestimmten die Depression anhand der Zung-Depressions-Skala (9) und fanden eine signifikant geringe Korrelation zwischen der Depression und der Dialysetherapiedauer. Die Wahrscheinlichkeit, daß die Depression mit der Zeit abnimmt, wurde von verschiedenen anderen Autoren erwähnt. Diese Autorengruppe ist auch der Ansicht, daß das Ausmaß der Depression (und der Angstzustände) bei Dialysepatienten abhängig ist vom physischen Befinden und daher mit einer besseren Dialysetherapie beeinflußt werden kann. Diese Ansicht wird von Shulman (16) unterstützt. Er beobachtet, daß Patienten mit schweren Komplikationen substantiell und signifikant höhere BDI-Werte und nichtsomatische Befunde aufwiesen.

Christensen (18) untersuchte Nierentransplantatträger und Patienten, bei denen die Transplantation scheiterte. Er beobachtete signifikant höhere Depressionsraten bei Patienten mit schwererem Krankheitsverlauf. Der Schweregrad der Krankheit wurde aber anhand von physischen Kriterien des Sickness Impact Profile (SIP) gemessen. Diese Kriterien stehen im Zusammenhang mit objektiven Bestimmungskriterien für den Schweregrad von Krankheiten, sind aber eher eine Selbstbestimmungsmethode des Patienten als eine objektive Bestimmung der medizinischen Funktion. Deshalb wird die empfundene Krankheit gemessen, die nicht unabhängig ist von einem depressiven Urteil.

Bei anderen Querschnittsuntersuchungen wurde kein Zusammenhang zwischen der Depression (vor allem der kognitiven Depression) und verschiedenen Kriterien, die auf somatische Krankheiten hinweisen, gefunden. Peterson (19) fand keine signifikante Korrelation zwischen den Schweregradkoeffizienten und dem CDI. Craven u. Mitarb. (8) fanden in bezug auf Dialysemethode, Agerholm Disability Score, Anzahl der somatischen Erkrankungen und medikamentöser Therapie keinen Unterschied zwischen Patienten mit ausgeprägten Affektstörungen und nichtdepressiven Patienten. Leider liegt keine Publikation vor, in der anhand dieser Variablen dysthymische und nichtdepressive Patienten verglichen werden. Vielleicht spielen somatische Störungen bei anderen Depressionstypen eine größere Rolle.

Sacks (20) versuchte das Auftreten einer kognitiven Depression anhand von linearen Regressionsanalysen vorauszusagen. Wenn der Schweregradkoeffizient mit eingeschlossen wurde, erklärte diese Methode nur 6,4% der Depressionsvarianz und war nicht signifikant. Wenn der Blutharnstoffstickstoff und das Kreatinin mit berücksichtigt wurden, erklärten die drei Faktoren nur 10% der Varianz; die Methode lag damit immer noch unter der statistischen Signifikanz.

Ungeachtet der oben erwähnten Arbeiten sind ESRD-Patienten oft sehr krank und häufig depressiv. Deshalb erscheint es vernünftig, einen Zusammenhang zwischen Krankheit und Depression zu erwarten. Zur Absicherung dieser logischen Erwartung gibt es aber nicht genügend Daten; vielmehr gibt es sogar gegenteilige Hinweise. Hierfür gibt es eine Anzahl möglicher Erklärungen, wie z. B.: Die Anzahl der Proben ist zu gering, die Probenauswahl ist verzerrt (z. B. sehr kranke und depressive Patienten nehmen an der Studie nicht teil), die Meßmethoden sind nicht gut, es besteht keine Einigkeit über die Kriterien zur Bestimmung des Schweregrades der Krankheit. Die Hauptursache scheint aber der Mangel an prospektiven randomisierten Studien zu sein, mit denen gemessen wird, ob sich bei einer spezifischen Behandlung gleichzeitig mit der somatischen Krankheit auch die Depression bessert.

Psychologische Faktoren

Seit Beginn der psychiatrischen Studien der ESRD wurde viel über die psychologischen Faktoren geschrieben, die möglicherweise zu einer höheren Depressionsprävalenz bei ESRD-Patienten beitragen. Es wurden viele Modelle erwogen. Dazu gehören z. B.: die Psychodynamik (Trauer über Verluste, Introjektion erhöhter Aggression), das Konzept des Loslassens und das erlernte Hilflosigkeitsmodell. Wir haben die unterschiedlichen Modelle studiert. Es ist uns im Rahmen dieses Beitrages aber nicht möglich, näher darauf einzugehen.

Diese psychologischen Modelle weisen zwei Probleme auf.

- Der theoretische Unterbau des Modells wurde nicht getestet. Das Modell sollte daher die Voraussage einer angemessenen Intervention ermöglichen, die die Behauptung des Modells unterstützen würde. Diese Kritik gilt auch für das weitere Feld der Psychotherapie. Es besteht ein Mangel an Studien, die theoretisch abgestützte Ergebnisse untersuchen.
- Die meisten Studien erklären, die Depression nur anhand eines Modells.

Studien, wie diejenige von Christensen (18), der eine multifaktorielle Methode versuchte, sind einmalig. Sie trägt viel zum Verständnis der Komplexität der Depression bei der ESRD bei. Die erwähnte Studie zeigte klar, daß eine ausgeprägte Depression bei einer mißlungenen Transplantation (und nicht bei einem Hämodialysepatient) nur dann mit einem hohen internen Kontroll-Locus einhergeht, wenn der Schweregrad der Erkrankung hoch ist. War der Schweregrad der Erkrankung nur gering, hatte der interne Kontroll-Locus keine Auswirkung auf die Depression. Der gleiche Zusammenhang wurde gefunden, wenn der Kontroll-Locus ein wichtiger Faktor war, d. h., eine ausgeprägte Depression wurde nur bei mißlungenen Transplantationen mit hohem Schweregrad der Erkrankung gefunden.

Zum Verständnis der Interaktion von verschiedenen Faktoren, die zur Depression beitragen, wären weitere empirische Tests von theoretischen Modellen hilfreich. Diese Studien sind konzeptiell komplex und erfordern eine große Anzahl Versuchspatienten.

Depression und Überlebenschance

Seit mehr als 20 Jahren beschäftigt man sich mit der Frage, wie sich psychologische Faktoren und speziell die Depression auf die Überlebenschancen des ESRD-Patienten auswirken. Leider wurden in den wenigen publizierten Studien, die sich mit dieser Frage beschäftigten, heterogene Patientengruppen mit verschiedenen Methoden untersucht. Man kann diese Arbeiten deshalb nicht direkt miteinander vergleichen, sondern höchstens die wichtigsten Befunde zusammenfassen.

1977 untersuchte Ziarnik (21) 47 männliche Patienten bei Beginn der Hämodialysebehandlung. Patienten, die im ersten Behandlungsjahr starben, verglich er mit Patienten, die 3 oder mehr Jahre überlebten. Kurzzeitüberlebende wiesen auf der Depressionsskala höhere Werte auf und hatten schwerere medizinische Probleme; altersmäßig war kein Unterschied festzustellen. Burton (22) untersuchte 147 Patienten ebenfalls zu Beginn der Nierenersatztherapie. Innerhalb der ersten 2 Jahre der Heimhämodialyse- oder CAPD-Therapie starben 37 Patienten. Zur Bestimmung des psychologischen Zustandes wurde das Basic Personality Inventory benutzt und zur Bestimmung des Schweregrades der physischen Erkrankung der PINDEX (23, 24). Mit der diskriminierenden Analyse wurden die Hauptmerkmale der Gruppenzugehörigkeit (Tod oder Überleben) bestimmt. Es waren dies: Depression, physische Erkrankung (PINDEX) und Alter. Die Autoren kamen zum interessanten Schluß, daß es bei Dialysepatienten zwei Depressionsgruppen gibt. Die Hauptmerkmale beim Typ I – er wurde bei den Überlebenden beobachtet – sind: schwere Angstzustände und ausgeprägte Selbsterniedrigung, soziale Introversion und Hypochondrie. Das typische Merkmal für die Typ-II-Depression – sie wurde bei den Verstorbenen beobachtet – ist vorwiegend die Selbsterniedrigung; Angstzustände und Hypochondrie werden nur in geringem Maße beobachtet. Die in dieser Arbeit angewandten psychologischen Testmethoden wurden in keiner anderen Arbeit, die sich mit ESRD-Patienten beschäftigte, benützt. Deshalb ist es schwierig, die oben genannten Beobachtungen auf eine andere Population anzuwenden.

Bei drei Arbeiten, die sich ebenfalls mit den Überlebenschancen befaßten, fand zu Beginn der Nierenersatztherapie keine Beurteilung statt. Bei einer Arbeit wurde kein Zusammenhang zwischen der Depression und der Überlebenschance gefunden; bei den zwei anderen wurde ein ausgeprägter Zusammenhang beobachtet. Devins (25) untersuchte 97 Patienten, die mit verschiedenen Formen einer Nierenersatztherapie behandelt wurden: Zentrumshämodialyse (n = 37), Heimdialyse (n = 16), CAPD (n = 10), Transplantation (n = 34). Die Patienten wurden während 46 Monaten beobachtet. In dieser Zeit starben nur 19 Patienten, und 78 überlebten. In bezug auf Überlebenschance und Todesursache wurde zwischen den 4 Behandlungsgruppen kein Unterschied gefunden. Zur Bestimmung des psychosozialen Status wurden verschiedene Meßmethoden angewandt, zur Bestimmung des physischen Zustandes die Organ-Dysfunction Scale. Die wichtigsten Beobachtungen waren: Das Alter und der Gesundheitszustand tragen entscheidend zur Überlebenschance bei (Korrelationskoeffizient = 0,20), das Lebensglück und eine Anzahl von Freizeitaktivitäten tragen weitere 7% zur Varianz bei; die Depression (BDI) trug nichts zur Erklärung der Überlebenschance bei; bei der Univariantenanalyse korrelierte sie auch nicht mit der Überlebensrate. Die Studie unterstützt deshalb die Hypothese nicht, die aussagt, daß es zwischen der Depression und der Überlebensrate einen Zusammenhang gibt.

Im Gegensatz dazu ermittelten Shulman u. Mitarb. (16) ganz andere Resultate. Die Autoren untersuchten 64 Patienten, 38 unter Krankenhausdialyse mit einer mittleren Dialysedauer von 3,7 Jahren und 26 Heimdialysepatienten mit einer mittleren Dialysedauer von 2,0 Jahren. Die Beobachtungszeit betrug 10 Jahre. Während dieser Zeit starben 43 Patienten, 21 überlebten, 12 davon lebten mit Leichentransplantaten, 9 wurden dialysiert. Der Verhältnis eingetroffener Tod und erwarteter Tod wurde für jede Untersuchungsvariable errechnet. Die Depression hatte einen massiven Einfluß bei Patienten mit einem BDI-Wert von weniger als 14 und einem Verhältnis von 0,72, bei einem Verhältnis von 1,27 für Patienten mit einem Wert von 14–24 und 3,87 für Patienten mit einem BDI-Wert über 25. Keines der anderen psychosozialen Kriterien beeinflußte nach der BDI-Kontrolle die Überlebensrate. Mit Ausnahme der Ca-Werte beeinflußte auch keines der medizinischen Kriterien die Überlebensrate (Kontrolle für BDI). Zwischen Alter und Geschlecht und Überlebenschance bestand ein Zusammenhang (die weiblichen Patienten starben häufiger, die männlichen weniger häufig als erwartet). Es konnte auch gezeigt werden, daß Patienten mit schweren somatischen Komplikationen nach BDI und CDI signifikant höhere Werte aufwiesen. Peterson (19) wandte bei der Untersuchung von 57 Patienten ebenfalls das BDI an. 43 dieser Patienten wurden hämodialysiert, 14 wurden mit der CAPD behandelt. Bei dieser Studie wurde zum Bestimmen des Schweregrades noch eine andere Methode angewandt – der Schweregradkoeffizient basiert auf dem Produkt von Alter des Patienten und Prognose der Komorbidität. Die Dialysedauer betrug etwas mehr als 4 Jahre. Die Mortalität war sehr viel höher als bei den oben erwähnten Untersuchungen. Am Ende des ersten Jahres nach der ersten Beurteilung waren 10 Patienten tot (14,3% der CAPD-Patienten und 18,6% der Hämodialysepatienten). Der einzige Unterschied zwischen den beiden Gruppen mit statistischer Signifikanz bestand bei der kognitiven Depression (CDI) (Todesfälle = 7,9, Überlebende = 5,2). Nach einer Beobachtungszeit von 2 Jahren waren 21 Patienten tot. Das CDI war bei der Anfangsbeurteilung bei den beiden Gruppen weiterhin unterschiedlich, das gleiche gilt aber auch für das Gesamt-BDI und den Schweregrad der Krankheit.

Zwar gaben die meisten Studien keine Todesursachen an; zwischen der Depression und einer kürzeren Überlebenszeit scheint aber ein gewisser Zusammenhang zu bestehen. Allerdings wissen wir bis heute nicht, wie sich die Depression auf die Überlebenschance auswirkt. Mögliche Mechanismen wurden von Kimmel (2) diskutiert.

Therapie

Die Probleme, die bei der Diagnose der Depression bei ESRD-Patienten bestehen, und die Kontroverse über die Prävalenz der Depression bei diesem Patientenkreis wurden oben beschrieben. Zweifellos geht es aber vielen dieser Patienten schlecht, und sie sind möglicherweise depressiv. Allgemein wird angenommen, daß ungefähr 25% der Patienten zu irgendeinem Zeitpunkt depressiv sind und ungefähr ein Drittel dieser Gruppe die Kriterien für eine allgemeine Depression erfüllen. Das heißt, es gibt eine große Anzahl depressiver Patienten, aber nur wenige Studien, die sich mit der Wirksamkeit verschiedener Behandlungsmethoden beschäftigen. Die Behandlungsmethoden lassen sich in psychopharmakologische und psychotherapeutische unterteilen.

Psychopharmakologische Therapie

Vor mehr als 5 Jahren beschrieb Levy (26) mögliche Behandlungsmethoden. Er empfahl den Gebrauch von $^2/_3$ der normalen Medikamentendosis. Kimmel (2) hat auch Therapiemöglichkeiten aufgezeigt. Er wies dabei vor allem auf die sedativen und anticholinergen Nebenwirkungen der verschiedenen Medikamente hin. Fishbein (27) fügte den Kostenaspekt bei, indem er darauf hinwies, daß die Serotonin-Wiederaufnahmehemmer keine der obenerwähnten Nebenwirkungen haben, aber sehr viel teurer sind. Über die Behandlungsmethode der Depression bei ESRD gibt es keine Meinungsverschiedenheiten. Dennoch ist uns nur eine Arbeit bekannt (28), die Ergebnisse einer offenen Studie über eine Antidepressionstherapie bei Dialysepatienten veröffentlicht. An dieser Studie waren 8 Patienten beteiligt, 2 davon brachen die Therapie ab, bei einem trat eine Besserung auf, die anderen 5 wurden geheilt.

Wir selbst sind überzeugt, daß beim heutigen Wissensstand keine Medikamente mit anticholinerger Wirkung verschrieben werden sollten (dies würde das Auftreten eines trockenen Mundes begünstigen), sondern Serotonin-Wiederaufnahmehemmer. Alle Patienten mit ausgeprägten Affektstörungen sollten vollumfänglich behandelt werden, ohne Rücksicht auf die Nierenerkrankung. Bei anderen Depressionsformen scheinen diese Medikamente weniger wirksam zu sein. Da die Patienten aber unter einem großen Leidensdruck stehen und die Nebenwirkungen gering sind, empfehlen wir für alle Patienten die volle Therapie mit Serotonin-Wiederaufnahmehemmern.

Psychotherapeutische Therapie

Wir fanden in der Literatur weder eine randomisierte noch eine kontrollierte Studie, die über eine psychotherapeutische Behandlung der Depression berichtet.

Dieses Thema ist deshalb rasch zusammengefaßt: Seit 30 Jahren haben Psychiater immer wieder – mehr oder weniger gut abgestützt – über die hohe Depressionsinzidenz bei ESRD-Patienten berichtet. Die Depression wurde aber mit keiner der heute anerkannten psychotherapeutischen Methoden behandelt.

■ Empfehlungen für die Zukunft

Es ist klar, daß die großen Fortschritte, die im medizinischen Bereich der Nierenersatztherapie erzielt wurden, nicht dazu führten, daß sich die Patienten besser fühlen; sie sind heute genauso depressiv wie zu früheren Zeiten. Außerdem besteht nach 30 Jahren Forschung keine Einigkeit über die Prävalenz der Depression, und praktisch keine Studien zeigen Wege auf, wie das Befinden dieser Patienten verbessert werden kann. Um diesen Mangel zu beheben, brauchen wir folgendes:

– Prospektive Studien, die schon bei der Diagnose einer zu erwartenden ESRD beginnen: Dies dürfte nicht schwierig sein, da sich der Gesundheitszustand der meisten Patienten allmählich verschlechtert.
– Multicenterstudien mit aufeinander abgestimmten Beurteilungsmethoden: Solche Studien wurden schon in verschiedenen anderen Disziplinen durchgeführt, z.B. in der Onkologie und Psychiatrie (Depression). Eine solche Zusammenarbeit ist bei der ESRD besonders wichtig, weil die meisten Behandlungseinheiten relativ klein sind.
– Studien über psychopharmokologische und/oder psychotherapeutische Behandlungsmethoden; In ihnen sollten, wenn randomisierte kontrollierte Doppelblindstudien nicht möglich sind, mindestens die Ergebnisse diskutiert werden.

Für die Behandlung der ESRD und die Entwicklung immer besserer und häufig teurerer lebenserhaltender Methoden wird sehr viel Geld ausgegeben. Deshalb ist unverständlich, warum für das psychische Wohlbefinden dieser Patienten so wenig investiert wird. Es wäre vergleichsweise einfach, die Depression wissenschaftlich zu untersuchen, für eine sichere Diagnose zu sorgen und eine Behandlungsform zu finden, die die Lebensqualität und eventuell die Überlebenschance des Patienten drastisch verbessern würde.

Literatur

1 Israel, M.: Depression in dialysis patients: a review of psychological factors. Canad. J. Psychiat. 31 (1986) 445–450
2 Kimmel, P.L., K. Weihs, R.A. Peterson: Survival in hemodialysis patients: the role of depression. J. Amer. Soc. Nephrol. 3 (1993) 12–27
3 Diagnostic and Statistical Manual of Mental Disorders (DSM-IV). American Psychiatric Association, Washington/D.C. 1994
4 Barrett, B.J., H. Vavasour, P.S. Parfrey: The relationship of affect to physical symptoms in renal transplant recipients. Transplant. Proc. 21 (1989) 3353–3354
5 Cohen-Cole, S.A., C. Harpe: Diagnostic assessment of depression in the medically ill. In Stoudemire, A., B.S. Fogel: Principles of Medical Psychiatry. Grune & Stratton, New York 1987 (pp. 23–36)
6 Smith, M.D., B.A. Hong, A.M. Robson: Diagnosis of depression in patients with end-stage renal disease. Amer. J. Med. 79 (1985) 160–166
7 Zuckerman, M., B. Lubin: Manual for the Multiple Affect Adjective Check List. Educational and Industrial Testing Service, San Diego 1965
8 Craven, J.L., G.M. Rodin, L. Johnson, S.H. Kennedy: The diagnosis of major depression in renal dialysis patients. Psychosom. Med. 49 (1987) 482–492
9 Zung, W.W.K.: A self-rating depression scale. Arch. gen. Psychiat. 12 (1965) 63–70
10 Kutner, N.G., P.L. Fair, M.H. Kutner: Assessing depression and anxiety in chronic dialysis patients. J. psychosom. Res. 29 (1985) 23–31
11 Radloff, L.S.: The CES-D scale: a self-report depression scale for research in general population. Appl. psychol. Measurem. 1 (1977) 385–401
12 Zigmond, A.S., R.P. Snaith: The hospital anxiety and depression scale. Acta psychiat. scand. 67 (1980) 361–370
13 Derogatis, R.L., P.M. Spencer: The Brief Symptom Inventory Manual. Clinical Psychometric Research, Baltimore 1982
14 Hinrichsen, G.A., J.A. Lieberman, S. Pollack, H. Steinberg: Depression in hemodialysis patients. Psychosomatics 30 (1989) 284–289
15 Hong, B.A., M.D. Smith, A.M. Robson, R.D. Wetzel: Depressive symptomatology and treatment in patients with end-stage renal disease. Psychol. Med. 17 (1987) 185–190
16 Shulman, R., J.D.E. Price, J. Spinelli: Biopsychosocial aspects of long-term survival on end-stage renal failure therapy. Psychol. Med. 19 (1989) 945–954
17 Laupacis, A., C. Wong, D. Churchill and the Canadian erythropoietin Study Group: The use of generic and specific quality-of-life measures in hemodialysis patients treated with erythropoietin. Controll. clin. Trials. 12 (1991) 168S–179S
18 Christensen, A.J., C.W. Turner, T.W. Smith, J.M. Holman, M.C. Gregory: Health locus of control and depression in end-stage renal disease. J. consult. clin. Psychol. 59 (1991) 419–424
19 Peterson, R.A., P.L. Kimmel, C.R. Sacks, M.L. Mesquita, S.J. Simmens, D. Reiss: Depression, perception of illness and mortality in patients with end-stage renal disease. Int. J. Psychiat. Med. 21 (1991) 343–354
20 Sacks, C.R., R.A. Peterson, P.L. Kimmel: Perception of illness and depression in chronic renal disease. Amer. J. Kidney Dis. 15 (1990) 31–39
21 Ziarnik, J.P., C.W. Freeman, D.J. Sherrard, D.A. Calsyn: Psychological correlates of survival on renal dialysis. J. nerv. ment. Dis. 164 (1977) 210–213
22 Burton, H.J., S.A. Kline, R.M. Lindsay, A.P. Heidenheim: The relationship of depression to survival in chronic renal failure. Psychosom. Med. 48 (1986) 261–269
23 Kennedy, A.C., R.M. Lindsay, A.V. Murray et al.: A scoring system for assessing patients on regular dialysis. Lancet 701/I, 1969
24 Strauch, M.R., R. Lipke, R. Schafheutle et al.: A standardized list of somatic criteria for comparative assessment of regular dialysis therapy patients. Artif. Org. 2 (1978) Suppl. 370–372
25 Devins, G.M., J. Mann, H. Mandin, L.C. Paul, R.B. Hons, E.D. Burgess, K. Taub, S. Schorr, P.K. Letourneau, S. Buckle: Psychosocial predictors of survival in end-stage renal disease. J. nerv. ment. Dis. 178 (1990) 127–133
26 Levy, N.B.: Psychopharmacology in patients with renal failure. Int. J. Psychiat. Med. 20 (1990) 325–334
27 Fishbein, L.J.: Depression in end-stage renal disease patients. Semin. Dialys. 7 (1994) 181–185
28 Kennedy, S.H., J.L. Craven, G.M. Rodin: Major depression in renal dialysis patients: an open trial of antidepressant therapy. J. clin. Psychiat. 50 (1989) 60–63

31 Soziale und berufliche Wiedereingliederung und Erwerbsfähigkeit bei chronischer Niereninsuffizienz*

W. Huber, G. Roth und M. Göbel

Entwicklung der Rehabilitation

Die technische Weiterentwicklung der Dialyseverfahren und Fortschritte in der Transplantationsmedizin führen potentiell zu einer kontinuierlichen Verbesserung der medizinischen Rehabilitation bei chronischer Niereninsuffizienz. Die optimale medizinische Behandlung ist jedoch nur ein Aspekt der Rehabilitation bei chronischer Niereninsuffizienz, die ohne eine zufriedenstellende psychosoziale Wiedereingliederung des Patienten in sein soziales Umfeld nur unzureichend ist.

Somatische Behinderung, Voraussetzung und Begrenzung von Erwerbsfähigkeit und Rehabilitation

Überblick über die die Leistungsfähigkeit beeinflussenden Faktoren

Folgende Parameter sind bei chronisch niereninsuffizienten Patienten in Abhängigkeit von der Progredienz der Niereninsuffizienz für die Leistungs- und Berufsfähigkeit von besonderer Bedeutung: kardiovaskuläre Erkrankungen, Osteopathien, zentralnervöse und neuromuskuläre Störungen sowie hämatologische, immunologische und endokrine Probleme.

Das Ausmaß der individuellen Leistungsfähigkeit zeigt deutliche Beziehungen zum körperlichem Trainingszustand (66, 68, 69, 71, 72, 78, 80, 85, 86), Alter, Stadium, Art und Dauer der Nieren- und Zusatzerkrankungen, Qualität der medizinischen und sozialen Rehabilitation und nicht zuletzt zur persönlichen und sozialen Situation des einzelnen, Faktoren, welche wesentliche Variablen für die Motivation darstellen (21, 25, 26, 51, 53, 54, 55, 67, 70, 73, 117).

Die Kapazität des kardioyskulären Systems ist die Hauptdeterminante für die gesamte körperliche Leistungsfähigkeit und wird maßgeblich durch den Grad der Anämie bestimmt (9, 40, 42, 67, 70, 73, 84, 85, 88, 95, 96, 97, 98).

Die frühzeitige Ermüdung der Muskulatur, besonders der Beine, stellt einen wesentlichen begrenzenden Faktor neuromuskulärer Leistungsfähigkeit dar (2, 4, 9, 10, 77, 80, 97, 98, 99, 100).

Zur Beurteilung der körperlichen Leistungsfähigkeit können spiroergometrische Messungen durchgeführt werden, die eine quantitative Erfassung erlauben.

Muskelkraftbestimmungen zeigten keine signifikanten Unterschiede zwischen Patienten vor der Dialyse, unter Dialyse oder nach Transplantation. Die gesamte Muskelkraftreduktion bei männlichen Patienten betrug 31 %, bei weiblichen Patienten 47 % im Vergleich mit gesunden Kontrollpersonen (67, 71).

Auch Bös (11) konnte für die Muskelkraft keine Unterschiede zwischen diesen drei Gruppen bestätigen.

Einfluß der eingeschränkten Nierenfunktion auf die Leistungsfähigkeit

Überblick über die Kreatininwerte

Der Grad der körperlichen Leistungsfähigkeit wird in Watt angegeben. Nach Röseler u. Mitarb. (89, 99) ist bis zu einem Kreatininwert von 180 µmol/l (2 mg%) nur mit einer unwesentlichen, im Alltag kaum bemerkbaren Einschränkung der maximalen Leistungsfähigkeit zu rechnen (45, 90).

Bei Kreatininwerten unter 180 µmol (1–2 mg%) (Hämoglobinwert 8,7–9,3 µmol/l = 14–15 g%) lagen die erreichten Leistungen für männliche Patienten um 130 W (87 % der Norm) (67). Niereninsuffiziente Patienten mit Kreatininwerten unter 180–270 µmol/l (2–3 mg%) waren berufstätig und klagten lediglich über passagere Beschwerden seitens der Hypertonie (67).

Bei einem Kreatininanstieg auf 180–440 µmol/l = 2,5 mg% (Hämoglobinwert bis 7,5 mmol/l = 12 g%) kam es zu einem deutlichen Leistungsabfall, und die erreichte Leistung entsprach mit knapp 90 W nur noch 63 % gleichaltriger gesunder Probanden (97, 118).

Bis zu einem Kreatininwert von 880 µmol/l (10 mg%) blieb die Leistung konstant, obwohl der durchschnittliche Hämoglobinwert um weitere 1,2 mmol/l (2 g%) abfiel. Zwischen den Kreatininwerten 880–1150 µmol/l (10–13 mg%) wurden knapp 74 W (ca. 50 % der Norm) erreicht. Bei Kreatininwerten über 1150 µmol/l = 13 mg% (Hämoglobinwert um 4,6 mmol/l = 7,4 g%) (Eintritt ins Terminalstadium der Erkrankung) betrug die erreichte Leistung nur noch ca. 46 W (33 % der Norm) (97, 99).

---

* Herrn Prof. Dr. Wolfgang Hoffmeister gewidmet

Kreatinin unter 180 μmol/l (2 mg%)

Bis zu einem Kreatininwert von 180 μmol/l (2 mg%) sind keine oder nur sehr geringe (ca. 10%) Einschränkungen der körperlichen Leistungsfähigkeit des chronisch Nierenkranken zu erwarten (45, 90, 99); volle Arbeitsfähigkeit kann vorausgesetzt werden (66, 67). Oft ist die Nierenerkrankung in diesem Stadium wegen fehlender Symptome noch gar nicht bekannt, oder es werden bei einer Routineuntersuchung eine eingeschränkte Nierenfunktion oder verdächtige Urinbefunde festgestellt. Eine genauere Abklärung der Ursache und eventuelle therapeutische Maßnahmen können im Sinne einer Sekundärprävention eine Verschlechterung verhindern oder zumindest verzögern (48).

Ein Patient mit chronischer Pyelonephritis, Diabetes mellitus, hereditärer Nierenerkrankung u. a. sollte unter regelmäßiger ärztlicher Kontrolle stehen, da im weiteren Verlauf eine Niereninsuffizienz zu erwarten ist.

Bei Feststellung einer eingeschränkten Nierenfunktion sollten bereits frühzeitig folgende Bedingungen an den Arbeitsplatz gestellt werden, um einem ungünstigen Verlauf vorzubeugen (52, 58):

- keine Tätigkeit mit nephrotoxischen Substanzen (Lösungsmittel, chlorierte Kohlenwasserstoffe, Blei, Cadmium, Quecksilber u. v. m.),
- Berücksichtigung ungünstiger klimatischer Bedingungen, extremer Hitze und Kälteeinwirkung, von Feuchtigkeit und Zugluft.

Kreatinin 180–440 μmol/l (2–5 mg%) (kompensierte Retention)

Nierenfunktionseinschränkungen von über 50% (Kreatininwert über 180 μmol/l = 2 mg%, Stadium der kompensierten Retention) lassen erste Einschränkungen der maximalen körperlichen Leistungsfähigkeit um etwa ein Drittel erwarten. Ab Kreatininwerten von 180–270 μmol/l (2–3 mg%) kommt es zur renalen Anämie (67), die aber bis zu einem Hämoglobinabfall von 6,2 mmol/l (10 g%) ohne wesentliche Auswirkung bleibt. Auch in diesem Stadium sind die meisten Nierenkranken – mit Ausnahme der Diabetiker – in der Lage, ganztätige, mittelschwere bis schwere Arbeit ohne plötzliche maximale Leistungssteigerung auszuüben (45, 67).

Mit Komplikationen zentralnervöser oder neuromuskulärer Art ist in diesem Stadium kaum zu rechnen (außer bei schwerer Hypertonie), so daß auch verantwortungsvolle Tätigkeit und Präzisionsarbeit durchgeführt werden können. Neben der Ausschaltung der bereits genannten nierenschädigenden Faktoren ist zu achten auf

- Vermeidung von dauernder Schwerarbeit und häufigen Überstunden,
- begrenzten Umfang von Akkord- und Nachtarbeit,
- Schonung der Unterarmvenen bei der Blutentnahme, um eine spätere Anlage einer arteriovenösen Fistel nicht zu erschweren.

Liegt eine Nierenerkrankung vor, die eine Progredienz bis zur terminalen Niereninsuffizienz erwarten läßt, ist spätestens in diesem Stadium zu prüfen, ob die derzeitige Tätigkeit auch bei weiterem Rückgang der Leistungsfähigkeit für den Nierenkranken noch durchführbar sein wird.

Mittelschwere bis schwere körperliche Arbeit sowie Schicht- und Akkordarbeit werden bei fortgeschrittener Niereninsuffizienz nicht mehr zu leisten sein (25, 48, 51, 52, 53, 60). Zusammen mit dem Betroffenen sollte in erster Linie geprüft werden, ob eine Anpassungsmaßnahme im bisherigen Arbeitsbereich bzw. eine innerbetriebliche Umsetzung möglich ist (13, 49), welche gerade für ältere Arbeitnehmer anzustreben ist (48, 49, 52). Ist dies nicht der Fall, müssen berufliche rehabilitative Maßnahmen (Umschulung) eingeleitet werden (17, 46, 47, 48, 49, 50, 53, 108), aber auf keinen Fall darf automatisch ein Rentenantrag gestellt werden. Rehabilitation ist der Vorzug vor Rente zu geben (13, 45, 48, 49, 86, 89, 101, 107).

Kreatinin 440–880 μmol/l (5–10 mg%) (dekompensierte Retention)

Nierenfunktionseinschränkungen mit Serumkreatininspiegeln über 440 μmol/l (5 mg%) (Stadium der beginnenden Dekompensation) können je nach Alter, Trainingszustand und Umfang der Begleiterkrankung wie Anämie, Hypertonie, kardiale und muskuläre Beteiligung, Azidose usw. zu weiteren Einschränkungen der maximalen körperlichen Leistungsfähigkeit führen (70). Jedoch beträgt in diesem Stadium die durchschnittliche Arbeitskapazität noch mehr als 50% gesunder Probanden (72, 93, 103, 106). Leichte bis mittelschwere Teilzeitarbeit, aber auch ganztägige Tätigkeiten können in diesem Stadium im allgemeinen noch durchgeführt werden (45, 63). Subjektive Beschwerden, wie Nachlassen der Konzentration, der Aufmerksamkeit und des Gedächtnisses sowie eine leichtere Ermüdbarkeit (70), bedeuten jedoch für einige Nierenkranke in diesem Stadium eine deutliche Einschränkung in ihrer maximalen Leistungsfähigkeit.

Zusätzlich zu den Einschränkungen für die Arbeit mit nephrotoxischen Substanzen und unter ungünstigen klimatischen Bedingungen kommen jetzt wegen der zuvor genannten medizinischen Probleme folgende Arbeitsplatzanforderungen hinzu (45, 50, 51, 67, 125):

- keine schwere oder auch langdauernde mittelschwere körperliche Tätigkeit,
- keine Wechsel- oder Nachtschicht,
- keine Tätigkeiten unter Zeit- und Leistungsdruck (Akkord),
- Einhaltung der Pausenregelung, keine Tätigkeiten in Zwangshaltung (gebückt, kniend).

Kreatinin über 880 μmol/l (10 mg%) (Präterminalstadium)

Steigt das Serumkreatinin über 880 μmol/l (10 mg%) an und liegt eine Anämie mit Hämoglobinwerten unter

5 mmol/l (8 mg%) vor, ist mit einem Rückgang der körperlichen Leistungsfähigkeit auf die Hälfte bis zu einem Drittel der Norm und deutlich reduziertem Allgemeinzustand zu rechnen (68, 90, 99).

Es sind in Einzelfällen leichte sitzende Tätigkeiten (63), überwiegend halbtags, möglich. Die Variationsbreite der individuellen Belastbarkeit ist jedoch auch in diesem präterminalen Zustand sehr unterschiedlich (63). So war ein Drittel der Patienten in der Präurämie noch halb- oder ganztags beschäftigt (70, 81). Andererseits können Hypertonie und Anämie, Infekte, zentralnervöse, neuromuskuläre und urämische Symptome mit Übelkeit, Erbrechen, Zwangspolyurie und Exsikkose, aber zunehmend auch Oligurie mit Überwässerung Hyperkaliämie und Herzinsuffizienz ganz das klinische Bild bestimmen.

Es besteht Arbeitsunfähigkeit, und die Aufnahme der Dialysebehandlung erscheint unumgänglich, wenn konservative Methoden fehlschlagen (95). Die sofortige Gewährung einer Erwerbsunfähigkeitsrente ist jedoch nicht zu empfehlen, da sich der Zustand nach Stabilisierung durch die Dialyse deutlich bessert. Sinnvoll ist je nach voraussichtlicher Dauer dieser Adaptationsphase eine Rente auf Zeit, die bei notwendigem Besserungsnachweis nach einem bestimmten Zeitraum entfällt (45, 89).

Einfluß krankheitsbedingter Einschränkungen auf die Leistungsfähigkeit

Im Prinzip kann bei fortgeschrittener Niereninsuffizienz jedes Organsystem in Mitleidenschaft gezogen werden, wobei jedoch einige Krankheitsbilder eine primär klinische Bedeutung haben.

Kardiovaskuläres System

Die hämodynamische Situation ist der wesentliche Parameter der körperlichen Leistungsfähigkeit des Patienten (9, 11, 15, 21, 30, 32, 34, 35, 37, 60, 62, 65, 66, 69, 78, 86, 100, 101, 102, 120, 126), der von zahlreichen Faktoren abhängig ist. Die persistierende Druckbelastung des linken Ventrikels durch einen unzureichend behandelten Hypertonus führt zur myokardialen Schädigung und Pumpinsuffizienz (11, 15, 61, 62, 123) und in der Peripherie zu generalisierten vaskulären Schädigungen (20), Hypervolämie, große arteriovenöse Fistel und Anämie erhöhen das Ruheherzminutenvolumen (HMV). Unter Belastung jedoch zeigte sich nur eine unzureichende Steigerung des HMV, bedingt durch die eingeschränkte hämodynamische Leistungsbreite des Herzens (1, 101, 127). Die daraus resultierende reduzierte körperliche Leistungsfähigkeit kann spiroergometrisch bestimmt werden (2, 114, 119).

Tab. 31.1 zeigt neben anderen Parametern die maximal erreichte ergometrische Leistung von Dialysepatienten und ihre prozentual im Vergleich zu gesunden Kontrollpersonen erzielte Leistung. Die maximale Leistungskapazität zeigt eine erhebliche Variationsbreite (60–120 W), was zum Teil auf die unterschiedliche Selektion (Alter, Geschlecht, Begleiterkrankung) der Patienten zurückzuführen ist. Vergleicht man aber die maximale Wattleistung mit den angegebenen Hämoglobin- bzw. Hämatokritwerten, so zeigt sich, daß im allgemeinen die schlechtesten Ergebnisse in den Gruppen mit den niedrigsten durchschnittlichen Hämoglobinwerten erreicht wurden, was wiederum die deutliche Abhängigkeit der körperlichen Leistungsfähigkeit vom Grad der Anämie darstellt. Die prozentuale Leistung der Dialysepatienten im Vergleich zu gesunden Probanden liegt zwischen 40 und 75% der Norm und beträgt meistens um 50% der Leistung Gesunder (2, 9, 59, 63, 69, 72, 85, 99, 100, 119, 127).

Die körperliche Leistungsfähigkeit ist jedoch nicht nur vom kardialen Zustand und vom Grad der Anämie abhängig. Trainingsmangel und deutlich reduzierte körperliche Aktivität sind bei Dialysepatienten weit verbreitet und bedingen neben der krankheitsabhängigen Abnahme einen weiteren Rückgang der Leistungsfähigkeit (2, 14, 30, 32, 37, 40, 65, 74, 77, 78, 86, 101, 102, 109, 127).

Ein kontrolliertes konsequentes Ausdauertraining über einen längeren Zeitraum kann die Leistungsfähigkeit steigern (2, 14, 30, 32, 40, 65, 72, 80, 85, 127) (quantitativ um 17–18% [37, 40]). Die potentiell atherogenen Risiken durch den gestörten Glucosestoffwechsel mit Hyperinsulinismus (Insulinspiegelsenkung um 18–21%) und erhöhtem Lipidspiegel (Triglyceride um 23–29% gesenkt) konnten ebenfalls durch Ausdauertraining reduziert werden; darüber hinaus führte es zu einer Verbesserung des psychischen Befindens (um 42% nach Depressionsindex) (30, 32, 73, 102, 109).

Renale Osteopathie

Die Beeinträchtigung der Patienten durch die Folgen der renalen Osteopathie ist seltener und quantitativ schwieriger zu beurteilen. Die Folgen des gestörten Knochenstoffwechsels durch Vitamin-D-Mangel und Hyperparathyreoidismus, evtl. auch der Aluminiumeinlagerung im Knochen mit Ab- und Umbauprozessen äußern sich in tiefen dumpfen Knochenschmerzen (verstärkt bei plötzlicher Bewegung und Druckbelastung) und Frakturen (besonders bei Rippen- und Wirbelkompressionsfrakturen). Erhebliche Deformitäten der langen Röhrenknochen kommen bei niereninsuffizienten Kindern vor; Erwachsene können Wirbelsäulenskoliosen und Thoraxkyphosen aufweisn. Weitere Folgen eines schweren sekundären Hyperparathyreoidismus sind vaskuläre, periartikuläre und viszerale Kalzifikationen mit Hautulzerationen und Gewebsnekrosen. Spontane Sehnenrupturen und proximal betonte Myopathien der unteren Extremitäten werden als Folge ebenfalls beobachtet (18, 80, 95).

Im Einzelfall können die genannten Störungen ganz das klinische Bild der niereninsuffizienzbedingten Folgeerkrankungen beherrschen und zu schweren Bewegungseinschränkungen, schmerzhaften Behinderungen und ischämischen Bildern führen, sollten jedoch heute

Tabelle 31.1 Einstufung der körperlichen Leistungsfähigkeit bei chronischer Niereninsuffizienz (aus Huber, W., G. Tewes: Der chronisch Nierenkranke im Erwerbsleben. In Konietzko, H.: Handbuch der Arbeitsmedizin. Ecomed, Landsberg 1987

Stadium	Kreatinin (mmol/l) [mg%]	Hämoglobin (mmol/l) [g%]	Einschränkung der Leistungsfähigkeit	Wattleistung (W)	Metabolischer Umsatz (kJ/min) [kcal/min]	O$_2$-Aufnahme (l/min)	Berufliche Tätigkeiten	Freizeitaktivitäten
kompensierte Retention oder Nierentransplantation mit guter Transplantatfunktion	110–190 (1,2–2)	8,7–9,3 (14–15)	5–20	120–140	33–42 (8–10)	1,8–2,0	35–40 kg Tragarbeit, Kohleabbau mit Spitzhacke, schwere Säge- und Aushubarbeit (5 kg), Waldarbeit, mittlere bis schwere Industriearbeit	Laufen, 8–10 km/h, Radfahren, 20 km/h, Ruderboot und Kanu fahren, 7 km/h, Turnen, Hockey, Skilaufen, 7 km/h, Basketball, Bergsteigen, schnelles Treppensteigen
	190–440 (2–5)	6,2–7,4 (10–12)	20–40	80–120	25–33 (6–8)	1,5–1,7	leichte bis mittelschwere Grab- und Aushubarbeit um 4–4,5 kg (Feld, Garten, Bergbau), Holzhacken, manuelles Rasenmähen, Schneeschaufeln	Gehen und Laufen, 5–7 km/h, Radfahren, 15–17 km/h, Schwimmen, 1,8–2 km/h, Ruderboot und Kanu fahren, 6 km/h, Skilaufen, 3–6 km/h, Schlittschuh oder Rollschuh laufen, 15 km/h, Reiten, Tennis (Einzel)
(beginnende) dekompensierte Retention oder Dialysestadium ohne wesentliche Einschränkung	440–880 (5–10)	5,6–6,2 (9–10)	40–50	70–90	21–29 (5–7)	1,1–1,5	Hausarbeit, Fensterputzen, Fließbandarbeit, Malen, Tapezieren, Mauern, Tischlern, Ziegellegen, Motorenbau, Schubkarre fahren (50–60 kg), Harken, hacken, leichte Grabetätigkeit (max. kontinuierliche berufliche Arbeit bis 8 Stunden/Tag)	Gehen, 5–6 km/h, Radfahren, 12–15 km/h, Ruderboot und Kanu fahren, 5–6 km/h, Schwimmen 1,6–1,8 km/h, Volleyball, Badminton, Tischtennis, Golf, Tennis (Doppel), Tanzen, Kegeln, mittlere Gymnastik, leichtes Reiten, leichter Abfahrtslauf (Ski)

Tabelle 31.1 (Fortsetzung)

Stadium	Kreatinin (mmol/l) [mg%]	Hämoglobin (mmol/l) [g%]	Einschränkung der Leistungsfähigkeit	Wattleistung (W)	Metabolischer Umsatz (kJ/min) [kcal/min]	O_2-Aufnahme (l/min)	Berufliche Tätigkeiten	Freizeitaktivitäten
(Prä-) Terminalstadium oder Dialyse mit wesentlicher Einschränkung	über 880 (10)	3,7–5,0 (6–8)	50–70	40–70	13–21 (3–5)	0,7–1,1	leichte Hausarbeit, Reparaturarbeiten (Maschinen), Verputzen, Schweißen, Ziegellegen, Schubkarre fahren (40–50 kg), LKW fahren, Motorrasenmäher bedienen	Gehen, 4–5 km/h, Radfahren, 10–14 km/h, Schwimmen, 1,1–1,6 km/h, Ruderboot und Kanu fahren, 4–5 km/h, Golf, Angeln in fließenden Gewässern stehend
				25–40	10–17 (2,5–4,0)	0,5–0,7	Schreiben mit mechanischer Maschine, Reparaturarbeiten (Geräte, Auto), Kranführen, PKW fahren, Pförtnerarbeit	Waschen, An-, Ausziehen, Gehen (ebenerdig), 3–4 km/h, Billard, Bowling, Tontaubenschießen, Motorboot fahren, Angeln mit Köderwurf, Reiten im Schritt, Musikinstrument spielen
				10–25	8–13 (2–3)	0,3–0,5	Schreibtischarbeit, Schreiben mit elektrischer Maschine, Bedienen von Rechenmaschinen, Computerterminal usw.	Stehen, Gehen, 1,5–3 km/h, Fliegen, Kartenspielen u.a., Brettspiele, Nähen, Stricken

durch eine adäquate Prophylaxe und Therapie in den allermeisten Fällen vermieden werden können.

Neuromuskuläre Faktoren

Schwere Polyneuropathien mit progredienten von distal aufsteigenden Lähmungen werden heute ebenfalls kaum noch beobachtet (33). Jedoch können in einigen Fällen gemischt polyneuropathisch-myopathische Bilder die muskuläre Leistungskraft einschränken (3, 12, 67). Kettner-Melsheimer u. Mitarb. (67) fanden bei 58 niereninsuffizienten Patienten eine Reduktion der Muskelkraft um 31 % bei Männern und um 47 % bei Frauen, verglichen mit gesunden Kontrollpersonen. Die Reduktion der Muskelkraft war an den Beinextensoren am ausgeprägtesten (67). Eine andere Untersuchung gibt eine Reduktion der Muskelkraft und -masse auf ca. 50–80 % an (13). Bei ergometrischen Untersuchungen fällt häufig eine schnelle Ermüdbarkeit der Arbeitsmuskulatur auf, besonders der Beine (2, 9, 66, 78), noch bevor eine maximale kardiopulmonale Belastung erreicht wurde.

Mehrere Mechanismen kommen dafür in Frage:

– *Urämische Neuropathie* (12, 33, 65).
– *Urämiespezifische Myopathie* (5, 9, 16, 23, 67, 68, 82) mit einer Atrophie des Fasertyps II der Muskelfibrillen und konsekutiver Abnahme von Muskelmasse und -kraft: Als ursächlich werden urämisch-toxische Schädigungen, gestörter Vitamin-D-Metabolismus, Hyperparathyreoidismus, Osteomalazie und Aluminiumintoxikation diskutiert.
– *Reduzierte muskuläre Sauerstoffversorgung:* Eine schwere Anämie oder Herzinsuffizienz sowie eine arterielle Durchblutungsstörung reduzieren die Durchblutung der Arbeitsmuskulatur. Unter Belastung setzen wegen unzureichender O_2-Versorgung relativ frühzeitig anaerobe Stoffwechselvorgänge zur Energiegewinnung ein; es kommt zum Anstieg des Lactatspiegels im Blut und zu einer Ermüdung der Skelettmuskulatur (2, 68, 73, 86, 99, 126).
– *Metabolische Faktoren* (32, 37, 73, 86): Eine urämiebedingte Insulinresistenz (gestörte Rezeptorfunktion, reduzierte glykolytische Aktivität) des Skelettmuskels bedingt u. a. die gestörte Glucoseverwertung der Myofibrillen und führt zu proteolytischen Abbauvorgängen mit einer Reduktion der Muskelmasse.
– *Weitere Einflüsse* (3, 5, 16, 30, 32, 38, 65, 67, 85, 87, 126): Inaktivität (krankheitsbedingt, fehlende Motivation), pharmakotoxische Einflüsse, Systemerkrankungen und rheumatische Erkrankungen führen ebenfalls zu Muskelabbau und damit zu Einschränkungen der muskulären Leistungsfähigkeit.

Regelmäßiges körperliches Ausdauertraining kann jedoch durch eine Zunahme des aeroben Stoffwechsels, eine Verbesserung der Glucoseutilisation und eine Verhinderung kataboler Muskelabbauprozesse neben der Steigerung der kardialen Funktion die zuvor genannten Einschränkungen der muskulären Gesamtfunktion und Leistungsfähigkeit zumindest teilweise verhindern (18, 27, 31, 32, 37, 59, 62, 68, 86, 101, 112, 128).

Hämatologische und endokrine Faktoren/Leistungssteigerung nach Erythropoetin

Für die gesamte körperliche und geistige Leistungsfähigkeit hat die renale Anämie eine wesentliche Bedeutung, wenn gravierende kardiovaskuläre Einschränkungen ausgeschlossen werden können (1, 2, 8, 18, 32, 35, 39, 60, 65, 67, 76, 78, 80, 86, 98, 114, 119, 120, 126).

Die unzureichende Produktion von Erythropoetin durch die erkrankten Nieren ist wesentlich für die Genese der renalen Anämie verantwortlich. Bisher bestand die Therapie der Anämie in der versuchsweisen Gabe von Androgenen und Blutkonserven, wodurch der Hämoglobin- und Hämatokritwert nur geringfügig und kurzfristig zu heben und die Behandlung mit erheblichen Nebenwirkungen behaftet sein kann. Durch die jetzt mögliche ursächliche Therapie der renalen Anämie durch rekombinantes humanes Erythropoetin (7, 22, 34, 35, 104, 122) ist ein wesentlicher Durchbruch in der Behandlungsmöglichkeit chronisch nierenerkrankter Patienten gelungen.

Spiroergometrische Untersuchungen (62, 121) vor Erythropoetingabe und nach Erreichen eines Hämoglobinwertes von 6,2 mmol/l (10 g%) zeigen eine deutliche Verbesserung der Leistungsfähigkeit.

Eigene Untersuchungen (62) an Patienten mit schwerer polytransfusionsabhängiger renaler Anämie mit Hämoglobinausgangswerten von durchschnittlich 4,2 mmol/l (6,7 g%) zeigten nach 6–10wöchiger Erythropoetingabe und erreichten Hämoglobinwerten von durchschnittlich 6,5 mmol/l (10,5 g%) einen Anstieg der maximal erreichten Leistung von 40 %, verbunden mit einer Steigerung der maximalen O_2-Aufnahme von 25 %. 6 Monate nach Therapiebeginn (durchschnittlicher Hämoglobinwert jetzt 6,7 mmol/l = 10,8 g%) lag die maximale fahrradergometrisch ermittelte Leistung 56 % über dem Ausgangswert, der V_{O_2max} 42 % höher als zu Therapiebeginn. Entsprechend kam es auch zu deutlichen Steigerungen der Belastungszeit und des O_2-Pulses. Schwerwiegende Nebenwirkungen (signifikante Blutdrucksteigerungen und Fistelverschlüsse) wurden nicht beobachtet. Alle Patienten berichteten über eine deutliche Verbesserung ihrer subjektiven körperlichen und geistigen Leistungsfähigkeit, die es ihnen ermöglichte, aktiver und produktiver am sozialen und beruflichen Leben teilzunehmen.

Konsequenzen der eingeschränkten Leistungsfähigkeit für die Dialysepatienten

Aus den bisherigen Ausführungen geht hervor, daß die ergometrisch bestimmte Leistungsfähigkeit des Dialysepatienten zwischen 40 und 70 %, im Mittel um 50 % der von gesunden Kontrollgruppen liegt. Die verbleibende Muskelkraft liegt um 50–80 %. Auch die geistig-mentalen Leistungen können reduziert sein (59). Es sind Verlangsamung und Störungen der Reaktionszeit und der Reizschwelle sowie der Reizdiskriminierung und Einschränkungen und frühzeitige Ermüdung der Aufmerksamkeit, des Gedächtnisses und der Konzentrationsfähigkeit möglich (59, 123).

Diese Einschränkungen führen nicht selten zum Verlust des Arbeitsplatzes, zumal wenn die vorherige Tätigkeit schwere körperliche Arbeit, lange Arbeitszeiten oder Schichtarbeit umfaßt. Die Wiederaufnahme der Berufstätigkeit ist jedoch ein wichtiges Ziel der sozialen Rehabilitation; die ausreichende Wiederherstellung der Arbeitsfähigkeit (zumindest für eine Teilzeittätigkeit) ist bei weit mehr als der Hälfte aller Dialysepatienten möglich (59).

Eigene Erfahrungen mit der beruflichen Rehabilitation chronisch Nierenkranker zeigen, daß fehlende Berufstätigkeit eher das Ergebnis sozialer Umstände und bei guter medizinischer Rehabilitation weniger das Resultat unzureichender Leistungsfähigkeit darstellt.

Durch die jetzt mögliche Behandlung der die körperliche (und z.T. auch geistige) Leistungsfähigkeit wesentlich einschränkenden renalen Anämie kann eine weitere Verbesserung der Arbeitsfähigkeit erwartet werden. Dies wird erhebliche Konsequenzen für die Zumutbarkeit von körperlichen Belastungen für Dialysepatienten haben.

Im allgemeinen kann bei ergometrisch erreichten Leistung über 100 W uneingeschränkte Arbeitsfähigkeit vorausgesetzt werden. Für eine Belastbarkeit zwischen 50 und 100 W ist die individuelle Arbeitsfähigkeit von den Begleiterkrankungen und der Art der Tätigkeit abhängig.

Bei weniger als 50 W Maximalleistung kann der Patient – von Ausnahmen abgesehen – als nicht arbeitsfähig betrachtet werden. An den Arbeitsplatz eines Dialysepatienten sollten, wenn möglich – die in Tab. 31.2 zusammengefaßten Anforderungen gestellt werden (61).

Leistungsfähigkeit nach Nierentransplantation

Nach einer Nierentransplantation verbessert sich bei guter Transplantatfunktion der Gesamtzustand des Patienten in den meisten Fällen wesentich (70). Ein deutlicher Abfall der harnpflichtigen Substanzen und eine Verbesserung der Anämie (86), der Hypertonie, der kardialen Funktion (81), der neuromuskulären Einheit (44, 74) und anderer Funktionen werden erreicht. Jedoch besteht auch nach erfolgreicher Nierentransplantation keine normale gesundheitliche Leistungsfähigkeit (71, 74, 97). Die Abweichung von der maximalen körperlichen Leistungsfähigkeit Gesunder wird mit zwischen 20% (72) und 37% (67) angegeben. Männliche Patienten mit sehr guter Transplantatfunktion erreichen bei Kreatininwerten unter 120 µmol/l (1,3 mg%) ca. 60% (85 W), bei Werten über 180 µmol/l (2 mg%) ca. 54% (78 W) der Leistungsfähigkeit Gesunder (97). Bei weiblichen Transplantatempfängern wurden unter fahrradergometrischer Belastung bei Kreatininwerten unter 110 µmol/l (1,2 mg%) 83% (73 W), bei Kreatininwerten über 100 µmol/l (1,2 mg%) 62,5% (55 W) des Normalwertes erreicht (97).

Eine wesentliche Verbesserung erfahren die mentalen Leistungen von Transplantationpatienten wie Konzentrationsfähigkeit, Gedächtnis und Reaktionsvermögen (38, 43, 67, 70).

Die dauernde Immunsuppression erhöht jedoch die Infektanfälligkeit und die Rate maligner Erkrankungen. Die Cortisonbehandlung kann zu Katarakt, Steroidmyopathie sowie osteoporotischen Knochenveränderungen führen; gelegentlich kommt eine aseptische Hüftkopfnekrose vor (51, 70, 95).

Insgesamt entspricht die Arbeitskapazität von Patienten, bei denen eine Nierentransplantation erfolgreich war, der chronisch Nierenkranker im Stadium der kompensierten Retention (96). Die Transplantation ermöglicht eine für viele berufliche Tätigkeiten ausreichende Arbeitskapazität (6, 23, 39, 51, 76, 85, 123, 125). Leider entspricht die berufliche Rehabilitation von Transplantationspatienten aber nicht ihrer medizinischen. Die häufig wegen der Dialysebehandlung – oft unnötigerweise – aufgegebene Tätigkeit wird meistens trotz verbesserter Situation nach erfolgter Berentung nicht wieder aufgenommen (117).

Arbeitsplatzanforderungen nach Nierentransplantation: Folgende Arbeitsplatzbedingungen sollten für Arbeitnehmer, die eine Transplantation hinter sich haben, beachtet werden (45, 52, 53, 58, 67):

– Vermeidung von Infektionsquellen sowie klimatischer Bedingungen, die eine Infektion begünstigen;

Tabelle 31.2 Arbeitsplatzanforderungen im Dialysestadium

Situativ	Energetisch/effektorisch	Mental/informatorisch
– keine Arbeit in Hitze, Kälte und Feuchtigkeit	– keine schwere oder länger dauernde mittelschwere Arbeit	– keine Tätigkeit unter Zeitdruck (Akkord, Termine)
– keine Arbeit unter vermehrter Infektionsgefahr oder Umgang mit toxischen Substanzen	– keine einseitige statische Belastung (Wechsel von statischer und dynamischer Tätigkeit)	– ausreichende Ruhepausen – keine hohen motorischen Präzisionsanforderungen (individuell)
– Beachtung der dialysebedingten zeitlichen und örtlichen Einschränkungen. Vermeidung von Gefäßfistelverletzungen	– möglichst keine Schicht- oder Nachtarbeit – keine Überstunden	– Fahr-, Steuer- und Überwachungstätigkeiten individuell nur begrenzt

- keine körperliche Schwerarbeit, keine dauerhafte oder einseitige statische Belastung,
- kein Umgang mit nephrotoxischen oder hautschädigenden Substanzen;
- Schicht- und Nachtarbeit sowie Überstunden nur in Ausnahmefällen.

Zusammenfassend beurteilt steigt die Leistungsfähigkeit und Arbeitskapazität nach erfolgreicher Nierentransplantation beträchtlich, erreicht jedoch nie die Kapazität Gesunder. Die Reduktion dürfte bei etwa 30 % liegen. Nach Röseler u. Mitarb. (98) sind männliche Transplantationspatienten um ein Drittel und weibliche um ein Fünftel ihrer Leistungsfähigkeit reduziert, was dem Leistungsvermögen chronisch Kranker im Stadium der kompensierten Retention entspricht (106).

Niereninsuffiziente Diabetiker

Die diabetische intrakapilläre Glomerulosklerose ist neben der diabetischen Ophthalmopathie, Neuropathie und generalisierten Mikro- und Makroangiopathie eine Komplikation des lange (durchschnittlich 15 Jahre) bestehenden Diabetes mellitus, von dem oft jüngere Patienten (juveniler Diabetes) betroffen sind (3). Nach Manifestation einer zunächst belastungsabhängig auftretenden Proteinurie verschlechtert sich die Nierenfunktion rasch bis zum schweren nephrotischen Syndrom mit hohem Eiweißverlust (3). Während im Frühstadium durch eine konsequente Blutzuckereinstellung ein Verschwinden der Proteinurie erreicht werden kann, hat im fortgeschrittenen Stadium bei eingeschränkter Nierenfunktion die Hypertoniebehandlung entscheidende prognostische Bedeutung (22). Die Komplikationen der Niereninsuffizienz zusammen mit denen des Diabetes (Hypertonie, Gefäßsklerose, Neuropathie, Stoffwechselentgleisung) und gelegentlich auch das Ausmaß der Proteinurie erfordern die frühzeitige Einleitung der Dialysebehandlung, möglichst schon bei Kreatininwerten zwischen 530 und 710 µmol/l (6–8 mg%). Die Überlebenszeit dialysepflichtiger Diabetiker liegt wegen gehäufter kardiovaskulärer Komplikationen deutlich unter der entsprechender nichtdiabetischer Dialysepatienten (3). Deshalb ist bei terminal niereninsuffizienten diabetischen Patienten die Nierentransplantation die Methode der Wahl; auch die kombinierte Nieren-Pankreas-Transplantation wurde erfolgreich angewendet. Der niereninsuffiziente Diabetiker ist wesentlich stärker in seinem Allgemeinzustand und seiner Leistungsfähigkeit eingeschränkt als Niereninsuffiziente mit anderer Grunderkrankung. Das Ausmaß der diabetischen Begleitkomplikationen, besonders der Retinopathie, beeinflußt den Gesamtzustand des Patienten wesentlich (118); jedoch zeigen Erfahrungen aus der beruflichen Rehabilitation von Diabetikern des Typs I mit Sekundärkomplikationen (56, 57), daß auch niereninsuffiziente sehbehinderte Diabetiker durch den gezielten Einsatz technischer Hilfsmittel (Optacon-Lesegerät, Vergrößerungsbildschirm, Braille-Schreibmaschine usw.) und ein behinderungsgerechtes Ausbildungsprogramm erfolgreich rehabilitiert werden können.

Erfahrungen bei jugendlichen Dialysepatienten

Eigene Erfahrungen bei der beruflichen Rehabilitation jugendlicher Patienten zeigen, daß über die Hälfte dieser Patienten nach Beendigung der Schule ohne Berufsausbildung blieben und erst viele Jahre später, nach eigenen Erfahrungen bis zu 10 Jahren, eine Erstausbildung erhielten. Nach unseren Erfahrungen besteht beim Übergang von der Schule zum Beruf eine Versorgungslücke in der beruflichen Qualifizierung dieser Patienten.

Einfluß der psychischen Adaption

Die seelische Verarbeitung der Krankenrolle ist eine wesentliche Voraussetzung für die soziale Reintegration. Einer erfolgreichen Rehabilitation im medizinischen und sozialen Bereich steht oft die mangelnde Behinderungsbewältigung im seelischen Bereich entgegen. Untersuchungen, mit denen die Mechanismen der Anpassung chronisch nierenkranker Patienten an ihre Krankheit durch Befragen der Patienten selbst sowie ihrer nächsten Angehörigen ermittelt wurden, zeigten, daß eine starke, jedoch realitätsgerechte Verleugnungstendenz (27) für das psychologische Gleichgewicht und Wohlbefinden günstiger war als eine geringe bzw. schwache Ausprägung dieses Abwehrmechanismus.

Kaplan DeNour u. Czaczkes (66) schreiben bei der Adaption an die Dialysesituation dem sozialen Hintergrund und der Persönlichkeit des Patienten, der familiären Situation und dem behandelnden Team eine wesentliche Bedeutung zu.

Der mißlungene Versuch der seelischen Verarbeitung der Dialysesituation kann sich in Reaktionen wie Schlaflosigkeit, Depressionen und Suizidgedanken äußern (75).

Dabei ist es wichtig, daß der Patient die Auswirkung der Behinderung, d.h. den Verlust an befriedigenden Lebensmöglichkeiten, erkennt, anerkennt und betrauert (75). Diese Phase in der Behindertenbewältigung kann unterschiedlich lang dauern, sich zwischen Monaten und 1–2 Jahren ausdehnen oder auch nie abgeschlossen werden. In der dann folgenden Phase des Akzeptierens und Verarbeitens der Behinderung ist es wesentlich, daß der Patient von seiten der Familie und des behandelnden Teams Verständnis für sein Fehlverhalten und Unterstützung bei den Verarbeitungsmöglichkeiten und gesunden Unabhängigkeitstendenzen erhält.

Soziale Aktivierung

Über die sozialen Aktivitäten des chronisch Niereninsuffizienten bestehen unterschiedliche Aussagen.

Czaczkes u. Kaplan DeNour berichten über 100 Patienten, deren Freizeitaktivitäten vor und nach Beginn der Dialyse erfaßt wurden (19). Dabei zeigte sich bei dem Ausmaß der sozialen Aktivitäten eine deutliche Abhängigkeit von dem Lebensrhythmus vor Beginn der Erkrankung. Bestanden schon vor der Erkrankung wenig soziale Aktivitäten, so kam es häufig im Verlauf der Erkrankung zu einer weiteren Abnahme der Außenkontakte. Patienten mit lebhaften sozialen Kontakten vor der Krankheitsphase führten ihre sozialen Aktivitäten fort und schränkten sie nur geringgradig ein.

Ein unmittelbarer Zusammenhang mit der Erkrankung konnte nur in den seltensten Fällen eruiert werden. Dabei war interessant, daß 81 % der Patienten mit starkem sozialen Interesse und Fortführung der Aktivitäten eine gute berufliche Rehabilitation aufwiesen, während lediglich 33 % der Patienten mit reduzierter sozialer Aktivität beruflich rehabilitiert wurden. Ähnliche Resultate fanden Shulman u. Mitarb. (113), die einen unmittelbaren Zusammenhang zwischen Berufstätigkeit und sozialen Aktivitäten registrierten. In einigen Untersuchungen konnten wir eine deutliche Zunahme der Freizeitaktivitäten und der sozialen Kontakte bei Patienten nach erfolgreicher Nierentransplantation registrieren.

Die Stärkung der sozialen Rolle des Patienten kann durch Familie und Behandlungsteam erfolgen. Ein Engagement in Vereinen kann dem Patienten bei der sozialen Reintegration helfen. Feriendialysen bieten häufig eine ersehnte Möglichkeit von Freizügigkeit.

Auch ein ausgewähltes Angebot an sinnvollen, d. h. der jeweiligen physischen Verfassung angepaßten sportlichen Trainingsmöglichkeiten ermöglicht über die bereits ausgeführten, von Röseler u. Mitarb. (101, 102) beschriebenen positiven Auswirkungen auf die kardiovaskuläre und hämodynamische Reserve hinaus die Aufnahme und Aufrechterhaltung wichtiger sozialer Beziehungen.

Prognostische Faktoren für den Rehabilitationserfolg

Eigene Untersuchungen bestätigen die Beobachtung von Tews u. Mitarb. (119), die lediglich eine lockere Korrelation zwischen dem somatischen Zustand der Dialysepatienten und der beruflichen Reintegration festgestellt haben (54, 55, 57). In diesen Untersuchungen zeigte sich, daß der Grad der renalen Anämie, der renalen Osteopathie und der Polyneuropathie, eine im EKG festgestellte mäßiggradige Herzdilatation und Linkshypertrophie, die Gewichtszunahme im zwischendialytischen Intervall, das Auftreten von Shuntkomplikationen und die Anzahl der stationären Aufenthalte den beruflichen Rehabilitationserfolg nicht beeinflussen. Gravierende somatische Beeinträchtigungen, z. B. Niereninsuffizienz als Folge eines Diabetes mellitus Typ I mit Sekundärkomplikationen oder chronischer aggressiver Hepatitis, haben Einfluß auf den Rehabilitationserfolg, wobei jedoch selbst bei dieser Patientengruppe individuell erhebliche Unterschiede zu beobachten sind. Eigene Ergebnisse weisen darauf hin, daß auch schwerbehinderte, dialysepflichtige Patienten mit Diabetes mellitus Typ I und Retinopathie berufliche Umschulungsmaßnahmen mit Erfolg abschließen können (58). Unserer Einschätzung nach sind daher die Gründe für eine erfolgreiche Berufstätigkeit bei chronischer Niereninsuffizienz nicht nur im organmedizinischen, sondern auch im psychosozialen Bereich zu suchen, wobei die Persönlichkeitsstruktur des Patienten und die familiäre Situation, sowie die Form der psychischen Behinderungsbewältigung eine wesentliche Rolle spielen.

Die Ergebnisse der beruflichen Rehabilitationsmaßnahmen auf Kammer-, Fachschul- und Fachhochschulebene des chronisch Nierenkranken lassen sich wie folgt zusammenfassen:

- Gute Chancen bestehen, wenn die berufliche Neuorientierung noch im Stadium der chronischen Niereninsuffizienz, d. h. vor der Dialysebehandlung, begonnen wird.
- Der Erfolg einer Ausbildungsmaßnahme ist unabhängig von der schulischen und beruflichen Vorbildung.
- Nach 2 Jahren Anpassung an die Dialyse kann mit einem Ausbildungserfolg gerechnet werden.
- Die Möglichkeiten einer beruflichen Rehabilitation sinken mit zunehmendem Lebensalter.
- Die sozialen Bindungen sind für den Rehabilitationserfolg bedeutsam.

Bei der beruflichen Umorientierung sind neben den innerbetrieblichen Anpassungs- und Umsetzungsmöglichkeiten auch Umschulungsmaßnahmen zu erörtern. Kann der nierenkranke Arbeitnehmer nicht im selben Betrieb weiterbeschäftigt werden und findet er keine seinen Fähigkeiten entsprechende Tätigkeit, so besteht das Recht und die Möglichkeit der Umschulung. Auf keinen Fall sollte aufgrund der zu erwartenden Dialysepflichtigkeit automatisch eine Erwerbsunfähigkeitsrente beantragt werden. Die Ergebnisse der Umschulung und der anschließenden Wiedereingliederung von chronisch Nierenkranken sind bislang erfolgversprechend.

Perspektiven und bisherige Erfahrungen bei der beruflichen Wiedereingliederung

Bisherige empirische Befunde (54, 55, 58, 59) deuten darauf hin, daß insbesondere gewerblich Tätige nach Dialysebeginn ihre Berufstätigkeit aufgeben müssen. Als Ursache steht dabei die verminderte körperliche Leistungsfähigkeit im Vordergrund. Wenn der Dialysepatient erkannt hat, daß er seine berufliche Tätigkeit nicht länger ausüben kann, dann stellt sich für ihn die Frage einer angemessenen beruflichen Anpassung. Seine verminderte Leistungsfähigkeit unmittelbar vor und während der Dialyse und die zeitliche Belastung aufgrund der Dialyse erschweren aber auch eine berufliche Umorientierung. Dies bedeutet, daß die berufliche Anpassung zum Zeitpunkt des Dialysebeginns und vor Eintritt von krankheitsbedingten Leistungsschwächen im wesentlichen abgeschlossen sein sollte.

Bemerkenswert in diesem Zusammenhang sind die Beobachtungen von Calsyn u. Mitarb. (15), daß die Überlebensrate von Patienten mit Dialysebehandlung, die beruflich tätig waren, deutlich länger war als die derjeniger Patienten, die keiner Berufstätigkeit nachgingen, und dies bei gleichem medizinischen Gesundheitszustand.

Für eine berufliche Wiedereingliederung wirkt nach unserer Erfahrung eine Rentenzahlung demotivierend. Für die Vermittelbarkeit ist es von besonderer Bedeutung, daß potentielle Arbeitgeber die chronische Niereninsuffizienz nur selten kennen und einzuschätzen vermögen. Daher spielt die spezielle Behinderung „Niereninsuffizienz" bei der Vermittelbarkeit keine besondere Rolle, wenn man andere Behinderungsgruppen zum Vergleich heranzieht. Grundsätzlich gilt, daß die Arbeitsmarktsituation von großer Bedeutung für die Chancen der Vermittlung auch von Dialysepatienten ist. Es werden Spezialisten mit guter Ausbildung gesucht, und je höher die Qualifikationsebene ist, desto besser sind die Chancen auf dem Arbeitsmarkt.

Es ist unwahrscheinlich, daß einmal berentete Patienten wieder eine Berufstätigkeit aufnehmen. Dies ist z.B. auch dann der Fall, wenn eine erfolgreiche Nierentransplantation durchgeführt wurde. Die Patienten verwenden die neu gewonnenen Möglichkeiten vor allem zu einer Aktivierung von Freizeitaktivitäten. Auch bestehende Chancen für einen Zuverdienst sind nicht ausreichend motivierend, um zu einer regelmäßigen dauerhaften Berufstätigkeit zu führen. Daher werden seit langer Zeit eine Reihe von Überlegungen diskutiert, die eine Teilberentung entsprechend der verbleibenden Teilarbeitsfähigkeit vorsehen. Allerdings ist es angesichts der bestehenden Situation auf dem Arbeitsmarkt mehr als fraglich, ob solche Maßnahmen geeignet wären, in erheblichem Umfang mehr Nierenpatienten einen Zugang zu Arbeitsplätzen zu ermöglichen.

Sozialmedizinische Entscheidungen

Problematik der Kausalitätsbeurteilung und gesetzliche Unfallversicherung

Die Erstmanifestation einer Nierenerkrankung im chronischen Stadium erschwert die Kausalitätsbeurteilung, da der Einfluß äußerer Schädigungen auf das Entstehen und den Verlauf der Erkrankung retrograd oft nicht mehr abzuschätzen ist. Bei jeder Kausalitätsbeurteilung muß dargelegt werden, ob die zu beurteilende Gesundheitsstörung durch das störende Ereignis hervorgerufen oder verschlimmert worden ist, ob also eine Anerkennung im Sinne der Entstehung oder Verschlimmerung vorliegt (82).

Hierbei werden unterschieden:

- vorübergehende Verschlimmerung,
- anhaltende abgrenzbare Verschlimmerung,
- richtungsgebende Verschlimmerung (107).

Hinsichtlich der beruflich verursachten chronischen Niereninsuffizienz ist anzumerken, daß die gesetzliche Unfallversicherung nach §556 Abs. 1 Ziff. 1 RVO verpflichtet ist, mit allen geeigneten Mitteln eine Körperverletzung oder Gesundheitsstörung und Minderung der Erwerbstätigkeit zu beseitigen oder zu bessern, ihre Verschlimmerung zu verhüten und die Auswirkungen der Folgen zu mildern.

Sie kann Rehabilitationsleistungen in Form der Heilbehandlung und der Berufshilfe einsetzen.

Es kommt auch die Gewährung von Pflege nach §558 Abs. 1 RVO in Betracht.

Gesetzliche Krankenversicherung, gesetzliche Rentenversicherung, soziales Entschädigungsrecht, Wiedergutmachungsgesetz

Es ist zu entscheiden, ob der Patient seine bisherige berufliche Tätigkeit als Versicherter noch weiter ausüben kann (Sozialgesetzbuch V, §74), unter welchen Bedingungen bzw. ob seine berufliche Leistungsfähigkeit auf weniger als die Hälfte im Vergleich zu anderen Versicherten abgesunken ist (Sozialgesetzbuch VI, §43, Abs. 3, Satz 2) (45) und die „Erwerbstätigkeit" auf nicht absehbare Zeit nicht mehr in gewisser Regelmäßigkeit auszuüben ist (Sozialgesetzbuch VI, §44, Abs. 3, Satz 2). Nur ein Versicherter, der „weniger als halbschichtig" arbeiten kann, ist „berufsunfähig" (42, 79, 90). Es sind Arbeitsbelastung, zeitliche Beanspruchung, klimatische Gefahren und Risikofaktoren zu berücksichtigen (45). Zur zeitlichen Einteilung sind die Begriffe „vollschichtig" und „halbschichtig" bis „untervollschichtig" und „weniger als halbschichtig" als Bezugsgrößen zu verwenden (39). Die Beurteilung der Leistungsfähigkeit wird sich somit neben der Stadieneinteilung nach der GFR am Ausmaß der Folgeschäden (vgl. Diabetiker versus Zystennierenträger), d.h. an der renalen Anämie, der Ödemneigung, der renalen Osteopathie, Neuropathie, Myopathie und Hypertonie orientieren.

Nach der Stadieneinteilung der gesetzlichen Rentenversicherung (Tab. 31.3) kann bei der chronischen Niereninsuffizienz ohne Begleiterkrankungen von folgender beruflicher Belastbarkeit ausgegangen werden:

Stadium I: Die körperliche und die geistige Leistungsfähigkeit sind nicht eingeschränkt.

Stadium II: Eine ganztägige mittelschwere bis schwere Arbeit ohne plötzliche maximale Leistungssteigerung kann ausgeübt werden, keine Schichtarbeit!

Stadium III: Eine Erwerbstätigkeit, die leichte bis mittelschwere körperliche Arbeiten nicht überschreitet, kann gewöhnlich noch geleistet werden, keine Nacht- oder Wechselschicht (1).

Stadium IV: Leichte sitzende Tätigkeit möglichst halbtags ist zu unterstützen. Die individuelle Belastbarkeit entspricht nur annäherend der Höhe der Retentionswerte. Einzelne Patienten mit einer GFR von 10% der Norm merken unter Umständen nichts von ihrer Krank-

Tabelle 31.3 Stadieneinteilung der chronischen Niereninsuffizienz in verschiedenen Rechtskreisen (nach Höffken u. Huber)

Schwerbehindertengesetz	Gesetzliche Rentenversicherung
	Stadium I: Latenzstadium ohne Einschränkung der Nierenfunktion
Funktionseinschränkungen leichten Grades: Serumkreatinin unter 180 µmol/l (2,0 mg/dl) Serumkreatinin 180–350 µmol/l (2,0–4,0 mg/dl)	Stadium II: vollkompensiertes Dauerstadium, Clearance über 60 ml/min
Funktionseinschränkungen mittleren Grades: Serumkreatinin 350–710 µmol/l (4,0–8,0 mg/dl)	Stadium III: kompensierte Retention, Clearance 30–60 ml/min
Funktionseinschränkung schweren Grades: Serumkreatinin über 710 µmol/l (8 mg/dl)	Stadium IV: dekompensierte Retention, starke Clearance-Erniedrigung
	Dialysestadium

heit und arbeiten bis zum dialysepflichtigen Stadium. Eine stark verminderte GFR bedingt trotz Anerkennung als Schwerbehinderter (s. u.) nicht die Erwerbsunfähigkeit. Die Bewertung wie etwa Berufsunfähigkeit/Erwerbsunfähigkeit sind nur systembezogen anzuwenden. Sie können nicht auf andere Rechtskreise wie etwa das Schwerbehindertengesetz übertragen werden und vice versa.

Dialysestadium: Es verbieten sich Fahr-, Steuer- und Überwachungstätigkeiten. Auch in diesem Stadium sind die gesetzlichen Vorschriften der Rehabilitation (s. u.) zu nutzen, ehe die Berentung (Berufsunfähigkeit/Erwerbsunfähigkeit) erwogen wird. Es besteht weiterhin Arbeitsunfähigkeit auch während einer stufenweise Wiederaufnahme der Arbeit. Ist eine Dialysebehandlung lediglich während der vereinbarten Arbeitszeit möglich, besteht für deren Dauer, die Zeit zur Abfahrt zur Dialyseeinrichtung und für die nach der Dialyse erforderliche Ruhezeit ebenfalls „Arbeitsunfähigkeit" (Sozialgesetzbuch V, § 74).

Rehabilitationsangleichungsgesetz, Schwerbehindertengesetz

Durch das Rehabilitationsangleichungsgesetz ist der Gedanke der Rehabilitation gesetzlich verankert. Sozialmedizinisch ist es Ziel der Rehabilitation, die Erwerbsfähigkeit von chronisch Nierenkranken entsprechend ihrer Leistungsfähigkeit zu erhalten und sie auf Dauer wieder einzugliedern. In der Begutachtung sind vor allem die gesetzlich vorgeschriebenen Möglichkeiten einer beruflichen Wiedereingliederung durch innerbetriebliche Umsetzung, Umschulung oder durch eine behinderungsgerechte Ausbildung zu prüfen (13, 42, 50, 51, 53) und ggf. zu vollziehen. Außerdem ist abzuklären, ob durch zusätzliche Heilmaßnahmen im Sinne des § 15, Sozialgesetzbuch IV, die Progredienz begrenzt und die Prognose wesentlich verbessert werden kann gemäß § 9, Sozialgesetzbuch VI (Rehabilitation vor Berentung).

Die seit 1983 für den Geltungsbereich des sozialen Entschädigungsrechtes (Bundesverordnungsgesetz, Zivildienstgesetz, Bundesseuchengesetz, Häftlingshilfegesetz, Opferentschädigungsgesetz) und die Schwerbehindertengesetzes verbindlichen „Anhaltspunkte" (95) berücksichtigen Nierenschädigungen ohne (Tab. 31.1) und mit Einschränkung der Nierenfunktion (Tab. 31.3) und ordnen ihnen eine prozentuale Minderung der Erwerbsfähigkeit für das soziale Entschädigungsrecht zu. Der Grad der Behinderung (GdB) (Tab. 31.4, 31.5) zeigt das allgemeine Ausmaß der körperlichen und physischen Einschränkung unabhängig von der beruflichen Tätigkeit.

Zu beachten: Im sozialen Entschädigungsrecht ist der Begriff Minderung der Erwerbsfähigkeit (= kausale Betrachtungsweise – Ursache ist das entscheidende Kriterium) streng zu trennen vom Schwerbehindertengesetz = GdB (finale Betrachtungsweise, d. h. Ursachen sind unerheblich).

Vom Gutachter wird eine Prüfung erwartet, ob und in welcher Weise die Arbeits- und Entfaltungsmöglichkeiten des Behinderten eingeengt sind (42, 115). Die Minderung der Erwerbsfähigkeit nach dem Bundesverordnungsgesetz mit Folgegesetzen (Soldatenverordnungsgesetz, Zivildienstgesetz, Häftlingshilfegesetz, Bundesseuchengesetz und Opferentschädigungsgesetz) gilt aber nicht für das Schwerbehindertengesetz (82). Die Diagnose der Grunderkrankung allein berechtigt noch nicht zu einer Anerkennung eines GdB nach dem Schwerbehindertengesetz; es kommt auch hier auf die Funktionsveränderung an. Sind mehrere Leiden zu berücksichtigen, so ist der Gesamt-GdB bzw. die Gesamtminderung der Erwerbsfähigkeit nicht durch Addition, sondern integrativ zu ermitteln: „maßgebend" sind also die Auswirkungen der einzelnen Behinderungen in ihrer Gesamtheit (82, 99). Im Schwerbehindertengesetz reichen bei Kindern und Jugendlichen bereits geringere GdB-Grade zur Anerkennung der „Hilflosigkeit" aus als bei Erwachsenen (Bundesverordnungsgesetz § 35 Abs. 1) (24, 94, 95). Anämie, Hypertonie, Herzinsuffizienz, Neuropathie und Myopathie, Osteopathie, psychische und andere Probleme können beim Patienten mit Nierenfunktionseinschränkung schweren Grades, vor allem bei Älteren, so schwerwiegend sein, daß ein GdB von 100% berechtigt ist. Dialysepatienten

Tabelle 31.4 Grad der Behinderung/Minderung der Erwerbsfähigkeit-Bemessung nach den „Anhaltspunkten" für Nierenschäden ohne Funktionseinschränkung (nach Höffken u. Huber)

Grad der Behinderung	MdE
Nierenschäden ohne Funktionseinschränkung mit krankhaftem Harnbefund geringen Grades	0 – 10 %
sonst	20 %
Verlust oder Ausfall einer Niere bei Gesundheit der anderen Niere	25 %
Verlust oder Ausfall einer Niere bei Schäden der anderen Niere, ohne Funktionseinschränkung, mit krankhaften Harnbefund geringen Grades	30 %
sonst	40 %
Nierenfehlbildungen (z. B. Hydronephrose, Zystenniere, Beckenniere, Nephroptose) ohne wesentliche Beschwerden und ohne wesentliche Funktionseinschränkung	0 – 10 %
Nierensteinleiden ohne Funktionseinschränkung mit Koliken in Abständen von mehreren Monaten, je nach Schwere	0 – 10 %
mit häufigen Koliken und Intervallbeschwerden	20 – 30 %

Tabelle 31.5 Grad der Behinderung/Minderung der Erwerbsfähigkeit – Bemessung nach den „Anhaltspunkten" für Nierenschäden mit Funktionseinschränkung (nach Höffken u. Huber)

Minderung der Erwerbsfähigkeit

Nierenschäden mit Funktionseinschränkung leichten Grades

20 – 30 % Serumkreatininwerte unter 180 µmol/l (2 mg/dl)
Allgemeinbefinden nicht oder nicht wesentlich reduziert

keine Einschränkung der Leistungsfähigkeit

40 % Serumkreatininwerte andauernd zwischen 180 und 350 µmol/l (2 und 4 mg/dl) erhöht
Allgemeinbefinden wenig reduziert
leichte Einschränkung der Leistungsfähigkeit

Nierenschäden mit Funktionseinschränkung mittleren Grades

50 – 70 % Serumkreatininwerte andauernd zwischen 350 und 710 µmol/l (4 und 8 mg/dl) erhöht
Allgemeinbefinden stärker beeinträchtigt
mäßige Einschränkung der Leistungsfähigkeit

Nierenschäden mit Funktionseinschränkung schweren Grades

80 – 100 % Serumkreatininwerte dauernd über 710 µmol/l (8 mg/dl)
Allgemeinbefinden stark gestört
starke Einschränkung der Leistungsfähigkeit
bei Kindern keine normalen Schulleistungen mehr

Zusätzlich zu bewerten:
Sekundärleiden z. B. Hypertonie ausgeprägte Anämie (Hb-Werte unter 5 mmol/l = 8 g/dl)
gastrointestinale Störungen
Sekundärleiden bei Kindern häufiger als bei Erwachsenen

Verlust oder Ausfall einer Niere mit Funktionseinschränkungen der anderen Niere

leichten Grades 40 – 50 %
mittleren Grades 60 – 80 %
schweren Grades 90 – 100 %

Notwendigkeit der Dauerbehandlung mit künstlicher Niere (Dialyse)
100 %

wird generell ein GdB von 100 % zuerkannt. Im Hinblick auf die Rehabilitation ist es wichtig, daß aus dem GdB nicht auf das Ausmaß der verbliebenen Leistungsfähigkeit geschlossen werden kann (82).

Eine rechtzeitige Einstufungserhöhung (Sozialgesetzbuch VI, § 16, Abs. 3) ist vor allem dann anzustreben, wenn eine rasch fortschreitende Niereninsuffizienz zu erwarten ist.

Die Prognose korreliert am ehesten mit Häufigkeit, Ausprägung und Behandlung der Hypertonie. Die Hämaturie korreliert nicht mit der Prognose der einzelnen Glomerulonephritisformen. Ausgeprägte Proteinurie von über 1 g/Tag oder chronische Hypertonie sind dagegen prognostisch ungünstige Parameter, wie z. B. bei mesangioproliferativer Glomerulonephritis, perimembranöser oder membranproliferativer Glomerulonephritis.

Nierenschädigung durch gewerbliche Toxine und Berufskrankheitenverordnung

Überblick über Klinik, Diagnostik und Risikogruppen

Neuere Studien wiesen darauf hin, daß lösungsmittelbedingte Glomerulonephritiden dem membranösen und membranproliferativen Formenkreis zuzurechnen sind.

Gewerbliche Toxine können dosisabhängig eine akute interstitielle Nephritis auslösen und damit vorwiegende Ursache einer chronischen Niereninsuffizienz werden (s. dort).

Die akute Nierenbeteiligung ist meist Folge einer systemischen Störung, wie Schock, Hypoxie, Vasokonstriktion, Hämolyse oder Gerinnungsstörung in Verbindung mit der nephrotoxischen Wirkung, während eine chronische Exposition aufgrund der Anreicherung der Toxine in der Niere an erster Stelle zu tubulären Schädigungen führt.

Die Kausalkette ist nur über den Nachweis der Exposition, das Auftreten charakteristischer extrarenaler Symptome und kompatibler Nierenbefunde und den Nachweis der Toxine im Arbeitsbereich (maximale Arbeitsplatzkonzentration usw.) und im Gewerbe zu schließen, die der Spezialiteratur zu entnehmen sind (17).

Zu beachten sind weiterhin die Höhe und Dauer der Exposition sowie das Alter der Betroffenen. Berufe mit erhöhtem Risiko sind beispielsweise Anstreicher und Maler durch Exposition gegenüber Lösungsmitteln (z.B. Halogenkohlenwasserstoffe, PCDD- und PCDF- und Drucker (früher auch Blei) (28, 45, 83, 90, 91, 103, 132).

Als Beispiele chronischer Nierenschädigung durch gewerbliche Toxine seien folgende Substanzen ausgewählt (28, 45, 82):

Halogenkohlenwasserstoffe (Nr. 1302, 7. BeKV)

Organische Lösungsmittel werden in modernen Industriestaaten überall angewandt. Es handelt sich hierbei um Flüssigkeiten mit einem niedrigen Siedepunkt, d.h. um leicht flüchtige Substanzen. Raumtemperatur genügt schon, um erhebliche Mengen verdunsten zu lassen. Sie werden überwiegend als Lösungsvermittler, Verdünner zum Reinigen von Metallen bzw. zum Entfetten von Maschinen eingesetzt.

Im einzelnen dienen sie folgenden Zwecken:

- Parkettverlegung,
- Metallentfettungsanlagen,
- Spritzlackierungen,
- Druckereigewerbe,
- Tank- und Schiffsreinigung.

Der klassische Aufnahmeweg ist die Atemluft. In letzter Zeit mehren sich Hinweise über vor allem tubuläre Dysfunktionen und glomeruläre Schädigungen nach Exposition (Labor: Mikroproteinurie, NAG = N-Acetyl-β-D-Glucosaminidase, RBP = retinol-binding protein). Pathophysiologisch werden mehrere Mechanismen diskutiert:

Es könnten chemisch-toxische Schädigungen der alveolären Basalmembran mit subsequenter Bildung von Antikörpern ursächlich sein (4). Kohlenwasserstoffe können tubuläre renale Antigene modifizieren (92, 132).

Es wird ein direkter toxischer Effekt auf das Tubulussystem diskutiert. Es können sich dabei sehr reaktionsfähige freie Radikale bilden, die zu Membranschädigungen mit Zusammenbruch des Elektrolytgefälles führen. Bei diesem Effekt ist ein Immunmechanismus ausgeschlossen (45, 132).

Neuere Studien weisen darauf hin, daß, wenn Glomerulonephritiden nach Lösungsmittelexposition auftreten, es sich hauptsächlich um membranöse und membranproliferative Glomerulonephritiden handelt (5, 40, 92, 93).

Folgende chemisch definierte Substanzen spielen dabei eine Rolle:

- halogenisierte Kohlenwasserstoffe (z.B. Chloroform, Trichlorethylen),
- aliphatische und aromatische Kohlenwasserstoffe (z.B. Toluol, Benzin),
- Alkohole, Aldehyde (z.B. Ethylenglykol),
- Nitroverbindungen, Phenole und Heterozyklen (z.B. Benzidin, β-Naphthylamin, Anilin).

Im einzelnen handelt es sich um folgende Nutzungsbereiche:

- Extraktions- und Trennungsvorgänge,
- chemische Reaktionen,
- Lösungsmittel für Gummilösungen und Farben.

In einer neueren Studie wird ein deutlich höheres Risiko der Entwicklung von rasch progredienten proliferativen Glomerulonephritiden mit rasch fortschreitendem Nierenversagen bei Patienten gezeigt, die Kohlenwasserstoffen ausgesetzt waren (110). Es ist nicht auszuschließen, daß auch andere schon bestehende Faktoren zusätzlich zu der Lösungsmittelexposition eine Rolle in der Pathogenese der Glomerulonephritiden spielen, wie z.B. durchgemachte Streptokokkeninfektionen oder der zusätzliche Verbrauch von Drogen. Diese Faktoren sind bei der Begutachtung wertend in Betracht zu ziehen. Angaben über andere Toxine wie Mangan, Thallium, Arsen, Beryllium, Schwefelkohlenstoff und andere sind der speziellen Literatur zu entnehmen (45, 81, 107, 129).

In eigenen Untersuchungen wird eine Odds ratio für die Gesamtheit der organischen Chemikalien (d.h. Lösungsmittel, Öle, Restizide von 4,7 vermittelt.

Blei (Nr. 1101, 7. BeKV)

Die Nephropathie ist Begleiterscheinung einer systematischen Schädigung mit typischen Symptomen; die Expositionsdauer beträgt Jahre bis Jahrzehnte, bevor mit einem Nierenschaden zu rechnen ist (53).

Quecksilber (Nr. 1102, 7. BeKV)

Führendes Symptom der Quecksilbervergiftung sind die Schädigung des Nervensystems und die Stomatitis. Die Quecksilberausscheidung im Urin, die bei Nichtexponierten 10–20 µg/l und mehr ohne Krankheitserscheinungen betragen kann, beweist nur die Aufnahme, nicht aber eine Vergiftung durch Quecksilber (53).

Chrom (Nr. 1104, 7. BeKV)

Nach Resorption größerer Mengen von 0,1–1,0 g tritt zusammen mit Verätzung der Haut und Bronchopneumonien eine akute und tubuläre Nekrose auf. Bei chronischer Vergiftung ist eine schmerzlose Nasenseptumperforation typisch (45).

Cadmium (Nr. 1104, 7. BeKV)

Es ist im Blut, im Urin und Stuhl chemisch nachweisbar. Häufigster Befund ist die Proteinurie. Eine Expositionsdauer von mindestens 2 Jahren wird als notwendig erachtet, um eine Schädigung auszulösen (45).

Literatur

1 Auberlen: Zusammenarbeit zwischen den Trägern der gesetzlichen Rentenversicherung und der Arbeitsverwaltung zwecks einheitlicher Beurteilung der Leistungsminderung von Versicherten. Med. Sachverstand. 71 (1975) 35–37

2 Barnea, N., Y. Drory, A. Iaina, C. Lapidot, E. Reisin, H. Eliahou, J.J. Kellermann: Exercise tolerance in patients on chronic hemodialysis. Israel J. med. Sci. 16 (1980) 17–21

3 Bautista, J., E. Gil-Necija, J. Castilla, I. Chinchon, E. Rafel: Dialysis myopathy. Report of 13 cases. Acta neuropathol. 61 (1983) 71–75
4 Beirne, G.J., T. Brennan: Glomerulonephritis associated with hydrocarbon solvents. Arch. environ. Hlth 25 (1972) 365–369
5 Bell, G.M., A. Ch. Gordon, P. Lee et al.: Proliferate glomerulonephritis and exposure to organic solvents. Nephron 40 (1985) 161–165
6 Blagg, Ch.R.: Objective quantification of rehabilitation in dialysis and transplantation. In Friedmann, E.A.: Strategy in Renal Failure. Wiley, New York 1978 (pp. 415–433)
7 Bommer, J., E. Müller-Bühl, E. Ritz, J. Eifert: Recombinant human erythropoietin in anaemic patients on hemodialysis. Lancet 1987/I, 392 (letter)
8 Bock, H.E.: Von den Schwierigkeiten des Gutachters bei der objektiven Beurteilung des Patienten. Med. Sachverständ. 77 (1985) 3–7
9 Bommer, J., C. Alexiou, U. Müller-Bühl, J. Eifert, E. Ritz: Recombinant human erythropoietin therapy in hemodialysis patients-dose determination and clinical experience. Nephrol. Dialys. Transplant. 2 (1987) 238–242
10 Borkenstein, J., H. Pogglitsch: Spiroergometrische Untersuchungen der körperlichen Leistungsfähigkeit von Dialysepatienten. Nieren- u. Hochdruckkr. 2 (1977) 50–53
11 Bös, K.: Vergleichende Untersuchung zur Struktur und Ausprägung der Muskelkraft bei chronisch niereninsuffizienten Patienten. Dtsch. Z. Sportmed. 6 (1981) 157–166
12 Bullok, R.E., H.A. Amer, I. Simpson, M.K. Ward, R.J. Hall: Cardiac abnormalities and exercise tolerance in patients receiving renal replacement therapy. Brit. med. J. 289 (1984) 1479–1585
13 Bundschuh, H.D.: Myopathie bei Urämie. In Losse, H., E. Renner: Klinische Nephrologie, Bd. I. Thieme, Stuttgart 1982 (pp. 451–459)
14 Bünger, P.: Der Dialysepatient in der amtsärztlichen Begutachtung aus der Sicht des Nephrologen oder auch Beurteilung statt Begutachtung. Öff. Gesundh.-Wes. 46 (1984) 434–438
15 Burghuber, O.C., C.H. Punzengruber, C.H. Leithner, P. Haber: Aerobes Ergometertraining bei Patienten mit dialysepflichtiger Niereninsuffizienz. In Franz, I.W., H. Mellerowicz, W. Noack: Training und Sport zur Prävention und Rehabilitation in der technischen Umwelt. Springer, Berlin 1985 (S. 574–578)
16 Calsyn, D.A., D.J. Sherrard, B.J. Hyerstay, C.W. Freeman: Vocational adjustment and survival on chronic hemodialysis. Arch. phys. Med. 62 (1981) 483–487
17 Cardenas, D.D., N.G. Kutner: The problem of fatigue in dialysis patients. Nephron 30 (1982) 336–340
18 Clayton, G.D., F.E. Clayton: Patty's Industrial Hygiene and Toxicology, vol. II. Wiley, New York 1981, 1982
19 Coburn, J.W., E. Slatopolsky: Vitamin D, parathyroid hormone and renal osteodystrophy. In Brenner, B.M., F.C. Rector. The Kidney, vol. II Saunders, Philadelphia 1986 (pp. 1657–1729)
20 Czaczkes, J.W., A. Kaplan DeNour: Chronic hemodialysis as a way of life. Brunner/Mazel, New York 1978
21 Degoulet, P., M. Legrain, I. Reach, F. Aime, C. Devries, P. Rojas, C. Jacobs: Mortality risk factors in patients treated by chronic hemodialysis. Nephron 31 (1982) 103–110
22 Descoeudres, C.E., A. Fontandon: Die Eingliederung bei Langzeitdialyse und nach Nierentransplantation. Ther. Umsch. 36 (1979) 180–185
23 Descoeudres, C.E.: Behandlungsmöglichkeiten für Diabetiker mit fortgeschrittener Niereninsuffizienz. Ther. Umsch. 40 (1983) 899–907
24 Dreikorn, K.: Aktueller Stand und Probleme der Nierentransplantation unter besonderer Berücksichtigung der psychosozialen und beruflichen Rehabilitation. Arbeitstagung Psychosomatische Nephrologie. Heidelberg, Juni 1986
25 Ewerbeck, H.: Beurteilung von behinderten Kindern nach dem Schwerbehindertengesetz. Mschr. Kinderheilk. 125 (1977) 802–804
26 Ferrans, C.E., M.J. Powers: The employment potential of hemodialysis patients. Nurs. Res. 34 (1985) 273–277
27 Freyberger, H., W. Bauditz, H. Speidel: Psychosoziale Rehabilitationsprozesse bei Dauerdialysepatienten. Rehabilitation 13 (1974) 151–162
28 Freyberger, H.: Psychosoziale Aspekte in Dialyse- und Transplantationseinheiten. In Losse, H., E. Renner: Klinische Nephrologie, Bd. I. Thieme, Stuttgart 1982 (S. 570–579)
29 Friberg, L., G.F. Nordberg, U.B. Vouk: Handbook on the Toxicology of Metals. Elsevier, North-Holland, Excerpta Medica, Amsterdam 1979
30 Friedman, H.S., B.N. Shan, H.G. Kim, L.A. Bove, M.M. del Monte, A.J. Smith: Clinical study of the cardiac findings in patients on chronic maintenance hemodialysis: the relationship to coronary risk factors. Clin. Nephrol. 16 (1981) 75–85
31 Goldberg, A.P., J. Hagberg, J.A. Delmez, R.M. Carney, P.M. McKevitt, A.A. Ehsani, H.R. Harter: The metabolic and psychological effects of exercise training in hemodialysis patients. Amer. J. clin. Nutr. 33 (1980) 1620–1628
32 Goldberg, A.P., E.M. Geltman, J.M. Hagberg, J.R. Gavin, J.A. Delmez, R.M. Carney, A. Naumowicz, M.H. Oldfield, H.R. Harter: Therapeutic benefits of exercise training for hemodialysis patients. Kidney int. 24 (1983) 303–309
33 Goldberg, A.P., E.M. Geltman, J.R. Gavin, R.M. Carney, J.M. Hagberg, J.A. Delmez, A. Naumowicz, M.H. Oldfield, H.R. Harter: Exercise training reduces coronary risk and effectively rehabilitates hemodialysis patients. Nephron 42 (1986) 311–316
34 Graefe, U., O. Knoll: Die urämische Polyneuropathie. Nieren- u. Hochdruckkr. 9 (1980) 44–48
35 Graf, H., G. Mayer, E.M. Cada, J. Thum, H.K. Stummvoll: Wirksamkeit von rekombinantem humanem Erythropoietin in der Behandlung der transfusionsabhängigen Anämie chronischer Dialysepatienten. Wien. klin. Wschr. 99 (1987) 855–859
36 Graf, H.: Erythropoietin and improvement in exercise tolerance and work ability. First international Symposium on Recombinant Human Erythropoietin. La Napolule, France, April 1978
37 Harbauer, H.: Gutachterliche Probleme beim Kind und Jugendlichen. In Marx, H.H.: Medizinische Begutachtung. Grundlagen und Praxis, 4. Aufl. Thieme, Stuttgart, 1981
38 Harter, H.R., A.P. Goldberg: Endurance exercise training. An effective therapeutic modality for hemodialysis patients. Med. Clin. N. Amer. 69 (1985) 159–175
39 Harrison, D.J., D. Thomsom, M.K. MacDonald: Membranous glomerulonephritis. Clin. Pathol. 39 (1986) 167–171
40 Havel, V., J. Erben: Leistungsfähigkeit bei Dialysepatienten und Alterungsprozeß. Altersforschung 36 (1981) 537–542
41 Heaton, A., H. Amer, R.E. Bullock, M.K. Ward, R.J.C. Hall, D.N.S. Kerr: Importance of impaired exercise tolerance in patients in renal replacement therapy. Contr. Nephrol. 41 (1984) 272–275
42 Hennies, G.: Unterschiede und Gemeinsamkeiten zwischen Juristen und Medizinern bei der Begutachtung. In Brenner, W., H.J. Florian, E. Stollenz, H. Valentin: Arbeitsmedizin aktuell. Fischer, Stuttgart (1980) 1–10
43 Hennies, G.: Rehabilitation vor Rente. In Brenner, W., H.J. Florian, E. Stollenz, H. Valentin: Arbeitsmedizin aktuell. Fischer, Stuttgart (1980) 11–20
44 Heidberger, E., A. Heidland: Neurologische Störungen bei Nierenversagen. Nephrologisches Seminar, Heidelberg, Rehabilitationszentrum für chronisch Nierenkranke, Jan. 1982
45 Heidberger, E., K. Schafferhans, A. Heidland: Disturbances of peripheral and autonomic nervous system in chronic renal failure: effects of hemodialysis and transplantation. Clin. Nephrol. 23 (1985) 222–228

46 Höffken, B., W. Huber: Begutachtung von Nierenerkrankungen. In Sarre, H., U. Gessler, D. Seybold: Nierenkrankheiten, 5. Aufl. Thieme, Stuttgart 1988 (S. 864–886)
47 Huber, W.: Konzept zur beruflichen Wiedereingliederung bei chronischer Niereninsuffizienz. Arbeitsmed. Sozialmed. Präventivmed. 6 (1978) 119–122
48 Huber, W., A. Kettner: Zur sozialen Situation bei chronischer Niereninsuffizienz. Erschwernisse bei der Rehabilitation des chronisch Niereninsuffizienten. Klinikarzt 7 (1978) 987–991
49 Huber, W., A. Kettner, E. Ritz: Behandlung urämischer Patienten-Probleme der beruflichen Wiedereingliederung. Dtsch. Ärztebl. 75 (1978) 821–825
50 Huber, W., A. Kettner: Beratung chronisch Nierenkranker. Rehabilitation 19 (1980) 17–24
51 Huber, W., A. Kettner, B. Höffken, E. Ritz, G. Möllhoff: Berufliche Rehabilitation und Begutachtung von Niereninsuffizienten. Med. Welt 32 (1981) 880–883
52 Huber, W., A. Kettner, E. Ritz: Rehabilitation bei chronischer Niereninsuffizienz. In Losse, H., E. Renner. Klinische Nephrologie, Bd. II, Thieme, Stuttgart 1982 (S. 518–528)
53 Huber, W., W.K. Schreiber: Entscheidungskriterien für Zentrumsdialyse. Heimdialyse und Transplantation. – Eine Befragung von Patienten. Nieren- u. Hochdruckkr. 13 (1984) 356–360
54 Huber, W., A. Kettner: Soziale und berufliche Wiedereingliederung bei chronischer Niereninsuffizienz. In Franz, H.-E.: Blutreinigungsverfahren, 3. Aufl. Thieme, Stuttgart 1985 (S. 342–354)
55 Huber, W., H. Füller: Chronische Nierenerkrankung durch organische Chemikalien in Umwelt und Betrieb. Spektr. Nephrol. 5 (1994) 3–14
56 Huber, W., K. Pytlik: Zur beruflichen Rehabilitation bei chronischer Niereninsuffizienz. Arbeitsmed. Sozialmed. Präventivmed. 20 (1985) 104–106
57 Huber, W., K. Schreiber: Rehabilitation von Dialysepatienten und ihre Vermittelbarkeit auf dem Arbeitsmarkt. Med. Sachverstand. 81 (1985) 104–107
58 Huber, W., A. Treiber: Berufliche Rehabilitation bei Diabetikern Typ I mit Sekundärkomplikationen. Arbeitsmed. Sozialmed. Präventivmed. 20 (1985) 52–55
59 Huber, W., B. Höffken, K. Frieling, A. Treiber, E. Ritz: Professional training for the blind diabetic with nephropathy: experience at the Heidelberg Rehabilitation Center. Diabet. Nephropath. 4 (1985) 88–92
60 Huber, W., B. Höffken, G. Tewes, Th. Müller, E. Kemper: Die berufliche Nierentransplantation chronisch niereninsuffizienter Patienten. Ein 10-Jahres-Bericht. Arbeitstagung Psychosomatische Nephrologie, Heidelberg, Juni 1986
61 Huber, W., G. Tewes: Der chronisch Nierenkranke im Erwerbsleben. In Konietzko, H.: Handbuch der Arbeitsmedizin. Ecomed. Landsberg 1987
62 Huber, W., Th. Müller: Leistungssteigerung nach Erythropoietin bei Dialysepatienten. Nieren- u. Hochdruckkr. 19 (1990) 340–343
63 Ikaeheimo, M., K. Huttunen, J. Takkunen: Cardiac effects of chronic renal failure and hemodialysis treatment. Brit. Heart J. 45 (1981) 710–716
64 Ikram, H., K.L. Lynn, R.R. Bailey, P.F. Little: Cardiovascular changes in chronic hemodialysis patients. Kidney int. 24 (1983) 371–376
65 Jaedicke, W.: Vaskuläre und parenchymatische Nierenkrankheiten. In Fritzo, E.: Die ärztliche Begutachtung. Steinkopff, Darmstadt 1982 (S. 262–269)
66 Kaplan DeNour, A., J.W. Czaczkes: The influence of patients personality on adjustment to chronic dialysis. A predictive study. J. nerv. ment. Dis. 162 (1976) 323–333
67 Kettner-Melsheimer, A., B. Weiss, W. Huber: Physical work capacity in chronic renal disease. Int. J. artif. Org. 10 (1987) 23–30
68 Keusch, G., T. Jenni, R. Tartini, P. Fechter, W. Steinbrunn, U. Binswanger: Ergometrisch bestimmte Arbeitskapazität bei chronischer Hämodialysebehandlung. Schweiz. med. Wschr. 114 (1984) 1326–1330
69 Kopsa, H., O. Jahn: Chronisch Nierenkranke am Arbeitsplatz. In Baumgärtner, E.: Bösartige Erkrankungen und Beruf. Maudrich, Wien 1984 (S. 132–140)
70 Kottke, T.E., C.J. Caspersen, C.S. Hill: Exercise in the management and rehabilitation of selected chronic diseases. Prev. Med. 13 (1984) 47–65
71 Krause, R., W. Pommer, H. Römer, G. Schultze: Körperzusammensetzung und kardiopulmonale Leistungsfähigkeit bei chronischen Dialysepatienten und nach Nierentransplantation. In Franz, I.W., H. Mellerowicz, W. Noack: Training und Sport zur Prävention und Rehabilitation in der technisierten Umwelt. Springer, Berlin 1985 (S. 579–583)
72 Kutner, N.G., D.D. Cardenas: Assessment of rehabilitation outcomes among chronic dialysis patients. Amer. J. Nephrol. 2 (1982) 128–132
73 Lai, K.N., L. Barnden, Th. Mathew: Effect of renal transplantation of left ventricular function in hemodialysis patients. Clin. Nephrol. 18 (1982) 74–78
74 Lange, H., J.C. Bode, J. Janssen, J. Thüroff, M. Tücke: Ergometrische Untersuchungen von Dialysepatienten bei unterschiedlicher Hämoglobinkonzentration. In Dittrich, P.: Aktuelle Probleme der Dialyseverfahren und Niereninsuffizienz. Bindernagel, Friedberg 1975 (S. 100–111)
75 Lange, H.: Adaption und Rehabilitation unter chronisch intermittierender Dialysebehandlung und nach Nierentransplantation. SFB 122: Adaption und Rehabilitation (Arbeitsbericht), Bd. IV. Elwert, Marburg 1967 (S. 267)
76 Lange, H.: Adaption und Rehabilitation unter chronisch intermittierender Hämodialysebehandlung und nach Nierentransplantation. Deutsche Forschungsgemeinschaft, Bonn 1978–1980
77 Legrain, M., C. Jacobs: Die berufliche Eingliederung nach Nierentransplantation. In Scholz, F.J.: Rehabilitation als Schlüssel zum Dauerarbeitsplatz. Springer, Berlin 1979 (S. 114–117)
78 Lewrenz, H., B. Friedel: Krankheit und Kraftverkehr. Gutachten des gemeinsamen Beirates für Verkehrsmedizin beim Bundesminister für Verkehr und beim Bundesminister für Jugend, Familie und Gesundheit. Schriftenreihe des Bundesministers für Verkehr. Neue Presse, Coburg 1985
79 Lübs, E.D., H.J. Tönnis: Leistungsvermögen und Trainierbarkeit des kariopulmonalen Systems und Stoffwechsels bei Dialysepatienten. In Franz, I.W., H. Mellerowicz, W. Noack: Training und Sport zur Prävention und Rehabilitation in der technisierten Umwelt. Springer, Berlin 1985 (S. 584–587)
80 Lüdtke, P.B.: Sachverstand und Entscheidung in der medizinischen Begutachtung. Med. Sachverständ. 76 (1980) 2–7
81 Massry, S.G.: Disorders of divalent ion metabolism. In Eknoyan, G., J.P. Knochel: The Systemic Consequences of Renal Failure. Grune & Stratton, New York 1984 (S. 232–263)
82 Mehrtens, G., H.F. Wolff: Die Berufskrankheitenverordnung (BeKV). Schmidt, Berlin 1980
83 Möllhoff, G.: Versicherungs- und rechtsmedizinische Einführung in die Begutachtungspraxis bei Nierenerkrankungen. Institut für Rechtsmedizin, Universität Heidelberg, persönliche Mitteilungen, 1986, Kurse für Sozialmedizin der Akademie Baden-Württemberg 1990
84 Mutti, A., S. Lucertini, M. Falzoi, A. Cavatorta, I. Franchini: Organic solvents and chronic glomerulonephritis: a cross-sectional study with negative findings for aliphatic and alicyclic C_5–C_7 hydrocarbons. Appl. Toxicol. 1 (1981) 224–226
85 Pach, J., W. Waniek, G. Dostal, P. Merguet: Berufliche Rehabilitation unter Langzeitdialyse und nach Nierentransplantation. Inn. Med. 4 (1977) 222–227

86 Painter, P., S.W. Zimmermann: The role of exercise in the long-term rehabilitation of patients with end-stage renal disease. AANNT J. 10 (1983) 41–46
87 Painter, P., D. Messer-Rehak, P. Hanson, S.W. Zimmermann, N.R. Glass: Exercise capacity in hemodialysis, CAPD, and renal transplant patients. Nephron 42 (1986) 47–51
88 Patten, B.M.: Neuromuscular complications. In Eknoyan, G., J.P. Knochel: The Systemic Consequences of Renal Failure. Grune & Stratton, New York 1984 (pp. 281–310)
89 Pehrsson, S.K., R. Jonasson, L.E. Lins: Cardiac performance in various stages of renal failure. Brit. Heart J. 52 (1984) 667–673
90 Pietschmann, H.: Die sozialmedizinische Beurteilung von Dialysepatienten. Öff. Gesundh.-Wes. 38 (1976) 29–46
91 Precht, K.: Begutachtung und Rehabilitation nephrologischer Patienten. Dtsch. Gesundh.-Wes. 34 (1979) 1649–1653
92 Ravnskov, U.: Possible mechanisms of hydrocarbon-associated glomerulonephritis. Clin. Nephrol. 23 (1985) 294–298
93 Ravnskov, U.: Non-systemic glomerulonephritis: exposure to nephro- and immunotoxic chemicals predisposes to immunologic harassment. Med. Hypothes. 30 (1989) 115–122
94 Ravenskov, U., B. Forsberg, St. Skerfving: Glomerulonephritis and exposure to organic solvents. Acta med. scand. 205 (1979) 575–579
95 Rauschelbach, H.H.: Zur Bildung der Gesamtminderung der Erwerbsfähigkeit. Med. Sachverständ. 76 (1989) 90–92
96 Ritz, E.: Probleme bei der medizinischen Rehabilitation chronisch niereninsuffizienter Patienten. Nieren- u. Hochdruckkr. 6 (1978) 224–229
97 Ritz, E., T. Drüeke, J. Merke, P.A. Lucas: Genesis of bone disease in uremia. Bone Miner. Res. 5 (1987) 309–373
98 Röseler, E.: Leistungsprüfung und Leistungsfähigkeit bei chronischer Niereninsuffizienz. Urology 9 (1976) 685–691
99 Röseler, E., D. Strangfield, D. Scholz, R. Aurisch: Die körperliche Leistungsfähigkeit chronisch hämodialysierter und nierentransplantierter Männer und Frauen. Dtsch. Gesundh.-Wes. 32 (1977) 1408–1412
100 Röseler, E., D. Strangfield, R. Aurisch, R. Schimmelpfennig: Das Verhalten der körperlichen Leistungsfähigkeit chronisch nierenkranker Männer in verschiedenen Stadien der chronischen Niereninsuffizienz. Dtsch. Gesundh.-Wes. 33 (1978) 977–982
101 Röseler, E., R. Aurisch, K. Precht, D. Strangfield, F. Priem, H. Siewert, K. Lindenau: Haemodynamic and metabolic responses to physical training in chronic renal failure. Proc. Europ. Dialys. Transplant. Ass. 17 (1980) 702–706
102 Röseler, E., R. Aurisch, D. Strangfield, K. Precht, F. Priem: Diagnostik leistungsmindernder Veränderungen bei chronisch Nierenkranken. Nieren- u. Hochdruckkr. 16 (1987) 7–16
103 Röseler, E., R. Aurisch, D. Strangfield, K. Precht, F. Priem: Körperliches Training bei chronischer Niereninsuffizienz. Nieren- u. Hochdruckkr. 16 (1987) 25–32
104 Schäfer, G.E., G. Kober, W. Schoeppe: Veränderungen der Herz- Kreislauffunktion bei chronischer Niereninsuffizienz. Nieren- u. Hochdruckkr. 13 (1984) 167–174
105 Schäfer, R.M., B. Kürner, M. Zech, R. Krahn, A. Heidland: Therapie der renalen Anämie mit rekombinantem humanen Erythropoietin. Dtsch. med. Wschr. 113 (1988) 125–129
106 Schaumann, H.J., W. Huber, G. Kempmann, H. Neus, B. Stegaru, H. Scheuerlen: Die Leistungsfähigkeit von chronisch Niereninsuffizienten im Stadium der kompensierten Retention. Med. Klin. 72 (1977) 1433–1446
107 Scholz, D., M. Mebel: Gutachterliche Grundsätze und Probleme bei Patienten nach Nierentransplantation. Dtsch. Gesundh.-Wes. 37 (1982) 814–816
108 Schönberger, A., G. Mehrtens, H. Valentin: Arbeitsunfall und Berufskrankheit. Schmidt, Berlin 1981 (S. 721–729)
109 Schulz, W., P. Spiegel, R. Heidler, U. Bunnemann, U. Gessler: Klinik-, Heim- und zentrale Selbstdialyse; Vergleich der Rehabilitation. Nieren- u. Hochdruckkr. 6 (1977) 205–216
110 Schünemann, B., E. Quellhorst: Peritonealdialyse. In Sarre, H., U. Gessler, D. Seybold: Nierenkrankheiten. 5. Aufl. Thieme, Stuttgart 1988 (S. 771–787)
111 Sesso, R., P.D. Stolley, N. Salgado, A.B. Peirera, O.L. Ramos: Exposure to hydrocarbons and rapidly progressive glomerulonephritis. Braz. J. med. biol. Res. 23 (1990) 225–233
112 Seybold, D., R. Nikolay, U. Gessler: Die Behandlung der terminalen Niereninsuffizienz mit der Hämodialyse und der Nierentransplantation – sozialmedizinische Aspekte. Med. Sachverständ. 79 (1983) 8–11
113 Shalom, R., J.A. Blumenthal, R.S. Williams, R.G. McMurray, V.W. Dennis: Feasibility and benefits of exercise training in patients on maintenance dialysis. Kidney int. 25 (1984) 958–963
114 Shulmann, R., I. Pacey, P. Diewold: The quality to life on home hemodialysis. European Conference on Psychosomatic Research, Edinburg 1974
115 Sill, V.K.G., W. Bauditz: Einfluß der Anämie und der arteriovenösen Fistel auf die körperliche Leistungsfähigkeit der Dauerdialysepatienten. Kardiol. 62 (1972) 164–175
116 Silomon, H.: Verkennung der Grenzen menschlicher Leistungsfähigkeit. Med. Sachverständ. 74 (1978) 70–72
117 Stutz, B., K. Rhyner, J. Vögtli, U. Binswanger: Erfolgreiche Behandlung der Anämie bei Hämodialysepatienten mit rekombinantem humanem Erythropoietin. Schweiz. med. Wschr. 117 (1987) 1397–1402
118 Tewes, G., B. Höffken, Th. Müller, W. Huber: Klinische Probleme der Hämodialysepatienten. In Balck, F.U. Koch, H. Speidel: Psychonephrologie. Springer, Berlin 1985
119 Tews, H.P., W.K. Schreiber, W. Huber, J. Zelt, E. Ritz: Vocational rehabilitation in dialyzed patients. A cross-sectional study. Nephron 26 (1980) 130–136
120 Thiele, H., B. Gromadies, G. Klein: Arbeitsmedizinische Kriterien der Arbeits- und Leistungsfähigkeit bei ausgewählten Erkrankungen des Stoffwechsels, des Verdauungssystems, der Niere und Harnwege. Ärztl. Fortbild. 73 (1979) 1018–1021
121 Thoma, R., H. von Baeyer, R. Halbach, J. Freiberg, G. Siemon, H. Siebert: Das körperliche Leistungsmaximum von Dialysepatienten (Bestimmung der anaeroben Kapazität unter Spiroergometrie). Verh. dtsch. Ges. inn. Med. 1981, 1005–1008
122 Mayer, G., J. Thum, E.M. Cada, H.K. Stummvoll, H. Graf: Aerobic and anaerobic capacity of chronic hemodialysis patients under continuous therapy with recombinant human erythropoietin. Nephron 51, Suppl. 1 (1989) 34–38
123 Toledo-Pereyra, L.H., A. Schneider, S. Baskin, L. McNichol, K. Thavarahjah, W.J. Lin, J. Witten: Rehabilitation after dialysis and kidney transplantation. Bol. Asoc. med. P. Rico 77 (1985) 227–230
124 Tyler, H.R., K.L. Tyler: Neurologic complications. In Eknoyan, G., J.P. Knochel: The systemic consequences of renal failure. Grune & Stratton, New York (pp. 311–330)
125 Vaziri, N.D., R. Prakash: Echocardiographic evaluation of the effect of hemodialysis on cardiac size and function in patients with end stage renal disease. Amer. J. med. Sci. 278 (1979) 201–206
126 Weingard, D., K. Szczeponik, R. Kluthe: Begutachtung bei Nierenkrankheiten. In Losse, H., E. Renner: Klinische Nephrologie, Bd. II. Thieme, Stuttgart 1982 (S. 529–524)
127 Wolf, A., W.F. Pingera: Arbeitsfähigkeit und Berufstätigkeit nach Nierentransplantation. Acta med. austria. 8 (1981) 161–164
128 Wybitul, K., H.D. Loeffler, S. Tilly, E. Keller: Beurteilung der Belastbarkeit und Leistungsfähigkeit von chronisch hämodialysepflichtigen Patienten im Vergleich zu Normalpersonen. Nieren- u. Hochdruckkr. 16 (1987) 17–24

129 Young, J.B., R.K. Krothapalli, J.C. Ayus: The Heart. In Eknoyan, G., J.P. Knochel: The Systemic Consequences of Renal Failure. Grune & Stratton, New York 1984 (pp. 57–92)

130 Valentin, H., W. Klosterkötter, G. Lehnert et al.: Arbeitsmedizin, Bd. I. Thieme, Stuttgart 1985 (S. 65–274)

131 Viefhues, H., E. Fritze: Sozialversicherungsrechtliche Grundlagen der ärztlichen Begutachtung. In Fritze, E.: Die ärztliche Begutachtung. Steinkopff, Darmstadt 1982

132 Zimmermann, S.W.: Hydrocarbon exposure and chronic glomerulonephritis. Lancet 1975/II, 199–201

133 Zimmermann, S.W., D.H. Norback: Nephrotoxic effect of long-term carbon tetrachloride administration in rats. Arch. Pathol. Lab. Med. 104 (1980) 94–99

134 Zins, B.T. Drüeke, J. Zingraff, L. Bererhi, H. Kreis, C. Naret, S. Delons, J. Castaingne, F. Peterlongo, N. Casadevall, B. Varet: Erythropoietin treatment in anaemic patients on haemodialysis. Lancet 1986/II, 1329 (letter)

32 Dialyse im Kindesalter

K. Schärer und D. E. Müller-Wiefel

Besonderheiten der terminalen Niereninsuffizienz bei Kindern

■ Altersphysiologische Veränderungen

Blutreinigungsverfahren nehmen im Kindesalter eine Sonderstellung ein. Sie müssen sowohl der physiologischen wie der psychosozialen Entwicklung des wachsenden und reifenden Organismus individuell Rechnung tragen (22, 43). Daraus ergeben sich Konsequenzen für die Diagnostik und Therapie der terminalen Niereninsuffizienz (Tab. 32.1).

Bei der Beurteilung von physiologischen Veränderungen im Laufe des Kindesalters haben die Bezugsgrößen eine besonders kritische Bedeutung. Chronologisches Alter und Körpergewicht sind als Bezugsgrößen weniger geeignet als die Körperoberfläche. Die GFR pro 1,73 m² Körperoberfläche steigt von etwa 20 ml/min bei Neugeborenen innerhalb 2 Jahren auf die Erwachsenenwerte an. Die meisten tubulären Funktionen „normalisieren" sich im Laufe des 2. Lebensjahres. Energie- und Eiweißbedarf pro Körpergewicht liegen bei einem gesunden 3jährigen Kind etwa 3mal höher als beim Erwachsenen.

Die Flüssigkeitsräume und der Wasserumsatz sind beim Kind relativ größer, und die Perspiratio insensibilis fällt von 30 ml/kg mit 1 Jahr auf 10 ml/kg beim Erwachsenen ab. Dementsprechend ist der extrarenale Wasserbedarf beim Kind höher (ca. 300 ml/m²/Tag). Zusätzliche Verluste durch Diarrhö und Erbrechen fallen beim jungen Kind stärker ins Gewicht als bei älteren Patienten. Das mangelnde Durstgefühl trägt dazu bei, daß sich, insbesondere bei jungen Kindern, sehr rasch ein lebensgefährlicher Dehydrationszustand und demzufolge eine tubuläre Nekrose entwickeln können.

Infolge der zunehmenden Muskelmasse steigen während der Kindheit die Serumkreatininspiegel beim Gesunden linear leicht an: Nach eigenen Untersuchungen liegt die obere Normgrenze (95. Perzentile) mit 2 bzw. 14 Jahren bei 71 bzw. 80 µmol/l (0,8 bzw. 0,9 mg/dl). Die häufige Dystrophie chronisch niereninsuffizienter Kinder erschwert jedoch die Anwendung des Serumkreatininspiegels als Maß der GFR (22). Aus diesem Grund ist zur Beurteilung der Progredienz einer chronischen Niereninsuffizienz und zur Voraussage des Zeitpunktes des vermutlichen Dialysebeginns bei chronischer Urämie eine regelmäßige direkte Bestimmung der GFR, z. B. mittels Single-injection-Inulin-Clearance, wünschenswert.

Unter den kardiovaskulären Veränderungen im Laufe der kindlichen Entwicklung ist der kontinuierliche Anstieg des Blutdrucks bemerkenswert. Es sei hier auf die nach europäischen epidemiologischen Studien erstellten Normwerttabellen für den Blutdruck im Kindesalter verwiesen (44). Danach liegt die 95. Perzentile (obere Normgrenze) bei Mädchen mit 5, 10 bzw. 15 Jahren bei etwa 115/70, 125/75 bzw. 135/80 mmHg, bei Jungen liegen die entsprechenden systolischen Werte etwa 5 mmHg höher. Werte, die weniger als 10 mmHg oberhalb der 95. Perzentile liegen, werden als milde Hypertonie bezeichnet. Für Jugendliche gelten die beim Erwachsenen üblichen oberen Normwerte (140/90 mmHg). Eine korrekte Technik der Blutdruckmessung ist bei Kindern besonders wichtig (Breite der Blutdruckmanschette = $2/3$ der Oberarmlänge). Die Langzeitblutdruckmessung mittels automatisch registrierender Geräte ist etwa ab dem 5. Lebensjahr möglich; entsprechende Normwerte sind veröffentlicht (34).

Altersbedingte Veränderungen betreffen neben dem kardiovaskulären System (5) auch das Skelett und das hämopoetische System. Kleinkinder zeigen eine höhere Infektanfälligkeit. Psychische Veränderungen, die mit der Reifung auftreten, sollten im Zusammenhang mit der Niereninsuffizienz ebenfalls berücksichtigt werden.

■ Diagnostik

Die technischen Hilfsmittel für die Diagnostik erfordern in der Pädiatrie eine Anpassung an die Größenverhältnisse und an die Toleranzfähigkeit des Patienten. Nichtinvasive Methoden wie z. B. Nierensonographie, Echokardiographie und Messung der bioelektrischen Impedanz (zur Messung des Gesamtkörperwassers und der fettfreien Masse) (58) besitzen einen hohen Stellenwert. Bei der Beurteilung aller klinischen und Laborbefunde muß stets der oft weit gespannte Normbereich in bezug auf Alter oder Körpermaße im Auge behalten werden (22).

■ Organisatorische Besonderheiten

Die Inzidenz der chronischen Niereninsuffizienz ist im Kindes- und Jugendalter wesentlich geringer als beim Erwachsenen, d. h. ca. 1 Patient pro 1 Million gleichaltriger Einwohner (2, 9, 26). Derzeit kommt in Deutschland auf 100 Dialyseplätze für Erwachsene nur 1 Platz für Kinder und Jugendliche (53). Die pädiatrische Nierenersatztherapie zeichnet sich ferner dadurch aus, daß mehr als die Hälfte aller Patienten an einem angeborenen oder hereditären Nierenleiden erkrankt sind (43) und mindestens ebenso viele in ihrer körperlichen Entwicklung retardiert sind (42).

In der Vergangenheit hat sich die Betreuung von niereninsuffizienten Kindern und Jugendlichen in lokalen Dialysezentren, die vorwiegend erwachsenen Patienten zugedacht sind, gewöhnlich nicht bewährt (9). In solchen Zentren scheinen Komplikationen infolge inadä-

Tabelle 32.1 Physiologische und psychosoziale Veränderungen im Verlauf der kindlichen Entwicklung und Besonderheiten, die sich daraus für Diagnostik und Therapie der Niereninsuffizienz im Kindesalter im Vergleich zum Erwachsenen ergeben. ↑ Zunahme, ↓ Abnahme im Entwicklungsverlauf

Physiologische Veränderungen	Psychosoziale Veränderungen	Krankheitsursachen und Verlauf	Diagnostische Besonderheiten	Therapeutische Besonderheiten
Nierenfunktion ↑ vaskuläre Resistenz in Nierenarteriolen ↓ Basalstoffwechsel ↓ Körperaktivität ↑ gesamtes Körperwasser ↓ extrazelluläre Flüssigkeit ↓ Blutvolumen ↓ Perspiratio insensibilis ↓ Muskelmasse ↑ Blutdruck ↑ Knochenumbau ↓ Erythropoese ↑ relative Peritonealoberfläche ↓	Einsicht in Krankheitsgeschehen ↑ verbale Kommunikation ↑ Kooperationsfähigkeit ↑ Abhängigkeit von Eltern ↓ Bindung an Familie bzw. Behandlungsteam ↓ außerfamiliäre soziale Kontakte (Schule, Freunde) ↑ Durstgefühl ↑	bei *akutem* Nierenversagen rascher Verlust von Wasser bzw. Natrium, Azidose *Chronische* Niereninsuffizienz: renale Grundkrankheiten häufig kongenital und hereditär langsame Progredienz der chronischen Niereninsuffizienz organische Komplikationen meist schwerwiegender als bei Erwachsenen (Osteopathie, Anämie) Wachstumsretardierung	Adaptation der technischen *Hilfsmittel* (Kanülen, Stethoskop, Blutdruckmanschette, Biopsienadel, Röntgenapparat, Sonographiegerät, Ultramikromethoden für blutchemische Analysen) Adaptation des *Untersuchers* an kleine anatomische Verhältnisse, psychischen Entwicklungsstand und Toleranz des Patienten (nichtinvasiv!) Bezug von klinischen und laborchemischen *Befunden* auf Norm für entsprechendes Alter bzw. Körpermaße	*Ernährung:* hoher Bedarf an Wasser, Elektrolyten, Kalorien und Eiweiß pro kg Körpergewicht *Pharmakokinetik und -dynamik* altersabhängig: Medikamente: Dosisberechnung pro kg oder m² in Abhängigkeit von GFR *Blutreinigung:* Säugling und Kleinkind: Peritonealdialyse bevorzugt (akut und chronisch) Schulalter und Adoleszenten: Hämodialyse bevorzugt (zur Langzeitdialyse alternativ: CAPD, CCPD) Langzeitdialyse nur zur Vorbereitung auf Transplantation Hämodialyse: schwieriger Gefäßzugang, relativ großes extrakorporales Volumen

quater konservativer oder Dialysetherapie relativ häufig vorzukommen. Oft wird auch über psychologische Probleme geklagt, wenn Kinder und Erwachsene in denselben Räumlichkeiten behandelt werden. Aus diesem Grund haben sich in den letzten 20 Jahren spezielle *pädiatrische Dialysezentren* etabliert (9, 53). In Deutschland bestehen derzeit etwa 12 solcher Zentren, die über die notwendigen personellen und apparativen Einrichtungen und entsprechende Erfahrung zur Behandlung niereninsuffizienter Kinder verfügen.

Die Vorteile der Betreuung niereninsuffizienter Kinder in spezialisierten Zentren werden vor allem durch eine bessere Überlebensrate belegt (9, 10). Bestimmte vermeidbare Todesursachen wie die Hypertonie oder die Hyperkaliämie sind in pädiatrischen Zentren seltener als in allgemeinen Zentren. Außerdem wurden bei Patienten in pädiatrischen Zentren vergleichsweise ein besseres Körperwachstum und bessere schulische Rehabilitationserfolge beobachtet (14). Der subtilen Problematik der körperlichen und seelischen Entwicklungsverzögerung kann insbesondere bei dialysebedürftigen *Jugendlichen* in einem pädiatrischen Dialysezentrum eher Rechnung getragen werden, weil hier eher das erforderliche medizinische, psychologische und pädagogische Betreuungspotential vorhanden ist (35, 49). Eine Limitierung der Zahl pädiatrischer Dialysezentren erscheint auch im Hinblick auf die relativ geringe Zahl niereninsuffizienter Kinder notwendig, damit im einzelnen Zentrum genügend Erfahrung in der Betreuung gewonnen und aufrechterhalten werden kann.

Um alle terminal niereninsuffizienten Kinder und Jugendlichen adäquat zu versorgen, reicht unseres Erachtens ein pädiatrisches Zentrum pro 1 Million Bevölkerung der entsprechenden Altersgruppe aus. Damit sind allerdings in gewissen Regionen mit geringer Zentrumsdichte bestimmte Kinder gezwungen, relativ weite Distanzen vom Wohnort zum Behandlungsort zurückzulegen. Durch Verlegung der Dialyse ins eigene Heim (mittels CAPD/CCPD) oder durch besondere Vereinbarungen mit Erwachsenendialysezentren können schwerwiegende Streßsituationen in den betroffenen Familien meist vermieden werden. Auf jeden Fall ist bei Transferierung eines pädiatrischen Patienten in ein allgemeines Dialysezentrum stets die Frage zu stellen, ob daselbst den pflegerischen, medizinischen und psychopädagogischen Befürfnissen dieser Altersgruppe genügend Rechnung getragen werden kann. In einem solchen Fall sollte ein pädiatrischer Nephrologe zur Verfügung stehen und das übrige Personal im Umgang mit jungen Patienten geübt sein. Es ist auch darauf zu achten, daß die Kinderdialysestation räumlich abgetrennt und eine schulische Betreuung gewährleistet ist.

Der Personal- und Materialaufwand ist bei pädiatrischen Dialysezentren deutlich höher als in Erwachsenenzentren. Dies ist dadurch zu erklären, daß eine Reihe von medizinischen und pädagogischen Einrichtungen beansprucht wird, die ausschließlich Kindern dienen. Die Arbeitsgemeinschaft für Pädiatrische Nephrologie hat zusammen mit der Deutschen Arbeitsgemeinschaft für Klinische Nephrologie 1995 den aktuellen „Dialysestandard" für Kinder und Jugendliche näher beschrieben (53). Der nachstehende Auszug soll die organisatorischen Besonderheiten der Dialysebehandlung im Kindesalter aufzeigen. Danach muß ein Dialysezentrum für Kinder und Jugendliche

- über alle technischen Besonderheiten der akuten und chronischen Blutreinigung bei Säuglingen, Kleinkindern, älteren Kindern und Jugendlichen verfügen;
- die psychomotorische Entwicklung von Säuglingen und Kleinkindern fördern, die Durchführung und den Abschluß einer Schulausbildung bei Schulkindern sowie die Berufsfindung und Berufsausbildung von Jugendlichen unterstützen (38);
- eine möglichst frühe, langfristig erfolgversprechende Nierentransplantation als wesentliches Behandlungsziel bei der Betreuung von Kindern und Jugendlichen mit terminaler Niereninsuffizienz anstreben (54).

Wegen der relativ geringen Patientenzahlen und der höheren Frequenz der Nierentransplantation im Kindes- und Jugendalter ist im Gegensatz zu Erwachsenenzentren unbedingt eine überregionale Planung erforderlich.

In einem pädiatrischen Dialysezentrum sollten folgende Patientengruppen behandelt werden:

- Kinder und Jugendliche mit akuter Niereninsuffizienz sowie mit terminaler Niereninsuffizienz mit noch nicht abgeschlossener Pubertätsentwicklung;
- chronisch niereninsuffiziente Kinder, die noch nicht in der konservativen Betreuung eines Kinderdialysezentrums stehen. Diese sollten spätestens ab Erreichen einer GFR von 20 ml/min/1,73 m^2 von einem pädiatrischen Dialysezentrum mitbetreut werden, damit die individuellen Behandlungsmodalitäten der Nierenersatztherapie adäquat vorbereitet werden können.

In einem Dialysezentrum für Kinder und Jugendliche sollten sämtliche heute verfügbaren *Methoden der Blutreinigung* zur Behandlung des akuten und chronischen Nierenversagens zur Verfügung stehen (Hämodialyse, intermittierende und kontinuierliche Hämofiltration, Hämodiafiltration, Plasmapherese, CAPD und CCPD). Es sollten außerdem an dem gleichen Zentrum Nierentransplantationen durchführbar sein. Voraussetzungen sind ferner eine verfügbare Intensiveinheit, ein 24-Stunden-Bereitschaftsdienst mit speziell ausgebildeten Ärzten und Kinderkrankenschwestern sowie die feste Einrichtung eines psychosozialen Rehabilitationsdienstes für alle Altersgruppen.

Für ein pädiatrisches Dialysezentrum wird folgender Personalschlüssel vorgeschlagen (53):

- 1 leitender Arzt mit Qualifikation für „pädiatrische Nephrologie"
- 2 approbierte Ärzte in der Funktion eines Dialysearztes (Mindestzahl),
- 1 Dialyseschwester/-pfleger pro Hämodialyseplatz,
- 1 Dialyseschwester/-pfleger pro 2 CAPD-Trainingsplätze,
- 1 Dialyseschwester/-pfleger pro 10 ambulante CAPD-Patienten,

- 1 Kinderkrankenschwester/-pfleger pro 30 ambulante Patienten im präterminalen Stadium der Niereninsuffizienz bzw. nach Nierentransplantation,
- ein psychosoziales Betreuungsteam (Ernährungsberater, Sozialberater, Psychologe, Pädagoge, Kindergärtnerin) (35).

Ein Dialysezentrum für Kinder und Jugendliche sollte aus wirtschaftlichen und leistungsbezogenen Gründen stets in eine große Kinderklinik der Maximalversorgung (in der Regel Universitätskinderklinik) integriert sein. Die Ausstattung sollte mindestens umfassen:

- 3 extrakorporale Behandlungsplätze für terminal niereninsuffiziente, in der Regel teilstationär behandelte Kinder;
- 1 extrakorporalen Behandlungsplatz für ein akut niereninsuffizientes, stationär behandeltes Kind;
- 1 extrakorporalen Behandlungsplatz für ein infektiöses niereninsuffizientes teilstationär bzw. stationär behandeltes Kind;
- 2 CAPD-Trainingsplätze;
- stationäre Behandlungsmöglichkeiten inklusive Intensiveinheit für kindernephrologische Problemfälle jeden Alters inklusive Kinder, die vor kurzem einer Transplantation unterzogen worden sind.

Der *Raumbedarf* pro Behandlungsplatz liegt höher als in einem Erwachsenenzentrum. Es sollte gewährleistet sein, daß in einem Dialyseraum 1–2 Begleitpersonen pro Patient Platz finden können. Für ein infektiöses niereninsuffizientes Kind muß ein separater Raum zur Verfügung stehen. Für die CAPD-Patienten sollten 2 Behandlungsräume (Trainingsplatz/Auffangplatz für Akutprobleme) verfügbar sein und für die Behandlung von präterminal niereninsuffizienten Patienten sowie Transplantatträgern mindestens 2 Ambulanzräume. Anzahl und Größe der Nebenräume müssen so bemessen sein, daß neben den Minimalanforderungen (Lager, Personal, Aufenthalt, Personalaufenthalt, Personal- sowie Patientenumkleidebereich, Toiletten) den Besonderheiten der Kinderdialyse Rechnung getragen wird. Hierzu zählen: Elternaufenthaltsraum, Besprechungsraum für Sozialarbeiter, Psychologe, Erzieher, Lehrer und Diätassistentin. Außerdem muß die Stationsküche so geräumig sein, daß die Eltern in der Lage sind, ihre Kinder mit Essen zu versorgen. Die Küche sollte die Möglichkeit bieten, praktisch diätetischen Unterricht durch die Diätassistentin zu gewährleisten (53).

Akute Niereninsuffizienz

Ätiologie

Die akute Niereninsuffizienz wird innerhalb des Kindesalters vorwiegend bei Säuglingen und Kleinkindern beobachtet. Sie kann prärenal, renal oder postrenal bedingt sein (9, 45, 51). Die häufigsten Ursachen sind vaskulärer Natur, wobei das hämolytisch-urämische Syndrom (55) und postoperative Zustände (z.B. nach offenen Herzoperationen) im Vordergrund stehen. Die kongenitalen Harnwegsobstruktionen sind wegen der Notwendigkeit einer sofortigen operativen Therapie besonders wichtig.

Diagnostik und konservative Therapie

Wegen der häufig lebensgefährlichen Situation müssen Diagnostik und Therapie bei akut niereninsuffizienten Kindern eng nebeneinander ablaufen. Für die Beurteilung sind in erster Linie häufige Gewichtskontrollen, eine genaue Bilanzierung der Ein- und Ausfuhr in bezug auf Flüssigkeit und Elektrolyte (Blasenkatheter!) sowie eine Überwachung der vitalen Funktionen notwendig.

Besteht bei einer Oligurie (<300 ml Urin/m²/24 h) primär ein *prärenales* Nierenversagen mit Hypovolämie und Exsikkose, ist notfallmäßig eine *isotone Flüssigkeitssubstitution* durchzuführen. Bei ausgeprägter Exsikkose (z.B. im Rahmen einer akuten Enteritis) können ein Gewichtsverlust von mindestens 10% und eine metabolische Azidose angenommen werden. Der Flüssigkeitsverlust und die Azidose müssen in spätestens 24 Stunden korrigiert werden. Man infundiert bei eindeutigen Zeichen eines *Salzverlustes* eine physiologische Kochsalzlösung oder eine Mischung derselben mit 5%iger Glucoselösung (0,28 mol/l) (Verhältnis 1:2 bis 1:3). Bei Azidose wird ein Teil des Natriums als Bicarbonat verabreicht. Bei einem Hypovolämiezustand *ohne* manifesten Salzverlust ist die Infusion von Albumin (5%) vorzuziehen. Andere Makromoleküle wie z.B. Dextran, oder Mannitol werden wegen der Gefahr einer Volumenüberlastung nur ausnahmsweise verabreicht.

Auf jeden Fall sollte während des Volumenersatzes eine dauernde Messung des zentralen Venendruckes versucht werden. Nur wenn sich unter der Volumenersatztherapie trotz Anstieg des *zentralen Venendrucks* der Blutdruck nicht normalisiert, sollte zu *Dopamin* gegriffen werden (Anfangsdosis 2–4, maximal 10 µg/min/kg). Wenn trotz der erwähnten Maßnahmen innerhalb von Stunden keine zunehmende Urinproduktion in Gang kommt, kann eine renal bedingte Niereninsuffizienz angenommen werden. In diesem Fall oder wenn die renale Genese schon von Anfang an klar ist, wird *Furosemid* verabreicht. Als Einzeldosis werden 2 mg/kg (in 30 Minuten i.v.) empfohlen, die maximal 2mal wiederholt wird und nicht gesteigert werden sollte. Bei etwa der Hälfte der Patienten kann mit diesem Vorgehen eine Diurese erzielt werden, wobei die Wirkung des Diuretikums meist schwierig von derjenigen des Volumenersatzes abzugrenzen ist. Es sei darauf hingewiesen, daß die renale Clearance von Furosemid beim Kind geringer ist als beim Erwachsenen (8).

Die konservative Therapie sollte sich besonders bei Kleinkindern, in erster Linie auf die *Erhaltung des Flüssigkeits- und Elektrolytgleichgewichtes* inklusive Azidosebekämpfung konzentrieren. Zur Führung des Patienten sind häufige Bestimmungen des *Körpergewichtes* (2–4mal täglich) und exakte Messungen der Urinausscheidung (Katheterisierung) erforderlich. Bei Anurie und Fehlen einer starken Überwässerung ist pro Tag eine Abnahme von 1% des Körpergewichts anzustreben. Bei Kindern mit akuter Niereninsuffizienz besteht im Vergleich zu Erwachsenen ein relativ *höherer Kalorienbedarf*, der oft nur durch längere Anwendung von Infusionen mit hochprozentiger Glucoselösung (20–40 % = 1,1–2,2 mol/l), eventuell mit zusätzlichen Aminosäuren (50 mg/kg/Tag), über einen zentralen Venenkatheter zu decken ist. Unterschiede zur Behandlung beim Erwachsenen bestehen u. a. in der Infektionsbekämpfung und in der Diät- und Pharmakotherapie (32, 52). Detaillierte Richtlinien für die konservative Behandlung der akuten Niereninsuffizienz beim Kind und ihre Komplikationen sind in der Literatur vorhanden (9, 15, 45, 51).

Dialysetherapie

Eine Dialysebehandlung ist indiziert, wenn konservative Maßnahmen keine Besserung der Urinproduktion und des Allgemeinzustandes herbeiführen. In solchen Fällen ist die akute Niereninsuffizienz gewöhnlich organisch fixiert. In Tab. 32.2 sind einzelne spezielle Dialyseindikationen aufgeführt. Die Anurie über 24 Stunden und die Überwässerung stehen dabei im Vordergrund. Bei Vorliegen anderer Indikationen, insbesondere aber bei starkem Gewichtsanstieg oder rascher

Tabelle 32.2 Indikationen für akute Dialysebehandlung im Kindesalter bei Versagen konservativer Maßnahmen

Symptom	Diagnostik	Primäre konservative Therapie
akute Niereninsuffizienz Anurie > 24 Stunden bzw. rascher Anstieg des Serumkreatinins	Sammelurin über Blasenkatheter	Volumenersatzlösungen Furosemid (2 mg/kg i. v.), evtl. wiederholt
Überwässerung mit Herzinsuffizienz, Lungenstauung und/oder Hirnödem	Gewichtskontrollen (Bettenwaage) zentraler Venendruck EKG Echokardiographie	Diuretika Einschränkung der Flüssigkeitszufuhr bei Hämatokrit < 20 % Erythrozytentransfusion (max. 10 ml/kg KG)
hypertensive Krisen	Blutdruckmessung halbstündlich	Nifedipin (0,5–1 mg/kg sublingual) Diazoxid (2,5 mg/kg i. v. in 2 min), evtl. mit Furosemid
Hyperkaliämie	Serumkalium EKG	Sorbisterit rektal oder oral (1–2 g/kg/Tag) falls Serum-K > 6 mmol/l: Natriumbicarbonat 4,2 % (0,5 mol/l) i. v., anschließend Sorbisterit rektal oder oral (1–2 g/kg/Tag) Infusion Glucose 50 % (1 g/h) (auf 4 g Glucose 1 IE Altinsulin) bei Herzrhythmusstörung: Calciumgluconat 10 % (10 ml/m^2 KO in 5 min. i. v.)
Hypokalzämie (< 1,5 mmol/l)	Serumcalcium EKG	Calciumgluconat 10 % (0,23 mmol/l, 0,5 ml/kg langsam i.v.)
Konvulsionen	EEG	Diazepam (0,25 mg/kg i. v.)
dekompensierte metabolische Azidose (Blut-pH < 7,25)	Blutgasanalyse	Natriumbicarbonat 4,2 % (0,5 mol/l) 2 mmol/kg als i. v. Infusion, Korrektur von Plasmabicarbonat auf 20 mmol/l (cave Tetanie)
Hyperkatabolismus	Anstieg des Quotienten Serumharnstoffstickstoff/-Kreatinin	Energiesubstitution über zentralen Venenkatheter (> 210 kJ [50 kcal/kg/Tag])
akute Stoffwechselstörung (z. B. Reye-Syndrom Ahornsirupkrankheit, Hyperammoniämie)	Blutgasanalyse Aminosäuren im Serum und Urin	Diät (z. B. aminosäurenarm)
akzidentelle Vergiftung	Anamnese chemische Analysen	Emetikum Magenspülung Antidot evtl. Diuresetherapie Alkalisierung

Zunahme des Serumkreatinins bzw. -harnstoffstickstoffs (> 54 mmol/l = 150 mg/dl) sollte nicht abgewartet werden, bis eine Anurie eintritt. In praxi ist ein Blutreinigungsverfahren in etwa der Hälfte aller Kinder mit akuter Niereninsuffizienz notwendig.

Fehler, die nach unserer Erfahrung bei einer – oft verspäteten – Einweisung ins pädiatrische Dialysezentrum vorkommen, sind: mangelhafte Information bzw. Dokumentation über den vorausgegangenen Krankheitsverlauf, fehlende Kontrolle der Flüssigkeitsein- und ausfuhr (oft im Zusammenhang mit forcierten intravenösen Infusionen), ungenügende Gewichtskontrollen, zu späte Erkennung einer Überwässerung, zu seltene Kontrollen der Blutchemie, mangelhafte Diagnostik und Therapie der Hypertonie.

Bei der Wahl zwischen Peritonealdialyse und kontinuierlichen Hämodialyseverfahren wird man in erster Linie vom Alter und von den bestehenden lokalen Möglichkeiten geleitet. Beim Säugling und Kleinkind wird die Peritonealdialyse bevorzugt. Bei älteren Kindern, bei denen man mühelos einen Gefäßzugang findet, ist die Entscheidung zur raschen, wirksameren Hämodialyse meist leicht. Eine extrakorporale Blutreinigung kann aber auch bei Säuglingen mit akuter Niereninsuffizienz erfolgreich angewendet werden. Hierbei ist Bicarbont gegenüber Acetat in der Dialysatlösung vorzuziehen. In jüngster Zeit kommen die kontinuierlichen Blutreinigungsverfahren vermehrt zum Einsatz (16, 24) (s. u.).

Chronische Niereninsuffizienz

Häufigkeit, Ätiologie und Therapie

Abb. 32.1 zeigt die Entwicklung der Nierenersatztherapie bei pädiatrischen Patienten (Behandlungsbeginn bis zum Alter von 15 Jahren) in Europa (10). Seit etwa 1984 ist die Anzahl neuer Dialysepatienten konstant geblieben ist, was darauf hinweist, daß inzwischen keine wesentlichen Lücken mehr in der Versorgung von Kindern mit terminaler Niereninsuffizienz bestehen. Pro 1 Million Gleichaltriger werden gegenwärtig etwa 5 Kinder mit terminaler Niereninsuffizienz pro Jahr einer Nierenersatztherapie zugeführt (26). Die Hälfte der primären Nierenerkrankungen sind bei Kindern mit terminaler Niereninsuffizienz angeboren oder hereditär, wobei Harnwegsmißbildungen, Nierenhypoplasien, Nephropathien und Zystinose eine besondere Rolle spielen (3, 13, 21, 27, 48).

Fast alle diese Patienten sind für eine langfristige Dialysebehandlung und nachfolgende Transplantation geeignet. Dies gilt auch für Säuglinge und Kleinkinder, die heute über ein Viertel aller pädiatrischen Patienten ausmachen, mit denen allerdings nur wenige Zentren ausreichend Erfahrung besitzen (12). Etwa $^2/_3$ aller noch lebenden pädiatrischen Patienten in Europa haben inzwischen das Erwachsenenalter erreicht (Abb. 32.1), was bedeutet, daß sich heute auch nichtpädiatrische Nephrologen mit den Problemen dieser Population auseinandersetzen müssen (49).

Im Vergleich zu älteren Patienten erhalten Kinder bevorzugt eine Nierentransplantation. Ende 1991 besaßen 57% aller pädiatrischen Patienten mit terminaler Niereninsuffizienz in Deutschland ein funktionierendes Transplantat (26); 3 Jahre nach Behandlungsbeginn hat etwa die Hälfte aller Kinder ein solches. Der Anteil pädiatrischer Patienten, die mehr als 3 Jahre nach Behandlungsbeginn mit irgendeiner Form von Nierenersatztherapie überleben, hat sich seit der Zeit vor 1978 (74%) bis 1983–1988 auf 88% erhöht (10). Bei sehr jungen Kindern unter 2 Jahren ist die Überlebenszeit jedoch noch deutlich geringer (70%), obwohl sich auch hier, dank verbesserter Überlebenszeit nach Transplantation, eine Wende anbahnt (12). Die Lebensaussichten haben auch unter Hämo- wie unter Peritonealdialyse im Kindesalter stetig zugenommen (10, 50). Dies ist u. a. einer intensiveren Vorbereitung der Patienten im präterminalen Stadium, einer laufenden Verbesserung der Dialysetechnik und

Abb. 32.1 Anzahl neuer Patienten/Jahr und Gesamtzahl pädiatrischer Patienten, die bei der EDTA von 1965 – 1989 jeweils am 31. Dezember registriert waren. Die Anzahl Patienten, die Ende 1978 und 1989 jünger als 15 Jahre waren, sind unter „Überlebende" angegeben (aus Broyer, M., et al.: Pediat. Nephrol. 7 [1993] 758 – 768).

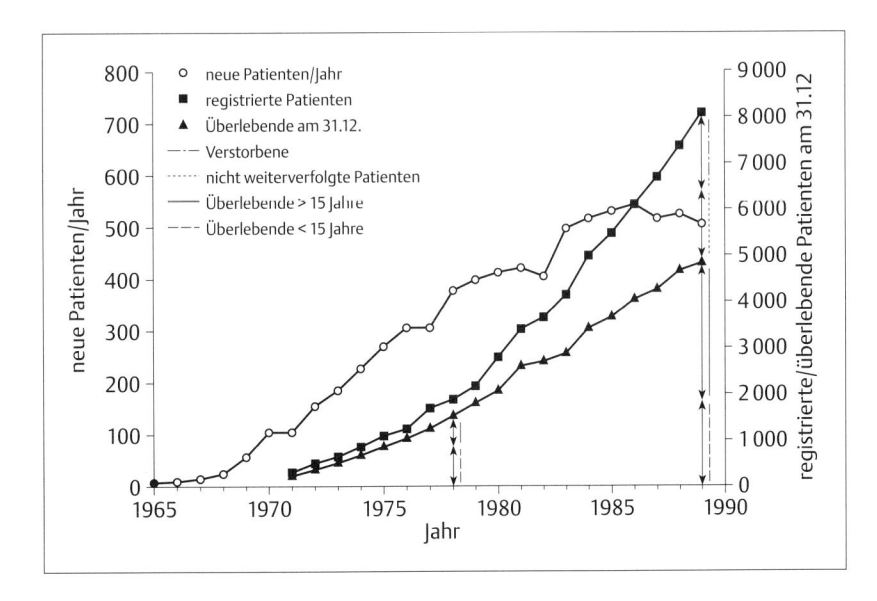

der Einrichtung spezieller pädiatrischer Dialysezentren zuzuschreiben (9).

■ Komplikationen

Wachstumsverzögerung

Die Wachstumsretardierung macht sich schon im Frühstadium der Niereninsuffizienz bemerkbar und betrifft rund 40% aller Kinder vor Dialysebeginn (40, 42, 46). die Skelettreifung ist ebenfalls retardiert. Die Pubertät ist bei den meisten Patienten verzögert. Es sollte deshalb auf eine regelmäßige (mindestens halbjährliche) Kontrolle von Größe, Gewicht, Knochenalter und Pubertätszeichen geachtet werden. Unter Hämodialyse und CAPD normalisiert sich die Wachstumsrate nur selten; deswegen bleiben viele Patienten nach Langzeitdialyse, aber auch nach Transplantation als Erwachsene kleinwüchsig (42). Neuerdings kann durch tägliche subkutane Injektion von rekombinantem hypophysärem Wachstumshormon (4 IE/m^2 subkutan) bei Kindern mit präterminaler Niereninsuffizienz, unter Dialyse und nach Transplantation das Wachstum deutlich verbessert werden (28). Es darf angenommen werden, daß dadurch auch die endgültige Erwachsenengröße zunimmt.

Malnutrition

Ein wichtiger Grund für die Wachstumsverzögerung urämischer Kinder ist ein Mangelernährungszustand, insbesondere in den ersten Lebensjahren. Im Vergleich zum Erwachsenen ist der Eiweiß- und Kalorienbedarf beim Kind höher (22). Die optimale Energie- und Eiweißzufuhr bei niereninsuffizienten Kindern ist aber nach wie vor ein ungelöstes Problem. Bei manifesten Zeichen von Mangelernährung ist eine erhöhte Zufuhr von Kalorien und Eiweiß angezeigt. Es konnte jedoch bisher nicht bewiesen werden, daß eine übernormale Kalorienzufuhr bei nicht offensichtlich dystrophen Kindern das Wachstum steigert. In den meisten Zentren wird bei urämischen Kindern eine altersgemäße normale Energiezufuhr empfohlen. Deren Durchführung kann wegen Appetitlosigkeit (33) allerdings Schwierigkeiten bereiten. Die Spontanzufuhr an Energie beträgt bei urämischen Kindern im allgemeinen 70–90% der „Recommended dietary allowances" (RDA). Eine hohe Eiweißzufuhr kann die glomeruläre Funktion beeinträchtigen, obwohl es hierfür bei niereninsuffizienten Kindern keine Beweise gibt. Therapeutische Studien, welche den optimalen Proteinbedarf im präterminalen Stadium der Niereninsuffizienz zu eruieren versuchen, sind im Gange (56). Von französischen Pädiatern wird bei einer GFR von 5–20 ml/min/1,73 m^2 eine Eiweißmenge von 100% der RDA empfohlen (z.B. 1,5 g/kg bei einem Größenalter von 4–6 Jahren und 1,0 g/kg bei einem solchen von 11–14 Jahren) (8). Die spontan eingenommenen Eiweißmengen liegen, wenigstens in weniger fortgeschrittenen Stadien der Niereninsuffizienz, meist höher. Auf jeden Fall sollte bei Einschränkung der Eiweißzufuhr die Kalorienaufnahme forciert werden.

Unter Dialysebehandlung ist im Schulalter eine Eiweißzufuhr von mindestens 2 g/kg KG/Tag angezeigt. Die Kaliumzufuhr ist in der Terminalphase auf 1,5–2,0 mmol/kg KG/Tag zu beschränken, die Natriumzufuhr nur bei Hypertonie auf ca. 1,5–3,0 mmol/kg KG/Tag. Wegen der vergleichsweise hohen Eiweißzufuhr ist eine Reduktion der Elektrolytzufuhr bei Kindern oft schwierig zu realisieren.

Eine Flüssigkeitsbeschränkung ist ebenfalls, besonders bei oligurischen Kindern unter Dialysebehandlung, sehr schwierig durchzuführen; in Einzelfällen gelingt es, eine Restdiurese mittels Verabreichung von Furosemid aufrechtzuerhalten (17). Bei zügellosem Trinkverhalten kann eine Verhaltenstherapie durch einen Kinderpsychologen erfolgreich sein.

Osteopathie

Die urämische Osteopathie tritt bei Kindern infolge verstärkten Knochenumbaus meist früher und stärker ausgeprägt auf als bei älteren Patienten (22). Unter Hämodialyse bzw. CAPD tritt meistens – bei gleichzeitiger medikamentöser Therapie – eine Besserung ein, doch verschwinden die histologischen Knochenveränderungen kaum vollständig. Es wird empfohlen, schon im Frühstadium (GFR <50 ml/min/1,73m^2), sobald der Parathormonspiegel im Serum erhöht ist, prophylaktisch Calcitriol (0,25–0,5 µg/Tag) zu verabreichen. Bei zunehmender Niereninsuffizienz und unter Dialyse steigt der Tagesbedarf bis auf 2 µg und mehr an. Er sollte mit Hilfe regelmäßiger Parathormonbestimmungen angepaßt werden. In letzter Zeit hat sich auch die intermittierende statt tägliche Calcitriolbehandlung bei Kindern bewährt (23).

Falls die Serumphosphatwerte bei Schulkindern über 1,45 mmol/l (4 mg/dl) ansteigen, sind phosphatbindende Mittel in individueller Dosierung indiziert. Wegen der Gefahr der Aluminiumintoxikation verabreicht man in erster Linie Calciumcarbonat oder -acetat (1–2 g/Tag); bei mangelnder Wirksamkeit oder Auftreten von Nebenwirkungen (insbesondere Hyperkalzämie) kann Aluminiumhydroxid (z.B. anti-phosphat, 3mal 1–2 Tbl./Tag) gegeben werden. Mit der angegebenen Therapie und zusätzlicher Einschränkung der Phosphatzufuhr in der Nahrung gelingt es in der Regel, symptomatische Osteopathien mit röntgenologischen Zeichen wie subperiostalen Resorptionszonen und metaphysären Umbauzonen auch unter Dialyse zu verhindern. Bei Kindern ist hierbei besonders engmaschig auf das Auftreten einer Hyperkalzämie und -urie und einer damit verbundenen Verschlechterung der Nierenfunktion zu achten. Nur selten ist eine subtotale Parathyreoidektomie (nach Knochenbiopsie) indiziert.

Für die Diagnostik einer Aluminiumintoxikation hat sich uns neben der Bestimmung der basalen Serumaluminiumkonzentration (pathologisch >1,9 µmol/l = 50 µg/l) deren maximaler Anstieg nach Belastung mit Deferoxamin (1 g/m^2 i.v. am Ende der Dialyse) bewährt, wobei ein Anstieg auf Werte >3,7 µmol/l=100 µg/l bei Hämodialysepatienten vor der folgenden Sitzung als pathologisch zu werten ist.

Bei starken Beindeformationen muß u.U. eine Osteotomie durchgeführt werden, jedoch erst dann, wenn die

Vitamin-D-Therapie mit oder ohne Parathyreoidektomie eine gewissen Besserung der metabolischen Osteopathie erbracht hat.

Anämie

Die renale Anämie ist in der Regel stärker ausgeprägt als bei Erwachsenen mit einer Niereninsuffizienz entsprechenden Grades (29). Bei einer GFR von 30 ml/min/1,73 m² beträgt das mittlere Hämoglobin 6,8 mmol/l (11,0 g/dl) und bei einer solchen von 5 ml 4,3 mmol/l (7,0 g/dl). Bei kongenitalen Nephropathien tritt die Anämie gewöhnlich früher in Erscheinung als bei erworbenen. Die hämatologischen Kompensationsmechanismen wie der Anstieg der organischen Erythrozytenphosphate und des Erythropoetinspiegels im Serum sind unzureichend. Die Knochenmarkshypoproliferation ist bei Kindern im Vergleich zu erwachsenen Patienten stärker. Der Blutverlust ist zu $^2/_3$ gastrointestinalen Ursprungs und erreicht unter Hämodialyse 9 l/1,73 m²/Jahr (29). Eine Prophylaxe des Blutverlustes ist u. a. durch sparsame Blutnahmen möglich. Eine absolute Indikation zur Erythrozytentransfusion (10 ml/kg KG) besteht bei Hb-Werten unter 2,5 mmol/l (4 g/dl), eine relative Indikation zwischen 2,5 und 3,7 mmol/l (4–6 g/d). Bei Zeichen von Eisenmangel ist eine Substitutionsbehandlung (z. B. ferro sanol, 5 mg Fe/kg oral) indiziert. Vereinzelte Patienten sprechen erst auf intravenöse Eiseninjektionen an. Heutzutage trifft man nur noch gelegentlich Kinder an, bei denen Transfusionen zu einer Hämosiderose geführt haben. Bei Serumferritinspiegeln über 200 µg/l ist aber eine eisenbindende Therapie indiziert (1 g Deferoxamin/m² i. v. am Ende jeder Hämodialyse bzw. in einen CAPD-Beutel gegeben).

Durch die Anwendung von rekombinantem humanem *Erythropoetin* hat sich auch in der Pädiatrie ein revolutionärer Wandel in der Anämiebehandlung und -prophylaxe vollzogen, der wie beim Erwachsenen auch Auswirkungen auf die Nierenersatztherapie besitzt. Sinnvollerweise wird die Erythropoetintherapie schon vor der Dialysebehandlung beim Abfall des Hämoglobins unter 6,6 mmol/l (11 g/dl) begonnen. Am Anfang einer subkutanen Verabreichung von Erythropoetin wird gewöhnlich eine Dosis von *150 IE/kg/Woche empfohlen* (47). Der angestrebte Zielhämatokrit beträgt 30–35%. Die Dosis muß dem Ansprechen und den Nebenwirkungen (Hypertonie u. a.) angepaßt werden. Am Anfang der Erythropoetintherapie sind mindestens wöchentliche blutmorphologische und -chemische Kontrollen angezeigt. Während einer akuten Infektion (z. B. Peritonitis) ist die Erythropoetindosis zu verdoppeln. Auf das Körperwachstum wirkt sich die Erythropoetintherapie höchstens im Präterminalstadium günstig aus.

Psychosoziale Probleme

Die psychosozialen Probleme haben bei Kindern einen besonderen Stellenwert (35, 36). Sie kommen häufig im Zusammenhang mit verschiedenen Behinderungen vor, die man bei etwa 30% aller Kinder unter Nierenersatztherapie findet (14, 36). Zustände von Angst, Depression, Zurückgezogenheit oder auch Aggressivität sind, besonders bei Jugendlichen, häufig. Es ist ratsam, schon im präterminalen Stadium den Eltern niereninsuffizienter Kinder Kontakte mit Lehrern, Psychologen und Sozialpädagogen zu vermitteln, die mit den entsprechenden Problemen vertraut sind (38). Die betroffenen Familien sollten auf die entsprechenden sozialen Hilfen (37) und Elternorganisationen aufmerksam gemacht werden.

■ Therapie

Therapieplan

Schon im frühen präterminalen Stadium von Kindern mit chronischer Niereninsuffizienz ist es wichtig, einen detaillierten Plan für die Langzeitbetreuung bis zur Dialyse und Transplantation aufzustellen (Abb. 32.2). Den

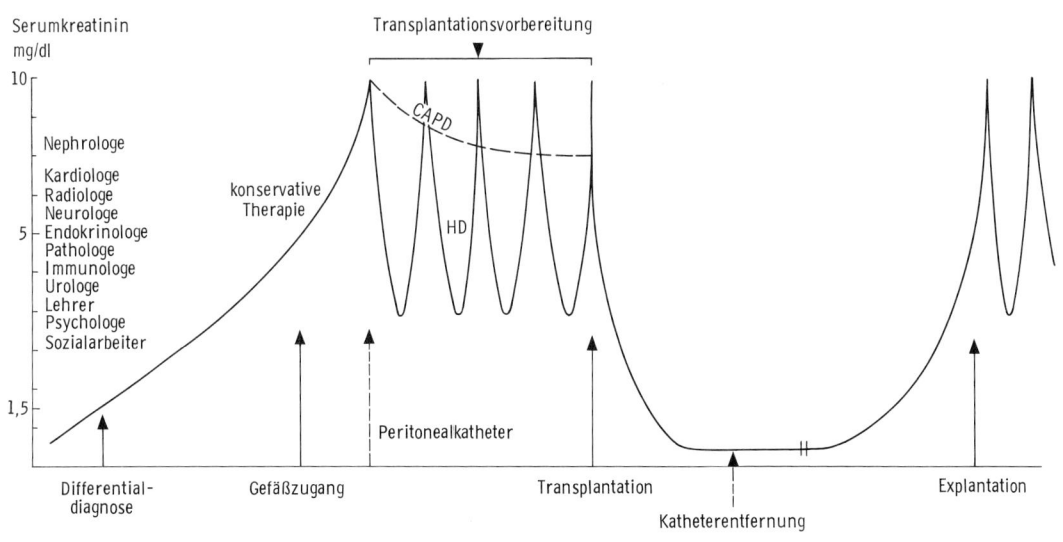

Abb. 32.2 Schematische Darstellung eines Betreuungsschemas von Kindern mit chronischer Niereninsuffizienz vom Stadium der Diagnostik bis zur Transplantation. HD = Hämodialyse.

Eltern und dem jungen Patienten muß die *Differentialindikation* von Hämodialyse und CAPD auf verständliche Weise erläutert werden. Die Aufgaben des Hausarztes (Kinderarztes), des primär behandelnden Krankenhauses und des pädiatrisch-nephrologischen Zentrums müssen klar abgegrenzt sein (49). Von besonderem Interesse ist auch eine konsequente frühzeitige *Immunisierung* gegen Kinderkrankheiten (Tab. 32.3) zur Vermeidung letaler Komplikationen unter späterer Immunsuppression.

Während der rein konservativen Behandlungsphase sollten im Schulalter bei Fehlen schwerer Komplikationen ambulante *spezialärztliche Kontrollen*, anfangs etwa alle 3 Monate, durchgeführt werden. Bei Wahl der Hämodialyse halten wir bei einem Serumkreatinin von ca. 440–710 µmol/l (5–8 mg/dl, je nach Alter) die Durchführung einer Fisteloperation für angezeigt. Von da an sind die Kontrollen etwa monatlich weiterzuführen; doch ergeben sich durch die verschieden rasche Progredienz, das unterschiedliche Spektrum der Organkomplikationen und aus sozialen Gründen individuelle Unterschiede. Bei Kindern im späteren Schulalter halten wir eine *Dialyseindikation* bei einem Serumkreatinin von etwa 880 µmol/l (10 mg/dl) für gegeben, bei jüngeren Kindern schon früher. Eine Heimdialyse ist nach unseren Erfahrungen bei ca. $^3/_4$ aller Patienten meist in Form der ambulanten Peritonealdialyse (CAPD/CCPD) durchführbar (s.u.). In jedem Fall sollte das Endziel der Behandlung eine erfolgreiche Nierentransplantation angestrebt werden.

Kurzfristige Peritonealdialyse

Durchführung

Die akute Anwendung der Peritonealdialyse im Kindesalter setzt die Überwachung auf einer pädiatrischen Intensivstation unter nephrologischer Leitung voraus (9, 51). Als Stilettkatheter werden gewöhnlich Größen mit einem Innendurchmesser von 1,5 bzw. 2,7 mm und einer Länge von 200 bzw. 280 mm verwendet (Fa. Braun). Die Prämedikation geschieht mit Pethidin (1 mg/kg i.m.) bzw. Chloralhydrat (30 mg/kg rektal).

Die Insertionsstelle des Katheters liegt bei Säuglingen und Kleinkindern leicht oberhalb und links lateral des Nabels. Bei älteren Kindern wird der Katheter am besten beim Übergang vom oberen ins mittlere Drittel auf der Linea alba zwischen Nabel und Symphyse eingelegt. Bei Hepato- oder Splenomegalie ist besonders beim Säugling Vorsicht geboten. Die Harnblase muß vor dem Einstich über einen Katheter vollständig entleert werden.

Der gewählte Insertionspunkt wird großzügig mit einem Lokalanästhetikum (z.B. Meaverin 1%) infiltriert. Nach einem kleinen Hautschnitt und sorgfältiger Blutstillung wird eine Plastikkanüle (z.B. Abbocut G21) an einem Infusionssystem so tief eingeführt, bis die Peritonealhöhle sich mühelos mit Ringer-Lösung vorfüllen läßt, und zwar so lange, bis sich bei Palpation der Bauchdecken ein ausreichender Widerstand zeigt (ca. 20 ml/kg). Würde der Stilettkatheter ohne Vorfüllung eingeführt, bestünde die Gefahr, daß dieser intra- und retroabdominale Organe wie die Niere verletzten könnte, da kleine Kinder unfähig sind, willkürlich die Bauchmuskeln anzuspannen. Zum Einführen des Katheters müssen unwillkürliche Kontraktionen des Abdomens bzw. ein heftiges Exspirium beim Schreien abgewartet werden. Der Katheter wird unter Rotation des Mandrins senkrecht auf die Bauchdecke gedrückt und nach vorsichtigem Durchbohren des Peritoneums und Rückzug des Mandrins in einem Winkel von ca. 45° weiter in Richtung Douglas-Raum vorgeschoben. Falls ein Widerstand auftritt, muß ein neuer Katheter eingeführt werden.

Wenn eine länger als wenige Tage dauernde Peritonealdialyseperiode vorauszusehen ist, wird man sich von Anfang an für einen *Verweilkatheter* nach Tenckhoff entschließen (57). Es existieren verschiedene Varianten (4). Die Vorteile dieses Katheters liegen in einer höheren Flußrate, selteneren Obstruktionen und geringerem Infektionsrisiko, nebst der Möglichkeit der späteren Langzeitbehandlung mittels CAPD.

Nach Einführen des Katheters in die Bauchhöhle muß wegen Okklusionsgefahr durch Fibrin die Infusion der *Dialyseflüssigkeit* unmittelbar angeschlossen werden. Die ersten Stunden der Peritonealspülung werden von uns mit Heparinzusatz durchgeführt (100 IE/1 l Dialysat). Es sollten nur glucosehaltige Lösungen verwendet werden; sorbithaltige sind wegen einer eventuellen Fructoseintoleranz prinzipiell zu vermeiden. Der Gehalt des Dialysats an Natrium und Kalium muß den Elektrolytspiegeln in Blut und Urin angepaßt werden. Wir verwenden in Abhängigkeit vom gewünschten osmotischen bzw. kaliumausschwemmenden Effekt verschiedene Lösungen. Vorzugsweise nimmt man das Dialysat CAPD 4 (2,3%ige Glucoselösung = 127 mmol/l; Na 134 mmol/l, Fa. Fresenius). Bei starker Überwässerung kann die Glucosekonzentration kurzfristig auf 4,25% (Dialysat CAPD 3) gesteigert werden. Wenn das Serumkalium unter 4 mmol/l sinkt, sollte auf kaliumhaltiges (2 mmol/l) Dialysat übergegangen werden. Die Verwendung von Mehrfachanstecksystemen ermöglicht, daß beim Kind verschiedene Dialysatmischungen ohne zusätzliches Infektionsrisiko gleichzeitig angeschlossen werden können. Für das Einlaufvolumen gilt als Richtlinie eine Menge von 50 ml/kg bei Säuglingen und von 30 ml/kg bei älteren Kindern, doch muß die Menge der individuellen Toleranz (Dyspnoe, Bradykardie, Schmerzen) angepaßt werden.

Auch bei der nichtapparativen Peritonealdialyse haben sich die *geschlossenen Systeme* in der Pädiatrie gut eingeführt (z.B. PD paed safe lock, Fa. Fresenius), so daß intermittierende Katheterentfernungen unnötig sind. Ein- und Auslauf erfolgen allein durch die Schwerkraft (Abb. 32.3). Die dafür benötigte Zeit ist wegen des geringen Füllvolumens bei Kindern kürzer als bei Erwachsenen. Die Zyklusdauer beträgt im allgemeinen ca. 45 Minuten mit einer Einlaufzeit von 5 Minuten, einer Äquilibrierungszeit von 30 Minuten und einer Auslaufzeit von 5–10 Minuten. Die Erzielung eines ausreichenden Flüssigkeits- und Elektrolytgleichgewichts und die Kontrolle der Urämie erfordern gewöhnlich einen Zeitraum von 1–7 Tagen Peritonealdialyse. Die

Tabelle 32.3 Aktive und passive Immunisierung bei Kindern mit chronischer Niereninsuffizienz (CNI)

Aktive Immunisierung			Passive Immunisierung		
Art der Impfung	Erstimpfung	Weitere Impfungen	Art der Immunisierung	Beginn	Wiederholung
Hepatitis B H-B-Vax: 20 µg / 40 µg	Frühstadium der CNI* bei Dialyse oder nach Transplantation, falls frühere Impfung nicht erfolgreich	nach 1 und 6 Monaten nach 1, 2, 4, und 6 Monaten	*Expositionsprophylaxe:* Varizellen-Zoster: Immunglobulin (0,2 ml/kg i.m.) oder Varitect (1.0 ml/kg i.v.)	bis maximal 72 Std. nach Exposition	bei erneuter Exposition
Diphtherie Tetanus Poliomyelitis	Frühstadium der CNI* falls frühere Impfung nicht erfolgt bzw. keine Serumantikörper vorhanden	Wiederholung nach 1, 2 und 12 Monaten	Masern: Immunglobulin (0,2 ml/kg i.m.)		
Masern Mumps Röteln Varizellen		keine Wiederholung	Mumps: Mumpshyperimmunglobulin		
			Tetanus: Tetagam (0,5 ml i.m.) (+ Tetanol)	bei offener Verletzung	
BCG	in jedem Stadium, falls Tuberkulintest negativ		*Therapie:* Varizellen/Zoster: Varitect (2 ml/kg i.v.) + Zovirax: 5 mg/kg/Tag (bei Dialyse) oder 3mal 10 mg/kg/Tag (nach Transplantation)	bei Erkrankung	
			Generelle Prophylaxe nach Transplantation: Zytomegalie: Hyperimmunserum (2 ml/kg)	1. Woche nach Transplantation	
			Zytomegalie: Hyperimmunserum (1 ml/kg)		nach 3, 6, 9 und 12 Wochen
			Allgemeine Infektionsprophylaxe: Colistin Ampho-Moronal oral Sandoglobulin i.v.	4 Wochen post transplantationem, wenn Serum-IgG <300 mg/dl	

* Serumkreatininkonzentration > Altersnorm.

alle Impfungen konsequent auch bei Geschwistern!

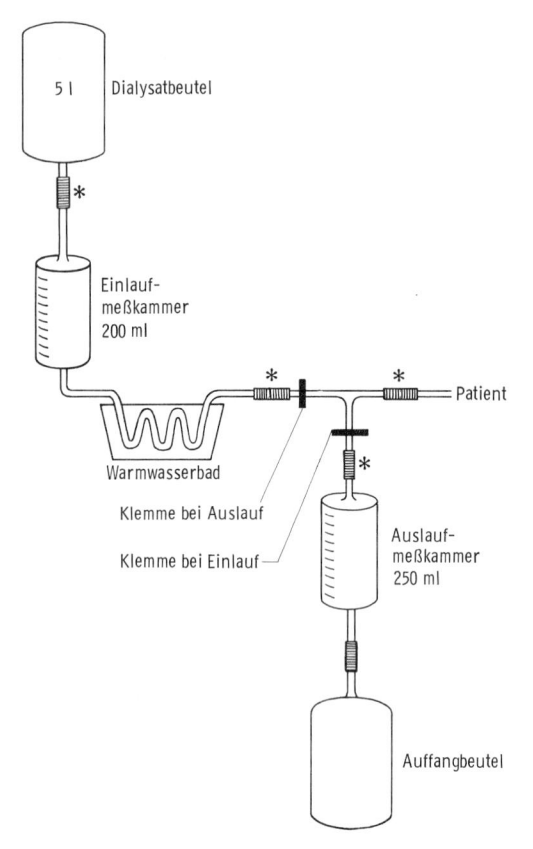

Abb. 32.**3** Schematische Darstellung eines volumenüberwachten geschlossenen Sicherheits-Peritonealdialysesystems für Säuglinge (PD paed safe lock, Fa. Fresenius). * = Sicherheitskonnektor.

halbautomatischen Peritonealdialysegeräte sind in der Pädiatrie nur bedingt anwendbar, da hierbei das Einlaufvolumen meist nicht genügend exakt geregelt werden kann. Zur genauen Bilanzierung müssen Auslaufvolumen und Körpergewicht laufend protokolliert werden. Hierzu ist eine genaue Bettenwaage erforderlich.

Besondere Beachtung verlangt die *Ernährungssituation* des peritonealdialysierten Kindes wegen der relativ hohen Eiweißelimination. Zur Vermeidung eines katabolen Zustandes sind etwa 2 g Eiweiß/kg/Tag erforderlich, ggf. unter Verwendung von Albumin- und Aminosäureninfusionen. Der minimale Kalorienbedarf liegt bei Säuglingen bei 420 kJ (100 kcal)/kg/Tag und bei älteren Kindern bei 210 kJ (50 kcal)/kg/Tag. Gewöhnlich kann dieser in den ersten Dialysetagen nur über einen zentralen Venenkatheter gedeckt werden. Auf prophylaktische Verabreichung von Antibiotika ist zu verzichten.

Komplikationen

Die gefährlichste Komplikation der Peritonealdialyse ist, besonders bei jungen Kindern, die Peritonitis. Ihre Früherkennung erfordert eine routinemäßige zytologische und bakteriologische Kontrolle des Dialysats, anfangs einmal täglich. Zur Prophylaxe dient ein aseptisches Arbeiten, was bei fehlender Blasen- und Mastdarmkontrolle selbst unter Intensivpflegebedingungen oft schwierig ist. Als Erreger einer Peritonitis werden bei Säuglingen häufiger als bei älteren Patienten gramnegative Keime gefunden. Neben langer Verweilzeit des Katheters scheinen die Kontamination der Haut mit Darmbakterien und die Insertionsstelle eine Peritonitis zu begünstigen.

Eine Peritonitis stellt auch bei Kindern keine Kontraindikation dar, die Dialyse fortzuführen. In solchen Fällen wird die Verweilzeit reduziert und dem Dialysat ein Antibiotikum zugesetzt. Prinzipiell gelten dieselben antibiotischen Regimes wie bei erwachsenen Patienten unter Beachtung der Keimempfindlichkeit in vitro.

Ungenügende Drainage infolge Obstruktion kommt, insbesondere bei Verwendung von zu dünnen Kathetern, bei Kleinkindern häufiger vor als bei älteren Patienten. Sie sollte nicht zu unvorsichtigen Manipulationen mit dem Katheter verleiten, sondern einen raschen Katheterwechsel veranlassen. Wenn die peritoneal infundierte Flüssigkeit das Volumen der eliminierten Flüssigkeit übersteigt, entsteht leicht die Gefahr einer hypertonen Dehydratation. Die Infusion hoher Mengen hypertoner Glucoselösungen kann bei kleinen Kindern sehr rasch einen Anstieg der Blutosmolalität mit Hyperglykämie bewirken. Wenn das Körpergewicht hierbei konstant bleibt, wird diese gefährliche Situation leicht verkannt. Falls die üblichen Maßnahmen zur Verbesserung der Drainage versagen, muß zu extrakorporalen Verfahren gegriffen werden.

CAPD/CCPD

Durchführung

Zur Durchführung der CAPD bei Kindern werden spezielle pädiatrische Verweilkatheter verwendet (1, 18). In unserer Erfahrung hat sich der pädiatrische Tenckhoff-Katheter mit aufgerolltem abdominellem Ende und zwei festzuklebenden Cuffs (Fa. Fresenius) bewährt (4). Das Einlegen des Katheters sollte in Vollnarkose erfolgen, und zwar am besten durch einen geübten Kinderchirurgen, welchem zum sorgfältigen Systemanschluß ein pädiatrischer Nephrologe assistieren sollte. Die Austrittsstelle des Katheters sollte 2–3 cm unter dem linken Rippenbogen in der Mamillarlinie angelegt werden. Die peritoneale Insertionsstelle liegt beim Tenckhoff-Katheter gewöhnlich wegen eines interponierten subkutanen Tunnels infraumbilikal. Die Cuffs müssen präoperativ mit einem speziellen Kleber (Medical adhesive silicon type A, Fa. Dowcorning) entsprechend den anatomischen Verhältnissen des Kindes fixiert werden. Die intraperitoneale Katheterlänge soll der Hälfte des Abstandes vom Nabel zur Symphyse entsprechen. Bei der Position des äußeren Cuffs ist zur Vermeidung von Drucknekrosen in der dünnen kindlichen Bauchwand darauf zu achten, daß sie etwa 3 cm von der Austrittstelle entfernt bleibt. Für die Fixierung des Katheters auf der Haut und die Hautpflege bestehen Richtlinien (4). Die Dialysebeutel werden heute in 6 verschiedenen Größen (0,5–1,5 l, Fa. Fresenius) geliefert, die dem Bedarf des Kindes anzupassen sind. Das initiale Füllvolumen von 10 ml/kg sollte erst nach 1 Woche langsam auf 1000 ml/m² gesteigert werden. Eine Antibiotikaprophylaxe ist nur in den ersten Tagen nach Kathetereinpflanzung angezeigt. Heparin (200 IE/l) wird der Lösung zugesetzt, bis diese völlig klar geworden ist. Der Beutelwechsel erfolgt zunächst stündlich und wird innerhalb 1 Woche auf 4mal/Tag reduziert. Er richtet sich zeitlich am besten nach dem Tagesablauf (z.B. vor bzw. unmittelbar nach Schulbesuch, vor Abendessen, vor Bettruhe). Die leeren Auffangbeutel werden am zweckmäßigsten in einem individuell befestigten Säckchen am Rücken oder am Bauch des Kindes getragen. Die Blutreinigung wird als adäquat betrachtet, wenn der Harnstoffstickstoff dauernd unter 20 mmol/l (55 mg/dl) gesenkt werden kann.

Um die „Adequacy" der CAPD/CCPD zu verbessern, wurden auch bei pädiatrischen Patienten peritoneale Äquilibrationstests durchgeführt (39). Diese haben ergeben, daß der peritoneale Transport verschiedener Substanzen prinzipiell besser mit der Körperoberfläche als mit dem Gewicht korreliert.

Gewöhnlich wird eine ausreichende Ultrafiltration mit einem Glucose-(2,3-%-)Elektrolyt-Puffergemisch erreicht (z.B. Dialysat CAPD 4, Fa. Fresenius); für den nächtlichen Bedarf ist die Lösung mit 1,5%iger Glucoselösung (Dialysat CAPD 2) schonender. Bei unbefriedigender Gewichtsabnahme wird auf 4,25%ige Glucoselösung (Dialysat CAPD 3) ausgewichen, wobei auf Hyperglykämien und erhöhten konvektiven Elektrolyttransport zu achten ist. Mit einer Glucosekonzentration im Dialysat von 1,5 bzw. 4,25% wird nach 4 Stunden ein Auslaufvolumen erreicht, das das Einlaufvolumen um ca. 15–25 bzw. 30–40% übersteigt (9). Sicherheitskonnektoren (z.B. safe-lock, Fa. Fresenius) tragen dazu bei, die Kontaminationsmöglichkeiten zu reduzieren. Zur genauen Bilanzierung sollten die Beutel mittels einer Federwaage mit 25-g-Graduierung beim Wechsel gewogen werden.

Bei vielen pädiatrischen Patienten wird heute der Beutelwechsel ausschließlich während der Nachtzeit durchgeführt (nächtliche intermittierende Peritonealdialyse, NIPD). Dies wird durch das automatisierte, voll monitorisierte System der kontinuierlichen zyklischen Peritonealdialyse (CCPD) ermöglicht (1). Ein entsprechendes, für Kinder geeignetes Gerät ist im Handel (PD Night, Fa. Fresenius).

Das Dialysetraining soll nach Erreichen des endgültigen Regimes bei Kindern unter 10 Jahren mit einem Elternteil begonnen werden und dauert 2–3 Wochen. Ältere Kinder werden am besten zunächst ohne Partner dialysiert, um genügend Selbständigkeit beim Beutelwechsel zu gewinnen. Die Entscheidung für die Anwendung der CCPD bei einem Kind sollte individuell sowohl medizinische wie psychologische und familiäre Aspekte berücksichtigen.

Die *Ergebnisse* der CAPD bzw. CCPD bezüglich der Entgiftung und der antihypertensiven Wirkung sind mit denen der Hämodialyse vergleichbar (1, 18). Die eingreifenden metabolischen Langzeitveränderungen bei der CAPD im Kindesalter sind eingehend beschrieben worden (1). Eine Besserung der urämischen Osteopathie scheint gegenüber der Hämodialyse nicht erzielt zu werden.

Die Kalorienaufnahme ist bei CCPD gegenüber der Hämodialyse größer, da rund 10% der täglichen Gesamtenergiezufuhr aus der Glucose des Dialysats stammen. Der Eiweißverlust über das Dialysat (ohne Peritonitis) macht beim Kind nur ca. $1/10$ der gesamten oralen Aufnahme aus. Da eine durchschnittliche Ultrafiltration von 25 ml/kg/Tag eine Flüssigkeitszufuhr von 1 l/m²/Tag ermöglicht, erlaubt die CAPD/CCPD-Behandlung bei Kindern meist, die Restriktion der Trinkmengen geringer als unter Hämodialyse zu halten. Auch muß infolge der besseren Elektrolytclearance die diätetische Natrium- und Kaliumrestriktion nicht so streng gehandhabt werden wie unter Hämodialysetherapie.

Komplikationen

Wie beim Erwachsenen ist die Peritonitis die wichtigste Komplikation der CAPD. Ihre Frequenz liegt bei Kindern je nach Zentrum bei ca. 1 Episode pro 1–2 Jahre. Die Peritonitis kann entweder intrakanalikulär oder extrakanalikulär, ausgehend von einer sog. Tunnel- oder Katheterausgangsinfektion (in ca. 20%), verursacht sein. Fieber, Durchfall, Erbrechen, Bauchschmerzen und herabgesetzte Ultrafiltration gehen der Trübung des Dialysats meistens voraus. Unter den Erregern stehen Staphylokokken an erster Stelle. In etwa 25% kann kein Erreger gefunden werden. Bis der Keim erkannt ist, erfolgt die intraperitoneale Primärtherapie zunächst am besten mit einer Kombination von Vancomycin oder Teicoplanin, zusammen mit einem Cephalosporin der 3. Generation. Nach Erhalt des Resultats der Resistenzprüfung kann die Behandlung auf 1 Antibiotikum reduziert werden, das insgesamt 10–14 Tage zu verabreichen ist. Laufende Studien deuten darauf hin, daß intermittierend (wöchentlich 1mal) verabreichte Antibiotika ebenso wirksam sind wie täglich verabreichte.

Eine stationäre Behandlung ist bei Peritonitis nur bei ausgeprägter Symptomatik erforderlich. Der Beutelwechsel (Heparinzusatz 200 IE/l) sollte bei Peritonitis etwa alle 3 Stunden erfolgen, bis das Dialysat klar geworden ist. Häufig kommt es innerhalb von Wochen zu Rezidiven mit dem gleichen Keim. Bei Antibiotikaresistenz können diese u.U. erfolgreich durch fibrinolytische Maßnahmen (Urokinase) behandelt werden. Bei weiteren Rezidiven ist ein Katheterwechsel nach erneuter antibiotischer Sanierung (eventuell nach vorübergehender Hämodialyse) erforderlich. Die Zahl der notwendigen Katheterentfernungen hat durch technische Verbesserungen in den letzten Jahren stark abgenommen.

Abdominelle Mißempfindungen werden von Kindern praktisch nur angegeben, wenn eine Peritonitis vorliegt. Abdominalhernien treten bei Kindern nur sehr selten auf. Weitere Komplikationen sind technischer Natur, entsprechen denen bei Erwachsenen und lassen sich meist chirurgisch mühelos beheben.

Hämodialyse

Indikation und Durchführung der Hämodialyse sind beim Kind im Prinzip dieselben wie beim Erwachsenen (9, 20); jedoch müssen die Technik und die medizinische Betreuung den kleineren Verhältnissen angepaßt werden.

Gefäßzugang

Noch stärker als bei Erwachsenen bestimmt bei Kindern die Wahl und korrekte Durchführung eines geeigneten Gefäßzuganges den Erfolg der Hämodialyse (7, 9, 20). Ist ein Gefäßzugang für eine unmittelbar bevorstehende *kurzfristige* Hämodialyse erforderlich, hat sich bei Kleinkindern der pädiatrische Subklaviakatheter bewährt (Durchmesser 150 mm, Länge 12 mm, Fa. Avon). Anschließend an das Einlegen des Katheters in die V. cava superior nach der Seldinger-Technik wird die Katheterlage durch eine Thoraxaufnahme kontrolliert. Erfolgreiche Kurz- oder Langzeitdialysen sind auch mit einem Hickman-Katheter möglich, der nach ausgiebiger Untertunnelung via V. jugularis externa oder interna in den rechten Vorhof eingeführt wird. Bei Säuglingen und jungen Kleinkindern ist oft nur die venovenöse Dialyse über beide Vv. femorales möglich; dafür werden kürzere Katheter wie bei der Angiographie (minimal F8) genommen. Bei Neugeborenen bietet sich auch die Dialyse über A. und V. umbilicales an.

Als *langfristiger* Gefäßzugang zur intermittierenden Hämodialyse wird bei noch unkooperativen Kleinkindern, die die Punktion nicht rational verarbeiten, heute am besten ein Subklavia- oder Jugulariskatheter verwendet (9). Die anatomischen und psychologischen Voraussetzungen für die operative Anlegung einer gebrauchsfähigen subkutanen arteriovenösen Fistel sind gewöhnlich erst bei Kindern ab ca. 6 Jahren bzw. über 20 kg Körpergewicht gegeben (7). Mit mikrochirurgischer Technik kann allerdings schon bei jüngeren Kindern eine funktionsfähige arteriovenöse Fistel hergestellt werden (6). Am häufigsten wird beim Kind eine Cimino-Fistel am Unterarm angelegt. Als Anastomosengefäße werden gewöhnlich die A. radialis und die V. cephalica, bei kleineren Kindern auch die A. brachialis und die V. cephalica benützt. Die Fistel ist frühestens nach 3, meist erst nach 6–8 Wochen so gut ausgebildet, daß Punktionen wiederholt, komplikationslos und mit ausreichendem Blutfluß durchzuführen sind. Entwickelt sich eine arteriovenöse Fistel unzureichend, kann zur Anastomosenbildung auch heterologes (boviner Karotidengraft) oder alloplastisches Gefäßmaterial (Gore-Tex) verwendet werden, das relativ großkalibrig an der unteren Extremität (zwischen A. femoralis und V. saphena magna) implantiert wird (7).

Die subkutane Fistel wird bei kleineren Kindern mit zwei pädiatrischen Nadeln (z. B. S 113 D, Fa. Avon, Durchmesser 5 mm, Länge 20 mm) punktiert. Grundsätzlich ist das *Unipunkturverfahren* auch im Kindesalter anwendbar. Wir halten es nur bei häufigen Fehlpunktionen für indiziert (Punktionsnadel, z. B. S 532 D, Fa. Avon, Durchmesser 1,85 mm). Das Verfahren ist noch nicht optimal an die kindlichen Größenverhältnisse adaptiert (hohes extrakorporales Volumen durch zu lange Schlauchsysteme, hohe Zwangsultrafiltration durch venöse Drucksteigerungen, häufige Rezirkulation bei kleinem Fisteldurchmesser).

Dialysatoren und Schlauchsysteme

Neben einem ausreichenden Blutfluß bestimmen in erster Linie die Clearance des Dialysators sowie die Dialysedauer die Effizienz der Hämodialyse. Diese Faktoren sind beim Kind entscheidend, da die Körperoberfläche im Vergleich zum Gewicht relativ größer ist als beim Erwachsenen. Die Intensität der erforderlichen Dialyse wird bestimmt durch den Basalstoffwechsel und die Nahrungsaufnahme, welche sich parallel zur Körperoberfläche und nicht zum Gewicht verhalten.

Das maximale *Füllvolumen* des Dialysators ist beim Kind begrenzt durch das extrakorporale Blutvolumen. Das Füllvolumen sollte auf keinen Fall 8–10% des gesamten Kreislaufvolumens übersteigen, da sonst leicht Kollapszustände bei Dialysebeginn oder eine Volumenexpansion mit hypertensiven Krisen nach Rückinfusion des extrakorporalen Kreislaufvolumens am Ende der Sitzung auftreten können. Während es beim Erwachsenen leicht gelingt, durch Verwendung größerer Dialysatoren die Dialyseintensität zu verbessern, werden Kinder prinzipiell schon von Anfang an mit dem für die Kreislauftoleranz größtmöglichen Dialysator behandelt. Eine verbesserte Effizienz der Dialyse kann daher nur durch eine verlängerte Dialysezeit oder höheren Blutfluß erreicht werden.

Mit dem Ziel, eine hohe Effizienz der Dialyse wenigstens für kleine Moleküle (Harnstoff, Kreatinin) zu gewährleisten, wurden mathematische Modelle zur Durchführung der Hämodialyse beim Kind vorgeschlagen (20). Die gegenwärtigen Empfehlungen bezüglich Wahl von Dialysatoren und Dialysedauer beruhen jedoch noch weitgehend auf empirischen Grundlagen. Um eine ausreichende Clearance für kleine Moleküle zu erreichen, soll das optimale Verhältnis der Dialysatoroberfläche zur Körperoberfläche des Kindes etwa 1 : 1 betragen (11).

Neben einem geringen Füllvolumen ist eine weitere wichtige Forderung an einen pädiatrischen Dialysator eine möglichst *geringe* bzw. fehlende *Compliance*, um die Ultrafiltration bei Anwendung negativer Drücke exakt steuern zu können. In Tab. 32.4 sind Dialysatoren aufgeführt, welche die genannten Forderungen bei der Kinderdialyse erfüllen. In den letzten Jahren werden praktisch nur noch hochpermeable Kapillarnieren verwendet. Die Leistungsfähigkeit derselben erlaubt gewöhnlich eine wirksame Elimination harnpflichtiger Substanzen auch bei terminal niereninsuffizienten Kindern ohne wesentliche Restfunktion (GFR < 3 ml/min/1,73 m^2) mit einer Dialysedauer von 3mal 3–4 Stunden pro Woche. Hierbei ist mitberücksichtigt, daß eine strenge Trinkdisziplin bei den meisten Kindern auf die Dauer schwierig durchzuhalten ist. Subjektive Nebenwirkungen der Dialyse, auch leichter Natur, sollten unbedingt vermieden werden.

Bei der Wahl des *Schlauchsystems* muß wie beim Dialysator das geringe Kreislaufvolumen berücksichtigt werden. Für pädiatrische Zwecke werden Schlauchsysteme mit einem Volumen zwischen 35 und 75 ml hergestellt (Fa. Braun, Cobe, Gambro). Schlauchsysteme mit

Tabelle 32.4 Kapillardialysatoren zur speziellen Verwendung in der Pädiatrie (Füllvolumen bis 60 ml, Oberfläche bis 1,0 m²)

Hersteller	Typ	Material	Sterilisation	Blut-volumen (ml)	Oberfläche (m²)	Kreatinin-Clearance (ml/min)	Ultrafiltrations-koeffizient (ml/h · mm Hg)
Asahi	AM Bio 50	PAN	γ-Strahlen	59	1	155	5
Asid-Bonz	BK 1,05	PMMA	γ-Strahlen	58	1	145	21
Cobe	9-CA	CA	EO	47	0,9	145	21
Fresenius	E 19	CU	Hitze	43	0,7	130	3,1
Fresenius	E 25	CU	Hitze	60	1	148	4,3
Fresenius	F4	PS	EO	42	0,7	126	2,8
Fresenius	F4 HP5	PS	Dampf	42	0,7	131	4,3
Fresenius	F40 S	PS	Dampf	42	0,7	140	20
Hospal	Filtral 6	AN	EO	48	0,66	110	15
Hospal	Filtral 8	AN	EO	60	0,75	131	22
Kawasumi	RA 08M	CU	Dampf	45	0,8	120	3
Kawasumi	MA 08M	HE	Dampf	49	0,8	132	4,5

PAN = Polyacrylnitril, PMMA = Polymethylmethacrylat, CA = Celluloseacetat, CU = Cuprophan, PS = Polysulfon, AN = Acrylnitril, HE = Hemophan, EO = Ethylenoxyd.

sehr geringem Durchmesser (3 mm) erlauben keinen höheren Blutfluß als 75 ml/min. Wenn höhere Flußraten erforderlich sind, werden am besten speziell kurze Schläuche mit relativ breitem inneren Durchmesser verwendet.

Durchführung

Zur *Vorfüllung* des extrakorporalen Systems dient in der Regel physiologische Kochsalzlösung. Bei Kindern mit schwerer Hypoproteinämie verwendet man Humanalbumin (5–20% = 50–200 g/l), bei schwerer Anämie Erythrozytenkonzentrat. Bei gleichzeitiger Hypervolämie sollten Albumin und Blut vorzugsweise *während* der Dialyse infundiert werden. Bei Kindern unter 10 kg wird der Dialysator mit Fremdblut vorgefüllt. Bei Dialysebeginn kann das Füllvolumen des Dialysators kleinen Kindern (unter 20 kg) ohne erhebliche zwischenzeitliche Volumenexpansion direkt zugeleitet werden. Der *Blutfluß* sollte im Interesse einer subjektiv guten Verträglichkeit und optimalen Blutreinigung bei Kindern unter 10 kg nicht mehr als 75 ml/min und bei älteren Kindern etwa zwischen 100 und 200 ml/min betragen (9). Die Effizienz der Dialyse wird neben den genannten Faktoren beim Kind besonders auch von der *subjektiven Toleranz* der osmotischen Veränderungen während der Dialyse bestimmt. Um einen stärkeren Abfall der Serumosmolalität bzw. Zeichen eines Disäquilibriumsyndroms zu vermeiden, sind besonders zu Beginn der Behandlung tägliche, aber möglichst kurze und schonende Dialysen angezeigt.

Zur exakten Steuerung der Abnahme des Körpergewichts ist eine elektronische Bettenwaage von Nutzen. Gewichtsabnahmen bis zu 2% des Körpergewichts pro Stunde werden unter Hämodialyse gut toleriert. Stärkere Gewichtsabnahmen ohne Beschwerden und ohne wesentlichen Blutdruckabfall können meist nur durch sequentielle Ultrafiltration oder Hämofiltration erreicht werden (s.u.). Das sog. *Trockengewicht* ist im Kindesalter oft schwieriger abzuschätzen als bei Erwachsenen, da es durch den physiologisch höheren Wasserumsatz und die physiologische Zunahme der Zellmasse beeinflußt wird. Eine Hypervolämie wird oft zu spät erfaßt, wenn sie nur aufgrund des Körpergewichts und der Blutdruckveränderungen beurteilt wird. Durch Messung der bioelektrischen Impedanz können die Flüssigkeitsräume von kindlichen Dialysepatienten besser eingeschätzt werden (58).

Gewisse Kinder mit *Widerstandshochdruck* und Hyperreninismus können nur durch gleichzeitige Verabreichung von Antihypertonika neben täglichen Dialysen, notfalls durch bilaterale Nephrektomie erfolgreich behandelt werden. Bei den meisten Kindern ist die Dialysebehandlung jedoch so zu steuern, daß keine Antihypertonika, Digitalispräparate oder Puffersubstanzen erforderlich sind.

Die *Heparinisierung* wird von uns nach einer Initialdosis von 2000 IE/m² durch kontinuierliche Infusion von 600 IE/m²/h durchgeführt. Die Blutgerinnungszeit sollte dabei auf ca. 30 Minuten verlängert werden. Die ständige Überwachung der Hämodialyse mit Dokumentation des Körpergewichts, der Flußraten, der Druckmessungen und der vitalen Körperfunktionen sollte in halbstündlichen Abständen erfolgen. Je kleiner das Kind, um so sorgfältiger und intensiver muß die pflegerische und medizinische Überwachung sein. Bei thermolabilen Säuglingen ist insbesondere auf eine eventuelle Hypothermie zu achten, die auszugleichen ist. Da bei jungen Patienten der Blutverlust in den Dialysator relativ viel zur Anämie beiträgt, muß nach Beendigung der Dialyse das Restblut im Dialysesystem möglichst vollständig reinfundiert werden. Das Reinfusionsvolumen sollte 10% des berechneten Blutvolumens nicht überschreiten.

Komplikationen

Gefäßzugang: Die Verwendung von arteriovenösen Fistelanastomosen kann zu einer beträchtlichen Kreislaufbelastung führen, insbesondere bei proximaler Lokalisation. Bei gleichzeitiger Hypertonie und Hyperhydratation kann hierbei das Herzminutenvolumen bis zum doppelten Wert zunehmen und ein akutes Herz-Kreislauf-Versagen bewirken. Aus diesem Grund sollte insbesondere bei kleinen Kindern vermieden werden, gleichzeitig zwei Gefäßzugänge offenzuhalten.

Thrombosen sind die weitaus häufigste Komplikation bei subkutanen Gefäßzugängen (7). Die Verwendung von plastischen Kathetern oder arteriovenösen Fisteln mit engem Lumen erhöht die Gefahr einer Okklusion, vor allem bei tiefen Blutdruckwerten. Traumatische Thrombosen oder massive Blutungen im Bereich des arteriovenösen Shunts werden jedoch trotz der ungezügelten Aktivität vieler Kinder kaum beobachtet. Infektionen kommen insbesondere bei Kindern mit Subklavia- oder Jugulariskathetern sowie bei Gefäßzugängen im Oberschenkelbereich häufiger vor als bei Erwachsenen. Eine sorgfältige Körperhygiene ist in solchen Fällen besonders wichtig.

Komplikationen während der Dialyse: Unter den klinischen Komplikationen während der Hämodialyse sind beim Kind der Häufigkeit nach folgende Symptome zu befürchten: hypotone Krisen, Kopfschmerzen, Erbrechen, Wadenkrämpfe und generalisierte Krampfanfälle. Diese Symptome treten vor allem bei Gewichtsabnahmen von über 5% während der Hämodialyse ein. Sie lassen sich durch eine individuelle Adaptation des Dialyseverfahrens (z.B. Bicarbonatdialyse), schonenden Blutfluß und vorsichtig dosierte Ultrafiltration oder Infusion von hypertonen Kochsalz- oder Mannitlösungen in der Regel vermeiden (9).

Komplikationen zwischen den Dialysen: Zwischen den einzelnen Hämodialysen ist neben den bei Erwachsenen üblichen Komplikationen die *Hyperkaliämie* hervorzuheben. Sie stellt eine wichtige Todesursache bei pädiatrischen Dialysepatienten dar. Zu ihrer Bekämpfung dienen in erster Linie die exakte Überwachung der Diät und die Vermeidung kataboler Zustände. *Hypertensive Krisen* sind besonders bei Glomerulopathien zu befürchten sowie bei Hyperhydratation infolge erhöhter Flüssigkeit und Salzzufuhr. Sie erfordern eine rasche antihypertensive Therapie (Tab. 32.2). Akute Hypoxiezustände müssen durch Erythrozytentransfusion beseitigt werden. Die Bewältigung all dieser Komplikationen macht die Bedeutung einer medizinischen Aufklärung und intensiven Kooperation seitens der Eltern und Betreuer der jungen Patienten erforderlich (30). An den Tagen zwischen den Dialysen sind zu Hause Blutdruck, Puls und Körpergewicht je nach klinischem Zustand 1–3mal täglich zu kontrollieren, was im Schulalter durch das Kind selbst geschehen kann. Neuerdings hat sich auch die regelmäßige automatische Blutdruckmessung mittels Monitoren bewährt (25).

Hämofiltration

Die technische Ausreifung der Hämofiltration erlaubt, dieses Verfahren heute bei Kindern jeden Alters anzuwenden (31). Die Hämofiltration kann als Alternative zur Hämodialyse sowohl zur Behandlung des akuten wie des chronischen Nierenversagens im Kindesalter betrachtet werden. Für die Hämofiltration werden dieselben Gefäßzugänge wie für die Hämodialyse (inklusive Single-needle-System) verwendet. Der Blutfluß sollte über 150 ml/min liegen, um die Behandlungszeit nicht länger als bei der Hämodialyse zu gestalten. Als Filter sind für die Anwendung in der Pädiatrie diejenigen zu bevorzugen, die ein geringes Füll- und Restblutvolumen und einen niedrigen molekularen Cut-off (Ausschlußgrenze) mit einem hohen Filtratfluß paaren (Tab. 32.5, 32.6). Menge und Art der Filtratsubstitution (Prä- bzw. Postdilutionsmethode) bestimmen nicht nur die Dauer einer Behandlung, sondern auch die Effektivität der Clearance im niedermolekularen Bereich. Unter Anwendung des Postdilutionsverfahrens sind Substitutionsvolumina von 50% des Körpergewichts angezeigt, um bei terminal niereninsuffizienten Kindern mit der Hämofiltration (3mal wöchentlich) eine der Hämodialyse vergleichbare Blutreinigung im niedermolekularen Bereich zu erzielen. Wegen des hohen konvektiven Salzverlusts sollte die Natriumkonzentration in der modifizierten Ringer-Lactat-Substitutionslösung nicht unter 140 mmol/l liegen (Substitutionslösung HF 23, Fa. Fresenius).

Der Hauptvorteil der Hämofiltration gegenüber der Hämodialyse ist auch im Kindesalter die Kreislauffreundlichkeit des Verfahrens, die einen raschen und ausgeprägten Volumenentzug (bis 10% des Körpergewichts pro Stunde) ohne Blutdruckabfall erlaubt. Die subjektiven Nebenwirkungen der Hämofiltration sind geringer als während der Hämodialyse. Körperwachstum und Anämiegrad sind bei beiden Verfahren ähnlich. Klinisch relevante Hormondepletionen wurden bislang nicht beobachtet. Die Kombination von Hämodialyse und Hämofiltration, die sog. Hämodiafiltration, scheint sich für die Behandlung terminal niereninsuffizienter Kinder nach vorläufigen Ergebnissen besser zu bewähren als jede Behandlungsform für sich (19).

Die *kontinuierliche arteriovenöse Hämofiltration* gewinnt in der Behandlung des akuten Nierenversagens vom Neugeborenen- bis zum Adoleszentenalter zunehmend an Bedeutung (24, 59). Bezüglich der verwendeten Filter s. Tab. 32.5, 32.6. Als Gefäßzugänge dienen die Umbilikal-, Femoral- und Brachialarteien bzw. die Umbilikal-, Femoral und Jugularvenen. Mit diesem Verfahren kann problemlos eine Clearance von 20 ml/min/1,73 m^2 erreicht werden. Wegen der Gefahr des Arterienverlusts favorisieren wir die *kontinuierliche venovenöse Hämofiltration*, entweder über einen doppelläufigen Katheter in der V. femoralis oder über zwei große Körpervenen, wobei der Einsatz von Pumpen zur Reduktion der Kreislaufbelastung gerechtfertigt erscheint (BM 11/14, Fa. Baxter) (16). Der Vorteil der kontinuierlichen Filtrationsbehandlung – die Vermeidung großer Volumenverschiebungen – ist im Kindesalter besonders nützlich.

Tabelle 32.5 Hämofilter für speziellen Einsatz in der Pädiatrie

Hersteller	Typ	Material	Sterilisation	Blutvolumen (ml)	Oberfläche (m²)
Asahi	PAN 03	PAN	γ-Strahlen	35	0,3
Bellco	BLS 621	PS	EO	41	0,68
Fresenius	AV 400 S	PS	Dampf	52	0,75
Gambro	FH 22 H	EO	EO	13	0,2
Hospal	Multiflow 60	AN	EO	50	0,6
Gambro	FH 66 D	EO	EO	50	0,6
Gambro	FH U 2000	PAN	EO	13	0,16

Abkürzungen s. Tab. 32.4.

Tabelle 32.6 Plasmafilter für speziellen Einsatz in der Pädiatrie

Hersteller	Typ	Material	Sterilisation	Blutvolumen (ml)	Oberfläche (m²)
Hospal	MINO	PP	EO	23	0,15
Fresenius	P1 S	PP	Hitze	33	0,25
Bellco	BL 550	PP	Dampf	35	0,2
Gambro	PF 1000	PP	EO	17	0,14

Abkürzungen s. Tab. 32.4.

Eine Verbesserung der Clearanceleistung kann mit der Methode erzielt werden, wenn die Filter zusätzlich außenseitig mit Dialyseflüssigkeit in einer Geschwindigkeit von ca. 15–20 ml/min langsam umspült wird (kontinuierliche arteriovenöse Hämodialyse [CAVHD]).

Literatur

1 Alexander, S.R., J.W. Balfe, E. Harvey: Peritoneal Dialysis. In Gokal, R., K.D. Noph: The Textbook of Peritoneal Dialysis. Kluwer, Dordrecht 1994 (pp. 591–637)
2 Arbeitsgemeinschaft für Pädiatrische Nephrologie, Pistor, K., H. Olbing, K. Schärer: Children with chronic renal failure in the Federal Republic of Germany. I. Epidemiology, modes of treatment, survival. Clin. Nephrol. 23 (1985) 272–277
3 Arbeitsgemeinschaft für Pädiatrische Nephrologie, Pistor, K., H. Olbing, T. Tamminen-Möbius: Children with chronic renal failure in the Federal Republic of Germany. II. Primary renal diseases, age and intervals from early renal failure to renal death. Clin. Nephrol. 23 (1985) 278–284
4 Bonzel, K.E., H. Roth, K. Schärer: Peritoneal access for dialysis in infants and children. In Andreucci, V.E.: Vascular and Peritoneal Access for Dialysis. Kluwer, Dordrecht 1989 (pp. 315–331)
5 Bonzel, K.E., B. Wildi, M. Weiss, K. Schärer: Spiroergometric performance of children and adolescents with chronic renal failure. Pediat. Nephrol. 5 (1991) 22–29
6 Bourquelot, P., L. Wolfeler, L. Lamy: Microsurgery for hemodialysis: distal arteriovenous fistulae in children weighing less than 10 kg. Proc. Europ. Dialys. Transplant. Ass. 18 (1981) 537–541
7 Brittinger, W.O., W.D. Twittenhoff, G. Walker: Vascular access for hemodialysis in children. In Andreucci, V.E.: Vascular and Peritoneal Access for Dialysis. Kluwer, Dordrecht 1989 (pp. 195–214)
8 Broyer, M.: Insuffance rénale aigue et chronique. Hypertension artérielle. Explorations, diététique, médicaments et néphropathies. In Royer, P., R. Habib, H. Mathieu, M. Broyer: Néphrologie pédiatrique, 3ème éd. Flammarion, Paris 1983 (pp. 415–613)
9 Broyer, M., C. Chantler, R. Donckerwolcke, G.F. Rizzoni: Renal replacement therapy in children. In Maher J.F.: Replacement of Renal Function by Dialysis, 3rd ed. Kluwer, Dordrecht 1989 (pp. 720–749)
10 Broyer, M., C. Chantler, R.A. Donckerwolcke, J.H.H. Ehrich, G. Rizzoni, K. Schärer: The pediatric registry of the European Dialysis and Transplant Association: 20 years experience. Pediat. Nephrol. 7 (1993) 758–768
11 Donckerwolcke, R.A., T.E. Bunchman: Hemodialysis in infants and small children. Pediat. Nephrol. 8 (1994) 103–106
12 Ehrich, J.H.H., F.P. Brunner, G. Rizzoni: Renal replacement therapy for end-stage renal failure before 2 years of age. Nephrol. Dialys. Transplant. 7 (1992) 1171–1177
13 Ehrich, J.H.H., C. Loirat, F.P. Brunner, W. Geerlings, P. Landais, N.P. Mallick, R. Margreiter, A.E.G. Raine, N.H. Selwood, F. Valderrabano: Report on management of renal failure in children in Europe, XXII. Nephrol. Dialys. Transplant. 7, Suppl. 2 (1992) 36–48
14 Ehrich, J.H.H., G. Rizzoni, M. Broyer, F.P. Brunner, H. Brynger, W. Fassbinder, W. Geerlings, N.H. Selwood, G. Tufveson, A.J. Wing: Rehabilitation of young adults during renal replacement therapy in Europe. Schooling, employment and social situation. Nephrol. Dialys. Transplant. 7 (1992) 579–586
15 Fabiola, T., A.M. Dartois, C. Kleinknecht, M. Broyer: Management of chronic renal failure during the first year of life. J. renal Nutr. 3 (1993) 120–129
16 Falk, M.C., J.F. Knight, L.P. Roy, B. Wilcken, D.N. Schell, A.J. O'Connell, J. Gillis: Continuous venovenous hemofiltration in the acute treatment of inborn errors of metabolism. Pediat. Nephrol. 8 (1994) 330–333
17 Feber, J., K. Schärer, F. Schaefer, M. Mikova, J. Janda: Residual renal function in children on hemodialysis and peritoneal dialysis therapy. Pediat. Nephrol. 8 (1994) 579–583
18 Fine, R.N., K. Schärer, O. Mehls: CAPD in Children. Springer, Berlin 1985
19 Fischbach, M., G. Hamel, J. Geisert: Efficiency of high permeable membranes in hemodiafiltration in children: an optimal method of purification. Int. J. pediat. Nephrol. 6 (1986) 251–256
20 Gruskin, A.B., H.J. Baluarte, S. Dabbagh: Hemodialysis and peritoneal dialysis. In Edelmann, C.M.jr.: Pediatric Kidney Disease, 2nd ed. Little, Brown, Boston 1992 (p. 827–916)

21 Harmon, E.W.: Nephrology Forum: treatment of children with chronic renal failure. Kidney int. 47 (1995) 951–961
22 Holliday, M.A., T.M. Barratt, E.D. Avner: Pediatric Nephrology, 3rd. Williams & Wilkins, Baltimore 1994
23 Klaus, G., O. Mehls, J. Hinderer, E. Ritz: Is intermittent oral calcitriol safe and effective in renal secondary hyperparathyroidism? Lancet 337 (1991) 800–801
24 Latta, K., F. Krull, M. Wilken, M. Burdelski, B. Rodeck, G. Offner: Continuous arteriovenous haemofiltration in critically ill children. Pediat. Nephrol. 8 (1994) 334–337
25 Lingens, N., M. Soergel, C. Loirat, C. Busch, B. Lemmer, K. Schärer: Ambulatory blood pressure monitoring in pediatric patients treated by regular hemodialysis and peritoneal dialysis. Pediat. Nephrol. 9 (1995) 167–172
26 Loirat, C., J.H.H. Ehrich, W. Geerlings, E.H.P. Jones, P. Landais, N.P. Mallick, R. Margreiter, A.E.G. Raine, K. Salmela, N.H. Selwood, G. Tufveson, F. Valderrabano: Report on management of renal failure in children in Europe. XXIII, 1992. Nephrol. Dialys. Transplant., Suppl. 1 (1994) p. 26–30
27 Mehls, O., R.N. Fine: Chronic renal failure in children. In Cameron, J.S., A.M. Davison, J.P. Grünfeld, D. Kerr, E. Ritz: Oxford Textbook of Clinical Nephrology. Oxford University Press, London 1992 (pp. 1605–1621)
28 Mehls, O., D. Haffner: Treatment of growth retardation in uremic children. Nephrol. Dialys. Transplant. 10 (1995) Suppl. 80–89
29 Müller-Wiefel, D.E.: Renale Anämie im Kindesalter. Thieme, Stuttgart 1982
30 Müller-Wiefel, D.E.: Der jugendliche Dialysepatient. Bibliomed. Melsungen 1985
31 Müller-Wiefel, D.E.: Hemofiltration and other methods of blood purification. In Holliday, M.A., T.M. Barratt, R.L. Vernier: Pediatric Nephrology. Williams & Wilkins, Baltimore 1987 (pp. 805–813)
32 Müller-Wiefel, D.E.: Niere und Medikamente. In Bachmann, K.D., H. Ewerbeck, E. Kleinhauer, E. Rossi, G. Stalder: Pädiatrie in Praxis und Klinik, 2. Aufl., Bd. II. Fischer/Thieme, Stuttgart 1989 (S. 189–193)
33 Ravelli, A.M., S.E. Ledermann, W.M. Bisset, R.S. Trompeter, T.M. Barratt, P.J. Mila: Foregut motor function in chronic renal failure. Arch. Dis. Childin. 67 (1992) 1343–1347
34 Reichert, H., A. Lindinger, A. Frey, K.J. Mortzek, J. Kiefer, C. Busch, W. Hoffmann: Ambulatory blood pressure monitoring in healthy school children. Pediat. Nephrol. 9 (1985) 282–286
35 Reichwald-Klugger, E.: Aspekte psychosozialer Versorgung von niereninsuffizienten Kindern und deren Angehörigen. Mschr. Kinderheilk. 141 (1993) 277–284
36 Rosenkranz, J., K.E. Bonzel, M. Bulla, D. Michalk, G. Offner, E. Reichwald-Klugger, K. Schärer: Psychosocial adapatation of children and adolescents with chronic renal failure. Pediat. Nephrol. 6 (1992) 459–463
37 Rosenkranz, J., J. Orths, K. Schärer: Einschätzung des Behinderungsgrades nach Nierentransplantation im Kindesalter. Sozialpädiatrie 17 (1995) 227–229
38 Rosenkranz, J., K. Schärer: Schulische und berufliche Rehabilitation chronisch nierenkranker Kinder und Jugendlicher. Kinderarzt 25 (1995) 1201–1207
39 Schaefer, F. and Mid-European Pediatric CAPD/CCPD Study Group: Use of PET, small or middle molecule clearance and urea kinetic modelling to define the adequacy of peritoneal dialysis in children: experience in a large pediatric population. Pediat. Nephrol. 8 (1995) 34 (Abstract)
40 Schaefer, F., E. Ritz: Endocrine disorders in chronic renal failure. In Cameron, J.S., A.M. Davison, J.-P. Grünfeld, D. Kerr, E. Ritz: Oxford Textbook of Clinical Nephrology. Oxford University Press, London 1992 (pp. 1317–1329)
41 Schaefer, F., S. Wolf, G. Klaus, D.E. Müller-Wiefel, O. Mehls and Mid European Pediatric CPD Study Group: High Kt/V urea, associated with greater protein catabolic rate and dietary protein intake, in children treated with CCPD compared to CAPD. Advanc. Periton. Dialys. 10 (1994) 310–314
42 Schärer, K.: Growth and endocrine changes in children and adolescents with chronic renal failure. Pediatric and Adolescent Endocrinology, vol. XV. Karger, Basel 1989
43 Schärer, K.: Nierenerkrankungen im Kindesalter. In Franz, H.E., T. Risler: Nephrologie für Klinik und Praxis. Ecomed, Landsberg 1993 (VI-21)
44 Schärer, K.: Renale Hypertension und Nierengefäßerkrankungen. In Reinhardt, D.: Therapie der Krankheiten des Kindesalters, 5. Aufl. Springer, Berlin 1994 (S. 774–780)
45 Schärer, K.: Niereninsuffizienz. In Reinhardt, D.: Therapie der Krankheiten des Kindesalters, 5. Aufl. Springer, Berlin 1994 (S. 781–791)
46 Schärer, K., G. Gilli: Growth retardaton in kidney disease. In Edelmann, C.M. jr.: Pediatric Kidney Disease, 2nd ed., Little, Brown, Boston 1992 (pp. 593–607)
47 Schärer, K., B. Klare, B. Braun, P. Dressel, N. Gretz: Treatment of renal anemia by subcutaneous erythropoietin in children with preterminal chronic renal failure. Acta paediat. 82 (1993) 953–958
48 Schärer, K., F. Manz: Nephropathic cystinosis. J. Nephrol. 7 (1994) 165–174
49 Schärer, K., O. Mehls, E. Reichwald-Klugger: Chronische Nierenerkrankungen beim Jugendlichen. Internist 35 (1994) 255–268
50 Schärer, K., U. Reiss, O. Mehls, N. Gretz, K. Möhring, D.E. Müller-Wiefel, A.-M. Wingen: Changing pattern of chronic renal failure and renal replacement therapy in children and adolescents: a 20-year single centre study. Europ. J. Pediat. 152 (1993) 166–171
51 Siegel, M.J., K.M. Gaudio, S.K. Van Why, I.I. Boydstun: Acute renal failure. In Holliday, M.A., T.M. Barratt, E.D. Avner: Pediatric Nephrology, 3rd. ed. Williams & Wilkins, Baltimore 1994 (pp. 1176–1203)
52 Sinaiko, A.R., R.F. O'Dea: Use of drugs in renal insufficiency. In. Edelmann, C.M. jr.: Pediatric Kidney Disease. Little, Brown, Boston 1992 (p. 983–1011)
53 Stolpe, H.J.: Dialysestandard im Kindes- und Jugendalter. Mschr. Kinderheilk. 143 (1995) 638
54 Tejani, A.H., R.N. Fine: Pediatric Renal Transplantation. Wiley-Liss, New York 1994
55 Tönshoff, B., A. Sammet, I. Sanden, O. Mehls, R. Waldherr, K. Schärer: Outcome and prognostic determinants in the hemolytic uremic syndrome of children. Nephron 68 (1994) 63–70
56 Wingen, A.-M., C. Fabian-Bach, O. Mehls for the European Study Group of Nutritional Treatment of Chronic Renal Failure in Childhood: Multicenter randomized study on the effect of a low-protein diet on the progression of renal failure in childhood. One-year results. Mineral Electrolyte Metab. 18 (1992), 320–324
57 Wong, S.N., D. Geary: Comparison of temporary and permanent catheters for acute peritoneal dialysis. Arch. Dis. Childh. 63 (1988) 827–831
58 Wühl, E., C. Fusch, K. Schärer, O. Mehls, F. Schaefer: Assessment of total body water in pediatric patients on dialysis. Nephrol. Dialys. Transplant. 11 (1996) 75–80
59 Zobel, G., E. Ring, V. Zobel: Continuous arteriovenous renal replacement systems for critically ill children. Pediat. Nephrol. 3 (1989) 140–143

33 Kontinuierliche ambulante und automatische Peritonealdialyse

M. Haag-Weber und A. Vychytil

Kontinuierliche ambulante Peritonealdialyse

Prinzip

Über einen permanent implantierten Peritonealdialysekatheter und ein Überleitungsschlauchsystem wird aus Plastikbeuteln 1,5–2,5 l Dialysatlösung, der Schwerkraft folgend, in die Bauchhöhle instilliert.

Das Dialysat verbleibt 5–8 Stunden in der Abdominalhöhle. Im Anschluß erfolgt, ebenfalls der Schwerkraft folgend, der Dialysatauslauf. Der Patient führt somit 3–5 Dialysatwechsel pro Tag durch. Katheter und verschlossenes Überleitungsstück können unter der Kleidung getragen werden.

Durch den Austausch von Flüssigkeit und gelösten Stoffen zwischen dem Blut in den peritonealen Kapillaren und dem Dialysat in der Bauchhöhle erfolgt eine Elimination harnpflichtiger Substanzen. Die erforderliche Ultrafiltration wird durch Regulation des osmotischen Druckes der Dialysatlösungen erreicht.

Wichtigstes osmotisches Agens ist derzeit immer noch Glucose, die den Dialysatbeuteln in unterschiedlichen Konzentrationen beigesetzt ist. Alternativ stehen aber auch andere osmotisch aktive Stoffe, wie z. B. Aminosäuren oder Glucosepolymere, zur Verfügung.

Physiologie des Peritoneums

Das Peritoneum kann als biologische Dialysemembran angesehen werden. Es besteht aus einem viszeralen Anteil (ca. 60%), der innere Organe überzieht, Mesenterium und Omentum (ca. 30%), sowie aus einem parietalen Anteil (ca. 10%), der Zwerchfell und innere Bauchwand bedeckt.

Die drei Hauptbestandteile der peritonealen Membran sind:

– *Mesothel:* Es besteht aus flachen, polygonalen Zellen, die an ihrer Oberfläche zahlreiche Mikrovilli tragen.
– *Interstitium:* Es kann als 2-Phasen-System angesehen werden, wobei die kolloidreiche Phase aus Mukopolysacchariden besteht und von zahlreichen Flüssigkeitskanälen durchzogen wird. Zelluläre Bestandteile des Interstitiums sind Fibroblasten, Makrophagen und Mastzellen.
– *Gefäße:* Die Kapillaren (vorwiegend vom kontinuierlichen Typ) und postkapillären Venolen des Peritoneums sind Ort des Stoff- und Flüssigkeitsaustausches.

Die anatomische Oberfläche des Peritoneums beträgt 1,5–2 m². Jener Anteil, der für den Stoff- und Flüssigkeitsaustausch zur Verfügung steht („funktionelle" oder „effektive" Oberfläche), ist allerdings wesentlich kleiner und hängt vor allem von der Verteilung und Durchblutung der peritonealen Kapillaren ab. Das viszerale Peritoneum scheint für den Stofftransport im Vergleich zum parietalen Anteil geringere Bedeutung zu haben (106). Nach heutiger Vorstellung finden sich in der Peritonealmembran 3 Arten von Poren („3-Poren-Modell" der Peritonealmembran) (279) (Abb. 33.1).

– *Kleine Poren* (r = 4–6 nm): Sie bilden den Hauptanteil der Poren (ca. 99%), sind vor allem für Wasser und kleinmolekulare, nicht aber für großmolekulare Substanzen durchlässig und werden wahrscheinlich durch interendotheliale Spalten im Bereich der Kapillaren gebildet.
– *Große Poren* (r = >20 nm): Sie sind auch für großmolekulare Substanzen (z. B. Proteine) durchlässig. Morphologisch liegen ihnen wahrscheinlich ebenfalls (größere) interendotheliale Spalten zugrunde. Zu einem geringen Anteil können großmolekulare Substanzen aber auch mittels vesikulären Transports durch die Endothelzelle transportiert werden.
– *Sehr kleine Poren* (r = <0,5 nm): Sie sind ausschließlich für Wasser permeabel und werden von spezifischen, wasserkanalformenden Membranproteinen in den Endothelzellen der kontinuierlichen Kapillaren (Aquaporine) (244) gebildet.

Bezüglich des Stoff- und Wassertransportes entlang der peritonealen Membran können 3 wichtige Transportvorgänge unterschieden werden:

– Diffusion,
– osmotische Ultrafiltration,
– konvektiver Stofftransport.

1. Unter *Diffusion* versteht man die Bewegung von gelösten Stoffen (Molekülen) entlang eines Konzentrationsgefälles, d. h. von einem Ort höherer zu einem Ort niedrigerer Konzentration. Die Nettodiffusionsrate korreliert positiv mit der Höhe des Konzentrationsgradienten, der Membranoberfläche sowie der Temperatur.

Eine negative Korrelation besteht hingegen zwischen der Nettodiffusionsrate und der Quadratwurzel des Molekulargewichtes sowie der Dicke (bzw. dem Widerstand) der Peritonealmembran.

2. *Ultrafiltration*, d. h. Flüssigkeitstransport aus den peritonealen Kapillaren durch das Interstitium in die dialysatgefüllte Peritonealhöhle, wird durch Erzeugung eines osmotischen Gradienten entlang der Peritonealmembran hervorgerufen. Als osmotisches Agens dient in der Regel Glucose, die dem Dialysat in unterschiedlichen Konzentrationen zugesetzt wird.

Die transperitoneale Ultrafiltrationsrate wird nicht nur durch die osmotische Druckdifferenz, sondern auch durch die hydrostatische Druckdifferenz an der Mem-

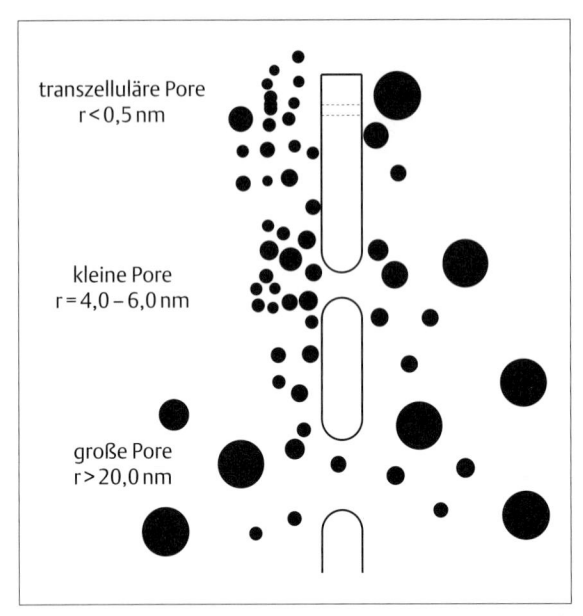

Abb. 33.1 Dreiporenmodell der Peritonealmembran (nach Gokal u. Nolph).

(d. h. jenem Druck, den derselbe Stoff ausüben würde, wenn zwischen Dialysat- und Blutkompartiment eine ideale semipermeable Membran vorhanden wäre) wird als Reflexionskoeffizient (ρ) bezeichnet:

$$\rho = \frac{\text{effektiver osmotischer Druck}}{\text{theoretischer osmotischer Druck}}$$

Je mehr ein osmotisch aktiver Stoff die Peritonealmembran passieren kann, desto geringer ist der effektive im Vergleich zum theoretischen osmotischen Druck und um so kleiner ist der Reflektionskoeffizient (z. B. beträgt der Reflexionskoeffizient für Glucose 0,02–0,04). Bei sehr hohem Molekulargewicht des osmotischen Agens bzw. bei „idealen" semipermeablen Membranen entspricht hingegen der effektive dem berechneten osmotischen Druck; der Reflexionskoeffizient ist in diesem Fall = 1.

Das Maximum der Ultrafiltration („peak") wird bei Patienten mit rascher Glucoseresorption aus dem Dialysat („high transport") früher und in geringerem Ausmaß erreicht als bei durchschnittlichen peritonealen Transportraten („average") (Abb. 33.2).

Ein Teil der intraabdominellen Flüssigkeit wird über lymphatische Lakunen, die in den subdiaphragmatischen Abschnitten des Peritoneums lokalisiert sind, sowie in geringerem Ausmaß über lymphatische Kapillaren im Interstitium abtransportiert. Die Nettoultrafiltrationsrate wird dadurch verringert. Die durchschnittliche lymphatische Flußrate wurde mit 1,4 ml/min berechnet. Dies entspricht einer Reduktion des Ultrafiltrats um ca. 350 ml in 4 Stunden (314).

3. Unter *konvektivem Stofftransport* versteht man das „Mitreißen" von gelösten Stoffen mit der ultrafiltrierten Flüssigkeit durch die Poren der Membran. Das Ausmaß des konvektiven Transportes wird durch die Ultrafiltrationsrate, die Konzentration des entsprechenden Stoffes in der Peritonealmembran sowie durch den Siebkoeffizienten (s. u.) beeinflußt.

Da die Konzentration der durch Konvektion transportierten Elektrolyte und kleinmolekularen Substanzen im Dialysat in vielen Fällen niedriger als im Blut ist, muß ein „Siebeffekt" im Bereich der peritonealen Mem-

bran, durch die peritoneale Oberfläche sowie durch die Leitfähigkeit der Peritonealmembran beeinflußt. Die Leitfähigkeit ist wiederum von den physikochemischen Eigenschaften und von der Dicke der Membran abhängig.

Die Transportvorgänge werden durch die Tatsache kompliziert, daß das Peritoneum eine sog. „nichtideale" semipermeable Membran darstellt. Im Gegensatz zur „idealen" semipermeablen Membran, die nur für Wasser durchlässig ist, besteht an der Peritonealmembran auch eine Permeabilität für (einen Teil der) gelösten Substanzen. Das Ausmaß des Flüssigkeitstransports ist somit nicht nur vom osmotischen Konzentrationsgradienten, sondern auch von der Fähigkeit der osmotisch aktiven Stoffe, die Peritonealmembran zu passieren, abhängig.

Der Quotient aus dem von einem Stoff tatsächlich im Dialysatkompartiment ausgeübten („effektiven") und dem berechneten („theoretischen") osmotischen Druck

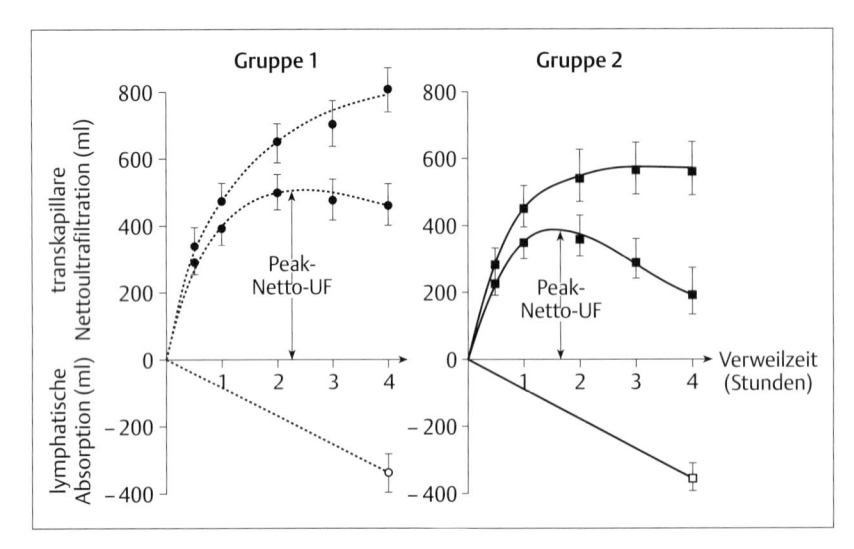

Abb. 33.2 Ultrafiltration bei CAPD: Schematische Darstellung der Nettoultrafiltration (= transperitoneale Ultrafiltration minus lymphatischer Abfluß) bei durchschnittlichen („average transporter", Gruppe 1) und hohen peritonealen Transportraten („high transporter", Gruppe 2) (nach Gokal u. Nolph).

bran existieren. Der Quotient aus der Konzentration eines Stoffes im Ultrafiltrat und der Konzentration desselben Stoffes im Plasma wird Siebkoeffizient (S) genannt. Dieser kann zwischen 0 (kompletter Siebeffekt) und 1 (kein Siebeffekt) liegen.

$$S = \frac{\text{Stoffkonzentration im Ultrafiltrat}}{\text{Stoffkonzentration im Plasma}}$$

Peritonealer Äquilibrationstest

Der peritoneale Äquilibrationstest (PET) ist eine diagnostische Maßnahme, um die individuelle peritoneale Membraneigenschaft des Patienten zu ermitteln (336).

Der PET wird folgendermaßen standardisiert durchgeführt (293). Man beginnt morgens mit dem Auslauf, läßt dann 2 l Dialysat mit einer Glucosekonzentration von 2,27% einlaufen und 4 Stunden verweilen. Dialysatproben werden unmittelbar nach dem Einlaufen und nach 2 und 4 Stunden entnommen, eine Blutprobe nach 2 Stunden. Bestimmt werden die Dialysat-Plasma-Quotienten von Kreatinin und evtl. noch Harnstoff-N zum Zeitpunkt 0, 2 und 4 Stunden sowie das Verhältnis des Dialysatglucosegehaltes zur Dialysatglucose-Ausgangskonzentration zum Zeitpunkt 2 und 4 Stunden. Mittels dieser Daten werden die Patienten anhand von Standardwerten in 4 Gruppen eingeteilt (high, high average, low average und low) (Abb. 33.3). Damit kann für den jeweiligen Patienten das optimale Dialyseregime erarbeitet werden. Patienten mit langsamem Transport („low transporter") resorbieren auch die Glucose langsam, haben eine exzellente Ultrafiltration, aber häufig eine ungenügende Elimination von kleinmolekularen Substanzen. Diese Patienten profitieren am meisten von kontinuierlichen Verfahren wie CAPD oder CCPD und höheren Füllvolumina. „High transporter" resorbieren die Glucose schnell, haben deshalb eine schlechte Ultrafiltration und profitieren von kürzeren Verweilzeiten. Diese Patienten sind ideale Kandidaten für die Cyclertherapie (z. B. nächtliche intermittierende Peritonealdialyse). Der PET sollte bei Einleitung der Peritonealdialyse zur Optimierung des Dialyseregimes durchgeführt werden. Zu beachten ist jedoch, daß sich die Transporteigenschaften innerhalb des ersten Monats ändern (281), so daß der PET erst 1 Monat nach CAPD-Beginn durchgeführt werden bzw. nach 6 Monaten wiederholt werden soll. Im übrigen ändern sich die Membraneigenschaften nur wenig, so daß die Wiederholung des PET ab diesem Zeitpunkt 1–2mal jährlich und/oder bei klinischen Veränderungen wie z. B. Peritonitis oder Änderung der Ultrafiltration ausreicht (206).

Indikationen und Kontraindikationen

Vergleich von Peritoneal- und Hämodialyse

Grundsätzlich sind Peritonealdialyse und Hämodialyse als gleichwertige therapeutische Verfahren zur Behandlung der chronischen Niereninsuffizienz anzusehen.

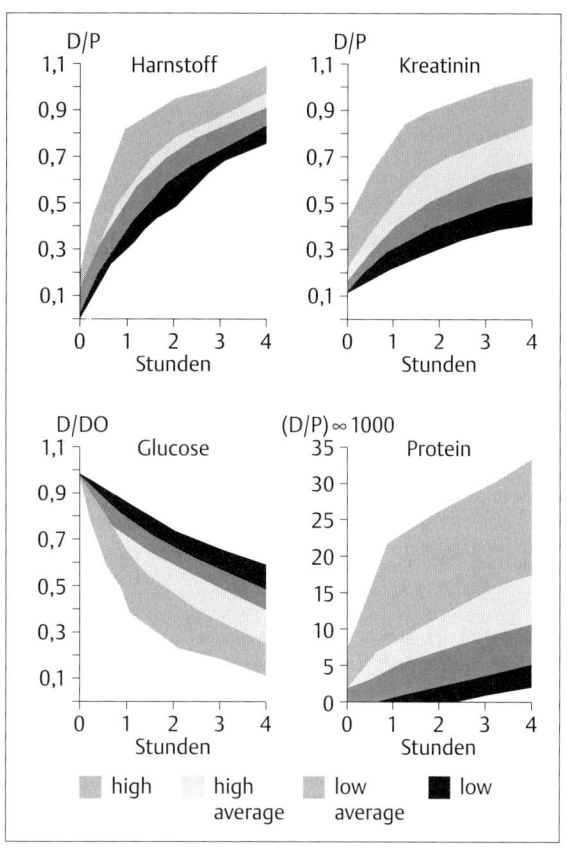

Abb. 33.3 Ergebnisse des PET bei unterschiedlichen peritonealen Transporttypen. D = Dialysat, P = Plasma, DO = Dialysatglucosekonzentration zum Zeitpunkt 0 (nach Khanna u. Mitarb.).

Sofern keine eindeutigen (absoluten) Indikationen oder Kontraindikationen gegen eines der Verfahren bestehen, sollten dem Patienten beide Therapiemöglichkeiten vorgestellt werden. Dies inkludiert eine objektive Information über Grundprinzip, Vor- und Nachteile beider Behandlungsverfahren, eventuell auch eine Demonstration der verwendeten Systeme. Vor allem aber sollte ein Gespräch zwischen dem künftigen Dialysekandidaten und Patienten, die bereits Dialyseerfahrung haben, ermöglicht werden.

Aus Tab. 33.1 sind die wichtigsten Indikationen und Kontraindikationen zu ersehen (129).

Absolute Indikationen

Patienten mit schwerer dilatativer Kardiomyopathie oder koronarer Herzerkrankung sind oft unter Hämodialyse hämodynamisch instabil und profitieren vom schonenderen Volumenentzug, Fehlen der arteriovenösen Fistel sowie auch den geringeren Elektrolyt- und Flüssigkeitsschwankungen bei Durchführung der CAPD (s. auch Abschnitt „Kardiale Erkrankungen") (195). Ebenso stellt die CAPD (oder die automatische Peritonealdialyse) bei Kleinkindern aufgrund der sehr schwierigen Immobilisation während der Hämodialysebehandlung und der diffizilen Gefäßsituation das Verfahren erster Wahl dar.

Tabelle 33.1 Indikationen und Kontraindikationen für CAPD (aus Hamburger, R. J., u. a.: Dialys. Transplant. int. 19 [1990] 66)

Absolute Indikationen
- instabile/schwere kardiale Erkrankung (Kardiomyopathie, KHK)
- schlechte Gefäßsituation
- Kinder (insbesondere 0–5 Jahre)
- große Entfernung zum Zentrum
- Patientenpräferenz

Relative Indikationen
- medikamentös schwer einstellbare Hypertonie
- diabetische Nephropathie
- kardiale Erkrankung (KHK, Klappenvitien, Kardiomyopathie)
- schwere Anämien
- HIV-positive oder Hepatitispatienten
- hämorrhagische Diathese
- ältere Patienten
- Berufstätigkeit
- häufige Reisetätigkeit
- Nadelphobie

Fragliche Indikationen
- Lungenerkrankungen
- Zystennieren
- Lebererkrankungen mit Aszites
- Kreuzschmerzen/vertebragene Erkrankungen
- Hernien
- multiple abdominelle Eingriffe
- Sklerodermie
- immunsuppressive Therapie
- chronisch rezidivierende Pankreatitis

Relative Kontraindikationen
- starke Adipositas
- Anurie
- Blindheit
- starke mechanische Ungeschicklichkeit
- Malnutrition
- multiple abdominelle Adhäsionen
- Stomata
- gastroösophageale Refluxerkrankung
- schwere diabetische Gastropathie
- schwere Lipidstoffwechselstörung
- ungenügende räumliche Verhältnisse

Absolute Kontraindikationen
- aktive chronisch entzündliche Darmerkrankungen (rezidivierende Divertikulitis, Morbus Crohn, Colitis ulcerosa)
- schwere psychische Erkrankungen (Depression, Schizophrenie, schwere Demenz)
- Oligophrenie ohne Helfer
- mangelnde Hygiene
- schwere Compliancestörung

Weitere absolute Indikationen sind schwierige Gefäßsituationen mit der Unmöglichkeit einer Shuntanlage, Patientenpräferenz und große Entfernung vom Dialysezentrum.

Relative Indikationen

Aufgrund der besseren Blutdruckeinstellung unter CAPD-Therapie im Vergleich zur Hämodialyse (128, 197, 288) ist ersteres Verfahren bei Patienten mit schwer einstellbarer Hypertonie vorzuziehen. Bei Patienten mit diabetischer Nephropathie bietet die CAPD eine Reihe potentieller Vorteile (schonender Volumen- und Toxinentzug, Möglichkeit der i.p. Gabe von Insulin usw.), allerdings müssen auch entsprechende Nachteile (höherer Insulinbedarf, evtl. Verschlechterung des Lipidstoffwechsels usw.) in Erwägung gezogen werden. Die Entscheidung, welches Dialyseverfahren gewählt wird, sollte deshalb individuell getroffen werden. Zur Zeit liegen unterschiedliche Studienergebnisse hinsichtlich der Mortalität bei diabetischen PD-Patienten vor (s. Abschnitt „Langzeitergebnisse"). Die Vorteile der CAPD bei kardialen Erkrankungen wurden bereits erwähnt. Da viele Autoren (57, 248, 261) eine günstigere Beeinflussung der renalen Anämie durch Peritonealdialyse beschreiben, sollte dieses Verfahren bei ausgeprägter, (trotz Erythropoetintherapie) transfusionsbedürftiger Anämie bevorzugt eingesetzt werden, ebenso (aufgrund der nicht notwendigen Antikoagulation) auch bei Patienten mit hämorrhagischer Diathese.

HIV-positive und Hepatitispatienten unter CAPD vermindern das Expositionsrisiko für das Dialysepersonal (135). Hepatitis-B-, Hepatitis-C- und HIV-Viren konnten allerdings im Dialysat nachgewiesen werden, dieses ist somit als infektiös anzusehen (20, 114, 188).

Ältere Patienten profitieren von der schonenderen Art der Dialyse bei CAPD (156, 229), berufstätige und Patienten mit häufiger Reisetätigkeit sind mit diesem Verfahren weitgehend unabhängig von einem Dialysezentrum und somit wesentlich flexibler als Hämodialysepatienten. Bezüglich älterer PD-Patienten liegen unterschiedliche Studienergebnisse hinsichtlich der Mortalitätsraten vor (s. dazu Abschnitt „Langzeitergebnisse"). Auch die Nadel- oder Injektionsphobie stellt, sofern signifikant genug, eine Indikation für die CAPD-Therapie dar.

Fragliche Indikationen

Obstruktive oder restriktive Lungenerkrankungen stellen zwar keine Kontraindikation gegen die CAPD dar, jedoch sollte der vor allem bei größeren Füllvolumina bestehende Zwerchfellhochstand mit möglicher Verschlechterung der pulmonalen Situation beachtet werden.

Bei Zystennierenpatienten bestehen zwar bezüglich Entgiftung und Ultrafiltration keine Probleme, jedoch können durch den gesteigerten intraabdominellen Druck entsprechende Komplikationen (Appetitlosigkeit, Übelkeit, Hernien) häufiger als bei anderen Patienten auftreten (235).

Lebererkrankungen mit Aszites und Nierenversagen wurden in früheren Jahren wegen der Gefahr des peritonealen Proteinverlustes, des Risikos einer inadäquaten Dialyse durch den Aszites sowie der möglicherweise höheren Gefahr einer Transmigrationsperitonitis oft als Kontraindikation gegen Peritonealdialyse angesehen. Inzwischen gibt es allerdings einige ermutigende Berichte über eine erfolgreiche CAPD-Behandlung in dieser Patientengruppe (18, 223, 272).

Vor Behandlungsbeginn vorhandene Kreuzschmerzen bzw. vertebragene Erkrankungen können durch

CAPD verschlechtert werden (19). Hernien sollten vor Therapiebeginn saniert werden.

Multiple abdominelle Operationen stellen zwar keine Kontraindikation gegen die CAPD dar, jedoch sollte die Gefahr peritonealer Adhäsionen, Narbenhernien oder etwaiger Reduktion der peritonealen Oberfläche in Erwägung gezogen werden.

Sklerodermiepatienten stellen ein problematisches Patientenkollektiv bezüglich beider Dialyseverfahren (Hämodialyse und CAPD) dar. Eine reduzierte peritoneale Clearance harnpflichtiger Substanzen ist beschrieben, jedoch gibt es in der Literatur Fallberichte über die erfolgreiche CAPD-Behandlung bei Sklerodermie (41, 63).

Kontinuierliche Immunsuppression stellt keine Kontraindikation gegen CAPD dar, jedoch ist auf strengste Hygiene und Infektionsprophylaxe zu achten.

Relative Kontraindikationen

Bei starker Adipositas besteht die Gefahr einer weiteren Gewichtszunahme sowie auch die Verschlechterung evtl. bestehender Fettstoffwechselstörungen durch die hohe i. p. Glucosezufuhr. Weiterhin ist insbesondere bei sehr großer Körperoberfläche und stark reduzierter Restnierenfunktion eine adäquate CAPD schwer bis gar nicht möglich. Bei blinden oder mechanisch sehr ungeschickten Patienten darf dieses Verfahren nur bei Vorhandensein eines Partners/Helfers gewählt werden. In diesem Fall sollte aber auch die starke psychische Belastung des Partners bei Übernahme der gesamten Therapie beachtet werden.

Eine bestehende (nicht urämiebedingte) Proteinmalnutrition kann durch die hohe Glucosezufuhr und die damit oft verbundene Appetitlosigkeit sowie den peritonealen Proteinverlust verschlechtert werden.

Multiple abdominelle Adhäsionen können zu massiven Dialyseinlauf- und vor allem Auslaufproblemen führen. Sollte dennoch eine starke Präferenz der CAPD bestehen, kann nur ein probeweiser Therapiebeginn zeigen, ob die Durchführung dieser Behandlungsart möglich ist. In allen anderen Fällen sollte die Hämodialyse bevorzugt werden.

Obwohl die CAPD bei Patienten mit künstlichen Stomata erfolgreich durchgeführt wurde (187), sind mögliche hygienische (infektiöse) und psychische (body image!) Probleme zu beachten.

Bei schon bestehender gastroösophagealer Refluxerkrankung oder schwerer diabetischer Gastroparese ist durch den erhöhten intraabdominellen Druck bei CAPD eine Verschlechterung der Beschwerden möglich. Schwere Lipidstoffwechselstörungen können ebenfalls aggravieren. Zu kleine (fehlende Lagermöglichkeit für Material, kein geeigneter Raum für Dialysatwechsel) oder unhygienische Wohnverhältnisse können die Durchführung der CAPD ebenfalls erschweren bzw. unmöglich machen.

Absolute Kontraindikationen

Aktive, chronisch entzündliche Darmerkrankungen (Morbus Crohn, Colitis ulcerosa) stellen vor allem wegen der Gefahr gehäufter infektiöser Probleme eine absolute Kontraindikation gegen CAPD dar (45).

Im Gegensatz zu der bei älteren Dialysepatienten häufig vorkommenden Divertikulose ist auch die akute oder rezidivierende Divertikulitis als absolute Kontraindikation anzusehen.

Schwere Psychosen sowie Oligophrenie ohne Vorhandensein eines Helfers stellen ebenfalls absolute Kontraindikationen gegen CAPD dar. Da gute Patientencompliance und ausreichende Hygiene die beiden Hauptvoraussetzungen für die erfolgreiche Durchführung einer Peritonealdialyse sind, muß bei Fehlen dieser Bedingungen von einer CAPD abgesehen werden.

Peritonealdialysekathetermodelle und -implantation

Kathetermodelle

Bei der Peritonealdialyse werden Katheter mit verschiedenem Design des intraperitonealen Anteils, kombiniert mit unterschiedlichen extraperitonealen Anteilen, verwendet (Abb. 33.**4**).

Der intraperitoneale Anteil kann gerade sein, ein aufgerolltes Ende haben oder mit 2 Siliconscheiben (Oreopoulos-Zellermann) versehen sein. Die Siliconscheiben sollen eine Dislokation der Katheterspitze verhindern und das Omentum abhalten. Vorteile des aufgerollten Endes sind eine geringere Dislokationsrate (245) sowie (wegen des fehlenden „Jeteffektes", welcher bei geraden Modellen auftreten kann) eine geringere Wahrscheinlichkeit für das Auftreten von Schmerzen beim Dialysateinlauf (109, 317, 340).

Bezüglich des extraperitonealen Anteils unterscheidet man prinzipiell Katheter mit 2 bzw. 1 Dacronmuffe(n). Bei Vorhandensein von 2 Muffen ist eine im M. rectus und die andere 1–2 cm subkutan plaziert. Bei Kathetern mit 2 Muffen werden geringere Raten an Tunnelinfektionen und Peritonitiden beschrieben (346). Nachteil der Katheter mit 2 Muffen ist die Gefahr der Muffenextrusion und nachfolgender Exit-site-Infektion.

Der extraperitoneale Anteil des Katheters kann gerade verlaufen, leicht gebogen bzw. mit fixer Biegung (Winkel 170–180° beim Swan-neck-Katheter) versehen sein. Grund für die Entwicklung von gebogenen Kathetern war das Bestreben, daß die Richtung der Austrittstelle nach unten weisen soll, um ein besseres Abfließen von Schweiß und Sekret zu ermöglichen. Inwieweit dies auch zu einer signifikanten Verbesserung der Exit-site-Infektionsrate führt, wird momentan noch kontrovers diskutiert (67, 94, 152).

Als weitere Variante des extraperitonealen Anteils gibt es den prästernalen Swan-neck-Katheter, bei dem der abdominelle Anteil des Katheters mit einem Titankonnektor verlängert und ein langer Tunnel bis prästernal gezogen wird (341).

Das Material der Katheter besteht aus Silicon bzw. Polyurethan. Es werden in neuerer Zeit auch Katheter mit Silberbeschichtung zur Verhinderung einer bakteriellen

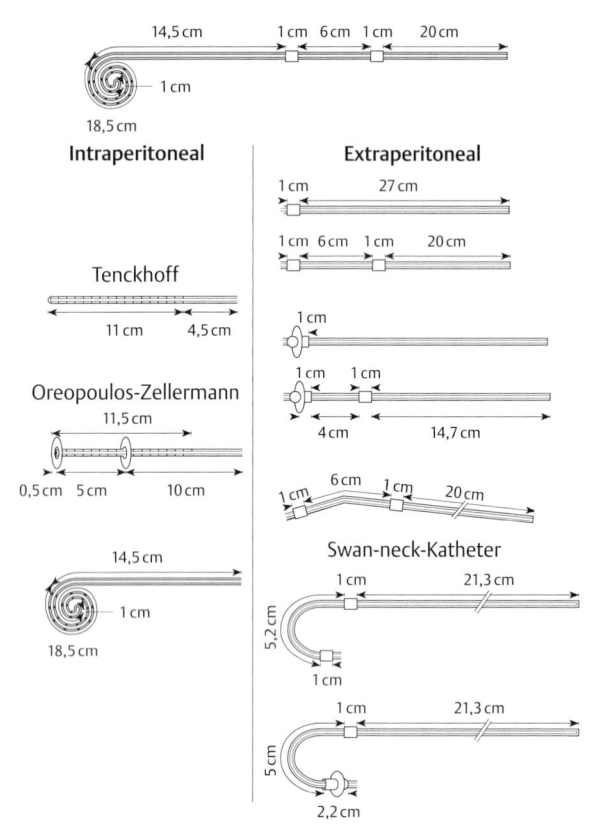

Abb. 33.4 Kathetermodelle bei Peritonaldialyse: Die unterschiedlichen intraperitonealen Anteile können mit einem der abgebildeten extraperitonealen Anteile kombiniert werden.

Besiedelung angeboten. Größere klinische Studien über diese Katheter liegen momentan noch nicht vor (70).

Katheterimplantation

Am häufigsten wird nach wie vor die chirurgische Methode mit Eröffnung des Peritoneums angewendet (342). Alternativ hierzu bestehen andere Implantationstechniken, z.B. Seldinger-Technik bzw. Implantation mittels Trokar. Diese beiden Techniken werden entweder blind oder unter Sicht laparoskopisch durchgeführt. Vorteile der beiden letztgenannten Implantationsmethoden sind die geringere „Leak"-Rate und die Möglichkeit des Katheterlegens in Lokalanästhesie. Nachteile der blinden Plazierung sind die Gefahr der Darmverletzung, Blutung etc. Nach neueren Untersuchungen weisen die in Seldinger-Technik unter laparoskopischer Sicht gelegten Katheter die geringsten Komplikationsraten auf (7, 343).

Die paramediane Insertion des Katheters resultiert im Vergleich zum medianen Zugangsweg in einer geringeren „Leak"-Rate und reduzierten Gefahr der Hernienbildung (311). Die Katheteraustrittstelle sollte präoperativ angezeichnet werden, um spätere mechanische Reizungen durch z.B. Gürtel, Hosenbund etc. zu vermeiden (259). Es wird ferner empfohlen, die Austrittsstelle mit einer Redon-Drainage zu stechen, nicht zu inzidieren und keine Nähte zu setzen (242). Einige Zentren empfehlen bei großer Ausdehnung des Netzes eine Omentumteilresektion, um späteren möglichen Auslaufproblemen vorzubeugen (243). Die meisten Zentren führen perioperativ eine Antibiotikaprophylaxe durch (z.B. Vancomycin i.v. bzw. Cephalosporine der 1. Generation i.v.). Es sollte damit eine frühe Biofilmbildung am Katheter durch Wundsekret verhindert und eine bessere Heilung der Katheteraustrittstelle ermöglicht werden (242, 342).

Postoperatives Vorgehen

Unmittelbar nach Katheterimplantation wird so lange (meist 2–4mal) mit 1000 ml Dialysat (evtl. mit 1000 IE Heparin) gespült, bis der Auslauf nicht mehr hämorrhagisch ist. Viel diskutiert wird zur Zeit, wann mit der Peritonealdialyse begonnen werden soll. Prinzipiell ist ein sofortiger CAPD-Beginn mit kleinen Volumina (1000 ml) möglich, wobei das Füllvolumen langsam gesteigert werden soll (Erreichen von 2000 ml nach 2 Wochen). Es wird empfohlen, bei sofortigem PD-Beginn die Peritonealdialyse vorwiegend im Liegen (wegen des niedrigeren intraabdominellen Druckes) durchzuführen. Es ist deshalb in dieser Situation die Dialyse mittels Cycler vorzuziehen (109). Da der komplette Heilungsprozeß des Katheters erst nach 4–8 Wochen abgeschlossen ist, wird zur Zeit, obgleich noch prospektive klinische Studien fehlen, eine Pause bis zum PD-Beginn von mindestens 2 Wochen empfohlen (109). Folgende Argumente sprechen für dieses Vorgehen:

– bessere Wundheilung durch Vermeidung eines erhöhten intraabdominellen Druckes,
– keine mechanische Irritation des Katheters durch Dialysatwechsel,
– geringere „Leak"-Rate und damit geringeres Risiko für Exit-site-Infektion (211).

Versorgung der Katheteraustrittstelle

Postoperativ in der Heilungsphase des Katheters sollte der Verband eher seltener gewechselt werden, um mechanische Irritationen zu vermeiden. Der erste Verbandswechsel postoperativ sollte frühestens nach 3 Tagen, optimalerweise aber erst nach 1 Woche erfolgen (sofern der Verband trocken ist). Auf eine gute Immobilisierung des Katheters ist insbesondere in den ersten 4–8 Wochen zu achten. In dieser Zeit werden nur 1mal, maximal 2mal wöchentlich Verbandswechsel durchgeführt (109, 344).

Der Zeitpunkt, zu dem der Patient zum ersten Mal nach Katheterimplantation duschen darf, wird von den einzelnen Zentren mit 2–8 Wochen angegeben (109). Der Verband sollte nach jedem Duschen, mindestens jedoch jeden 2. Tag gewechselt werden.

Uneinigkeit herrscht darüber, wie die Katheteraustrittsstelle gereinigt werden soll. Obgleich gezeigt werden konnte, daß jodhaltige Präparate und Wasserstoffperoxid zelltoxisch sind, werden diese noch von vielen Zentren angewandt (131). In neueren Studien über Katheteraustrittsstellenpflege wird empfohlen, die Austrittstelle lediglich mit Seife und Wasser zu reinigen

(109, 131, 329). Eine weitere Alternative stellt die Verwendung von Natriumhypochlorit (NaOCl) dar. Die keimabtötende Wirkung wird durch die Säure und das freie Chlor hervorgerufen. Aigner (4) konnte in vitro eine bakterizide Wirkung in Konzentrationen von 0,05 und 0,1 % nachweisen.

Ob die Patienten einen Verband tragen sollen, wird ebenfalls unterschiedlich gehandhabt. Wir empfehlen unseren Patienten das Tragen eines Verbandes. Einige Zentren stellen es den Patienten frei, ob sie bei blander Austrittstelle einen Verband tragen. Bisher konnte keine erhöhte Inzidenz an Exit-site-Infektionen bei Patienten ohne Verband nachgewiesen werden (329).

Dialyselösungen

Aus Tab. 33.2 ist die Zusammensetzung der zur Zeit gebräuchlichen Dialyselösungen ersichtlich.

Osmotisch wirksame Substanzen

Erforderliche Eigenschaften

Der Zusatz von osmotisch wirksamen Substanzen in die Peritonealdialyselösung ist erforderlich, um über den osmotischen Gradienten Flüssigkeit zu entziehen. Dabei sollten die osmotischen Substanzen folgende Eigenschaften erfüllen:

- anhaltende Ultrafiltration,
- komplette Verstoffwechselung,
- wertvoll hinsichtlich der Ernährung,
- minimale Absorption,
- keine metabolischen Störungen,
- nicht allergisierend,
- nicht toxisch für Peritoneum/Immunabwehr,
- niedrige Kosten und einfach in der Herstellung.

Glucose

Bis heute wird kommerziell praktisch ausschließlich Glucose als osmotisches Agens verwendet. Die Konzentrationen liegen für Glucose bei 1,36 %, 2,27 % bzw. 3,86 % bzw. für Glucosemonohydrat bei 1,5 %, 2,3 % oder 4,25 %.

Glucose wird rasch resorbiert, so daß die maximale Ultrafiltration nach 2–3 Stunden erreicht wird. Nach dieser Zeit überwiegt die Lymphabsorption, was zu einer Abnahme der Nettoultrafiltration bei langen Verweilzeiten führt (Abb. 33.2). Pro Tag werden ca. 100–300 g Glucose resorbiert (34, 201). Deshalb besteht eine ständige Tendenz zu Hyperglykämie und Hyperinsulinismus (12, 170). Die Glucosebelastung bei Verwendung einer 3,86 %igen Glucoselösung entspricht ungefähr der eines oralen Glucosebelastungstests (78). Während unter CAPD nur grenzwertig erhöhte Blutglucosespiegel gefunden werden, können bei Cyclertherapie ausgeprägte Hyperglykämien beobachtet werden.

Weitere Nachteile der Glucose als osmotisches Agens sind der negative Effekt auf das peritoneale zelluläre Immunsystem (74, 199) sowie das Auftreten von Gluco-

Tabelle 33.2 Zusammensetzung der kommerziell verwendeten Dialyselösungen

Natrium (mmol/l)	132–134
Kalium (mmol/l)	0–2
Calcium (mmol/l)	1,0; 1,25; 1,75
Magnesium (mmol/l)	0,25; 0,75
Chlorid (mmol/l)	95–106
Lactat (mmol/l)	35; 40
Glucose (%)	1,36; 2,27; 3,86

seabbauprodukten nach längerer Lagerzeit der Beutel (ca. 18 Monate) (180, 247). Neuere In-vitro-Studien zeigen, daß hohe Glucosekonzentrationen die Formation von glykosyliertem Albumin und „advanced glycated end products" (AGE) begünstigen. Die Autoren diskutieren die Glykosylierung des Peritoneums als eine von zahlreichen Ursachen für den beobachteten Ultrafiltrationsverlust bei PD-Patienten (194).

Die oben erwähnten Nachteile der Glucose veranlaßten zur Suche nach idealeren osmotischen Substanzen.

Alternative osmotische Substanzen

Prinzipiell unterscheidet man zwischen niedrigmolekularen Substanzen (MG: 90–1000 D) und hochmolekularen Substanzen (MG > 10000 D). Charakteristisch für niedrigmolekulare Substanzen ist, daß sie zu einer schnellen Ultrafiltration führen, molekulargewichtsabhängig schnell resorbiert werden und es damit zu einer raschen Ultrafiltrationsabnahme kommt.

Makromolekulare osmotische Substanzen bewirken eine Ultrafiltration über einen kolloidosmotischen Druck, werden langsamer, weniger und molekulargewichtsunabhängig hauptsächlich über das lymphatische System resorbiert. Sie führen somit zu einer langsameren, aber anhaltenden Ultrafiltration, weshalb diese Substanzen ideal für lange Verweilzeiten sind.

Niedrigmolekulare Substanzen

An niedrigmolekularen Substanzen wurden getestet: Fructose, Sorbit, Xylit, Glycerol, Aminosäuren, Oligopeptide. Fructose, Xylit, Sorbit und Glycerol haben sich wegen Auftreten von Hyperosmolarität nicht durchgesetzt (68, 132, 133). Für den Einsatz von Aminosäuren spricht die hohe Inzidenz der Malnutrition (22, 161, 364) bei CAPD-Patienten. Eine 1%ige Aminosäurenlösung entspricht in der Ultrafiltrationsleistung einer 1,36%igen Glucoselösung, eine 2%ige Lösung einer 3,86%igen Glucoselösung (115).

Die meisten klinischen Studien über die Aminosäurenlösungen konnten zumindest teilweise eine Verbesserung des Ernährungszustandes nachweisen. So wurden Gewichtszunahme (99, 160, 184), positive Stickstoffbilanz (99, 160, 184, 286), Anstieg von Serumalbumin (8, 10, 99, 184, 257, 276), Transferrin (10, 99, 363) und HDL (44) sowie Senkung der Triglyceride und des Cholesterins (44, 85, 263) beobachtet. Verschiedene Studien zeigten jedoch keinen positiven Effekt der Aminosäuren auf den

Ernährungszustand (10, 89, 240, 236). Gründe für die zum Teil widersprüchlichen Ergebnisse sind die unterschiedliche Patientenselektion (malnutritierte bzw. normal ernährte Patienten) und die Gabe der Aminosäurenlösung ohne gleichzeitigen Energieträger. Indikationen für die Aminosäurenlösung bestehen vor allem bei malnutritierten Patienten und Diabetikern.

An Nebeneffekten der Aminosäurenlösungen wurden eine Verstärkung der metabolischen Azidose, bedingt durch die Säurebeladung der Salze basischer Aminosäuren, und ein Anstieg des Serumharnstoffs, bedingt durch die vermehrte Stickstoffzufuhr, beobachtet. Deshalb können maximal 1-2 aminosäurenhaltige Dialysatbeutel pro Tag verwendet werden. Die metabolische Azidose ist bei Lösungen mit höherem Lactatanteil (40 statt 35 mmol/l) weniger ausgeprägt. Lösungen aus Glucose und Oligopeptiden verbessern die Ultrafiltrationsleistung nicht wesentlich, verglichen mit Glucose allein (154, 181, 190).

Makromolekulare Substanzen

Klinisch haben sich nur Glucosepolymere (GP) durchgesetzt. Makromolekulare Substanzen wie Dextran, Gelatine, Hydroxyäthylstärke haben sich infolge der Allergenität, Hyperviskosität und peritonealen Toxizität nicht bewährt (278, 333). GP sind eine Mischung aus Polysacchariden mit variabler Kettenlänge von 4 bis >400 Glucoseeinheiten und einem durchschnittlichen Molekulargewicht von 18000-22000 D (233). Die Ultrafiltration durch GP erfolgt langsam und anhaltend. Deshalb sollten die Lösungen nur für die Verweilzeiten über 8 Stunden verwendet werden, d. h. Nachtbeutel bei CAPD (Verweilzeit 8-10 h) oder Tagbeutel bei CCPD (Verweilzeit 12-16 h) (312). GP werden hauptsächlich über den lymphatischen Weg resorbiert. Die Energiezufuhr ist ca. 50% niedriger als bei Verwendung von Glucose. Im Gegensatz zur Glucose tritt kein Hyperinsulinismus auf (234). Das absorbierte Glucosepolymer wird hydrolisiert und zum Disaccharid Maltose abgebaut. Es wird ein hohes „steady state" erreicht (30fach erhöhte Maltosespiegel) (232). In den bisherigen Studien wurden keine Nebenwirkungen beobachtet (234). In-vitro-Studien zeigten eine höhere Biokompatibilität und geringere Zelltoxizität für GP, verglichen mit Glucoselösung, am ehesten bedingt durch die niedrige Osmolarität (76, 164). Eine Multicenter-Studie zeigte keinen Einfluß auf die Inzidenz der Peritonitis (112).

Ideales osmotisches Agens in der Gruppe der Makromoleküle wäre Albumin (langsame Resorption, anhaltende Ultrafiltration [69], fehlende Toxizität, keine biochemischen und metabolischen Veränderungen [126, 315]). Das einzige Problem besteht in den zu hohen Kosten.

Elektrolyte

■ Natrium

Die Natriumkonzentration in den kommerziell erhältlichen Dialysatlösungen beträgt 132-134 mmol/l. Die Elimination von Natrium erfolgt in der Peritonealdialyse hauptsächlich über Konvektion bei Ultrafiltration. Pro Liter Ultrafiltrat werden im Schnitt 70 mmol Natrium entfernt (3), wobei die tägliche orale Zufuhr ungefähr 150 mmol beträgt. Da die Restnierenfunktion (ca. 12-157 mmol pro Tag) einen entscheidenden Anteil an der Natriumelimination hat (62, 81), empfiehlt Colombi (62) bei fehlender Restnierenfunktion die Verwendung von 130 mmol/l Natriumkonzentration im Dialysat. Inzwischen gibt es vereinzelte Studien über den Einsatz von Lösungen mit niedrigem Natriumgehalt (120 mmol/l [237], 98 mmol/l [155]) bei Patienten mit Überwässerung und Hypertonie. Bei Patienten mit orthostatischer Hypotonie wurde ein positiver Effekt durch die Verwendung von Lösungen mit 137 mmol/l Natriumkonzentration erzielt (80, 81). Die eigenen Erfahrungen zeigten bisher keine Fälle von Hypernatriämie. Es traten im Gegenteil vor allem bei Patienten mit guter Ultrafiltration und Diuretikagabe Hyponatriämien auf.

■ Kalium

Dialyselösungen werden mit 0 oder 2 mmol/l Kaliumkonzentrationen angeboten. Die peritoneale Kaliumelimination beträgt bei kaliumfreiem Dialysat ca. 30 mmol/Tag (111). Bei 10-36% der Patienten tritt unter kaliumfreiem Dialysat vor allem bei guter Restnierenfunktion und Diuretikatherapie eine Hypokaliämie auf (309). Meist kann dies durch Steigerung der Kaliumzufuhr über die Nahrung behoben werden. In den übrigen Fällen empfiehlt sich die Erhöhung der Kaliumkonzentration im Dialysat auf 2 mmol/l.

■ Magnesium

Hypermagnesiämie wird bei Dialysepatienten häufig beobachtet. CAPD-Lösungen werden kommerziell mit 0,25-0,75 mmol/l Magnesium angeboten. Die meisten Studien zeigen (249), daß 0,75 mmol/l Magnesium im Dialysat erhöhte Serummagnesiumspiegel zur Folge hat. Nolph (249) hat deshalb 0,25 mmol/l Magnesiumkonzentration im Dialysat postuliert, die in klinischen Studien keine Hypomagnesiämie hervorrief (145, 249). Die Verwendung von magnesiumfreiem Dialysat führte hingegen zu einer Magnesiumdepletion der CAPD-Patienten mit gleichzeitiger Stimulation der Parathormonsekretion (319).

■ Calcium

Die Standard-CAPD-Lösung enthält 1,75 mmol/l Calcium. Da das ionisierte Calcium im Serum zwischen 1,12 und 1,33 mmol/l liegt (36), kann die Verwendung dieser Dialysate zu einer positiven Calciumbilanz führen (149, 191, 192). Die Calciumbilanz wird ferner von der Ultrafiltration beeinflußt. So nimmt der Patient bei einer 1,36%igen Glucoselösung zwischen 25 und 35 mg Calcium auf, während bei einer 3,86%igen Glucoselösung maximal 10 mg Calcium resorbiert werden bzw. es zu einer negativen Calciumbilanz kommt (148).

Es wird zwar nur ein sehr kleiner Teil des über die Nahrung zugeführten Calciums resorbiert (von 720 mg ca. 25 mg), jedoch kommt es unter Gabe von Calcitriol 1,25-Dihydroxycholecalciferol, $1,25(OH)_2D_3$) zu einer Steigerung der Calciumresorption (148). Ersetzt man die aluminiumhaltigen Phosphatbinder durch Calciumcarbonat, so werden wesentlich höhere Mengen an Calcium resorbiert. Da die orale Phosphatzufuhr bei CAPD-Patienten, bedingt durch die erforderliche Proteinzufuhr von 1,2 g/kg KG, bei ca. 1000–1200 mg pro Tag liegt, über die Peritonealdialyse aber nur 300 mg pro Tag entfernt werden können, müssen 700 mg Phosphat pro Tag durch Phosphatbinder gebunden werden (33). Dazu sind ca. 6,25 g Calciumcarbonat erforderlich, was eine Calciumresorption von 700 mg zur Folge hat (72, 298).

Um Hyperkalzämien unter Calciumcarbonat zu vermeiden, wurden Dialysatlösungen mit niedriger Calciumkonzentration von 1,25 bzw. 1,0 mmol/l entwickelt. Mit 1,25 mmol/l Calciumkonzentration im Dialysat werden pro Tag ca. 160 mg Calcium eliminiert (224). Dies ermöglicht deshalb eher die Gabe von Calciumcarbonat (145), auch um die negative Calciumbilanz auszugleichen.

Zahlreiche klinische Studien zeigten unter Verwendung von Dialysatlösungen mit niedriger Calciumkonzentration einen günstigen Effekt auf die urämische Osteodystrophie (50, 54, 145, 354). Grund dafür ist die niedrigere Aluminiumzufuhr durch den Ersatz durch Calciumcarbonat. Außerdem liegt bei bis zu 60 % der CAPD-Patienten (328) eine „low turnover bone disease" vor, charakterisiert durch niedrige Parathormonspiegel (328). Low-Calcium-Dialysat führt durch die negative Calciumbilanz bei diesen Patienten zu einer Stimulation der Parathormonsekretion (50). Bei Patienten mit hochnormalem Parathormon konnte die Stimulation der PTH-Sekretion unter Verwendung von Low-Calcium-Lösungen durch Gabe von Calcitriol vermindert werden und auch bei diesen Patienten insgesamt eine Verbesserung der urämischen Osteodystrophie erzielt werden.

Diskutiert wird die Sicherheit der Low-Calcium-Lösungen bei Patienten mit schlechter Complicance hinsichtlich Calciumcarbonateinnahme. Hutchison u. Mitarb. (145) zeigten in einer Studie über 12 Monate, daß die Calciumbilanz vom ionisierten Serumcalcium abhängt und es bei niedrigen ionisierten Serumcalciumspiegeln auch unter Verwendung von Low-Calcium-Dialysat zu einer positiven Calciumbilanz kommt. Dies gilt jedoch nur für Lösungen mit 1,36 % Glucose, nicht für Glucoselösungen von 3,86 %. Patienten, die mehr Dialysat mit hoher Glucosekonzentration benötigen, sollten bei Einsatz dieser Beutel evtl. 1,75 mmol/l Calcium verwenden. Bei der automatischen Peritonealdialyse wurde in einer Studie von Schmitt u. Mitarb. (294) eine negative Calciumbilanz bei Verwendung von Low-Calcium-Dialysat beobachtet.

Neuere In-vitro-Studien zur Zelltoxizität der Low-Calcium-Lösungen zeigten keinen hemmenden Effekt auf das peritoneale Immunsystem (178), und eine große retrospektive Studie über die Peritonitisrate zeigte keine erhöhte Inzidenz (147).

Zusammenfassung: Es besteht der Trend, Dialysate mit niedriger Calciumkonzentration (1,0 bzw. 1,25 mmol/l) zu verwenden, besonders dann, wenn die Patienten Calciumcarbonat als Phosphatbinder erhalten oder ein supprimiertes Parathormon als Zeichen einer „low turnover bone disease" vorliegt. Bei Verwendung von Dialyselösungen mit niedriger Calciumkonzentration muß eine adäquate orale Calciumsubstitution (z. B. Calciumcarbonat) sichergestellt werden, um negative Calciumbilanzen zu vermeiden bzw. zu minimieren.

Puffer

Der ideale Puffer für die Peritonealdialyse soll keine lokalen oder systemischen Nebenwirkungen haben, physiologisch und kostengünstig in der Herstellung sein. Momentan werden kommerziell zwei Puffer angeboten: Lactat und Bicarbonat. Der Acetatpuffer hat wegen des durch Acetat ausgelösten peritonealen Ultrafiltrationsverlustes und einer erhöhten Inzidenz sklerosierender Peritonitiden nur noch historische Bedeutung (97, 303).

Lactat

Im allgemeinen wird Lactat als Puffer in Konzentrationen von 35 mmol/l und 40 mmol/l verwendet. Obgleich mit 35 mmol/l die metabolische Azidose nicht komplett korrigiert wird (122), ist dies die am häufigsten verwendete Konzentration (249). Lactatpuffer sind kostengünstig und einfach in der Herstellung.

Bei CAPD-Patienten stellt die Lactataufnahme bei normaler Leberfunktion kein metabolisches Problem dar (96). Während der intermittierenden Peritonealdialyse ist die Lactataufnahme ca. 5mal so hoch wie bei der CAPD (277). Es wurden jedoch auch hier nur gelegentlich minimal erhöhte Serumlactatspiegel gefunden (277). Potentielle Nebenwirkung von Lactat als Puffer ist das Auftreten einer Lactatazidose, vor allem bei Leberfunktionsstörungen, wobei dies klinisch sehr selten beobachtet wurde (122).

An lokalen Nebenwirkungen konnte neben dem gelegentlichen Auftreten von Einlaufschmerzen vor allem in In-vitro-Studien eine Verschlechterung der Funktion der Leukozyten, Monozyten und Mesothelzellen durch die Kombination von niedrigem pH und Lactat gezeigt werden (91, 143, 200, 327). Prospektive klinische Studien müssen in Zukunft zeigen, inwieweit dies von klinischer Relevanz ist.

Bicarbonat

Der ideale Puffer für die Dialysatlösung sollte Bicarbonat sein, da diese Substanz physiologisch ist. Herstellung und Lagerung sind bei dieser Art des Puffers problematisch. Bei einem pH von >7,0 reagiert Bicarbonat während der Autoklavierung mit Calciumchlorid und fällt als Calciumcarbonat aus (100).

Kürzlich wurden zwei Methoden entwickelt, dieses Problem zu lösen:

- Durch die Verwendung eines Doppelbeutelsystems (100, 101) werden erst bei Gebrauch durch Brechen

einer Bruchrille die Lösungen vermischt. Erste klinische Studien mit 34 mmol/l Bicarbonat zeigten keine klinischen Nebenwirkungen und einen leichten Anstieg des Serumbicarbonats (101). Die ideale Bicarbonatkonzentration, mit der ein optimaler Ausgleich der metabolischen Azidose erreicht werden kann, ist noch in klinischer Erprobung.
- Die zweite Methode, das Problem der Calciumcarbonat-Präzipitation zu lösen, ist der Zusatz von Glycylglycin zur Stabilisierung der Bicarbonatlösung (303, 361, 362). Insgesamt weisen Bicarbonatlösungen eine im Vergleich zu Lactat geringere Zelltoxizität bezüglich Mesothelzellen, peritonealen Makrophagen sowie Granulozyten auf (87, 143, 163).

Aufgrund der bei In-vitro-Versuchen postulierten höheren Biokompatibilität der Bicarbonatlösungen im Vergleich zu Lactat wird in den nächsten Jahren ein vermehrter Einsatz von Bicarbonatlösungen zu erwarten sein.

Pyruvat

Pyruvat wurde in ersten In-vitro-Versuchen und tierexperimentellen Studien angewandt und zeigte dort eine hohe Biokompatibilität bezüglich Zelltoxizität. Klinische Studien liegen noch nicht vor (43).

Komplikationen

Einteilung

Die während der CAPD-Therapie auftretenden Komplikationen können eingeteilt werden in

- infektiöse Komplikationen,
- Komplikationen durch erhöhten intraabdominellen Druck,
- nichtinfektiöse, katheterassoziierte Komplikationen,
- metabolische Komplikationen,
- Ultrafiltrationsstörungen,
- sonstige Komplikationen.

Infektiöse Komplikationen

Exit-site- und Tunnelinfekte

Unter Exit-site-Infekt versteht man die Infektion der Katheteraustrittsstelle. Typische Symptome sind Rötung und/oder (purulente) Sekretion. Eine Infektion des katheterumgebenden Gewebes in der Bauchwand wird Tunnelinfektion genannt. Nur in ausgeprägten Fällen liegt dann eine Schwellung, Rötung oder Druckschmerzhaftigkeit entlang des Katheterverlaufs vor. Eine Frühdiagnose des Tunnelinfektes ist hingegen mit Hilfe der Sonographie möglich (41, 84, 141, 269). Diagnostisch sollte bei Verdacht auf Infektion immer ein Keimabstrich an der Austrittsstelle durchgeführt werden (109). Erreger sind in der Mehrzahl der Fälle Staphylokokken (Staphylococcus aureus, epidermidis), seltener gramnegative Erreger (z.B. Pseudomonas). Bei Nachweis grampositiver Erreger führen wir eine Therapie mit Clindamycin p.o. oder Fusidinsäure p.o. durch. Alternativ empfehlen manche Autoren die Gabe eines Cephalosporins 1. Generation (z.B. Cefalexin p.o.) oder Vancomycin (i.v., od. i.p.) Bei Nachweis gramnegativer Erreger sollte ein Gyrasehemmer (z.B. Ciprofloxacin, Ofloxacin p.o.) oder Ceftazidim i.p. verabreicht werden (109).

Nach Vorliegen der Kulturergebnisse und des Antibiogramms muß die Therapie entsprechend angepaßt werden. Sollte nach einer Woche keine Besserung eintreten, ist ein Therapieversuch mit Rifoldin p.o. gerechtfertigt (109). Exit-site-Infekte und Tunnelinfekte ohne Beteiligung der tiefen Muffe können in der Regel konservativ antibiotisch behandelt werden. Bei Tunnelinfekten mit Beteiligung der tiefen Muffe (sonographische Diagnose) sollte der Katheter entfernt werden, falls nach 2 Wochen sonographisch keine Besserung nachweisbar ist. Ebenso ist die Entfernung des Katheters bei einer mit einem Tunnelinfekt assoziierten Peritonitis indiziert. Patienten mit Staphylococcus-aureus-Befall der Nase haben ein erhöhtes Risiko für Exit-site-Infektionen (210, 73). Diabetiker sind im Vergleich zu Nichtdiabetikern wesentlich häufiger Staphylococcus-aureus-Träger (210). Staphylococcus aureus in der Nase kann erfolgreich mit Mupirocinsalbe eradifiziert werden (35). Eine Behandlung führt zu einer Reduktion von durch Staphylococcus aureus bedingten Exit-site-Infektionen und Peritonitiden, allerdings scheint die Inzidenz von Infektionen mit anderen Keimen anzusteigen (265).

Infektöse Peritonitis

Häufigkeit

Zu Beginn der CAPD-Ära war die Peritonitisrate mit 1 Episode alle 2–3 Behandlungsmonate außerordentlich hoch. Durch Entwicklung neuerer Systeme (insbesondere des „Y-Systems") und Verbesserung der Patientenschulung konnte die Peritonitisrate in vielen Zentren auf 1 Episode alle 24–36 Patientenmonate und mehr gesenkt werden. Nach wie vor ist diese Komplikation aber die Hauptursache für das reduzierte „technische Überleben" der CAPD im Vergleich zur Hämodialyse (350).

Abb. 33.5 zeigt die unterschiedlichen *Infektionswege* bei Peritonitis.

Die *intraluminale* Infektion stellt den häufigsten Infektionsweg dar (171). Sie kann durch Konnektorkontamination bei Handhabungsfehlern des Patienten, aber auch durch Materialfehler zustande kommen. An Peritonealdialysekathetern wurde die Formation eines „Biofilms" mit Einlagerung von bakteriellen Mikrokolonien beschrieben. Möglicherweise kommen diese Biofilme auch als Quelle rezidivierender Peritonitiden in Betracht (275).

Unter *periluminaler Infektion* versteht man das Fortschreiten einer Tunnelinfektion entlang des Katheters in das Peritoneum.

Der *transmuralen Infektion*, also der Penetration von Keimen aus dem Gastrointestinaltrakt in die Peritonealhöhle, liegt meist eine Entzündung oder Perforation eines Hohlorgans (z.B. Darmdivertikel) zugrunde. Der

Abb. 33.5 Infektionswege bei Peritonitis.

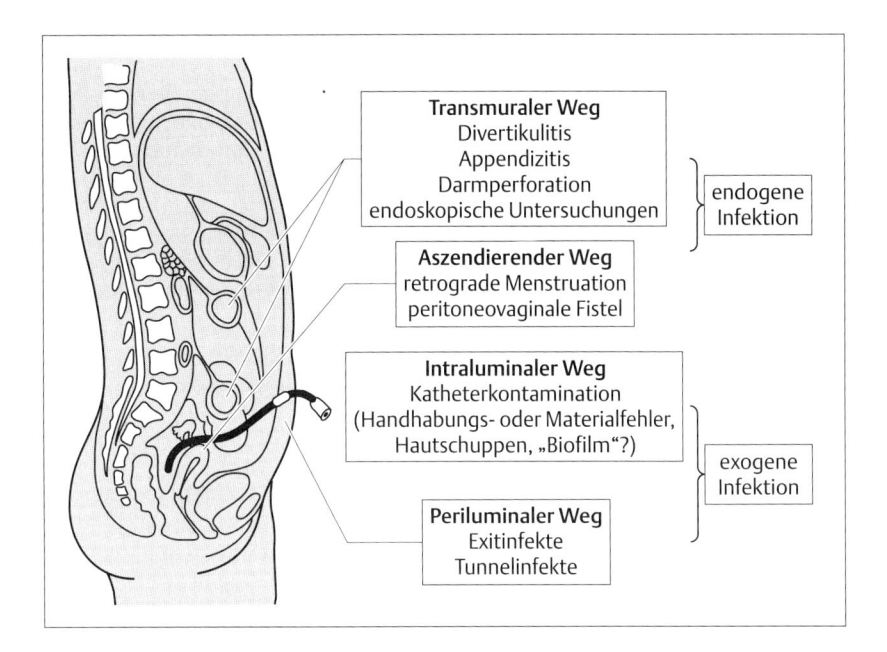

Transmuraler Weg
Divertikulitis
Appendizitis
Darmperforation
endoskopische Untersuchungen
} endogene Infektion

Aszendierender Weg
retrograde Menstruation
peritoneovaginale Fistel

Intraluminaler Weg
Katheterkontamination
(Handhabungs- oder Materialfehler,
Hautschuppen, „Biofilm"?)
} exogene Infektion

Periluminaler Weg
Exitinfekte
Tunnelinfekte

Nachweis von mehreren gramnegativen Keimarten oder Anaerobiern ist in diesem Fall typisch (140).

Auch eine *hämatogene Streuung* mit Peritonitis bei Patienten mit Streptokokkeninfektion des oberen Respirationstraktes wurde beschrieben (171). Ebenso entsteht möglicherweise die tuberkulöse Peritonitis über diesen Infektionsweg (300).

Eine seltenere Peritonitisursache ist bei Frauen die *aszendierende Infektion* mit Keimen aus dem Genitaltrakt (z.B. Candida, Gonokokken) (359). Da auch das Intrauterinpessar als Infektionsquelle einer Peritonitis beschrieben wurde (316), sollte von dieser Art der Kontrazeption bei CAPD-Patienten eher Abstand genommen werden.

Diagnostik

Typische Symptome der Peritonitis sind in Tab. 33.3 zusammengefaßt. Die Diagnose kann gestellt werden, wenn 2 der folgenden 3 Kriterien zutreffen (171):

- trüber Dialysatauslauf mit > 100–200 Leukozyten/µl und > 50% neutrophilen Granuloyzten,
- klinische Zeichen der peritonealen Infektion (Bauchschmerzen, Fieber),
- Nachweis von Erregern in Gram-Färbung und/oder Dialysatkulturen.

Die Differentialdiagnosen des trüben Dialysatauslaufes sind in Tab. 33.4 zusammengefaßt.

Gram-Färbung: Obwohl mit einer Gram-Färbung des Dialysatsediments nur in etwa 20–30% der Fälle Keime identifiziert werden können (171), sollte diese Untersuchung bei jedem Peritonitisverdacht durchgeführt werden. Im positiven Fall ist die Festlegung der initialen antibiotischen Therapie vereinfacht. Eine weitere Bedeutung der Gram-Färbung liegt in der Diagnostik von Pilzhyphen bei der fungalen Peritonitis (172).

Tabelle 33.3 Symptome bei Peritonitis

trübes Dialysat	99–100%
Bauchschmerzen	80–95%
Fieber	20–80%
Übelkeit	30%
Ileus	1%
Gewichtszunahme (Ultrafiltrationsstörung)	25%

Tabelle 33.4 Differentialdiagnosen des trüben Dialysatauslaufes

Symptom	Diagnostik
eosinophile Peritonitis	> 15% Eosinophile, meist nach Katheterimplantation
chemische Peritonitis	klinisch wie infektiöse Peritonitis, aber kein Keimnachweis auslösende Noxe
Hämoperitoneum	Blutbeimengung, z.B. Menstruation, Ovulation
chylöse Trübung	milchig-weiß normale Zellzahl Triglyceride ↑
Dialysattrübung bei Pankreatitis	Kulturen negativ erhöhte Amylasen und Lipasen in Serum und Dialysat
peritoneale Metastasierung	Zytologie

Dialysatkulturen: Die Untersuchung der Dialysatkulturen ist von großer Wichtigkeit, und eine Entnahme sollte aus dem ersten trüben Beutel erfolgen. In einem Teil der Fälle ist aus der gefundenen Keimart ein Rückschluß auf die Infektionsquelle möglich (171) (Tab. 33.5).

Tabelle 33.5 Infektionswege bei CAPD-Patienten

Infektionsweg	Keimart	Häufigkeit (%)
transluminal	Staphylococcus epidermidis Acinetobacter	30–40
periluminal	Staphylococcus epidermidis Staphylococcus aureus Pseudomonas Pilze	20–30
transmural	Enterobakterien Anaerobier	25–30
hämatogen	Streptokokken Mykobakterien	5–10
aszendierend	Pilze Lactobacillus	2–5

Tabelle 33.6 Häufigkeit der verschiedenen Keime bei CAPD-Peritonitis

Keimart	Häufigkeit (%)
koagulasenegative Staphylokokken	30–40
Staphylococcus aureus	15–20
Streptokokken	10–15
Neisserien	1–2
Corynebakterien	1–2
E. coli	5–10
Pseudomonas	5–10
Enterokokken	3–6
Klebsiellen	1–3
Proteus	3–6
Acinetobacter	2–5
Anaerobier	2–5
Pilze	2–10
sonstige Keime (z. B. Mykobakterien)	2–5
negative Kulturen	0–30

Technisch wird die Durchführung der Dialysatkulturen verschieden gehandhabt. Die meisten derzeit verwendeten Methoden implizieren eine Konzentration des Dialysats durch Filtration oder Zentrifugation (285). Art und Häufigkeit der Peritonitiserreger sind in Tab. 33.6 zusammengestellt (348).

Bis zu 75% der Entzündungen sind durch grampositive Kokken verursacht (häufigste Erreger: koagulasenegative Staphylokokken). In bis zu 30% der Fälle bleibt die Dialysatkultur negativ (348).

Therapie

Lavage

Die früher empfohlene Lavage des Peritoneums ist heute als obsolet anzusehen. Sie hat zu keiner Verbesserung der Behandlungsergebnisse geführt (93). Weiterhin sind multiple Funktionsstörungen der peritonealen Granuloyzten und Makrophagen durch den niedrigen pH-Wert in Kombination mit dem Lactatpuffer sowie die hohe Osmolarität des frischen Dialysats bekannt (143, 326). Eine forcierte Lavage mit kurzen Verweilzeiten könnte diesen immunsuppressiven Effekt verstärken. Lediglich bei sehr starken abdominellen Schmerzen des Patienten dürfen 1–3 „schnelle" initiale Wechsel durchgeführt werden. In allen anderen Fällen soll der Patient sein übliches Behandlungsregime weiterführen. Bei starker Flüssigkeitsresorption durch die häufig zu beobachtende passagere Ultrafiltrationsstörung (Änderung der Membranpermeabilität in Richtung „high transporter") muß die Zahl der Dialysatwechsel um 1–2/Tag erhöht werden.

Antibiotikatherapie

Die antibiotische Therapie sollte unmittelbar nach Einleitung der mikrobiologischen Diagnostik begonnen werden und richtet sich initial nach der Gram-Färbung. Die empfohlenen Dosierungen der einzelnen Antibiotika sind Tab. 33.7 zu entnehmen.

Gram-Färbung positiv: In diesen Fällen ist eine Monotherapie mit Vancomycin (i. p. in Bolusgaben oder kontinuierlich) möglich. Bei grampositiven Kulturen kann prinzipiell auch eine Monotherapie mit einem Cephalosporin der 1. Generation (z.B. Cefazolin i.p.) durchgeführt werden. Jedoch spricht die weltweite Zunahme von gegen Methicillin (und dann auch Cephalosporin) resistenten koagulasenegativen Staphylokokken gegen dieses Therapieregime (172).

Gram-Färbung negativ (oder nicht durchgeführt): Liegt eine negative Gram-Färbung vor (oder wurde diese nicht durchgeführt), so gibt es verschiedene Therapiemöglichkeiten.

Die Vancomycintherapie sollte durch die Gabe von Ceftazidim i.p. ergänzt werden. Alternativ ist die Kombination zwischen Vancomycin und einem Aminoglykosid (Gentamicin, Tobramycin oder Netilmicin i.p.) möglich (172). Das letztere Schema hat den Nachteil einer erhöhten Ototoxizität, kann aber besonderes bei ambulant behandelten Patienten eingesetzt werden, da beide Antibiotika in Bolusgaben verabreicht werden können. Zahlreiche Zentren, vor allem in Europa, bevorzugen nach wie vor die Kombination eines Cephalosporins 1. oder 2. Generation mit einem Aminoglykosid als Initialtherapie der CAPD-Peritonitis bei negativer oder nicht vorhandener Gram-Färbung (353).

Die weitere Therapie sollte dann abhängig vom Ergebnis der Dialysatkultur modifiziert werden.

Grampositive Organismen in der Kultur: Beim Nachweis von Staphylococcus aureus, Staphylococcus epidermidis oder Streptokokken (ohne Enterokokken) kann eine Monotherapie mit Vancomycin fortgeführt werden (348). Tritt bei einer Peritonitis mit Staphylococcus aureus nach 4–5 Tagen keine Besserung auf, sollte die Vancomycintherapie durch die Gabe von Rifampicin p.o. über 3 Wochen ergänzt werden (172).

Beim Nachweis von Enterokokken ist eine Kombinationstherapie von Vancomycin + Aminoglykosid indiziert. Weiterhin sollte in diesem Fall nach einer intra-

Tabelle 33.7 Dosierungsrichtlinien für die antibiotische Therapie der CAPD-Peritonitis (CNI = chronische Niereninsuffizienz, k. D. = keine Daten, n.a. = nicht angegeben (nach Keane u. Mitarb.)

Antibiotikum	HWZ (in Stunden)			Initialdosis		Erhaltungsdosis	
	normal	CNI	CAPD	mg/kg	mg/2 l Dialysat	intermittierend mg/2 l pro Intervall	kontinuierlich mg/2 l Dialysat
Aminoglykoside							
Amikacin	1,6	39	40	5–7,5	500	120/Tag	12–24
Gentamicin	2,2	53	32	1,5–1,7	70–140	40/Tag	8–16
Netilmicin	2,1	42	18	1,5–2,0	70–140	40/Tag	8–16
Tobramycin	2,5	58	36	1,5–1,7	70–140	40/Tag	8–16
Cephalosporine							
1. Generation							
Cefazolin	2,2	28	30		500–1000		250–500
Cefalotin	0,2	3,7	k. D.		1000		200
Cefradin	0,9	12	k. D.		500		250
Cefalexin	0,8	19	9		1000 p. o.		n. a.
2. Generation							
Cefamandol	1,0	10	8		1000		500
Cefmenoxim	1,3	11,3	6		2000		100
Cefoxitin	0,8	20	15		1000		200
Cefuroxim	1,3	18	15		1000		150–400
3. Generation							
Cefoperazon	1,8	2,3	2,2		2000		400–1000
Cefotaxim	0,9	2,5	2,4		2000		500
Cefsulodin	1,8	11	11		1000		50
Ceftazidim	1,8	26	13		1000		250
Ceftizoxim	1,6	28	11		1000		250
Ceftriaxon	8,0	15	12		1000		250–500
Moxalactam	2,2	20	16		1000		350
Penicilline							
Ampicillin	1,3	5	9,5		1000–2000		100
Azlocillin	0,9	5,1	k. D.		500		500
Mezlocillin	1,0	4,3	k. D.		3000 i. v.		500
Piperacillin	1,2	3,9	2,4		4000 i. v.		500
Ticarcillin	1,2	15	k. D.		1000–2000		250
Oxacillin	0,5–0,75	2–3	k. D.		2000		1000
Gyrasehemmer							
Ciprofloxacin (246, 266)	4,0	8,0	11		500 p. o. oder 400 i. v. oder 200 i. p.		50–100
Fleroxacin	13	27	27		800 p. o.		n. a.
Ofloxacin (21, 168)	7,0	30	25		400 p. o.		20–50
Pefloxacin (246)	8–10	12	17–21		800 p. o./i. v.		n. a.
Andere Antibiotika							
Vancomycin	6,9	161	92		1000–2000	1000–2000 1×/Wo	30–50
Teicoplanin (284)	50	260	260		400		40*
Aztreonam	2,0	7,0	9,3		1000		500
Clindamycin	2,8	2,8	k. D.		300		300
Erythromycin	2,1	4,0	k. D.		k. D.		150
Metronidazol	7,9	7,7	11		500 p. o./i. v.		k. D.
Minocyclin	15,5	20	k. D.		n. a.		n. a.
Rifampicin	4,0	8,0	k. D.		600 p. o.		n. a.
Isoniazid (Schnellinaktivierer)	0,6–1,9	k. D.	k. D.		300 p. o.		n. a.
Isoniazid (Langsaminaktivierer)	2,2–7,6	k. D.	k. D.		200 p. o.		n. a.
Ethambutol (355)	4–6	k. D.	k. D.		n. a.		n. a.

* 40 mg in jeden Beutel 1. Woche, 40 mg 2mal täglich 2. Woche, 40 mg in 1 Beutel/Tag 3. Woche.

Tabelle 33.7 Fortsetzung

Antibiotikum	HWZ (in Stunden)			Initialdosis		Erhaltungsdosis	
	normal	CNI	CAPD	mg/kg	mg/2 l Dialysat	intermittierend mg/2 l pro Intervall	kontinuierlich mg/2 l Dialysat
Kombinationspräparate							
Ampicillin	1,3	15	9,5		1000–2000		100
Sulbactam	1,0	19	9,7		1000–2000		100
Imipenem (208)	0,9	3,0	6,4		1000 i.p./i.v.		100–200
Cilastatin	0,8	15	19		500–1000		100–200
Sulfamethoxazol	10	13	14		1600 i.p./p.o.		200–400
Trimethoprim (310, 348)	14	33	34		320 i.p./p.o.		40–80
Antimykotika							
Amphotericin B	360	360	k.D.		n.a.		2–8
Flucytosin (228)	4,2	115	k.d.		2000–3000 p.o.		200
Fluconazol	22	125	72		n.a.		k.D.
Ketoconazol	2,0	1,8	2,4		400 p.o.		n.a.
Miconazol	24	25	k.D.		200		100–200

abdominellen Pathologie (z.B. Perforation) gesucht werden (172).

Gramnegative Organismen in der Kultur: Beim Nachweis von E. coli, Klebsiellen oder Proteus kann die Vancomycingabe beendet werden und eine Monotherapie mit Ceftazidim oder einem Aminoglykosid fortgeführt werden. Eine Pseudomonasperitonitis sollte mit einer Kombinationstherapie von 2 Antibiotika mit entsprechender Aktivität gegen diesen Keim behandelt werden (z.B.: Ceftazidim + Aminoglykosid i.p. oder Piperacillin i.v. + Aminoglykosid i.p. oder Ceftazidim i.p.). Pseudomonasperitonitiden zeigen meist einen schweren klinischen Verlauf, der in bis zu 70% (vor allem bei assoziierter Katheterinfektion) die Entfernung des Dialysekatheters notwendig macht (47, 172, 348).

Mischflora in der Kultur (fäkale Peritonitis): Beim Nachweis mehrerer verschiedener (gramnegativer) Organismen und/oder Anaerobiern sollte eine chirurgische Exploration durchgeführt werden, da in diesem Fall der hochgradige Verdacht auf eine Darmperforation (bzw. Perforation eines anderen Hohlorganes) besteht. Antibiotisch ist die Gabe von Vancomycin und Ceftazidim sowie zusätzlich Metronidazol p.o. oder i.v. indiziert (172, 348).

Negative Kulturen: Sollte bei negativen Kulturen innerhalb von 4–5 Tagen keine Besserung eintreten, sollten die Kulturen wiederholt und eine Entfernung des PD-Katheters in Erwägung gezogen werden (172, 348).

Therapiedauer bei infektiöser Peritonitis: Bei grampositiver Peritonitis sollte die Therapiedauer 10–14 Tage betragen, bei gramnegativer Peritonitis (ohne Pseudomonas/Xanthomonas) sowie bei negativer Dialysekultur 14 Tage. Wurde Pseudomonas/Xanthomonas als Erreger nachgewiesen, sollte 3–4 Wochen behandelt werden. Eine Pilzperitonitis muß (sofern nicht die Katheterexplantation notwendig ist) 4–6 Wochen therapiert werden (172).

Heparin

Die Zugabe von Heparin in das Dialysat hemmt die intraperitoneale Fibrinbildung im Rahmen einer Peritonitis und vermindert so die Gefahr der Katheterobstruktion sowie die Bildung von Adhäsionen (124, 256, 318).

Ein nennesworter Transfer von Heparin – auch in höheren Dosierungen – aus der Peritonealhöhle in das Blut findet nicht statt (318). Bereits 500 IE/l Dialysat führen zu einer ausreichenden Inhibition der peritonealen Fibrinbildung (124). Heparin sollte bis zur Normalisierung der Dialysatzellzahl verabreicht werden.

Analgetika

Bei Bedarf können in der Initialphase der Peritonitis auch Analgetika (z.B. Tramadol oder Paracetamol) verabreicht werden.

Pilzperitonitis

Die Pilzperitonitis (Inzidenz je nach Zentrum 2–15%) ist nach wie vor durch eine hohe Mortalität (17–25%!) und Morbidität (lange Hospitalisationszeiten) charakterisiert (228). Wichtigster Risikofaktor ist eine zuvor durchgemachte Peritonitis und/oder antibiotische Therapie. Auch bei Patienten unter immunsuppressiver Therapie ist die Inzidenz der Pilzperitonitis erhöht. Diabetiker scheinen hingegen nicht häufiger betroffen zu sein (228). Häufigster Erreger ist in etwa 85% der Fälle Candida (Candida albicans, seltener Candida parapsilosis oder tropicalis) (51).

Die Bedeutung der Gram-Färbung ist groß, da etwa 30% der Pilzperitonitisfälle durch diese Untersuchung bereits diagnostiziert werden können (228).

Die Explantation des PD-Katheters ohne antimykotische Therapie ist zwar in der Literatur beschrieben

(105), sollte aber aufgrund des Risikos einer systemischen Infektion nicht durchgeführt werden. Nach rezenten Publikationen (51) ist eine vollständige Sanierung der Pilzperitonitis durch antimykotische Therapie ohne Katheterexplantation allerdings nur in ca. 10% der Fälle möglich. Initial kann ein Therapieversuch mit Fluconazol i.p. und/oder Flucytosin p.o. durchgeführt werden. Kommt es innerhalb von 4–7 Tagen zu keiner Besserung, ist eine PD-Katheterentfernung indiziert (172). Die Gabe von Amphotericin B sollte wegen der Gefahr einer chemischen Peritonitis nach i.p. Gabe sowie aufgrund der häufigen Unverträglichkeit nach i.v. Gabe der Behandlung therapieresistenter Fälle vorbehalten bleiben. Nach wie vor ist die Pilzperitonitis des PD-Patienten mit einer hohen Rate an technischem Therapieversagen, vor allem durch peritoneale Adhäsionen, assoziiert. Die Therapie mit Fluconazol scheint hier einen günstigen Einfluß zu haben (51).

Bei längerer Antibiotikabehandlung von CAPD-Patienten sollte eine prophylaktische, orale Fluconazoltherapie durchgeführt werden (228).

Persistierende bzw. rezidivierende Peritonitis und Reinfektion

Unter persistierender Peritonitis versteht man das Ausbleiben einer Besserung trotz entsprechender antibiotischer Therapie nach 5–7 Tagen. Ein Wiederauftreten der Peritonitis innerhalb von 4 Wochen nach Beendigung der Therapie wird Rezidiv genannt (171). Unter Reinfektion versteht man das Wiederauftreten einer Entzündung (mit demselben oder einem anderen Keim) mehr als 4 Wochen nach Abschluß der Therapie (171).

Bei persistierender oder rezidivierender Peritonitis sowie Reinfektion mit demselben Keim muß neben inadäquater Therapie auch an einen endogenen Fokus (Tunnelinfektion, intraabdomineller Abszeß, Keimbesiedelung des weiblichen Genitaltrakts) gedacht werden. Bei persistierender Peritonitis sollte außerdem die Perforation eines Hohlorgans (z.B. Divertikel) ausgeschlossen werden.

Bei einer mit Vancomycin behandelten Staphylococcus-aureus-Peritonitis kann, falls keine klinische Besserung eintritt, Rifampicin p.o. zusätzlich verabreicht werden (Therapiedauer 3 Wochen) (172). Sollte diese Maßnahme nicht zu einem Rückgang der Entzündungszeichen führen, so ist – wie in allen anderen Fällen einer persistierenden Peritonitis – die Explantation des PD-Katheters indiziert.

Ein Peritonitisrezidiv bzw. eine Reinfektion sind antibiotisch nach den zuvor beschriebenen Kriterien zu behandeln. Im Falle einer rezidivierenden Peritonitis kann, sofern eine adäquate Antibiotikatherapie durchgeführt wurde und ein endogener Fokus ausgeschlossen ist, ein Therapieversuch mit Urokinase- oder Streptokinaseinstillation in den PD-Katheter unternommen werden (238, 267, 356). Sinn der fibrinolytischen Therapie ist die Auflösung von Fibrinbelägen an der Katheterinnenseite, wobei die darin eingelagerten Bakterienkolonien einer antibiotischen Therapie leichter zugänglich gemacht werden. Die Erfolge der fibrinolytischen Therapie sind jedoch im Vergleich zur Katheterexplantation mäßig. Nur in etwa 50% der Fälle ist mit einer Sanierung der rezidivierenden Peritonitis zu rechnen (238, 356). Aufgrund der hohen Rate von Nebenwirkungen bei Anwendung von Streptokinase (Bauchschmerzen, „peritonitis-like syndrome") (238) sollte bevorzugt Urokinase verwendet werden. Die wichtigsten Indikationen zur Katheterexplantation sind in Tabelle 33.8 zusammengefaßt. Erfolgreiche einzeitige Katheterexplantation und Neuimplantation wurden zwar beschrieben (262, 356), sind unserer Meinung nach aber nur im Fall einer persistierenden, konservativ erfolglos behandelten Tunnel/Exit-site-Infektion sowie bei mechanischen Problemen (Obstruktion, Dislokation) indiziert. In allen anderen Fällen, insbesondere aber bei intraabdomineller Pathologie, Pilz- oder Pseudomonasperitonitis, pausieren wir mit der Peritonealdialyse für zumindest 4 Wochen und führen erst danach eine Katheterneuimplantation durch. Bei tuberkulöser Peritonitis wird die Katheterneuimplantation frühestens 6 Monate (!) nach konsequenter tuberkulostatischer Therapie empfohlen (348).

Tabelle 33.8 Indikationen zur Katheterexplantation

- konservativ erfolglos behandelte Tunnel- oder Exit-site-Infektion
- persistierende Peritonitis trotz adäquater antibiotischer Therapie
- rezidivierende Peritonitis
- intraperitonealer Abszeß
- fäkale Peritonitis
- Pilz-, Tbc-, Pseudomonasperitonitis, sofern konservativ keine rasche Besserung eintritt
- Katheterobstruktion oder -dislokation (sofern konservativ nicht beeinflußbar)

Komplikationen durch erhöhten intraabdominellen Druck

In Ruhe zeigt sich ein linearer Anstieg des intraabdominellen Drucks in Abhängigkeit vom intraperitonealen Füllvolumen (Abb. 33.6) (330). Während körperlicher Aktivität oder Betätigen der Bauchpresse kommt es zu einem deutlichen Druckanstieg (331). Mit erhöhtem intraabdominellen Druck assoziierte Komplikationen kommen daher bei CAPD-Patienten häufig vor.

Dialysat-Leaks entlang des Katheters können unmittelbar nach Katheterimplantation („early leak") oder auch einige Monate (bis Jahre) nach Beginn der CAPD („late leaks") auftreten. Symptome sind Austritt von glucosereicher, klarer Flüssigkeit an der Katheteraustrittsstelle und/oder ödematöse Schwellung im Bereich der Bauchwand. Die Inzidenz der Dialysat-Leaks schwankt je nach Zentrum zwischen 2 und 27% (!) (358). Risikofaktoren sind: Alter über 60 Jahre, vorausgegangene abdominelle Operationen, Steroidtherapie, Neuimplantation eines Katheters an derselben Stelle, unvollständige Implantation des tiefen Cuffs in einflußt wird. Manche Autoren finden eine bessere Korrelation von Mortalität und Abfall des Serumalbumins nach einer Stabilisierungsphase nach CAPD-Beginn (d. h. 3 Monate nach PD-Beginn) (102).

■ Malnutrition

Malnutrition ist sowohl bei HD- als auch bei PD-Patienten ein prognostisch wichtiger Risikofaktor.

Bei 17–56 % aller CAPD-Patienten finden sich anthropometrisch oder biochemisch Zeichen der Malnutrition (60, 90, 158, 161). Cianciaruso u. Mitarb. (60) fanden in einem Cross-over-Vergleich bei CAPD-Patienten eine höhere Inzidenz von Malnutrition als bei HD-Patienten mit Ausnahme der alten Patienten (≥ 75 Jahre), wo die Malnutrition bei HD-Patienten ausgeprägter war. Wichtige ursächliche Faktorn sind verminderte Proteinaufnahme durch Glucoseresorption aus dem Dialysat und dadurch resultierende Appetitlosigkeit, vermehrte intraabdominelle Volumenbelastung durch das Dialysat und manchmal auch verminderte Proteinaufnahme durch inadäquate Dialyse (212, 295). Eine Reihe anderer kataboler Faktoren wie metabolische Azidose, Verlust der Restnierenfunktion, peritonealer Protein- und Aminosäureverlust sowie allen voran Infektionen, vor allem Peritonitiden, spielen eine wesentlich Rolle (23, 136). Bei einer Peritonitis ist nicht nur der peritoneale Proteinverlust gesteigert, sondern auch die Protein- und Kalorienaufnahme deutlich reduziert. Sie stellt daher einen starken katabolen Faktor dar.

Bei CAPD-Patienten mit Malnutrition sollte zunächst die Protein- und Energieaufnahme gesteigert werden. Gelingt dies nicht in ausreichendem Maße, ist eine Intensivierung der Dialyse indiziert (153, 212, 295). Eine weitere wichtige Therapiemöglichkeit wird in Zukunft die Verwendung von aminosäurenhaltigen Dialysaten darstellen. Erste Kurzzeiterfolge bezüglich des Ernährungszustands der PD-Patienten konnten durch den Einsatz von rekombinantem Wachstumshormon und Insulin-like growth factors nachgewiesen werden (153). Läßt sich die Malnutrition durch die obengenannten Maßnahmen nicht beseitigen, ist ein Wechsel zur Hämodialyse indiziert (137). In Tab. 33.9 sind Richtlinien für die Ernährung von CAPD-Patienten zusammengestellt (136).

■ Carnitinmangel

Carnitinmangel wird als pathogenetischer Faktor bei der Entwicklung der Myopathie und Kardiomyopathie urämischer Patienten angesehen. Die wöchentlichen Verluste von Carnitin in das Dialysat bei CAPD- und IPD-Patienten sind nicht größer als jene Menge, die bei gesunden Kontrollpersonen mit dem Urin ausgeschieden wird (351). Die Daten über das Vorkommen eines Carnitinmangels bei CAPD-Patienten sind jedoch widersprüchlich. Es wurden sowohl erniedrigte als auch normale Konzentrationen im Plasma und Muskelgewebe beschrieben (202). Die Rolle einer Carnitinsubstitution, insbesondere bei Patienten mit ausgeprägter Malnutrition, muß noch durch weitere Studien evaluiert werden.

Ultrafiltrationsstörungen

Mäßiggradige bis schwere Ultrafiltrationsstörungen finden sich in bis zu 30 % der Patienten innerhalb der ersten beiden Behandlungsjahre (189), früher bei CAPD- als bei IPD-Patienten (304). Die wichtigsten Symptome sind reduzierte Dialysatauslaufmenge und Zunahme des Körpergewichts bzw. manifeste Überwässerung. Differentialdiagnostisch sind von der echten Ultrafiltrationsstörung Zunahmen des Körpergewichts durch exzessive Trinkmengen oder Rückgang der Restnierenfunktion sowie verminderte Dialysatauslaufmengen durch Katheterdislokation (Auslauf meist verlangsamt!), Leaks oder Adhäsionen abzugrenzen.

Tabelle 33.9 Empfohlene Werte für die Ernährung von CAPD-Patienten

Nährstoff	Menge
Eiweiß	≥ 1,2 g/kg (etwa 50 % biologisch hochwertig)
Energiezufuhr	≥ 35 kcal/kg (147 kJ/kg) (inklusive der Glucoseabsorption aus dem Dialysat)
Fett	35 % der Gesamtkalorienzufuhr (hoher Gehalt an ungesättigten Fettsäuren!)
Wasser und Natrium	nach Wasserbilanz und Serumnatrium
Kalium	40–80 mmol
Calcium	800–1000 mg
Phosphor	8–17 mg/kg (oft Phosphatbinder erforderlich)
Magnesium	20–300 mg
Eisen	10–15 mg (Substitution teilweise erforderlich)
Zink	15 mg (Substitution teilweise erforderlich)
Vitamine	
Ascorbinsäure	100 mg
Pyridoxinhydrochlorid (B_6)	10 mg
Thiaminhydrochlorid (B_1)	2 mg (nicht immer erforderlich)
Folsäure	1–5 mg in Abhängigkeit von der Hyperhomozysteinämie
Vitamine A und K	keine Substitution
Vitamin D	nach individuellen Gegebenheiten

Es können 3 Arten von Ultrafiltrationsstörungen unterschieden werden (216):

Typ I (häufigster Typ) sind Patienten mit hohen peritonealen Transportraten für Glucose und kleinmolekulare Substanzen („high transporter"). Die rasche Resorption der Glucose aus dem Dialysat hat eine rapide Reduktion des osmotischen Gradienten zwischen Dialysat und Blut in den peritonealen Kapillaren zur Folge. Bei längeren Verweilzeiten, wie sie bei der CAPD üblich sind, wird daher Flüssigkeit resorbiert. Häufigste Ursache einer (akuten und reversiblen) Typ-I-Ultrafiltrationsstörung ist die Peritonitis.

Typ II (selten) sind Patienten mit stark erniedrigten peritonealen Transportraten. Obwohl die Glucose aus dem Dialysat nur langsam resorbiert wird, ist die Ultrafiltration (z.B. durch Verdickung der Peritonealmembran bei peritonealer Sklerose) gestört.

Typ III Ursache der Typ-III-Ultrafiltrationsstörung, die ebenfalls selten vorkommt, ist ein gesteigerter lymphatischer Abtransport von Dialysat aus dem Peritonealraum.

Therapeutisch kann bei allen Formen der Ultrafiltrationsstörung zunächst die Trinkmenge reduziert und bei vorhandener Restnierenfunktion die Harnausscheidung durch Gabe von Diuretika versuchsweise gesteigert werden. Bei Typ-I-Ultrafiltrationsstörungen ist ein Wechsel zu einem Verfahren mit kurzer Verweilzeit (z.B. nächtliche intermittierende Peritonealdialyse) indiziert. Eine Alternative wäre in Zukunft eventuell die Verwendung von Dialysaten, die ein osmotisches Agens mit hohem Molekulargewicht (z.B. Glucosepolymere) enthalten (189). Bei Typ-II und Typ-III-Ultrafiltrationsstörungen ist häufig ein Wechsel zur Hämodialyse notwendig (216).

Sonstige Komplikationen

Hämoperitoneum

Unter Hämoperitoneum versteht man die sichtbare Beimengung von Blut zum Dialysat. Häufigste Ursache ist Übertritt von Menstrualblut aus den Eileitern in die Peritonealhöhle („retrograde Menstruation") (31). Auch zur Zeit des Eisprungs kann vorübergehend blutiges Dialysat auftreten. Andere Ursachen eines Hämoperitoneums sind: Ruptur von Ovarialzysten, Nierenzell- und Kolonkarzinom, Ruptur einer Zyste bei Zystennieren, hämorrhagische Diathese bzw. Antikoagulantientherapie, Kalzifikation des Peritoneums, sklerosierende Peritonitis, akute Cholezystitis, Milzruptur und Pankreatitis (20). Ebenso kann nach Traumen und Operationen (z.B. nach Tenckhoff-Katheter-Implantation) blutiges Dialysat auftreten.

Das Hämoperitoneum im Rahmen der Menstruation oder Ovulation ist harmlos und bedarf meist keiner Therapie. Sollten jedoch Symptome, insbesondere Hypotonie, Tachykardie, Bauchschmerzen und Schwindel, auftreten oder ein Trauma anamnestisch erhebbar sein, ist eine genaue Abklärung und nötigenfalls Observierung indiziert. Bei asymptomatischen Patienten mit Hämoperitoneum können 1–3 schnelle Wechsel eines 1,36%igen Dialysates mit Raumtemperatur durchgeführt werden. Dieses Manöver führt zu einer Vasokonstriktion der peritonealen Kapillaren. Bei peritonealen Blutungsursachen gelingt auf diese Art häufig eine Klärung des Dialysates, während andere Blutungsquellen (z.B. retrograde Menstruation, Ruptur einer Nierenzyste) unbeeinflußt bleiben (113). Wegen der Gefahr einer Koagelbildung bei Blutbeimengung zum Dialysat empfehlen manche Autoren die i.p. Gabe von 500–1000 IE/l Heparin. Eine Zunahme der peritonealen Blutung scheint dadurch nicht vorzukommen (20).

Chyloperitoneum

Das Chyloperitoneum ist eine seltene Komplikation der CAPD und zugleich eine wichtige Differentialdiagnose der infektiösen Peritonitis (16, 270). Typisch sind die milchig-weiße, homogene Trübung des Dialysates, negative bakteriologische Untersuchungen, fehlender Nachweis einer Pilzinfektion bei Gram-Färbung oder in Kulturen sowie normale Leukozytenzahlen und erhöhte Triglyceridspiegel im Dialysatauslauf.

Mit der Sudan-III-Färbung können im nativen Dialysat Fetttröpfchen nachgewiesen werden (16, 271).

Das Chyloperitoneum tritt meist spontan und ohne Schmerzsymptomatik entweder unmittelbar nach Katheterimplantation oder aber Tage bis Monate nach CAPD-Beginn auf. Die Ursache ist unklar. Ein abdomineller Tumor oder die Ruptur einer Ovarialzyste (pseudochylöser Aszites) sollten jedoch als Ursache ausgeschlossen werden (16, 20).

Chemische Peritonitis

Die chemische Peritonitis ist bezüglich ihrer Symptomatik häufig nicht von der infektiösen Peritonitis zu unterscheiden. Trübung des Dialysates, Bauchschmerzen und erhöhte Leukozytenzahlen im Dialysat können in beiden Fällen vorkommen. Die Dialysatkulturen sind jedoch bei chemischer Peritonitis immer negativ.

Ursache ist eine Reizung des Peritoneums durch verschiedene chemische Noxen. Fälle von chemischer Peritonitis wurden vor allem nach i.p. Applikation von Vancomycin (108, 241) und Amphotericin B (65) beschrieben. Die Therapie besteht im Absetzen der auslösenden Noxe.

Eosinophile Peritonitis

Die eosinophile Peritonitis tritt meist einige Tage nach Katheterimplantation auf. Sie ist charakterisiert durch das Auftreten eines trüben Dialysates mit erhöhter Leukozytenzahl und einem Anteil an eosinophilen Granulozyten über 15%. Abdominelle Schmerzen fehlen meist oder sind nur gering ausgeprägt, Dialysatkulturen sind negativ. In einem Teil der Fälle findet sich eine Eosinophilie im peripheren Blut. Die Ursache der eosinophilen Peritonitis ist nach wie vor unklar. Möglicherweise spielen chemische Substanzen (z.B. Phthalate), die aus den Dialysatbeuteln oder aus dem Katheter freigesetzt werden, eine Rolle (239, 306). Andere Ursachen könnten mechanische Irritationen des Peritoneums durch das Dialysat, das mechanische Trauma bei der Katheterimplantation sowie intraperitoneale Luft sein (71, 239). Die eosinophile Peritonitis heilt meist spontan aus. Bei den seltenen schweren Verlaufsformen wurde über erfolgreiche intravenöse Behandlung mit Glycyrrhizin (320) oder i.p. Therapie mit Hydrocortison (198) berichtet.

Sklerosierende Peritonitis

Der sklerosierenden Peritonitis liegt ein chronisch entzündlicher abdomineller Prozeß zugrunde, der zu ausgeprägten Neuformationen von Bindegewebe, vor allem im Bereich des viszeralen Peritoneums, und in weiterer Folge zu einer Ummantelung und auch Konstriktion der Abdominalorgane führt. Die neugebildeten Bindegewebsschichten sind von einem chronisch entzündlichen Infiltrat durchwandert; der Mesothelüberzug fehlt in weiten Abschnitten (88). Klinisch stehen Ultrafiltrationsstörungen, Abnahme der peritonealen Clearance, gastrointestinale Symptome wie Übelkeit und Erbrechen, Bauchschmerzen, blutiges Dialysat, intermittierender oder persistierender Dünndarmileus sowie in weiterer Folge Gewichtsverlust und Kachexie im Vordergrund.

Die Ursache der sklerosierenden Peritonitis ist unklar und möglicherweise multifaktoriell. Zahlreiche pathogenetische Faktoren werden diskutiert. Zu diesen zählen die Verwendung acetathaltiger Dialysate, rezidivierende Peritonitiden, chemische Substanzen, die aus den Dialysatbeuteln bzw. aus dem Katheter freigesetzt werden, die Verwendung von Chlorhexidin als Desinfektionsmittel sowie möglicherweise entzündliche Stimuli durch den Katheter selbst oder durch hypertones Dialysat (20, 37, 165, 303).

Der β-Blocker Practolol wurde 1976 aus dem Handel gezogen, da im Rahmen der Behandlung (nierengesunder Patienten) schwere sklerosierende Peritonitiden sowie in ca. 25% dieser Fälle auch Entzündungen anderer seröser Höhlen auftraten. Eine Rolle der β-Blocker in der Pathogenese der sklerosierenden Peritonitis des CAPD-Patienten wurde zwar mehrfach vermutet, konnte jedoch in epidemiologischen Studien nie bestätigt werden (88).

Eine Frühdiagnose dieser Komplikation ist eventuell durch Computertomographie des Abdomens möglich (186). Sofern Ultrafiltrationsleistung und peritoneale Clearance nicht zu stark beeinträchtigt sind, sollte bei gestellter Diagnose die Peritonealdialyse fortgeführt werden, da eine „Trockenlegung" des Abdomens möglicherweise den Entzündungs- und Fibrosierungsprozeß beschleunigt (20, 205).

Bei Ileus oder Darmnekrose muß eine chirurgische Sanierung durchgeführt werden, wenngleich das Risiko schwerer Blutungen sowie die postoperative Mortalität hoch sind (20). Nach einem neueren Bericht könnte die Durchführung einer immunsuppressiven Therapie den Verlauf der sklerosierenden Peritonitis günstig beeinflussen (166).

Klinische Ergebnisse

Renale Anämie

In den ersten Monaten der CAPD-Therapie kommt es bei den meisten Patienten zu einem Hämatokritanstieg, der im Gegensatz zur Hämodialyse eher durch eine echte Vermehrung der roten Blutzellen, weniger durch eine Verminderung des Plasmavolumens verursacht wird (185). Im Langzeitverlauf haben CAPD-Patienten ein höheres Serumhämoglobin sowie einen geringeren Erythropoetinbedarf bei Hämodialysepatienten. Ursache dafür könnte nicht nur das verminderte Risiko chronischer Blutverluste, sondern eventuell auch die bessere Elimination von Erythropoeseinhibitoren durch Peritonealdialyse sein (52, 57, 185, 248, 261). Von einigen Autoren wird der reduzierte Erythropoetinbedarf der CAPD-Patienten allerdings durch die unterschiedliche Applikationsweise bei PD- und HD-Patienten erklärt. Mit der bei CAPD-Patienten bevorzugten s.c. Applikation wird der Zielhämatokrit schneller und mit geringerer Dosierung als nach i.v. Gabe erreicht (92). Bei CAPD-Patienten, die mit Erythropoetin behandelt werden, tritt häufig ein Eisenmangel auf, der eine entsprechende Substitution notwendig macht. Die Zahl der mit Eisentherapie behandelten Patienten ist allerdings geringer als bei der Hämodialyse (261). Wegen der geringeren Bioverfügbarkeit, insbesondere bei langer CAPD-Behandlung oder nach durchgemachter Peritonitis, wird die intraperitoneale Erythropoetinapplikation keine Bedeutung erlangen (144).

Hypertonie und Hypotonie

Zahlreiche Studien zeigen eine bessere Blutdruckeinstellung der CAPD-Patienten sowie einen geringeren Bedarf an antihypertensiver Medikation im Vergleich zu HD-Patienten (128, 197, 288). Die günstige Beeinflussung der Hypertonie ist nicht nur durch Reduktion des extrazellulären Flüssigkeitsvolumens, sondern wahrscheinlich auch durch bessere und kontinuierliche Elimination pressorisch wirksamer Substanzen bedingt (288).

Hypotonie mit Orthostaseproblemen tritt seltener als bei Hämodialyse auf (221) und kann meist durch Erhöhung der Natriumzufuhr oder Steigerung der Natriumkonzentration im Dialysat beseitigt werden.

Kardiale Erkrankungen

Durch Verbesserung der systolischen Funktion und Reduktion des linksventrikulären Volumens ist bei Patienten mit kongestiver Kardiomyopathie und Herzinsuffizienz eine zum Teil eindrucksvolle Verbesserung der linksventrikulären Auswurffraktion (134) und der subjektiven Symptomatik (179, 183, 280) nachweisbar. Ein positiver Einfluß auf die Mortalitätsrate dieser Patienten ist jedoch nicht gesichert (6).

Atherogene Risikofaktoren wie Hyperlipidämie und Hyperinsulinämie sind bei CAPD-Patienten eher vermehrt vorhanden und könnten das Auftreten einer koronaren Herzerkrankung theoretisch begünstigen (195). Andererseits ist durch geringere Volumen- und Herzfrequenzschwankungen sowie stabilere Blutdruckeinstellung der myokardiale Sauerstoffverbrauch reduziert. Der tatsächliche Einfluß aller genannten Faktoren auf die klinische Situation ist noch unklar (6).

Die Inzidenz von Perikardergüssen bei urämischen Patienten variiert von Studie zu Studie, liegt aber bei CAPD-Behandlung niedriger als bei Hämodialysepatienten (5, 195).

In den bisher durchgeführten Untersuchungen findet sich kein Hinweis, daß unter CAPD-Therapie die Arrhythmieneigung zunimmt (6, 195).

Zahlreiche Autoren beschreiben bei CAPD-Behandlung einen Rückgang der Linksventrikelhypertrophie (79, 197). Hüting u. Mitarb. (150) fanden eher eine Zunahme der Myokarddicke im Laufe der Therapie, wobei letztere jedoch mit der Blutdruckeinstellung sowie dem Hydratationszustand des Patienten korreliert.

Renale Osteopathie

Studien über den Verlauf der renalen Osteopathie unter CAPD-Therapie haben widersprüchliche Ergebnisse geliefert. Teils wurde eine Verbesserung, teils eine Progression der Knochenveränderungen angegeben. Neuere Publikationen beschreiben jedoch bei CAPD-Patienten eine geringere Inzidenz der Osteomalazie, der Ostitis fibrosa sowie der Aluminiumosteopathie im Vergleich zum HD-Kollektiv. Die adyname Osteodystrophie (aplastische Knochenerkrankung), charakterisiert durch niedrigere Parathormonwerte, kommt hingegen vermehrt bei CAPD-Patienten vor (48–70% bei CAPD vs. 16–35% bei HD) (13, 264, 299, 328).

Als Ursache für die hohe Inzidenz der adynamen Osteodystrophie bei CAPD-Patienten werden diskutiert: Die Verwendung von Dialysatlösungen mit 1,75 mmol/l Calcium und gleichzeitige Calciumcarbonatgabe führen zu einer positiven Calciumbilanz und somit zu einer Tendenz zur Hyperkalzämie mit konsekutiver Suppression von Parathormon. Wegen der bei CAPD häufig niedrigeren Serumalbuminspiegel ist das ionisierte Calcium auch bei normalem Serumgesamtcalcium häufig erhöht, was zu einer Unterschätzung der Hyperkalzämien bei alleiniger Bestimmung des Gesamtserumcalciums führt (61). Weitere Unterschiede zwischen CAPD und HD bezüglich des Knochenstoffwechsels bestehen in den höheren peritonealen Verlusten von Vitamin D bindendem Protein sowie Parathormonfragmenten (61).

Die Verwendung von Dialysat mit niedriger Calciumkonzentration (1,0–1,25 mmol/l) reduziert die Gefahr der Hyperkalzämie, erlaubt die Gabe von Calciumcarbonat anstelle von Aluminiumhydroxid und ist wegen der negativen Calciumbilanz ein Stimulus für die PTH-Sekretion (146). Nach neueren Empfehlungen sollten Parathormonwerte zwischen 120 und 250 pg/ml (2–4fach über dem oberen Normwert) angestrebt werden (328). Eine negative Calciumbilanz muß durch orale Calciumsubstitution ausgeglichen werden.

Dialyseassoziierte Amyloidose

Langzeitkomplikationen durch β_2-Amyloidablagerungen (zystische Knochenveränderungen, Arthropathie, Karpaltunnelsyndrom) treten bei Dialysepatienten selten vor dem 3.–4. Behandlungsjahr, meist erst 8–9 Jahre nach Therapiebeginn auf. Die Serum-β_2-Mikroglobulinspiegel sind bei CAPD-Patienten im Vergleich zu gesunden Kontrollpersonen deutlich erhöht. Im Vergleich zu HD-Patienten beschreiben jedoch einige Autoren niedrigere β_2-Mikroglobulinspiegel (30), wobei dieser Unterschied zwischen HD und CAPD eventuell durch die bessere Restnierenfunktion der CAPD-Patienten erklärt werden kann (213). In einer Studie von Cornelis u. Mitarb. (64) hatten innerhalb von 3 Jahren 14% der CAPD-Patienten Manifestationen im Sinne einer Amyloidose. Somit scheinen trotz niedriger Serum-β_2-Mikroglobulinspiegel amyloidbedingte Komplikationen auch unter Peritonealdialysetherapie eine wesentliche Rolle zu spielen. Eine neuere japanische Studie an 5000 CAPD-Patienten mit einer CAPD-Dauer von 1–144 Monaten zeigt im Gegensatz zu anderen Publikationen mit 0,14% eine sehr niedrige Inzidenz an Karpaltunnelsyndromen. Die Ursache der niedrigen Inzidenz bei den japanischen CAPD-Patienten ist noch unklar (254).

Urämische Polyneuropathie

Die CAPD ist eine besonders effektive Therapieform zur Elimination von „Mittelmolekülen" (236), wobei letztere u.a. bei der Pathogenese der urämischen Nervenläsionen eine wesentliche Rolle spielen dürften. Hoffnungen, daß die urämische Polyneuropathie durch CAPD-Therapie günstiger beeinflußt wird als durch HD-Behandlung, haben sich jedoch nicht bewahrheitet. Die Nervenleitgeschwindigkeit bleibt stabil oder verschlechtet sich im Verlauf der Behandlung (219). In vergleichbaren Patientengruppen fanden sich hinsichtlich Inzidenz bzw. Verschlechterung der Polyneuropathie keine signifikanten Unterschiede zwischen CAPD und HD (24, 219). Ebenso ergaben sich keine Differenzen bei visuell oder sensomotorisch evozierten Potentialen sowie evozierten Hirnstammpotentialen (219).

CAPD bei Diabetikern mit terminalem Nierenversagen

Die CAPD bietet dem niereninsuffizienten diabetischen Patienten eine Reihe potentieller Vorteile. Zu diesen zählen der schonendere Volumenentzug, bessere Beeinflussung der Hypertonie und Anämie, stabilere Blutzuckereinstellung mit geringerer Rate an Hypoglykämien, stabilere Urämiekontrolle und länger erhaltene Restnierenfunktion.

Nachteile sind jedoch die Glucoseresorption mit erhöhtem Insulinbedarf, eine höhere Rate an Exit-site- und Tunnelinfektionen sowie möglicherweise eine Verschlechterung des Lipidstoffwechsels.

Die ursprüngliche Erwartung, daß der Verlauf der diabetischen Retinopathie unter CAPD-Therapie aufgrund der nicht notwendigen Antikogulation günstiger beeinflußt wird, scheint sich nach den bisher vorliegenden Studien nicht bewahrheitet zu haben (66, 82, 215).

Mortalität, technisches Drop-out und Morbidität des diabetischen CAPD-Patienten sind höher als bei nichtdiabetischen Patienten. Die 1-Jahres-Überlebensrate liegt zwischen 83 und 86%, die 4-Jahres-Überlebensrate bei 38%. Das technische Überleben nach 1 Jahr liegt zwischen 65 und 75%, nach 4 Jahren nur mehr bei ca. 25% (86, 121).

Die Art der Insulinapplikation (s.c. versus i.p.) wird kontrovers beurteilt. Vorteile der i.p. Gabe sind der „physiologischere Weg" über das Pfortadersystem in die Leber, die stabile Blutzuckereinstellung sowie das Vermeiden subkutaner Injektionen. Nachteile sind die größere notwendige Insulinmenge, die für den Patienten fremde Applikationsweise, die ein zusätzliches Training notwendig macht, das gelegentliche Auftreten einer subkapsulären Steatosis hepatis sowie die Tatsache, daß das genaue Ausmaß der Resorption aufgrund der eventuellen Insulinadsorption an Beutel oder Schlauchsystem nicht immer genau vorhersehbar ist (121, 291). Die Mehrzahl der Studien zeigt keinen Unterschied in der Peritonitisinzidenz zwischen diabetischen und nichtdiabetischen CAPD-Patienten. Die Peritonitisrate scheint auch nicht mit der Insulinapplikationsweise (s.c. oder i.p.) zu korrelieren (86, 177). Exit-site- und Tunnelinfekte, verursacht durch Staphylococcus aureus, kommen hingegen bei Diabetikern häufiger vor. Ursache könnte der größere Anteil von Patienten mit Staphyloccocus-aureus-Besiedelung der Nase unter den diabetischen im Vergleich mit den nichtdiabetischen CAPD-Patienten sein (86).

CAPD bei Kindern

Die CAPD ist bei terminal niereninsuffizienten Kindern eine anerkannte Methode der ersten Wahl. Die bei der Hämodialyse notwendigen Immobilisationszeiten entfallen, und der peritoneale Zugang ist technisch meist einfacher als die Anlage einer funktionstüchtigen arteriovenösen Fistel.

Die Vorteile des kontinuierlichen Prozesses der Dialyse sind augenfällig. Die CAPD gewährleistet eine gute Hypertonuseinstellung, führt zu einer Verminderung des Transfusionsbedarfs und bietet größere diätetische Freiheiten. Genauere Informationen sind dem Kap. „Dialyse im Kindesalter" (S. 390) zu entnehmen.

CAPD und Nierentransplantation

Wenn vergleichbare Selektionskriterien sowie gleiche Vorbereitung und postoperative Immunsuppression angewendet werden, findet sich in der Mehrzahl der Studien kein Unterschied im Patienten- und Transplantatüberleben von CAPD- und HD-Patienten nach Nierentransplantation (95, 220, 225, 255).

Postoperative Anurie (durch akutes Nierenversagen) tritt bei CAPD-Patienten nach Transplantation seltener auf als bei HD-Patienten. Der Unterschied ist aber nicht in allen Studien statistisch signifikant (182, 220). Ursache könnte ein besserer Hydratationszustand der CAPD-Patienten sein.

Die Inzidenz von Abstoßungsreaktionen nach Nierentransplantation ist bei CAPD- und HD-Patienten gleich (220). Eine bestehende infektiöse Peritonitis stellt eine absolute Kontraindikation gegen die Durchführung einer Nierentransplantation dar. Nach Abheilung der Entzündung sollten zumindest 4 Wochen bis zu einer Neumeldung abgewartet werden.

Bei präoperativ bestehendem Exit-site- oder Tunnelinfekt sollte der Katheter im Rahmen der Transplantation entfernt und eine entsprechende antibiotische Therapie durchgeführt werden. In allen anderen Fällen kann der Katheter je nach Verlauf 4–12 Wochen nach erfolgreicher Operation explantiert werden (255).

Nach Transplantation ist die Durchführung der CAPD prinzipiell möglich; allerdings ist aufgrund des erhöhten Peritonitisrisikos auf eine strenge Infektionsprophylaxe zu achten. Die Inzidenz der Peritonitis nach Nierentransplantation schwankt je nach Zentrum zwischen 5 und 17% (220, 255). Ein Einfluß einer postoperativen Peritonitis auf die Transplantatüberlebensrate konnte bisher nicht nachgewiesen werden (255). Die Peritonitis in der Posttransplantationsphase wird entsprechend antibiotisch behandelt. In therapiefraktären Fällen ist die unverzügliche Katheterexplanation indiziert. Eine Reduktion der immunsuppressiven Therapie ist meist nicht notwendig.

Langzeitergebnisse

Eine große Zahl von Studien beschreiben Mortalitätsraten von CAPD- und HD-Patienten und liefern zum Teil widersprüchliche Ergebnisse (29, 49, 110, 123, 139, 217, 219, 325).

Verschiedene Studien zeigten eine vergleichbare Mortalitätsrate bei CAPD- und HD-Patienten (49, 110, 139, 209, 217). Bei älteren Patienten fanden Maiorca u. Mitarb. (214) eine geringere Mortalität bei PD-Patienten und Lunde u. Mitarb. (209) keine Unterschied zwischen Peritoneal- und Hämodialyse. Bezüglich Diabetikern beschreiben Held.u. Mitarb. (139) eine im Vergleich zur Hämodialyse etwas geringere Mortalität bei Patienten unter 55 Jahren, dagegen eine höhere Mortalität bei Patienten über 55 Jahre. Im Gegensatz dazu fanden Bloembergen u. Mitarb. (29) insgesamt unter Peritonealdialyse im Vergleich zur Hämodialyse eine geringfügig erhöhte Mortalität, welche bei Patienten über 55 Jahre signifikant war. Bei der Gruppe der älteren Diabetiker war der Unterschied noch stärker ausgeprägt. Als mögliche Ursache für diese Beobachtung wird von Bloembergen u. Mitarb. (29) und Teehan u. Hakum (325) diskutiert, daß diese Studie in den Jahren 1987–1989 durchgeführt wurde und zu diesem Zeitpunkt bei PD-Patienten noch nicht auf eine adäquate Dialyse geachtet wurde. 63% der Patienten führten eine Standard-PD mit 4mal 2 l durch, was bei Verlust der Restnierenfunktion nicht den heute geforderten Kt/V-Werten entspricht. Keen u. Mitarb. (173) zeigten ferner, daß im Schnitt nur 78% der verordneten Dialysemenge angewendet werden. Es sind deshalb neuere Studien über den Vergleich der Mortalitätsraten in Abhängigkeit vom Dialyseverfahren geplant, bei denen die PD-Patienten adäquat dialysiert wurden. Falls sich auch darunter die von Bloembergen u. Mitarb. (29) gefundenen Daten bestätigen sollten, muß man bei älteren Patienten und vor allem bei Diabetikern diese Tatsache bei der Indikationsstellung zur Peritonealdialyse mit berücksichtigen.

Haupttodesursache bei PD-Patienten sind kardiovaskuläre Ereignisse, gefolgt von Kachexie und Infektionen (einschließlich Peritonitis) (28, 123, 350). Bezüglich Hospitalisation gibt es ebenfalls zum Teil widersprüchliche Ergebnisse. Während Gokal u. Mitarb. (110), Singh u. Mitarb. (302) sowie Serkes u. Mitarb. (297) keine höhere Hospitalisationsrate und -dauer bei PD-Patienten im Vergleich zur HD finden, beschreiben Habach u. Mitarb. (125) und Maiorca u. Mitarb. (219) bis zu 14% häufigere stationäre Aufnahmen und 20% mehr Hospitalisationstage. Die Krankenhausaufenthaltsdauer könnte jedoch möglicherweise durch vermehrte ambulante Peritonitisbehandlungen verkürzt werden.

Das technische Überleben (d.h. die Zeit, in der die Methode durchgeführt werden kann) variiert je nach Studie. So beträgt die technische Überlebensrate in der Studie von Gokal (110) nach 4 Jahren 61%, während bei Maiorca u. Mitarb. (218) nach 5 Jahren noch 71% der Patienten die CAPD-Therapie durchführten.

Häufigste Ursachen für die Beendigung der CAPD waren die infektiöse Peritonitis (40–47%), verminderte peritoneale Clearance oder Ultrafiltrationsleistung (15–19%), katheterbedingte Probleme (9–15%) und Wunsch des Patienten (4–15%) (219). In den meisten genannten Studien ist das technische Überleben unter CAPD geringer als unter Hämodialyse. Dieser Unterschied könnte jedoch in Zukunft durch weitere Reduktion der Peritonitisraten, vor allem aber auch durch die Möglichkeit der automatischen Peritonealdialyseverfahren ausgeglichen werden.

Automatische Peritonealdialyse (APD)

Prinzip

Automatische Peritonealdialyse ist der Oberbegriff aller Arten von PD, die mittels eines Cyclers durchgeführt werden.

Der Cycler (Abb. 33.7) übernimmt die Beutelwechsel und erfüllt dabei folgende Funktionen:

- Bereitstellung einer vorgewählten Dialysatmenge,
- Aufwärmung des Dialysats,
- Kontrolle von Einlaufzeit, Einlaufmenge, Verweilzeit, Dialysatauslauf und Auslaufmenge,
- Meldung bei Störungen (Okklusion, Temperaturänderung usw.).

Der Ein- und Auslauf des Dialysats erfolgt dabei in der Regel wie bei der CAPD durch Schwerkraft. Der Patient ist während der gesamten Cycler-Dialyse mit dem Schlauchsystem konnektiert.

Formen

Abb. 33.8 veranschaulicht die verschiedenen Varianten der APD.

Als älteste Form der APD wurde die intermittierende Peritonealdialyse (IPD) durchgeführt. Bei dieser Form der Dialyse kommen die Patienten 3mal wöchentlich in das Zentrum. Dabei werden in 8–10 Stunden ca. 20–50 l Dialysat ausgetauscht. Das Füllvolumen liegt zwischen 1,5 und 3 l und die Verweilzeit zwischen 15 und 10 Minuten.

Als weitere Formen werden die sog. Heimcyclerverfahren angeboten, bei denen sich die Patienten täglich nachts an den Cycler anschließen. Je nachdem, ob die Abdominalhöhle untertags leer oder mit Dialysat gefüllt ist, unterscheidet man zwischen nächtlicher intermittierender Peritonealdialyse (NIPD) bzw. kontinuierlicher zyklischer Peritonealdialyse (CCPD). Bei der NIPD werden nachts in 8–10 Stunden ca. 15 bis maximal 25 l ausgetauscht. Untertags ist die Bauchhöhle leer. Bei der CCPD werden ebenfalls nachts in 8–10 Stunden ca. 10–15 l Dialysat ausgetauscht. Während des Tages ist das Abdomen mit Dialysat gefüllt, wobei je nach Notwendigkeit untertags noch ein zusätzlicher Beutelwechsel durchgeführt werden kann.

Cycler-Peritonealdialysen können ferner auf zwei Arten durchgeführt werden (Abb. 33.9):

- Standard-PD: Bei jedem Zyklus wird das gesamte Dialysat aus dem Abdomen entleert, d.h., während der Auslaufzeit ist das Peritoneum ohne Dialysatkontakt.
- Tidal-PD: Es werden nur ca. 50% des Füllvolumens nach jedem Zyklus entleert, und die entsprechende Menge wird wieder aufgefüllt, so daß das Peritoneum immer in Kontakt mit Dialysat (Residualvolumen) bleibt (2).

Tidal-PD wird vor allem dann eingesetzt, wenn hoher Dialysatumsatz erwünscht ist. Bei Standard-PD nimmt vor allem bei sehr kurzen Verweilzeiten (z.B. 20 Minuten) die Auslaufzeit (ca. 20 Minuten bei 2 l Füllvolumen) und somit der fehlende Kontakt des Peritoneums mit Dialysat einen zu großen Anteil an der Dialysezeit ein, im ungünstigsten Fall mehr als 50%. Mittels Tidal-PD kann in der gleichen Zeit eine größere Dialysatmenge umgesetzt werden und damit eine effektivere Clearance kleinmolekularer Substanzen sowie eine bessere Ultrafiltrationsrate erzielt werden (103). Bei gleichem Dialysatfluß und gleichem Füllvolumen konnten Piraino u. Mitarb. (268) jedoch keine bessere Clearance kleinmolekularer Substanzen durch Tidal-PD im Vergleich zu IPD finden.

Pathophysiologie

Der wichtigste pathophysiologische Unterschied zwischen CAPD und APD besteht in der Dauer der Verweilzeiten (bei CAPD 4–9 Stunden, bei APD 15–120 Minuten) und in der Position des Patienten. Bei der CAPD ist der Patient meist in aufrechter Position; bei der APD liegt der Patient in der Regel.

Vergleicht man APD und CAPD, so ist die Position des Patienten zu berücksichtigen. Der intraabdominel-

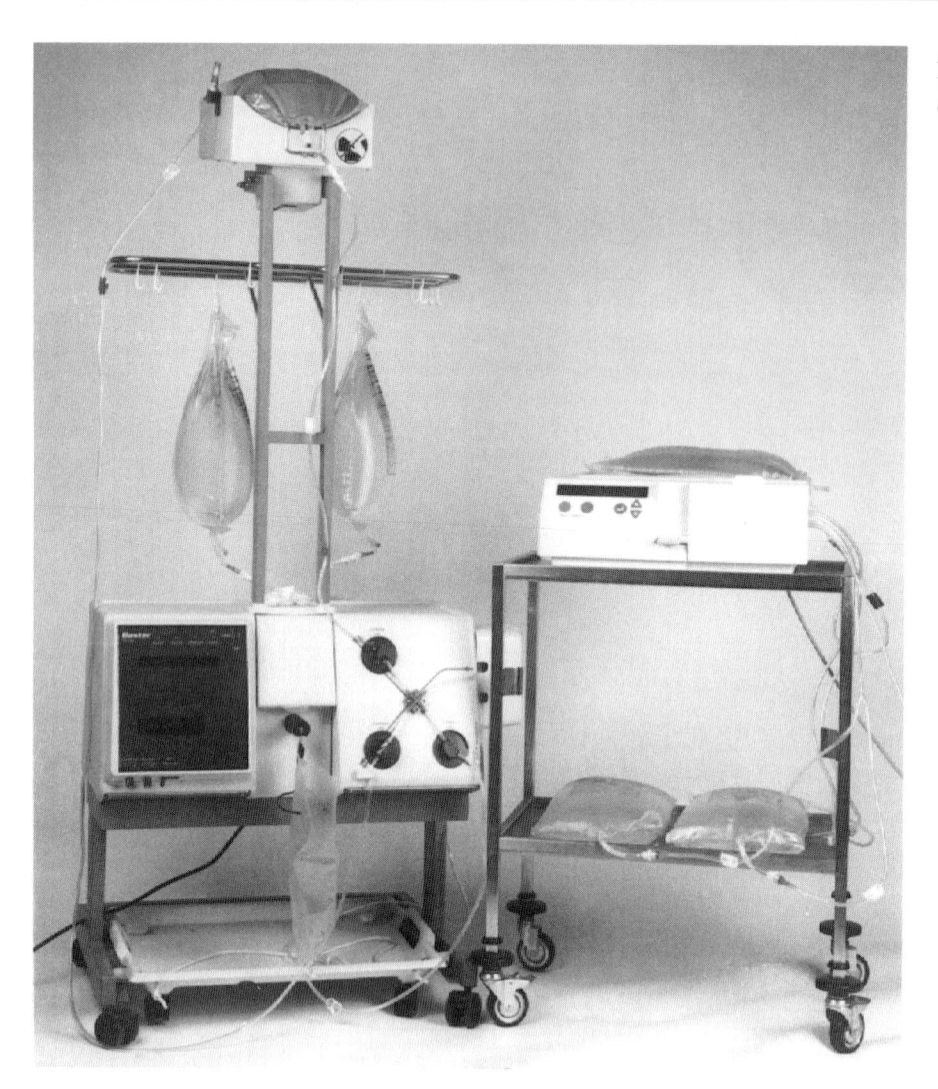

Abb. 33.7 Cycler-Modelle für automatische Peritonealdialyse.

le Druck ist im Liegen bei gleichem Füllvolumen ungefähr halb so hoch wie im Sitzen (Abb. 33.6) (83). Dies bedeutet, daß man bei der APD im Liegen höhere Füllvolumina verwenden kann und insgesamt weniger Probleme von seiten des intraabdominellen Druckes (z. B. Hernien, Dialysatleaks, gastrointestinale Beschwerden, Rückenschmerzen usw.) auftreten. Es gibt ferner Hinweise, daß im Liegen die peritoneale Clearance von Harnstoff und Kreatinin besser ist als in aufrechter Position (39).

Die Ultrafiltration wird durch den Dialysat/Plasma-Gradienten der Glucose erzielt und ist zu Beginn der Verweilzeit am höchsten. Wie bereits dargestellt (Abb. 33.2) erreicht man das Maximum an Ultrafiltration je nachdem, ob der Patient „high transporter" oder „low transporter" ist und je nach verwendeter Glucosekonzentration nach 2–3 Stunden. Bei längerer Verweilzeit nimmt die Nettoultrafiltration durch den Lymphabtransport ab und kann bei langen Verweilzeiten sogar zu einer Flüssigkeitsresorption führen. Bedingt durch die kürzeren Verweilzeiten bei der APD, erreicht man hier eine höhere Ultrafiltrationsleistung pro Gramm resorbierte Glucose und damit insgesamt eine geringere Glucosersorption im Vergleich zur CAPD (48, 332).

Die Clearance von kleinen Molekülen ist abhängig vom Dialysatfluß. Für Harnstoff wird z. B. eine volle Äquilibration zwischen Dialysat und Plasma nach 3–4 Stunden erreicht, wobei auch hier zu Beginn des Zyklus, bedingt durch den höheren Dialysat/Plasma-Gradienten, eine schnellere Äquilibration stattfindet. Dies bedeutet, daß man durch höheren Dialysatfluß, d.h. kürzere Verweilzeiten und mehr Dialysatumsatz, eine bessere Clearance kleinmolekularer Substanzen erzielen kann. Tab. 33.10 zeigt die wöchentliche peritoneale Kreatinin- und Harnstoffclearance unter verschiedenen Peritonealdialyseregimes in Abhängigkeit von den Membrantransportcharakteristika. Während bei der CAPD, bedingt durch die längeren Verweilzeiten, Membraneigenschaften die peritoneale Clearance nicht wesentlich beeinflussen, werden bei der Cycler-Therapie mit kurzen Verweilzeiten in Abhängigkeit von den Transporteigenschaften sehr unterschiedliche Clearancewerte gefunden. Die niedrigste Clearance findet man bei den „low transporters", die höchste bei den „high transporters", wobei

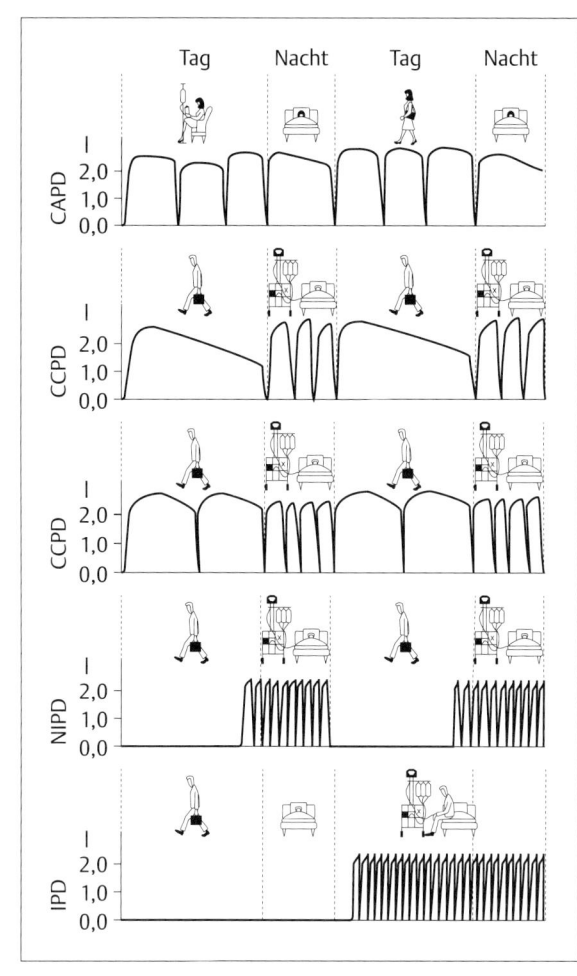

Abb. 33.8 Schemata verschiedener PD-Verfahren (nach Khanna u. Mitarb.).

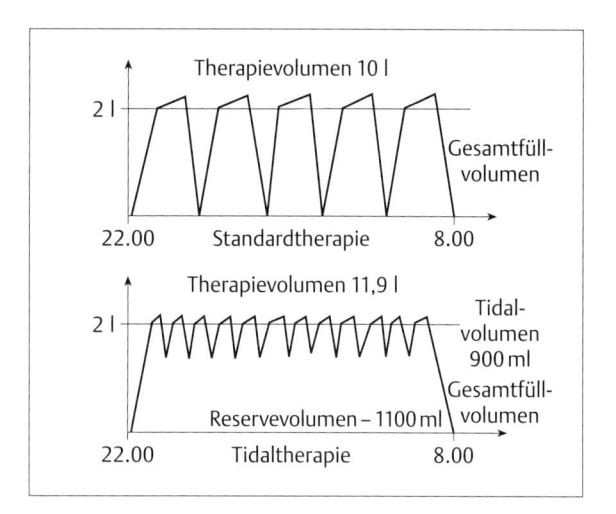

Abb. 33.9 Vergleich zwischen Standard-IPD und Tidaltherapie.

im Extremfall der Unterschied den Faktor 2 ausmachen kann. Anhand der Tab. 33.10 wird ebenfalls deutlich, daß die Clearance durch Erhöhung des Füllvolumens gesteigert werden kann. Um mit Cycler gleiche Clearance-Werte wie bei CAPD zu erzielen, benötigt man bei CCPD rund die 1,5fache, bei nächtlicher intermittierender Peritonealdialyse (NIPD) die 2–2,5fache Dialysatmenge (104).

Die Äquilibration der mittelgroßen Moleküle (z.B. Inulin, Vitamin B_{12}, β_2-Mikroglobulin usw.) ist deutlich langsamer als die der kleinen Moleküle und selbst nach langen Verweilzeiten von 10–12 Stunden noch nicht vollständig erreicht. Die Clearance von mittelgroßen Molekülen ist somit bei kontinuierlichen Verfahren (CAPD, CCPD) deutlich besser als bei intermittiernden Verfahren wie IPD oder NIPD.

Indikationen

Die intermittierende Peritonealdialyse (im Zentrum) ist vor allem bei Patienten indiziert, die weder Hämodialyse (z.B. kein Shunt möglich, schlechte kardiale Situation) noch CAPD oder Heim-Cycler-Therapie (ältere, oft alleinstehende Personen, usw.) durchführen können (289, 337). Die Indikation zur IPD wird aufgrund von Ausschlußkriterien gestellt, da nur eine schlechte Clearance kleinmolekularer Substanzen erreicht wird. Nachdem

Tabelle 33.10 Wöchentliche peritoneale Clearance (l/Woche) für verschiedene PD-Verfahren in Abhängigkeit von den Membrancharakteristika und für Standardhämodialyse

PD-Regime	Behandlungszeit (Stunden)	Dialysatmenge (l)	Füllvolumen (l)	K_p Harnstoff	K_p Kreatinin
CAPD	24	8	2	ca. 60	49–60*
CCPD	10	10	2	47–79*	36–75*
	14	2	2		
NIPD	10	14	2	38–84*	23–73*
NIPD	10	15	3	47–97*	33–95*
IPD	12 h 3mal pro Woche	50	2–3	30–52*	27–45*
Standard-HD	4mal pro Woche			ca. 150	ca. 130

* Die Spannweite resultiert aus unterschiedlichen Transporteigenschaften, wobei Minimalwerte bei „low transporters" und Maximalwerte bei „high transporters" gefunden werden. Dazwischen liegen die Patienten mit durchschnittlichen Transporteigenschaften.

Tabelle 33.11 Indikationen für CCPD/NIPD

Medizinische Indikationen
- Komplikationen durch erhöhten intraabdominellen Druck (z. B. Hernien, Rückenschmerzen, Leak, usw.)
- ungenügende kleinmolekulare Clearance
- ungenügende Ultrafiltration (vor allem bei „High transporter")
- häufige Peritonitiden

Psychosoziale Gründe
- Schüler
- berufstätige Patienten
- Durchführung der Peritonealdialyse durch Partner
- Patientenwunsch
- besseres „body image"

aber die IPD wie die Hämodialyse ein streng intermittierendes Verfahren darstellt, sind für eine adäquate Dialyse ähnliche Clearancewerte wie für HD zu fordern. Die Harnstoff- und Kreatininclearancewerte liegen jedoch auch bei IPD von 3mal 50 l und 3mal 12 Stunden mit 41 l/Woche vs. 149 l/Woche und 34 l/ Woche vs. 128 l/ Woche deutlich niedriger als bei Standard-HD (282).

Tab. 33.11 faßt die Indikationen für die Heim-Cycler-Therapie zusammen.

Psychosoziale Gründe für CCPD bzw. NIPD sind Berufstätigkeit, Patientenwunsch, Durchführung der Peritonealdialyse durch Angehörige bzw. Fremde und bei schulpflichtigen Kindern sowie besseres „body image" (157). Es gibt jedoch auch eine Reihe von medizinischen Gründen, die CCPD/NIPD gegenüber der CAPD vorzuziehen. Ein wichtiger Grund für den Wechsel zur APD ist die Intensivierung der Peritonealdialyse, d. h. Erhöhung der Clearance der kleinmolekularen Substanzen mittels Steigerung des Dialysatsatzes. Erforderlich wird dies häufig bei Rückgang oder Verlust der Restnierenfunktion sowie bei Patienten mit hohem Körpergewicht und hoher Proteinzufuhr. Bei der CAPD sind die Möglichkeiten, den Dialysatsatz zu steigern, begrenzt, da dem Patienten maximal 5 oder 6 Beutelwechsel pro Tag und ein maximales Füllvolumen von 3 l zugemutet werden kann. In dieser Situation empfiehlt sich die CCPD bzw. NIPD. Falls die Patienten Probleme durch den erhöhten intraabdominellen Druck entwickeln (z. B. Hernien, Rückenschmerzen, Magenbeschwerden), sollte auf NIPD bzw. CCPD mit reduziertem Füllvolumen untertags (1–1,5 l) umgestellt werden. Durch den niedrigeren intraabdominellen Druck im Liegen kann dieses Problem bewältigt werden. Patienten mit „hochpermeablem Peritoneum" entwickeln häufig Ultrafiltrationsprobleme bei längeren Verweilzeiten. Diese Patienten sind ideale Kandidaten für die NIPD mit kurzen Verweilzeiten. Eine weitere mögliche Indikation für die APD sind CAPD-Patienten mit häufigen Peritonitiden, da unter CCPD bzw. NIPD, bedingt einerseits durch die geringere Anzahl an Konnektionen, andererseits durch die Durchführung der Konnektionen ausschließlich in häuslicher Umgebung, die Peritonitisrate signifikant niedriger liegt als unter CAPD (77).

Die Tidal-Peritonealdialyse wird am häufigsten bei der IPD angewandt wegen des dort erforderlichen hohen Dialysatflusses. Wir führen inzwischen bei fast allen IPD-Patienten Tidal-PD durch. Bei den Heim-Cycler-Therapien wird häufig die NIPD in Form der Tidal-PD durchgeführt, einmal wegen des höheren Dialysatumsatzes, zum anderen bei Patienten mit Leerschmerz oder Auslaufproblemen. Bei letzteren fließt die erste Hälfte des Dialysates gut ab, so daß Alarme vermieden werden können.

Vergleich von CCPD und NIPD

Bei der CCPD handelt es sich im Gegensatz zu NIPD um ein kontinuierliches Verfahren. Dadurch wird eine bessere Clearance von mittelgroßen und größeren Molekülen begünstigt. Vor allem bei „low transporter" und fehlender Restnierenfunktion erreicht man unter NIPD alleine keine ausreichende Clearance von Kreatinin und Harnstoff (159, 339).

Vorteil der NIPD gegenüber CCPD ist die geringere Inzidenz an Hernien, Leaks und Rückenschmerzen, welche durch den erhöhten intraabdominellen Druck verursacht werden (42). Durch die lange Verweilzeit untertags bei CCPD kann es bei „high transporters" zu ausgeprägten Ultrafiltrationsstörungen kommen. Der Proteinverlust ist bei CCPD durch den Tagbeutel mit langer Verweilzeit höher als bei NIPD (42, 167), außerdem wird durch die lange Verweilzeit mehr Glucose resorbiert.

Diskutiert wird außerdem, daß durch den fehlenden Dialysatkontakt untertags das peritoneale Abwehrsystem verbessert wird (42, 75). Einen günstigen psychologischen Effekt hat das bessere „body image" durch das tagsüber leere Abdomen (42). Tab. 33.12 faßt die Vor- und Nachteile der NIPD gegenüber CCPD zusammen.

Klinische Ergebnisse

Es wurden keine wesentlichen Unterschiede von CCPD/NIPD im Vergleich zur CAPD im Hinblick auf hämatologische Parameter oder Retentionswerte gefunden. Die Peritonitisinzidenz war unter CCPD/NIPD gegenüber CAPD signifikant niedriger (77). Begründet wurde dies mit der geringeren Anzahl von Konnektionen und der Durchführung der Konnektionen zu Hause

Tabelle 33.12 Vor- und Nachteile von NIPD gegenüber CCPD

Vorteile
- geringere Probleme von seiten des erhöhten intraabdominellen Druckes
- bessere Ultrafiltration bei „High transporter"
- geringerer Proteinverlust
- geringere Glucoseresorption
- evtl. bessere peritoneale Immunabwehr
- besseres „body image"

Nachteile
- oft ungenügende Clearance, vor allem bei „Low transporter" oder Patienten ohne Restnierenfunktion
- schlechte Clearance von Mittel- und größeren Molekülen
- höherer Dialysatbedarf

in der gewohnten Umgebung. Während man bei CAPD eine Inzidenz für Hernien von ca. 11,5% findet, ist diese Zahl bei NIPD/IPD deutlich vermindert. Kontrovers diskutiert wird der Einfluß von CCPD/NIPD auf die Rate der Exit-site-Infektionen. Während Holley u. Mitar. (142) eine verminderte Inzidenz für Austrittstelleninfektionen finden, beschreiben de Fijter u. Mitarb. (77) keinen Unterschied zwischen den Verfahren.

Adäquate Peritonealdialyse

Überblick über klinische und Laborparameter zur Beurteilung adäquater Dialyse

Adäquate Peritonealdialyse beinhaltet das Ziel, für jeden Patienten die individuell ausreichende „Dosis" an Dialyse festzulegen. Hakim u. Mitarb. (127) definierten als optimale Dialyse jene Dosis an Dialyse, bei der eine Dosissteigerung keine weitere Reduktion der Morbidität und Mortalität erwarten läßt. Klinische Zeichen für eine adäquate Dialyse sind Wohlbefinden des Patienten, guter stabiler Ernährungszustand, stabiles Körpergewicht, ausgeglichene Flüssigkeitsbilanz, gut kontrollierter Blutdruck und Fehlen von Urämiesymptomen (z.B. Appetitlosigkeit, Übelkeit, Malnutrition, Juckreiz, Polyneuropathie usw.) (55). Nachteile dieser klinischen Kriterien sind die Subjektivität und das Auftreten erst nach längerer Zeit inadäquater Dialyse. An einfachen Laborparametern zur Beurteilung der adäquaten Dialyse können bestimmt werden: Serumharnstoff, Serumkreatinin, Serumalbumin, β_2-Mikroglobulin. Die Höhe des Serumharnstoffes ist abhängig von der Eiweißzufuhr, dem Stoffwechselkatabolismus sowie der Harnstoffentfernung durch Dialyse und Restnierenfunktion. Niedriger Serumharnstoff kann sowohl aus ausreichender Proteinzufuhr und adäquater Dialyse resultieren als auch Folge von geringer Proteinzufuhr und inadäquater Dialyse sein. Serumkreatinin wird neben der Elimination von der Muskelmasse und Muskelaktivität beeinflußt. Nachdem Malnutrition ein wichtiger Risikofaktor für Morbidität und Mortalität darstellt und inadäquate Dialyse eine von zahlreichen Ursachen für Malnutrition ist, bleibt die Beurteilung des Ernährungszustandes als Parameter für adäquate Dialyse sehr entscheidend. Adäquate Dialyse ist die Voraussetzung für adäquate Ernährung. Zur Beurteilung des Ernährungszustandes stehen neben den anthropometrischen Messungen verschiedene Laborparameter zur Verfügung (Albumin, Gesamtprotein, Präalbumin, Transferrin, Kreatinin, Phosphat, Hämatokrit, Immunglobuline). Die Problematik der Bestimmung von Serumalbumin als Nutritionsparameter bei PD-Patienten wurde oben im Abschnitt „Proteinverlust bei CAPD" abgehandelt. Verschiedene Autoren finden bei PD-Patienten eine bessere Korrelation zwischen Präalbumin und Malnutrition bzw. Mortalität (58, 357).

All diese obengenannten Parameter sind ein Resultat der „Dialysedosis" und der Nahrungszufuhr, jedoch kein Maß für die „Dosis" an angewandter Dialyse per se. Außerdem ermöglichen diese Parameter lediglich, die Dialysedosis retrospektiv anzupassen und nicht prospektiv vorauszuberechnen. Deshalb wurde als Maßparameter für die „Dialysedosis" Kreatininclearance und Harnstoffkinetik eingeführt.

Kreatininclearance

Die Kreatininclearance setzt sich aus peritonealer und renaler Clearance zusammen ($K_p + K_r$).

Die peritoneale Clearance wird nach folgender Formel berechnet:

$$K_p = D/P \cdot V/t$$

D = Konzentration im Dialysat
P = Konzentration im Plasma
V = Auslaufvolumen
t = Verweilzeit

Bei der Peritonealdialyse wird die Clearance meist in Liter pro Tag oder pro Woche angegeben. Aus der Formel wird ersichtlich, daß die Clearance einmal vom Dialysat/Plasma-Qutienten (D/P) abhängt, wobei die Höhe des Quotienten von der Permeabilität des Peritoneums und der Verweilzeit (D/P nach 1 Stunde ca. 0,35, nach 6 Stunden ca. 0,7) (335) beeinflußt wird. Zum anderen ist sie abhängig vom Auslaufvolumen, d.h., sie kann durch Erhöhung der Dialysatmenge gesteigert werden.

Messung der peritonealen Clearance bei verschiedenen PD-Verfahren: Bei der CAPD kann die Plasmakonzentration wegen eines „steady state" zu einem beliebigen Zeitpunkt bestimmt werden. Bei CCPD werden Mittelwerte für die Plasmakonzentration am späten Nachmittag erreicht. Bei NIPD und IPD wird der Mittelwert aus zwei Bestimmungen vor und nach Behandlung berechnet. Das gesamte Dialysat wird über 24 Stunden gesammelt. Kreatininkonzentration und Auslaufvolumen werden in den einzelnen Beuteln bestimmt. Die Clearance wird dann folgendermaßen berechnet:

CAPD: $D/P \cdot V$ = Liter pro Tag

  D = Mittelwert der Kreatininkonzentration in den verschiedenen Beuteln
  V = Summe der Auslaufmengen aus den einzelnen Beuteln

NIPD/IPD: $P/P_a \cdot V$ = Liter pro Tag

  D = Kreatininkonzentration vom Gesamtdialysat
  V = Auslaufvolumen
  P_a = Mittelwert von Plasmakonzentration vor und nach Behandlung

CCPD: $D_1/P \cdot V_1 + D_2/P \cdot V_2$ = Liter pro Tag

  D_1/D_2 = Kreatininkonzentration im Beutel 1 bzw. 2
  V_1/V_2 = Auslaufvolumen Beutel 1 bzw. 2

Für die wöchentliche Clearance werden diese Werte mit 7 multipliziert. Wenn man von einem D/P-Wert bei CAPD von durchschnittlich 0,7 und einem Auslaufvolumen von 10 l bei 4mal 2 l Dialysataustausch ausgeht, so ergibt sich daraus eine tägliche Clearance von 7 l und eine wöchentliche Clearance von 49 l. Bei NIPD beträgt D/P bei einer Verweilzeit von 60 Minuten ca. 0,35, d. h., um eine tägliche Kreatininclearance von 7 l wie bei der CAPD zu erreichen, benötigt man einen Dialysatauslauf von 20 l, d. h. ca. die doppelte Menge an Dialysat (104). Bei der IPD wird pro Behandlung (50 l, Verweilzeit 20 Minuten, D/P 0,25) eine Kreatininclearance von 50 · 0,25 = 12,5 l erreicht, und damit errechnet sich, ausgehend von 3 Behandlungen, eine wöchentliche Kreatininclearance von 37,5 l.

Renale Clearance

Die renale Kreatininclearance (K_r) wird nach der üblichen Formel berechnet:

$$K_r = U/P \cdot V/t = l \text{ pro Tag}$$

U = Kreatininkonzentration im 24-Stunden-Harn
P = Kreatininkonzentration im Plasma
V = Harnvolumen in 24 Stunden
t = 24 Stunden

Bereits bei einer Kreatininclearance von 1 ml/min errechnet sich eine Clearance pro Tag von 1,44 l und pro Woche von 10,8 l. Dies entspricht ungefähr der Clearance aus 2 l Dialysataustausch mittels CAPD. Nachdem die Kreatininclearance bei Dialysepatienten mit guter Restnierenfunktion 3–5 ml/min beträgt, zeigt dies, daß die Restnierenfunktion bei CAPD einen entscheidenden Anteil an der Dialyseeffektivität hat, der bis zu 30 % ausmachen kann (98).

Das Problem bei der Bestimmung der renalen Kreatininclearance bei Niereninsuffizienz mittels dieser Berechnung besteht darin, daß die Restnierenfunktion überschätzt wird, da Kreatinin nicht nur filtriert, sondern auch tubulär sezerniert wird. Milutinovic u. Mitarb. (230) schlagen vor, den Mittelwert von Kreatinin- und Harnstoffclearance als Maß für die Beurteilung der Restnierenfunktion heranzuziehen. Van Olden u. Mitarb. (347) konnten zeigen, daß die tubuläre Sekretion von Kreatinin durch Gabe von Cimetidin blockiert werden kann und unter diesen Bedingungen eine sehr gute Korrelation zwischen gemessener Kreatininclearance und Inulinclearance gefunden wird.

Gesamtclearance

Die Gesamtclearance berechnet sich aus der Summe von renaler und peritonealer Clearance ($K_r + K_p$). Die wöchentliche Kreatininclearance wurde auf Vorschlag von Twardowski (334) auf eine Standardkörperoberfläche von 1,73 m² bezogen. Welche Höhe an standardisierter wöchentlicher Kreatininclearance bei der Peritonealdialyse angestrebt werden soll, ist momentan noch in Diskussion. Ursprünglich gaben Twardowski u. Nolph (334) aufgrund klinischer Erfahrungen mindestens 40–50 l an. Blake (26) beobachtete eine erhöhte Spätmortalität bei unter 48 l/Woche/1,73 m². Keshaviah (175) zeigte eine lineare Korrelation zwischen Kt/V und Kreatininclearance, wonach 50 l pro Woche als Minimum angenommen wurden. Ergebnisse der Can-USA-Studie (58) zeigten eine klare Dialysedosisrelation zur Überlebensrate. In dieser Studie wurde bei einer standardisierten Kreatininclearance von 80 l/Woche/1,73 m² gegenüber 60 l eine signifikant erhöhte 2-Jahres-Überlebensrate gefunden. Aufgrund dieser Studie forderten die Autoren ein Minimum an Kreatininclearance von 60 l/Woche/1,73 m². Weitere klinische Studien von Arkouche u. Mitarb. (11) und Huynh-Do (151) sowie auch unsere eigenen klinischen Erfahrungen zeigen in Übereinstimmung mit der Can-USA-Studie, daß der Zielwert der standardisierten wöchentlichen Kreatininclearance ≥ 60 l/Woche/1,73 m² betragen soll.

Harnstoffkinetik, Kt/V und „Protein catabolic rate"

Das „kinetische Harnstoffmodell" wurde von Gotch (117) für die Hämodialyse entworfen. Harnstoff als Modellsubstanz ist besonders interessant, weil er aus dem Eiweißstoffwechsel entsteht, leicht bestimmbar ist und sich im Körperwasser relativ ungehindert verteilt. Die Formel Kt/V beschreibt die Harnstoffclearance pro Behandlungszeit, bezogen auf das Harnstoffverteilungvolumen im Körper, welches dem Wassergehalt des Körpers entspricht. Bei der Hämodialyse entspricht K der Harnstoffclearance des Dialysators, t der Behandlungszeit in Minuten und V dem Verteilungsvolumen. Bei der Hämodialyse wurde eine erhöhte Mortalität bei kt/V-Werten von < 1,0 pro Dialysebehandlung gefunden.

Auf die Peritonealdialyse angewandt (118), bedeutet Kt die tägliche Harnstoffclearance (Liter), bestimmt aus der Summe der peritonealen und renalen Clearance, wie bei der Kreatininclearance beschrieben. Bei V handelt es sich um das Harnstoffverteilungsvolumen. Für V gibt es unterschiedliche Berechnungsmodelle. Häufig wird V pauschal mit 0,6 · Körpergewicht bei Männern und 0,55 · Körpergewicht bei Frauen angesetzt. Eine Formel von Watson (352) berücksichtigt Geschlecht, Alter und Größe bei der Berechnung. Bestimmt werden kann das Verteilungsvolumen ferner mittels bioelektrischen Impedanzmessungen oder exakt gemessen mittels der Deuteriumoxid-Verdünnungsmethode. Wong u. Mitarb. (360) fanden eine gute Korrelation aller 3 Bestimmungsmethoden mit der Deuteriumoxid-Verdünnungsmethode bei normgewichtigen Patienten. Überschätzt wird das Verteilungsvolumen mit allen 3 Methoden bei übergewichtigen Patienten wegen des hohen Fettanteils.

Während sich bei Hämodialysenpatienten Kt/V auf eine Behandlung bezieht, wird bei CAPD Kt/V pro Tag bzw. pro Woche berechnet. Um Vergleiche mit der Hämodialyse anstellen zu können, wird Kt/V bei Peritonealdialyse auch als „Hämodialyseäquivalent" angegeben, d. h. (bei 3 HD-Behandlungen pro Woche), der Kt/V-Wert für 24 Stunden wird mit 7/3 = 2,33 multipliziert. Bei einem anurischen 60 kg schweren

CAPD-Patienten errechnet sich bei einem Dialysatauslaufvolumen von 10 l ein Kt/V pro 24 Stunden von [0,9 (D/P-Harnstoffquotient) · 10 l] : [60 · 0,6 l] = 0,25 pro Tag und somit ein Hämodialyseäquivalent von 0,25 · $^7/_3$ = 0,58. Offensichtlich kommen die CAPD-Patienten mit rund $^1/_3$ geringeren Kt/V-Werten aus als Hämodialysepatienten (120). Keshaviah (174) begründete dies mit der „peak concentration hypothesis", daß nämlich für die urämische Intoxikation die Spitzenkonzentrationen der kleinmolekularen Toxine entscheidender sind als die Durchschnittskonzentration. Ronco (282) hat ferner gezeigt, daß die absolut entfernte Harnstoffmenge mittels Hämodialyse bei einem Kt/V von 1,0 der durch CAPD entfernten Menge bei einem Kt/V-Hämodialyseäquivalent von 0,58 entspricht. Der Vorteil der Bestimmung der Harnstoffkinetik gegenüber der Kreatininclearance besteht in der gleichzeitigen Bestimmungsmöglichkeit der Protein catabolic rate und somit Aussage über die Ernährung.

Die Eiweißzufuhr läßt sich bei stoffwechselstabilen Patienten aus dem im Dialysat und Urin erscheinenden Harnstoff mit der Formel nach Randerson (274) aus der sog. PCR (protein catabolic rate) bestimmen: Eiweißzufuhr (g/Tag) = 5,02 (G + 3,12) (G = mg/min Harnstoff im 24-Stunden-Dialysat und Urin).

Zahlreiche Untersuchungen haben eine gute Korrelation zwischen PCR und Kt/V gefunden (25, 116, 119, 175, 176, 204, 213, 251). Offensichtlich führt eine verminderte Dialysedosis zu einer reduzierten, eine erhöhte Dosis zur verbesserten Ernährung (23, 119), zumindest bis zu einem Kt/V von etwa 2,0/Woche (27, 282, 321). Eine Steigerung von Kt/V auf über 2,0 hat keinen weiteren appetitsteigernden Effekt. Bergström u. Lindholm (22) fanden, daß bei CAPD-Patienten im Vergleich zu HD-Patienten eine Erhöhung von Kt/V eine größere Steigerung der Proteinzufuhr zur Folge hat. In den meisten Arbeiten wird bei CAPD-Patienten eine tägliche Proteinzufuhr von 1,2 g/kg/Tag empfohlen (23, 32, 226, 292). Um einen stabilen Serumharnstoff zu erreichen, errechnet sich bei einer Proteinzufuhr von 1,0 g/kg/Tag ein Minimum an Kt/V von 1,7–1,9 pro Woche, bei 1,2 g/kg/Tag ein Kt/V von >2,0 pro Woche (175, 324). Aufgrund dieser Berechnung wurden bei vielen Studien diese Werte als Ziel-Kt/V zugrunde gelegt. Man fand in zahlreichen Studien einen Zusammenhang zwischen Höhe des Kt/V und Morbidität und Mortalität (38, 59, 222, 296, 321, 323, 324). In der Can-USA-Studie (58) konnte auch bei der Harnstoffkinetik gezeigt werden, daß die 2-Jahres-Überlebensrate mit steigenden Kt/V-Werten steigt. Die höchste Überlebensrate wurde bei einem Kt/V von > 2,3 gefunden. Von dieser Gruppe wie auch von anderen (11, 151) wurde deshalb ein Mindest-Kt/V von ≥ 2,0 gefordert. Diese Angaben beziehen sich alle auf kontinuierliche Peritonealdialyse (CAPD/CCPD). Bei den intermittierenden PD-Verfahren werden aufgrund der „peak-concentration hypothesis" eher höhere Kt/V-Werte von >2,2 gefordert (159, 282).

Wie erreicht man eine adäquate Peritonealdialyse?

Solange eine gute Restnierenfunktion (Kreatininclearance 3–4 ml/min) erhalten ist, gibt es in der Regel keine Probleme, Kt/V Werte von >2,0 pro Woche bzw. eine Kreatininclearance von >60 l/Woche/1,73 m² mittels Standard-CAPD zu erzielen (130, 322). Bei Verlust oder Abnahme der Restnierenfunktion ist es schwierig, diese Zielwerte, vor allem bei Patienten mit höherem Körpergewicht, zu erreichen. Auch wenn der Verlust der Restnierenfunktion bei PD-Patienten langsamer erfolgt als bei HD-Patienten (213, 283), muß nach 2–4 Jahren mit einer deutlichen Reduktion bzw. Verlust gerechnet werden (98, 322).

Die Dialyseeffektivität ergibt sich aus der Dialysequantität (D/P · Dialysatauslaufvolumen) und dem Verteilungsvolumen, welches durch das Körpergewicht vorgegeben ist. Im Gegensatz zur Hämodialyse hat man in der Peritonealdialyse nur begrenzte Möglichkeiten, die Dialysequantität zu steigern. bei der CAPD kann das Füllvolumen maximal von 2 auf 3 l erhöht werden. Ferner sind dem Patienten kaum mehr als 5 Beutelwechsel zuzumuten. Etwas Spielraum, die Clearance kleinmolekularer Substanzen zu steigern, bietet die Cycler-Therapie (NIPD, CCPD). Dies trifft jedoch wieder fast ausschließlich für „High transporter" zu.

Da die Quantität der Dialyse bei der Peritonealdialyse nur begrenzt gesteigert werden kann, resultiert daraus für diese eine Gewichtslimitation bei Patienten ohne Restnierenfunktion. So wird z. B. ein Kt/V von 1,7 bei anurischen CAPD-Patienten mit 4mal 2 l bis zu 60 kg, 4mal 2,5 l bis zu 77 kg und 4mal 3 l bis zu 91 kg erreicht, wobei hier die Membraneigenschaft keine wesentliche Rolle spielt (D/P nach 6 Stunden Verweilzeit für alle Transportcharakteristika ca. 0,95) (159, 252). Bei Cycler-Therapie mit kurzen Verweilzeiten von 60–80 Minuten unterscheiden sich „High" und „Low transporter" wesentlich im D/P-Harnstoffquotienten (0,6–0,7 für „High transporter" und 0,3–0,35 für „Low transporter"). So wurde für NIPD (15 l in 10 Stunden) bei einem Kt/V-Zielwert von 2,2 eine Gewichtsgrenze von 66 kg für „High transporter" und 33 kg für „Low transporter" errechnet (159). Eine Erhöhung des Dialysatvolumens auf 25 l in 10 Stunden würde die Gewichtsgrenze für „High transporter" auf 90 kg, für „Low transporter" auf 45 kg anheben. Zusätzliche Beutelwechsel untertags ermöglichen bei Verwendung eines 2-l-Beutels bei einem 70 kg schweren Patienten eine wöchentliche Steigerung des Kt/V um 0,33. Als annähernde Grundregel gilt, daß man bei CAPD-Patienten ohne Restnierenfunktion für eine adäquate Peritonealdialyse ungefähr 180 ml/kg bei einem Ziel-Kt/V von 2,0 braucht. Nachdem die Dialysatmenge für die gleiche Clearance bei Cycler-Therapie ungefähr doppelt so hoch liegt, muß hier dementsprechend das Dialysatauslaufvolumen ca. 300 ml/kg Körpergewicht betragen. Für die Praxis bedeutet dies, daß eine adäquate Peritonealdialyse bei Verlust bei Restnierenfunktion oberhalb eines Gewichts von 95 kg schwer zu erreichen ist (322).

Diese Tatsache sollte bereits bei der Stellung der Indikation zur Peritonealdialyse mitberücksichtigt werden, insbesondere wenn bereits Anurie bei ihrer Einleitung vorliegt oder ein rascher Verlust der Restnierenfunktion zu erwarten ist (z.B. Patienten mit chronischem Transplantatversagen). Wichtig ist ein regelmäßiges Monitoring der Restnierenfunktion, um rechtzeitig die Dialysedosis anpassen zu können. In unserem Zentrum wird die Restnierenfunktion bei jeder Kontrolle bestimmt. Kt/V und standardisierte Kreatininclearance sollten alle 3 Monte bzw. jeweils bei Veränderung der Restnierenfunktion bestimmt werden (324).

Literatur

1 Abouljoud, M.S., C. Cruz, R.W. Dow, M.F. Mozes: Peritoneal dialysis catheter obstruction by a fallopian tube: a case report. Periton. Dialys. int. 12 (1992) 257
2 Abraham, G., P.G. Blake, R.E. Mathews, J.M. Bargman, S. Izatt, D.G. Oreopoulos: Genital swelling as a surgical complication of continuous ambulatory peritoneal dialysis. Surg. Gynecol. Obstet. 170 (1990) 306
3 Ahaern, D.J., K.D. Nolph: Controlled sodium removal with peritoneal dialysis. Trans. Amer. Soc. artif. intern. Org. 18 (1972) 423
4 Aigner, M.: Katheteraustrittsstellenpflege mit Natriumhypochlorid. CAPD News 8 (1995) 5
5 Alpert, M.A., J. Van Stone, Z.J. Twardowski, M.A. Ruder, R.B. Whiting, D.L. Kelly, B.R. Madsen: Comparative cardiac effects of hemodialysis and continuous ambulatory peritoneal dialysis. Clin. Cardiol. 9 (1986) 52
6 Alpert, M.A., J. Hüting, Z.J. Twardowski, R. Khanna, K.D. Nolph: Continuous ambulatory peritoneal dialysis and the heart. Periton. Dialys. int. 15 (1995) 6
7 Amerling, R., C. Cruz: A new laparoscopic methd for implantation of peritoneal catheters. ASAIO J. 39 (1993) M787
8 Anwar, N., D. Bhatnagar, C.D. Short, M.I. Mackness, P.N. Durrington, H. Prais, R. Gokal: Serum lipoprotein(a) concentrations in patients undergoing continuous ambulatory peritoneal dialysis. Nephrol. Dialys. Transplant. 8 (1993) 71
9 Arfeen, S., T.H. Goodship, A. Kirkwood, M.K. Ward: The nutritional/metabolic and hormonal effects of 8 weeks of continuous ambulatory peritoneal dialysis with a 1% amino acid solution. Clin. Nephrol. 33 (1990) 192
10 Arfeen, S., T.H.J. Goodship, A. Kirkwood, S. Channon, M.K. Ward: 1% amino acid peritoneal dialysate: single-cycle study in diabetic patients with end-stage renal disease. Amer. J. Kidney Dis. 23 (1994) 86
11 Arkouche, W., E. Delawari, H. My, M. Laville, E. Abdullah, J. Traeger: Quantification of adequacy of peritoneal dialysis. Periton. Dialys. int. 13 (1993) S 215
12 Armstrong, V.W., W. Creutzfeld, R. Ebert, C. Fuchs, R. Hilgers, F. Scheler: Effect of dialysis glucose load on plasma and glucoregulatory hormones in CAPD patients. Nephron 39 (1985) 141
13 Armstrong, A., J. Cunningham: The treament of metabolic bone disease in patients on peritoneal dialysis. Kidney int. 46, Suppl. 48 (1994) S 51
14 Ash, S.R., W.K. Nichols: Placement, repair and removal of chronic peritoneal catheters. In Gokal, R., K.D. Nolph: The Textbook of Peritoneal Dialysis. Kluwer, Dordrecht 1994 (315)
15 Atkins, R.C., C. Wood: Hyperlipemia in CAPD. Periton. Dialys. int. 13, Suppl 2 (1993) S 415
16 Augustin, R., U. Kuhlmann, Ch. Kummler: Chylusbeimengung: eine nicht durch Peritonitis bedingte Dialysattrübung bei der CAPD-Behandlung. Schweiz. Rdsch. Med. Prax. 73 (1984) 437

17 Avram, M.M., P. Goldwasser, M. Erroa, P.A. Fein: Predictors of survival in continuous ambulatory peritoneal dialysis patients: the importance of prealbumin and other nutritional and metabolic markers. Amer. J. Kidney Dis. 23 (1994) 91
18 Bajo, M.A., R. Selgas, C. Jimenez, G. Del-Peso, M.J. Fernandez-Reyes, F. Dapena, F. De-Alvaro: CAPD for treatment of ESRD patients with ascites secondary to liver cirrhosis. Advanc. Periton. Dialys. 10 (1994) 73
19 Bargman, J.M.: Complications of peritoneal dialysis related to increased intraabdominal pressure. Kidney int. 43, Suppl. 40 (1993) S 75
20 Bargman, J.M.: Noninfectious complications of peritoneal dialysis. In Gokal, R., K.D. Nolph: The Textbook of Peritoneal Dialysis. Kluwer, Dordrecht 1994 (p. 555)
21 Battista, C., M.P. Kane, D.G. Moon, G.R. Bailie: Stability of ofloxacin in peritoneal dialysis solutions. Periton. Dialys. int. 15 (1995) 72
22 Bergström, J., B. Lindholm: Nutrition and adequacy of dialysis. How do hemodialysis and CAPD compare? Kidney int. 43, Suppl. 40 (1993) S 39
23 Bergström, J.: Why are dialysis patients malnourished? Amer. J. Kidney Dis. 26 (1995) 229
24 Bicknell, J.M., A.C. Lim, H.G. Raroque, A.H. Tzamaloukas: Carpal tunnel syndrome, subclinical median mononeuropathy and peripheral polyneuropathy: common early complications of chronic peritoneal dialysis and hemodialysis. Arch. phys. Med. 72 (1991) 378
25 Blagg, C.R.: The US-Renal Data System and Case-Mix Severity Study. Amer. J. Kidney Dis. 21 (1993) 106
26 Blake, P.G., E.V. Balaskas, S. Izatt, D.G. Oreopoulos: Is total creatinine clearance a good predictor of clinical outcome in continuous ambulatory peritoneal dialysis? Periton. Dialys. int. 12 (1992) 353
27 Blake, P.G., G. Flowerdew, R.M. Blake, D.G. Oreopoulos: Serum albumin in patients on continuous ambulatory peritoneal dialysis – predictors and correlations with outcomes. J. Amer. Soc. Nephrol. 3 (1993) 1501
28 Bloembergen, W.E., F.K. Port, A. Mauger, R.A. Wolfe: A comparison of cause of death between patients treated with hemodialysis and peritoneal dialysis. J. Amer. Soc. Nephrol. 6 (1995) 184
29 Bloembergen, W.E., F.K. Port, E.A. Mauger, R.A. Wolfe: A comparison of mortality between patients treated with hemodialysis and peritoneal dialysis. J. Amer. Soc. Nephrol. 6 (1995) 177
30 Blumberg, A., W. Bürgi: Behaviour of β-2-microglobulin in patients with chronic renal failure undergoing hemodialysis, hemodiafiltration and continuous ambulatory peritoneal dialysis. Clin. Nephrol. 27 (1987) 245
31 Blumenkrantz, M.J., N. Gallagher, R.A. Bashore, H. Tenckhoff: Retrograde menstruation in women undergoing chronic peritoneal dialysis. Obstet. and Gynecol. 57 (1981) 667
32 Blumenkrantz, M., J.D. Kopple, J.K. Moran, G.P. Grodstein, J.W. Coburn: Nitrogen and urea metabolism during continuous ambulatory peritoneal dialysis. Kidney int. 20 (1981) 78
33 Blumenkrantz, M.J., J.D. Kopple, J.K, Moran, J.W. Coburn: Metabolic balance studies and protein requirements in patients undergoing continuous ambulatory peritoneal dialysis. Kidney int. 21 (1982) 849
34 Bodnar, D.M., S. Busch, J. Fuchs, M. Piedmonte, M. Schreiber: Estimating glucose absorption in peritoneal dialysis using peritoneal equilibration tests. Advanc. Periton. Dialys. 9 (1993) 114
35 Boelaert, J.R., H.W. Van Landuyt, C.A. Godard, R.F. Daneels, M.L. Schurgers, E.G. Matthys, Y.A. De Baere, D.W. Gheyle, B.Z. Gordts, L.A. Herwaldt: Nasal mupirocin ointment decreases the incidence of staphylococcus aureus bacteraemias in haemodialysis patients. Nephrol. Dialys. Transplant. 8 (1993) 235

36. Bowers, G., N.C. Brassard, S.F. Sena: Measurement of ionized calcium in serum with ion-selective electrodes: a mature technology that can meeet the daily service needs. Clin. Chem. 32 (1986) 1437
37. Bradley, J., D. McWhinnie, D. Hamilton et al.: Sclerosing obstructive peritonitis after continuous ambulatory peritoneal dialysis (letter). Lancet 1983/II, 113
38. Brandes, J.C., W.F. Piering, J.A. Beres, S.S. Blumenthal, C. Fritsche: Clinical outcome of continuous ambulatory peritoneal dialysis predicted by urea and creatinine kinetics. J. Amer. Soc. Nephrol. 2 (1992) 1430
39. Brandes, J.C., W.J. Packard, S.K. Watters, C. Fritsche: Optimization of dialysate flow and mass transfer during automated peritoneal dialysis. Amer. J. Kidney Dis. 25 (1995) 603
40. Breyer, J.A., M.A. Harbison: Isolation and quantitation of human immunodeficiency virus type 1 (HIV-1) from peritoneal dialysate: implications for infection control. Periton. Dialys. int. 15 (1995) 179
41. Brown, St.T., D.J. Ahearn, K.D. Nolph: Reduced peritoneal clearances in scleroderma increased by intraperitoneal isoproterenol. Ann. intern. Med. 78 (1973) 891
42. Brunkhorst, R., E. Wrenger, S. Krautzig, G. Ehlerding, A. Mahiout, K.M. Koch: Clinical experience with home automated peritoneal dialysis. Kidney int. 46, Suppl. 48 (1994) S 25
43. Brunkhorst, R., A. Mahiout: Pyruvate neutralizes peritoneal dialysate cytotoxicity: maintained integrity and proliferation of cultured human mesothelial cells. Kidney int. 48 (1995) 177
44. Bruno, M., C. Bagnis, M. Marangella, L. Rovera, A. Cantaluppi, F. Linari: CAPD with an amino acid dialysis solution: a long-term cross-over study. Kidney int. 35 (1989) 1189
45. Bullmaster, J.R., S.F. Miller, R.K. Finley, L.M. Jones: Surgical aspects of the Tenckhoff peritoneal dialysis catheter. A 7-year experience. Amer. J. Surg. 149 (1985) 339
46. Bundy, J.T., P.J. Pontier: Cough-induced hydrothorax in peritoneal dialysis (letter). Periton. Dialys. int. 14 (1994) 293
47. Bunke, M., M.E. Brier, T.A. Golper: Pseudomonas peritonitis in peritoneal dialysis patients: the Network Peritonitis Study. Amer. J. Kidney Dis. 25 (1995) 769
48. Burkhart, J.M.: Effect of peritoneal dialysis prescription and peritoneal membrane transport characteristics on nutritional status. Periton. Dialys. int. 15, Suppl. 1 (1995) S 20
49. Burton, P.R., J. Walls: Selection-adjusted comparison of life expectancy of patients on continuous ambulatory peritoneal dialysis, hemodialysis and renal transplantation. Lancet 1987/I, 1115
50. Carozzi, S., M.G. Nasini, C. Schelotto, P.M. Caviglia, O. Santoni, A. Pietrucci: Low calcium peritoneal dialysis solution. Effects on calcium metabolism and bone disease in CAPD patients. ASAIO J 38 (1992) 593
51. Chan, T.M., C.Y. Chan, S.W. Cheng, W.K. Lo, C.Y. Lo, I.K.P. Cheng: Treatment of fungal peritonitis complicating continuous ambulatory peritoneal dialysis with oral fluconazole: a series of 21 patients. Nephrol. Dialys. Transplant. 9 (1994) 539
52. Chandra, M., G.K. Clemons, M. Mc Vicar, B. Wilkes, B.A. Bluestone, L.K. Mailloux, R.T. Mossey: Serum erythropoietin levels and hematocrit in end-stage renal disease: influence of the mode of dialysis. Amer. J. Kidney Dis. 12 (1988) 208
53. Chao, S.H., T.J. Tsai: Recurrent hydrothorax following repeated pleurodesis using autologous blood (letter). Periton. Dialys. int. 13 (1993) 321
54. Cheng, I.K., H.B. Lu, C.Y. Chan, S.W. Cheng, J.D. Robinson, S.C. Tam, W.K. Lo, W.C. Cheung: The requirement of low calcium dialysate in patients on continuous ambulatory peritoneal dialysis receiving calcium carbonate as a phosphate binder. Clin. Nephrol. 40 (1993) 100
55. Churchill, D.N.: Adequacy of peritoneal dialysis and other outcome-related risk factors: a critical appraisal. Semin. Dialys. 5 (1992) 142
56. Churchill, D.N., D.W. Taylor, R.J. Cook et al.: Canadian hemodialysis morbidity study: Amer. J. Kidney Dis. 19 (1992) 214
57. Churchill, D.N.: Comparative morbidity among hemodialysis and continuous ambulatory peritoneal dialysis patients. Kidney int. 43, Suppl. 40 (1993) S 16
58. Churchill, D.N., K. Thorpe, D.W. Taylor, P. Keshaviah: Adequacy of peritoneal dialysis (abstract). J. Amer. Soc. Nephrol. 5 (1994) 439
59. Churchill, D.N.: Adequacy of peritoneal dialysis: How much dialysis do we need? Kidney int. 40 (1994) 52
60. Cianciaruso, B., G. Brunori, J.D. Kopple, G. Traverso, G. Panarello, G. Enia, B. Strippoli, A. DeVecchi, M. Querques, G. Viglino, E. Vonesh, R. Maiorca: Cross-sectional comparison of malnutrition in continuous ambulatory peritoneal dialysis and hemodialysis patients. Amer. J. Kidney Dis. 26 (1995) 475
61. Coburn, J.W.: Mineral metabolism and renal bone disease: effects of CAPD versus hemodialysis. Kidney int. 43, Suppl. 40 (1993) S 92
62. Colombi, A.: Fluid and electrolyte balance in CAPD patients. In LaGreca, G., S. Chiaramonte, A. Fabris, M. Feriani, C. Ronco: Peritoneal Dialysis: Proceedings of the Third International Course on Peritoneal Dialysis. Wichtig, Milano 1988
63. Copley, J.B., B.J. Smith: Continuous ambulatory peritoneal dialysis and scleroderma. Nephron 40 (1985) 353
64. Cornelis, F., T. Bardin, B. Faller, C. Verger, M. Allouache, P. Raymond, J. Rottembourg, D. Tourlière, C. Benhamou, L.H. Noel, D. Kuntz: Rheumatic syndromes and β-2-M-amyloidosis in patients receiving long-term peritoneal dialysis. Arthr. and Rheum. 32 (1989) 785
65. Coronel, F., P. Martin-Rabadan, J. Romero: Chemical peritonitis after intraperitoneal administration of amphotericin B in a fungal infection of the catheter subcutaneous tunnel (letter). Periton. Dialys. int. 13 (1993) 161
66. Coronel, F., L. Hortal, P. Horcajo, P. Naranjo, C. del Pozo, J. Torrente, A. Barrientos: Complications in diabetic patients on dialysis: experiences in 10 years of treatment using 3 technics. Rev. clin. esp. 184 (1989) 225
67. Cruz, C.: Cruz catheter: implantation technique and clinical results: Periton. Dialys. int. 14 Suppl. 3 (1994) S 59
68. Daniels, F.H., E.F. Leonard, S. Cortell: Glucose and glycerol compared as osmotic agents for peritoneal dialysis. Kidney int. 25 (1984) 20
69. Daniels, F.H., N.D. Nedev, D. Cataldo, E.P. Leonard, S. Cortell: The use of polyelectrolytes as osmotic agents for peritoneal dialysis. Kidney int. 33 (1988) 925
70. Dasgupta, M.K.: Silver peritoneal catheters reduce bacterial colonization. Advanc. Periton. Dialys. 10 (1994) 195
71. Daugirdas, J.T., D.J. Leehey, S. Popli, S. Hoffmann, W. Zayas, V.C. Gandhi, T.S. Ing.: Introduction of peritoneal fluid eosinophilia and/or monocytosis by intraperitoneal air injection. Amer. J. Nephrol. 7 (1987) 116
72. Davenport, A., S. Goel, J.C. MacKenzie: Audit of the use of calcium carbonate as a phosphate binder in 100 patients treated with continous ambulatory peritoneal dialysis. Nephrol. Dialys. Transplant. 7 (1992) 632
73. Davies, S.J., C.S. Ogg, J.S. Cameron, S. Poston, W.C. Noble: Staphylococcus aureus nasal carriage, exit-site infection and catheter loss in patients treated with continuous ambulatory peritoneal dialysis (CAPD). Periton. Dialys. int. 9 (1989) 617
74. de Fijter, C.W.H., H.A. Verbrugh, E.D. Peters, L.P. Oe, J. van der Meulen, A.J. Donker, J. Verhoef: Another reason to restrict the use of a hypertonic glucose-based dialysis fluid: its impact on peritoneal macrophage fuction in vivo. Advanc. Periton. Dialys. 7 (1991) 150

75 de Fijter, C.W.H., H.A. Verbrugh, L.P. Oe, E.D. Peters, J. van der Meulen, A.J.M. Donker, J. Verhoef: Peritoneal defense in continuous ambulatory versus continuous cyclic peritoneal dialysis. Kidney int. 42 (1992) 947

76 de Fijter, C.W., H.A. Verbrugh, P.L. Oe, F. Heezius, A.J. Donker, J. Verhoef, R. Gokal: Biocompatibility of a glucose polymer containing dialysis fluid. Amer. J. Kidney Dis. 21 (1993) 411

77 de Fijter, C.W., L.P. Oe, J.J.P. Nauta, J. van der Meulen, H.A. Verbrugh, J. Verhoef, A.J.M. Donker: Clinical efficacy and morbidity associated with continuous cyclic compared with continuous ambulatory peritoneal dialysis. Ann. intern. Med. 120 (1994) 264

78 Delarue, J., C. Maingourd, F. Lamisse, M.A. Garrigue, P. Barges, C. Conet: Glucose oxidation after a peritoneal and an oral glucose load in dialysed patients. Kidney int. 45 (1994) 1147

79 Deligiannis, A., E. Paschalidou, G, Sakellarion: Changes in left ventricular anatomy during hemodialysis, continuous ambulatory peritoneal dialysis and after renal transplantation. Proc. Europ. Dialys. Transplant. Ass. 21 (1985) 185

80 De Vecchi, A., M. Paprella, A. Scalamogna, L. Guerra, C. Casteinovo: Effetti della variazione delle concentrazioni di sodio nel liquido di dialisi peritoneale. In La Greca G, E. Petrella, A. Cioni: I liquids nella dialisi. Ghedini, Milano 1991 (p. 93)

81 De Vecchi, A.F.: Adequacy of fluid/sodium balance and blood pressure control. Periton. Dialys. int. 14, Suppl. 3 (1994) S 110

82 Diaz-Buxo, J.A., W.P. Burgess, M. Greenman, J.T. Chandler, C.D. Farmer, P.J. Walker: Visual function in diabetic patients undergoing dialysis: comparison of peritoneal and hemodialysis. Int. J. artif. Org. 7 (1984) 257

83 Diaz-Buxo, J.A.: CCPD is even better than CAPD. Kidney int. 28, Suppl. 17 (1985) S 26

84 Diaz-Buxo, J.A., E.B. Black, J. Tyroler: Ultrasonography in the diagnosis of peritoneal dialysis catheter tunnel abscess (letter). Periton. Dialys. int. 8 (1988) 218

85 Dibble, J.B., G.A. Young, S.M. Hobson, A.M. Brownjohn: Amino-acid-based continuous ambulatory peritoneal dialysis fluid over twelve weeks: effects on carbohydrate and lipid metabolism. Periton. Dialys. int. 10 (!990) 71

86 Digenis, G.E., N.V. Dombros, D.G. Oreopoulos: Recent developments in peritoneal dialysis Curr. Opin. Nephrol. Hypertens. 1 (1992) 203

87 Di Paolo, N., G. Garosi, L. Traversari, M. Di Paolo: Mesothelial biocompatibility of peritoneal dialysis solutions. Periton. Dialys. int. 13, Suppl. 2 (1993) S 109

88 Dobbie, J.W.: Pathogenesis of peritoneal fibrosing syndromes (sclerosing peritonitis) in peritoneal dialysis. Periton. Dialys. int. 12 (1992) 14

89 Dombros, N., K. Prutis, M. Tong, G.H. Anderson, J. Harrison, K. Sombolos, G. Digenis, J. Petit, D.G. Oreopoulos: Six-month overnight intraperitoneal amino acid infusion in continuous ambulatory peritoneal dialysis patients. – No effect on nutritional status. Periton. Dialys. int. 10 (1990) 79

90 Dombros, N.V., G.E. Digenis, D.G. Oreopoulos: Is malnutrition a problem for the patients on peritoneal dialysis? Periton. Dialys. int. 5, Suppl. 1 (1995) S 10

91 Douvdevani, A., J. Rapoport, A. Konverty, R. Yulzahi, A. Moran, C. Chaimovitz: Intracellular acidification mediates the inhibitory effect of peritoneal dialysate on peritoneal macrophages. J. Amer. Soc. Nephrol. 6 (1995) 207

92 Eidemak, I., M.O. Friedberg, S.D. Ladefoged, H. Løkkegaard, E. Pedersen, M. Skielboe: Intravenous versus subcutaneous administration of recombinant human erythropoietin in patients on haemodialysis and CAPD. Nephrol. Dialys. Transplant. 7 (1992) 526

93 Ejlersen, E., L. Brandi, H. Løkkegaard, J. Ladefoged, R. Kopp, P. Haarh: Is initial (24 hours) lavage necessary in treatment of CAPD-peritonitis? Periton. Dialys. int. 11 (1991) 38

94 Eklund, B.J., E.O. Honkanen, A.R. Kala, L.E. Kyllönen: Catheter configuration and outcome in patients on continuous ambulatory peritoneal dialysis: a prospective comparison of two catheters. Periton. Dialys. int. 14 (1994) 70

95 Evangelista, J.B., D. Bennett-Jones, J.S. Cameron, C. Ogg, D.G. Williams, D.W. Taube, G. Neild, C. Rudge: Renal transplantation in patients treated with haemodialysis and short-term and long-term continuous ambulatory peritoneal dialysis. Brit. med. J. (Clin. Res.) 291 (1985) 1004

96 Fabris, A., S. Biasioli, S. Chiaramonte, M. Feriani, E. Pisani, C. Ronco, G. Cantarella, G. LaGreca: Buffer metabolism in continuous ambulatory dialysis: relationship with respiratory danymics. Trans. Amer. Soc. artif. intern. Org. 28 (1982) 270; Nephrol. Dialys. Transplant. 10 (1995) 1432

97 Faller, B., J.F. Marichal: Acetate dialysate: responsible for decrease in ultrafiltration in continuous ambulatory peritoneal dialysis. Nephrologie 5 (1984) 71

98 Faller, B., N. Lameire: Evolution of clinical parameters and peritoneal function in a cohort of CAPD patients followed over 7 years. Nephrol. Dialys. Transplant. 9 (1994) 280

99 Faller, B., M. Aparicio, D. Faict, C. De Vos, V. de Precigout, N. Larroumet, R. Guibertau, M. Jones, F. Peluso: Clinical evaluation of an optimized 1,1% amino acid solution for peritoneal dialysis. Nephrol. Dialys. Transplant. 10 (1995) 1432

100 Feriani, M., S. Biasioli, D. Borin, L. Bragantini, A. Brendolan, S. Chiaramonte, R. Dell Aquila, A. Fabris, C. Ronco, G. LaGreca: Bicarbonate buffer for CAPD solution. Trans. Amer. Soc. artif. intern. Org. 31 (1985) 668

101 Feriani, M., D. Dissegna, G. La-Greca, J. Passlick-Deetjen: Short-term clinical study with bicarbonate containing peritoneal dialysis solution. Periton. Dialys. int. 13 (1993) 296

102 Fine, A., D. Cox: Modest reduction of serum albumin in continuous ambulatory peritoneal dialysis patients in common and of no apparent clinical consequence. Amer. J. Kidney Dis. 20 (1992) 50

103 Flanigan, M.J., C. Doyle, V.S. Lim, G. Ullrich: Tidal peritoneal dialysis: preliminary experience. Periton. Dialys. int. 12 (1992) 304

104 Flanigan, M.J., T.A. Pflederer, V.S. Lim: Is 8 hours of nightly peritoneal dialysis enough? ASAIO J. 40 (1994) 24

105 Fleischman, H., O. Ifudu. E.A. Friedman: Resolution of fungal peritonitis after early catheter removal without amphotericin B therapy. N.Y. S. J. Med. 92 (1992) 162

106 Fox, S.D., J.K. Leypoldt, L.W. Henderson: Visceral peritoneum is not essential for solute transport during peritoneal dialysis. Kidney int. 40 (1991) 612

107 Freedman, S., D. Maberly: Gas exchange in renal failure (letter). Brit. med. J. 3 (1971) 48

108 Freiman, J.P., D.J. Graham, Th. Greene Reed, E.B. McGoodwin: Chemical peritonitis following the intraperitoneal administration of vancomycin. Periton. Dialys. int. 12 (1992) 57

109 Gokal, R., S.R. Ash, G.B. Helfrich, C.J. Holmes, P. Joffe, W.K. Nichols, D.G. Oreopoulos, M.C. Riella, A. Slingeneyer, Z.J. Twardowski, St.I. Vas: Peritoneal catheters and exit-site practices: toward optimum peritoneal access. Periton. Dialys. int 13 (1993) 29

110 Gokal, R., C. Jakubowski, J. King, L. Hunt, S. Bogle. R. Baillod, F. Marsh, C. Ogg, D. Oliver, M. Ward, R. Wilkinson: Outcome in patients on continuous ambulatory peritoneal dialysis and haemodialysis: 4-year analysis of a prospective multicentre study. Lancet 1987/II, 1105

111 Gokal, R.: Continuous ambulatory peritoneal dialysis. In Maher, J.: Replacement of Renal Function by Dialysis. Kluwer, Dordrecht 1989 (p. 590)

112 Gokal, R., C.D. Mistry, E.M. Peers: Peritonitis occurrence in a multicenter study of icodextrin and glucose in CAPD. Periton. Dialys. int. 15 (1995) 226

113 Goodkin, D.A., M.G. Benning: An outpatient maneuver to treat bloody effluent during continuous ambulatory peritoneal dialysis (CAPD). Periton. Dialys. int. 10 (1990) 227

114 Goodman, W., N. Gallagher, D.J. Sherrad: Peritoneal dialysis fluid as a source of hepatitis antigen. Nephron 29 (1981) 107
115 Goodship, T.H., S. Lloyd, P.W. McKenzie, M. Earnshaw, I. Smeaton, K. Bartlett, M.K. Ward, R. Wilkinson: Short-term studies on the use of amino acids as an osmotic agent in continuous ambulatory peritoneal dialysis. Clin. Sci. 73 (1987) 471
116 Goodship, T.H., J. Paßlick-Deetjen, M.K. Ward, R. Wilkinson: Adequacy of dialysis and nutritional states in CAPD. Nephrol. Dialys. Transplant. 8 (1993) 1366
117 Gotch, F.A., J.A. Sargent: A mechanistic analysis of the National Cooperative Dialysis Study (NCDS). Kidney int. 28 (1985) 526
118 Gotch, F.A.: Application of urea kinetic modelling to adequacy of CAPD therapy. Advanc. Periton. Dialys. 6 (1990) 178
119 Gotch, F.A.: Dependence of normalized protein catabolic rate on KT/V in continuous ambulatory peritoneal dialysis: not a mathematical artifact. Periton. Dialys. int. 13 (1993) 173
120 Gotch, F.A.: Prescription criteria in peritoneal dialysis. Periton. Dialys. int. 14, Suppl. 3 (1994) S 83
121 Grabensee, B., J. Passlick-Deetjen: Results of peritoneal dialysis in diabetics. Contr. Nephrol. 73 (1989) 183
122 Graham, K.A., D. Reaich, T.H. Goodship: Acid-base regulation in peritoneal dialysis. Kidney int. 46, Suppl. 48 (1994) S 47
123 Grant, A.C., R.S.C. Rodger, C.A. Howie, B.J.R. Junor, J.D. Briggs, A.I. Macdougall: Dialysis at home in the west of Scotland: a comparison of hemodialysis and continuous ambulatory peritoneal dialysis in age- and sex-matched controls. Periton. Dialys. int. 12 (1992) 365
124 Gries, E., D. Paar. N. Graben, K.D. Bock: How much heparin intraperitoneally is necessary in CAPD? Nephron 49 (1988) 256
125 Habach, G., W.E. Bloembergen, E.A. Mauger, R.A. Wolfe, F.K. Port: Hospitalization among Unites States dialysis patients. hemodialysis versus peritoneal dialysis. J. Amer. Soc. Nephrol. 5 (1995) 1940
126 Hain, H., G. Ghal: Osmotic agents. An update. Contr. Nephrol. 89 (1991) 119
127 Hakim, R.M., T.A. Depner, T.F. Parker: Adequacy of hemodialysis. Amer. J. Kidney Dis. 20 (1992) 107
128 Hamburger, R.J., P.G. Christ, P.A. Morris, F.C. Luft: Hypertension in dialysis patients: Does CAPD provide an advantage? Advanc. Periton. Dialys. 5 (1989) 91
129 Hamburger, R.J., W.D. Mattern, M.J. Schreiber, R. Soderblom, M. Sorkin, St.W. Zimmerman: A dialysis modality decision guide based on the experience of six dialysis centers. Dialys. Transplant. int. 19 (1990) 66
130 Harty, J., R. Gokal: Does CAPD provide adequate dialysis? Nephrol. Dialys. Transplant. 9 (1995) 1115
131 Hasbargen, B.J., D.J. Rodgers, J.A. Hasbargen, M.J. Quinn, M.K. James: Exit-site care- is it time for a change? Periton. Dialys. int. 13, Suppl. 2 (1993) S 313
132 Heaton, A., M.K. Ward, D.G. Johnston, D.V. Nicholson, K.G. Alberti, D.N. Kerr: Short-term studies on the use of glycerol as an osmotic agent in continuous ambulatory peritoneal dialysis. Clin. Sci. 67 (1984) 121
133 Heaton, A., M.K. Ward, D.G. Johnston, K.G. Alberti, D.N. Kerr: Evaluation of glycerol as osmotic agent for continuous ambulatory peritoneal dialysis in end-stage renal failure. Clin. Sci. 70 (1986) 23
134 Hebert, M.J., Falardeau, V. Pichette, M. Houde, L. Nolin, J. Cardinal, B. Quimet: Continuous ambulatory peritoneal dialysis for patients with severe left ventricular systolic dysfunction and end-stage renal disease. Amer. J. Kidney Dis. 25 (1995) 761
135 Heering, P.J., D. Bach, P. Heinzler, B. Grabensee: Dialysis and HIV infection (letter). Nephron 47 (1987) 158
136 Heimbürger, O., J. Bergström, B. Lindholm: Maintenance of optimal nutrition in CAPD. Kidney int. 46 (Suppl. 48) (1994) 39
137 Heimbürger, O., J. Bergström, B. Lindholm: Is serum-albumin an index of nutritional status in continuous ambulatory peritoneal dialysis patients (editorial)? Periton. Dialys. int. 14 (1994) 108
138 Heimbürger, O., J. Bergström, B. Lindholm: Albumin and amino acid levels as markers of adequacy in continuous ambulatory peritoneal dialysis. Periton. Dialys. int. 14, Suppl. 3 (1994) S 123
139 Held, P.J., F.K. Port, M.N. Turenne, D.S. Gaylin, R.J. Hamburger, R.A. Wolfe: Continuous ambulatory peritoneal dialysis and hemodialysis: comparison of patient mortality with adjustment for comorbid conditions. Kidney int. 45 (1994) 163
140 Holley, J., D. Seibert, A. Moss: Peritonitis following colonoscopy and polypectomy: a need for prophylaxis? Periton. Dialys. Bull. 7 (1987) 105
141 Holley, J.L., Ch. J. Foulks, A.H. Moss, D. Willard: Ultrasound as a tool in the diagnosis and management of exit-site infections in patients undergoing continuous ambulatory peritoneal dialysis. Amer. J. Kidney Dis. 14 (1989) 211
142 Holley, J.L., J. Bernadin, B. Piraine: Continuous cycling peritoneal dialysis is associated with lower rates of catheter infections than continuous ambulatory peritoneal dialysis. Amer. J. Kidney Dis. 16 (1990) 133
143 Holmes, C.J.: Peritoneal host defense mechanisms in peritoneal dialysis. Kidney int. 46, Suppl. 48 (1994) 58
144 Huang, T.P., C.Y. Lin: Intraperitoneal recombinant human erythropoietin therapy: influence of the duration of continuous ambulatory peritoneal dialysis treatment of peritonitis. Amer. J. Nephrol. 15 (1995) 312
145 Hutchison, A.J., A.J. Freemont, A.F. Boulton, R. Gokal: Low calcium dialysis fluid and oral calcium carbonate in CAPD. A method of controlling hyperphosphataemia whilst minimizing aluminium exposure and hypercalcaemia. Nephrol. Dialys. Transplant. 7 (1992) 1219
146 Hutchison, A.J., R. Gokal: Towards tailored dialysis fluid in CAPD – the role of reduced calcium and magnesium in dialysis fluids (editorial). Periton. Dialys. int. 12 (1992) 199
147 Hutchison, A.J., K. Turner, R. Gokal: Effect of long-term therapy with 1,25 mmol/l calcium peritoneal dialysis fluid on the incidence of peritonitis in CAPD. Periton. Dialys. int. 12 (1992) 321
148 Hutchison, A.J., M. Merchant, H.F. Boulton, R. Hinchcliffe, R. Gokal: Calcium and magnesium mass transfer in peritoneal dialysis patients using 1,25 mmol/l calcium, 0,25 mmol/l magnesium dialysis fluid. Periton. Dialys. int. 13 (1993) 219
149 Hutchison, A.J., R. Gokal: Adequacy of calcium and phosphate balance in peritoneal dialysis. Periton. Dialys. int. 14 Suppl. 3 (1994) S 117
150 Hüting, J., M.A. Alpert: Progression of left ventricular hypertrophy in end-stage renal disease treated by continuous ambulatory peritoneal dialysis depends on hypertension and hypercirculation. Clin. Cardiol. 15 (1992) 190
151 Huynh-Do, U., U. Binswanger: Practical experience with CAPD quantification: relationship to clinical outcome and adaptation of therapy. Periton. Dialys. int. 15 (1995) 165
152 Hwang, T.L., C.C. Huang: Comparison of Swan neck catheter with Tenckhoff catheter for CAPD. Advanc. Periton. Dialys. 10 (1994) 203
153 Ikizler, T.A., R.L. Wingard, R.M. Hakim: Malnutrition in peritoneal dialysis patients: etiologic factors and treatment options. Periton. Dialys. int. 15, Suppl. 1 (1995) S63
154 Imholz, A.L.T., N. Lameire, D. Faict, G.C.M. Koomen, R.T. Krediet, L. Martis: Evaluation of short chain polypeptides as osmotic agent in continuous ambulatory peritoneal dialysis patients. Periton. Dialys. int. 14 (1994) 215
155 Imholz, A.L.T., G.C.M. Koomen, D.G. Struijk, L. Arisz, R.T. Krediet: Fluid and solute transport in CAPD patients using ultralow sodium dialysate. Kidney int. 46 (1994) 333

156 Ismail, N., R.H. Hakim, D.G. Oreopoulos, A. Patrikarea: Renal replacement therapies in the elderly. Part 1: Hemodialysis and chronic peritoneal dialysis. Amer. J. Kidney Dis. 22 (1993) 759

157 Ismail, N., B.N. Becker: Treatment options and strategies in uremia: current trends and future directions. Semin. Nephrol. 14 (1994) 282

158 Jacob, V., P.R. Marchant, G. Wild, C.B. Brown, P.J. Moorhead, A.M. El Nahas: Nutritional profile of continuous ambulatory peritoneal dialysis patients. Nephron 71 (1995) 16

159 Jensen, R.A., K.D. Nolph, H.L. Moore, R. Khanna, Z.J. Twardowski: Weight limitations for adequate threapy using commonly performed CAPD and NIPD regimes. Semin. Dialys. 7 (1994) 61

160 Jones, M.R., L. Martis, C.E. Algrim et al.: Amino acid solutions for CAPD: rationale and clinical experience. Minerol. Electrolyte Metab. 18 (1992) 309

161 Jones, M.R.: Etiology of severe malnutrition: results of an international cross-sectioanl study in continuous ambulatory peritoneal dialysis patients. Amer. J. Kidney Dis. 23 (1994) 412

162 Jones, M.R.: Intraperitoneal amino acids: a therapy whose time has come? Periton. Dialys. int. 15, Suppl. 1 (1995) S 67

163 Jörres, A., G.M. Gahl, K. Ludat, C. Müller, J. Passlick-Deetjen: In vitro biocompatibility testing of a new bicarbonate-buffered dialysis fluid for CAPD (Abstract.) Periton. Dialys. int. 12 (1992) S 26

164 Jörres, A., G.M. Gahl, N. Topley, A. Neubauer, K. Ludat, C. Muller, J. Passlick-Deetjen: In vitro biocompatibility of alternative CAPD fluids: comparison of bicarbonate-buffered glucose and glucose ploymer-based solutions. Nephrol. Dialys. Transplant. 9 (1994) 785

165 Junor, B.J., J.D. Briggs, M.A. Forwell, J.W. Dobbie, I. Henderson: Sclerosing peritonitis – the contribution of chlorhexidine in alcohol. Periton. Dialys. Bull. 5 (1985) 101

166 Junor, B.J., M.A. McMillan: Immunosuppression in sclerosing peritonitis. Advanc. Periton. Dialys. 9 (1993) 187

167 Kagan, A., Y. Bar-Khayim, Z. Schafer, M. Fainaru: Kinetics of peritoneal protein loss during CAPD. I. Different characteristics for low and high molecular weight proteins. Kidney int. 37 (1990) 971

168 Kampf, D., K. Borner, H. Hain, W. Conrad: Multiple-dose-kinetics of ofloxacin after intraperitoneal application in CAPD-patients. Periton. Dialys. int. 11 (1991) 317

169 Kaysen, G.A., P.Y. Schoenfeld: Albumin homeostasis in patients undergoing continuous ambulatory peritoneal dialysis. Kidney int. 25 (1984) 107

170 Kaysen, G.A.: Hyperlipidemia of chronic renal failure. Blood Purif. 12 (1994) 60

171 Keane, W.F., St.I. Vas: Peritonitis. In Gokal, R., K.D. Nolph: The Textbook of Peritoneal Dialysis. Kluwer, Dordrecht 1994 (p. 473)

172 Keane, W.F, E.D. Everett, T.A. Golper, R. Gokal, C. Halstenson, Y. Kawaguchi, M. Riella, St. Vas., H.A. Verbrugh: Peritoneal dialysis-related peritonitis treatment recommendations: 1993 update. Periton. Dialys. int. 13 (1993) 14

173 Keen, M., B. Lipps, F. Gotch: The measured creatinine generation rate in CAPD suggests only 78% of prescribed dialysis delivered. Advanc. Periton. Dialys. 9 (1993) 3

174 Keshaviah, P., K.D. Nolph: The peak concentration hypothesis: a urea kinetic approach to comparing the adequacy of continuous ambulatory peritoneal dialysis (CAPD) and hemodialysis. Periton. Dialys. int. 9 (1989) 257

175 Keshaviah, P.: Adequacy of CAPD: a quantitative approach. Kidney int. 38 (1992) S 160

176 Keshaviah, P.: Urea kinetic and middle molecule approaches to assessing the adequacy of hemodialysis and CAPD. Kidney int. 43, Suppl. 40 (1993) S 28

177 Khanna, R.: Peritoneal dialysis in diabetic end-stage renal disease. In Gokal, R., K.D. Nolph: The Textbook of Peritoneal Dialysis. Kluwer, Dordrecht 1994 (p. 639)

178 Kiefer, T., U. Schenk, E. Hubel, J. Weber, T. Mettang, J. Passlick-Deetjen, U. Kuhlmann: In vitro effects of low-calcium peritoneal dialysis solutions on peritoneal macrophage functions. Amer. J. Kidney Dis. 25 (1995) 751

179 Kim, D., R. Khanna, G. Wir, P. Fountas, N. Druck, D.G. Oreopoulos: Successful use of continuous ambulatory peritoneal dialysis in congestive heart failure. Periton. Dialys. Bull. 5 (1985) 127

180 Kjellstrand, P., E. Martinson, A. Wieslander, B. Holmquist: Development of toxic degradation products during heat sterilization of glucose containing fluids for peritoneal dialysis: influence of time and temperature. Periton. Dialys. int. 15 (1995) 26

181 Klein, E., R.A. Ward, T.E. Wiliams, P.W. Feldhoff: Peptides as substitute osmotic agents for glucose in peritoneal dialysate. ASAIO Trans. 32 (1986) 550

182 Koch, R., P. Heering, H. Chlebowski, B. Grabensee: Lower incidence of delayed graft function after renal transplantation in CAPD patients. Abstracts of 30th Congress. Proc. Europ. Dialys. Transplant. Ass. 1993, 193

183 König, P., D. Geissler, P. Lechleitner, M. Spielberger, P. Dittrich: Improved management of congestive heart failure: Use of continuous ambulatory peritoneal dialysis. Arch. intern. Med. 147 (1987) 1031

184 Kopple, J., D. Bernard, J. Messana, R. Swartz, J. Bergström, B. Lindholm, V. Lim, G. Brunori, M. Leiserowitz, D.M. Bier, L.D. Stegink, L. Martis, C.A. Boyle, K.D. Serkes, E. Vonesh, M.R. Jones: Treatment of malnourished CAPD patients with an amino acid-based dialysate. Kidney int. 47 (1995) 1184

185 Korbet, S.M.: Anemia and erythropoietin in hemodialysis and continuous ambulatory peritoneal dialysis. Kidney int. 43, Suppl. 40 (1993) S 111

186 Korzets, A., Z. Korzets, G. Peer, J. Papa, D. Stern, J. Bernheim, M. Blum: Sclerosing peritonitis. Possible early diagnosis by computerized tomography of the abdomen. Amer. J. Nephrol. 8 (1988) 143

187 Korzets, Z., E. Golan, T. Naftali, J. Bernheim: Peritoneal dialysis in the presence of a stroma. Periton. Dialys. int. 12 (1992) 258

188 Krautzig, S., H. Tillmann, E. Wrenger, M. Manns, K.M. Koch, R. Brunkhorst: Hepatitis-C-Virus (HCV) bei Peritonealdialyse (Abstract). Nieren- u. Hochdruckkr. 10 (1993) 511

189 Krediet, R.T., A.L.T. Imholz, D.G. Struijk, G.C.M. Koomen, L. Arisz: Ultrafiltration failure in continuous ambulatory peritoneal dialysis. Periton. Dialys. int. 13, Suppl. 2 (1993) S 59

190 Krediet, R.T. A.L.T. Imholz, N. Lameire, D. Faict, G.C.M. Koomen, L. Martis: The use of peptides in peritoneal dialysis fluids. Periton. Dialys. int. 14, Suppl. 3 (1994) 152

191 Kurz, P., P. Roth, E. Werner, J. Vlachojannis, P. Grützmacher: Factors influencing transperitoneal calcium balance during CAPD. ASAIO J. 1992, M 589

192 Kwong, M.B.L., J.S.K. Lee, M.K. Chan: Transperitoneal calcium and magnesium transfer during a 8-hour dialysis. Periton. Dialys. Bull. 7 (1987) 85

193 Lal, S.M.: Hyperlipidemia in continuous ambulatory peritoneal dialysis patients (editorial). ASAIO J. 39 (1993) 87

194 Lamb, E.J., W.R. Cattell, A.B.St.J. Dawnay: In vitro formation of advanced glycation end products in peritoneal dialysis fluid. Kidney int. 47 (1995) 1768

195 Lameire, N., P. Bernaert, M.C. Lambert, D. Vijt: Cardiovascular risk factors and their management in patients on continuous ambulatory peritoneal dialysis. Kidney int. 46, Suppl. 48 (1994) S 31

196 Lameire, N., D. Faict: Peritoneal dialysis solutions containing glycerol and amino acids. Periton. Dialys. int. 14, Suppl. 3 (1994) 145

197 Leenen, F.H.H., D.L. Smith, R. Khanna, D.G. Oreopoulos: Changes in left ventricular hypertrophy and function in hypertensive patients started on continuous ambulatory peritoneal dialysis. Amer. Heart J. 110 (1985) 102

198 Leung, A.C.T., G. Orange, I.S. Henderson: Intraperitoneal hydrocortisone in eosinophilic peritonitis associated with continuous ambulatory peritoneal dialysis. Brit. med. J. 286 (1983) 766

199 Liberek, T., N. Topley, A. Jörres, G.A. Coles, G.M. Gahl, J.D. Wiliams: Peritoneal dialysis fluid inhibition of phagocyte function: effects of osmolality and glucose concentration. J. Amer. Soc. Nephrol. 3 (1993) 1508

200 Liberek, T., N. Topley, A. Jörres, M.M. Peterson, G.A. Coles, G.M. Gahl, J.D. Williams: Peritoneal dialysis fluid inhibition of polymorphonuclear leukocyte respiratory burst activation is related to the lowering of intracellular pH. Nephron 65 (1993) 260

201 Lindholm, B., J. Bergström: Nutritional aspects on peritoneal dialysis. Kidney int. 42, Suppl. 38 (1992) 165

202 Lindholm, B., J. Bergström: Nutritional requirements of peritoneal dialysis patients. In Gokal, R., K.D. Nolph: The Textbook of Peritoneal Dialysis. Kluwer, Dordrecht 1994 (p. 443)

203 Lindholm, B., A. Werynsk, A. Tranaeus: Kinetics of peritoneal dialysis with amino acids as osmotic agents. In Nose, Y., C. Kjellstrand, P. Ivanovich, eds: Progress in Artificial Organs. ISAIO Press, Cleveland 1986 (p. 284)

204 Lindsay, R.M., E. Spanner: Is the lower serum albumin concentration in CAPD patients a reflection of nutritional status? Semin. Dialys. 5 (1992) 215

205 Lo, W.K., K.T. Chan, A.C.T. Leung, S.W. Pang, Ch.Y. Tse: Sclerosing peritonitis complicating prolonged use of chlorhexidine in alcohol in the connection procedure for continuous ambulatory peritoneal dialysis. Periton. Dialys. int. 11 (1991) 166

206 Lo, W.K., A. Brendolan, B.F. Prowant, H.L. Moore, R. Khanna, Z.J. Twardowski, K.D. Nolph: Changes in the peritoneal equilibration test in selected chronic peritoneal dialysis patients. J. Amer. Soc. Nephrol. 4 (1994) 1466

207 Lowrie, E.G., N.L. Lew: Death risk in hemodialysis patients: the predictive value of commonly measured variables and an evaluation of death rate differences between facilities. Amer. J. Kidney Dis. 15 (1990) 458

208 Lui, S.F., A.B. Cheng, C.B. Leung, K.C. Wong, Ph.K.T. Li, K.N. Lai: Imipenem/cilastatin sodium in the treatment of continuous ambulatory peritoneal dialysis-associated peritonitis. Amer. J. Nephrol. 14 (1994) 182

209 Lunde, N.M., F.K. Port, R.A. Wolfe, K.F. Guire: Comparison of mortality risk by choice of CAPD versus hemodialysis in elderly patients. Advanc. Periton. Dialys. 7 (1991) 68

210 Luzar, M.A., G.A. Coles, B. Faller, A. Slingeneyer, G. Dah Dah, C. Briat, Ch. Wone, Y. Knefati, M. Kessler, F. Peluso: Staphylococcus aureus nasal carriage and infection in patients on continuous ambulatory peritoneal dialysis. New Eng. J. Med. 322 (1990) 505

211 Lye, W.C., M.M.L. Giang, J.C. van-der-Straaten, E.J. Lee: Breaking-in after the insertion of Tenckhoff catheters: a comparison of two techniques. Advanc. Periton. Dialys. 9 (1993) 236

212 Lynn, R.I., S. Fishbane, N.S. Ginsberg: The effect of KT/V urea on nitrogen appearance and appetite in peritoneal dialysis. Periton. Dialys. int. 15, Suppl. 1 (1995) S 50

213 Lysaght, M.J., E.F. Vonesh, F. Gotch, L. Ibeis, M. Keen, B. Lindholm, K.D. Nolph, C.A. Pollack, B. Provant, P.C. Farvel: The influence of dialysis treatment modality on the decline of remaining renal function. ASAOI Trans. 37 (1991) 598

214 Macallister, R.J., S.H. Morgan: Fallopian tube capture of chronic peritoneal dialysis catheters (letter). Periton. Dialys. int. 13 (1993) 74

215 MacDonald, M.: The effect of continuous ambulatory peritoneal dialysis on diabetic eye complications. Trans. ophthalmol. Soc. U.K. 104 (1985) 633

216 Mactier, R.A. Investigation and management of ultrafiltration failure in CAPD. Advanc. Periton. Dialys. 7 (1991) 57

217 Maiorca, R., E. Vonesh, G.C. Cancarini, A. Cantaluppi, L. Manili, G. Brunori, C. Camerini, P. Feller, A. Strada: A six-year comparison of patient and technique survivals in CAPD and HD. Kidney int. 34 (1988) 518

218 Maiorca, R., C. Cancarini, C. Camerini, G. Brunori, L. Manili, E. Movilli, P. Feller, S. Mombelloni: Is CAPD competitive with haemodialysis for long-term treatment of uraemic patients? Nephrol. Dialys. Transplant. 4 (1989) 244

219 Maiorca, R., G.C. Cancarini, G. Brunori, C. Camerini, L. Manili: Morbidity and mortality of CAPD and hemodialysis. Kidney int. 43, Suppl. 40 (1993) S 4

220 Maiorca, R., S. Sandrini, G.C. Cancarini, C. Camerini, F. Scolari, L. Cristinelli, M. Filippini: Kidney transplantation in peritoneal dialysis patients. Periton. Dialys. int. 14, Suppl. 3 (1994) S 162

221 Maiorca, R., G.C. Cancarini: Outcome of peritoneal dialysis: comparative studies. In Gokal, R., K.D. Nolph: The Textbook of Peritoneal Dialysis. Kluwer, Dordrecht 1994 (p. 699)

222 Maiorca, R., G. Cancarini, R. Brunori, R. Zubani, C. Camerini, L. Manili, M. Companini, S. Monbelloni: Which treatment for which patient in the future? Possible modifications in CAPD. Nephrol. Dialys. Transplant. 10, Suppl. 7 (1995) 20

223 Marcus, R.G., J. Messana, R. Swartz: Peritoneal dialysis in end-stage renal disease patients with preexisting chronic liver disease and ascites. Amer. J. Med. 93 (1992) 35

224 Martis, L., K.D. Serkes, K.D. Nolph: Calcium carbonate as a phosphate binder: Is there a need to adjust peritoneal dialysate calcium concentrations for patients using $CaCO_3$? Periton. Dialys. int. 9 (1989) 325

225 Mattern, W.D., C.R. Morris, D.L. Heffley: A three-year experience with CCPD in a university-based dialysis and transplantation programme. Clin. Nephrol. 30 (1988) 49

226 McCann, L.M., C.J. Foulks: Nutritional recommendations for patients undergoing continuous peritoneal dialysis. Semin. Dialys. 5 (1992) 136

227 Mestas, D., J.P. Wauquier, G. Escande, J.C. Baguet, A. Veyr: Diagnosis of hydrothorax – complicating CAPD and demonstration of successful therapy by scintigraphy (letter). Periton. Dialys. int. 11 (1991) 283

228 Michel, C., L. Courdavault, R. Al Khayat, B. Viron, P. Roux, F. Mignon: Fungal peritonitis in patients on peritoneal dialysis. Amer. J. Nephrol. 14 (1994) 113

229 Mignon, F., P. Siohan, B. Legallicier, R. Khayat, B. Viron, C. Michel: The management choices. Nephrol. Dialys. Transplant. 10, Suppl. 6 (1995) 55

230 Milutinovic, J., R.E. Cutler, P. Hoover, B. Meijsen, B.H. Scribner: Measurement of residual glomerular filtration rate in the patient receiving repetitive hemodialysis. Kidney int. 8 (1975) 185

231 Mistry, C.D., R. Gokal: Can ultrafiltration occur with a hypo-osmolar solution in peritoneal dialysis? The role for „colloid" osmosis. Clin. Sci. 85 (1993) 495

232 Mistry, C.D., R. Gokal: A single daily overnight (12 h dwell) use of 7,5% glucose polymer (Mw 18 700; Mn 7.300) + 0.35% glucose solution: a 3-month study. Nephrol. Dialys. Transplant. 8 (1993) 443

233 Mistry, C.D., R. Gokal: The use of glucose polymer (icodextrin) in peritoneal dialysis: an overview. Periton. Dialys. int. 14, Suppl. 3 (1994) S 158

234 Mistry, C.D., R. Gokal, E. Peers: A randomized multicenter clinical trial comparing isoosmolar icodextrin with hyperosmolar glucose solutions in CAPD. MIDDAS Study Group. Kidney int. 46 (1994) 496

235 Modi, K.B., A.C. Grant, A. Garret, R.S.C. Rodger: Indirect inguinal hernia in CAPD patients with polycystic kidney disease. Advanc. Periton. Dialys. 5 (1989) 84

236 Moncrief, J.W., R.P. Popovich, K.D. Nolph: Additional experience with continuous ambulatory peritoneal dialysis (CAPD). Trans. Amer. Soc. artif. intern. Org. 24 (1978) 476

237 Nakayama, M., Y. Kawaguchi, K. Yokoyama, H. Kubo, Y. Miura, S. Watanabe, O. Sakai: Antihypertensive effect of low Na concentration (120 mEq/l) solution for CAPD patients. Clin. Nephrol. 41 (1994) 357

238 Nankivell, B.J., N. Lake, A. Gillies: Intracatheter streptokinase for recurrent peritonitis in CAPD. Clin. Nephrol. 35 (1991) 20

239 Nässberger, L., A. Arbin: Eosinophilic peritonitis – hypothesis. Nephron 46 (1987) 103

240 Nebel, M., W. Gerding, K. Finke: 7 months of amino acid solution in CAPD. Periton. Dialys. int. 15 (1995) (abstract) 535

241 Newmann, L., M. Friedlander, M. Tessman: More experience with Vancoled™-induced chemical peritonitis. Periton. Dialys. int. 10 (1990) 182

242 Newmann, L.N., M. Tessmann, T. Hanslik, J. Schulak, J. Mayes, M. Friedlander: A retrospective view of factors that affect catheter healing: four years of experience. Advanc. Periton. Dialys. 9 (1993) 217

243 Nicholson, M.L. P.R. Burton, P.K. Donnelly, P.S. Veitch, J. Walls: The role of omentectomy in continuous ambulatory peritoneal dialysis. Periton. Dialys. int. 11 (1991) 330

244 Nielsen, S., B.L. Smith, E.I. L'Christensen, P. Agre: Distribution of the aquaporin CHIP in secretory and resorptive epithelia and capillary endothelia. Proc. nat. Acad. Sci. 90 (1993) 7275

245 Nielsen, P.K., C. Hemmingsen, S.U. Friis, J. Ladefoged, K. Olgaard: Comparison of straight and curled Tenckhoff peritoneal dialysis catheters implanted by percuteaneus technique: a prospective randomized study. Periton. Dialys. int. 15 (1995) 18

246 Nikolaidis, P.: Newer quinolones in the treatment of continuous ambulatory peritoneal dialysis (CAPD) related infections. Periton. Dialys. int. 10 (1990) 127

247 Nilsson-Thorell, C.B., N. Muscalu, A.H. Andrén, P.T.T. Kjellstrand, A.P. Wieslander: Heart sterilization of fluids for peritoneal dialysis gives rise to aldehydes. Periton. Dialys. int. 13 (1993) 208

248 Nissenson, A.R., R. Swartz, S.W. Zimmerman, A. Watson and Epogen Study Group: A double-blind, placebo-controlled study of recombinant human erythropoietin (EPO) in peritoneal dialysis (PD) patients (PTS) (abstract). J. Amer. Soc. Nephrol. 1 (1990) 405

249 Nolph, K.D., B. Prowant, K.D. Serkes, L. Morgan, B. Baker, C. Charytan, K. Gham, R. Hamburger, J. McGuiness, H. Moore, T. Waaren: Multicenter evaluation of a new peritoneal dialysis solution with a high lactate and a low magnesium concentration. Periton. Dialys. Bull. 3 (1983) 63

250 Nolph, K.D., H.L. Moore, B. Prowant, Z.J. Twardowski, R. Khanna, S. Gamboa, P. Keshaviah: Continuous ambulatory peritoneal dialysis with a high flux membrane. ASAIO J. 39 (1993) 904

251 Nolph, K.D., H.L. Moore, B. Prowant, M. Meyer, Z.J. Twardowski, R. Khanna, L. Ponferrada, P. Keshaviah: Cross-sectional assessment of weekly urea and creatinine clearances and indices of nutrition in continuous ambulatory peritoneal dialysis patients. Periton. Dialys. int. 13 (1993) 173

252 Nolph, K.D., R.A. Jensen, R. Khanna, Z.J. Twardowski: Weight limitations for weekly urea clearances using various exchange volumes in continuous ambulatory peritoneal dialysis. Periton. Dialys. int. 14 (1994) 261

253 Nomoto, Y., T. Suga, K. Nakajima et al.: Acute hydrothorax in continuous ambulatory peritoneal dialysis – a collaborative study of 161 centers. Amer. J. Nephrol. 9 (1989) 363

254 Nomoto, Y., Y. Kawaguchi, S. Ohira, T. Yuri et al.: Carpal tunnel syndrome in patients undergoing CAPD: a collaborative study in 143 centers. Amer. J. Nephrol. 15 (1995) 295

255 O'Donoghue, D., J. Manos, R. Pearson, P. Scott, A. Bakran, R. Johnson, P. Dyer, S. Martin, R. Gokal: Continuous ambulatory peritoneal dialysis and renal transplantation: a ten-year experience in a single center. Periton. Dialys. int. 12 (1992) 242

256 O'Leary, J.P., F.S. Malik, R.R. Donahoe, A.D. Johnston: The effects of a minidose of heparin on peritonitis in rats. Surg. Gynecol. Obstet. 148 (1979) 571

257 Oren, A., G. Wu, G.H. Anderson et al.: Effective use of amino acid dialysate over four weeks in CAPD patients. Trans. Amer. Soc. artif. intern. Org. 29 (1983) 604

258 Panarello, G., G. Calianno, H. De Baz, D. Signori, P. Cappelletti, F. Tesio: Does continuous ambulatory peritoneal dialysis induce hypercholesterolemia? Periton. Dialys. int. 13, Suppl. 2 (1993) S 421

259 Parcell, M.E.: Preoperative peritoneal catheter abdominal marking. ANNA J. 20 (1993) 83

260 Park, M.S., O. Heimbürger, J. Bergström, J. Waniewski, A. Werynski, B. Lindholm: Peritoneal transport during dialysis with amino acid-based solutions. Periton. Dialys. int. 13 (1993) 280

261 Parthasarathy, R., C.A. Johnson, S.W. Zimmerman: Iron dextran use in dialysis patients in the erythropoietin (EPO) era. (abstract). J. Amer. Soc. Nephrol. 1 (1990) 405

262 Paterson, A.D., M.C. Bishop, A.G. Morgan, R.P. Burden: Removal and replacement of Tenckhoff catheter at a single operation: successful treatment of resistant peritonitis in continuous ambulatory peritoneal dialysis. Lancet 1986/II, 1245

263 Pederson, F.B, C. Dragsholt, E. Laier, J.J. Frifelt, A.F. Trostmann, S. Ekelund, P. Paaby: Alternate use of amino acid and glucose solution in CAPD. Periton. Dialys. Bull. 5 (1985) 215

264 Pei, Y., G. Hercz, C. Greenwood, D. Sherrard, G. Segre, A. Manuel, C. Saiphoo, St. Fenton: Noninvasive prediction of aluminium bone disease in hemo- and peritoneal dialysis patients. Kidney int. 41 (1992) 1374

265 Pérez-Fontán, M., T. García-Falcón, M. Rosales, A. Rodríguez-Carmona, M. Adeva, I. Rodríguez-Lazano, J. Moncalián: Treatment of staphylococcus aureus nasal carriers in continuous ambulatory peritoneal dialysis with mupirocin: long-term results. Amer. J. Kidney Dis. 22 (1993) 708

266 Pérez-Fontán, M., M. Rosales, F. Fernández, J. Moncalián, C. Fernández-Rivera, A. Alonso, F. Valdés: Ciprofloxacin in the treatment of gram-positive bacterial peritonitis in patients undergoing CAPD. Periton. Dialys. int. 11 (1991) 233

267 Pickering, S.J., J.A. Bowley, S.J. Fleming, B.A. Oppenheim, A.J. Ralston, P. Sissons, P. Ackrill: Urokinase for recurrent CAPD-peritonitis (letter). Lancet 1987/I, 1258

268 Piraino, B., F. Bender, J. Bernardini: A comparison of clearances on tidal peritoneal dialysis and intermittent peritoneal dialysis. Periton. Dialys. int. 14 (1994) 145

269 Plum, J., S. Sudkamp, B. Grabensee: Results of ultrasound-assisted diagnosis of tunnel infections in continuous ambulatory peritoneal dialysis. Amer. J. Kidney Dis. 23 (1994) 99

270 Pomeranz, A., Y. Reichenberg, D. Schurr, A. Drukker: Chyloperitoneum: a rare complication of peritoneal dialysis. Periton. Dialys. Bull. 4 (1984) 35

271 Porter, J., W.M. Wang, D.B.G. Oliveira: Chylous ascites and continuous ambulatory peritoneal dialysis. Nephrol. Dialys. Transplant. 6 (1991) 659

272 Poulos, A.M., L. Howard, G. Eisele, J.B. Rodgers: Peritoneal dialysis therapy for patients with liver and renal failure with ascites. Amer. J. Gastroenterol. 88 (1993) 109

273 Prichard, S., K. Cianflone, Z.J. Zhang, A. Sniderman: A novel mechanism to explain the dyslipidemia in CAPD and nephrotic patients (abstract). Periton. Dialys. int. 12, Suppl. 1 (1992) 150

274 Randerson, D.H., G.V. Chapman, P.C. Farrell: Amino acid and dietary status in long-term CAPD patients. In Atkins, R.C., P.C. Farrell, N. Thomson: Peritoneal Dialysis. Churchill-Livingstone, Edinburgh 1981 (p. 171)

275 Read, R.R., P. Eberwein, M.K. Dasgupta, St.K. Grant, K. Lam, J.C. Nickel, J.W. Costerton: Peritonitis in peritoneal dialysis: bacterial colonization by biofilm spread along the catheter surface. Kidney int. 35 (1989) 614

276 Renzo, S., D. Beatrice, L. Guiseppe: CAPD in diabetics: use of amino acids. In Khanna, R., K. D. Nolph, B. F. Prowant, Z. J. Twardowski, D. G. Oreopoulos: Advanc. Periton. Dialys. 6, 1990
277 Richardson, R. M. A., J. M. Roscoe: Bicarbontae, L-lactate and D-lactate balance in intermittent peritoneal dialysis. Periton. Dialys. Bull. 6 (1986) 178
278 Ring, J., K. Messmer: Incidence and severity of anaphylactoid reactions to colloid substitutes. Lancet 1977/II, 466
279 Rippe, B.: A three-pore model of peritoneal transport. Periton. Dialys. int. 13, Suppl. 2 (1993) S 35
280 Robson, M., A. Biro, B. Kobel, G. Schai, M. Ravid: Peritoneal dialysis in congestive heart failure. I. Continuous ambulatory peritoneal dialysis. Periton. Dialys. Bull. 3 (1983) 133
281 Rocco, M. V., J. R. Jordan, J. M. Burkart: Changes in peritoneal transport during the first month of peritoneal dialysis. Periton. Dialys. int. 15 (1995) 12
282 Ronco, C., J. P. Bosch, S. G. Lew, M. Feriani, S. Chiaramonte, P. Conz, A. Brendolan, G. LaGreca: Adequacy of continuous ambulatory peritoneal dialysis: comparison with other dialysis techniques. Kidney int. 46, Suppl. 48 (1994) S 18
283 Rottembourg, J.: Residual renal function and recovery of renal function in patients treated by CAPD. Kidney int. 43, Suppl. 40 (1993) S 106
284 Rowland, M.: Clinical pharmacokinetics of teicoplanin. Clin. Pharmacokinet. 18 (1990) 184
285 Rubin, S. J.: Continuous ambulatory peritoneal dialysis. dialysate fluid cultures. Clin. Microbiol. Newsl. 6 (1984) 3
286 Rubin, J., T. Garner: Positive nitrogen balance after intraperitoneal administration of amino acids in 3 patients. Periton. Dialys. int. 14 (1994) 223
287 Saku, K., J. Sasaki, S. Naito, K. Arakawa: Lipoprotein and apolipoprotein losses during continuous ambulatory peritoneal dialysis. Nephron 51 (1989) 220
288 Saldanha, L. F., E. W. J. Weiler, H. C. Gonick: Effect of continuous ambulatory peritoneal dialysis on blood pressure control. Amer. J. Kidney Dis. 21 (1993) 184
289 Sandroni, S., N. Arora, L. Vidrine, K. Moles: Feasibility of incenter staff-assisted cycler dialysis. Advanc. Periton. Dialys. 6 (1990) 76
290 Scalamogna, A., C. Castelnovo, A. De Vecchi, C. Ponticelli: Exit-site and tunnel infections in continuous ambulatory peritoneal dialysis patients. Amer. J. Kidney Dis. 18 (1991) 674
291 Scarpioni, L., S. Ballocchi, A. Castelli, R. Scarpioni: Insulin therapy in uremic diabetic patients on continuous ambulatory peritoneal dialysis: comparison of intraperitoneal and subcutaneous administration. Periton. Dialys. int. 14 (1994) 127
292 Schilling H., G. Wu, J. Pettit, J. Harrison, K. McNeil, Z. Siccion, D. G. Oreopoulos: Nutritional status of patients on long-term CAPD. Kidney int. 27 (1985) (abstract) 185
293 Schmidt, L. M., B. F. Prowant: How to do a peritoneal equilibration test. ANNA J. 18 (1991) 368
294 Schmitt, H., T. H. Ittel, L. Schaefer, H. G. Sieberth: Effect of a low calcium dialysis solution on serum parathyroid hormone in automated peritoneal dialysis. Periton. Dialys. int. 13, Suppl. 1 (1993) S 59 (abstract)
295 Schreiber, M. J.: Can malnutrition be prevented? Nutrition and dialysis adequacy. Periton. Dialys. int. 15, Suppl. 1 (1995) S 39
296 Selgas, R., M. A. Bajo, M. J. Fernandez-Reyer: An analysis of adequacy of dialysis in a selected population on CAPD for over 3 years: the influence of urea and creatinine kinetics. Nephrol. Dialys. Transplant. 8 (1993) 1244
297 Serkes, K., C. R. Blagg, K. D. Nolph, E. F. Vonesh, F. Shapiro: Comparison of patient and technique survival in continuous ambulatory peritoneal dialysis (CAPD) and hemodialysis. A multicenter study. Periton. Dialys. int. 10 (1990) 15

298 Sheikh, M., J. Maguire, M. Emmett et al.: Reduction of dietary phosphorus absorption by phosphorus binders. A theoretial, in vitro and in vivo study. J. clin. Invest. 83 (1989) 66
299 Sherrard, D. J., G. Hercz, Y. Pei, N. A. Maloney, C. Greenwood, A. Manuel, C. Shaiphoo, S. S. Fenton, G. V. Serge: The spectrum of bone disease in end-stage renal failure: an evolving disorder. Kidney int. 43 (1993) 436
300 Singh, M. M., A. N. Bhargava, K. P. Jain: Tuberculous peritonitis: an evaluation of pathogenetic mechanisms, diagnostic procedures and therapeutic measures. New Engl. J. Med. 281 (1969) 1091
301 Singh, S., A. Dale, B. Morgan, H. Sahebjami: Serial studies of pulmonary function in continuous ambulatory peritoneal dialysis. A prospective study. Chest 86 (1984) 874
302 Singh, S., J. Yium, E. Macon, E. Clark, D. Schaffer, P. Teschan: Multicenter study of change in dialysis therapy – maintenance hemodialysis to continuous ambulatory peritoneal dialysis. Amer. J. Kidney Dis. 3 (1992) 246
303 Slingeneyer, A., C. Mion, G. Mourad, B. Canaud, B. Faller, J. J. Beraud: Progressive sclerosing peritonitis: a late and severe complication of maintenance peritoneal dialysis. Trans. Amer. Soc. artif. intern. Org. 29 (1983) 633
304 Slingeneyer, A., B. Canaud, C. Mion: Permanent loss of ultrafiltration capacity of the peritoneum in long-term peritoneal dialysis: an epidemiological study. Nephron 33 (1983) 133
305 Slingeneyer, A., B. Faller, C. Michel, C. Prybylski, R. Rolland, C. Mion: Increased ultrafiltration capacity using a new bicarbonate CAPD solution. Periton. Dialys. int. 13, Suppl. 1 (1993) S 57 (abstract)
306 Solary, E., J. F. Cabanne, Y. Tanter, G. Rifle: Evidence for a role of plasticizers in „eosinophilic" peritonitis in ambulatory peritoneal dialysis. Nephron 42 (1986) 341
307 Spiegel, D. M., M. Anderson, U. Campbell, K. Hall, G. Kelly, E. McClure, J. A. Breyer: Serum albumin: a marker for morbidity in peritoneal dialysis. Amer. J. Kidney Dis. 21 (1993) 26
308 Spiegel, D. M., J. A. Breyer: Serum albumin: a predictor of long-term outcome in peritoneal dialysis patients. Amer. J. Kidney Dis. 23 (1994) 283
309 Spital, A., R. A. Sterns: Potassium supplementation via the dialysate in continuous ambulatory peritoneal dialysis. Amer. J. Kidney Dis. 6 (1985) 173
310 Stamatakis, M. K., M. I. Sorkin, A. H. Moss: Toxicity following IP trimethoprim-sulfamethoxazole in a CAPD patient. Periton. Dialys. int. 15 (1995) 180
311 Stegmayr, B. G.: Lateral catheter insertion together with three purse string sutures reduces the risk for leakage during peritoneal dialysis. Artif. Org. 18 (1994) 309
312 Stein, A., E. Peers, K. Harris, J. Feehally, J. Walls: Glucose polymer for ultrafiltration failure in CAPD. Lancet 341 (1993) 1159
313 Steinhauer, H. B., I. Lubrich-Birkner, R. Kluthe, G. Baumann, P. Schollmeyer: Effect of amino-based dialysis solution on peritoneal permeability and prostanoid generation in patients undergoing continuous ambulatory peritoneal dialysis. Amer. J. Nephrol. 12 (1992) 61
314 Struijk, D. G., R. T. Krediet, G. C. M. Koomen, E. W. Boeschoten, H. J. vd Reijden, L. Arisz: Indirect measurement of lymphatic absorption with inulin in continuous ambulatory peritoneal dialysis (CAPD) patients. Periton. Dialys. int. 10 (1990) 141
315 Struijk, D. G., J. C. Bakker, R. T. Krediet, G. C. Koomen, P. Stekkinger, L. Arisz: Effect of intraperitoneal administration of two different batches of albumin solutions on peritoneal transport in CAPD patients. Nephrol. Dialys. Transplant. 6 (1991) 198
316 Stuck, A., A. Seiler, F. J. Frey: Peritonitis due to an intrauterine contraceptive device in a patient on CAPD. Periton. Dialys. Bull. 7 (1986) 158

317 Swartz, R., J. Messana, L. Rocher, L. Reynolds, B. Starmann, P. Lees: The curled catheter: dependable device for percutaneous peritoneal access. Periton. Dialys. int. 10 (1990) 231
318 Takahashi, S., A. Shimada, K. Okada, T. Kuno, Y. Nagura, M. Hatano. Effect of intraperitoneal administration of heparin to patients on continuous ambulatory peritoneal dialysis (CAPD). Periton. Dialys. int. 11 (1991) 81
319 Takahashi, S., K. Okada, M. Yanai: Magnesium and parathyroid hormone changes to magnesium-free dialysate in continuous ambulatory peritoneal dialysis patients. Periton. Dialys. int. 14 (1994) 75
320 Takeda, H., K. Ohta, H. Niki, Y. Matsumoto, K. Tanaka, H. Machimura, M. Yagame, W. Inoue, M. Endoh, H. Kaneshige, Y. Nomoto, H. Sakai: Eosinophilic peritonitis responding to treatment with glycyrrhizin. Tokai J. exp. clin. Med. 16 (1991) 183
321 Tattersall, J.E., S. Doyle, R.N. Greenwood, K. Farrington: Kinetic modelling and underdialysis in CAPD patients. Nephrol. Dialys. Transplant. 8 (1993) 535
322 Tattersall, J.E., S. Doyle, R.N. Greenwood, K. Farrington: Maintaining adequacy in CAPD by individualizing the dialysis prescription. Nephrol. Dialys. Transplant. 9 (1994) 749
323 Teehan, B.P., C.R. Schleifer, J.M. Brown, M.H. Sigler, J. Raimondo: Urea kinetic analysis and clinical outcome on CAPD: a five-year longitudinal study. Advanc. Periton. Dialys. 6 (1990) 181
324 Teehan, B.P., C.R. Schleifer, J. Brown: Adequacy of continuous ambulatory peritoneal dialysis: morbidity and mortality in chronic peritoneal dialysis. Amer. J. Kidney Dis. 24 (1994) 990
325 Teehan, B.P., R. Hakim: Continuous ambulatory peritoneal dialysis – Quo vadis? J. Amer. Soc. Nephrol. 6 (1995) 139
326 Topley, N., J.D. Williams: Role of the peritoneal membrane in the control of inflammation in the peritoneal cavity. Kidney int. 46, Suppl. 48 (1994) S 71
327 Topley, N., G.A. Coles, J.D. Williams: Biocompatibility studies on peritoneal cells. Periton. Dialys. int. 14, Suppl. 3 (1994) S 21
328 Torres, A., V. Lorenzo, D. Hernandez, J.C. Rodriguez, M.T. Concepcion, A.P. Rodriguez, A. Hernandez, E. deBonis, E. Darias, J.M. Gonzalez-Posada, M. Losada, M. Rufino, A.J. Felsenfeld, M. Rodriguez: Bone disease in predialysis, hemodialysis and CAPD patients: evidence of a better response to PTH. Kidney int. 47 (1995) 1434
329 Twardowski, Z.J.: Pertioneal dialysis catheter exit site infections: prevention, diagnosis, treatment, and future directions. Semin. Dialys. 5 (1992) 305
330 Twardowski, Z.J., B. Prowant, K.D. Nolph, A.J. Martinez, L.M. Lampton: High volume, low frequency CAPD. Kidney int. 23 (1983) 64
331 Twardowski, Z.J., R. Khanna, K.D. Nolph, A. Scalamogna, M.H. Metzler, T.W. Schneider, B.F. Prowant, L.P. Ryan: Intraabdominal pressures during natural activities in patients treated with continuous ambulatory peritoneal dialysis. Nephron 44 (1986) 129
332 Twardowski, Z.J., K.D. Nolph, R. Khanna, Z. Gluck, B.F. Prowant, L.P. Ryan: Daily clearances with continuous ambulatory peritoneal dialysis and nightly peritoneal dialysis. ASAIO Trans. 32 (1986) 575
333 Twardowski, Z.J., R. Khanna, K.D. Nolph: Osmotic agents and ultrafiltration in peritoneal dialysis. Nephron 42 (1986) 93
334 Twardowski, Z.J., K.D. Nolph: Peritoneal dialysis: how much is enough? Semin. Dialys. 1 (1988) 75
335 Twardowski, Z.J.: Clinical value of standardized equilibrium tests in CAPD patients. Blood Purif. 7 (1989) 95
336 Twardowski, Z.J.: PET – a simple aproach for determining adequate dialysis therapy. Advanc. Periton. Dialys. 6 (1990) 186
337 Twardowski, Z.J.: Nightly peritoneal dialysis. Why, who, how and when? ASAIO 36 (1990) 8
338 Twardowski, D.G. Oreopoulos: Advances in peritoneal dialysis 1990. Periton. Dialys. Bull. (1990) 181
339 Twardowski, Z.J., B.F. Prowant, K.D. Nolph, R. Khanna, L.M. Schmidt, R.F. Satslowich: Chronic nightly tidal peritoneal dialysis. ASAOI Trans. 36 (1990) 584
340 Twardowski, Z.J., B.F. Prowant, W.K. Nichols, K.D. Nolph, R. Khanna: Six-year experience with swan neck catheters. Periton. Dialys. int. 12 (1992) 384
341 Twardowski, Z.J., W.K. Nichols, K.D. Nolph, R. Khanna: Swan neck presternal peritoneal dialysis catheter. Periton. Dialys. int. 13, Suppl. 2 (1993) S 130
342 Twardowski, Z.J., K.D. Nolph, R. Khanna, B.F. Prowant: Computer interaction: catheters. Advanc. Periton. Dialys. 10 (1994) 11
343 Twardowski, Z.J., R. Khanna: Peritoneal dialysis access and exit-site care. In Gokal, R., K.D. Nolph: The Textbook of Peritoneal Dialysis. Kluwer, Dordrecht 1994 (p. 271)
344 Twardowski, Z.J.: Exit site care in peritoneal dialysis patients. Periton. Dialys. int. 14, Suppl. 3 (1994) S 39
345 Tzamaloukas, A.H., L.J. Gibel, B. Eisenberg, D. Simon, B. Wood, M. Nevarez, B.J. Quintana, P.S. Avasthi, O.R. De La Vega, R.S. Goldman, M.F. Hartshorne, S.P. Kanig, C.T. Spalding, P.G. Zager: Scrotal edema in patients on CAPD: causes, differential diagnosis and mangement. Dialys. Transplant. int. 21 (1992) 581
346 USDRS 1992 Annual Data Report: Catheter-related factors and peritonitis risk in CAPD patients. Amer. J. Kidney Dis. 20, Suppl. 2 (1992) S 48
347 Van Olden, R.W., R.T. Krediet, D.G. Struijk, L. Arisz: Measurement of residual renal function in patients treated with CAPD. Periton. Dialys. int. 15 (1995) 18 (abstract)
348 Vas, St.I.: Treatment of peritonitis. Periton. Dialys. int. 14, Suppl. 3 (1994) S 49
349 Vezina, D., J.F. Winchester, T.A. Rakowski: Spontaneous resolution of a massive hydrothorax in a CAPD patient. Periton. Dialys. Bull. 7 (1987) 212
350 Viglino, G., G. Cancarini, L. Catizone, R. Cocchi, A. DeVecchi, A. Lupo, M. Salomone, G.P. Segoloni, A. Giangrande: Ten years of continuous ambulatory peritoneal dialysis: analysis of patient and technique survival. Periton. Dialys. int. 13, Suppl. 2 (1993) S 175
351 Wanner, Ch., W.H. Hörl: Carnitine abnormalities in patients with renal insufficiency – pathophysiological and therapeutical aspects (editorial). Nephron 50 (1988) 89
352 Watson, P.E., I.D. Watson, R.D. Balt: Total body water volumes for adult males and females estimated from simple anthrometric measurement. Amer. J. clin. Nutr. 33 (1980) 27
353 Weber, J., E. Stärz, T. Mettang, C. Machleidt, U. Kuhlmann: Treatment of peritonitis in continuous ambulatory peritoneal dialysis with intraperitoneal cefazolin and gentamicin. Periton. Dialys. int. 9 (1989) 191
354 Weinreich, T., J. Passlick-Deetjen, E. Ritz: Low dialysate calcium in continuous ambulatory peritoneal dialysis: a randomized controlled multicenter trial. The Peritonal Dialysis Multicenter Study Group. Amer. J. Kidney Dis. 25 (1995) 452
355 White, R., K. Abreo, R. Flanagan, M. Gadallah, K. Krane, M. El-Shahawy, S. Shakamuri, R. McCoy: Nontuberculous mycobacterial infections in continuous ambulatory peritoneal dialysis patients. Amer. J. Kidney Dis. 22 (1993) 581
356 Williams, A.J., I. Boletis, B.F. Johnson, A.T. Raftery, G.L. Cohen, P.J. Moorhead, A.M. El Nahas, C.B. Brown: Tenckhoff catheter replacement or intraperitoneal urokinase: a randomised trial in the management of recurrent continuous ambulatory peritoneal dialysis (CAPD) peritonitis. Periton. Dialys. int. 9 (1989) 65
357 Winchester, J.F.: The albumin dilemma. Amer. J. Kidney Dis. 20 (1992) 76

358 Winchester, J.F., F.L. Kriger: Fluid leaks: prevention and treatment. Periton. Dialys. int. 14, Suppl. 3 (1994) 43
359 Wolfson, A.B., I. Nachamkin, I. Singer, C.M. Moffitt, A.M. Buchan: Gonococcal peritonitis in a patient treated with continuous ambulatory peritoneal dialysis (CAPD). Amer. J. Kidney Dis. 6 (1985) 257
360 Wong, K.C., D.W. Xiong, P.G. Kerr: Kt/V in CAPD by different estimations of V. Kidney int. 48 (1995) 563
361 Yatzidis, H.: A new stable bicarbonate dialysis solution for peritoneal dialysis: a preliminary report. Periton. Dialys. int. 11 (1991) 224
362 Yatzidis, H.: Enhanced ultrafiltration in rabbits with bicarbonate glycylglycine peritoneal dialysis solution. Periton. Dialys. int. 13 (1993) 302
363 Young, G.A., J.B. Dibble, S.M. Hobson, L. Tompkins, J. Gibson, J.H. Turney, A.M. Brownjohn: The use of amino acid-based CAPD fluid over 12 weeks. Nephrol. Dialys. Transplant. 4 (1989) 285
364 Young, G.A., J.D. Kopple, B. Lindholm, E.F. Vonesh, A. De Vecchi, A. Scalamogna, C. Castelnova, D.G. Oreopoulos, G.H. Anderson, J. Bergström, J. Dichiro, G. Gentile, A. Nissenson, L. Sakhrani, A.M. Brownjohn, K.D. Nolph, B.E. Prowani, C.E. Algrim, L. Martis, K.D. Serkes: Nutritional assessment of continuous ambulatory peritoneal dialysis patients: an international study. Amer. J. Kidney Dis. 17 (1991) 462

34 Ernährung bei CAPD

R. Hirschberg und J. Kopple

Die kontinuierliche ambulante Peritonealdialyse (CAPD) hat seit ihrer Einführung als routinemäßiges Behandlungsverfahren für die terminale Niereninsuffizienz weltweit zunehmende Verbreitung gefunden. Der relative Anteil der CAPD-Patienten im Vergleich zu Patienten mit terminaler Niereninsuffizienz, die mit Hämodialyse behandelt werden, weist große Unterschiede zwischen den verschiedenen Ländern auf. 1994 betrug der prozentuale Anteil von CAPD-Patienten z.B. in Großbritannien etwa 50%, Australien 35%, Dänemark 33%, Schweden 32%, Niederlande 30%, USA 17%, Deutschland 9% und Japan 6% (1). Somit ist CAPD in Deutschland ein relativ selten angewandtes Dialyseverfahren.

Zusammenhang zwischen Ernährungszustand, Mortalität und Effektivität der Dialyse

Ebenso wie bei der Hämodialyse (Kap. 10) spielt auch bei CAPD der Ernährungszustand eine wichtige Rolle für das Wohlbefinden der Patienten sowie für Mortalität und Morbidität. Teehan u. Mitarb. untersuchen prospektiv mögliche Risikofaktoren für eine erhöhte Mortalität bei 51 CAPD-Patienten über einen Zeitraum von 5 Jahren (2). Diese Untersucher maßen die normalisierte Eiweißabbaurate (normalized protein catabolic rate, PCR), die zur Abschätzung der diätetischen Eiweißaufnahme dient, und fanden, daß eine bessere diätetische Eiweißernährung und ein höherer Serumalbuminspiegel mit geringerer Mortalität assoziiert waren. Rocco u. Mitarb. bestätigten, daß ein enger statistischer Zusammenhang zwischen dem Serumalbumin und einer erhöhten Morbidität und Mortalität besteht (3). In bezug auf die erhebliche klinische Bedeutung der Ernährung sind Hämodialyse und CAPD ziemlich gleich. Wie bei der Hämodialyse, so ist auch bei CAPD die Effektivität der Dialysebehandlung von erheblicher Bedeutung für den Ernährungszustand der Patienten. Effektive Dialysebehandlung verbessert das Wohlbefinden und die Nahrungsaufnahme. Die Effektivität der Dialyse kann bei CAPD (und auch bei Hämodialyse) mit der Bestimmung des Verhältnisses zwischen der gesamten Harnstoffclearance (Kt) und des Harnstoffverteilungsvolumens (V) als Kt/V gemessen und ausgedrückt werden. Derzeit wird ein $Kt/V_{Harnstoff}$-Wert von 0,246 pro Tag (1,72 pro Woche) für CAPD als Minimum gefordert (4). Wird die Dialyseclearance und renale Restclearance für Kreatinin als Maß verwendet, so sollte die kombinierte Kreatininclearance > 50 l/Woche/1,73 m² (= 5 ml/min/1,73 m²) betragen (4). Unterdialyse fördert die Unterernährung, weil sie insbesondere die Nahrungseiweißaufnahme reduziert (Abb. 34.1). Die verminderte Nahrungszufuhr ist möglicherweise durch „urämische" Appetitlosigkeit mitverursacht. Erfahrung mit CAPD zeigt, daß eine effektive Dialyse mit einem Kt/V-Wert von >2,5 pro Woche (Dialyse + renale Restfunktion) kaum erreichbar ist, insbesondere wenn die Restfunktion der Nieren null ist.

Abb. 34.1 zeigt den Zusammenhang zwischen Dialyseeffektivität (Kt/V) und Eiweißaufnahme bei 23 CAPD-Patienten, bei denen Bergström u. Lindholm detaillierte Untersuchungen erhoben (5). Die Abbildung kann dahingehend interpretiert werden, daß effektivere Dialyse zu gesteigertem Wohlbefinden und somit besserer Nahrungsaufnahme führt. Ein ähnliches Verhältnis zwischen Kt/V und Eiweißzufuhr besteht übrigens auch bei Hämodialysepatienten, allerdings weist die Gleichung der Regressionsgeraden eine geringere Steigung auf (5).

Ernährungsstatus bei CAPD-Patienten

Ein Viertel bis ein Drittel der CAPD-Patienten sind gemäß einiger Untersucher unterernährt (6). Weitere 8% der Patienten in einer multizentrischen Studie sind sehr schwer unterernährt (6). Bei CAPD-Patienten (wie auch bei Hämodialysepatienten) ist eine Eiweißunterernährung durch eine Reihe klinischer und laborchemischer Befunde gekennzeichnet (Tab. 34.1). Diese Zahlen sind im wesentlichen von anderen Autoren bestätigt worden (7–9). Blumenkrantz u. Mitarb. (10) haben bei einer kleinen Gruppe von CAPD-Patienten detaillierte Nahrungsanamnesen erhoben. Bei diesen Patienten betrug die diätetische Eiweißaufnahme 1,1 ± 0,1 g/kg/Tag und die orale Energieaufnahme nur 25 ± 2 kcal/kg/Tag (105 ± 8 kJ) (ohne Berücksichtigung der absorbierten Dialysatglucose). Eine Analyse der Stickstoffbilanzdaten von CAPD-Patienten aus dieser Studie (10) zeigt, daß diese Eiweiß- und Energieaufnahme bei den meisten CAPD-Patienten langfristig zum Marasmus führen kann, da die Stickstoffbilanz vermutlich negativ ist. Leider sind detaillierte Stickstoffbilanzuntersuchungen mit konstanter Eiweißzufuhr und variabler Energieaufnahme bei CAPD-Patienten im Gegensatz zu Hämodialysepatienten (Kap. 10) nicht verfügbar. Wenn ersatzweise derartige Befunde von Hämodialysepatienten auf CAPD-Patienten übertragen werden, so wäre die Kalorienzufuhr bei vielen CAPD-Patienten ebenfalls zu gering, um eine neutrale oder positive Stickstoffbilanz zu gewährleisten. Gewichtsverlust und ein klinisch mehr oder weniger offensichtlicher Marasmus sind die Folge mit verschlechterter Morbidität (insbesondere Infektionen) und Mortalität. Diabetische CAPD-Patienten haben (erwartungsgemäß) häufiger einen schlechteren Ernährungszustand als Nichtdiabetiker (7–9, 11–14). Zahlreiche klinische Parameter und Laborbefunde kön-

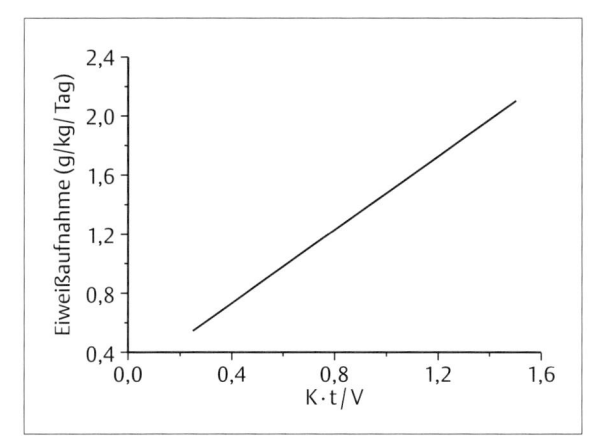

Abb. 34.1 Abhängigkeit der täglichen oralen Eiweißaufnahme von der Effektivität der Dialysebehandlung bei 29 CAPD-Patienten. Die Gleichung der Regressionsgeraden lautet: Eiweißaufnahme = 1,25 · Kt/V + 0,24 (r = 0,86, p < 0,001). In der Abbildung wurde das gemessene Kt/V mit $^7/_3$ mutlipliziert, um den Wert zu „normalisieren", um einen Vergleich mit der Hämodialyse zu ermöglichen, die zumeist an 3 von 7 Wochentagen verabreicht wird (nach Daten von Bergström u. Lindholm).

Tabelle 34.1 Klinische und Laborparameter für Eiweißunterernährung bei CAPD-Patienten (nach Kopple u. Mitarb. Heide u. Mitarb., Marckmann und Winchester)

- Appetitlosigkeit
- Gewichtsverlust
- Muskelschwund (insbesondere Temporalmuskulatur)
- Serumalbumin ↓
- Serumgesamteiweiß ↓
- Serumtransferrin ↓
- Serum-C3 ↓
- Serum-IGF-I (insulin-like growth factor) ↓

nen bei CAPD-Patienten eine Eiweißmangelernährung anzeigen (Tab. 34.1).

Viele CAPD-Patienten nehmen allerdings an ödemfreiem Körpergewicht zu (7), vermutlich durch Körperfettbildung aufgrund der CAPD-bedingten transperitonealen Glucoseaufnahme (70). Goodship u. Mitarb. fanden allerdings bei 10 CAPD-Patienten, bei denen die Gesamtkörpereiweißaufnahme und der Eiweißabbau mit der $^{14}L[1-^{14}C]$-Leucinmethode untersucht wurde, daß die Proteinsynthese den Eiweißabbau nicht unterschreitet (15). Allerdings fanden andere Untersucher, daß mit CAPD der Körperstickstoffgehalt während eines Jahres der Peritonealdialysebehandlung abnimmt, was Eiweißverlust bedeutet (16).

Wiederholte Peritonitis scheint bei CAPD-Patienten ebenfalls den Ernährungszustand negativ zu beeinflussen (17, 18). Rubin u. Mitarb. zeigten, daß Patienten mit hoher Peritonitisrate Zeichen schwerer Fehlernährung haben, im Vergleich zu Patienten mit geringer Peritonitisrate (18). Dies könnte durch erhöhten Eiweißverlust durch das entzündete Peritoneum während jeder Peritonitisepisode bedingt sein (s.u.). Allerdings könnten diese Befunde auch anders interpretiert werden, nämlich daß unterernährte CAPD-Patienten anfälliger für Infektionen und damit für Peritonitis sind und daß es der schlechte Ernährungszustand ist, der das Peritonitisrisiko steigert, und nicht umgekehrt. Dafür spricht die Tatsache, daß die Immunfunktion und Infektabwehr bei Unterernährung allgemein und speziell bei CAPD-Patienten vermindert ist (19, 70).

Während bei der Hämodialyse durch membraninduzierte Leukozytenaktivierung Zytokine freigesetzt werden, die proteinkatabole Effekte haben (Kap. 8, Schaefer/Hörl, S. 93, und Kap. 10, Hirschberg/Kopple, S. 116), spielt die Dialysemembraninkompatibilität bei CAPD keine Rolle. Allerdings werden bei CAPD ebenfalls Zytokine wie TNF-α und einzelne Interleukine vermehrt freigesetzt (20). Möglicherweise wird eine geringgradige chronische Entzündungsantwort durch den Peritonealdialyseprozeß induziert, evtl. durch Bestandteile des Dialysats oder durch Endotoxine oder Kunststoffe aus dem Dialysesystem. Aktivierte Zytokine könnten katabolismusfördernd sein.

Nahrungsaufnahme

Eiweiß

Ein wesentlicher Anteil der CAPD-Patienten hat eine Eiweißaufnahme mit der Nahrung von deutlich weniger als 1,2 g/kg/Tag (5, 6, 10). Lysaght u. Mitarb. untersuchten die diätetische Eiweißaufnahme bei CAPD- und Hämodialysepatienten und fanden, daß CAPD-Patienten (im Mittel) eine um fast 20 % niedrigere Eiweißaufnahme haben als Hämodialysepatienten (0,9 g/kg/Tag gegenüber 1,13 g/kg/Tag) (21). Bei einzelnen CAPD-Patienten ist die Eiweißaufnahme erschreckend niedrig (ca. 0,5 g/kg/Tag) (21).

Kalorien

Die Nahrungsenergieaufnahme ist bei CAPD-Patienten ebenfalls gering, und das, obwohl Glucose zusätzlich zur oralen Nahrung über das Peritoneum aufgenommen wird (22, 23). Mit der Zeit nimmt die orale Energieaufnahme bei CAPD-Patienten weiter ab (7, 24), und die Stickstoffbilanz fällt (25). Appetitlosigkeit scheint dabei eine wesentliche Rolle zu spielen. Möglicherweise entwickelt sich eine subklinische Urämie, wenn sich durch den vollständigen Ausfall der endogenen renalen Clearance der Gesamt-Kt/V-Wert verringert.

Peritoneale Verluste von Nährstoffen

Verluste von Eiweiß, Aminosäuren, Calcium und einigen Vitaminen in das Peritonealdialysat tragen wahrscheinlich zum schlechten Ernährungszustand vieler CAPD-Patienten bei (Tab. 34.2).

Tabelle 34.2   Eiweiß- und Aminosäurenverlust in das Dialysat bei CAPD (nach Blumenkrantz u. Mitarb. und Kopple u. Mitarb.)

Eiweiß	8,8 ± 0,4 g/Tag
Albumin	5,7 ± 0,4 g/Tag
Transferrin	0,30 ± 0,02 g/Tag
IgG	1,25 ± 0,20 g/Tag
IgA	0,2 ± 0,02 g/Tag
IgM	0,07 ± 0,02 g/Tag
C3	0,97 ± 0,01 g/Tag
C4	0,02 ± 0,002 g/Tag
essentielle Aminosäuren	1,0 ± 0,1 g/Tag
nichtessentielle Aminosäuren	2,0 ± 0,2 g/Tag

Eiweiß und Aminosäuren

Einer eigenen Untersuchung zufolge beträgt der mittlere Eiweißverlust bei CAPD-Patienten in das Dialysat im Mittel 8,8 ± 0,5 g/pro Tag (5,5–11,8 g/pro Tag) und der Albuminverlust 5,7 ± 0,4 g/Tag (26). Andere Untersucher haben ähnliche Befunde erhoben (28, 29). IgG (1,25 ± 0,28 g/Tag) und geringere Mengen anderer Immunglobuline und Eiweiße werden auch transperitoneal verloren (Tab. 34.2).

Aminosäuren gehen bei CAPD-Patienten ebenfalls mit dem Dialysat verloren (Tab. 34.2). Diese Verluste tragen vermutlich zu den häufig beobachteten abnormalen Serumaminosäurenspiegeln bei (27, 30, 31). Im wesentlichen sind die Störungen ähnlich wie bei Hämodialysepatienten (Kap. 10, S. 116). Die Menge an freien Aminosäuren, die in das Dialysat verlorengeht, korreliert gut (r = 0,8) mit den Serumkonzentrationen (27). Andere Autoren berichten Aminosäurenverluste durch CAPD in ähnlicher Größenordnung und bestätigen somit diese Befunde (30, 31).

Die Summe der Eiweiß- und Aminosäurenverluste in das Dialysat trägt erheblich zu der Schwierigkeit bei, für eine gegebene Eiweißaufnahme mit der Nahrung eine positive Stickstoffbilanz zu erzielen (Abb. 34.2a).

Glucose

Durch das gerichtete und relativ große Glucosekonzentrationsgefälle zwischen dem peritonealen Dialysat und dem Serum kommt es nicht zu Glucoseverlusten, sondern vielmehr zur Nettoaufnahme von Glucose. Die Menge der täglich absorbierten Glucose bei CAPD-Patienten wurde zwischen 78 und 316 g/Tag angegeben (25, 28, 33–36). Die erhebliche Differenz zwischen einzelnen Meßwerten hängt besonders von der Dialysatglucosekonzentration ab, die zur Ultrafiltration verwendet wird. Somit ist die transperitoneale Glucoseaufnahme größer, wenn mehrere Beutel mit hoher Glucosekonzentration (4,25%) täglich verwendet werden.

In einer Untersuchung betrug die gesamte tägliche Glucoseapplikation in die Peritonealhöhle bei einer Gruppe von CAPD-Patienten 252 ± 62 g/Tag (185–395 g/Tag), wovon 182 ± 61 g/Tag absorbiert wurden (35). Die absorbierte Glucose entspricht 681 ± 228 kcal/Tag (2850 ± 955 kJ) oder 8,4 ± 2,7 kcal/kg/Tag (35 ± 11 kJ) (34). Bei einzelnen Patienten ist die Menge von aus dem Dialysat aufgenommener Glucose mit einem intraindividuellen Variationskoeffizienten von 4,9% bemerkenswert konstant (35). Zwischen einzelnen Patienten schwankt die Glucoseaufnahme aus dem peritonealen Dialysat allerdings erheblich. Die absorbierte Glucose und die daraus folgende Kalorienbelastung tragen vermutlich nicht unerheblich zum Fettanbau und zur Hypertriazylglyzerinämie bei CAPD-Patienten bei (37, 38). Darüber hinaus tragen sie zu einem gewissen Sattheitsgefühl bei, welches die orale Nahrungsaufnahme und damit die Eiweißzufuhr erschwert. Diese subjektive Sättigung ist möglicherweise auch durch die Füllung der Peritonealhöhle mit 2 l Dialysat mitverursacht. Allerdings fanden Bergström u. Mitarb., daß bei CAPD-Patienten weder die diätetische Eiweißaufnahme noch die orale Energieaufnahme mit der peritonealen Glucoseabsorption korreliert ist (25). Gemäß dieser Autoren hätte die peritoneale Glucoseabsorption keinen Einfluß auf den Appetit oder ein Sattheitsgefühl der Patienten.

Es wäre zu erwarten, daß diese peritoneale Glucosebelastung die Glucosetoleranz verschlechtert und einige Patienten sogar einen Diabetes mellitus Typ II entwickeln könnten. Lindholm u. Karlander untersuchten diese Frage und fanden, daß die Glucoseintoleranz, die im Vordialysestadium der chronischen Niereninsuffizienz bereits besteht, durch CAPD weder gebessert noch verschlechtert wird (36, 39).

Calcium

Bei CAPD-Patienten ist die Aufnahme von Calcium (Ca) aus dem Dialysat umgekehrt mit der Serumcalciumkonzentration korreliert (10, 40). Sowohl Nettoaufnahme (10) als auch Nettoverlust von Calcium sind bei individuellen Patienten gefunden worden (40). Je hypertoner das Dialysat und je größer das Ultrafiltrationsvolumen ist, desto größer sind die Calciumverluste (40).

Die Aufnahme von Calcium aus dem Dialysat hängt nicht nur von der Calciumkonzentration im Dialysat und vom ionisierten Serumcalcium ab, sondern auch von der Dialysatglucose, da diese die Ultrafiltrationsrate und damit den konvektiven Transport bestimmt (40, 41). Delmez u. Mitarb. untersuchten 10 CAPD-Patienten, die drei 2-l-Dialysataustausche mit 1,5%iger Glucoselösung und einen Austausch mit 4,25%iger Glucoselösung täglich erhielten (40). Die Dialysatcalciumkonzentration war 1,75 mmol, und das ionisierte Serumcalcium betrug 4,9 mg/dl (1,22 mmol). Im Mittel wurden 10 mg (ca. 0,25 mmol) Calcium täglich aufgenommen. Bei einer höheren Serumkonzentration des ionisierten Calciums (> 5 mg/dl) wurden im Mittel 77 mg Calcium verloren. Diese Befunde zeigen, daß die peritoneale Nettocalciumaufnahme oder der Nettoverlust relativ gering sind, und das Gesamtkörpercalcium im wesentlichen vom Nahrungscalcium und vom Vitamin-D-Status bestimmt wird.

Die Calciumbilanz bei zwei Diäten (beide ca. 42 kcal/kg/Tag = 176 kJ) mit einem Eiweißgehalt von entweder 1 oder 1,4 g/kg/Tag ist in Abb. 34.2c gezeigt. Wie diese Abbildung zeigt, ist bei beiden Eiweißdiäten die

Abb. 34.2 Stickstoff- (**a**), Phosphat- (**b**), Calcium- (**c**) und Kaliumbilanz (**d**) bei 8 CAPD-Patienten. Die Messungen wurden nach Äquilibrierung der Probanden mit einer Eiweißaufnahme von 1,0 g/kg/Tag (tatsächlich 0,98 ± 0,03 g/kg/Tag) oder 1,4 g/kg/Tag (tatsächlich 1,44 ± 0,02 g/kg/Tag) im Steady state durchgeführt. Bei beiden Diäten war die Energieaufnahme (Nahrung + absorbierte Dialysatglucose) ca. 42 kcal/kg/Tag (176 kJ). Die Stickstoffbilanz (**a**) berücksichtigt nicht die sog. insensiblen Stickstoffverluste (Haut, Haare, Nägel, Samen usw.). Alle Patienten erhielten 3,4–15,7 g Aluminiumhydroxyd pro Tag zur Phosphatbindung (Mittelwert 7,8 ± 1,0 g/Tag). Alle Probanden erhielten 3–5 Dialysatbeutel täglich mit folgender Dialysatzusammensetzung: Natrium 132, Chlorid 102, Lactat 35, Calcium 1,75 und Magnesium 0,75 mmol und Glucoselösung entweder 1,5%ig oder 4,25%ig. Leider ist die Einnahme von Vitamin-D-Derivaten bei den Teilnehmern an dieser Bilanzuntersuchung von den Autoren nicht angegeben worden (nach Daten von Blumenkrantz u. Mitarb.).

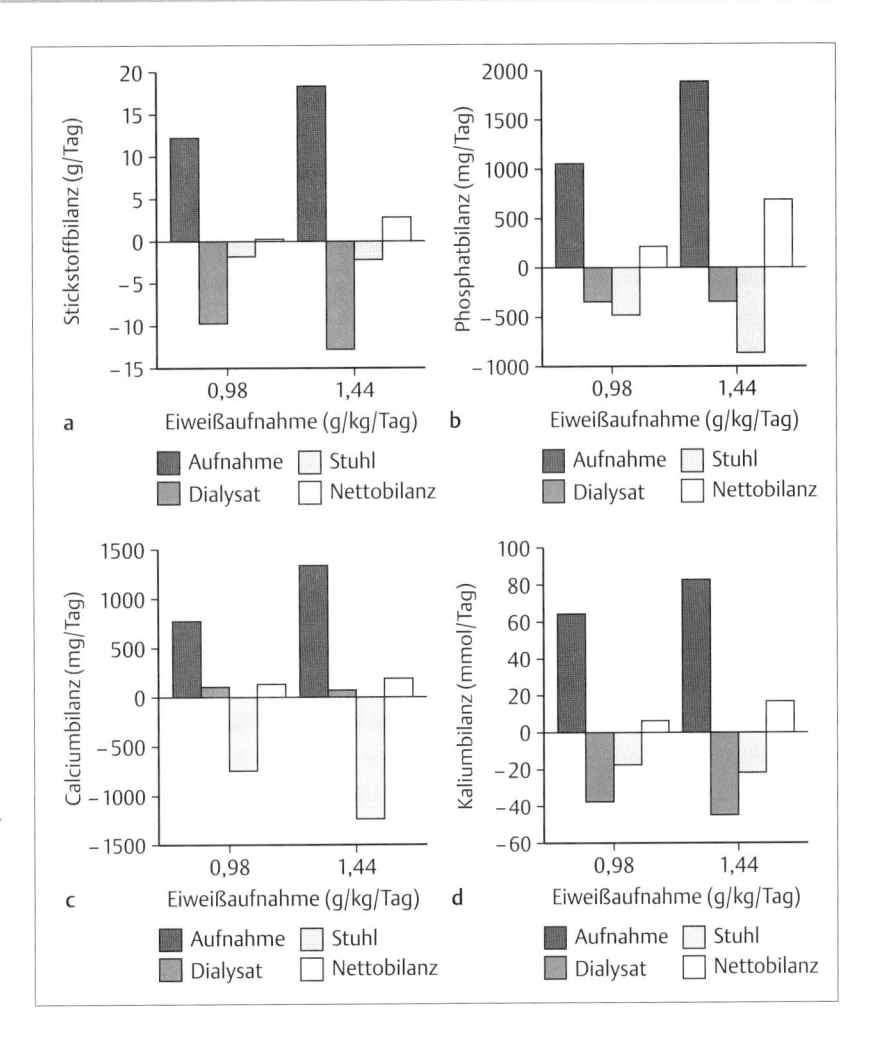

Calciumbilanz nur sehr geringfügig positiv, was im wesentlichen durch relativ große intestinale Verluste von nichtabsorbiertem Calcium mit dem Stuhl bedingt ist. Solche Patienten, bei denen die Nahrungsaufnahme (Energie + Eiweiß) weniger optimal ist als in dieser Bilanzuntersuchung, haben vermutlich eine negative Calciumbilanz. Diese Befunde weisen ebenfalls auf die Bedeutung einer oralen Substitution mit Calcium und 1,25-Dihydroxycholecalciferol (Calciferol) hin.

Spurenelemente

Zahlreiche Spurenelemente haben eine große Eiweißbindung im Serum und werden vermutlich nur mit der Eiweißfraktion in das Dialysat verloren. Strontium, Zink und Blei sind fast ausschließlich an Eiweiß oder an Erythrozyten gebunden, und wesentliche Verluste durch Peritonealdialyse sind nicht zu erwarten (42, 43). Zink wird möglicherweise aus dem Peritonealdialysat aufgenommen, und geringe Mengen Kupfer gehen vermutlich verloren (43). Einige Spurenelemente werden selbst bei allergeringsten Konzentrationen im Dialysat aufgenommen. Deshalb sollte das Dialysat mit höchstgereinigtem Wasser, das frei von Spurenelementen ist, angerichtet sein.

Vitamine

Nur wenige Studien haben die Vitaminverluste mit der peritonealen Dialyse oder die Vitaminserumspiegel bei CAPD untersucht. Die Plasmaspiegel von Vitamin B_1, Vitamin B_6, Folsäure und Vitamin C sind oftmals bei CAPD-Patienten vermindert, aber Vitamin B_2 und Vitamin B_{12} sind zumeist normal (44). Mehrere wasserlösliche Vitamine und Vitamin D werden mit dem peritonealen Dialysat verloren (45–50).
Etwa 1,5 mg 25-Hydroxycholecalciferol (Calcidiol) gehen bei CAPD-Patienten täglich mit dem Dialysat verloren (45). Etwa 5 ng 1,25-Dihydroxycholecalciferol wurden ebenfalls täglich im peritonealen Dialysat nachgewiesen (49), sowie etwa 151 ng/Tag an 24,25-Dihydroxycholecalciferol (Hydroxycalcidiol) Ascorbinsäure unterliegt ebenfalls dem peritonealen Verlust, und zwar beträgt die Konzentration von Ascorbinsäure im Dialysataustausch etwa 50 mg/dl (48). Die Verluste an Pyridoxal-5′-Phosphat (ca. 2 mg/Tag) und Vitamin B_6 (ca. 545 nmol/Tag) sind relativ gering (47).

Ernährungsbedarf bei CAPD-Patienten

Aus dem Vorgenannten ergibt sich, daß viele der Ernährungs- und Metabolismusstörungen bei CAPD-Patienten denjenigen bei Hämodialysepatienten gleichen (Kap. 10, S. 116). Der Bedarf an einzelnen Nährstoffen, soweit dies in speziellen Studien untersucht wurde, ist ebenfalls ähnlich, aber einige Unterschiede zur Hämodialyse sind zu beachten.

Kalorien

Der Energiebedarf bei CAPD-Patienten ist bislang nicht systematisch untersucht worden. Die Kalorienaufnahme mit der Nahrung und der Dialysatglucose beträgt bei CAPD-Patienten oftmals nur ca. 30 kcal/kg/Tag (125 kJ). Nach allem, was wir über den Kalorienbedarf bei Patienten mit fortgeschrittener, präterminaler Niereninsuffizienz und aus detaillierten Untersuchungen bei Hämodialysepatienten wissen (51–53) (Kap. 10, S. 116), ist diese durchschnittliche Kalorienaufnahme zu gering. Tab. 34.3 und Abb. 34.3 und 34.4 zeigen, daß eine solche unterkalorische Diät bei CAPD-Patienten zu einer negativen Stickstoffbilanz führen kann, wenn nicht ≥ 1,3 g/kg/Tag (5 kJ) an Nahrungseiweiß aufgenommen werden. Eine Energieaufnahme von nur 30 kcal/kg/Tag würde bei vielen Patienten zum langsamen Substanzverlust führen. Solange detaillierte Energiebilanzuntersuchungen nicht vorliegen, ist ein durchschnittlicher Kalorienbedarf bei normalgewichtigen CAPD-Patienten von ≥ 35 kcal/kg/Tag (147 kJ) anzunehmen, der durch die Dialysatglucose und die orale Aufnahme gedeckt werden muß (Tab. 34.3 und 34.4). Wie bei Hämodialysepatienten (Kap. 10, S. 116) korreliert auch bei CAPD-Patienten die Stickstoffbilanz mit der aufgenommenen Energie (Tabelle 34.3, Abb. 34.3 und 34.4). Bergström u. Mitarb. untersuchten den Einfluß der gesamten (orale + peritoneale) Energieaufnahme und der diätetischen Eiweißaufnahme auf die Stickstoffbilanz (25). Die Regressionsanalyse der Daten aus dieser Untersuchung zeigt, daß sowohl die Eiweiß- als auch die Energieaufnahme unabhängige Variable für die Stickstoffbilanz sind (Abb. 34.4). Diese Befunde sind den Daten von Blumenkrantz u. Mitarb. (10) und der von uns daraus erstellten Regressionsanalyse (Abb. 34.3, Tab. 34.3) ähnlich. Somit ist anzunehmen, daß die Energieaufnahme bei CAPD-Patienten zur neutralen oder positiven Stickstoffbilanz beiträgt, wie dies bei Hämodialysepatienten in ausführlichen klinischen Bilanzuntersuchungen direkt nachgewiesen wurde (Kap. 10, S. 116). Das bedeutet, daß bei gegebener Eiweißaufnahme eine bessere Verwertung durch größere Energieaufnahme erzielt werden kann.

Eiweiß

Durch ein gewisses Sattheitsgefühl, das zum Teil auch durch die Füllung der Peritonealhöhle mit Dialysat bedingt sein mag, ist nicht nur die Kalorienaufnahme bei CAPD-Patienten oftmals zu niedrig, sondern auch die Aufnahme des notwendigen Nahrungseiweißes erschwert und bei vielen Patienten ungenügend.

Giordano u. Mitarb. fanden eine zumindest neutrale und oftmals positive Stickstoffbilanz bei 7 von 8 untersuchten CAPD-Patienten, die eine Eiweißdiät von 1,2 g/kg/Tag erhielten (54). Gahl u. Mitarb. berichteten ihre Ergebnisse aus einer kleinen Gruppe von CAPD-Patien-

Tabelle 34.3 Notwendige Nahrungskalorienaufnahme in Abhängigkeit von einer gegebenen Eiweißaufnahme als Bedingung für eine neutrale Stickstoffbilanz[1] bei CAPD-Patienten

Nahrungseiweiß	Nahrungskalorien[2]
0,6 g/kg/Tag	50 kcal/kg/Tag (209 kJ)
0,7 g/kg/Tag	47 kcal/kg/Tag (197 kJ)
0,8 g/kg/Tag	43 kcal/kg/Tag (180 kJ)
0,9 g/kg/Tag	40 kcal/kg/Tag (167 kJ)
1,0 g/kg/Tag	37 kcal/kg/Tag (155 kJ)
1,1 g/kg/Tag	33 kcal/kg/Tag (138 kJ)
1,2 g/kg/Tag	30 kcal/kg/Tag (126 kJ)
1,3 g/kg/Tag	27 kcal/kg/Tag (113 kJ)
1,4 g/kg/Tag	24 kcal/kg/Tag (100 kJ)

[1] Nach eigenen Regressionsberechnungen unter Verwendung von Daten, die von Blumenkrantz u. Mitarb. berichtet wurden (10). Insensible Stickstoffverluste sind als 1 g/kg/Tag dieser Berechnung angenommen. Regressionsfunktion: Stickstoffbilanz = $-13{,}08 + 6{,}00 \cdot$ Nahrungseiweiß $+ 0{,}18$ Gesamtenergie.
[2] Es ist angenommen, daß täglich weitere 8,4 kcal/kg durch Absorption von Glucose aus dem peritonealen Dialysat aufgenommen werden (35).

Tabelle 34.4 Diätvorschlag für CAPD-Patienten

Energie	35–42 kcal/kg/Tag (148–176 kJ)
davon Nahrungsenergie	> 30 kcal/kg/Tag (126 kJ)[1]
Eiweiß	1,2–1,3 g/kg/Tag[2]
Kohlenhydrate	45–50 % der Gesamtkalorien
Fette	30–40 % der Gesamtkalorien[2]
Calcium	insgesamt 1000 mg/Tag (Diät + Supplement)
Phosphat	< 900 mg/Tag (Phosphatbinder notwendig)
Kalium	50–70 mmol/Tag
Magnesium	200–300 mg/Tag
Ascorbinsäure[3]	60 mg/Tag
Folsäure[3]	1 mg/Tag
Pyridoxinhydrochlorid[3]	5–10 mg/Tag
Thiaminhydrochlorid[3]	2,0 mg/Tag
Vitamin E	15 IE
Eisen[3]	100 mg/Tag
Carnitin[3,4]	0,5–1,0 g/Tag

[1] Unter der Annahme, daß weitere 8,4 kcal/kg/Tag (35 kJ) an Glucose aus dem Dialysat absorbiert werden (35).
[2] Davon ca. 40 % biologisch wertvolles Eiweiß (Kap. 10).
[3] Als orales Supplement zusätzlich zur Diät.
[4] Die orale Verordnung von supplementärem Carnitin sollte bei einzelnen Patienten erwogen werden.

Zur Substitution von Vitamin D_3 und Calcitriol siehe Text in diesem Kapitel und in Kap. 10 und 23.

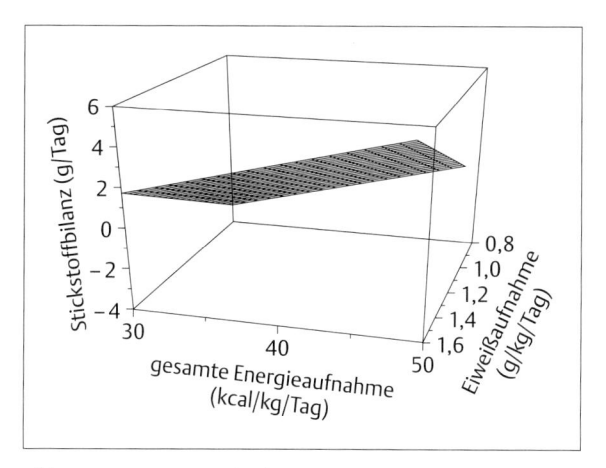

Abb. 34.3 Eigene multiple Regressionsanalyse von Energie und Eiweißaufnahme (unabhängige Variable) und Stickstoffbilanz (abhängige Variable) unter Verwendung von Bilanzdaten von Blumenkrantz u. Mitarb. Die Regressionsfläche folgt der Gleichung: Stickstoffbilanz = 6,00 · Eiweißaufnahme + 0,18 · gesamte Energieaufnahme − 13,1 (r = 0,82; p = 0,001).

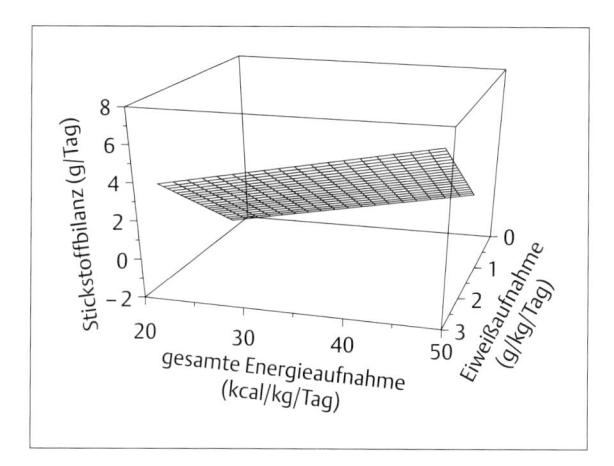

Abb. 34.4 Dreidimensionale Darstellung der Regressionsgleichung, die das Verhältnis zwischen Eiweiß- und gesamter Energieaufnahme (jeweils unabhängige Variable) und der Stickstoffbilanz (abhängige Variable) bei 12 CAPD-Patienten beschreibt. Die Regressionsgleichung lautet: Stickstoffbilanz = 2,54 · Eiweißaufnahme + 0,10 · gesamte Energieaufnahme − 4,79 (r = 0,87, p < 0,002) (nach Bergström u. Mitarb.).

ten (n = 5), die ambulant untersucht wurden (55). Obwohl die Nahrungsproteinaufnahme nur 0,71–0,96 g/kg/Tag betrug, war die Stickstoffbilanz neutral oder positiv (55). Allerdings wurde nur die Stickstoffausscheidung mit dem Urin und dem Dialysat gemessen, die Stuhlstickstoffausscheidung wurde jedoch nicht gemessen. Nach eigenen Erfahrungen sind Bilanzuntersuchungen nur aussagekräftig, wenn die Probanden eine genau definierte Diät aufnehmen, die hinreichend lange verabreicht werden muß, damit sich die Patienten in einem metabolischen Steady state befinden. Darüber hinaus müssen das Dialysat sowie die Stuhl- und Urinausscheidungen sehr genau gesammelt werden, was nach unseren Erfahrungen nur in einer speziellen stationären metabolischen Einheit gegeben ist. Somit sollten Angaben aus ambulanten Studien sehr vorsichtig beurteilt werden.

Lindholm u. Mitarb. fanden bei 10 CAPD-Patienten eine positive Stickstoffbilanz bei einer Energieaufnahme von nur 29 kcal/kg/Tag (121 kJ) und einem Nahrungseiweiß von 0,76–1,07 g/kg/Tag (56). Diese Daten sollten allerdings vorsichtig beurteilt werden, da sie von anderen Autoren nicht gleichwertig bestätigt wurden.

Bergström u. Mitarb. führten Stickstoffbilanzuntersuchungen bei 12 CAPD-Patienten durch, die für 2–6 Monate mit CAPD behandelt wurden. Die Stickstoffausscheidung im Stuhl, Dialysat und Urin wurde gemessen (25). Die gesamte Energieaufnahme (Nahrung + Dialysat) betrug 41,9 ± 6,1 kcal/kg/Tag (196 ± 25 kJ) und die Eiweißaufnahme war 1,38 ± 0,39 g/kg/Tag. Bei allen Patienten wurde eine positive Stickstoffbilanz erzielt. Die geringste Bilanz betrug +0,93 g/Tag bei einem Patienten, dessen Kalorienaufnahme 28,2 kcal/kg/Tag (118 kJ) und dessen Proteinaufnahme 1,12 g/kg/Tag betrugen (25). Allerdings ist zu bedenken, daß die sog. „ungemessenen Stickstoffverluste" hierbei nicht berücksichtigt sind. Somit ist nicht unwahrscheinlich, daß bei einigen der Probanden die Stickstoffbilanz in der Tat negativ war.

Bergström u. Mitarb. wiederholten diese Untersuchungen bei 9 der 12 Patienten nach weiteren 12 Monaten der CAPD-Behandlung (25). Zu diesem späteren Zeitpunkt betrug die gesamte Energieaufnahme 35,3 ± 7,1 kcal/kg/Tag (148 ± 20,4 kJ) und die Eiweißaufnahme war 1,2 ± 0,3 g/kg/Tag. Es ist ersichtlich, daß sowohl die Energie- als auch die Proteinzufuhr während dieses Jahres der CAPD-Behandlung gesunken war. Die Stickstoffbilanz war zu diesem späteren Zeitpunkt bei einem Patienten (Energie: 30,5 kcal/kg/Tag = 128 kJ, Eiweiß: 1,4 g/kg/Tag) negativ, jedoch bei allen anderen Probanden positiv (25).

Nach Untersuchungen von Blumenkrantz u. Mitarb. (10) ist die Stickstoffbilanz bei einer Aufnahme von ≤ 0,9 g/kg/Tag Eiweiß und 41–42 kcal/kg/Tag (172–176 kJ) bei CAPD-Patienten oftmals negativ (Abb. 34.3 und 34.5). Nach diesen vorbildlich durchgeführten Untersuchungen ist die Stickstoffbilanz bei einer Energieaufnahme von 41–42 kcal/kg/Tag (Nahrung + absorbierte Dialysatglucose) etwa neutral, wenn zumindest 0,95–1,0 g/kg/Tag an Nahrungseiweiß aufgenommen werden (Abb. 34.3). Die von den Autoren mitgeteilten Stickstoffbilanzen der 8 CAPD-Patienten berücksichtigen die Stickstoffaufnahme und die Verluste durch CAPD, Urin, Stuhl und Blutentnahmen, nicht aber die „insensiblen" Stickstoffverluste (Haut, Haare, Samen usw.). Abb. 34.3 zeigt das Ergebnis einer multiplen Regressionsanalyse der originalen Daten, die von Blumenkrantz u. Mitarb. berichtet wurden (10). Nimmt man an, daß die insensiblen Stickstoffverluste 1,0 g/Tag betragen, so ergibt sich aus dieser Regressionsanalyse folgendes: Um eine neutrale (± 0) Stickstoffbilanz zu erzielen, muß ein „statistischer" CAPD-Patient, der täglich 35 kcal/kg (147 kJ) mit der Nahrung und durch peritoneale Glucoseabsorption zu sich nimmt, eine Eiweißaufnahme von ca. 1,30 g/kg/Tag haben.

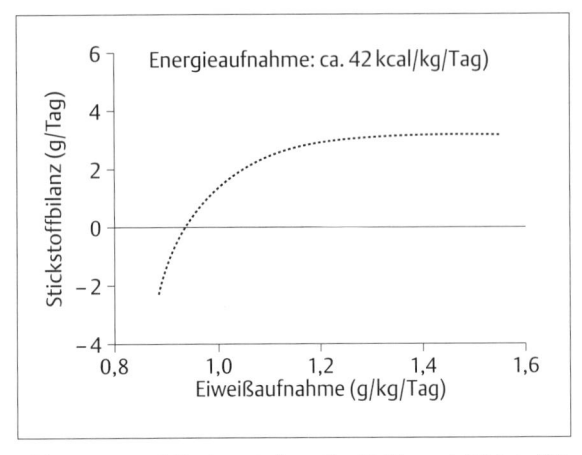

Abb. 34.5 Verhältnis zwischen Eiweißdiät und Stickstoffbilanz bei etwa konstanter Kalorienaufnahme (ca. 42 kcal/kg/Tag = 176 kJ) bei 13 Bilanzuntersuchungen an 8 CAPD-Patienten (nach Blumenkrantz u. Mitarb.).

Die notwendige orale Kalorienaufnahme, die nötig ist, um eine neutrale Stickstoffbilanz zu erhalten, für verschiedene gegebenen Mengen an täglichem Nahrungseiweiß sind in Tab. 34.3 angegeben und wurden durch Regressionsanalyse der Originaldaten von Blumenkrantz u. Mitarb. (10) berechnet. Da eine Energieaufnahme von ≥ 30–35 kcal/kg/Tag (126–147 kJ) bei vielen CAPD-Patienten nicht gewährleistet ist, sollte eine Eiweißaufnahme von zumindest 1,2 g/kg/Tag angestrebt werden.

Diätverordnungen

Das vornehmliche Ziel der Diätbehandlung bei CAPD-Patienten sollte die Sicherung einer genügenden *Eiweiß- und Kalorienzufuhr* sein (Tab. 34.4). Wegen des hohen Arterioskleroserisikos bei Patienten mit terminaler Niereninsuffizienz sollte der Fettanteil der Nahrung möglichst weniger als 30% der Gesamtkalorien betragen, und weniger als 10% der Kalorien sollte von gesättigten Fetten stammen. Wenn die Serumtriglyceride normal sind, kann die Fettaufnahme etwas liberalisiert werden, sollte jedoch 40% der Gesamtkalorien niemals überschreiten. Bei erhöhten Serumtriglyceriden kann ein Versuch gemacht werden, orales L-Carnitin zu substituieren (500 mg/Tag). Nahrungsmittel, die reich an ungesättigten im Vergleich zu gesättigten Fettsäuren sind, sollten bevorzugt werden. Ebenfalls sollten komplexe Kohlenhydrate puren Zuckern vorgezogen werden. Ärzte sollten Diätassistentinnen konsultieren, um diesen Diätvorschlag (Tabelle 34.4) in abwechslungsreiche und den Gewohnheiten des Patienten entsprechende tägliche Mahlzeiten umzusetzen.

Um eine kontinuierlich positive *Phosphatbilanz* zu verhindern, ist in der Regel die Verordnung von (calciumhaltigen) Phosphatbindern nötig. Der enthaltene Calciumanteil ist willkommen, um eine negative *Calciumbilanz* zu verhindern. Orale Gabe von Eisenpräparaten ist nur nötig, wenn Hinweise für einen *Eisenmangel* bestehen oder während einer Behandlung mit Erythropoetin.

Eine Diät, die dieser Eiweiß- und Energieverordnung entspricht, führt bei der Mehrzahl der Patienten zu einer positiven Kaliumbilanz (Abb. 34.2d) und damit zu einem (unvermeidbaren) Risiko der Hyperkaliämie.

Wasserlösliche Vitamine (s. auch Kap. 10, S. 116) sollten als orales Multivitaminpräparat verordnet werden (Tab. 34.4), um einen Mangel durch CAPD-bedingte Verluste zu verhindern. *Vitamin A* sollte nicht substituiert werden, da sonst die Gefahr einer Hypervitaminose A besteht (57, 58). Substitution von *Vitamin K* ist generell nicht nötig, allenfalls während Antibiotikabehandlung. *Vitamin-D*-Substitution, insbesondere als 1,25-Dihydroxycholecalciferol (Calcifriol) ist zumeist notwendig (Kap. 10, Hirschberg/Kopple, S. 116 und 23, Malluche/Sawaya, S. 272). Orale oder intravenöse Gabe von L-*Carnitin* sollte bei klinischem Verdacht auf einen Carnitinmangel verordnet werden (Kap. 10, S. 116).

Literatur

1 Baxter Healthcare Corporation, McGaw Park, Ill: Hauseigene Untersuchung
2 Teehan, B., C. Schleifer, J. Brown, M. Sigler, J. Raimondo: Urea kinetic analysis and clinical outcome on CAPD. A five-year longitudinal study. Advanc. Periton. Dialys. 6 (1990) 181–185
3 Rocco, M., J. Jordan, J. Burkart: The efficacy number as a predictor of morbidity and mortality in peritoneal dialysis patients. J. Amer. Soc. Nephrol 4 (1993) 1184–1191
4 Kopple, J., R. Hakim, P. Held, W. Keane, K. King, J. Lazarus, T. Parker, B. Teehan: Recommendations for reducing the high morbidity and mortality of United States maintenance dialysis patients. Amer. J. Kidney Dis. 24 (1994) 968–973
5 Bergström, J., B. Lindholm: Nutrition and adequacy of dialysis. How do hemodialysis and CAPD compare? Kidney int. 43, Suppl. 40 (1993) S39–S50
6 Kopple, J., B. Lindholm, E. Vonesh, A. De Vecchi, A. Scalamogna, G. Anderson, J. Bergström, J. DiChiro, D. Gentile, A. Nissenson, L. Sakhrani, A. Brownjohn, K. Nolph, B. Prowant, C. Algrim, L. Martis, K. Serkes: Nutritional assessment of continuous ambulatory peritoneal dialysis patients: an international study. Amer. J. Kidney Dis. 17 (1991) 462–471
7 Heide, B., A. Pierratos, R. Khanna, J. Petit, R. Ogilvie, J. Harrison, K. McNeil, Z. Siccion, D. Oreopoulos: Nutritional status of patients undergoing continuous ambulatory peritoneal dialysis (CAPD). Periton. Dialys. Bull. 3 (1983) 138–141
8 Marckmann, P.: Nutritional status and mortality of patients in regular dialysis therapy. J. intern med. Res. 226 (1989) 429–432
9 Marckmann, P.: Nutritional status of patients on hemodialysis and peritoneal dialysis. Clin. Nephrol. 29 (1988) 75–78
10 Blumenkrantz, M., J. Kopple, J. Moran, J. Coburn: Metabolic balance studies and dietary protein requirements in patients undergoing continuous ambulatory peritoneal dialysis. Kidney int. 21 (1982) 849–861
11 Fine, A., D. Cox: Modest reduction of serum albumin in continuous ambulatory peritoneal dialysis patients is common and of no apparent clinical consequence. Amer. J. Kidney Dis. 20 (1992) 50–54
12 Lindsay, R., E. Spanner: The lower serum albumin does reflect nutritional status. Semin. Dialys. 5 (1992) 215–219
13 Teehan, B., C. Schleifer, J. Brown, M. Sigler, J. Raimondo: Urea kinetic analysis and clinical outcome on CAPD. A five-year longitudinal study. Advanc. Periton. Dialys. 6 (1990) 181–185
14 Winchester, J.: The albumin dilemma. Amer. J. Kidney Dis. 20 (1992) 76–77

15 Goodship, T., S. Lloyd, M. Clague, K. Bartlett, M. Ward, R. Wilkinson: Whole body leucine turnover and nutritional status in continuous ambulatory peritoneal dialysis. Clin. Sci. 73 (1987) 463–469
16 William, P.: Nutritional and anthropometric assessment of patients on CAPD over one year: contrasting changes in total body nitrogen and potassium. Periton. Dialys. Bull. 1 (1981) 82–85
17 Rubin, J., M. Blynn, K. Nolph: Total body potassium – a guide to nutritional health in patients undergoing continuous ambulatory peritoneal dialysis. Amer. J. clin. Nutr. 34 (1981) 94–98
18 Rubin, J., K. Kirchner, T. Barnes, N. Teal, R. Ray, J. Bower: Evaluation of continuous ambulatory peritoneal dialysis. Amer. J. Kidney Dis. 3 (1983) 199–204
19 Bansal, V., S. Popli, J. Pickering, T. Ing, L. Vertuno, J. Hano: Protein-calorie malnutrition and cutaneous anergy in hemodialysis-maintained patients. Amer. J. clin. Nutr. 33 (1980) 1608–1611
20 Douvdevani, A., J. Rapoport, A. Konforty, S. Argov, A. Ovnat, C. Chaimovitz: Human peritoneal mesothelial cells synthesise IL-1 alpha and beta. Kidney int. 46 (1994) 993–1001
21 Lysaght, M., C. Pollock, M. Hallet, L. Ibels, P. Farrell: The relevance of urea kinetic modeling to CAPD. Trans. Amer. Soc. artif. intern. Org. 35 (1989) 784–790
22 Marckmann, P.: Dialysepatienters kost bestemt ved 7 dages kostregistrering. Ugeskr. Laeg. 152 (1990) 317–320
23 Von Baeyer, H., G. Gahl, H. Riedinger, R. Borowzak, R. Averdunk, R. Schurig, M. Kessel: Adaptation of CAPD patients to the continuous peritoneal energy uptake. Kidney int. 23 (1982) 29–34
24 Oreopoulos, D., E. Marliss, G. Anderson, A. Oren, N. Dombros, P. Williams, R. Khanna, H. Rodella, L. Brandes: Nutritional aspects of CAPD and the potential use of amino acid containing dialysis solutions. Periton. Dialys. Bull. 3 (1983) 10–15
25 Bergström, J., P. Fürst, A. Alvestrand, B. Lindholm: Protein and energy intake, nitrogen balance and nitrogen losses in patients treated with continuous ambulatory peritoneal dialysis. Kidney int. 44 (1993) 1048–1057
26 Blumenkrantz, M., G. Gahl, J. Kopple, A. Kamdar, M. Jones, M. Kessel, J. Coburn: Protein loss during peritoneal dialysis. Kidney int. 19 (1981) 593–602
27 Kopple, J., M. Blumenkrantz, M. Jones, J. Moran, J. Coburn: Plasma amino acid levels and amino acid losses during continuous ambulatory peritoneal dialysis. Amer. J. clin. Nutr. 36 (1982) 395–402
28 Gahl, G., H. Becker, R. Schurig, A. Pustelnik, von H. Baeyer, M. Kessel: Kontinuierliche ambulante Peritonealdialyse (CAPD). Schweiz. med. Wschr. 109 (1979) 1990–1995
29 Thomson, N., R. Walker, G. Whiteside, D. Scott, R. Atkins: Continuous ambulatory peritoneal dialysis (CAPD) in the treatment of end-stage renal failure. Proc. Europ. Dialys. Transplant. Ass. 16 (1979) 171–177
30 Giordano, C., N. De Santo, G. Capodicasa: Amino acid losses during CAPD in children. Int. J. pediat. Nephrol. 2 (1981) 85–88
31 Giordano, C., N. De Santo, G. Capodicasa, V. Di Leo, A. Di Serafino, D. Cirillo, R. Esposito, R. Fiore, M. Damiano, L. Buonadonna, F. Cocco, B. Di Iorio: Amino acid losses during CAPD. Clin. Nephrol. 14 (1980) 230–232
32 Lindholm, B., A. Alvestrand, P. Fürst, J. Bergström: Plasma and muscle free amino acids during continuous ambulatory peritoneal dialysis. Kidney int. 35 (1989) 1219–1226
33 Von Baeyer, H., G. Gahl, M. Kessel: Unexpected alteration of nutritional habits in patients undergoing CAPD. In G. Gahl, M. Kessel, K. Nolph: Advances in Peritoneal Dialysis, Excerpta Medica, Amsterdam 1981 (pp. 408–412)
34 De Santos, N., G. Capodicasa, R. Senatore, T. Cicchetti, D. Cirillo, M. Damiano, R. Torella, D. Giugliano, L. Improta, C. Giordano: Glucose utilization from dialysate in patients on continuous ambulatory peritoneal dialysis (CAPD). Int. J. Artif. Org. 2 (1979) 119–124
35 Grodstein, G., M. Blumenkrantz, J. Kopple, J. Moran, J. Coburn: Glucose absorption during continuous ambulatory peritoneal dialysis. Kidney int. 19 (1981) 564–566
36 Lindholm, B., J. Bergström, S. Karlander: Glucose metabolism in patients on CAPD. In G. Gahl, M. Kessel, K. Nolph: Advances in Peritoneal Dialysis. Excerpta Medica, Amsterdam: 1981 (pp. 413–416)
37 Lindholm, B., H. Norbeck: Serum lipids and lipoproteins during continuous ambulatory peritoneal dialysis. Acta med. scand. 220 (1986) 143–151
38 Panarello, G., G. Calianno, H. De Baz, D. Signori, P. Cappelletti, F. Tesio: Does continuous ambulatory peritoneal dialysis induce hypercholesterolemia? Periton Dialys. int. 13 Suppl. 2 (1993) S421–S423
39 Lindholm, B., S. Karlander: Glucose tolerance in patients undergoing continuous ambulatory peritoneal dialysis. Acta med. scand 220 (1986) 477–483
40 Delmez, J., E. Slatopolsky, K. Martin, B. Gearing, H. Harter: Minerals, vitamin D and parathyroid hormone in continuous ambulatory peritoneal dialysis. Kidney int. 21 (1982) 862–867
41 Kurtz, S., J. McCarthy, R. Kumar: Hypercalcemia in continuous ambulatory peritoneal dialysis (CAPD) patients: observations on parameters of calcium metabolism. In G. Gahl, M. Kessel, K. Nolph: Advances in Peritoneal Dialysis. Excerpta Medica, Amsterdam 1981 (pp. 467–472)
42 Mahajan, S., E. Bowersox, D. Rye, D. Abu-Hamdan, A. Prasad, F. McDonald, K. Biersack: Factors underlying abnormal zinc metabolism in uremia. Kidney int. Suppl. 27(1989) S269–S273
43 Tamura, T., W. Vaughn, F. Waldo, E. Kohaut: Zinc and copper balance in children on continuous ambulatory peritoneal dialysis. Pediat. Nephrol. 3 (1989) 309–313
44 Papadoyanakis, N., P. Ziroyanis, E. Papathanasiou et al.: The effect of peritoneal dialysis on serum folic acid binding capacity. In G. Gahl, M. Kessel, K. Nolph: Advances in Peritoneal Dialysis. Excerpta Medica, Amsterdam 1981 (pp. 70–72)
45 Aloni, Y., S. Shany, C. Chaimovitz: Losses of 25-hydroxyvitamin D in peritoneal fluid: possible mechanisms for bone disease in uremia patients treated with chronic ambulatory peritoneal dialysis. Mineral. Electrolyte Metab. 9 (1983) 82–86
46 Blumberg, A., A. Hanck, G. Sander: Vitamin nutrition in patients on continuous ambulatory peritoneal dialysis (CAPD). Clin. Nephrol. 20 (1983) 244–250
47 Ross, E., G. Shah, R. Reynolds, A. Sabo, M. Pichon: Vitamin B6 requirements of patients on chronic peritoneal dialysis. Kidney int. 36 (1989) 702–706
48 Shah, G., E. Ross, A. Sabo, M. Pichon, H. Bhagavan, R. Reynolds: Ascorbic acid supplements in patients receiving chronic peritoneal dialysis. Amer. J. Kidney Dis. 18 (1991) 84–90
49 Shany, S., J. Rapoport, M. Goligorsky, N. Yankowitz, I. Zuilli, C. Chaimovitz: Losses of 1,25- and 24,25-dihydroxycholecalciferol in the peritoneal fluid of patients treated with continuous ambulatory peritoneal dialysis. Nephron 36 (1984) 111–113
50 Tsapas, G., I. Magoula, K. Paletas, L. Concouris: Effect of peritoneal dialysis on plasma levels of ascorbic acid. Nephron 33 (1983) 34–37
51 Kopple, J., F. Monteon, J. Shaib: Effect of energy intake on nitrogen metabolism in nondialyzed patients with chronic renal failure. Kidney int. 29 (1986) 734–742
52 Monteon, F., S. Laidlaw, J. Shaib, J. Kopple: Energy expenditure in patients with chronic renal failure. Kidney int. 30 (1986) 741–747
53 Slomowitz, L., F. Monteon, J. Kopple: Effect of energy intake on nutritional status in maintenance hemodialysis patients. Kidney int. 35 (1989) 704–711
54 Giordano, C., N. De Santo, M. Pluvio, V. Di Leo, G. Capodicasa, D. Cirillo, R. Esposito, M. Damiano: Protein requirement

of patients on CAPD: a study on nitrogen balance. Int. J. artif. Org. 3 (1980) 11–14
55 Gahl, G., H. von Baeyer, R. Averdunk, H. Riedinger, B. Borowzak, R. Schurig, H. Becker, M. Kessel: Outpatient evaluation of dietary intake and nitrogen removal in continuous ambulatory peritoneal dialysis. Ann intern. Med. 94 (1981) 643–646
56 Lindholm, B., A. Alvestrand, P. Fürst, S. Karlander, H. Norbeck, M. Ahlberg, A. Tranaeus, J. Bergström: Metabolic effects of continuous ambulatory peritoneal dialysis. Proc. Europ. Dialys. Transplant. Ass. 17 (1980) 283–290
57 Farrington, K., P. Miller, Z. Varghese, R. Baillod, J. Moorhead: Vitamin A toxicity and hypercalcemia in chronic renal failure. Brit. med. J. 282 (1981) 1999–2002
58 Fishbane, S., G. Frei, M. Finger, R. Dressler, S. Silbiger: Hypervitaminosis A in two hemodialysis patients. Amer. J. Kidney Dis. 25 (1995) 346–349
59 Arfeen, S., T. Goodship, A. Kirkwood, M. Ward: The nutritional/metabolic and hormonal effects of 8 weeks of continuous ambulatory peritoneal dialysis with a 1% amino acid solution. Clin. Nephrol. 33 (1990) 192–199
60 Bruno, M., C. Bagnis, M. Marangella, L. Rovera, A. Cantaluppi, F. Linari: CAPD with an amino acid dialysis solution: a long-term, cross-over study. Kidney int. 35 (1989) 1189–1194
61 Dombros, N., K. Prutis, M. Tong, G. Anderson, J. Harrison, K. Sombolos, G. Digenis, J. Petitt, D. Oreopoulos: Six-month overnight intraperitoneal amino acid infusion in continuous ambulatory peritoneal dialysis (CAPD) patients. No effect on nutritional status. Periton. Dialys. int. 10 (1990) 79–84
62 Oren, A., G. Wu, G. Anderson, E. Marliss, R. Khanna, J. Petitt, L. Mupas, H. Rodella, L. Brandes, D. Roncari: Effective use of amino acid dialysate over four weeks in CAPD patients. Trans. Amer. Soc. artif. intern. Org. 29 (1983) 604–610
63 Park, M., O. Heimburger, J. Bergström, J. Waniewski, A. Werynski, B. Lindholm: Peritoneal transport during dialysis with amino acid-based solutions. Periton. Dialys. int. 13 (1993) 280–288
64 Young, G., J. Dibble, S. Hobson, L. Tompkins, J. Gibson, J. Turney, A. Brownjohn: The use of an amino-acid-based CAPD fluid over 12 weeks. Nephrol. Dialys. Transplant. 4 (1989) 285–292
65 Goodship, T. et al.: Short-term studies on the use of amino acids as an osmotic agent in continuous ambulatory peritoneal dialysis. Clin. Sci. 73 (1987) 463
66 Jones, M., L. Martis, C. Algrim, D. Bernard, R. Swartz, J. Messana, J. Bergström, B. Lindholm, V. Lim, K. Serkes: Amino acid solutions for CAPD: rationale and clinical experience. Mineral. Electrolyte Metab. 18 (1992) 309–315
67 Renzo, S., D. Beatrice, L. Guiseppe: CAPD in diabetics: Use of amino acids. Advanc. Periton. Dialys. 6 (1990) 53–55
68 Randerson, D., G. Chapman, P. Farrell: Amino acid and dietary status in CAPD patients. In Atkins, R., N. Thomson, P. Farrell: Peritoneal Dialysis. Churchill-Livingston, Edinburgh 1981 (pp. 179–181)
69 Young, G., J. Dibble, A. Taylor, S. Kendall, A. Brownjohn: A longitudinal study of the effects of amino acid-based CAPD fluid on amino acid retention and protein losses. Nephrol. Dialys. Transplant. 4 (1989) 900–905
70 Young, G., J. Young, S. Young, S. Hobson, B. Hildreth, A. Brownjohn, F. Parsons: Nutrition and delayed hypersensitivity during continuous ambulatory peritoneal dialysis in relation to peritonitis. Nephron 43 (1986) 177–186

35 Dialyseassoziierte (β_2-Mikroglobulin-)Amyloidose

D. Bundschu und H. E. Franz

Historische Entwicklung

1975 berichteten Warren u. Otieno (96) über das auffällig häufige Auftreten eines Karpaltunnelsyndroms bei Langzeitdialysepatienten, das auch bilateral vorkam und daher eher eine systemische als eine sekundär hämodynamische, fistelbedingte Ursache zu haben schien. 1980 wiesen Assenat u. Mitarb. (3) bioptisch Amyloidablagerungen im Karpaltunnel nach. 1984 erkannten Charra u. Mitarb. (23) Amyloid als Ursache der bei Langzeitdialysepatienten häufigen Schulterschmerzen. Schließlich konnten 1985 die Arbeitsgruppen um Gejyo (37) und Gorevic (41) β_2-Mikroglobulin als wesentliches amyloidogenes Protein dieser neuen, dialyseassoziierten Form der Amyloidose identifizieren.

Pathophysiologie

β_2-Mikroglobulin

β_2-Mikroglobulin (β_2-M) ist ein Polypeptid mit 99 Aminosäuren und einem Molekulargewicht von 11 800 Dalton. Es ist als Leichtkette des HLA-Klasse I-Antigenkomplexes auf der Zellmembran aller kernhaltigen Säugetierzellen nicht kovalent gebunden, so daß ein Austausch mit zirkulierendem β_2-M möglich ist (10). Das Gen für menschliches β_2-M ist auf Chromosom 15 lokalisiert. β_2-M ist offenbar für den intrazellulären Transport und die Expression des HLA-Antigens auf der Zelloberfläche unerläßlich (83).

Gesunde Normalpersonen bilden – vor allem durch Lymphozyten – täglich etwa 200 mg β_2-M (32). Die Syntheserate wird durch virale Antigene (44), Interferon (43) und Zytokine wie TNF (25) und Interleukin-1 (58) gesteigert. Die normale Plasmakonzentration von bis zu 2 mg/l (46), ist daher bei Infektionen und lymphoproliferativen Erkrankungen erhöht.

β_2-M wird glomerulär filtriert und nach fast vollständiger Reabsorption im proximalen Tubulus hydrolytisch gespalten (94). Bei Tubulusschädigung steigt daher die Urinkonzentration über die obere Norm von 0,2 mg/l an.

Da der extrarenale Abbau von β_2-M nur etwa 3% beträgt (73), kommt es bei Niereninsuffizienz zu einem dem Rückgang des Glomerulusfiltrats umgekehrt proportionalen Anstieg der β_2-M-Plasmakonzentration, die bei terminaler Niereninsuffizienz auf bis zu 60 mg/l erhöht ist (91). Offenbar ist die Syntheserate bei Dialysepatienten nicht (32, 76) oder nicht signifikant (95) erhöht, wobei jedoch große interindividuelle Unterschiede bestehen.

„Amyloid" beim Dialysepatienten

Das bei Dialysepatienten bioptisch gewonnene Amyloid erfüllt die klassischen diagnostischen Kriterien (24) wie Anfärbung mit Kongorot, grünliche Doppelbrechung im polarisierten Licht und Metachromasie mit Anilinfarben. Die Hauptkomponente wurde als β_2-M sequenziert (37, 41) und ergab eine immunfluoreszenzmikroskopisch positive Reaktion mit β_2-M-Antikörpern (8, 88). Auch elektronenmikroskopisch waren zwischen β_2-M-Fibrillen und klassischen Amyloidfibrillen nur Detailunterschiede zu erkennen (66).

Während damit β_2-M als Hauptkomponente der bei Dialysepatienten gefundenen Amyloidablagerungen eindeutig identifiziert ist, bleiben derzeit wesentliche Fragen der Pathogenese unkar: zum einen, ob für die Amyloidogenese aus β_2-M die jahrelang stark erhöhten Plasmakonzentrationen bei Dialysepatienten hinreichend sind oder ob sie von zusätzlichen Molekülmodifikationen abhängig ist, und zum anderen, welche Faktoren für die bevorzugt osteoartikuläre Lokalisation der Ablagerungen verantwortlich sind.

Im Gegensatz zu anderen Leichtkettenproteinen sind die Peptidketten des nativen β_2-M nicht in α-Helix-Tertiärstruktur angeordnet, sondern liegen – wie in Amyloidfibrillen – zu über 50% bereits in β-Faltblattstruktur vor (7). β_2-M zirkuliert bei Dialysepatienten vorwiegend intakt (36), und die Amyloidablagerungen sollen hauptsächlich aus Mono-, Di- und Polymeren von β_2-M bestehen (42). In vitro wurde tatsächlich spontane β_2-M-Fibrillenbildung nachgewiesen, zuerst von Connors u. Mitarb. (26) bei sehr hoher β_2-M-Konzentration in salzfreier Lösung, später auch in Synovialzellkulturen im urämischen Milieu (69) und in Monozytenkulturen von Dialysepatienten (15). Damit würde sich die β_2-M-Amyloidose von den meisten anderen Amyloidoseformen (AA = Amyloid A, AL = amyloid light chain) unterscheiden, bei denen eine proteolytische Umwandlung des amyloidogenen Proteins zur Fibrillenbildung erforderlich ist.

Andererseits liegen aber Berichte über unterschiedliche Modifikationen des nativen β_2-M vor, so z.B. nach Proteolyse (57, 74), und über Isoformen mit geringerem Molekulargewicht und mehr im sauren Bereich liegenden isoelektrischen Punkt (1, 77), die im Plasma oder in Amyloidablagerungen gefunden wurden. Besonders interessant erscheinen Untersuchungen von Miyata u. Mitarb. (62), die in Amyloidfibrillen von Dialysepatienten mit Karpaltunnelsyndrom durch „advanced glycolisation end products" (AGEs) modifiziertes β_2-M nachweisen konnten, das dosisabhängig Monozytenchemotaxis hervorruft und durch Zytokinfreisetzung aus Makrophagen eine lokale entzündliche Reaktion mit Kollagendenaturierung, Knochenresorption und Hemmung der Knochenneubildung unterhalten könnte. Tatsächlich finden sich in Amyloidablagerungen Zellen, die fast ausschließlich Makrophagen sind (2). Unklar ist allerdings, ob die Modifikation durch AGEs Ursache oder Folge der Amyloidose ist (39).

Im Vergleich zu den klassischen Amyloidoseformen ist die bevorzugte osteoartikuläre Lokalisation der β_2-M-Amyloidablagerungen auffällig, wenngleich bei langjährigen Dialysepatienten zunehmend auch Ablagerungen in der Haut (4), im Rektum (88) und in den inneren Organen (75), z.B. im Herzen und in den Pulmonalgefäßen (59), nachgewiesen wurden.

Die Konzentration von β_2-M in der Synovialflüssigkeit ist nicht höher als im Plasma (87). Jedoch besitzt β_2-M eine hohe Affinität für Kollagen (48) und ist ebenso selbst in der Lage, die Produktion der Kollagenase in Fibroblasten zu induzieren (12), sowie Zytokine (Interleukin-1, TNF), deren Konzentration in der Synovialflüssigkeit bei Dialysepatienten erhöht ist (70). Die im Synovialraum vorhandene entzündliche Aktivität mit hohen Konzentrationen proteolytischer Enzyme (Kollagenase, Elastase, Kathepsin G) könnte die Polymerisation von β_2-M zu Amyloidfibrillen begünstigen (16). Als weitere lokal begünstigende Faktoren wurden der sekundäre Hyperparathyreoidismus mit Calciumablagerungen (18) sowie Ablagerungen von Hämosiderin (19), Aluminium (100) oder mikrokristallinem Apatit und Oxalat (28), diskutiert, deren pathogenetische Rolle jedoch nicht nachgewiesen ist (92).

Schließlich ist bei der formalen Pathogenese der β_2-M-Amyloidose noch ungeklärt, welche mögliche Rolle weiteren Substanzen zukommt, die in β_2-M-Ablagerungen gefunden werden: Serumamyloid P (SAP) ist eine Komponente aller Amyloidformen. Die Plasmakonzentration soll bei langjährigen Dialysepatienten als Zeichen der zunehmenden Ablagerung niedriger werden (89). Die Hyaluronsäure ist im Plasma von Dialysepatienten erhöht, mit Spitzenwerten bei Patienten mit Amyloidosesymptomatik (80); dasselbe wurde für Ubiquitin berichtet (78).

■ Klinik

Karpaltunnelsyndrom (KTS)

Während beim idiopathischen primären KTS die Altersgruppe zwischen 40 und 60 Jahren, das weibliche Geschlecht und die dominante Hand bevorzugt betroffen sind, besteht beim KTS des Dialysepatienten kein Zusammenhang mit dem Geschlecht und der Händigkeit, wahrscheinlich auch nicht mit der Seite des Gefäßzugangs (23). Entscheidend sind das Alter bei Dialysebeginn und die Dauer der Dialyse (97): Nach 10 Jahren sind 30%, nach 15 Jahren 70% der Hämodialysepatienten betroffen.

Die Einengung des Karpalkanals durch Amyloidablagerungen führt zu Kompressionssymptomen des N. medianus mit anfallsartigen Parästhesien und Schmerzen in den Fingern 1–3 und an der Radialseite des Ringfingers, die besonders in den Morgenstunden auftreten und später bis in den Oberarm ausstrahlen. Nicht selten findet man zusätzlich eine Raynaud-Symptomatik (86). Im weiteren Verlauf können Sensibilitätsstörungen und eine Atrophie der Daumenballenmuskulatur sowie eine Tendosynovitis der Fingerbeugesehnen mit fakultativer Flexionskontraktur hinzutreten. Die Schmerzsymptomatik läßt sich durch Beklopfen des N. medianus oder durch Druck- und Volumenzunahme im Karpalkanal (Aufblasen einer Blutdruckmanschette am Oberarm, Hyperextension oder -flexion im Handgelenk) provozieren. Die Diagnose kann somit klinisch wahrscheinlich gemacht werden; beweisend ist die elektroneurographische Verlängerung der distalen Latenzzeit.

Die lokale symptomatische Therapie mit Injektion von Corticoiden kann zu proliferativ-adhäsiven Veränderungen führen, so daß die primär operative Behandlung mit Teilresektion des Retinaculum flexorum und Neurolyse des N. medianus vorzuziehen ist. Der Eingriff kann in Lokalanästhesie auch ambulant vorgenommen werden. Die schmerzhaften Parästhesien werden fast sofort beseitigt, Hypästhesie und eventuelle Störungen der Feinmotorik bilden sich nicht immer vollständig zurück. Nach wenigen Jahren sind Rezidive möglich.

Arthropathie und Spondylarthropathie

Schon vor dem Auftreten eines KTS kann sich eine Arthropathie der großen Gelenke (bevorzugt Schulter, Knie, Hüfte) entwickeln. Die Patienten klagen über mäßige Schmerzen, die bevorzugt in Ruhe (nachts, während Dialyse) auftreten und sich – z.B. im Gegensatz zum Schmerz bei Periarthrosis humeroscapularis – durch Bewegung eher bessern. Klinisch finden sich meist beidseitige leichte Gelenkschwellungen mit Bewegungseinschränkung. Gelenkergüsse sind steril-serös. Selten kommt es zum klinischen Bild einer akuten Arthritis mit schwerer Symptomatik.

Radiologisch finden sich Verdickungen der Synovia, im Schultergelenk Verdickung der Rotatorenmanschette und der Bizepssehne.

Therapeutisch bringen physikalische Maßnahmen keinen dauerhaften Erfolg, so daß eine niedrig dosierte Therapie mit Glucocorticoiden (0,1 mg/kg) bei nachhaltiger Schmerzsymptomatik angezeigt sein kann (6).

Kürzlich wurde über die Resektion des korakoakromialen Ligaments zur Besserung von Schulterschmerzen berichtet (79). In seltenen Fällen destruktiver Arthropathie wurde auch eine endoprothetische Versorgung erforderlich (14).

Spondylarthropathie wurde erstmals 1984 in Form destruktiver Veränderungen der Zwischenwirbelscheiben und paravertebraler Erosionen beschrieben (56), β_2-M-Amyloid findet sich hierbei in den Zwischenwirbelscheiben und/oder den paravertebralen Ligamenten, bevorzugt im Zervikalbereich. In schweren Fällen kann es zu Spondylolisthesis mit Kompressionssyndrom kommen; meist bestehen jedoch nur leichte Beschwerden im Sinne eines Zervikalsyndroms. Radiologisch findet man eine Einengung des Intervertebralraums, Erosionen und zystische Aufhellungen der angrenzenden Wirbelkörper ohne Osteophytenbildung. Mit MRI konnten paravertebrale Weichteilablagerungen, sog. „Pseudotumoren", nachgewiesen werden (60).

Knochenzysten

Zystische Knochendefekte scheinen Folge einer von der Synovia zentripetal fortschreitenden Amyloidablagerung zu sein. Sie treten an den Handwurzelknochen, im Knie- und Ellenbogenbereich, im Humerus- und Femurkopf mit typisch subchondraler Lokalisation auf (45), breiten sich „tumorartig" aus (20) und können zu pathologischen Frakturen mit geringer Konsolidierungsneigung führen (81). Die Zysten enthalten β_2-M-Amyloid (68).

Radiologisch sind die zystischen Aufhellungen durch fehlende reparative Umgebungsreaktion gekennzeichnet; sie müssen differentialdiagnostisch gegen „braune Tumoren" bei Hyperparathyreoidismus abgegrenzt werden.

Diagnostik

Die Vermutungsdiagnose „β_2-M-Amyloidose" ergibt sich zunächst aus der klinischen Symptomatik, besonders durch das gemeinsame Vorkommen von KTS und Schulterschmerzen bei langjährigen Dialysepatienten.

Der β_2-M-*Plasmaspiegel* ist nicht mit dem Auftreten einer β_2-M-Amyloidose korreliert (38) und damit diagnostisch nicht verwertbar.

Radiologie: Zystische juxtaartikuläre Aufhellungen im Knochen (Humeruskopf, Femur, Hand) ohne Umgebungsreaktion, evtl. destruktive Gelenkerosionen, Gelenkkapselverdickung (Rotatorenmanschette), Sehnenverdickung (Bizeps), CT und MRI für spezielle Auflösung, z.B. im Zervikalbereich (60) und zur Differentialdiagnose zystischer Knochenprozesse (55).

Ultrasonographie: von Jadoul (51) eingeführte Methode zum Nachweis von Gelenkkapsel- und Sehenenverdickungen sowie Gelenkerguß.

Szintigraphie: Mit szintigraphischen Methoden besteht die Möglichkeit, β_2-M-Ablagerungen schon im präsymptomatischen Stadium nichtinvasiv nachzuweisen und ihr Fortschreiten zu monitorisieren, was vor allem von wissenschaftlichem Interesse ist.

Nelson (72) verwendete ^{123}J-SAP, das unspezifisch alle Formen der Amyloidablagerung markiert. Die Injektion von ^{131}J/β_2-M ist mit hoher Strahlenbelastung verbunden (31). Die Ganzkörperszintigraphie nach Markierung mit ^{111}In-β_2-M ist von Floege u. Mitarb. (34) eingeführt worden.

Biopsie: „Goldstandard" zum wissenschaftlich sicheren Nachweis einer β_2-M-Amyloidose bleibt die histopathologische Untersuchung von Biopsiematerial mit Kongorotfärbung, Nachweis der grünlichen Doppelbrechung im polarisierten Licht, elektronenmikroskopischem Fibrillennachweis und schließlich Immunhistochemie mit β_2-M-Antikörpern (84).

Für klinische Zwecke kann die Synovialbiopsie zur Differentialdiagnose von Gelenkschmerzen nur in Einzelfällen angezeigt sein. Im Sediment der Synovialflüssigkeit befallener Gelenke kann man u.U. Amyloidfibrillen nachweisen (67).

Einfluß des Behandlungsverfahrens

Hämodialyse

Obwohl einige Berichte über β_2-M-Ablagerungen bei urämischen Patienten im Prädialysestadium vorliegen (65, 102), entwickelt die überwiegende Mehrzahl der Patienten eine β_2-M-Amyloidose erst nach langjähriger Dialysetherapie. Zu diskutieren ist, ob die Hämodialyse per se bzw. bei Anwendung sog. „bioinkompatibler" Cellulosemembranen mit geringer Permeabilität das Risiko der Amyloidogenese erhöht oder ob dieses lediglich in der Exposition gegenüber hohen β_2-M-Serumkonzentrationen über lange Zeit begründet ist.

Klinische Studien, die retrospektiv den Einfluß von Hämodialyse mit Cuprophan- bzw. AN69-Membranen auf die Manifestation von KTS oder Knochenzysten verglichen, konnten mit einer Ausnahme (13) einen günstigen Effekt der synthetischen Membran zumindest hinsichtlich der einen oder anderen Manifestationsart zeigen (22, 54, 63, 97, Übersicht und Methodenkritik bei Floege u. Koch (35). Theoretisch gibt es hierfür 3 Erklärungsmöglichkeiten (98):

1. Höhere β_2-M-Elimination: β_2-M kann bei der Hämodialyse durch Diffusion/Konvektion und durch Membranadsorption eliminiert werden. Die transmembranöse Elimination ist nur für hochpermeable Membranen signifikant (30, 53). Membranadsorption findet nur an synthetischen Membranen, nicht an Cuprophan statt (40). So wird mit Standardcellulosemembranen praktisch kein β_2-M entfernt, während bei Hämofiltration mit synthetischen Membranen bis zu 300 mg eliminiert werden können (29). Dennoch weisen die mit hochpermeablen Membranen behandelten Patienten nur gering reduzierte β_2-M-Serumspiegel auf (82, 101). Man kann daher vermuten, daß eine systemische Ablagerung von β_2-M oberhalb irgendeines Schwellenwerts erfolgt (98). Quantitativ beträgt die Elimination auch mit hochpermeablen synthetischen Membranen jedenfalls höchstens 50% der Produktion und entspricht damit dem Effekt einer geringen Residualfunktion.

2. Geringere β_2-M-Produktion/Freisetzung: Die In-vitro-Studien hierzu ergaben an unterschiedlichen Zellsystemen und bei unterschiedlichen experimentellen Bedingungen widersprüchliche Ergebnisse (Übersicht bei van Ypersele de Strihou (98). Quantitativ dürfte die in zwei Studien (52, 99) beobachtete erhöhte zelluläre β_2-M-Produktion nach Kontakt mit Cuprophanmembranen aber zur Gesamtproduktion nur gering beitragen. In vivo wurde, wie bereits erwähnt (S. 455), bei Dialysepatienten eine unveränderte (32, 76) bzw. nur gering erhöhte (95) Syntheserate mit großer interindividueller Variabilität festgestellt, die nicht mit bestimmten Behandlungsmodalitäten korrelierte. Der während Cuprophanhämodialyse beschriebene (29) β_2-M-Anstieg im Serum ist im wesentlichen ein Hämokonzentrationseffekt (9).

3. Einfluß auf β_2-M-Polymerisationsbedingungen: Dialyse mit Cuprophanmembranen induziert die Produktion von Zytokinen wie Interleukin-1, Interleukin-6 und TNF in Blutmonozyten (61, 85), die Proteasenfreisetzung aus Neutrophilen (47) und die Produktion freier Radikale (73). Es könnten damit Bedingungen geschaffen werden, die durch Veränderung des nativen β_2-M-Moleküls (17) und durch An-

wesenheit entzündlich aktivierter Zellen (33, 64) die lokale β_2-M-Ablagerung begünstigen (S. 455).

Unter dem Eindruck dieser noch nicht abschließend zu bewertenden, teilweise diskrepanten experimentellen und klinischen Ergebnisse und in Ermangelung prospektiver Untersuchungen kann man u. E. die generelle Anwendung hochpermeabler synthetischer Membranen unter dem Gesichtspunkt der möglichen Manifestationsverzögerung der β_2-M-Amyloidose nur für nicht transplantable und ältere Patienten mit ausreichender Lebenserwartung empfehlen.

Peritonealdialyse

Es ist prinzipiell schwierig, die Prävalenz der β_2-M-Amyloidose bei CAPD- und Hämodialysepatienten statistisch exakt zu vergleichen, da hierfür identische Kollektive hinsichtlich Behandlungsdauer und Residualfunktion Voraussetzung sind, die nicht vorliegen.

Die Elimination von β_2-M unter CAPD-Therapie liegt bei 30–35 mg täglich (11, 90). Die β_2-M-Plasmaspiegel sind in CAPD-Kollektiven gegenüber Hämodialysepatienten etwas niederer (5, 11), jedoch bei Berücksichtigung der Residualfunktion identisch (21), jedenfalls auf mindestens das 10fache der Norm erhöht. Demgemäß wurde auch bei ausschließlich mit CAPD behandelten Patienten über β_2-M-Amyloidose berichtet (27, 50) und das Risiko der Entwicklung eines KTS als prinzipiell vergleichbar angesehen (8).

Nierentransplantation

Nach einer erfolgreichen Nierentransplantation normalisieren sich die β_2-M-Plasmaspiegel innerhalb weniger Tage. Die Symptomtik bessert sich, wobei die Wirkung der im Rahmen der Immunsuppression verabreichten Steroide eine wichtige Rolle spielen dürfte (71). Allerdings kommt es auch im Verlauf mehrerer Jahre nicht zur Rückbildung radiologisch nachweisbarer Strukturveränderungen (49). Jedoch ist die Nierentransplantation derzeit das einzig sichere Verfahren, um das Fortschreiten einer β_2-M-Amyloidose aufzuhalten.

Literatur

1 Argiles, A., G. Mourad, R.C. Atkins, C.H.M. Mion: New insights into the pathogenesis of hemodialysis-associated amyloidosis. Semin. Dialys. 3 (1990) 149
2 Argiles, A., G. Mourad, P.G. Kerr, M. Garcia, B. Collins, J.G. Demaille: Cells surrounding hemodialysis-associated amyloid deposits are mainly macrophages. Nephrol. Dialys. Transplant. 9 (1994) 662
3 Assenat, H., E. Calemard, B. Charra, G. Laurent, J.C. Terrat, T. Vanel: Hémodialyse, syndrome du canal carpien et substance amyloide. Nouv. Presse méd. 24 (1980) 1715
4 Assounga, A.G.H., S. Bascoul, B. Canaud, P.A. Buoya, J.P. Vendrell, J.P. Sciolla, G. Mourad, P. Baldet, A. Serre, C. Mion: Beta-2-microglobulin deposits in uremic patients: skin study. XXIst Annual Meeting of the American Society of Nephrology, San Antonio 1988 (Abstract, p. 238)
5 Ballardie, F.W., D.N.S. Kerr, G. Tennert, M.B. Pepys: Hemodialysis versus CAPD: equal predispositon to amyloidosis? Lancet 1986/I, 795
6 Bardin, T.: Low-dose prednisone in dialysis-related amyloid arthropathy. Rev. Rhum. Engl. Ed. 61, Suppl. (1994) 97
7 Becker, J.W., G.N. Reeke: Three-dimensional structure of β_2-microglobuline. Proc. nat. Acad. Sci. 82 (1985) 4225
8 Benz, R.: Carpal tunnel syndrome in CAPD: comparison with a hemodialysis population. Amer. J. Kidney Dis. 8 (1987) A2 (Abstract)
9 Bergström, J., B. Wehle: No change in corrected β_2-microglobulin concentration after cuprophan hemodialysis. Lancet 1987/I, 628
10 Bernabeu, C., M. van de Rijn, P.G. Lerch, C.P. Terhorst: β_2-microglobulin from serum associates with MHC class I antigens on the surface of cultured cells. Nature 308 (1984) 642
11 Blumberg, A., W. Bürgi: Behaviour of β_2-microglobulin in patients with chronic renal failure undergoing hemodialysis, HDF and CAPD. Clin. Nephrol. 27 (1987) 245
12 Brinckerhoff, C.E., T.I. Mitchell, M.J. Karmilowicz, B. Kluve-Beckerman, M.D. Benson: Autocrine induction of collagenase by serum amyloid A-like and β_2-microglobulin-like proteins. Science 243 (1989) 655
13 Brunner, F.P., H. Brynger, J.H.H. Ehrich, W. Fassbinder, W. Geerlings, G. Rizzoni, N.H. Schwod, G. Tufversch, A.J. Wing: Case control study on dialysis arthropathy: the influence of two different dialysis membranes: data from the EDTA registry. Nephrol. Dialys. Transplant. 5 (1990) 432
14 Campistol, J.M., M. Sole, J. Munoz-Gomez, J. Riba, R. Ramon, L.L. Revert: Pathological fractures in patients with amyloidosis associated with hemodialysis. J. Bone J. Surg. 72 (1990) 568
15 Campistol, J.M., M. Sole, J.A. Bombi, R. Rodriguez, E. Mirapeix, J. Munoz-Gomez, L.L. Revert: In vitro spontaneous synthesis of β_2-microglobulin amyloid fibrils. Amer. J. Pathol. 141 (1992) 241
16 Campistol, J.M., M. Skinner: β_2-microglobulin amyloidosis: an overview: Semin. Dialys. 6 (1993) 117
17 Capeillère-Blandin, C., T. Delaveau, B. Descamps-Latscha: Structural modifications of human β_2-microglobulin treated with oxygen-derived radicals. Biochem. J. 277 (1991) 175
18 McCarthy, J.T., P.J. Dahlberg, J.S. Kriegshauser, R.M. Valente, R.G. Swee, J.D.O'Duffy, S.B. Kurtz, W.J. Johnson: Erosive spondylarthropathy in long-term dialysis patients: relationship to severe hpyerparathyreoidism. Mayo Clin. Proc. 63 (1988) 446
19 Cary, N.R.B., D. Sehti, E.A. Brown, C.C. Erhardt, D.F. Woodrow, P.E. Gower: Dialysis arthropathy: amyloid or iron? Brit. med. J. 293 (1986) 1392
20 Casey, T.T., W.J. Stone, C.R. diRaimondo: Tumoral amyloidosis of bone of beta-2-microglobulin origin in association with long-term hemodialysis. Hum. Pathol. 17 (1986) 731
21 Catizone, L, R. Cocchi, M. Fusaroli, P. Zucchelli: Relationship between β_2-microglobulin and residual diuresis in continuous ambulatory peritoneal dialysis and hemodialysis patients. Periton. Dialys. int. 13, Suppl. 2 (1993) 523
22 Chanard, J., P. Bindi, S. Lavaud, O. Toupance, H. Maheut, F. Lacour: Carpal tunnel syndrome and type of dialysis membrane. Brit. med. J. 298 (1989) 867
23 Charra, B., E. Calemard, M. Uzan, J.C. Terrat, T. Vanel, G. Laurent: Carpal tunnel syndrome, shoulder pain and amyloid deposits in long-term hemodialysis patients. Proc. Europ. Dialys. Transplant. Ass. 21 (1984) 291
24 Cohen, A.S., L.H. Connors: The pathogenesis and biochemistry of amyloidosis. J. Pathol. 151 (1987) 1
25 Collins, T., L.A. Lapierre, W. Fiers, J.L. Strominger, J.S. Pober: Recombinant human tumor necrosis factor increases mRNA levels and surface expression of HLA-A,B antigens in vascular endothelial cells and dermal fibroblasts in vitro. Proc. nat. Acad. Sci. 83 (1986) 446

26 Connors, L., T. Shirahama, M. Skinner, A. Fenves, A. Cohen: In vitro formation of amyloid fibrils from intact β_2-microglobulin. Biochem. biophys. Res. Commun. 131 (1985) 1063
27 Digenis, G. E., G. Davidson, N. V. Dombros, A. Katz, A. Bookman, D. G. Oreopoulos: Destructive spondylarthropathy in a patient on continuous ambulatory peritoneal dialysis for 13 years. Periton. Dialys. int. 13 (1993) 228
28 Drueke, T. B., J. Zingraff, L. H. Noel, T. Bardin, D. Kuntz: Amyloidois and dialysis: pathophysiological aspects. Contr. Nephrol. 62 (1988) 60
29 Floege, J., C. Granolleras, M. Bingel, G. Deschodt, B. Branger, R. Oules, K. M. Koch, S. Shaldon: β_2-microglobulin kinetics during hemodialysis and hemofiltration. Nephrol. Dialys. Transplant. 1 (1987) 223
30 Floege, J., C. Granolleras, K. M. Koch, S. Shaldon: Which membrane? Should beta-2-microglobulin decide on the choice of today's hemodialysis membrane? Nephron 50 (1988) 177
31 Floege, J., W. Burchert, A. Brandis, G. Gielow, B. Nonnast-Daniel, E. Spindler, H. Hundershagen, S. Shaldon, K. M. Koch: Imaging of dialysis-related (AB-amyloid) amyloid deposition (131) I-β_2-microglobulin. Kidney int. 38 (1990) 1169
32 Floege, J., A. Bartsch, M. Schulz, S. Shaldon, K. M. Koch, L. C. Smeby: Clearance and synthesis rates of beta-2-microglobulin in patients undergoing hemodialysis and in normal subjects. J. Lab. clin. Med. 118 (1991) 153
33 Floege, J., J. Schaffer, K. M. Koch, S. Shaldon: Dialysis-related amyloidosis: a disease of chronic retention and inflammation. Kidney int., Suppl. 38 (1992) 78
34 Floege, J., J. Schaffer, K. M. Koch: Diagnosis of β_2-microglobulin-associated amyloidosis by scintigraphy. Rev. Rhum. Engl. Ed. 61, Suppl. (1994) 39
35 Floege, J., K. M. Koch: β_2-microglobulin-associated amyloidosis and therapy with high flux hemodialysis membranes. Clin. Nephrol. 42, Suppl. 1 (1994) 52
36 Gagnon, R. F., P. Sommerville, D. M. P. Thomson: Circulating form of beta-2-microglobulin in dialysis patients. Amer. J. Nephrol. 8 (1988) 379
37 Gejyo, F., T. Yamada, S. Odani, Y. Nagakawa, T. Kunimoto, H. Kataoka, M. Suzuki, Y. Hirasawa, T. Shirahama, A. S. Cohen, K. Schmidt: A new form of amyloid protein associated with hemodialysis was identified as β_2-microglobulin. Biochem. biophys. Res. Commun. 129 (1985) 701
38 Gejyo, F., S. Odani, T. Yamada, N. Homma, H. Saito, Y. Suzuki, Y. Nagakawa, H. Kobayashi, Y. Murayama, Y. Hirasawa, M. Suzuki, M. Arakawa: β_2-m: a new form of amyloid protein associated with chronic hemodialysis. Kidney int. 30 (1986) 395
39 Gejyo, F., M. Arakawa: β_2-microglobulin-related amyloidosis: Where do we stand? Nephrol. Dialys. Transplant. 10 (1995) 155
40 Goldman, M., J. Nortier, M. Dhaene, Z. Amraoui, J. L. Vanherweghem: Fate of β_2-microglobulin during dialysis on polysulfone and AN69 membranes. Contr. Nephrol. 74 (1989) 127
41 Gorevic, P., T. Casey, W. Stone, C. diRaimondo, F. Prelli, B. Frangione: Beta-2-microglobulin is an amyloidogenic protein in man. J. clin. Invest. 76 (1985) 2425
42 Gorevic, P., P. Munoz, T. Casey, C. diRaimondi, W. Stone, F. Prelli, M. Rodrigues, M. Poulik, B. Frangione: Polymerization of intact β_2-m in tissue causes amyloidosis in patients on chronic hemodialysis. Proc. nat. Acad. Sci. 83 (1986) 7908
43 Grönberg, A., R. Kiessling, W. Fiers: Interferon is a strong modulator of NK susceptibility and expression of β_2-m, but not of transferrin receptors of K562 cells. Cell. Immunol. 95 (1985) 195
44 Hammarström, L., C. Smith: β_2-microglobulin secretion from lymphoid cells: a study at the cellular level. Med. Microbiol. Immunol. 174 (1985) 59

45 Hardouin, P., R. M. Filipo, P. Foissac-Gegoux, M. Lecomte-Houcke, B. Duquesnoy, B. Delcambre: Current aspects of osteoarticular pathology of hemodialysis patients. Rev. Rhum. 54 (1987) 469
46 Hoekman, K., J. Nieuwkoop, R. Willemze: The significance of beta-2-microglobulin in clinical medicine. Neth. J. Med. 28 (1985) 551
47 Hörl, W. H., R. M. Schaefer, A. Heidland: Effect of different dialyzers on proteinases and proteinase inhibitors during hemodialysis. Amer. J. Nephrol. 5 (1985) 320
48 Homma, N., F. Gejyo, M. Isemura, M. Arakawa: Collagen-binding afinity of β_2-microglobulin, a preprotein of hemodialysis-associated amyloidosis. Nephron 53 (1989) 37
49 Jadoul, M., J. Malghem, Y. Pirson, B. Maldague, C. van Ypersele de Strihou: Effect of renal transplantation on the radiological signs of dialysis amyloid osteoarthropathy. Clin. Nephrol. 32 (1989) 195
50 Jadoul, M., H. Noel, C. van Ypersele de Strihou: β_2-microglobulin amyloidosis in a patient treated exclusively by continuous ambulatory peritoneal dialysis. Amer. J. Kidney Dis. 15 (1990) 86
51 Jadoul, M., J. Malghem, B. V. Berg, C. van Ypersele de Strihou: Ultrasonographic detection of thickened joint capsules and tendons as marker of dialysis-related amyloidosis: a cross-sectional and longitudinal study. Nephrol. Dialys. Transplant. 8 (1993) 1104
52 Jahn, B., M. Betz, R. Deppisch, O. Janssen, G. M. Hänsch, E. Ritz: Stimulation of β_2-microglobulin synthesis in lymphocytes after exposure to cuprophophan dialyzer membranes. Kidney int. 40 (1991) 285
53 Kaiser, J. P., J. Hagemann, D. von Herrath, K. Schaefer: Different handling of beta-2-microglobulin during hemodialysis and hemofiltration. Nephron 38 (1988) 132
54 Kessler, M., P. Netter, H. Maheut, C. Wolf, E. Prenat, T. Cao Huu, A. Gaucher: Highly permeable and biocompatible membranes and prevalence of dialysis-associated arthropathy. Lancet 337 (1991) 1092
55 Kokubo, T., Y. Takatori, I. Okutsu, T. Takemura, Y. Itai: MR demonstration of intraosseus β_2-microglobulin amyloidosis. J. Comput. assist. Tomogr. 14 (1990) 1030
56 Kuntz, D., B. Naveau, T. Bardin, T. Drueke, R. Treves, A. Dryll: Destructive spondylarthropathy in hemodialysis patients: a new syndrome. Arthr. and Rheum. 27 (1984) 369
57 Linke, R. P., H. Hampl, S. Bastel-Schwarze, M. Eulitz: β_2-m, different fragments and polymers thereof in synovial amyloid in long-term hemodialysis. Biol. Chem. 368 (1987) 137
58 Lovett, D., B. Kozan, M. Hadam, K. Resch, D. Gemsa: Macrophage cytotoxicity: interleukin-1 as a mediator of tumor cytostasis. J. Immunol. 136 (1986) 340
59 Lutze, A. E., U. Schneider, G. Ehlerding, H. Frenzel, K. M. Koch, K. Kühn: Right ventricular cardiac failure and pulmonary hypertension in a long-term dialysis patient – unusual presentation of visceral β_2-microglobulin amyloidosis. Nephrol. Dialys. Transplant. 10 (1995) 555
60 Maruyama, H., F. Gejyo, M. Arakawa: A magnetic resonance imaging study of destructive spondylarthropathy in long-term hemodialysis patients. Nephron 59 (1991) 71
61 Memoli, B., C. Libetta, T. Rampino, A. dalCanton, G. Conte, G. Scala, M. R. Ruocco, V. E. Andreucci: Hemodialysis-related induction of interleukin-6-production by peripheral mononuclear cells. Kidney int. 42 (1992) 320
62 Miyata, T., R. Inagi, Y. Ida, M. Sato, N. Yamada, O. Oda, K. Maeda, H. Seo: Involvement of β_2-microglobulin modified with advanced glycation end products in the pathogenesis of hemodialysis-associated amyloidosis. Induction of human monocyte chemotaxis and macrophage secretion of tumor necrosis factor-alpha and interleukin-1. J. clin. Invest. 93 (1994) 521

63 Miura, Y., T. Ishiyama, A. Inomata, T. Takeda, S. Senna, K. Okuyama, Y. Suzuki: Radiolucent bone cysts and the type of dialysis membrane used in patients undergoing long-term hemodialysis. Nephron 60 (1992) 268
64 Miyasaka, N.: Dialysis therapy and cytokines. J. Jap. Soc. Dialys. Ther. 25 (1992) 1301
65 Morinière, P. H., A. Maire, N. L. Esper, P. Fardellone, H. Deramond, A. Remond, J. L. Sewert, A. Fournier: Destructive spondylarthropathy with β_2-microglobulin amyloid deposits in an uremic patient before chronic hemodialysis. Nephron 59 (1991) 654
66 Morita, T., M. Suzuki, A. Kamimura, Y. Hirasawa: Amyloidosis of a new type in patients receiving long-term hemodialysis. Arch. Pathol. Lab. Med. 109 (1985) 1029
67 Munoz-Gomez, J., R. Gomez-Perez, M. Sole-Arques, E. Lopart-Buisan: Synovial fluid examination for the diagnosis of synovial amyloidosis in patients with chronic renal failure undergoing hemodialysis. Ann. rheum. Dis. 46 (1987) 324
68 Munoz-Gomez, J., M. Sole: Dialysis arthropathy of amyloid origin. J. Rheumatol. 17 (1990) 7
69 Nakashima, Y., T. Nagai, T. Akizawa, S. Koshikawa: Role of uremic and endothelial factors in the development of β_2-microglobulin amyloidosis. Kidney int. 43, Suppl. 41 (1993) 588
70 Nakazawa, R., H. Inoue, I. Saito, N. Azuma, M. Suzuki, N. Miyasaka: Upregulated expression of adhesion molecules and inflammatory cytokines in tenosynovium of dialysis-related amyloidosis. Abstract of the XXXth Congress EDTA 1993 (p. 212)
71 Nelson, S. R., P. Sharpstone, J. C. Kingswood: Does dialysis-associated amyloidosis resolve after transplantation. Nephrol. Dialys. Transplant. 8 (1988) 369
72 Nelson, S. R., P. N. Hawkins, S. Richardson, J. P. Lavender, D. Sethi, P. E. Gower, C. W. Pugh, C. G. Winearls, D. O. Oliver, M. B. Pepys: Imaging of haemodialysis-associated amyloidosis with (123)I-serum amyloid P component. Lancet 338 (1991) 335
73 Nguyen-Simonet, H., C. Vincent, C. Gauthier, J. P. Revillard, M. V. Pellet: Turnover studies of human β_2-microglobulin in the rat. Evidence for a β_2-microglobulin-binding plasma protein. Clin. Sci. 62 (1982) 403
74 Nissen, M. H., L. Thim, M. Chrestensen: Purification and biochemical characterization of complete structure of a proteolytically modified β_2-microglobulin with biological activity. Europ. J. Biochem. 163 (1987) 21
75 Noel, L. H., J. Zingraff, T. Bardin, C. Atienzy, D. Kuntz, T. Drueke: Tissue distribution of dialysis amyloidosis. Clin. Nephrol. 27 (1987) 175
76 Odell, R. A., P. Slowiaczek, J. E. Moran, K. Schindhelm: Beta-2-microglobulin kinetics in end-stage renal failure. Kidney int. 39 (1991) 909
77 Ogawa, H., A. Saito, O. Oda, M. Nakajima, T. G. Chung: Detection of novel β_2-microglobulin in the serum of hemodialysis patients and its amyloidogenic predisposition. Clin. Nephrol. 30 (1988) 158
78 Okada, M., S. Miyazaki, Y. Hirashawa: Increase in plasma concentration of ubiquitin in dialysis patients: possible involvement in β_2-microglobulin amyloidosis. Clin. chim. Acta. 220 (1993) 135
79 Okutsu, I., S. Ninomija, Y. Takatori, I. Hamanaka, T. Takamura, K. Otsubo, O. Otsubo: Endoscopic management of shoulder pain in long-term hemodialysis patients. Nephrol. Dialys. Transplant. 6 (1991) 117
80 Ozasa, H., K. Chichibu, Y. Tanaka, T. Kondo, K. Kitajima, K. Ota: Relationship between plasma levels of hyaluronic acid and amyloidosis-associated osteoarthropathy in chronic hemodialysis patients. Nephron 6 (1992) 187
81 diRaimondo, C. R., T. T. Casey, C. V. diRaimondo, W. J. Stones: Pathologic fractures associated with idopathic amyloidosis of bone in chronic hemodialysis patients. Nephron 43 (1986) 22
82 diRaimondo, C. R., V. E. Pollak: β_2-m kinetics in maintenance hemodialysis: a comparison of conventional and high flux dialyzers and the effects of dialyzer reuse. Amer. J. Kidney Dis. 5 (1989) 390
83 Revillard, J. P., C. Vincent: Structure and metabolism of beta-2-microglobulin. Contr. Nephrol. 62 (1988) 44
84 Saito, A.: β_2-microglobulin amyloidosis. Nephrol. Dialys. Transplant. 9, Suppl. 2 (!994) 116
85 Schindler, R., G. Lonnemann, S. Shaldon, K. M. Koch, L. A. Dinarello: Transcription, synthesis of interleukin-1 and tumor necrosis factor by complement. Kidney int. 37 (1990) 85
86 Schwarz, A., F. Keller, S. Seyfert, W. Pöll, M. Molzahn, A. Distler: Carpal tunnel syndrome: a major complication in long-term hemodialysis patients. Clin. Nephrol. 22 (1984) 133
87 Sethi, D., P. Gower: Synovial fluid β_2m levels in dialysis arthropathy. New Engl. J. Med. 315 (1986) 1419
88 Shirahama, T., M. Skinner, A. S. Cohen, F. Gejyo, M. Arakawa, M. Suzuki, Y. Hirasawa: Histochemical and immunohistochemical characterization of amyloid associated with chronic hemodialysis as beta-2-microglobulin. Lab. Invest. 53 (1985) 705
89 Spiegel, D. M., S. M. Sprague: Serum amyloid P component: a predictor of clinical β_2-microglobulin amyloidosis. Amer. J. Kidney Dis. 19 (1992) 427
90 Stefanovic, V., S. Kostic, V. Djorjevic, M. Mitic, M. Bogicevic: β_2-microglobulin elimination in end stage renal disease patients on renal replacement therapy. Periton. Dialys. int. 13, Suppl. 2 (1993) 520
91 Stein, G., A. Schneider, H. Thosz, E. Ritz, K. Schaefer, M. Schüller, H. Sperschneider, I. Marzoll: β_2-microglobulin serum concentration in associated amyloidosis in dialysis patients. Nephrol. Dialys. Transplant. 6, Suppl. 3 (1991) 57
92 Stein, G., H. Sperschneider, R. Fünfstück, E. Ritz: Haemodialysis-associated β_2M amyloidosis: current controversies. Nephrol. Dialys. Transplant. 9, Suppl. 3 (1994) 48
93 Thu Nguyen, A., C. Lethias, J. Zingraff: Hemodialysis membrane-induced activation of phagocyte oxidative metabolism detected in vivo and in vitro within microamounts of whole blood. Kidney int. 28 (1985) 158
94 Vincent, C., J. P. Revillard: Beta-2-microglobulin and HLA-related glycoproteins in human urine and serum. Contr. Nephrol. 26 (1981) 66
95 Vincent, C., J. Chanard, V. Caudwell, S. Lavaud, T. Wong, J. P. Revillard: Kinetics of (125)I-β_2-microglobulin turnover in dialysis patients. Kidney int. 42 (1992) 1434
96 Warren, D. J., L. S. Otieno. Carpal tunnel syndrome in patients on intermittent hemodialysis. Postgrad. med. J. 51 (1975) 450
97 vanYpersele de Strihou, C., M. Jadoul, J. Malgheim, B. Maldague, J. Jamart and the Working Party on Dialysis Amyloidosis: Effect of dialysis membrane and patient's age on signs of dialysis-related amyloidosis. Kidney int. 39 (1991) 1012
98 van Ypersele de Strihou, C., J. Floege, M. Jadoul, K. M. Koch: Amyloidosis and its relationship to different dialyzers. Nephrol. Dialys. Transplant. 9, Suppl. 2 (1994) 156
99 Zaoui, P. M., W. J. Stone, R. M. Hakim: Effects of dialysis membranes on β_2-microglobulin production and cellular expression. Kidney int. 38 (1990) 962
100 Zingraff, J., T. Bardin, D. Kuntz, M. Voisin, J. Juquel, T. Drueke: Degeneration, osteo-articular lesions and amyloid infiltration in long-term hemodialysis patients. Proc. Europ. Dialys. Transplant. Ass. 22 (1985) 131
101 Zingraff, J., P. Beyne, P. Urena, M. Uzan, N. K. Man, B. Descamps, T. Drueke: Influence of hemodialysis membranes on β_2-microglobulin kinetics. Nephrol. Dialys. Transplant. 3 (1988) 284
102 Zingraff, J., L. H. Noel, T. Bardin, C. Atienza: β_2m amyloidosis in chronic renal failure. New Engl. J. Med. 323 (1990) 1070

36 Indikationen, Kontraindikationen und Risikofaktoren der Nierentransplantation

J. Waiser, K. Budde und H.-H. Neumayer

Einleitung

Trotz des gegenwärtigen Organspendermangels wird die Indikation zur Nierentransplantation immer großzügiger gestellt. Zunehmend wird an Patienten mit multiplen Begleiterkrankungen und relativ hohem Lebensalter eine Transplantation vorgenommen (Anteil über 60jähriger Patienten 1983: 2,9%, 1988: 6,4%, 1992: 9,9%; EDTA-Report 1995). Um potentielle Risikofaktoren rechtzeitig erkennen und therapieren zu können, muß vor der Transplantation eine umfassende Diagnostik durchgeführt werden. Bei der Entscheidung über die Aufnahme ins Transplantationsprogramm werden dann auch die individuelle Risikobereitschaft des Patienten und die Prognose eines möglichen Transplantats mitberücksichtigt.

Überleben

In den letzten Jahren hat sich die Prognose von Patient und Transplantat durch die Einführung neuer Immunsuppressiva entscheidend verbessert. Beim Vergleich mit Transplantationspatienten muß die negative Vorselektion von Dialysepatienten, die aufgrund schwerwiegender Begeiterkrankungen nicht ins Transplantationsprogramm aufgenommen werden, berücksichtigt werden. Statistisch einwandfrei lassen sich Transplantationspatienten daher nur mit Dialysepatienten vergleichen, die auf der Warteliste zur Nierentransplantation stehen. Dabei zeigt sich, daß das relative Risiko zu versterben heutzutage unabhängig von der Art der Nierenersatztherapie (CAPD: 1,0, HD: 1,3, Nierentransplantation: 1,09) ist (9). Die These, daß die durch eine Transplantation verbesserte Lebensqualität zu Lasten einer verkürzten Lebenserwartung „erkauft" werden muß, ist somit überholt. Negative Prädiktoren für die Prognose des Patienten sind Alter, Diabetes mellitus, koronare Herzkrankheit, Linksherzinsuffizienz und Amyloidose. Positive Prädiktoren sind demgegenüber die Grunderkrankung tubulointerstitielle Nephritis („Pyelonephritis"), männliches Geschlecht und Elternschaft. Tab. 36.1 zeigt eine Aufstellung über die Verteilung der Todesursachen in Abhängigkeit vom Nierenersatzverfahren. Gegenüber den Dialysepatienten fällt in der Gruppe der Transplantationspatienten auf, daß neben den kardiovaskulären Ereignissen vor allem Infektionen und Malignome besonders häufige Todesursachen sind.

Eine verkürzte Lebenserwartung aufgrund höheren Lebensalters ist keine hinreichende Begründung für den Ausschluß eines Patienten vom Transplantationsprogramm. Entscheidend ist das biologische Alter. Transplantationen bei Patienten, die das 65. Lebensjahr bereits überschritten haben, sind heute keine Seltenheit (1993: 3%). Das Transplantatüberleben von Patienten unterschiedlicher Altersstufen ist etwa gleich groß. Tab. 36.2 zeigt, daß die erhöhte Mortalität älterer Patienten durch eine niedrigere Rejektionsinzidenz ausgeglichen wird. Diese beruht möglicherweise auf einer weniger aggressiven Immunantwort.

Lebensqualität

Die Verbesserung der Lebensqualität ist nach wie vor das Hauptargument für die Nierentransplantation. Im Vergleich zu 48% der CAPD-Patienten, 45% der Zentrumsdialysepatienten und 59% der Heimdialysepatienten fühlen sich 79% der Transplantationspatienten physisch unbeeinträchtigt. Auch psychisch haben diese eine höhere Lebensqualität als Dialysepatienten (13). Muthny u. Koch zeigten, daß Patienten nach Nierentransplantation im Bereich Lebenszufriedenheit in 9 von 12 Kategorien bessere Resultate aufwiesen als Hämodialysepatienten (23). Lediglich die Furcht vor medizinischen Komplikationen und Medikamentennebenwirkungen war stärker ausgeprägt. Überraschenderweise korrelierten Transplantatfunktion und medizinische Komplikationen kaum mit der Lebensqualität. In Tab. 36.3 ist die Änderung der Lebensqualität bei 761 Patienten nach erfolgter Nierentransplantation dargestellt.

Die Lebensqualität von Transplantationspatienten und auch von Heimdialysepatienten ist insgesamt ähn-

Tabelle 36.1 Todesursachen bei chronischer Niereninsuffizienz (aus Burton, P. R., J. Walls: Lancet 1987, 1115–1119)

Todesursache	CAPD	HD	Transplantation	Alle
Kardiovaskuläre Ursachen	27%	40%	36%	37%
Infektion	27%	20%	36%	24%
zerebrovaskuläre Ursachen	9%	8%	7%	8%
Malignom	5%	2%	14%	4%
andere Ursachen	32%	30%	7%	27%

Tabelle 36.2 Kumulativer Transplantatverlust bei Ersttransplantation zwischen 1985 und 1992 (EDTA 1994)

Alter	Alle	15–39 Jahre	40–59 Jahre	≥ 60 Jahre
Tod (%)	9,9	6,3	12,2	17,5
Transplantatversagen (%)	14,4	17,1	12,7	9,3
gesamter Transplantatverlust (%)	24,3	23,4	24,9	26,8

Tabelle 36.3 Änderung der Lebensqualität nach Nierentransplantation (aus Koch, U., F. A. Muthny. Psychother. und Psychosom. 54 [1990] 161)

Lebenszufriedenheit	Änderung	Emotionales Wohlbefinden	Änderung
physische Leistungsfähigkeit	+ 1,02	Lebensfreude	+ 1,03
Hobbys/Freizeitaktivitäten	+ 0,71	Energie	+ 0,94
intellektuelle Leistungsfähigkeit	+ 0,48	Vitalität/Aktivität	+ 0,90
Berufstätigkeit	+ 0,48	Optimismus	+ 0,69
Familienleben	+ 0,46	Selbstvertrauen	+ 0,64
Partnerschaft	+ 0,41	Entspanntheit/Ausgeglichenheit	+ 0,55
Rolle in der Familie	+ 0,32		
Zahl der Freunde und Bekannten	+ 0,25		
berufliche Situation	+ 0,18		
finanzielle Situation	+ 0,02		
Gesamtlebensqualität	+ 1,10		

Die verschiedenen Parameter wurden in einer 5-Punkte-Skala erfaßt. Hier ist die Änderung der Lebensqualität nach Wechsel von der Hämodialyse zur Nierentransplantation dargestellt.

lich gut wie die von Normalpersonen. In einigen Belangen fühlen sich Transplantationspatienten nach erfolgreicher Therapie trotz objektiv bestehender medizinischer Defizite sogar besser als Normalpersonen. Dieses Phänomen wird als „honeymoon effect" bezeichnet: Transplantationspatienten vergleichen ihren aktuellen Zustand offenbar mit dem Vorzustand unter Dialyse und sind dabei glücklich, ihrer Erkrankung „entkommen" zu sein. Die schlechteste Lebensqualität haben Dialysepatienten nach mißlungener Nierentransplantation. Dies spiegelt sich auch wider in der geringeren Beschäftigungsrate dieser Patienten (26%) gegenüber Dialysepatienten ohne vorherigen Transplantationsversuch (36%). Trotz einer Verbesserung der Lebensqualität und dem Zugewinn an freier Zeit ist die Beschäftigungsrate von Transplantationspatienten mit etwa 40% enttäuschend niedrig. Weniger als 10% der Patienten kehren nach Transplantation an ihren Arbeitsplatz zurück. Fast ebenso viele Patienten gehen im Gegenzug in vorzeitigen Ruhestand.

Kosten

Der Anteil terminal niereninsuffizienter Patienten an Langzeitnierenersatztherapie steigt stetig. Zunehmend werden Patienten höheren Alters und Risikopatienten in die Dialyseprogramme aufgenommen. Gleichzeitig schreitet die Kostenexplosion im Gesundheitswesen weiter fort. Die Nierentransplantation ist das kostengünstigste Verfahren der Nierenersatztherapie. Neben dem medizinisch-rehabilitativen Nutzen hat die Nierentransplantation somit auch eine volkswirtschaftliche Komponente. In einer umfassenden Analyse errechnete Renner für das Jahr 1989 die Kosten einer Nierentransplantation im Vergleich zu den Kosten der anderen Nierenersatzverfahren (43). Die Kosten der Nierentransplantation rekrutieren sich hierbei aus der Organgewinnung (ca. 10000,- DM), dem stationär-präoperativen Bereich (ca. 2500,- DM), der Operation (ca. 3500,- DM), dem stationär-postoperativen Bereich (ca. 25000,- DM) und der medikamentösen Therapie (ca. 16000,- DM). Für die weitere ambulante Überwachung entfallen dann noch jährliche Kosten in Höhe von ca. 16000,- DM. Im Einzelfall können die angegebenen Kosten weit überschritten werden. Tab. 36.4 zeigt einen Kostenvergleich. Für die Zentrumsdialyse wurde das kostengünstigste Verfahren, die sog. „Limited-care-Dialyse", eingesetzt. Die dargestellten Kosten sind Durchschnittskosten unter Einschluß günstiger und ungünstiger Verlaufsformen, wenn das Transplantat nicht im ersten Jahr abgestoßen wurde.

Indikationen und Kontraindikationen

Pflicht des Arztes zur gründlichen Voruntersuchung, Aufklärung und Risikominimierung

In den meisten europäischen Staaten stagniert die Anzahl der zur Verfügung stehenden Spenderorgane. In vielen Transplantationszentren ist das Spenderaufkom-

Tabelle 36.4 Kumulative Behandlungskosten (aus Renner, E.: Zbl. Chir. 118 [1993] 13)

Therapiert	1. Jahr	2. Jahr	3. Jahr
Heimhämodialyse	66 900	133 800	200 700
Limited-care-Hämodialyse	80 418	160 836	241 255
CAPD	61 384	122 768	184 152
Nierentransplantation	63 523	79 258	94 993

men sogar rückläufig. Die Frage, welche Patienten für eine Nierentransplantation geeignet sind, gewinnt vor diesem Hintergrund zunehmend an Bedeutung. Die überwiegende Mehrheit chronisch niereninsuffizienter Patienten strebt nach einer Nierentransplantation. Häufig haben die Patienten jedoch nur diffuse, unrealistische Vorstellungen vom Leben mit einer Transplantatniere. Die Risiken des operativen Eingriffes und der jahrelangen immunsuppressiven Therapie mit all ihren Nebenwirkungen sind ihnen kaum bewußt oder werden verdrängt. Daher muß jeder Patient, der eine Nierentransplantation wünscht, ausführlich voruntersucht und individuell aufgeklärt werden. Dem Patienten muß verdeutlicht werden, daß eine Transplantation nur eine bestimmte Erfolgswahrscheinlichkeit hat und er unter Umständen wieder dialysiert werden muß. Eine exakte Evaluierung und die konsequente Beseitigung potentieller Risikofaktoren helfen Komplikationen zu vermeiden und das Risiko, auch quoad vitam, zu minimieren.

Indikationen

Nur wenige Indikationen machen eine Nierentransplantation dringend notwendig. Bei Eurotransplant als „high urgency" gemeldete Patienten erhalten in der Regel innerhalb weniger Wochen ein Spenderorgan. Die häufigste dringliche Indikation zu einer Nierentransplantation ist das Fehlen von suffizienten Dialysealternativen. Ungeeignete Gefäßverhältnisse und verschiedene Kontraindikationen gegen die Peritonealdialyse können diese Verfahren undurchführbar machen. Die psychische Situation des Patienten und die dialyseassoziierte Amyloidosteoarthropathie mit progressiven Skelettmanifestationen können in seltenen Ausnahmefällen ebenfalls eine Nierentransplantation dringend notwendig machen.

Kontraindikationen

Absolute Kontraindikationen gegen eine Nierentransplantation sind nicht kurativ behandelte maligne Tumoren und maligne Tumoren, deren kurative Therapie weniger als 2 Jahre zurückliegt. Ausnahmen bilden das Basaliom und das Carcinoma in situ. Akute und schwere chronische Infektionserkrankungen (Bronchiektasen, Osteomyelitis, Divertikulitis usw.) sind ebenfalls absolute Kontraindikationen gegen eine Nierentransplantation. Psychische Probleme wie z.B. geistige Retardierung, mangelnde Compliance, manifeste Psychose, Alkoholismus und Drogensucht sind vom Schweregrad abhängige Grenzfälle und im allgemeinen nur relative Kontraindikationen. Das chronologische Alter der Patienten ist keine Kontraindikation gegen eine Nierentransplantation. Entscheidend ist vielmehr das biologische Alter des Patienten. Grober Orientierungspunkt und Signal für eine kritische und dann intensivierte Transplantationsvorbereitung ist ein Alter von etwa 65 Jahren.

Risikofaktoren

Perioperative Mortalität

Wie in der Allgemeinbevölkerung ist die perioperative Mortalität bei Dialysepatienten individuell sehr variabel und abhängig von Art und Ausmaß der Vorerkrankungen. Die perioperative Gesamtmortalität bei Nierentransplantation beträgt etwa 1 %, bei älteren Patienten (> 55 Jahre) etwa 3 % (25).

Kardiales Risiko

Koronare Herzkrankheit

Laut EDTA-Statistik von 1994 liegt die kardiovaskulär bedingte Mortalität nach Erstnierentransplantation bei fast 50 %. Gegenüber der Normalbevölkerung ist das Myokardinfarktrisiko etwa 10fach erhöht. Im Vergleich zu Dialysepatienten ist das Myokardinfarktrisiko lediglich bei Transplantationspatienten mit arterieller Hypertonie oder Diabetes mellitus erhöht. Durch die erhöhte Belastbarkeit und den perioperativen Streß kann eine latente KHK nach der Transplantation demaskiert werden. Unabhängige Risikofaktoren für die Entwicklung einer KHK bei Transplantationspatienten sind: Diabetes mellitus, arterielle Hypertonie, linksventrikuläre Hypertrophie, Hyperlipidämie, Adipositas, Nikotin, Alter und Dauer der Hämodialysebehandlung.

Hässler u. Mitarb. (17) unterzogen 100 Patienten (> 50 Jahre) vor Nierentransplantation einer Koronarangiographie. 64 % wiesen Stenosen von mehr als 50 % an einem oder mehreren Gefäßen auf. Die Hälfte dieser Patienten hatte keine pektanginösen Beschwerden, 6 von 20 Patienten sogar bei Stenosen über 90 %. Umgekehrt gaben 13 von 36 Patienten, bei denen keine Koronarstenose diagnostiziert wurde, Angina-pectoris-Beschwerden an. Von 15 Patienten mit Diabetes mellitus hatten 11 Koronarstenosen, 8 dieser 11 Patienten waren beschwerdefrei.

Philipson u. Mitarb. (37) fanden bei 38 % der Typ-I-Diabetiker, die mittels Koronarangiographie untersucht wurden, eine ausgeprägte Ein- oder Mehrgefäßerkrankung. Weniger als 10 % der Patienten mit signifikanten Koronarveränderungen äußerten Angina-pectoris-Beschwerden im Belastungstest. Die Mortalität bei Patienten mit mäßiggradigen Veränderungen betrug 20 % nach 1 Jahr, bei Patienten mit schweren Gefäßveränderungen 60 % nach 8 Monaten. Die Überlebensrate von Diabetikern ohne Hinweis auf kardiale oder koronare Dysfunktion ist nach Transplantation besser als unter Dialyse (3).

Neben dem Diabetes mellitus sind die arterielle Hypertonie und die linksventrikuläre Hypertrophie besondere Risikofaktoren der kardiovaskulären Mortalität. 10 Jahre nach Transplantation haben mehr als 50% der Transplantationspatienten eine arterielle Hypertonie (56). Durch die immunsuppressive Medikation (Steroide und Ciclosporin A) wird die Entstehung der arteriellen Hypertonie begünstigt (39). Charra u. Mitarb. konnten zeigen, daß Patienten mit terminaler Niereninsuffizienz bei einem mittleren Blutdruck von weniger als 99 mm Hg ein 20-Jahres-Überleben von 53% haben, wogegen keiner der Patienten mit einem höheren Blutdruck nach 20 Jahren noch lebte (9).

Die Framingham-Studie belegt, daß die echokardiographisch nachweisbare linksventrikuläre Hypertrophie ein unabhängiger Risikofaktor für die kardiovaskuläre Mortalität ist. Bei Transplantationspatienten besteht eine enge Korrelation zwischen dem 24-Stunden-Blutdruck und der Masse des linken Ventrikels. 25% der Patienten haben allerdings eine linksventrikuläre Hypertrophie ohne Hinweis auf eine arterielle Hypertonie. Bei mit Ciclosporin A behandelten Patienten (38% vs. 8%) tritt die linksventrikuläre Hypertrophie gehäuft auf (39). Durch die Transplantation kann es zu einer Normalisierung des zirkadianen Blutdruckprofils (15) und damit zu einer Verminderung der hämodynamischen Belastung kommen.

Die Basis der kardiovaskulären Diagnostik sind EKG und Echokardiographie. Alter (>50 Jahre), langjähriger Diabetes mellitus (auch ohne Vorliegen einer klinischen Symptomatik) und vaskuläre Ereignisse (Myokardinfarkt, Angina pectoris, transitorische ischämische Anfälle, periphere arterielle Verschlußkrankheit) sind Anlaß für eine erweiterte kardiovaskuläre Diagnostik in Form von Belastungs-EKG, Myokardszintigraphie und Koronarangiographie. Hochgradige Stenosen müssen vor der Transplantation beseitigt werden. Stenosen von weniger als 50% sollten nach 18 Monaten kontrolliert werden. Nach interventioneller Therapie (Bypass oder perkutane transluminale Koronarangioplastie) ist die Inzidenz kardiovaskulärer Ereignisse bei Transplantationspatienten wesentlich niedriger als unter medikamentöser Therapie (26). Der aortokoronare Venenbypass scheint dabei der Angioplastie überlegen zu sein. Erfahrungen bei Dialysepatienten zeigen, daß trotz eines guten Kurzzeiteffektes 6 Monate nach Angioplastie sehr aggressive Restenosierungen mit einer Häufigkeit von bis zu 81% auftreten können (21). Erfolgreiche Angioplastie und Bypassoperation sind keine Kontraindikation gegen eine Nierentransplantation. Patienten mit inoperabler Mehrgefäßerkrankung sollten von der Nierentransplantation ausgeschlossen werden.

Herzinsuffizienz, Klappenvitien, Endokarditis und Arrhythmien

Herzinsuffiziente Dialysepatienten haben eine zusätzlich reduzierte Lebenserwartung (35). Mögliche Ursachen der Herzinsuffizienz bei Dialysepatienten sind neben KHK und Kardiomyopathie auch arterielle Hypertonie, Hypervolämie, Anämie, Hyperparathyreoidismus, arteriovenöse Fistel, Mangelernährung (Vitamine, Carnitin, Protein) und Urämietoxine. Grenzwert für die Transplantationsfähigkeit ist eine Ejektionsfraktion von 30–40% (41).

Klappenvitien stellen per se keine absolute Kontraindikation gegen eine Organtransplantation dar. 84% der amerikanischen Transplantationszentren würden an Patienten mit einem Klappenvitium eine Transplantation durchführen (16). Eine perioperative Antibiotikaprophylaxe ist dabei unbedingt notwendig (27). Die Progression eines Klappenvitiums kann durch eine chronische Transplantatabstoßung und durch die immunsuppressive Therapie beschleunigt werden. Wichtig ist die genaue Evaluierung des Schweregrades mit Hilfe von Echokardiographie und evtl. auch Herzkatheter vor der Transplantation. Die Indikation zur operativen Sanierung des Vitiums wird entsprechend den auch sonst üblichen Kriterien gestellt. Nach Möglichkeit sollten dabei keine Xenotransplantate verwendet werden, da diese relativ schnell verkalken (38).

Eine infektiöse Endokarditis nach Nierentransplantation ist aufgrund der immunsuppressiven Therapie mit einer hohen Letalität behaftet (27). Akute und chronisch rezidivierende, infektiöse Endokarditis sind selbstverständlich absolute Kontraindikationen gegen eine Nierentransplantation. Nach überstandener Endokarditis sollte ein Sicherheitsintervall von etwa einem Jahr abgewartet werden, ehe der Patient ins Transplantationsprogramm aufgenommen wird. Perioperativ müssen auch diese Patienten großzügig antibiotisch therapiert werden.

Rhythmusstörungen erhöhen das allgemeine Operationsrisiko. Prinzipiell sind sie jedoch keine Kontraindikation gegen eine Nierentransplantation. 86% der amerikanischen Transplantationszentren sehen auch in schweren ventrikulären Rhythmusstörungen keine Kontraindikation (41).

Vaskuläre Risikofaktoren

Neben den bekannten Risikofaktoren für Entstehung und Progression der Arteriosklerose kann auch die immunsuppressive Medikation die Entwicklung einer Arteriosklerose beschleunigen (22). Da insbesondere die vor Nierentransplantation bestehende Arteriosklerose ein wesentlicher Risikofaktor für Transplantat und Patienten ist, ist eine ausführliche präoperative Diagnostik zwingend notwendig. Vor allem Diabetiker mit einer manifesten Makroangiopathie (periphere arterielle Verschlußkrankheit, KHK, zerebrovaskuläre Ischämie) zum Zeitpunkt der Transplantation haben ein deutlich erhöhtes Risiko hinsichtlich Transplantatversagen (63% nach 1 Jahr und 87% nach 2 Jahren) und Mortalität (52% nach einem Jahr und 76% nach 2 Jahren, davon 45% bzw. 63% kardiovaskuläre Todesfälle) (44).

Zusätzlich zu der routinemäßig durchzuführenden Röntgenuntersuchung des Beckens und neben der erweiterten kardiologischen Diagnostik sollte bei Risikopatienten eine Dopplersonographie der Bein- und Halsgefäße durchgeführt werden. Bei Risikopatienten sowie signifikanten oder zweifelhaften Befunden muß eine Angiographie durchgeführt werden. Klinisch relevante Stenosen und Aneurysmen im Bereich der Aorta und der Iliakalgefäße sollten unabhängig vom Transplantationswunsch saniert werden. Entsprechend vorperierte Gefäße (Tubing oder Y-Prothese) sind keine Kontraindikation gegen eine Nierentransplantation. Ebenso ist eine zerebrale Ischämie (transitorischer ischämischer Anfall oder zurückgebildeter Apoplex) bei ausreichender Rehabilitation keine Kontraindikation gegen eine Nierentransplantation.

Pulmonale Risikofaktoren

Im Vergleich zu Normalpersonen ist die Inzidenz der Tuberkulose bei Hämodialysepatienten um den Faktor 10 und bei Transplantationspatienten um den Faktor 5 erhöht (12). Bei beiden Patientengruppen überwiegt die extrapulmonale Manifestation. Ausländische Dialysepatienten haben eine erhöhte Tuberkuloseinzidenz, insbesondere die Lymphknotentuberkulose ist besonders häufig. Eine ausgeheilte Tuberkulose ist keine Kontraindikation gegen eine Nierentransplantation. Nach der Transplantation sollte eine Tbc-Prophylaxe (z.B. INH) über einen Zeitraum von etwa einem Jahr verabreicht werden. Dabei muß die Interaktion der tuberkulostatischen Medikation mit den unterschiedlichen Immunsuppressiva und ihre möglicherweise eingeschränkte renale Elimination beachtet werden.

Nur limitierte Erkenntnisse liegen zum Verlauf von obstruktiven Lungenerkrankungen nach Nierentransplantation vor. Wie Dialysepatienten sollten auch Transplantationspatienten zur absoluten Nikotinkarenz angehalten werden. Ein allergisches Asthma kann durch die notwendige Steroidapplikation supprimiert werden. Infolge der erhöhten Infektionsanfälligkeit kann jedoch auf der anderen Seite auch intrinsisches Asthma oder die Exazerbation einer chronischen Bronchitis induziert werden.

Über Nierentransplantationen bei Sarkoidosepatienten liegen bisher nur Einzelfallbeschreibungen vor. Danach ist bei diesen Patienten eine gute Transplantatfunktion zu erreichen und ein ungünstiger Einfluß auf die Sarkoidose nicht zu erwarten. Entsprechende Langzeituntersuchungen gibt es allerdings noch nicht. Die Sarkoidose ist nach dem gegenwärtigen Stand keine Kontraindikation gegen eine Nierentransplantation.

Ist die Ursache der chronischen Niereninsuffizienz eine Amyloidose auf dem Boden chronischer Bronchiektasen, sollte die Indikation zur Nierentransplantation zurückhaltend gestellt werden. Darüber hinaus muß bei diesen Patienten die Transplantationsindikation individuell und in Abhängigkeit vom Schweregrad der Erkrankung gestellt werden.

Gastroenterologische Risikofaktoren

Eine asymptomatische Cholezystolithiasis ist keine absolute Kontraindikation gegen eine Nierentransplantation. Trotzdem empfiehlt es sich, diesen unter Umständen lebensbedrohenden Fokus im Vorfeld zu sanieren. Eine abgeheilte Pankreatitis ist, soweit sie nicht alkoholtoxisch bedingt ist, ebenfalls keine Kontraindikation. Im Falle einer Transplantation kann es durch die immunsuppressive Medikation (Azathioprin und Steroide) sowie durch virale Infektionen (CMV) zu einem Rezidiv kommen. Die Mortalität bei akuten Pankreatitiden bei Transplantationspatienten liegt über 50%. Durch Einsatz von Ciclosporin A anstelle von Azathioprin konnte die Inzidenz von Pankreatitiden reduziert werden (1,2% vs. 4,6%) (50). Ulkuserkrankung, entzündliche Darmerkrankungen (Morbus Crohn und Colitis ulcerosa) und die bei älteren Patienten gehäuft auftretende Divertikulose sind, soweit kein akuter Schub vorliegt, keine absoluten Kontraindikationen gegen eine Nierentransplantation, selbstverständlich aber ein zusätzlicher Risikofaktor.

Stoffwechselbedingte Risikofaktoren

Diabetes mellitus

Der Diabetikeranteil unter den Dialysepatienten stieg in den letzten Jahren stetig. Vergleichsweise wird jedoch nur an wenigen Diabetikern eine Transplantation vorgenommen. Dafür verantwortlich sind in erster Linie das relativ hohe Lebensalter der Typ-II-Diabetiker und die zahlreichen, meist vaskulären Risikofaktoren. Die Grunderkrankung Diabetes mellitus per se ist ein erheblicher Risikofaktor für das Patientenüberleben nach Nierentransplantation. Die 5-Jahres-Überlebensrate ist mit 73% wesentlich schlechter als bei Nichtdiabetikern (90%). Haupttodesursache sind kardiovaskuläre Ereignisse. Eine Nierentransplantation bei Diabetikern mit schwerwiegenden Koronarerkrankungen oder niedriger Ejektionsfraktion (<30–40%) ist daher kontraindiziert. Insgesamt findet man bei Diabetikern nach Nierentransplantation keine Verbesserung des Patientenüberlebens. Bei Ausschluß kardiovaskulär bedingter Todesfälle profitieren sie jedoch von einer erfolgreichen Transplantation. Das Transplantatüberleben von Diabetikern und Patienten mit anderen Grunderkrankungen (11) unterscheidet sich dagegen nicht. Nach Ausschluß der Todesfälle mit einem funktionierenden Transplantat ist bei Diabetikern sogar ein Trend zu einem besseren Transplantatüberleben festzustellen.

Patienten mit pathologischer Glucosetoleranz entwickeln nach der Nierentransplantation häufig einen Steroiddiabetes, der in Abhängigkeit von der Steroiddosis reversibel sein kann. Ein pathologischer Glucosetoleranztest bei der Transplantationsvorbereitung kann auf dieses Problem aufmerksam machen. Durch eine entsprechend adaptierte Immunsuppression ließe sich dann möglicherweise die Inzidenz des Steroiddiabetes reduzieren. Steroide vermitteln ihre diabetogene Wirkung hauptsächlich durch die Induktion einer Insulinresistenz. Daneben spielen auch die Verminderung der Anzahl und Affinität der Insulinrezeptoren, die Reduktion der Glucoseaufnahme in die Muskelzelle und die

Behinderung der Glucosespeicherung eine wichtige Rolle. Zusätzlich wirken Ciclosporin A und FK506 über eine Verminderung der Insulinsekretion, eine gesteigerte Insulinresistenz und einen direkten toxischen Effekt auf die B-Zelle diabetogen.

Für Typ-I-Diabetiker ist die kombinierte Nieren-Pankreas- bzw. Nieren-Insel-Transplantation eine mögliche Alternative. Das Patientenüberleben nach kombinierter Nieren-Pankreas-Transplantation und isolierter Nierentransplantation ist gleich (55). Innerhalb des ersten Jahres verlieren etwa 20% der Patienten mit funktionierendem Nierentransplantat ihr Pankreastransplantat. Das Transplantatüberleben der Niere bei kombinierter Nieren-Pankreas-Transplantation ist teilweise leicht verbessert (53). Hinsichtlich der Überlebenszeit des Pankreas liefert die simultane Nieren-Pankreas-Transplantation (30, 31) bessere 1-Jahres-Überlebensraten (80–90%) als die alleinige Pankreastransplantation (28%) oder die Pankreastransplantation nach Nierentransplantation (31%). Trotz intensiver Bemühungen gerade auf diesem Gebiet bleiben die Transplantationszahlen weiter hinter den Erwartungen zurück.

Adipositas

Adipöse Patienten haben in vielerlei Hinsicht eine erhöhte Komplikationsrate. Neuere Studien zeigen deutlich, daß neben dem Patientenüberleben auch das Transplantatüberleben reduziert ist (Tab. 36.5).

Osteopathie

Nach einer erfolgreichen Nierentransplantation bessert sich der gestörte Calcium- und Phosphatstoffwechsel relativ schnell. Erhöhte Parathormonspiegel persistieren jedoch 6–18 Monate und tragen so zu einer anhaltenden Knochenschädigung bei (4). Erst nach mehreren Jahren kann es zu einer Besserung der renalen Osteodystrophie kommen.

Die Gabe immunsuppressiver Steroide nach Transplantation verursacht (>7,5 mg Prednisolon pro Tag) eine Osteopenie oder Osteoporose. Durch Stimulation der Osteoklasten und Inhibierung der Osteoblasten wird die Knochenbildung reduziert und die Knochenresorption gesteigert. Bis zu 50% der Patienten mit Steroidosteopathie erleiden osteopenische Frakturen. Diese treten gehäuft in den ersten 3 Jahren nach Transplantation auf und sind meist an Schenkelhals, Fußskelett und Wirbelsäule lokalisiert. Besonders häufig sind insulinabhängige Diabetiker betroffen (33). Der Mechanismus der diabetischen Osteopathie ist unbekannt. Weitere wesentliche Faktoren für die Entwicklung einer Osteopathie sind Alter, weibliches Geschlecht, Menopause, Nikotin, Alkohol und das Ausmaß der schon bestehenden Knochenschädigung. Der Effekt von Ciclosporin A ist umstritten. Sicher ist, daß Ciclosporin A eine Erhöhung der alkalischen Phosphatase bewirkt. Im Tiermodell kann es eine Osteopenie induzieren; in vitro und beim Menschen scheint es dagegen die Knochenresorption zu hemmen.

Ohne Zweifel ist die beste Therapie der Steroidosteopathie die Prophylaxe. Hierzu gehört die konsequente Evaluierung und Therapie des Hyperparathyreoidismus im Rahmen der Transplantationsvorbereitung. Frühzeitig sollte mit der Substitution von Vitamin D und der Gabe von Phosphatbindern begonnen werden. Bei einer Reihe von Patienten ist – unter Umständen auch nach Transplantation – eine Parathyreoidektomie indiziert. Zusätzlich sind eine steroidfreie bzw. dosisreduzierte Immunsuppression (<7,5 mg Prednisolon pro Tag), regelmäßige Bewegung, der Verzicht auf Nikotin und Alkohol sowie die Hormonsubstitution bei postmenopausalen Patientinnen mit verminderter Knochendichte wichtig (Kombinationstherapie mit Östrogenen und Gestagenen). Hierbei muß beachtet werden, daß die kontinuierliche Hormonsubstitution hyperproliferative Veränderungen am Endometrium und am Brustdrüsengewebe mit erhöhtem Entartungsrisiko auslösen kann. Entsprechende Patientinnen müssen daher regelmäßig gynäkologisch untersucht werden.

Maligne Tumoren

Die Tumorinzidenz nach Transplantation liegt bei etwa 6%, bei Evaluierung längerer Zeiträume bei etwa 1% pro Jahr (36). Im Vergleich zu altersgleichen Normalpersonen ist sie damit um den Faktor 3 erhöht. Die beiden Hauptprobleme bei der Evaluierung der Tumorinzidenz nach Nierentransplantation sind die langen Beobachtungszeiträume und die relativ geringen Fallzahlen. Die besten europäischen Daten liefert die Tumorstatistik der EDTA (6). Auch hierbei zeigt sich, daß die Gesamtinzidenz maligner Tumoren bei Transplantationspatienten höher ist als bei Dialysepatienten und Normalpersonen. Insbesondere Patienten mit funktionierendem Transplantat haben eine deutlich erhöhte Tumorinzidenz. Im einzelnen findet man bei Transplantationspatienten eine erhöhte Inzidenz von Lymphomen (vor

Tabelle 36.5   Adipositas als Risikofaktor bei Nierentransplantation (aus Holley, J. L., u. a.: Transplantation 49 [1990] 387)

	Fettsucht (n = 50)	Keine Fettsucht (n = 50)
Todesfälle	11%	2%
Primärfunktion	38%	64%
1-Jahres-Transplantatüberleben	66%	84%
Wundkomplikationen	20%	2%
Diabetes mellitus nach Transplantation	12%	0%
Intensivaufenthalte	10%	2%

allem nach Therapie mit monoklonalen Antikörpern gegen CD3), Leukämien, malignen Tumoren der Haut, Kaposi-Sarkomen und Kolonkarzinomen. Weiterhin ist die Inzidenz von Korpus- und Zervixkarzinom bei prämenopausalen Patientinnen erhöht, bei postmenopausalen Patientinnen aber vermindert. Transplantationspatienten und Dialysepatienten haben eine erhöhte Inzidenz von Lebertumoren und Schilddrüsenkarzinomen. Eine niedrigere Inzidenz im Vergleich zur Normalbevölkerung und zu Dialysepatienten wird beim Bronchialkarzinom gefunden.

Das Patientenüberleben nach Diagnosestellung bei Transplantationspatienten und Dialysepatienten ist gleich. Lediglich beim Mammakarzinom zeichnet sich ein statistisch nicht signifikanter Trend zu einem besseren Überleben bei Dialysepatienten ab.

Nephrologische Grunderkrankung

Die nephrologische Grunderkrankung rekurriert im Transplantat unterschiedlich häufig und mit unterschiedlicher Ausprägung (Tab. 36.6). Durch die histologische Sicherung der Grunderkrankung können sowohl die Prognose als auch Funktionsstörungen der Transplantatniere besser beurteilt werden. Zu einer Rekurrenz der Grunderkrankung kommt es nach 5–10% aller Transplantationen. Für ein Transplantatversagen ist die Rekurrenz einer Grunderkrankung allerdings nur in etwa 2% der Fälle verantwortlich. Die mögliche Rekurrenz einer Grunderkrankung ist daher nur selten eine Kontraindikation gegen eine Nierentransplantation.

Bei bestimmten Grunderkrankungen haben sich spezielle Vorgehensweisen bewährt. Bei Patienten mit Anti-GBM-Glomerulonephritis und Purpura Schönlein-Henoch sollte zwischen Dialysebeginn und Aufnahme ins Transplantationsprogramm eine Frist von etwa 2 Jahren verstreichen. Bei Patienten mit hämolytisch-urämischem Syndrom kann ein Verzicht auf Ciclosporin A erwogen werden, da Ciclosporin A selbst ein solches induzieren kann. Interessanterweise können Patienten mit Alport-Syndrom im Transplantat eine Anti-GBM-Glomerulonephritis entwickeln (49). Durch eine Mutation im COL4A5-Gen, welches die α_5-Kette des Kollagens IV kodiert (30), erkennt ihr Immunsystem diese Komponente auf der transplantierten Niere als fremd. Es kann so zu einer humoralen Immunreaktion und damit letztendlich zu einer Anti-GBM-Glomerulonephritis kommen.

Hauptsächlich die primäre Oxalose gilt wegen der schlechten Transplantatprognose als Kontraindikation gegen eine Nierentransplantation. Der aus einem Enzymdefekt der Leber resultierende insuffiziente Oxalatabbau bleibt nach Nierentransplantation selbstverständlich bestehen. Zusätzlich ist die im Knochen angehäufte Oxalatmenge so groß, daß die Oxalatbelastung für die transplantierte Niere selbst bei intakter Leberfunktion zu groß wäre. Um die Belastung zu reduzieren, wird empfohlen, die Patienten nach Transplantation über einen längeren Zeitraum täglich zu dialysieren, unabhängig von der Transplantatfunktion. Trotzdem bleibt die Transplantatüberlebensrate mit 32% nach einem Jahr und 17% nach 3 Jahren extrem schlecht (5). Durch kombinierte Leber-Nieren-Transplantation kann ein 2-Jahres-Transplantatüberleben von 75% erreicht werden (19). Darüber hinaus wird diskutiert, ob eine isolierte Lebertransplantation vor Eintritt der ter-

Tabelle 36.6 Rekurrierende Nierenerkrankungen im Transplantat (%)

Grunderkrankung	Ramos (40)		Cameron (8)	
	Rezidivrate	Transplantatverlust	Klinisch	Histologisch
Primäre Glomerulopathien				
fokal-segmentale Glomerulosklerose	20–30	30–40	13	25
membranöse Glomerulonephritis	3–7	selten	25	25
membranoproliferative Glomerulonephritis; Typ I	20–30	30–40	12,5	25
membranoproliferative Glomerulonephritis; Typ II	>80	10–20	5	85
IgA-Nephropathie	50	10	10–20	30–50
Anti-GBM-Nephritis	12	selten	80	100
Sekundäre Glomerulopathien				
Purpura-Schönlein-Henoch-Glomerulonephritis	10–15	10–20		
Lupusglomerulonephritis	<1	0	1	1
hämolytisch-urämisches Syndrom	13–25	40–50	3	3
diabetische Glomerulosklerose	100	<5		
Amyloidose	5–30	?	5	25
Wegener-Granulomatose	berichtet	?		
essentielle Kryoglobulinämie	?	?		
Nichtglomeruläre Erkrankungen				
Oxalose	90–100%	meist		
Zystinose	10%	selten		
Morbus Fabry	selten	?		
Sichelzellnephropathie	selten	?		
progressive systemische Sklerose	?	?		
Alport-Syndrom	selten	selten		

minalen Niereninsuffizienz die Oxalatakkumulation reduzieren und damit die Terminalisierung der Niereninsuffizienz verhindern kann. Angesichts der Tatsache, daß das Zeitintervall vom Krankheitsbeginn bis zur Dialysepflichtigkeit durchschnittlich 22 Jahre beträgt, bleibt die Frage offen, zu welchem Zeitpunkt die Lebertransplantation durchgeführt werden soll.

Rechtzeitige Dialyse und Transplantation

Dialyse im Rahmen der Transplantationsvorbereitung

Das akute Nierenversagen unmittelbar nach Transplantation hat einen ungünstigen Einfluß auf die Prognose von Transplantat- und Patientenüberleben (32). Durch eine optimale peri- und postoperative Flüssigkeitsbilanzierung mit engmaschigen ZVD-Kontrollen (Zielgröße: 5–10 cm H_2O) kann das Risiko, postoperativ ein akutes Nierenversagen zu erleiden, reduziert werden. Im Vergleich zu Hämodialysepatienten ist die Inzidenz des akuten Nierenversagens bei CAPD-Patienten – vermutlich wegen der besseren Hydrierung – niedriger.

Besondere Bedeutung hat das präoperative Dialyseregime. Grundsätzlich sollte versucht werden, eine präoperative Dialyse zu vermeiden. Absolute Dialyseindikationen sind lediglich Hypervolämie und Hyperkaliämie (>5,5 mmol/l). Falls dennoch eine präoperative Hämodialyse indiziert ist, sollte die Ultrafiltrationsrate möglichst gering gehalten werden (Zielgröße: Trockengewicht + 2 kg). Durch den Kontakt mit der Dialysemembran werden periphere mononukleäre Zellen zur Produktion proinflammatorischer Zytokine (IL-1, IL-6, TNF) angeregt, und die Bildung freier Radikale wird induziert. Dadurch kann eine Abstoßungsreaktion begünstigt und das Transplantat geschädigt werden. Wie beim akuten Nierenversagen sollten daher möglichst biokompatible Dialysemembranen zur unmittelbaren präoperativen Dialyse verwendet werden (16, 48).

Perioperative Volumenexpansion mittels Albumin und die Gabe von Verpamil, Diltiazem oder Mannitol können die Inzidenz des akuten Nierenversagens ebenfalls reduzieren (31). Der renoprotektive Effekt der Calciumantagonisten wird dabei durch hämodynamische und zytoprotektive Mechanismen vermittelt. PAF-Antagonisten (PAF = platelet-activating factor) und Prostaglandine sind erfolgversprechende Substanzen, deren Effekt auf das akute Nierenversagen gegenwärtig noch untersucht wird.

Dialyse bei versiegender Transplantatfunktion

Mit dem Versiegen der Transplantatfunktion beginnt die Vorbereitung für die nächste Transplantation. Die durch progrediente Urämie und immunsuppressive Therapie verursachte kombinierte metabolische Störung bei Patienten mit chronischem Transplantatversagen ist für den behandelnden Arzt eine schwierige Situation. Es stellt sich die Frage, zu welchem Zeitpunkt vernünftigerweise die immunsuppressive Therapie abgebrochen und wann wieder mit der Nierenersatztherapie begonnen werden soll. Eine Entscheidungshilfe für eine rechtzeitige Aufgabe des Transplantats kann die Beantwortung folgender Fragen geben:

– Profitiert der Patient noch von der eingeschränkten Restfunktion? (Entgiftung?)
– Wie ausgeprägt ist die Anämie?
– Wie ist die metabolische Gesamtsituation? (Körpergewicht?)

Der behandelnde Arzt sollte nach dem Leitsatz verfahren: „Gute Dialyse ist besser als ein schlechtes Transplantat." Ohne substantiellen Nutzen sollte daher auch eine noch so geringe immunsuppressive Therapie nicht fortgeführt werden, so daß der Patient nicht durch eine überlange Immunsuppression gefährdet wird. In diesem Zusammenhang muß die Frage der unmittelbar notwendigen Explantation gestellt werden. Die Risiken einer zu späten Explantation einer chronisch rejezierenden Niere (Infektion, Blutung, Gefäßarrosion, Perfusionsstörungen der unteren Extremität) werden häufig unterschätzt. Demgegenüber ist festzustellen, daß bei Patienten, bei denen das Transplantat entfernt wurde, erhöhte Konzentrationen von zytotoxischen Antikörpern und eine verminderte Primärfunktionsrate bei Zweittransplantation gefunden wurden (52). Wir belassen das Organ unter vorsichtiger Reduktion der Immunsuppression (über 4 Wochen) in situ. Bei Rejektionsverdacht (Fieber, Druckschmerzhaftigkeit, Hämaturie) wird unter Steroidschutz (250 mg Methylprednisolon i.v.) innerhalb von 24 Stunden explantiert. Insgesamt muß nach unseren Erfahrungen bei etwa 50% aller Patienten eine Explantation vorgenommen werden.

Die Indikation zur Erythropoetinsubstitution sollte beim unter immunsuppressiver Therapie stehenden Patienten mit versiegender Transplantatfunktion frühzeitig gestellt werden. Im Regelfall ist eine Dosierung von etwa 120 IE/kg/Woche ausreichend (20). Bei erythropoetinresistenter Anämie führt oftmals erst die Explantation zu einer Besserung. Die Transplantatfunktion wird von der Erythropoetinsubstitution nicht beeinträchtigt; wesentliche Nebenwirkung ist eine Erhöhung des Blutdruckes.

Bluttransfusionen

Die Frage, ob vorausgehende Bluttransfusionen einem Transplantat schaden oder nutzen, wird seit Jahrzehnten kontrovers diskutiert. Schon 1973 fanden Opelz u. Mitarb., daß Bluttransfusionen vor Leichennierentransplantationen zu einer Verbesserung der Transplantatüberlebens führen (34). Salvatierra u. Mitarb. zeigten 1980, daß Bluttransfusionen von haploidentischen Lebendspendern eine Verbesserung der 1-Jahres-Transplantatüberlebensrate um 38% bewirken (47). Mit Beginn der Ciclosporinära wurde der Transfusionseffekt zunehmend geringer; gute Transplantatüberlebensraten wurden auch ohne Bluttransfusion erreicht. Große amerikanische Untersuchungen kommen inzwischen zu dem Ergebnis, daß ein Transfusionseffekt selbst bei donorspezifischen Transfusionen von verwandten Spendern nicht mehr nachweisbar ist (57). Da es durch die Induktion HLA-spezifischer Antikörper außerdem zu einer Empfängersensibilisierung kommen kann, verzichten heutzutage die meisten Zentren auf Bluttransfusionen.

Trotzdem beschäftigen sich weiterhin verschiedene Studien mit dem Effekt von HLA-gematchten und donorspezifischen Bluttransfusionen. So konnte beispielsweise gezeigt werden (28), daß Patienten, die HLA-DR-gematchte Bluttransfusionen erhielten, im Vergleich zu Patienten, die ungematchte Bluttransfusionen erhielten, eine geringere Inzidenz von Rejektionsepisoden haben (48% vs. 83%). Durch Applikation einer donorspezifischen Bluttransfusion in Verbindung mit Ciclosporin A konnte ein verbessertes Transplantatüberleben für Lebend- und Leichennierentransplantate erzielt werden (1). Sogar unspezifische Bluttransfusionen nach Transplantation (24) scheinen zu einer Verbesserung der Transplantatüberlebensrate beizutragen (3-Jahres-Transplantatüberlebensrate: 94% vs. 73%).

Der Effekt spezifischer Transfusionen vor Transplantation wird mit einer Induktion von Suppressorzellen und der Bildung antiidiotypischer Antikörper erklärt. Dem Effekt unspezifischer Bluttransfusionen nach Transplantation soll die Entstehung eines Chimärismus, wie er auch schon bei anderen Transplantationmodellen (Knochenmark und Leber) nachgewiesen werden konnte, zugrunde liegen. Die Gabe HLA-ungematchter Bluttransfusionen vor Transplantation induziert dagegen die Bildung zytotoxischer T-Lymphozyten gegen MHC-Klasse-I-Antigene.

Patienten, die aus anderen Gründen eine Bluttransfusion benötigen, sollten HLA-gematchtes Blut erhal-

Tabelle 36.7 Vorbereitungsuntersuchungen zur Nierentransplantation

Apparative Untersuchungen

Gastrointestinaltrakt
– Haemoccult
– oraler Glucosetoleranztest
– Oberbauchsonographie
– *Gastroduodenoskopie*
– *Koloskopie*

Gefäßsystem
– Röntgen-Beckenübersicht
– *Dopplersonographie (Halsgefäße und Becken/Beine)*
– *DSA (Halsgefäße und Becken/Beine)*

Herz
– EKG
– Röntgen-Thorax
– Echokardiographie
– *Belastungs-EKG*
– *Thalliummyokardszintigraphie*
– *Koronarangiographie*

Infektiologie
– HBsAg
– Anti-HBs
– Anti-HBc
– Anti-HCV
– HCV-PCR
– Anti-HIV
– Anti-CMV
– *Leberpunktion*

Lunge
– Röntgen-Thorax
– Lungenfunktionsanalyse

Schilddrüse
– T_3
– T_4
– TSH basal
– Sonographie
– Szintigraphie

Nebenschilddrüse
– immunreaktives Parathormon
– Sonographie
– Szintigraphie
– MRI

Skelettsystem
– Röntgen-Akromioklavikulargelenke, Röntgen-Hände und LWS seitlich

Fachärztliche Konsultationen

Augenarzt
– klinische Untersuchung
– Funduskopie

Gynäkologe
– klinische Untersuchung

HNO-Arzt
– klinische Untersuchung
– Röntgen-Nasennebenhöhlen
– Sonographie Nasennebenhöhlen

Urologe
– klinische Untersuchung
– Urin
– Kultur
– Nierensonographie
– Restharnsonographie
– Röntgen-Abdomen
– Miktionszystourogramm
– *Harnröhrenkalibirierung*
– *Zystoskopie*

Zahnarzt
– klinische Untersuchung
– Röntgen-Kieferpanorama

In Abhängigkeit vom individuellen Risikoprofil sollten neben den obligaten Routineuntersuchungen auch die fakultativen Untersuchungen (kursiv gedruckt) durchgeführt werden.

Tabelle 36.8 Sanierung von Risikofaktoren

Risikofaktor	Therapie
signifikante Koronararterienstenose	aortokoronarer Venenbypass/ perkutane transluminale Koronarangioplastie
Cholezystolithiasis	Cholezystektomie
Divertikulose mit rezidivierender Divertikulitis	Kolektomie
therapierefraktäre Hypertonie, therapierefraktäre Pyelonephritis, infizierte oder übergroße Zystennieren	Nephrektomie
schwerer Hyperparathyreoidismus	Parathyreoidektomie
anatomische oder funktionelle Blasenentleerungsstörungen	urologische Operation (transurethrale Prostataresektion erst zur Transplantation)
Hyperthyreose	Strumaresektion

ten. Bei Vorsensibilisierung durch eine Schwangerschaft oder eine Transplantation müssen die entsprechenden Antigene vermieden werden. Bei der Verordnung von Bluttransfusionen müssen die Risiken der Infektionsübertragung, der Sensibilisierung und der GVH-Reaktion gegenüber dem möglichen Nutzen abgewogen werden. Unserer Ansicht nach ist aufgrund dieser Risiken und angesichts der geteilten Meinung über den Nutzen die Gabe von Bluttransfusionen vor einer Transplantation heutzutage nicht mehr indiziert.

Vorbereitungsuntersuchungen

Neben den laborchemischen Routineuntersuchungen sollten die in Tab. 36.7 aufgeführten apparativen Untersuchungen und fachärztlichen Konsultationen als Vorbereitung zur Erstnierentransplantation durchgeführt werden.

Basierend auf den Ergebnissen dieser Untersuchungen sollte dann präoperativ die Sanierung der diagnostizierten Risikofaktoren erfolgen (Tab. 36.8).

Die Kriterien für die Feststellung der Transplantationsfähigkeit sind unterschiedlich (41). Ein als kritisch einzustufender Empfänger, der von einem Transplantationszentrum abgelehnt wird, kann von einem anderen Zentrum angenommen werden. Selbstverständlich muß auch in Zukunft jede Entscheidung individuell getroffen werden. Insgesamt wäre jedoch eine Vereinheitlichung der Auswahlkriterien zugunsten einer besseren Transparenz wünschenswert.

Literatur

1 Alexander, J.W., C.B. Davies, M.R. First, B.R. Cofer, R. Munda, R.L. Madden, S. Hariharan, T.J. Schroeder: Single pretransplant donor-specific transfusion in cadaver and living related donor renal transplantation. Transplant. Proc. 25 (1993) 485–487
2 Bedrossian, J., K. Akposso, F. Metivier, M.C. Moal, A. Pruna, J.M. Idatte: Kidney transplantations with HBsAg⁺ donors. Transplant. Proc. 26 (1993) 1481–1482
3 Braun, W.E., D. Phillips, D.G. Vidt: Coronary arteriography and coronary artery disease in 99 diabetic and nondiabetic patients on chronic hemodialysis or renal transplantation programs. Transplant. Proc. 13 (1981) 128–135
4 Brown, J.H.: Pre-transplant management: cardiovascular disease and bone disease. Nephrol. Dialys. Transplant. 10, Suppl. (1995) 14–19
5 Broyer, M., F.P. Brunner, H. Brynger, S.R. Dykes, J.H.H. Ehrich, W. Fassbinder, W. Geerlings, G. Rizzoni, N.H. Selwood, G. Tifveson, A.J. Wing: Kidney transplantation in primary oxalosis: data from the EDTA registry. Nephrol. Dialys. Transplant. 5 (1990) 332–336
6 Brunner, F.P., P. Landais, N.H. Selwood on behalf of the EDTA-ERA registry committee: Malignancies after renal transplantation: the EDTA-ERA registry. Nephrol. Dialys. Transplant. 10, Suppl. (1995) 74–80
7 Burton, P.R., J. Walls: Selection-adjusted comparison of life-expectancy of patients on continuous ambulatory peritoneal dialysis. haemodialysis, and renal transplantation. Lancet 1987, 115–119
8 Cameron, J.S.: Recurrent renal disease after renal transplantation. Curr. Opin. Nephrol. Hypertens. 3 (1994) 602–607
9 Charra, B., E. Calemard, M. Ruffet: Survival as an index of adequacy of dialysis. Kidney int. 41 (1992) 1282–1291
10 Davison, J.M.: Towards long-term graft survival in renal transplantation: pregnancy. Nephrol. Dialys. Transplant. 10, Suppl. (1995) 85–89
11 Ekberg, H., N.H. Persson, R. Källén, M.O. Persson: Reduced patient survival in diabetic recipients of renal transplants. Transplant. Proc. 26 (1994) 1759–1760
12 Ernst, W., W. Fassbinder: Tuberkulose bei Dialysepatienten und nach Nierentransplantation. Mitt. Arbeitsgemeinsch. klin. Nephrol. 16 (1987) 125–139
13 Evans, R.W., D.L. Manninen, L.P. Garrison, L.G. Hart, C.R. Blagg, R.A. Gutman, A.R. Hull, E.G. Lowrie: The quality of life of patients with end-stage renal disease. New Engl. J. Med 312 (1985) 553–559
14 Farci, P., H.J. Alter, S. Govindarajan, D.C. Wong, R. Engle, R.R. Lesniewski, I.K. Mushahwar, S.M. Desai, R.H. Miller, N. Ogata, R.H. Purcell: Lack of protective immunity against reinfection with hepatitis C viruses. Science 258 (1992) 135–140
15 Gatzka, C.D., H.P. Schobel, A.U. Klingbeil, H.-H. Neumayer, R.E. Schmieder: Normalization of circadian blood pressure profiles after renal transplantation. Transplantation 59 (1995) 1270–1274
16 Hakim, R.M., R.N. Wingard, R.A. Parker: Effect of the dialysis membrane in the treatment of patients with acute renal failure. New Engl. J. Med. 331 (1994) 1338–1342
17 Hässler, R., B. Höfling, L. Castro, H.J. Gurland, G. Hillebrand, W. Land, E. Erdmann: Koronare Herzkrankheit und Herzklappenerkrankung bei Patienten mit termina-

ler Niereninsuffizienz. Dtsch. med. Wschr. 1121 (1987) 714–718
18. Holley, J.L., R. Shapiro, W.B. Lopatin, A.G. Tzakis, T.R. Hakala, T.E. Starzl: Obesity as a risk factor following cadaveric renal transplantation. Transplantation 49 (1990) 387–389
19. Janssen, F., M. Hall, T. Schurmans, L. De Pauw, L. Hooghe, M. Gelin, P. Goyens, P. Kinnaert: Combined liver and kidney transplantation in primary hyperoxaluria type 1 in children. Transplant. Proc. 26 (1994) 110–111
20. Jindal, K.K., D.J. Hirsch, P. Belitzky, M.A. Whalen: Low-dose subcutaneous erythropoietin corrects the anaemia of renal transplant failure. Nephrol. Dialys. Transplant. 7 (1992) 143–146
21. Kahn, J.K., B.D. Rutherford, D. McConahay: Short and long-term outcome of percutaneous transluminal coronary angioplasty in chronic dialysis patients. Amer. Hear J. 119 (1990) 484–489
22. Kasiske, B.L.: Risk factors for accelerated atherosclerosis in renal transplant recipients. Amer. J. Med. 84 (1988) 985–992
23. Koch, U., F.A. Muthny: Quality of life in patients with end-stage renal disease in relation of the method of treatment. Psychother. and Psychosom. 54 (1990) 161–171
24. Lang, P., P. Bierling, C. Buisson, G. Fruchaud, M. Busson, D. Belghiti, T. Seror, D. Dahmane, F. Beaujan, A. Benmaadi, D. Chopin, C. Abbou, B. Bourgeon, C. Baron, G. Rostoker, P. Remy, B. Weil: Influence of posttransplantation blood transfusion on kidney allograft survival: a one-center, double-blind, prospective, randomized study comparing cryopreserved and fresh red blood cell concentrates. Transplant. Proc. 25 (1993) 616–618
25. Lauffer, G., J.A. Murie, D. Gray, A. Ting, P.J. Morris: Renal transplantation in patients over 55 years old. Brit. J. Surg. 75 (1988) 984–987
26. Manske, C.L., Y. Wang, T. Rector, R.F. Wilson, C.W. White: Coronary revascularization in insulin-dependent diabetic patients with chronic renal failure. Lancet 340 (1992) 998–1002
27. Masutani, M., K. Ikeoka, R. Sasaki, S. Nagasawa, S. Kawashima, Y. Mitani, K. Fujitani, T. Iwasaki, Y. Sawada, K. Uematsu: Posttransplantation infective endocarditis. Jap. J. Med. 30 (1991) 458–463
28. Middleton, D., J. Martin, J. Douglas, M. McClelland: Transfusion of one HLA-DR antigen-matched blood to potential recipients of a renal allograft. Transplantation 58 (1994) 845–848
29. Morales, J.M., J.M. Campistol, A. Andres, A. Fuertes, G. Ercilla, J.L. Rodicio, B.J.G. Pereira: Transplantation of kidneys from HCV-infected donors into recipients with pre-transplantation HCV infection. J. Amer. Soc. Nephrol. 4 (1993) 950–958
30. Netzer, K.O., O. Pullig, U. Frei, J. Zhou, K. Tryggvason, M. Weber: COL4A5 splice site mutation and alpha 5 (IV) collagen mRNA in Alport syndrome. Kidney int. 43 (1993) 486–492
31. Neumayer, H.-H., U. Kunzendorf, M. Schreiber: Protective effects of calcium antagonists in human renal transplantation. Kidney int. 41, Suppl. 36 (1992) S87–S93
32. Neumayer, H.-H., M. Schreiber, M. Werner: Einfluß des akuten Nierenversagens auf den Langzeiterfolg nach allogener Nierentransplantation. Mitt. klin. Nephrol. 12 (1993) 70–18
33. Nisbeth, U., E. Lindh, S. Ljunghall, U. Backman, B. Fellström: Fracture frequency after kidney transplantation. Transplant. Proc. 26 (1994) 1764
34. Opelz, G., D.P.S. Sengar, M.R. Mickey, P.I. Terasaki: Effect of blood transfusion on subsequent kidney transplants. Transplant. Proc. 5 (1973) 253
35. Parfrey, P.S., S.M. Griffiths, J.D. Harnett, R. Taylor, A. King, J. Hand, P.E. Barre: Outcome of cogestive heart failure, dilated cardiomyopathy, hypertrophic hyperkinetic disease, and ischemic heart disease in dialysis patients. Amer. J. Nephrol. 10 (1990) 213–221
36. Penn, I.: Neoplastic complications of transplantation. Semin. resp. Infect. 8 (1993) 233–239
37. Philipson, J.D., B.J. Carpenter, I. Itzkoff, T.R. Hakala, J.T. Rosenthal, R.J. Taylor, J.B. Puschett: Evaluation of cardiovascular risk for renal transplantation in diabetic patients. Amer. J. Med. 81 (1986) 630–634
38. Raftery, M.J., G. Koffman, J.S. Cameron: Calcific stenosis of a mitral valve xenograft in a patient in chronic renal failure. Brit. Heart J. 62 (1989) 161–162
39. Raine, A.E.G.: Hypertension and ischaemic heart disease in renal transplant recipients. Nephrol. Dialys. Transplant. 10, Suppl. 1 (1995) 95–100
40. Ramos, E.L.: Recurrent diseases in the renal allograft. J. Amer. Soc. Nephrol. 2 (1991) 109–121
41. Ramos, E.L., B.L. Kasiske, S.R. Alexander, G.M. Danovitch, W.E. Harmon, L. Kahana, T.J. Kiresuk, J.F. Neylan: The evaluation of candidates for renal transplantation. Transplantation 57 (1994) 490–497
42. Rao, K.V., W.R. Anderson, B.L. Kasiske, D.C. Dahl: Value of liver biopsy in the evaluation and management of chronic liver disease in renal transplant recipients. Amer. J. Med. 94 (1993) 241–250
43. Renner, E.: Kostenaspekte bei Organtransplantationen. Zbl. Chir. 118 (1993) 13–16
44. Rimmer, J.M., M. Sussman, R. Foster, F.J. Gennari: Renal transplantation in diabetes mellitus. Influence of preexisting vascular disease on outcome. Nephron 42 (1986) 304–310
45. Rizzoni, G., J.H.H. Ehrich, F.P. Brunner, S.R. Dykes, W. Geerlings, W. Fassbinder, G. Tufveson, N.H. Selwood, A.J. Wing: Combined report on regular dialysis and transplantation of children in Europe 1988. Nephrol. Dialys. Transplant. 4 (1989) 31–40
46. Rizzoni, G., J.H.H. Ehrich, M. Broyer, F.P. Brunner, H. Brynger, W. Fassbinder, W. Geerlings, N.H. Selwood, G. Tufveson, A.J. Wing: Successful pregnancies in women on renal replacement therapy: report from the EDTA registry. Nephrol. Dialys. Transplant. 7 (1992) 279–287
47. Salvatierra, O. jr, F. Vincenti, W. Amend, D. Potter, Y. Iwaki, G. Opelz, P. Terasaki, R. Duca, K. Cochum, D. Hanes, R.J. Stoney, N.J. Feduska: Deliberate donor-specific blood transplantation prior to living related renal transplantation. A new approach. Ann Surg. 192 (1980) 543–547
48. Schiffl, H., S.M. Lang, A. König, T. Strasser, M.C. Haider, E. Held: Biocompatible membranes in acute renal failure: prospective case-controlled study. Lancet 344 (1994) 570–572
49. Shah, B., M.R. First, N.C. Mendoza, D.H. Clyne, J.W. Alexander, M.A. Weiss: Alport's syndrome: risk of glomerulonephritis induced by anti-glomerular-basement-membrane antibody after renal transplantation. Nephron 50 (1988) 34–38
50. Söderdahl, G., G. Tydén, C.G. Groth: Incidence of gastrointestinal complications following renal transplantation in the cyclosporin era. Transplant. Proc. 26 (1994) 1771–1772
51. Stratta, R.J., R.J. Taylor, J.A. Lowell, J.S. Bynon, M.S. Cattral, D.C. Brennan, L.G. Weide, W.C. Duckworth: Preemptive combined pancreas-kidney transplantation: is earlier better? Transplant. Proc. 26 (1994) 422–424
52. Sumrani, N., V. Delaney, J.H. Hong, P. Daskalakis, B.G. Sommer: The influence of nephrectomy of the primary allograft on retransplant outcome in the cyclosporine era. Transplantation 53 (1992) 52–55
53. Sutherland, D.E.R., A. Gruessner, K.C. Moudry-Munns. Analysis of united network for organ sharing (UNOS) United States of America (USA) pancreas transplant registry data according to multiple variables. Clin. Transplant. 8 (1992) 45–59

54 Sutherland, D., A. Gruessner, K. Moudry-Munns: International pancreas transplant registry report. Transplant. Proc. 26 (1994) 407–411
55 Tufveson, G., H. Brynger, E. Dimeny, F.P. Brunner, J.H.H. Ehrich, W. Fassbinder, W. Geerlings, G. Rizzoni, N.H. Selwood, A.J. Wing: Renal transplantation in diabetic patients with or without simultaneous pancreatic transplantation 1986: data from the EDTA-registry. Nephrol. Dialys. Transplant. 6 (1991) 1–4
56 Van Ypersele de Strihou, E., P. Vereerstraeten, M. Wauthier: A prevalence, etiology, and treatment of late post-transplant hypertension. Advanc. Nephrol. Necker Hosp. 12 (1983) 41–60
57 Zubair, A., P.I. Terasaki: Effect of transfusions. Clin. Transplant. 7 (1991) 305–312

37 Kontinuierliche Hämofiltration

H.G. Sieberth und H. Kierdorf

Historische Entwicklung

Kramer u. Mitarb. (25) berichteten 1977 erstmals über die kontinuierliche arteriovenöse Hämofiltration (CAVH). Wie häufig war der Zufall bei der Entwicklung mitbeteiligt. Bei einer beabsichtigten Punktion der V. femoralis wurde versehentlich die A. femoralis katheterisiert. Der Druck der Arterie reichte dabei aus, auch ohne Blutpumpe einen ausreichenden Blutfluß und eine genügende Filtrationsleistung zu erzielen.

Zwei Probleme bereiteten jedoch anfänglich besondere Schwierigkeiten und bedurften einer besonderen Lösung:

Bei der kontinuierlichen Kanülierung der A. femoralis traten in einem nicht unbeträchtlichen Prozentsatz anfänglich einerseits Blutungen aus dem Gefäß auf; andererseits kam es zu Thrombosen in den Arterien. Durch wiederholte Verbesserung der Verweilkatheter ließen sich diese Gefahren wesentlich vermindern, wenn auch nicht völlig beseitigen.

Das zweite Problem betraf die Effizienz der CAVH. Besonders bei Kranken mit hyperkatabolem akuten Nierenversagen reichte die durch den arteriellen Druck erzielte Filtratmenge oft nicht aus, die Retentionswerte ausreichend zu senken. Zusätzliche intermittierende Hämodialysen oder maschinelle Hämofiltrationen waren zur effizienten Reduktion der Retentionswerte erforderlich.

Der anfängliche Enthusiasmus, mit dem die Methode ihrer Einfachheit wegen besonders in Häusern ohne spezielle Erfahrungen in der Behandlung des akuten Nierenversagens aufgenommen wurde, ebbte bald ab. Die ohnehin hohe Letalität beim akuten Nierenversagen blieb unvermindert bestehen. Probleme ergaben sich besonders durch Bilanzierungsfehler, die sich, wenn die Behandlung über Tage und Wochen fortgesetzt werden mußte, addierten.

In der Behandlung des akuten Nierenversagens erfahrene Zentren standen dieser Behandlungsmethode wegen der geringen Effizienz, der Gefahr der Bilanzierungsfehler und der Notwendigkeit der kontinuierlichen Überwachung recht skeptisch gegenüber. 1979–1981 wurden von uns in Köln einige kardiochirurgisch behandelte Patienten in äußerst kritischem Zustand einer kontinuierlichen venovenösen maschinellen Hämofiltration unterzogen. Auffällig war dabei die rasche hämodynamische Stabilisierung der Kranken. Die maschinelle Bilanzierung mit den aufwendigen Geräten für die kontinuierliche intermittierende Hämofiltration erwies sich dabei als recht vorteilhaft.

Vor- und Nachteile

Selbst bei täglich durchgeführter intermittierender Dialysebehandlung oder Hämofiltration treten zwischen den Behandlungen erhebliche Anstiege der Retentionswerte und Schwankungen im Elektrolyt-, Wasser- und Säure-Basen-Haushalt auf. Die Entwicklung von Konzentrationsgradienten während einer Dialysebehandlung birgt die Gefahr eines Dialysedisäquilibriums in sich (19, 33). Besonders durch eine rasche Änderung der Natriumkonzentration im Plasma kommt es zu erheblichen Flüssigkeitsverschiebungen über die Blut-Liquor-Schranke mit konsekutivem Hirnödem (24). Solche Veränderungen werden vor allem von älteren Patienten und Patienten mit arteriosklerotischen Hirnveränderungen sehr schlecht vertragen. Diese Konzentrationsschwankungen und ständige Änderungen in der Gesamtkörperflüssigkeit lassen sich durch eine gut überwachte kontinuierliche Nierenersatztherapie vermeiden. Die Kranken haben weniger zerebrale Erscheinungen, insbesondere weniger häufige und weniger ausgeprägte Durchgangssyndrome. Besonders bei oligoanurischen Patienten kommt es bei der intermittierenden Behandlung durch die parenterale Ernährung und Arzneimittelinfusionen zwischen den Dialysen fast immer zu einer unerwünschten Flüssigkeitsretention. Besonders ungünstig sind solche Überwässerungen, auch wenn sie nur temporär auftreten, bei Kranken mit Schocklunge und Pneumonie. Die Überwässerung läßt sich leicht an der Verschlechterung der Blutgase, der Zunahme des Venendrucks und nicht selten an einer Verschlechterung der Röntgenaufnahme erkennen.

Diese Gefahren lassen sich durch die kontinuierliche Behandlung (CB) vermeiden. Bei kreislaufgefährdeten Patienten, besonders Kranken im kardiogenen Schock, kann man darüber hinaus mit Hilfe eines Swan-Ganz-Katheters die Flüssigkeitsbilanz so optimieren, daß entsprechend der Starling-Kurve das optimale Blutvolumen mit konsekutiver Steigerung des Herzzeitvolumens erreicht wird (Tab. 37.1). Dies erwies sich besonders bei catecholaminpflichtigen Kranken mit intraaortaler Ballonpulsation als äußerst günstig.

Ein weiterer wesentlicher Vorteil der CB ergibt sich für die parenterale Ernährung. Bei oligoanurischen Patienten müssen oft Lösungen mit sehr hoher Osmolalität infundiert werden. Dies ist bei der CB nicht erforderlich, weil jede gewünschte Flüssigkeitsmenge für die parenterale Ernährung und auch für die Arzneimittelapplikation dem Kranken zugeführt werden kann. Es muß dann nur entsprechend dem verabfolgten Volumen mehr Flüssigkeit eliminiert werden (siehe Bilanzierung).

Während der CB läßt sich auch leicht täglich die Stickstoffbilanz bestimmen. Die zugeführten Stickstoffmengen sind auf den Infusionslösungen der Hersteller aufgeführt. Im Filtrat und ausgeschiedenen Urin läßt sich leicht die ausgeschiedene Stickstoffmenge quantifizieren (22). Dagegen ist die Stickstoffbilanz bei inter-

Tabelle 37.1 Vor- und Nachteile kontinuierlicher Behandlungen

Vorteile	Nachteile
– hämodynamische Stabilität – langsame und konstante Ultrafiltration – Vermeidung schneller Flüssigkeits- und Elektrolytveränderungen – uneingeschränkte parenterale Ernährung – einfachere Pharmakokinetik – Elimination von Mediatoren	– arterielle Punktion [1] – ungenügende Elimination von Harnstoff und Kalium [2] – kontinuierliche Antikoagulation – Immobilisation – Lactatüberladung

[1] Nur bei arteriovenöser Technik.
[2] Nur bei CAVH.

mittierend hämodialysierten Patienten nur mit größerem Aufwand und größerer Fehlerbreite bestimmbar.

Auch die Arzneimitteldosierung ist unter der CB leichter zu handhaben. Die Dosierung von Arzneimitteln, die durch die CB eliminiert werden, kann berechnet werden. In erster Näherung kann man Filtratmengen und noch bestehende renale Clearance zu einer totalen Clearance addieren. Mit Hilfe dieser Werte kann man aus den Dosierungstabellen für niereninsuffiziente Patienten Dosis und Dosisintervall ablesen (34).

Bei der Hämodialyse wird häufig in Abhängigkeit von der verwendeten Membran ein Abfall der Leukozyten- und Thrombozytenzahl auf bis zu 50% des Ausgangswertes oder mehr beobachtet (5, 17). Mit der Sequestrierung der Leukozyten in den Lungenkapillaren wurde auch ein Abfall des P_{O_2} beobachtet (9). Ursache hierfür ist wahrscheinlich eine Komplementaktivierung an der Membran (11, 17). Diese Veränderungen wurden bisher weder bei der kontinuierlichen noch bei der intermittierenden Hämofiltration beobachtet (5, 13).

Nach bisherigen Untersuchungen ist anzunehmen, daß für den Hyperkatabolismus am Beginn des akuten Nierenversagens niedermolekulare Proteasen verantwortlich sind (15, 16). Die Filtrate von Patienten mit akuter Urämie zeigen hohe proteolytische Aktivitäten, während Ultrafiltrate von Patienten mit chronischer Niereninsuffizienz diese Aktivitäten nicht aufweisen. Bei Patienten mit Multiorganversagen, insbesondere mit gleichzeitiger Sepsis, konnten hohe proteolytische Aktivitäten sowohl im Filtrat als auch im Urin nachgewiesen werden (15). Ob eine kontinuierliche Elimination der Proteasen einen günstigen Einfluß auf den Verlauf des akuten Nierenversagens hat, ließ sich bisher noch nicht klären.

Ein entscheidender Nachteil der CAVH besteht darin, daß die Retentionswerte durch zu geringe Filtratmengen oft nicht ausreichend gesenkt werden können und zusätzliche Dialyse- oder Hämofiltrationsbehandlungen erforderlich wurden. Bei Filtratmengen von über 20 l pro Tag, die nur bei einer venovenösen Filtration erreicht werden können, kommt es im Gegensatz zur arteriovenösen Hämofiltration immer zu einem Abfall der Retentionswerte. Patienten mit akutem Nierenversagen, die intermittierend dialysiert oder hämofiltriert werden, neigen häufig zur Hypophosphatämie. Deshalb muß diesen Patienten Phosphat substituiert werden. Diese Hypophosphatämie läßt sich bei der CB vermeiden, indem man entsprechende Phosphatmengen substituiert. Wir empfehlen routinemäßig eine Phosphatsubstitution von 1,5 mmol/l entferntem Hämofiltrat, die separat über einen Perfusor erfolgen muß.

Ein Nachteil der CB bestand darin, daß Kranke, die zur Lactatazidose neigen, durch lactathaltige Substitutionslösungen gefährdet werden könnten. Seit einiger Zeit besteht die Möglichkeit, auch kommerziell erhältliche Bicarbonatlösungen einzusetzen. Das Bicarbonat wird dem Substituat kurz vor Anwendung zugesetzt. Eine Kontamination mit Keimen läßt sich ausschließen.

Eine Gefahr der CAVH besteht in der Punktion der A. femoralis. Die Punktion birgt die Gefahr der arteriellen Blutung und der arteriellen Thrombose in sich. Die Blutungsgefahr ist bei einer venovenösen Behandlung daher wesentlich geringer.

Als weiterer Nachteil der CB wird die fehlende Möglichkeit, die Patienten zu mobilisieren, genannt. Wir führen deshalb die CB nur bei schwerkranken Patienten durch, die durch ihre Grundkrankheit immobilisiert sind. Dabei beeinträchtigt ein venovenöser Gefäßzugang die pflegerischen Maßnahmen im Gegensatz zur arteriovenösen Kanülierung wesentlich weniger. Bessert sich der Krankheitszustand so weit, daß die Patienten wieder mobilisiert werden können, ist die kontinuierliche Behandlung meist nicht mehr erforderlich und kann durch eine intermittierende Behandlungsform ersetzt werden.

Der wichtigste oder vielleicht einzig bedeutsame Nachteil der CB ist die kontinuierliche Antikoagulation mit konventionellem oder niedermolekularem Heparin, die bei blutenden oder schwer blutungsgefährdeten Patienten den Einsatz der CB einschränkt.

Der Vorteil der intermittierenden Behandlung ist, daß eine Antikoagulation nur temporär oder in einigen Fällen überhaupt nicht zu erfolgen braucht (7). Für die CB ist gerade soviel Heparin erforderlich, um die aktivierte Thromboplastinzeit oder die aktivierte Vollblutkoagulationszeit (AC Test) auf das Doppelte zu verlängern.

In den meisten Fällen übersteigt die für die CB erforderliche Heparinmenge nicht die Dosis, die auch für eine prophylaktische Heparinisierung benötigt wird.

Technisches Vorgehen

Gefäßanschlüsse

Arterielle Punktion

Für die CAVH ist die Kanülierung einer großen Arterie in Seldinger-Technik erforderlich. Meistens wird die A. femoralis unterhalb des Leistenbandes punktiert. Eine 7 bis 12,5 cm lange Kunststoffkanüle mit einem Außendurchmesser von 2,5–2,7 mm hat sich bisher am besten bewährt. Dickere Kanülen sollten wegen der Traumatisierung der Gefäße nicht verwendet werden. Längere Kanülen führen häufiger zu Gefäßthrombosen und haben zudem einen höheren Strömungswiderstand. Bei der Punktion der A. femoralis ist darauf zu achten, daß nicht die dorsale Gefäßwandung oberhalb des Leistenbandes perforiert wird. Bei bewußtlosen Kranken könnten so größere retroperitoneale, hämodynamisch wirksame Hämatome auftreten, die bei fehlender Schmerzäußerung gelegentlich übersehen werden.

Sind die großen Arterien oder auch großen Venen (z.B. bei schweren Verbrennungen) nicht zugänglich, hat sich in einigen Fällen der Scribner-Shunt sowohl für die spontane CAVH als auch für die „pumpengetriebene CB" bewährt.

Venöse Punktion

Das Blut wird bei der CAVH meistens in die V. femoralis der anderen Seite zurückgegeben. Die Blutentnahme zur venovenösen Hämofiltration erfolgt meistens aus der oberen Hohlvene. Hierfür wird am besten die V. jugularis und weniger günstig die V. subclavia punktiert. Ein Katheter mit einem Außendurchmesser von ca. 3,0 mm (Shaldon-Katheter) wird mittels Seldinger-Technik eingelegt. Die Blutrückgabe kann über eine große periphere Vene oder eine andere zentrale Vene erfolgen. Heute wird für die pumpenunterstützten venovenösen Methoden meistens ein doppelläufiger Shaldon-Katheter mit 3,2–3,8 mm Außendurchmesser über die V. jugularis in die V. cava superior vorgeschoben. Die richtige Plazierung der zentralen Katheter ist röntgenologisch zu kontrollieren.

Kontinuierliche arteriovenöse Methoden

Kontinuierliche arteriovenöse Hämofiltration (CAVH)

Der arterielle Blutdruck ist dabei die treibende Kraft für die Filtration. Blutdruckwerte von 90 mm Hg systolisch sind in der Regel für eine effektive Filtration ausreichend; eine Blutpumpe ist nicht erforderlich. Nach der Punktion von A. und V. femoralis wird das gespülte und mit Kochsalz gefüllte System über Luer-Lock-Anschlüsse mit den fixierten Gefäßkathetern verbunden (Abb. 37.1, 37.2). Mit der Freigabe des Blutflusses wird die Zufuhr des im Seitenschluß befindlichen Heparins eingeschaltet und die Substitutionslösung durch Schwerkraft in den venösen Schenkel infundiert.

Der Filtratfluß wird vorwiegend von folgenden Größen bestimmt:

- Charakteristika des Filters (Membraneigenschaft, Oberfläche, innerer Widerstand),
- effektiver Blutdruck an der Membran (arterieller Druck - venöser Widerstand),
- Hämatokrit,
- Gesamteiweiß,
- kolloidosmotischer Druck.

Es empfiehlt sich, den Filter möglichst tief unter Herzniveau zu plazieren, um den an der Membran wirksamen Druck zu optimieren. Aus dem gleichen Grund sind die Blutschläuche kurz zu halten. Das Filtrat sollte widerstandsfrei in einem möglichst genau kalibrierten Gefäß aufgefangen werden. Sollte der Filtratfluß, z.B. bei reinem Flüssigkeitsentzug, unerwünscht hoch sein, kann er durch eine Drosselklemme am Filtratschlauch auf die gewünschte Menge reduziert werden. Keinesfalls sollte der Blutfluß gedrosselt werden. Trotz Optimierung aller Faktoren reicht die Spontanfiltration in der Regel nicht aus, die Azotämie bei hyperkatabolen Kranken ausreichend zu reduzieren.

Kontinuierliche arteriovenöse Dialyse (CAVD)

Die ungenügende Effizienz der CAVH führte zur Entwicklung der ähnlich einfach zu handhabenden kontinuierlichen arteriovenösen Hämodialyse. Eine sterile Dialyseflüssigkeit wird durch Schwerkraft oder pumpengetrieben im Gegenstrom durch den Filter geleitet. Die harnpflichtigen Substanzen werden dabei vorwiegend durch Diffusion, entsprechend der Hämodialyse, entfernt. Der Dialysatfluß beträgt etwa 1–2 l pro Stunde. Bei einem Blutfluß von 100 ml/min und einem Dialysatfluß von 1,5 l/Stunde wird eine Dialysance oder „Clearance" von 15–20 ml/min erzielt. Die entsprechenden Werte liegen bei der CAVH bei 10 ml/min.

Kontinuierliche arteriovenöse Hämodiafiltration (CAVHD)

Auch bei der CAVD findet in geringem Umfange eine Filtration statt, die ausreicht, die notwendige Flüssigkeit dem Kranken zu entziehen.

Will man die Vorteile der Dialyse, die bessere Elimination niedermolekularer Substanzen und der Hämofiltration, mit einer besseren Elimination hochmolekularer Substanzen kombinieren, kommt man zur kontinuierlichen arteriovenösen Hämodiafiltration.

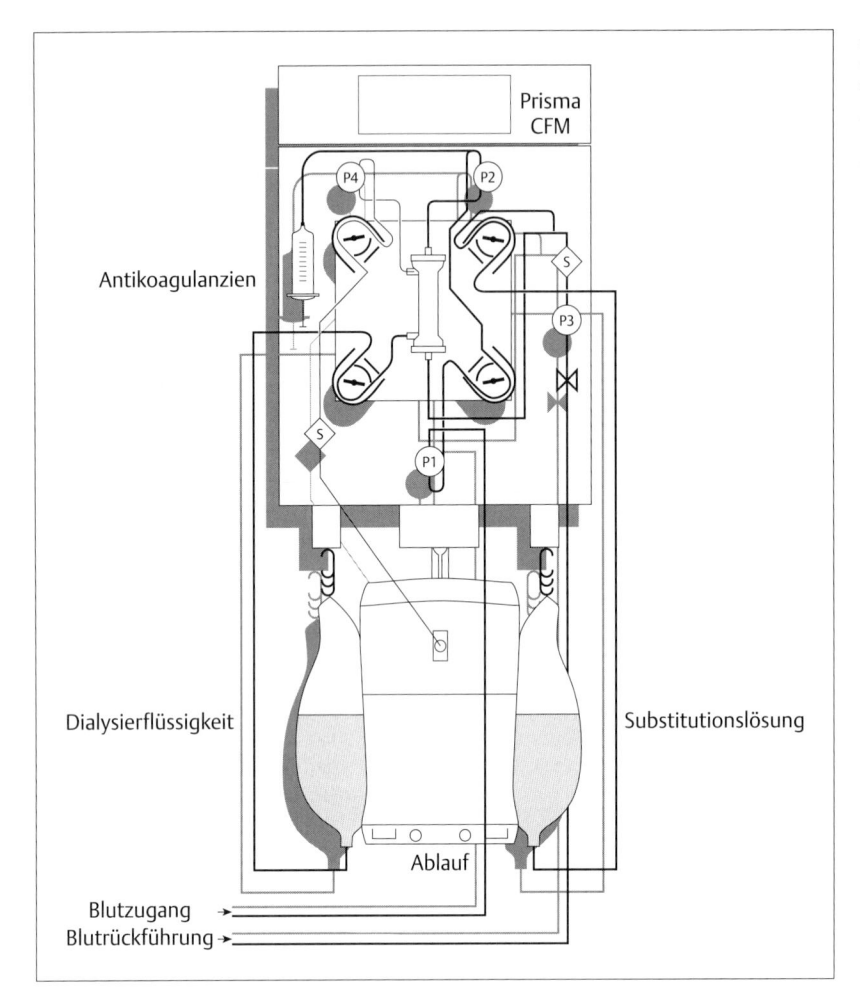

Abb. 37.1 Modernes Gerät für die kontinuierlichen Behandlungsverfahren (Fa. Hospal). S = Probenabnahmestelle, P1 = arterieller Druck, P2 = Filtereingangsdruck, P3 = venöser Druck, P4 = Ablaufdruck.

Kontinuierliche venovenöse Methoden

Kontinuierliche venovenöse Hämofiltration (CVVH)

Bei der venovenösen Behandlung wird der effektive Druck an der Membran über eine Blutpumpe aufgebaut. Bei der Verwendung einer Blutpumpe sind einige Kontroll- und Sicherheitseinrichtungen, wie Luftfalle und Schlauchventile, unbedingt erforderlich (Abb. 37.3). Die Heparinzufuhr erfolgt im Seitenschluß vor der Blutpumpe. Der Vorteil der venovenösen Filtration besteht darin, daß stets die gewünschte Filtratmenge erzielt werden kann, so daß auch bei schwersten katabolen Zuständen keine zusätzliche intermittierende Dialyse oder Hämofiltration erforderlich ist! Auch im schwersten Schockzustand ist eine venovenöse Filtration ohne direkte Kreislaufbelastung möglich. Der Blutfluß während der CVVH sollte etwa 100–150 ml/min betragen. Die bei Verwendung moderner Blutpumpen verursachte Hämolyse ist bei der CVVH klinisch bedeutungslos. Eine gewünschte Verminderung der Filtratmenge sollte nicht durch Herabsetzung des Blutflusses, sondern durch die Drosselung des Filtratflusses am Filtratschlauch erfolgen. Dies kann in der Regel durch eine Drosselklemme, aber zur genaueren Regulation auch durch eine okklusive Schlauchpumpe am Filtratschlauch erfolgen.

Kontinuierliche venovenöse Hämodialyse (CVVD) und Hämodiafiltration (CVVHD)

Dem arteriovenösen Verfahren entsprechend können die venovenösen Methoden auch als Hämodialyse oder Hämodiafiltration durchgeführt werden, ohne daß ein Verfahren bisher besondere Vorteile erkennen ließ.

In Tab. 37.2 sind die heute überwiegend verwendeten Abkürzungen der verschiedenen Verfahren wiedergegeben.

Prä- und Postdilution

Bei der Prädilution wird die Substitutionslösung vor, bei der Postdilution nach dem Filter zugefügt.

Die Postdilution wird am häufigsten verwendet. Wesentliche Gründe hierfür sind: Das Filtrat ent-

Tabelle 37.2 Reihenfolge der Buchstaben in der Nomenklatur der Verfahren

1. Dauer	2. Blutentnahme	3. Blutrückgabe	4. u. 5. Verfahren
C (kontinuierlich)	A (arteriell)	V (venös)	H (Hämofiltration)
C (kontinuierlich)	V (venös)	V (venös)	D (Hämodialyse)
			HD (Hämodiafiltration)

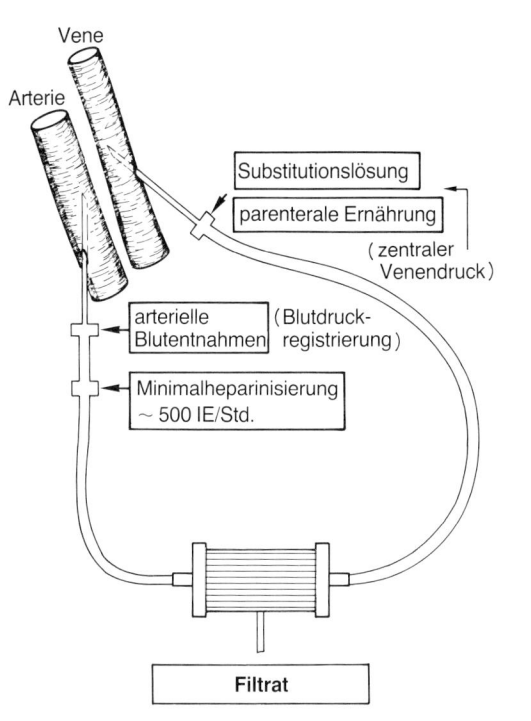

Abb. 37.2 Schematische Darstellung der kontinuierlichen arteriovenösen Hämofiltration.

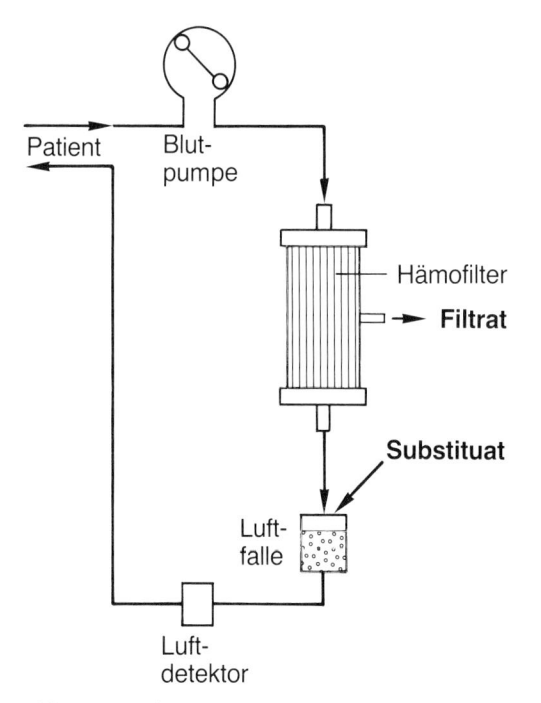

Abb. 37.3 Schematische Darstellung der kontinuierlichen venovenösen Hämofiltration.

spricht dem Plasmawasser, d. h., die Schadstoffkonzentration ist nicht durch die Verdünnung reduziert, und im „venösen" Anteil des Schlauchsystems herrscht ein niedrigerer Druck als im „arteriellen" Schlauchsystem direkt hinter der Pumpe.

Die Prädilution empfiehlt sich bei hohem Hämatokrit und großen Filtermengen sowie gehäuften Verschlüssen des Filters. Die Konzentration der zu eliminierenden Substanzen liegt im Filtrat natürlich niedriger als im Plasmawasser. Daher werden auch deutlich höhere Substituatmengen als bei der Postdilution benötigt, was die Behandlung verteuert.

Filterwechsel

Für einen Filterwechsel oder bei einer Unterbrechung der Behandlung sind die blutführenden Schläuche kurzzuschließen. Bei venovenöser Behandlung muß der Blutfluß durch die Blutpumpe unterhalten werden. Der Filter wird wie am Ende der Behandlung durch Schwerkraft entleert. Dabei sollte immer eine geöffnete Schlauchklemme bereitgehalten werden!

Heparinisierung

Eine Heparinmenge von 300–500 IE/Stunde ist in der Regel ausreichend (39, 6, 2). Die aktivierte Thromboplastinzeit sollte etwa verdoppelt sein. Die Heparinzufuhr erfolgt durch eine Pumpe im Seitenschluß. Die Laufzeit der Filter ist recht unterschiedlich und liegt zwischen 1 und 4 Tagen. Bei gleichen Filtertypen konnten wir keine Abhängigkeit zwischen Heparinmenge pro Tag und Laufzeit finden. Bei Kranken mit hohen Fibrinogenspiegeln war jedoch die Filterlaufzeit herabgesetzt.

Durch Erhöhung des extrakorporalen Blutflusses auf über 150 ml/min kann die Heparindosis weiter vermindert werden. In kritischen Fällen kann bei ausreichender Betriebsdauer des Filters ganz auf Heparin verzichtet werden (12). Alternativ können Prostacyclin oder Prostacyclinanaloga in einer Dosis von 5–10 ng/kg Körpergewicht gegeben werden (40, 10). Nebenwirkungen sind Tachykardie und Blutdruckabfall.

Auch wird eine regionale Antikoagulation mit Citrat und Calciumresubstitution empfohlen (30).

Bilanzierung

Notwendige Genauigkeit

Das wohl größte Problem bei der CB liegt in der Bilanzierung. Sie muß minutiös über 24 Stunden erfolgen. Der tägliche Meßfehler darf 100 ml nicht überschreiten. Bei einem Filtratvolumen von 20 l bedeutet das eine Genauigkeit von 0,5%. Bei der Verwendung von Meßgefäßen läßt sich diese Genauigkeit nicht erreichen.

Bilanzierungsgeräte

Bilanzierungsgeräte sollten über längere Perioden Filtrat und Substitutionsvolumen im Verhältnis von 1:1 ausgleichen. Der Fehler darf dabei 100 ml/Tag nicht überschreiten. Das Gerät sollte darüber hinaus die gewünschte negative Bilanzierung ermöglichen.

Die heute im Einsatz befindlichen Geräte arbeiten entweder gravimetrisch oder mit kalibrierten Schlauchpumpen. Die modernen Geräte sind so konstruiert, daß sowohl CVVH, CVVD als auch CVVHD möglich sind.

Einfachere Bilanzierungshilfen wurden von verschiedenen Autoren entwickelt (31, 32).

Tab. 37.3 gibt einen Überblick über die heute auf dem deutschen Markt angebotenen Geräte, Filter und Substitutionslösungen.

Hämofilter

Besonders für die CAVH müssen Filter mit niedrigem Widerstand im blutführenden System eingesetzt werden. Bei der CB werden fast ausschließlich synthetische Membranen (Polysulfon-, Polyacrylnitril- und Polyamidmembranen) verwendet, damit entfallen die negativen Effekte der Cuprophanmembranen (14). Die Aktivierung des Komplementsystems, die Freisetzung von Proteasen und auch die Aktivierung anderer Mediatoren scheinen vermindert zu sein. In Abhängigkeit von den verwendeten Membranen besitzen die Filter unterschiedliche Siebkoeffizienten. Dies kann für die Elimination von Mediatorsubstanzen wie Tumornekrosefaktor oder Zytokinen mit einem Molekulargewicht von 15–50 Kilodalton von Bedeutung sein (21).

Substitutionslösungen

Für die CB können die auf dem Markt angebotenen Lösungen verwendet werden. Sie haben die in Tab. 37.4 angegebene Zusammensetzung. Meistens handelt es sich um Beutel mit einem Volumen von 4,5 l, ausnahmsweise von 5,0 l. Die Kaliumkonzentration muß den jeweiligen Bedürfnissen des Kranken angepaßt werden. Phosphat ist in den Lösungen nicht enthalten. Besonders bei Lactatazidose und Leberparenchymschädigung sollten lactathaltige Lösungen nicht zum Einsatz kommen. In diesen Fällen verwenden wir bicarbonathaltige Lösungen mit 35–40 mmol/l Natriumhydrogencarbonat. Das Bicarbonat wird erst unmittelbar vor Verwendung über einen speziellen Adapter (z.B. Firma Schiwa) zugesetzt. Bei der Zugabe von Substanzen zur Substitutionslösung besteht die Gefahr der bakteriellen Kontamination. Deshalb dürfen additive Lösungen nur unter sterilen Bedingungen unmittelbar vor der Verwendung zugefügt werden. Das Phosphat muß regelmäßig kontrolliert und separat über Perfusoren zugefügt werden.

Patientenüberwachung

Hier können nur die CB-bezogenen Überwachungen besprochen werden.

Tabelle 37.3 Übersicht über das Material für die CVVH (Angaben der Firmen)

Firma	Geräte Blutpumpe	Bilanzierung	Filter	Einmalartikel	Lösungen
Baxter	x	x	x	x	
B. Braun Melsungen	x	x	x	x	
Fresenius AG	x	x	x	x	
Gambro	x	x	x	x	x
Hospal Medizintechnik GmbH	x	x	x	x	x
Sartorius		x			
Schiwa			x	x	x
VMP Schulz-Lauterbach	*	*		x	

Tabelle 37.4 Zusammensetzung der derzeitig kommerziell erhältlichen Substitutionslösungen

Menge (l)	Zusammensetzung (mmol/l)								
	Na	K	Ca	Mg	Cl	Lactat	Acetat	Glucose	Osmolarität
4,5–5	135–142 (150*)	0–2	1–2,92	0,75–1,0	100–113	24–55	(10)–35	0–11,95	286–320

* Spezialanfertigung.

Flüssigkeitsbilanzierung

Die mit einfachen Meßgefäßen durchgeführte Bilanzierung ist mit einem erheblichen Volumenfehler belastet, der sich von Tag zu Tag addiert. Aber auch bei Verwendung von Bilanzierungsgeräten sind ständige klinische Kontrollen erforderlich.

In die schriftliche Bilanz müssen alle zugeführten und ausgeschiedenen Flüssigkeitsmengen eingehen (Tab. 37.5). Aus der Bilanz errechnet sich die anzustrebende negative Bilanz. Sie muß um den Betrag erhöht werden, der für die Beseitigung einer präexistenten Überwässerung notwendig ist.

Klinische Kontrollen

Diese Kontrollen umfassen: Hydratationszustand: Hautturgor, Hautfalten, Feuchtigkeit in natürlichen Hautfalten, Feuchtigkeit der Schleimhaut; hämodynamische Parameter: Puls, zentraler Venendruck, Blutdruck; Blutgasanalysen und Thoraxröntgenaufnahme.

Parenterale Ernährung

Die Kranken mit akutem Nierenversagen haben einen hohen Kalorienbedarf, der voll gedeckt werden muß. Eine Hyperalimentation ist jedoch schädlich und deshalb zu vermeiden. Während der CB ist eine Beschränkung der Flüssigkeitszufuhr nicht notwendig; hyperosmolare Lösungen sind deshalb nicht erforderlich. Die Eiweiß- bzw. Aminosäurenzufuhr ist am Bedarf auszurichten. Sie beträgt bei hyperkatabolen Kranken etwa 1,5 g Aminosäuren pro Kilogramm Körpergewicht pro Tag. Wir führen bei unseren kritisch Kranken routinemäßig eine Stickstoffbilanz durch. Hierfür wird der Stickstoff mit einem automatischen Kjeldahl-Apparat im Filtrat und in den Körperflüssigkeiten bestimmt. Die Aminosäurenzufuhr sollte den täglichen Stickstoffverlusten adaptiert werden.

Elektrolytbilanz

Im Serum werden täglich Natrium, Kalium und Blutgase, mindestens einmal wöchentlich Calcium, Magnesium, Phosphat und Chlorid bestimmt. Blutgase, Kalium, seltener auch Natrium (bei Hyper- oder Hyponatriämie) müssen, falls erforderlich, auch mehrmals täglich bestimmt werden. Die Bestimmung der Elektrolyte im Filtrat ist wegen der großen Fehlermöglichkeit nicht sinnvoll, aber Kontrollen im Substituat sind manchmal nützlich (38). Die Elektrolytwerte im Serum sind unter der CB meistens in engen Grenzen konstant. Die Kaliumkonzentration im Substituat muß bei anfänglicher Hyper- oder Hypokaliämie häufiger adaptiert werden. Bei hohen Lactatspiegeln oder wenn die Bicarbonatkonzentration, z.B, bei Leberzirrhose, nur ungenügend ansteigt, sollte eine bicarbonathaltige Substitutionslösung verwendet werden.

Tabelle 37.5 Tabelle für die Bilanzierung unter kontinuierlicher Behandlung

Patient:	Datum						
A. Ausscheidung	ml H_2O	mmol Na^+	mmol K^+	g N		Gewicht	Zeit
Perspiratio							
Urin							
Magensaft							
Sekrete des übrigen Darms							
Wundsekrete							
Blutverlust							
Ultrafiltration							
Summe:							
B. Zufuhr	ml H_2O	mmol Na^+	mmol K^+	g N	mmol HCO_3	kcal	Zeit
Kohlenhydrate							
Fett							
Aminosäurenlösungen							
Elektrolytlösungen							
Plasma							
Summe:							
Bilanz							
Substitutionslösung Filtrat							

Retentionswerte

Die Retentionswerte von Kreatinin und Harnstoff müssen beim akuten Nierenversagen täglich kontrolliert werden. Unter einer suffizienten CVVH, d.h. mehr als 20 l Hämofiltrat/Tag, fallen die Retentionswerte immer ab. Ansteigende Retentionswerte bei niedrigeren Filtratmengen erfordern eine Erhöhung des Filtratvolumens. Bei der CAVH kommt es häufig zum Anstieg der Retentionswerte, der eine zusätzliche intermittierende Dialyse oder Hämofiltrationsbehandlung erforderlich macht.

Arzneimitteldosierung

Die Gefahr der Kumulation von allein oder vorwiegend renal eliminierten Arzneimitteln oder deren Metaboliten ist bekannt. Unter der Nierensubstitutionstherapie mit extrakorporaler Hämodialyse oder Hämofiltration wird die Situation dadurch kompliziert, daß intermittierend die extrakorporale Elimination unter der Behandlung steil ansteigt. Dabei kann es geschehen, daß die Konzentration eines Arzneimittels den effizienten Wirkspiegel unterschreitet. Medikamente sollten aus diesem Grunde erst unmittelbar nach der intermittierenden extrakorporalen Behandlung verabfolgt werden. Andererseits können besonders vor der Hämodialyse oder Hämofiltration zu hohe oder gar toxische Konzentrationen auftreten.

Die Situation unter der CB ist insofern günstiger, als bei konstantem Filtrationsvolumen im Gegensatz zu intermittierenden Behandlungen kaum Schwankungen der Elimination eintreten. Unter der CB mit Postdilution, der Zugabe des Filtrats nach dem Filter, entspricht die Clearance der im Plasmawasser gelösten Substanzen weitgehend dem Filtratvolumen. Bei der Prädilution, der Infusion vor dem Filter, sinkt die Konzentration im Plasmawasser rasch ab, und es kann nach dem Massenwirkungsgesetz ein beträchtlicher Teil der proteingebundenen Substanzen im Plasmawasser in Lösung gehen. Die Clearance einer Substanz, deren Freisetzung aus der Eiweißbindung rasch erfolgt, kann durch die Prädilution erheblich gesteigert werden.

Die Clearance unter der Hämofiltration ist mit dem Glomerulusfiltrat vergleichbar. Allein glomerulär filtrierte Substanzen wie z.B. Digoxin werden bei identischem Volumen des Glomerulus- oder Hämofiltrats in gleichem Umfange aus dem Organismus eliminiert. Substanzen, die auch tubulär sezerniert werden, wie viele schwache Säuren, z.B. Penicillin, werden unter identischen Bedingungen stärker renal eliminiert (Tab. 37.6).

Daraus ergibt sich, daß für glomerulär filtrierte Substanzen die effektive Eliminationskonstante k_e aus der Addition von Restfunktion der Niere und Hämofiltrat pro Minute errechnet werden kann:

k_e = K + ml Hämofiltrat/min
(K = ml/min Glomerulusfiltrat)

Übersteigt die Clearance einer Substanz das Glomerulusfiltrat um den Faktor n, so muß zur Berechnung der Menge im Hämofiltrat K durch den Faktor n dividiert werden. Entspricht n einer Zahl >4, kann die unter der Hämofiltration (20 ml/min) eliminierte Menge im Vergleich zur renalen Clearance weitgehend unberücksichtigt bleiben.

Tabelle 37.6 Clearance verschiedener Substanzen bei Hämo- und Glomerulusfiltration

	Glomerulusfiltrat	Hämofiltrat
Digoxinclearance	25 ml/min	25 ml/min
Penicillinclearance	100 ml/min	25 ml/min

Kardiovaskuläres Monitoring

Patienten im kardiogenen Schock bedürfen einer besonderen Überwachung. Mit Hilfe eines Swan-Ganz-Katheters können Vorhofdruck, pulmonaler Druck, „wedge pressure" und Herzzeitvolumen bestimmt und der periphere Widerstand errechnet werden. Durch gesteuerte Ultrafiltration läßt sich entsprechend der Starling-Kurve das Plasmavolumen in den optimalen Bereich verschieben. Nach Entfernung des Swan-Ganz-Katheters wird die Hämofiltration an dem vorher als optimal bestimmten Venendruck ausgerichtet (Abb. 37.4).

Klinische Ergebnisse

Im Vergleich zur diskontinuierlichen Hämodialyse oder Hämofiltration wird der Flüssigkeitsentzug durch die CB von kritisch kranken, kreislauflabilen Patienten deutlich besser toleriert (6, 25). Die günstige hämodynamische Wirkung der CB läßt sich in Kurzzeituntersuchungen sicher belegen. Punktuell läßt sich auch die günstige Wirkung im Hinblick auf die parenterale Ernährung und die Homöostase im Wasser- und Elektrolythaushalt nachweisen. Dagegen steht ein Beweis für eine mögliche Überlegenheit der CB gegenüber der intermittierenden Hämodialyse oder Hämofiltrationsbehandlung in bezug auf die Letalität beim akuten Nierenversagen noch aus. Trotz Anwendung der Nierenersatztherapie blieb die Mortalität beim akuten Nierenversagen in den letzten 10 Jahren ungefähr bei 70% (8, 36), obwohl erhebliche Anstrengungen gemacht wurden, um sie zu senken. Eine dieser Bemühungen war und ist die kontinuierliche Nierenersatztherapie.

Sechs relevante retrospektive Studien vergleichen die intermittierende Hämodialyse mit der kontinuierlichen Behandlung (20, 26, 28). Hauptproblem dieser Studie ist, daß Patientenkollektive nicht untereinander zu vergleichen sind, was sich in der unterschiedlichen Letalität von 33–93% äußert. Offensichtlich besteht ein erheblicher Unterschied im Schweregrad der Erkrankung. Im Durchschnitt besteht bei diesen Untersuchungen eine Reduktion der Mortalität bei kontinuierlichen im Vergleich zu intermittierenden Verfahren um 5–15%. Die Publikationen sind in Tab. 37.7 wiedergegeben. Zwei prospektive Studien sind zur Zeit noch nicht abgeschlossen (21, 37).

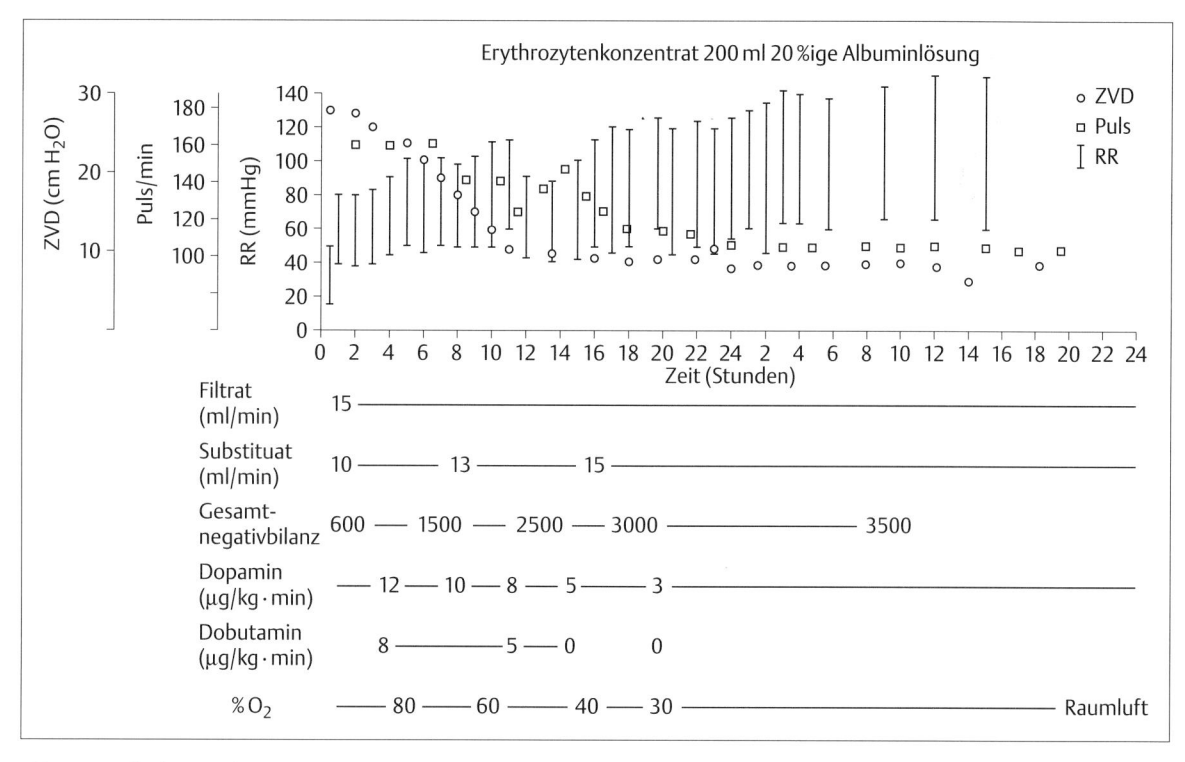

Abb. 37.4 Änderung der hämodynamischen Parameter unter der CAVH bei einem Patienten im kardiogenen Schock.

Tabelle 37.7 Literaturvergleich zur Letalität des akuten Nierenversagens bei kontinuierlicher und intermittiernder Behandlung

Autoren	Prospektiv/Retrospektiv	Intermittierend		Kontinuierlich		Reduktion (%)	Signifikanz
		n	Letalität (%)	n	Letalität (%)		
Mauritz u. Mitarb. (28)	retrospektiv	31	90	27	70	−20	n.s.
Alarabi u. Mitarb. (1)	retrospektiv	40	55	40	45	−10	n.s.
McDonald u. Mitarb. (29)	retrospektiv	24	85	18	72	−13	n.s.
Kierdorf (20)	retrospektiv	73	93	73	77	−16	$p < 0{,}05$
Bellomo u. Mitarb. (3)	retrospektiv	167	70	84	59	−11	n.s.
Bellomo u. Boyce (4)	retrospektiv	84	70	76	45	−25	$p < 0{,}01$
Kruczynski u. Mitarb. (26)	retrospektiv	23	82	12	33	−49	$p < 0{,}01$
Simpson u. Mitarb. (37)	prospektiv	58	82	65	70	−12	n.s.
Kierdorf (23)	prospektiv	47	65	48	60	−4,5	n.s.

n.s. = nicht signifikant.

Nach den vorliegenden Erkenntnissen ist jedoch sicher, daß die Senkung der Letalität durch die kontinuierlichen Verfahren keinesfalls 10–15% überschreiten wird. Da das akute Nierenversagen meistens nur Teilfaktor eines Multiorganversagens ist, wird eine wesentliche Verbesserung der Ergebnisse nur durch die Verbesserung aller therapeutischen Maßnahmen, insbesondere der Sepsisbehandlung, möglich werden.

Derzeitige Indikationen und Kontraindikationen

Bei überwässerten, diuretikaresistenten Kranken, besonders auch Kranken im kardiogenen Schock, ist die CB indiziert (35). Da in der Mehrzahl der Krankenhäuser die Möglichkeit zur CVVH nicht gegeben ist, sollte in diesen Fällen die CAVH zum Einsatz kommen. Die Methode ist einfach zu handhaben. Da nur über relativ kurze Zeit Flüssigkeit entzogen werden soll, sind Bilanzierungshilfen nicht erforderlich. Meistens kommt es nämlich nach Stabilisierung der hämodynamischen Verhältnisse zum Anstieg der Diurese und zur Verbesserung der Nierenfunktion. Entwickelt sich ein akutes Nierenversagen, sollte der Patient zur weiteren Behandlung in ein nephrologisches Zentrum verlegt werden.

Kranke mit akutem Nierenversagen und zusätzlichen Komplikationen, insbesondere Schock, Schocklunge, Multiorganversagen, Bewußtlosigkeit und schwere Herzinsuffizienz, sollten unverzüglich mit der CB behandelt werden. Dabei ist der kontinuierlichen venovenösen Behandlung wegen der größeren Effektivität und Einsatzmöglichkeit auch bei sehr niedrigen Blutdruckwerten der Vorzug zu geben.

Kontraindikationen gegen die CB bestehen wegen der Notwendigkeit der kontinuierlichen Heparinisierung bei schweren Blutungen und erheblicher Blutungsgefahr. Der Langzeiteinsatz von Prostacyclinanaloga zur Hemmung der Thrombozytenaggregation ist bisher nicht erprobt.

Vergiftungen und lebensbedrohliche Hyperkaliämien sind wegen geringerer Effektivität keine Indikation zur CB; in diesen Fällen sind Hämoperfusion und Hämodialyse indiziert.

Weitere Entwicklungsmöglichkeiten

Eine Voraussage kann natürlich nur mit entsprechender Vorsicht erfolgen. Abzusehen ist, daß die Entwicklung auf dem Membrangebiet weiter voranschreitet und dadurch eine verbesserte Elimination höhermolekularer Toxine zu erwarten ist. Weiterhin besteht die Möglichkeit, daß die Hämodiafiltration für die kontinuierliche Behandlung weiterentwickelt werden kann. Durch den Einsatz von Computern können insbesondere die Flüssigkeits- und Elektrolytbilanzierung sowie die parenterale Ernährung eine weitere Verbesserung erfahren (27).

Durch die Entwicklung neuer gerinnungshemmender Mittel, z.B. stabile Prostacyclinanaloga, ist zu hoffen, daß die CB auch bei blutenden oder blutungsgefährdeten Patienten eingesetzt werden kann.

Literatur

1 Alarabi, A. A., B. G. Danielson, B. Wikstrom, J. Wahlberg: Outcome of continuous arteriovenous hemofiltration (CAVH) in one centre. Upsula J. med. Sci. 94 (1989) 299–303
2 Bartlett, R. H., J. Bosch, R. Geronemus, E. Paganini, C. Ronco, R. Swartz: Continuous arteriovenous hemofiltration for acute renal failure. Trans. Amer. Soc. artif. intern. Org. 34 (1988) 67–77
3 Bellomo, R., D. Mansfield, S. Rumble, J. Shapiro, G. Parkin, N. Boyce: Acute renal failure in critical illness. Conventional dialysis versus acute continuous hemodiafiltration. Amer. Soc. artif. intern. Org. J. 32 (1992) 654–657
4 Bellomo, R., N. Boyce: Continuous venovenous hemodiafiltration compared with conventional dialysis in critically ill patients with acute renal failure. Amer. Soc. artif. intern. Org. J. 39 (1993) 794–797
5 Böhler, J., P. Kramer, O. Gölke: Leukocyte counts and complement activation during pump-driven and arteriovenous hemofiltration. Contr. Nephrol. 36 (1983) 15–22
6 Canaud, G., L. J. Carred, J. P. Christol, S. Aubas, J. J. Beraud, C. Mion: Pump-assisted continuous venovenous hemofiltration for treating acute uremia. Kidney int. 33 (1988) 154–156
7 Casati, S., M. Moia, G. Graziani, A. Cantaluppi, A. Citterio, P. M. Mannucci, C. Ponticelli: Haemodialysis without anticoagulants: efficiency and haemostatic aspect. Clin. Nephrol. 1 (1984) 102–105
8 Chew, S. L., R. L. Lins, R. Daelemans, M. E. De Broe. Outcome in acute renal failure. Nephrol. Dialys. Transplant. 8 (1993) 101–107
9 Craddock, P. R., J. Fehr, K. L. Brigham, R. S. Kranenberg, H. S. Hakob: Complement- and leukocyte-mediated pulmonary dysfunction in hemodialysis. New Engl. J. Med. 296 (1977) 769–774
10 Davenport A., E. J. Will, A. M. Davison: Comparison of the use of standard heparin and prostacyclin anticoagulation in spontaneous and pump-driven extracorporeal circuits in patients with combined acute renal and hepatic failure. Nephron 66 (1994) 431–437
11 Dodd, N. J., R. M. O'Donovan, D. N. Bennet-Jones, P. B. Rylan, M. Bewick, V. Parsch, M. J. Weston: Arteriovenous hemofiltration: a recent advance in the management of renal failure. Brit. med. J. 287 (1983) 1008–1010
12 Geronemus R. P.: Slow continuous hemodialysis. Trans. Amer. Soc. artif. intern. Org. 34 (1988) 59–60
13 Golper, T. A.: Continuous arteriovenous hemofiltration in acute renal failure. Amer. J. Kidney Dis. 6 (1985) 373–386
14 Hakim R. M., R. L. Wingard, R. A. Parker: Effect of the dialysis membrane in the treatment of patients with acute renal failure. New Engl. J. Med. 331 (1994) 1338–1342
15 Hörl, W. H., A. Heidland: Enhanced proteolytic activity-cause of protein catabolism in acute renal failure. Amer. J. clin. Nutr. 33 (1980) 1423–1427
16 Hörl, W. H., H. Stepinski, R. M. Schäfer, C. Wanner, A. Heidland: Role of proteases in hypercatabolic patients with renal failure. Kidney int. 24, Suppl. 16 (1983) 37–42
17 Jakob, A. I., G. Gravellas, R. Zarco: Leukopenia, hypoxia and complement function with different hemodialysis membranes. Kidney int. 18 (1980) 505–507
18 Kaplan, A. A., R. F. Folkert: Continuous arteriovenous hemofiltration. Ann. intern. Med. 100 (1984) 358–362
19 Kennedy, A. C., A. L. Linton, J. C. Eaton: Urea levels in cerebrospinal fluid after haemodialysis. Lancet 24 (1962) 410–411
20 Kierdorf, H.: Continuous versus intermittent treatment: clinical results in acute renal failure. Contr. Nephrol. 93 (1991) 1–12
21 Kierdorf H.: Einfluß der kontinuierlichen Hämofiltration auf Proteinkatabolismus, Mediatorsubstanzen und Prognose des akuten Nierenversagens. Habilitationsschrift, 1994
22 Kierdorf, H., J. Kindler, H. G. Sieberth: Nitrogen balance in patients with acute renal failure, treated by continuous arteriovenous hemofiltration. Nephrol. Dialys. Transplant. 1 (1986) 72
23. Kierdorf H.: Acute renal failure in sight of the 21st century. Etiology, prognosis and extracorporeal treatment modalities. Nieren- u. Hochdruck. 23 (1994) 614–621
24 Kleeman, C. R.: CNS manifestation of disordered salt and water balance. Hosp. Pract. 1979, 59–73
25 Kramer, P., W. Wigger, J. Rieger, D. Matthaei, F. Scheler: Arterio-venous hemofiltration: a new simple method for treatment of overhydrated patients to diuretics. Klin. Wschr. 55 (1977) 1121–1122
26 Kruczynski, K., K. Irvine-Bird, E. B. Toffelmire, A. R. Morton: A comparison of continuous arteriovenous hemofiltration and intermittent hemodialysis in acute renal failure patients in the intensive care unit. Amer. Soc. artif. intern. Org. J. 39 (1993) 778–781
27 Mason, J. C., T. K. Cowell, P. J. Hilton, A. J. Wing: Arteriovenous hemofiltration (CAVH) as complete replacement therapy in acute renal failure: management of fluid balance assisted by computer monitoring. In Sieberth H.G., H. Mann: Continuous Arteriovenous Hemofiltration (CAVH). Karger, Basel 1985 (pp. 37–45)
28 Mauritz, W., P. Sporn, I. Schindler, E. Zadrobilek, E. Roth, W. Appel: Acute renal failure in abdominal infection: comparison of hemodialysis and continuous arteriovenous hemofiltration. Anästh. Intensivther. Notfallmed. 21 (1986) 212–217
29 McDonald, B. R., R. L. Metha: Decreased mortality in patients with acute renal failure undergoing continuous arteriovenous hemodialysis. Contr. Nephrol. 93 (1991): 51–56

30 Metha R.L., B.R. McDonald, D.M. Ward: Regional citrate anticoagulation for continuous arteriovenous hemodialysis. Contr. Nephrol. 93 (1991) 210–214
31 Schultheis R., W. Brings, W.M. Glöckner, H.G. Sieberth: Devise for controlled cyclic substitution during spontaneous filtration. In Sieberth H.G., H. Mann: Continuous Arteriovenous Hemofiltration (CAVH). Karger, Basel 1985 (pp. 64–66)
32 Schurek, H.J., J.D. Biela, K.H. Bergmann: Further improvement of a mechanical device for automatic fluid balance in CAVH. In Sieberth H.G., H. Mann: Continuous Arteriovenous Hemofiltration (CAVH). Karger, Basel 1985 (pp. 67–69)
33 Sieberth, H.G., K. Schmidt: The elimination of N.P.N., creatine and uric acid in relation to the duration of extracorporal haemodialysis. Proc. Europ. Dialys. Transplant. Ass. 1 (1964) 89
34 Sieberth, H.G.: Dosierung von Pharmaka und Auswahl der Substitutionslösungen unter kontinuierlicher Hämofiltration. In Lawin, P., K. Peter, H. van Aken, Th. Prien: Intensivmedizin, Thieme, Stuttgart 1987 (S. 79–86)
35 Sieberth, H.G., J. Frisch, J. Riehl: Diuretika (Hämofiltration). In Hombach, V.: Kardiovaskulär wirksame Pharmaka, Bd. II. Schattauer, Stuttgart 1988 (S. 190)
36 Sieberth, H.G.: Introduction. In Sieberth H.G.: Akutes Nierenversagen. Thieme, Stuttgart 1979 (S. 1–2)
37 Simpson, K., M.E.M. Allison: Dialysis and acute renal failure: Can mortality be improved? Nephrol. Dialys. Transplant. 8 (1993) 946 (abstract)
38 Stiller, S., H. Mann: Significance of sodium measurement in regular dialysis treatment. Life Support Syst. 2, Suppl. 1 (1984) 169–178
39 Van Geelen, J.A., H.H. Vincent, M.A.D.H. Schalekamp: Continuous arteriovenous haemofiltration and haemodiafiltration in acute renal failure. Nephrol. Dialys. Transplant. 2 (1988) 181–186
40 Zobel G., E. Ring, W. Müller: Continuous arteriovenous hemofiltration in premature infants. Crit. Care Med. 17 (1989) 534–536

38 Hämofiltration zur Behandlung der chronischen Niereninsuffizienz

E. Quellhorst und B. Schünemann

Prinzip und historische Entwicklung

Bei der Hämofiltration wird dem Blut Ultrafiltrat entzogen und durch eine der Extrazellulärflüssigkeit entsprechend zusammengesetzte Lösung („Substitutionslösung") ersetzt. Der wesentliche Unterschied zur Hämo- und Peritonealdialyse besteht darin, daß die zu eliminierenden Retentionsprodukte nicht per diffusionem, sondern über einen konvektiven Transport mit dem Ultrafiltratstrom durch die Membranporen entfernt werden. Ultrafiltration bedeutet Gewinnung eines eiweißfreien Filtrates aus dem Blut, Hämofiltration dagegen Ultrafiltration mit weitgehender Substitution des Filtrates. Im Gegensatz zur Hämodiafiltration findet bei der Hämofiltration ein Dialysevorgang nicht statt. Diese Methode ähnelt somit der Bildung des Glomerulusfiltrates in der natürlichen Niere, wobei allerdings ein die tubulären Transportvorgänge nachahmendes Verfahren noch nicht entwickelt wurde (Abb. 38.1). Voraussetzung für die Verbreitung der Hämofiltration war die Entwicklung hochpermeabler Membranen sowie die Konstruktion von Monitoren, die eine kontinuierliche, lineare Substitution des Ultrafiltrates abzüglich der gewünschten Körpergewichtsabnahme ermöglichen.

Es darf jedoch nicht vergessen werden, daß das Prinzip der Ultrafiltration als Mittel zur Elimination harnpflichtiger Substanzen und zum Flüssigkeitsentzug bereits 1928 von Brull (5) beschrieben wurde. Die erste Hämofiltration im heutigen Sinne wurde wahrscheinlich 1952 von Alwall u. Mitarb. (1) vorgenommen. Das Verfahren wurde an barbituratvergifteten Kaninchen durchgeführt und mit dem Ausdruck „exchange ultrafiltration" belegt. Waren zu diesem Zeitpunkt noch Cellophanspulen verwandt worden, so ermöglichte die zwischenzeitliche Entwicklung von Membranen mit hoher hydraulischer Permeabilität amerikanischen und deutschen Arbeitsgruppen im Jahre 1967 die Aufnahme von Laborversuchen. Nach erfolgreichem Abschluß dieser vor allem von Henderson u. Mitarb. (9) durchgeführten Untersuchungen erfolgte 1974 die erste Hämofiltration am Menschen. In der Folgezeit wurde eine größere Anzahl von Patienten mit chronischer Niereninsuffizienz intermittierend mit Hämofiltrationen behandelt. Nach der Statistik der European Dialysis and Transplant Association wurden bereits 1977 insgesamt 160 Kranke ausschließlich und 209 Patienten gelegentlich diesem neuen Behandlungsverfahren unterzogen. 1981 wurden allein in Europa etwa 1500 Patienten mit dieser Methode behandelt (4). Inzwischen liegen zahlreiche Erfahrungen mit der Anwendung der Hämofiltration bei akutem und chronischem Nierenversagen, exogenen Intoxikationen und Leberversagen vor.

Theoretische Grundlagen

Im Gegensatz zu den Dialyseverfahren erfolgt die Elimination von Soluta bei der Ultrafiltration über einen konvektiven Transport, dessen qualitative und quantitative Kenngrößen von der Ultrafiltratmenge und dem Siebkoeffizienten abhängig sind. Wenn eine homogene Flüssigkeit durch eine inkompressible Membran ultrafiltriert wird, dann besteht eine lineare Beziehung zwischen Druckdifferenz und Filtratfluß über die Membran. Wird eine eiweißhaltige Lösung oder eine Lösung filtriert, in der zahlreiche Moleküle mit einem größeren Durchmesser als dem Porendurchmesser der Membran enthalten sind, kommt es zur Bildung von Sekundär-

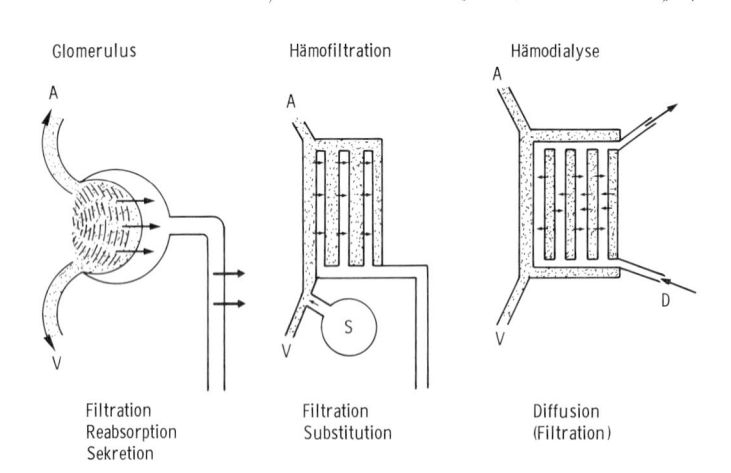

Abb. 38.1 Schematische Gegenüberstellung von glomerulärer Filtration, Hämofiltration und Dialyse. A = arterieller Zufluß, V = venöser Rückfluß, S = Substituat, D = Dialysat.

membranen („Membranpolarisation"), wodurch im Falle gleichbleibender hydrostatischer Druckdifferenz der Filtratfluß vermindert wird. Die bei der Ultrafiltration sehr rasch auftretende Membranpolarisation kann durch eine höhere Überströmungsgeschwindigkeit der Membran hintangehalten werden. Bei der Hämofiltration sind jedoch diesem Ausgleichsmechanismus wegen der Gefahr der Hämolyse Grenzen gesetzt. Man kann hier im wesentlichen nur versuchen, durch eine geeignete Anordnung der Membranen den Effekt der Membranpolarisation möglichst gering zu halten. Neben der Membranpolarisation haben offensichtlich der Hämatokrit und möglicherweise auch der Lipidgehalt des Blutes Einfluß auf die Filtrationsleistung. Bei der Hämofiltration kommt der Filtrationsdruck durch positiven Druck auf der Blutseite und/oder Unterdruck auf der Filtratseite zustande; osmotischer und onkotischer Druck spielen hier offensichtlich eine geringere Rolle. Bei gleicher Membranstruktur und -zusammensetzung verhalten sich Flachmembranen und Kapillarmembranen grundsätzlich unterschiedlich.

Technische Voraussetzungen

Membranen

Für die Ultra- bzw. Hämofiltration werden im allgemeinen asymmetrische Membranen verwandt. Die hohe Permeabilität dieser Membranen beruht darauf, daß der Durchflußwiderstand nur von einer sehr dünnen, dem Filtrationsmedium zugewandten „aktiven" Membranschicht unterhalten wird. Der „aktiven" Schicht ist eine relativ dicke, grobporige und der Unterstützung dienende Membranschicht unterlegt. Die „Unterstützungsschicht" spielt für den Filtrationsvorgang keine Rolle.

Derzeit werden für die Hämofiltration sowohl Platten- als auch Kapillarfilter verwandt, deren Charakteristika aus Tab. 38.1 zu ersehen sind. Auffällig sind hier die sehr differenten Ausschlußgrenzen, die langfristig zu unterschiedlichen Ergebnissen der Hämofiltration führen können. Andererseits sollte beachtet werden, daß die Filtrationsleistung einiger Filter nahe an die der natürlichen Glomerulusmembran heranreicht.

Substitution

Durchführung und Ergebnisse

Da ein dem Tubulusapparat der natürlichen Niere entsprechendes System der Reabsorption noch nicht existiert, müssen bei der Hämofiltration größere Mengen Filtrat durch eine physiologische, der Zusammensetzung des Extrazellulärraums angepaßte Lösung ersetzt werden. Diese Substitution kann prinzipiell vor oder hinter dem Filter erfolgen (Prä- bzw. Postdilution). Verständlicherweise können bei der Prädiluton größere Filtratflüsse erzielt werden, wohingegen bei der Postdilution die Ultrafiltration in erster Linie vom Blutdurchfluß durch den Filter bestimmt wird (Abb. 38.2). Die Konzentration der zu eliminierenden Substanzen im Filtrat ist jedoch bei der Prädilution wesentlich niedriger als bei der Postdilution, weshalb hier größere Mengen an Filtrat und folglich auch Substitutionslösung benötigt werden.

Bei der Postdilution entspricht die Clearance aller Substanzen in einem unterhalb der Abscheidegrenze der Membran liegenden Bereich annähernd dem Filtratfluß. Ganz allgemein kann festgestellt werden, daß bei der Prädilution kleinmolekulare Substanzen besser als bei der Postdilution eliminiert werden, während hinsichtlich der Ausscheidung großmolekularer Stoffe kaum Unterschiede zwischen beiden Verfahren bestehen. Bei der in den USA hauptsächlich angewandten Prädilution werden 70–100 l Substitutionslösung pro Behandlung benötigt, während das entsprechende Volumen bei der Postdilution nur 30–40 l beträgt. Wenn man steril vorgefertigte Lösungen infundiert, ist das Prädilutionsverfahren daher unwirtschaftlich, ein Nachteil, den man durch Herstellung der Substitutionslösung aus Konzentrat und durch umgekehrte Osmose gereinigtem Leitungswasser im „On-line-Verfahren" überwindet. Von Bosch (3) wurde vorgeschlagen, im Interesse einer Erhöhung des Filtratflusses einen kleinen Teil der Substitutionslösung vor und den Großteil hinter dem Filter zu infundieren. Neuerdings streben einige Autoren an, die Vorteile von Post- und Prädilution in einem System zu vereinigen, bei dem die Substitution zwischen zwei Filtern erfolgt. Über diese „Middilution"

Tabelle 38.1 Charakteristika einiger zur Hämofiltration verwendeten Membranen sowie der Glomerulusmembran. FM = Flachmembran, KM = Kapillarmembran

Membran	Filtertyp		Oberfläche (m²)	Approximative Ausschlußgrenze (Kilodalton)	Hydraulische Permeabilität $\times 10^5$ (ml/s, cm²)
natürliche Niere			~3,0	50	150
Cellulosetriacetat		Sartorius	0,6–1,0	20	220
Polysulfon	KM	Amicon	0,6	50	220
Polysulfon	KM	Fresenius	1,25–1,8	40	120
Polyacrylnitril	FM	Rhône-Pulenc	1,0	40	55
Polyacrylnitril	KM	Asahi	1,0–1,8	20	150
Polyamid	KM	Gambro	1,35–1,95	40	250
Polyamid	KM	Berghof	1,0	15	?

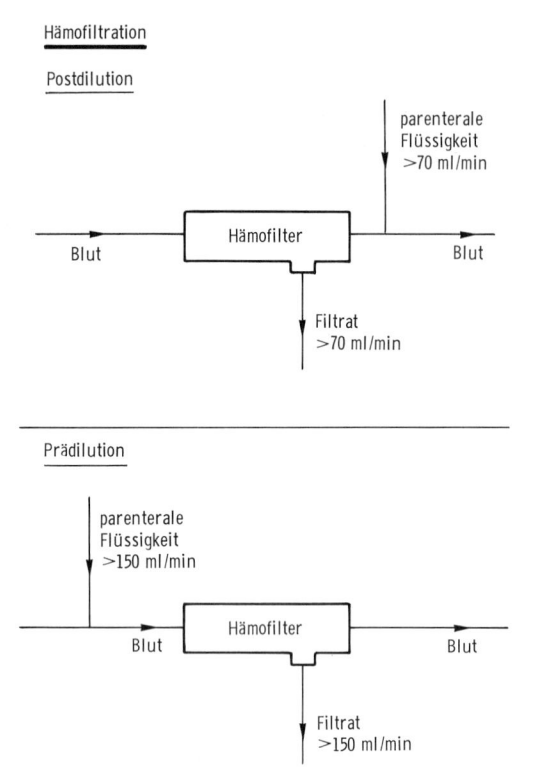

Abb. 38.2 Schematische Darstellung von Post- und Prädilution.

liegen jedoch zum jetzigen Zeitpunkt nur wenige Erfahrungen vor.

Substitutionslösung

Im Gegensatz zu den Dialyseverfahren ist die Elektrolytbilanz pro Behandlung bei der Hämofiltration abhängig vom Flüssigkeitsentzug. Entspricht die Zusammensetzung der Substitutionslösung hinsichtlich der Elektrolyte dem Extrazellulärraum, dann ist die Elektrolytbilanz pro Behandlung negativ um den Betrag der im Ultrafiltrat, d. h. der entzogenen Menge Körperflüssigkeit enthaltenen Elektrolyte. Bei ausgeprägten Überwässerungszuständen, die u. U. den Entzug von 3–5 l pro Behandlung erforderlich machen, kann so eine negative Elektrolytbilanz mit ungünstigen Auswirkungen (z. B. Wadenkrämpfen) auftreten. Bei der Wahl der Zusammensetzung einer Substitutionslösung müssen diese Gesichtspunkte beachtet werden. Es empfiehlt sich, eine Stammlösung zu verwenden, deren Zusammensetzung dem Extrazellulärraum entspricht. Ist ein Flüssigkeitsentzug von 2,5 l oder mehr erforderlich und soll eine negative Elektrolytbilanz vermieden werden, so kann der Substitutionslösung ein steriles Elektrolytkonzentrat zugesetzt werden.

Als Puffersystem sollte in der Substitutionslösung Lactat verwandt werden, zumal von einigen Untersuchern bei Anwendung von Acetat ungünstige Auswirkungen auf Kreislauf und Lipidstoffwechsel beobachtet wurden. Sicher wäre es am günstigsten, Bicarbonat zu verwenden. Leider ergeben sich hier jedoch zur Zeit noch Probleme hinsichtlich der Stabilität. Unter Berücksichtigung dieser Gesichtspunkte ist folgende Zuammensetzung der Substitutionslösung vorzuschlagen: Natrium 140 mmol/l, Kalium 2,0 mmol/l, Calcium 1,88 mmol/l, Magnesium 0,75 mmol/l, Lactat 40 mmol/l, Chlorid 117,35 mmol/l. Der Zusatz organischer Substanzen, wie beispielsweise Glucose oder Aminosäuren, hat sich als nicht erforderlich erwiesen.

Dosierung

Wurden zunächst bei der Postdilution grundsätzlich 3mal wöchentlich nur je 20 l pro Behandlung ausgetauscht, so hat doch die Beobachtung einiger urämischer Komplikationen eine individuelle Anpassung an den Bedarf wünschenswert erscheinen lassen. Bisher existieren noch keine eindeutigen Empfehlungen für die Menge des Austauschvolumens pro Behandlung. Von Baldamus u. Mitarb. (2) wurde beispielsweise zur Errechnung des Austauschvolumens pro Behandlung, durch das die Harnstoffkonzentration im Serum auf die Hälfte des Ausgangswertes reduziert werden kann, die folgende Formel vorgeschlagen:

$$V^1/_2 = 0{,}47 \times BW - 3{,}03$$

($V^1/_2$ = Menge Ultrafiltrat, die notwendig ist, um die Harnstoffkonzentration im Serum auf 50% des Ausgangswertes zu reduzieren,

BW = Körpergewicht [kg]

Geräte

Zur Verhütung unerwünschter Kreislaufreaktionen infolge zu starker Dehydratation oder Überwässerung ist eine exakte Dosierung der auf Körpertemperatur angewärmten Substitutionslösung erforderlich. Dabei muß sichergestellt werden, daß der Flüssigkeitsentzug pro Behandlung linear erfolgt und daß abrupte Änderungen der Zufuhr vermieden werden. Von der Industrie wurden inzwischen mehrere Monitore entwickelt, bei denen die Messung von Filtrat und Substituat gravimetrisch erfolgt und bei denen teilweise eine über Mikroprozessoren gesteuerte Schaltung die Einstellung der erwünschten Flüssigkeitsreduktion zu Anfang der Behandlung sowie auch deren Überwachung ermöglicht.

Klinische Anwendung

Hypertonie – Hypotonie

Henderson u. Mitarb. (10) machten als erste auf die günstigen Auswirkungen der Hämofiltration und die bei Patienten mit Niereninsuffizienz häufig bestehende Hypertonie aufmerksam. Diese Befunde konnten insofern bestätigt werden, als es im Verlaufe einer 9monatigen Behandlungsperiode gelang, bei 15 Patienten mit „dialyse- und medikamentenresistenter" Hypertonie den Blutdruck allein durch Hämofiltration zu normalisieren (15). Parallel dazu zeigte die zu Beginn der Behandlung bei allen Patienten stark erhöhte Plasmareninaktivität eine Normalisierungstendenz. Setzt man den Abfall des systolischen Blutdrucks in Beziehung zum Blutdruck bei Behandlungsbeginn und zum Gewichtsverlust pro Behandlung, so kann man feststellen, daß die Blutdruckreaktion auf einen bestimmten Flüssigkeitsentzug innerhalb der einzelnen Hämofiltration vom Blutdruck zu Beginn der Behandlung abhängig ist: Ein bestimmter Flüssigkeitsentzug führt zu einem stärkeren Absinken des Blutdrucks im Verlauf der Einzelbehandlung bei Patienten mit schwerer Hypertonie. Der gleiche Flüssigkeitsentzug beeinflußt den Blutdruck jedoch nur unwesentlich bei normalem oder leicht erhöhtem Blutdruck zu Beginn der einzelnen Hämofiltration. Dieses Blutdruckverhalten ist für die Hämofiltration typisch und bei der Hämo- oder Peritonealdialyse nicht in gleicher Weise zu beobachten. Dies spricht dagegen, daß die günstigen Auswirkungen der Hämofiltration auf die Hypertonie allein auf einen schonenden Flüssigkeits- und Natriumentzug zurückzuführen sind. Die einzelnen Faktoren, die eine Beseitigung der Hypertonie unter der Langzeithämofiltrationsbehandlung bewirken, sind bisher noch nicht bekannt. Henderson u. Mitarb. (11) glauben, eine Beziehung zwischen Blutdrucknormalisierung und Dopamin-β-Hydroxylaseaktivität im Serum gefunden zu haben: Zu einem Absinken der Enzymaktivität im Serum kam es unter der Hämofiltration nur bei den Patienten, die auch eine Normalisierung des Blutdrucks zeigten. Bisher fehlt noch ein exakter Beweis für die Existenz weiterer Mechanismen, wie beispielsweise der bevorzugten Elimination einer hypothetischen Substanz im „mittleren Molekularbereich", die über das autonome Nervensystem das Blutdruckverhalten beeinflussen soll.

Bei Patienten, denen wegen ausgeprägter Überwässerungszustände größere Flüssigkeitsmengen entzogen werden müssen, treten während oder nach der Hämodialysebehandlung häufig hypotone Episoden auf, die das Wohlbefinden erheblich stören können. Bei diesen Kranken kann eine deutliche Besserung der Kreislaufregulationsstörungen nach Übergang auf die Hämofiltration beobachtet werden. Das gleiche gilt für Kranke mit Hypotonie trotz Hyperhydratation, bei denen ein ausreichender Flüssigkeitsentzug durch die Dialyse wegen frühzeitig auftretender Kollapserscheinungen nicht möglich ist. Für diesen „kreislaufschonenden" Flüssigkeitsentzug, der besonders älteren Menschen mit zerebro- oder kardiovaskulären Komplikationen zugute kommt, wurden verschiedene Mechanismen als Erklärung herangezogen: Von Bedeutung ist hier zunächst die Beobachtung, daß der osmotische Druck im Extrazellulärraum unter der Hämofiltration weniger absinkt als unter der Hämodialyse (Abb. 38.3). Gleichzeitig steigt der onkotische Druck stärker an als bei der Dialyse, so daß ein rascher Einstrom von Flüssigkeit in den Intravasalraum anzunehmen ist. Dieses „Refilling-Phänomen" dürfte als wesentlicher Faktor für die bessere Kreislaufstabilität unter der Hämofiltration anzusehen sein. Auf eine weitere Beobachtung wurde von Hampl u. Mitarb. (8) aufmerksam gemacht: Bei gleichem Flüssigkeitsentzug steigt der periphere Widerstand unter der Hämofiltration stärker an als unter der Hämodialyse. Bei der Hämofiltration läßt sich eine ausgeprägtere vasokonstriktorische Reaktion auf den Entzug intravasalen Volumens feststellen als bei der Dialyse.

Die Hämofiltration sollte mithin sowohl bei Patienten mit schwerer Hypertonie als auch bei Kranken mit hypotonen Kreislaufregulationsstörungen oder Hypotonie trotz Hyperhydratation der Hämodialyse vorgezogen werden. Dies gilt besonders bei älteren Patienten mit Gefäßsklerose, bei denen hypotone Episoden während der Behandlung wegen der Gefahr des Auftretens

Abb. 38.3 Verhalten von osmotischem und kolloid-osmotischem Druck im Serum unter Hämodialyse und Hämofiltration (17 Behandlungen) (n. s. = nicht signifikant).

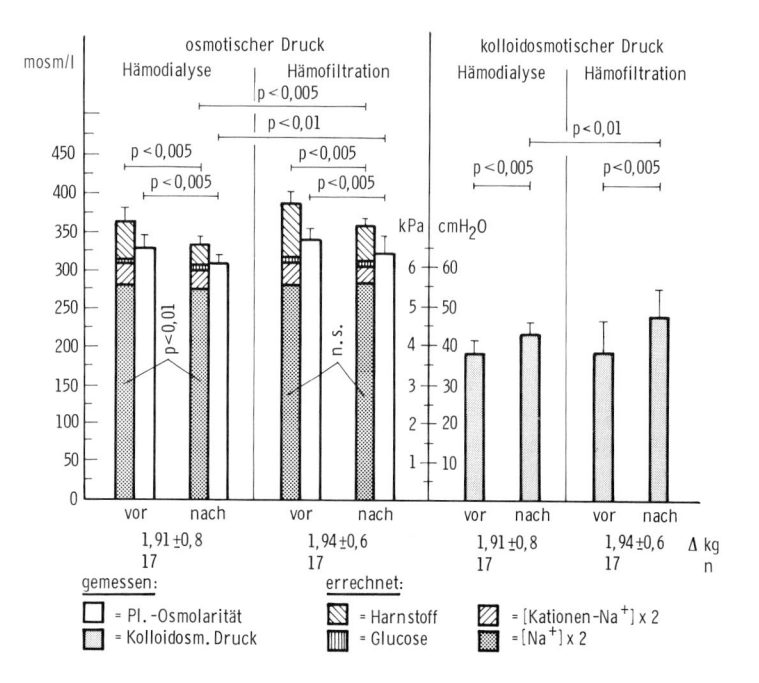

kardio- oder zerebrovaskulärer Komplikationen vermieden werden müssen.

Harnpflichtige Substanzen

Die Effektivität der Hämofiltration hinsichtlich der Elimination kleinmolekularer harnpflichtiger Substanzen (wie z.B. Kreatinin, Harnstoff) ist geringer als die der Hämodialyse. Dies gilt besonders für die in Europa bisher allgemein übliche Postdilution bei einem Austausch von 3mal 30–40 l pro Woche. Bei Verwendung hochpermeabler Filter mit großer Filtrationsleistung (etwa 120 ml/min) werden die Unterschiede zwischen Hämodialyse und Hämofiltration bezüglich der Eliminationsleistung kleinmolekularer Substanzen pro Zeiteinheit jedoch geringer. Immerhin ist festzustellen, daß auch bei der „konventionellen" Hämofiltration zwar immer wieder ein Anstieg der Serumkreatinin- und Harnstoffwerte beobachtet wurde, daß diese jedoch ein individuelles Plateau erreichen und dann nicht mehr ansteigen. Trotz höherer Harnstoff- und Kreatininwerte im Serum ist das Wohlbefinden der Patienten im allgemeinen nicht gestört. Auch in einer größeren Gruppe von Kranken wurde das Auftreten urämischer Symptome, wie beispielsweise Pleuritis oder Perikarditis, nicht beobachtet.

Substanzen mit einem „mittleren Molekulargewicht", d.h. einem Molekulargewicht zwischen 1000 und 1500, werden mit Hilfe der Hämofiltration weitaus besser als mit den Dialyseverfahren eliminiert. Die Hämofiltration stellt das Verfahren mit dem größten Effekt für die Ausscheidung von Stoffen in diesem Molekularbereich dar. Dieser verfahrensspezifischen Verschiebung des Eliminationsspektrums zugunsten höhermolekularer Substanzen wurden denn auch von den Verfechtern der „Mittelmolekularhypothese" große Erwartungen entgegengebracht. In einigen Fällen konnte eine rasche Rückbildung unter der Hämodialysebehandlung entstandener, klinisch manifester Neuropathien nach Übergang auf intermittierende Langzeithämofiltration beobachtet werden. Andererseits wurde bei einer größeren Patientengruppe unter der Langzeitbehandlung mit der Hämofiltration eine Abnahme der zu Beginn normalen motorischen und sensiblen Nervenleitungsgeschwindigkeit nicht festgestellt.

Calcium-Phosphat-Haushalt

Von einigen Untersuchern wurde ein Absinken der Serumphosphatspiegel unter der Hämofiltrationsbehandlung beschrieben; in anderen Fällen konnte die Aluminiumhydroxidbehandlung bei gleichbleibenden Serumphosphatspiegeln reduziert werden. Diese Beobachtung war vor allem deshalb von Interesse, weil die unter der Hämodialysebehandlung auftretende oder bestehenbleibende Osteopathie noch immer große therapeutische Probleme aufwirft. Andererseits war zu erhoffen, daß mit der Reduktion der Aluminiumhydroxidgabe die Gefahr von Aluminiumintoxikationen mit den gefürchteten Auswirkungen auf das zentrale Nervensystem und den Knochenstoffwechsel vermindert werden könnte. Weitere Untersucher fanden nun aber ein Gleichbleiben, in Einzelfällen sogar einen Anstieg der Serumphosphatspiegel unter der Hämofiltrationsbehandlung. Insgesamt sind die Untersuchungsergebnisse bisher sehr uneinheitlich, was möglicherweise auf unterschiedliche Calciumbilanzen unter der Hämofiltration zurückzuführen ist. Anders als bei den Dialyseverfahren ist die Calcium- und Phosphatbilanz unter der Hämofiltration abhängig von der Flüssigkeitsbilanz und damit indirekt vom Hydratationszustand des Patienten zu Beginn der Behandlung. Auf diesen Zusammenhang wurde erstmals von Fuchs u. Mitarb. (7) hingewiesen: Bei einer Calciumkonzentration in der Substitutionslösung von 1,9 mmol/l ist beispielsweise die Calciumbilanz pro Behandlung dann ausgeglichen, wenn 3,86 l Flüssigkeit entzogen werden. Ist der Flüssigkeitsentzug höher, so wird die Bilanz negativ und umgekehrt.

Die in der Literatur auffällig uneinheitliche Beurteilung der gegenseitigen Beeinflussung von Parathormon- und Serumphosphatspiegel dürfte auf den genannten Sachverhalt zurückzuführen sein: Bei Patienten mit ausgeprägten Überwässerungszuständen und der daraus resultierenden Notwendigkeit, während der Einzelbehandlung eine stark negative Flüssigkeitsbilanz zu erzielen, dürfte die negative Calciumbilanz zu einer Stimulation der Nebenschilddrüsen führen, sofern die Calciumkonzentration in der Substitutionslösung nicht erhöht wird. Bei anderen Kranken wiederum, bei denen während der Hämofiltration nur wenig Flüssigkeit entzogen werden muß, ist eine positive Calciumbilanz und damit langfristig auch eine Suppression der Parathyreoidea zu erwarten. Einzelne Verlaufsbeobachtungen unter Einschluß von wiederholt durchgeführten Beckenkammbiopsien geben Hinweise auf einen Zusammenhang zwischen Flüssigkeits- und damit Calciumbilanz unter der Hämofiltration und Verlauf der renalen Osteopathie unter dieser Behandlung. Eine endgültige Beurteilung der Auswirkungen einer Hämofiltrationsbehandlung auf den Calcium-Phosphat-Haushalt wird jedoch erst nach langfristiger Beobachtung einer größeren Anzahl von Patienten möglich sein, die unter standardisierten Bedingungen untersucht und behandelt werden.

Lipidhaushalt

Über eine günstige Beeinflussung der bei vielen Patienten mit chronischer Niereninsuffizienz bestehenden Hypertriglyzeridämie durch Hämofiltration wurde von einigen Untersuchern berichtet. Als möglicher Mechanismus wurde die bevorzugte Elimination eines Lipoproteinlipase-Inhibitors im „mittleren Molekularbereich" angenommen. Befunde von Schneider u. Mitarb. (18) lassen darauf schließen, daß die Verwendung einer lactathaltigen Substitutionslösung anstatt des bei der Hämodialyse verwandten acetathaltigen Dialysats für das Absinken der Triglyceridspiegel im Serum von Bedeutung ist. Gegenwärtig kann jedoch noch kein endgültiges Urteil darüber abgegeben werden, ob die Hämofiltration selbst oder aber nur die Änderung des Puffers (Übergang von Acetat auf Lactat) für das beobachtete Phänomen von Bedeutung ist.

Hormonhaushalt

Aufgrund der Eliminationscharakteristika der Hämofiltration ist eine verstärkte Ausscheidung verschiedener Hormone zu erwarten. Es wurden Depletionssyndrome befürchtet. Von Kramer u. Mitarb. (14) wurden Untersuchungen über den Verlust verschiedener Hormone mit dem Ultrafiltrat durchgeführt. Bei Benutzung eines RP-6-Filters Rhône-Poulenc lag der Siebkoeffizient für Insulin, Gastrin und Somatomedin B zwischen 0,6 und 0,9. Diese Substanzen wurden mithin in hoher Konzentration im Filtrat nachgewiesen. Für Testosteron, Cortison, Wachstumshormon und TSH wurde ein Siebkoeffizient von unter 0,1, für GIP (gastrales inhibitorisches Polypeptid) ein solcher von 0,2 gefunden. Diese Hormone sind im Filtrat also nur in geringer Menge vorhanden. Bei GIP wurde unter der Hämofiltration ein deutlicher Anstieg im Serum gefunden, ein Befund, der durch die Eiweißbindung dieses Hormons zu erklären ist. Hinsichtlich des Verhaltens von TSH wurden von Schneider u. Streicher (17) gegensätzliche Beobachtungen gemacht. Diese Autoren registrierten abfallende TSH-Spiegel im Verlauf der Hämofiltration und stellen einen möglichen Verlust mit dem Filtrat zur Diskussion. Nach den Untersuchungen von Schneider u. Streicher steigen T_4, T_3 und TBG (thyroxinbindendes Globulin) im Verlaufe der Einzelbehandlung mit der Hämofiltration stärker an, als durch Hämokonzentration zu erwarten wäre. Langfristig zeigt sich dagegen ein kontinuierlicher Abfall von T_4, T_3 und TBG. Die Stimulation mit TRH ergibt auch nach längeren Hämofiltrationsperioden eine normale TSH-Antwort. Der T_4/TBG-Quotient bleibt als Hinweis auf ein euthyreotes Stoffwechselverhalten im Normbereich. Über die Parathormonaktivität im Serum unter der Hämofiltrationsbehandlung differieren die Angaben in der Literatur stark: Es finden sich sowohl langfristig unbeeinflußte (7) als auch abfallende (17) Werte. Offensichtlich sind die Bestimmungsmethoden der einzelnen Untersucher zu unterschiedlich, als daß eine einheitliche Aussage erwartet werden könnte.

Beeinflussung des subjektiven Befindens

Wird unter der Hämodialysebehandlung bei Überwässerungszuständen ein im Verhältnis zum Körpergewicht des Patienten drastischer und rascher Flüssigkeitsentzug notwendig, so können Mißempfindungen wie Kopfschmerzen, Übelkeit und Erbrechen, aber auch Wadenkrämpfe und Kollapsreaktionen auftreten. Diese unter dem Begriff „Disäquilibriumsyndrom" zusammengefaßten Erscheinungen treten nun unter der Hämofiltration signifikant seltener auf. Aus Abb. 38.4 ist die Häufigkeit dieser Nebenreaktionen, angegeben als Prozentsatz in Abhängigkeit vom prozentualen Flüssigkeitsentzug unter Hämodialyse, Peritonealdialyse und Hämofiltration, zu ersehen. Während bei der Hämodialyse und in einem geringeren Ausmaß auch bei der Peritonaldialyse eine Beziehung zwischen Flüssigkeitsent-

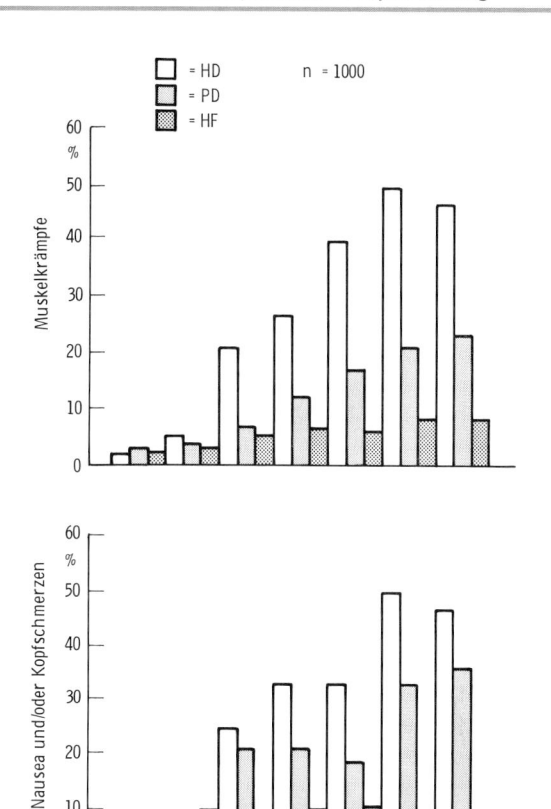

Abb. 38.4 Häufigkeit verschiedener Nebenreaktionen in Abhängigkeit von Flüssigkeitsentzug bei Hämodialyse (HD), Peritonealdialyse (PD) und Hämofiltration (HF). Δ Körpergewicht = prozentualer Gewichtsentzug, bezogen auf Anfangsgewicht.

zug und Häufigkeit der Nebenreaktionen besteht, wird bei der Hämofiltration ein größerer Flüssigkeitsentzug pro Zeiteinheit toleriert. Es ist zu vermuten, daß die beschriebenen subjektiven Begleiterscheinungen bei der Hämofiltration deshalb seltener auftreten, weil hier die Osmolarität im Extrazellulärraum weniger beeinflußt wird. Eine unter der Hämodialyse geringe Toleranz gegenüber dem notwendigen Entzug der Körperflüssigkeit stellt jedenfalls eine Indikation für den Übergang auf die Hämofiltration dar.

Biokompatibilität – Amyloidbildung

Komplementaktivierung und temporäre Leukozytendepression wurden während der Hämodialyse unter Verwendung von Cuprophanmembranen beobachtet, traten jedoch nicht oder weit weniger ausgeprägt auf, wenn die Cuprophanmembranen durch solche aus synthetischem Material (z. B. Polyacrylnitril) ersetzt wurden. Bis dahin unerklärliche, während der Dialyse auftretende Symptome (z. B. Hypoxämie, Kreislaufdepression) wurden auf diese unter der Cuprophanhämodialyse beobachteten Veränderungen zurückgeführt. Da bei der Hämofiltration von Beginn an nur synthetische Membranen benutzt wurden und dieses Verfahren sich gegenüber der Hämodialyse durch ein deutlich selteneres Vorkommen von Kollapsreaktionen und subjektiven Mißempfindungen auszeichnet, wurde von Henderson u. Mitarb. (12) geschlossen, daß der günstige Effekt der Hämofiltration nicht verfahrensspezifisch, sondern membranspezifisch sei. Wir konnten nun dagegen nachweisen, daß bei der Hämofiltration unter Verwendung von Cuprophanmembranen weder eine Komplementaktivierung noch eine Leukozytendepression auftritt. Die Symptome der „Biokompatibilität" treten daher offenbar nur bei der Cuprophanhämodialyse auf, nicht jedoch, wenn die gleiche Membran für die Hämofiltration verwandt wird.

Arthralgien, subchondrale Knochenzysten, eine destruktive Arthropathie oder Spondylarthropathie und im besonderen das Karpaltunnelsyndrom werden als Komplikationen der Langzeitdialysebehandlung bei Patienten mit chronischer Niereninsuffizienz angesehen. Amyloidähnliche, β_2-Mikroglobulin enthaltende Substanzen wurden in Synovia, Knochenzysten und Ligamenten nachgewiesen. Da Cuprophanmembranen für Substanzen mit einem Molekulargewicht von über 10 Kilodalton (wie β_2-Mikroglobulin) nahezu impermeabel sind, ist eine Akkumulation dieser Substanzen bei Dialysepatienten leicht zu erklären. Es ergab sich nun die Frage, inwieweit durch Verwendung von Membranen mit einer höheren Permeabilität (z. B. Polysulfon, Polyacrylnitril) die Neubildung von β_2-Mikroglobulin verhindert oder seine Elimination gesteigert werden könnte. Eine weitere Steigerung der Elimination war zu erwarten, wenn die genannten Membranen für einen konvektiven Transport (beispielsweise bei der Hämofiltration) anstatt für diffusive Transportprozesse (beispielsweise bei der Hämodialyse) benutzt werden.

Wie aus Abb. 38.5 hervorgeht, treten Gelenkbeschwerden bei Patienten aller Altersstufen unter der Hämofiltration seltener auf als bei Hämodialysepatienten. Zwischen Hämofiltrationspatienten und einem Vergleichskollektiv „gesunder" Menschen, untersucht von Kellgren u. Mitarb. (13), ergeben sich keine signifikanten Unterschiede. Wie in Abb. 38.6 gezeigt wird, nehmen die Gelenkbeschwerden sowohl unter der Hämodialyse als auch unter der Hämofiltration erst nach einer Behandlungsdauer von etwa 6 Jahren signifikant zu. Während sich in einer systematischen Untersuchung hinsichtlich der Häufigkeit von Knochenzysten keine Unterschiede zwischen Hämodialyse-, Hämofiltrations- und Peritonealdialysebehandlung ergeben, wird das Karpaltunnelsyndrom bei Langzeithämofiltrationspatienten signifikant seltener als bei Patienten der übrigen beiden Behandlungsgruppen gefunden (Abb. 38.7).

Nach Flöge u. Mitarb. (6) kann die Elimination von β_2-Mikroglobulin unter der Hämofiltration im Vergleich zur Hämodialyse mehr als verdoppelt werden (71 ± 26 mg gegenüber 167 ± 51 mg unter vergleichbaren Bedingungen). In eigenen Untersuchungen konnte nachgewiesen werden, daß die zu Beginnn der jeweiligen Behandlung gemessenen β_2-Mikroglobulinspiegel im Serum nach einer 3monatigen Hämofiltrationsbehandlung signifikant niedriger liegen als unter der Hämodialyse. Geht man nach der 3monatigen Hämofiltrationsperiode wieder auf eine Cuprophanhämodialysebehandlung über, so unterbleibt ein Wiederanstieg des β_2-Mikroglobulinspiegels im Serum nur dann, wenn die Hämodialyse unter Verwendung eines sterilen und pyrogenfreien Dialysats durchgeführt wird (Abb. 38.8) Diese Befunde sprechen dafür, daß die Bildung von β_2-Mikroglobulin und möglicherweise auch die darauffolgende Ablagerung amyloidähnlicher Substanzen durch die Verwendung sterilen und pyrogenfreien Dialysats bei der Hämodialyse verhindert werden können.

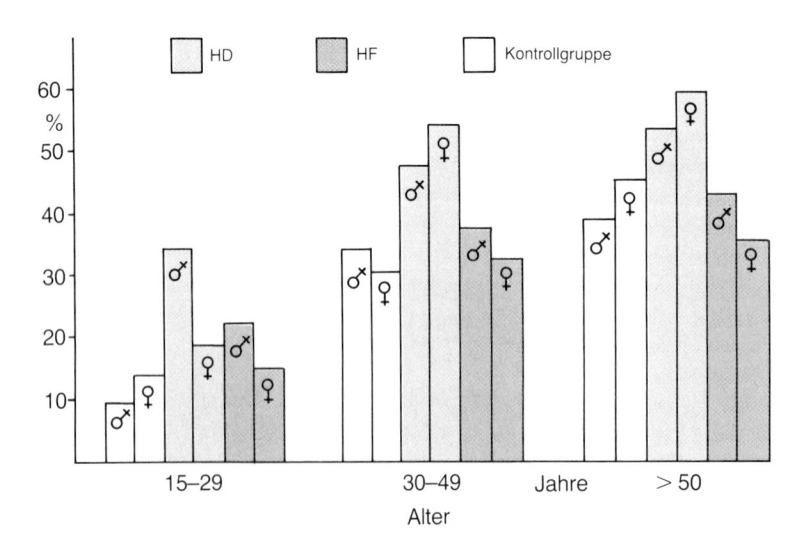

Abb. 38.5 Gelenkbeschwerden unter Langzeitbehandlung mit intermittierender Hämodialyse (HD) oder Hämofiltration (HF). Die Untersuchung umfaßt 260 HD- und 155 HF-Patienten verschiedener Altersstufen. Kontrollgruppe: gesunde Individuen, untersucht von Kellgren u. Mitarb. (13).

Abb. 38.6 Gelenkbeschwerden unter Langzeitbehandlung mit intermittierender Hämodialyse (HD) oder Hämofiltration (HF) in Abhängigkeit von der Behandlungsdauer.

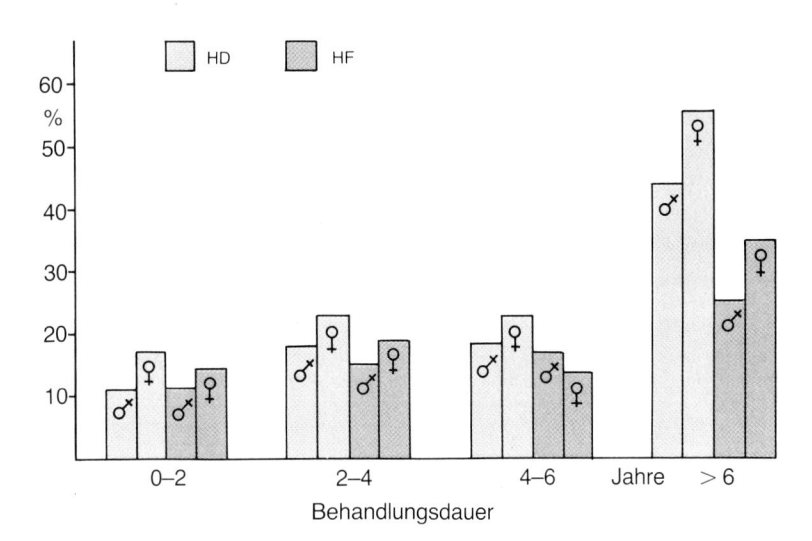

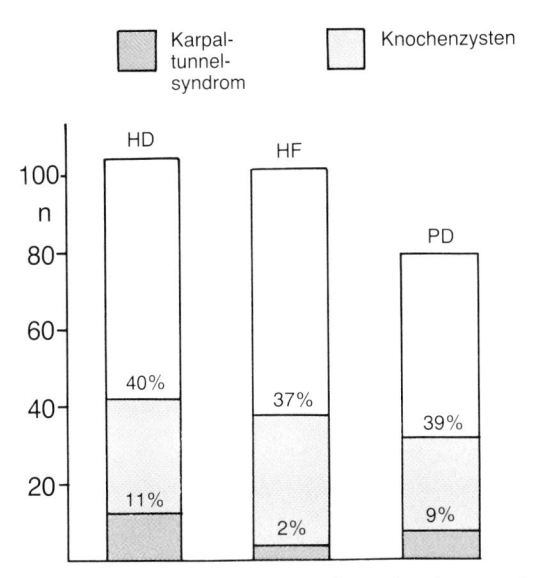

Abb. 38.7 Häufigkeit von Karpaltunnelsyndrom und Knochenzysten bei Langzeitbehandlung (mehr als 5 Jahre) mit Hämodialyse (HD), Hämofiltration (HF) oder intermittierender Peritonealdialyse (PD).

Morbidität und Letalität bei chronischer Niereninsuffizienz

Neue Verfahren der Nierenersatztherapie werden sich nur dann durchsetzen, wenn sie im Vergleich zu der Referenzmethode, der intermittierenden Hämodialyse, Vorteile hinsichtlich einer verminderten Morbidität oder Letalität, beziehungsweise einer Reduktion der Behandlungskosten bieten. Sofern die Hämofiltration Vorteile gegenüber der Hämodialyse hat, sollten sich diese besonders bei solchen Patienten zeigen, die speziellen metabolischen oder kardiovaskulären Risiken unterworfen sind. Hämofiltration und Hämodialyse wurden daher nicht nur bei einer „Standarddialysepopulation", sondern auch in Patientengruppen mit besonderen Risiken miteinander verglichen, nämlich bei Patienten mit diabetischer Nephropathie (Diabetes mellitus Typ I) und dialysepflichtigen Nierenkranken mit einem Lebensalter von über 60 Jahren. Da objektive Kriterien für eine Abschätzung der Morbidität in verschiedenen Patientengruppen nicht existieren, kann die Hospitalisation (d.h. die Anzahl von Tagen, die pro Behandlungsjahr im Krankenhaus verbracht wurden) als ein Parameter für diese Information dienen.

Mit Ausnahme der intermittierenden Peritonealdialyse (IPD) ergeben sich bei Patienten mit „unkomplizierter Niereninsuffizienz" hinsichtlich der Morbidität keine Unterschiede für die verschiedenen Behandlungsverfahren Hämofiltration, Hämodialyse, IPD und CAPD. Die IPD erzwingt eine wesentlich höhere Hospitalisationsdauer als die übrigen Behandlungsverfahren, insbesondere infolge Hypertonie, vaskulärer Erkrankungen, zerebrovaskulärer Komplikationen und Herzinsuffizienz (Abb. 38.9). In der Gruppe der Patienten mit diabetischer Nephropathie machen Hypertonie, Hypotonie und myokardiale Insuffizienz eine Krankenhausbehandlung in der Hämofiltrationsgruppe seltener als in den übrigen Gruppen erforderlich (Abb. 38.10). In gleicher Weise zeigt die Hämofiltration günstigere Ergebnisse als die Vergleichsmethoden hinsichtlich der Hypotonie, der Hypertonie und des Myokardinfarktes bei Patienten mit einem höheren Lebensalter als 60 Jahre (Abb. 38.11).

Abb. 38.12 zeigt die Überlebensraten bei Patienten mit „unkomplizierter Niereninsuffizienz" unter der Behandlung mit den verschiedenen Methoden der künstlichen Niere. Innerhalb der ersten 2 Jahre existieren keine Unterschiede zwischen den verschiedenen Gruppen. Diese zeigen sich jedoch nach 4- bis 5jähriger Behandlungsdauer insofern, als die IPD wesentlich ungünstigere Ergebnisse aufweist im Vergleich zur Hämodialyse, Hämofiltration und CAPD. Bei der diabetischen Nephropathie zeigen Patienten unter CAPD, Hämodialyse und IPD gleiche Ergebnisse mit einer Fünfjahresüberlebensrate von 54–62% (Abb. 38.13). Die Hämofiltrationsgruppe weist eine deutliche bessere

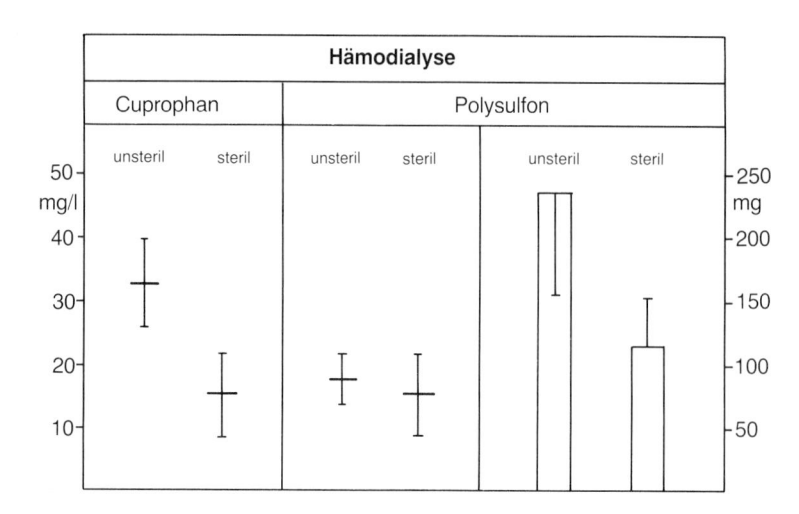

Abb. 38.8 β₂-Mikroglobulinspiegel im Serum ($\bar{x}$ + SD) bei 6 Patienten zu Beginn und am Ende einer 6wöchigen Behandlungsperiode unter Verwendung von Cuprophandialysatoren und steriler Dialysierflüssigkeit. Bei Verwendung von Polysulfondialysatoren finden sich sowohl unter steriler als auch unter unsteriler Dialysierflüssigkeit niedrige Serumwerte. Die mit Dialysierflüssigkeit entfernte Menge an β₂-Mikroglobulin ist jedoch bei Verwendung unsteriler Flüssigkeit wesentlich höher als bei Benutzung einer sterilen Dialysierflüssigkeit.

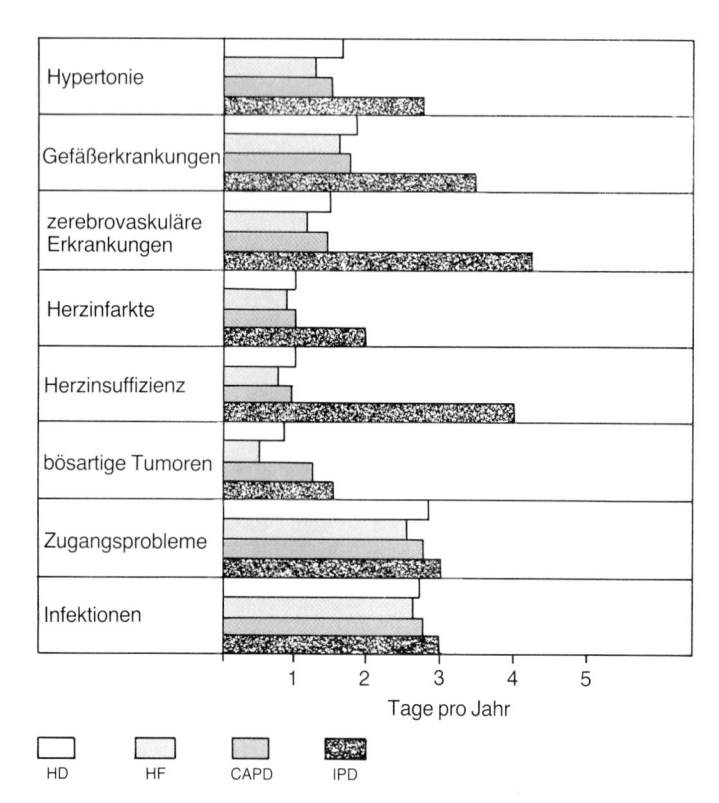

Abb. 38.9 Krankenhausbehandlung (Tage pro Behandlungsjahr) bei Patienten mit „unkomplizierter Niereninsuffizienz" unter intermittierender Hämodialyse (HD), Hämofiltration (HF), kontinuierlicher ambulanter Peritonealdialyse (CAPD) und intermittierender Peritonealdialyse (IPD).

Überlebensrate auf, die derjenigen der Transplantationsgruppe ähnelt. Während nach einer Behandlungsdauer von 2 Jahren zwischen den beiden zuletzt genannten Gruppen ein Unterschied zugunsten der Transplantation besteht, ist dieser nach 5 Jahren nicht mehr nachweisbar. Bei Patienten mit einem Lebensalter von über 60 Jahren besteht kein Unterschied hinsichtlich der Überlebensrate zwichen CAPD, Hämodialyse und IPD, die nach 5 Jahren zwischen 60 und 73% liegt. Dagegen zeigt die Hämofiltrationsgruppe eine wesentlich bessere Überlebensrate, nämlich 84% nach 2 Jahren und 80% nach 5 Jahren (Abb. 38.14). Aus den dargestellten Ergebnissen ist zu schließen, daß bei Patienten mit unkomplizierter Niereninsuffizienz weder hinsichtlich der Morbidität noch der Letalität Unterschiede bestehen zwischen der Hämofiltration und den konkurrierenden Behandlungsverfahren. Deutliche Unterschiede zugunsten der Hämofiltration zeigen sich allerdings bei Risikopatienten, die hier repräsentiert werden durch Kranke mit diabetischer Nephropathie und Niereninsuffizienz sowie Patienten mit einem Lebensalter von über 60 Jahren.

Differentialindikation Hämodialyse – Hämofiltration

Da der Flüssigkeitsentzug unter der Hämofiltration weniger Reaktionen seitens des Kreislaufs und des sub-

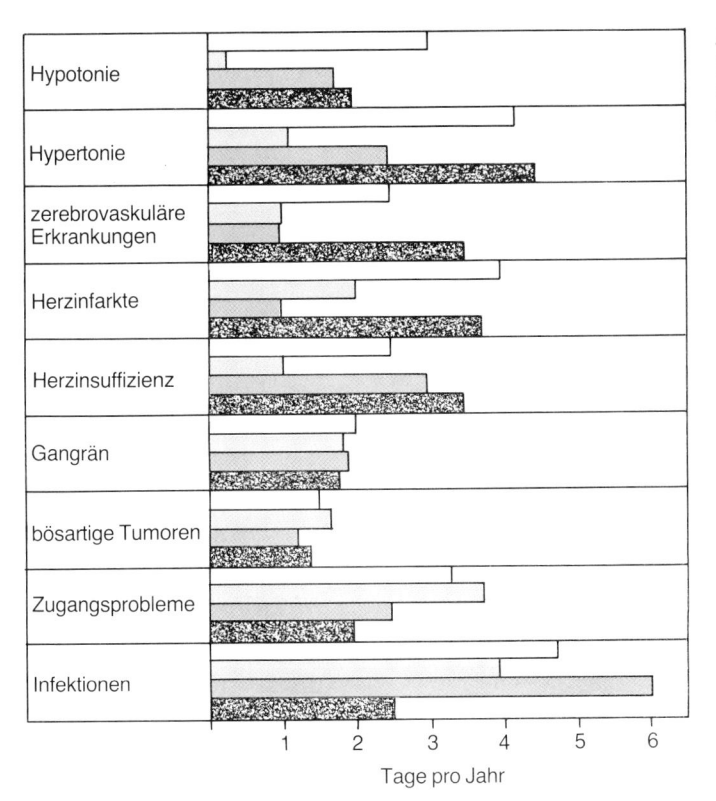

Abb. 38.10 Krankenhausbehandlung (Tage pro Behandlungsjahr) bei Patienten mit diabetischer Nephropathie (Abkürzungen s. Abb. 38.9).

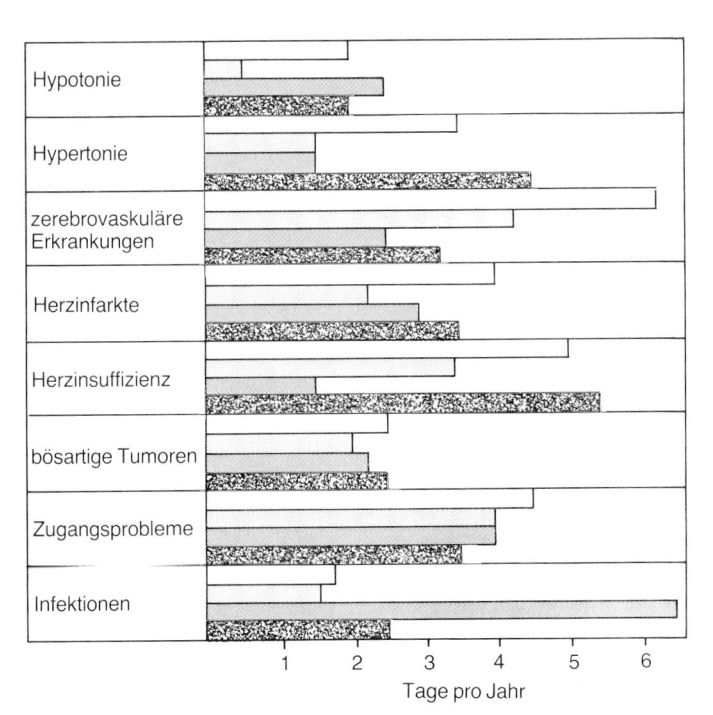

Abb. 38.11 Krankenhausbehandlung (Tage pro Behandlungsjahr) bei Patienten mit einem Lebensalter von mehr als 60 Jahren (Abkürzungen s. Abb. 38.9).

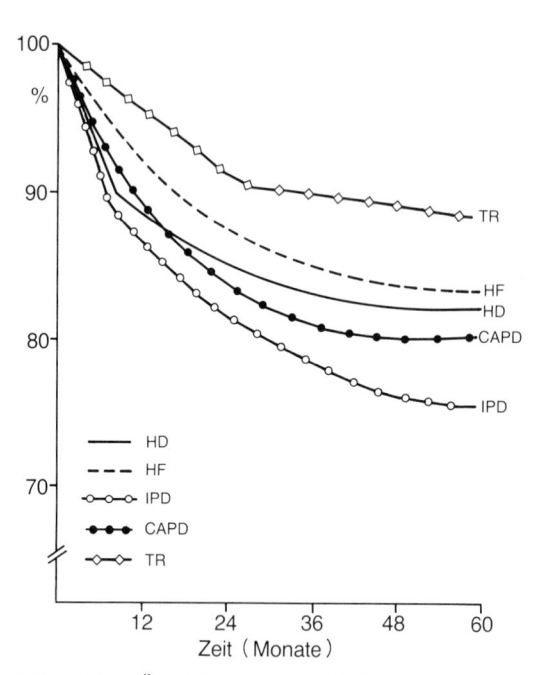

Abb. 38.12 Überlebensraten bei Patienten mit „unkomplizierter" chronischer Niereninsuffizienz. TR = Zustand nach allogener Nierentransplantation (sonstige Abkürzungen s. Abb. 38.9).

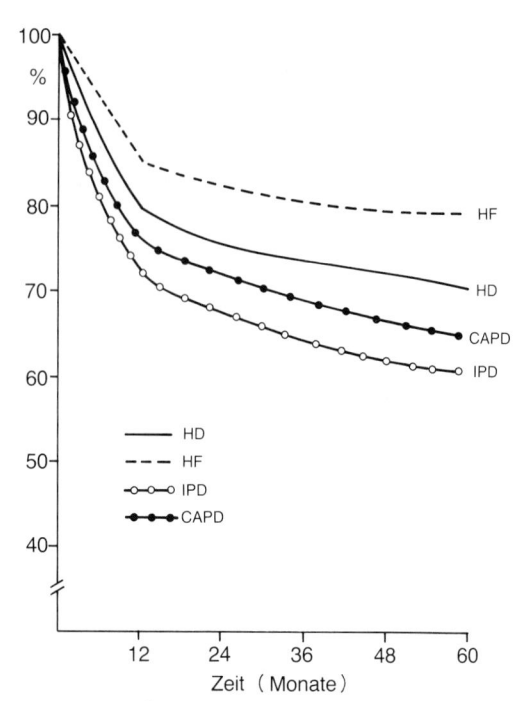

Abb. 38.14 Überlebensraten bei Patienten mit einem Lebensalter von mehr als 60 Jahren (Abkürzungen s. Abb. 38.9).

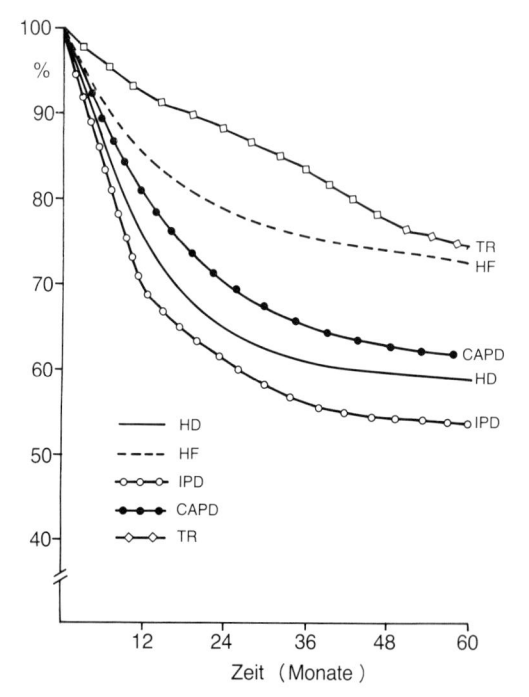

Abb. 38.13 Überlebensraten bei Patienten mit diabetischer Nephropathie. TR = Zustand nach allogener Nierentransplantation (sonstige Abkürzungen s. Abb. 36.9).

jektiven Befindens der Patienten hervorruft als die Dialysebehandlung, sollten bevorzugt solche Patienten mit der Hämofiltration behandelt werden, bei denen Kollapsreaktionen vermieden werden müssen oder bei denen ein großer Flüssigkeitsentzug notwendig ist. Dies gilt besonders für ältere Patienten mit zerebro- und/oder kardiovaskulären Komplikationen, aber auch für die Behandlung von Kindern, die häufig zu einer unkontrollierten Flüssigkeitszufuhr neigen. Bei Patienten mit Hypotonie trotz Hyperhydratation können im Vergleich zur Hämodialyse größere Mengen an Flüssigkeit pro Zeiteinheit entfernt werden, ohne daß ein weiteres Absinken der Blutdruckwerte zu befürchten ist. Bei Patienten mit schwerer Hypertonie, die sich unter der Hämodialysebehandlung und zusätzlicher medikamentöser Therapie nicht einstellen läßt oder bei denen eine optimale Behandlung wegen orthostatischer Kreislaufregulationsstörungen nicht möglich ist, sollte vor eingreifenderen Maßnahmen (wie z. B. einer bilateralen Nephrektomie) der Versuch einer Hämofiltrationsbehandlung unternommen werden. Aufgrund der bisherigen Literaturangaben ist es auch sinnvoll, Patienten mit schwerer Hyperphosphatämie oder klinisch manifester nephrogener Neuropathie bevorzugt mit der Hämofiltration zu behandeln.

Hämofiltration bei akutem Nierenversagen

Auch bei Patienten mit akutem Nierenversagen wurde die Hämofiltration inzwischen erfolgreich angewandt, wobei hier der kreislaufschonende Flüssigkeitsentzug von entscheidender Bedeutung ist. Die mit der hochkalorischen Ernährung von Patienten mit akutem Nierenversagen unvermeidlich hohe Flüssigkeitszufuhr läßt sich mit Hilfe der Hämofiltration, eventuell in Kombination mit der Spontanfiltration, besser als durch die Dialyseverfahren kompensieren. Da größere Dialysatmengen entfallen, ergibt sich eine bessere Mobilität der Hämofiltrationsgeräte, so daß häufig schon aus organisatorischen Gründen die Hämofiltration bevorzugt wird. Bei Neigung zu Hyperkaliämie oder hyperkatabolen Zuständen empfiehlt es sich jedoch, die Hämofiltration in Kombination mit den Dialyseverfahren oder alternierend anzuwenden. Die Anwendung der Hämofiltration bei exogenen Intoxikationen oder beim Coma hepaticum eröffnet interessante Aspekte. Bei diesen Intoxikationen liegen jedoch noch keine größeren Erfahrungen vor.

Literatur

1 Alwall, N., P. Lindgren, A. Lunderquist: On the artificial kidney. Treatment of severe phenobarbital intoxication in rabbits by means of forced polyuria, exchange ultrafiltration, and dialysis. Acta med. scand. 143 (1952) 299
2 Baldamus, C.A., W. Schoeppe, K.M. Koch: Comparison of haemodialysis (HD) and postdilution haemofiltration (HF) on an unselected dialysis population. Proc. Europ. Dialys. Transplant. Ass. 15 (1978) 228
3 Bosch, J.: Hemofiltration: Panel Conference. Trans. Amer. Soc. artif. intern. Org. 24 (1978) 788
4 Broyer, M., F.P. Brunner, H. Brynger, R.A. Donckerwolcke, C. Jacobs, P. Kramer, N.H. Selwood, A.J. Wing: Combined report on regular dialysis and transplantation in Europe, XII. Proc. Europ. Dialys. Transplant. Ass. 19 (1982) 2
5 Brull, L.: L'ultrafiltration in vivo. C.R. Soc. Biol. 99 (1928) 1607
6 Flöge, J., C. Granorellas, M. Bingel, G. Deschodt, B. Branger, R. Oules, S. Shaldon, K.M. Koch: β_2 microglobulin kinetics during haemodialysis and haemofiltration. Nephrol. Dialys. Transplant. 1 (1986) 223
7 Fuchs, C., D. Dorn, H.V. Henning, D. Matthaei, M. McIntosh, P. Kramer, I. Ritter, B. Schuenemann, F. Scheler: Calcium-Phosphat-Stoffwechsel und Haemofiltration. Klin. Wschr. 56 (1978) 1163
8 Hampl, H., H. Paeprer, V. Unger, M.W. Kessel: Hemodynamics during hemodialysis, sequential ultrafiltration and hemofiltration. J. Dialys. 3 (1979) 51
9 Henderson, L., A. Besarab, A. Michaels, L.W. Bluemle jr.: Blood purification by ultrafiltration and fluid replacement (diafiltration). Trans. Amer. Soc. artif. intern. Org. 12 (1967) 216
10 Henderson, L.W., C.A. Ford, M.J. Lysaght, R.A. Grossman, M.E. Silverstein: Preliminary observations on blood pressure response to maintenance diafiltration. Kidney int. 7 (1975) 413
11 Henderson, L.W., M.L. Sanfelippo, R.A. Stone: Blood pressure control with hemofiltration. Proc. Amer. Contractors' Conf. 11 (1978) 116
12 Henderson, L.W., K.M. Koch, C.A. Dinarello, S. Shaldon: Hemodialysis hypotension: the interleukin hypothesis. Blood Purif. 1 (1983) 3
13 Kellgren, J.H., J.S. Lawrence, S.J. Aitken: Rheumatic complications in an urban population. Ann. rheum. Dis. 12 (1953) 5
14 Kramer, P., D. Matthaei, R. Arnold, R. Ebert, D. Köbberling, C. McIntosh, E. Schwinn, F. Scheler, H. Ludwig, J. Reichel, G. Spitella: Changes of plasma concentration and elimination of various hormones by haemofiltration. Proc. Europ. Dialys. Transplant. Ass. 14 (1977) 144
15 Quellhorst, E., B. Schuenemann, B. Doht: Treatment of severe hypertension in chronic renal failure by haemofiltration. Proc. Europ. Dialys. Transplant. Ass. 14 (1977) 129
16 Schaefer, K., G. Offermann, G. Asmus, D. von Herrath: Das Verhalten von Calcium, Phosphat und Parathormon unter chronischer Hämofiltration. Nieren- u. Hochdruckkr. 7 (1978) 40
17 Schneider, H., E. Streicher: Thyreoid function in long-term haemofiltration. Proc. Europ. Dialys. Transplant. Ass. 15 (1978) 187
18 Schneider, H., E. Streicher, H. Hachmann, H. Chmiel, U. von Mylius: Clinical experience with haemofiltration. Proc. Europ. Dialys. Transplant. Ass. 14 (1977) 136
19 Schrader, J., W. Bohnsack, H. Kaiser, T. Eisenhauer, P. Kramer, H. Köstering: Anticoagulation bei continuierlicher arteriovenöser Hämofiltration (CAVH). In Kramer, P.: Arteriovenöse Hämofiltration. Vandenhoeck & Ruprecht, Göttingen 1982 (S. 82)
20 Silverstein, M.E., C.A. Ford, M.J. Lysaght, L.W. Henderson: Treatment of severe fluid overload by ultrafiltration. New Engl. J. Med. 291 (1974) 747

39 Plasmapherese

W. M. Glöckner und H. G. Sieberth

Definition und historische Entwicklung

Unter dem Begriff der „therapeutischen Plasmapherese" bzw. der „Plasmaaustauschbehandlung" versteht man die kontinuierliche Abtrennung des Plasmas von den korpuskulären Anteilen des Blutes (Plasmaseparation), wobei das so gewonnene Plasma mit allen gelösten Bestandteilen, insbesondere den Plasmaproteinen, verworfen und durch eine kolloidosmotisch aktive Substitutionslösung ersetzt wird. Dieses Verfahren bietet somit die Möglichkeit eines direkten Eingriffs in den humoralen Arm des menschlichen Immunsystems.

In ihrer Grundintention, den Körper von pathogenen Stoffen zu reinigen, ist die Plasmapherese auf die von Galen (129–199 n.Chr.) formulierte Krankheitslehre der Humoralpathologie zurückzuführen, was dann in die breite vorwissenschaftliche Anwendung der Aderlaßbehandlung mündete.

Die Plasmapherese besitzt auch Parallelen zu anderen Entgiftungsverfahren, wie der Hämodialyse, der Hämofiltration oder der Hämoperfusion; jedoch können, im Gegensatz zu all diesen Verfahren, allein durch die Plasmapherese auch Plasmaproteine, wie z.B. Antikörper, Immunkomplexe oder immunmediatorische Faktoren, aus der Blutbahn eliminiert werden.

Schon in der ersten grundlegenden Arbeit von Abel u. Mitarb. aus dem Jahre 1914 (1) wird das Prinzip des Plasmaaustauschs beschrieben und experimentell zur Behandlung der Urämie beiderseits nephrektomierter Hunde untersucht. Dabei wurde auch in dieser ersten Arbeit schon auf die Möglichkeit der präparativen Plasmapherese zur Gewinnung großer Mengen antitoxischen Serums von immunisierten Pferden hingewiesen und der Terminus „Plasmapherese" für dieses Verfahren geprägt.

Grundsätzlich stehen für die Plasmapheresebehandlung drei Verfahren zur Verfügung: die Beuteltechnik, die Blutzellzentrifuge und die Membranplasmaseparation.

Plasmaaustausch mittels Beuteltechnik

Schon in den 50er Jahren hat sich die Plasmapherese in Form der Beuteltechnik für präparative Zwecke der Plasmaspende wie auch für einige therapeutische Indikationen, wie zum Beispiel beim Hyperviskositätssyndrom, etabliert. Dabei wird dem Spender bzw. dem Patienten Blut in einem sterilen Beutel entnommen, mit Citrat als Antikoagulans versetzt, der Beutel anschließend zentrifugiert, das Plasma abgepreßt und das sedimentierte Erythrozytenkonzentrat mit Ringer-Lösung resuspendiert und rücktransfundiert. Aufgrund der kleinen Volumina ist diese Form des Plasmaaustauschs auch bei wiederholter Anwendung nicht sehr effektiv.

Plasmaaustausch mittels Blutzellzentrifuge

1965 wurde die erste Blutzellzentrifuge als Zellseparator konstruiert, wobei das Blut direkt in eine Zentrifugenkammer gepumpt, die aufgetrennten Blutfraktionen einzeln gesammelt und das Erythrozytensediment dem Spender direkt zurücktransfundiert werden konnte (7). Dabei war das Ziel die Gewinnung von Thrombozyten- und Leukozytenkonzentraten für die Substitutionsbehandlung bei hämatologischen Erkrankungen; in gleicher Weise kann aber auch das Plasma aus dem Blut entfernt werden.

Die Fortentwicklung dieser Technologie führte zu zwei unterschiedlichen Systemen von Zellseparatoren. Es handelt sich einerseits um die *diskontinuierlich* arbeitende Zellzentrifuge, bei der das Blut über nur einen Blutschlauch dem Spender entnommen und anschließend auch wieder retransfundiert wird, wobei die Auftrennung des Blutes im Schwerefeld in Intervallen stattfindet (Haemonetics-30).

Andererseits wurden *kontinuierlich* arbeitende Blutzellzentrifugen entwickelt, bei denen ein extrakorporaler Keislauf über einen zu- und einen rückführenden Blutschlauch die kontinuierliche Auftrennung des Blutes gewährleistet (IBM 2997; Fenwall CS-3000). Hier strömt das aus dem Körper entnommene Blut in den rotierenden Zentrifugenring, in dem es sich im Schwerefeld (ca. 60 g bei 1800 Umdrehungen pro Minute) in seine Einzelfraktionen auftrennt. Durch getrennte Abnahmeschläuche kann das Plasma entfernt werden, während das Erythrozytensediment zusammen mit den Leukozyten und den Thrombozyten nach Zumischung der Substitutionslösung dem Patienten zurückgegeben wird (Abb. 39.1).

Aufgrund ihres überwiegenden Einsatzes in Blutbanken wird die Antikoagulation in den Zellzentrifugen bevorzugt mit einer Citratzumischung durchgeführt. Wir versetzen hierzu das Blut kurz hinter der Entnahmestelle mit einer ACD (Acidum-citricum-Dextrose-)A-Lösung im Verhältnis 1:18 (Citratlösung/Blut) nach einer initialen Bolusinjektion von 5000 IE Heparin. Nach unserer Erfahrung kann so eine ausreichende Antikoagulation gewährleistet werden, ohne einerseits das Risiko von hypokalzämischen tetanischen Beschwerden für die Patienten und andererseits von Gerinnselbildungen im extrakorporalen System, insbe-

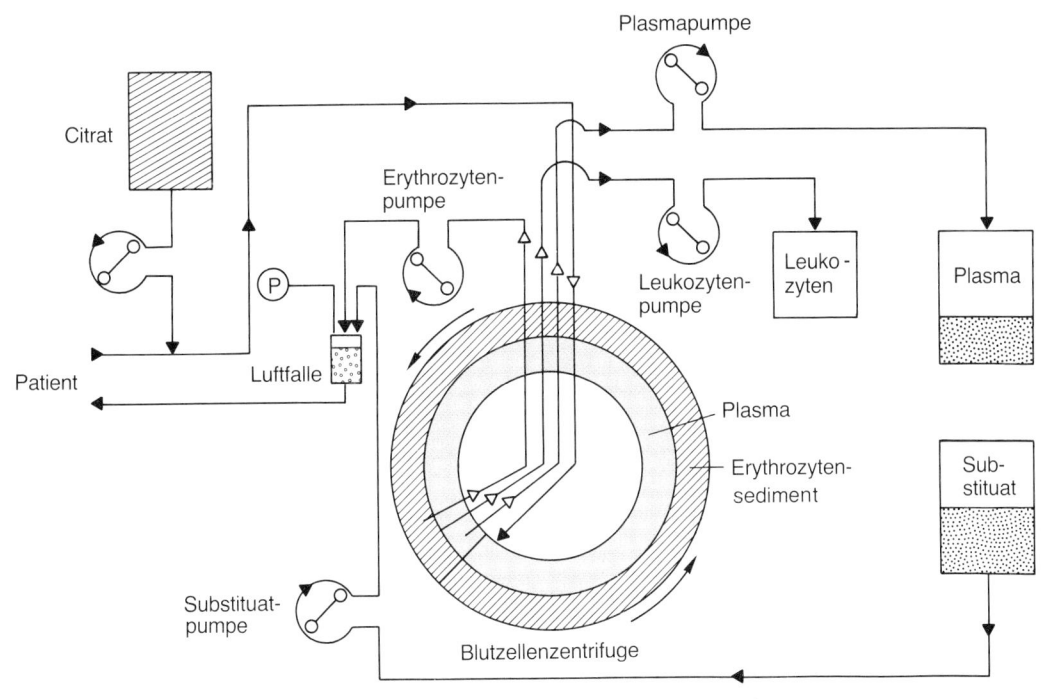

Abb. 39.1 Schematischer Kreislauf beim Plasmaaustausch mittels Blutzellzentrifuge. P = Manometer.

sondere bei Blutflußschwierigkeiten, eingehen zu müssen.

Mit Hilfe der Blutzellseparatoren kann neben der Entfernung von Plasma auch eine Elimination von Blutlymphozyten durchgeführt (*Lymphozytapherese*) und somit eine zusätzliche direkte Beeinflussung des zellulären Immunsystems erreicht werden (34).

Plasmaaustausch mittels Membranplasmaseparation

Entwicklungsgeschichte der Membranen und Vorteile der Methode

In den 70er Jahren wurden erstmals Membranen entwickelt, die aufgrund ihrer großen Porosität die Abtrennung des plasmatischen Anteils von den zellulären Elementen gestatteten. Ausgehend von Dialysemembranen aus Cellulose, die aufgrund ihrer geringen Porengröße von nur ca. 2,5 nm nur kleine Moleküle bis zu einem Molekulargewicht von etwa 1000 Dalton frei passieren lassen, wurden hochpermeable Celluloseacetatmembranen mit einem 100fach größeren maximalen Porendurchmesser entwickelt, die für die Abtrennung des Plasmas vom Blut (Membranplasmaseparation) geeignet waren (9, 35).

Die Weiterentwicklung dieser Membranen und der Übergang zu neuen Membranmaterialien wie zum Beispiel Polypropylen erlauben heute die komplette Passage auch hochmolekularer Plasmabestandteile, wie zum Beispiel des β-Lipoproteins (LDL) mit einem Molekulargewicht von ca. 2,5 Mio. Dalton (Abb. 39.2). Somit ist heute die Membranplasmapherese derjenigen mittels Blutzellzentrifugen zumindest ebenbürtig; im Vergleich zur Zentrifugentechnik, bei der ein Thrombozytenverlust unvermeidlich ist, werden bei der Membranplasmaseparation keine Blutplättchen entfernt.

Extrakorporale Zirkulation

Für die praktische Durchführung einer Plasmaaustauschbehandlung ist ein ausreichender Blutfluß im extrakorporalen Kreislauf eine wesentliche Voraussetzung. Als *Zugang zum Blutkreislauf* des Patienten kann einerseits ein weitlumiger Katheter mit seitlichen Perforationen (Shaldon-Katheter) benutzt werden, der in eine zentrale Vene (V. jugularis interna, V. subclavia oder V. femoralis) eingelegt wird. Der Blutrücklauf zum Patienten erfolgt über eine Dialysekanüle, die in eine periphere Armvene (V. mediana cubiti) gelegt wird. Andererseits können jedoch auch bei günstigen Venenverhältnissen als alleiniger Blutzugang periphere Armvenen über zwei Dialysekanülen verwendet werden, so daß bei zwar niedrigerem Blutfluß (bis zu 100 ml/min) eine Plazierung von zentralen Kathetern mit ihrem zusätzlichen Infektionsrisiko entbehrlich ist.

Das mit Hilfe einer Blutpumpe dem Patienten entnommene Blut wird durch Zugabe von *Heparin* über eine automatische Spritze antikoaguliert, wobei wir als Standardantikoagulation nach einer anfänglichen Bolusgabe von 5000 IE anschließend kontinuierlich 1500 IE Heparin/h infundieren. Danach wird das Blut in einen Plasmaseparator geleitet, der aus kapillarför-

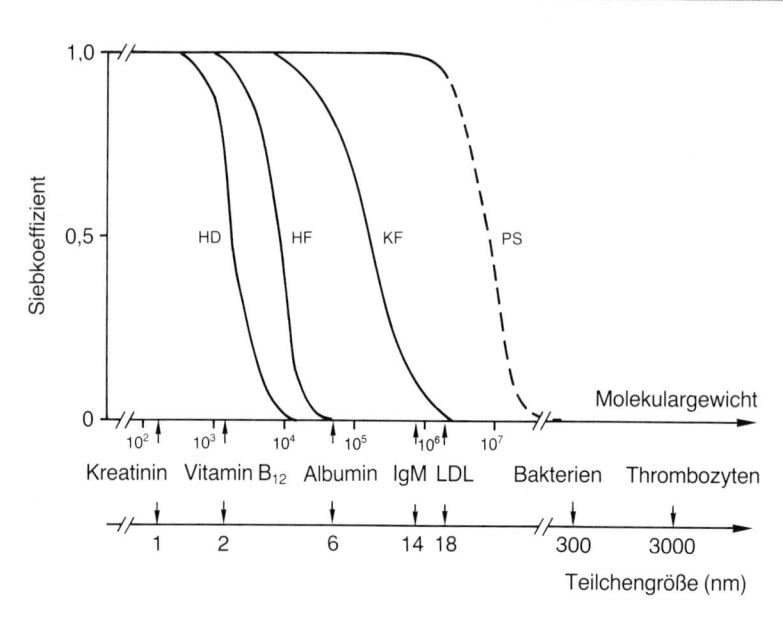

Abb. 39.2 Siebkoeffizientenkurven für unterschiedliche Membranen.
HD = Hämodialyse, HF = Hämofiltration, KF = Kaskadenfiltration, PS = Plasmaseparation.

migen Hohlfasermembranen oder selten auch aus Flachmembranen besteht. Durch die große Porosität dieser Membranen kann das Plasma die Membranen passieren, während alle korpuskulären Anteile zurückgehalten werden und als eingeengtes Blut auf der Unterseite des Separators wieder austreten (Abb. 39.3).

Nach Beimischung einer der entfernten Plasmamenge entsprechenden Substitutionslösung in die Luftfalle strömt das Blut in veränderter Plasmazusammensetzung, jedoch mit gleichem Hämatokrit, zum Patienten zurück.

Für die *Steuerung der Substitution* wird meist ein gravimetrisches System benutzt, bei dem durch kontinuierliches Wiegen des filtrierten Plasmas die Substitution durch eine mikroprozessorgesteuerte Substituatpumpe erfolgt (Haemoprocessor, Fa. Sartorius). Das Substituat wird vor Beimischung zum Blut noch über einen Wärmetauscher temperiert.

Auch mit einer bidirektionalen Rollerpumpe, mit der einerseits das im Plasmaseparator abgetrennte Plasma dosiert entfernt und andererseits die Substitutionslösung dem rückströmenden Blut im Verhältnis 1 : 1 in die Luftfalle beigemischt wird, kann volumetrisch eine korrekte Bilanzierung erreicht werden (Plasauto, Fa. Asahi Medical).

Membraneigenschaften

Der Plasmafiltratfluß wird im wesentlichen von patientenbedingten Variablen wie dem Hämatokrit und der Plasmaproteinzusammensetzung, daneben vom extrakorporalen Blutfluß sowie vom Transmembrandruck und von membraneigenen Variablen beeinflußt, wie der Membranoberflächengröße, der Art des Membranmaterials sowie der Modulkonfiguration. Eine Auflistung von kommerziell verfügbaren Plasmaseparatoren mit

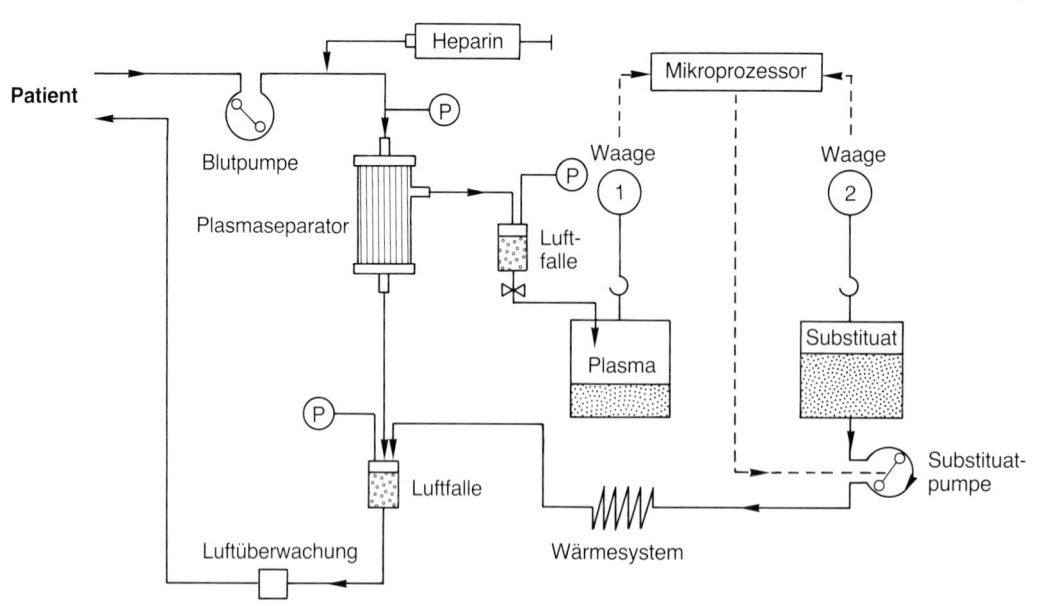

Abb. 39.3 Schematischer Kreislauf beim Plasmaaustausch mittels Membranplasmaseparation und gravimetrischer Bilanzierung.

Tabelle 39.1 Plasmaseparatoren

Typ	Hersteller	Membranmaterial	Wanddicke (µm)	Oberfläche (m²)	Maximale Porengröße (µm)
Plasmaflo HI-05	Asahi	Cellulosediacetat	75	0,5	0,2
Plasmaflo OP-05	Asahi	Polyethylen	50	0,5	0,2
Plasmaflux P2	Fresenius	Polypropylen	150	0,5	0,5
Hemaplex	Bellco	Polypropylen	150	0,2	0,55
Curesis	Organon	Polypropylen	150	0,12	0,55
PF 1000	Gambro	Polypropylen	140	0,14	0,55
Plasmax PS 05	Toray	Polymethylmethacrylat	85	0,5	0,3
Sulflux	Kaneka	Polysulfon	50	0,5	0,2
Centry-TPE (Flachmembran)	Cobe	Polyvinylchlorid	190	0,13	0,6
Plasmacure	Kuraray	Polyvinylalkohol	100	0,5	0,2

ihren wesentlichen Membraneigenschaften zeigt Tab. 39.1.

Ein entscheidendes Charakteristikum von Plasmaseparationsmembranen ist die Verlaufskurve ihrer Siebkoeffizienten für unterschiedlich große Plasmaproteine. Der *Siebkoeffizient* (S) stellt den Quotienten aus der Konzentration eines bestimmten Moleküls im Filtrat und seiner Plasmakonzentration dar.

Der Verlauf der Siebkoeffizientenkurve für drei unterschiedliche Plasmaseparationsmembranen ist in Abb. 39.4 dargestellt. Dabei fällt auf, daß die zuerst eingeführte Membran aus Cellulosediacetat (Plasmaflo 01) zwar Albumin (Molekulargewicht 68 kD) mit einem S von 0,75 recht gut passieren läßt, daß dagegen das großmolekulare IgM (900 kD) mit einem S von 0,5 deutlich zurückgehalten wird (9). Durch Weiterentwicklung der Membranen konnte bei gleichem Membranmaterial die Permeabilität für alle Plasmaproteine deutlich er-

höht werden; bei der verbesserten Membran HI 05 liegt der S für Albumin bei 0,94 und für IgM bei 0,77. Durch Verwendung anderer Membranmaterialien wie Polypropylen (z. B. Plasmaflux P2) kann ein noch günstigeres Siebungsverhalten der Plasmaseparationsmembranen erreicht werden (Abb. 39.4).

Substitutionslösung

Das Prinzip der Plasmaaustauschbehandlung, nämlich die Elimination von Blutplasma und sein Ersatz durch eine kolloidosmotisch aktive Substitutionslösung macht die Verfügbarkeit und Verträglichkeit großer Mengen dieser Plasmaaustauschlösungen nötig. Neben der Gabe von Spenderplasma oder Humanalbuminlösungen ist grundsätzlich auch die Gabe von Plasmaersatzstoffen möglich. Hierunter fallen Dextrane und Hydroxyethylstärke (HES) mit unterschiedlicher Molekulargröße sowie modifizierte Gelatinepräparationen. Da es sich hierbei nicht um körpereigene Substanzen handelt, fällt bei den großen Austauschvolumina (50 ml/kg Körpergewicht) die Verträglichkeit besonders ins Gewicht.

Neben der Beeinflussung des Gerinnungssystems wäre auch eine Überladung des retikulohistiozytären Systems zu beachten, in dem diese Stoffe metabolisiert und gegebenenfalls auch gespeichert werden. Von besonderem Gewicht ist jedoch die im Vergleich zu Albumin (18 Tage) nur recht kurze Halbwertszeit für Dextran (6–8 Stunden), die die alleinige Verwendung dieser Plasmaersatzlösung beim Plasmaaustausch verhindert.

Die Verwendung von *Frischplasma* oder „fresh frozen plasma" (*FFP*) als Austauschflüssigkeit ist grundsätzlich möglich; bei der Notwendigkeit von wiederholten Behandlungen als Plasmaaustauschserie, z. B. 5mal 3,5 l, werden jedoch rasch die Nachschubgrenzen auch größerer Blutbanken erreicht, zumal auch die Isoagglutiningruppen der Plasmen berücksichtigt werden müssen. Weiterhin muß bei der Substitution von Frischplasma auch das Infektionsrisiko, insbesondere für Hepatitis B und C sowie HIV, in Betracht gezogen werden. Somit soll der Plasmaaustausch mit Frischplasma auf Problemfälle mit gestörter Synthese von Plasmapro-

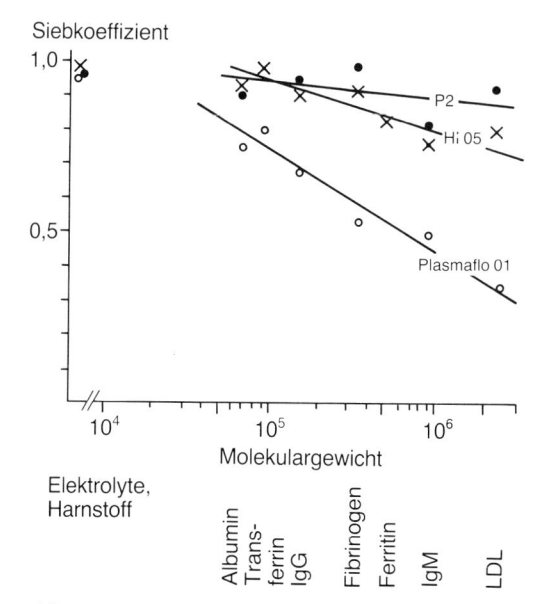

Abb. 39.4 Siebkoeffizienten für unterschiedliche Plasmamoleküle in Abhängigkeit vom Logarithmus der Molekulargewichte bei drei verschiedenen Plasmaseparationsmembranen.

teinen, z. B. von Gerinnungsfaktoren beim Coma hepaticum, oder andere Spezialindikationen wie das Moschcowitz-Syndrom (s. u.) beschränkt bleiben.

Humanalbumin bietet sich somit als universell verwendbares Substituat bei der Plasmaaustauschbehandlung an. Es ist ein menschliches Protein mit langer Halbwertszeit und hohem kolloidosmotischem Druck, guter Verträglichkeit, unabhängig von der Blutgruppenzugehörigkeit einsetzbar, hepatitis- und HIV-sicher und ausreichend verfügbar. Als Standardsubstitution verwenden wir eine isoionische Elektrolytlösung (Hämofiltrationslösung), der 3,5% Humanalbumin hinzugesetzt wurden.

Durch Messung des kolloidosmotischen Drucks vor und nach der Plasmaaustauschbehandlung mit Hilfe eines Kolloidosmometers bzw. des Gesamteiweißgehaltes im Blut läßt sich eine zu starke Absenkung des kolloidosmotischen Drucks, aber auch eine unnötig hohe Konzentration des teuren Humanalbumins im Substituat vermeiden, das zu einem großen Teil während der Plasmaaustauschbehandlung wieder aus dem Blut entfernt und somit verworfen wird.

Biokinetik der Plasmaproteine

Der Konzentrationsabfall der Plasmaproteine nach einem Plasmaaustausch ist abhängig vom ausgetauschten Volumen und vom Plasmavolumenreduktion und der Austauschmenge aufgrund des Verteilungsgesetzes ein exponentielles Verhältnis besteht (Abb. 39.5). Allerdings wird der berechenbare Wert in der Praxis nicht ganz erreicht, da Rückverteilungs- und Verdünnungsvorgänge sowie Membranreflexion die Austauscheffizienz mindern. Der Wiederanstieg der Plasmaproteine im Anschluß an eine Austauschbehandlung ist dagegen einerseits durch die Rückverteilung der in ihrer Plasmakonzentration reduzierten Proteine aus dem intrazellulären und interstitiellen Kompartiment in den intravaskulären Raum bedingt. Andererseits führt natürlich auch die Neusynthese der Proteine zu einem Wiederanstieg, der somit von den biokinetischen Parametern des *Verteilungsvolumens* und der *Halbwertszeit* jedes einzelnen Plasmaproteins beeinflußt wird.

Aufgrund der Verteilungsgesetzmäßigkeiten während eines Plasmaaustauschs müßte ein Austausch mit einem Volumen, der dem Einfachen des Patientenplasmavolumens entspricht, bei vernachlässigten Rückverteilungs- und stabilen Plasmavolumenverhältnissen während des Austauschs zu einer Reduktion der Plasmaproteine auf etwa 40% des Ausgangswertes führen (Abb. 39.5). Die tatsächlich gemessenen Reduktionswerte sind in Tab. 39.2 dargestellt.

Während das Albumin durch seinen Anteil an der Substitutionslösung seinen Ausgangswert sogar noch übertrifft, fallen die meisten Proteine auf 50–60% ihrer Ausgangskonzentration ab. Allein IgM wird auf 45% seines Ausgangswertes reduziert, was sich aus seinem hohen intravasalen Anteil mit 76% am Gesamtkörperbestand erklären läßt.

Im Gegensatz dazu verläuft der Wiederanstieg des IgM nach einer 5fachen Plasmaaustauschserie für das IgM rascher als beim IgG (Abb. 39.6). 10 Tage nach der letzten Behandlung hat IgM seinen Ausgangswert wieder erreicht, wohingegen IgG noch 25% unter seinem Ausgangsniveau liegt. Dies ist auf die mit 5 Tagen für das IgM wesentlich kürzere Halbwertszeit als für das IgG mit 23 Tagen zurückzuführen.

Durch die Eliminierung von Gerinnungsfaktoren während der Plasmapherese – sowohl prokoagulatorischer wie inhibitorischer Faktoren – besteht für den Patienten ein erhöhtes Blutungs- wie auch Thrombose- und Embolierisiko. Der starke Abfall des Fibrinogens während einer Plasmaphereseserie auf Werte unter 40% kann durch seine im Vergeich zu anderen Gerinnungsfaktoren recht lange Halbwertszeit von 4 Tagen und seinen hohen intravaskulären Anteil von 81% am Gesamtkörperbestand erklärt werden. Dagegen erreicht Antithrombin III aufgrund seiner kurzen Halbwertszeit von 2 Tagen rasch immer wieder den Ausgangswert (11) (Abb. 39.6).

Tabelle 39.2 Reduktionsrate verschiedener Plasmaproteine nach einem Plasmaaustausch von 3,5 l mit Substitution einer 3,5%igen Humanalbuminlösung

Gesamteiweiß	0,85
Albumin	1,03
kolloidosmotischer Druck	0,88
Fibrinogen	0,52
Antithrombin III	0,61
Fibronectin	0,66
LDL	0,59
HDL	0,61
α_2-Makroglobulin	0,51
C3	0,48
C4	0,52
IgG	0,54
IgA	0,53
IgM	0,45

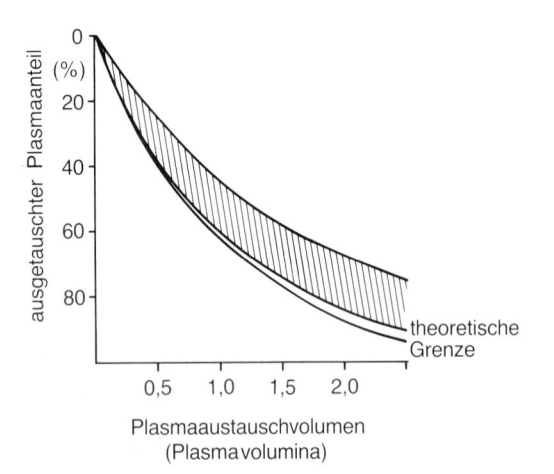

Abb. 39.5 Abhängigkeit des effektiv ausgetauschten Plasmas von der Austauschmenge (in Plasmavolumeneinheiten des Patienten). Der erreichbare Wert ist schraffiert angegeben.

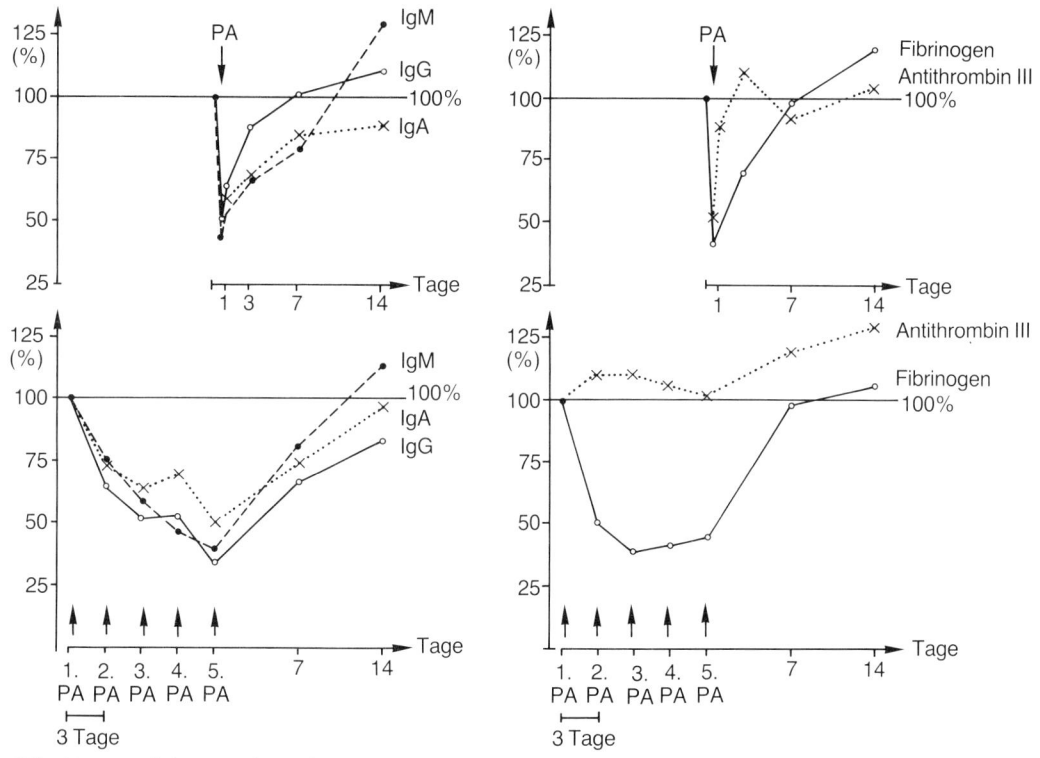

Abb. 39.6 Reduktion und Wiederanstieg von Immunglobulinen und Gerinnungsfaktoren nach einmaliger oder wiederholter Plasmaaustausch-(PA-)Behandlung.

Indikationen zur Plasmaaustauschbehandlung

Nach nunmehr fast 20 Jahren der klinischen Anwendung der therapeutischen Plasmapherese, insbesondere bei Krankheitsbildern mit vermutlich immunologischer Pathogenese, aber auch auf dem Gebiet der Hämatologie, der Neurologie und der Nephrologie, daneben aber auch bei verschiedenen Stoffwechselkrankheiten und Intoxikationen, existiert eine kaum mehr überschaubare Flut von wissenschaftlichen Publikationen; jedoch ist der Stellenwert dieses Behandlungsverfahrens bei vielen Krankheitsbildern keineswegs gesichert. Auf dem Gipfelpunkt der euphorischen Phase der Anwendung der therapeutischen Plasmapherese erschien im Jahr 1984 eine Bibliographie zur Plasmapherese mit fast 2500 Publikationen (18).

Im Gegensatz zur Fülle an kasuistischen Mitteilungen, die naturgemäß eher einen günstigen Effekt der Plasmaaustauschbehandlung beschreiben, erschienen bisher nur wenige kontrollierte klinische Studien, an denen sich der Nutzen der Plasmapheresebehandlung, insbesondere auch gegenüber einer begleitenden immunsuppressiven Behandlung, statistisch abgesichert belegen läßt (Tab. 39.3).

In den letzten 10 Jahren setzte sich jedoch ein Wandel in der Stellung der Indikation zur Plasmapheresebehandlung durch, der durch die langsame Zunahme der Publikationen mit kontrollierten klinischen Studien, die

Tabelle 39.3 Indikationen zum Plasmaaustausch

Sicher indiziert
- Goodpasture-Syndrom
- myasthenische Krise
- Hyperviskositätssyndrom
- thrombotisch-thrombozytopenische Purpura
- Guillain-Barré-Syndrom

Wahrscheinlich nützlich
- Kryoglobulinämien
- bullöses Pemphigoid
- Hemmkörperhämophilie
- thyreotoxische Krise
- Digitoxin-Intoxikation
- homozygote familiäre Hypercholesterinämie

Nicht indiziert
- rasch progrediente Glomerulonephritis
- Nierentransplantatabstoßung
- Lupusnephritis
- rheumatoide Arthritis
- multiple Sklerose

Modifikation der immunsuppressiven (immunmodulatorischen) Behandlung wie der Corticoid- und der Cyclophosphamid-Stoßbehandlung, die Einführung der Ciclosporin-A- und der Antithymozytenglobulin-Therapie, die Behandlung mit monoklonalen Antikörpern und die Hochdosis-IgG-Therapie wie auch die Weiterentwicklung der Plasmapheresebehandlung bedingt ist, wie z.B. die Kaskadenfiltration für die Makroglobulinämie Waldenström, die Kryofiltration für die Kryoglobulinämie oder auch das Heparinpräzipitations- bzw. die LDL-Absorptionsverfahren für die therapieresistente familiäre Hypercholesterinämie (Kap. 40, Olbricht, S. 506).

Auf der Basis dieser Entwicklung sind die Indikationen zur Plasmapheresebehandlung auf dem Gebiet der Nephrologie in den letzten Jahren deutlich zurückgegangen. Auf dem Gebiet der Immunologie und Hämatologie hat sich der Stellenwert dieses Verfahrens in etwa gehalten. Dagegen ist die Zahl der Plasmapheresebehandlungen aufgrund von neurologischer Indikation deutlich angestiegen.

Unverändert stellt das *Goodpasture-Syndrom* als Sonderform der antikörpervermittelten, rasch progredienten Glomerulonephritis eine sichere Indikation zur Plasmaaustauschbehandlung dar, obwohl die Wirksamkeit dieser Behandlung durch kontrollierte klinische Studien aufgrund der Seltenheit des Krankheitsbildes bisher nicht belegt ist. Jedoch sind die klinischen Besserungen im noch nicht anurischen Stadium unter dieser Behandlung gegenüber dem sonst meist letalen Verlauf so überzeugend, daß eine kontrollierte Studie aus ethischen Gründen kaum zu rechtfertigen ist (17, 38).

Auch beim Vollbild des *Hyperviskositätssyndroms* mit Seh- und Hörstörungen sowie einer vermehrten Blutungsneigung aufgrund einer Paraproteinämie bei der Makroglobulinämie Waldenström oder seltener auch beim Plasmazytom, dessen Pathophysiologie durch wiederholte Plasmaviskositätsmessungen gut kontrollierbar ist, erscheint die Indikation zur einmaligen oder kurzfristig wiederholten Plasmaaustauschbehandlung klar gegeben (12, 30). Man muß sich jedoch des symptomatischen Charakters dieser Akuttherapie bei den Paraproteinämien bewußt sein, weshalb immer eine begleitende chemotherapeutische Behandlung durchgeführt werden sollte.

Die *thrombotisch-thrombozytopenische Purpura* (TTP) (Moschcowitz-Syndrom) und das *hämolytisch-urämische Syndrom* (HUS) (Gasser-Syndrom) stellen pathogenetisch verwandte Krankheitsgeschehen dar, die durch die disseminierte Bildung von Mikrothromben in parenchymatösen Organen gekennzeichnet sind. Die intravasale mechanische Hämolyse ruft die pathognomonische Fragmentozytose hervor. Beim Vollbild der TTP mit zentralnervösen Symptomen, Nieren- und Leberfunktionsstörungen, Hämolyse bei negativem Coombs-Test und Thrombozytopenie betrug die Mortalität vor Einführung der Plasmapheresebehandlung mit Frischplasmasubstitution noch über 90%. In zwei kontrollierten Studien konnte der Nutzen einer Plasmapheresebehandlung mit der Substitution von Frischplasma gegenüber einer alleinigen Frischplasmainfusion bzw. einer Corticosteroidbehandlung eindeutig belegt werden (3, 31).

Auch bei der *Myasthenia gravis* ist durch den Nachweis der Acetylcholinrezeptor-Antikörper die Pathogenese partiell verstanden. 1976 beschrieben Pinching u. Mitarb. erstmals den günstigen Effekt einer Plasmaaustauschbehandlung bei dieser Erkrankung (28). Neben einer Vielzahl nichtkontrollierter Studien liegen mittlerweile auch kontrollierte Studien zur Behandlung der schweren, therapieresistenten Myasthenie (myasthenische Krise) vor, die den Nutzen einer zusätzlichen Plasmapheresebehandlung neben der Gabe von Steroiden, Immunsuppressiva und Cholinesterasehemmstoffen in bezug auf eine Verkürzung der Beatmungsdauer sowie eine signifikante Besserung der Lähmungen belegen (20, 27).

Der Wert der Plasmapheresebehandlung in der Langzeittherapie der Myasthenie ist bis zum Vorliegen gesicherter Daten zurückhaltend zu beurteilen. Jedoch zeichnet sich seit wenigen Jahren eine alternative Behandlungsmethode ab: In ersten kleineren Studien konnte der Nutzen einer hochdosierten intravenösen Immunglobulinbehandlung bei 70% der Patienten belegt werden. Auffällig ist das rasche Ansprechen auf die Therapie wie auch die nur kurze Wirkdauer von ca. 1–2 Monaten (2, 4).

Ein weiteres neurologisches Krankheitsbild, bei dem sich die Lähmungen unter einer Plasmaaustauschbehandlung rascher besserten, ist das *Guillain-Barré-Syndrom*. Die Pathogenese dieser Erkrankung liegt noch weitgehend im dunkeln. In mehreren klinischen Studien konnte der Nutzen einer Plasmaaustauschbehandlung in bezug auf eine schnellere Erholung der Lähmungen wie insbesondere auch auf eine kürzere Beatmungsdauer belegt werden (8, 15).

Auch für diese Erkrankung liegt inzwischen eine große kontrollierte Studie vor, die den günstigen Effekt einer Hochdosis-Immunglobulinbehandlung belegt (0,4 g IgG/kg Körpergewicht an 5 aufeinanderfolgenden Tagen): Im Vergleich zur Plasmaaustauschbehandlung erholten sich mehr Patienten in kürzerer Zeit unter der Immunglobulingabe; außerdem traten signifikant weniger Komplikationen auf (23, 25).

Im Gegensatz zum durch Autoantikörper induzierten Goodpasture-Syndrom als Sonderform der RPGN muß der zusätzliche Nutzen einer Plasmaaustauschbehandlung neben der Immunsuppression bei den immunkomplexassoziierten Formen der *rasch progredienten Glomerulonephritis* (RPGN) inzwischen verneint werden. Nach einer Literaturübersicht wurde bei 46% der immunsuppressiv behandelten Patienten eine Verbesserung der Nierenfunktion erreicht, dagegen bei 63% der zusätzlich mit Plasmapherese Behandelten und bei 71% der Patienten, die eine hochdosierte Corticosteroidstoßtherapie (pulse therapy) bekamen (36). In einer kontrollierten Studie ließ sich kein statistisch signifikanter Unterschied im Verlauf der Nierenfunktion und der Überlebensrate zwischen den Patienten mit alleiniger Immunsuppression und denen mit einer zusätzlichen 4wöchigen Plasmaaustauschbehandlung sichern (14). Eine zweite Studie bestätigte dieses Ergebnis; nur in der Untergruppe der primär schon dialysepflichtigen Patienten zeigte sich ein schwacher Nutzen einer zusätzlichen Plasmapheresebehandlung (29).

Auch bei der *Nierentransplantatabstoßung* konnte in mehreren kontrollierten Studien der Wert der Plasmaaustauschbehandlung als Zusatztherapie nicht gesichert werden (13).

Auch beim *systemischen Lupus erythematodes* (SLE) konnte weder für die mild verlaufende Form noch für die schwere Lupusnephritis der Nutzen einer zusätzlichen Plasmapheresebehandlung zur medikamentösen Immunsuppression belegt werden; im Gegenteil zeigte sich die Niereninsuffizienz bei den kombiniert behandelten Patienten rascher progredient und die Überlebensrate tendenziell niedriger als in der Kontrollgruppe, so daß die Studie vorzeitig abgebrochen werden mußte (21, 41). Eine günstigere Behandlungsform stellt die Cyclophosphamidstoßtherapie bei der Lupusnephritis dar, bei der alle 4 Wochen über mindestens 6 Monate 1000 mg Endoxan als Immunsuppressivum appliziert wurden. Bei einem hohen Anteil der Patienten konnte eine stabile und dauerhafte Remission induziert werden (6, 42).

Auch für die rheumatoide Arthritis wie für die Dermatomyositis/Polymyositis konnte in mehreren kontrollierten Studien der Nutzen einer zusätzlichen Plasmaaustauschbehandlung zur Standardtherapie nicht belegt werden (5, 24).

Das gleiche gilt für die Behandlung der multiplen Sklerose, wo in zwei kontrollierten Studien unter einer Immunsuppression mit Imurek bzw. ACTH und Endoxan durch eine zusätzliche Plasmapheresebehandlung kein Nutzeffekt nachweisbar war (16, 40).

Bei einer Reihe weiterer, meist seltener Erkrankungen kann aufgrund fehlender kontrollierter Studien keine endgültige Beurteilung des Stellenwerts einer Plasmapheresebehandlung abgegeben werden; jedoch kann aufgrund der vorliegenden klinischen Daten von einer wahrscheinlichen Nützlichkeit dieser Therapie ausgegangen werden. So konnte in einer kontrollierten klinischen Studie beim *bullösen Pemphigoid* der steroidsparende Effekt einer zusätzlichen Plasmapheresebehandlung belegt werden (32).

Bei akuten Blutungen oder dringlicher Operationsindikation bei Patienten mit *Hemmkörperhämophilie*, die durch hohe Faktor-VIII-Gaben und zusätzliche Applikation von aktiviertem Prothrombinkomplex (Feiba) nicht kompensiert werden können, ist eine Plasmapheresebehandlung kurzfristig wirksam (37). Durch Kombination von Immunadsorption mit Hochdosis-IgG- und Cyclophosphamidtherapie konnte eine dauerhafte Immuntoleranz induziert werden (26).

Auch bei der *hyperthyreoten Krise* sind wie bei der *Digitoxin-Intoxikation* überzeugende klinische Besserungen mit entsprechenden Laboruntersuchungen belegt worden (10, 19). Beide Krankheitsbilder können allerdings auch durch eine Hämoperfusionsbehandlung über Kohle- oder Kunstharzadsorber günstig beeinflußt werden (s. auch Kap. 42, Weilemann, S. 542).

Für die Digitoxin-Intoxikation steht inzwischen auch ein kreuzreagierender Antidigoxinantikörper (Digitalis-Antidot BM) für die intravenöse Applikation zur Verfügung.

Auch bei der *Kryoglobulinämie*, einem Krankheitsbild, das durch das Auftreten von kältelabilen Proteinen im Blut sowie eine dadurch ausgelöste Raynaud-Symptomatik gekennzeichnet ist und häufig mit vaskulitischen Komplikationen wie Purpura und Glomerulonephritis einhergeht, kann von der Elimination dieser Kryoglobuline mittels Plasmapherese profitiert werden. Durch das Abkühlen des im ersten Schritt einer Plasmaseparation gewonnenen Plasmas und Beseitigung des Kryopräzipitats in einem zweiten Filtrationsschritt mit anschließender Rückgabe des wiederaufgewärmten, gereinigten Plasmas in den Patientenkreislauf steht jedoch eine selektivere Plasmapheresemethode in Form der Kryofiltration zur Verfügung (22).

Die *familiäre Hypercholesterinämie*, eine autosomal dominant vererbte Stoffwechselstörung mit Defekt der LDL-Rezeptoren, führt bei Homozygoten (Inzidenz 1:500000) zu frühzeitiger Koronarsklerose, wodurch diese Patienten meist vor dem 30. Lebensjahr an Myokardinfarkten versterben. Durch regelmäßig wiederholte Plasmaaustauschbehandlungen kann der LDL-Wert effektiv gesenkt, die Xanthombildung reduziert und somit der fatale Verlauf wahrscheinlich aufgehalten werden (39). Auch für diese Indikation existieren inzwischen modifizierte Plasmaphereseverfahren zur selektiven LDL-Elimination, wie die Heparinpräzipitation oder verschiedene Adsorptionsverfahren, die das Verwerfen des gesamten Plasmas vermeiden lassen (33) (Kap. 40, Olbricht, S. 506).

Prospektiv kontrollierte Studien zur Frage einer verbesserten Überlebensrate stehen jedoch für dieses wöchentlich zu wiederholende Langzeitbehandlungsverfahren, insbesondere unter der Kombinationsbehandlung mit CSE-(Cholesterinsyntheseenzym-)Hemmern, noch aus.

Komplikationen

Die Nebenwirkungen und Komplikationen der Plasmaaustauschbehandlung können unterteilt werden in solche, die während der eigentlichen Behandlung, und diejenigen, die infolge der Therapie auftreten (Tab. 39.4). Zur ersten Gruppe zählen Probleme, die durch die Flüssigkeitsverschiebungen in den Körperkompartimenten und ggf. durch eine fehlerhafte Substitution bzw. Bilanzierung auftreten können. Hierbei kann es zu hypotonen Kreislaufreaktionen mit Schwindel, Schwitzen und Übelkeit oder zu einer vasovagalen Reaktion mit Bradykardien kommen, was mit bis zu 5% zu den häufigsten Nebenwirkungen zählt. Insbesondere bei Substitution mit Frischplasma oder Plasmaproteinkonserven, selte-

Tabelle 39.4 Komplikationen der Plasmaaustauschbehandlung

Während des Plasmaaustauschs
- Hypotonie mit Schwitzen, Übelkeit (anaphylaktoid oder Fehlbilanzierung)
- Hypokalzämie (Citrat)
- allergische Reaktion (Frischplasma)

Infolge des Plasmaaustauschs
- Infektion/Sepsis (Katheter, Antikörpermangelsyndrom)
- Hepatitis, HIV-Infektion (Frischplasma)

ner bei Verwendung von Humanalbumin können solche anaphylaktoiden Reaktionen auftreten.

Wesentlich seltener sind echte allergische Reaktionen mit Urtikaria, die ganz selten auch bis zum anaphylaktischen Schock führen können, was aber praktisch nur bei Verwendung von Frischplasma auftritt. Weiterhin kann das Citrat im Frischplasma, aber auch bei Verwendung als Antikoagulans zu hypokalzämischen Beschwerden mit Tetanien des Patienten führen.

Bei der zweiten Gruppe der Komplikationen, die erst nach dem Plasmaaustausch ohne direkten zeitlichen Zusammenhang auftreten, ist insbesondere die gesteigerte Infektneigung bis hin zum Auftreten von Septikämien zu erwähnen. Dabei spielen insbesondere die großlumigen zentralvenösen Verweilkatheter als Gefäßzugang eine bahnende Rolle. Durch ausschließliche Verwendung kurzfristiger periphervenöser Zugänge mit Inkaufnahme niedriger Blutflüsse läßt sich dieses Risiko vermeiden. Ein weiterer disponierender Faktor für die erhöhte Infektionsgefährdung stellt das durch den Plasmaaustausch induzierte Antikörpermangelsyndrom dar, wobei dieser humorale Defekt durch den durch Immunsuppressiva induzierten zellulären Immundefekt sowie durch die immunkompromittierende Grundkrankheit des Patienten meist noch verstärkt wird.

Ein weiteres längerfristiges Risiko stellt die Infektion mit Hepatitis-B- und -C-Viren sowie die HIV-Infektion dar, die insbesondere durch Frischplasma übertragen und durch die Verwendung von Humanalbumin praktisch vermieden werden kann.

Durch die Elimination von Gerinnungsfaktoren sowie die Zugabe eines Antikoagulans während des Plasmaaustauschs verschieben sich die Laborparameter kurzfristig in Richtung auf eine erhöhte Blutungsneigung; jedoch stellt eine austauschbedingte manifeste Blutung oder auch Thrombose (durch Antithrombin-III-Verlust) eine große Seltenheit dar, die wir nie beobachtet haben.

Literatur

1. Abel, J.J., L.G. Rowntree, B.B. Turner: Plasma removal with return of corpuscles (plasmapheresis). J. Pharmacol. exp. Ther. 5 (1914) 625–641
2. Asura, E.: Experience with intravenous immunoglobulin in myasthenia gravis. Clin. Immunol. Immunopathol. 53 (1989) 170–179
3. Bell, W.R., H.G. Braine, P.M., Ness, T.S. Kickler: Improved survival in thrombotic thrombocytopenic purpura – hemolytic uremic syndrome. New Engl. J. Med. 325 (1991) 398–403
4. Breul, P., St. Zierz, F. Jerusalem: Therapie der Myasthenia gravis. Akt. Neurol. 20 (1993) 187–195
5. Dwosh, I.L., A.R. Giles, P.M. Ford, J.L. Pater, T.P. Anastasiades: Plasmapheresis therapy in rheumatoid arthritis. A controlled double blind, crossover trial. New Engl. J. Med. 308 (1983) 1124–1129
6. Euler, H.H., J.O. Schröder, H.J. Gutschmidt, P. Harten, F. Stueber, R.A. Zeuner, H. Löffler: Intensivierte Therapie des schweren Lupus erythematodes. Dtsch. med. Wschr. 116 (1991) 1081–1088
7. Freireich, E.J., G. Judson, R.H. Levin: Separation and collection of leukocytes. Cancer Res. 25 (1965) 1516–1520
8. French Cooperative Group on Plasma Exchange in Guillain-Barré Syndrome: Efficiency of plasma exchange in Guillain-Barré syndrome: role of replacement fluids. Ann. Neurol. 22 (1987) 753–761
9. Glöckner, W.M., H.G. Sieberth: Plasmafiltration, a new method of plasma exchange. Proc. Europ. Soc. artif. Org. 5 (1978) 214–217
10. Glöckner, W.M., H.G. Sieberth: Plasmaaustausch bei Digitalis-Intoxikation. In Gurland, H.J., V. Heinze, H.A. Lee: Therapeutic Plasma Exchange. Springer, Berlin 1981 (S. 105–110)
11. Glöckner, W.M., H.G. Sieberth, A. Gressner: Different recovery of plasma proteins after reduction by plasmapheresis. In Nosé, Y., P.S. Malchesky, J.W. Smith: Plasmapheresis. New Trends in Therapeutic Applications. ISAO Press, Cleveland 1983 (pp. 33–36)
12. Glöckner, W.M., H.G. Sieberth, H. Schmidt-Schönbein: Cascade filtration for the control of hyperviscosity by the removal of IgM paraprotein in Waldenström's macroglobulinemia. Clin. Hemorheol. 5 (1985) 71–78
13. Glöckner, W.M., H.G. Sieberth: Plasma exchange in nephrology. Plasma Ther. Transf. Technol. 7 (1986) 541–544
14. Glöckner, W.M., H.G. Sieberth, H.E. Wichmann, E. Backes, R. Bambauer, W.H. Boesken, A. Bohlen, A. Daul, N. Graben, F. Keller, H.U. Klehr, H. Köhler, U. Metz, W. Schultz, W. Thoenes, M. Vlaho: Plasma exchange and immunosuppression in rapidly progressive glomerulonephritis: a controlled, multi-center study. Clin. Nephrol. 29 (1988) 1–8
15. Guillain-Barré syndrome study group: Plasmapheresis and acute Guillain-Barré syndrome. Neurology 35 (1985) 1096–1104
16. Hauser, S.L., D.M. Dawson, J.R. Lahrich, M.F. Beal, S.V. Kevy, R.D. Propper, J.A. Mills, H.L. Weiner: Intensive immunosuppression in progressive multiple sclerosis. A randomized three-arm study of high-dose intravenous cyclophosphamide, plasma exchange, and ACTH. New Engl. J. Med. 308 (1983) 175–180
17. Hind, C.R.K., C.M. Lockwood, D.K. Peters, H. Paraskevakon, D.J. Evans, A.J. Rees: Prognosis after immunosuppression of patients with crescentic nephritis requiring dialysis. Lancet 1983/I, 263–265
18. Horiuchi, T., H. Kambic, H. Sakamoto, M. Usami, Y. Nosé: Topics in Plasmapheresis. ISAO Press, Cleveland 1984
19. Horn, K., E. Arenz, W. Schramm, A. Witte, C.R. Prickardt: Plasmapherese in der Therapie der thyreotoxischen Krise und endokrinen Ophthalmopathie. Internist 24 (1983) 43–46
20. Kornfeld, P., E.P. Ambinder, T.W. Mittag, A.N. Bender, A.E. Paratestas, G. Genkins: Plasmapheresis in myasthenia gravis. Plasma Ther. Transf. Technol. 2 (1981) 127–133
21. Lewis, E.J., I.G. Hansicker, S.P. Lan, R.D. Rohde, J.M. Lachin: A controlled trial of plasmapheresis therapy in severe lupus nephritis. New Engl. J. Med. 326 (1992) 1376–1379
22. McLeod, B.C., R.J. Sassetti: Plasmapheresis with return of cryoglobulin-depleted autologous plasma (cryoglobulinpheresis) in cryoglobulinemia. Blood 55 (1980) 866–870
23. van der Meché, F.G.A., P.I.M. Schmitz: A randomized trial comparing intravenous immune globuline and plasma exchange in Guillain-Barré syndrome. New Engl. J. Med. 326 (1992) 1123–1129
24. Miller, F.M., S. Leitman, M.E. Cronin, J.E. Hicks, R.I. Leff: Controlled trial of plasma exchange and leukapheresis in polymyositis and dermatomyositis. New Engl. J. Med. 326 (1992) 1380–1984
25. Müllges, W., E.B. Ringelstein, C. Sommer, R. Biniek, W.M. Glöckner: Immuntherapie des chronischen Guillain-Barré-Syndroms mit Hochdosis-IgG und Ciclosporin A. Fortschr. Neurol. Psychiat. 59 (1991) 183–189
26. Nilsson, I.M., E. Berntrop, K.A. Rickard: Results in three Australian haemophilia B patients with high-responding inhibitors treated with the Malmö model. Haemophilia 1 (1995) 59–66

27 Osterman, P.O.: Current treatment of myasthenia gravis. Progr. Brain Res. 84 (1990) 151–161
28 Pinching, A.J., D.K. Peters, J.N. Newson-Davis: Remission of myasthenia gravis following plasma exchange. Lancet 1976/II, 1373–1376
29 Pusey, C.D., A.J. Rees, D.J. Evans, D.K. Peters, C.M. Lockwood: Plasma exchange in focal necrotizing glomerulonephritis without anti-GBM antibodies. Kidney int. 40 (1991) 757–763
30 Reinhart, W.H., O. Lütolf, U. Nydegger, F. Mahler, T.W. Straub: Plasmapheresis for hyperviscosity syndrome in macroglobulinemia Waldenström and multiple myeloma. J. Lab. clin. Med. 119 (1992) 69–76
31 Rock, G.A., K.H. Shumak, N.A. Buskard, V.S. Blanchette, J.G. Kelton: Comparison of plasma exchange with plasma infusion in the treatment of thrombotic thrombocytopenic purpura. New Engl. J. Med. 325 (1991) 393–397
32 Roujeau, J.C., P. Morel, E. Dalle, B. Guillot, I. Gorin, G. Lorette, P. Soutyrand, J.C. Guillaume, B. Crickx, M.S. Doutre, W. Godard, B. Labeille, G. Rifle, R. Triller, J. Revuz: Plasma exchange in bullous pemphigoid. Lancet 1984/II, 484–488
33 Seidel, D., V.W. Armstrong, P. Schuff-Werner: The HELP-LDL-Apheresis Multicentre Study, an angiographically assessed trial on the role of LDL-apheresis in the secondary prevention of coronary heart disease. Europ. J. clin. Invest. 21 (1991) 375–383
34 Sentinella, K., R. Thompson, D. Hunt, L. Simpson, C.E. Marshall: Lymphoplasmapheresis. Progr. clin. biol. Res. 106 (1982) 437–440
35 Sieberth, H.G., W.M. Glöckner, H.H. Hirsch, H. Borberg, P. Mahieu: Plasma separation by membranes in man. Artif. Org. 3 (1979) 146–149
36 Sieberth, H.G., W.M. Glöckner: Plasmapheresis in immune disease. In Ota, T.: Internal Medicine. Elsevier, Amsterdam 1986 (pp. 345–350)
37 Slocombe, G.W., A.C. Newland, M.P. Colvin, B.T. Colvin: The role of intensive plasma exchange in the prevention and management of haemorrhage in patients with inhibitors to factor VIII. Brit. J. Haematol. 47 (1981) 577–585
38 Stahl, R.A.K.: Therapie der rasch progredienten Glomerulonephritis. Dtsch. med. Wschr. 116 (1991) 1799–1803
39 Thomspon, G.R., J.P. Miller, J.L. Breslow: Improved survival of patients with homozygous familial hypercholesterolemia treated with plasma exchanges. Brit. med. J. 291 (1985) 671–673
40 Tindall, R.S.A., J.E. Walker, A.L. Ehle, L. Near, J. Rollins, D. Becker: Plasmapheresis in multiple sclerosis: prospective trial of pheresis and immunosuppression versus immunosuppression alone. Neurology 32 (1982) 739–743
41 Wei, N., J.H. Klippel, D.P. Huston, R.S. Hale, T.J. Lawley, J.E. Balow, A.D. Steinberg, J.L. Decker: Randomized trial of plasma exchange in mild systemic lupus erythematosus. Lancet 1983/I, 17–22
42 Witte, T., D. Schaumann, R. Hein, U. Helmchen, K.H. Neumann, K.M. Koch, H. Deicher, R.E. Schmidt: Cyclophosphamid-Bolustherapie bei Lupusnephritis. Dtsch. med. Wschr. 118 (1993) 1005–1010

40 Lipidapherese: Kaskadenfiltration, Immunadsorption, Liposorbersysteme, Heparinpräzipitation

C. J. Olbricht

Grundlagen

Lipoproteine

Cholesterin im Serum wird in drei verschiedenen Fraktionen sogenannter Lipoproteine transportiert, die sich durch ihre Dichte unterscheiden und daher durch Zentrifugation getrennt werden können. Etwa 70% des Cholesterins befinden sich in der LDL-Fraktion (Low-density-Lipoprotein), etwa 10% in der VLDL-Fraktion (Very-low-density-Lipoprotein) und etwa 20% in der HDL-Fraktion (High-density-Lipoprotein). Lipoproteine sind komplexe und große Partikel, die neben Cholesterin auch Triglyceride, Phospholipide und Protein enthalten (Abb. 40.1). Der Proteinanteil wird Apolipoprotein genannt und ist für den Stoffwechsel und die biologische und pathobiologische Wirkung von Lipoproteinen von zentraler Bedeutung. So werden zum Beispiel Lipoproteine durch ihr Apolipoprotein an Rezeptoren gebunden und in Zellen aufgenommen. Der Proteinanteil des LDL heißt Apolipoprotein B-100, das für die verschiedenen Techniken der Lipidapherese von zentraler Bedeutung ist. Durch bestimmte physikochemische Eigenschaften von Apolipoprotein B ist es möglich, LDL relativ selektiv aus dem Plasma zu entfernen, ohne dabei andere Lipoproteine oder Plasmaproteine mit zu entfernen.

LDL-Cholesterin und koronare Herzerkrankung

Erhöhtes LDL-Cholesterin ist ein wesentlicher Risikofaktor, der die Inzidenz von koronarer Herzerkrankung (KHK) bestimmt. (5, 21, 52, 59, 60, 75). Die Reduktion von LDL-Cholesterin durch Diät oder lipidsenkende Medikamente senkt die Häufigkeit von KHK und die Häufigkeit der Todesfälle durch KHK signifikant (10, 13, 19, 60). Es besteht Übereinstimmung, daß LDL-Cholesterin unter 130 mg/dl (3,4 mmol/l) die Entstehung von KHK verhindert. In der Mehrzahl der Patienten mit Hypercholesterinämie kann durch Diät und Medikamente das LDL unter 130 mg/dl gesenkt werden. Bei einigen Patienten wird dieses Ziel jedoch nicht erreicht. Dazu gehören Patienten mit homozygoter familiärer Hypercholesterinämie (FH), die üblicherweise ein Serumcholesterin zwischen 650 und 1000 mg/dl (17–26 mmol/l) haben und weder auf Diät noch auf lipidsenkende Medikamente ansprechen. Die Häufigkeit dieser genetisch determinierten Erkrankung

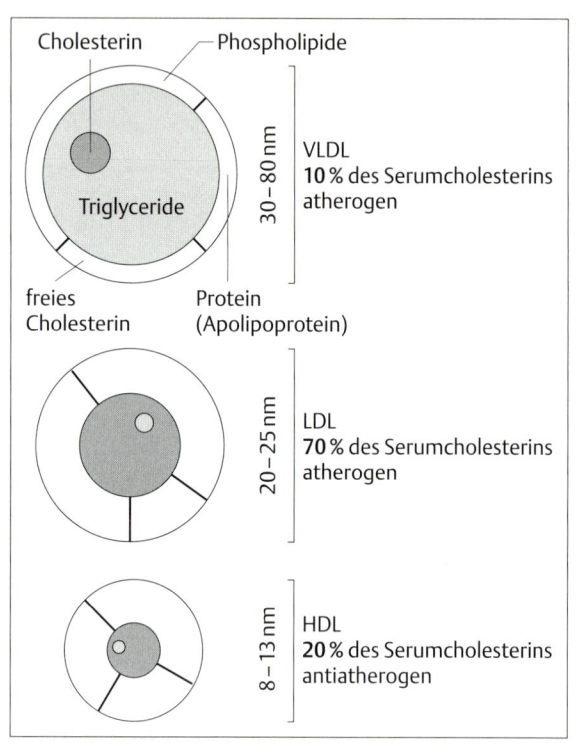

Abb. 40.1 Verteilung von Serumcholesterin auf die verschiedenen Lipoproteinfraktionen. Lipoproteine bestehen aus einem Cholesterin und Triglyceride enthaltenden Kern, der umhüllt ist von Phospholipiden, Protein und freiem Cholesterin.

beträgt etwa $1:10^6$. Diese Patienten entwickeln KHK bereits während früher Kindheit und Jugend, und nahezu alle sterben vor dem 30. Lebensjahr an Herzinfarkt (20, 37).

Patienten mit heterozygoter FH haben Cholesterin zwischen 350 und 650 mg/dl (9–17 mmol/l). Diese Patienten sprechen sehr häufig auf cholesterinsenkende Diät und Medikamente an, und das Therapieziel von 130 mg/dl (3,4 mmol/l) LDL wird erreicht (24, 29, 46, 50, 51, 85). Heterozygote FH kommt mit etwa 1:500 häufig vor. Unbehandelt sterben etwa 50% der betroffenen Männer und 13% der unbehandelten Frauen bis zum 60. Lebensjahr an Herzinfarkt (20, 72). In dieser Patientengruppe gibt es eine Minorität von etwa 1–5%, die nicht ausreichend auf konservative Therapie anspricht. Zur Behandlung dieser Patienten mit therapieresistenter Hypercholesterinämie wurden verschiedene Verfahren der extrakorporalen Entfernung von LDL-Cholesterin entwickelt.

Therapeutische Ziele

Das wesentliche therapeutische Ziel ist die Reduktion der Mortalität, die erreicht werden soll durch Regression, Inhibition von Progression und Verhütung von KHK. Es besteht generell Übereinstimmung, daß LDL unter 130 mg/dl Atherosklerose verhindert (5, 21, 59, 60, 71). Um Regression von atherosklerotischen Gefäßverengungen zu induzieren braucht man jedoch LDL-Cholesterinwerte unter 110 mg/dl (2,8 mmol/l) (10, 13, 14). Daraus leiten sich die therapeutischen Ziele der Lipidapherese ab. Bei Patienten mit KHK sollte das LDL auf 110 mg/dl erniedrigt werden; bei Patienten ohne KHK dürften 130 mg/dl ausreichend sein. Da das LDL während der Apherese rasch abfällt und anschließend in einem Zeitraum von 7–14 Tagen allmählich ansteigt, ist die über die Zeit gemittelte LDL-Konzentration als Zielwert maßgebend. Als Näherungswert dient die Summe aus Vorapherese-LDL + Nachapherese LDL, geteilt durch 2.

Gemeinsame Behandlungsparameter der verschiedenen Lipidapheresemethoden

Überblick über die Methoden

Fünf Methoden der Lipidapherese sind in klinischer Anwendung. Plasmaaustausch zur Senkung von LDL ist unselektiv und erfordert Substitution mit Albumin. Zur Behandlung von Hypercholesterinämie wurde diese Methode daher weitgehend verlassen und wird nur noch zur Therapie stark erhöhter Triglyceridkonzentrationen eingesetzt. Dennoch erscheint es notwendig, die wesentlichen Behandlungsergebnisse der extrakorporalen Entfernung von Cholesterin durch Plasmapherese zu kennen, da sie zur Beurteilung der anderen Verfahren wichtig sind. Die Kaskadenfiltration zur LDL-Apherese benötigt keine Substitution von Albumin, entfernt aber neben LDL auch klinisch relevante Mengen von HDL-Cholesterin und anderen Proteinen. Weitaus selektiver sind Immunadsorption von LDL, Dextransulfatadsorption von LDL und heparininduzierte extrakorporale LDL-Präzipitation (HELP), da sie nur geringe Mengen von HDL und Plasmaproteinen entfernen. Bei allen Methoden ist der erste Schritt die Separation von Plasma und Blutzellen. Es gibt derzeit keine Routinemethoden, mit der LDL-Cholesterin direkt aus dem Blut entfernt werden kann.

Gefäßzugang

Bei allen Methoden reichen in der Regel die Kubitalvenen als Gefäßzugang aus, da sie den erforderlichen Blutfluß von 60–100 ml/min fördern können. Der Patient sollte etwa 3 Monate vor Beginn der Behandlung ein intensives Venentraining durchführen. Beide Arme sollten täglich etwa 10mal am Oberarm für 10 Minuten gestaut werden, und gleichzeitig sollten mit einem Gummiball Pumpübungen der Hand durchgeführt werden. Nicht selten wird man dennoch während der ersten 10–20 Behandlungen keinen optimalen Blutfluß erzielen, insbesondere zu Beginn jeder Behandlung. Hier hilft häufig Anlegen einer Staubinde mit leichtem Druck und Anwärmen des Armes. Unserer Erfahrung nach entwickeln sich nicht selten auch initial unzureichende Gefäße allmählich zu dauerhaft brauchbaren Gefäßzugängen. Man sollte also mit viel Geduld vorgehen und auch nach Beginn der Behandlung den Patienten zu kontinuierlichem Venentraining anhalten. Sollten all diese Maßnahmen erfolglos bleiben oder die Kubitalvenen verschlossen sein, so kann als Alternative eine arteriovenöse Fistel nach Cimino-Brescia am Unterarm angelegt werden. Trotz des im Vergleich zu Hämodialysepatienten höheren Hämatokrits scheint die Verschlußrate von Cimino-Fisteln am Unterarm nicht erhöht zu sein, und die primäre Anlage einer Fistel in der Ellenbeuge oder am Oberarm ist nicht gerechtfertigt. Zur Punktion sowohl der Kubitalvenen als auch der arteriovenösen Fistel haben sich normale Dialysenadeln mit 1,5 mm Durchmesser bewährt.

Antikoagulation

Bei Plasmaseparation durch Plasmafilter erfolgt die Antikoagulation in gleicher Weise wie bei Plasmapherese durch Heparin mit einer Initialdosis von 2500–5000 IE und dann kontinuierlich 500–2500 IE/Stunde. Die PTT sollte während der Behandlung etwa 100% über dem Ausgangswert vor Behandlung liegen. Es ist eine mehrfache Kontrolle der PTT während der ersten Behandlungen erforderlich, da der Heparinbedarf individuell sehr unterschiedlich sein kann und da Kaskadenfiltration, Dextransulfatadsorption und HELP klinisch relevante Mengen von Gerinnungsfaktoren aus dem Plasma entfernen. Nicht selten wird man daher die Infusion von Heparin bereits eine Stunde vor Ende der Behandlung oder noch früher abstellen können. Die Behandlung mit Marcumar ist keine Kontraindikation gegen Lipidapherese. Häufig wird man dabei ohne Heparin auskommen. Während und nach der Behandlung sollte der Quick-Wert gemessen werden. Dies ist insbesondere bei Kaskadenfiltration und Dextransulfatadsorption erforderlich, da beide den Quick-Wert verändern können.

Bei Plasmaseparation durch Zentrifugieren ist Antikoagulation mit Heparin ebenfalls ohne Probleme möglich. Unserer Erfahrung nach ist eine PTT von 100% über Ausgangswert ausreichend. Als Alternative kann Natriumcitrat zur Antikoagulation eingesetzt werden. In einem Vergleich zwischen Heparin und Citrat hatten 5 von 6 Patienten wesentlich mehr Nebenwirkungen während Lipidapherese mit Citratantikoagulation (hypokalzämische Symptome, Übelkeit) und gaben an, daß sie Heparin bevorzugen würden.

Plasmavolumen und Behandlungsintervall

Um die gleiche Reduktion von LDL zu erreichen, ist bei den verschiedenen Lipidapheresenverfahren die Behandlung unterschiedlicher Plasmavolumina erforderlich (66). Kaskadenfiltration und HELP kommen mit weniger Volumen aus, Dextransulfatadsorption benötigt etwas mehr, und das größte Volumen ist bei Immunadsorption erforderlich. Initial sollte das behandelte Plasmavolumen bei Kaskadenfiltration und HELP 40 ml/kg betragen und bei Dextransulfatadsorption und Immunadsorption 50 ml/kg Körpergewicht. Das behandelte Volumen sollte erhöht werden, bis eine Reduktion der LDL-Konzentration nach Apherese auf 30–40% des Werts vor Apherese erreicht ist. Die Anhebung des behandelten Plasmavolumens ist limitiert bei Kaskadenfiltration und HELP durch Okklusion des Kaskadenfilters bzw. des Präzipitatfilters im Laufe der Behandlung und durch zu starke Reduktion von Fibrinogen. Bei Dextransulfatadsorption kann das behandelte Plasmavolumen durch zu starke Reduktion von Gerinnungsfaktoren limitiert sein. So wird man in der Regel mit Kaskadenfiltration und HELP selten mehr als 3–3,5 l Plasma behandeln können und mit Dextransulfatadsorption selten mehr als 4,5–5 l. Das Plasmavolumen bei Immunadsorption ist nicht durch technische Probleme oder durch potentielle Gerinnungsstörungen limitiert. Jedoch sollte man auch hier das LDL-Cholesterin nicht unter 50 mg/dl (1,3 mmol/l) senken. Initial sollte die Behandlungsfrequenz einmal pro Woche sein. Behandeltes Plasmavolumen und Behandlungsfrequenz sollten optimiert werden, um das therapeutische Ziel zu erreichen (mittleres LDL < 130 oder < 110 mg/dl). Im weiteren Verlauf kann die Frequenz auf zweiwöchentlich reduziert werden, wenn Aussicht besteht, daß auch mit reduzierter Frequenz das therapeutische Ziel erreicht werden kann. Die überwiegende Zahl der Patienten wird jedoch zu einer optimalen Behandlung eine Lipidapherese pro Woche benötigen.

Plasmaaustausch

Reduktion von Cholesterin

Plasmaaustausch zur extrakorporalen Cholesterinentfernung ist seit etwa 1970 in klinischem Gebrauch (79). Das Plasmavolumen wird in der Regel durch 4–5%ige Albuminlösung oder Plasmaproteinlösung ersetzt (Kap. Glöckner/Sieberth, S. 496). Die Reduktion des LDL pro Behandlung beträgt zwischen 50 und 80% in Abhängigkeit vom ausgetauschten Plasmavolumen. Die Reduktion des HDL beträgt ebenfalls zwischen 50 und 70% (8, 38, 45, 74, 79, 83). Die Konzentrationen anderer Plasmaproteine, wie Fibrinogen, Komplement und Immunglobuline, werden ebenfalls um 60–80% gesenkt (45). Die meisten dieser Proteine haben eine kurze Halbwertszeit und steigen daher rasch wieder in ihren Normalbereich an. Immunglobuline, Fibrinogen und Antithrombin III z.B. können jedoch längerfristig erniedrigt bleiben. Niedrige Fibrinogenspiegel könnten von Vorteil sein, da Fibrinogen ein unabhängiger Risikofaktor für KHK und Schlaganfall ist (34). Der Wiederanstieg des LDL nach Plasmaaustausch und natürlich auch nach anderen Methoden der LDL-Apherese ist langsam (Abb. 40.2).

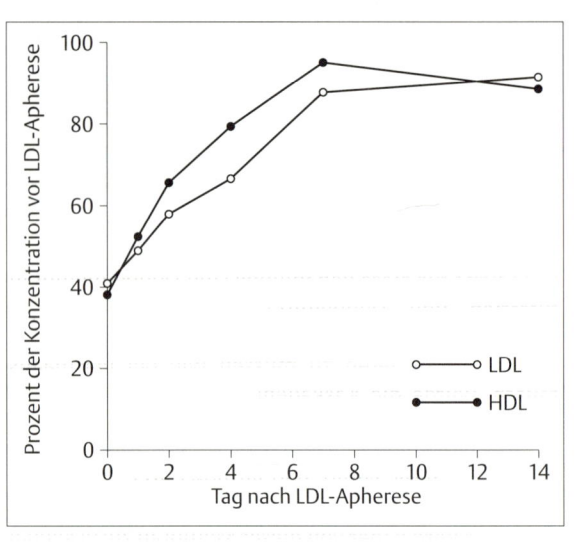

Abb. 40.2 Wiederanstieg von LDL-Cholesterin und HDL nach LDL-Apherese. HDL wird allerdings nur duch Plasmaaustausch und durch Kaskadenfiltration im gezeigten Maße erniedrigt. Die Ergebnisse sind den Arbeiten 3, 8, 17, 28, 57, 79 entnommen.

Der Ausgangswert wird in der Regel nach 7–14 Tagen erreicht (8, 28, 57, 79). Daraus ergibt sich eine deutliche Erniedrigung der über die Zeit gemittelten LDL-Konzentration. Allerdings ist auch der Wiederanstieg der HDL-Konzentration ähnlich langsam, und das HDL erreicht den Ausgangswert zwischen dem 7. und 10. Tag nach Plasmaaustausch (Abb. 40.2). Daher wird die mittlere HDL-Konzentration erniedrigt (28, 45, 57, 79). Dies könnte ein Nachteil sein, da niedrige HDL-Konzentrationen mit einem erhöhten Risiko für KHK assoziiert sind (23, 59). Letztendlich ist es jedoch nicht klar, ob Senkung des HDL zusammen mit Senkung des LDL durch Plasmapherese nachteilig für den Patienten ist, da Plasmaaustausch effektiv Cholesterin aus dem Gewebe mobilisiert und entfernt. Unter Behandlung kommt es zu deutlicher Regression von Xanthomen, und regelmäßige Behandlung von Patienten mit homozygoter familiärer Hypercholesterinämie verlängerte deren Leben signifikant (8, 35, 38, 79, 83).

Reduktion von Triglyceriden bei akuter Pankreatitis

Plasmaaustausch wurde auch eingesetzt, um extrem erhöhte Plasmatriglyceride bei Patienten mit akuter Pankreatitis zur senken. In den 8 berichteten Fällen konnten die Plasmatriglyceride um 60–80% gesenkt werden, und die Behandlung war mit einer unmittelbaren Besserung der Pankreatitis verbunden (9, 16, 61, 67). Andere Methoden der Lipidapherese sind weniger effektiv zur Therapie von Hypertriglyzidämie (30). Zur sicheren Beurteilung ob extrakorporale Entfernung von extrem erhöhten Triglyceriden bei Pankreatitis sinnvoll ist, sollten allerdings die Ergebnisse prospektiver und kontrollierter Studien abgewartet werden. Da selektivere Verfahren der Lipidapherese zur Verfügung stehen, wird Plasmapherese zur Senkung von LDL-Cholesterin nicht mehr eingesetzt.

Kaskadenfiltration

Technik

Synonyme für diese Behandlung sind Doppelmembranfiltration und Doppelfiltrationsplasmapherese. Um Cholesterin aus dem Plasma zu entfernen, ohne Fremdeiweiß substituieren zu müssen wie bei Plasmaaustausch, wurde die Kaskadenfiltration eingeführt (91). Nach Separation von Blut fließt das Plasma durch einen zweiten Kapillarfilter. Die mittlere Porengröße der Membran dieses Filters beträgt etwa 20 nm. Das LDL-Partikel hat einen Durchmesser von über 20 nm (Abb. 40.3) und wird daher von dieser Membran zurückgehalten. Alle anderen Plasmamoleküle haben einen molekularen Durchmesser, der unter 20 nm liegt, und sollten daher ungehindert die Membran passieren. Es stehen mehrere Kapillarkaskadenfilter aus verschiedenen Membranen zur Verfügug, wie zum Beispiel Cellulose-

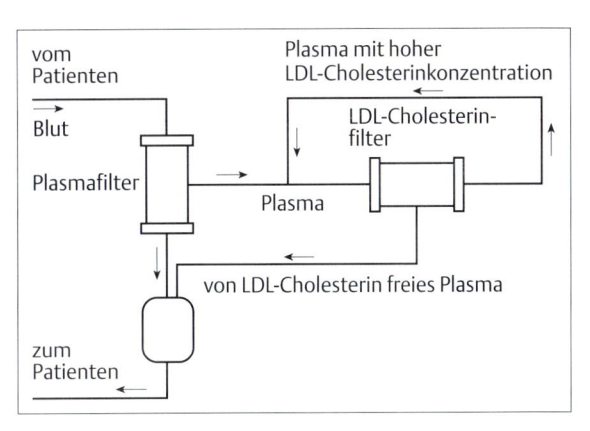

Abb. 40.**4** Flußschema der Kaskadenfiltration (Doppelmembranfiltration). Die Trennung von Plasma und Blutzellen erfolgt durch einen Plasmafilter. Danach wird das Plasma durch den LDL-Filter zur Retention von LDL-Cholesterin gepumpt. Das LDL-freie Plasma wird dem Patienten zurückgegeben. Das zurückgehaltene LDL-Cholesterin zirkuliert während der Behandlung durch den LDL-Filter und wird nach Beendigung der Behandlung verworfen.

diacetat, Polymethylmethacrylat und Polyvinylalkohol. Das Flußschema der Kaskadenfiltration ist in Abb. 40.4 dargestellt. Die Trennung von Plasma und Blutzellen erfolgt in gleicher Weise wie bei Plasmapherese. Danach wird das Plasma durch den Kaskadenfilter zur Retention von LDL-Cholesterin gepumpt. Das LDL-freie Plasma wird dem Patienten zurückgegeben. Das zurückgehaltene LDL-Cholesterin zirkuliert während der Behandlung durch den Kaskadenfilter und wird nach Beendigung der Behandlung verworfen. Substitution mit Fremdeiweiß wie bei Plasmaaustausch ist nicht erforderlich. Zur Durchführung der Kaskadenfiltration steht ein automatisiertes Gerät zur Verfügung (Diamed GmbH, Köln). Es enthält integriert Plasmaseparation durch Plasmafilter und Kaskadenfiltration. Die Dauer der Behandlung beträgt in Abhängigkeit vom Blutfluß 1,5 – 2,5 Studen. Die Zeit, um das Gerät auf- und abzurüsten, beträgt etwa 30 Minuten.

Die gegenwärtige Routinetechnik der Kaskadenfiltration hat zwei wesentliche Nachteile. Wie im nächsten Abschnitt ausgeführt, ist sie nur mäßig selektiv für LDL und entfernt substantielle Mengen von Albumin und anderen Proteinen aus dem Plasma. Darüberhinaus kann es relativ früh im Verlauf einer Behandlung zu raschem Anstieg des Drucks im Kaskadenfilter kommen, bedingt durch Okklusion der Membran durch LDL und andere Plasmabestandteile. Dadurch kann das behandelte Plasmavolumen begrenzt sein. Um diese Nachteile zu umgehen, wurden technische Modifikationen untersucht, wie zum Beispiel Verdünnung des Plasmas vor dem Kaskadenfilter und Rekonzentration danach (6) oder pulsatiler Fluß des Plasmas (44). Beide Methoden scheinen die Selektivität zu erhöhen. Entsprechende Geräte stehen jedoch nicht kommerziell zur Verfügung.

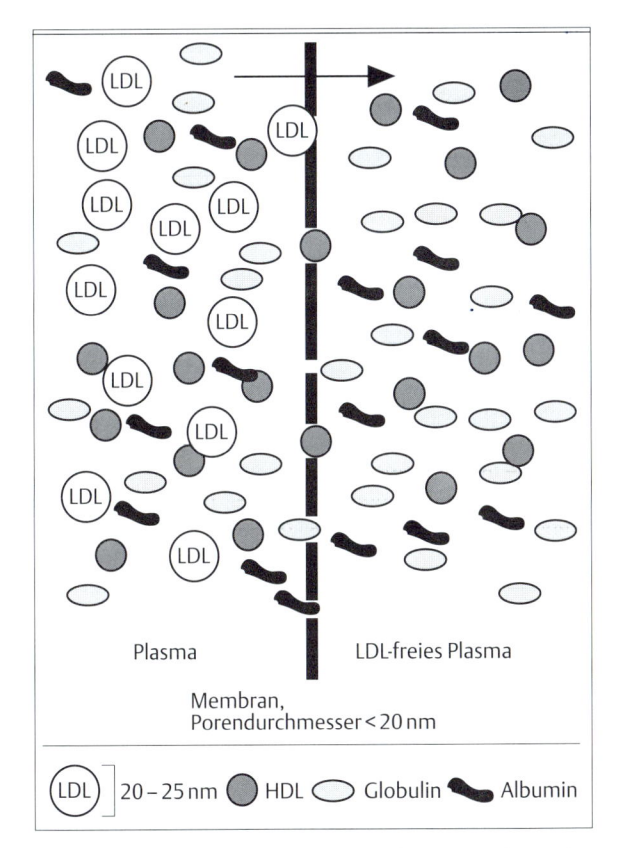

Abb. 40.**3** Schematische Darstellung des Prinzips der Kaskadenfiltration (Doppelmembranfiltration) zur LDL-Apherese. Bedingt durch die Porengröße der Membran sowie den großen Durchmesser des LDL-Partikels, sollte nur LDL retiniert werden, während alle anderen Bestandteile des Plasmas, wie zum Beispiel HDL, Globulin und Albumin, die Membran passieren können.

Ergebnisse

Pro Behandlung wird eine Erniedrigung des LDL zwischen 50 und 80 % erreicht, in Abhängigkeit vom filtrierten Plasmavolumen. Allerdings werden auch HDL, Fibrinogen, Immunglobuline, Komplement und Albumin zwischen 40 und 55 % reduziert (6, 18, 28, 45, 47, 53, 54). Für diese Unselektivität gibt es zwei Erklärungen:

- Die Porengröße einer Membran ist nicht uniform, sondern folgt einer Normalverteilung, so daß es einen nicht unerheblichen Prozentsatz von kleineren Poren gibt. Der Cut-off der Filtermembran ist nicht exakt bei einem bestimmten Molekulargewicht, sondern erstreckt sich über einen gewissen Bereich.
- Die Interaktion von Plasmaproteinen mit der Membran dürfte die Porengröße verkleinern.

Als Summe aus beiden Vorgängen wird eine erhebliche Zahl an Poren einen Durchmesser haben, der deutlich unter 20 nm liegt. Daher werden auch Moleküle, deren Durchmesser sehr viel kleiner ist, nennenswert zurückgehalten. Ob diese – im Vergleich zum Plasmaaustausch natürlich geringere – Unselektivität der Kaskadenfiltration für die Patienten von Vorteil oder Nachteil ist, kann zur Zeit nicht klar entschieden werden. So könnte die Absenkung des Fibrinogenspiegels durch Kaskadenfiltration von Vorteil sein, da Fibrinogen ein unabhängiger Risikofaktor für KHK und Schlaganfall ist (34). HDL wird bei Kaskadenfiltration entfernt, und die mittlere HDL-Konzentration im Plasma dürfte erniedrigt sein (6, 53). Dies könnte ein Nachteil sein, da niedrige HDL-Konzentrationen mit einem erhöhten Risiko für KHK assoziiert sind (23, 59). Letztendlich ist es jedoch nicht klar, ob Senkung von HDL zusammen mit Senkung von LDL durch Kaskadenfiltration nachteilig für den Patienten ist, da Kaskadenfiltration effektiv Cholesterin aus dem Gewebe mobilisiert und entfernt (47). Untersuchungen zum Effekt von Kaskadenfiltration auf den Verlauf von KHK oder anderer atherosklerotischer Erkrankung liegen nicht vor.

Nebenwirkungen

Klinisch relevante Nebenwirkungen scheinen bei Kaskadenfiltration selten zu sein. Da Kaskadenfiltration in der Regel ohne die Substitution von Fremdeiweiß auskommt, ist es wahrscheinlich, daß weniger Komplikationen auftreten als bei Plasmapherese. Allerdings gibt es mit Ausnahme eines Berichtes in Abstractform keine größere publizierte Statistik über Nebenwirkungen der Kaskadenfiltration (53).

Immunadsorption

Technik

Das Prinzip der Immunadsorption ist auf Abb. 40.5 dargestellt. Antikörper gegen Apolipoprotein B-100, die aus dem Plasma immunisierter Schafe gewonnen werden, sind durch kovalente Kopplung an Sepharose immobilisiert. LDL wird nach dem Prinzip der Affinitätschromatographie an die Antikörper adsorbiert (76, 77). Diese Antigen-Antikörper-Bindung ist reversibel durch Erniedrigung des pH-Wertes. Das Flußschema der Immunadsorption ist in Abb. 40.6 dargestellt. Es steht ein Gerät zur Verfügung, in dem Plasmaseparation und Adsorption integriert sind (MiroSorb Apherese Automat, Therasorb. Medizinische Systeme GmbH Unterschleißheim). Dieses Gerät kontrolliert automatisch Blutfluß, Plasmafluß, Adsorption und Regeneration. Die Plasmaseparation erfolgt hierbei durch Kapillarmembranfilter. Daneben stehen Adsorptions-Desorptions-Module zur Verfügung, die mit anderen Geräten zur Plasmaseparation kombiniert werden können, wie zum Beispiel Zellzentrifuge, Plasmapheresegerät oder rotierender Plasmafilter zur Plasmaseparation (36). Unserer Erfahrung nach läßt sich der integrierte Aphereseautomat am einfachsten bedienen und arbeitet komplikationslos.

Für jede Behandlung sind zwei „Immunadsorptionssäulen" erforderlich. Es handelt sich um Glasbehälter, die mit etwa 400 ml des Sepharoseantikörper-Gels gefüllt sind, mit einem Einlaufstutzen für das Plasma und einem Glassieb als Boden, das für Plasma durchlässig ist, nicht aber für das Adsorptionsgel (Therasorb, Medizinische Systeme GmbH Unterschleißheim). Nach der Plasmaseparation fließt Plasma durch diesen Glasbehälter, und LDL wird adsorbiert, bis die Bindungskapazität abgesättigt ist (etwa 8–12 g LDL). Jetzt wird Plasma durch die zweite Immunadsorptionssäule gepumpt, während die erste Säule regeneriert wird. Im ersten Schritt wird mit Glycinhydrochlorid (pH 2,8) die Antigen-Antikörper-Bindung des Apolipoproteins B-100 gelöst, und LDL wird so aus der Säule gewaschen. Anschließend wird der pH-Wert durch Spülung mit phosphatgepufferter Kochsalzlösung (PBS) auf 7,4 angehoben. Im letzten Schritt wird die PBS durch Spülung mit 0,9 %iger Kochsalzlösung aus der Säule entfernt. Durch dieses Manöver wird die Bindungskapazität der Adsorptionssäule nahezu vollständig wiederhergestellt. Während einer Behandlung werden insgesamt 4–5 der Adsorptions-Desorptions-Zyklen durchgeführt. Das extrakorporale Volumen des

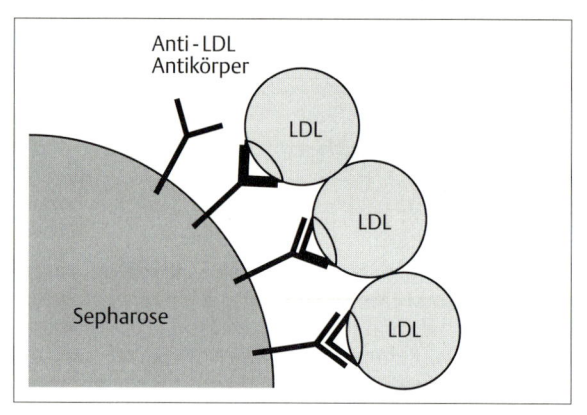

Abb. 40.5 Schematische Darstellung der Immunadsorption zur LDL-Apherese. Antikörper gegen den Proteinanteil des LDL (Apolipoprotein B-100), die aus dem Plasma immunisierter Schafe gewonnen werden, sind kovalent an Sepharose gekoppelt und so immobilisiert. LDL wird nach dem Prinzip der Affinitätschromatographie an die Antikörper absorbiert.

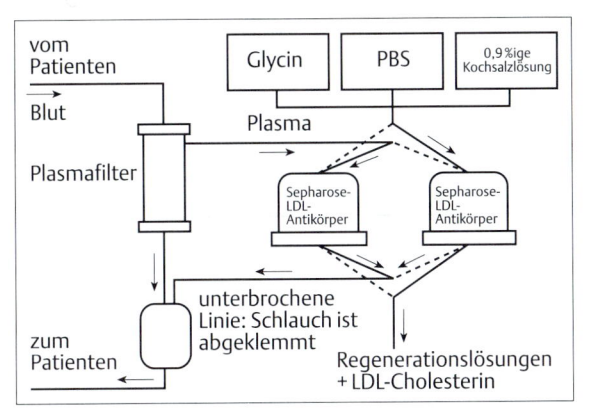

Abb. 40.6 Flußschema der Immunadsorption. Nach der Plasmaseparation fließt Plasma durch die erste Immunadsorptionssäule, und LDL wird adsorbiert. Nach Sättigung der LDL-Bindungskapazität wird Plasma durch die zweite Immunadsorptionssäule gepumpt, während die erste Säule regeneriert wird. Im ersten Schritt wird mit Glycinhydrochlorid (pH 2,8) die Antigen-Antikörper-Bindung des Apolipoproteins B gelöst, und LDL wird so aus der Säule gewaschen. Anschließend wird der pH-Wert durch Spülung mit phosphatgepufferter Kochsalzlösung (PBS) auf 7,4 angehoben. Im letzten Schritt wird PBS durch Spülung mit 0,9 %iger Kochsalzlösung aus der Säule entfernt. Durch dieses Manöver wird die Bindungskapazität der Adsorptionssäule nahezu vollständig wiederhergestellt.

Systems beträgt etwa 450–500 ml. Die Dauer einer Behandlung beträgt 2,5–4 Stunden.
Zusätzlich sind für Aufrüsten und Abrüsten der Maschine durch das Personal noch etwa 70–80 Minuten erforderlich. Nach jeder Behandlung werden die Säulen mit 0,01 %iger Natriumazidlösung zur Desinfektion gefüllt und im Kühlschrank bei 4–8 °C bis zur nächsten Behandlung aufbewahrt. Drei Tage vor erneutem Einsatz wird den Säulen eine Flüssigkeitsprobe zur mikrobiologischen Überwachung entnommen. Für jeden Patienten wird ein individuelles Säulenpaar eingesetzt, das bei keinem anderen Patienten verwendet werden darf. Mit jeder Immunadsorptionssäule können etwa 40–50 Behandlungen durchgeführt werden, manchmal auch wesentlich mehr. Im Verlauf kann es zu Reduktion der Bindungskapazität kommen (11, 12, 64, 76). Das Verfahren ist in Deutschland zugelassen.

Effekt auf Lipide

Da die Effekte von Immunadsorption, Dextransulfatadsorption und HELP auf Lipide sich nicht wesentlich unterscheiden, werden sie gemeinsam S. 514 beschrieben.

Selektivität und Nebenwirkungen

Die Konzentration der meisten Plasmaproteine wird durch eine Behandlung um 7–15 % reduziert. Überwiegend handelt es sich dabei jedoch um einen Verdünnungseffekt durch 0,9 %ige Kochsalzlösung, die im Laufe der Regeneration der Immunadsorptionssäulen dem extrakorporalen Kreislauf während der Behandlung zugesetzt wird. In geringem Maße gibt es auch unspezifische Bindung von Plasmaproteinen an Sepharose (11, 22, 64). Die Abschilferung von Schafimmunglobulin von der Adsorptionssäule kommt vor, jedoch sind Ausmaß und Häufigkeit nicht genau bekannt (22). Von 90 Patienten, die zwischen 3 und 90 Monaten mit Immunadsorption behandelt wurden, entwickelten 24 Antischafimmunglobulin-Antikörper (persönliche Mitteilung, Baxter Deutschland, Unterschleißheim). Durch die Immunadsorption wurden diese Antikörper immer wieder aus dem Plasma entfernt. Der Nachweis von Antikörpern korreliert nicht mit klinischen Symptomen. Komplementaktivierung findet zwar statt (22, 33), nach unseren Untersuchungen mit den kommerziell verfügbaren Immunadsorptionssäulen (Baxter Deutschland) jedoch nur in sehr geringem Maße (66), und entsprechend kommt es auch nicht zu einem Abfall der Leukozyten. Folgende Nebenwirkungen wurden beobachtet: Flush, Schüttelfrost, Hypokalzämie und technische Probleme. Die Häufigkeit beträgt etwa 13 % aller Behandlungen. In etwa 0,3 % waren die Reaktionen so schwerwiegend, daß man die einzelne Behandlung abbrechen mußte. Insgesamt ist die Verträglichkeit jedoch gut, und ein Absetzen der permanenten Behandlung wegen Nebenwirkungen wurde nicht berichtet.

Dextransulfatadsorption

Technik

Das Prinzip dieser Methode ist in Abb. 40.7 dargestellt. Niedermolekulares Dextransulfat ist kovalent an Cellulose gebunden. Dextransulfat ist negativ geladen und adsorbiert daher das positiv geladene Apolipoprotein B-100, das in LDL enthalten ist (90). 150 ml Cellulose-Dextransulfat-Gel sind in kleinen Kunststoffpatronen enthalten (Liposorber L A-15, Kaneka, Osaka, Japan). Die Bindungskapazität für LDL-Cholesterin beträgt etwa 2,5 g/Säule. Das Flußschema der Dextransulfatadsorption zeigt Abb. 40.8. Nach der Plasmaseparation wird Plasma durch eine der beiden Patro-

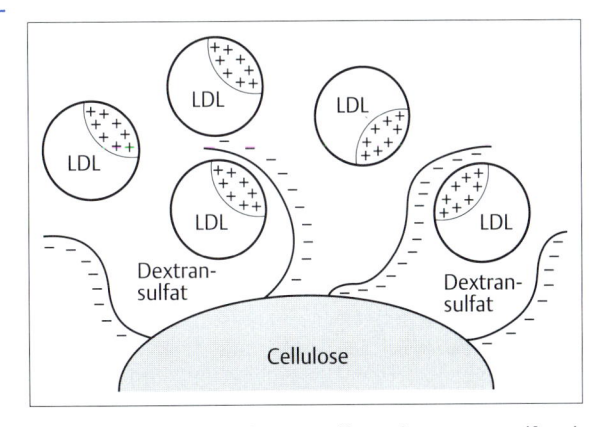

Abb. 40.7 Schematische Darstellung der Dextransulfatadsorption. Niedermolekulares Dextransulfat ist kovalent an Cellulose gebunden. Dextransulfat ist negativ geladen und adsorbiert daher das positiv geladene Apolipoprotein B-100 des LDL-Partikels.

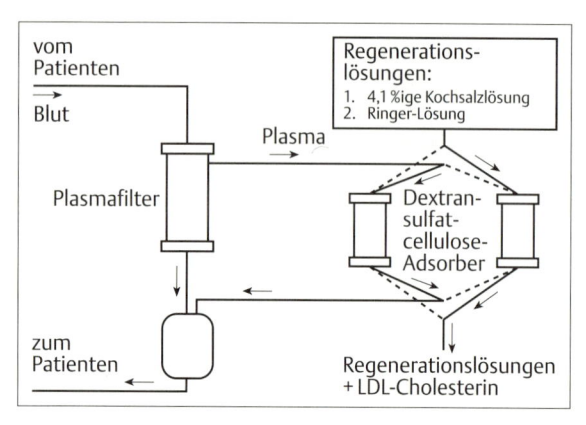

Abb. 40.8 Flußschema der Dextransulfatadsorption zur LDL-Apherese. Nach der Plasmaseparation wird Plasma durch eine der beiden Adsorber (150 ml Dextransulfat-Cellulose-Gel) geleitet, und LDL-Cholesterin wird adsorbiert. Die Adsorptionskapazität des Adsorbers ist in Abhängigkeit von der LDL-Konzentration etwa nach 500–600 ml Plasma erreicht. Dann wird die zweite Säule verwendet, während die erste durch 4,1 %ige Kochsalzlösung regeneriert wird, die quantitativ das adsorbierte LDL aus der Bindung an Dextransulfat löst. Nach der Regeneration werden die Säulen mit Ringer-Lösung freigespült und stehen erneut zur Adsorption zur Verfügung.

nen geleitet, und LDL-Cholesterin wird adsorbiert. Die Adsorptionskapazität der Säule ist in Abhängigkeit von der LDL-Konzentration etwa nach 500–600 ml Plasma erreicht. Dann wird die zweite Säule verwendet, während die erste durch 4,1 %ige Kochsalzlösung regeneriert wird, die quantitativ das adsorbierte LDL aus der Bindung an Dextransulfat löst. Nach der Regeneration werden die Säulen mit Ringer-Lösung freigespült und stehen erneut zur Adsorption zur Verfügung. Durch Wechsel von Adsorption und Regeneration zweier Säulen pro Behandlung ist das zu behandelnde Plasmavolumen nicht beschränkt. Die Patronen können nicht desinfiziert werden, und Wiederverwendung ist nicht möglich (48, 90). Das extrakorporale Volumen des Systems beträgt 300–350 ml. Es steht eine automatische Apheresemaschine zur Verfügung mit integrierter Plasmaseparation und Adsorptions- und Regenerationssteuerung (MA-01, Kaneka, Osaka, Japan). Alle Schläuche und Filter sind Einmalartikel. Das Verfahren ist in Deutschland zugelassen. Die Behandlungsdauer beträgt 2,5 bis 3,5 Stunden. Der Zeitbedarf zum Aufrüsten und Abrüsten der Maschine ist etwa 45 Minuten.

Effekt auf Lipide

Da die Effekte von Dextransulfatadsorption, Immunadsorption und HELP auf Lipide sind nicht wesentlich unterscheiden, werden sie gemeinsam S. 514 beschrieben.

Selektivität und Nebenwirkungen

Die Reduktion der meisten Serumproteine einschließlich IgG, Albumin und Antithrombin III durch eine Lipidapherese mit Dextransulfatadsorption liegt zwischen 5 und 15 %. Neben Verlust von Proteinen durch unspezifische Adsorption werden etwa 50 % der Reduktion durch Plasmaverdünnung bewirkt. Durch die Spülflüssigkeit zur Regeneration wird dem extrakorporalen System Volumen zugeführt (17, 41, 54, 56, 69). Die Gerinnungsfaktoren VII, X, XI und XII werden signifikant reduziert, und wenn das behandelte Plasmavolumen 70 ml/kg Körpergewicht übersteigt, kann es zur Verlängerung der Blutungszeit kommen (40, 56, 69, 88). Obwohl der Polysulfonplasmafilter Komplement im extrakorporalen Kreislauf aktiviert, kommt es im Patienten nicht zu einem Anstieg von aktiviertem Komplement, da Dextransulfat aktiviertes Komplement adsorbiert (66, 88). Entsprechend kommt es auch nicht zu einem Abfall der Leukozytenzahl. Die Abschilferung von Dextransulfat und die konsekutive Entwicklung von Dextranantikörpern kommen vor. Wir haben bei 8 Patienten, die über längere Zeit mit Dextransulfatadsorption behandelt wurden, Dextranantikörper gemessen und fanden bei 4 Patienten minimal bis mäßig erhöhte Antikörpertiter. Die Präsenz der Antikörper war nicht assoziiert mit allergischen Reaktionen oder sonstigen Nebenwirkungen. Insgesamt wird die Häufigkeit von Nebenwirkungen zwischen 3 und 6 % angegeben. Am häufigsten wurden beobachtet: Hypotonie, technische Probleme, gelegentlich Migräne und Angina pectoris (7, 18, 25, 28, 48, 54, 56, 69, 91).

Dextransulfat ist stark negativ geladen und führt über das sog. Kontaktaktivierungssystem (42) zur vermehrten Generation von Bradykinin, einem potenten Vasodilatator und Bronchokonstriktor (40). Kininase II, ein Enzym, das identisch ist mit dem Angiotensinkonversionsenzym (ACE), inaktiviert Bradykinin sehr rasch, so daß es zu keiner klinisch relevanten Akkumulation von Bradykinin kommt. Inhibition der Kininase II (ACE) durch ACE-Hemmer verhindert den Abbau von Bradykinin und führt bei vermehrter Generation zu einer raschen und gefährlichen Akkumulation von Bradykinin, die einhergeht mit einer schweren anaphylaktoiden Reaktion. Die Patienten werden unruhig, klagen über abdominelle Schmerzen, ihnen wird warm. Schließlich klagen sie über Luftnot, und der Blutdruck fällt bedrohlich ab. Die Therapie besteht in sofortigem Abbrechen der Apherese, Gabe von Volumen, Antihistaminika und Steroiden (55). Wegen der Bradykininakkumulation mit potentiell letalen Folgen sind ACE-Hemmer bei Patienten, die mit Dextransulfatadsorption behandelt werden, kontraindiziert. Ähnliche Reaktionen wurden auch bei Hämodialyse mit der negativ geladenen AN69-Membran beobachtet (58).

Heparininduzierte extrakorporale LDL-Präzipitation (HELP)

Technik

Das Prinzip von HELP ist in Abb. 40.9 dargestellt. Bei niedrigem pH-Wert nimmt die positive Ladung am Apolipoprotein B des LDL zu. Mischen mit Heparin, das

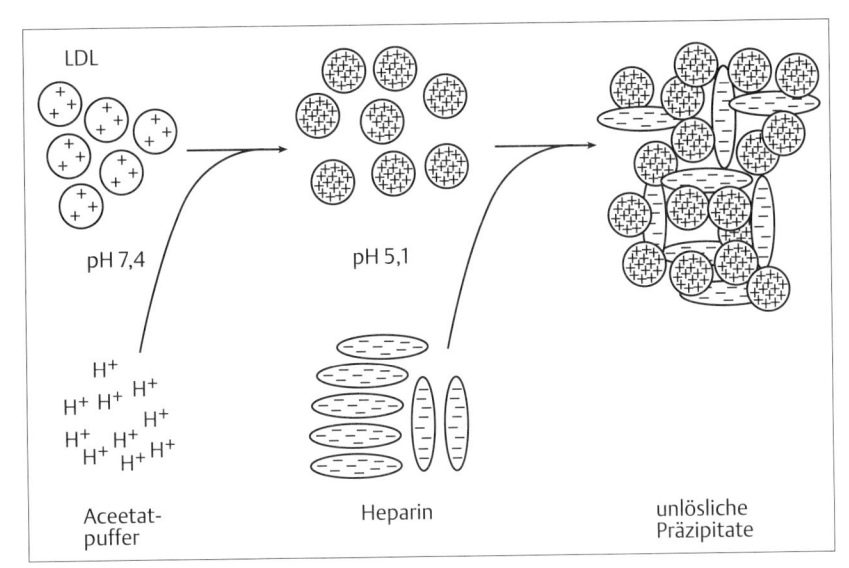

Abb. 40.9 Schematische Darstellung des HELP-Verfahrens. Bei niedrigem pH-Wert nimmt die positive Ladung am Apolipoprotein B des LDL zu. Mischen mit Heparin, das negativ geladen ist, induziert eine Präzipitation von großen LDL-Heparin-Fibrinogen-Komplexen, die dann aus dem Plasma entfernt werden können.

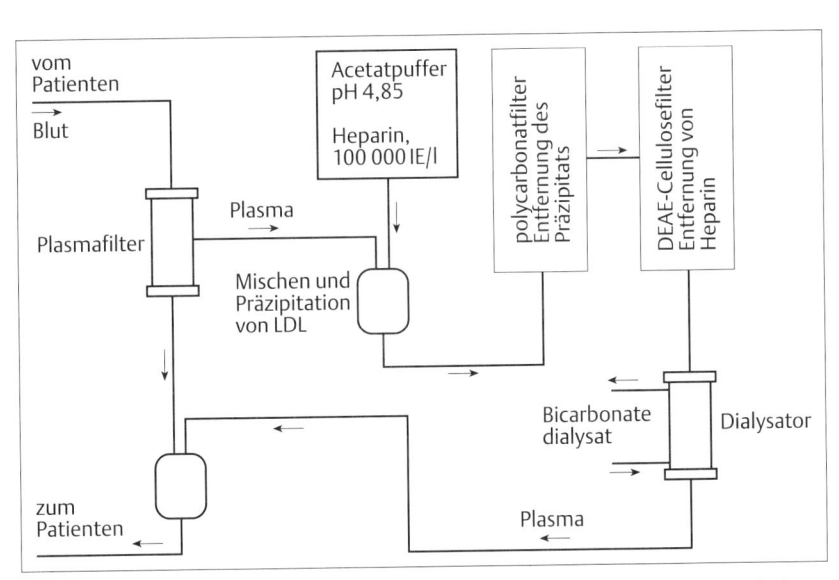

Abb. 40.10 Flußschema des HELP-Verfahrens. Nach der Plasmaseparation wird Plasma kontinuierlich im Verhältnis 1:1 mit Acetatpuffer (pH 4,85), der 100 IE/ml Heparin enthält, gemischt. Der pH-Wert des Gemisches beträgt 5,1, und LDL, Heparin und Fibrinogen werden präzipitiert. Die Suspension wird dann durch einen 0,4-µm-Polycarbonatfilter geleitet, der die Präzipitate zurückhält. Das LDL-freie Plasma wird durch einen Heparinadsorber, bestehend aus DEAE-Cellulose, gepumpt, der das überschüssige Heparin vollständig aus dem Plasma entfernt. Dann wird durch Bicarbonatdialyse der noch unphysiologische pH-Wert auf physiologische Werte um 7,4 angehoben, überschüssiges Acetat wird entfernt, und das mit dem Acetatpuffer zugesetzte Volumen wird durch Ultrafiltration entzogen.

negativ geladen ist, induziert eine Präzipitation von großen LDL-Heparin-Fibrinogen-Komplexen. Nach der Plasmaseparation wird Plasma kontinuierlich im Verhältnis 1:1 mit (Abb. 40.10) Acetatpuffer (pH 4,85), der 100 IE/ml Heparin enthält, gemischt. Der pH-Wert des Gemisches beträgt 5,1, und LDL, Heparin und Fibrinogen werden präzipitiert. Die Suspension wird dann durch einen 0,4-µm-Polycarbonatfilter in Rezirkulation gebracht, der die Präzipitate zurückhält. Das LDL-freie Plasma wird durch einen Heparinadsorber, bestehend aus DEAE-Cellulose, gepumpt, der das überschüssige Heparin vollständig aus dem Plasma entfernt. Dann wird durch Bicarbonatdialyse der noch unphysiologische pH-Wert auf physiologische Werte um 7,4 angehoben, überschüssiges Acetat wird entfernt, und das mit dem Acetatpuffer zugesetzte Volumen wird durch Ultrafiltration entzogen. Schließlich wird das LDL-freie Plasma wieder mit den Blutzellen gemischt und dem Patienten zurückgegeben. Das gesamte extrakorporale Volumen beträgt etwa 1300 ml, wovon mindestens 50% Acetatpuffer sind. Zur Reduktion des extrakorporalen Plasmavolumens kann das Verhältnis von Puffer zu Plasma erhöht werden (4, 16). Die Dauer einer Behandlung beträgt 1,5–2,5 Stunden. Zur Durchführung der

HELP-Behandlung steht eine bewährte Maschine zur Verfügung, die alle Schritte automatisch steuert und integriert (Plasmat Secura, B. Braun, Melsungen). Die Filter und Schläuche sind Einmalprodukte. Das Verfahren ist in Deutschland zugelassen. Das HELP-Verfahren ist technisch sicherlich das komplizierteste der drei selektiven Lipidapharesevarfahren. Wegen der notwendigen Bicarbonatdialyse des Plasmas muß zur Aufbereitung von Dialysewasser eine Umkehrosmose zur Verfügung stehen.

Effekt auf Lipide

Da die Effekte von Dextransulfatadsorption, Immunadsorption und HELP auf Lipide sich nicht wesentlich unterscheiden werden sie gemeinsam unten beschrieben.

Selektivität und Nebenwirkungen

Einige Plasmaproteine werden kopräzipitiert und in klinisch signifikanten Mengen mit entfernt. Dazu gehören Fibrinogen (50%), Plasminogen (50%), Antithrombin III (25%), während alle anderen Plasmaproteine um etwa 5–15% abfallen. Die Absenkung des Fibrinogenspiegels durch HELP könnte von Vorteil sein, da Fibrinogen ein unabhängiger Risikofaktor für KHK und Schlaganfall ist (34). Im Blut der Patienten kommt es nicht zur Aktivierung von Komplement und entsprechend auch nicht zu einem Abfall der Leukozyten. Der Plasmafilter des HELP-Systems generiert aktiviertes Komplement. Mit Ausnahme von Komplement C5a werden aber alle anderen Faktoren im extrakorporalen System adsorbiert oder präzipitiert. C5a stieg im extrakorporalen Plasma um den Faktor 15 an, blieb aber im Blut der Patienten unverändert. Erklärbar sein könnte diese Diskrepanz durch Adsorption von C5a an Blutzellen (86). Unerwünschte Ereignisse wie Hypotonie, Schüttelfrost, brennende Augen, Schwindel und Angina pectoris wurden in etwa 3–6% der Behandlungen beobachtet (16, 43, 70).

Effekte von Immunadsorption, Dextransulfatadsorption und HELP auf Lipide

Eine Synopse der durch die einzelnen selektiven Methoden erreichten Lipidreduktion ist in Abb. 40.11 gegeben. Die Erniedrigung von LDL und VLDL in Prozent vom Vorapheresewert beträgt bei allen Methoden zwischen 30 und 40%. HDL bleibt nahezu unverändert bei Dextransulfatadsorption und HELP, wird allerdings durch Immunadsorption um etwa 25% erniedrigt (11, 64, 66). Immunadsorption ist also nicht vollkommen spezifisch für LDL, sondern entfernt statistisch signifikante Mengen von HDL. Dies hat wahrscheinlich keine klinische Relevanz, da die HDL-Konzentration mit zunehmender Zahl der Behandlungen trotz der Reduktion durch die

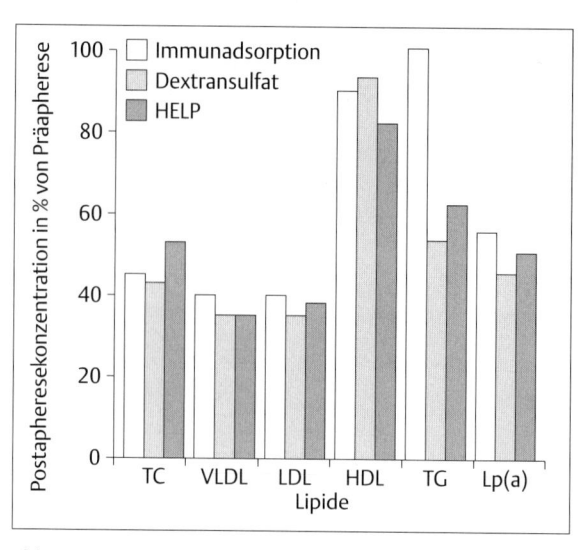

Abb. 40.11 Effekt einer LDL-Apherese auf Serumlipide. die Konzentrationen nach Apherese sind in Prozent der Konzentration unmittelbar vor Apherese angegeben. Die Daten wurden aus verschiedenen Studien zusammengestellt. Immunsorption: 11, 12, 23, 27, 57, 62, 64, 66, 76. Dextransulfatadsorption: 17, 18, 25, 28, 48, 56, 66, 69, 80, 91. HELP: 3, 4, 16, 25, 43, 66, 68, TC = Gesamtcholesterin, VLDL = Very-low-density-lipoprotein-Cholesterin, LDL = Low-density-lipoprotein-Cholesterin, HDL = High-density-lipoprotein-Cholesterin, TG = Triglyceride, Lp(a) = Lipoprotein(a).

einzelne Behandlung ansteigt (11). Die Entfernung von Triglyceriden ist bei HELP und Dextransulfat signifikant besser.

Bei allen Verfahren wird Lipoprotein(a) [Lp(a)] um etwa 50% pro Behandlung reduziert (3, 62, 80). Dies ist relevant, da Lp(a) möglicherweise ein weiterer koronarer Risikofaktor ist (65). Der Wiederanstieg von LDL-Cholesterin nach Apherese kann nach einer Formel von Apstein (2) berechnet werden. In der Regel wird der Vorapheresewert zwischen 7 und 14 Tagen nach Apherese wieder erreicht, meist jedoch erst nach 14 Tagen (3, 8, 17, 28, 57, 79). Abbau- und Syntheserate von LDL werden durch Apherese nicht verändert (73, 82, 84). Sowohl die Vorapherese-LDL-Konzentration als auch die zeitgemittelte LDL-Konzentration sinken unter Langzeitbehandlung mit allen drei Verfahren signifikant ab (11, 43, 57, 69, 70, 80, 89). So ist z.B. in der HELP-Multicenterstudie das initiale LDL-Cholesterin von 283 mg/dl (7,3 mmol/l) im Mittel auf einen Präapheresewert von 203 mg/dl (5,3 mmol/l) erniedrigt worden. Der über die Zeit gemittelte Wert betrug 140 mg/dl (3,6 mmol/l) nach 1 Jahr wöchentlicher Behandlungen (70). In einer Langzeitstudie mit Dextransulfatadsorption wurde das initiale LDL von 436 ± 172 mg/dl (11,3 ± 4,5 mmol/l auf Werte zwischen 100 und 150 mg/dl (2,6–3,9 mmol/l) erniedrigt (Abb. 40.12). Diese signifikante Reduktion des LDL war in allen Studien von einem etwa 10–20%igem Anstieg des Vorapherese-HDL-Werts begleitet (11, 53, 57, 69, 70, 83). Auch die mittlere Konzentration von Lp(a) nimmt bei Langzeitbehandlung mit Lipidapherese um etwa 25% ab (80).

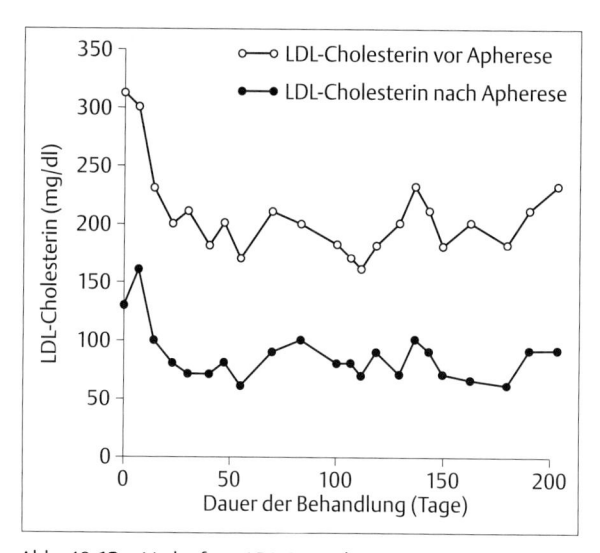

Abb. 40.12 Verlauf von LDL-Serumkonzentrationen während Langzeit-LDL-Apherese mit Dextransulfatadsorption. Angegeben sind Mittelwerte von fünf Patienten, die in der Medizinischen Hochschule Hannover behandelt wurden.

Klinische Ergebnisse

Als überzeugendstes klinisches Ergebnis der Lipidapherese ist die Verlängerung der Lebenserwartung bei homozygoten Patienten mit familiärer Hypercholesterinämie zu werten. 5 Patienten mit homozygoter FH und einem Cholesterin von 727 ± 35 mg/dl (18,9 mmol/l) wurden jede zweite Woche mit Plasmaaustausch behandelt. Darunter sank der Vorbehandlungswert auf 455 ± 11 mg/dl (11,7 ± 0,3 mmol/l). Die 5 Patienten hatten Geschwister, die ebenfalls an homozygoter FH erkrankt waren, jedoch nicht durch Plasmaaustausch behandelt wurden. Alle Geschwister starben vor dem 25. Lebensjahr, während nur einer der behandelten Patienten starb. Die Differenz in der Lebenserwartung betrug 5,5 Jahre und war signifikant (p < 0,03) (81). Leider gibt es keinerlei Informationen über die Auswirkung von LDL-Apherese auf die Lebenserwartung von Patienten mit heterozygoter FH. Es ist zu vermuten, daß es mehrere Dekaden dauert, um gleichwertige Daten zu erhalten, da in der Regel bei Heterozygoten die Lebenserwartung im Schnitt um 10–15 Jahre im Vergleich zu Normalpersonen erniedrigt ist (26, 32, 49). Im Vergleich dazu haben Homozygote ja nur eine Lebenserwartung von 20–23 Jahren im Mittel (20, 37). Um die klinische Wirksamkeit der LDL-Apherese bei Heterozygoten zu testen, bedient man sich daher der Beurteilung von Regression und Progression von KHK anhand der Koronarangiographie. In mehreren Studien wurde gezeigt, daß es unter LDL-Apherese bei heterozygoten Patienten mit KHK entweder zum Stopp der Progression oder auch zur Regression koronarer Läsionen kam (27, 39, 70, 78, 87). Leider wurden diese Studien ohne Kontrollgruppen durchgeführt, so daß ihre Aussage limitiert ist. Allerdings sind die Ergebnisse besser im Vergleich zu ähnlichen Patienten, die nur mit cholesterinsenkender Diät behandelt wurden (10, 13, 14). Drei kontrollierte Studien wurden oder werden durchgeführt, wovon eine publiziert ist. Das Design dieser Studie ist allerdings wenig aussagekräftig hinsichtlich LDL und KHK, da in der „Kontrollgruppe" unter maximaler lipidsenkender Therapie mit Medikamenten das LDL auf die gleiche Serumkonzentration gesenkt wurde wie in der „Behandlungsgruppe" unter nicht optimaler Therapie mit Medikamenten und Lipidapherese (80). Erwartungsgemäß konnte nach 2 Jahren angiographisch kein Effekt auf den Verlauf von koronaren Läsionen festgestellt werden. Die Studie ist dennoch interessant, da das Lp(a) in der Lipidapheresegruppe um ein Drittel gesenkt wurde und dies – wie gesagt – keinen Effekt auf die KHK hatte. Die beiden anderen Studien sind noch nicht publiziert, und die koronarangiographischen Resultate liegen noch nicht vor (Nijmegen-Trial, A.A. Kroon u. Mitarb., und The Coronary Atheroma Regression Study, G.W. Tait u. Mitarb.).

Für Patienten häufig sehr überzeugende klinische Resultate sind das rasche Verschwinden von kutanen Xanthomen und Xanthelasmen während LDL-Apherese sowie die Abnahme von Angina pectoris (8, 11, 38, 64, 79, 83). LDL-Apherese erniedrigt rheologische Parameter wie Blut- und Plasmaviskosität sowie Erythrozytenaggregation, und dies kann zum Anstieg der Durchblutung verschiedener Gewebe führen (1, 25, 63, 68). Die klinische Bedeutung dieser Effekte ist noch nicht klar.

Indikationen

Die Indikation zur Lipidapherese sollte in Zuammenarbeit mit einem Lipidologen und einem Kardiologen gestellt werden. Es besteht kein Zweifel daran, daß Patienten mit homozygoter FH unbedingt mit LDL-Apherese zu behandeln sind, da nur so ihre Lebenserwartung verlängert werden kann (20, 81). Die Indikation zur Behandlung von Patienten mit heterozygoter FH ist nicht so eindeutig zu stellen. Weder der Nachweis der Lebensverlängerung noch der Nachweis einer Induktion von Regression von KHK sind bisher eindeutig erbracht worden. Dennoch spricht sehr viel dafür, daß in Analogie zu medikamentösen Interventionsstudien auch durch LDL-Apherese eine Inhibition der KHK induziert werden kann. Aufgrund dieser Überlegung stimmen die meisten Experten darin überein, daß heterozygote Patienten mit FH und Zeichen von KHK nur dann mit LDL-Apherese behandelt werden sollten, wenn ihr LDL 180 mg/dl (4,7 mmol/l) trotz maximaler Diät und medikamentöser cholesterinsenkender Therapie übersteigt (11, 16, 18, 28, 48, 56, 64, 70, 89, 91). Es ist zu erwarten, daß dieser Wert bei besonders gefährdeten Patienten, z.B. mit schwerer KHK ohne Möglichkeit operativer Intervention, nach unten korrigiert werden wird.

Es kann gleichfalls nicht eindeutig beantwortet werden, ob Patienten mit eindeutig heterozygoter FH und therapieresistent erhöhtem LDL-Cholesterin, aber ohne Zeichen von Atherosklerose behandelt werden sollten und ggf. ab welchem LDL-Serumspiegel. Hier muß jeweils in Zusammenarbeit mit Lipidologen und Kardiologen individuell entschieden werden. Bevor man bei Patienten mit heterozygoter FH mit LDL-Apherese beginnt, sollten zunächst andere Risikofaktoren für KHK eliminiert werden. Besonders wichtig dabei sind die Behandlung von Hypertonie und der Stopp von Nikotinabusus. Durch qualifizierte lipidologische Diagnostik sollte vor Aphereseginn die Lipidstoffwechselstörung klar diagnostiziert werden und eine optimale Therapie eingeleitet werden. Erst wenn dann nach einem halben Jahr oder länger die Serumkonzentration von LDL-Cholesterin trotz maximaler Therapie mit Diät und lipidsenkenden Medikamenten über 180 mg/dl beträgt, sollte mit Lipidapherese begonnen werden.

Die Zahl der Patienten, bei denen nach den derzeit geltenden Indikationsrichtlinien LDL-Apherese indiziert ist, kann anhand folgender Überlegungen geschätzt werden:

- Die Häufigkeit der heterozygoten familiären Hypercholesterinämie ist 1:500.
- Die maximal durch Medikamente und Diät zu erreichende LDL-Reduktion bei diesen Patienten beträgt etwa 50% vom Ausgangswert.
- Bei etwa 5% der heterozygoten Patienten beträgt die initiale LDL-Konzentration mehr als 400 mg/dl (10,3 mmol/l). Diese Patienten wären somit als therapieresistent anzusehen.
- Eine KHK wird bei etwa 50% dieser Patienten mit sehr hohem LDL vorliegen. Daraus leitet sich ab, daß LDL-Apherese etwa bei 50 Patienten pro 1 Million der Bevölkerung indiziert sein könnte.

Betreuung

Die Betreuung der Patienten während Lipidapherese sollte gemeinsam mit Lipidologen und Kardiologen durchgeführt werden. Die lipidsenkende Therapie durch Diät und Medikamente muß fortgeführt werden. Der therapeutische Effekt der LDL-Apherese sollte engmaschig überprüft werden. So ist es wünschenswert, nach 2 oder 4 Jahren koronarangiographische Kontrollen und in kürzeren Abständen Belastungs-EKGs durchzuführen. Kommt es trotz LDL-Apherese zu deutlicher Verschlechterung der KHK, muß wiederum in Zusammenarbeit mit Lipidologen und Kardiologen über die weitere Indikation zur LDL-Apherese diskutiert werden. Neben Quick-Wert und PTT sollten regelmäßig LDL, HDL und Triglyceride bestimmt werden. Regelmäßige Kontrolle des Blutbildes ist bei allen Verfahren der Lipidapherese erforderlich, da sich nicht selten durch Eisenverlust eine hypochrome Anämie entwickelt. Es ist nicht klar, ob dieser Verlust durch die Lipidapherese per se oder durch die hohe Frequenz der Blutentnahmen bei den meist unter Studienbedingungen behandelten Patienten verursacht ist. Durch Eisensubstitution ist die hypochrome Anämie gut therapierbar. Einige Autoren empfehlen die regelmäßige Substitution von Vitamin E, da es möglicherweise mit dem LDL-Cholesterin in signifikanter Menge entfernt wird. Auch Selen wird durch Lipidapherese möglicherweise in klinisch relevanten Mengen entfernt und müßte dann substituiert werden. Eine klare therapeutische Empfehlung läßt sich jedoch wegen nur weniger publizierter Daten nicht geben (31).

Literatur

1 Agishi, T., Y. Kitano, A.M. Niura, J. Murakami, H. Minigawa, K. Ban: Improvement of peripheral circulation by low density lipoprotein adsorption. Trans. Amer. Soc. artif. intern. Org. 35 (1989) 349
2 Apstein, C.S., D.B. Zilversmith, R.S. Lees, P.K. George: Effect of intensive plasmapheresis on the plasma cholesterol concentration in patients with familial hypercholesterolemia. Atherosclerosis 31 (1978) 105
3 Armstrong, V.W., J. Schleef, J. Thiery, R. Muche, P. Schuff-Werner, T. Eisenhauer, D. Seidel: Effect of HELP-LDL-apheresis on serum concentrations of human lipoprotein(a): kinetic analysis of the post-treatment return to base-line. Europ. J. clin. Invest. 19 (9189) 235
4 Armstrong, V.W., M. Windisch, H. Wieland, C. Fuchs, J. Rieger, H. Köstering, K. Nebendahl, F. Scheler, D. Seidel: Selective continuous extracorporeal elimination of low-density lipoproteins with heparin at acid pH. Trans. Amer. Soc. artif. intern. Org. 29 (1983) 323
5 Assmann, G., B. Lewis, M. Mancini: The recognition and management of hyperlipidaemia in adults: a policy statement of the European Atherosclerosis Society. Europ. Heart J. 9 (1988) 571
6 Baeyer, H.v., I. Schwaner, F. Kochinke, W. Mielenz, R. Schwerdtfeger, W. Schwartzkopff: Die Behandlung der familiären Hypercholesterinämie Typ IIa mit Membran-LDL-Apherese. Nieren- u. Hochdruckkr. 16 (1987) 435
7 Berger, G.M., J.C. Firth, P. Jacobs, L. Wood, D. Marais, A. Horak: Three different schedules of low-density lipoprotein apheresis compared with plasmapheresis in patients with homozygous familial hypercholesterolemia. Amer. J. Med. 88 (1990) 94
8 Berger, G.M.B., J.L. Miller, F. Bonnici, H.S. Joffe, D.W. Dubovsky: Continuous flow plasma exchange in the treatment of homozygous familial hypercholesterolemia. Amer. J. Med. 65 (1978) 243
9 Betteridge, D.J., M. Bakowski, K.G. Taylor, D.J. Galton: Treatment of severe diabetic hypertriglyceridemia by plasma exhange. Lancet 1978/I, 1368
10 Blankenhorn, D.H., S.A. Nessim, R.L. Johnson, M.E. Sanmarco, S.P. Azen, L. Cashin-Hemphill: Beneficial effects of combined colestipol-niacin therapy on coronary atherosclerosis and coronary venous bypass grafts. J. Amer. med. Ass. 257 (1987) 2333
11 Borberg, H., A. Gaczkowski, V. Hombach, K. Oette, W. Stoffel: Treatment of familial hypercholesterolemia by means of specific immunoadsorption. J. clin. Apheres. 4 (1988) 59
12 Borberg, H., W. Stoffel, K. Oette: The development of specific plasma immunoadsorption. Plasma Ther. Transfus. Technol. 4 (1983) 459
13 Brown, G., J.J. Albers, L.D. Fisher, S.M. Schaefer, J.T. Lin, C. Kaplan, X.Q. Zhao, B.D. Bisson, V.F. Fitzpatrick, H.T. Dodge: Regression of coronary artery disease as a result of intensive lipid-lowering therapy in men with high levels of apoprotein-B. New Engl. J. Med. 323 (1990) 1289
14 Buchwald, H., R.L. Varco, J.P. Matts, J.M. Long, L.L. Fitch, G.S. Campbell et al.: Effect of partial ileal bypass surgery on mortality and morbidity from coronary heart disease in patients with hypercholesterolemia. Report of the program on the surgical control of the hyperlipidemias. New Engl. J. Med. 323 (1990) 946
15 Deleplanque, P., D. Alcalay, J. Rouffineau, O. Pourrat, M. Carretier, P. Descoins, J. Barbier: Severe hypertriglyceridemia associated with acute necrotizin pancreatitis succesfully treated by plasma exchange. Ann. Méd. interne 1988, 86
16 Eisenhauer, T., V.W. Armstrong, H. Wieland, C. Fuchs, F. Scheler, D. Seidel: Selective removal of low density lipoproteins (LDL) by precipitation at low pH: first clinical application of the HELP system. Klin. Wschr. 65 (1987) 161

17 Eriksson, M., B. Berg, L. Berglund, B. Lantz, B. Angelin: Lipid lowering in severe familial hypercholesterolemia: efficacy and safety of a new regeneration system for selective apheresis of apolipoprotein B-containing lipoproteins. J. int. med. Res. 225 (1989) 29

18 Franceschini, G., G. Busnach, V. Vaccarino, L. Calabresi, G. Gianfranceschi, C.R. Sirtori: Apheretic treatment of severe familial hypercholesterolemia: comparison of dextran sulfate cellulose and double membrane filtration methods for low density lipoprotein removal. Atherosclerosis 73 (1988) 197

19 Frick, M.H., O. Elo, K. Haapa, O.P. Heinonen, P. Heinsalmi, P. Helo, J.K. Huttunen: Helsinki Heart Study: primary prevention trial with gemfibrozil in middle-aged men with dyslipidemia. New Engl. J. Med. 317 (1987) 1237

20 Goldstein, J.L., M.S. Brown: Familial hypercholesterolemia. In Scriver, C.R., A.L. Beaudet, W.S. Sly, D. Valle: The Metabolic Basis of Inherited Disease, 6th. ed. McGraw-Hill, New York 1989 (p. 672)

21 Goodman, D.W.S.: Report of the national cholesterol education program expert panel on detection, evaluation, and treatment of high blood cholesterol in adults. Arch. intern. Med. 148 (1988) 36

22 Gordon, B.R., B.J. Sloan, T.S. Parker, S.D. Saal, D.M. Levine, A.L. Rubin: Humoral immune response followig extracorporeal immunoadsorption therapy of patients with hypercholesterolemia. Transfusion 30 (1990) 327

23 Gordon, D.J., J.L. Probstfield, R.J. Garrison, J.D. Neaton, W.P. Castelli, J.D. Knoke, D.R. Jacobs, S. Bangdiwala, H.A. Tyroler: High-denisty lipoprotein cholesterol and cardiovascular disease. Four prospective American studies. Circulation 79 (1989) 8

24 Grundy, S.M. G.L., Vega, D.W. Bilheimer: Influence of combined therapy with mevinolin and interruption of bile-acid reabsorption on low-density lipoproteins in heterozygus familial hypercholesterolemia. Ann. intern. Med. 103 (1985) 339

25 Grützmacher, P., H. Landgraf, R. Esser, J. Okon, J. Vlachojannis, A.M. Ehrly, W. Schoeppe: In vivo rheologic effects of lipid apheresis techniques: comparison of dextran sulfate LDL adsorption and heparin-induced LDL precipitation. ASAIO Trans. 36 (1990) M327

26 Heiberg, A.: The risk of atherosclerotic vascular disease in subjects with xanthomatosis. Acta med. scan. 198 (1975) 249

27 Hombach, V., H. Borberg, A. Gadzkowski, K. Oette, W. Stoffel: Regression der Koronarsklerose bei familiärer Hypercholesterinämie IIa durch spezifische LDL-Apherese. Dtsch. med. Wschr. 111 (1986) 1709

28 Homma, Y., Y. Mikami, H. Tamachi, N. Nakaya, H. Nakamura, Y. Goto: Comparison of selectivity of LDL removal by double filtration and dextran-sulfate cellulose column plasmapheresis and changes of subfractionated plasma lipoproteins after plasmapheresis in heterozygous familial hypercholesterolemia. Metabolism 36 (1987) 419

29 Illingworth, D.R.: Mevinolin plus colestipol in therapy for severe heterozygous familial hypercholesterolemia. Ann. intern. Med. 101 (1984) 598

30 Ito, H., C. Naito, H. Hayashi, M. Kawamura, S. Miyazaki: Selective removal of triglyceride-rich lipoproteins by plasmapheresis in diabetic patients with severe hypertriglyceridemia. Artif. Org. 13 (1989) 190

31 Jaudon, M.C., U. Assogba, B. Bourely, F. Dairou, E. Bruckert, J. Delattre: Selenium deficiency in hypercholesterolaemia patients treated with LDL apheresis. Lancet 343 (1994) 1160

32 Jensen, J., D.H. Blankenhorn, V. Kornerup: Coronary disease in familial hypercholesterolemia. Circulation 36 (1967) 77

33 Kadar, J.G., H. Borberg: Biocompatibility of extracorporeal immunoadsorption systems. Transfus. Sci. 11 (1990) 223

34 Kannel, W.B., P.A. Wolf, W.P. Castelli, R.B. D'Agostino: Fibrinogen and risk of cardiovascular disease. The Framingham Study. J. Amer. med. Ass. 258 (1987) 1183

35 Kano, M., J. Koizumi, A. Jadhav, G.R. Thomson: Plasma exchange and low density lipoprotein apheresis in Watanabe Heritable Hyperlipidemic rabbits. Arteriosclerosis 7 (1987) 256

36 Kaplan, A.A., S.E. Halley: Plasma exchange with a rotating filter. Kidney int. 38 (1990) 160

37 Khachadurian, A.K.: Clinical features, diagnosis and frequency of familial hypercholesterolemia. In Gotto, A.M., M. Mancini, N. Scarpato: Treatment of Severe Hypercholesterolemia in the Prevention of Coronary Heart Disease. Karger, Basel 1988 (p. 26)

38 King, M.E.E., J.L. Breslow, R.S. Lees: Plasma-exchange therapy of homozygous familial. hypercholesterolemia. New Engl. J. Med. 302 (1980) 1457

39 Koga, N., Y. Iwata: Pathological and angiographic regression of coronary atherosclerosis by LDL-apheresis in a patient with familial hypercholesterolemia. Atherosclerosis 90 (1991) 9

40 Kojima, S., M. Harada-Shiba, S. Nomura, G. Kimura, M. Tsushima, M. Kuramochi, A. Yamamoto, T. Omae: Effect of nafamostat mesilate on bradykinine generation during low-density lipoprotein apheresis using a dextran sulfate cellulose column. Trans. Amer. Soc. artif. intern. Org. 37 (1991) 644

41 Kojima, S., M. Shiba, S. Nomura, G. Kimura, M. Tsushima, M. Kuramochi, A. Yamamoto, T. Omae: Evaluation of albumin loss during low-density lipoprotein apheresis. Trans. Amer. Soc. artif. intern. Org. 26 (1990) 830

42 Kozin, F., C.G. Cochran: The contact activation system of plasma: biochemistry and pathophysilogy. In Gallin, J.L., I.M. Goldstein, R. Snyderman: Inflammation: Basic Principles and Clinical Correlates. Raven, New York 1988 (p. 101)

43 Lane, D.M., W.J. McConathy, L.O. Laughlin, P.C. Comp, B. von Albertini, S.M. Gibson, L.A. Bricker, P. Kozlovskis, C. Dorrier: Weekly treatment of diet/drug-resistant hypercholesterolemia with the heparin-induced extracorporeal low-density lipoprotein precipitation (HELP) system by selective plasma low-density lipoprotein removal. Amer. J. Cardiol. 71 (1993) 816

44 Legallais, C., M.Y. Jaffrin: A process for enhancing selectivity and limiting plugging in plasma fractionation for apo B removal. Int. J. artif. Org. 16 (1993) 108

45 Leitman, S.F., J.W. Smith, R.E. Gregg: Homozygous familial hypercholesterolemia. Selective removal of low-density lipoproteins by secondary membrane filtration. Transfusion 29 (1989) 341

46 Leren, T.P., I. Hjerman, K. Berg, P. Leren, O.P. Foss, L. Viksmoen: Effects of lovastatin alone and in combination with cholestyramin on serum lipids and apolipoproteins in heterozygotes for familial hypercholesterolemia. Atherosclerosis 73 (1988) 135

47 Mabuchi, A., I. Michishita, T. Sakai, Y. Sakai, A. Watanabe, T. Wakasugi, R. Takeda: Treatment of homozygous patients with familial hypercholesterolemia by double filtration plasmapheresis. Atherosclerosis 61 (1986) 135

48 Mabuchi, H., I. Michishita, M. Takeda, H. Fujita, J. Koizumi, R. Takeda, S. Takada, M. Oonishi: A new low density lipoprotein system using two dextran sulfate cellulose columns in an automated column regenerating unit (LDL continuous apheresis). Atherosclerosis 68 (1987) 19

49 Mabuchi, H., S. Miyamoto, K. Ueda, M. Oota, T. Takegoshi, T. Wakasugi, R. Takeda: Causes of death in patients with familial hypercholesterolemia. Atherosclerosis 61 (1986) 1

50 Mabuchi, H., T. Sakai, Y. Sakai, A. Yoshimura, A. Watanabe, T. Wakasugi, J. Koizumi, R. Takeda: Reduction of serum cholesterol in heterozygous patients with familial hypercholesterolemia. Additive effects of compactin and cholestyramine. New Engl. J. Med. 308 (1983) 609

51 Malloy, M.J., J.P. Kane, S.T. Kunitake, P. Tun: Complementary of colestipol, niacin, and lovastatin in treatment of severe familial hypercholesterolemia. Ann. intern. Med. 107 (1987) 616

52 Martin, M.J., S.B. Hulley, W.S. Browner, L.H. Kuller, D. Wentworth: Serum cholesterol, blood pressure, and mortality: implications from a cohort of 361622 men. Lancet 1986/II, 933

53 Messner, H., D. Hein, J. Köbberling: Extracorporeal LDL cholesterol elimination by membrane differential filtration: a retrospective analysis of 1761 treatments (Abstract). Blood Purif. 9 (1991) 46

54 Nakajima, T., T. Nakamura, T. Funahashi, H. Kanai, Y. Kurata, Y. Matsuzawa, S. Tarui: A novel system of LDL apheresis combining a centrifugal plasma separator with a specific LDL adsorption column. Atherosclerosis 73 (1988) 143

55 Olbricht, C.J., D. Schaumann, D. Fischer: Anaphylactoid reactions, LDL apheresis with dextran sulphate, and ACE inhibitors. Lancet 340 (1992) 908

56 Olbricht, C.J., P. Schulzeck: LDL cholesterol apheresis by dextran sulfate cellulose adsorption. Long-term experience in patients with familial hypercholesterolemia. ASAIO Trans. 37 (1991) M492

57 Parker, T.S., B.R. Gordon, S.D., Saal, A.L. Rubin, E.H. Ahrens: Plasma high density lipoprotein is increased in man when low density is lowered by LDL-pheresis. Proc. nat. Acad. Sci. 83 (1986) 777

58 Parnes, E.L., W.B. Shapiro: Anaphylactoid reactions in hemodialysis patients treated with the AN69 dialyzer. Kidney int. 40 (1991) 1148

59 Pekkanen, J., S. Linn, G. Heiss, C.M. Suchindran, A. Leon, B.M. Rifkind, H.A. Tyroler: Ten-year mortality from cardiovascular disease in relation to cholesterol level among men with and without preexisting cardiovascular disease. New Engl. J. Med. 322 (1990) 1700

60 Program, L.R.C.: The lipid research clinics coronary primary prevention trials results II. The relationship of reduction in incidence of coronary heart disease to cholesterol lowering. J. Amer. med. Ass. 251 (1984) 365

61 Richter, W.O., G. Brehm, P. Schwandt: Type V hyperlipoproteinemia and plasmapheresis. Ann. intern. Med. 106 (1987) 779

62 Ritter, M.M., K. Sühler, W. Richter, P. Schwandt: Short- and long-term effects of LDL-apheresis on lipoprotein(a) serum levels. Clin. chim. Acta 195 (1990) 9

63 Rubba, P., A. Iannuzzi, A. Postiglione, N. Scarpato, S. Montefusco, A. Gnasso, G. Nappi, C. Cortese, M. Mancini: Hemodynamic chances in the peripheral circulation after repeat low density lipoprotein apheresis in familial hypercholesterolemia. Circulation 81 (1990) 610

64 Saal, S.D., T.S. Parker, B.R. Gordon, J. Studebaker, L. Hudgins, E.H. Ahrens, A.L. Rubin: Removal of low-density lipoproteins in patients by extracorporeal immunoadsorption. Amer. J. Med. 80 (1986) 583

65 Scanu, A.M., R.M. Lawn, K. Berg: Lipoprotein(a) and atherosclerosis. Ann. intern. Med. 115 (1991) 209

66 Schaumann, D., C.J. Olbricht, M. Welp, A. Voss, H. Schmidt, P. Schulzeck, M. Schulze, M. Haubitz, K.M. Koch: Extracorporeal removal of LDL-cholesterol: prospective evaluation of effectivity, selectivity, and biocompatibility. J. Amer. Soc. Nephrol. 3 (1992) 392

67 Schranz, W., O. Bartels: Frühzeitiger Plasmaaustausch bei akuter Pankreatitis (Early plasmapheresis in acute pancreatitis). Fortschr. Med. 104 (1986) 530

68 Schuff-Werner, P., E. Schütz, W. Seyde, C.T. Eisenhauer, G. Janning, V.W. Armstrong, D. Seidel: Improved haemorheology associated with a reduction in plasma fibrinogen and LDL in patients being treated by heparin-induced extracorporeal LDL precipitation (HELP). Europ. J. clin. Invest. 19 (1989) 30

69 Schulzeck, P., C.J. Olbricht, K.M. Koch: Long-term experience with extracorporeal low-density lipoprotein cholesterol removal by dextran sulfate cellulose adsorption. Clin. invest. Med. 70 (1992) 99

70 Seidel, D., V.W. Armstrong, P. Schuff-Werner, H.E.L.P.S. Group: The HELP-LDL apheresis multicenter study, an angiographically assessed trial on the role of LDL-apheresis in the secondary prevention of coronary heart disease. I. Evaluation of safety and cholesterol-lowering effects during the first 12 months. Europ. J. clin. Invest. 21 (1991) 375

71 Simons, L.A.: Interrelationship of lipids and lipoproteins with coronary artery disease in 19 countries. Amer. J. Cardiol. 57 (1986) 5

72 Slack, J.: Risks of ischaemic heart-disease in familial hyperlipoproteinaemic states. Lancet 1969/II, 1380

73 Soutar, A.K., N.B. Myant, G.R. Thompson: Metabolism of apolipoprotein B-containing lipoproteins in familial hypercholesterolemia. Effects of plasma exchange. Atherosclerosis 32 (1979) 315

74 Stein, E.A., C.J., Glueck, A. Wesselman, E.R. Owens, S. Nichols, P. Vink: Repetitive intermittent flow plasma exchange in patients with severe hypercholesterolemia. Atherosclerosis 38 (1981) 149

75 Steinberg, D., Chairman: Consensus Conderence. Lowering blood cholesterol to prevent heart disease. J. Amer. med. Ass. 253 (1985) 2080

76 Stoffel, W., H. Borberg, V. Greve: Application of specific extracorporeal removal of low density lipoprotein in familial hypercholesterolaemia. Lancet 1981/II, 1005

77 Stoffel, W., T. Demant: Selective removal of apolipoprotein C-containing serum lipoproteins from blood plasma. Proc. nat. Acad. Sci 78 (1981) 611

78 Tatami, R., N. Inoue, H. Itoh, N. Koga, N. Nakashima, Y. Nishide, T. Okamura, K. Saito, T. Teramoto, T. Yasugi, A. Yamamoto, Y. Goto: Regression of coronary Atherosclerosis by combined LDL-apheresis and lipid-lowering drug therapy in patients with familial hypercholesterolemia: a multicenter trial. Atherosclerosis 95 (1992) 11

79 Thompson, G.R., R. Lowenthal, N.B. Myant: Plasma exchange in the management of homozygous familial hypercholesterolemia. Lancet 1975/I, 1208

80 Thompson, G.R., V.M.G. Maher, S. Matthews, Y. Kitano, C. Neuwirth, M.B. Shortt, G. Davis, A. Rees, A. Mir, R.J. Prescott, P. deFeyter, A. Henderson: Familial hypercholesterolemia regression study: a randomised trial of low-density-lipoprotein apheresis. Lancet 345 (1995) 811

81 Thompson, G.R., J.P. Miller, J.L. Breslow: Improved survival of patients with homozygous hypercholesterolemia treated with plasma exchange. Brit. med. J. 291 (1985) 1671

82 Thompson, G.R., N.B. Myant: Low density lipoprotein turnover in familial hypercholesterolemia after plasma exchange. Atherosclerosis 23 (1976) 371

83 Thompson, G.R., N.B. Myant, D. Kilpatrick, C.M. Oakley, M.J. Raphael, R.E. Steiner: Assessment of long-term plasma exchange for familial hypercholesterolemia. Brit. Heart J. 43 (1980) 680

84 Thompson, G.R., T. Spinks, A. Ranicar, N.B. Myant: Nonsteady-state studies of low-density-lipoprotein turnover in familial hypercholesterolemia. Clin. Sci. molec. Med. 52 (1977) 361

85 Witztum, J.L, D. Simmons, D. Steinberg, W.F. Beltz, R. Weinreb, S.G. Young, P. Lester, N. Kelly, J. Juliano: Intensive combination drug therapy of familial hypercholesterolemia with lovastatin, probucol, and colestipol hydrochloride. Circulation 79 (1989) 16

86 Würzner, R., P. Schuf-Werner, A. Franzke, R. Nitze, M. Oppermann, V.W. Armstrong, T. Eisenhauer, D. Seidel, O. Götze: Complement activation and depletion during LDL-apheresis by heparin-induced extracorporeal LDL-precipitation (HELP). Europ. J. clin. Invest. 21 (1991) 288

87 Yamamoto, A.: Regression of atherosclerosis in humans by lowering serum cholesterol. Atherosclerosis 89 (1991) 1
88 Yamamoto, A., S. Kojima, M. Shiba-Harada, A. Kawaguchi, K. Hatanaka: Assessment of the biocompatibility and long-term effect of LDL-apheresis by dextran sulfate-celluose column. Artif. Org. 16 (1992) 177
89 Yamamoto, A., S. Yokoyama, M. Satani, T. Kikkawa, B. Kishino: Evaluation of selective LDL-removal in the treatment of familial hypercholesterolemia: double membrane filtration and adsorption. In Widhalm, K., H. K. Naito: Recent Aspects of Diagnosis and Treatment of Lipoprotein Disorders: Impact on Prevention of Atheroslerostic Diseases. Liss, New York 1988 (p. 357)
90 Yokoyama, S., R. Hayashi, T. Kikkawa, N. Tani, S. Takada, K. Hatanaka, A. Yamamoto: Specific sorbent of apolipoprotein B-containing lipoproteins for plasmapheresis. Characterization and experimental use in hypercholesterolemic rabbits. Atherosclerosis 4 (1984) 276
91 Yokoyama, S., R. Hayashi, M. Satani, A. Yamamoto: Selective removal of low density lipoprotein by plasmapheresis in familial hypercholesterolemia. Atherosclerosis 5 (1985) 613

41 Akutes Nierenversagen

H.-H. Neumayer

Definition

Mit dem Begriff akutes Nierenversagen (ANV) definieren wir ein klinisches Krankheitsbild, das durch den plötzlichen, jedoch prinzipiell reversiblen Ausfall der exkretorischen Nierenfunktion und damit den Verlust der biochemischen Homöostase gekennzeichnet ist. Soll die Diagnose anhand der üblichen Bestimmung der Serumkonzentrationen von Kreatinin und Harnstoff gestellt werden, so ist bei bestehender normaler Nierenfunktion in der Regel ein Abfall der glomerulären Filtrationsrate (GFR) um 50% erforderlich. Dies gilt nicht bei schon fortgeschrittener präexistenter Niereninsuffizienz (Übergang von akut zu chronisch). Ein Anstieg des Serumkreatinins von 1 mg/dl (90 µmol/l) bei einem Ausgangswert von 5 mg/dl (440 µmol/l) dokumentiert jetzt nur einen Abfall von etwa 15% der Filtratleistung.

Vom akuten Nierenversagen *im engeren Sinne* („acute intrinsic renal failure", „acute tubular necrosis") wird ausgegangen, wenn eines der beiden ätiologischen Prinzipien nachweisbar ist:

- eine zirkulatorisch ischämische Schädigung
- eine tubulotoxische Schädigung.

Definitionsgemäß muß hiervon die bei zahlreichen renalen Erkrankungen vorkommende „akute Niereninsuffizienz" als Folge *funktioneller Störungen („prärenales akutes Nierenversagen")* wie bei Dehydratation und die *obstruktive Nephropathie (postrenales Nierenversagen)* abgegrenzt werden. Darüber hinaus müssen die *akute interstitielle Nephritis*, die *akute Glomerulonephritis* oder *Vaskulitis* und *akute renovaskuläre Erkrankungen* in die differentialdiagnostischen Überlegungen einbezogen werden (Tab. 41.1 und 41.2).

Das ANV im engeren Sinne ist neben einem relativ uniformen klinischen Verlauf durch vermutlich gleichartige Pathomechanismen gekennzeichnet. Im Gegensatz zu den eindrucksvollen funktionellen Störungen, in deren Mittelpunkt das Versagen des Filtrationsapparates steht, lassen sich typische morphologische Läsionen, wie zum Beispiel ausgedehnte Tubulusnekrosen, keinesfalls in allen Fällen von klinisch gesichertem ANV nachweisen. In der Reihenfolge ihrer vermutlichen Häu-

Tabelle 41.1 Hauptursachen des ANV

ANV im „engeren Sinn", akute Tubulusnekrose (ATN)
- Ischämie
- endogene und exogene Nephrotoxine
Fulminante Infektionen (Sepsis)
Vaskuläre Erkrankungen
Immunologische Erkrankungen
Akute obstruktive Uropathie

Tabelle 41.2 Differentialdiagnose des ANV

Prärenales ANV

Ursache: renale Hypoperfusion (infolge Abnahme des renalen Perfusionsdrucks oder gesteigerter renaler Vasokonstriktion)

Intravasaler Volumenmangel
- massive Diurese
- Blutungen
- gastrointestinale Flüssigkeits- und Elektrolytverluste
- Volumenverluste in „dritte" Körperkompartimente: Bauchhöhle (Pankreatitis, Peritonitis)
- Verbrennungen
- Trauma
- nephrotisches Syndrom
- Leberzirrhose

Verminderte kardiale Pumpfunktion
- Herzinsuffizienz
- akuter Myokardinfarkt
- Perikarditis mit Tamponade
- Lugenembolie
- PEEP-Beatmung

Gefäßerkrankungen
- Aortenaneurysma
- Nierenarterienstenose
- Nierenarterienembolie

Periphere Vasodilatation
- Sepsis
- Medikamente

Gestörte Autoregulation
- Prostaglandin-Synthese-Inhibitoren (NSAID)
- Angiotensin-„converting-enzyme"-Inhibitoren (ACE-Hemmer)

Postrenales ANV

Ursache: Verlegung der ableitenden Harnwege

Intraureterale Obstruktion
- Konkremente
- Blutkoagula
- Papillennekrosen
- Ödem (Transplantation, retrograde Pyelographie)

Extraureterale Obstruktion
- Tumor (Prostata, Blase, Zervix)
- retroperitoneale Fibrose (Strahlentherapie)
- retroperitoneale Blutung
- akzidentelle Ligatur (Operation)
- Trauma

Obstruktion der unteren Harnwege
- Urethralklappen
- Strikturen
- Phimose
- Prostatakarzinom
- Blasenkarzinom
- autonome Neuropathie
- Medikamente, Ganglienblocker

figkeit sind in Tab. 41.3 die häufigsten Ursachen für die Entwicklung eines ANV aufgelistet. Die Entwicklung dieser pathophysiologisch „intrarenal" gelegenen Störung läßt sich durch Korrektur der auslösenden Noxe (Volumensubstitution, Behandlung der Hypotonie, Beseitigung der Obstruktion, Absetzen von Medikamenten) in der Regel nicht verhindern und mündet schicksalhaft in den bekannten stadienhaften Ablauf.

Endogene Nephrotoxine wie Myoglobin, Hämoglobin (Hämolyse infolge von Transfusionsreaktionen, transurethrale Prostatektomie), Pigmente (Methämoglobinämie, Hyperbilirubinämie bei Verschlußikterus) sowie Kristallbildungen (Hyperurikämie infolge Tumortherapie, Hyperkalzämie bei Hyperparathyreoidismus, Sarkoidose, Milch-Alkali-Syndrom, Vitamin-D-Überdosierung und die Hyperoxalurie bei primärer Oxalose oder entzündlichen Darmerkrankungen [Morbus Crohn] oder jejunoilealem Bypass) können ebenfalls Ursache für ein akutes Nierenversagen sein. *Seit der Erstbeschreibung der „Crush"-Niere bei Verschüttungstraumen* im 2. Weltkrieg hat sich das Spektrum der Ursachen für eine Rhabdomyolyse deutlich erweitert. Tab. 41.4 gibt einen Überblick.

Eine ausführlichere Darstellung der Einzelsubstanzen für die Entwicklung eines ANV durch exogene Nephrotoxine ist in Tab. 41.5 wiedergegeben. Hiervon abzugrenzen sind Medikamente, die eine *akute (allergische) interstitielle Nephritis* auslösen (Tab. 41.6).

Tabelle 41.3 Hauptursachen des ANV im „engeren Sinne"

Ischämisches ANV
- chirurgische Eingriffe und Komplikationen
- Blutungschock
- Trauma („Crush")
- Rhabdomyolyse mit Myoglobinurie
- Sepsis
- Pankreatitis
- Schwangerschaft
- Nierentransplantation

Nephrotoxisches ANV

Exogene Nephrotoxine
- Antibiotika
- Röntgenkontrastmittel
- organische Lösungsmittel
- Ethylenglykol
- Anästhetika
- Cyclosporin A
- FK506 (Tacrolimus)

Endogene Nephrotoxine
- Myoglobin
- Hämoglobin
- Bilirubin
- Methämoglobin
- Hämatin
- Kristalle
- Hyperkalzämie
- Hyperurikämie
- Hyperoxalurie

Tabelle 41.4 Ursachen für Rhabdomyolyse

Übersteigerte Muskelaktivität
- Sport
- Krampfanfälle
- Delirium tremens
- Status asthmaticus
- Psychosen

Muskeltrauma
- Trauma (Crush-Niere)
- Verbrennungen
- Kompressionstrauma
- Gefäßverschluß
- Luftembolie
- Sichelzellanämie

Toxine
- Ethanol
- Quecksilberchlorid
- Kohlenmonoxid
- Ethylenglykol
- Toluol
- Schlangenbisse
- Insektenstiche

Medikamente
- Heroin
- Amphetamin
- Methadon
- LSD
- Glutethimid
- Salicylate
- Succinylcholin
- Fibrate
- HMG-CoA-Reduktase-Inhibitoren
- ε-Aminocapronsäure

Metabolische Störungen
- Diabetes mellitus
- Hypokaliämie
- Hyponatriämie
- Hypernatriämie
- Hypophosphatämie
- Myxödem

Infektionen
- Bakterielle Infekte
- Tetanus
- Myositis
- Legionärskrankheit
- virale Infekte

Andere Ursachen
- Stromschlag
- Blitzschlag
- Hyperthermie
- Hypothermie

Häufigkeit

Angaben über Morbidität und Letalität des ANV sind aufgrund zahlreicher Faktoren oft nur schwer vergleichbar. So werden leichtere Fälle von ANV häufig erfolgreich in peripheren Krankenhäusern behandelt und gehen somit nicht in die Statistiken ein. Das Patientengut hat sich im Laufe der Zeit deutlich gewandelt. Auch ältere Patienten mit komplizierteren Erkrankungen

Tabelle 41.5　Häufige Ursachen des toxischen ANV

Antibiotika
- Aminoglykoside
- Cephalosporine (1. und 2. Generation)
- Sulfonamide, Cotrimoxazol
- Tetracycline
- Amphotericin B
- Pentamidin
- Rifampicin
- Bacitracin
- Polymyxin

Immunsuppressiva und Chemotherapeutika
- Cyclosporin A
- Tacrolimus
- Cisplatin
- Methotrexat
- Mitomycin
- D-Penicillamin

Röntgenkontrastmittel
- Diatrizoat
- Iotalamat
- Iotalaminsäure

Nichtsteroidale Antiphlogistika
- Acetaminophen
- Phenacetin
- Phenylbutazon
- Phenazon
- Indometacin
- Ibuprofen
- Fenoprofen
- Meclofenamat
- Naproxen
- Sulindac
- Acetylsalicylsäure

Anästhetika
- Methoxyfluran
- Enfluran

Organische Lösungsmittel
- Glykole
- halogenierte Kohlenwasserstoffe
- aromatische Kohlenwasserstoffe

Schwermetalle
- Blei
- Cadmium

Insektizide
Herbizide
Chemikalien
- Anilin
- Kresol
- Chlorate

Schlangengifte

Tabelle 41.6　Medikamenteninduzierte akute interstitielle Nephritis

Antibiotika	Nichtsteroidale Antiphlogistika	Andere Medikamente
- Penicillin G	- Ibuprofen	- Cimetidin
- Oxacillin	- Fenoprofen	- Phenytoin
- Ampicillin	- Naproxen	- Hydantoine
- Methicillin	- Indometacin	- Phenobarbital
- Nafcillin	- Sulfinpyrazon	- Carbamazepin
- Amoxicillin	- Phenylbutazon	- Allopurinol
- Carbenicillin	- Phenazon	- Thiazide
- Cefalotin	- Meclofenamat	- Furosemid
- Cefradin		- Triamteren
- Cefalexin		- PAS
- Cefotaxim		- Interferon
- Cotrimoxazol		- Captopril
- Rifampicin		- Clofibrat
- Ethambutol		- Ajmalin
- Erythromycin		- Methyldopa
- Vancomycin		- Kontrastmittel
- Polymycin		- Gold
- Isoniazid		- Wismut

werden heute mit Intensivtherapie betreut. Durch die allgemein lebensverlängernden Maßnahmen der Intensivtherapie wird ein ANV bei Patienten beobachtet, die früher bereits an anderen Komplikationen verstorben wären. Die Bedeutung des ANV in der Schwangerschaft hat abgenommen.

Die Erfolge einer verbesserten und intensiveren Schockbehandlung werden an Daten von Verwundeten aus den großen Kriegen dieses Jahrhunderts deutlich: Im 2. Weltkrieg entwickelten 40% aller Verwundeten ein ANV (mit bis zu 90% Letalität); während des Koreakrieges waren es noch 21%. Im Vietnamkrieg schließlich sank die Häufigkeit eines ANV auf 0,15%. Freiberg u. Mitarb. (1) schätzen die Häufigkeit des ANV auf 100 Patienten pro 1 Million Einwohner. Die Inzidenz des ANV beträgt im Bereich der allgemeinen inneren und chirurgischen Klinik etwa 3–5% und steigt im Bereich der Intensivtherapie auf 15–25% aller Patienten an. Über höhere Inzidenzraten (5–40%) wird bei der offenen Herzchirurgie oder nach schweren Verbrennungen (20–60%) berichtet. Die Häufigkeit eines ANV nach Applikation nephrotoxischer Substanzen wie z.B. Aminoglykosiden oder bestimmten Cephalosporinen oder im Rahmen einer Chemotherapie mit Bleomycin, Cisplatin oder Vinblastin liegt bei 10–30%.

Auch nach Einführung der Dialysebehandlung ist die Letalität der Patienten mit ANV außerordentlich hoch oder scheint sogar im Ansteigen begriffen. Etwa 10 Jahre nach Einführung der „künstlichen Niere" berichteten Swann u. Merill 1953 in einer Serie von 100 Patienten über 50% Letalität (2). Übersichten bei Finn (3) zeigen, daß sich die Letalität in den 60er und 70er Jahren kaum gewandelt hat. Nur wenige Autoren konnten durch den Einsatz frühzeitiger und intensiver Hämodialysetherapie verbunden mit adäquater parenteraler Ernährung, eine signifikant niedrigere Letalität erzielen (4). Zu den Ausnahmen mit einer besseren Prognose zählen das akute Transplantatversagen, nichtoligurische Formen des ANV, das nephrotoxische Nierenversagen und das ANV im Rahmen der Schwangerschaft.

In der Intensivtherapie zählt dagegen das ANV zu den Kardinalfaktoren des multiplen Organversagens mit einer unverändert hohen oder gar steigenden Letalität von 60–100% (5). Der Zusammenhang der beträchtlichen Sterblichkeit mit komplizierenden Vitalfunktionsstörungen (respiratorische Insuffizienz mit maschineller Beatmung, Sepsis, catecholaminpflichtige Herz-Kreislauf-Insuffizienz, gastrointestinale Komplikationen, Polytransfusion) macht deutlich, daß diese Patienten letztlich „mit" und nicht „wegen" des ANV versterben (6).

Pathophysiologie

Überblick

Trotz zahlreicher Theorien und Hypothesen bleiben die exakten pathophysiologischen Zusammenhänge für die Entwicklung und den Verlauf eines ANV letztlich ungeklärt. Dies gilt sowohl für das ANV beim Menschen als auch für die verschiedenen tierexperimentellen Modelle. Es besteht jedoch weitgehend Konsens darin, die Pathogenese des ANV als multifaktorielles Geschehen aufzufassen, wobei tubuläre und vaskuläre Faktoren engmaschig ineinandergreifen (Tab. 41.7). Darüber hinaus haben gerade in jüngster Zeit Veränderungen auf zellulärer Ebene, ausgelöst durch ischämische oder toxische Schäden, zunehmend zum besseren Verständnis der pathophysiologischen Abläufe beigetragen und auch Hoffnungen auf neue therapeutische Ansätze geweckt (Abb. 41.1).

Tabelle 41.7 Pathogenese des ANV

Vaskuläre Störungen
Verminderter renaler Perfusionsdruck (RBF)
- Tonuserhöhung der afferenten Arteriole
    Renin-Angiotensin-System
    sympathikoadrenerge Aktivität
    vasokonstriktorische Eicosanoide (Thromboxan A_2)
    Vasopressin
    Endothelin
    intravasale Gerinnung
    Medikamente (z. B. Ciclosporin A)
- Tonusverminderung der efferenten Arteriole
    ACE-Inhibitoren
    Vasodilatantien

Reduktion der glomerulären Permeabilität: Erniedrigung des Ultrafiltrationskoeffizienten (K_{UF})
Markkongestion mit kortikomedullärer Blutumverteilung und Präferenz kortikaler Ischämie

Tubuläre Störungen
Tubuläre Obstruktion
- Schwellung der Tubulusepithelien
- Zelldetritus
- Tamm-Horsfall-Protein
- Myoglobin
- Bilirubin
- Kristalle (Oxalatkristalle)

Tubuläres Leck („Backleak")
- Tubulorhexis
- Tubulusnekrose

Zelluläe Störungen
- verminderte mitochondriale Respiration
- intrazelluläre Calciumüberladung
- Überschuß an freien Radikalen ($O^\bullet$, $OH^\bullet$, H_2O_2)
- Lipidperoxidation
- Adenosinanhäufung

Vaskuläre Faktoren

Bedeutung der renalen Hypoperfusion und Überblick über die Ursachen

Die renale Hypoperfusion als Folge von Dehydratation, Blutverlusten, Trauma oder im Rahmen chirurgischer Eingriffe gilt als die häufigste Ursache für die Entwicklung eines ANV. Klinische und tierexperimentelle Untersuchungen belegen zweifelsfrei eine Reduktion der renalen Durchblutung um 45–75% in der *Initialphase* des ANV (7), die in der *Spätphase* jedoch wieder Normalwerte erreichen kann. Die allenfalls in der Initialphase des ANV zu beobachtende Proportionalität zwischen Einschränkung des Filtrats und begleitender Hypoperfusion ist jedoch nach Tagen durch eine deutliche Dissoziation beider Größen gekennzeichnet. Die Applikation vasodilatierender Substanzen ohne entscheidende Angriffspunkte am Glomerulus selbst, wie z. B. Acetylcholin, Dopamin, Dihydralazin oder Natriumnitroprussid, führt zu *keiner* signifikanten Verbesserung der Filtrationsleistung. Die Ursachen und Mechanismen für die Entwicklung der renalen Hypoperfusion werden nach wie vor kontrovers diskutiert. Neurale (gesteigerte sympathikoadrenerge Aktivität) und humorale Effekte (Renin-Angiotensin-System, Endothelin, Vasopressin, Imbalance vasodilatierender und vasokonstriktorischer Eicosanoide [Thromboxan A_2] stehen im Mittelpunkt der wissenschaftlichen Diskussion.

Sympathikoadrenerges System

Die intrarenale Infusion von Catecholaminen reduziert dramatisch und gleichermaßen den renalen Blutfluß und die glomeruläre Filtration. Experimentelle renale Denervation oder Applikation von Phenoxybenzamin führt zu verlängerten Überlebenszeiten beim ischämischen oder glycerolinduzierten ANV. Schließlich sind auch β-Rezeptoren blockierende Substanzen, wie Propranolol, in der Lage, den Schweregrad eines tierexperimentellen Nierenversagens zu mildern (8). Unter kritischer Würdigung der vorliegenden Befunde kann davon ausgegangen werden, daß nervale Mechanismen an der veränderten Hämodynamik beteiligt sind. Protektive Maßnahmen sind jedoch nur partiell wirksam, und Beobachtungen von akutem Transplantatversagen belegen gut die Entstehung eines ANV auch im denervierten Zustand.

Renin-Angiotensin-System

Angiotensin II ist eine der potentesten biologisch vorkommenden vasokonstriktorischen Substanzen. Nachdem Tigerstedt u. Bergmann 1898 (9) erstmals über das Renin berichtet hatten, war es Goormagtigh 1945 (10), der nach der Entdeckung des juxtaglomerulären Apparats auf einen möglichen Zusammenhang zwischen Renin-Angiotensin-System und ANV hingewiesen hat. Tobian, Skinner u. Blain (11, 12, 13) haben die Bedeutung des renalen Perfusionsdruckes für die Reninfreisetzung hervorgehoben. Parallel zu dieser Barorezeptortheorie

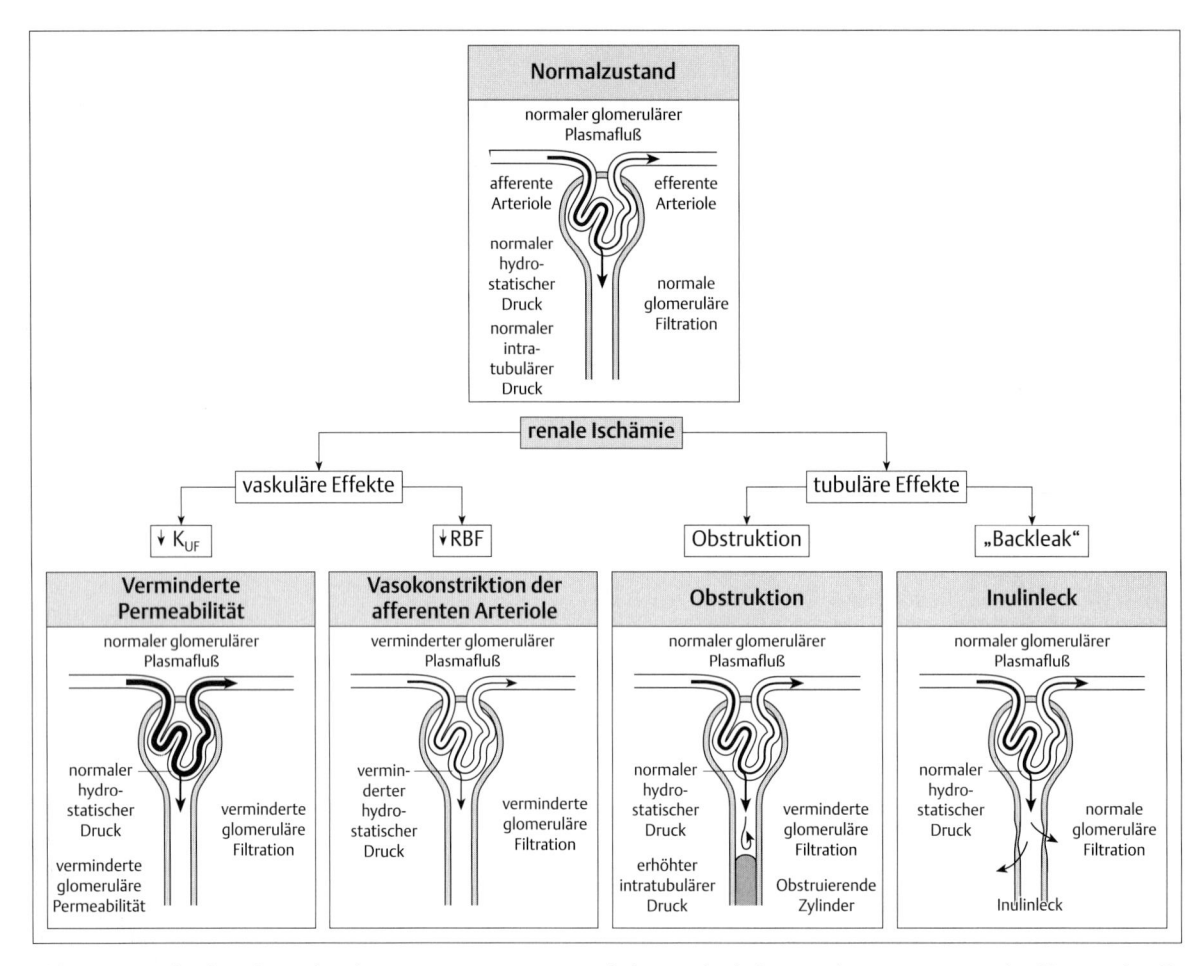

Abb. 41.1 Pathophysiologie des akuten Nierenversagens. Vaskuläre und tubuläre Mechanismen, K_{UF} = Ultrafiltrationskoeffizient, RBF = renaler Blutfluß.

entwickelten Thurau u. Schnermann (14) die Maculadensa-Theorie und sahen im Natriumload des distalen Tubulus den Stimulus für die Reninfreisetzung und die Einstellung der GFR. Diese Hypothese wird unterstützt durch den Nachweis einer erhöhten Plasmareninaktivität sowohl im juxtaglomerulären Apparat als auch im Nierenvenenblut und im Systemkreislauf in zahlreichen klinischen Studien sowie in experimentellen Modellen zum ANV. Auch die Tatsache, daß durch Suppression des RAS, sei es durch chronische Salzbelastung, β-Rezeptoren-Blockade, aktive und passive Immunisierung gegen AT II, Converting-enzyme-Inhibitoren sowie AT-II-Antagonisten, wie Saralasin, bei unterschiedlichen tierexperimentellen Modellen zumindest partiell ein milderer Verlauf des ANV beobachtet werden konnte, schien für eine Schlüsselrolle des RAS in der Pathogenese des ANV zu sprechen. Zahlreiche Befunde widersprechen jedoch einem einheitlichen Konzept: Die Blockade des RAS führt letztlich nur zu einer partiellen Verbesserung des ANV. Im Verlauf des ANV werden wieder normale Plasmareninspiegel gemessen. Zahlreiche weitere Mediatoren wie Adenosin, Prostaglandine und intrazelluläres Calcium sind an der Modulation des tubuloglomerulären Feedback-Signals beteiligt. Schließlich kann bei zahlreichen klinischen Krankheitsbildern (Bartter-Syndrom, Diuretikaabusus, Leberzirrhose, nephrotisches Syndrom usw.) eine erhöhte Plasmareninaktivität nachgewiesen werden, ohne daß es zur Ausbildung eines ANV kommt.

Intravasale Gerinnung

Nicht zuletzt haben das Auftreten von bilateralen Nierenrindennekrosen beim ANV in der Schwangerschaft sowie die Häufung von ANV bei Patienten mit disseminierter intravasaler Gerinnung auf die mögliche Bedeutung dieses Faktors hingewiesen. Auch glomeruläre Fibrindepots und ein gesteigerter Fibrinogenkatabolismus wurden bei Patienten mit ANV nachgewiesen. Eine akute Verschlechterung der Nierenfunktion ist jedoch häufig schon vor dem ersten Auftreten möglicher Fibrinablagerungen nachweisbar, so daß die Rolle des Gerinnungssystems beim ANV zur Zeit nicht entschieden ist oder eher als Epiphänomen zu beurteilen ist (15). Auch die Verlegung des glomerulären Strombettes durch Schwellung von Endothelzellen („No-reflow-Phänomen") wurde als Ursache einer persistierenden renalen Hypoperfusion vermutet. Dieser zunächst attraktiven Hypothese widersprechen jedoch die zahlreichen Befunde einer raschen Erholung der renalen Durchblutung nach ischämischen Läsionen und auch die Tatsache, daß in histologischen Untersuchungen kaum ein entsprechendes Korrelat nachgewiesen werden kann.

Reduktion der hydraulischen Leitfähigkeit des Glomerulus (K_{UF})

Änderungen von K_{UF} (Ultrafiltrationskoeffizient) können durch Verkleinerung oder Vergrößerung der kapillären Oberfläche oder durch Änderungen der hydraulischen Leitfähigkeit verursacht sein (Produkt aus glomerulärer Oberfläche und Porengröße). Die Tatsache eines im Vergleich zur Durchblutung disproportional stärker eingeschränkten Filtrats sowie der fehlende Effekt von vasodilatorisch wirksamen Pharmaka und Volumenexpansion auf die GFR können gut durch eine Erniedrigung des K_{UF} erklärt werden.

Tubuläre Faktoren

Tubuläre Obstruktion

An der Beteiligung tubulärer Faktoren bei der Entwicklung des ANV besteht kein Zweifel. Ein Anstieg des intratubulären Drucks (bis 46 mmHg) ist in unterschiedlichen experimentellen Modellen des ANV während der Initialphase gut belegt. Längere Zeit nach Ischämie kann allerdings wieder eine Normalisierung des intratubulären Drucks beobachtet werden. Die tubuläre Obstruktion kann durch Schwellung der Tubulusepithelien, vorwiegend des S_3-Segments des proximalen Tubulus, sowie durch abgeschilferte Mikrovilli, Zelldetritus und Proteinzylinder (Tamm-Horsfall-Protein) verursacht sein. Tubuläre Obstruktionen lassen sich jedoch keinesfalls in allen Modellen zum ANV nachweisen. Darüber hinaus werden auch kollabierte Tubuli mit reduziertem intratubulärem Druck gefunden.

Passiver Rückfluß des Primärfiltrats („Backleak")

Auch der Nachweis des passiven Rückflusses von Filtrat durch das zerstörte oder durch die auslösende Noxe in seiner Permeabilität veränderte Tubulusepithel ist vorwiegend in Mikropunktionsversuchen gelungen. Myers u. Mitarb. (16) schätzten mit der fraktionellen Dextran-Inulin-Clearance den Anteil des Backleaks auf immerhin 40% der Inulinclearance bei Patienten mit schwerer Verlaufsform eines ANV nach herzchirurgischen Eingriffen, ein Befund, der sich bei leichteren Formen des ANV jedoch nicht bestätigen läßt. Zusammenfassend muß betont werden, daß aufgrund zahlreicher zum Teil widersprüchlicher Befunde die Rolle tubulärer Faktoren (Obstruktion, Backleak) in der Pathogenese des ANV beim Menschen nur schwer abschätzbar ist. Ihre Bedeutung scheint dabei insbesondere mit dem Schweregrad und der Dauer der ischämischen oder toxischen Noxe zuzunehmen.

Zelluläre Mechanismen

Gerade in jüngster Zeit haben Veränderungen auf zellulärer Ebene als Folge ischämischer und toxischer Schädigungen auch für die Niere und hier speziell das ANV zunehmend Beachtung gefunden. Im Mittelpunkt des Interesses stehen hierbei der Einfluß der Ischämie auf die Energieversorgung der Zelle (ATP-Gehalt), die Rolle des freien intrazellulären Calciums sowie die schädigenden Einflüsse freier Radikale (17).

Intrazelluläres Calcium

Calciumionen eignen sich aufgrund ihrer biochemischen und physikalischen Eigenschaften sowie ihrer asymmetrischen Verteilung zwischen Intra- und Extrazellulärraum in idealer Weise als zelluläre Botenstoffe. Sie sind bei zahlreichen zytoplasmatischen Prozessen in der Zelle beteiligt: als „second messenger", bei der Enzymregulation, beim Zellmetabolismus und bei der Stabilisierung der Zellmembran. Der physiologische Konzentrationsgradient zwischen Extra- und Intrazellulärraum beträgt in Ruhe > 10 000 : 1 (10^{-3} versus 10^{-7} mol) und wird über die niedrige Permeabilität der Zellmembran sowie durch ATP-abhängige Pumpen aufrechterhalten. Neben den genannten Ca^{2+}-Pumpen sind die Zellorganellen und hier insbesondere die Mitochondrien (die ja etwa 60–70% des Gesamtcalciums der Zelle enthalten) entscheidend an der Regulation beteiligt.

Störungen der Calciumhomöostase auf dem unterschiedlichsten zellulären und subzellulären Niveau (Plasmamembran, Mitochondrien, endoplasmatisches Retikulum) können zu deletären Folgen für den gesamten Zellstoffwechsel führen. Unterschiedliche Abläufe sind in der Phase der Ischämie und während anschließender Reperfusion wirksam.

Stadium der Ischämie

Eine länger persistierende Ischämie führt zur Hemmung der mitochondrialen Energiebildung und innerhalb von Minuten zum Abfall des ATP-Gehaltes der Zelle (Abb. 41.2), mit der Folge einer Umstellung des aeroben auf einen anaeroben Stoffwechsel und der Entwicklung einer Azidose. Durch den Ausfall wichtiger „Pumpsysteme" wie der Natrium-Kalium-ATPase und der Calcium-ATPase kommt es zum Anstieg der intrazellulären Natriumkonzentration und zur Entwicklung eines Zellödems mit zusätzlicher Steigerung der Permeabilität der Zellmembran für Ca^{2+}-Ionen. Vermehrt von extrazellulär einströmende Ca^{2+}-Ionen und auch freigesetzte und umverteilte Ca^{2+}-Ionen aus den intrazellulären Speichern können nicht mehr in ausreichendem Maße aus der Zelle herausgeschleust werden. Exzeß-Ca^{2+} kann nur noch bis zu einem gewissen Grade in den geschädigten Mitochondrien gepuffert werden. Verstärkt durch den Ausfall der mitochondrialen Pufferkapazität, kommt es zur Aktivierung von Phospholipasen und zur Desintegration zellulärer Membranstrukturen.

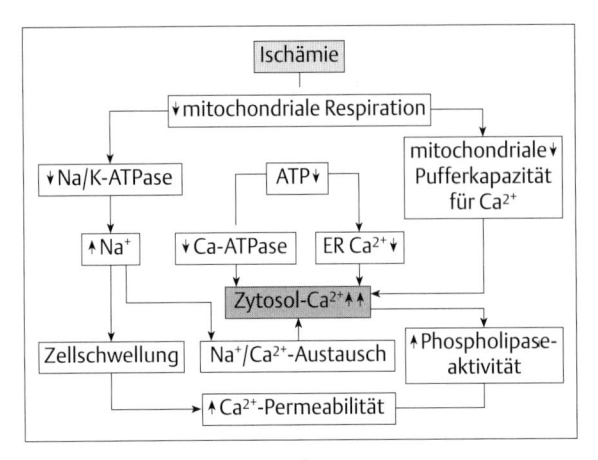

Abb. 41.2 Ischämiebedingte Änderungen des intrazellulären Calciumionengleichgewichts. ER = endoplasmatisches Retikulum.

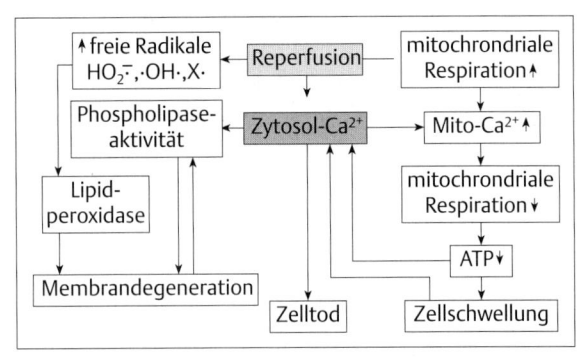

Abb. 41.3 Änderungen der intrazellulären Calciumionenkonzentration, Bildung freier Radikale und Lipidperoxidation während der Phase der Reperfusion.

Stadium der Reperfusion

Mit Beginn der Wiederdurchblutung kommt es nun keineswegs zu einer Verbesserung der metabolischen Situation. Vielmehr muß die nun ablaufende Reoxygenierung, verbunden mit einer erneuten Zufuhr von Ca^{2+}-Ionen (Abb. 41.3) und einer gleichzeitigen Korrektur der zellulären Azidose, als eigentlicher deletärer Faktor für den Zellstoffwechsel angesehen werden. Die während der Phase der Ischämie aus Xanthindehydrogenase reichlich gebildete Xanthinoxidase (Abbau von ATP und Einschleusung in den Harnsäurezyklus) (Abb. 41.4) – Ca^{2+}-Ionen sind als Mediatoren erforderlich – führt unter Sauerstoffzufuhr zur Bildung anorganischer freier Radikale (O_2^-·, H_2O_2, OH·), die zusammen mit einer Lipidperoxidation phospholipidhaltiger Membranstrukturen zur weiteren Akzeleration der Zellzerstörung beitragen (Abb. 41.3).

Diagnostik, Differentialdiagnose und Klinik

Differentialdiagnose

Das ANV ist ein lebensbedrohendes Krankheitsbild und erfordert nicht zuletzt wegen akuter Frühkomplikationen noch vor dem Vollbild der urämischen Intoxikation als Folge von Hyperkaliämie, Überwässerung oder schwerer metabolischer Azidose eine diagnostische Abklärung innerhalb weniger Stunden. Da dem Syndrom ANV ätiologisch ganz unterschiedliche Krankheitsbilder zugrunde liegen können, die unter Umständen auch eine rasche therapeutische Intervention erfordern (rasch progrediente Glomerulonephritis, Nierenarterienembolie, Nephrolithiasis), erscheint es sinnvoll, die differentialdiagnostischen Überlegungen anhand der von Sarre (8) geprägten Einteilung in prärenales, intrarenales und postrenales ANV zu orientieren. Prinzipiell betrifft die Differentialdiagnose die in Tab. 41.8 aufgeführten Syndrome.

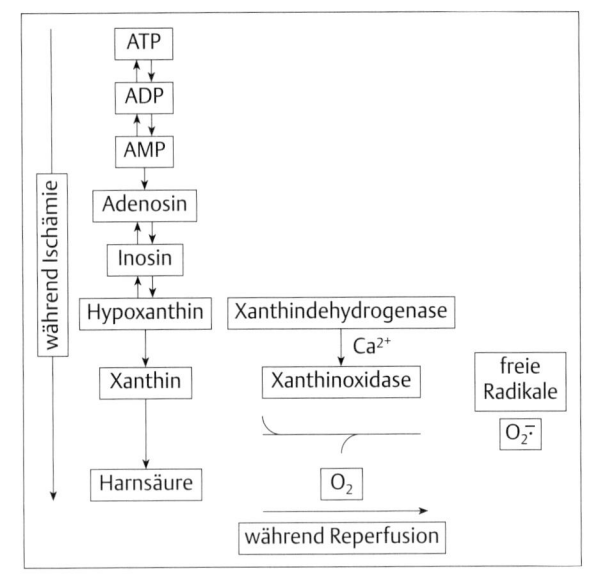

Abb. 41.4 ATP-Metabolismus während Ischämie und Reperfusion.

Dies beinhaltet dann auch die Klärung der entscheidenden Frage: Ist die Verschlechterung der Nierenfunktion wirklich „akut", oder handelt es sich um eine präexistente Niereninsuffizienz mit oder ohne Progression oder gar um das Terminalstadium einer chronischen Niereninsuffizienz?

Anamnese

Der häufig schwerstkranke oder sogar moribunde Patient ist anamnestischen Befragungen bei Einweisung in der Regel kaum zugänglich. Diese sind meist erst einige Tage nach Beginn der Nierenersatztherapie möglich. Der Untersucher ist somit auf die Erhebung der Umgebungsanamnese und das Studium mitgelieferter Befunde angewiesen, die dann häufig eine „iatrogene" Ursache des Nierenversagens offensichtlich machen. Hierbei ist es von großem Vorteil, von Anbeginn an die Tatsache, ob das ANV außerhalb der Klinik oder während der Hospitalisierungsphase entstanden ist, in die frühen diffe-

Tabelle 41.8 Diffenentialdiagnostische Überlegungen beim ANV (häufige Ursachen)

> Prärenales Nierenversagen (prärenale Azotämie)
> Akutes Nierenversagen im engeren Sinne (ischämisch, toxisch)
> Postrenales Nierenversagen (obstruktive Uropathie)
> Renales Nierenversagen
>
> *Akute interstitielle Nephritis:* Medikamente
> *Akute glomeruläre Erkrankungen*
> – klassische Glomerulonephritiden
> – rasch progrediente Glomerulonephritis
> – Lupusnephritis
>
> *Akute renovaskuläre Erkrankungen*
> – nekrotisierende Vaskulitis
> – hämolytisch-urämisches Syndrom
> – thrombozytisch-thrombozytopenische Purpura
> – Eklampsie
> – maligne Hypertonie
> – Nierenarterienembolie
> – Cholesterinembolie
> – Nierenarterienstenose

rentialdiagnostischen Überlegungen einzubeziehen. Fehlen die klassischen Konstellationen wie vorausgegangenes Trauma, operativer Eingriff, Narkose usw., sind mit besonderer Aufmerksamkeit Hinweise für einen bestehenden Volumenmangel (Schock, Hypovolämie, Dehydratation), Sepsis, Herzversagen, Exposition gegenüber nephrotoxischen Medikamenten und Substanzen (Röntgenkontrastmittel) sowie Symptome hinsichtlich des Urogenitaltraktes zu beachten und zu erfragen. Da der Erstkontakt des Nephrologen bei einem Patienten mit dem Verdacht auf ANV zunehmend auf den operativen und medizinischen Intensivstationen stattfindet, ist eine exakte Analyse des „Volumenstatus" des Patienten von herausragender Bedeutung. Dies beinhaltet die Überprüfung der Flüssigkeitsbilanz (Ein- und Ausfuhr, Gewichtsverhalten), wobei zahlreiche Parameter zu beachten sind: gastrointestinale Verluste (Erbrechen, Diarrhö, Magensonde, Drainagen jedweder Art), Perspiratio insensibilis (Körpertemperatur!), Flüssigkeitsverluste aus Brandwunden usw.

Gleichzeitig muß nach iatrogenen Ursachen für ein ANV gefahndet werden. Nephrotoxische Antibiotikakombinationen (Aminoglykoside, bestimmte Cephalosporine), Antimykotika und der Einsatz von Röntgenkontrastmitteln, auch da, wo sie nicht auf den ersten Blick vermutet werden (Computertomographie, Kernspintomographie!), sind besonders zu beachten.

Recherchen beim Hausarzt, bei Gesundheitsämtern sowie die Befunde früherer stationärer Krankenhausaufenthalte können wichtige Hinweise über die „Akuität" der aktuellen Funktionsverschlechterung liefern.

Klinik

Die Durchführung der klinischen Untersuchung orientiert sich vorteilhaft an der Möglichkeit akut auftretender lebensbedrohlicher Komplikationen. Dies betrifft in erster Linie die Hyperkaliämie, die Überwässerung („fluid lung") und das schwere urämische Koma mit ausgeprägter metabolischer Azidose. Während der Patient, der unmittelbar nach Auslösung der renalen Schädigung hospitalisiert wird, in der Regel bewußtseinsklar ist und häufig nur über diskrete klinische Allgemeinsymptome (Müdigkeit, Schwäche, uncharakteristischer Druck in der Flanke, Übelkeit) klagt, entwickeln sich etwa ab dem 2. Tag zunehmende klinische Symptome wie verstärkte Übelkeit, Erbrechen, Singultus, Hautjucken, Unruhe, Schläfrigkeit, Somnolenz bis hin zum Coma uraemicum. Häufig ist bei dem jetzt infolge zunehmender metabolischer Azidose und Überwässerung hyperventilierenden Patienten auch ein mehr oder minder ausgeprägter Foetor uraemicus nachweisbar. Als Folge der zunehmenden urämischen Intoxikation und begleitender Elektrolytstörungen sowie Störungen des Säure-Basen-Haushalts entwickeln gerade ältere Patienten (zerebrale Vorschädigung) eine breite Palette peripher- und zentralnervöser Symptome.

Diese variieren zwischen grobschlägigem Tremor, fibrillären Muskelzuckungen, Verbreiterung der Reflexzonen, Myoklonien (ideomuskulärer Wulst) bis hin zu generalisierten zerebralen Krampfanfällen. Bis zum Eintritt eines komatösen Zustandes ist der Patient häufig desorientiert, verwirrt und/oder agitiert. Im Gegensatz zu früheren Befunden ist die quantitative Bestimmung der Harnausscheidung häufig nur ein sehr indirekter Hinweis für das Vorliegen eines ANV. Neben oligoanurischen Verlaufsformen (mit wahrscheinlich schwererem Schädigungsmuster) findet sich in über der Hälfte der Fälle ein normurisches oder gar polyurisches Nierenversagen.

Nicht zuletzt wegen der vielfältigen und schwierigen Differentialdiagnose erfordert die klinische Untersuchung des Patienten mit ANV ein äußerst subtiles und gründliches Vorgehen, das auch scheinbar nebensächliche Befunde nicht übersehen darf. Über die dargestellte klinische Symptomatik hinaus sollten in keinem Falle die in Tab. 41.9 aufgeführten Befunde ungeprüft bleiben.

Anamnese und körperlicher Untersuchungsbefund per se erlauben in 90% die Zuordnung der renalen Funktionseinschränkung zu den Kategorien: prärenales, intrarenales oder postrenales ANV.

Diagnostik

Laborkontrollen sollten zu Beginn täglich (gegebenfalls auch häufiger) durchgeführt werden und erfordern bei ätiologisch unklarer Genese neben routinemäßigen Blutentnahmen wie Blutbild, Thrombozyten, Kreatinin, Harnstoff, Kalium, Natrium, Chlorid, Calcium, Phosphat, Blutzucker, Gesamteiweiß und Elektrophorese, Blutgasanalyse, Quick-Wert, PTT, α-Hydroxybutyratdehydrogenase, CPK (Rhabdomyolyse) (Tab. 41.10) unter Umständen relativ frühzeitig eine ganze Palette von Spezialuntersuchungen, um eine exakte Diagnose stellen zu können. Dies betrifft immunologische Parameter wie Komplement (C3, C4) und unter Umständen die Bestimmung von zirkulierenden Immunkomplexen oder Antikörpern gegen glomeruläre Basalmembranen (Goodpasture), die DNA-Bindungskapazität, den Nachweis von

Tabelle 41.9 Strategisches Vorgehen bei der körperlichen Untersuchung: Checkliste

Beurteilung des effektiven Blutvolumens

Exsikkose
- Körpergewicht
- trockene Haut
- Hautturgor
- Exsikkose der Schleimhäute
- Hypotonie
- weiche Bulbi
- Tachykardie
- Herzfrequenzanstieg bei Lagewechsel (Orthostase ≥10 Schläge)
- erniedrigter zentraler Venendruck

Überwässerung (Herzinsuffizienz, Leberzirrhose, nephrotisches Syndrom
- gestaute Jugularvenen
- Herzvergrößerung
- Galopprhythmus
- pulmonale Rasselgeräusche
- Hepatomegalie
- periphere Ödeme
- Pleuraerguß
- Aszites
- erhöhter zentraler Venendruck
- „wedge pressure"

Hyperkaliämie

Parästhesien
- Kribbeln
- Taubheitsgefühl im Gesicht, an Lippen und Zunge sowie an den Extremitäten

Muskelschwäche (Adynamie)

Apathie

Abschwächung der Muskeleigenreflexe

Herzrhythmusstörungen (EKG)

Urämische Intoxikation
- Foetor uraemicus
- Erbrechen
- Diarrhö
- Juckreiz (Kratzspuren auf der Haut)
- Perikardreiben

Organmanifestationen

Haut
- makulopapulomatöses Exanthem (Medikamente!)
- Schmetterlingseanthem (Lupus erythematodes)
- palpable Purpura (Vaskulitis)
- nichtpalpable Purpura (Amyloid)
- Livedo reticularis
- Impetigo (Streptokokkeninfekt)
- septische Hautmetastasen
- Sklerodermie
- „Skin-popping" (Heroinabusus)

Auge
- Sklerenikterus
- Bandkeratitis
- Uveitis
- Iritis (Vaskulitis, Wegener-Granulomatose, Morbus Behçet)
- „red eye syndrome" (Hyperkalzämie)
- Fundusveränderungen
    Fundus hypertonicus
    Diabetes mellitus
    hämolytisch-urämisches Syndrom
    Oxalatablagerungen
    CMV-Retinopathie

HNO-Bereich
- Schwerhörigkeit (Antibiotikaototoxizität)
- Ulzerationen, Sinusitis (Wegener-Granulomatose)

Respirationstrakt
- Hämoptoe
- renopulmonales Syndrom, Goodpasture-Syndrom
- Wegener-Granulomatose
- „fluid lung"

Kardiovaskuläres System
- Perikarditis
- pulsus paradoxus (Herztamponade)
- Vorhofflimmern (Nierenarterienembolie)
- Endokarditis (Herdnephritis)

Gastrointestinaltrakt
- Blutungen
- urämische Gastroenteritis mit Ulzerationen
- hepatorenales Syndrom
- chronisch entzündliche Darmerkrankungen (Amyloidose)

Neuromuskuläes System
- Tremor
- Myoklonien
- zerebrale Krampfanfälle (Urämie)
- Parästhesien (Hyperkaliämie)
- Gelenkschmerzen (Lupus erythematodes, andere Systemerkrankungen)
- Muskelschmerzen (Rhabdomyolyse)
- Knochenschmerzen (Plasmozytom)

Urogenitaltrakt
- Dysurie
- Makrohämaturie
- abdomineller Tastbefund
    gefüllte Harnblase!
    Zystennieren
- abdomineller Auskultationsbefund (Nierenarterienstenose)
- Flankenschmerz (Nierenarterienembolie)
- Prostatavergrößerung (Hypertrophie, Malignom)
- gynäkologischer Tastbefund

---

antinukleären Antikörpern (ANA) (SLE) und die Bestimmung von antineutrophilen zytoplasmatischen Antikörpern (p-ANCA, c-ANCA) (Vaskulitis, Wegener-Granulomatose).

Die kombinierte Bestimmung von Serumkreatinin und Serumharnstoff ist im Hinblick auf die Abschätzung des bestehenden „Katabolismus" von klinisch praktischem Nutzen und ermöglicht die Bewertung der Dialyseindikation und -frequenz.

Da die Indikation zur Nierenersatztherapie häufig akut gestellt werden muß, werden an unserer Klinik zur Verminderung des Infektionsrisikos in den Dialyseeinheiten auch relativ frühzeitig die serologischen Untersuchungen auf durchgemachte Virushepatitiden (HBsAg, Anti-HBs, Anti-HCV) und HIV-Infektion (Westernblot) durchgeführt.

Die Urindiagnostik erfordert (Tab. 41.11) neben der quantitativen Bestimmung des täglichen Urinvolumens

Tabelle 41.10 Obligate und fakultative Blutuntersuchungen beim ANV

- BSG
- Blutbild, Differentialblutbild, Thrombozyten
- Kreatinin, Harnstoff
- arterielle Blutgase
- Natrium, Kalium, Chlorid, Bicarbonat (CO_2) (Anionenlücke!)
- Calcium, Phosphat, alkalische Phosphatase (Hyperparathyreoidismus)
- Gesamteiweiß und Elektrophorese (Plasmozytom)
- Immunelektrophorese
- CPK, LDH, α-Hydroxybutyratdehydrogenase (Rhabdomyolyse)
- Fragmentozyten, freies Hämoglobin, Haptoglobin (HUS = hämolytisch-urämisches Syndrom)
- Osmolalität (Diabetes)
- GOT, GPT, γ-Glutamyltranspeptidase, Bilirubin, Quick-Wert (hepatorenales Syndrom)
- Hepatitisserologie (A, B, C)
- HIV-Serostatus
- Komplement C3 + C4 (Glomerulonephritis)
- DNA-Antikörper (Doppelstrang), (systemischer Lupus erythematodes)
- Antibasalmembranantikörper (Goodpasture-Syndrom)
- c-ANCA (Wegener-Granulomatose)

Tabelle 41.11 Urindiagnostik

- 24-Stunden-Sammelurin
- Kreatinin
- Natrium, Kalium, Chlorid, pH (renale tubuläre Azidose)
- Protein (Sulfosalicylprobe, Biuret-Reaktion, Bence-Jones-Protein)
- Sediment
- Kultur

die Bestimmung von Kreatinin (Berechnung der Kreatininclearance), Natrium und Osmolarität (DD „funktionelles Nierenversagen"), die Analyse des Sediments (Tab. 41.12) (hyaline, zelluläre Zylinder) und die quantitative Erfassung der Proteinausscheidung (Eiweiß im 24-Stunden-Urin). In jedem Falle und gerade bei oligurischem ANV muß eine Urinkultur mit Resistogramm angelegt werden. Bei ausreichender Diurese streben wir ferner die Durchführung einer quantitativen Zellzahlbestimmung (Addis-Count) und bei entsprechendem klinischem Verdacht zytologische Kontrollen des Urins (Tumorzellen, Eosinophilie bei allergischer interstitieller Nephritis) sowie mikrobiologische Untersuchungen auf Tuberkulose an.

Urinenzymanalysen (γ-Glutamyltranspeptidase, Leucinaminopeptidase, Alaninaminopeptidase) sind technisch und zeitlich aufwendig und erscheinen für die Routinediagnostik nicht erforderlich.

Zur Differentialdiagnose (Tab. 41.13) *prärenale Azotämie* (funktionelles Nierenversagen) – *akutes Nierenversagen* eignen sich die in der Literatur angeführten Parameter wie Urinosmolalität (U_{os}), Urinnatriumkonzentration (U_{Na}), fraktionelle Natriumexkretion (FE_{Na}) und die unterschiedlichsten Quotientenbildungen bis hin zum sogenannten „renal failure index" ($U_{Na}/U_{Krea}/P_{Krea}$ [P_{Krea} = Plasmakonzentration des Kreatinins]) nur bedingt, da gerade beim nichtoligurischen ANV häufig eine breite Überlappung dieser Parameter besteht (18) (Tabelle XIII).

Die Anlage mindestens eines zentralvenösen Zugangs (V. jugularis externa, interna, V. subclavia) zur Beurteilung des Volumenstatus (zentraler Venendruck, bei intensivmedizinisch versorgten Patienten ggf. auch die Anlage eines Pulmonaliskatheters zur Bestimmung des kapillären „wedge pressure") ist frühzeitig erforderlich (Tab. 41.14). Dieser kann dann relativ problemlos gegen einen Shaldon-Katheter ausgewechselt werden.

Die initiale Diagnostik bei einem Patienten mit ANV erfordert ferner in jedem Fall die Durchführung eines Ruheelektrokardiogramms (Hyperkaliämie, Perikarditis, Rhythmusstörungen) sowie eine Thoraxröntgenaufnahme (Lage des zentralvenösen Katheters, „Überwässerung", Pleuraerguß, Infiltrate, Herzgröße).

Dagegen kann und muß (Kontrastmittelschaden), nachdem die Sonographie und weiterführende Verfahren wie die Angiodynographie mittlerweile überall etabliert sind, auf invasivere röntgenologische Untersuchungstechniken (i.v. Urographie, Infusionsurogramm, Nierentomographie) der Niere bis auf Ausnahmen verzichtet werden. Die Nierensonographie erlaubt in der Regel immer eine exakte Bestimmung von Nierengröße und Parenchymdicke sowie den Nachweis eines Harnstaus (98% Sensitivität) oder von Konkrementen. Darüber hinaus können zahlreiche weitere Informationen (Restharn, Prostatavergrößerung, Aszites, abdominelle Tumoren) gewonnen werden. Im klassischen Fall des ischämischen ANV finden sich vergrößerte Nieren (15 cm und mehr) mit verbreitertem (ödematösen) Parenchymsaum.

Die retrograde Pyelographie und der Versuch einer Anlage eines ein- oder selten beidseitigen Ureterkatheters behalten ihren Stellenwert beim postrenalen Nierenversagen. Durch intra- oder extraureterale Obstruktion (Tumoren, Entzündungen) bedingtes postrenales Nierenversagen kann heute problemlos durch die einseitige Einführung eines transkutanen Nephrostomiekatheters versorgt werden. Hierüber ist dann die Durchführung einer „antegraden Urographie" zur weiteren Diagnostik des Abflußhindernisses auch ohne systemische Kontrastmittelbelastung leicht möglich.

Auch die Indikation zur selektiven Nierenarteriographie (wir verzichten wegen falsch positiver und negativer Befunde auf die venöse digitale Subtraktionsangiographie) ist nur noch bei speziellen Indikationen (Aortenaneurysma, Nierenarterienembolie, Transplantatarterienverschluß) gegeben und kann womöglich durch die Einführung der Angiodynographie weiter reduziert werden. Nuklearmedizinische Methoden wie das Perfusionsszintigramm mit Technetium erlauben innerhalb von Minuten die qualitative Klärung der Frage, ob eine Organperfusion besteht, und sollten auch wegen der fehlenden Invasivität einer angiographischen Untersuchung in jedem Falle am Anfang der Untersuchungen

Tabelle 41.12 Diagnostische Wertigkeit des Sediments (GN = Glomerulonephritis, TIN = tubulointerstielle Nephritis)

Befund	Herkunft + Erkrankung
ohne spezifischen Befund	ANV
Erythrozyten	unspezifisch
	gesamter Urogenitaltrakt
dysmorphe Erythrozyten	Niere (GN, TIN)
Erythrozytenzylinder	Niere (GN)
Leukozyten	unspezifisch
	gesamter Urogenitaltrakt
Eosinophile	TIN (allergisch, Medikamente)
Leukozytenzylinder	TIN (bakteriell, Analgetika)
pigmentierte und granulierte Zellen der renalen Tubuli	ANV
hyaline Proteinzylinder	renal, Plasmozytom, GN
	Amyloidose
Oxalatkristalle	Glykolintoxikation
Harnsäurekristalle	ANV bei Zytostatikatherapie
Koagula	Papillennekrose
	– Diabetes
	– Analgetika
	– Sichelzellanämie

Tabelle 41.13 Diagnostische Indices im Urin zur Differentialdiagnose „funktionelles ANV" (prärenale Azotämie) versus ANV im engeren Sinne. U = Urin, P = Plasma, FE_{Na} = fraktionelle Natriumexkretion, $K-H_2O$ = freie Wasserclearance

Testparameter	Prärenales ANV	ANV im engeren Sinne
Urin		
spezifisches Gewicht	≥ 1,020 – 1,030	≤ 1,020 – 1,010
Osmolalität (mosml)	≥ 400 – 500	≤ 350
U_{Na} (mmol/l)	≤ 20	≥ 40
U_{osm}/P_{osm}	≥ 1,3 – 1,4	≤ 1,1 – 1,0
U_{Urea}/P_{Urea}	≥ 7 – 8	≤ 5 – 3
U_{Krea}/P_{Krea}	≥ 30 – 40	≤ 20
$FE_{Na}\,(\%) = \dfrac{U_{Na} \cdot P_{Krea} \cdot 100}{P_{Na} \cdot U_{Krea}}$	≤ 1	≥ 1
$K-H_2O$ (ml/min)	≤ –20	≥ –1
Renal failure index $= \dfrac{U_{Na}}{P_{Na} \cdot U_{Krea}}$	≤ 1	≥ 1

stehen. Sequenzszintigraphische Untersuchungen auch mit der Möglichkeit zur Abschätzung der seitengetrennten Filtrationsleistung sind schon wegen der pathophysiologischen Zusammenhänge in der Diagnostik eines ANV nur wenig geeignet, mit zahlreichen Fehlermöglichkeiten belastet und sollten vermieden werden.

Die computertomographische Darstellung der Nieren ist zur Abklärung eines ANV ebenfalls nur selten indiziert, ergibt bei Ausdehnung der Untersuchung auf das kleine Becken aber wertvolle Informationen zu Fragen der Tumorausdehnung bei extraureteraler obstruktiver Nephropathie. Kontrollierte Studien über den Einsatz neuer Techniken (Kernspintomographie, Positronenscan) liegen bislang noch nicht vor.

Zur Sicherung der Diagnose eines AVN ist die Durchführung einer Nierenbiopsie nur in den Fällen erforderlich, wo ein klarer ätiologischer Zusammenhang nicht hergestellt werden kann oder das ANV über Wochen persistiert. Sie sollte jedoch in jedem Falle auch bei nur diskreten Hinweisen auf glomeruläre, vaskuläre oder interstitielle Nierenerkrankungen durchgeführt werden, um nicht den Zeitpunkt für eine unter Umständen rasch notwendige therapeutische Intervention (rasch progrediente Glomerulonephritis, hämolytisch-urämisches Syndrom) zu verpassen. Sie ist in der Regel eine Ausschlußdiagnose, ermöglicht aber in der Mehrzahl der Fälle die definitive Diagnosesicherung (19).

Tabelle 41.14 Apparative und invasive Diagnostik

- EKG (Hyperkaliämie)
- Thoraxaufnahme („fluid lung")
- Sonographie (Nierengröße, Harnaufstau)
- zentralvenöser Zugang (ZVD, „wedge pressure")
- Computertomographie (Hypernephrom, Tumordiagnostik)
- i.v. Pyelographie (obstruktive Nephropathie, cave: Kontrastmittel)
- Nierenarteriographie, arterielle DSA (Stenose, Embolie)
- Sequenzszintigraphie (Perfusionsausfall einer Niere)
- transkutane Nephrostomie + antegrade Pyelographie (obstruktive Nephropathie, Pyonephron)
- Duplexsonographie – Angiodynographie (Perfusionsausfall, Nierenarterienstenose)
- Kernspintomographie
- Nierenbiopsie (Ausschlußdiagnostik)

Verlauf und Komplikationen

In der Literatur wird auf die im Regelfall typischen Stadienabläufe wie *Schädigungsphase* (Stunden bis Tage) mit Entwicklung einer progredienten Azotämie mit oder ohne Sistieren der Urinproduktion und das sich anschließende Stadium der *Oligoanurie* (Tage bis Wochen) mit nachfolgender *polyurischer Reparationsphase* (Tage bis Wochen) immer wieder hingewiesen. Wochen bis Monate nach der auslösenden Ursache kommt es meist zu einer *Restitutio ad integrum* oder aber auch zu einer nur mit subtilen Methoden erfaßbaren *Defektheilung*. Nun ist das klinische Bild des ANV gerade in jüngerer Zeit deutlich im Wandel begriffen. Klinische Untersuchungen (20, 21) belegen, daß häufig ein auslösendes Einzelereignis wie Operation oder Trauma nicht mehr nachweisbar ist. Vielmehr entwickelt sich das ANV erst nach einer Sequenz schädigender Ereignisse wie invasive Diagnostik, Operation, Infektion und antibiotische Behandlung. Mit der Entwicklung eines protrahierten Zeitgangs der „Schädigungsphase" hat auch ein Wandel in der klinischen Symptomatik stattgefunden. Ein primär polyurisches Nierenversagen wird zunehmend häufiger in etwa einem Drittel oder gar in der Hälfte der Fälle beobachtet und ist mit einer verbesserten Prognose verbunden. Aus klinisch-praktischen Gründen erscheint es dennoch sinnvoll auf die möglichen Organkomplikationen bei ANV anhand der üblichen Stadieneinteilung näher einzugehen.

Im Verlauf der Schädigungsphase und im Stadium der Oligoanurie oder auch scheinbarer Normurie ist der Patient in erster Linie durch schwere *Elektrolytstörungen (Hyperkaliämie, Hyponatriämie)* und die häufig „iatrogen" ausgelöste *Überwässerung* gefährdet. Eine initiale Hyperkaliämie (Tab. 41.15) mit Werten über 5,5 mmol/l wird in 50–75% der Fälle beobachtet und kann sich unter ungünstigen Bedingungen (Hyperkatabolismus, Hämolyse) um bis zu 3 mmol/l pro Tag erhöhen. Bei hyperkataboler Stoffwechsellage können leicht bis zu 200 g Protein/Tag abgebaut werden, was einer Kaliumfreisetzung von 80 mmol/l entspricht. Die intrazelluläre Kaliumkonzentration beträgt zum Beispiel im Skelettmuskel 155 mmol/l, was gut erklärt, daß Polytraumatisierte und Patienten mit Rhabdomyolyse einem besonderen Risiko ausgesetzt sind.

Darüber hinaus führen die bestehende *metabolische Azidose* und Hyperosmolalität (0,4–1,2 mmol/l Kalium pro 0,1 Einheit pH-Wert) sowie exogene Kaliumzufuhr durch Infusionslösungen und Blutprodukte zu einer weiteren Erhöhung der Kaliumkonzentration. Engmaschige Laborkontrollen und wiederholte EKG-Ableitungen sind erforderlich, um bedrohlichen Situationen rechtzeitig begegnen zu können. Typische EKG-Veränderungen bei Hyperkaliämie zeigen zeltförmige T-Wellen, Verbreiterungen bis schenkelblockartige Deformierungen des QRS-Komplexes, ein Verschwinden der P-Welle, PQ-Strecken-Verlängerungen und die Entwicklung von AV-Blockierungen. Bei Kaliumkonzentrationen von 9 mmol/l kommt es zu Vorhofstillstand, bradykardem Kammerersatzrhythmus, Kammerflimmern und letztlich zum diastolischen Herzstillstand.

Als Folge einer vermehrten Zufuhr und Retention freien Wassers entwickelt sich in der Regel auch eine deutliche *Hyponatriämie*. Die zunehmende Einschränkung der renalen Wasserstoffionenelimination und der endogene Anfall fixer Säuren (Phosphor und Schwefelprodukte) bedingen eine häufig ausgeprägte *metabolische Azidose* mit deutlicher Anionenlücke. Die Produktion endogener fixer Säuren kann bei ausgeprägtem Katabolismus Werte von 50–100 mmol/Tag erreichen. Bei gleichzeitig bestehender „fluid lung" oder Schocklunge sind die respiratorischen Kompensationsmechanismen vorzeitig erschöpft. Der gesteigerte Zelluntergang und die eingeschränkte Phosphatelimination führen zur *Hyperphosphatämie* (besonders ausgeprägt bei Rhabdomyolyse) und konsekutiv zur Entwicklung einer *Hypokalzämie*.

Neben der Hyperkaliämie ist der Patient im oligoanurischen Stadium durch die Volumenretention besonders gefährdet. Sie führt zu ausgedehnten peripheren Ödemen, Pleuraergüssen, Aszites und zu lebensbedrohlichen Situationen, wie dem interstitiellen („fluid lung") und alveolärem Lungenödem mit der Gefahr des Linksherzversagens und auch der Entwicklung eines Hirnödems.

Noch bewußtseinsklare Patienten sind als Folge des urämischen Lungenödems unruhig und ängstlich, klagen über Luftnot und Engegefühl. Objektiv findet sich

Tabelle 41.15 Therapie der Hyperkaliämie

Schweregrad	Kalium (mmol/l)	Behandlung	Wirkungseintritt
perakut	≥ 8	*Calcium i. v.* 10 ml Calciumgluconatlösung	sofort Wiederholung
		Dialyse	sofort
akut	≥ 7	*Bicarbont i. v.* 50–100 ml 8,4%ige Natriumhydrogencarbonatlösung	30–60 min
		Glucose + Insulin 500 ml 20–40%ige Glucoselösung + 20–40 IE Altinsulin	30–60 min
		Dialyse	sofort
subakut	≥ 6	*Kationenaustauscher* oral/Magensonde/rektal 30–100 g Resonium Sorbisterit 50–100 ml 50% Sorbitollösung	Stunden Stunden
		Dialyse	sofort

eine Zyanose und eine Tachypnoe. Klinik und Auskultationsbefund sind bei vorwiegend interstitiellem Ödem jedoch häufig nur diskret. Die Thoraxröntgenaufnahme zeigt meist das typische schmetterlingsförmige Ödem, vorwiegend in der perihilären Region, aber auch einseitige oder nur fleckförmige Anschoppungen, die radiologisch leicht fehlinterpretiert werden können. Ein beginnendes *Hirnödem* kündigt sich durch allgemeine Unruhe, gesteigerte neuromuskuläre Erregbarkeit mit Muskelfibrillieren und Zuckungen der Extremitäten, Sehverschlechterung, Blutdruckanstieg und Bewußtseinstrübung an. Schließlich entwickeln sich generalisierte tonisch-klonische Krampfanfälle. Dies hat erhebliche Konsequenzen für das initiale Dialyseregime dieser Patienten, da aufgrund der Diffusionsbarriere der Blut-Hirn-Schranke bei zu schneller initialer Harnstoffelimination ein bestehendes Hirnödem weiter verstärkt werden kann und über eine akute Einklemmung den Tod des Patienten verursacht (s. auch Abschnitt Dialysetherapie, S. 538).

Die Gefahr der Flüssigkeits- und Salzretention erfordert ein engmaschiges Monitoring der Patienten mit subtiler Erfassung der Flüssigkeitsbilanz (Erbrechen, Durchfälle, Sondenverluste, Schweiß, Temperatur, Urin, Flüssigkeitssequestration bei Pankreatitis, Ileus). Tägliche Gewichtskontrollen (Bettwaage), tägliche Röntgenaufnahmen des Thorax und engmaschige Kontrollen des zentralen Venendrucks oder des pulmonalen kapillären Verschlußdrucks (wedge pressure) gehören zum selbstverständlichen Instrumentarium bei intensivbehandlungspflichtigen Patienten.

Darüber hinaus ist der Anfall von sog. Oxidationswasser zu berücksichtigen, das bei ausgedehnterem Gewebsuntergang 400 ml/Tag und mehr erreichen kann. Anzustreben ist eine tägliche Gewichtsabnahme von ca. 200–300 g, da Gewichtskonstanz bei katabolen Patienten praktisch schon eine Wassereinlagerung bedeutet.

Bestand die klassische Konstellation eines oligoanurischen Nierenversagens (Urinausscheidung < 400 ml/Tag, 50% der Fälle), wird dieses nach Überbrückung durch die Dialysetherapie in der Regel nach 3–8 Wochen, selten auch früher durch eine mehr oder minder deutliche *polyurische Reparationsphase* abgelöst. Die produzierten Urinvolumina variieren sehr und können neben einer stufenweisen Steigerung bis zu Normalwerten auch exzessive Mengen von über 5000 ml/Tag erreichen. Die Urinosmolalität erreicht zu Beginn der polyurischen Phase kaum Plasmaisotonie, und es vergehen in der Regel einige Tage bis es trotz Polyurie zum Spontanabfall der Serumharnstoff- und -kreatininkonzentrationen kommt. Größere Harnfluten können jetzt jedoch beträchtliche Elektrolytverluste (Natrium: bis zu 200–300 mmol/Tag, Kalium: bis zu 100–200 mmol/Tag) verursachen, was besonders im Hinblick auf eine rasch entstehende Hypokaliämie von Bedeutung ist. Dies gilt insbesondere dann, wenn prophylaktische und therapeutische Maßnahmen zur Bekämpfung der Hyperkaliämie (Diät, Ionenaustauscher, Dialyse gegen niedrige Kaliumkonzentrationen) nicht rechtzeitig korrigiert werden.

Kardiovaskuläres System: Über die genannten Probleme hinaus sind Komplikationen seitens des Herz-Kreislauf-Systems bei ANV außerordentlich häufig. Überwässerung und Elektrolytstörungen führen zu einer Zunahme auch bedrohlicher Herzrhythmusstörungen und zum Linksherzversagen bis hin zum Herzstillstand. Es besteht zusätzlich ein erhöhtes Infarktrisiko. Eine begleitende Perikarditis mit Perikarderguß kann zur Herztamponade führen. Hypotensive Krisen sind Folge einer Volumenrestriktion, z.B. bei gastrointestinalen Blutungen, oder entstehen im Rahmen eines septischen Krankheitsbildes oder als Folge einer Insuffizienz des autonomen Nervensystems. In der Mehrzahl der Fälle findet sich jedoch eine arterielle Hypertonie (volumenabhängig, reninabhängig).

Pulmonale Komplikationen: Das interstitielle und alveoläre Lungenödem sowie die allgemeine Resistenzminderung im Rahmen der Urämie begünstigen bronchopulmonale Infekte, die etwa in einem Drittel der Fälle gefunden werden. Im Rahmen der Intensivtherapie werden Aspirationspneumonien, akutes Lungenversagen und das „respiratory distress syndrome" beobachtet.

Gastrointestinale Komplikationen: Über die üblichen Urämiesymptome mit Übelkeit, Erbrechen und Diarrhö hinaus kommt es häufig zur Entwicklung einer erosiven Gastritis, Streßulzera und diffusen gastrointestinalen Blutungen, die dann eine verschlechterte Prognose signalisieren.

Ursächlich finden sich erhöhte Gastrin- und Sekretinspiegel, eine verminderte Säureproduktion und ein hoher pH-Wert, möglicherweise als Folge erhöhter gastraler Ammoniakspiegel. Eine Behandlung mit häufigen Gaben eines Antazidums und/oder einem H_2-Rezeptorenblocker unter Berücksichtigung der notwendigen Dosisreduktion ist die Therapie der Wahl.

Infektiöse Komplikationen: Sepsis und septischer Schock gelten heute als eine der häufigsten Ursachen für die Entwicklung eines ANV. Septische Infektionen, ausgehend vom Urogenitaltrakt, bronchopulmonalen Infekten oder schweren Entzündungsprozessen im Bauchraum (Peritonitis, Pankreatitis, Ileus), finden sich aber auch gehäuft bei Patienten mit ANV und verschlechtern signifikant deren Prognose.

Hämatologische Komplikationen: Ganz generell findet sich bei Patienten mit ANV etwa nach der ersten Woche eine deutliche normochrome Anämie mit Hämatokritwerten um 30 %. Erniedrigte Hb-Konzentrationen schon bei Aufnahme signalisieren zusätzliche Blutverluste durch Blutungen, Hämolyse oder iatrogene Blutentnahmen. Meistens besteht eine hämorrhagische Diathese, die gut mit dem Ausmaß der Urämie korreliert. Auch Thrombozytopenien im Gefolge von Trauma oder Sepsis oder im Rahmen einer disseminierten intravasalen Gerinnung werden beim ANV beobachtet. Die generell gestörte Thrombozytenaggregation und -adhäsion und ein erhöhter Prothrombinverbrauch führen zu verlängerten Blutungszeiten und werden auch durch die Dialysebehandlung nicht völlig normalisiert.

Ätiologische Gesichtspunkte

Die Therapie der prärenalen Azotämie (funktionelles Nierenversagen) besteht in einer raschen Rehydrierung des Patienten (Tab. 41.16). Obstruktives Nierenversagen muß durch Beseitigung des Abflußhindernisses oder dessen Umgehung (Ureterenkatheter, Nephrostoma) behoben werden.

Die vielfältigen Ursachen des ANV im weiteren Sinne wie z. B. die Nierenarterienembolie (Versuch der selektiven Fibrinolysetherapie), die rasch progrediente Glomerulonephritis (immunsuppressive Therapie mit Steroidpulsen und Cyclophosphamid), die akute allergische interstitielle Nephritis (Medikamentenentzug, Stero-

Tabelle 41.16 Prophylaktische und therapeutische Möglichkeiten beim ANV

Allgemeine Maßnahmen
– adäquate Flüssigkeits- und Elektrolytzufuhr
– bedarfsgerechte Ernährung (hyperkalorisch)
– Aufrechterhaltung der systemischen und renalen Zirkulation
– Vermeidung nephrotoxischer Medikamente

Spezifische Maßnahmen bei bekannten Noxen
– Urinalkalisierung (Zystinurie, Sulfonamidtherapie)
– Wasserdiurese (Cisplatintherapie)
– Xanthinoxidasehemmer (Hyperurikämie)
– Chelatbildner (Schwermetallvergiftungen)

Konversion oligurisches in nichtoligurisches ANV (nicht gesichert)
– Mannitol
– Furosemid
– Kombination von Mannitol und Furosemid

Neuere experimentelle Ansätze (klinisch nicht gesichert)
– Vasoaktive Substanzen
    Dopamin
    Bradykinin
– Angiotensininhibitoren
– ATP-$MgCl_2$
– Antioxidantien („free radical scavengers", Superoxiddismutase, Katalase)
– vasodilatierende Eicosanoide (PGE_2, PGI_2)
– ω-III-Fettsäuren
– Calciumantagonisten
– arterielle natriuretische Peptidhormone
– PAF-Rezeptorantagonisten (Gingkolide)
– Adenosinantagonisten (Theophyllin)
– NO-Hemmung oder Zufuhr?
– Wachstumsfaktoren (EGF, IGF) für die Reparationsphase
– Endothelinrezeptor-Antagonisten?

ide?) oder ein hämolytisch-urämisches Syndrom (Plasmaphereseversuch, Frischplasma) erfordern natürlich spezifische Behandlungsmaßnahmen, auf die im einzelnen in diesem Kapitel nicht eingegangen werden kann.

Es sollen im folgenden vielmehr die theoretischen Möglichkeiten und teilweise experimentell gesicherten Ergebnisse in der Prophylaxe und Therapie des ANV im engeren Sinne diskutiert werden (22).

Aus pathophysiologischer Sicht betrifft dies im wesentlichen 4 Angriffspunkte:

– Vermeidung oder Absetzen nephrotoxischer Substanzen (Medikamente, Diagnostika)
– Wiederherstellung einer ausreichenden renalen Perfusion,
– Wiederherstellung eines ausreichenden tubulären Urinflusses,
– Wiederherstellung der zellulären Integrität.

Prophylaktische Interventionen

Gut bekannt sind sog. allgemeine *prophylaktische* Interventionen, wie die Einstellung einer adäquaten Flüssigkeits- und Elektrolytzufuhr, die Aufrechterhaltung der systemischen und damit auch renalen Zirkulation, die Kontrolle des Säure-Basen-Haushalts, also alles Maßnahmen, die dem sog. „well-being" der Patienten dienen. Als protektive Maßnahmen sind unter bestimmten Bedingungen auch die Alkalisierung des Urins (z. B. bei Zystinurie oder Sulfonamidtherapie), die Steigerung des Urinflusses durch adäquate Hydrierung oder die Applikation von Diuretika (Cisplatintherapie), die Applikation von Xanthinoxidasehemmern oder Urikosurika bei Hyperurikämie, die Hemmung der tubulären Exkretion durch Probenecid (Cephaloridin-Nephrotoxizität) oder die Applikation von Chelatbildnern bei Schwermetallvergiftungen indiziert.

In der Regel kommen jedoch Patienten mit bereits *etabliertem akutem Nierenversagen* in ärztliche Behandlung, so daß sich die Frage nach *therapeutischen Prinzipien* stellt.

Vasoaktive Substanzen

In Kenntnis der vaskulären Mechanismen für die Pathogenese liegen eine Reihe von Studien über den pharmakologischen Einsatz sog. unspezifischer vasoaktiver Substanzen vor.

Dopamin – die wohl am besten untersuchte Substanz – hat eine direkte Wirkung auf das renale Gefäßbett und wird beim schockinduzierten ANV häufig eingesetzt. Die intrarenale Dopamin Infusion führt zu einer gleichsinnigen Steigerung von GFR und RBF. In allerdings unkontrollierten Studien scheint es den Schweregrad eines ANV bei frühzeitigem Einsatz zu mildern (23). Im Gegensatz zu anderen vasoaktiven Substanzen (Acetylcholin, Phenoxybenzamin, Phentolamin, Dihydralazine usw.), die ebenfalls mit wechselndem Erfolg in tierexperimentellen und klinischen Studien zum ANV eingesetzt wurden, hat Dopamin die vorteilhafte Eigenschaft, daß bei intravenöser Applikation in niedriger Dosierung (1 μg/kg/min) ein Abfall des peripheren Widerstands und des systemischen arteriellen Blutdrucks ausbleibt. Zusammenfassend bleibt jedoch festzuhalten, daß allen Vasodilatatoren ohne zusätzliche Angriffspunkte am Glomerulus (K_{UF}) oder am Tubulussytem allenfalls eine prophylaktische Bedeutung zukommt. Bei etabliertem Nierenversagen erscheint ihr Einsatz nur wenig erfolgversprechend.

Mannitol und Schleifendiuretika

Aus pathophysiolgischer Sicht dienen folgende Aspekte als Grundlage für den Einsatz dieser Substanzen: Die Applikation von Diuretika könnte über eine verminderte tubuläre Salz- und Wasserrückresorption das Ausmaß der Oligurie mildern und über gesteigerte intratubuläre Flußraten möglicherweise einer intratubulären Obstruktion vorbeugen. Aufgrund osmotischer Gradienten würde der osmotischen Schwellung der geschädigten Tubuluszellen entgegengewirkt. Schließlich verfügen diese Substanzen über vasodilatierende Eigenschaften, z. B. über eine Stimulation der Prostaglandinsynthese. Furosemid hemmt den tubuloglomerulären Feedback-Mechanismus und könnte durch Verminderung des Elektrolyttransports auch den Sauerstoffbedarf senken. Mannitol wirkt zusätzlich als Antioxydans.

Als kritisches Resümee bleibt festzuhalten, daß beide Substanzen in der Frühphase (≤24 Stunden) des ANV eingesetzt, ein primär oligurisches ANV in ein nichtoligurisches ANV konvertieren können und in Einzelfällen auch die Notwendigkeit der Hämodialysebehandlung entfällt. Eine signifikante Steigerung der GFR bei etabliertem ANV ist jedoch nach vorliegendem Wissensstand nicht gesichert. Wenn überhaupt, so scheint der kombinierte Einsatz von Dopamin und Furosemid besonders günstig zu sein (24). Bei aller Zurückhaltung erscheint folgendes Vorgehen aus klinisch-praktischer Sicht sinnvoll: Bei frühzeitig entdecktem ANV (Plasmakreatinin < 500 μmol/l, Schädigungsphase nicht länger als 24 Stunden): Kombinierter Therapieversuch mit Dopamin (1 μg/kg/min) und Furosemid als Kurzinfusion (5–10 mg/kg über 1 Stunde). Nimmt der Patient die Diurese auf, kann diese durch weitere Gabe von Furosemid oder auch in Kombination mit Mannitol (10%ige oder 20%ige Lösung, 20–50 ml/Stunde) unter Umständen aufrechterhalten werden. Gelingt es nicht, die Diurese so weit zu steigern, daß auf die Dialysebehandlung verzichtet werden kann, ist aus unserer Sicht die Weiterführung der Therapie mit hochdosierten Diuretika auch aus Gründen möglicher Nebenwirkungen (Furosemid: Volumendepletion, Taubheit, allergische interstitielle Nephritis, Mannitol: Herzversagen mit Hypervolämie, Hyponatriämie, Hyperosmolalität, Disäquilibrium-Syndrom bei mannitolvorbehandelten Patienten nach Dialysebeginn) nur wenig sinnvoll und daher abzulehnen. Rückblickend auf unsere eigenen Erfahrungen war eine „*Startbehandlung*" mit Furosemid oder Mannitol nur in Ausnahmefällen indiziert und auch selten erfolgreich.

Calciumantagonisten

Gerade in jüngster Zeit haben Untersuchungen zum Einsatz von Calciumantagonisten zunehmend an Aufmerksamkeit gewonnen. Grundlage hierfür sind sowohl günstige hämodynamische als auch zytoprotektive Eigenschaften dieser Substanzklasse (Vasodilatation, Verhinderung der Calciumüberladung in der Reperfusionsphase) (25). Klinische Studien über den Einsatz von Calciumantagonisten beim AVN liegen bislang für das akute Transplantatversagen und für die Prävention der kontrastmittelinduzierten Nephrotoxität vor. Die Ergebnisse der kontrollierten Studien belegen den positiven Einfluß eines prophylaktischen und therapeutischen Einsatzes auf die Inzidenz des akuten Transplantatversagens nach Leichennierentransplantation (26, 27, 28) und auf die Prävention der Kontrastmittelnephrotoxizität (29). Kontrollierte klinische Studien über den Einsatz dieser Substanzen auch beim ischämischen ANV in der Intensivtherapie stehen bislang noch aus.

Eicosanoide

Die zahlreichen biologisch aktiven Produkte der Arachidonsäure via ihre Hauptenzymsyteme (Lipoxygenase,

Cyclooxygenase und Cytochrom-P-450-Monooxygenase) können hier nicht im Detail besprochen werden. Aufgrund der zahlreichen Effekte vasodilatierender Prostaglandine (PGE_2, PGI_2) auf das renale Gefäßbett – Modulation von GFR und RBF, Beteiligung an der renalen Autoregulation und dem tubuloglomerulären Feedback, Beeinflussung des Ultrafiltrationskoeffizienten, Interaktion mit vasokonstriktorischen Hormonen (Renin-Angiotensin-System, zirkulierende Catecholamine) ergeben sich zahlreiche Überlegungen zu möglichen Prostaglandin-sensitiven Pathomechanismen beim ANV (30). Darüber hinaus steigern die Prostaglandine die renale Exkretion von Wasser und Natrium und haben nicht zuletzt auch antiaggregatorische Eigenschaften. Über den klinischen Einsatz exogener Prostaglandine und Thromboxanantagonisten liegen auch wegen der zahlreichen bekannten Nebenwirkungen keine oder nur spärliche Befunde vor, so daß eine definitive *klinische* Beurteilung dieser Substanzen beim ANV zur Zeit nicht möglich ist (31).

Weitere experimentelle Therapieprinzipien

Über die bislang aufgeführten Möglichkeiten hinaus wird der Einsatz weiterer Substanzen in der Prophylaxe und Therapie des ANV diskutiert. Dies betrifft Xanthinoxidasehemmer wie Allopurinol, Antioxidantien („free radical scavengers") wie Superoxiddismutase oder Katalase und auch die Infusion intrazellulärer Substanzen wie kurzkettige Aminosäuren, Adeninnukleotide (ATP-$MgCl_2$) und Thyroxin. Die bislang vorliegenden Befunde sind uneinheitlich oder kontrovers, und der klinische Einsatz ist damit allenfalls wissenschaftlichen Fragestellungen vorbehalten. Dies gilt auch noch für die „atrialen natriuretischen Peptidhormone" (ANP, Urodilatin), die aufgrund ihrer physiologischen Angriffspunkte am glomerulären Filter und am Tubulusapparat sowohl zu einer Steigerung des effektiven Filtrationsdrucks als auch der Wasser- und Elektrolytausscheidung führen und damit aus theoretischer Sicht die Voraussetzungen für ein Therapeutikum beim ANV erfüllen. Erste klinisch kontrollierte Studien sind vielversprechend (32, 33). Spezifische „Platelet-activating-factor"-(PAF-) Rezeptorantagonisten (Gingkolide) sind nicht nur im septischen Schockmodell, sondern auch beim ischämischen Nierenversagen protektiv (34). Besondere Aufmerksamkeit verdient die Rolle des „endothelial-derived relaxing factor (EDRF)" – mittlerweile als Stickstoffmonoxid identifiziert – ein Produkt der nichtessentiellen Aminosäure L-Arginin. So führt die Zufuhr von L-Argininvorläufern beim experimentellen Nierenversagen zu einer deutlichen Verbesserung der Inulinclearance (35). Neue Ansatzpunkte ergeben sich auch im Hinblick auf eine Stimulation der Reparationsphase des ANV durch die Gabe von Wachstumsfaktoren wie „Insulin-like growth factor-I (IGF-I) oder „Renal epidermal growth factor (EGF)" (36). Adenosinantagonisten wie Theophylline zeigen beim durch Röntgenkontrastmittel induzierten ANV nun auch erste klinische Einsatzmöglichkeiten (37).

Symptomatische konservative Behandlung

Die Pharmakotherapie bei Patienten mit ANV hat sich naturgemäß nach der veränderten Pharmakokinetik und Pharmakodynamik unter den Bedingungen des kompletten Ausfalls der Nierenfunktion zu richten. Eine entsprechende Dosisanpassung für renal eliminierbare Substanzen ist vorzunehmen (38).

Infektionen

Patienten mit ANV sind aus den bereits genannten Gründen besonders infektgefährdet. Dies betrifft in erster Linie Infektionen der ableitenden Harnwege (100 % nach 1 Woche Blasenkatheter), der Lunge und Septikämien, ausgelöst durch liegende Katheter (periphere und zentrale Zugänge, Shaldon-Katheter, Wunddrainagen usw.). Die klinische Diagnose einer Infektion wird durch die antipyretische Wirkung des Harnstoffs und dialysebedingte Verminderungen der Leukozytenzahlen und die eingeschränkte Bewußtseinslage der Patienten häufig erschwert.

Aus den geschilderten Gründen ist eine penible Pflege bestehender Gefäßkatheter, eine sorgfältige und optimale Wundversorgung sowie das Unterlassen *unnötiger Katheterisierungen* unbedingte Voraussetzung. Wegen des schleichenden und häufig mitigierten Verlaufs septischer Infektionen müssen Urinkulturen, Wundabstriche, Blutkulturen, Rachenabstriche (Pilzbefall!) frühzeitig und auch prophylaktisch durchgeführt werden. Bei positivem Keimnachweis wird von uns – auch bei fehlender klinischer Symptomatik – immer eine antibiotische Behandlung nach dem Befund des Antibiogramms durchgeführt. Besonders gefürchtet ist die Infektion mit Staphylokokken (Sepsis). Hier hat sich die antibiotische Behandlung mit Vancomycin (0,5 – 1,0 g/Woche i.v. nach Hämodialyse) bewährt.

Blutungskomplikationen

In Anbetracht des erhöhten Risikos diffuser und schwerer gastrointestinaler Blutungen als Folge von Streßulzera und erosiven Schleimhautveränderungen ist eine prophylaktische Therapie mit Antazida und/oder H_2-Blockern oder Gastrozepin empfehlenswert.

Bluttransfusionen sollten aus den bekannten Gründen (Infektionsrisiko, Antikörperbildung) nur in Ausnahmefällen und bei entsprechender klinischer Symptomatik (z.B. Angina pectoris) gegeben werden.

Ernährung

Neben der frühzeitigen Dialysebehandlung wird eine hyperkalorische parenterale Ernährung zur Durchbrechung des „Katabolismus" zur Verbesserung der Wundheilung und zur Senkung der Letalität generell empfohlen. Gerade eine kombinierte parenterale und enterale (Duodenalsonde) Ernährung scheint der alleinigen parenteralen Ernährung überlegen zu sein und sollte wenn irgend möglich versucht werden.

Ist die Anlage einer Ernährungssonde nicht möglich, erfordert das oligoanurische ANV zur Vermeidung einer Volumenüberlastung in der Regel die parenterale Zufuhr hypertoner Lösungen, wobei initial Infusionsgeschwindigkeiten von 30–50 ml/h nicht überschritten werden sollten. Wir bevorzugen dabei die gleichzeitige und gesteuerte Infusion von Kohlenhydraten, essentiellen und nichtessentiellen Aminosäuren und auch Fetten. Bei einem täglichen Energiebedarf von mindestens ca. 40 kcal/kg– 50 kcal/kg (170–210 kJ/kg) und 200 mg Stickstoff/kg/Tag geben wir entsprechend der möglichen Flüssigkeitszufuhr von z. B. 1500 ml, 60–70 % in Form von Kohlenhydraten (750 ml 50 %–70 %ige Glucoselösung), 10–20 % in Form von Protein (250 ml essentielle und nichtessentielle Aminosäuren entsprechend ca. 15–20 g essentielle Aminosäuren) und 10–20 % (250 ml) als Fettemulsion. Etwa 250 ml Flüssigkeit stehen somit für die Infusion von Antibiotika und anderen Medikamenten noch zur Verfügung. Die totale parenterale Ernährung erfordert in der Initialphase engmaschige Kontrollen des Blutzuckers (Insulintherapie) und der Elektrolyte. Ist diese Behandlung über einen längeren Zeitraum erforderlich, müssen auch Spurenelemente (1 Ampulle Inzolen/Woche) und andere Mineralien (Magnesium, Phosphat usw.) substituiert werden.

Maschinelle Nierenersatztherapie bei ANV

Vorteile und Nachteile der verschiedenen Verfahren

Ganz prinzipiell stehen heute mit Hämodialyse, Hämofiltration, Hämodiafiltration und Peritonealdialyse effektive Behandlungsverfahren zur Verfügung. Kontrollierte Studien zum Vergleich der unterschiedlichen Methoden bei Patienten mit ANV liegen nicht vor. Unkontrollierte Studien zeigen eine gleich hohe Letalität beim Vergleich zwischen Hämo- und Peritonealdialyse (39). Als wesentlicher Vorteil der intermittierenden Hämodialyse gilt ihre Effektivität, die 10–20mal höher ist als die von Peritonealdialyse oder kontinuierlicher Hämofiltration. Nachteilig sind die bekannten Komplikationen wie Dialysehypotonie (immerhin in 30 %–50 % der Fälle) und das Disäquilibriumsyndrom mit der Gefahr des schweren Hirnödems bis hin zur Einklemmung und die in der Regel notwendige Heparinisierung der Patienten. Die Vorteile der intermittierenden Peritonealdialyse liegen in einer deutlichen Reduktion kardiovaskulärer Komplikationen bei hämodynamisch instabilen Patienten. Eine systemische Antikoagulation kann vermieden werden. Als nachteilig erweist sich die geringere Effektivität mit der Notwendigkeit langer Behandlungszeiten und das Peritonitisrisiko. Da ein intaktes Peritoneum Voraussetzung für dieses Verfahren ist, kann es bei Patienten mit abdominalchirurgischen Eingriffen in der Regel nicht eingesetzt werden. Lange Behandlungszeiten führen zur Einschränkung der diagnostischen Bewegungsfreiheit.

Die neueren Verfahren der *langsamen kontinuierlichen arteriovenösen* und *venovenösen Hämofiltration* (CAVH, CVVH) und ihrer Modifikationen *Hämodialyse* (CAVD, CVVD) und *Hämodiafiltration* (CAVHD, CVVHD) sind schonende Verfahren in bezug auf die kardiovaskuläre Stabilität der Patienten und erleichtern das Management von Flüssigkeitsbilanzierung und parenteraler Ernährung (Tab. 41.17). Es besteht jedoch gerade auch hier die Notwendigkeit zur systemischen Antikoagulation. Die Gefahr des „Clottings" ist eines der schwierigsten Probleme der langsamen kontinuierlichen Verfahren und bedarf einer regelmäßigen Überwachung der Gerinnungszeiten (PTT). In der Regel wird nach Applikation eines Heparinbolus (2000 IE) in die arterielle Bahn mit einer konstanten Heparininfusion (500 IE/Stunde) begonnen, die dann entsprechend der venösen Gerinnungszeiten (alle 4 Stunden) adaptiert wird. Bei Patienten ohne Hypo- oder Hyperkoagulationsbereitschaft sollte die arterielle PTT auf 40–45 s und die venöse PTT auf > 65 s eingestellt werden.

Die kontinuierliche arteriovenöse Hämofiltration (CAVH) und Hämodialyse (CAVD) wurden erstmals von Kramer u. Mitarb. (40) und Geronemus u. Mitarb. (41) (Abb. 41.5) beschrieben. Die CAVD war in ihrer Anfangsphase eine *langsame Hämodialyse* (Dialysatfluß üblicherweise bei 15 ml/min), die sowohl Diffusion und Konvektion als Transportvektoren ausnutzte. Wie bei der Standardhämodialyse diffundieren bei der CAVD die niedermolekularen Substanzen durch die semipermeable Membran des Dialysators, der Flüssigkeitsentzug erfolgt analog der CAVH durch konvektiven Transport und kann leicht durch Höhenausrichtung des Ultrafiltratsammelbeutels zum Dialysator gesteuert werden. Diese Methode erforderte wie die CAVH einen adäquaten Gefäßzugang (A. und V. femoralis mittels Seldinger-Technik) und die Verwendung möglichst kurzer Schlauchverbindungen (geringer Druckverlust). Die venovenösen Verfahren können vorteilhaft (Vermeidung von Extremitätenischämien, Embolien und Blutungskomplikationen, Mobilitätsvorteile) über einen doppellumigen Shaldon-Katheter (V. jugularis interna, V. subclavia) laufen.

Mittlerweile sind die unterschiedlichsten Langzeitfiltrationsverfahren (kontinuierlich über 24 Stunden, über Tage und Wochen) auf allen Intensivstationen vor allem bei Patienten mit Multiorganversagen und Sepsis Standard und die Methode der ersten Wahl. So erlauben die pumpengesteuerten modernen Systeme in der Regel eine optimale Einstellung der Retentionswerte und der Flüssigkeitsbilanz. Die Vorteile der langsamen kontinuierlichen Verfahren sind in der folgenden Tabelle zusammengefaßt dargestellt.

Während CAVH und CVVH praktisch reine Konvektionsverfahren und CAVD und CVVD pure Diffusionsver-

Tabelle 41.17 Vorteile der langsamen kontinuierlichen Verfahren

- sehr gute Kontrolle von Azotämie und Elektrolytbilanz durch „Steady-state"-Verfahren
- herausragende hämodynamische Akzeptanz
- hohe Effektivität hinsichtlich Flüssigkeitsbilanz und Volumenkontrolle (kontinuierliche Ultrafiltration)
- parenterale Ernährung und intravenöse Medikation leicht möglich
- technisch einfach

Abb. 41.5 Schematische Darstellung der kontinuierlichen arteriovenösen Hämofiltration (CAVH).

1 = Dialysatzufuhr
2 = Hämofilter (Dialysator)
3 = Sammelbehälter für Ultrafiltrat
4 = Heparinpumpe

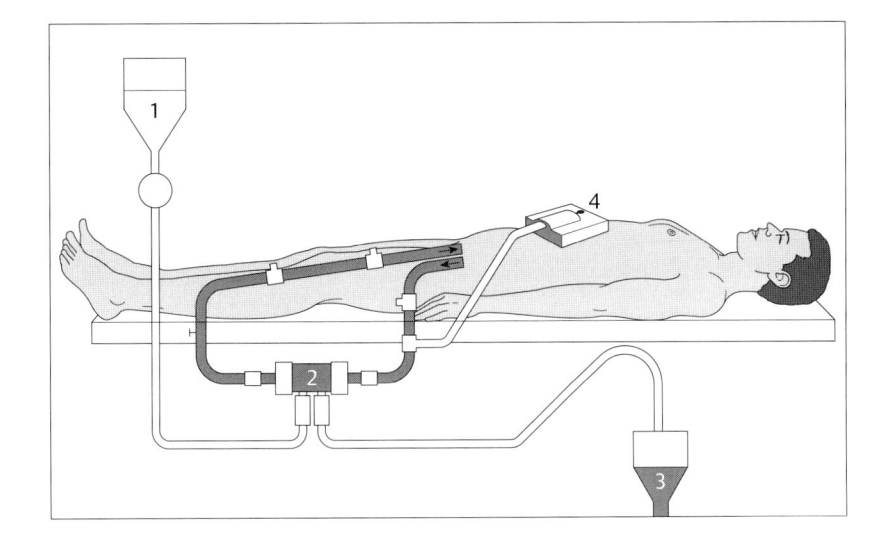

fahren darstellen, sind CAVHD und CVVHD kombinierte Verfahren. Die metabolische Kontrolle erfordert in der Regel ein Ultrafiltrat von 12–20 l/Tag, so daß „Highflux"-Membranen zur Anwendung kommen (42).

Einfluß der Dialysemembranen auf den Verlauf des ANV

Als zumindest theoretisch nachteilig müssen vermehrt Biokompatibilitätsprobleme als Folge des nun auch länger andauernden Blut-Membran-Kontakts diskutiert werden, was zu neuen Überlegungen hinsichtlich der Auswahl der Dialysatoren geführt hat. Die Mortalität des ANV in der Intensivtherapie variiert auch heute in Abhängigkeit von begleitenden Organstörungen zwischen 40 und 85% und ist bei dialysierten Patienten (mit natürlich auch häufig schwereren Verlaufsformen) im Vergleich zu nichtdialysierten Patienten generell höher. Es darf vermutet werden, daß gerade bio-inkompatible Membranen infolge Komplement- und Neutrophilenaktivierung und der damit verbundenen hämodynamischen Instabilität mit der Gefahr häufiger Hypotonie an der Unterhaltung oder gar „Rezidivfreudigkeit" des ANV beteiligt sind. Aktivierte neutrophile Granulozyten werden nicht nur in die Lungen sequestriert, sondern erreichen auch die vorgeschädigten Glomeruli, wo sie – vermutlich via freie Radikale – zur fortdauernden Organschädigung beitragen. Hyperkomplementämie erhöht das Infektiositätsrisiko der gefährdeten Intensivpatienten. Die Neutrophilensequestration in die Lungenstrombahn erhöht das Hypoxierisiko.

Prinzipiell stehen heute 4 unterschiedliche Membrantypen zur Verfügung:

- Cellulosemembranen aus prozessierter Baumwolle (regenerierte Cellulose, Cuprammoniumcellulose [Cuprophan], Cuprammoniumrayon, saponisierte Celluloseester),
- substituierte Cellulose (Celluloseacetat) mit freien Acetatgruppen,
- synthetische Cellulose (Hemophan, Cellosyn) mit erheblich verbesserter Biokompatibilität,

- synthetische Membranen mit nur geringer Komplementaktivierung: Polyacrylnitril (PAN), Polysulfon, Polycarbonat, Polyamid, Polymethylmethacrylat (PMMA).

Unsubstituierte Cellulosemembranen führen zu starker Komplementaktivierung mit initialer Leukopenie (Sequestration in die Lungen), vermutlich als Folge ihrer großen Zahl von freien Hydroxylgruppen. Deutlich bessere Ergebnisse zeigen substituierte Celluloseacetat- und vollsynthetische Cellulosemembranen. Die meisten synthetischen Membranen führen dagegen nur zu einer geringen Komplementaktivierung. PAN aktiviert zwar Komplement, adsorbiert die Komplementfragmente jedoch dann an der Membran.

Die folgende Aspekte sollten deshalb bei der Auswahl der Dialysemembranen Beachtung finden:

- Verwendung unsubstituierter Cellulosemembranen bedeutet erhöhtes Infektiositäts- und Mortalitätsrisiko.
- Anaphylaktoide Reaktionen bei Patienten unter ACE-Hemmer-Medikation, wahrscheinlich als Folge einer Stimulation des Kininsystems: Betroffen waren vor allem Patienten, die mit der AN69-Membran (Kopolymer aus Polyacryltnitril und Natrium-Methallylsulfonat) dialysiert wurden.
- Anaphylaktoide Reaktionen als Folge der ETO-Sterilisation (Ethylenoxide) (Risiko: 3–5/100000): Patienten mit bekannten Atopien und/oder peripherer Eosinophilie müssen mit dampf- oder mit γ-Strahlen sterilisierten Dialysatoren behandelt werden.
- Zur Vermeidung eines „Überdialysesyndroms" mit Disäquilibrium sollten für die ersten Sitzungen Dialysatoren mit niedriger Harnstoffclearance Verwendung finden.

Basierend auf vorausgegangenen tierexperimentellen Befunden (43), zeigen nun auch zwei unabhängige klinische Studien (44, 45) signifikant günstigere Ergebnisse hinsichtlich Mortalität und Verlauf des ANV bei Verwendung vermehrt biokompatibler Membranen wie Polyacrylnitril und Polymethylmethacrylat im Vergleich zum herkömmlichen bioinkompatiblen Cuprophan. Unsubstituierte Cellulosemembranen können somit nur noch mit Einschränkung für die Behandlung von Patienten mit ANV empfohlen werden.

Indikationen und Wahl der Verfahren und der Techniken

Das Spektrum der angebotenen Verfahren macht es auf den ersten Blick nun nicht ganz leicht, die richtige Entscheidung für die Wahl des geeigneten Dialyseverfahrens bei „*dem*" individuellen Patienten zu treffen. Ganz grundsätzlich sollte der behandelnde Arzt sich hierbei von 3 Aspekten leiten lassen:

- Welche technischen Voraussetzungen sind gegeben und mit welchem Verfahren besteht die größte klinische Erfahrung (Pflegepersonal, Ärzte)?
- Der Krankheitsverlauf macht unter Umständen den Einsatz differenter Methoden erforderlich. So mag in der Frühphase eines ANV die Therapie mit CAVH/CVVH oder CAVD/CVVD alleine oder in Kombination mit intermittierender Hämodialyse erforderlich sein, während in der postakuten Phase die Behandlung mit intermittierender Dialyseverfahren mehr Zeit für eine adäquate Mobilisierung des Patienten übrigläßt.
- Spezielle Komplikationen erfordern ein individuelles Dialyseregime: Patienten mit erheblicher Kreislaufinstabilität und hohem Blutungsrisiko (Diabetiker) werden bei intaktem Peritoneum unter Umständen vorteilhaft mit Peritonealdialyse behandelt. Dies gilt auch für Patienten mit Schädel-Hirn-Trauma und der Gefahr des Hirnödems.

Wesentlich ist es, die Indikation zur Nierenersatztherapie *frühzeitig* und soweit möglich noch vor dem Auftreten von Urämiesymptomen, also *prophylaktisch* zu stellen. Neben den bekannten Komplikationen, wie Hyperkaliämie, „fluid lung" und schwere metabolische Azidose, die eine sofortige Intervention notwendig machen, läßt sich aus klinisch praktischer Sicht in der Mehrzahl der Fälle die Dialyseindikation anhand der Ausscheidungsparameter und der Retentionswerte treffen (Tab. 41.18).

Ein Kreatininanstieg um > 100 µmol/24 Stunden mit oder ohne persistierende Oligoanurie ist bei Patienten im Bereich der Intensivtherapie in der Mehrzahl der Fälle das Signal mit der Dialyse zu beginnen.

Als kritische Größen bei akut eingewiesenen Patienten gelten ein Serumharnstoff von 20 – 25 mmol/l oder ein Serumkreatinin von 800 µmol/l, um mit der Dialyse zu starten. Die Entscheidung, auch schon bei niedrigeren Retentionswerten maschinelle Blutreinigungsverfahren einzusetzen, wird durch das klinische Bild bestimmt (Perikarditis, neurologische Symptome usw.).

Um das Risiko eines Disäquilibriumsyndroms zu vermeiden, sollte die erste Dialyse mit reduziertem Blutfluß (150 ml/min, 3 Stunden Dauer, Dialysatzufuhr im „Gleichstrom") über einen Standarddialysator mit ca. 1,2 m² Oberfläche laufen. Dies gilt insbesondere für Patienten mit sehr hohen Harnstoffkonzentrationen von 40 mmol/l und mehr. Wir dialysieren in der Regel

Tabelle 41.18 Indikation zur Dialysebehandlung

Absolute Dialyseindikationen
- Anurie länger als 24 Stunden
- Kreatininanstieg ≥ 100 µmol/l (1,0 mg/dl) in 24 Studen
- Hyperkaliämie (≥ 6,5 mmol/l)
- schwere metabolische Azidose (pH ≤ 7,20)
- „fluid lung"
- Somnolenz
- Koma
- neuromuskuläre Symptome
- Krampfanfälle
- Asterixis
- Übelkeit und Erbrechen
- Blutungsneigung
- Perikarditis
- Glykolvergiftung

Relative Dialyseindikationen
- Hyponatriämie (≤ 125 mmol/l)
- mäßige Hyerkaliämie bis 6,5 mmol/l
- Hyperurikämie (Tumortherapie)
- Harnstoff ≥ 200 mg/dl (33 mmol/l)
- Röntgenkontrastmittel
- Hypertonie
- Lungenödem
- Herzrhythmusstörungen

dann an 3 aufeinander folgenden Tagen „schonend" (Harnstoffclearance 1 ml/min/kg), bis akzeptable Retentionswerte erreicht sind. Danach werden Harnstoffclearanceraten von 3 ml/min/kg gut toleriert.

Die notwendige Dialysedauer und die Behandlungsfrequenz müssen sich an den erforderlichen Clearance- und Ultrafiltrationsgrößen orientieren. Die prädialytischen Harnstoffkonzentrationen sind das Resultat der Harnstoffsyntheserate, wobei eine lineare Beziehung zwischen Harnstoffsynthese und Proteinkatabolismus besteht. Bei einer üblichen Harnstoffclearance eines Dialysators von 160 ml/min sind für einen Patienten mit 72 kg Körpergewicht und einer Harnstoffbildungsrate von 30 g/48 Stunden mindestens 5 Stunden Hämodialyse zur Klärung des Gesamtkörperwassers (58 % des Körpergewichts) erforderlich. In der Regel sollten Patienten mit ANV in zweitäglichem Rhythmus und bei hyperkataboler Stoffwechsellage sogar täglich dialysiert werden.

Als Gefäßzugang für den extrakorporalen Kreislauf empfehlen wir für die Akutdialyse generell den ein- oder auch doppelläufigen Shaldon-Katheter, der mittels Seldinger-Technik in der Reihenfolge V. jugularis interna/V. subclavia implantiert wird. Beachtenswerte Punktionsrisiken sind Pneumothorax, Plexusverletzungen, Perforation der V. cava mit Hämatothorax, Thrombose der V. subclavia sowie septische Komplikationen. Alternativ empfiehlt sich als technisch „einfacherer" Zugang die Kanülierung der Femoralgefäße, wobei ein erhöhtes Infektionsrisiko und die notwendige Immobilisierung des Patienten nachteilig zu werten sind. Bei schlechten Flußeigenschaften eines Shaldon-Katheters und damit mangelnder Dialyseeffektivität, schwierigen Gefäßverhältnissen und Infektionsproblemen ist die Anlage des klassischen Scribner-Shunts an der oberen oder unteren

Extremität eine weitere Alternative. Er kann während des klinischen Verlaufs durchaus in eine arteriovenöse Fistel umgewandelt werden. Die Anlage eines Scribner-Shunts hat sich besonders bei Patienten bewährt, die über viele Wochen mittels Hämodialyse behandelt werden müssen, und wo ein ausgeprägter Katabolismus (Verbrennungsopfer) eine hohe Effektivität des extrakorporalen Kreislaufs erfordert.

Auf eine streng aseptische Vorgehensweise bei der Anlage eines Shaldon-Katheters und seine regelmäßige Pflege muß wegen des hohen Infektionsrisikos (Staphylokokkensepsis, Endokarditis) besonders hingewiesen werden. Wir begutachten vor jeder Dialyse die Insertionsstelle (Abstrich!), wechseln den Verband mit lokaler Desinfektion und tauschen im 14tägigen Rhythmus den Katheter aus (mikrobiologische Untersuchung der Katheterspitze). Generell ist die Benutzung des Shaldon-Katheters für die intravenöse Injektion von Medikamenten, die Messung des zentralen Venendrucks, Routineblutentnahmen oder als Zugang für eine parenterale Ernährung nicht gestattet. Bei der Mehrzahl der Patienten ist deshalb ein zweiter zentralvenöser Zugang erforderlich.

Obwohl die Frage nach der günstigsten Dialysatzusammensetzung – Acetat- oder Bicarbonatdialyse – kontrovers diskutiert wird (46), scheint gerade bei Patienten mit ANV das Risiko schwerer metabolischer Azidosen und die Frage der Kreislaufstabilität für den Einsatz der Bicarbonatdialyse zu sprechen.

Die Natriumkonzentration im Dialysat wählen wir in der Regel mit 140 mmol/l. Die Verwendung niedrigerer Konzentrationen (135 mmol/l) verursacht vielfältige Nebenwirkungen (Krämpfe, Übelkeit, Erbrechen, Kopfschmerzen) und sollte bei Patienten mit hohem Ausgangsnatrium (Gefahr des Hirnödems!) in jedem Fall vermieden werden. Bei initial hohen Plasmakaliumspiegeln (≥ 7 mmol/l) sollte die Kaliumkonzentration im Dialysat schrittweise vermindert werden, um der Entwicklung von kardialen Arrhythmien, einer Digitalisintoxikation bei vordigitalisierten Patienten oder einer ausgeprägten Hypokaliämie bei schwerer Azidose durch rasche Kaliumshifts vorzubeugen. Es empfiehlt sich mit einer Kaliumkonzentration von 4 mmol/l in der ersten Stunde zu beginnen, um schließlich auf Konzentrationen von 2 mmol/l bis hin zum kaliumfreien Dialysat herunterzugehen. Änderungen in der üblichen plasmanormalen Calciumkonzentration des Dialysats sind nur in seltenen Fällen, z.B. bei exzessiver Hyperkalzämie infolge Plasmozytoms, einer Vitamin-D-Intoxikation oder bei Hyperparathyreoidismus erforderlich.

Antikoagulation

Klinisch häufig relevant ist die Frage nach der adäquaten Antikoagulation, handelt es sich hierbei doch nicht selten um Patienten nach operativen Eingriffen oder in Vorbereitung auf chirurgische Interventionen oder mit erhöhtem Blutungsrisiko (Sepsis, Hepatopathie usw.). In Abhängigkeit vom Blutungsrisiko kann mit *normaler Heparinisierung* (1000 IE Heparin/Stunde), *"low-dose-Heparin"* (250 – 500 IE Heparin/Stunde) und bei Hochrisikopatienten auch *heparinfrei* dialysiert werden. Heparinfreie Dialysen sind jedoch zeitlich aufwendig, steigern die Volumenzufuhr (Dialysatorspülungen mit ca. 100 – 200 ml Kochsalzlösung alle 20 Minuten), erhöhen die Gefahr des „Clottings" und sind wegen des dann erforderlichen Systemwechsels kostenintensiv.

Die regionale Heparinisierung (Applikation von Heparin in den arteriellen Schenkel des Systems und gleichzeitige Infusion von Protaminsulfat in den venösen Schenkel) ist wegen des „Rebound"-Effektes, d.h. einer langsameren Metabolisierung des Heparins im Vergleich zum Protamin und der Gefahr der Spätblutung, weitgehend verlassen. Neuere Möglichkeiten des Heparinersatzes, wie die Anwendung von Citrat, Prostacyclin-Analogen, Gabexat-Mesilat (Foy), Ticlopidin oder sog. Heparinoide (Fragmin), haben sich wegen bedeutsamer Nebenwirkungen und mangels praktischer Erfahrung bislang nicht durchsetzen können.

Prognose

Die Letalität von Patienten mit ANV ist unvermindert hoch und variiert in Abhängigkeit von der Grundkrankheit, dem Schweregrad und der Anzahl der begleitenden Vitalfunktionsstörungen. Während im Bereich der Intensivmedizin die Letalität mit 40 – 85 % angegeben wird, sind die Verläufe beim unkomplizierten Nierenversagen, d.h. ohne weitere Vitalfunktionsstörungen, und beim nephrotoxisch bedingten ANV günstiger zu beurteilen. In einer umfangreichen Serie von Kjellstrand u. Mitarb. (47) an 432 Patienten mit ANV überlebte ein Drittel. Hiervon entwickelten zwei Drittel eine normale Nierenfunktion, während 25 % eine Defektheilung zeigten und 5 % auf Langzeithämodialyse angewiesen blieben. Auch bei Patienten, die nach unterschiedlich langen Zeitintervallen wieder physiologische Kreatininwerte erreichen und klinisch symptomfrei sind, finden sich signifikante Einschränkungen in der Inulin- (74 % der Norm) und der PAH-Clearance (64 % der Norm). Darüber hinaus persistieren als Folge der tubulären Schädigung Konzentrierungs- und Azidifikationsdefekte. In seltenen Fällen wird bei inkompletter Remission auch wieder eine Progression der Nierenfunktionseinschränkung beobachtet. Haupttodesursachen sind schwere Infektionen oder Sepsis, kardiale Komplikationen wie Myokardinfarkt und Herzversagen sowie schwere gastrointestinale Blutungen und das Lungenversagen.

Prognostisch bestimmende Parameter sind weder Lebensalter und schon bestehende Begleiterkrankungen noch die Dauer der notwendigen Dialysetherapie zur Überbrückung des ANV, sondern die ursächlich zugrundeliegende Erkrankung, begleitende Vitalfunktionsstörungen und der Schweregrad des ANV (oligoanurisches versus polyurisches ANV). Als „grobe" Risikoeinschätzung für die Überlebenschance eines Intensivpatienten hat sich der APACHE-II-Index (Acute Physiology, Age, and Chronic Health Evaluation) bewährt (48).

Da viele Patienten letztlich „mit" einem ANV und nicht „wegen" eines ANV versterben, stellt sich aus humanitären Gründen und nicht zuletzt auch aufgrund der kosten- und personalintensiven Therapie die Frage nach einer Entscheidungshilfe für eine mögliche Aussichtslosigkeit der Hämodialyse- und Intensivbehandlung. Oder konkret: Gibt es Parameter, die dem Arzt unter Berücksichtigung der individuellen Beurteilung eines jeden Patienten Hilfestellung in der Prognose quoad vitam geben können? Eine an unserer Klinik durchgeführte prospektive Diskriminanzanalyse bei 81 Patienten mit ANV zeigte, in guter Übereinstimmung mit der klinischen Erfahrung, daß Herz-Kreislauf-Insuffizienz, hämorrhagischer Schock, respiratorische Insuffizienz, Urämiesymptome und das initiale Dirueseverhalten bestimmende Parameter für den Ausgang eines ANV sind.

Die Indikation zur Fortsetzung der Intensivtherapie einschließlich Nierenersatztherapie muß unter Berücksichtigung der genannten und der unbekannten Faktoren für jeden Patienten weiterhin individuell gestellt werden (49).

Literatur

1 Freiberg, J., E. Schäfer, T. von Lilien-Walden, J. Kindler, H.G. Siebert: Prognose bei akutem Nierenversagen. In Sieberth, H.G.: Akutes Nierenversagen. Thieme, Stuttgart 1979 (S. 104)
2 Swann, R.C., J.P. Merill: The clinical course of acute renal failure. Medicine 32 (1953) 215
3 Finn, W.F.: Recovery from acute renal failure. In Brener, B.M., J.M. Lazarus: Acute Renal Failure. Churchill-Livingstone. Edinburgh 1988 (p. 919)
4 Feinstein, E.I., M.J. Blumenkrantz, Healey et al.: Clinical and metabolic responses to parenteral nutrition in acute renal failue: a controlled double-blind study. Medicine 60 (1981) 124
5 Schuster, H.P., J. Schardt, M. Reuss, M. Neher, M., L.S. Weilemann: Der Einfluß von Nierenfunktion und Nierenversagen auf den Verlauf akuter abdomineller Erkrankungen. Dtsch. med. Wschr. 26 (1982) 620
6 Neumayer, H.H., M. Haas-Weber, M. Molzahn, K. Wagner: Bestehen Unterschiede in der Letalität des akuten Nierenversagens auf der operativen und medizinischen Intensivstation? Intensivmed. u. Notfallmed. 23 (1986) 247–252
7 Reubi, F.C.: The pathogenesis of anuria following shock. Kidney int. 5 (1974) 106–111
8 Eliahou, H.E., A. Iaina, S. Solomon, S. Gavendo: Alleviation of anoxic experimentel acute renal failure in rats bei β-adrenergic blockade. Nephron 19 (1977) 158
9 Tigerstedt, R., P.G. Bergmann: Niere und Kreislauf. Scand. Arch. Physiol. (1898) 233
10 Goormagtigh, N.: Vascular and circulatory changes in renal cortex in the anuric crush-syndrome. Proc. Soc. exp. Biol. 59 (1945) 303
11 Blaine, E.H., J.O. Davis, R.T. Witty: Renin release after hemorrhage and after suprarenal aortic constriction in dogs without sodium delivery to the macula densa. Circulat. Res. 27 (1970) 1081
12 Skinner, S.L., J.W. McCubbin, I.H. Page: Control of renin secretion. Circulat. Res. 15 (1964) 64
13 Tobian, L.: Renin release and its role in renal function and the control of salt balance and arterial pressure. Fed. Proc. 26 (1968) 48
14 Thurau, K., J. Schnermann: Die Natriumkonzentration an den Macula-densa-Zellen als regulierender Faktor für das Glomerulumfiltrat. Klin. Wschr. 43 (1965) 410
15 Conger, J.D., S.A. Falk, S.J. Guggenheim: Glomerular dynamics and morphologic changes in the generalized Shwartzman reaction in postpartum rats. J. clin. Invest. 67 (1981) 1334
16 Myers, B.D., B.J. Carrier, R.R. Yee, H. Hilberman, A.B. Michaes: Pathophysiology of hemodynamically mediated actue renal failure in man. Kidney int. 18 (1980) 495
17 Neumyer, H.H., K. Wagner: Calciumantagonisten und Gewebeprotektion. Intensivmed. 24 (1987) 149–162
18 Pru, C., C.M. Kjellstrand: Indices and urinary chemistries in the differential diagnosis of prerenal failure and acute tubular necrosis. Semin. Nephrol. 5 (1985) 224
19 Richet, G., P. Duhoux, L. Morel-Maroger, O. Kourilsky, A. Kanfer, J.K. Sraer: Biopsy as a guide in the treatment of „medical" acute renal failure. In Eliahou, H.E.: Acute Renal Failure. Libbey, London 1982 (pp. 133–136)
20 Schuster, H.P., J. Schardt, M. Reuss, M. Neher, L.S. Weilemann: Der Einfluß von Nierenfunktion und Nierenversagen auf den Verlauf akuter abdomineller Erkrankungen. Dtsch. med. Wschr. 26 (1982) 620–625
21 Neumayer, H.H., K. Wagner: Neue Aspekte zur Pathogenese des aktuen Nierenversagens und mögliche therapeutische Konsequenzen. Nieren- u. Hochdruckkr. 13 (1984) 179–185
22 Neumayer, H.H.: Prophylaxe des akuten Nierenversagens. Nieren- u. Hochdruckkr. 2 (1991) 99–108
23 Henderson, I.S., T.J. Beattie, A.C. Kennedy: Dopamine hydrochloride in oliguric states. Lancet 1980/II, 827
24 Lindner, A.: Synergism of dopamine and furosemide in diuretic-resistant, oliguric acute renal failure. Nephron 33 (1983) 121
25 Neumayer, H.H., U. Kunzendorf: Renal protection with the calcium antagonists. J. cardiovasc. Pharmacol 18 (1991) S11–S18
26 Neumayer, H.H., K. Wagner: Prevention of delayed graft function in cadaver kidney transplants by diltiazem: outcome of two prospective randomized clinical trials. J. cardiovasc. Pharmacol. (1987) S170–S177
27 Kunzendorf, U., G. Walz, J. Brockmöller, H.H. Neumayer, F. Jochimsen, I. Roots, Offermann, T.B. Strom: Effects of diltiazem upon metabolism and immunosuppressive action of cyclopsorine in kidney graft recipients. Transplantation 52 (1991) 280–284
28 Dawidson, I., P. Rooth, C. Lu, A. Sagalowsky, K. Diller, B. Palmer, P. Peters, R. Risser, Z. Sandor, F. Seney: Verapamil improves the outcome after cadaver renal transplantation. J. Amer. Soc. Nephrol. 2 (1991) 983–990
29 Neumayer, H.H., W. Junge, A. Küfner, A. Wenning: Prevention of radiocontrast-media-induced nephrotoxicity by the calcium channel blocker nitrendipine: a prospective randomized clinical trial. Nephrol. Dialy. Transplant. 4 (1989) 1030–1036
30 Neumayer, H.H., H. Haller, T. Schmissas, M. Heinrich, K. Wagner, F.C. Luft: Amelioration of ischemic acute renal failure by dietary fishoil administration in conscious dogs. J. Amer. Soc. Nephrol. 3 (1992) 1312–1320
31 Neumayer, H.H., U. Kunzendorf, M. Schreiber: Protective effects of diltiazem and prostacycline analogue iloprost in human renal transplantation. Renal Fail. 14 (1992) 289–297
32 Rahman, S.N., G.E. Kim, A.S. Mathew, C.A. Goldberg, R. Allgren, W. Schrier, J.D. Conger: Effects of atrial natriuretic peptide in clinical acute renal failure. Kidney int. 45 (1994) 1731–1738
33 Hummel, M., M. Kuhen, A. Bub, H. Bittner, D. Kleefeld, P. Marxen, B. Schneider, R. Hetzer, W.G. Forssmann: Urodilatin: a new peptide with beneficial effects in the post-operative therapy of cardiac transplant recipients. Clin. invest. Med. 70 (1992) 674–682
34 Pirotzky, E., P. Colliez, C. Gilmard, J. Schaeverbeke, J.M. Mencia-Huerta, P. Braquet: Protection of platelet-activating factor-induced acute renal failure by BN 52021. Brit. exp. Pathol. 69 (1988) 291–299
35 Maree, A., G. Peer, D. Schwartz, I. Serban, M. Blum, Y. Wollmann, S. Cabili, A. Iaina: Role of nitric oxide in glycerol-induced acute renal failure in rats. Nephrol. Dialys. Transplant. 9 (1994) S78–S81

36 Ding, H., J.D. Kopple, A. Cohen, R. Hirschberg: Recombinant human insulin-like growth factor-I accelerates recovery and reduces catabolism in rats with ischemic acute renal failure. J. clin. Invest. 91 (1993) 2281–2287
37 Erley, C.M., S.H. Duda, S. Schlepckow, J. Koehler, P.E. Huppert, W.L. Strohmaier, A. Bohle, T. Risler, H. Osswald: Adenosin antagonist theophylline prevents the reduction of glomerular filtration rate after contrast media application. Kidney int. 45 (1994) 1425–1431
38 Benett, W.M. G.R. Aronoff, G. Morrison et al.: Drug prescribing in renal failure: dosing guidelines for adults. Amer. J. Kidney Dis. 3 (1983) 155–162
39 Bullock, M.L., A.J. Umen, M. Finkelstein et al.: The assessment of risk factors in 462 patients with acute renal failure. Amer. J. Kidney Dis. 5 (1985) 97
40 Kramer, P., W. Wigger, J. Rieger, D. Matthie, F. Scheler: Arteriovenous hemofiltration: a new and simple method for treatment of overhydrated patients resistant to diuretics. Klin. Wschr. 55 (1977) 1121
41 Geronemus, R., N. Schneider: Continuous arteriovenous hemodialysis: a new modality for treatment of acute renal failure. Trans. Amer. Soc. artif. intern. Org. 30 (1984) 610–612
42 Ronco, C.: Continuous renal replacement therapies for the treatment of acute renal failure in intensive care patients. Clin. Nephrol. 40 (1993) 187–198
43 Schulman, G., A. Fogo, A. Gung, K. Badr, R. Hakim: Complement activation retards resolution of acute ischemic renal failure in the rat. Kidney int. 40 (1991) 1069–1074
44 Schiffl, H., S.M. Lang, A. König, T. Strasser, M.C. Haider, E. Held: Biocompatible membranes in acute renal failure: prospective case-controlled study. Lancet 344 (1994) 570–572
45 Hakim, R.M., R.B. Wingard, R.A. Parker: Effect of the dialysis membrane in the treatment of patients with acute renal failure. New Engl. J. Med. 331 (1994) 1338–1342
46 Kjellstrand, C.M., C. Pru, H. Borges: Acetate versus bicarbonate dialysis: a review of biochemical and clinical side effects. Contr. Nephrol. 3 (1981) 92
47 Kjellstrand, C.M., J. Ebben, T. Davin: Time of death, recovery of renal function, development of chronic renal failure and need for chronic hemodialysis in patiets with acte tubular necrosis. Trans. Amer. Soc. artif. intern. Org. 27 (1981) 45
48 Knaus, W.E., E.A. Draper, D.P. Wagner, J.E. Zimmermann: APACHE II: a severity of disease classification system. Crit. Care Med. 13 (1985) 818–829
49 Neumayer, H.H., M. Haas-Weber, K. Wagner, M. Molzahn: Ist die Prognose des akuten Nierenversagens vorhersehbar? Eine diskriminanzanalytische Untersuchung. Intensivmed. u. Notfallmed. 22 (1985) 1–5

42 Behandlung von Vergiftungen mit Blutreinigungsverfahren

L.S. Weilemann

Allgemeine Toxikokinetik

Überblick über die Bewertungskriterien für das Ausmaß einer Vergiftung

Grundsätzlich gilt, daß jede Vergiftung das Produkt von Menge mal Zeit darstellt oder, wie es Paracelsus ausdrückt: „Alle Dinge sind Gift und nichts Ohngift, allein die Dosis macht, daß ein Ding kein Gift ist." An dieser Maxime hat sich in der Bewertung der Intoxikationen nichts geändert. Die Aussage kann jedoch heute durch weitreichende Kenntnis der Mechanismen von Resorption und Elimination ergänzt bzw. präzisiert werden.

Das Ausmaß einer Vergiftung läßt sich nie allein aufgrund der absolut eingenommenen Menge eines Stoffes prognostizieren. Entscheidend sind vielmehr die tatsächliche Resorptionsmenge und die sich daraus ergebenden toxikologisch relevanten Blut- und Gewebekonzentrationen. Dafür sind zum einen patientenbezogene Individualfaktoren maßgebend, zum anderen die pharmakokinetischen Eigenschaften der Noxe.

Patientenbezogene Individualfaktoren sind:

– Latenz, d.h. Zeit von Aufnahme der Noxe bis zum ersten Therapieschritt,
– Füllungszustand des Magens,
– Gesundheitszustand des Patienten.

Die wichtigsten *pharmakokinetischen* Einflüsse seien anhand von Beispielen kurz skizziert:

Resorptionsverhalten

Bei Hypnotikaintoxikationen kommt es immer zu einer mehr oder weniger ausgeprägten Magen-Darm-Atonie, die dazu führt, daß die eingenommene Menge des Medikaments nicht in vollem Umfang weitertransportiert und somit auch nicht suffizient resorbiert wird. Eine primäre Giftelimination vor Resorption ist demnach auch noch nach vielen Stunden sinnvoll, und die sekundäre Giftelimination durch ein extrakorporales Verfahren ist allenfalls danach indiziert.

Auch die gleichzeitige Einnahme verschiedener Stoffe führt infolge von Interaktionen möglicherweise zu einem Resorptionsverhalten und einem pharmakokinetischen Verhalten, welches von den bekannten Eigenschaften der Einzelsubstanz mitunter stark differiert.

Insbesondere die gleichzeitige Einnahme von Alkohol, sei es nun zusätzlich oder durch Einnahme eines Medikaments in alkoholischer Lösung, verändert in der Regel das Resorptionsverhalten.

Eine besondere Stellung hinsichtlich des Resorptionsverhaltens nehmen die Organophosphate ein, die zwar relativ rasch aus dem Magen-Darm-Trakt resorbiert werden, sich jedoch dann im Fettgewebe ablagern und von dort wieder in den Magen-Darm-Trakt ausgeschieden werden.

Clearance und Verteilungsvolumen

Trotz identischer Clearance können die Halbwertszeiten verschiedener Medikamente und Substanzen aufgrund unterschiedlicher Verteilungsvolumina erheblich differieren. So können Stoffe mit hoher Clearance und großem Verteilungsvolumen, wie z.B. die trizyklischen Antidepressiva, die gleiche Halbwertszeit besitzen wie Substanzen mit sehr geringer Clearance und geringen Verteilungsvolumina, wie dies z.B. beim Warfarin der Fall ist.

Der sinnvolle Einsatz eines extrakorporalen Verfahrens kann somit nur in Kenntnis des Individualzustands des Patienten einerseits und der speziellen Eigenschaften des Pharmakons andererseits erfolgen.

Das traditionelle pharmakokinetische Modell wird von der semiempirischen Vorstellung eines sog. Kompartimentsystems getragen. Dabei sind die Kompartimente oft fiktiv und stimmen nicht mit physiologischen und anatomischen Gegebenheiten überein. Bei dem einfachen Einkompartimentmodell wird die Plasmaclearance einer Substanz aus applizierter Dosis und Fläche unter der Plasmakonzentrations-Zeit-Kurve berechnet. Dabei ist auch das Verteilungsvolumen eine fiktive Größe und läßt sich wie folgt berechnen:

$$\text{Volumen} = \frac{D\,(\text{applizierte Dosis})}{C\,(\text{Konzentration})}$$

Hieraus ergibt sich, daß trotz identischer Clearance die Halbwertszeiten verschiedener Medikamente aufgrund unterschiedlicher Verteilungsvolumina erheblich differieren können. Die Beziehung zwischen Clearance und Verteilungsvolumen zeigt Abb. 42.1. Die Halbwertszeit, gemessen in Stunden, ergibt sich aus den Clearances und den Volumina und ist als Diagonale dargestellt. Es wird sehr deutlich, daß Substanzen mit hoher Clearance und großem Verteilungsvolumen, wie z.B. das Methylimipramin, die gleiche Halbwertszeit besitzen wie Substanzen mit sehr geringer Clearance und geringen Verteilungsvolumina wie z.B. Warfarin. Ebenso besitzen Arzneimittel mit hoher Clearance und geringem Verteilungsvolumen die kürzeste Halbwertszeit.

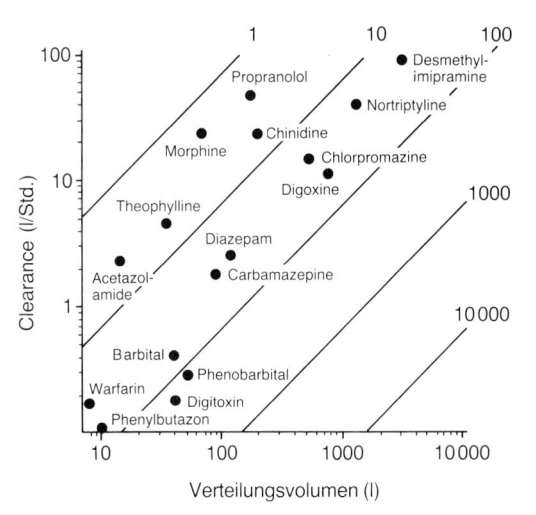

Abb. 42.1 Beziehung zwischen Verteilungsvolumen und Clearance.

Die Kenntnis solcher Beziehungen ist essentiell für den sinnvollen Einatz primärer und insbesondere sekundärer Gifteliminationsverfahren. Es wird hierdurch auch verständlich, daß In-vitro-Untersuchungen zu extrakorporalen Verfahren nur sehr bedingt auf die In-vivo-Verhältnisse übertragbar sind.

Neben den sog. Kompartimentmodellen finden jedoch zunehmend mehr sog. physiologische Modelle und Vorstellungen Eingang in die Beurteilung von Substanzkinetik und Metabolismus. Diese Modelle basieren auf physiologischen Determinanten und implizieren eine größere prädiktive Kapazität als die klassischen Kompartimentmodelle. Hierauf kann jedoch in diesem Rahmen nicht näher eingegangen werden.

Sekundäre Giftelimination

Voraussetzungen und Berechnungen

Als sekundäre Giftelimination werden Maßnahmen zur Entfernung von Giftsubstanzen aus dem Blut nach der Resorption bezeichnet. Voraussetzung für den sinnvollen Einsatz solcher Detoxifikationsverfahren ist die Kenntnis von Resorptionskinetik, Metabolismus, Verteilungsvolumen und Elimination der zu entfernenden Substanz. Die Grundlagen hierzu sind in der Einleitung kurz skizziert.

Die Indikation zur extrakorporalen Entgiftung sollte sich immer auf folgende Fakten stützen:

Klinisch-internistischer und klinisch-neurologischer Befund:
- bestehende oder trotz Therapieeinleitung zunehmende respiratorische Insuffizienz,
- bestehende oder trotz Therapieeinleitung zunehmende hämodynamische Insuffizienz,
- bestehende oder trotz Therapieeinleitung zunehmende neurologische Symptomatik, in erster Linie Komavertiefung.

Neurologische Zusatzuntersuchungen:
- Elektroenzephalogramm mit Vorliegen medikamentös bedingter spezifischer Veränderungen, wie beispielsweise Burst-suppression-Muster bei Hypnotikaintoxikationen,
- neurologisch-elektrophysiologische Untersuchungen, wie z.B. repetitive Muskelreizung bei Organophosphatintoxikationen,
- kritische Blutkonzentrationen. Angaben hierzu bei Giftinformationszentralen.

Sind mindestens zwei der genannten Voraussetzungen erfüllt, ist die Indikation als gesichert zu betrachten.

Ein Maß für die Leistungsfähigkeit der Eliminationsmechanismen ist die Plasmatoxinclearance (K). Darunter versteht man das virtuelle Plasmavolumen, das pro Zeiteinheit von einem Giftstoff völlig befreit wird. Dabei gilt folgender Zusammenhang: Die Eliminationshalbwertszeit verlängert sich mit zunehmender Clearanceleistung; gleichzeitig dauert die Elimination um so länger, je größer das Volumen ist, in dem sich das Gift verteilt hat:

$$t = \frac{V}{K}$$

Die Toxinclearance läßt sich aus einfach meßbaren Größen leicht berechnen. Man bestimmt dazu den Eliminationskoeffizienten (E), auch relative Clearance oder Extraktionsratio genannt, für das jeweilige Toxin als

$$E = \frac{A - V}{A}$$

Darin bedeuten A und V die meßbaren Toxinkonzentrationen vor (A) und hinter (V) der jeweiligen Kartusche bzw. des jeweiligen Dialysators oder des jeweiligen Plasmafilters. Der Eliminationskoeffizient kann maximal 1 betragen; soll er in Prozent ausgedrückt werden, muß mit 100 multipliziert werden. Er gibt den Anteil des entfernten Toxins an im Verhältnis zur Giftmenge, die insgesamt Kartusche, Dialysator oder Plasmafilter durchströmt. Der Eliminationskoeffizient ist von vielen Faktoren abhängig. Mit dem Blutfluß (Q) erhält man die von der Kartusche oder dem Dialysator oder dem Plasmafilter geleistete Toxinclearance:

$$K = E \cdot Q = \frac{A - V}{A} \cdot Q \left[\frac{ml}{min}\right]$$

Die durch das Verfahren pro Zeiteinheit entfernte Giftmenge wird als Eliminationsrate bezeichnet und berechnet sich nach:

$$R = (A - V) \cdot Q \, [mg/min]$$

Durch Messung der Clearance ist die Beurteilung der Effektivität eines extrakorporalen Eliminationsverfahrens möglich. Dazu soll der in der oben begründeten Beziehung

$$t = \frac{V}{K}$$

ausgedrückte Sachverhalt zu Hilfe genommen werden. Hierzu kann abgeleitet werden: Eine nennenswerte Verkürzung der Giftverweildauer im Organismus, angegeben als Eliminationshalbwertszeit (t), erfolgt nur, wenn das angewandte Detoxifikationsverfahren eine zusätzliche Leistung in der Größenordnung der endogenen Plasmaclearance erbringt. Durch insgesamt eine Verdoppelung der Clearance ergibt sich eine Halbierung der Verweildauer. Gleichzeitig ist erkennbar, daß eine durch großes Verteilungsvolumen (V) bedingte Halbwertszeit mit einer derartigen Clearancesteigerung nur unzureichend beeinflußbar ist (6, 7).

Die zur Verfügung stehenden Möglichkeiten sekundärer Giftelimination mittels extrakorporaler Verfahren sind:
- Hämodialyse,
- Hämoperfusion,
- Membranplasmaseparation,
- Plasmaperfusion.

Hämodialyse

Die Hämodialyse ist zur Entgiftung der Hypnotika, Sedativa, Psychopharmaka, Herbizide und Insektizide als alleinige extrakorporale Maßnahme nicht geeignet. Ihr Einsatz ist jedoch sinnvoll, wenn bei einer Niereninsuffizienz die forcierte Diurese nicht zur Anwendung kommen darf, oder aber als ergänzendes Verfahren beim Einatz der Hämoperfusion bei gleichzeitiger Nierenfunktionseinschränkung. Eine zusätzliche renale Eliminationssteigerung läßt sich in der Regel dabei ebenfalls erzielen. Auf Durchführung und Technik ist an anderer Stelle in diesem Buch ausführlich eingegangen. Substanzen, die durch eine Hämodialyse gut eliminierbar sind und damit möglicherweise eine Indikation zum alleinigen Einsatz der Hämodialyse darstellen, sind in Tab. 42.1 aufgelistet. Zur Durchführung der Hämodialyse wird auf Kap. 11 (S. 125) verwiesen.

Hämoperfusion

Wichtigstes und effektivstes extrakorporales Eliminationsverfahren für Hypnotika, Sedativa, Psychopharmaka, Insektizide und Herbizide ist die Hämoperfusion. Die Indikation muß jedoch streng gestellt werden und ersetzt nicht die primäre Giftelimination. Per definitionem ist die Hämoperfusion ein Verfahren, bei dem Blut direkt über Kohle- oder Harzgranula in einen extrakorporalen Kreislauf geleitet wird, um toxische Substanzen zu eliminieren.

Historisches

Die Vorgeschichte der Hämoperfusion beginnt mit dem medizinischen Gebrauch der Aktivkohle bereits in hippokratischer Zeit. Dies geht aus dem ebenso unterhaltsamen wie instruktiven Bericht von Holt u. Holz (11) hervor.

Die ersten systematischen Untersuchungen der Aktivkohle als Antidot wurden zu Beginn des 19. Jahrhunderts von französischen Wissenschaftlern ausgeführt (Bertrand 1811, Touery 1831). So wurde in einer öffentlichen Demonstration beispielsweise eine 10fach letale Strychnindosis mit Aktivkohle vermischt und ohne Schaden eingenommen. Quantitative Experimente mit einer Vielzahl von Toxinen gehen auf Garrod (1848) und Rand (1848) zurück. Danach häufen sich die Veröffentlichungen über die Antidotwirksamkeit der Aktivkohle. In Amerika wurde sie zur Entgiftung bei Diarrhö und Meteorismus propagiert, was sie schließlich in Verruf brachte. Die grundlegenden adsorptionskinetischen Daten unter verschiedenen experimentellen Bedingungen verdanken wir den umfangreichen Arbeiten Andersens (1946–1948). Er konnte auch zeigen, daß Cyanid nicht nur in geringem Maße adsorbiert wird, sondern zusätzlich die Adsorptionsfähigkeit der Aktivkohle für andere Substanzen schwächt.

Yatzidis (24) war es dann, der 1964 einen Hämoperfusionsmikroapparat zur Behandlung endogener und exogener Vergiftungen vorstellte. Hierbei war ein Glaszylinder mit 200 g Aktivkohlegranula gefüllt. 1965 wurde so eine schwere Barbituratvergiftung erstmals erfolgreich behandelt (25).

In der Folge zeigten sich aber bald gravierende Nebenwirkungen, insbesondere drastische Thrombozytenverluste, Embolien durch fortgeschwemmte Kohlepartikelchen und Thrombosierung der Kartusche. So bemühte man sich seit 1970 (2, 4, 5) um das Problem der Mikroverkapselung der Kohlegranula, da diese ja von Natur aus rauh, scharfkantig und leicht brüchig sind. Erst mit der Beschichtung der Kohlepartikel gelang es dann, übermäßige Thrombozytenverluste und Überkrusten und Verbacken der Granula zu vermeiden. Alle Kohlekartuschen sind heute in irgendeiner Form beschichtet.

Prinzip

Das Prinzip der Hämoperfusion besteht in der Elimination von toxischen Substanzen via Adsorption an Aktivkohle oder Kunstharz. Der physikalische Eliminationsvorgang geht also nicht in Form von Diffusion oder Filtration vor sich.

In Abb. 42.2 ist der Vorgang der Hämoperfusion schematisch dargestellt. Wie bei anderen extrakorporalen Verfahren ist auch die Hämoperfusion in der sog. Singleneedle-Technik möglich. Mittels einer Doppelrollenpumpe wird das heparinisierte Blut vom Patienten über

Tabelle 42.1 Indikationen zur Hämodialyse

- Salicylate
- Arsen
- Calcium
- Carbamazepin
- Chinin
- Clonidin
- Enalapril
- Ethanol
- Lithium
- Quecksilber
- Paraldehyd
- Thallium
- Trichlorethanol

Abb. 42.2 Prinzip der Hämoperfusion mittels Single-needle-Technik.

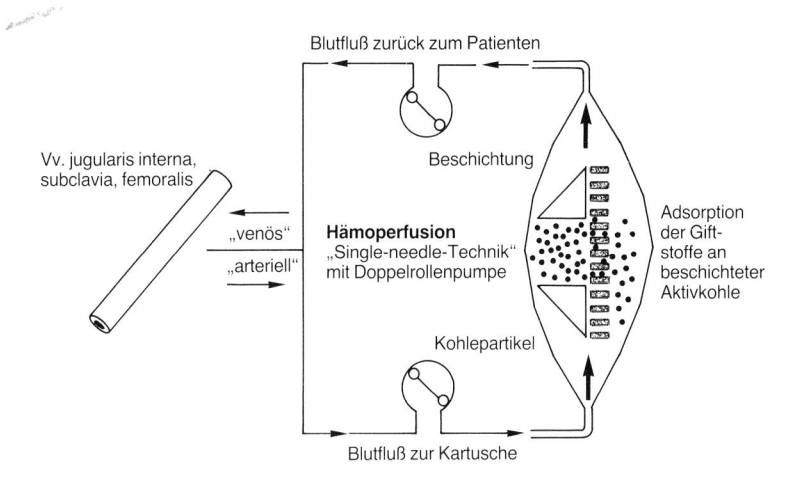

die Kohlekartusche und nach Passieren der Kohlekartusche wieder zurück zum Patienten geführt.

Die Mikrostruktur der Kohlegranula zeigt an der äußeren Oberfläche Makroporen, durch welche Substanzen in ein inneres feinverästeltes System von Kanälchen eintreten können. Hier an der inneren aktiven Oberfläche finden die Adsorptionsvorgänge statt. Der Vorgang der Elimination ist in Abb. 42.3 dargestellt.

Das im Plasma gelöste Toxin verteilt sich zum einen ins Gewebe. Bindung an (2) und Lösung aus (1) dem Gewebe stehen in einem Fließgleichgewicht, und ihr Verhältnis bestimmt die Gewebsaffinität. Ebenso verhält es sich bei der Bindung an Plasmaprotein.

Abhängig von ihrer Molekülgröße können Substanzen aus dem Plasmastrom durch die semipermeable Beschichtungsmembran in die inneren Hohlräume (Poren) der Aktivkohlegranula und auch wieder zurück diffundieren.

Je nach Affinität werden sie an die Aktivkohle adsorbiert (7). Die Bindung ist nahezu irreversibel; eine Rückfreisetzung (8) findet so gut wie nicht statt. Das bedeutet – und das ist das Besondere –, daß sich hier eigentlich kein Gleichgewicht einstellt. Einmal adsorbierte Moleküle sind den übrigen Gleichgewichtsvorgängen der Verteilung entzogen. Es entsteht eine die Elimination treibende Kraft. Dies ist der bedeutsame Unterschied zur Hämodialyse, bei der die treibende Kraft lediglich durch das Konzentrationsgefälle der freien, nicht gebundenen Substanz im Plasma bestimmt wird (23).

Neben der beschichteten Aktivkohle finden auch Kunstharze mit adsorptiven Eigenschaften als Hämoperfusionskartuschen Anwendung. Neutrale Harze, die keine polaren Gruppen enthalten, sind besonders zur Adsorption lipophiler Substanzen aus wäßriger Lösung befähigt und daher zur Giftelimination vorzüglich geeignet. Neutralharze besitzen im Gegensatz zur nahezu universell adsorbierenden Aktivkohle ein selektives, je nach Beschaffenheit engeres oder weiteres Adsorptionsspektrum. Außerdem sind sie gegenüber mechanischer Belastung sehr stabil. Eine embolisierende Ablösung von Mikropartikeln ist nicht zu befürchten. Neutralharze erwiesen sich als nicht toxisch und ausreichend biokompatibel. Sie bedürfen keiner Beschichtung. Gebräuchlich ist vor allem das Polystyrol. Seine äußere Gestalt wird als „mugelig" bezeichnet und entspricht dem Aussehen sehr winziger glatter Kieselsteinchen. Die adsorbierende Oberfläche beträgt 750 m^2/g, ist also kleiner als die der Aktivkohle. Die Clearancelei-

Abb. 42.3 Modell der Toxinverteilung und Elimination bei der Hämoperfusion über beschichtete Aktivkohle.

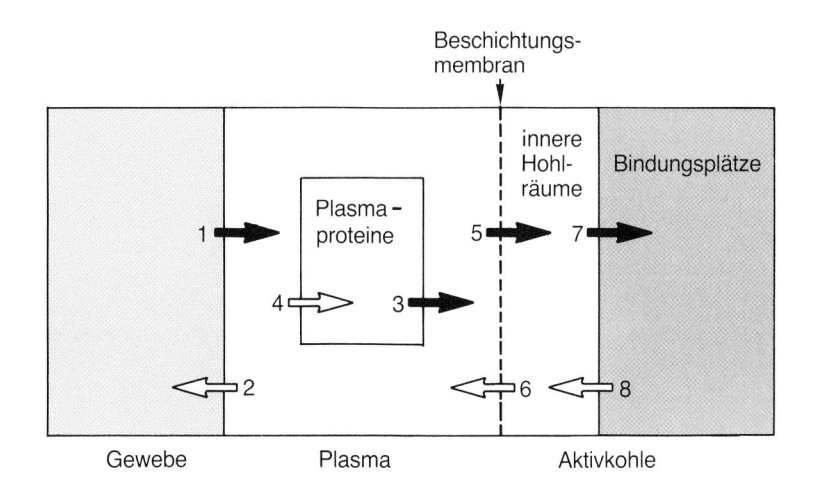

stung der Polystyrolkartuschen ist bei vielen lipidlöslichen Toxinen als sehr gut zu bezeichnen, zumindest was In-vitro-Versuche anbelangt.

Um zu einer Beschichtung der Aktivkohle zu gelangen, die höchstmögliche Effektivität in der Adsorptionsleistung mit möglichst geringer Nebenwirkungsrate vereinbart, waren eine Reihe von Entwicklungsschritten erforderlich. Andrade u. Mitarb. (2) gingen von der theoretisch begründbaren Erfahrung aus, daß hydrophile Oberflächen meist blutkompatibler sind als hydrophobe. Auch die Blutgefäße selbst besitzen eine hydrophile Auskleidung. Acrylhydrogele können Wasser bis zu einem Gehalt von 20–97% aufnehmen und haben sich schon seit längerem als biokompatibel erwiesen. So werden sie z.B. zur Herstellung weicher Kontaktlinsen benutzt. Die von Andrade verwendete gängige Substanz war nun das Polyhydroxyethylmethacrylat (PHEMA), ein Ester der Methacrylsäure. Das Gel ist zusätzlich mit Ethylendimethacrylat quervernetzt, enthält 40% Wasser und erlaubt den Durchtritt von Molekülen bis zu einem Molekulargewicht von etwa 8000 Dalton (13). Mit zunehmender Schichtdicke sinkt die Adsorptionsleistung drastisch ab. Bei einem Gewichtsanteil der Beschichtung von 8% reduziert sich beispielsweise die Effektivität bezüglich Phenobarbital auf 20% im Vergleich zu unbeschichteter Aktivkohle. Dies erklärt sich daraus, daß die zu adsorbierenden Moleküle die Beschichtungsmembran um so langsamer durchqueren können, je dicker sie ist. Ist andererseits die Beschichtung zu dünn, so reißt sie über große Poren ein, und es resultiert eine unvollständige Umhüllungsmembran mit verminderter Biokompatibilität (8). Bei den Petrokohlekügelchen einer handelsüblichen Kartusche beträgt der Anteil der Beschichtung 0,3%, was einer Schichtdicke von etwa 0,3 μm entspricht.

Die Beschichtung erfüllt mehrere Funktionen. Der schädigende direkte Kontakt zwischen Kohle und Blut mit Adhäsion von Blutkörperchen, insbesondere Thrombozyten, wird verhindert. Oberflächenabrieb und Freisetzung von embolisierenden Mikropartikeln aus Kohlegranula werden unterbunden. Die Umhüllung verschließt die Makroporen und glättet die rauhen und scharfkantigen Kohleteilchen, wodurch ein Verfangen und eine mechanische Beschädigung der Blutkörperchen vermieden wird. Darüber hinaus bildet die Beschichtung eine semipermeable Membran und damit eine unüberwindliche Diffusionsbarriere für größere Moleküle. Dies trifft vor allem für die Serumproteine zu. Aber auch andere Stoffe wie beispielsweise Calcium werden nicht nennenswert adsorbiert. Abb. 42.4 macht dies deutlich. Dargestellt ist die Adsorptionskapazität einer Petrokohlenkartusche mit PHEMA-Beschichtung für Calcium und Albumin bei In-vitro-Zirkulation. Es zeigt sich, daß Calcium und Albumin kaum absorbiert werden.

Wie die Adsorptionsleistung durch die Beschichtung beeinflußt werden kann, verdeutlicht Abb. 42.5. Es werden hier verglichen die Adsorptionsraten der unbeschichteten Kohle (BAC), der beschichteten Kohle (HAC) sowie der der Kokosnußschalenkohle am Beispiel von Kreatinin in wäßriger Lösung. Die Unterschiede sind deutlich. Wie bereits in diesem Beispiel aufgeführt, läßt sich die Adsorptionsleistung einer Kartusche mittels Batch-Methode untersuchen. Die Bedingungen der Batch-Methode sind folgende: 100 ml einer wäßrigen Lösung einiger gelöster Substanzen mit einer Konzentration von 10 oder 20 mg/dl werden 5 g Trockenadsorbens zugefügt, und das Gemisch wird in einem Wasserbad bei 37 °C mit einer Frequenz von 120/min geschüttelt. Eine Probelösung wird in regelmäßigen Zeitabständen entnommen und die Restkonzentration der gelösten Substanzen bestimmt. Die Adsorptionsleistung wird nach der Gleichung $\log C_0/C_t = k \cdot t$, bezogen auf die Anfangsadsorptionsgeschwindigkeitskonstante k (h^{-1}), ausgedrückt, wobei C_0 die Anfangskonzentration und C_t die Konzentration des gelösten Stoffes nach t Stunden darstellt (Abb. 42.6).

Selbstverständlich ist die Adsorptionsfähigkeit neben der Abhängigkeit von Ausgangsmaterial und Herstel-

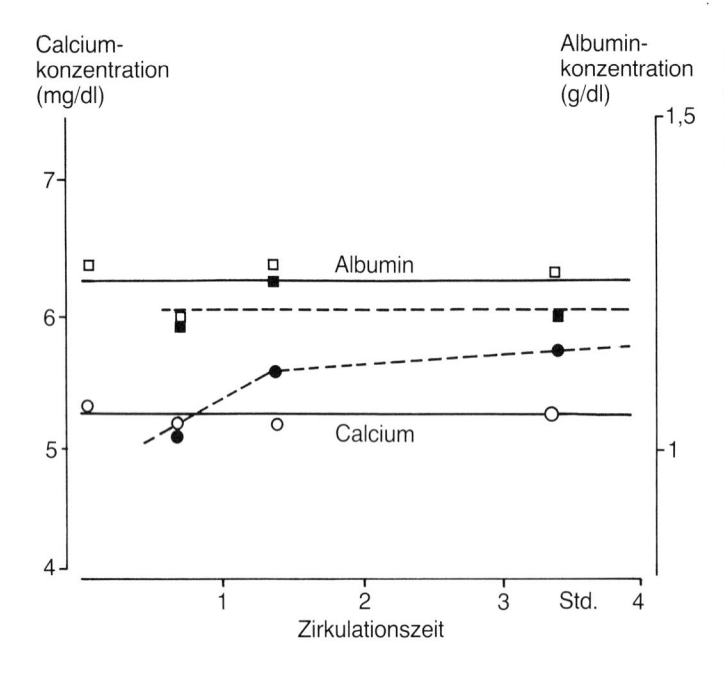

Abb. 42.4 Adsorptionskapazität einer Petrokohlenkartusche (DHP-1, Fa. Salvia-Boehringer) für Calcium und Albumin. Die durchgezogene Linie zeigt jeweils die Eingangskonzentrationen, die unterbrochene Linie die Ausgangskonzentrationen bei In-vitro-Zirkulation.

Abb. 42.5 Adsorptionsrate der Aktivkohle für Kreatinin bei verschiedenen Beschichtungen. ChE = Cholinesterase.

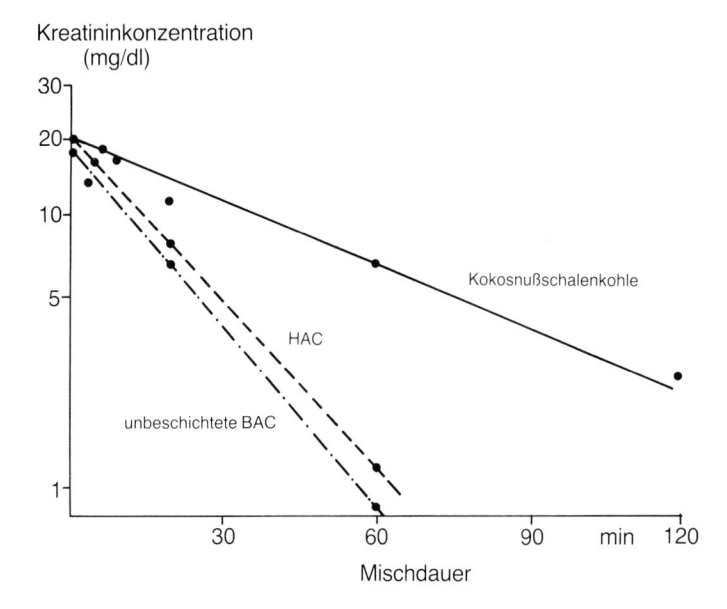

Abb. 42.6 Prinzip der Bewertung der Adsorptionsleistung.

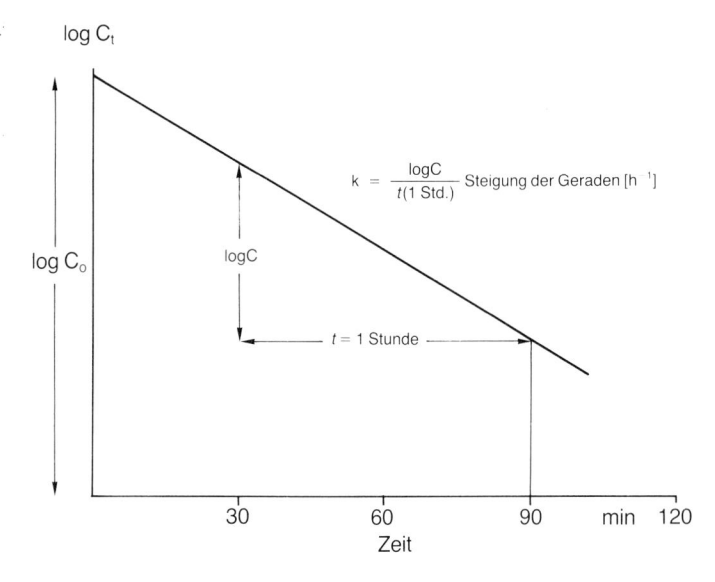

$$k = \frac{\log C}{t(1\,\text{Std.})}\;\text{Steigung der Geraden}\,[h^{-1}]$$

lungsverfahren auch von der adsorbierenden Gesamtoberfläche beeinflußt. So hat zum Beispiel die 160-g-Füllung einer handelsüblichen Kohlekartusche eine Oberfläche von 200 000 m², was der Fläche von 28 Fußballfeldern entspricht. Tab. 42.2 gibt einen Überblick über die im Handel befindlichen Hämoperfusionskartuschen mit den darin enthaltenen Adsorbenzien und deren Beschichtung.

Indikation

Der Elimination durch Hämoperfusion zugänglich sind alle toxischen Substanzen, die an Kohle adsorbiert werden können. Prinzipiell sind dies Substanzen mit höherer Proteinbindung, hoher Fettlöslichkeit und relativ geringem Verteilungsvolumen.

In Abhängigkeit von Klinik und Blutwerten zeigt Tab. 42.3 die Indikationen zur Hämoperfusion.

Kritische Serumspiegel häufig vorkommender und wichtiger Gifte sind in Tab. 42.4 gesondert aufgeführt.

Effektivität und Komplikationen

Die Effektivität der Hämoperfusion hängt von 3 Faktoren ab:
- Je besser das zu entfernende Toxin an Kohle adsorbiert wird, um so höher ist die Effektivität.
- Auch die Beschichtung der Kartusche spielt eine Rolle.
- Es muß ein ausreichend hoher extrakorporaler Blutfluß gewährleistet sein, um genügend Toxin zu adsorbieren.

Trotz Modifizierung der Kohlegrundsubstanz und der Beschichtung kann es bei der Hämoperfusion zu Komplikationen kommen. Dies können sowohl kartuschenbe-

Tabelle 42.2 In Deutschland erhältliche Hämoperfusionskartuschen

Handelsname	Vertriebs-firma	Adsorbens	Füllmenge (g)	Beschichtung[1]	Füllvolumen NaCl/Blut (ml)
Adsorba 300C	Gambro	Torfkohle	300[2]	Cellulose 2%	260
DHP-1	Salvia	Petrokohle	160	PHEMA[4] 0,3% ≙ 0,1 μm	300
Haemocol	Fresenius	Kokoskohle	300[3]	Acrylhydrogel 2%	305
Hemosorba	Diamed	Petrokohle	200	Collodium 2% ≙ 0,54 μm	140
Haemoresin	B. Braun	Neutralharz Amberlite XAD-4	350	–	250

[1] Schichtstärke in Gewichtsprozent der Aktivkohle oder als ungefähre Schichtdicke in μm.
[2] Auch mit 150 g als Adsorba 150C zur pädiatrischen Verwendung.
[3] Auch mit 100 g als Haemocol 100 zur pädiatrischen Verwendung.
[4] Polyhydroxyethylmethacrylat (= Hydron).

Tabelle 42.3 Mögliche Indikationen zur Hämoperfusion

- Amanitin
- Amobarbital
- Carbamazepin
- Carbromal
- Chinidin
- Chloralhydrat
- Colchicin
- Demeton-S-Methylsulfoxid
- (Digitoxin)
- Dimethoat
- Diquat
- Glutethimid
- Hexobarbital
- Isoniazid
- Lidocain
- Meprobamat
- Methaqualon
- Methotrexat
- Paracetamol
- Paraquat (absolute Indikation)
- Parathion
- Phenobarbital
- Phenothiazin
- Phenytoin
- Secobarbital
- Theophyllin
- Vinylbital (Vinylbarbital)

Tabelle 42.4 Kritische Serumspiegel mit möglicher Indikation zur Hämoperfusion

Gifte	Kritische Serumspiegel (mg/l)
Demeton-S-Methylsulfoxid	3
Parathion	0,2
Dimethoat	1
Bromcarbamid	40
Phenobarbital	100
andere Barbiturate	50
Methaqualon	40
Glutethimid	20
Chinidin	10
Paraquat	absolute Indikation
Diquat	absolute Indikation

dingt als auch katheterbedingt sein. Die häufigsten Komplikationen sind nachfolgend zusammengefaßt:

- Thrombozytenabfall – Substitution bei Abfall unter 50 000 μl;
- Gerinnungsstörungen – Antikoagulation überprüfen, dissominierte intravasale Gerinnung oder Hyperfibrinolyse ausschließen;
- Kartuschenthrombosierung – Antikoagulation überprüfen, insbesondere Antithrombin-III-Spiegel;
- Blutungen – Antikoagulation überprüfen;
- Blutdruckabfall – Volumenmangel, Entzug vasoaktiver Substanzen.

Kasuistik: Am Beispiel einer 66jährigen Patientin seien der Verlauf einer Intoxikation und die Effektivität der Hämoperfusion dargestellt (Abb. 42.7).

Die Patientin befand sich im Schock mit respiratorischer Insuffizienz und Komastadium IV.

Ein weiteres Beispiel für die Effizienz der Hämoperfusion ist in Abb. 42.8 für eine Parathion-(E-605-) Intoxikation dargestellt.

Membranplasmaseparation

Das therapeutische Prinzip der Plasmapherese ist die Elimination von Plasmaprotein und proteingebundenen toxischen Substanzen. Das Plasma wird separiert und ersetzt. An Verfahren stehen zur Verfügung: die Blutzellseparation mit Trennung im Schwerefeld und die sog. Plasmafiltration, die nach dem Prinzip der Hämofiltration unter Verwendung großporiger Membranen funktioniert. Die treibende Kraft für den Stoffaustausch an einer Filtermembran ist der Transmembrandruck. Transmembrandruck und hochmolekulare Trenneigenschaften der Membran bestimmen Qualität und Quantität der zu eliminierenden Substanzen, unabhängig von ihrer Plasmakonzentration. Indiziert ist dieses Verfahren bei Intoxikationen durch Noxen mit einem Molekulargewicht von mehr als 200 Dalton und Substanzen, die in der Niere filtriert, jedoch größtenteils rückresorbiert werden. Hieraus ergibt sich der sinnvolle Einsatz nur bei Pharmaka mit hoher Plasma-Eiweiß-Bindung. In vitro sind z.B. alle trizyklischen Antidepressiva gut

Abb. 42.7 Abfall der Carbromalblutspiegel unter dreimaliger Hämoperfusion (HP).

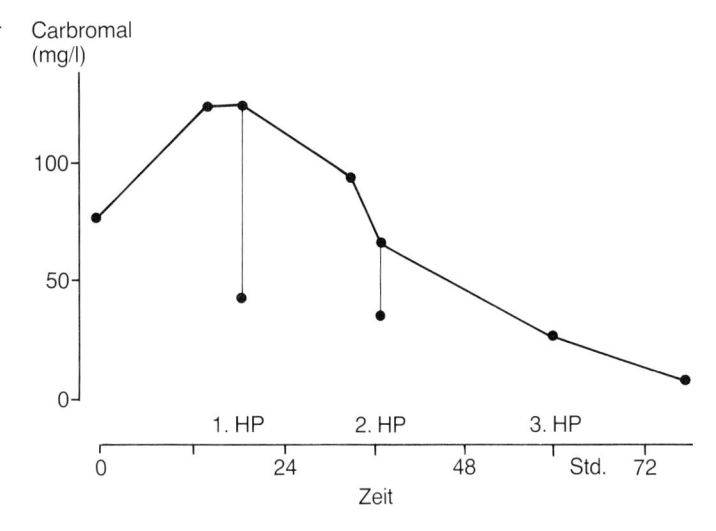

Abb. 42.8 Verlauf der Cholinesterase (ChE) und Parathion im Serum (E 605) unter dreimaliger Hämoperfusion (HP).

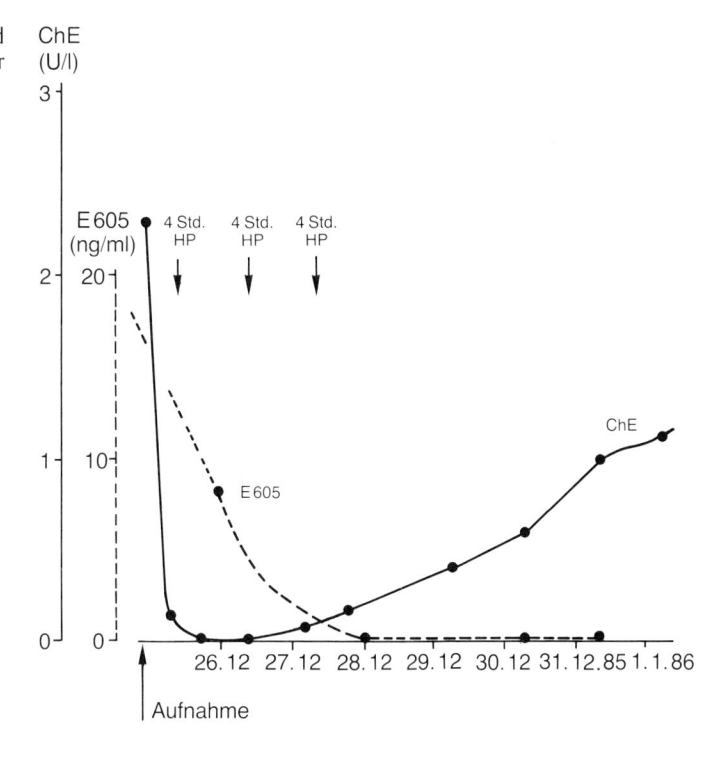

Tabelle 42.5 Sekundäre Gifteliminationsverfahren (Übersicht)

Verfahren	Prinzip	Substanz	Indikation
Hämodialyse	Diffusion semipermeable Membran Konzentrationsgefälle	hohe Plasmakonzentration wasserlöslich nicht eiweißgebunden	s. Tab. 42.1
Membranplasmaseparation	Plasmaabtrennung durch großporige Membran mittels Transmembrandruck	vor allem Toxine mit Eiweißbindung bzw. Proteincharakter	s. Text
Hämoperfusion	Adsorption an Aktivkohle oder Kunstharz	vor allem für lipophile Toxine geeignet	s. Tab. 42.3

plasmaseparierbar. In vivo spielt das Verfahren jedoch wegen der besonderen Kinetik keine Rolle bzw. ist nicht indiziert. Es gibt keine gesicherte Indikationsliste.

Plasmaperfusion

Eine weitere extrakorporale Methode ist die sog. Plasmaperfusion. Es handelt sich um ein Kombinationsverfahren von Plasmazellseparation und Hämoperfusion. Dabei wird lediglich das vom Patienten separierte Plasma über eine Adsorbereinheit geleitet und anschließend reinfundiert. Die Indikationen sind die gleichen wie bei der Hämoperfusion. Ob die Methode wesentliche Vorteile gegenüber der reinen Hämoperfusion bringt, ist umstritten.

Die *extrakorporalen Verfahren* mit Prinzip, Substanzgruppen sowie möglichen Indikationen und Komplikationen sind zusammengefaßt in Tab. 42.5 dargestellt.

Literatur

1. Amano, I., et al.: The adsorption capacity of microencapsulated beads type activated charcoal derived from petroleum and coconuts activated charcoal and their clinical application. Jinko Zoki 5 (1976) 79
2. Andrade, J.D., et al: Coated adsorbents for direct blood perfusion: HEMA/activated carbon. Trans. Amer. Soc. artif. intern. Org. 17 (1971) 222
3. Chang, T.M.S.: Semipermeable microcapsules. Science 146 (1964) 542
4. Chang, T.M.S., N. Malace: The development and first clinical use of semipermeable microcapsules (artificial cells) as a compact artificial kidney. Trans. Amer. Soc. artif. intern. Org. 16 (1970) 141
5. Chang, T.M.S.: Coated charcoal hemoperfusion. Life Support Syst. 2 (1984) 99
6. Eichelbaum, M.: Elimination von Fremdstoffen aus dem Organismus bei Intoxikationen. In Kleinberger, E.G. et al: Aktuelle Intensivmedizin 1, Schattauer, Stuttgart 1984
7. Forth, W., et al.: Pharmakologie und Toxikologie. Wissenschaftsverlag, Mannheim 1992
8. Gazzard, B., et al.: Polymer coating of activated charcoal and its effects on biocompatibility and paracetamol binding. Clin. Sci. molec. Med. 47 (1974) 97
9. Gelfand, M.D., F.J. Winchester: Hemoperfusion in drug overdosage: a technique when conservative management is not sufficient. Clin. Toxicol. 17 (1980) 583
10. Hayden, J.W., E.G. Cornstock: Use of activated charcoal in acute poisoning. Clin. Toxicol. 8 (1975) 515
11. Holt, L.E., P.H. Holz: The black bottle. J. Pediat. 63 (1963) 306
12. Krummernerl, T., et al.: Neuere Methoden der apparativen extrakorporalen Detoxifikation. Med. Welt 36 (1986) 704
13. Levowitz, B., et al.: Biologic compatibility and applications of hydron. Trans. Amer. Soc. artif. intern. Org. 14 (1986) 82
14. Lohmann, J.G.: Klinische und experimentelle Untersuchungen zu akuten exogenen Intoxikationen. Habilitationsschrift, Münster 1984 (S. 73).
15. Nakabayashi, N., et al.: Coating of activated spherical carbon with poly-HEMA for direct hemoperfusion. Jinko Zoki 5, Suppl. (1976) 119
16. Nakabayashi, N., et al.: Encapsulation of spherical activated charcoals with poly-HEMA for direct hemoperfusion. Kobunschi Ronbushu 36 (1979) 279
17. Nakashima, R., K. Takakura: Hemoperfusion adsorbent using bead active carbon coated with HEMA-based polymer. 7th Symposium of Biomedical Polymers. Society of Polymer Science, Tokyo 1977
18. Picchioni, A.L., et al.: Activated charcoal preparations. Relative antidotal efficiency. Clin. Toxicol. 7 (1974) 97
19. Raja, R.M.: Hemoperfusion for drug intoxication. In update. Int. J. artif. Org. 9 (1986) 319
20. Rohm, Haas: Zusammenfassendes Merkblatt Amberlite Polymerische Adsorbenzien. Frankfurt/M. o.J.
21. Vale, J.A., T.J. Meredith: Poisoning. Diagnosis and treatment. Update Books, London 1981
22. Viccellio, P.: Handbook of Medical Toxicology. Library of Congress Catalog-in-Publication Data, USA 1993
23. Wirth, K.E., C. Gloxhuber: Toxikologie, 5. Aufl. Thieme, Stuttgart 1995
24. Yatzidis, H.: A convenient haemoperfusion microapparature over charcoal for the treatment of endogenous and exogenous intoxications. Its use as an effective artificial kidney. Proc. Europ. Dialys. Transplant. Ass. 1 (1964) 83
25. Yatzidis, H., et al.: Treatment of severe barbiturate poisoning. Lancet 1965/II, 216

43 Sicherheitsanforderungen für Dialysegeräte

M. Wagner

Einleitung

Die Zahl der in der Medizin angewandten Geräte und Anlagen steigt ständig. Einzelgeräte werden zu komplexen Untersuchungseinrichtungen integriert und neue Untersuchungsverfahren eingeführt, die die Aufgaben haben, Diagnose und Therapie zu verbessern. Dieser Beitrag soll das Verständnis für die Sicherheitsphilosophie und Sicherheitstechnik wecken.

Da die erhöhten Anforderungen an die elektrische Installation in medizinisch genutzten Räumen hauptsächlich auf die Anwendung netzbetriebener medizinischer Geräte am Patienten zurückzuführen sind, muß natürlich die Gerätesicherheit mit eingeschlossen werden.

Im Rahmen ihrer Verantwortung für die Sicherheit hat es die Bundesregierung für notwendig gehalten, gesetzliche Festlegungen für medizinisch-technische Geräte zu treffen. Diese sind für den hier angesprochenen Bereich im Gerätesicherheitsgesetz (GSG) und in der daraus resultierenden Medizingeräteverordnung (MedGV) enthalten. Als Folge des EU-Binnenmarktes wurde am 14.06.1993 vom EG-Rat eine Richtlinie über Medizinprodukte erlassen. Die nationale Umsetzung dieser Richtlinie erfolgte mit dem Medizinproduktegesetz (MPG). Die notwendige Betreiberverordnung liegt z.Z. als Entwurf vor; somit hat bis zu deren Verabschiedung die Medizingeräteverordnung Gültigkeit.

Sicherheit als relativer Begriff

In der Vornorm DIN 31004 Teil 1, „Begriffe der Sicherheitstechnik", heißt es: „Da es in der Technik wie überall im Leben eine absolute Sicherheit im Sinne einer Freiheit von jeglichen Risiken nicht geben kann, besteht die Aufgabe darin, das Risiko bis auf ein vertretbar geringes Maß zu reduzieren." Das Grenzrisiko ist das Größte noch vertretbare Risiko eines bestimmten technischen Vorganges oder Zustandes. Es läßt sich im allgemeinen nicht quantitativ erfassen und wird meist indirekt durch sicherheitstechnische Festlegungen beschrieben.

Damit ergibt sich die Aufgabe, die sicherheitstechnischen Festlegungen in allgemein anerkannte Regeln der Technik niederzulegen (DIN, VDE = Verband Deutscher Elektroingenieure, usw.).

Sicherheit ist nur zu erzielen, wenn

- das Gerät sicher ist,
- die Installation, an der das Gerät betrieben wird, sicher ist und
- die Anwendung sachgerecht vorgenommen wird.

Der Betreiber von Medizingeräten ist für die Einhaltung der einschlägigen Gesetze und Verordnungen und der ihnen zugrundeliegenden Regeln der Technik verantwortlich. Er hat die erforderlichen Maßnahmen zu treffen, um einen sicheren Betrieb seiner Geräte und Anlagen zu gewährleisten, damit Patienten, Anwender oder Dritte nicht gefährdet werden.

Versäumnisse dieser Verpflichtungen haben natürlich Konsequenzen. Es stellt sich beispielsweise als erstes die Frage nach der Verantwortlichkeit.

Hiermit soll natürlich nicht die Furcht vor der Verantwortung geschürt werden, sondern im Gegenteil gezeigt werden: Wer seine Pflichten gewissenhaft erfüllt, hat keine Strafen oder Schadenersatzansprüche zu gewärtigen. Er leistet der Sache, aber auch sich selbst damit den besten Dienst.

Medizinproduktegesetz (MPG)

Das MPG gilt für technische Produkte, die in der Medizin zur Anwendung kommen und für Menschen bestimmt sind - sog. Medizinprodukte. Die Anforderungen für diese Produkte waren bisher in verschiedensten Rechtsbereichen unter meist nicht für Medizinprodukte spezifischen Gesichtspunkten (welches oft zu Schwierigkeiten führte) geregelt, wie z.B. Gesundheitsschutz, Gerätesicherheit, Meßsicherheit. Zum Teil gab es auch Doppelregelungen (z.B. Arzneimittelgesetz/Medizingeräteverordnung, Medizingeräteverordnung/Röntgenverordnung). Ein Großteil des MPG basiert auf EG-Recht.

Das MPG richtet sich im wesentlichen an Hersteller und Betreiber von Medizinprodukten mit dem Ziel, eine hohe Produktsicherheit zu verwirklichen. Dieses Ziel konzentriert sich auf die Forderungen, daß das Medizinprodukt medizinisch und technisch unbedenklich (Nutzen-Risiko-Abwägung) ist, der medizinische Zweck, den das Medizinprodukt nach den Angaben des Herstellers besitzen soll, durch ihn zu belegen ist und daß das Medizinprodukt die erforderliche Qualität aufweist. Die Schutzregelungen beziehen den Patienten, Anwender und Dritte ein.

Ein wesentlicher Grund für die Neuregelung dieses Rechtsbereiches ist die Harmonisierung auf diesem Gebiet innerhalb des „gemeinsamen Europäischen Binnenmarktes".

Mit dem MPG werden die Richtlinie über aktiv implantierbare medizinische Geräte und die Richtlinie über Medizinprodukte in deutsches Recht umgesetzt. Sobald die entsprechende Rechtsetzung der EG abgeschlossen ist, wird auch die Richtlinie über In-vitro-Diagnostika mit dem MPG in deutsches Recht überführt.

Mit der Übernahme der EG-Richtlinie ändern sich die Sicherheitsphilosophie für medizinisch-technische Geräte und der entsprechende Nachweis grundlegend. Während die Medizingeräteverordnung im Kern von einem gleitenden Verweis auf die allgemein anerkannten Regeln der Technik in Verbindung mit einem einmaligen Sicherheitsnachweis im Rahmen beispielsweise einer Bauartprüfung ausging, erfolgt nun die Festlegung der Schutzziele im Rahmen der rechtlich vorgegebenen grundlegenden Anforderungen mit dem Sicherheitsnachweis für jedes einzelne Produkt durch den Hersteller im Rahmen der sog. Konformitätsbewertung.

Die Konformität mit den grundlegenden Anforderungen der entsprechenden EG-Richtlinie wird vom Hersteller festgestellt und durch die Anbringung der CE-Kennzeichnung am Produkt dokumentiert. Die Bewertung und der Nachweis erfolgen mit Hilfe von Qualitätssicherungs- und Produktzulassungsverfahren. Produkte mit CE-Kennzeichnung sind dann in allen EG-Mitgliedstaaten zum freien Warenverkehr zugelassen.

Neben der Umsetzung des europäischen Rechts in nationales Recht sind zusätzliche Regelungen als gesonderte nationale Vorschriften aufgenommen worden. So können medizinisch-technische Geräte der Gruppen 1, 3 und 4 nach §2 Medizingeräteverordnung – also auch Laborgeräte –, entsprechend einer Übergangsregel, noch bis zum 13.06.1998 nach den Vorschriften der Medizingeräteverordnung neben dem EG-Recht in den Verkehr gebracht werden. Vorschriften für das Errichten, Betreiben und Anwenden – in Analogie zu den bereits bestehenden Betreibervorschriften der Medizingeräteverordnung – haben das Ziel der Qualitätssicherung von Medizinprodukten und deren medizinischer Anwendung.

Bereits in den Verkehr gebrachte medizinisch-technische Geräte dürfen – aus Gründen der Rechtssicherheit – auch über diesen Zeitpunkt hinaus nach den Vorschriften der Medizingeräteverordnung weiter betrieben werden. Dieser Sachverhalt ist jedoch nicht im MPG konkretisiert, sondern bleibt vielmehr einer Rechtsverordnung nach den §§22 und 23 MPG vorbehalten. Inwieweit dabei die Anforderungen der Medizingeräteverordnung vorzeitig außer Kraft gesetzt werden und durch vergleichbare Anforderungen einer neuen Betreibervorschrift zum MPG ersetzt werden, ist in diesem Zusammenhang lediglich von formaler Bedeutung. Inhaltlich wird sich dabei wohl keine wesentliche Änderung ergeben.

Anforderungen an den Betrieb von Dialysegeräten

Verfahren zur Hämodialyse, Hämofiltration, Hämodiafiltration, Bicarbonatdialyse und CAPD (kontinuierliche ambulante Peritonealdialyse) erfordern systembedingt speziell auf das Verfahren ausgerichtete Maschinen. Steigende Patientenzahlen und die damit verbundene Erhöhung der Gerätezahlen sowie veränderte Behandlungsverfahren führen zu einer ungewollten Typenvielfalt.

Der notwendige Kenntnisstand der Anwender derartiger Geräte wird durch die Konstruktion und die zu verarbeitenden Medien in den Maschinen wesentlich beeinflußt.

Schulungs- und Einweisungspflichten

Eine sachgerechte Schulung und Einweisung der Anwender bekommt hierdurch eine noch größere Bedeutung.

Zu den Schulungs- und Einweisungspflichten der Anwender gehört im wesentlichen die Schaffung und Aufrechterhaltung (Schulungswiederholungen) eines angemessenen Ausbildungsniveaus (Allgemeine Anforderungen nach §6 MedGV, Einweisung des Personals nach §10 MedGV), z. B. in Form eines Lernzielkataloges. Dieser Katalog muß alle Zielgruppen und die entsprechenden Inhalte erfassen z. B.:

- *ärztliches Personal:*
  Indikation zum Einsatz, Kontraindikation, Wahl des Verfahrens, Einstellung des Gerätes, Gefahren bei der Anwendung,
- *Schwester/Pfleger:*
  Einstellung des Gerätes, Funktionskontrolle, Gefahren bei der Anwendung, Gerätepflege, Hygienemaßnahmen;
- *Medizintechniker:*
  Geräteaufbau, Gerätefunktion, Geräteinstandhaltung, Geräteumgebung.

Erst bei der Erfüllung dieser oder entsprechender Maßnahmen kann von einer erhöhten Anwendersicherheit im Sinne der Qualitätssicherung die Rede sein.

Sicherheitsstechnische Kontrollen und Zubehör

Dialysegeräte und weitere Zusatzgeräte wie Infusionsspritzenpumpen sind der Gruppe 1 der MedGV zugeordnet und unterliegen damit der höchsten Anforderungsstufe. Sicherheitstechnische Kontrollen und Wartungen sind Leistungen, die im Umfang und Aufwand durch den Gesetzgeber und Hersteller vorgegeben werden.

Qualitätsgerecht durchgeführte sicherheitstechnische Kontrollen dienen nicht nur der Erfüllung der gesetzlichen Verpflichtungen, sondern sind darüber hinaus auch eine wichtige Maßnahme im Sinne der vorbeugenden Instandhaltung und somit zum wirtschaftlichen Betrieb der Geräte.

Eine weitere Konsequenz beim Betrieb von Dialysegeräten ergibt sich aus der Einbeziehung von Zubehör, Verschleißteilen und Einmalartikeln in die Bauartprüfung und die Bauartzulassung.

Der Gesetzgeber hat hierzu folgendes festgelegt:

- Die Bauartprüfung und die Bauartzulassung erstrecken sich auf das verwendungsfertige Gerät. Dazu gehören Zubehör, Verschleißteile und Einmalartikel.
- In die Bauartzulassung ist folgende Auflage aufzunehmen: „Der Hersteller ist verpflichtet, in die Gebrauchsanweisung den Hinweis für den Betreiber aufzunehmen, daß das Gerät nur mit Zubehör, Verschleißteilen und Einmalartikeln verwendet werden darf, deren sicherheitstechnisch unbedenkliche Verwendungsfähigkeit durch eine für die Prüfung des verwendungsfertigen Gerätes zugelassenen Prüfstelle nachgewiesen ist."

– In die Bauartzulassung ist folgender Hinweis aufzunehmen:
„Jede beabsichtigte Änderung der zugelassenen Bauart ist der Zulassungsbehörde anzuzeigen."
– Altgeräte im Sinne des § 28 MedGV sind von dieser Verfahrensweise nicht betroffen.

Betreibervorschriften nach der Medizingeräteverordnung

Die Betreibervorschriften lassen sich wie folgt auflisten:

– Einhaltung der Vorschriften der MedGV, der allgemein anerkannten Regeln der Technik sowie der Arbeitsschutz- und Unfallverhütungsvorschriften beim Errichten und Betreiben von medizinisch-technischen Geräten der Gruppen 1, 3 und 4 (§ 6, Abs. 1, MedGV),
– Führung eines Bestandsverzeichnisses für Geräte der Gruppen 1 und 3 (§ 12 MedGV) und eines Gerätebuches für Geräte der Gruppe 1 (§ 13 MedGV),
– ordnungsgemäße Aufbewahrung der Gebrauchsanweisungen und Gerätebücher (§ 14 MedGV),
– Prüfung des Vorliegens der Bauartzulassung oder Prüfbescheinigung (§ 6, Abs. 2, MedGV),
– Durchführung einer Funktionsprüfung durch den Hersteller oder Lieferanten vor Inbetriebnahme von Geräten der Gruppe 1 (§ 9, Abs. 1, MedGV),
– Einweisung des Geräteverantwortlichen durch den Hersteller oder Lieferanten vor Inbetriebnahme von Geräten der Gruppe 1 (§ 9, Abs. 2, MedGV),
– Auswahl und Einsatz von ausgebildeten bzw. sachkundigem Personal (§ 6, Abs. 3, MedGV),
– Funktionsprüfung vor der Anwendung von Geräten der Gruppen 1, 3 oder 4 (§ 6, Abs. 4, MedGV),
– Einweisung des Personals durch geeignete Personen (§ 10 MedGV),
– Prüfung von „Altgeräten", die am 3.10.1990 bereits und noch bis zum 31.12.1994 betrieben wurden (§ 28, Abs. 2, MedGV),
– Beauftragung von qualifizierten Personen zur Durchführung von sicherheitstechnischen Kontrollen an Geräten der Gruppe 1 (§ 11 MedGV),
– Unterrichtung der zuständigen Behörde bei Feststellung von Mängeln, durch die Patienten, Beschäftigte oder Dritte gefährdet werden können (§ 11 MedGV),
– Veranlassung der Prüfung nach den Arbeitsschutz- und Unfallverhütungsvorschriften gemäß Vorschrift zur Unfallverhütung der Berufsgenossenschaft VBG 4 bei Geräten der Gruppe 3,
– Unfall- und Schadensanzeige an die zuständige Behörde bei Funktionsausfällen oder -störungen an Geräten der Gruppen 1 und 3, die zu einem Personenschaden geführt haben (§ 15 MedGV),
– Stillegung bzw. Betriebsverbot von Geräten mit gefährlichen Mängeln (§ 6, Abs. 1, MedGV).

Sicherheitstechnische Anforderungen an medizinisch genutzte Räume

Elektrische Anlagen in medizinisch genutzten Räumen unterliegen außergewöhnlichen Anforderungen, weil Leben oder Gesundheit des Patienten bereits gefährdet werden können, wenn sehr kleine Ströme durch seinen Körper fließen oder wenn lebenserhaltende Geräte, mit denen untersucht, überwacht oder behandelt wird, ausfallen. Bei der Festlegung der sicherheitstechnischen Anforderungen ist zu berücksichtigen, daß Patienten fest mit Teilen elektromedizinischer Geräte verbunden sein können, ihr Hautwiderstand anwendungsbedingt durchbrochen sein kann, ihr Abwehrvermögen bei Analgesie herabgesetzt oder bei Anästhesie ausgeschaltet ist und bei Anwendungen von Geräteteilen im oder am Herzen wegen der hohen Stromempfindlichkeit des Herzmuskels eine besondere Gefährdung gegeben ist.

Um einen möglichst weitgehenden Schutz des Patienten vor elektrischen Gefahren zu gewährleisten, sind zusätzliche Schutzmaßnahmen bei der Installation der medizinisch genutzten Räume erforderlich. Da Art und Umfang dieser Gefahren von den angewandten Untersuchungs- und Behandlungsmethoden abhängen, muß der Betreiber (bei der Planung) die bestimmungsgemäße Nutzung der Räume, die „Raumart", festlegen und der Errichter der elektrischen Anlage die Anforderungen der entsprechenden „Anwendungsgruppe" berücksichtigen.

Medizinisch genutzte Räume werden in DIN VDE 0107 zum Schutz gegen Gefahren im Fehlerfall und für die zu ergreifenden notwendigen Maßnahmen in die Anwendungsgruppen 0, 1 und 2 eingeteilt. Notwendige Prüfungen dienen dem Nachweis, daß die Ausführung der Anlage auch mit den Festlegungen nach DIN VDE 0107 übereinstimmt.

Nach DIN VDE 0107, 11.89 – Starkstromanlagen in Krankenhäusern und medizinisch genutzten Räumen außerhalb von Krankenhäusern – sind Dialyseräume der Anwendungsgruppe 1 zugeordnet.

Das bedeutet, daß bei Auftreten eines 1. Körperschlusses oder Ausfall der allgemeinen Stromversorgung eine Abschaltung des/der Dialysegeräte/s erfolgt. Diese Abschaltung kann hingenommen werden, wenn hierdurch keine Patienten gefährdet werden. Bei dieser Anwendungsgruppe 1 kann die Behandlung abgebrochen und wiederholt werden.

Die Zuordnung von bestimmten Räumlichkeiten (hier: Dialyseräume) zu den Anwendungsgruppen ergibt sich aus der Art ihrer vorgesehenen medizinischen Nutzung und medizinischen Einrichtungen.

Zu deren Klärung müssen folgende Fragen beantwortet werden:

– Ist bei allen Patienten eine gefahrlose Unterbrechung der Behandlung möglich?
– Wie werden die Patienten bei einem längeren Netzausfall weiterversorgt?
– Gibt es Ausweichmöglichkeiten für eine Weiterbehandlung?
– Kann die Warteschlange nach Wiederinbetriebnahme problemlos abgebaut werden?

Diese Fragen müssen u.a. innerhalb der Aufgabenstellung einer Dialyseeinheit beantwortet werden.

Die Verneinung der Fragen kann als Ergebnis auch die Einstufung bestimmter Dialyseeinheiten in die Anwendungsgruppe 2 zur Folge haben.

Dann ist sichergestellt, daß die Dialysegeräte bei Auftreten eines ersten Körperschlusses diesen rechtzeitig signalisieren (Isolationsüberwachungsgerät, Grenzwert 50 Kiloohm) und bei Ausfall der allgemeinen Stromversorgung über eine Notstromversorgung weiterbetrieben werden können.

Die Behandlung der Patienten kann hierdurch problemlos weitergeführt werden.

Mit Geräten der Heimdialyse können Patienten in der eigenen Wohnung einer Behandlung unterzogen werden. Wohnräume sind jedoch keine medizinisch genutzten Räume, auch dann nicht, wenn in einem solchen Raum ein Dialysegerät aufgestellt wird.

Die elektrische Installation eines Wohnraumes entspricht jedenfalls nicht den Anforderungen, die an Dialyseräume gestellt werden. In vielen Wohnungen wird als Schutzmaßnahme noch die Nullung ohne eigenen Schutzleiter, die sog. klassische Nullung, angewendet, die auch bei kleinen Leiterquerschnitten bis 1970 zulässig war.

Auf Wunsch des Kuratoriums für Heimdialyse e.V. wurden deshalb in der neuen Norm DIN VDE 0107 Festlegungen über die Versorgung von Heimdialysegeräten aufgenommen. Sie dienen in erster Linie dem Schutz der Patienten gegen gefährliche Körperströme bei Verwendung von Hämodialysegeräten, weil bei diesen der Patient wegen des leitfähigen Flüssigkeitskreislaufes nicht vom Gerät und der Wasserinstallation elektrisch getrennt werden kann. Bei Heimdialyse mit Peritonealdialysegeräten ist die Stromgefährdung vergleichsweise gering, weil der Patient im Anwendungsfall keine leitfähige Verbindung zum Gerät besitzt. Die Festlegungen gelten deshalb nur für die Versorgung von Hämodialysegeräten. Stromkreise, bei denen der Patient bestimmungsgemäß nicht elektrisch leitend mit dem Gerät verbunden ist, benötigen nur eine Fehlerstrom-Schutzeinrichtung mit einem Nennfehlerstrom von höchstens 0,03 A.

Zur Versorgung von Hämodialysegeräten stehen zwei Möglichkeiten zur Verfügung:

- Anschluß an einen eigenen Stromkreis mit Fehlerstrom-Schutzeinrichtungen,
- Anschluß über eine Einrichtung mit Trenntransformator.

Anforderungen an raumlufttechnische Anlagen

Eine raumlufttechnische (RLT) Anlage ist nach DIN 1946, Teil 4, für diese Räumlichkeiten nicht zwingend vorgeschrieben.

Hier werden u. a. Räume für die Intensivmedizin angeführt, welche mit einer RLT-Anlage auszurüsten sind.

Dies ist von Bedeutung, wenn Dialysegeräte in Intensiveinheiten eingesetzt werden.

Bei der Versorgung von Patienten, von denen Infektionen ausgehen können, ist durch eine RLT-Anlage die Forderung nach einer leichten Unterdruckhaltung in diesen Räumlichkeiten einzuhalten. Hier steht der Betreiber vor der Entscheidung, entsprechend der Aufgabenstellung dieser Einheit eine RLT-Anlage vorzusehen.

Das Vorhandensein einer RLT-Anlage ist sicher für viele der zu versorgenden Patienten eine Erleichterung während der Behandlung und ist letztendlich auch von den finanziellen Möglichkeiten des Betreibers abhängig.

Anforderungen an den Brandschutz

Beim Brandschutz sind die „Anforderungen in der Krankenhausbauverordnung, Richtlinie über Anlagen, Bau, Betrieb und Einrichtung von Krankenhäuser" festgeschrieben.

Zu Flucht- und Rettungswegen:

- Ist eine ausreichende Notbeleuchtung vorhanden?
- Gehen alle Türen in Fluchtrichtung auf?
- Sind alle Türen in Fluchtwegen mit Panikverschlüssen ausgerüstet?
- Ist in jedem Fall ein zweiter Fluchtweg vorhanden?
- Gibt es einen Brandschutzausgang, eine Betriebsanweisung, Einsatz- und Evakuierungspläne?

Ebenso ist ein Feuerlöscher (Pulverlöscher mit ABC-Löschpulver, 12 kg) für eine Arbeitsfläche bis 50 m^2 vorzusehen. Zwei derartige Löscher sind ausreichend für 150 m^2 Grundfläche.

Anforderungen an Wasseraufbereitungsanlagen

Zur Durchführung der Hämodialyse wird Permeat von konstanter Qualität benötigt. Erzeugt wird diese Wasserqualität überwiegend mit Umkehrosmoseanlagen. Die ausgereifte Technik derartiger Anlagen mit kontinuierlicher Kontrolle der wichtigen Parameter (Leitwert, Durchflußmenge, Druck) ersetzt nicht die täglich notwendige optische und akustische Überprüfung.

Mit der signaltechnischen Sicherheit ist in der Regel eine frühzeitige Alarmierung gegeben. Die akustische Auswirkung z.B. des Defekts eines Lagers einer Hochdruckpumpe oder sonstige von der Normalität abweichende Geräusche können nicht über elektromechanische Geber erfaßt werden. Um der Sorgfaltspflicht gerecht zu werden, sind tägliche Kontrollgänge notwendig.

Die im Trinkwasser vorhandenen molekularen Verbindungen einschließlich möglicher Keime werden an der semipermeablen Membran der Umkehrosmose zurückgehalten. Systembedingt muß in zeitlichen, frischwasserabhängigen Abständen eine chemische Reinigung der Anlage durchgeführt werden.

Eine häufige Desinfektion der verlegten Ringleitung ist nach den bisherigen praktischen Erfahrungen nicht gegeben. Wenn allerdings mit desinfizierenden Mitteln gearbeitet wird, ist die genaue Kontrolle einer jeden Entnahmestelle erforderlich.

Anforderungen an die zentrale Konzentrataufbereitung

Behälter, Pumpen und Rohrleitungen sind, wie im Wasseraufbereitungsbereich üblich, über Signalgeber zu überwachen. Soweit nur Säuren zum Einsatz kommen, sind hohe Desinfektionsraten oder Systeme nicht gegeben. Bei Verwendung von Bicarbonat stellt sich das Problem sensibler dar.

Kontrollfunktionen müssen für den technischen Anlagenteil und in der bakteriologischen Überwachung eingerichtet werden.

Anforderungen der Arbeitssicherheit

Der Arbeitgeber hat nach Maßgabe des Arbeitssicherheitsgesetzes (ASIG) Betriebsärzte und Fachkräfte für Arbeitssicherheit zu bestellen. Diese sollen ihn beim Arbeitsschutz und bei der Unfallverhütung in allen Fragen der Arbeitssicherheit einschließlich der menschengerechten Gestaltung der Arbeit unterstützen.

Arbeitssicherheitsingenieure haben insbesondere die Aufgabe,

a) den Arbeitgeber und die sonst für den Arbeitsschutz und die Unfallverhütung verantwortlichen Personen zu beraten, insbesondere bei
   - der Planung, Ausführung und Unterhaltung von Betriebsanlagen und der sozialen und sanitären Einrichtungen,
   - der Beschaffung von technischen Arbeitsmitteln und Einführung von Arbeitsverfahren und Arbeitsstoffen,
   - der Auswahl und Erprobung von Körperschutzmitteln,
   - der Gestaltung der Arbeitsplätze, des Arbeitsablaufes, der Arbeitsumgebung und in sonstigen Fragen der Ergonomie;
b) die Betriebsanlagen und die technischen Arbeitsmittel, insbesondere vor der Inbetriebnahme, und die Arbeitsverfahren, insbesondere von ihrer Einführung, sicherheitstechnisch zu überprüfen;
c) die Durchführung des Arbeitsschutzes und der Unfallverhütung zu beobachten und im Zusammenhang damit
   - die Arbeitsstätten in regelmäßigen Abständen zu begehen und festgestellte Mängel dem Arbeitgeber oder den sonst für den Arbeitsschutz und die Unfallverhütung verantwortlichen Personen mitzuteilen, Maßnahmen zur Beseitigung dieser Mängel vorzuschlagen und auf deren Durchführung hinzuwirken,
   - auf die Benutzung der Körperschutzmittel zu achten,
   - Ursachen von Arbeitsunfällen zu untersuchen, die Untersuchungsergebnisse zu erfassen und anzuwenden und dem Arbeitgeber Maßnahmen zur Verhütung dieser Arbeitsunfälle vorzuschlagen;
d) darauf hinzuwirken, daß sich alle im Betrieb Beschäftigten den Anforderungen des Arbeitsschutzes und der Unfallverhütung entsprechend verhalten, insbesondere sie über die Unfall- und Gesundheitsgefahren, denen sie bei der Arbeit ausgesetzt sind, sowie über die Einrichtungen und Maßnahmen zur Abwendung dieser Gefahren zu belehren und bei der Schulung der Sicherheitsbeauftragten mitzuwirken.

Qualitätssicherung und Betreiberverpflichtungen

Die Verpflichtung zur „Sicherung der Qualität der Leistungserbringung" wurde im Gesundheitsreformgesetz und im Gesundheitsstrukturgesetz in den Paragraphen 115 b und 135 – 139 Sozialgesetzbuch V festgeschrieben.

Die medizinischen Leistungen können in vielen Fällen nur unter Anwendung von Medizinprodukten in entsprechenden Umgebungs- und unter bestimmten Versorgungsbedingungen erbracht werden.

Bei der Erfüllung der beschriebenen Betreiberverpflichtung ist bereits ein Teil der Qualitätssicherungsmaßnahmen als erfüllt zu betrachten.

Literatur

1 Becker, H., H. Hoffmann, E. Pointier: Starkstromanlagen in Krankenhäusern und in anderen medizinischen Einrichtungen. VDE-Verlag, Berlin 1991
2 Schorn, G.: Medizinproduktegesetz. Wissenschaftliche Verlagsgesellschaft, Stuttgart 1994
3 Wagner, M.: Qualitätssicherungsmaßnahmen beim Betrieb von Dialysegeräten. Dialysezentrum, Ulm 1993

44 Hygiene (Geräte und Räume) und Entsorgung

F. F. Becker, W. Brosinsky und W. Schoeppe

Notwendigkeit hygienischer Maßnahmen

Viele Maßnahmen, die vorbeugend zur Gesunderhaltung des Menschen beitragen, dienen der Hygiene. Unter Anwendung der Definition von „Gesundheit" der Weltgesundheitsorganisation (WHO) (= Zustand des vollkommenen körperlichen, geistigen und sozialen Wohlbefindens) gliedert sich der moderne Hygienebegriff in Sozialhygiene, Psychohygiene, medizinische Hygiene und Umwelthygiene (1). Auf medizinische Hygiene und Umwelthygiene in Einrichtungen zur Dialysebehandlung wird im folgenden eingegangen.

In Krankenhäusern und Dialysezentren ist die medizinische Hygiene ein unverzichtbares, zwingend notwendiges Muß. Sie dient sowohl dem Schutz der Patienten als auch dem hier tätigen Personal. Allerdings verlangt der Patientenschutz, nicht nur aus haftungsrechtlichen Gründen, besondere Beachtung:

- Gerade der Dialysepatient verfügt nur über eingeschränkte Fähigkeiten zur Infektionsabwehr.
- Im Gegensatz zum medizinischen Personal ist der Dialysepatient passiv den Infektionsgefahren in der Behandlungseinheit ausgeliefert. Er muß sich auf unser sorgfältiges und diszipliniertes Hygieneverhalten verlassen können.
- Noch immer müssen die meisten Dialysepatienten regelmäßig über einige Jahre die Behandlungseinrichtungen aufsuchen. Damit vergrößert sich das Risiko zum Erwerb einer sog. nosokomialen – im Krankenhaus erworbenen – Infektion. Ursache hierfür ist u.a. die Selektion von z.B. antibiotika- und/oder desinfektionsmittelresistenten „Hauskeimen" (10).

Hygienegerechtes Verhalten in der Humanmedizin dient der Gesunderhaltung, der Herstellung der Gesundheit und der Stärkung der Abwehrkräfte der Menschen. Damit ist es eine der Säulen im medizinischen Berufsbild. Weil Gesundheit untrennbar mit einer intakten Umwelt verknüpft ist, sollte es in der medizinischen Berufsauffassung eine Selbstverständlichkeit sein, der Umwelthygiene, d.h. auch dem Umweltschutz, Rechnung zu tragen. Umwelthygienisches Bewußtsein läßt sich u.a. am Einkaufsverhalten und an den Desinfektions- und den Entsorgungspraktiken ablesen. Medizinischhygienisches und umwelthygienisches Verhalten schließen sich gegenseitig nicht aus. Dabei ist zu bedenken, daß Begriffe wie „umweltneutral" oder „umweltfreundlich" verbaler Nonsens sind. Wir können bestenfalls „umweltschonend" oder „umweltverträglich" handeln.

Zum Begriff der Desinfektion

Zu unterscheiden ist zwischen Reinigung, Desinfektion und Sterilisation. Alle drei Verfahren sind von keimreduzierender Wirkung. Allerdings stehen bei der Reinigung optische und werterhaltende Aspekte im Vordergrund. Im Zusammenhang mit der Desinfektion sind Reinigungsmaßnahmen häufig wichtige vorbereitende Tätigkeiten, um überhaupt eine effektive Desinfektionswirkung zu gewährleisten. Je nach Problemstellung kann es aber auch notwendig sein, daß die Desinfektion der Reinigung voranzustellen und ggf. anschließend nochmals zu desinfizieren ist (2).

Die Desinfektion hat das Ziel, ein Objekt (z.B. Haut, Wasser, Flächen oder Gegenstände) aus dem Zustand der Infektiosität in den der Nichtinfektiosität zu versetzen, d.h., es sollen nur die Mikroorganismen abgetötet bzw. inaktiviert werden, die als potentielle oder obligate Infektionserreger anzusehen sind (qualitatives Kriterium). Dabei ist es ausreichend, wenn die Keimzahl so weit gesenkt wird, daß die infektiöse Dosis unterschritten wird (quantitatives Kriterium).

Ob ein Desinfektionsmittel oder -verfahren geeignet ist, wird mit Hilfe spezieller Prüfverfahren ermittelt.

Das quantitative Kriterium der Desinfektionswirkung ist erfüllt, wenn für das Mittel bzw. Verfahren gegenüber Bakterien und Pilzen ein Reduktionsfaktor Rf von 5, gegenüber Viren ein Rf von 4 nachgewiesen wurde. D.h., wenn 99,999% bzw. 99,99% der bei der Testmethode verwendeten Prüforganismen abgetötet bzw. inaktiviert wurden (18, 19). Mathematisch ist Rf wie folgt definiert:

$$Rf = \log_{10} \cdot \frac{\text{Keimzahl/ml vor der Desinfektion}}{\text{Keimzahl/ml nach der Desinfektion}}$$

Das qualitative Kriterium der Desinfektionswirkung ist in verschiedene Wirkungsbereiche untergliedert (3).

Wirkungsbereich A: zur Abtötung von vegetativen bakteriellen Keimen einschließlich Mykobakterien sowie von Pilzen einschließlich von deren Sporen geeignet;

Wirkungsbereich B: zur Inaktivierung von Viren geeignet;

Wirkungsbereich C: zur Abtötung von Sporen des Erregers des Milzbrandes geeignet;

Wirkungsbereich D: zur Abtötung von Sporen der Erreger von Gasödem und Wundstarrkrampf geeignet (zur Abtötung dieser Sporen müssen Sterilisationsverfahren angewendet werden).

Zur Anwendung kommen sollten nur solche Desinfektionsmittel, die hinsichtlich ihrer Wirksamkeit erfolgreich gutachterlich überprüft wurden. Als wirksam sind die Mittel bzw. Verfahren zu bezeichnen, welche entweder in der gültigen „Liste der vom Bundesgesundheitsamt geprüften und anerkannten Desinfektionsmittel und -verfahren" (BGA-Liste) oder der „Desinfektionsmittelliste der Deutschen Gesellschaft für Hygiene und Mikrobiologie" (DGHM-Liste) aufgeführt sind (3, 7).

Die Anwendung der DGHM-Liste wird leider dadurch erschwert, daß sie für die einzelnen Artikel keine Hinweise zum jeweiligen Wirkungsbereich enthält. Für die Dialysepraxis erschwerend kommt hinzu, daß zwar beide Listen Hinweise u. a. zu den Anwendungsbereichen Hände-, Flächen-, Instrumenten- und Wäschedesinfektion enthalten. Es fehlen aber Angaben, welche Mittel bzw. Verfahren für die Desinfektion des flüssigkeitsführenden Teils von Hämodialysegeräten geeignet sind. Daher sollten Desinfektionsmittel oder -verfahren, die für diesen Anwendungsfall benötigt werden, geltenden Prüfkriterien genügen.

Zur Durchführung der Desinfektion sind 6 Grundregeln (2, 8, 18, 19) zu beachten:

- Verwendung bzw. Anwendung gutachterlich geprüfter Mittel bzw. Verfahren (Listung, evtl. Einzelgutachten),
- Ausschließlichkeit des Anwendungsverfahrens (z.B. dürfen Händedesinfektionsmittel nur zur Desinfektion der Hände angewendet werden),
- genaue Einstellung der geforderten Anwendungskonzentration,
- Einhaltung der geforderten Einwirkzeit bei ggf. vorgegebener Temperatur,
- Anwendung der vorgegebenen Arbeitstechnik (z.B. einreiben, scheuern, einlegen, durchspülen),
- Verbot des Mischens mit anderen Desinfektionsmitteln oder mit Reinigern.

Hygienische Probleme in zentralen Anlagen zur Versorgung mit Dialysierflüssigkeiten (Permeat und Bicarbonatkonzentrat)

In den zentralen Versorgungsleitungen für Permeat und Bicarbonatkonzentrat eines Dialysezentrums stellen Verkeimungen und die dadurch verursachte Bildung von Endotoxinen ein nicht zu unterschätzendes Problem dar. Längst ist bekannt, daß selbst das extrem nährstoffarme Permeat gute Vermehrungsbedingungen vor allem für gramnegative Stäbchenbakterien wie z.B. Pseudomonaden bietet.

Ursachen der Verkeimung

Hinsichtlich der Verkeimung der Permeatversorgungsleitung sind im wesentlichen folgende Ursachen zu nennen:

- Verlegung der Versorgungsleitung ganz oder teilweise als Stichleitung,
- Reparaturarbeiten an der Versorgungsleitung mit Öffnung des Systems,
- lange Standzeiten, d.h. mangelhafte Spülung,
- mikrobielle Durchlässigkeit einer schadhaften Umkehrosmosemembran (z.B. durch Chlor verursacht), was allerdings anhand einer erhöhten Leitfähigkeit zu bemerken ist,
- retrograde, von der Anschlußkupplung bzw. dem Hämodialysegerät rückwirkende Verkeimung.

Mögliche Ursachen einer Verkeimung der zentralen Bicarbonatversorgungsleitung können sein:

- Verlegung als Stichleitung (besser ist es, die Leitung im Ringschluß, jedoch nicht über den Versorgungstank zu führen),
- mikrobiell vorbelasteter Bicarbonatkonzentrattank,
- fehlende bzw. defekte UV-Desinfektionskammer (hinter dem Tank),
- Lage der Entgasungsbehälter hinter der UV-Kammer,
- Reparaturarbeiten am Leitungssystem (mit deren Eröffnung),
- lange Standzeiten, d.h. mangelhafte Spülung,
- retrograde, von der Anschlußkupplung bzw. dem Hämodialysegerät rückwirkende Verkeimung,
- unsaubere Arbeitsweise beim Abschluß bzw. Anschluß der Versorgungstanks.

Hygienische Qualitätsanforderungen an Dialysierflüssigkeiten

Die Diskussion, welche hygienischen Qualitätsanforderungen an Dialysierflüssigkeiten zu stellen sind, ist z.Z. in vollem Gange. Die vertretenen Anforderungen reichen von steril und endotoxinfrei über die Akzeptanz der bestehenden Grenzwerte bis hin zur deutlichen Heraufsetzung dieser Werte.

Die mikrobiologische Anforderung der Kommission für Krankenhaushygiene und Infektionsprävention des Bundesgesundheitsamtes (jetzt Robert-Koch-Institut [RKI]) lautet:

„Die Gesamtkoloniezahl darf bei einer Bebrütungstemperatur von 36 °C (und einer Bebrütungszeit von zwei Tagen – Anm. der Verfasser) den Richtwert von 100/ml nicht überschreiten. Pseudomonas aeruginosa soll in 100 ml nicht enthalten sein. Mikrobiologische Untersuchungen des aufbereiteten, entmineralisierten Wassers und der Dialysierflüssigkeit haben regelmäßig alle drei bis sechs Monate und nach Eingriffen im Leitungssystem zu erfolgen (13)."

Bemerkenswert an dieser Formulierung ist, daß es dem Anwender überlassen wird zu definieren, worauf sich diese Richtwerte beziehen: auf das aufbereitete, entmineralisierte Wasser (Permeat), auf das Bicarbonatkonzentrat in der Versorgungsleitung bzw. im Vorratsbehältnis oder auf die fertig gemischte Lösung im Dialysegerät vor dem Dialysator? Unseres Erachtens ist letztgenannte Interpretation zulässig. Dies würde jedoch bedeuten, daß im Bicarbonatkonzentrat – wenn es im Dialysegerät im Verhältnis 1:34 gemischt wird – eine Keimzahl von 10^3/ml toleriert wird, wenn die Keimzahl im Permeat $\leq 10^1$/ml beträgt.

Gemäß Deutschem Arzneibuch (DAB) 10 besteht für das Bicarbonatkonzentrat nur dann ein mikrobiologischer Grenzwert, wenn auf dem Vorratsbehälter angegeben ist, daß das Konzentrat steril ist. In diesem Fall muß es den Prüfkriterien des DAB auf Sterilität genügen.

Der Grenzwert für Endotoxine im Bicarbonatkonzentrattank beträgt laut DAB 0,5 IE je Milliliter. Die Frage, ob dieser Grenzwert auch für die zentrale Versorgungsleitung Gültigkeit besitzt, ist u. E. zu verneinen, weil sie technisch und funktionell klar vom Vorratsbehältnis zu unterscheiden ist. Auch hinsichtlich der praktischen Anwendbarkeit dieses Grenzwertes auf das Leitungssystem besteht das Problem, daß entsprechend seiner Funktion ein fließender Austausch der „Rohware" Bicarbonatkonzentrat erfolgt. Die Vorschriften des DAB auf das Bicarbonatkonzentrat in der Leitung anzuwenden hieße auch, daß das Leitungssystem vor jedem Behälterneuanschluß aufbereitet und hygienisch kontrolliert werden müßte. Dies wiederum hätte zur Folge, daß die zentrale Versorgungsleitung erst dann wieder in Betrieb genommen werden dürfte, wenn die hygienischen Untersuchungsbefunde entsprechend einwandfrei sind. Derartige Idealvorstellungen widersprechen schlichtweg den Anforderungen der Praxis. Ebenso wie die Ansauglanzen der Hämodialysegeräte für die Versorgung aus Kanistern ist die zentrale Versorgungsleitung als externes flüssigkeitsführendes Leitungssystem zu sehen.

Probenentnahme und Untersuchungsverfahren

Hinsichtlich der mikrobiologischen Probentnahme, Untersuchung und Befundung von Permeat, Konzentrat oder Dialysierflüssigkeit ist folgende Vorgehensweise einzuhalten (Abb. 44.1):

- Die Probenentnahme muß unter sterilen Bedingungen erfolgen.
- Die Probe muß unmittelbar nach ihrer Entnahme verarbeitet bzw. zum Untersuchungslabor transportiert werden.
- Sofern die Probe nicht unmittelbar zum Untersuchungslabor transportiert werden kann, muß sie zwischenzeitlich im Kühlschrank bei maximal 8 °C aufbewahrt werden.
- Der Transport muß gekühlt erfolgen.
- Das Labor muß darauf hingewiesen werden, daß die Proben sofort verarbeitet werden müssen. Sofern dies nicht möglich ist, müssen die Proben zwischenzeitlich im Kühlschrank aufbewahrt werden.
- Die Kühlkette zwischen Probenentnahme und Probenverarbeitung darf nicht unterbrochen werden.
- Ist der Untersuchungsbefund des Kriteriums „koloniebildende Einheiten pro ml" (KBE/ml) $\leq 10^2$, ist die Probe nicht zu beanstanden, und die zentrale Versorgungsanlage darf weiter betrieben werden.
- Ist der Untersuchungsbefund des Kriteriums KBE/ml = 10^3, sollte zunächst eine Wiederholungsuntersuchung erfolgen. Wird der Erstbefund bestätigt, muß die Versorgungsleitung desinfiziert werden. Danach ist erneut eine sterile Probenentnahme mit anschließender mikrobiologischer Untersuchung erforderlich.
- Ist der Untersuchungsbefund des Kriteriums KBE/ml > 10^4, ist eine sofortige Desinfektion der Versorgungsleitung erforderlich. Nach erfolgter gründlicher Spülung ist eine erneute sterile Probenentnahme und Untersuchung erforderlich.

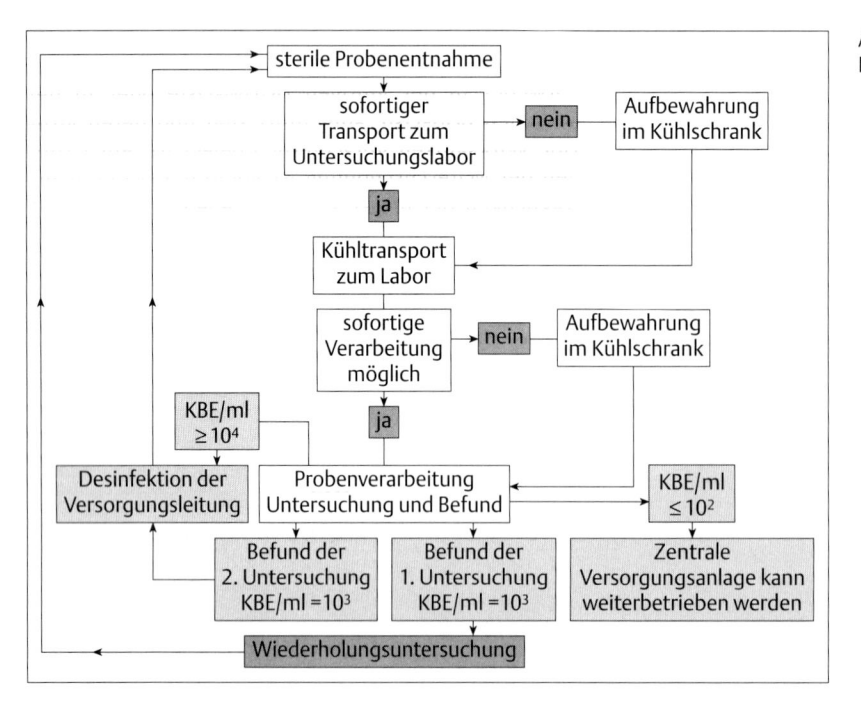

Abb. 44.1 Untersuchung von Dialysierflüssigkeiten

Sofern eine Untersuchung auf Pyrogene durchgeführt werden soll, ist zu beachten, daß die Probengefäße pyrogenfrei sein müssen und daß der Probentransport gekühlt zu erfolgen hat.

Sterile Probenentnahme und strikte Einhaltung der Kühlkette sind u.a. deshalb von besonderer Bedeutung, weil sich ein Bakterium unter optimalen Bedingungen innerhalb 20 Minuten verdoppelt. Somit können u.U. innerhalb von 3 Stunden nur 20 vermehrungsfähige Bakterienzellen zu einer Population von 10,240 anwachsen. Statt einer KBE/ml von 10^1 wäre somit eine KBE/ml von 10^4 nachweisbar.

Als Eigenkontrolle zur Bestimmung der Anzahl vermehrungsfähiger Keime bietet sich ein Verfahren nach DAB 10 an. Mit Hilfe des „Most-probable-number- (MPN-)Verfahrens" läßt sich die Keimzahl relativ einfach bestimmen.

Andere Verfahren wie z.B. das Plattengußverfahren oder die Membranfiltration sind für die Durchführung durch die Mitarbeiter einer Dialysepraxis zu aufwendig. Abzulehnen sind „Keimzählverfahren" mit Nährbodensticks ähnlich einem Uricult. Sofern nicht schon von vornherein ungeeignete Nährböden verwendet werden, ist dieses Verfahren erst bei Keimzahlen ab 10^4/ml geeignet.

Reinigung und Desinfektion der zentralen Versorgungsleitung

Nach Eingriffen in die Versorgungsleitung (z.B. Reparatur, Erweiterung der Anlage) sowie bei festgestellter Verkeimung (s. Qualitätsanforderungen an Dialyseflüssigkeiten) muß das Leitungssystem desinfiziert bzw. gereinigt und desinfiziert werden.

Dies kann entweder mit peressigsäure- oder hypochlorithaltigen Desinfektionsmitteln erfolgen. Hypochlorithaltige Desinfektionsmittel weisen dabei den Vorteil auf, daß sie gleichzeitig von guter reinigender Wirkung sind. D.h., sofern innerhalb der Leitung mit einem Biofilm (Überzug aus Bakterienschleim) zu rechnen ist, empfiehlt sich die Anwendung eines Chlorproduktes. Wenn die (umweltverträglichere) Desinfektion mit Peressigsäure zu unbefriedigenden Ergebnissen führt, ist davon auszugehen, daß ein Biofilm die Ursache ist.

Bei der Desinfektion der Versorgungsleitung kommt es darauf an, daß alle Leitungsteile erfaßt werden. Folgende Vorgehensweise wird empfohlen:

1. Füllen der Leitung mit Desinfektionsmittel:
   - Peressigsäureprodukte (Doxan, Dialox) (Konzentration: 10%),
   - Hypochlorite (Maranon H, Sporotal, Tiutol KF, LC 100) (Konzentration: 3%);
2. Einwirken des Desinfektionsmittels mindestens 1 Stunde;
3. Gründliches Freispülen;
4. Desinfektionsmittelfreiheit prüfen:
   - Hypochlorit: Phenolphthalein,
   - Peressigsäure: Kaliumjodidstärkepapier;
5. Probenentnahmen zur mikrobiologischen Kontrolle.

Reinigung und Desinfektion von Hämodialysegeräten

Ziele

Reinigungs- und Desinfektionsmaßnahmen an Dialysegeräten dienen sowohl der funktionstechnischen Gewährleistung als auch der Hygiene und somit der Sicherheit des Patienten. Nur ein sauberes hydraulisches System bietet die Voraussetzung für einen definierten Flüssigkeitsdurchsatz. Ansonsten können die meßtechnische Überwachung von Volumenstrom, Temperatur, pH-Wert und Leitfähigkeit der Dialysierflüssigkeit sowie die Blutlecküberwachung beeinträchtigt werden. Zudem können Mikroorganismen, welche in Fett-, Protein- oder Kalkablagerungen eingeschlossen sind, durch das Desinfektionsmittel bzw. -verfahren nicht oder nur unzureichend erreicht werden. Die Folge: unzureichende Desinfektionswirkung (2, 8, 17).

Reinigung und Desinfektion der Oberfläche

Die Notwendigkeit der regelmäßigen Reinigung der Geräteoberfläche ist – schon aus ästhetischen Gründen – unumstritten. Hierfür bietet sich die Verwendung einer Neutralseife an.

Umstritten ist, ob die Oberfläche eines Dialysegerätes nach jeder Dialyse auch desinfiziert werden muß.

Zumindest nach jeder erkennbaren Kontamination des Geräteäußeren mit Blut oder Körpersekret muß eine gezielte, großflächige Desinfektion der betreffenden Stelle erfolgen. Dies ist auch eine Forderung der Kommission für Krankenhaushygiene und Infektionsprävention sowie des Arbeitskreises für angewandte Hygiene in der Dialyse (13).

Zur Desinfektion der Geräteoberfläche können alle Flächendesinfektionsmittel eingesetzt werden, die entweder in der gültigen DGHM-Liste oder in der aktuellen BGA-Liste aufgeführt sind und deren viruzide Wirksamkeit gutachterlich belegt ist. Aus Gründen der Materialschonung ist vorab die Materialverträglichkeit der in Betracht gezogenen Chemikalie zu prüfen. Die Maßnahme hat als Wischdesinfektion zu erfolgen.

Da sich Reinigungs- und Desinfektionsmittel gegenseitig in ihrer Wirkung beeinträchtigen können, sollten Kombinationsprodukte, also Desinfektionsreiniger, zur Anwendung kommen (18).

Aufbereitung des internen Dialysierflüssigkeitssystems

Die Aufbereitung des Dialysierflüssigkeitssystems (2, 8, 17) umfaßt:

- Reinigung,
- Entkalkung (nur nach der Bicarbonatdialyse erforderlich) und
- Desinfektion.

Leider ist festzustellen, daß die Aufbereitung des Dialysierflüssigkeitssystems gegenwärtig nicht in vollem Umfang möglich ist, weil sich nicht alle Systemteile in den Aufbereitungsprozeß integrieren lassen.

So ist zu unterscheiden zwischen externen und internen Systemkomponenten. Die externen bestehen aus der Hausinstallation (Versorgungsleitungen für Permeat und Konzentratleitungen) und den Verbindungsschläuchen zwischen Wandanschluß und Hämodialysegerät. Die internen beziehen sich ausschließlich auf das Hämodialysegerät und beinhalten neben der flüssigkeitsführenden Leitung zahlreiche technische Einrichtungen wie z.B. Ventile, Heizgefäß, Entgasungsgefäße, Bilanzkammern, Blutleckdetektor, ggf. Wärmetauscher usw.

Verbindungsschläuche lassen sich gegenwärtig nicht in den Aufbereitungszyklus integrieren. Beispielhaft zu nennen ist auch ein Wärmetauscher, der bei der thermischen bzw. chemothermischen Desinfektion – aufgrund eines starken Temperaturgefälles – unbefriedigende mikrobiologische Ergebnisse liefern kann.

Leider stehen gegenwärtig auch keine Verfahren zur Verfügung, die alle Aspekte der Aufbereitung erfüllen können. Chlorprodukte verfügen zwar über ein gutes Reinigungs- und Desinfektionsvermögen. Die nach der Bicarbonatdialysebehandlung erforderliche Entkalkung ist mit ihnen jedoch nicht möglich. Säuren (Peressigsäure, Citronensäure) entkalken und desinfizieren zwar in einem Arbeitsgang: zur Reinigung des Systems sind sie allerdings nicht verwendbar.

Die Notwendigkeit einer Reinigung ergibt sich aus den Ablagerungen (Fette, Proteine), die sich während der Dialysebehandlung im flüssigkeitsführenden System bilden. Was die Häufigkeit der erforderlichen Reinigungsintervalle anbelangt, liegen unterschiedliche Erfahrungen vor.

In Tab. 44.1 sind die gegenwärtig üblichen Verfahren zur Aufbereitung von Dialysegeräten zusammengestellt. Die aufgeführten Einwirkzeiten beinhalten nicht die Ansaug- bzw. Aufheiz- und Spülzeit.

Die Einwirkzeit des Desinfektionsverfahrens ist abhängig von der Anwendungskonzentration, der Anwendungstemperatur, der Temperaturkonstanz sowie der Konstruktion des flüssigkeitsführenden Systems und dessen Durchströmung (z.B. Rezirkulation) während des Desinfektionsvorganges.

Grundsätzlich ist ein Desinfektionsverfahren zu wählen, dessen Effektivität die Wirkungsbereiche A und B umfaßt. Dies sollte gutachterlich belegt sein. Gegenwärtig ist ein Normenentwurf unter Mitwirkung von Vertretern der Deutschen Gesellschaft für Krankenhaushygiene (DGKH) und des Arbeitskreises für angewandte Hygiene in der Dialyse in Vorbereitung.

Reinigung und Desinfektion der Räumlichkeiten

Eine routinemäßige Desinfektion von Arbeitsflächen und Fußböden ist unverzichtbar. Auch für den Anwendungsbereich der Flächendesinfektion sind in der DGHM- oder BGA-Liste aufgeführte Mittel bei entsprechender Konzentration und Einwirkzeit zu verwenden. Wie bei der Desinfektion der Dialysegeräte muß das Desinfektionsmittel viruzide Wirksamkeit besitzen.

Es ist zu unterscheiden zwischen der gezielten Desinfektion und der laufenden (routinemäßigen) Desinfektion (12).

Nach jeder Kontamination einer Fläche (selbstverständlich auch von Gegenständen) mit Blut oder Körpersekret hat eine gezielte Desinfektion zu erfolgen. Dabei reicht es nicht aus, die betreffende Stellen zu besprühen.

Bei massiver Belastung (Blutlache, Erbrochenes) ist das Material zunächst mit Zellstoff aufzunehmen und zu entfernen (Handschuhe tragen!). Anschließend ist die kontaminierte Stelle großflächig unter Verwendung eines empfohlenen Mittels abzureiben (Wischdesinfektion).

Die laufende Desinfektion der Behandlungsbereiche sollte arbeitstäglich erfolgen und den gesamten Boden sowie die Arbeitsflächen beinhalten. Auch diese Maßnahme muß nach der Methode der Wischdesinfektion durchgeführt werden.

Wegen der Gefahr der Aufwirbelung von am Staub anhaftenden Mikroorganismen dürfen im Behand-

Tabelle 44.1   Verfahren zur Aufbereitung von Dialysegeräten

Verfahren	Wirksubstanz	Anwendungsbereich
chemisch	Hypochlorit Einwirkzeit 15–30 Minuten	Reinigung und Desinfektion
	Peressigsäure Einwirkzeit 15–30 Minuten	Entkalkung und Desinfektion
chemothermisch	Citronensäure mindestens 1,5%ig bzw. Rezepturen mit Citronensäure in Kombination mit einer Temperatur von mindestens 85 °C Einwirkzeit 10–20 Minuten	Entkalkung und Desinfektion
thermisch	heißes Wasser, 95 °C Einwirkzeit 10 Minuten	Desinfektion

Tabelle 44.2 Wirksamkeit verschiedener Desinfektionsverfahren für Dialysegeräte

Hersteller Gerätetyp Desinfektionsmittel	Braun HD-Secura Rf	Cobe Centry Rf	Fresenius 2008/E Rf	Fresenius 4008 Rf	Gambro AK 100 Rf	Dialysetechnik Micro-Clav Rf	Hospal Monitral SC Rf
Citronensäure (84 °C) 1,5 %ig	5,34	–	4,50	–	–	–	–
Citronensäure (93 °C) 2,5 %ig	–	–	–	–	6,08	–	–
Citronensäure (60 °C) 2,5 %ig	–	–	–	–	4,84	–	–
Citrosteril (84 °C) rezirkulierend	–	–	5,63	6,10	–	–	–
Actril (100 ml)	–	4,15	–	–	–	–	–
Actril (200 ml)	–	5,49	–	–	–	–	–
Doxan	5,48	4,74	7,10	–	–	–	–
Dialox	–	–	–	–	6,60	–	–
Puristeril	–	–	4,50	5,80	5,40	–	–
Sporotal	–	–	4,30	–	3,90	–	–
Maranon H	5,42	4,72	–	–	–	–	>6,00[1]
Tiutol KF	2,88	–	–	–	–	–	–
Heißreinigung > 80 °C	–	–	3,40	–	5,10	>7,00[1,2]	>6,00[1]

[1] Diese Ergebnisse wurden aus Gutachten entnommen, die nicht im Institut für Hygiene der Universität Lübeck erstellt wurden.
[2] Heißreinigungstemperatur > 100 °C.
Rf = Reduktionsfaktor.

lungsbereich generell nur staubbindende Verfahren angewendet werden, d. h.: Fegen verboten.

Eine Desinfektion der Raumluft ist – abgesehen von extremen Ausnahmefällen, die in der Praxis kaum vorstellbar sind – abzulehnen (Ausnahmen wären z. B. virusbedingtes hämorrhagisches Fieber, Pocken).

Ausführliche Hinweise zur Desinfektion der Flächen und Räumlichkeiten können der Anlage zu Ziffer 7.2 „Durchführung der Desinfektion" der „Richtlinie für Krankenhaushygiene und Infektionsprävention" des Robert Koch Instituts, Berlin (RKI) (ehemaliges. Bundesgesundheitsamt [BGA] entnommen werden.

Maßnahmen bei der Behandlung infektiöser Patienten

Werden in einer Dialyseeinheit infektiöse Patienten behandelt, so handelt es sich in der Regel um Hepatitis B oder Hepatitis C. Patienten, von welchen die Gefahr der Übertragung einer Tuberkulose ausgeht, stellen eine Ausnahme dar. Bisher selten sind HIV-positive Patienten.

Aus Vorsorgegründen ist seitens des medizinischen Personals grundsätzlich jeder Patient als infektiös anzusehen, d. h., daß die Regeln der Hygiene und der Arbeitssicherheit zu jedem Zeitpunkt beachtet und befolgt werden müssen.

Definitiv infektiöse Patienten sollten von den anderen Patienten getrennt behandelt werden. Dies ist jedoch nicht so zu verstehen, daß unbedingt ein eigener Behandlungsbereich mit Zugangsschleuse eingerichtet werden muß. Für eine von den anderen Patienten getrennt durchzuführende Behandlung reicht es aus, wenn hierfür ein eigener Behandlungsraum zur Verfügung gestellt werden kann. Eine getrennte Behandlung läßt sich auch durch organisatorische Maßnahmen, wie z. B. geschickte Zuordnung der infektiösen Patienten zu einer eigenen Schicht, bewirken (11).

Unverzichtbar ist es, den infektiösen Patienten einen eigenen erregerbezogenen Geräte- und Instrumentenpool zur Verfügung zu stellen (13).

Von anderen Bereichen getrennt arbeitendes Personal ist nicht zwingend erforderlich, wenn alle Hygienevorschriften eingehalten werden können. So sind vor dem Betreten und bei Verlassen des infektiösen Zimmers eine hygienische Händedesinfektion und ein Wechsel des Schutzkittels erforderlich. Für den infektiösen Bereich empfiehlt es sich, eine andersfarbige Schutzkleidung bereitzustellen. Gegebenenfalls muß zusätzlich eine Schutzbrille und ein Mund-Nasen-Schutz getragen werden (11).

Rückführung infektiöser Hämodialysegeräte in den nicht infektiösen Behandlungsbereich

Soll ein Hämodialysegerät, welches zuvor im infektiösen Bereich eingesetzt wurde, wieder in der nichtinfektiösen Dialyse verwendet werden, ist folgende Vorgehensweise zu empfehlen:

1. nach der Bicarbonatdialyse:
   – Entkalkung und Desinfektion des Systems mit einem peressigsäurehaltigen Produkt (kalt) oder mit Citronensäure (chemothermisch bei 85 °C),
   – Freispülen,
   – Reinigung des Systems mit einem Reinigungsmittel (z. B. mit Sekumatic FR),
   – Freispülen,
   – Desinfektion des Systems mit einem für den speziellen Gerätetyp geprüften viruswirksamen Desinfektionsverfahren,
   – Freispülen und auf Desinfektionsmittelfreiheit prüfen,
   – Desinfektion und Reinigung der Geräteoberfläche;

2. Nach der Acetatdialyse
   - Reinigung mit einem Reinigungsmittel (z. B. Sekumatic FR),
   - Freispülen,
   - Desinfektion des Systems mit einem für den speziellen Gerätetyp geprüften viruswirksamen Desinfektionsverfahren,
   - Freispülen und auf Desinfektionsmittelfreiheit prüfen,
   - Desinfektion und Reinigung der Geräteoberfläche.

Hygiene im Spannungsfeld von Arbeitssicherheit und Umweltschutz

Darstellung von Problematik und Prioritäten

Maßnahmen zur medizinischen Hygiene sind nicht unbedingt im Sinne der Arbeitssicherheit und/oder des Umweltschutzes. Grundsätzlich sollte immer hinterfragt werden, ob die angestrebten oder getroffenen Maßnahmen auch im Sinne der Arbeitssicherheit und/oder der Umwelthygiene sind (Tab. 44.3). Dabei gilt die Rangordnung:

- medizinische Hygiene zum Schutz der Patienten vor akut drohenden Infektionsgefahren,
- Arbeitssicherheit zum Schutz der Mitarbeiter vor latent drohenden Gefahren,
- Umwelthygiene zum Schutz des Lebensraumes Erde.

Diese Problematik soll anhand zweier Beispiele kurz erläutert werden:

Die Verwendung von Einweghandschuhen ist sowohl zum Schutz der Patienten als auch des medizinischen Personals erforderlich. Sofern auf Einwegartikel nicht verzichtet werden kann, sollten diese aus Gründen des Umweltschutzes aus Materialien bestehen, die sich möglichst wenig umweltbelastend auswirken. Vor diesem Hintergrund ist die Forderung, anstelle von PVC-Handschuhen solche aus Latex zu verwenden, zwar vordergründig verständlich, bei Kenntnis einer dramatisch zunehmender Häufigkeit von Latexallergien jedoch zurückzuweisen.

Hinsichtlich der Desinfektion des flüssigkeitsführenden Systems von Hämodialysegeräten verfügen hypochlorithaltige Desinfektionsmittel über die Vorteile einer guten reinigenden und zugleich desinfizierenden Wirksamkeit. Unter umwelthygienischen Aspekten sind Chlorabspalter jedoch abzulehnen, weil bei deren Anwendung hohe Konzentrationen halogenierter Kohlenwasserstoffe im Abwasser entstehen. Diese kanzerogenen Stoffe sind nicht oder nur sehr schwer abbaubar und gelangen über die Nahrungskette irgendwann in den Körper – auch den des Menschen.

Zudem handelt es sich bei den hypochlorithaltigen Desinfektionsmitteln um gefährliche Stoffe im Sinne der Gefahrstoffverordnung, deren Anwendung nach Möglichkeit nicht erfolgen sollte. Sofern (nach der Bicarbonatdialyse) eine Entkalkung des Dialysegerätes erforderlich ist, kann unter unglücklichen Umständen Säure mit dem Hypochlorit reagieren und somit hochtoxisches Chlorgas freigesetzt werden.

Sofern mit Chemikalien umgegangen wird, ist immer zu fragen, ob es sich bei dem zu handhabenden Stoff um einen Gefahrstoff handelt. Ist dies der Fall, muß der Arbeitgeber eine schriftliche Betriebsanweisung erstellen und das betroffene Personal zum sachgerechten Umgang mit diesem Stoff anleiten.

Tabelle 44.3 Wirksamkeit verschiedener Desinfektionsverfahren für Dialysegeräte

	Eigenschaften bestimmter Wirksubstanzen			
	Chlorabspalter		Organische Säuren	
	weich	hart*	weich	hart*
Entkalkung			Zitronensäure Doxan Dialox Actril Citrosteril	Acetoper Puristeril
Desinfektion		Maranon Tiutol KF LC 100 Sporotal Natriumhypochlorid	Zitronensäure Doxan Dialox Actril Citrosteril	Acetoper Puristeril
Reinigung		Maranon Tiutol KF LC 100 Sporotal Natriumhypochlorid		

* hart: in bezug auf Umweltbelastung und Arbeitssicherheit.

Hinsichtlich des Umweltschutzes ist zu klären, ob es sich bei den zu verwendenden Stoffen um gefährliche Güter im Sinne der Gefahrgutvorschriften, um wassergefährdende Stoffe im Sinne des Wasserhaushaltsgesetzes oder – im Falle anstehender Entsorgungserfordernisse – ob es sich um Sonderabfall im Sinne des Abfallrechtes handelt (5, 9).

Hygieneplan

Als Beitrag zur Arbeitssicherheit ist die Erstellung eines Hygieneplans eine Forderung der Berufsgenossenschaft für Gesundheitsdienst und Wohlfahrtspflege, deren Mißachtung eine Ordnungswidrigkeit darstellt. Als hygienisch-organisatorische Maßnahme zum Schutz der Patienten ist der Hygieneplan eine Forderung der Kommission für Krankenhaushygiene und Infektionsprävention (6, 10).

Der Hygieneplan (1) stellt einen Katalog von Arbeitsanweisungen dar, dessen Kenntnisnahme von allen Mitarbeitern quittiert werden sollte. Er muß u. a. folgende Anweisungen enthalten:

- Persönliche Maßnahmen bei der Punktion von Patienten (z. B. Schutzhandschuhe tragen),
- Einteilung der Behandlungsbereiche (infektös/nichtinfektiös),
- Zuordnung von Dialysegeräten zu den Infektionsbereichen,
- Einteilung der Arbeitsbereiche in septische und aseptische Zonen,
- Desinfektionsvorschriften (Desinfektionspläne),
- Sterilisationsvorschriften (einschließlich der Lagerungs- und Versorgungsvorschriften),
- mikrobiologische Wirksamkeitskontrollen von Desinfektions- und Sterilisationsgeräten,
- mikrobiologische Qualitätskontrollen von Dialysierflüssigkeiten,
- Wäscheerfassung und Desinfektion,
- Abfallentsorgung, usw.

Dem Anhang zu diesem Kapitel ist das Inhaltsverzeichnis eines Gesamthygieneplans als Beispiel zu entnehmen.

Desinfektionsplan

Der Desinfektionsplan ist Teil des Hygieneplans. In Form einer tabellarischen Auflistung stellt er für den jeweiligen Arbeitsbereich (z. B. Labor, Behandlungsbereich, Entsorgungsraum usw.) und für den konkreten Anwendungsfall eine Arbeitsanweisung zur Durchführung erforderlicher Desinfektionsmaßnahmen dar.

Im Desinfektionsplan ist aufgeführt,

- was,
- wann,
- womit,
- wie (Konzentration, ggf. Temperatur, Einwirkzeit, Technik der Anwendung: z. B. einreiben)

zu desinfizieren ist (1).

Sofern es sich bei den Desinfektionsmitteln um Gefahrstoffe handelt, ist aus Gründen der Arbeitssicherheit zu empfehlen, Hinweise zum Umgang mit Gefahrstoffen aufzunehmen.

Entsorgung

In der Dialyse sind feste und flüssige Abfallstoffe zu entsorgen. Dagegen ist die Entsorgung von gasförmigen Abfällen in der Regel zu vernachlässigen.

Entsorgung fester Abfallstoffe

Von den vielen abfallrechtlichen Vorschriften, die eine Dialysepraxis zu beachten hat, ist – neben der örtlichen Abfallsatzung – vor allem das „Merkblatt über die Vermeidung und Entsorgung von Abfällen aus öffentlichen und privaten Einrichtungen des Gesundheitsdienstes" der Länder-Arbeitsgemeinschaft Abfall (LAGA) hervorzuheben (15). Diese zunächst als Merkblatt veröffentlichte Empfehlung ist zwischenzeitlich von allen Bundesländern zur Verwaltungsvorschrift erhoben worden. Hier sind folgende landesspezifische Abweichungen hervorzuheben:

- Rheinland-Pfalz: Die infektiöse Hepatitis zählt nicht zu den Krankheiten, bei deren Behandlung infektiöser Abfall entsteht
- Niedersachsen: Eine ergänzende Verwaltungsvorschrift ordnet an, daß alle gebrauchten Kanülen – auch aus der Behandlung nichtinfektiöser Patienten – als infektiöser Sonderabfall zu entsorgen sind.

Zur Umsetzung des oben erwähnten LAGA-Merkblatts ist der zeitgleich im Bundesgesundheitsblatt S 92 veröffentlichte Artikel „Abfälle aus Einrichtungen des Gesundheitsdienstes – Einteilung in Risikogruppen und Entsorgung" (J. Peters, RKI) zu beachten (16). Hier zählen Abfälle, die bei der Behandlung der infektiösen Hepatitis anfallen, nicht zum infektiösen Sondermüll.

Auch gemäß LAGA-Merkblatt sind medizinische Abfälle nur in bestimmten Fällen dem infektiösen Sonderabfall zuzuordnen. So müssen die Bedingungen vorliegen, daß

- die Abfälle mit Erregern meldepflichtiger übertragbarer Krankheiten behaftet sind und
- die Kontamination eine Verbreitung der Krankheit befürchten läßt (4, 15).

Laut LAGA-Merkblatt ergibt sich die Notwendigkeit zusätzlicher Anforderungen aus der Art der Krankheitserreger *unter Berücksichtigung*

- ihrer Ansteckungsgefährlichkeit und Überlebensfähigkeit,
- des Übertragungsweges,
- des Ausmaßes der Kontamination,
- der Art der Kontamination,
- der Menge des Abfalls.

Unter Heranziehung des o.g. Kommentars des Bundesgesundheitsamts zum ebenfalls o.g. LAGA-Merkblatt ist festzustellen, daß Abfälle aus der Dialyse, welche mit Hepatitiserregern kontaminiert sind, nicht als Sondermüll entsorgt werden müssen. Gleiches gilt für HIV-behaftete Abfälle (14, 15, 16).

Hinsichtlich ihrer Entsorgung als problematisch einzustufen sind verfallene Konzentrate von Desinfektionsmitteln. Diese sind als Sonderabfall mit zugehöriger Abfallschlüsselnummer zu entsorgen. Sofern es sich um einen einzelnen Kanister handelt, kann dieser noch problemlos über die von den Städten und Gemeinden regelmäßig durchgeführten Sonderabfallsammelaktionen (Schadstoffmobil) entsorgt werden. Handelt es sich um größere Mengen, muß ein für den Transport derartiger Stoffe zugelassener Sonderabfallbeförderer und Entsorger beauftragt werden (5, 9).

Beförderer und Entsorger können identisch sein. Sofern es sich nicht um ein Unternehmen des öffentlichen Dienstes handelt, muß sich der Auftraggeber (z.B. das Krankenhaus) davon überzeugen, daß der Auftragnehmer im Besitz einer gültigen Transportgenehmigung ist bzw. für diesen speziellen Stoff über die erforderliche Entsorgungsberechtigung verfügt. Von Vorteil ist es, wenn der Beförderer im Besitz einer Genehmigung zur Sammelentsorgung ist, weil dies den Verwaltungsaufwand beim Abfallerzeuger erheblich reduziert. So entfällt z.B. die umständliche Antragstellung gemäß Abfall- und Reststoffüberwachungsverordnung.

Die Thematik der Beseitigung besonders überwachungsbedürftiger Abfälle aus medizinischen Einrichtungen ist derart komplex, daß sie an dieser Stelle nur gestreift werden konnte. Abfallbeseitigung kann sich jedoch enorm kostenintensiv auswirken (17).

Die Sammlung von wiederverwertbaren Abfällen ist, soweit es sich um Artikel mit dem grünen Punkt handelt, über das DSD (Duales System Deutschland) in Verknüpfung mit den Städten und Kreisen geregelt. Hier sei noch darauf hingewiesen, daß medizinische Einrichtungen einen Anspruch auf kostenlose Entsorgung dieser Materialien besitzen.

Voraussetzung für die Zuführung von Verpackungsmaterialien mit dem „grünen Punkt" zur Wertstoffsammlung ist, daß diese nicht mit Körperausscheidungen kontaminiert sein dürfen.

Entsorgung flüssiger Abfallstoffe (Abwasser)

Der Betreiber einer Dialyseeinrichtung hat die jeweils landesspezifische Indirekteinleiterverordnung sowie die örtliche Abwassersatzung zu beachten.

Die Qualität des Abwassers aus einem Dialysezentrum ist abhängig vom Behandlungsverfahren, welches sich individuell am einzelnen Patienten zu orientieren hat (Bicarbonatdialyse, Acetatdialyse), sowie vom angewandten Maschinendesinfektionsverfahren. Während die Entsorgung der Abwässer aus der Behandlungsphase wasserrechtlich völlig unproblematisch ist, entstehen bei der Ableitung desinfektionsmittelhaltiger Dialyseabwässer nicht zu unterschätzende Schwierigkeiten (17).

Da heute über 90% aller Hämodialysepatienten nach dem Verfahren der Bicarbonatdialyse behandelt werden, kann bei der Aufbereitung der Dialysegeräte auf den Einsatz entkalkender Mittel, d.h. Säuren, nicht verzichtet werden.

Sowohl die Verwendung von Säuren als Entkalker und Desinfektionsmittel als auch die Verwendung von chlorabspaltenden Produkten als Desinfektionsreiniger verursachen im Abwasser derart gravierende Veränderungen, daß der eine oder andere Grenzwert (s. örtliche Abwassersatzung oder Indirekteinleiterverordnung) nur unter Schwierigkeiten eingehalten werden kann.

Folgende Grenzwerte sind u.a. zu beachten:

- Chlor: 0,5 mg/l
- pH-Wert: zwischen 6 (mancherorts 6,5) und 11 (mancherorts 9,5).

Messungen haben aufgezeigt, daß diese Grenzwerte nicht in jedem Fall eingehalten werden (Abb. 44.**2**, und 44.**3**).

Während die Desinfektion mit einem chlorabspaltenden Desinfektionsmittel unter Umweltgesichtspunkten zu beurteilen ist (s.o.), ergeben sich aus der Anwendung von Säuren eher bautechnische Probleme.

Abwasserleitungen aus Gußeisen oder Beton erfahren den Kontakt mit saurem Abwasser als äußerst aggressiv. Daher ist für das häusliche Abwassersystem dringend die Verwendung von Polyethylenrohren zu empfehlen.

Durch Vermischung von Bicarbonatlösung und saurer Desinfektionslösung kann der pH-Grenzwert eingehalten werden (Abb. 44.**4**).

Bis zum Revisionsschacht sollten sich die Abwässer des Hauses so weit miteinander vermischt haben, daß der pH-Grenzwert eingehalten werden kann. Nach Möglichkeit sollte die Behandlung der Patienten zeitlich gestaffelt werden, damit das saure Abwasser aus der Desinfektion immer mit ausreichenden Mengen an verbrauchter Dialysierflüssigkeit aus der Bicarbonatdialyse vermischt werden kann. Der hierdurch bewirkte Neutralisationseffekt ist in der Regel ausreichend, um den pH-Grenzwert von 6 bzw. 6,5 einzuhalten.

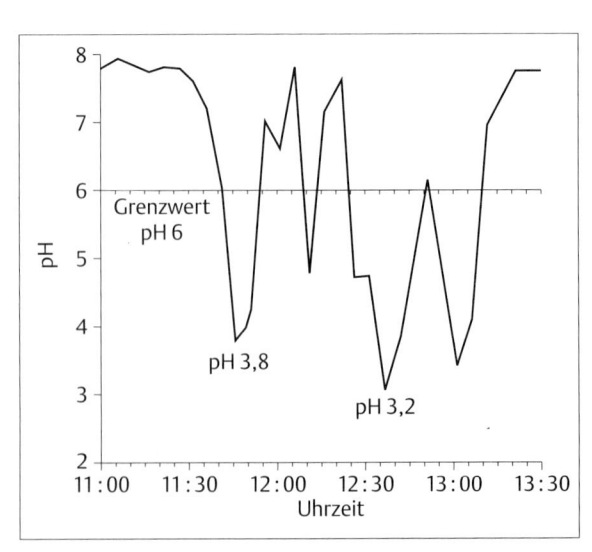

Abb. 44.**2** Abwasserbelastung durch organische Säuren.

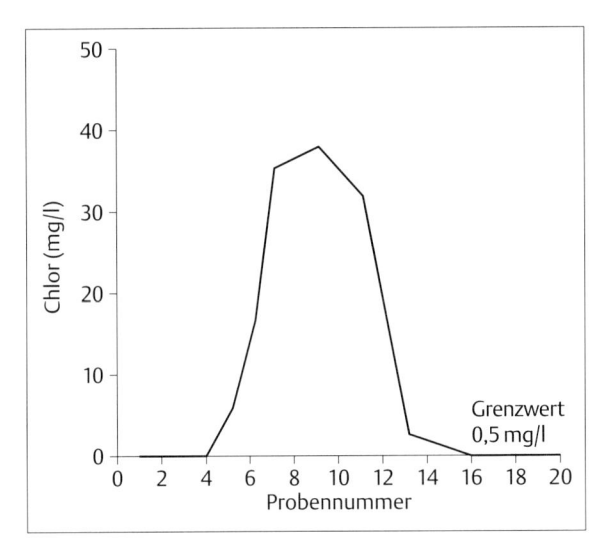

Abb. 44.3 Abwasserbelastung durch chlorabspaltende Desinfektionsmittel.

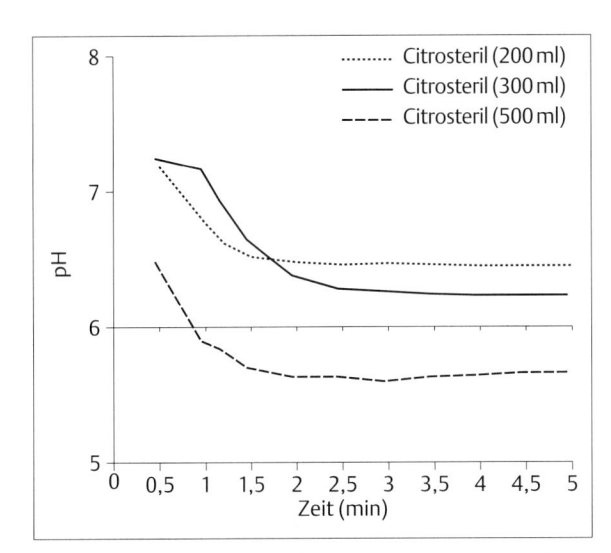

Abb. 44.4 Zuführung aus dem Dialysegerät. Dialysat: pH 7,23/Fluß 500 ml/min; Citrosterillösung pH 2,73/Fluß variabel.

Anhang: Beispiel für einen Gesamthygieneplan

1. **Allgemein Daten**
1.1. Hygieneaufsicht

2. **Arbeitsmedizinische Vorsorge**

3. **Immunisierung**

4. **Anforderungen der Hygiene an die organisatorische Gestaltung von Dialyseeinheiten**
4.1. Getrenntbehandlung von infektiösen und nichtinfektiösen Patienten
4.2. Behandlungsbereich „weiß"
4.2.1. Allgemeines
4.2.2. Trennung von septischen und aseptischen Arbeitszonen im Behandlungsbereich
4.2.3. Räumliche Zuordnung der septischen Arbeitsbereiche
4.2.4. Räumliche Zuordnung der aseptischen Arbeitsbereiche
4.2.5. Desinfektion und Reinigung
4.2.6. Entsorgung „weiße Dialyse"
4.2.6.1. Dialyseabfälle
4.2.6.2. Stechende und schneidende Utensilien
4.2.6.3. Sonderabfälle
4.3. Infektiöser Behandlungsbereich
4.3.1. Allgemeines
4.3.2. Trennung von septischen und aseptischen Arbeitszonen im Behandlungsbereich
4.3.3. Räumliche Zuordnung der septischen Arbeitsbereiche
4.3.4. Räumliche Zuordnung der aseptischen Arbeitsbereiche
4.3.5. Maßnahmen vor Betreten des gelben Bereiches
4.3.6. Desinfektion und Reinigung
4.3.7. Entsorgung in der gelben Dialyseeinheit

5. **Technik**
5.1. Allgemeines
5.2. Desinfektion und Reinigung
5.3. Entsorgung und Wertstofftrennung
5.4. Sonderabfälle

6. **Labor**
6.1. Allgemeines
6.2. Desinfektion und Reinigung
6.3. Entsorgung (Musterentsorgungsplan)

7. **Hygienemaßnahmen im Küchenbereich**
7.1. Zubereitung und Verteilung der Lebensmittel
7.2. Aufbereitung des Geschirrs
7.3. Trennung von reinen und unreinen Arbeitsbereichen
7.4. Kontrolle der Kühl- und Tiefkühleinrichtungen
7.5. Desinfektionsplan „Küche"
7.6. Überwachung der Lebensmittelverfalldaten
7.7. Entsorgung im Küchenbereich
7.7.1. Hausmüll
7.7.2. Wertstoffe
7.7.3. Entsorgungsplan für den Küchenbereich

8. **Textilien**
8.1. Schmutzwäsche
8.2. Saubere Wäsche
8.2.1. Reinigungstücher

9. **Umgang mit Artikeln zur medizinischen Versorgung**
9.1. Sterilgutlagerung
9.2. Standzeiten vorbereiteter Systeme
9.3. Kennzeichnung angebrochener Medikamente
9.4. Befeuchtungssysteme an Sauerstoffbeatmungsgeräten

10. **Überwachung der mikrobiologischen Qualität von Dialyseflüssigkeit**
10.1. Permeat
10.2. Bicarbonat

11. **Mikrobiologische Wirksamkeitskontrollen**
11.1. Mikrobiologische Wirksamkeitskontrollen von Desinfektionsanlagen
11.2. Mikrobiologische Wirksamkeitskontrollen von Sterilisationsanlagen

12. **Sonstige Prüfungen**
12.1. Desinfektionsmitteldosier- bzw. -zumischgeräte

Anhang
- Erläuterungen
- Desinfektionspläne
- Entsorgungspläne
- Desinfektionsmittellisten

Literatur

1 Beck, E.G., Eikmann N.N.: Hygiene in Krankenhaus und Praxis. Ecomed, Landsberg 1994
2 Becker, F.F., W. Schoeppe et al.: Grundlagen der Dialysetechnik. Conzema, Kassel
3 Bundesgesundheitsamt: Liste der vom Bundesgesundheitsamt geprüften und anerkannten Desinfektionsmittel und -verfahren, Stand 1.1.94 (12. Ausgabe). Bundesgesundheitsblatt 3 (1994) 128
4 Bundesregierung: Bundesseuchengesetz BGBl. I. S. 2262 bzw. I. 1980, S. 151
5 Bundesregierung: Verordnung über die Bestellung von Gefahrgutbeauftragten Personen in Unternehmen und Betrieben (Gefahrgutbeauftragtenverordnung – GBV). BGBl. I, 1989, S. 2185
6 Berufsgenossenschaft für Gesundheitsdienst und Wohlfahrtspflege: Unfallverhütungsvorschrift Gesundheitsdienst. VBG 103, Oktober 1993
7 Deutsche Gesellschaft für Hygiene und Mikrobiologie (DGHM): Desinfektionsmittelliste der DGHM, Stand 1.7.94. mhp-Verlag, Wiesbaden 1994
8 Franz, H.E.: Dialyse 1994, Wissenschaftliche Verlagsgesellschaft, Stuttgart 1995
9 Hösel, G., H. v. Lersner: Recht der Abfallbeseitigung des Bundes und der Länder. Schmidt, Berlin 1995
10 Kommission für Krankenhaushygiene und Infektionsprävention: Richtlinie für die Erkennung, Verhütung und Bekämpfung von Krankenhausinfektionen (jetzt: Richtlinie für Krankenhaushygiene und Infektionsprävention). Bundesgesundheitsblatt 19 (1976) 1
11 Kommission für Krankenhaushygiene und Infektionsprävention: Anlage zu Ziffer 4.3.4 der Richtlinie für Krankenhaushygiene und Infektionsprävention. Anforderungen der Hygiene an die funktionelle und bauliche Gestaltung von Dialyseeinheiten. Bundesgesundheitsblatt 12 (1994) 510
12 Kommission für Krankenhaushygiene und Infektionsprävention: Anlage zu Ziffer 6.12 der Richtlinie zur Erkennung, Verhütung und Bekämpfung von Krankenhausinfektionen (jetzt: Richtlinie für Krankenhaushygiene und Infektionsprävention). Hausreinigung und Flächendesinfektion. Bundesgesundheitsblatt 28 (1985) 276
13 Kommission für Krankenhaushygiene und Infektionsprävention: Anlage zu Ziffer 5.1 der Richtlinie für Krankenhaushygiene und Infektionsprävention. Anforderungen der Krankenhaushygiene bei der Dialyse. Bundesgesundheitsblatt 12 (1994) 511
14 Kommission für Krankenhaushygiene und Infektionsprävention: Anlage zu Ziffer 6.8 der Richtlinie zur Erkennung, Verhütung und Bekämpfung von Krankenhausinfektionen (jetzt: Richtlinie für Krankenhaushygiene und Infektionsprävention). Anforderungen der Hygiene an die Abfallentsorgung. Bundesgesundheitsblatt 10 (1994) 437
15 Länder-Arbeitsgemeinschaft Abfall (LAGA): Merkblatt über die Vermeidung und die Entsorgung von Abfällen aus öffentlichen und privaten Einrichtungen des Gesundheitsdienstes. Bundesgesundheitsblatt, Suppl. (1992) 30
16 Peters, J.: Abfälle aus Einrichtungen des Gesundheitsdienstes – Einteilung in Risikogruppen und Entsorgung. Bundesgesundheitsblatt, Suppl. 1992, 27
17 Quellhorst, E. et al.: Referate zum 5. Seminar „Aktuelle Erkenntnisse über Hygienemaßnahmen in Dialysestationen" 1994, Dr.-med.-Curt-Moeller-Gedächtnisstiftung
18 Steuer, W., U. Lutz-Dettinger: Leitfaden der Desinfektion, Sterilisation und Entwesung. 6. Aufl., Fischer, Stuttgart 1990
19 Wallhäuser, K.H.: Praxis der Sterilisation, Desinfektion, Konservierung. 5. Aufl. Thieme, Stuttgart 1995

45 Inzidenz und Prävalenz des terminalen Nierenversagens

F. K. Port

Überblick

Die Inzidenzrate und die Anzahl der behandelten Patienten mit terminalem Nierenversagen, bezogen auf eine Million der Allgemeinbevölkerung, sind in den meisten Ländern, die über ein Nierenpatientenregister verfügen, ungefähr gleich stark angestiegen. Die Daten des United States Renal Data Systems (USRDS) zeigen einen exponentialen Anstieg sowohl bei der Inzidenz als auch bei der Prävalenz. In den letzten 8,5 Jahren hat sich die Anzahl der neuen Patienten verdoppelt. Bei älteren Patienten, Patienten mit asiatischer oder indianischer Abstammung und bei Patienten mit Diabetes mellitus oder Hypertonie war das Verdoppelungsintervall sogar noch kürzer. Gründe für diesen Inzidenzanstieg sind unter anderem die vermehrte Aufnahme von älteren und kränkeren Patienten in die Dialysebehandlung, sinkende Mortalitätsraten bei anderen Erkrankungen (z. B. Koronarsklerose) und möglicherweise ein Anstieg der Nierenerkrankungen (Tab. 45.1). In den USA wird der Anstieg der Prävalenz zusätzlich durch eine Reduktion der Mortalitätsrate bei Dialysepatienten beeinflußt. Anhand dieser neuen Trends wird die Prognose für die nächsten 10 Jahre diskutiert. Die wichtigsten Lösungsvorschläge liegen im Bereich von Prävention im Hinblick auf Entstehen und Progression der Nierenerkrankungen und der Verbesserung der Organspende.

Einleitung

Der Begriff „terminales Nierenversagen" wurde erst geprägt, nachdem in den 60er Jahren die Nierenersatztherapie in Form von Hämodialyse, Peritonealdialyse und Nierentransplantation möglich wurde. Vor dieser Zeit standen nur diätetische Maßnahmen zur Verfügung, mit denen der Tod kurzzeitig verzögert werden konnte. Da die neuen Therapieformen erfolgreich das Leben verlängern, stieg die Anzahl der Patienten, die sich in einem Nierenersatzprogramm befinden, erwartungsgemäß an. In den 70er Jahren wurde vorausgesagt, daß die Anzahl der neuen Patienten in den 80er Jahren ein Plateau erreichen würde. In der Folge soll das exponentielle Wachstum der Anzahl der Patienten, die neu in ein Nierenersatzprogramm aufgenommen werden (Inzidenz), und der Anzahl der behandelten terminalen Nierenerkrankungen pro Million Allgemeinbevölkerung (Prävalenz) aufgezeigt, die möglichen Gründe für diesen Anstieg diskutiert, für die nahe Zukunft eine Prognose abgegeben und einige mögliche Verbesserungsvorschläge angebracht werden.

Veränderungen bei der Inzidenz

Ein internationaler Vergleich der Inzidenz der terminalen Niereninsuffizienz pro Million Allgemeinbevölkerung zeigt für die USA und Japan eine beinahe doppelt so hohe Rate wie für andere Industrienationen (1). Die Wachstumsrate dagegen scheint ungefähr gleich groß zu sein (Abb. 45.1). Auf der semilogarithmischen Skala sprechen parallele Kurven für ähnliche prozentuale Anstiege, während gerade Linien ein exponentielles Wachstum anzeigen. Deshalb scheint das Wachstum, das für die USA beobachtet wird, auch für andere Länder charakteristisch zu sein.

Tabelle 45.1 Gründe für die Zunahme des chronischen Nierenversagens

1. Zunehmende Überweisung und Aufnahme zur Behandlung
   - geriatrische Fälle
   - Patienten mit anderen Leiden (z. B. Diabetes, Karzinom)
   - Patienten aus unversorgten Gebieten
2. Sinkende Mortalität bei anderen Leiden, z. B. Koronarsklerose
3. Zunahme an Nierenerkrankungen, z. B. nephrotoxische Medikamente
4. Abnehmende Mortalität beim chronischen Nierenversagen

Für Prävalenz gelten die Punkte 1–4, für Inzidenz nur 1–3.

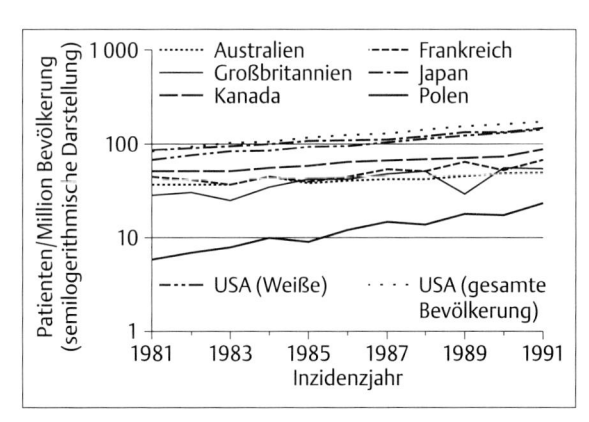

Abb. 45.1 Inzidenzraten pro Jahr für ausgewählte Länder. Damit die Kurvenverläufe, die die Anstiegsrate widerspiegeln, verglichen werden können, sind die Inzidenzraten pro Million der Bevölkerung als semilogarithmische Kurven dargestellt. (Daten für Abb. 45.1–45.4 nach USRDS).

Dieses Kapitel wurde ursprünglich in Kidney int. 48, Suppl. 50 (1995) S3 veröffentlicht. Die Nachdruckerlaubnis von der International Society of Nephrology liegt vor.

Die USRDS berichtete kürzlich, daß die Inzidenzrate ein exponentielles Wachstum zeigt (1). Dieses allgemeine Wachstum ist vor allem auf den relativ steilen Anstieg der Anzahl älterer Personen zurückzuführen; die pädiatrischen Altergruppen zeigen für das behandelte terminale Nierenversagen keinen Anstieg der Inzidenz. Wie für die Altersgruppe 45–64 Jahre in Abb. 45.2 demonstriert, scheint das exponentielle Muster zur Darstellung der Inzidenzrate aber für alle Erwachsenengruppen am besten geeignet zu sein. Das exponentielle Wachstum kann mit der Zeit, die zur Verdoppelung der Inzidenzrate benötigt wird, gleichgesetzt werden. Insgesamt betrug dieses Intervall 8,5 Jahre. Die Verdoppelungszeit war kürzer bei Patienten, bei denen die Niereninsuffizienz auf Diabetes mellitus oder Hypertonie zurückzuführen war (6 und 7 Jahre), und für ältere Patienten (6 Jahre für die Altersgruppe 75–84 Jahre und 4 Jahre für die über 85jährigen).

Die unterschiedlichen Ursachen für diesen deutlichen Anstieg der neu behandelten Patienten mit terminaler Niereninsuffizienz können in die Untergruppen Akzeptanz, konkurrierende Risiken und Nierenerkrankung unterteilt werden.:

- Es ist bekannt, daß ältere Patienten trotz schwerer Komorbidität heute häufiger in ein Nierenersatzprogramm überwiesen und aufgenommen werden als vor 10 Jahren. Patienten, die in einer abgelegenen, medizinisch schlecht versorgten Gegend leben, wurden früher seltener in ein solches Programm überwiesen. Heute wird dieser Rückstand ausgeglichen. Dies führt zu einem steilen Anstieg der Wachstumsrate. Eine Studie der Michigan Kidney Registry konnte ein solches Differentialwachstum für Bezirke mit und ohne Dialyseversorgung für die 80er Jahre allerdings nicht bestätigen (2). Neuere Daten für die Rate der terminalen Niereninsuffizienz im Zusammenhang mit dem Einkommen der Patienten zeigen, daß die Inzidenzrate für die terminale Niereninsuffizienz bei ärmeren Patienten höher ist. Gegenteilige Befunde für die ärmsten schwarzen Personengruppen können dahingehend interpretiert werden, daß diese Gruppen medizinisch schlecht versorgt sind und die Inzidenzrate in Zukunft ansteigen wird (3).
- Konkurrierende Risiken führen in den letzten Jahren weniger häufig zum Tod und tragen dadurch zum Anstieg der Inzidenz bei. Die Atherosklerose z.B. führt sowohl zu Herz- als auch zu Niereninsuffizienz. Dank der koronaren Bypassoperation oder Angioplastie konnte die Überlebensrate bei Herzkranken verbessert werden, d.h., die Patienten leben lang genug, um eine fortgeschrittene Niereninsuffizienz zu entwickeln. Die Verringerung des Herztodes trägt deshalb zum Anstieg der Inzidenz des terminalen Nierenversagens bei.
- Möglicherweise sind Nierenerkrankungen in den letzten Jahren häufiger geworden. Dies würde zu einem Anstieg des terminalen Nierenversagens führen. So könnten z.B. Nephrotoxine (4) oder Umwelteinflüsse vermehrt zu Nierenschäden führen. Zur Zeit gibt es für diese Theorie aber noch nicht genügend Beweise.

Veränderungen bei der Prävalenz

Die Anzahl der Patienten, die sich am Ende eines Jahres in einem Nierenersatzprogramm befinden (Punktprävalenz), steigt substantiell und konstant jährlich an. In den USA folgt dieser Anstieg einem exponentiellen Muster, mit einem jährlichen Faktor von 1,105 oder 10,5 % (Abb. 45.3). Vor kurzem war die Verdoppelungszeit 7–8 Jahre. Die Veränderungen der Prävalenz in einem Jahr ist die Differenz zwischen der Anzahl der neuen Patienten in einem Nierenersatzprogramm und der Anzahl der Todesfälle in diesem Jahr. Für 1992 betrugen die Inzidenz laut USRDS 54 600 und die Todesfälle 37 100, was zu einem Prävalenzanstieg von 17 500 auf 205 800 Patienten führte.

Die Faktoren, die die Anstiegsrate der Prävalenz beeinflussen, sind die gleichen, wie bei der Inzidenz.

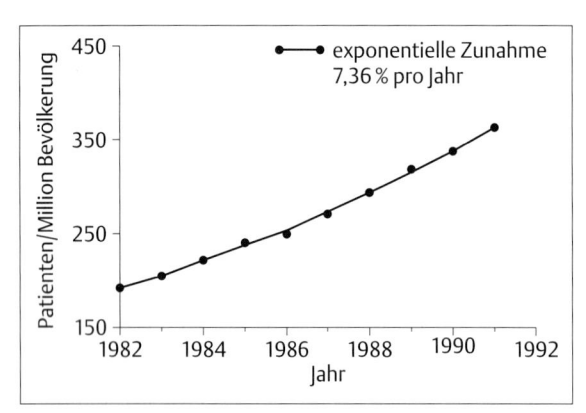

Abb. 45.2 Die Inzidenzraten pro Million der Bevölkerung pro Jahr für das behandelte terminale Nierenversagen bei Patienten im Alter von 45 bis 64 Jahren. Die kontinuierliche Linie zeigt eine exponentielle Kurve, die mit den beobachteten Daten pro Jahr gut übereinstimmt.

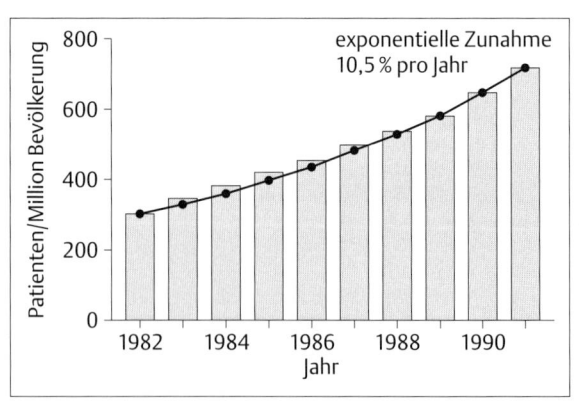

Abb. 45.3 Prävalenzrate pro Million der Bevölkerung pro Jahr für das behandelte terminale Nierenversagen. Die kontinuierliche Linie zeigt ein exponentielles Wachstum auf 10,5 % pro Jahr.

Dazu kommen die Faktoren, die die Todesrate verändern. In den USA ist die Todesrate in letzter Zeit eindeutig gesunken (1). Dies führte zu einem relativ großen Anstieg der Prävalenzrate.

Prognose für die Inzidenz- und Prävalenzraten

Die Prognosen der 70er Jahre gingen davon aus, daß die Inzidenzrate in den 80er Jahren ein Plateau erreichen würde. Wir wissen heute, daß diese Vorhersage falsch war, denn die Inzidenzrate der behandelten Fälle terminaler Niereninsuffizienz ist weiter exponentiell angestiegen. Wenn man davon ausgeht, daß die Aufnahme in ein Nierenersatzprogramm für den Kurvenverlauf eine wesentliche Rolle spielt, würde man erwarten, daß sich die Wachstumsrate für Pädiatriepatienten auf einem Plateau einpegelt, denn Kinder werden eher in ein Programm eingewiesen und aufgenommen als geriatrische Patienten. Zur Zeit zeigen die Daten des USRDS tatsächlich kein Wachstum bei Pädiatriepatienten, aber schon bei den jüngsten Erwachsenen (20–44 Jahre) ist ein exponentielles Wachstum zu beobachten. Bei meiner eigenen Vorhersage für die Zukunft gehe ich von einem höheren und einem niedrigeren Verlaufsmodell aus. Eine solche Schätzung für die USA ist in Abb. 45.4 wiedergegeben. Die obere Kurve geht davon aus, daß die gegenwärtige exponentielle Kurve mit der gleichen exponiellen Rate weiter ansteigt; dies ist vermutlich eine zu hohe Schätzung. Die niedrigere Kurve geht davon aus, daß mit dem letzten Jahr mit vollständigen Daten die Kurve sich langsam auf eine konstante Stead-state-Rate zu bewegen wird. Der zeitliche Verlauf für diesen Wandel ist nicht bekannt. Ich nehme an, daß die Inzidenzrate für die USA einen Verlauf zwischen den beiden Kurven zeigen wird.

Diese Annahmen lassen sich auch auf die Voraussage für die Prävalenzrate der nächsten Jahre anwenden. Wenn die Therapieerfolge aber noch verbessert werden, könnte man erwarten, daß die Prävalenzrate weiter ansteigt, auch dann, wenn die Inzidenzraten ein Steady state erreichen würden und somit konstant blieben. Deshalb wird die Anzahl der behandelten Patienten noch für einige Zeit weiter ansteigen, auch dann, wenn die Inzidenzrate konstant bleibt. Sinkende Todesraten führen dazu, daß sich immer mehr Patienten in einem Nierenersatzprogramm befinden.

Prognose für die Nierenersatztherapie

Verschiedene neue Studien gehen davon aus, daß die Hämodialysetherapie noch weiter verbessert werden kann. Daten des USRDS (5) und anderer Autoren (6) zeigen einen eindeutigen Zusammenhang zwischen der Qualität der Dialysebehandlung (gemessen als Kt/V oder als Harnstoffreduktionsrate) und der Überlebenschance. Deshalb wird die Erhöhung der Dialysedosis (größere Dialysatoren, Blutflüsse oder Dialysezeiten), wie sie zur Zeit in den USA (5) beobachtet werden, das Mortalitätsrisiko weiter senken. Die Ergebnisse einer neuen USRDS-Spezialstudie zeigen, daß die Anwendung gewisser Dialysemembranen mit einem deutlich niedrigeren Mortalitätsrisiko zusammenhängt (7). Da diese Membranen zur Zeit nur bei weniger als der Hälfte der US-Patienten zur Anwendung kommen (1), kann man mit einer weiteren Verbesserung der Überlebensrate rechnen, wenn solche Membranen vermehrt eingesetzt werden.

Möglicherweise wird die Überlebensrate noch von anderen Faktoren beeinflußt. Die Beweise hierfür stehen aber noch aus. Zu diesen Faktoren gehören verbesserte Dialysetechnologien, wie z.B. Ultrafiltrationskontrolle, Bicarbonatdialyse, Überwachung der Rezirkulation und ähnliches. Außerdem kann sich die Weiterentwicklung der Zusatzmedikamente als nützlich erweisen (z.B. Erythropoetin und parenterales Calcitriol 1,25-Dihydroxycholecalciferol). Die deutliche Korrelation von Hypalbuminämie oder Kachexie mit einem erhöhten Mortalitätsrisiko (8) deutet darauf hin, daß neue diätetische Maßnahmen die Überlebensraten ebenfalls positiv beeinflussen könnten.

Bei der Peritonealdialyse wurde eine deutliche Reduktion des Peritonitisrisikos erreicht (9). Dieser Trend wird wahrscheinlich noch anhalten. Neuere Untersuchungen haben ergeben, daß die üblicherweise angewandte CAPD mit 4mal täglich 2 l bei Patienten, die mehr als 65 kg wiegen, nicht wirkungsvoll genug ist (10). Dies bedeutet, daß die CAPD, wie üblicherweise durchgeführt, bei einem Großteil der Patienten bei Verlust der Nierenrestfunktion unzureichend ist. Kürzlich konnte eine umgekehrte Korrelation zwischen Peritonealdialyseeffektivität und Mortalitätsrisiko nachgewiesen werden (11). Diese neuen Bemühungen, bei der Peritonealdialyse die Effektivität zu steigern und individuell anzupassen, sowie die Compliance der Patienten besser zu überwachen, werden wahrscheinlich zu einer Verbesserung der Überlebensrate führen. Um eine ausreichende Dialyseeffektivität zu erreichen, wird die

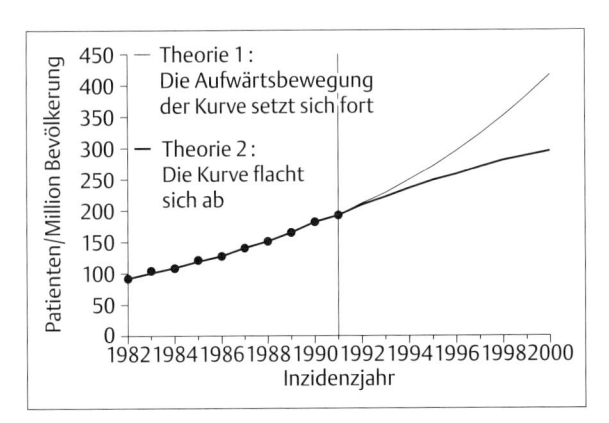

Abb. 45.4 Neueste Entwicklungen bei den Inzidenzraten beim behandelten terminalen Nierenversagen mit zwei Vorhersagen für die Zukunft. Die obere Kurve sagt eine Fortsetzung des jüngsten exponentiellen Wachstums voraus, die niedrigere Kurve geht von einer Wendung zum Steady state hin aus.

CAPD auch immer häufiger mit der CCPD kombiniert, besonders bei Patienten mit hohem Körpergewicht und Verlust der Nierenfunktion. Da diese Methode zum großen Teil von einem Cycler abhängig ist, wird sie wahrscheinlich die Compliance und damit die Effektivität weiter verbessern.

Die Prognose für die Nierentransplantation ist schwieriger, weil sie vor allem von der Verfügbarkeit von Nierenspenden abhängig ist. In bezug auf die Patientenüberlebensrate zeigen sich bei den Transplantationspatienten bereits bessere Therapieerfolge als bei den Transplantationskandidaten unter Dialyse (12). Weitere Verbesserungen können in Zukunft mit Fortschritten bei der Immunsuppression, der Limitierung der kalten Ischämiezeit bei der Leichennierentransplantation (13) und einer erweiterten Untersuchung der Prätransplantationspatienten erreicht werden. Eine Bevorzugung der Transplantation von Organen von Lebendspenden, gegenüber den Leichennierentransplantationen könnte die Überlebensrate ebenfalls günstig beeinflussen (14). Das schwierigste Problem ist der große und wachsende Organmangel, der zu immer längeren Wartezeiten führt. Durch verstärkte Anstrengungen im Bereich der Aufklärung und in einigen Ländern vielleicht durch Verabschiedung von Gesetzen, die die Organspende regeln, kann versucht werden, diesen Mangel zu beheben. Der größte Fortschritt könnte erzielt werden, wenn durch die Entwicklung einer neuen Immunsuppression die Xenotransplantation ermöglicht würde (15).

Lösungsvorschläge

Nachdem gezeigt worden ist, daß Inzidenz und Prävalenz der terminalen Niereninsuffizienz wahrscheinlich weiter ansteigen werden, muß man sich auf Möglichkeiten konzentrieren, mit denen das häufige Auftreten von Nierenerkrankungen eingeschränkt werden kann. Die wirkungsvollsten Maßnahmen liegen im Bereich der primären und sekundären Prävention. Die primäre Prävention hat zum Ziel, Nierenschädigungen zu vermeiden; die sekundäre Prävention besteht im Vermeiden einer Progression bei schon bestehenden Schäden. Bei mehr als 50% der Fälle wird terminale Niereninsuffizienz durch Diabetes mellitus und Hochdruck verursacht. Mit neueren Maßnahmen wird versucht, das Risiko einer Nierenschädigung durch Hochdruck und Diabetes mellitus möglichst gering zu halten. Einige dieser Maßnahmen erwiesen sich als erfolgreich. Eine schwedische Studie zeigt, daß sich das Risiko einer Mikroalbuminurie bei jüngeren Diabetespatienten in den letzten Jahren verminderte (16). Möglicherweise können mit Antihypertensiva (z.B. ACE-Hemmern) und anderen Medikamenten die Nierenschäden zum Teil vermieden werden (17). Wie schon erwähnt, liegt eine andere mögliche Lösung in der Steigerung der Nierentransplantation, die durch deutliche Erhöhung der Organspende und möglicherweise durch Xenospenden erreicht werden könnte. Die letztgenannte, sehr wirkungsvolle Maßnahme wäre eine tertiäre Prävention. Am erstrebenswertesten für die Zukunft sind Anstrengungen im Bereich der frühen Prävention; sie verdienen deshalb unsere besondere Aufmerksamkeit.

Literatur

1 United States Renal Data System: USRDS 1994 Annual Data Report, Bethesda/Md. National Institutes of Health, National Institutes of Diabetes and Digestive and Kidney Diseases 1994
2 Young, E.W., C.W. Ferguson, F.K. Port: ESRD incidence trends in Michigan: 1980-1989. J. Amer. Soc. Nephrol 3 (1992) 291 (Abstract)
3 Young E.W., E.A. Mauger, K.H. Jiang, F.K. Port, R.A. Wolfe: Socioeconomic status end-stage renal disease in the United States. Kidney int. 45 (1994) 907-911
4 Nelson N.A., T.G. Robins, F.K. Port: Solvent nephrotoxicity in humans and experimental animals. Amer. J. Nephrol. 10 (1990) 1147
5 Held, P.J., K.K. Port, D.S. Gaylin, R.A. Wolfe, N.W. Levin, C.R. Blagg, L.Y. Agadoa: Evaluations of initial predictors of mortality among new ESRD patients: the USRDS Case Mix Study. J. Amer. Soc. Nephrol. 2 (1991) 328 (Abstract)
6 Owen, W.F., N.L. Lew, Y. Lin, E.G. Lowrie, J.M. Lazarus: The urea reduction ratio and serum albumin concentration as predictors of mortality in patients undergoing hemodialysis. New Engl. J. Med. 329 (1993) 1001-1006
7 Hakim, R.M., P.J. Held, D.C: Stannard, R.A. Wolfe, F.K. Port, J.T. Daugirdas, J. Agodoa: The effect of the dialysis membrane on mortality of chronic hemodialysis patients. Kidney int. 50 (1996) 566-570
8 United States Renal Data System: Comorbid conditions and correlations with mortality risk among 3,399 incident hemodialysis patients. Amer. J. Kidney Dis. 20, Suppl. 2 (1992) 32-38
9 Port, F.K., P.J. Held, K.D. Nolph, M.N. Turenne, R.A. Wolfe: Risk of peritonitis and technique failure by CAPD connection technique: a national study. Kidney int. 42 (1992) 967-974
10 Nolph, K.D., R.A. Jensen, R. Khanna, Z.J. Twardowski: Weight limitations for weekly urea clearances using various exchange volumes in continuous ambulatory peritoneal dialysis. Periton. Dialys. int. 14 (1994) 261-264
11 Churchill, D.N., K. Thorpe, D.W. Taylor, P. Keshaviah: Adequacy of peritoneal dialysis. J. Amer. Soc Nephrol. 5 (1994) 439 (Abstract)
12 Port, F.K., R.A. Wolfe, E.A. Mauger, D.P. Berling, K. Jiang: Comparison of survival probabilities for dialysis patients versus cadaveric renal transplant recipients. J. Amer. med. Ass. 240 (1993) 1339-1343
13 Held, P.J., B.D. Kahan, L.G. Hunsicker, D. Liska, R.A. Wolfe, F.K. Port, D.S. Gaylin, J.R. Garcia, L.Y.C. Agodoa, J. Krakauer: The Impact of HLA mismatches on the survival of first cadaveric kidney transplants. New Engl. J. Med. 331 (1994) 765-770
14 Ojo, A., F.K. Port, E.A. Manger, R.A. Wolfe, A. Leichtman: Relative impact of donor type on renal allograft survival in black and white recipients. Amer. J. Kidney Dis. 25 (1995) 623-628
15 Henry M.L., E.A. Davies, D.D. Sedmak, R.M. Ferguson: Antibody depletion prolongs xenograft survival. Surgery 115: (1994) 335-361
16 Bojestig, M., H.J. Arnqvist, G. Hermansson, B.E. Karlberg, J. Ludvigsson: Declining incidence of nephropathy in insulin-dependent diabetes mellitus. New Engl. J. Med. 330: (1994) 15-18
17 Klag, M.J., P.K. Whelton, J.D. Neaton, B. Randall, C.E. Ford, F.L. Brancati, N. Shulmann, J. Stamler: Blood pressure and incidence of ESRD in men in the MRFIT screenee cohort. J. Amer. Soc. Nephrol. 5 (1994) 334 (Abstract)
18 Held, P.J., F.K. Port, R.A. Wolfe, D.C. Stennard, J.T. Daugirdas, W.E. Bloembergen, J.W. Greer, R.M. Hakim: The dose of hemodialysis and patient mortality. Kidney int. 50 (1996) 550-556

46 Derzeitiger Stand und zukünftige Entwicklungen der Dialyse

H. H. Malluche und M.-C. Faugere

Eine der größten Errungenschaften auf dem Gebiet der Nephrologie war der Aufbau der Dialyse für die Langzeitbehandlung der Patienten mit chronischer irreversibler Niereninsuffizienz. In nur etwas mehr als 30 Jahren wurden auf diesem Gebiet große Fortschritte erzielt: von der rotierenden Trommelniere von Kolff im 2. Weltkrieg in den Niederlanden zur computerassistierten Dialysemaschine von heute. Derzeit auf dem Markt angebotene Dialysemaschinen erlauben eine Bicarbonatdialyse, verschiedene vorprogrammierte Natriumprofile im Dialysat, Ultrafiltrationsprofile sowie eine kontrollierte Ultrafiltration, um nur einige zu nennen. (Weitere zu erwartende technische Neuerungen siehe nächstes Kapitel). Ebenso wichtig war die Einführung der kontinuierlichen ambulanten Peritonealdialyse (CAPD) sowie der kontinuierlichen zyklischen Peritonealdialyse (CCPD). Der erst kürzlich eingeführte Heimcycler ist nicht größer als ein Videorecorder. Dies sollte der Heimbehandlung neben CAPD und Heimhämodialyse wieder neuen Auftrieb geben.

Die technischen Fortschritte werden zu einer Zeit verzeichnet, in der die Zahl der Patienten mit ESRD (end-stage renal disease) stetig ansteigt. Die Inzidenz der ESRD variiert von etwa 200 neuen Patienten pro Million Einwohner bei den stämmigen Amerikanern bis zu 60 Patienten pro Million Einwohner in Australien und Großbritannien (1). Die Inzidenz der ESRD in Japan ist ähnlich der bei Kaukasiern (1). Es müssen also nicht nur rassische, sondern auch andere Faktoren die Inzidenzdifferenz in den verschiedenen Ländern beinflussen. Die stetige Zunahme der Patienten wird in allen Ländern der Welt gesehen. Das Wachstum beträgt 10–15% von Jahr zu Jahr. Es ist bemerkenswert, daß die Prävalenz der Heimdialyse in Australien 18,8%, dagegen in den USA nur 1,4% beträgt (1). Geographische, logistische und andere Faktoren sind an diesen großen Differenzen schuld. Auch die Prävalenz von CADP und CCPD variiert von Land zu Land, wie man aus Statistiken der Länder, die am United States Renal Data System (USRDS) partizipieren, weiß.

Die Langzeitdialyse belastet das Budget für die Krankenversorgung sehr. Deshalb ist die Ermöglichung einer möglichst hohen Lebensqualität der Patienten, deren Leben durch ein künstliches Organ verlängert wird, ein großes Anliegen der Anbieter. Durch eine Untersuchung, an der mehrere Dialysezentren beteiligt waren (850 Patienten aus 11 verschiedenen Dialysezentren), konnte festgestellt werden, daß, verglichen mit dem Standard der Lebensqualität von gesunden Personen, die Dialysepatienten sich erstaunlich gut an ihr Leiden angepaßt hatten (2). Trotzdem wurde die Lebensqualität der Dialysepatienten etwas niedriger als die der Normalpersonen eingestuft. Selbst wenn weitergehende Untersuchungen über die psychische Verarbeitung des Lebens mit einem künstlichen Organ noch nicht abgeschlossen sind, würde man annehmen, daß der Nutzen, den die Patienten aus der Dialysebehandlung ziehen, nicht in Frage gestellt werden kann und daß eventuell keine Nachfrage nach weiteren Verbesserungen besteht. Dies ist jedoch nicht der Fall, wenn man bedenkt, daß die Überlebensrate nach 1, 2 und 5 Jahren 80, 60 und 27% beträgt (3). So zeigte dann die abgestimmte Mortalitätsrate für alle erfaßten Dialysepatienten keine Verbesserung zwischen den Jahren 1986 und 1989. Ein geringer Abfall der Todesfälle pro 1000 Patientenjahren wurde in den frühen 90er Jahren festgestellt (3). Es ist auch klar, daß eine große Differenz zwischen der erwarteten verbleibenden Lebenszeit der Dialysepatienten und der der Allgemeinbevölkerung in den USA besteht. Selbst wenn die erwartete verbleibende Lebenszeit für ausgesuchte Patienten mit chronischen Krankheiten mit denen von ESRD-Patienten verglichen wird, ist es offensichtlich, daß z. B. Patienten mit Prostata- oder Dickdarmkrebs eine bessere Überlebensrate haben als die Dialysepatienten; nur Patienten mit Lungen- und Bronchialkrebs haben eine schlechtere Prognose (4).

Europa und Japan haben eine niedrigere Gesamtmortalitätsrate der ESRD-Patienten als die USA (1, 5). Vermutete Faktoren der hohen Mortalität der Patienten in den USA sind: eine erhöhte Anzahl von diabetischen Patienten, mehr herzkranke Patienten oder andere komorbide Faktoren, das höhere Alter der US-Dialysepopulation, eine schlechte Blutdruckeinstellung sowie eine schlechte Compliance der Patienten (6). Darüber hinaus dürfte die Rezeptur für eine ungenügende Dialysebehandlung eine große Rolle spielen (6, 7). Die Dialyserezeptur im Falle der USA schließt eine inadäquate (ineffektive) Dialysezeit, eine Einsparung an Dialysepersonal, den Wiedergebrauch der Dialysatoren sowie möglicherweise eine zu geringe Honorierung ein (6). Die kritische Rolle, welche die Adäquatheit der Dialyse spielt, war und ist Gegenstand vieler Untersuchungen (7, 10). Bei einer Untersuchung in Dallas, Texas, prüften Parker u. Mitarb. den Einfluß einer erhöhten Dialysequantität auf die Mortalität der Patienten (7). Die Dialysequantität wurde mittels der Harnstoffkinetik berechnet (s. auch Kap. 9, Mann/Stiller, S. 102). Das Kt/V wurde von 1,18 1989 auf 1,46 1992 heraufgesetzt. Die Harnstoffreduktionsrate wurde von 63% auf 69,9% erhöht. Die Resultate wurden dann mit den Unterlagen der National Medical Care Inc. (NMC), einer Institution, die tausende Dialysepatienten betreut, und der Datenbasis von USRDS verglichen. Die Mortalitätsraten der Dallas-Gruppe gingen von 22,5% 1989 auf 18,1% 1992 zurück.

Zwischen 1990 und 1992 erhöhte sich bei der NMC-Organisation die Harnstoffreduktionsrate von 57,1 auf 62,5%, und die Mortalität ging von 21,8% auf 19,5% zurück. Während dieser Periode blieb die Gesamtmortalität der US-Patienten gleich (7). 1992 hatte die Dallas-Gruppe und die von NMC Mortalitätsquotienten von 0,77 bzw. 0,74; dies bedeutet einen Rückgang der beobachteten Todesfälle um 30% gegenüber denen der Gesamtdialysepopulation. Obwohl mit diesen Untersuchungen dargestellt werden konnte, welche gravierenden Nachteile eine inadäquate Dialyse hat, so steht auf der anderen Seite immer noch nicht fest, wie eine optimale Dialyserezeptur aussieht. Obwohl sicherlich der inadäquate Ersatz der exkretorischen Funktion der eigenen Nieren eine hohe Mortalität bedingt, ist – zumindest in den USA – eine optimale Dialyse aus ökonomischen Gesichtspunkten nicht immer erreichbar. Die ursachenspezifischen Todesraten von 1989–1991 sind eine weitere wichtige Information der USRDS. Bei diesen Untersuchungen bedingten bei diabetischen und nichtdiabetischen Patienten kardiale Erkrankungen die höchste Mortalitätsrate – nicht berücksichtigt der Myokardinfarkt (11). Bei Patienten im Alter von 45–64 Jahren betrug aus kardialer Ursache die Todesrate 40% bei Nichtdiabetikern und mehr als 70% bei Diabetikern (unter Ausschluß des Myokardinfarkts). Bei CAPD-Patienten der gleichen Altersgruppen waren die Ergebnisse noch ungünstiger. Die Auswirkungen eines langjährigen Nierenversagens und der ungenügende Ersatz der renalen endokrinen Funktion können auch zu dem reduzierten Überleben der ESRD-Patienten beitragen. Die wichtigsten endokrinen Ausfälle resultieren in der renalen Osteodystrophie und der renalen Anämie. Die Verfügbarkeit von rekombinantem Erythropoetin hat die Komplikationen der renalen Anämie stark reduziert, obwohl der Hämatokritwert für eine optimale Rehabilitation noch zu ermitteln wäre. Ist der derzeitig angestrebte Hämatokrit von 30% ausreichend, oder rufen die bei der Erythropoetinbehandlung auftretenden hyperkaliämischen Zustände und die aus rheologischen Gründen weniger effektive Dialyse nach mehr Zeit an der Dialyse?

Die renale Knochenerkrankung ist eine immer noch zu wenig aufgeklärte Komplikation der chronischen Nierenersatztherapie. Man weiß heute, daß sich ihr Spektrum über die Jahre geändert hat.

Wir untersuchten 2187 Knochenbiopsien zwischen 1982 und 1994 von Patienten, die mit verschiedenen Dialyseformen behandelt wurden. Über diese Periode von 13 Jahren änderte sich die Verteilung der verschiedenen histologischen Formen beträchtlich (Abb. 46.1). Zum Beispiel wurde die adynamische Knochenerkrankung 1984 zum erstenmal festgestellt. Über die letzten 6 Jahre wurde diese Erkrankung etwa bei 20% der untersuchten Biopsien festgestellt. Im Gegensatz dazu hat die Low-turnover-Osteomalazie abgenommen. Zusätzlich zu den bekannten Wirkungen des Aluminiums konnten wir den Diabetes mellitus, das Alter, die CAPD-Behandlung, eine Behandlung mit hochdosierten Calciumsalzen und die Parathyreoidektomie als unabhängige Risikofaktoren für das Auftreten der adynamischen Knochenerkrankung ermitteln (12). Die Folgen dieser neuen

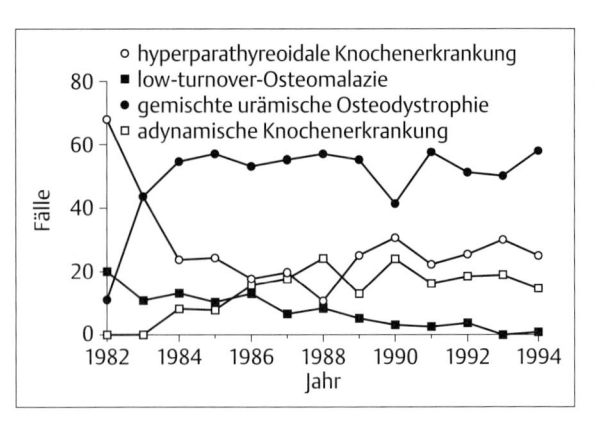

Abb. 46.1 Beurteilung der vier histologischen Formen der renalen Osteodystrophie von 1982–1994.

Form der renalen Osteodystropie sind noch nicht genügend bekannt. Es wurde u.a. behauptet, daß es sich um eine histologische Veränderung ohne klinische Konsequenzen handele. Kurz u. Mitarb. haben bei 43 Patienten mit ESRD calciumkinetische Untersuchungen durchgeführt und Knochenbiopsien vorgenommen (13). Sieben Patienten hatten eine prädominante hyperparathyreoidale Knochenerkrankung (pathologisch erhöhter Knochenumbau), 20 Patienten hatten eine gemischte urämische Osteodystrophie (Zeichen der Überfunktion der Nebenschilddrüse und Knochenmineralisationsstörungen), und 16 Patienten hatten eine Low-turnover-Knochenerkrankung. Die intestinale Calciumresorption war bei allen drei Gruppen gleich herabgesetzt. Die Knochencalciumretention war bei den Patienten mit Hyperparathyreoidismus erhöht, bei denen mit gemischter urämischer Osteodystrophie normal und bei den Patienten mit Low-turnover-Knochenerkrankung eindeutig reduziert. Der Calciumabtransport aus dem Serum in den mischbaren Calciumpool war bei den Patienten mit gemischter urämischer Osteodystrophie normal, bei denen mit Hyperparathyreoidismus eindeutig erhöht und bei den Patienten mit Low-turnover-Knochenerkrankung im normalniedrigen Bereich. Wenn also die Calciumabsorption bei allen Patienten gleich ist und der Calciumefflux aus dem Serum bei den Patienten mit High-turnover-Knochenumbau höher ist, kann die hohe Knochencalciumretention bei diesen Patienten den erhöhten Calciumefflux erklären. Auf der anderen Seite ist bei Patienten mit Low-turnover-Knochenerkrankung ein niedrignormaler Calciumefflux mit einer noch niedrigeren Knochencalciumretention verbunden. Da diese Patienten keine kompensatorischen Ausscheidungswege haben, um der erniedrigten Knochencalciumretention zu begegnen, drohen ihnen Weichteilverkalkungen, eine Hyperkalzämie oder beides (12, 14). Wir haben eine erhöhte Inzidenz von Weichteilverkalkungen und ein Wiederauftreten einer Kalziphylaxie bei Patienten mit Low-turnover-Knochenerkrankung gesehen, was mit den vorläufigen Beobachtungen einer höheren Mortalitätsrate einhergeht (15). Rostand u. Mitarb. haben den Myokardcalciumgehalt unter Anwendung der Energieextraktionsradiographie bei Patienten mit ESRD und bei Patienten mit Herzerkrankungen untersucht (16). Sie fanden den Calciumgehalt des Myokards signifikant höher bei 43 Patienten mit Niereninsuffizienz (161 ± 15,4 mg/cm^2), verglichen mit den Patienten mit Herzinsuffizienz (n = 9, 171 ± 18,9) oder der Kontrollgruppe (n = 32, 187 ± 8,1). Dieser Befund wurde nicht durch das Vorliegen einer Hypertonie erklärt, da Patienten mit und ohne Hochdruck den gleichen Calciumgehalt hatten. Rostand u. Mitarb. identifizierten einige Faktoren, die eng mit dem Calciumgehalt des Myokards bei ESRD-Patienten korreliert sind: Gefäßverkalkungen, Parathyreoidektomie, hohes Calcium-Phosphat-Produkt und Rasse. Die pathopysiologische Relevanz dieser Befunde wird durch die enge Korrelation zwischen Calciumgehalt des Myokards und Ventrikelfunktion unterstrichen (16).

Diese Beobachtungen verlangen nach weiteren Untersuchungen über den Zusammenhang zwischen Low-turnover-Knochenerkrankung und Calciumgehalt des Herzens sowie der Mortalität von Dialysepatienten. Allgemein gesagt muß die optimale Behandlung der veränderten endokrinen Funktion der Niere bei Patienten mit Niereninsuffizienz in den optimalen Ersatz der Ausscheidungsfunktion der Niere eingegliedert werden. Befunde, daß schon bei 50% Verlust der Ausscheidungsfunktion endokrine Störungen auftreten, wurden bereits vor 20 Jahren publiziert (17). Es ist möglich, daß der initiale Anstieg des Parathormons eine kompensatorische Antwort auf die herabgesetzte Synthese von Calcitriol (1,25(OH)$_2$D$_3$) ist (18). Man fragt sich, warum die Natur die normale Funktion der Nebenschilddrüse und der Knochenfunktion opfert, um die Calcitriolwerte im Normbereich zu halten. Diese Trade-off-Hypothese wird verständlicher, wenn man die ubiquitäre Präsenz der Calcitriolrezeptoren in praktisch allen Organen in Betracht zieht (19).

Dazu kommt, daß eine große Zahl der Gene durch Calcitriol auf- und abreguliert wird (Tab. 46.1). Es ist jetzt bekannt, daß sich Calcitriol an den zytoplasmatischen Calcitriolrezeptor bindet. Der Calcitriol-Calcitriolrezeptor-Komplex bindet sich dann an die Kern-DNA und reguliert mehrere Transkriptionsgene (19). Die klinische und physiologische Bedeutung dieser neu entdeckten Funktion des Vitamins D muß noch weiter erforscht werden.

Tabelle 46.1 Durch Vitamin D regulierte Gene (nach Darwish u. DeLuca)

Positive Regulation	Negative Regulation
Calbindin D$_{9K}$ und D$_{28K}$	myeloblastisch
Proteinkinase C	Kollagen Typ I
Osteocalcin	c-myc
Osteopontin	Parathormon
alkalische Phosphatase	
Cytochromoxidase	
25-OH-24-Hydroxylase	
Mitochondrien-ATP-Synthetase	
Vitamin-D-Rezeptor	

Zusammenfassend läßt sich feststellen, daß 20 Jahre Forschung der Nephrologen aus der ganzen Welt umfassende technische Fortschritte bei der Anwendung der Dialysetherapie erbracht haben. Bis heute gibt es aber noch keine konkreten Vorstellungen einer optimalen Anwendung. Daten jüngeren Datums sprechen eindrücklich für die Erhöhung der Dialysequantität. Nach dieser Korrektur sollten Zielorgane und Zellen besser auf Hormone und Enzyme ansprechen. Es ist klar, daß weitere Untersuchungen notwendig sind, um die Integration der Ausscheidungsfunktionen in die endokrinen zu verbessern. Die Untersuchungen sollten auch die Wirkung der kalziotropen Hormone, besonders von Calcitriol, auf der Ebene der Genregulation einschließen, so daß wir eine bessere Vorstellung von den klinischen Konsequenzen eines Nierenfunktionsausfalls haben. Dies sollte sich in einer Abnahme der Morbidität und Mortalität unserer Dialysepatienten niederschlagen.

Literatur

1. International comparisons of ESRD therapy. USRDS 1994 Annual Data Report, chapter XII. US Department of Health and Human Services, Health Care Financing Administration, Bureau of Data Management and Strategy, Bethesda/Md. 1994 (pp. 171-177)
2. Evans, R.W., D.L. Manninen, L.P. Garrison, G. Hart, C.R. Blagg, R.A. Gutmann, A.R. Hull, E.G. Lowrie: The quality of life of patients with end-stage renal failure. New Engl. J. Med. 312 (1985) 553-559
3. Patient survival. USRDS 1994 Annual Data Report, chapter VI. US Department of Health and Human Services, Health Care Financing Administration, Bureau of Data Management and Strategy, Bethesda/Md. 1994 (pp. 79-94)
4. Prevalence and cost of ESRD therapy. USRDS 1994 Annual Data Report, chapter III. US Department of Health and Human Services, Health Care Financing Administration, Bureau of Data Management and Strategy, Bethesda/Md. 1994 (pp. 23-42)
5. Held, P.J., F. Brunner, M. Odaka, J.R. Garcia, F.K. Port, D.S. Gaylin: Five-year survival for end-stage renal disease patients in the United States, Europe, and Japan, 1982 to 1987. Amer. J. Kidney Dis. 15 (1990) 451-457
6. Hull, A.R.: Predictors of the excessive mortality rates of dialysis patients in the United States. Curr. Opin. Nephrol. Hypertens. 3 (1994) 286-291
7. Parker, T.F., L. Husni, W. Huang, N. Lew, E.G. Lowrie: Dallas Nephrology Associates: Survival of hemodialysis patients in the United States is improved with a greater quantity of dialysis. Amer. J. Kidney Dis. 23 (1994) 670-680
8. Charra, B., E. Calemard, M. Ruffet, C. Chazot, J.C. Terrat, T. Vanel, G. Laurent: Survival as an index of adequacy of dialysis. Kidney int. 41 (1992) 1286-1291
9. Lowrie, E.G., N.L. Lew: Death risk in hemodialysis patients: the predictive value of commonly measured variables and an evaluation of death rate differences between facilities. Amer. J. Kidney Dis. 15 (1990) 458-482
10. Berger, E.E., E.G. Lowrie: Mortality and the length of dialysis. J. Amer. med. Ass. 265 (1991) 909-910
11. Causes of death. USRDS 1994 Annual Data Report, chapter VII. US Department of Health and Human Services, Health Care Financing Administration, Bureau of Data Management and Strategy, Bethesda/Md. 1994 (pp. 95-105)
12. Malluche, H.H., M.-C. Monier-Faugere: Risk of adynamic bone disease in dialyzed patients. Kidney int. 42 (1992) S62-S67

13 Kurz, P., M.-C. Monier-Faugere, B. Bognar, E. Werner, P. Roth, J. Vlachojannis, H.H. Malluche: Evidence for abnormal calcium homeostasis in patients with adynamic bone disease. Kidney int. 46 (1994) 855–861
14 Pei, Y., G. Herca, C. Greenwood, D. Sherrard, G. Segre, A. Manuel, C. Saiphoo, S. Fenton: Non-invasive prediction of aluminum bone disease in hemo- and peritoneal dialysis. Kidney int. 41 (1992) 1374–1382
15 Hercz, G., D.J. Sherrard, W. Chan, Y. Pei: Aplastic osteodystrophy: follow-up after 5 years, (abstract). J. Amer. Soc. Nephrol. 5 (1994) 851
16 Rostand, S.G., C. Sanders, K.A. Kirk, E.A. Rutsky, R.G. Fraser: Myocardial calcification and cardiac dysfunction in chronic renal failure. Amer. J. Med. 85 (1988) 651–657
17 Malluche, H.H., E. Ritz, H.P. Lange, J. Kutschera, M. Hodgson, U. Seiffert, W. Schoeppe: Bone histology in incipient and advanced renal failure. Kidney int. 9 (1976) 355–362
18 Faugere, M.C., R.M. Friedler, P. Fanti, H.H. Malluche: Elevation of parathyroid hormone in incipient renal failure: a compensatory mechanism to offset decreased 1,25 vit. D, levels. J. Bone Mineral. Res. 5, Suppl. 238A, 1990
19 Darwish, H., H.F. DeLuca: Vitamin D-regulated gene expression. Crit. Rev. eukaryot. Gene Expr. 3 (1993) 89–116

47 Technische Neuerungen in der Hämodialyse

H. E. Franz

Technische Neuerungen in den nächsten 5 Jahren (bis zum voraussichtlichen Erscheinen der 6. Auflage dieses Buches) werden sich in erster Linie mit der Dialysequalität und -quantifizierung befassen.

So sollen hier in aller Kürze Entwicklungen besprochen werden, die sich einmal um einen komplikationslosen Dialyseablauf kümmern und zum anderen um eine (automatische) Quantifizierung der Dialyse bemühen, letzteres besonders auch im Hinblick auf die geforderte Qualitätssicherung. Eine klinische Beurteilung (looks good, feels good) des Patienten allein reicht für die Einschätzung der Dialysequalität nicht aus.

Intradialytische Maßnahmen für eine komplikationsarme Dialyse (3, 4)

Erhaltung des zirkulierenden Blutvolumens

Ein immer wiederkehrendes intradialytisches Problem ist der Versuch, eine zu hohe Gewichtszunahme durch Ultrafiltration bei eventuell auch noch kurzer Dialysezeit bis auf das sog. Trockengewicht abzubauen.

Dabei kommt es oft zum Kreislaufzusammenbruch mit Übelkeit, Erbrechen bis hin zum Schockzustand. Diesem Blutdruckabfall und der eben geschilderten Situation liegt folgender Mechanismus zugrunde. Die Ultrafiltration führt zu einer Zunahme der intravasalen Eiweißkonzentration und damit zu einer Erhöhung des intravaskulären kolloidosmotischen Drucks. Damit kommt es zu einem Einstrom von Gewebsflüssigkeit in die Gefäße. Ist die Ultrafiltration zu hoch eingestellt, so kann der dadurch bedingte Flüssigkeitsverlust in das Dialysat durch den Flüssigkeitsnachstrom aus dem Gewebe nicht kompensiert werden. Damit kommt es zum Abfall des zirkulierenden Blutvolumens. Sind die Gegenregulationsmechanismen (Erhöhung der Herzfrequenz und periphere Vasokonstriktion) ungenügend, so kommt es zum Blutdruckabfall bis hin zum Kreislaufschock.

Um diese Ereignisse zu antizipieren und eventuelle zu therapieren, bedient man sich der fortlaufenden Messung des Blutvolumens (3, 4, 9).

Es handelt sich hier um Systeme, die in Dialysegeräte integriert werden können und die prozentuale Änderung des Blutvolumens erfassen. Die Systeme arbeiten nach unterschiedlichen physikalischen Prinzipien. Solche, die eine optische Basis haben, werden wahrscheinlich zuerst auf den Markt kommen. Dazu bedient man sich einer hermetisch gegen Fremdlicht abgeschirmten Meßeinrichtung mit einer Lichtquelle und einem Lichtempfänger. Zwischen beiden wird der Blutschlauch hindurchgeführt. Die Intensität des Lichts, das den Sensor erreicht, ist von der Blutfarbe abhängig und steht somit in Relation zu seinem Gehalt an Plasmawasser, bzw. zum Hämatokrit.

Dabei hat sich das Konzept, die Hämatokritänderung als Maß für die Änderung des intravaskulären Blutvolumens zu verwenden, als nützlich erwiesen.

Bereits eine Abnahme des Blutvolumens um mehr als 6% pro Stunde zeigt an, daß eine Hypovolämie bevorsteht. Der sog. Hämatokritschwellwert ist jedoch individuell verschieden. Änderungen des Hämatokrits durch Erythropoetinbehandlung ändern die Hämatokritschwelle meist nicht. Ist der Wert bekannt, so lassen sich alarmauslösende Werte, so ein Wert, der 2% unter dem Schwellenwert liegt, vorgeben. Derzeit ist eine Intervention bei auftretender Hypotonie noch manuell. Diese Maßnahmen schließen ein:

- Ultrafiltration abstellen oder reduzieren,
- Patienten in Trendelenburg-Position bringen,
- Erhöhung der Dialysatnatriumkonzentration,
- Infusion normaler Kochsalzlösung, hypertone Kochsalzlösung oder von Mannit.

Es bedarf jedoch keines großen Aufwandes, die Maßnahmen automatisiert ablaufen zu lassen. In diesem Zusammenhang soll hier noch eine Beobachtung, die von mehreren Autoren gemacht wurde, erwähnt werden (7, 8, 10, 11). Wird die Dialysattemperatur in einem bestimmten Grad herabgesetzt, so wird die Kreislaufstabilität auch bei „laufender" Ultrafiltration erhöht. Es ist heute möglich, über die Temperatur des Dialysats die Körpertemperatur während der Behandlung im Sinne der Erhöhung und Erniedrigung zu manipulieren. Über die Messung der „arteriellen" Temperatur (entspricht der Körperkerntemperatur) oder der venösen Temperatur läßt sich eine energetische Bilanz für den Patienten erstellen (7, 8, 10, 11). Mit diesen Maßnahmen ist sicherlich ein erster Schritt für die intradialytische Kreislaufstabilität getan.

Feststellen einer Rezirkulation im Shuntbereich

Eine der (vielen) Gründe einer insuffizienten Dialyse ist eine Rezirkulation im Shuntbereich. Es ist deshalb notwendig, den Grad der Rezirkulation zu bestimmen, da unter Umständen chirurgische Maßnahmen zur Korrektur der Rezirkulation notwendig werden. Die Bestimmung erfolgte bisher mit der Harnstoffmethode. Dabei wurde Blut an drei Stellen abgenommen und in Beziehung gesetzt. Problematisch ist die bisherige Annahme, daß die an dem dem Shunt gegenüberliegenden Arm gemessene Harnstoffkonzentration die des systemischen Keislaufs widerspiegelt. Deshalb ist man dazu übergegangen, diesen Harnstoff mit der „arteriellen" Seite des Dialysatorkreislaufs nach einer Drosselung der Blutpumpe auf 50 ml/min für 20–30 Sekunden abzunehmen. Dies beruht auf der Annahme, daß die Rezirkulation beim Zurückfahren der Blutpumpe aufhört. Eleganter und genauer läßt sich die Rezirkulation aber dadurch feststellen, daß das venöse Blut gekühlt wird oder ihm physiologische Kochsalzlösung zugesetzt wird. Es wird dann auf der „arteriellen" Seite entweder die Temperatur oder die optische Dichte gemessen. Beide Messungen geben nicht nur Hinweise auf eine Rezirkulation, sondern auch auf ihr Ausmaß.

Quantifizierung der Dialyse mittels Harnstoffbestimmung im verbrauchten Dialysat (5)

Im Kap. 9 (Mann/Stiller, S. 102) wurde die Anwendung der klassischen Harnstoffkinetik für die Quantifizierung der Dialyse besprochen. In letzter Zeit sind jedoch eine Reihe der Annahmen der klassischen UKM (urea kinetic modeling) (Tab. 47.1) angezweifelt worden. Die größte Rolle spielt hier die bisherige Annahme einer Einpoolkinetik. Auch die Harnstoffclearance ist selten während der gesamten Dialyse konstant (bei Alarm: Bypassdialyse, Veränderungen des Blutflusses bei hypotensiven Perioden usw.). Diese Unsicherheiten der klassischen UKM haben dazu geführt, daß mit einiger Wahrscheinlichkeit in Zukunft eine dialysatbezogene UKM (wahrscheinlich voll automatisiert) für die Quantifizierung der Dialyse durchgeführt wird.

Bei der auf Dialysat bezogenen PCR-Bestimmung kann die Harnstoffbilanz über eine 7-Tage-Periode untersucht werden. Der Vorteil davon ist, daß Änderungen der Harnstoffvorräte im Körper auf einen insignifikanten Teil der Gesamtharnstoffsynthese reduziert werden. Deshalb kann man bei einem 3mal pro Woche dialysierten Patienten ohne Nierenfunktion die Harnstoffmassenbilanz über den Zeitraum von 7 Tagen so beschreiben:

Tabelle 47.1 Voraussetzungen für die Anwendung des UKM

- Harnstoff wird aus einem gutgemischten Pool dialysiert
- Harnstoff wird mit einer konstanten Rate während der Testphase synthetisiert
- Die Restnierenfunktion ist während der Testphase konstant
- Die Clearance des Patienten ist während der Dialyse konstant
- Die Ultrafiltration ist während der Dialyse konstant
- Die Rate der Gewichtszunahme zwischen den Dialysen ist konstant
- Änderungen des Körpergewichtes bedeuten gleiche Änderungen des Harnstoffpoolvolumens

Harnstoff über 7 Tage synthetisiert
= Harnstoff bei 3 Dialysen entfernt

oder

$G \cdot 100\,080$ (Minuten der Woche) $= U1 + U2 + U3$
(mit jeder Dialyse entfernter Harnstoff)

(G = Harnstoffsyntheserate)

Wird U direkt im verbrauchten Dialysat gemessen, so werden die klassischen Annahmen der Tab. 47.1 nicht mehr benötigt. Auch das Problem der multiplen Poolkinetik ist gegenstandslos. Es ist nicht notwendig, den Harnstoff im komplett gesammelten gebrauchten Dialysat (90–150 l) zu bestimmen, sondern es wird ein kleiner gemischter Teil des Dialysats abgezweigt und damit auf ein beherrschbares, das Gesamtdialysat widerspiegelndes Volumen gebracht. So braucht man nur noch 3 Dialysatproben für die drei U in der Gleichung. Diese Partialsammeltechnik ist schon in mit entsprechenden Pumpen ausgestatteten Dialysegeräten durchgeführt worden.

Dabei konnte man feststellen, daß etwa 35% des Harnstoffs bei der 1. Dialyse, 32% bei der 2. Dialyse und 30% bei der 3. Dialyse entfernt wurden. Dies legt nahe, daß man nur einen U-Wert bestimmen muß. So wird die Gleichung zu

$U1 + U2 + U3 = 3{,}1\,U2$

Eine Automatisierung dieser Prozedur ist mit dem Einsatz eines Harnstoffsensors möglich. Es gibt verschiedene Möglichkeiten den (enzymatisch gespaltenen) Harnstoff zu messen. Hierauf wird an dieser Stelle nicht eingegangen.

Es ist wahrscheinlich, daß bei den Dialysegeräten der Zukunft der Harnstoffsensor zur Grundausrüstung gehört. Die Maschine macht ein voll automatisiertes UKM mit der Gesamtmenge des dialysierten Harnstoffs möglich. Damit lassen sich angegebene Kt/V-Werte verwirklichen. Die Resultate können in einen Computer eingegeben werden, der dem Kliniker einen guten Überblick über die erreichte Dialysequantität gibt. Zukünftige Harnstoffmonitoren können auch Veränderungen bei der intradialytischen Abnahme des eliminierten Harnstoffs, bedingt durch eine Abnahme der Clearance infolge von z. B. Blutgerinnung oder erhöhter Rezirkulation, feststellen. Diese technischen Fortschritte tragen auch wesentlich zur Qualitätssicherung bei.

Tägliche Heimhämodialyse (daily home hemodialysis [DHHD]), ultrashort daily autodialysis (USDA), frequent personal hemodialysis (FPDH)

Seitdem die Hämodialyse zum erstenmal eingesetzt wurde, um Patienten, deren eigene Nieren zerstört waren, zu ermöglichen, mit einer Dauerdialyse ihr Leben zu verlängern, war es die Wunschvorstellung des Nephrologen, die Patienten, um der Funktion der eigenen Nieren am nächsten zu kommen, so oft wie möglich zu behandeln. Dabei war die Vorstellung, die Patienten wenn auch nicht den ganzen Tag, jedoch täglich für mehrere Stunden zu behandeln. Dieser Wunsch ist derzeit aus logistischen und finanziellen Gründen nicht durchführbar und wird nur im Experiment an wenigen Patienten durchgeführt (1, 6). Die Realisierung auch für eine größere Dialysepopulation ist aber näher gerückt.

Welche Faktoren sind es, die der Durchführung einer Heimhämodialyse bisher im Wege stehen?

- Der Auf- und Abbau der Maschine muß mit 90–120 Minuten veranschlagt werden.
- Es ist ein anwesender Partner notwendig.
- Das Gerät, das Einlegen der Kanülen, die Dialyse als solche und die Trennung vom Zentrum lösen beim Patienten Ängste aus.
- Erst nach längerer Trainingszeit ist eine Entlassung nach Hause möglich.
- Die Krankheit wird noch deutlicher in die Familie getragen.
- Das Heim muß adaptiert, evt. müssen Umbauten vorgenommen werden.
- Die Prozedur, wie wir sie kennen, ohne Dialysatorwiederverwendung ist zu teuer.

Wenn diese Einwände schon bei einer wöchentlich 3maligen Dialyse großes Gewicht haben, so nimmt dies bei einer täglichen Dialyse noch zu.

Der Versuch, täglich zu dialysieren, verlangt daher nach grundlegenden Änderungen. So wird ein anderer Maschinentyp mit folgenden Eigenschaften notwendig:

- eine weitgehende Automatisierung, die nur ein Minimum an Einsatz vom Dialysepartner erlaubt,
- In-situ-Wiederverwendung des gesamten extrakorporalen Schlauchsystems und Dialysators mit Prüfen der Integrität und Dialysatclearance,
- Gebrauch von sterilem und nichtpyrogenem Dialysat,
- automatische Zubereitung des Dialysats mit Kontrolle der gewünschten Zusammensetzung und automatische Desinfektion der Flüssigkeitswege einschließlich der Umkehrosmose nach jeder Dialyse, vorzugsweise ohne Einsatz von Chemikalien.
- eine integrale Telekommunikation über ein Telephonmodem, wobei der Patient und die Dialyse von einer Zentrale überwacht werden,
- Speicherung der Behandlungsdaten als Beweis für Compliance und Qualitätssicherung,
- Ferndiagnose von Problemen mit der Maschine und Behebung derselben vor Ort ohne fremde Hilfe (Teleservice),
- notwendiger Ersatz von Teilen des Geräts erst mit der nächsten Lieferung von Dialysematerial,
- gebrauchsfreundliche graphische Interfaces wie beim Personalcomputer mit großzügigem Gebrauch von Sinnbildern (Icons) und Aktivierung von Vorgängen durch Berühren oder über die Stimme wobei Programme für Hilfe und weitere Unterrichtung integriert sind.

Das Gerät ist modulär aufgebaut, unabhängig von einer Wasserquelle. Während der Dialyse ist kein Wasserabfluß nötig. Das Gerät ist so handlich, daß es auf Reisen mitgenommen werden kann.

Dies sind einige der Charakteristiken, die notwendig, aber auch derzeit technisch ohne weiteres machbar sind.

Effektivität der täglichen Hämodialyse (2): Durch Erhöhung der Dialysefrequenz von jetzt 3 auf 7mal pro Woche kann der Patient, um eine bestimmte mittlere Harnstoffkonzentration zu erreichen, nicht nur täglich sondern auch auf die Woche gesehen kürzer dialysieren (Abb. 47.1). Die durchgezogene Linie zeigt das Verhältnis zwischen der Dialysefrequenz und dem wöchentlichen Kt/V. So wie die Dialysefrequenz zunimmt, nimmt das Kt/V pro Behandlung ab. Dies erhöht die Effektivität der Dialyse. Abb. 47.2 zeigt, daß mit täglich einer Stunde Dialyse gleiche mittlere Harnstoffwerte erhalten werden wie bei 3mal 3 Stunden Dialyse pro Woche.

Ein Beispiel: Ein F-80-Dialysator (Blut und Dialysatfluß 400 ml/min) ergibt eine effektive Ganzkörperharnstoffclearance von 238 ml/min. Bei einer täglichen Dialysezeit von 120 Minuten wird eine wöchentliche Clearance (Kt) von 200 l erreicht. Ein Patient mit einem V von 40 l würde ein Kt/V von 5,0 erreichen. Eine kleinere Person (V = 30 l) würde mit einer 1stündigen Dialyse pro Tag ein wöchentliches Kt/V von 3,3 erreichen.

Bei diesen kurzen Dialysezeiten und bei einer täglich wesentlich geringeren Gewichtszunahme, als dies jetzt bei der 3mal wöchentlich durchgeführten Dialyse der Fall ist, kann davon ausgegangen werden, daß intradialytische Probleme eine extreme Seltenheit sein werden.

Eines der Probleme ist der Blutzugang. In den publizierten Fällen wurde eine Single-needle-Dialyse durchgeführt oder permanente Katheter mit der Spitze im rechten Vorhof nach Art des Hickman-Katheters benützt zur Vermeidung einer kardiopulmonalen Rezirkulation. Beide Vorgehen haben in den veröffentlichten Fällen zu brauchbaren Resultaten geführt (1, 6).

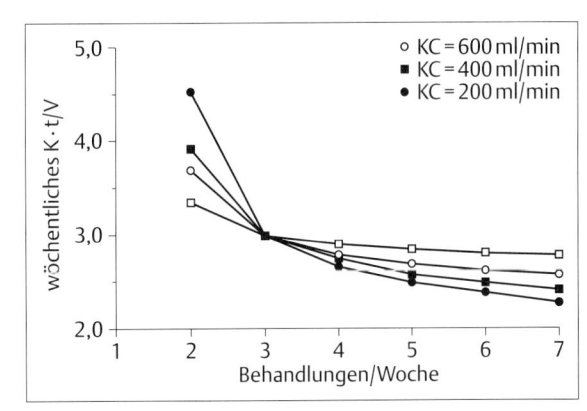

Abb. 47.1 Die Dialysequantität, um den zeitgemittelten Harnstoffspiegel zu gewährleisten, ausgedrückt als wöchentliches Kt/V, fällt, wenn die Dialysefrequenz erhöht wird. Das wöchentliche Kt/V auf der Y-Achse ist das Kt/V pro Dialyse, multipliziert mit der Dialysefrequenz. Die ausgezogene Linie zeigt dasselbe Verhältnis bei Anwendung einer 1-Pool-Harnstoffkinetik. Die unterbrochenen Linien sagen das Kt/V bei einem 2-Pool-Modell voraus, wenn der interkompartimentale Massentransferquotient (KC) variiert (nach Depner).

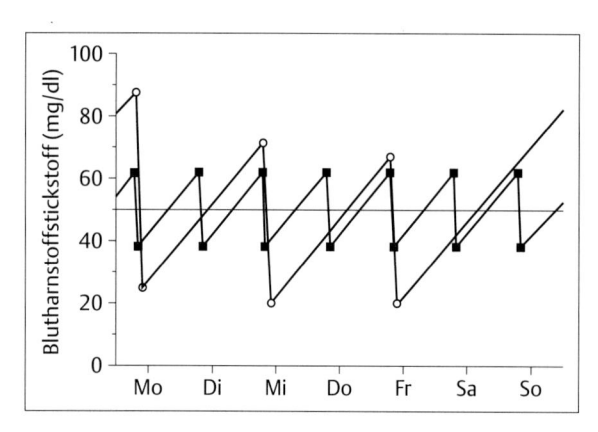

Abb. 47.2 Wöchentliches Harnstoffstickstoffprofil bei einem Patienten, der mit 2 verschiedenen Regimen dialysiert wurde. Die mit Quadraten markierte Linie zeigt das Verhältnis bei der täglichen Dialyse (Dialysedauer 60 Minuten/Tag). Die mit Kreisen markierte Linie zeigt das Harnstoffstickstoffverhalten bei 3mal 3 Stunden Dialyse pro Woche. Bei beiden Modalitäten bleibt der Harnstoffstickstoff bei 50 mg% (18 mmol/l).

Es wird damit gerechnet, daß mindestens 20 % der Dialysepopulation mit dieser Methode behandelt werden kann. Da dieses Vorgehen, das einerseits effektiver als die bisherige Dialyse ist und kostensenkend wirkt, eine nicht zu unterschätzende neue Logistik bedingt, ist es notwendig, die Implikationen rechtzeitig abzuschätzen. Da in Deutschland derzeit (noch) keine täglichen Heimhämodialysen durchgeführt werden, gilt es den Blick auf die USA zu richten, wo möglicherweise Ende der 90er Jahre Referenzzentren für diese Methode eingerichtet werden.

Literatur

1. Buoncristiani, V., Etal: Daily dialysis: long-term clinical metabolic results. Kidney int. 32, Suppl. 24 (1988) S 137 – S 140
2. Depner, T.A.: Quantifying hemodialysis and peritoneal dialysis: examination of the peak concentration hypothesis. Semin. Dialys. 7 (1994) 315 – 317
3. De Vries, P., P.M. Kouw et al.: Changes in blood parameters during hemodialysis by conductivity measurements. Trans. Amer. Soc. artif. intern. Org. 34 (1988) 623 – 626
4. De Vries, P., C.G. Olthof et al.: Continuous measurement of blood volume during hemodialysis by an optical method. ASAIO Trans. 38 (1992) 181 – 185
5. Garred, L.J.: Anwendung der Harnstoffkinetik bei der Hämodialyse – eine Übersicht. In Franz, H.E., T. Risler: Klinische Nephrologie, 3. Erg.-Lieferung. Ecomed, Landsberg 1995
6. Hombrouckx, R. et al.: Limitation of short dialysis are the indication for ultrashort daily autodialysis. ASAIO Trans. 35 (1989) 503 – 505
7. Krämer, M., H.D. Polaschegg et al.: A device for control of thermal parameters and recirculation measured in hemodialysis. 4th Annual British Renal Symposium, Bournemouth, Nov. 1992
8. Maggiore, Q. et al.: Blood temperature and vascular stability during hemodialysis and hemofiltration. ASAOI Trans. 28 (1982) 523 – 527
9. Mann, H., S. Stiller, U. Schallenberg, A. Thömmes: Optimizing dialysis by variation of ultrafiltration rate and sodium concentration controlled by continuous measurement of circulating blood volume. Contr. Nephrol. 74 (1989) 182 – 190
10. Sherman, R.A., E.F. Faustino, A.S. Bernhole, R.P. Eisinger: Effect of variations in dialysate temperature on blood pressure during hemodialysis. Amer. J. Kidney Dis. 6 (1984) 66
11. Sherman, R.A., M.P. Rubin, R.P. Cody, R.P. Eisinger: Amelioration of hemodialysis-associated hypotension by the use of cool dialysate. Amer. J. Kidney Dis. 5 (1985) 124 – 127

Sachverzeichnis

A

Abfallstoffe 563
Aborte, induzierte 310
Acarbose 203
ACE-Genotypen 2
ACE-Hemmer 7 f, 149
– renoprotektiver Effekt 9
Acetat 14
Acetatdialyse 163
– Vasokonstriktion 257
Acetoacetat 164
Adaptation, psychische 380
Adrenokortikotropes Hormon (ACTH) 190
Adsorption 21
advanced glycosilated end products (AGE) 11
AGE Peptide 11
AIPRI-Studie 8
Aktivierung, soziale 380
Aktivkohlefilter 51
Alkalische Phosphatase 284
Allergische Reaktionen 146
Aluminium 48, 286
Aluminiumassoziierte Knochenerkrankung 49, 279
Aluminiumchelator 290
Aluminiumentfernung 290
Aluminiumintoxikation 49
Amenorrhö 303, 307
Aminosäurehaushalt 116
Aminiumionen 133
Amyloid, CAPD 458
– Dialysepatient 455
– Einfluß des Behandlungsverfahrens 457
– Nierentransplantation 458
Amyloidose 427
Analgetika 344
– periphere 345
Anämie 426
– Kindesalter 397
Anaphylaktische Reaktionen 144
Aneurysma 61
Angiogenese 4
Angiopathie, diabetische 206
Angiotensin-II-Rezeptorantagonist 7
Angiotensin-Konversionsenzym-Hemmer 7 f, 249
Angiotensinogenbildung 3
Anovulation 307 f
Antiarrhythmika 350
Antidiabetika, orale 202
Antifaktor-Xa-Test 138
Antihypertensive Therapie 204
– – Volumen- und Salzkorrektur 247
Antihypertonika 345
Antiinfektiöse Pharmaka, Chloramphenicoltyp 347
– – Penicillin 346
Antikoagulantien 348
– neuere Entwicklungen 138
Antikoagulation 135, 507
Antikonvulsiva 352
Antikonzeptiva 349
Antimykotika 348
Antirheumatika 349
Antithrombin III 138
Anzapfsyndrom 62
Aortenstenose 91
APD, Formen 429
– Indikationen 432
– Pathophysiologie 430
– Prinzip 429
Apolipoproteine 176
Äquilibrationstest, peritonealer 409
Arbeitssicherheit 555, 562
Arrhythmien, ventrikuläre 233
Arthralgie 283
Arthritisrheumatoide 503
Arthropathie 456
Asthma, bronchiale 149
Atemstillstand 150
Atherogenität 177
Atherosklerose 177
Atriales natriuretisches Peptid (ANP) 190
Aufbereitung, Wasser und Dialysat 43
Austauschflüssigkeit 499
Azidose 162
– metabolische 13

B

Basaltemperaturkurve 308
Beckenbodenmuskulatur 314
Bicarbonat 415
– Konzentration 164
Biofeedbacksystem 128
Bio-flo-Kanülen 129
Biokompatibilität, Komplementkaskade 95
– Leukozytenzahl und -funktion 96
– Zytokine 97
Blastozyste 307
Blutdruckabfall 256
Blutdruckanstieg 145
– Ursachen 145
Blutdruckregulation, Gefäßwiderstand 256
– Herzminutenvolumen 256
– Schlagvolumen 256
Blutlecksensor 133
– Falschalarme 133
– Grenzempfindlichkeit 133
Blutmodul 125
– extrakorporaler Kreislauf 125
Blutpumpe, Blutfluß 126
– Blutschlauchsystem 126
– Flußwiderstand 126
– Förderrate 126
– Rollenpumpen 126
– Schlauchsegmentlagerung 126
Blutreinigungsverfahren, Quantifizierung 102
Bluttemperaturmessung 128
Blutungen 151
Blutungsanomalie 308
Blutungsgefährdung, Vorgehen 137
Blutvolumen, intravasales 256
– Messung 127
– Störung 156
– Überschuß 156
Blutvolumenmessung 127
Blutzellenparameter 285
Blutzellenzentrifuge 496
Blutzuckersenkende Substanzen 349
Brandschutz 554
Brescia Cimino Shunt 61
Bronchialtherapeutika 349
Bullöses Pemphigoid 503

C

Calcinosis cutis 326
Calcitonin 278
Calcium 414
Calciumacetat 288
Calciumantagonisten 7, 9, 251, 534
Calciumbicarbonat 288
Calciumcitrat 288
Calciumhomöostase 274
– Aufrechterhaltung 288
Calciumkonzentration, intrazelluläre 267
Calciumstoffwechsel, Prinzipien der Therapie 165
– Störungen 165
Calciumtransfer, Mechanismen 165
CAPD 407 ff
– Amyloid 458
– Carnitinmangel 424
– und CCPD, Kind, Durchführung 400
– – – Komplikationen 405
– Chyloperitoneum 426
– Clearance 434
– Diabetiker, Kinder 428
– Dialysatelektrolyte 414
– – Calcium 414
– – Kalium 414
– – Magnesium 414
– – Natrium 414
– Dialyselösungen, Bicarbonat 415
– – Lactat 415
– – osmotisch wirkende Substanzen 413
– – Pyruvat 415
– Diätverordnungen 452
– Ein- und Auslaufschwierigkeiten 423
– Ernährung 446
– Ernährungsbedarf 450
– Ernährungszustand, Ernährungsstatus 446
– Fettstoffwechselstörungen 423
– Hämoperitoneum 425
– Harnstoffkinetik 435
– Indikationen 409
– Katheterassoziierte Komplikationen 423
– Kinder 428
– klinische Ergebnisse, Amyloidose 427

CAPD, klinische Ergebnisse,
  Osteopathie, dialyseassoziierte
  Amyloidose 427
– – – renale Anämie 426
– – – urämische Polyneuropathie 428
– Komplikationen, erhöhter intra-
  abdomineller Druck 422
– Kontraindikationen 411
– Kt/V 435
– Langzeitergebnisse 57, 429
– Malnutrition 424
– Nährstoffverluste 447
– – Aminosäuren 448
– – Calcium 448
– – Glucose 448
– – Proteine 424, 448
– – Spurenelemente 449
– – Vitamine 449
– Nahrungsaufnahme 447
– Nierentransplantation 428
– Osteopathie 427
– Peritoneum, Physiologie 407
– Peritonitis, Chemische 426
– – eosinophile 426
– – Infektionswege 418
– – infektiöse 416
– – persistierende rezidivierende 426
– – sklerosierende 426
– – Therapie 417
– postoperatives Vorgehen 413
– Protein catabolic rate 435
– Ultrafiltrationsstörungen 424
Carnitinmangel 424
– Catecholamine 190
CCPD 58, 409, 430
– und NIPD, Klinische Ergebnisse 433
– – Vergleich 433
Cellulose, modifiziert 24
– regenerierte 24, 93
Chloramin 50
Cloramphenicol 347
Cholesterin 12, 508
Chyloperitoneum 426
Ciclosporin (CyA) 212
Cimino Shunt 62
– Einzelpunktion 71
– Komplikationen, Aneurysma/
  Dilatation 69
– – Blutung 68
– – Infektion 68
– – Stenose 68
– – Thrombose 68
– – Verschluß 70
– Kontrolle 72
– Korrektur 73
– Pflege 70, 75
– Lokalisation 66
– operative Technik 67
Citrat 137, 496
Clearance 20, 103
Clearanceformel 21
Compliance 10
Cyclophosphamidabstoßtherapie 503

D

Dampfsterilisation 41
Deferoxamin-(Desferal-)Test 286
Desionisierungsanlagen 52
Deoxyspergualin 212
Depression, beeinflussende Faktoren 368
– Diagnostik 366
– Empfehlungen für die Zukunft 372
– Häufigkeit 368
– medizinische Faktoren 369
– psychologische Faktoren 370
– sozialdemographische Faktoren 369
– terminale Niereninsuffizienz 366
– Überlebenschance 370
– Therapie 371
Desferaltest 286
Desinfektion, Begriff 556
– chemische 135
– Geräteoberfläche, Desinfektions-
  mittel 134
– thermische 135
– thermochemische 135
Desinfektionsplan 563
Dextransulfatadsorption 511
– Nebenwirkungen 512
– Selektivität 512
Diabetes mellitus, Basistherapie 204
– – CAPD 428
– – Dauer 201
– – Dialyse, Shuntanlage 207
– – Eiweißzufuhr 210
– – Ernährung 209
– – Hospitalisationsraten 208
– – Nephropathie 1, 199
– – Neuropathie 206
– – Niereninsuffiziente 380
– – Nierentransplantation, Häufigkeit 210
– – – Immunsupression 212
– – – Komplkationen 211
– – – Patientenüberleben 211
– – – Prognose 210
– – – Vorbereitung 211
– – Peritonealdialyse, Kathetereinlage 207
– – Prophylaxe 201
– – Therapie, Antihypertensive 204
– – – Insulin 203
– – – Lipipprofil 203
– – – orale Antidiabetika 202
– – – Proteinrestriktion 202
– – Typen 2, 199
– – Überlebensraten 208
Diabetische Nephropathie 199
– Retinopathie 204, 206
Dialysance 104
Dialysat, Aufbereitung 43
– Herstellung 44
– Natriumgehalt, beabsichtigte Verän-
  derungen 159
– Probleme 46
– Wasseraufbereitung 43
– zentrale Aufbereitung 45
– Zusammensetzung 43
Dialysatoren (s.a. Hämodialysegeräte),
  Anforderungen, Wasseraufbereitungs-
  anlagen 554
– zentrale Konzentrataufbereitung 554
– High-flux-Dialysatoren 32
– Leistungskriterien 27
– Low-flux-Dialysatoren 32
– Wiederverwendung 97
Dialyse (s.a. Hämodialyse), Dauer 88
– Diabetes mellitus 207
– Dosierung 109
– Eisenüberladung, Therapie 265
– Geräte, Sicherheitsverordnungen 551
– – Verfahren zur Aufbereitung 560
– Geschwindigkeit 21
– Hämodialyse 401
– hormonelle Regulation, gestörte 183
– Hypotonie 157
– Jugendalter 380
– kardiovaskuläre Komorbidität 91
– Kindesalter 390
– – Anämie 397
– – Malnutrition 396
– – Osteopathie 396
– – Personalschlüssel für Dialyse 392
– – psychosoziale Probleme 397
– – Therapie 397
– – Wachstumsverzögerung 396
– Medikamente 344
– Membranen, Biokompatibilität 258
– – Cellulose, derivatisierte 94
– – – regenerierte 93
– – Nebenwirkungen 112
– – Bicarbonat 113
– – Kalium 113
– – Natrium 112
– – Ultrafiltration 112
– plötzlicher Tod 141
– Quantifizierung mittels Harnstoff-
  bestimmung 576
– „Rezeptur" 88
– Schwangerschaft 303, 309
– Volumen- und Salzkorrektur,
  Hypertonie 248
– Zielgewicht, Verschreibung 90
Dialysedemenz 284
Dialyseenzephalopathie 49
– Diagnostik 222
– Häufigkeit 222
– Klinik 222
– Pathogenese 221
– pathologische Anatomie 222
– Therapie 222
– Verlauf 222
„Dialysejucker" 324 f
Dialysezeit, Verschreibung 88
Dialysierflüssigkeit, Qualitätsanforde-
  rungen 557
Dialysierflüssigkeitssystem, Aufberei-
  tung 559
Dialysierflüssigkeitstemperatur, Ände-
  rung 40
Diastolische Dysfunktion 233, 237 ff
Diät, Phosphorrestriktion 289
Diätverordnungen, CAPD 452
– Langzeithämodialysepatienten 119
Diffusion 21
Digitalisglykoside 349
Disäquilibriumsyndrom 148, 158
– Hämodialyse, Klinik 221
– – Pathogenese 221
Diuretika 160, 249, 350
Donnan-Effekt 155
Dosierungsfaustregeln 353
Druck, onkotischer 22
– osmotischer 22
Druckanzeige 126
Druckmessung 126
– Peritonealdialyse 221
Dysfunktion, diastolische 233, 237 ff
– – linksventrikuläre 92
– erektile 314, 318
– – Ätiologie 318
– – Diagnostik 315
– – Therapie 315, 318
– systolische 233, 236
Dysregulation, hormonale 303

E

EDTA Statistik 1, 199
Eicosanoide 534
Einzelnadeldialyse, Doppelpumpenverfahren 128
– Klemmverfahren 128
Einzelpunktion 71
Eisen 49, 262
Eisenbedarf 262
Eisenmangel, funktioneller 262
– Therapie 264
Eisenstoffwechsel 261
– Pathophysiologie 261
– Physiologie 261
Eisentherapie, intravenöse 264
Eiweiße, s. Protein
Ejakulationsstörungen, Pathophysiologie 316
– Physiologie 316
– Therapie 316
Ejakulatqualitätsstörungen, Ätiologie 316
– Diagnostik 316
– Physiologie 316
– Therapie 317
Elastose, aktinische 324
Elektrolytbedarf 120
– Chlorid 120
– Eisen 120
– Kalium 120
– Magnesium 120
– Natrium 120
– Phosphat 120
Elektrolythaushalt, Störungen 155
Elektrolytmodelle 107
Elektrolytstörungen vor Dialyse 155
– während normaler Dialysebehandlung 155
Endokarditis 233, 241
Endokrine Störungen, Erythropoetintherapie 191
– gestörter Regelkreislauf 182
Endometriumhyperplasie 305
Endothelin 3 f
Endothelin-converting enzyme Hemmer 9
Endothelinrezeptorantagonist 9
Endothelzellschädigung 6
Entgasung 130
Enthärter 51
Entsalzungsanlagen 52
Entschädigungsrecht 382
Entsorgung, Abfallstoffe, feste 563
– – flüssige 564
Enzyme 176
E-PTFE Bypass, femorofemorale 63
F-PTFE-Shunt 61
– Anlage 74
– Shunt 61
– Indikationen 73
– Komplikationen 75
– Lokalisation 74
Erbrechen 256
Erektion 314
– beeinträchtigende Pharmaka 315
– Dysfunktion, Therapie 318
– Physiologie 314
Ernährung, CAPD 446
– Hämodialyse 116
Ernährungsbedarf 117, 450
Ernährungsdialyse 121
Ernährungsstatus 117

Ernährungsstörungen, hämodialysebedingte, Aminosäurehaushalt 116
– – andere metabolische Störungen 116
Erythropoetin 310
– Leistungssteigerung 378
Erythropoetintherapie, Einfluß auf endokrine Störungen, 191
Erythrozyten, Erhöhung 261
– Erniedrigung 261
– Malformation 261
– Prozentsatz, hypochromer 263
– Überlebenszeit 261
Erythrozytenferritin 263
Erythrozytenprotoporphyrin 263
Erythrozytensediment 496
Erythrozytenzinkprotoporphyrin (ZPP) 263
ETO Gas 41, 147

F

Fehlbildungen 312
Fenwall CS-3000 496
Ferritin 263
Fertilität 309
Fett s. Lipide
Filtration 21 f, 104 ff
– glomeruläre 20
– innere 31
Fistel 61
Fluor 50
Flußgeschwindigkeit 64
Flüssigkeitsentzug, Verfahren, Transmembrandruck (TMP) 133
Folliculitis perforans 327
Follikelstimulierendes Hormon (FSH) 186
„French Collaborative Study" 9
Frischplasma 499
Frühgeburt 310
Frühschwangerschaft 309

G

Gammastrahlen 41
Geburtsgewicht 309
Geburtsmodus 311
Gefäßprothesensegment 61
Gefäßverbrauch, schonender 70
Gefäßzugang 61
Gene, Vitamin-D-regulierte 573
Genitalveränderungen, Frau 307
Gesamteisenbindungskapazität (TEBK) 262
Geräte, Anforderungen an raumlufttechnische Anlagen 554
– Betreibervorschriften 553
– sicherheitstechnische Anforderungen 553
– – Kontrollen 552
Gestagentherapie 305
Gichttherapeutika 350
Giftelimination, Hämodialyse 544
– Hämoperfusion 544
– Plasmaperfusion 550
– Plasmaseparation 548
– sekundäre 543
Glaskörpereinblutungen 206
Glomerulonephritis 3
– rapid progressive 502

Glomerulosklerose 5
– akzelerierte 12
Glucagon 184
Gonadotropine 187, 318
Goodpasture Syndrom 502
Gravidität 303, 309
– Nierentransplantation 311
– Ultraschalluntersuchung 309
Guillain-Barré-Syndrom 502

H

Haemonetics-30 496
Haemoprocessor 498
Hämatokritwert 127
Hämodialyse (s. a. Dialyse), Citrat 137
– Disäquilibriumsyndrom 221
– Ernährung 116
– Giftelimination 544
– heparinfreie 137
– Hypotonie 256
– Kalorienbedarf 118
– Kind, Dialysatoren 402
– – Durchführung 402
– – Gefäßzugang 402
– – Schlauchsysteme 402
– Langzeitdialyse 56
– Neuerungen 575
– Prostacyclin 137
– Proteinstoffwechsel 99
– Punktion 71
– – Arealpunktion 65, 72
– – Knopflochpunktion 65
– – Strickleiterpunktion 65, 72
– – Vielfachpunktion 65, 72
– Rezirkulation 128, 161, 575
– Geräte, Aufbau 125
– – Bedienelemente 125
– – Biokompatibilität 95
– – Blutmodul 125
– – Blutpumpe 126
– – Design 93
– – Desinfektion 559
– – Druckanzeige 126
– – Druckmessung 126
– – Entgasung 130
– – Entwicklung und Einsatz 93
– – Funktionssysteme 125
– – Heizung 130
– – Kanülenlumen 126
– – Kontroll- und Schutzsystem 125
– – Konzentratmodul 125
– – Leistung 93
– – Leitfähigkeitsmessung 132
– – Leukozytenzahl und -funktion 96
– – Luftdetektor 127
– – Proportionierung, Entgasungspumpe 131
– – – Formen 131
– – – Leitfähigkeitsregelung 131
– – – Mischsysteme 131
– – – Prinzip 131
– – – Schwimmerschalter 131
– – – Volumensteuerung 131
– – Pumpen 131
– – Reinigung 89, 559
– – Schaltzyklen 129
– – Transducerprodektoren 127
– – Transmembrandruck 133, 156
– – Versorgungsleitung 559
– – Wasser-Konzentrat-Modul 129
– – Wassermodul 125

Hämodialyse, Geräte,
  Wiederverwendung 97
Hämofiltration, akutes Nierenversagen
  494
- Biokompatibilität 489
- Calcium-Phosphat-Haushalt 488
- chronische Niereninsuffizienz 484
- Differentialindikation Hämodialyse
  492
- Geräte 486
- harnpflichtige Substanzen 488
- historische Entwicklung 484
- Hormonhaushalt 489
- Hypertonie 486
- Hypotonie 486
- Kind 404
- kontinuierliche 473 ff
- - arteriovenöse Methoden 475
- - - - CAVD 475
- - - - CAVH 475
- - - - CAVHD 475
- - Arzneimitteldosierung 480
- - Bilanzierung 478
- - Elektrolytbilanz 479
- - Filterwechsel 477
- - Flüssigkeitsbilanzierung 479
- - Heparinisierung 477
- - Indikationen 481
- - historishce Entwicklung 473
- - kardiovaskuläres Monitoring 480
- - klinische Kontrollen 479
- - Kontraindikationen 481
- - Nachteile 475
- - Patientenüberwachung 478
- - Prä- und Postdilution 476
- - technisches Vorgehen 475
- - venovenöse Methoden 476
- - - - CVVD 476
- - - - CVVH 476
- - - - CVVHD 476
- - Vorteile 473
- Langzeitdialyse 56
- Lipidhaushalt 488
- Morbidität und Letalität 491
- Prinzip 484
- subjektives Befinden 489
- Substitution 485
- technische Voraussetzungen 485
- theoretische Grundlagen 484
Hämolyse, akute 152
- mechanische 502
Hämolytisch urämisches Syndrom 502
Hämoperfusion, Giftelimination 544
Hämoperitoneum 425
Harnstoffclearance 21
Harnstoffkinetik 110, 435
Harnstoffmodell 106
Harnstoffmonitor, Ammoniumionen
  133
- Eiweißabbaurate 133
- Kt/V 133
- Urease 133
Haut, Verletzbarkeit 324
Hautdekubitus 61
Hauterkrankungen, de novo entstan-
  dene 323
- häufige hämodialysebedingte 323
- Medikamentennebenwirkungen
  323
- Nierentransplantation 327
- präexistente 323
- seltene hämodialysebedingte 326
Hautkolorit 323

HBV- und HCV-Infektionen, Schutzmaß-
  nahmen 334, 342
Heimhämodialyse, Auswahlkriterien
  359
- Definition 358
- Elektroinstallation 361
- historische Entwicklung 358
- medizinische Betreuung 363
- Minimaltrainingsprogramm 360
- Nachteile 364
- Prinzip 358
- Raumbedarf 361
- tägliche 576
- - Effektivität 577
- telephonische Rufbereitschaft 362
- Training 359
- Vorbereitung 359
- Vorteile 364
- Wasserinstallation 362
Heizung 130
HELP, Effekt auf Lipide 514
- Indikationen 515
- klinische Ergebnisse 515
- Nebenwirkungen 514
- Selektivität 514
Hemmkörperhämophilie 503
Heparin, Aktivitätseinheiten 135
- Applikationsmodus 135
- Gewinnung 135
- Nebenwirkungen 137
- - Thrombozytopenie 136
- niedermolekulares, Antifaktor Xa Test
  138
- Antithrombin III 138
- - Bolusgabe 138
- - kontinuierliche Heparinisierung
  138
- Plasmahalbwertzeit 135
- Präzipitation 506
- Wirkung 135
- - Kontrolle, aktivierte Gerinnungs
  zeit 136
- - - - partielle Thromboplastinzeit
  136
- - Thrombinzeit 136
- - - Uhrglasmethode 136
Heparininduzierte extrakorporale
  LDL-Präzipitation (HELP) 512
Heparinisierung 127
- adäquate 136
- Minimalheparinisierung 137
- regionale 137
Heparinpumpe, Heparinisierung 127
Hepatitis B, Ätiologie 331
- - Diagnostik 331
- - Häufigkeit 331
- - Langzeitdialyse 337
- - Maßnahmen nach Exposition 333
- - Nierentransplantation 334
- - Prognose 331
- - Therapie 333
- - Übertragung bei Dialysebehand-
  lung 333
- - Verlauf 331
- - C, Bedeutung 334
- - Besonderheiten 336
- - Diagnostik, Bestätigungstests 335
- - - PCR 335
- - - serologische Tests 335
- - Epidemiologie 336
- - Immunisierungsversuche 338
- - Infektion beim Dialysepersonal
  338

- - Infektiositätsnachweis 336
- - Kombination HCV/HBV 338
- - Langzeitdialysepatienten 337
- - Maßnahmen nach Exposition 333
- - Nierentransplantation 338
- - Pathophysiologie 334
- - Therapie 339
- - Verlauf 336
- Suchprogramm 332
Herzerkrankung, ischämische 233,
  239 ff
Herzklappenveränderung 143, 233, 241
Herzkrankheit, koronare 91
Herzminutenvolumen 156
Herzrhythmusstörungen 143, 242 ff
- Ätiologie 146
- Klinik 146
- Therapie 146
Herzvolumenbelastung 62
Heymann Nephritis 5
HIV Infektion, akutes Nierenversagen,
  340
- Diagnostik 340
- Dialysepatienten 340
- HIV Tests 341
- Infektionsrisiko 341
- Inzidenz 341
- Maßnahmen nach Exposition 333
- Nierentransplantation 341
- Schutzmaßnahmen 342
- Überblick über Beziehung zur
  Nephrologie 339
- Verlauf 339
HMG-CoA-Reduktasehemmer 12
Hochdruck, Hypertonie
Hormonale Dysregulation 303
Hormon(e) 314, 404
- ACTH 190
- follikelstimulierendes 186
- gastrointestinale 190
- Inteinisiernedes 190
- Peptidhormone, pulsatile Freisetzung
  189
- thyroidstimulirendes 185, 190
- Wachstumshormone 188, 190
Hospitalisationsraten, Diabetiker 208
Hydramnion 310
Hygiene 556
- Probeentnahme und Untersuchungs-
  verfahren 558
- Probleme in zentralen Anlagen 557
Hygieneplan 563, 565
hygienische Maßnahmen, Notwendig-
  keit 556
Hypercholesterinämie, familiäre 503,
  506
Hyperfiltration 12
Hyperkaliämie 159
- Therapie 532
Hyperkaliämie 166
Hypermagnesiämie 167
Hypernatriämie 159
Hyperparathyreoidismus,
  prädominanter 279
- sekundärer 280
Hyperphosphatämie 167
Hyperprolaktinämie 304, 307
Hypertensive Krise, akute 252
Hyperthyreote Krise 503
Hypertone Episoden während Dialyse
  252
Hypertonie, Hämofiltration 486
- Häufigkeit 245

Sachverzeichnis **583**

- Klinik 245
- Medikamente 156
- pathologishce Anatomie 245
- Verlauf unter Dialysetherapie 247
Hypertrichose 323
Hypertrophie, linksventrikuläre 233, 238 ff
Hyperviskositätssyndrom 502
Hypoglykämie 204
Hypokaliämie 161
Hypokaliämie 166
Hypomagnesiämie 167
Hyponatriämie 157
Hypophosphatämie 168
Hypophysär-hypothalamische Funktionsstörungen 186
Hypothalamische Störungen 189
Hypothalamohypophysäre Achse, Störungen 189
Hypothalamus-Hypophysen System 304
Hypotone Episoden, Ursachen 257
Hypotonie 157, 256
- chronisch persistierende 258
- Erbrechen 256
- Hämofiltration 486
- Prophylaxe 258
Hypoventilation 144
Hypovolämie 256
- dialyseassoziierte 128
Hypoxämie 144

I

IBM 299, 496
Immunadsorption 506
- Technik 510
Immunglobuline 324 f
Immunisierung 327
Infektionen, Katheterassoziierte 82
Infektiöse Komplikationen, Exit site- und Tunnelinfekte 416
- Patienten, Behandlung 561
Inselzelltransplantation 214
Insomnien, Ätiologie 229
- Diagnostik 228
- Klinik 228
- Therapie 229
Insulin, Abbau 184
- Resistenz 183
- Sekretion 183
- Sensitivität 204
- Therapie 203
Intimaproliferation 61
Intoxikation 542 ff
Intrauterinpessare 308
Inulin 21
In-vitro-Clearance 103
In-vivo-Clearance 103
Ischämische Herzerkrankung 233, 239 ff
- - Therapie 240 ff

J

Juckreiz 324
- Badezusatztherapie 153
- Plasmahistaminkonzentration 153
- UV-B-Lichttherapie 153

K

Kalium 414
Kaliumkanalöffner 9
Kaliumstoffwechselstörungen 159
Kalorienbedarf, Hämodialyse 118
Kalzinose, tumoröse 283
Kalziphylaxie 283
Kardiaka, ACE Hemmer 349
- Antiarrhythmika 350
- Digitalisglykoside 349
- β-Rezeptorenblocker 349
Kardiale Erkrankungen 427
- Komplikationen, Diagnostik 233
- - Häufigkeit 233
Kardiomyopathie 143
- pathologische Anatomie 235
- Therapie 240 ff
- urämische, Diagnostik 234
Kardiotokographische Untersuchungen 311
Kardiovaskuläres System 375
Karpaltunnelsyndrom 223
Karzinom, gynäkologisches 308
Kaskadenfiltration 506
- Ergebnisse 510
- Nebenwirkungen 510
- Technik 509
Katheter, Akutkomplikationen 81
- Austrittsstelle, Versorgung 413
- Implantation 412
- Implantationsstelle 79
- Implantationstechnik 80
- Indikationen 78
- Kontraindikationen 79
- Langzeitkomplikationen 82
- mechanische Beschädigung, Explantation 84
- Okklussion 83
- temporäre und permanente zentralvenöse 78
Katheterassoziierte Infektion 82
Kationenaustauscher 160, 351
Kinderwunsch 320
Knochen, Biopsie 287
- - Diagnosestellung 292
- - Therapiekontrolle 292
- - Frakturen 283
- - mechanische Funktion 273
- - Schmerzen 283
- - Stoffwechselfunktion 273
Knochenerkrankung s. Osteopathie
Knochenorganisation, strukturelle und funktionelle 272
Knochenzysten 456
Kohabitation 307
Kohlenwasserstoffe, chlorierte 50
Koitusfrequenz 306
Kollagenose, reaktive perforierende 327
Komplementaktivierung, cuprophanmembraninduzierte 147
Komplementkaskade 95
Komplikationen, akute zerebrale 150
- pulmonale, asthma brochiale 149
- - Atemstillstand 150
- - Luftembolie 150
- - Lungenembolie 149
Kondom 308
Kontrazeption 303, 307 f
Konvektion 21 f
Konzentrationsgradient 23
Kopfschmerzen 256
Koronare Herzkrankheit (KHK) 91

Krampfanfälle, zerebrale 151
Krämpfe 256
Krankenversicherung, Gesetzliche 382
Kreatinin 21
Kreislaufinstabilität, Ätiologie 141
- - Blutdruckabfall 142
- - Hypohydratation 142
- - inadäquate Herzfrequenz 142
- - kardiale Ursachen 143
- - - kardiogener Schock 143
- - - Kardiomyopathie 143
- - - Klappenfehler 143
- - - Perikardtamponade 143
- - - Rhythmusstörungen 143
- - Schwindel 142
- - Therapie 144
- - Plasmaaustausch mittels Blutzellenzentrifuge 497
- - Verminderung des Blutvolumens 142
Krise, akute hypertensive 252
- - medikamentöse Therapie 253
Kryoglobulinämie 503
Kt/V 133, 435
Kupfer 50
Kürettage 308
Kyrle-Erkrankung 326

L

Lactat 415
Langzeitdialyse, Auswahl der Behandlungsverfahren 58
- Beginn 56
- CAPD 57
- CCPD 58
- Diät 119
- Hämodiafiltration 57
- Hämodialyse 56
- Hämofiltration 56
- Hautveränderungen 323
- Hepatitis B 337
- Indikationen 56
- IPD 58
LDL-Cholesterin 3
- koronare Herzerkrankung 506
LDL-Präzipitation, heparininduzierte extrakorporale (HELP) 512
Leistungsfähigkeit, beeinflussende Faktoren 373
- Konsequenzen 378
- krankheitsbedingte Einschränkungen 375
- Nierentransplantation 379
Leitfähigkeitsmessung, Überwachung 132
Leukozyten, zirkulierende Hemmfaktoren 266
Libido 317
- männliche 314
- Reduktion 306
Lipidapherese 506 ff
- Antikongulation 507
- Behandlungsintervall 507
- Gefäßzugang 507
- Plasmavolumen 507
Lipidhaushalt 488, 514
Lipidsenker 351
Lipidstoffwechsel, niedermolekulares Heparin 138
Lipidstoffwechselstörungen 12, 175 ff, 423

Lipidstoffwechselstörungen,
   alternative Behandlungs-
   möglichkeiten 180
– Diagnostik 177
– Gesamtlipide 175
– Lipoproteine 175
– Pathogenese 176
– Therapie 178
– – alternativ 180
– – diätische 179
– – Indikationen 178
– – medikamentös 179
– – Ziele 178
Lipoproteine 175, 506
Liposorbersysteme 506
Luftdetektor 127
Luftembolie 150
Lungenembolie 149
Lupus erythematodes 503
Luteinisierendes Hormon (LH) 190
Lymphozyten 267

M

Magen-Darm-Therapeutika 351
Magnesium 414
– Stoffwechselstörungen 167
Makroglobulinämie Waldenström 502
Malariamittel 348
Malignomrate, erhöhte 303
Malnutrition 424
– Kindesalter 396
Mammakarzinom 308
Mannitol 534
Matrixexpansion 3
Medikamente, Einteilung der
   Substanzen 344
– Grundlagen 344
Medizinproduktegesetz (MPG) 551
Membranen, Adsorption 26
Membranen, Biokompatibilität 258
– Cellulose 93
– Eigenschaften 25, 498
– Materialien 24
– molekulare Siebung 20
– Permeabilität 20
– Siebungseffekt 23
– Struktur und Aufbau 24
– synthetische 25, 94
– – Polyacrylnitril 94
– – Polyamid 95
– – Polysulfon 94
– Widerstand 25
Membranplasmapherese 38, 497
Metabolisches Syndrom 201
Metalloproteasen 4
Mikroalbuminurie 2, 7
– Definition 199
– Mikroalbumintest 199
β-Mikroglobulin Amyloidose, dialyse-
   assoziierte 280, 455
Mikropunktionsuntersuchungen 6
Mineralisationsstörung 281
Monokonzentrat 39
Myasthenia gravis 502
Myopathie 282

N

Nabelschnurvene 62
Nahrungsaufnahme 447

Nahrungsenergie 120
Natrium 414
Natriumbedarf 120
Natriumbilanz 38, 105
– Störungen 155
Natriumtransfer, Mechanismen 155
Nausea 256
Nebennierenfunktionsstörungen 188
Nephritis, interstitielle 3, 521
– – medikamenteninduzierte 522
Nephropathie, diabetische 1
– – Diabetesdauer 201
– – Diät 201
– – Epidemiologie 199
– – körperliches Training 201
– – pathologische Anatomie 200
– – Stadieneinteilung 200
Nephrosklerose 1
Nervensystem, autonomes, Dysfunktion
   225, 257
– – klinische Tests 259
– – peripheres 224
Neuerungen, Hämodialyse 575
Neuropathie, diabetische 206
Nierenbiosie 1
Nierenerkrankungen, Fortschreiten 1 f
Nierenersatztherapie, Prognose 569
– Verfahren, Hämodiafiltration 36
– – Hämodialyse 34
– – Hämofiltration 35
– – Hämoperfusion 36
– – Membranplasmapherese 38
Nierenfunktionsverschlechterung,
   antihypertensive Therapie 7
– Azidosebehandlung 7
– diätische Eiweißbeschränkung 7
– Steigerung der Diurese 7
Niereninsuffizienz (s.a. Nierenversagen),
   akute, Kinder, Ätiologie 393
– – – Diagnostik 393
– – – Dialysetherapie 394
– – – konservative Therapie 393
– chronische, Ätiologie 395
– – Erwerbsfähigkeit 373
– – Hämofiltration 484
– – Häufigkeit 395
– – Kind, Immunisierung 399
– – Salzrestriktion 249
– – Wiedereingliederung 373
Niereninsuffizienz, Diabetes mellitus
   199, 380
– Flüssigkeitszufuhr 12
– Inzidenz 1
– Lipidstoffwechselstörungen 12
– metabolische Azidose 13
– Rauchen 14
– terminale Depression 366
– – Inzidenz 567
– – kardiale Komplikationen 233
– – Kinder, Diagnostik 390
– – organisatorishce Besonder-
      heiten 390
– – Prävalenz 567
– Vitamin D 14
Nierenschädigung, gewerbliche Toxine
   384
Nierentranspantation, Amyloid 458
– Bluttransfusionen 468
– CAPD 428
– Diabetiker 210
– Dialyse bei vesiegender Funktion
   468
– Einfluß auf endokrine Störungen 192

– Hautveränderungen 327
– Hepatitis 334
– HIV-Infektion 341
– Indikation 462
– Kontraindikation 462
– Kosten 462
– Lebensqualität 461
– Leistungsfähigkeit 379
– nephrologische Grunderkrankung
   467
– Risikofaktoren 463
– Sanierung von Risiken 470
– Schwangerschaft 311
– Sexualfunktion, Mann 320
– Transpantatabstoßung 502
– Überleben 461
– Vorbereitung, Dialyse 468
– Vorbereitungsuntersuchungen 469
Nierenversagen (s. a. Niereninsuffizienz),
   akutes, Blut- und Urin-
   untersuchungen 529
– – Calciumantagonisten 534
– – Definition 520
– – Diagnostik 527
– – Differentialdiagnostik 520, 526
– – Eicosanoide 534
– – Ernährung 122
– – extrakorporale Verfahren 536
– – Hämofiltration 494
– – HIV-Infektion 340
– – Indikation und Wahl der Verfahren
      538
– – interstitielle Nephritis, Häufigkeit
      521
– – Klinik 527
– – konservative Behandlung 535
– – Mannitol 534
– – Nephrotoxine, Crush-Niere 521
– – Pathophysiologie 523
– – Prognose 539
– – prophylaktische Interventionen
      533
– – Schleifendiuretika 534
– – strategisches Vorgehen 528
– – tubuläre Faktoren 525
– – Ursachen, häufige 522
– – – Hauptursachen 520
– – vasoaktive Substanzen 534
– – Verlauf und Komplikationen 531
– – zelluläre Mechanismen 525
Nikotinabusus 2
NIPD 430
Nitrate und Nitrite 50
NO-Synthase 7
Notfall, akuter, medizinischer 141

O

Oligomenorrhö 303
Opiate, Opioide 344
Orgaran 136
Orgasmushäufigkeit 306
Osmolalität, Störungen 157
Osmose 21 f
– Umkehrosmose 52
Osteocalcin 285
Osteodystrophie, gemischte urämische
   278
– renale Blutzellenparameter 285
– – Diät 289
– – histologische Gruppen 278
Osteomalazie 279

Osteopathie 375
- adynamische 49, 279
- aluminiumassoziierte 49, 279
- CAPD 427
- Kindesalter 390
- mit β_2-Mikroglobulin assoziierte 280
- renale 272, 281, 375
- - radiologische Diagnostik 287
- - Szintigraphie 286
Osteopenie 280, 282
Östradiolrezeptoren 304
Östradiolspiegel 303
Östrogen-Gestagen-Präparate 308
Östrogenproduktion 303
Ovulationshemmer 308

P

Pankreastransplantation, Häufigkeit 212
- Indikationen 212
- Kontraindikationen 212
- Prognose 213
- Technik 213
Pankreatische Polypeptide 190
Parathormon 285
- Sekretion 276
- Stoffwechsel 276
- Synthese 276
Parathormon-Vitamin-D-Achse 277
Parathyreoidektomie, Indikationen 291
PCR-Diagnostik, Indikationen 333
Pemphigoid, bullöses 503
Penicillin 346
Penisprothesen 319
Peptid, atriales natriuretisches 190
Perikarditis, urämische 233, 242 ff
Perikardtamponade 143
Peritonealdialyse, adäquate, Laborparameter 433
- automatische 429
- Diabetes mellitus 207
- Kathetermodelle und -implantation 411
- Kind, kurzfristige 398
- kontinuierliche ambulante s. CAPD
- - zyklische s. CCPD
- Modifikation der endokrinen Störung 191
- nächtliche intermittierende s. NIPD
Peritonealer Äquilibrationstest 409
Peritoneum, Physiologie 407
Peritonitis 416, 426
Perspektiven, Wiedereingliederung 381
Pestizide 51
Phosphat 13
- Kontrolle 288
- Störungen 167
Phosphatase, alkalische 284
Phosphatbinder 288
- aluminiumhaltige 288
- enterale 13
Phosphatrestriktion 13, 289
pH-Wert 23
Phthalate 147
Plasmaaustausch, Beuteltechnik 496
- Blutzellenzentrifuge 496
- extrakorporale Zirkulation 497
- Indikationen 501
- Komplikationen 503
- Membranplasmaseparation 497
- Reduktion von Cholesterin 508
- Substitutionslösung 499

- Triglyceride bei akuter Pankreatitis 508
- Volumen 500
Plasmabicarbonatkonzentration 164
Plasmaexpander 351
Plasmaosmolalität 256
Plasmaperfusion, Giftelimination 550
Plasmapherese, Definition 496
- historische Entwicklung 496
Plasmaproteine, Biokinetik 500
Plasmaseparation, Giftelimination 548
Plasmaseparatoren 499
Plasmaviskositätsmessungen 502
Plasmavolumen 127
Plasmozytom 502
Polyacrylnitril 94
Polyamid 95
Polymenorrhö 303
Polyneuropathie 428
Polypeptide, pankreatische 190
Polysulfon 94
Polyurethan 147
Porphyria cutanea tarda 323 ff
Porphyrie 323
Präeklampsie 311
Prä- und Postdilution 476
Priapismus 319
Prognostische Faktoren 381
Prolactin 186, 190, 304, 318
- Freisetzung 304
Prostacyclin 137
Prostaglandin PGE 2 f
Proteinabbau 133
Proteinbedarf 118
Protein catabolic rate 435
Proteine, granulozyteninhibierende 266
- Plasma, Biokinetik 500
Proteinkatabolismus, Wirkung von Dialyse und Dialysatoren 99
Proteinrestriktion 11
- Diabetes 202
Prothesendislokation 61
Pruritus 283
- unterschiedliche Formen 324 f
Psoriasis 323
Psychopharmaka 352
Pubertät 318
Pulmonale Komplikationen 149
- - Asthma bronchiale 149
- - Atemstillstand 150
- - Luftembolie 150
- - Lungenembolie 149
Pumpen 131
Punktion 71
Punktionstrauma 129
Purpura, thrombotisch-thrombozytopenische 502
Pyelonephritis 3
Pyrogene Substanzen 48
Pyrogenreaktionen 147
Pyruvat 415

Q

Qualitätsanforderungen, Dialysierflüssigkeit 557
Qualitätssicherung, Betreiberverpflichtungen 555
Quantifizierung der Verfahren 102

R

Räumlichkeiten, Reinigung und Desinfektion 560
Reaktionen, allergische 146
- - Ethylenoxid 147
- - Phthalate 147
- - Polyurethan 147
Rehabilitation 373 ff
Rehabilitationsangleichungsgesetz 383
Reinigung, Hämodialysegeräte 559
Reinwasser, Bakteriologie 47
- Keimzahl 47
- Sterilisation 53
Renale Grunderkrankung, Prognose 2
- Knochenerkrankung 375
- - klinische Symptome 282
- - pathogenetische Faktoren 281
Renin-Angiotensin-Aldosteron-System 190
Renin-Angiotensin-System 3
Renininhibitoren 9
Rentenversicherung, gesetzliche 382
Reproduktionstechniken, assistierte 317
Resorptionsverhalte, Toxine 542
Restless legs Syndrom (periodic limb movement syndrome (PLMS) 229
Retikulozyten 263
Retinopathie, diabetische 204, 206
β-Rezeptorenblocker 8, 250, 349
Rezirkulation 128
- Shunt 161, 575
Rheumatoide Arthritis 503
r-HuEPO-Therapie 262
- inadäquates Ansprechen 265
- vermindertes Ansprechen 266
- Zielhämoglobin 264
Röntgenkontrastmittel 351
Rückfiltration 31, 128
Rückkopplung, vaskuläre 156

S

Salzrestriktion, chronische Niereninsuffizienz 249
Säure-Basen-Haushalt, Homöostase 274
- Störungen 162
Scheidendiaphragma 308
Scheidensekret 311
Schilddrüsenfunktionsstörungen, Ätiologie 184
- Klinik 184
- T3-und T4-Spiegel 184
Schlafapnoe, Ätiologie 230
- Diagnostik 230
- Klinik 230
- Therapie 230
Schlafstörungen 228
Schleifendiuretika 534
Schmerzen 287
Schulungs- und Einweisungspflichten, medizinische Geräte 552
Schwangerschaft 303, 309
- Risiken 309
- Verlauf 310
Schweißdrüsenfunktion 324
Schweißsekretion 324
Schwellkörper(auto)injektionstherapie (SKAT oder SKIT) 319
Schwellkörpermuskulatur 314
Schwerbehindertengesetz 383
Schwermetalle 51

Schwitzverhalten 324
Sedativa 352
Sedimentfilter 51
Seldinger-Punktion 63
Sepsis 148
Serumaluminium 286
Serumeisen 262
Serumferritin 263
Serumosmolalität 257
Serumphosphatwert 13
Serumphosphor, Kontrolle 288
Sexualität 305
Sexualstörungen, Frau 186
– – Pathophysiologie 186
– – Gonadotropine 187
– – Prolactin 187
– Mann, Ätiologie 185
– – hypophysär-hypothalamische Störungen 186
– – Klinik 185
– – testikuläre Resistenz 185
– – Testosteron 185
Shunt 61 ff
Sicherheitstechnik 552
Siderophor 290
Siebkoeffizienten 20, 499
Siebung, molekulare 20
Siebungseffekt 23
Sirolimus (Rapamycin) 212
Skelettveränderungen 287
Sollgewicht 145
Somatotropine 122, 187, 190
Soziale Aktivierung 380
Sozialmedizinische Entscheidung 382
Spermiogenese 319
Spurenelemente 120
Stealsyndrom 62
Sterilisation 40
Stickstoffbilanz 13
Stickstoffmonoxid-Synthese 268
Stoffaustausch, Berechnung pro Dialyse 108
– – kinetische Modelle 107
– – – andere harnpflichtige Substanzen 107
– – – Elektrolytmodelle 107
– – – Harnstoffmodell 106
– – – Prinzip 105
Stofftransport 20
– künstliche Blutfilter 103
– – Membranen 102
– – natürliche 102
Stoffwechseleinstellung 2
– Diabetiker 11
Störungen, Calciumstoffwechsel 165
– endokrine 118, 304
– Kaliumstoffwechsel 159
– Magnesiumstoffwechsel 167
– Natrium-und Wasserhaushalt 155
– Nervensystem, autonomes, Diagnostik 225
– – – Klinik 225
– – – Pathogenese 225
– – – Therapie 225
– – peripheres, Diagnostik 223
– – – Klinik 223
– – – Pathogenese 224
– – – pathologishce Anatomie 224
– – – Therapie 224
– Phosphathaushalt 167
– Säure-Basen-Haushalt 162

– Sexualhormone 187
– sexuelle 303
– – niereninsuffiziente männliche Patienten 314
– – spezifische Hormonsysteme 183
– Zentralnervensystem, Diagnostik 220
– – dialysebedingte 221
– – Klinik 219
– – Pathogenese 219
– – pathologische Anatomie 220
– – Therapie 220
Substanzen, anorganische 48
– blutzuckersenkende 349
– pyrogene 48
– vasoaktive 144, 258
Substitionslösung, Plasmaaustausch 499
Syndrom, metabolisches (Syndrom X) 201
systolische Dysfunktion 233, 236

T

Tacrolimus (FK 506) 212
Teflonkatheter 61
Teflon-Silastic Shunt 61
Temperatur, 21
Testosteron 185, 317
TGF-β-Familie 4
Thrombotisch-thrombozytopenische Purpura 502
Thromboxan-A-Inhibitor 3
Thrombozyten 267
Thrombozytenaggregation 268
Thrombozytenfunktionsstörung 305
Thyreoidstimulierendes Hormon (TSH) 185, 190
– – Sekretionsregulation 185
T-Lymphozyten 4
Toxikokinetik 542
Toxine, gewerbliche 384
– Resorptionsverhalten 542
– urämische 118, 521
– Verteilungsvolumen 542
Transducerprotektoren 127
Transferrinsättigung 262
Transmembrandruck 133, 156
Trinkwasser, Aluminiumkonzentration 49
– Qualität 46
Trockengewicht 156
Tuberkulostatika 348

U

Ultrafiltration 21 f, 145, 156, 256
– Berechnung, Beeinflußung 30
– geregelte 134
– gesteuerte 133
– Kontrolle, technische Realisierung 33
– Störungen 424
– Zwangsultrafiltration 128 f
Ultrafiltrationsmodul 125
– Funktions-und Schutzsysteme 133
Ultrafiltrationsrate (UFR), Natriumbilanz 38

– Verschreibung 89
Umkehrosmose 52
Umweltschutz 562
Urease 133

V

Vaskuläre Rückkopplung 156
Vasoaktive Substanzen 258, 534
– – Elimination 144
Vasodilatation, Acetat 144
– Hypoxämie 144
– Hypoventilation 144
Vasodilatatoren 251
Vasopressin 190
Venen, Dilatation 64
– Stenosierung 64
– Freipräparation 65
– Wiederaufdehnung 65
– zentrale Stenosen 84
– – Thrombosen 84
Vergiftungen, Behandlungen 542
Vessel Tips 61
Vielfachpunktion 72
Vitamin(e) 121
– D, Funktionen 274
– – Stoffwechsel 274
– – Synthese 274
– – Therapie 289
– – Transport 274
– – Wirkungen 275
Vorsorgeambulanz 307

W

Wachstumsfaktoren 3
Wachstumshormone 190
– adjuvante Behandlung 122
– Pathophysiologie 187
– Therapie 188
Wachstumsretardierung 309, 396
Wasseraufbereitung 51
– Sedimentfilter 51
Wasserhaushalt, Störungen 155
Wasser-Konzentrat-Modul, Permeat 129
– Prinzip 129
Wassermodul 125
– Fluor 50
Wehentätigkeit 310
Weichteilverkalkungen 283, 287
Wiedereingliederung, soziale 373 ff
Wiedergutmachungsgesetz 382

Z

Zeit 21
Zellmembran 26
Zellproliferation, mesangiale 3
Zellseparatoren 496
Zentralnervensystem, Störungen 219
Zerebrale Komplikationen, akute 150
Zink 50
Zinkmangel 320
Zyklusstörungen 303
Zytokine 3, 97
Zytologische Befunde, Frauen 308
Zytostatika 352